VERDAUUNGSDRÜSEN

BEARBEITET VON

W. FISCHER · W. GERLACH · G. B. GRUBER
R. HANSER · G. HERXHEIMER · E. J. KRAUS
F. J. LANG · E. ROESNER · R. RÖSSLE
M. THÖLLDTE · A. WEICHSELBAUM †

ERSTER TEIL

LEBER

MIT 374 ZUM GROSSEN TEIL
FARBIGEN ABBILDUNGEN

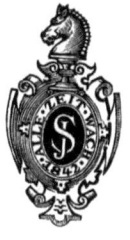

SPRINGER-VERLAG BERLIN
HEIDELBERG GMBH
1930

Softcover reprint of the hardcover 1st edition 1930
Originally published by Julius Springer in Berlin 1930

ISBN 978-3-642-47992-2   ISBN 978-3-642-47991-5 (eBook)
DOI 10.1007/978-3-642-47991-5

Inhaltsverzeichnis.

1. Mißbildungen der Leber.

Von

Robert Hanser - Ludwigshafen a. Rh.

Mit 24 Abbildungen.

Bei oberflächlicher Überlegung will es so scheinen. als ob die Erkennung einer Mißbildung Schwierigkeiten nicht bereiten könne. Begriffsbestimmungen, wie wir sie hervorragenden Vertretern der Mißbildungslehre verdanken, unterstützen eine derartige Behauptung. Nach MARCHAND sind Mißbildungen alle diejenigen Abweichungen von der normalen Bildung des Organismus, welche sich in ihrer Entstehung auf eine Störung der ersten Bildung zurückführen lassen (Bildungsfehler, vitia primae formationis). Zur Beurteilung einer Mißbildung bleibt mithin Voraussetzung, daß wir die Norm, d. h. die normale anatomische Beschaffenheit des Gesamtorganismus bzw. der Einzelorgane kennen, und daß wir fernerhin wissen, wie diese „erste Bildung" sich vollzieht. Soweit diese Vorbedingungen erfüllt sind, kann die Feststellung einer Mißbildung Schwierigkeiten anscheinend nicht begegnen.

Und doch bleiben Fälle, bei denen eine diesbezügliche Entscheidung keineswegs leicht fällt. ERNST SCHWALBE macht bereits in seiner allgemeinen Definition der Mißbildungen darauf aufmerksam. Nach ihm ist Mißbildung „eine während der Entwicklung zustande gekommene Veränderung des morphotischen Zustandes eines oder mehrerer Organe, oder Organsysteme, oder des ganzen Körpers, welche außerhalb der Variationsbreite der Art gelegen ist". Es bleibt also für zahlreiche Fälle die weitere Voraussetzung, daß wir wissen, in welchem Umfange schon physiologischerweise ein Organ oder Organsystem morphologischen Schwankungen unterworfen sein kann. Die Variationsbreite ist mithin ein der normalen Morphologie entnommener Begriff (E. SCHWALBE); die Größe der Variationsbreite kann allein erfahrungsgemäß festgestellt werden. Ist die Abweichung von der normalen Bildung eine geringfügige, so wählt man im allgemeinen die Bezeichnung Anomalie. Diese wiederum von der Mißbildung abzugrenzen, bleibt bis zu einem gewissen Grade dem individuellen Ermessen oder dem Sprachgebrauche überlassen. Mit der Bezeichnung: Mißbildung pflegt man den Begriff der äußeren Entstellung und einer Störung der Funktion zu verbinden (MARCHAND). Es handelt sich also um Übergänge. E. SCHWALBE sagt daher mit Recht: „Eine ganz scharfe Abgrenzung der Mißbildung gegenüber dem Normalen ist nicht möglich, weil diese Abgrenzung auch in der Natur fehlt." Für manche Beobachtungen sehen wir uns sogar vor die Tatsache gestellt, daß eine scharfe Trennung zwischen Mißbildungen und fetalen Erkrankungen nicht immer durchführbar ist (MARCHAND). Doch bleibt dies letzten Endes nur eine Frage, die uns unter entstehungsgeschichtlichen Gesichtspunkten angeht. Führt nämlich eine fetale Krankheit zu einer bleibenden Anomalie der Form einzelner Organe oder Körperteile, so ruft sie eben eine Mißbildung hervor. Diese allerdings ist ein Dauerzustand, die Krankheit dagegen ein Vorgang.

Alle weiteren Gesichtspunkte, die uns eine allgemeine Mißbildungslehre als Grundlage für die Erforschung einschlägigen Materials gegeben hat, seien hier nur angedeutet. Stets werden wir versuchen, die Fragen der Form- und ursächlichen Entstehung zu beantworten, stets wird uns beschäftigen, die teratogenetische Terminationsperiode zu bestimmen, d. h. den Zeitpunkt der Entwicklung festzulegen, zu dem spätestens die mißbildende Ursache eingewirkt haben muß, d. h. also eine geburtswärts gerichtete Abgrenzung vorzunehmen.

Übertragen wir nun das Gesagte auf das uns an dieser Stelle angehende Organ: Die Leber, so ist ohne weiteres verständlich, daß wir schleichende Übergänge vom normalen Organ zur schweren Mißbildung erwarten dürfen. Gedenken wir der Tatsache, daß hochgradige Lebermißbildungen an sich, jedenfalls bei Individuen, die gelebt haben, sehr selten sind, so verstehen wir diese Tatsache, da dieses lebenswichtige und durch andere nicht ersetzbare Organ infolge seiner Mißgestaltung und der damit verbundenen Funktionsstörung in manchen Fällen die Lebensfähigkeit ausschließt. Und selbst, wenn dies nicht der Fall sein sollte, so ist doch häufig die Mißbildung der Leber nur eine Teilerscheinung anderer, den Körper betreffender Mißbildungen, so daß infolge einer derartigen Kombination das Leben von vornherein unmöglich geworden ist, wenn nicht bereits ein vorzeitiges intrauterines Absterben als Folge derartiger Veränderungen und Zustände eingetreten ist.

Da nun, wie oben gesagt, Entzündung während der Fetalzeit Mißbildung bedingen kann, andererseits nicht zu bestreiten ist, daß nach der Geburt entstandene entzündliche Vorgänge ebenfalls zu schweren Formveränderungen führen können, so bleibt die Frage, ob wir eine diesbezügliche Entscheidung treffen können. Besteht die Formveränderung zur Zeit der Geburt, so handelt es sich um eine Mißbildung; jede später einsetzende Entstellung des normalen Baues durch entzündliche Vorgänge hat mit Mißbildung nichts zu tun. Die Schwierigkeit der Entscheidung für die letztgenannten Fälle liegt nun darin, daß wir dem schließlich erreichten Zustand vielfach nicht mehr ansehen können, ob er bereits am Tage der Geburt bestand. Aber auch in Fällen, wo Entzündung, Narbenbildung und dergleichen nicht vorliegt, bestehen oft unüberbrückbare Schwierigkeiten. Wir wissen, daß sich die Leber in Form und Größe in weitgehender Variationsbreite dem Gesamtkörper anpaßt, wir wissen, daß postnatale Einflüsse zu schwersten Deformierungen Veranlassung geben können, Verhältnisse, die wir erfahrungsgemäß zum Teil infolge des möglichen Nachweises der wirkenden Schädlichkeit ohne weiteres entscheiden können. Wir werden in derartigen Fällen auch nicht im mindesten vor die Frage gestellt, ob eine Mißbildung in Betracht kommen könne. Wenn wir aber auf der anderen Seite z. B. einmal eine sonst wohlgeformte, aber über die Variationsreihe hinausgehende Kleinheit des Organs vor uns haben, wobei eine das Volumen herabsetzende Erkrankung selbstredend keine Rolle spielt, also einen Zustand vor uns haben, den wir im Sinne einer Mißbildung Unterentwicklung nennen, dann bleibt die Frage, ob wir hierzu berechtigt sind. Wissen wir denn, ob dieses Organ zur Zeit der Geburt des Tragers im Verhältnis zur Gesamtgröße des Körpers und zu den sonstigen Organen abnorm klein war? Wäre nicht denkbar, daß das Wachstum dieses Organs bei ausreichender Funktion erst in der Zeit der späteren Entwicklung zurückblieb? Es sei an den Uterus infantilis und ähnliche Hemmungsbildungen erinnert. Es gibt also auch Mißbildungen, die erst im späteren extrauterinen Leben entstanden sind, oder aber vielleicht richtiger gesagt morphologisch in Erscheinung treten. So berechtigt es also ist, in der Regel die Geburt, also die Zeit von der Befruchtung des Eies bis zur Geburt, als Entstehungszeit von Mißbildungen anzusprechen, so ist doch für manche Fälle diese Grenze nicht berechtigt; insbesondere dann nicht, wenn wir das für die später festzustellende Entwicklungsstörung theoretisch angenommene kausale Moment bei der Geburt als vorhanden betrachten.

Auf der anderen Seite werden wir bei der außerordentlichen Variationsbreite der Leber hinsichtlich Größe, Form, Gewicht häufig tatsächliche Entwicklungsstörungen nicht erkennen, da uns die unterstützende Bestätigung durch ein beweisendes Symptom fehlt. Aber nicht nur in Grenzfällen haben wir mit dieser Schwierigkeit zu kämpfen. Es wird heute kaum jemanden geben, der eine sogenannte angeborene Zystenleber, insbesondere wenn gleichzeitig Zystenniere besteht, anders denn als Mißbildung deutet. Wie aber steht es mit der Beurteilung einzelner oder auch mehrerer Zysten (nicht parasitären Ursprunges), wenn das Bild der angeborenen Zystenleber nicht in der charakteristischen überzeugenden Form besteht? Diese Frage soll uns später beschäftigen; vorweg nehmen möchte ich nur, daß wir oft unüberbrückbaren Schwierigkeiten gegenüberstehen, eine Tatsache, die am besten damit bewiesen wird, daß zahlreiche Autoren diese Frage wohl ohne Entscheidung erörtern oder gar vorsichtig vermeiden. Bleibt also schon die Frage der formalen Entstehung schwierig, so erweist sich diejenige der Entstehungsursache häufig als unlösbar. Die Bestimmung des teratogenetischen Zeitpunktes ist nur an der Hand des entwicklungsgeschichtlichen Geschehens möglich. Auf der anderen Seite hat manche teratologische Tatsache die Entwicklungsgeschichte des betreffenden Organes gefördert. Es sei hier nur an Herz und Niere erinnert. Bei der Leber liegen die Verhältnisse keineswegs so klar, daß wir die Tatsache der Hemmungsbildung beweisen oder gar hinsichtlich ihres teratogenetischen Zeitpunktes näher bestimmen könnten. Obwohl ferner dazu kommt, daß die Leber im Rahmen anderweitiger Mißbildungen oft nur sekundär verändert, aber bereits zur Zeit der Geburt im wahren Sinne „mißbildet" ist, halte ich es trotzdem für richtig, den speziellen Ausführungen eine kurze normalanatomische Beschreibung der Leber und ebenso eine übersichtliche Darstellung ihrer normalen Entwicklung voranzustellen.

Die Leber liegt im rechten Hypochondrium, im Epigastrium, und ragt mit dem linken Lappen in das linke Hypochondrium hinein. Ihre Farbe ist braunrot, dunklere und hellere Töne wechseln; teils sind es individuelle Verschiedenheiten, teils Äußerungen der Funktion, des Blutgehaltes und dergleichen mehr. Das Gewicht beträgt durchschnittlich 1500 g. Grenzwerte, die etwa die Frage einer bereits bestehenden Anomalie entscheiden ließen, können in bindender Form nicht aufgestellt werden. Auch ein prozentuales Verhältnis zum Gesamtkörpergewicht z. B. 2,5—2,7 % des Körpergewichtes (STERNBERG) oder $^1/_{36}$ des Körpergewichtes (RAUBER-KOPSCH) sind statistisch gewonnene Durchschnittswerte. Zudem handelt es sich bei den genannten Gewichten und Verhältniswerten nur um Angaben, die die Leber eines Erwachsenen betreffen. Nach STERNBERG wiegt die Leber eines neugeborenen Kindes 115—135 g, ein Gewicht, das etwa 3,6—4,4 % des Körpergewichtes ausmachen würde. Nach KAUFMANN betragen diese Werte etwa 120 g, also etwa 4 % des Körpergewichtes. Man ersieht aus diesen Angaben einmal, daß bei gleicher Altersstufe weitgehende Unterschiede als normal gelten, zum anderen, daß verschiedene Lebensalter physiologisch verschiedene, im Laufe der Entwicklungsjahre verhältnismäßig zum Körpergewicht abnehmende Gewichtswerte aufweisen. Ähnliche Verhältnisse bietet auch die Lebergröße, deren Durchschnittswerte für den Erwachsenen 26:15:8 cm betragen, Maße, die selbstredend auch für das ausgebildete Organ als Folge von Schwankungen der Form weitgehend schwanken können. Daß letztere zum Teil echte Mißbildungen darstellen können, wird uns z. B. für Fälle verständlich, bei denen die Größenunterschiede zwischen linkem und rechtem Leberlappen nicht die gewöhnlichen sind. Ein auffällig großer linker Lappen wäre z. B.

sehr gut als Hemmungsbildung denkbar, zumal wir wissen, daß während der
Embryonalzeit beide Lappen nahezu gleiche Größe besitzen und bei ihrer ab-
soluten Größe, insbesondere in der ersten Schwangerschaftshälfte, den größten
Teil des Bauchraumes ausfüllen.

Die konvexe glatte obere Fläche liegt in der entsprechenden Wölbung des
Zwerchfells, die untere Fläche ist leicht konkav, uneben. Rechts ist der Durchmesser größer als links. Der vordere Rand, der im allgemeinen bis an den
Rippenbogen reicht, ist scharf, der rechte Rand ist abgestumpft, der linke zu-
geschärft. Die obere Leberfläche ist vom Bauchfell überkleidet. Eine sagittal
verlaufende Falte desselben bildet das Ligamentum falciforme, das oberflächlich den größeren rechten Lappen von dem kleineren linken trennt.

Die hintere Fläche zeigt eine durch die Speiseröhre bedingte Impression
und an der oberen Kante die Mündungsstellen der Lebervenen.

Die untere Fläche bietet durch das Bestehen mehrerer Furchen das ver-
wickeltste Bild. Eine Querfurche bildet die sogenannte Porta hepatis, die Ein-
trittsstelle der größeren Gefäßstämme, der Gallenwege und der Nerven. Die
Hauptstämme dieser Gebilde teilen sich vor ihrem Eintritt in das Leberparenchym in Äste für die rechte und linke Leberhälfte, und zwar befindet sich die
Eintrittstelle jeweils an den Endpunkten der genannten Querfurche. An diesen
Stellen schließen sich jederseits sagittal verlaufende Furchen an, so daß die
Furchenbildungen dieser Fläche etwa einem H entsprechen. Die linksgelegene
Längsfurche trennt den linken Leberlappen vom rechten. Man unterscheidet
einen vorderen Teil der Furche, der die Nabelvene bei Feten und Neugeborenen,
späterhin den obliterierten Strang, das Ligamentum teres, enthält. Dieser
bildet die Grenze zwischen linken Leberlappen und Lobus quadratus. Hin und
wieder kann diese Furche durch Lebersubstanzbrücken, die die beiderseitigen
Ränder verbinden, zum Rohr bzw. Kanal werden, ein Befund, der innerhalb
der Variationsbreite liegend nicht als Abnormität oder gar Mißbildung aufgefaßt wird. Im hinteren Teil der genannten Furche verläuft beim Fetus die
Verbindungsvene zwischen Nabelvene und unterer Hohlvene, der Ductus venosus
Arantii bzw. späterhin der durch Verödung bedingte Strang, das ebenso
benannte Ligamentum venosum. Gleichzeitig trennt dieser Teil der Furche,
etwa in gerader Fortsetzung des vorderen Abschnittes verlaufend, linken Leberlappen und Lobus caudatus Spigelii.

Die rechte Sagittalfurche besteht ebenfalls aus zwei Abschnitten. Der
vordere enthält eine muldenartige Vertiefung zur Aufnahme der Gallenblase
und reicht bis zur Leberpforte. Der hintere Abschnitt, mit dem vorderen durch
eine schmale Brücke von Lebersubstanz (Processus caudatus) verbunden,
umfaßt mehr oder weniger als Fossa venae cavae das genannte Gefäß und zieht
in schräger Richtung aufwärts bis zum hinteren Leberrande, dem Auslauf
der linken Sagittalfurche sich nähernd. Sie trennt in ihren beiden Abschnitten
den rechten Leberlappen von Lobus quadratus bzw. Lobus caudatus.

Die Gesamtmasse der Leber wird mithin in zwei große Lappen, einen rechten
und einen linken, geteilt, wobei die Insertion des Ligamentum falciforme auf
der konvexen, die linke Sagittalfurche auf der konkaven Seite eine deutliche
charakterisierte Grenze bilden. Es sind also Lobus quadratus und Lobus caudatus
Teile des rechten Leberlappens. Vielfach gelten sie auch als Mittellappen, so daß
der übrig bleibende Abschnitt als rechter Leberlappen im engeren Sinne anzusprechen wäre. Beide Lappen sind infolgedessen von weitgehend verschiedener
Größe. Der kleinere linke Lappen umfaßt durchschnittlich ein Fünftel des
rechten.

Auf Eindrücke, Impressiones, der Leberoberfläche gehe ich nicht weiter ein.
Sie haben als Anpassungsfolgen mit Mißbildungen nichts zu tun. Form, Größe

und Ausdehnung dieser „Berührungsfelder" werden von den jeweiligen besonderen Umständen abhängen. Erwähnenswert ist nur, daß die Leber es ist, die gleichsam passiv infolge ihrer besonderen Konsistenzverhältnisse dem Drucke benachbarter Organe, Gewebe, ja Eiter- und Gasansammlungen nachgibt, selbst dagegen andere Organe unbeeinflußt läßt. Zu erinnern wäre in diesem Zusammenhang an die Erscheinung einer durch Herzpulsation bedingten Druckatrophie der subphrenischen Leberoberfläche, die bei hypertrophischem Herzen gleichsam als Folge einer Art Vibrationsmassage eine entsprechend lokalisierte ovale, flache Vertiefung an der Oberfläche des linken Leberlappens bedingt (WESTENHÖFER).

Auf die anatomischen Verhältnisse der Gallenblase und Gallenwege sei hier nicht weiter eingegangen. Ihrer wird an besonderer Stelle im Zusammenhang mit Erkrankungen dieser Gebilde gedacht.

Bemerkenswert ist noch das normale Verhalten des peritonealen Überzuges der Leber und der damit zusammenhängenden Aufhängeapparate der Leber. Die Oberfläche ist bis auf wenige Stellen überall von einem durch straffe Subserosa mit dem Leberparenchym fest verbundenem Bauchfell überkleidet. Frei sind die Pforte, die Furchen für Gallenblase und Hohlvene, umschriebene Stellen der linken Längsfurche und insbesondere ausgedehnte, mit dem Zwerchfell verwachsene Teile der hinteren Leberfläche. Mit ihm stehen ferner in Verbindung Bauchfellfalten, und zwar das frontalgestellte Ligamentum coronarium s. alare mit dem Ligamentum triangulare sinistrum bzw. dextrum und dem bereits genannten Ligamentum falciforme.

Ferner bestehen derartige Verbindungen mit Magen, Duodenum, Kolon und rechter Niere (Ligamentum hepatogastricum, hepatoduodenale, hepatocolicum und hepatorenale).

Hinsichtlich der Gefäße sei noch erwähnt, daß die Leberarterie ein Ast der Arteria coeliaca ist. Rechter und linker Ast des Lebergefäßes speisen die entsprechenden Lappen; ein vom rechten Ast abgehender kleinerer Zweig geht zur Gallenblase (Arteria cystica). Die Pfortader, die der Leber weitaus das meiste Blut zuführt, ist entsprechend von beträchtlichem Kaliber. Sie sammelt das Blut der Venen von Magen, Darm (bis auf einen Teil des Rektums), Milz, Bauchspeicheldrüse und Gallenblase. Auch sie teilt sich im Bereiche der Querfurche in einen linken und einen rechten Hauptast. Mit dem linken steht die Nabelvene bzw. das Ligamentum teres in Verbindung, während jenseits dieser Stelle der Ductus venosus Arantii bzw. das entsprechende Ligament mit der linken Lebervene oder aber unmittelbar mit der unteren Hohlvene in Verbindung steht.

Das Verhalten der Lymphgefäße interessiert an dieser Stelle nicht. Ebenso kann ich hier darauf verzichten, die feinere Histologie der Leber einschließlich der feineren Gefäßverhältnisse des Parenchyms auszuführen, da die zu besprechenden Mißbildungen diese Feinheiten in der Regel nicht betreffen. Wo es doch der Fall ist, soll an Ort und Stelle ein kurzer Hinweis auf feinere histologische Verhältnisse gebracht werden.

Soweit die normal-anatomischen Grundlagen.

Was nun die Entwicklungsgeschichte der Leber betrifft, so sind wir noch keineswegs dahin gediehen, daß wir in allen Einzelheiten mit feststehenden, bekannten Tatsachen rechnen dürfen. Es kann auch nicht meine Aufgabe sein, hier zu wiederholen, was uns die Entwicklungsgeschichte bisher gelehrt hat. Es muß an dieser Stelle eine kurze Zusammenfassung genügen, die uns gleichsam einen orientierenden Überblick über unsere heutige Vorstellung gibt, die — im Vergleich mit den Verhältnissen anderer Organe — uns für embryonale Störungen, Hemmungen, also Mißbildungen Verständnis für deren Genese verschaffen könnte. Ich will an dieser Stelle der Entwicklung gedenken, obwohl, wie ich schon oben hervorhob, die Kenntnis der Leberentwicklung nur in höchst beschränktem Maße die formale Entstehung der uns bekannten, an sich ja seltenen Mißbildungen der Leber zu erklären vermag.

Erforderlich ist dabei, daß wir uns nicht darauf beschränken, die Entwicklung des Drüsenparenchyms darzulegen, sondern vor allem auf die verschiedenen Leberbänder z. B. das Ligamentum suspensorium, das kleine Netz usw. eingehen, da Störungen in der Entwicklung der letzteren ganz besonders geeignet erscheinen, Lebermißbildungen zu bedingen. Auch sei bereits an dieser Stelle daraufhin gewiesen, daß diese Bänder sich von einem Gebilde herleiten, das entwicklungsgeschichtlich älter als die Leber ist, nämlich einem ventralen Mesenterium oder Darmgekröse (O. HERTWIG).

Die Leber selbst, dasjenige drüsige Organ, das nach dem WOLFFschen Körper zuerst entsteht, zeigt eine erste Anlage in Form einer ventralwärts gerichteten medianen Vorwölbung des entodermalen Darmrohres. Eine longitudinale, rinnenförmige Ausbuchtung dringt in das ventrale Mesenterium, eine Bildung, die sich unmittelbar kaudalwärts ans Herz oder den Sinus venosus anschließt (BRACHET). Die ursprünglich solide, aus anastomosierenden Leberzellen bestehende, halbmondförmige Masse (LEWIS) läßt schon bald zwei Abschnitte unterscheiden. Der eine liefert durch Wucherung seiner Wand das Parenchym der Leberzellen (Pars hepatica, HERTWIG, oder kranialer Lebergang, FELIX), der andere wird zur Gallenblase und Ductus cysticus (Pars cystica, HERTWIG, oder kaudaler Lebergang, FELIX). Ob es sich von vorn herein um zwei derartige primäre Lebergänge handelt oder nur um einen mit späterer Differenzierung, begegnet im Schrifttum geteilten Anschauungen (HAMMAR). Beide Bildungen wachsen als Schläuche aus der rinnenförmigen Ausbuchtung hervor. Und zwar soll beim Menschen zuerst die Pars hepatica zu einem längeren Schlauch hervorwachsen und dann erst die Pars cystica als kleinere Ausbuchtung bemerkbar werden (SWAEN). Eine allmähliche Entfernung von der Darmwand führt zu einer breiten, kurzen Stielbildung, dem Ductus choledochus. Mit diesem Gange bleibt die vordere Anlage, welche zur eigentlichen Leber wird, kranialer Lebergang, durch den Ductus hepaticus in Verbindung, während die hintere, die Gallenblase liefernde Anlage durch den Ductus cysticus verbunden bleibt.

An dieser Stelle sei in Kürze der für etwaige Mißbildung in Betracht kommenden Entwicklungsstadien gedacht, soweit sie die großen Gallenwege und die Gallenblase betreffen. Diese ist in ihrer ersten Anlage solide. Sie entwickelt sich aus einer rundlichen Divertikelbildung, die „sozusagen in die Länge gezogen wird" (LEWIS). Noch bei einem Embryo von 6,8 mm Länge sind Gallenblase und Ductus choledochus solide. Schon bei einer Länge von 7,5 mm bildet sich im Ductus choledochus ein Lumen, während die Gallenblase in dieser Entwicklungsperiode noch lumenlos ist. Später wird die Lumenbildung einheitlich. Jedoch verdient erwähnt zu werden, daß gelegentlich der Ductus choledochus ein doppeltes Lumen aufweist (z. B. bei Feten von 14,5 und 22,8 mm Länge festgestellt). Über die Vorgänge, die zu den äußerst wechselnden Verhältnissen des Ductus cysticus und der Valvula spiralis führen, scheinen vorerst Untersuchungen oder doch Ergebnisse nicht vorzuliegen.

Über den Ductus hepaticus wäre zu berichten, daß er bei einer Embryolänge von 9,4 mm solide oder doch nahezu solide ist. Er verbindet die große Masse der Leberbalken mit dem Ductus choledochus. Der Mensch besitzt nur einen einzigen Ductus hepaticus; doch sind auch beim menschlichen Embryo rudimentäre überzählige Gänge beobachtet worden. Was ferner die vom Hauptstamm ausgehenden Astbildungen betrifft, so gelten sie ganz allgemein als weitgehend wechselnd, so daß in dieser Hinsicht Deutungen im Sinne einer

Anomalie oder gar Mißbildung nicht vorliegen. Die Bildung und Ausbreitung feinerer Äste (nach LEWIS, bei einer Embryolänge von 22,8 mm beginnend) vollzieht sich in Begleitung der Hauptäste der Pfortader. Die Gallenkapillaren entstehen in den Lebertrabekeln, die bis etwa 10 mm Embryolänge größtenteils noch solide sind, dann aber unregelmäßig zerstreute Lumina erkennen lassen (LEWIS).

Damit haben wir bereits Gebilde erwähnt, die in dem Leberparenchym selbst gelegen sind. Das histologische Bild einer normalen, vollentwickelten Leber läßt uns ohne weiteres verstehen, daß hier nur ein äußerst verwickelter Vorgang zu dem schließlichen Bilde führen kann. Pfortader und Leberarterie als zuführende Gefäße, die abführende Lebervene und das dazwischenliegende Kapillarsystem sollen zusammen mit dem nicht minder komplizierten Systeme der Gallengänge in der eigentlichen Parenchymmasse zu jenem wohlgeordneten Bilde zusammengefügt werden, das wir im mikroskopischen Schnitte der reifen Leber bewundern. Dadurch, daß das Trabekelwerk der Leber und die Venen sich gegenseitig durchwachsen und in die zuführende Vena portae und die abführende Vena hepatica aufgeteilt werden, kommt es eben zu jener eigenartigen Anordnung der Gefäße im venösen Gebiet, die man seit langem einen Pfortaderkreislauf (außer der Leber im WOLFFschen Körper der Nierenpfortaderkreislauf) genannt hat.

Für die Embryonalzeit ist aber ferner zu berücksichtigen, daß die Leber auch durch die Vena umbilicalis schon sehr frühzeitig von der Plazenta her Blut erhält. „Die beiden Venae umbilicales ziehen zwar zunächst direkt zum Herzen, ohne zur Leber in Beziehung zu treten; schon bei einigen Embryonen von 44 mm Länge entsendet jedoch die linke Umbilikalvene Äste zum Leberplexus. Bei 6,5 mm ist einer dieser Äste zur Hauptbahn für das Plazentarblut geworden. Zuerst ergießt sich die Vena umbilicalis in den allgemeinen Plexus, später bildet sie einen weiten Kanal quer durch den kaudalen Teil der Leber. Obgleich es sich eigentlich um eine linke Vene handelt, nimmt sie allmählich eine mediane Lage ein. Die Gallenblase, die ihrem Ursprung nach eine mediane Lage hat, liegt rechts von ihr" (LEWIS). Nach der Geburt bilden sich dann aus dieser Vene das Ligamentum teres bzw. in dessen Fortsetzung das Ligamentum venosum Arantii. Während der Embryonalzeit ist es besonders dieses Gefäß, das durch das vom Mutterkuchen zum Herzen strömende Blut die Leber zu einem so blutreichen Organ macht, daß dieses im 3. Monat fast die ganze Leibeshöhle einnimmt und mit dem freien scharfen Rand nahezu die Leistengegend erreicht, so daß nur in schmaler Spalte Dünndarmschlingen sichtbar sind.

Die Leberarterie, ein Leberast der Arteria coeliaca, läßt sich bei einem 10 mm großen Embryo bis zum Ductus hepaticus verfolgen. Später verlaufen die Äste entlang diesem Gang und dem Ductus cysticus. Zunächst hat man den Eindruck, als handle es sich vornehmlich um die Arterie der Gallenblase. Feinere Äste verlaufen in direkter Anlehnung an die Leberbalken. Sie verbinden sich mit einem im Mesenchym gelegenen Kapillarplexus, der in zahlreichen Fällen mit dem venösen Gefäßnetz, das zwischen benachbarten Trabekeln liegt, in Verbindung steht.

Dieses ganze hier kurz skizzierte System tritt nun in wohlgeordnete Beziehung zum Parenchym. Ja die ersten Anfänge der feineren Gallengangskapillaren liegen sogar in den Leberparenchymzellen selbst. Diese Leberzellmasse entsteht aus dem oben erwähnten kranialen Lebergang, und zwar nach Art einer verzweigten tubulösen Drüse, deren Besonderheit darin besteht, daß sich die Drüsenschläuche schon frühzeitig zu einem engen Netz verbinden. Zwischen diese Schläuche treten dann mesodermale Sprossen der Faserschichten der

Darmwand mitsamt den Blutgefäßen. So entsteht schließlich ein kompaktes Drüsengewebe, das den ganzen Raum unterhalb des Zwerchfelles einnimmt.

Und da die Entwicklung innerhalb der Serosa erfolgt, ist schließlich die Leber von Bauchfell überzogen. Auch die für das ausgebildete Organ bereits genannten Aufhängebänder und die Bildung des kleinen Netzes sind in Zusammenhang mit dieser Tatsache genetisch zu verstehen. Der gesamte Bandapparat ist im ventralen Darmgekröse, der sogenannten Vorleber (HIS), bzw. dem Leberwulst (KÖLLIKER) vorgebildet. Der kraniale Leberschlauch wächst vom Duodenum aus hinein und bildet durch fortgesetzte Sprossung den rechten und linken Leberlappen. Das Gekröse wird dadurch in drei Abschnitte zerlegt: „erstens in einen mittleren Teil, der für beide Leberlappen den Bauchfellüberzug liefert, zweitens in ein Band, das von der vorderen konvexen Leberfläche in sagittaler Richtung zur Bauchwand bis zum Nabel geht und in seinem freien Rand die später obliterierende Nabelvene einschließt (Ligamentum suspensorium und Ligamentum teres hepatis), drittens in ein Band, das von der entgegengesetzten konkaven Leberfläche, von der Pforte, sich zum Duodenum und der kleinen Magenkurvatur begibt, und den Ductus choledochus und die zur Leber führenden Gefäße enthält (Omentum minus, das in das Ligamentum hepatogastricum und hepatoduodenale zerfällt)" (O. HERTWIG). Fernerhin führt zur Bildung eines Teiles des Bandapparates der Leber die Tatsache, daß dieses Organ vom primären Zwerchfell, mit dem es zum Septum transversum vereint war, allmählich abrückt. Dies geschieht in der Weise, daß das Bauchfell, welches anfangs nur die untere Fläche der Leber überzieht und in ihrem Rande sich auf das primitive Zwerchfell fortsetzt, auch auf die obere Leberfläche sich schlägt und sie vom primären Zwerchfell bis auf 2 Bänder, die sich zwischen beiden ausspannen, ablöst. Der so erhaltene Zusammenhang besteht einmal in dem schon erwähnten Ligamentum suspensorium hepatis und zweitens in der Nähe der hinteren Rumpfwand in dem Kranzband (Ligamentum coronarium hepatis) und seinen triangulären Ausläufern.

Diese Grundlagen, die trotz der kurzgehaltenen Darstellung dem Kapitel der Lebererkrankungen in seiner Gesamtheit zu Einleitung dienen können, mögen für unseren speziellen Abschnitt genügen

Bereits oben habe ich erwähnt, daß Mißbildungen der Leber selten sind. Die meisten Lehrbücher und einschlägigen Arbeiten weisen darauf hin. Und wohl in Berücksichtigung der bereits oben erörterten Tatsache, daß Form und Größe der Leber an sich in großer Variationsbreite wechseln können, wobei Anpassungen an den Gesamtkörperbau des Trägers als Selbstverständlichkeit imponieren, erwähnt E. SCHWALBE, daß Mißbildungen der Leber „in schwerer Form nicht häufig" sind, „abgesehen von lebensunfähigen Mißbildungen". Man könnte daraus die Schlußfolgerung ziehen, daß E. SCHWALBE mit dieser Betonung schwererer Fälle hierzu gegensätzlich für leichtere Mißbildungen ein häufiges Vorkommen annimmt. Dem ist aber nicht so. Nach den bisherigen Ausführungen können wir diese Frage nicht entscheiden. Wir sind gewohnt, für die Leber die Variationsbreite in beträchtlichem Umfange gelten zu lassen. Wären wir imstande, den Nachweis zu erbringen, daß der jeweilige Befund vielleicht Folge eines formalgenetischen Einflusses ist, der außerhalb der normalen Leberentwicklung liegt, dann müßten wir auch solche Fälle als Anomalie bzw. Mißbildung gelten lassen. Da wir den Vorgang als solchen nicht sehen können, sind wir auf Folgen, also Zustandsbilder, angewiesen. Sind wir in der Lage, einen derartigen Befund als Abweichung normaler Entwicklung, unter anderem etwa als Persistenz (Hemmung) vorübergehender Entwicklungsstadien zu deuten, dann wissen wir, es handelt sich um eine Mißbildung bzw. Anomalie. So sind wir ohne weiteres geneigt, beim Erwachsenen angetroffene

Lappung der Niere als Mißbildung aufzufassen. Die noch bei der Geburt gelappte Niere gewinnt beim Menschen sehr bald völlig glatte Oberfläche. Wir
sehen uns in solchen Fällen keineswegs vor die Aufgabe gestellt, etwa durch
genaue histologische Untersuchung eine Entscheidung zu treffen. Wir sprechen
ohne weiteres von „fetaler Lappung" einer Niere und sind von der „Mißbildung"
überzeugt. Die Tatsache, daß bei Reptilien, Vögeln und einzelnen Säugetieren
(Zetazeen) die Lappung dauernd erhalten bleibt (HERTWIG), gibt der ganzen
Frage zudem eine vergleichend anatomische Bedeutung.

Bei der Leber lassen uns solche Hinweise und Beweise nahezu völlig im
Stich. Infolgedessen sind wir gezwungen, zahlreiche Abweichungen von Form
und Größe der Leber als physiologische Varianten aufzufassen, obwohl „Mißbildungen" vorliegen könnten. Solange wir aber letztere nicht beweisen können,
sind wir nicht imstande, eine diesbezügliche Entscheidung zu treffen. Es bleibt
also eine vorderhand unberechtigte, da unbeweisbare Behauptung, wenn wir
unterstellen wollten, daß der heutige Begriff der Variationsbreite doch auch
echte Anomalien bzw. Mißbildungen umschließt. Schwere Fälle — von denen
E. SCHWALBE spricht — ersparen uns die Schwierigkeiten der Entscheidung.
Wo aber liegt die Grenze? Eine Festlegung bleibt uns gleichsam gefühlsmäßig
überlassen. Aber — und das ist der Zweck dieser Ausführungen — bei der
Leber erscheint diese Grenze im Vergleiche mit manchen andern Organen ganz
besonders unscharf.

Wann zum Beispiel liegt eine U n t e r e n t w i c k l u n g d e r L e b e r vor? Der
Vergleich mit einem paarigen Organ, wie das bei der Niere die Entscheidung
erleichtert, ist hier nicht möglich. Nicht jede kleine Leber ist hypoplastisch,
d. h. durch mangelhafte Anlage oder Wachstumshemmung kleiner als es dem
gewohnten Bilde entspricht. Die Unterscheidung von Atrophien, wobei es sich
um Verkleinerung eines früher einmal größer gewesenen Organes oder Organ-
teiles handelt, ist in der Regel leicht, da in derartigen erworbenen Bildern einwandfreie Folgen des toxischen und entzündlichen Prozesses nachweisbar sind.
Versagen solche Hinweise, so erleichtert, z. B. Kenntnis des Alters des Trägers
Pigmentnachweis im Parenchym, infolgedessen Farbe des Organes, die Er
kennung einer rein altersatrophischen Leber. Im Gegensatze hierzu ist also
das hypoplastische Organ in allen seinen einzelnen Bausteinen kleiner als das
voll entwickelte. Ob in diesem Sinne bei der Leber überhaupt echte Hypoplasien vorkommen, dürfte noch keineswegs entschieden sein. Zum mindesten
werden wir sagen dürfen, daß nicht jede bereits bei der Geburt bestehende
Kleinheit eines Leberteiles im strengen Sinne eine Unterentwicklung darstellt.
Denn was wir in höheren Graden zu sehen bekommen, ist kein unterentwickeltes
Gewebe, sondern mehr oder weniger ein ungenügender Ersatz durch Bindegewebe, das in verschiedenem Grade Lebergewebsreste und Gallengänge, letztere
vielleicht gar gewuchert umschließt. Diese Behauptung sei später an der Hand
objektiver Beobachtungen belegt.

Zuvor sei noch kurz hervorgehoben, daß der höchste Grad mangelhafter An-
lage und Ausbildung, die N i c h t e n t w i c k l u n g d e r L e b e r, sei es, daß das g a n z e
Organ oder nur T e i l e desselben aplastisch sind, zu den größten Seltenheiten gehört. Wir können dabei selbstverständlich von allen jenen schweren Mißbildungen
ohne weiteres absehen, bei denen das Fehlen einer Leber nur eine Teilerscheinung
des Fehlens zahlreicher anderer Organe bedeutet. Es handelt sich dabei um
Mißbildungen, die in manchen Fällen schon makroskopisch das Fehlen einer
Leber vermuten lassen. Es kann z. B. nicht überraschen, wenn Mißbildungen
wie etwa ein Holoacardius amorphus, ein Epigastrius, dieser je nach Größe
und Ausbildung, ein Epignathus usw. oftmals Lebergewebe geschweige denn
eine auch in Form und Größe ausgebildete Leber vermissen lassen. Solche

Fälle sind weniger Gegenstand einer Abhandlung, die speziell den Mißbildungen der Leber als Einzelorgan gewidmet ist. Eine Behandlung dieser Frage würde zu weitgehend in das Gebiet der Mißbildungslehre führen. Und hierzu liegt weder Veranlassung noch Berechtigung vor, da letzten Endes der Mangel einer Leber in derartigen Fällen im Rahmen des Gesamtbildes nur einen in der Regel für die Entscheidung grundsätzlicher Fragen höchst gleichgültigen Nebenbefund darstellt. Die etwa vorhandene Lebermißbildung ist dann ein rein zufälliges Produkt, das niemals — oder doch nur höchst selten — kausal — und formalgenetisch auf spezielle Störungen der normalen Leberentwicklung zurückgeführt werden kann.

Sehen wir also von solchen Fällen ab, so bleibt die Frage, ob isolierte, völlige Aplasie der Leber vorkommt. Daß es sich dabei nur um lebensunfähige Feten handeln kann, bedarf keiner weiteren Begründung. Es war mir nicht möglich, im Schrifttum eine einschlägige kasuistische Mitteilung, d. h. also einen Fall von Aplasie der Leber bei sonst normalen oder doch nur geringgradig mißbildetem Fetus ausfindig zu machen. Sternberg bezeichnet im Aschoffschen Lehrbuch den Mangel der ganzen Leber als „äußerst selten". Diese Feststellung ist jedoch weder durch Hinweis auf diesbezügliche Literatur noch auch durch entsprechende Kasuistik belegt. Rein theoretisch würde es sich hierbei um eine Hemmungsbildung handeln, deren teratogenetischer Terminationspunkt bereits in die ersten Entwicklungstage zu verlegen wäre, da schon ein 2,5 mm langer Embryo (Thompson, zit. nach Lewis) erste Entwicklungsstadien der Leberanlage erkennen läßt. Orth bezeichnet den „Defekt einer Leber bei einem sonst

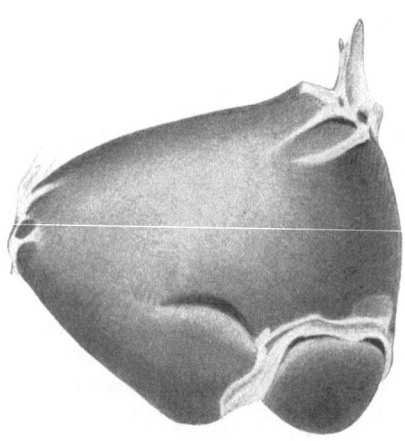

Abb. 1. Hypoplasie der Leber. (Nach Zypkin.)

wohlgebildeten Individuum" als größte Seltenheit. Er verwies in diesem Zusammenhang auf eine Mitteilung Kieselbachs aus dem Jahre 1836: De foetu hepate destituto.

Auch eine auffallende Kleinheit der ganzen Leber bei sonst normaler Beschaffenheit ist selten. Es berichtet z. B. Zypkin über einen derartigen Fall angeborener Hypoplasie der ganzen Leber.

Er betraf eine 30jährige Frau. Die Lebermasse betrugen 15: 11: 6 cm. Die Leberform war bei sonst glatter Oberfläche unregelmäßig, ovoid; das Gewicht betrug 500 Gramm, eine normale Gliederung in Lappen fehlte. Gallenblase und Gallenwege waren vorhanden. Klinisch war die Leber nicht palpabel. Der Tod trat infolge von Pfortaderthrombose ein. Das histologische Bild war entsprechend. Zypkin weist auf eine ähnliche Beobachtung Solowjews hin. Die Leber des dort beschriebenen Falles war 17: 12: 5 cm groß, von Interesse ist hierbei die gleichzeitig bestehende Kleinheit von Uterus und Adnexen, also infantile Organe.

Verhältnismäßig häufiger ist abnorme Kleinheit eines Leberlappens. Bevorzugt ist der linke Lappen (Krauspe). Das Parenchym des anderen zeigt dann kompensatorische Vergrößerung. Der Grad dieser mangelhaften Lappenbildung kann so hochgradig sein, daß er einer völligen Aplasie nahezu gleichkommt.

Es können also linker oder rechter Leberlappen „fast vollkommen fehlen".
In diesem Sinne äußert sich z. B. KAUFMANN, der selbst in einem Falle, der das
weitaus seltenere Vorkommen des Fehlens der rechten Leberhälfte bot, die
Gallenblase am rechten Leberrande liegen sah. Auch HELLER berichtet über
einen Fall „mangelhafter Entwicklung des rechten Leberlappens". Es handelte
sich um einen 45jährigen Mann. Vom rechten Leberlappen war nur ein nach
links und oben verschobenes im Hypochondrium verborgenes herzförmiges
Rudiment vorhanden; der linke Lappen zeigte mehrere tiefe Furchen, die durch
Narbenbildung bedingt waren. Im übrigen war dieser Lappen infolge ersetzender Vergrößerung übermäßig groß. Ursächlich beschuldigt HELLER mit

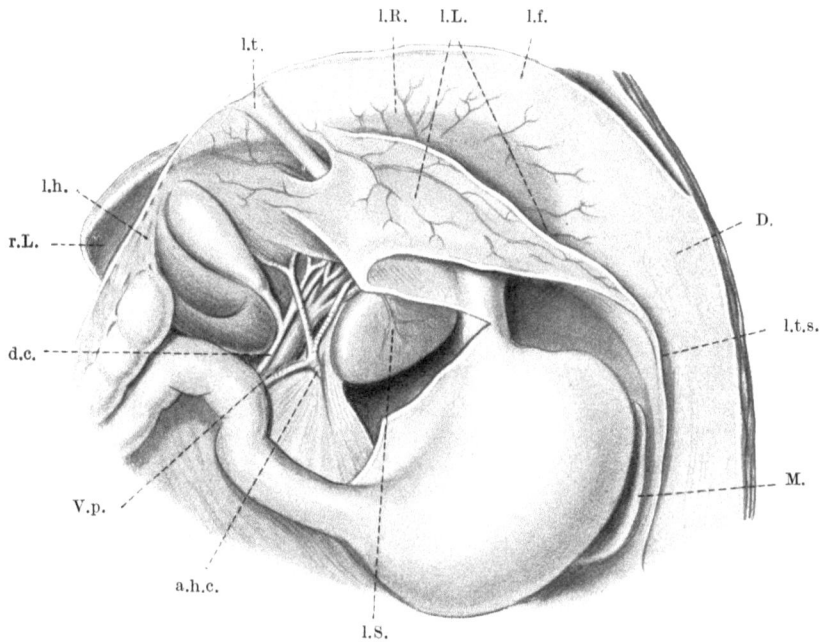

Abb. 2. Hochgradige Verkleinerung des linken Leberlappens. (Nach KANTOR, Fall 1.) a.h.c. Arteria
hepatica communis D. Diaphragma. d.c. Ductus choledochus. l.f. Lig. falciforme. l.h. Lig. hepatocolicum. l.L. Rest des linken Leberlappens. l.R. Atrophische Partie des rechten Lappens, dessen
linkem Rand entsprechend. l.S. Lobus Spigeli. l.t. Lig. teres. l.t.s. Lig. triangulare sinistrum.
M. Milz. r.L. Rechter Lappen. V.p. Vena portae.

einer gewissen Wahrscheinlichkeit ein Trauma, das im frühen Kindesalter die
Gegend des rechten Epigastriums getroffen hat. ROKITANSKY soll mehrere
derartige Fälle gesehen haben.

Es ist nicht uninteressant, an dieser Stelle auf die HELLERsche Beobachtung
hinzuweisen. Der oben wörtlich angeführte Titel der betreffenden Mitteilung läßt
ohne weiteres an Mißbildung denken. HELLERs Arbeit, die u. a. einleitend fest-
stellt, daß größere angeborene Defekte der Leber außer bei lebensunfähigen
Mißgeburten selten zur Beobachtung zu kommen scheinen, leitet den Gedanken
in gleicher Richtung. Aber ursächlich hat die Annahme eines im „frühesten
Kindesalter" erworbenen Traumas „die größte Wahrscheinlichkeit". Mithin
handelt es sich also gar nicht um eine Mißbildung. Dieser Fall ist aber ein vor-
treffliches Beispiel für meine einleitenden Ausführungen, wonach gerade die
Leber der Entscheidung: Mißbildung, also angeboren, oder erworben ganz

besondere Schwierigkeiten bereitet. Es fehlt uns eben in der Regel das die Mißbildung beweisende Moment. Kann vielleicht mit völliger Sicherheit ausgeschlossen werden, daß die von HELLER beschriebene Leber doch eine Mißbildung war?

Nach LANCEREAUX sind es am häufigsten linker Lappen und Lobus Spigelii, die atrophisch erscheinen oder gänzlich fehlen. Nach ihm handelt es sich um die Folge der Verödung eines Gefäßastes oder aber um Verlegung eines Gallenganges, „weil jeder dieser Affektionen sich eine partielle Atrophie der Leber anschließt, welche im allgemeinen am häufigsten eine konsekutive Störung darstellt".

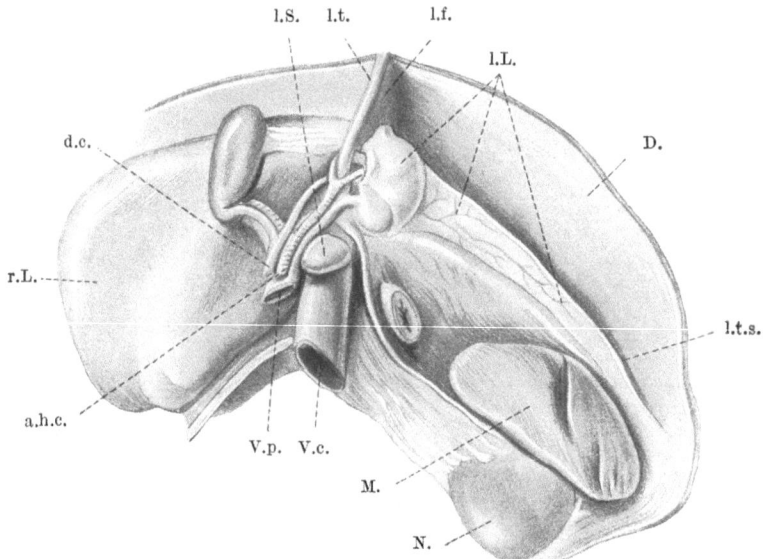

Abb. 3. Hochgradige Verkleinerung des linken Leberlappens. (Nach KANTOR, Fall 2.) a.h.c. Arteria hepatica communis. D. Diaphragma. d.c. Ductus choledochus. l.f. Lig. falciforme. l.L. Rest des linken Leberlappens. l.S. Lobus Spigeli. l.t. Lig. teres. l.t.s. Lig. triangulare sinistrum. M. Milz. N. Niere. r.L. Rechter Lappen. V.c. Vena cava. V.p. Vena portae.

Auch für diese Annahme gilt bei Beobachtungen am Erwachsenen dieselbe Einschränkung, die sich die HELLERsche Mitteilung gefallen lassen mußte.

Über Fälle, die eine hochgradige Verkleinerung des linken Leberlappens betrafen, berichtet u. a. KANTOR.

Ein erster Fall betraf einen 63jährigen an den Folgen eines Schlaganfalles gestorbenen Patienten.

Als Besonderheiten seien hervorgehoben. Der linke Leberlappen ist nur durch eine etwa dreieckige bindegewebige Lamelle (l. L.) angedeutet, welche links dem rechten Lappen innig aufliegt, teilweise sich dem Zwerchfell anschließt. Die Lamelle wird rechterseits von einer scharfen, nach rechts hin konkaven Falte begrenzt, unter welcher man das Ligamentum teres verschwinden sieht (l. t.). Linkerseits verschmälert sie sich allmählich und läuft in eine Spitze aus, die oberhalb des oberen Poles der Milz zu liegen kommt. „Als Derivat der Leber dokumentiert sie sich durch die reichlich vorhandenen, infolge der Injektion schon makroskopisch sichtbaren größeren Gallengänge und Blutgefäße, zum Unterschiede von der rein bindegewebigen Lamelle, welche dem

Ligamentum triangulare sinistrum (l. t. s.) entspricht". Ferner ist zu erwähnen eine bedeutende Verbreiterung (durchschnittlich 12 cm) des Ligamentum falciforme und eine umschriebene Atrophie des sonst hypertrophischen rechten Lappens. Auch der Lobus Spigelii ist mächtig vergrößert.

Ein zweiter Fall lag ähnlich. Der linke Lappen war bis 1 cm dick. Der rechte Leberlappen war auch in seiner Form verändert, plump, stumpfrandig, nach rechts und unten mächtig gewuchert. Der Spigeliische Lappen war haselnußgroß und hing mit der Leber nur durch einen dünnen Stiel zusammen. Während im 1. Falle neben den bereits erwähnten Gefäßen und Gallengängen nur Bindegewebe vorhanden war, Lebergewebe dagegen völlig fehlte, zeigte der 2. Fall noch deutliche Lebergewebsreste.

Auch in diesen Fällen könnte man in Zweifel geraten, ob die Annahme des Verfassers, daß „angeborene Mißbildungen" vorliegen, zurecht besteht. Kantor selbst äußert sich hierzu folgendermaßen: „Was die Erklärung zunächst des 1. Falles betrifft, so ist zu berücksichtigen, daß wir es im rechten und linken Lappen mit 2 ganz verschiedenen Stadien von Atrophie zu tun haben, hier vollständiges Fehlen von Leberzellen, dort solche noch in reichlichem Maße vorhanden. Schon daraus, sowie aus dem Umstande, daß die Ausdehnung der Bindegewebsfalte geringer ist, als sie einer einmal in normaler Größe vorhandenen und erst dann atrophierten linken Leber entsprechen würde, geht hervor, daß wir das Fehlen des linken Lappens für einen angeborenen oder in einer früheren Periode des fetalen Lebens entstandenen Defekt halten müssen. Im Gegensatze hierzu steht die Atrophie im Bereiche des rechten Lappens, die wir uns durch Druck von seiten der abnormen Mesenterialverhältnisse und dilatierten Darmschlingen entstanden denken können." Ob diese Begründung ausreicht, muß zum mindesten als zweifelhaft erscheinen. Wir brauchen nur an die Folgen einer akuten gelben Leberatrophie zu denken, einer Erkrankung, bei der mit Vorliebe der linke Lappen ein Bild zeigen kann, das nach Kantor das Vorliegen einer Mißbildung beweisen soll. Auch der Hinweis auf die Ausdehnung der fraglichen Bindegewebsfalte erscheint im Vergleiche mit den Verhältnissen bei akuter Leberatrophie nicht überzeugend. Es steht meines Erachtens mit dieser Beweisführung kaum besser als mit dem Versuche, die zweite Beobachtung als Mißbildung zu deuten. Mit der resignierten Feststellung: wenigstens fehlt uns für die Annahme einer anderen Entstehungsursache jeder Anhaltspunkt, ist der Beweis nicht erbracht.

Dieselbe Kritik verdient eine Mitteilung Wakefields, die einen 53jährigen Patienten betraf. Die rechte Hälfte des Bauchraumes war von dem stark hypertrophischen rechten Leberlappen ausgefüllt; der Lobus Spigelii fehlte, der Lobus quadratus war sehr mangelhaft entwickelt und der linke Leberlappen bestand aus einem 5 cm langen, 3 bis 4 cm breiten und 1 cm dicken Bindegewebsstreifen. Mikroskopisch fand sich in diesen Teilen fast nur Bindegewebe, hin und wieder eine eingesprengte Parenchyminsel, deren kleine Zellen zusammengedrückt erschienen; keine Gallengänge. Muß das eine Mißbildung gewesen sein? Die Verhältnisse der Mittellappen stützen allerdings diese Annahme.

Böttcher (angeführt nach Krauspe) berichtet über einen Fall, bei dem Lobus quadratus und Lobus Spigelii vergrößert waren. In Verbindung mit dem verkleinerten linken Lappen stand ein dünnes, fibröses Band, das von Lebergefäßen und Gallengängen durchzogen war und einen isolierten Leberlappen enthielt. Über atrophische linke Lappen berichten ferner Karusin und Mouchet.

Auch über Verkleinerung des rechten Leberanteiles liegen Mitteilungen vor. So fand Heller neben einem außerordentlich vergrößerten linken Lappen vom

rechten Lappen nur ein nach hinten oben geschobenes im Hypochondrium
verborgenes, herzförmiges Stück. Nach hinten von diesem sah man die Gallenblase zwischen dem rechten oberen Rande des rechten Lappens und dem Zwerchfell. An den Fundus der Gallenblase angrenzend, als Rudiment der rechten
Hälfte des rechten Leberlappens, war nur ein bis 6 mm breiter, dünner, mehrfach eingeschnürter schlaffer Lappen aus Lebersubstanz nachweisbar, der
durch eine tiefe Furche vom übrigen Lappen getrennt war.

Einen besonders eindrucksvollen Fall teilt KRAUSPE mit. Bei der 65jährigen
Patientin schien der linke vergrößerte Lappen die ganze Leber zu bilden. Er
war nach rechts unten um etwa 30 Grad aus der gewöhnlichen Lage gedreht,
so daß die eigentliche vordere Kante nach rechts hinten zog. Hier fand sich

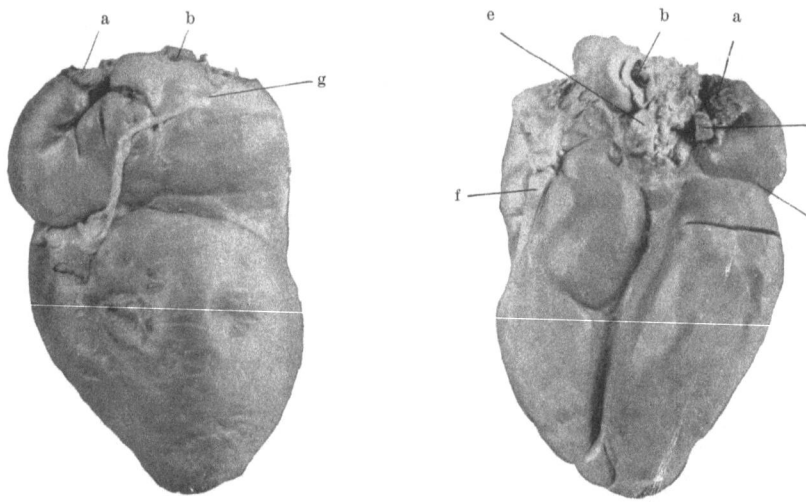

Abb. 4. Hypoplasie des rechten Leberlappens;   Abb. 5. Hypoplasie des rechten Leberlappens;
    Vorderfläche. (Nach KRAUSPE.)   Hinterfläche. (Nach KRAUSPE.)
a Gallenblase; b Vena cava inferior; c Lig. teres; d Ductus choledochus; e Vena portae; f Lig.
                    triangulare sinistrum; g Lig. falciforme.

auch ganz oben nahe dem Zwerchfell die Gallenblase. Das Ligamentum falciforme und teres trennten nur einen kleinen Teil der Lebersubstanz, etwa ein
Fünftel der im ganzen 1330 g schweren Leber, nach oben ab.

Die größten Durchmesser an der Vorderseite betrugen von oben nach unten
23,5 cm, von links nach rechts 16 cm. Vom Vereinigungspunkte des Ligamentum
teres und falciforme, d. h. vom lateralen rechten Rand, zog eine querverlaufende,
in ihrem Grunde mehrere tiefe Furchen aufweisende Einschnürung zum linken
lateralen Rande und trennte vom linken Lappen ein Viertel seiner Masse nach
oben zu ab.

Die Hinterfläche des linken Lappens zeigte ein verwickeltes Bild. Nach
oben wurde er durch die Leberpforte begrenzt, die etwa an der Grenze gegen
das obere Drittel der Gesamtoberfläche lag. Von dieser aus zog eine ziemlich
tiefe, den linken Lappen fast genau in zwei Hälften teilende Furche von oben
nach unten. Hier fand sich verdicktes Bindegewebe und darunter ein starker
Lebervenenast. Während die nach rechts gelegene Hälfte des rechten Leberlappens an der Hinterfläche kaum irgendwelche Besonderheiten aufwies, wurde
die linke Hälfte durch eine quere Furche, etwa in der Mitte, in einen oberen
und unteren Lappen geschieden. In diese Furchen hinein erstreckten sich

Fortsätze des Ligamentum triangulare sinistrum. Dieses traf die linke laterale Kante etwa in Höhe der an der Vorderseite quer verlaufenden Furchen und teilte den letztgenannten oberen Teil der Hinterfläche des linken Leberlappens in ein längliches linkes und ein dreimal größeres rechtes Stück.

Äußerst komplizierte Verhältnisse fanden sich bei Betrachtung des rechts oben vom Ligamentum falciforme gelegenen Leberanteiles. Man erkannte rechts hinten oben, nahe am rechten Rande, die Gallenblase. Diese lag in einem tiefen Einschnitt des Lebergewebes, der sich an der Vorderfläche des Organs in zwei tiefe, nach rechts und links unten verlaufende Einschnitte ins Lebergewebe fortsetzte. Ferner verliefen zwei unscharfe, etwa $1\frac{1}{2}$ cm breite sagittale Furchen, ohne Rücksicht auf die lappenartige Teilung des Lebergewebes, an der Oberfläche hin. An der Hinterfläche fand man das Ligamentum teres, die Pforte und einen bindegewebigen Strang, der zur Vena cava inferior führte, das Ligamentum descendens.

Die ausführliche Wiedergabe dieses Befundes erscheint gerechtfertigt. Dürfte doch hier kaum eine andere Deutung als die einer angeborenen Mißbildung zutreffen. Ein postfetales Trauma zu beschuldigen, wie es Heller für seine Beobachtung tut, dürfte nicht angängig sein. Dagegen erscheint es durchaus berechtigt, wenn Krauspe in dieser angeborenen Mißbildung einer abnormen Gefäßverteilung eine bedeutungsvolle Rolle beimißt.

Zu erwähnen ist an dieser Stelle der Begriff „hepatischer Infantilismus". Nach Göttche ist dieses Krankheitsbild im Jahre 1901 erstmals von Lereboullet aufgestellt worden. Weitere Mitteilungen liegen vor von Hasenclever, Osler, Falta, Kienböck u. a. Die innersekretorische Funktion der Leber, soweit sie das Wachstum betrifft, ist noch sehr unklar. Es gibt Fälle, bei denen eine Funktionsstörung der Leber mit gleichzeitiger Funktionsstörung der Keimdrüsen festgestellt wurde; andere haben zwischen Schilddrüse und Leber, bzw. zwischen Hypophyse und Leber, wieder andere zwischen Epithelkörperchen und Leber Zusammenhänge gefunden. Es scheint, als ob bei länger dauernden Krankheiten der Leber ein „Infantilismus" zur Beobachtung gelangen kann. Es bleibt dabei nun die Frage, ob eine wirkliche spezifische innersekretorische Tätigkeit der Leber eine Rolle spielt. Die Frage ist noch durchaus offen. Wie Pfaundler im Jahre 1926 betont, bleibt vorerst die Hauptsache, einschlägige Fälle zu sammeln, damit wir klarer sehen. Die Bezeichnung „Infantilismus" weist auf eine Entwicklungsstörung bzw. Mißbildung hin und rechtfertigt die Erwähnung des Krankheitsbildes an dieser Stelle. Ob die erstrebte Klärung eine dahingehende Stellungnahme aufrecht erhalten läßt, bleibt der Zukunft vorbehalten.

Nicht geringer sind die Schwierigkeiten, wenn wir eine diesbezügliche Entscheidung bei Formveränderungen der Leber, Lappenbildung und dergleichen treffen sollen.

In bestimmter Weise bezeichnet Orth Verlängerungen und Abplattungen des linken Lappens, der bei zungenförmiger Gestalt bis zur Milz reicht, mit der er nicht selten sogar durch Pseudomembranen verbunden ist, als angeboren. In der Regel gestattet diese Frage bei Formveränderung der Leber keine Entscheidung. Gerade in diesem Punkte macht sich bemerkbar, was oben über die außerordentlich weitgehende und unscharf begrenzte Variationsbreite gesagt wurde.

Kaufmann vermeidet in seinem Lehrbuche eine bestimmte Stellungnahme. Nach ihm sind Formanomalien „kongenital oder später erworben".

Eine hier einschlägige Beobachtung von Form- und Lageveränderung der Leber verdanke ich Herrn Putschar aus dem Göttinger pathologischen Institut (Professor Dr. G. B. Gruber). Sie fand sich bei einem 14 Tage alten Knaben,

der an den Folgen einer Nabelsepsis verstorben war. Da neben der Veränderung
der Leber auch anderweitige Mißbildungen bestanden, der Knabe nur ein Alter
von zwei Wochen erreichte, besteht kein Zweifel, daß auch das vorgefundene
Leberbild als angeborene Mißbildung zu gelten hat. Die Bauchdecken des an
Chondrodystrophia foetalis erkrankten Kindes waren sehr dünn, so daß das
Darmrelief erkennbar war. Es bestand ein gemeinsames Mesenterium für Dünndarm, aufsteigenden und querverlaufenden Dickdarmteil. Die linke Nabelarterie fehlte. Die rechte Niere lag etwas vor der Wirbelsäule. Die Leber, die

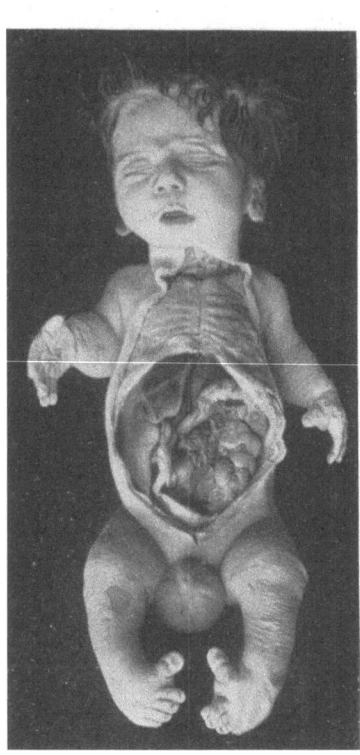 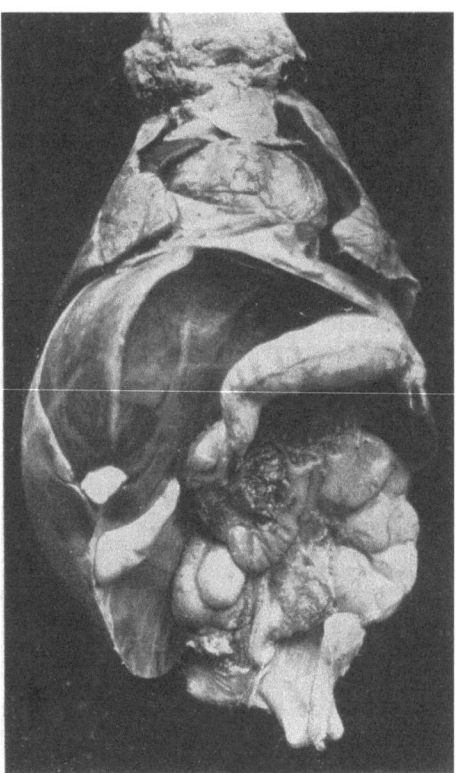

Abb. 6. Gesamtbild.   Abb. 7. Eingeweide.
Abb. 6 und 7. Angeborene Lageveränderung der Leber. (Nach GRUBER-PUTSCHAR.)

im übrigen makroskopisch und histologisch vollkommen normal und wohl
gebildet war, zeigte eine Lageanomalie, und zwar eine Drehung im entgegengesetzten Sinne des Uhrzeigers um mehr als 45 Grad um eine horizontale, sagittale Achse.

Der rechte Leberlappen lag zum Teil in der rechten Fossa iliaca, der linke ungefähr an der Stelle, wo normal der rechte liegt. Die Leberunterfläche war nach
links und vorne gerichtet. Die Gallenblase lag 2 cm über und rechts vom Nabel.
Ihr Hals wurde von der Nabelvene unter einem Winkel von 85 Grad über-
kreuzt, während sie normal nahezu parallel in den beiden Sagittalfurchen der
Leber liegt. Das Ligamentum falciforme war lang ausgezogen und lag der
Oberfläche des linken Leberlappens an. Die untere Hohlvene war normal
ausgebildet.

Ich werde später auf derartige Leberverlagerungen und Formveränderungen einzugehen haben, insofern sie als Folgeerscheinung anderer schwerer Mißbildungen wie Zwerchfellücken, Bauchspalten, Nabelschnurbrüche, Bauchwandbrüche und dgl. bekannt und auch öfter beschrieben sind. Die vorliegende Beobachtung ist von besonderer Bedeutung, da sie eine isolierte Verlagerung einer normalen Leber in einem sonst wohl gebildeten Bauchraum darstellt, ein Befund, wie er bisher im Schrifttum noch nicht vorzuliegen scheint. Eine Erklärung dieser Mißbildung ist vorerst nicht möglich, auch die beiden Nebenbefunde (das Mesenterium commune und das Fehlen einer Nabelarterie) klären weder die ursächliche noch die zeitliche Entstehung dieser Verlagerung auf (Putschar).

Ein Bild, das uns die Leber bei hochgradiger Gestaltveränderung in eigenartiger Weise großbuckelig gelappt zeigt, kennen wir unter dem Namen der gelappten Leber (Hepar lobatum). Es handelt sich dabei nach den Ausführungen Kaufmanns um einen Befund, „wobei man gestielte polypöse Bildungen von bohnen- oder haselnußgröße sehen kann oder es finden sich Inzisionen des scharfen Leberandes, besonders am rechten Lappen". Kaufmann meint hierzu weiter: „Das ist entweder eine kongenitale oder durch Bindegewebswucherung und narbige Retraktion bedingte Lappung."

Insofern eine derartige Beeinflussung der Leberoberfläche Folge von Geschwülsten, knotigen Hyperplasien und dergleichen ist, unterliegt es keinem Zweifel, daß eine erworbene Bildung vorliegt. Aber auch da, wo derartige Merkmale nicht so überzeugend sind, wird uns dank allgemeiner Erfahrung die Entscheidung in zahlreichen Fällen erleichtert. Die Bezeichnung Hepar lobatum besteht gewiß zurecht, da wo von der Norm abweichende Lappenbildungen der Leber vorliegen. Es läßt sich aber kaum leugnen, daß wir gewohnt sind, den genannten Begriff im engeren Sinne zu verwerten. Das, was wir Hepar lobatum nennen, ist für uns in der Regel identisch mit jener besonderen Form der erworbenen Lebersyphilis der Erwachsenen, die durch tiefe Einziehungen infolge herdförmig auftretender interstitieller Bindegewebswucherung bedingt ist. Das sich retrahierende Schwielengewebe verursacht tiefe Einziehungen der Oberfläche. Das dazwischenliegende Lebergewebe wird in grobe Lappen geteilt, die geradezu Gewächsbildung vortäuschen können. Man wird wohl kaum leugnen dürfen, daß eine derartige Leber bei dem Vorurteilsfreien den Eindruck der Mißbildung erwecken muß. Kompensatorische Parenchymhypertrophien tragen das Ihre dazu bei, die einzelnen Lappen zu vergrößern. Wo der klinische Befund oder die Obduktion anderweitige Zeichen einer erworbenen Lues zeigen, wird man ein derartiges Leberbild ohne weiteres als spezifisches Produkt deuten. Oftmals wird die Beurteilung erleichtert, wenn Gummen in den Bindegewebszügen oder im sonstigen Parenchym gefunden werden. Von derartigen Fällen wollen wir absehen. Für uns bleibt aber die Frage, ob das an sich für erworbene Lues charakteristische Leberbild nicht auch als Mißbildung vorkommt. Die Lappung als solche, mithin auch die Einziehungen der Kapsel sprechen nicht gegen eine derartige Annahme.

Mit größerer Vorsicht muß der Befund der Schnittfläche beurteilt werden. Aber auch da dürfte bei jeglichem Fehlen spezifischer Befunde das Bild nicht gegen eine Mißbildung sprechen. Dies um so mehr, als das schließliche Bild der Mißbildung durch sekundäre entzündliche Veränderungen verwickelt sein kann. Eine Hepar lobatum kann auch einmal Folge anderer Prozesse, z. B. traumatischer Einflüsse sein. Besteht die Veränderung bereits zur Zeit der Geburt ist also als Mißbildung zu deuten, dann wäre ihr Entstehen denkbar, entweder als unregelmäßiges Eindringen der Leberanlage in die überkleidete Bauchfellduplikatur (siehe oben) oder aber als Folge einer fetalen Entzündung. Ein einwandfreier als Mißbildung zu deutender Fall dieser Art scheint in der Literatur nicht vorzuliegen. Die diesbezügliche Frage etwa an der Hand einer Hepar lobatum, die man bei einem Erwachsenen feststellen konnte, bei dem Lues nicht in Frage kommt, zu entscheiden, scheint ein Ding der Unmöglichkeit. Die oben genannte erste Annahme einer formalen Genese ist unwahrscheinlich, da die Lappenbildung der Leber trotz vorhandener Unterschiede der einzelnen Knollen und Knoten die Oberfläche doch verhältnismäßig gleichmäßig betrifft und die septierenden Bindegewebszüge der Schnittfläche unverständlich blieben. Der Versuch, die gelappte Leber ebenso wie die gelappte Niere als Hemmungsbildung zu erklären ist bereits oben bei der Erörterung entwicklungsgeschichtlicher Fragen abgelehnt worden.

Die Annahme einer fetalen Entzündung stößt ebenfalls auf Bedenken. Theoretisch wäre sie wohl denkbar. Wenn wir uns aber überlegen, welche Bilder im postfetalen Zustande durch entzündliche Vorgänge gesetzt werden, wenn wir ferner die Erfahrung in Betracht ziehen, daß das Bild der Hepar lobatum Folge erworbener Syphilis ist, daß die Folgen angeborener Lues für die Leber ein ebenfalls charakteristisches, aber ganz andersartiges Bild bieten, dann erscheint uns doch unwahrscheinlich, daß eine fetale Entzündung das Bild der Hepar lobatum bewirken soll.

Anders liegen die Verhältnisse, wenn die gebildeten abnormen Lappen nur Teile der Leber betreffen, sei es in Ein- oder Mehrzahl. Auch in letzterem Falle zeigen sie ganz unregelmäßige Anordnung und sind unter Umständen von dem Hauptorgan mehr oder weniger völlig getrennt. Das Bild solcher Lebern unterscheidet sich also ganz wesentlich von dem wohl charakterisierten Befunde der gelappten Leber im Sinne der Hepar lobatum.

Die einleitend gegebene normal-anatomische Beschreibung hat gezeigt, daß die Leber schon unter physiologischen Verhältnissen wohl charakterisierte Furchen und entsprechende Lappenbildungen aufweist. Wir können mithin zweierlei erwarten, einmal, daß selbst diese Furchen und Lappen teilweise fehlen, zum anderen, daß das normale Leberbild durch überzählige Lappen kompliziert wird. Die erstgenannte Möglichkeit beschränkt sich in der Regel auf mangelhaft ausgebildete, vielleicht auch völlig fehlende Einschnitte. Daß solche Befunde mit Besonderheiten einhergehen können, die jene Teile betreffen, die die jeweilige Furche bedingen, ist ohne weiteres verständlich. Vielfach handelt es sich hierbei je nach dem Grade der Ausbildung um Beobachtungen, die sich in den Grenzen der Variationsbreite halten.

Auf der anderen Seite sind Lappenbildungen in beträchtlicher Zahl beobachtet worden. So soll Sömmering eine Leber beschrieben haben, die aus 12 Lappen bestand. Chaillous berichtet über einen überzähligen Leberlappen, den er bei einem Neugeborenen feststellte. Er saß dem Lobus quadratus auf und war mit dem Bruchsack einer Nabelhernie verwachsen. Auf Fälle dieser Art, die mit Mißbildungen der Nachbarschaft einhergehen bzw. durch diese bedingt sind, komme ich später zurück.

Über eine eigenartige Spaltung des linken Lappens einer menschlichen Leber in einen Stamm- und einen Seitenlappen berichtet Ruge. Er bezeichnet die Beobachtung als einen nicht ganz reinen und einfachen Fall. Ihn als Rückschlag auf die Leberform niederer Säugetiere aufzufassen, also einfache Wiederholung früherer stammesgeschichtlicher Einrichtungen anzunehmen, lehnt Ruge ab. Es drängen sich nämlich in dem beschriebenen Falle in die ausgebildete linke Seitenspalte des Organes vom linken Stammlappen ausgehende Lebersubstanzmassen ein, auf diese Weise einen an den Organen anderer Säugetiere nicht vorkommenden Nebenlappen erzeugend. Dieser muß daher nach Ruge als eine Zutat zu der atavistischen Spaltenanomalie der Leber aufgefaßt werden, zumal krankhafte Veränderungen der untersuchten Leber ausgeschlossen werden konnten.

Diese Beobachtung samt ihren Erörterungen bietet für uns besonderes Interesse, da sie darauf hinweist, daß bei manchen Fällen abnormer Lappenbildung die Annahme atavistischer Rückschläge als Erklärung dienen kann. Die Ablehnung dieser Deutung für den genannten Fall, die Begründung der Annahme eines Nebenlappens, die Ablehnung einer später erst erworbenen Bildung, mit anderen Worten die Begründung, daß eine Mißbildung vorliegt, zeigt uns, wie kritisch wir bei der Erklärung scheinbar einfach und eindeutig liegender Fälle vorzugehen haben.

Eine scheinbare Verdoppelung des linken Lappens durch einen dem Ligamentum teres parallel laufenden Einschnitt beschrieb HARMAN; einen dreigeteilten Lobus Spigelii MOUCHOTTE und KUSS (KRETZ).

Vielfach sind die Lappenbildungen, die verschiedenartigste Form und Größe aufweisen können, mit dem Hauptorgan nur noch durch schmale Gewebsbrücken, unter Umständen nur noch durch Bindegewebsstreifen verbunden. Solche Fälle leiten dann zu eigentlichen Nebenlebern (Hepar succenturiatum) über. Einschlägige kasuistische Mitteilungen verdanken wir BÖTTCHER, COLLA HARMAN und BISHOP, KUSS, LEFAS, MOUCHOTTE und KUSS, MOSER, ROLLESTON und anderen.

Besondere Erwähnung verdient eine Mitteilung KSCHISCHOS. Es handelte sich um eine völlige Trennung des rechten und linken Leberlappens. Die zufällige Beobachtung betraf eine 64jährige Patientin. Der rechte Leberlappen, von Form und Gröse einer Niere, 12 : 6 : 4 cm groß, besaß Ligamentum suspensorium und Gallenblase. Der linke, weit größer, 24 : 15 : 10 cm groß, ähnelte einer Leber im ganzen, besaß zahlreiche Furchen und schien durch eine tiefere Einschnürung in einen größeren rechten und einen kleineren linken Abschnitt zerlegt.

Die ganze Bildung machte den Eindruck eines Vitium primae formationis. Entstehungsgeschichtlich nimmt KSCHISCHO an, daß die ursprüngliche Anlage der Leber in einen rechten und linken Lappen sowie in symmetrischer Bildung der Gefäße und Gallenwege in gewöhnlicher Weise bestanden hat, daß aber dann im Gegensatze zur normalen Weiterentwicklung der rechte Lappen im Wachstum zurückgeblieben ist. ,,Die Durchwachsung des rechtsseitigen Teils des Mesenterium anterius hat sich nicht in normaler Weise vollzogen, sondern der rechte Lappen blieb abnorm klein. Durch diese Hypoplasie des rechten Lappens konnte sich die normale Annäherung und Verschmelzung beider Lappen nicht vollziehen Sie blieben getrennt, weil ein Teil des vorderen Darmgekröses nicht normalerweise zur Leberbildung, und zwar zur Produktion des rechten Lappens aufgebraucht wurde. Durch spätere Rückbildung dieses Anteils des Mesenterium anterius mußte der Spalt zwischen beiden Lappen noch vergrößert werden. Die am Hilus der normalen Leber im Inneren des Organes verschwindenden Gefäße und Gallengänge liegen hier in abnormer Länge in dem fetthaltigen, die beiden Lappen verbindenden Bindegewebe.'' Die abnorme Größe des linken Lappens deutet KSCISCHO als ausgleichende Vergrößerung. Was die Ligamente betrifft, so fehlt ein Ligamentum teres, während vom Ligamentum suspensorium nur ein rudimentärer an das Zwerchfell angehefteter Teil vorhanden war. Zu betonen ist, daß der rechte Leberlappen eine ,,normal entwickelte und gelagerte'' Gallenblase besaß. Ein normal mündender Ductus choledochus vereinigt je einen rechten und einen linken Ductus hepaticus. Entsprechend ist auch die Gefäßversorgung der Art, daß eintretende Gefäße je einen Hauptast nach links bzw. rechts entsenden, während zwei Lebervenen von rechts und links in die untere Hohlvene münden.

Ob diese vom Verfasser vertretene Annahme der formalen Entstehung, die
das Vorliegen eines Nabelbruches gänzlich unberücksichtigt läßt, berechtigt ist,
muß fraglich erscheinen, da eine so völlige Trennung der Lappen bei der jetzigen
Anschauung, daß die Pars hepatica die ganze Leber bildet, der zweite Gang,
die Pars cystica, andere Bestimmung hat, nicht gut denkbar ist. Kschischo
nimmt allerdings an, daß aus den beiden primitiven also getrennten Leberschläuchen rechter und linker Ductus hepaticus ausgehen. Die entwicklungsgeschichtliche Frage scheint jedoch heute im erstgenannten Sinne entschieden
zu sein (Brachet, Felix, O. Hertwig).

Ausgesprochene Nebenlebern können vereinzelt oder auch zu mehreren
vorkommen. Es handelt sich dabei um völlig freiliegende aus Lebergewebe
bestehende und von Kapsel überkleidete Knötchen. Lokalisationen im großen
Netz und Ligamentum suspensorium sind beobachtet worden (Orth, Tarozzi).
So sah Pepere bei einem 21jährigen Manne bei einer etwa normal großen Leber,
die im rechten Lappen ein apfelgroßes angeborenes Leberadenom enthielt,
zahllose Nebenlebern im großen Netz. Eine Nebenleber auf der breiten Fläche
der Gallenblase sah Ribbert (angeführt nach Sternberg). W. Gruber fand an
der unteren Lamelle des Ligamentum triangulare sinistrum Nebenlebern, deren
Ausführungsgang mit den Gefäßen vereinigt in der Wurzel des Ligamentum
suspensorium verlief und in den Ductus hepaticus sinister mündete. Und schließlich konnte E. Wagner in zwei Fällen zum Teil nur mikroskopisch erkennbare
Knötchen von Lebergewebe im Ligamentum teres nahe dem Nabel nachweisen,
die durch kurze Gallengänge untereinander, nicht aber mit der Leberhaupt-
masse verbunden waren.

Tarozzi, der zur Frage der Entstehung Stellung nimmt, ist der Ansicht, daß
zum wenigsten für seine und ähnliche Beobachtungen die Ursache dieser Gebilde
in dem Fortbestehen von Endigungen der Pfortader in mehr oder minder direkter
Verbindung mit dem subdiaphragmatischen Venensystem zu suchen ist. Diese
Bedingung sichert den im Verbreitungsgebiet dieser Gefäße liegenden Leberinseln einen ständigen Blutumlauf, der nicht nur eine normale Atrophie verhindert, sondern vielleicht eine weitere Entwicklung unterstützt.

Walzel und Gold schenkten ihre besondere Aufmerksamkeit den anatomischen Verhältnissen der sogenannten Nebenleber. Die eigene Beobachtung
dieser Autoren betraf eine $7\frac{1}{2} : 3 : 3$ cm große Gallenblase, deren Hinterseite
durch die Ablösung vom Leberbett eine Strecke weit ihres Serosaüberzuges
entblößt war. Einen Zentimeter vom äußeren Rande dieses Defektes fand sich
von unversehrter Serosa und mit dem Peritonealüberzug der benachbarten
Gallenblase durch eine flügelförmige Serosaduplikatur zusammenhängend,
ein längsovales, linsenförmiges Gebilde von rötlich-gelber Farbe, das schon
makroskopisch als Lebergewebe anzusprechen war. Die Größe des Gebildes
betrug $10 : 6 : 2$ cm.

Mikroskopisch bestand rings ein Peritonealüberzug in Form einer gut aus-
gebildeten bindegewebigen Kapsel. Die Hauptmasse des Organs zeigte charakteristisch ausgebildete Leberzellen mit typischer Anordnung. Es fand sich azinöse
Struktur und ein verzweigtes Gallengangssystem mit einem allerdings blind
endenden Hauptgallengang. Ferner bestand sowohl im zu- wie abführenden
Anteil ein dem Leberkreislauf gleichender arterieller und venöser Gefäßbaum.
Es fehlten Anhaltspunkte für die Einschaltung eines eigenen portalen Systems.
Für die funktionelle Vollwertigkeit sprach eine allerdings spärliche Anwesenheit von Gallenpigment und vor allem der Befund eines deutlichen Leberzellen-
regenerationsherdes.

„Was die Entwicklung der Nebenleber betrifft" — so führen Walzel und
Gold aus — „so können solche überall da beobachtet werden, wo es embryonal

oder postembryonal sekundär zum Schwund von präformiertem Lebergewebe kommt, also vorwiegend an den sogenannten Aufhängebändern am freien Rande des linken Leberlappens (Tarozzi) und, wie das vorliegende Beispiel zeigt, auch in der Wand der Gallenblase."

Walzel und Gold erwähnen eine Beobachtung, die gleichsam einen Übergang zu diesen Abschnürungen darstellt. Anläßlich der Operation eines Ulcus duodeni fand sich eine Gallenblase, bei welcher ein isoliertes zungenförmiges Leberläppchen aus dem angrenzenden Leberparenchym an der Vorderwand der Gallenblase ansetzte, ohne jedoch den direkten Zusammenhang mit der Leber verloren zu haben.

Brühl sah eine Nebenleber, die den Eindruck eines Lymphknotens machte, im großen Netze in der Nähe der großen Kurvatur des Magens. Die 16jährige Patientin war unter unklaren Erscheinungen, die mit Ikterus und Leberschwellung einhergingen, erkrankt. Es bestand Leberzirrhose. Bemerkenswert

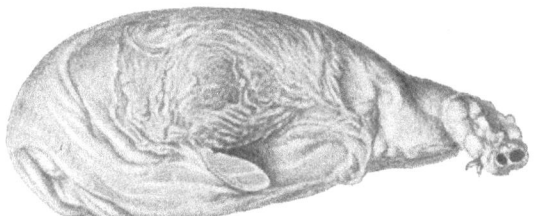

Abb. 8. Gallenblase mit Nebenleber. (Walzel und Gold.)

ist nun, daß das bohnengroße, von bindegewebiger Kapsel überkleidete Organ bei weicher Konsistenz und auf dem Schnitt dunkelgrüner Farbe die gleiche Erkrankung aufwies wie das Hauptorgan. Brühl ließ dabei die Frage offen, ob das Lebergewebe, das zweifellos Galle bildete, mit dem Magendarmkanal in Verbindung gestanden hat.

Daß derartige Nebenlebern unter Umständen Veranlassung zu einem operativen Eingriffe geben können, beweist eine Mitteilung Krauss' Bei einer 44jährigen Patientin fand sich oberhalb des Nabels, mehr nach rechts von der Mittellinie, eine in der Tiefe gut abgegrenzte, faustgroße, kaum bewegliche Resistenz, die auf Druck nicht schmerzhaft war. In der Annahme, daß es sich um ein Magenkarzinom handle, wurde eine Probelaparotomie vorgenommen. Es fand sich über dem Magen, bedeckt vom Ligamentum hepato-gastricum medianwärts der Gallengänge eine bläulich schimmernde, weiche, elastische Geschwulst. Nach Eröffnung der Bursa omentalis durch Resektion des Ligamentum hepato-gastricum zeigte sich, daß die Geschwulst bedeckt vom parietalen Peritonealblatt der Hinterwand der Bursa omentalis im retroperitonealen Raum, unmittelbar lateralwärts von der unteren Hohlvene gelegen war. Mit der Leber stand das Gebilde als auch dessen Wundbett in keinerlei Beziehung. Da die topographische Lage der Geschwulst der rechten Nebenniere entsprach, wurde sie für ein Ganglioneurom des genannten Organs gehalten. Die mikroskopische Untersuchung ergab ein typisches Leberkavernom mit Inseln von Lebergewebe, „die zwar in Balken angeordnet erscheinen, aber doch vom typischen Bau abweichen, vielfach lassen sich zwischen ihnen Kapillaren verfolgen, die auch in größere Venen einmünden, doch fehlt der regelmäßige radiäre Bau, und vielfach liegen die Endothelien (Sternzellen) auch dicht zwischen die Leberzellen eingelagert, ohne Kapillarräume erkennen zu lassen".

Es handelt sich also um ein Leberkavernom von ausnahmsweise großem Ausmaß und einer gewissen Unabhängigkeit von der Leber, „aller Wahrscheinlichkeit nach in einem abnorm entwickelten Leberlappen".

Denselben Befund von Lebergewebe in der Milz einer weiblichen Frühgeburt im 7. Monat sah SCHNYDER. Die Annahme einer vom Pankreasgewebe ausgehenden Zellgruppe wurde abgelehnt. SCHNYDER spricht von einer Keimversprengung. „Jedenfalls ist die Verlagerung von Lebergewebe in die Milz embryologisch sehr viel schwerer zu erklären als die Verlagerung von Pankreasgewebe in die Milz, da ja die Leber rein im ventralen Mesenterium gebildet wird, während die Anlage der Milz sich im dorsalen Mesogastrium befindet. Beim Pankreas wird wenigstens der größte Teil im dorsalen Mesenterium angelegt, so daß dieser Teil mit der Milz sehr leicht in Berührung kommen kann. Bei der Leber hingegen muß man schon eine vorübergehende Verwachsung ihres linken Lappens mit der Milz während der Fetalzeit annehmen, wenn man sich von der oben beschriebenen Keimversprengung eine Vorstellung machen will".

Schließlich sei in Kürze auf eine Mitteilung von STRUKOW hingewiesen, der bei einer weißen Maus Lebergewebe in der Niere feststellen konnte. Er fand an der Grenze der Rinden- und Markschicht eine Anhäufung von Zellen, die sich von dem umgebenden Nierengewebe deutlich unterschieden. Auf Grund sorgfältiger Messung der Zellkerne des Inselchens und der Leber derselben Maus, der Eigentümlichkeit der balkenartigen Zellanordnung, wie überhaupt des ganzen Bildes, kam etwa ein Rest einer Nebenniere, was keinen seltenen Befund bedeutet hätte, nicht in Frage. Die Annahme einer Metaplasie lehnte STRUKOW ab; seine Auffassung ging dahin, daß eine eigentümliche, sehr seltene Form von embryonaler Verlagerung vorläge von Keimen von Leberzellen, die sich während der embryonalen Entwicklung in die Niere abgeschnürt, hier in normales Lebergewebe differenziert hatten und gleichzeitig mit dem Wachsen des Wirtes gewuchert waren.

Mit derartigen Bildungen stehen abnorme Furchenbildungen in engem Zusammenhang. So kommt nicht selten an der Unterfläche des rechten Leberlappens eine Furche vor, die bald nur auf die Unterfläche beschränkt ist, bald bis an den vorderen Rand reicht, bald auch auf die obere Fläche übergreift. Insbesondere RATHKE hat dem Gebiete anormaler Furchenbildung der menschlichen Leber Beachtung geschenkt. Die besonders an der Unterfläche der Leber festzustellenden Furchen gehen öfters mit abnormer Verteilung der Lebervenen einher. Anscheinend vereint bei ihnen sich typisch eine Anzahl der Lebervenen zu einem großen in die Vena cava schief eingepflanzten Gefäße (KRETZ). Besteht eine derartige als Mißbildung zu deutende Begleiterscheinung, dann können wir auch die fragliche Furchenbildung mit oder doch nahezu mit Sicherheit als angeborene Bildung ansprechen. Häufig ist aber auch diese Entscheidung nicht so einfach.

So schreibt z. B. ORTH in seiner pathologisch-anatomischen Diagnostik (S. 564): „Die Gestalt der Leber zeigt öfter angeborene Veränderungen, von denen besonders einfache oder mehrfache Furchen zu erwähnen sind, welche an der konvexesten Stelle des rechten Lappens in der Richtung der Körperachse hinziehen. Nach LIEBERMEISTER sollen sie von abnorm starker Exspiration (durch Faltung) erzeugt sein, während ZAHN sie als Eindrücke von durch Inspirationsstörungen hypertrophischen Zwerchfellansätzen betrachtet. Mag zutreffen. Da ich aber an der Leber eines im 7. Monat zu früh geborenen und alsbald nach der Geburt gestorbenen Kindes die schönsten Sagittalfurchen gesehen habe, und da sowohl die Leberkapsel wie das darunterliegende Gewebe meistens ganz unverändert aussehen, so halte ich mindestens den größten Teil dieser Furchen für angeboren."

Dieser Passus enthält das Wesentlichste, was über diese sagittal gestellten, mehr oder weniger flachen Furchen ausgesagt werden kann. Sind es mehrere Furchen, so treten dazwischen Wülste von Lebergewebe hervor. Zu betonen ist, daß in der Regel weder das Parenchym noch auch die Kapsel der Leber irgendwelche Veränderungen aufweist. Diese Tatsache spricht zugunsten der ORTH-schen Bestätigung, daß es sich zum mindesten in einem Teil der Fälle um angeborene Furchen handelt. Die von ORTH erwähnte LIEBERMEISTERsche Theorie, die diese Furchen auf erschwerte Exspiration zurückführt, und ebenso die ZAHNsche Annahme sprechen für extrauterin erworbene Veränderungen. Die genannten Auffassungen haben zu den Bezeichnungen Exspirations-furchen bzw. Zwerchfellfurchen Veranlassung gegeben.

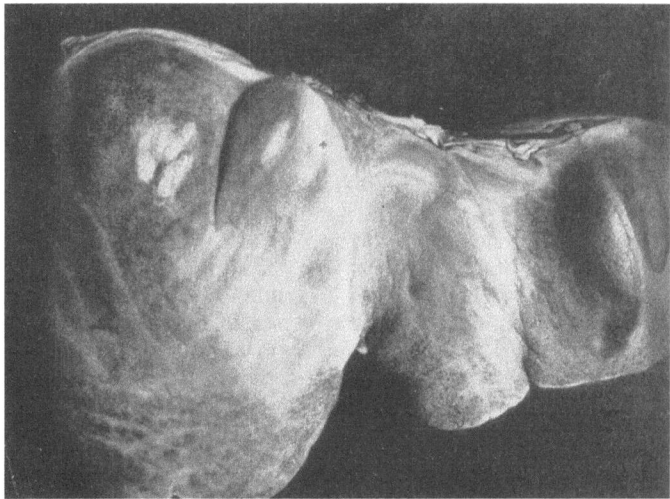

Abb. 9. Zwerchfellfurchen der Leber. (Sammlung G. B. GRUBER.)

Die von CHIARI vertretene Annahme, daß es sich um die Folgen einer Anpressung der Leber gegen das Zwerchfell handelt, nimmt in der uns beschäftigenden Frage gleichsam eine Mittelstellung ein, insofern es sich hierbei ebenso gut um intrauterin wie extrauterin erworbene, eventuell extrauterin verstärkte Verhältnisse handeln kann. Aus den Beobachtungen CHIARIs geht hervor, daß lokalisierte sehnige Streifen in die Muskelbündel des Zwerchfells eingeschoben beim Anpressen der Leber gegen das Diaphragma, insbesondere durch Husten, korrespondierende Vorwölbungen zwischen den Impressionsstellen der kontrahierten Muskelstücke veranlassen. WALZ, der diesen respiratorischen Formveränderungen der Leber besondere Beachtung schenkt und von „Biegungsfurchen" spricht, betrachtet die Leberfurchung als Folge einer Einfaltung des schlaffen Parenchyms, die bei der Abflachung des Zwerchfells an den dünnen Stellen des Organs eintritt und die mit der Zeit durch Parenchymverschiebung dauernde Furchenbildungen veranlaßt.

Eine andersartige Beurteilung bringt WESTENHÖFFER. Nach ihm sind diese Sagittalfurchen der Ausdruck des Größenverhältnisses zwischen Leber und Hypochondrium. Entweder ist die Leber von normaler Größe bei zu engem Hypochondrium oder aber — und dies wohl in der Regel — liegen besonders im Breitendurchmesser zu groß angelegte Lebern in normal breitem

Hypochondrium. WESTENHÖFER schlägt daher vor, diese „Sagittalfurchen" zweckmäßiger „angeborene Raumfalten" zu nennen. Er weist darauf hin, daß nach CRUVEILLHIER jede Furche eine Falte des Zwerchfells erhält, d. h. das Zwerchfell legt sich beim Atmen in die vorhandenen Furchen hinein. Die Faltung des Zwerchfells ist Folge, aber nicht Ursache der Furchen der Leber. Sowohl ROKITANSKY wie CRUVEILLHIER haben die Empfindung gehabt, daß die Leberfalten Folge der Raumbeengung seien, haben aber die Ursache in starkem Schnüren erblickt. Als Raumfurchen bezeichnet WESTENHÖFER im Gegensatz zu diesen medialen sagittalen Raumfalten sagittale oder schräge Furchen, die am rechten, häufiger am linken Leberrande vorhanden sind und mit Umknickung und Umschlagung der Randpartie verbunden sein können.

Also auch in diesem Punkte noch keine einheitliche Lösung der Frage, zum Teil wohl Folge der Tatsache, daß auch keine einheitlich zu beantwortenden Veränderungen vorliegen. Die Beobachtung ORTHs beweist die Möglichkeit der Mißbildung, zahlreiche andere Beobachtungen und dementsprechend Theorien sprechen für extrauterin erworbene Verhältnisse. Daß unter solchen Umständen vermittelnde Vorschläge nicht fehlen, dürfte kaum verwundern. Es ist also durchaus unberechtigt, wenn man glaubt, wie dies hin und wieder geschieht, den querverlaufenden sogenannten Schnürfurchen als erworbenen Bildungen die Sagittal- oder Zwerchfellfurchen als angeborene Bildungen gegenüber stellen zu können.

Eine erst 1927 erschienene Arbeit von WÖRNER erinnert an die Plastizität der Leber. Der genannte Forscher vertritt den Standpunkt, daß es sich bei diesen Befunden um mehrere nebeneinander liegende echte, kongenitale Zwerchfellhernien handle, deren Inhalt nicht Darm, sondern Lebersubstanz sei.

Von Anomalien in Form, Größe und Lappenbildung der Leber im Rahmen von Transposition der Leber soll erst später die Rede sein.

Im Anschluß an diese Ausführungen über Lappen und Furchenbildungen erscheint es angebracht, eine besondere Form der Zirrhose der Leber zu erwähnen, bei der zum mindesten berechtigte Gründe bestehen, eine angeborene Leberveränderung anzunehmen. Es handelt sich dabei um eigenartige Bilder, die grundsätzlich anderen Zirrhosen durchaus vergleichbar sind, die sich aber doch durch die relative Größe ihrer durchschnittlich linsen- bis erbsengroßen Parenchymknoten und dementsprechend größere Narbenseptierung auszeichnen. Auf Einzelheiten einzugehen, ist hier nicht der Ort, zumal die Annahme, daß eine angeborene Veränderung vorliegt, keineswegs als feststehende Tatsache gelten kann. Derartige Leberbilder sind schon seit längerer Zeit im Rahmen der sogenannten WILSONschen Krankheit, der progressiven Linsenkerndegeneration, bekannt. Unter anderem hat z. B. STÖCKER die Frage aufgeworfen, ob das Leberbild als Mißbildung zu gelten hat, sie aber nicht entscheidend, wohl aber in der Richtung dieser Annahme beantwortet. Ich selbst hatte Gelegenheit, einen Fall von sogenannter Torsionsneurose bzw. Torsionsspasmus zu obduzieren — bis dahin lag ein Sektionsergebnis von Fällen dieses klinisch wohl charakterisierten Krankheitsbildes nicht vor —, bei dem ich überraschenderweise eine „Wilson"-Leber (Abb. 10) fand. Dieser Befund legte den Verdacht nahe, daß eine lentikulare Degeneration im Sinne WILSONs vorliege. Dieser bei der Obduktion geäußerte Gedanke wurde klinischerseits unter Hinweis auf das abweichende Krankheitsbild nachdrücklich abgelehnt (THOMALLA). Die Untersuchung des Gehirns ergab jedoch lentikulare Erkrankungsherde. Diese zufällige Kombination einer eigenartigen Lebererkrankung mit typisch charakteristisch liegenden Krankheitsherden zeigt, wie berechtigt es ist, heute eine ganze Reihe früher getrennter Krankheitsbilder (WILSON, Paralysis agitans, Chorea, Athétose double, Pseudosklerose, Torsionspasmus usw.) unter der allgemeinen

Bezeichnung striärer Erkrankungen zusammenzufassen. Die in dem oben angeführten Falle von Torsionsneurose festgestellte Leber ist von SCHNEIDER beschrieben worden. Auch er hat versucht, die Frage, ob erworben oder angeboren, zu beantworten und neigt dazu, die Entscheidung im erstgenannten Sinne zu treffen. Das Bild der Zirrhose ist ein eigenartiges und weicht von den sonst bekannten Zirrhoseformen ab. Es ist besonders dadurch gekennzeichnet, daß das Lebergewebe durch vermehrte Bindegewebszüge in größere und kleinere Felder geteilt ist. Dieses Bindegewebe folgt nicht den gewöhnlichen Bahnen, d. h. nicht der lobulären und azinösen Zeichnung; es macht, man könnte sagen, einen übergeordneten Eindruck. Der Prozeß scheint in alten Fällen abgeschlossen

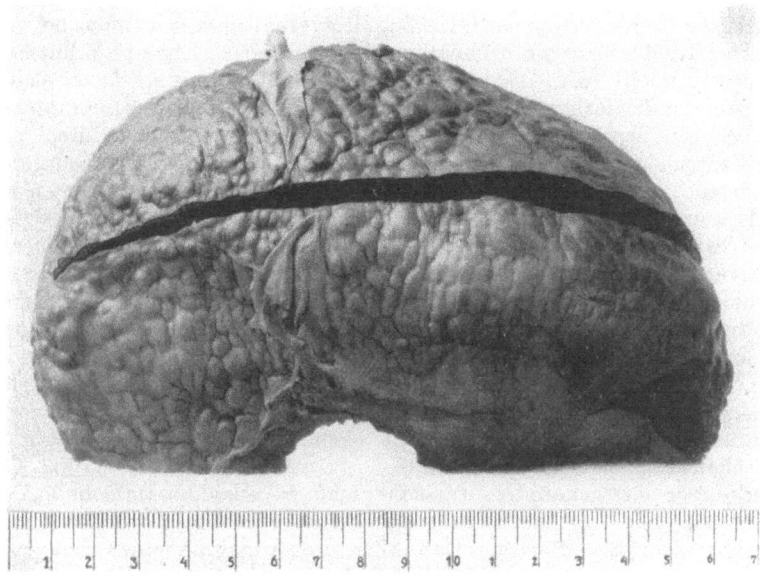

Abb. 10. „Wilson-Leber". (THOMALLA-HANSER.)

zu sein. Zeichen von frischer Entzündung sind nirgends vorhanden. Mit Bestimmtheit darf man annehmen, daß es sich bei den bisherigen Beobachtungen um eine in ihrer Form einheitliche Lebererkrankung handelt. Der Verdacht scheint begründet, daß diese Zirrhose schon in der Fetalzeit zur Ausheilung kommt, jedoch eine Schädigung der Leberfunktion bedingt, die Stoffwechselstörungen hervorruft, die ihrerseits die Erkrankung des Linsenkerns zur Folge haben. Wenn auch in dieser Frage das letzte Wort noch nicht gesprochen ist, erscheint der Hinweis auf eine eventuelle angeborene Störung der Leber an dieser Stelle durchaus gerechtfertigt.

Hierher gehört auch eine Arbeit OSKAR MEYERs mit dem Titel: Dysplasie der Leber oder juvenile Zirrhose. Das 15jährige Mädchen hatte einen Erweichungsherd im Marke des Stirnhirns. Der Fall wurde von ANTON als Dementia choreoasthenica mit juveniler knotiger Hyperplasie der Leber mitgeteilt. Bei der genannten klinischen Diagnose muß es jedoch fraglich erscheinen, ob der Stirnhirnabszeß genügt, ein derartiges klinisches Krankheitsbild zu erklären. Das makroskopische Leberbild entspricht durchaus demjenigen bei WILSON und Torsionsneurose. Es ist also meines Erachtens durchaus berechtigt, diese Mitteilung im Zusammenhange mit obigen Ausführungen zu berücksichtigen,

um so mehr, als O. Meyer die uns angehende Streitfrage eingehend bespricht.
An der Hand ausführlicher entwicklungsgeschichtlicher Darlegungen weist
er darauf hin, daß beim Menschen schon sehr frühzeitig das aus der einfachen
Leberanlage hervorgegangene Netz von hohlen epithelialen Schläuchen von
einem Blutgefäßnetz durchflochten wird. Dieses aus den Ästen der Vena omphalo-
mesenterica und Vena umbilicalis bestehend, bleibt in engster Beziehung mit
den Leberschläuchen. Die weitere Bildung von Leberbalken, der Übergang des
tubulösen Baues in den netzförmig-tubulösen und schließlich die Läppchenbildung stellen die verwickeltsten Phasen der Leberentwicklung dar. O. Meyer
beruft sich auf Braus, Toldt und Zuckerkandl. Nach diesen Forschern setzt
schon frühzeitig das Wachstum der Blutkapillaren ein, das in Form feiner
Seitenästchen in die Lebertubuli zwischen den Leberzellen eindringt. Infolge
gleichzeitiger Veränderung der Gallenkapillarverhältnisse schwindet der tubulöse
Charakter der nunmehr unregelmäßig gebauten Leber. Etwa im 5. bis 6. Monat
der Embryonalzeit bahnt sich eine Art Läppchenbildung an, bevor jedoch die
Radiärstellung der Zellen und Gefäße einsetzt. Solche Leberinseln unterscheiden
sich aber von denen der ausgebildeten Leber insbesondere dadurch, „daß in
ihrem Zentrum nicht eine Vene liegt, sondern ein ganzes Bäumchen mit vielen
Seitenästen". Erst allmählich und lange nach der Geburt kommt es zu dem
uns als normal bekannten Leberbilde.

Die Tatsache, daß O. Meyer in seinem Falle Leberinseln sah, die mehrere
Zentralvenen enthielten, veranlaßte ihn, fetale, also in ihrer Entwicklung zurückgebliebene Leberläppchen anzunehmen. Eine Störung im fetalen Leben hat
die endgültige Entwicklung der Acini verhindert und zugleich die bindegewebige
Verdickung verursacht.

Im Meyerschen Falle bestand Lues. Er kommt daher zu dem Schluß,
daß eine Dysplasie der Leber auf Grund einer angeborenen Lues vorliegt,
und zwar eine Hemmungsbildung mit einem verhältnismäßig späten teratogenetischen Terminationspunkt.

Mit dieser letztgenannten Tatsache mag es auch zusammenhängen, daß
die Entscheidung, ob Mißbildung oder entzündlich zirrhotischer Prozeß so
außerordentlich schwer fällt. Daß aber die Annahme einer Entwicklungsstörung berechtigt sein kann, bekräftigt O. Meyer mit dem Hinweis auf eine
Mitteilung Homèns, der über 3 Geschwister berichtete, bei denen bei gleichzeitigem fortschreitenden Blödsinn Leberveränderungen festgestellt wurden. Sind
aber solche Leberbilder als Mißbildung zu deuten, so liegt der Gedanke nahe,
auch die Störung des zentralen Nervensystems, zum wenigsten ihre Anfänge,
in die Embryonalzeit zu verlegen. Wir hätten es dann mit ähnlichen Verhältnissen zu tun, wie wir sie, in der Kombination für uns vorerst absolut unverständlich, bei der tuberösen Hirnsklerose kennen, bei der neben den charakteristischen Hirnveränderungen eigenartige Herz- und Nierengeschwülste, Hautveränderungen und dergleichen vorkommen.

Hinzuweisen wäre an dieser Stelle im Rahmen von Form- und Lageanomalien
der Leber auf den Befund der Lebersenkung (Hepatoptose) und das Vorkommen einer sogenannten Wanderleber. Wir wissen, daß insbesondere
bei Frauen, und zwar vornehmlich solchen, die mehrfach geboren haben, Lockerungen und Dehnungen der Gewebe, insbesondere der Aufhängebänder vorkommen, wodurch eine Senkung einzelner Organe oder der gesamten Baucheingeweide (Enteroptose) bedingt wird. Soweit dies ein erworbener Zustand
ist, soll er uns hier nicht beschäftigen. Und so weit angeborene Verhältnisse
in Frage kommen können, wollen wir uns auf die Leber, also auf das Vorkommen
von Hepatoptose und Wanderleber beschränken und hierbei die Frage
prüfen, ob bereits während der Entwicklungszeit wirkende Einflüsse bestimmend

waren. Die Fälle, bei denen eine diesbezügliche Entscheidung getroffen werden kann, sind außerordentlich selten. Beobachtungen im späteren Leben werden nur dann diese Frage beantworten lassen, wenn irgendwelche Begleitbefunde die angeborene Anomalie beweisen. Eine Mitteilung, die dieser Voraussetzung entspricht, verdanken wir CLARKE und DOLLEY. Der klinische Befund ergab Tiefstand und abnorme Beweglichkeit der Leber. Das ganze Organ lag im rechten Hypochondrium. Der kleine linke Lappen lag oben, der doppelt so große rechte Lappen hing nach unten, war frei beweglich, und ließ das Ligamentum coronarium und das Ligamentum laterale vermissen. Der obere Lappen war mit seinem oberen Rande an das Zwerchfell angeheftet, und zwar durch eine doppelte Fortsetzung des serösen Überzuges. Dieses 13 mm lange Mesohepar umschloß zwischen seinen beiden Platten ein lockeres Bindegewebe. Abnormer Verlauf des Ligamentum suspensorium und Ligamentum teres, ferner die abweichende Lage der Fissur für die untere Hohlvene sprechen eindeutig für das Vorliegen einer angeborenen Anomalie.

Mitteilungen über Wanderleber, wie wir sie MANN, E. MEYER, LANDAU, LEUBE und anderen verdanken, lassen die hier interessierende Frage unbeantwortet. Dabei läßt der Hinweis E. MEYERs, daß selbst Anteflexionen bzw. Anteversionen der Leber vorkommen, vermuten, daß angeborene Verhältnisse eine Rolle spielen, auf deren Grund sich im postfetalen Leben weitere Verschlimmerungen des Befundes einstellen können. Die Verlängerung des Aufhängeapparates, insbesondere des Ligamentum coronarium, kann aber auch eine scheinbare sein. Bei hochgradiger Atrophie der Leber können mesoheparähnliche Bildungen zustande kommen. In solchen Fällen enthalten die fraglichen Fixationsbänder mikroskopisch nachweisbare Gallengangsreste (STERNBERG).

Eine beachtenswerte Auffassung vertreten FÖDERL und TANDLER. Nach ihnen handelt es sich nicht um eine Verschiebung der Leber, sondern um eine Formveränderung derselben (FÖDERL), also nicht um eine Lage-, sondern um eine Formanomalie (TANDLER). Für eine wirkliche Hepatoptose ist zu verlangen, daß das Stück der Hohlvene zwischen Leberoberfläche und Zwerchfellunterfläche verlängert ist, und daß Verlängerungen der diaphragmalen Fixationen nachweisbar sind. Bei erhaltener Zwerchfellwölbung ist ein Hinabsteigen der Leber infolge ihres ganz besonderen Fixationsapparates ausgeschlossen. Denn nicht der Bandapparat würde gedehnt werden, sondern die Leber selbst würde infolge ihrer schon mehrfach betonten Modellierbarkeit und Plastizität in die Länge gezogen und dementsprechend in ihrer Form verändert werden (FÖDERL). Zur echten Ptose gehört eben außer der kraniokaudalen Verschiebung „die Verlängerung der fixatorischen Apparate respektive jener Organteile, welche die ptotischen Organe physiologischerweise mit ihrer Nachbarschaft verbinden". Zur Hepatoptose würde also die Verlängerung der Fixationsapparate der Leber am Zwerchfell und die Verlängerung jenes Stückes der Vena cava inferior gehören, welches zwischen deren Austrittsstelle aus der Leber und der Eintrittsstelle derselben in das Zwerchfell gelegen ist. Die Hepatoptose ist daher meist nur scheinbar, vorgetäuscht durch Umformung der Leber. Bei solcher Auffassung dürften Fälle von wahrer Hepatoptose an sich schon große Seltenheit bedeuten; von der Zahl angeborener Hepatoptosen nicht zu reden.

Im Laufe der bisherigen Besprechung ist verschiedentlich darauf hingewiesen worden, daß zahlreiche Mißbildungen der Leber mit Anomalien des Gefäßapparates einhergehen, vielleicht gar Folge solcher Entwicklungsstörungen sind. Es ist hier nicht der Ort, die Mißbildungen des Gefäßapparates ausführlich zu besprechen. Da diese aber in zahlreichen Fällen das formalgenetische Moment für die Leberanomalie darstellen, besteht ein solch inniger

Zusammenhang, daß eine Trennung nur möglich wäre auf Kosten einer umfassenden Würdigung der hier interessierenden Leber-Mißbildungen. Die Ergründung der Verhältnisse der in Betracht kommenden Gefäße bedeutet für den Leberbefund oftmals Klärung der formalen und — auf die Leber allein bezogen — auch der ursächlichen Entstehung.

Auf die entwicklungsgeschichtlichen und normal-anatomischen Verhältnisse der Leberarterie bin ich bereits oben eingegangen. Die Kenntnis ihrer allmählichen Entstehung ist noch lückenhaft. Beziehungen zu Mißbildungen scheinen selten zu sein. Bei Linkslage der Gallenblase sah Hochstetter für den rechten Lappen eine besondere Leberarterie aus der Arteria mesenterica superior abgehen, während der linke Lappen wie gewöhnlich einen Ast aus der Arteria coeliaca erhielt. Eine überzählige Leberarterie, die aber ebenfalls von der Arteria coeliaca entsprang, fand Toldt.

Ganz anders steht es mit der venösen Blutversorgung der Leber, die ja im Laufe der Entwicklung weitgehende Wandlungen erfährt. Zuerst sind es die Dottervenen (Venae omphalo-mesentericae), die eine gewisse Zeit zum Leberkreislauf in Beziehung stehen, dann folgen die Nabelvenen und nach der Geburt die Pfortadern, also Darmvenen. „Dieser dreifache Wechsel findet seine Erklärung in den Wachstumsverhältnissen der Leber, des Dottersackes und der Plazenta. Solange die Leber klein ist, genügt das vom Dottersack kommende Blut zu ihrer Ernährung. Wenn sie sich dann aber in beträchtlicher Weise vergrößert, während der Dottersack im Gegenteil verkümmert, müssen andere Blutbahnen, jetzt die Nabelvenen, Ersatz schaffen. Wenn schließlich der Plazentarkreislauf mit der Geburt aufhört, können die Venenstämme des Darmkanals, die mittlerweile sehr ansehnlich geworden sind, den Bedarf decken" (Hertwig).

Es ist einleuchtend, daß bei so verwickelten Vorgängen Störungen und Hemmungen vorkommen können; insbesondere wenn wir uns klar machen, daß diese Gefäßentwicklung in innigsten Beziehungen zu den komplizierten Entwicklungsvorgängen des Leberparenchyms und der Gallengänge steht.

Die Verhältnisse der ursprünglich doppelt angelegten, aber schon bald durch Schwund einzelner Teile einheitlichen Vena omphalo-mesenterica gehen uns hier weniger an. Wesentlich ist dagegen die Kenntnis der entwicklungsgeschichtlichen Vorgänge zur Zeit des Plazentarkreislaufes und dessen Übergang in die postfetalen Verhältnisse.

Vier Venenpaare sind es, die in ihrer symmetrischen Anordnung gleichsam den Grundplan des Venensystems darstellen. Es sind dies die Venae cardinales anteriores und posteriores, die Venae umbilicales und die Venae vitellinae. Bei Embryonen bis zu 1 cm Länge (His) bleibt dieses Fundament des Venensystems erhalten (H. M. Evans). Es sind also ursprünglich alle Hauptstämme des Venensystems symmetrisch und paarig angelegt. Nur die untere Hohlvene macht hiervon eine Ausnahme. Sie bildet sich aus der Vena hepatica communis und bestimmten Teilen der rechten Kardinalvene. Der Bauchteil der linken Kardinalvene geht ein, während der entsprechende Abschnitt von der rechten Kardinalvene der untere Abschnitt der Vena cava inferior wird.

Bei diesen entwicklungsgeschichtlichen Verhältnissen werden wir z. B. verstehen können, daß bei erhaltener Vena cardinalis die untere Hohlvene fehlen kann. Ist dies der Fall, dann wird auch an der Rückfläche der Leber die entsprechende Fossa venae cavae fehlen müssen, also jene Furche, die den Lobus Spigelii abgrenzt. Die hintere Fläche des rechten Lappens ist in solchen Fällen ungegliedert, platt (Sternberg).

Was nun die Nabelvenen betrifft, so ist hervorzuheben, daß ursprünglich zwei solche Venen bestehen, die in der vorderen Bauchwand verlaufen und

über der Leberanlage verlaufend in den Venensinus münden. Der spätere
Weg dieser Gefäße ist ein ganz anderer. Die Verlegung ihrer Bahn soll in folgender
Weise vor sich gehen: „Die rechte Nabelvene verkümmert teilweise und wird,
soweit sie erhalten bleibt, zu einer Bauchdeckenvene, die linke Nabelvene
dagegen gibt am Septum transversum Anastomosen zu benachbarten Venen
ab, von welchen eine sich unter der Leber zum kranialen Ringsinus der
Dottervenen begibt und dadurch einen Teil des Plazentarblutes in den Leberkreislauf überleitet" (HERTWIG). Bei dem zunehmenden Blutbedarf der Leber
wird bald diese Anastomose zur Hauptbahn und nimmt schließlich alles Nabelvenenblut auf. Dieses zirkuliert, mit dem Blute des Dottersackes gemischt,
in den von den Dottervenen aus entwickelten Bahnen, in den Venae hepaticae
advehentes und revehentes durch die Leber; es fließt darauf in den Vorhof
durch das Endstück der Dottervene."

Für eine kurze Zeit muß also alles Plazentarblut, um in das Herz zu kommen,
erst den Leberkreislauf durchmachen. Der direkte Abfluß zum Herzen durch
den Ductus venosus Arantii, der seinerseits in die Lebervene mündet,
kommt erst zustande, wenn „durch das Wachstum des Embryo und der Plazenta
das Nabelvenenblut an Menge so zugenommen hat, daß der Leberkreislauf
es nicht zu fassen vermag". Dieses Verhältnis bleibt bis zur Geburt bestehen.

Die Pfortader entwickelt sich als unpaares Gefäß. Sie mündet in die
rechte zuführende Lebervene. Ihre Entstehung leitet sich von den beiden primitiven Dottervenen her. Sind die postnatalen Verhältnisse hergestellt, so erhalten
mithin die zuführenden Lebervenen ihr Blut wiederum vom Darmkanal her
(durch die Pfortader). Hinsichtlich der übrigen nach der Geburt erzielten
anatomischen Verhältnisse verweise ich auf die eingangs gegebene normal-
anatomische Beschreibung.

Das Verständnis dieser Vorgänge, insbesondere auch die Kenntnis der topographischen Verhältnisse dieser Gefäßbildungen zur Leber und des dadurch
bewirkten Oberflächenreliefs des genannten Organs werden uns in manchen
Fällen eine bestehende Mißbildung erklären können, oft auch das Vorliegen
einer Mißbildung im Gegensatze zur erworbenen Veränderung erkennen lassen.

Bei dem innigen Ineinandergreifen von Parenchym-, Gallengang- und Gefäßentwicklung bei der Leberbildung erscheint uns theoretisch durchaus denkbar,
daß z. B. eine abnorme Verzweigung oder topographische Orientierung der
Gefäße eine Formveränderung der Leber zur Folge haben kann. Diese könnte
z. B. darin bestehen, daß die Größenverhältnisse des linken Leberlappens zum
rechten gegen die Norm verschoben sind, oder daß umschriebene Teile des
Leberparenchyms stärker entwickelt sind und so abnorme Lappenbildungen
und dementsprechend auch Furchen bedingen. So ist es wohl zu verstehen,
wenn sich KRETZ dahin äußert, daß nach seiner persönlichen Erfahrung Fälle
von abnormer Furchenbildung an der Basis zugleich eine abnorme Verteilung
der Lebervenen aufweisen. Er hat dabei den Eindruck, daß sich bei ihnen
geradezu typisch eine Anzahl der Lebervenen zu einem großen in die Vena cava
schief eingepflanzten Gefäße vereinigt. Da die feine Leberstruktur unter solchen
Verhältnissen unbeeinflußt bleiben kann, das mikroskopische Bild also keinen
Aufschluß gewährt, wird man die Anregung von KRETZ, nur durch genaueste
Darstellung der Gefäßversorgung (eventuell Füllung und Röntgendurch-
leuchtung) eine Entscheidung herbeizuführen, unterstützen können, was bisher
anscheinend nicht geschehen ist.

Auch die genaue Kenntnis der Lagebeziehung der größeren Gefäßstämme
zur Leber selbst und den Gallenwegen wird hin und wieder abnorme Verhältnisse erkennen lassen. So weist STERNBERG daraufhin, daß in vereinzelten

Fällen eine abnorme Lage der Pfortader beschrieben wurde, so z. B. „Verlagerung derselben nach außen vom Ductus choledochus derart, daß sie den Ductus cysticus überkreuzte". Da derartige Vorkommnisse nicht ohne weiteres eine Mißbildung der Leber selbst bedingen, genüge der kurze Hinweis, zumal bei Fällen, wo Art und Grad der Gefäßabnormität auch funktionell die Leber nicht schädigen.

Ist die Mißbildung der hier in Frage kommenden Gefäße eine beträchtliche, unter Umständen schwerwiegende, dann wird in der Regel auch die Leber in Mitleidenschaft gezogen.

Eine einschlägige bemerkenswerte Beobachtung verdanken wir CHIARI. Der 17 Stunden alt gewordene Knabe, der Zeichen der Reife aufwies, besaß wie gewöhnlich zwei Nabelarterien, hatte aber keine Vena umbilicalis, von der an der Innenseite des Nabels keine Spur nachzuweisen war. Die Leber war von gewöhnlicher Größe; rechter, linker Lappen und Lobus Spigelii waren von gewöhnlicher Form und Abgrenzung. Ungewöhnlich war dagegen der Lobus quadratus. Gallenblase, große Gallenwege, Leberarterie und Pfortader zeigten normale Verhältnisse.

„In den linken Ast der Vena portae mündete an gewöhnlicher Stelle die Vena umbilicalis, die aber sehr enge war, nur mit einer Schweinsborste sich sondieren ließ und in der Mitte der vorderen Hälfte der linken Längsfurche des Hilus nach 15 mm langem Verlaufe blind endigte. Hier schloß sich an sie ein frei in die Bauchhöhle vorragender 3 mm langer und 1 mm dicker Strang an, der an seinem freien Ende eine fast kugelige geschwulstähnliche Masse von etwas über 1 cm Durchmesser, dunkelblauvioletter Farbe, runzeliger Oberfläche und ziemlich weicher Konsistenz trug. Der Ductus venosus Arantii fehlte vollkommen. Die Vena cava inferior und die Venae hepaticae boten gewöhnliche Verhältnisse."

Es zeigte sich, daß die Vena umbilicalis des Nabelstranges unmittelbar in die Vena epigastrica inferior profunda dextra überging, welche ihr an Weite ziemlich gleich kam. Die Nabelarterien waren normal.

Mikroskopisch erwies sich die geschwulstartige Masse als sackförmige Erweiterung der Nabelvene, mithin als Varix, deren Wand in Form von starker mit Gefäßentwicklung einhergehender Intimawucherung die Zeichen der im Gange befindlichen Verödung erkennen ließ.

Während also sonst dem Fetus in den letzten Schwangerschaftsmonaten sein arterielles Blut aus der Plazenta durch die Nabelvene zur Pfortader und durch den Ductus venosus Arantii zur unteren Hohlvene zugeführt wird, geschah in diesem Falle die Zufuhr nach Ablösung des Bauchteils der Vena umbilicalis vom Nabel her durch die Venae epigastricae inferiores profundae, Venae iliacae externae und untere Hohlvene.

Nach CHIARI war der Ductus venosus Arantii „nach seiner ursprünglichen Anlage wieder verschwunden". Die Frage, warum es zu dieser eigenartigen Loslösung des Bauchteils der Vena umbilicalis vom Nabel kam, konnte nicht beantwortet werden. Die beschriebene Anomalie des fetalen Kreislaufes, d. h. also eine „längere Unterbrechung der Durchgängigkeit der abdominellen Partie der Vena umbilicalis mit Fehlen des Ductus Arantii und Einströmen des arteriellen Blutes in den Fetalkörper durch die Venae epigastricae profundae gehört gewiß zu den größten Seltenheiten. Einen entsprechenden Fall kennt die Literatur nicht. Doch erscheint in diesem Zusammenhang der Hinweis CHIARIs nicht uninteressant auf das Vorkommen von Zerreißungen der Vena umbilicalis im Nabelstrang und vor allem auf die Beobachtung EDELBERGs, der beim Neugeborenen eine Zerreißung des Bauchteiles der Nabelvene mit tödlicher Blutung in die Bauchhöhle sah.

Der Blutweg über die Venae epigastricae inferiores profundae bedeutet ein Residuum aus einer früheren Fetalperiode des Kreislaufes. Er wird ausnahmsweise als Hemmungsbildung des Venensystems auch beim Erwachsenen (16jähriges Mädchen) beobachtet, wobei selbstredend die Hemmung der Leberentwicklung ebenfalls als kongenitale Bildungsanomalie zu gelten hat (VON BAUMGARTEN). Auch der Mangel des Ductus venosus Arantii beim Neugeborenen, der nicht ohne Einfluß auf die Ausbildung der entsprechenden Leberfurche bleiben kann, bedeutet eine große Seltenheit. Der Befund hat schwere Kreislaufstörungen zur Folge (PALTAUF).

Ferner führt CHIARI eine besonders beachtenswerte Beobachtung MENDES an: Die Vena umbilicalis verläuft nicht zur Leber, sondern über der rechten Leberoberfläche zum rechten Vorhof und mündet in diesem vor und über der Vena cava inferior. Es handelt sich also um eine Bildungshemmung, nämlich um ein Bestehenbleiben des Stadiums der Venenentwicklung, in welchem sich noch keine Venae advehentes und revehentes der Leber gebildet haben (siehe oben). Eine unbedingte Folge ist selbstredend abnorme Furchen- und Lappenbildung der Leber. Für die Leberanomalie ist in diesem Falle die Gefäßmißbildung formale und kausale Bedingung.

Hierher gehört auch eine Mitteilung BENQUES. Die Beobachtung, die einen 18jährigen Arbeiter betraf, ist um so lehrreicher, als klinisch das Bild des Morbus Banti bestand und dementsprechend die Leber auch Veränderungen zeigte, die als postfetal erworbener Zustand aufzufassen waren. Es bestand Atrophie der Leber, und zwar besonders des linken Lappens mit Regenerationsherden, ferner chronischer Milztumor und Aszites. Die Nabelvene war offen. Die gefundene Leberveränderung wurde, da eine große Reihe von Organanomalien als Ausdruck einer Entwicklungsstörung vorlag, ebenfalls als Entwicklungsstörung angesehen. Daß die bei der Obduktion gefundenen Veränderungen zweifellos nicht mehr dem reinen Bilde der Hypoplasie entsprochen haben, darf nach BENQUE nicht wunder nehmen, da das Organ durch die mit der Persistenz der Vena umbilicalis verbundenen Kreislaufstörungen, vielleicht auch noch durch andere sekundäre Einflüsse weitere Veränderungen erlitten haben dürfte. An ein Erhaltenbleiben der Nabelvene wird in derartigen Fällen stets zu denken sein, zumal von BAUMGARTEN nachweisen konnte, daß während des ganzen Lebens schon unter normalen Verhältnissen innerhalb des der Leber zugekehrten Teiles ein mehr oder weniger feiner Kanal (Restkanal) erhalten bleibt, der in der Richtung nach der Leber hin von kreisendem Blut durchströmt wird, das aus Ästen der Venae epigastricae profundae stammt. Diese parumbilikale Vene nach BURROW mündet in $^1/_4$ bis $^1/_3$ der Fälle nicht in die Nabelvene, sondern als sogenannte SAPPEYsche Parumbilikalvene in das Pfortadersystem. Aber auch dann münden kleinere Äste (Schaltvenen nach von BAUMGARTEN) in die Nabelvene, in der je nach Größe, Zahl und Einmündungsstelle ein Restkanal erhalten bleibt. Danach steht zu erwarten, daß bei den möglichen Übergangsbildern von völliger Verödung zu vollständigem Erhaltenbleiben der Nabelvene auch die Leberentwicklung (wenn auch in der Regel postfetal) beeinflußt wird.

Das Bestehenbleiben derartiger Restkanäle ist auch für die Nabelarterie bewiesen (VON BAUMGARTEN), während die Verödung des Ductus venosus Arantii, die in dem der Pfortader zunächst gelegenen Teil in der zweiten Lebenswoche beginnt und nach der Hohlvene allmählich fortschreitet, zu völligem Verschluß ohne Offenlassen eines Restkanales führt (RICHTER). Bei diesem Gefäß sind also Varianten wie bei der Lebervene nicht zu erwarten.

Der Fall BENQUEs ist ein geeignetes Beispiel für die mehrfach erwähnten Möglichkeiten, daß einmal sekundäre postfetale Veränderungen die Leber-

mißbildung verwickeln, ihre Erkennung erschweren, und daß fernerhin die
Anomalie, also der abweichende angeborene Zustand, nicht im Organ selbst
seine Ursache haben muß, sondern auf Entwicklungsstörungen im zugehörigen

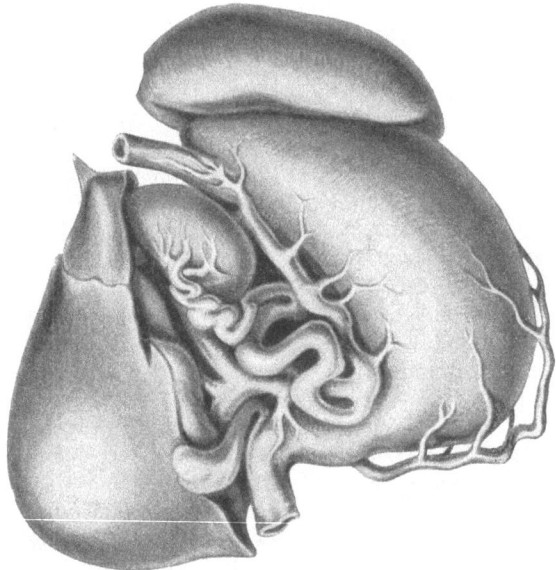

Abb. 11. Pfortadersitus von vorn gesehen. (G. B. GRUBER.) (Näheres siehe Text.)

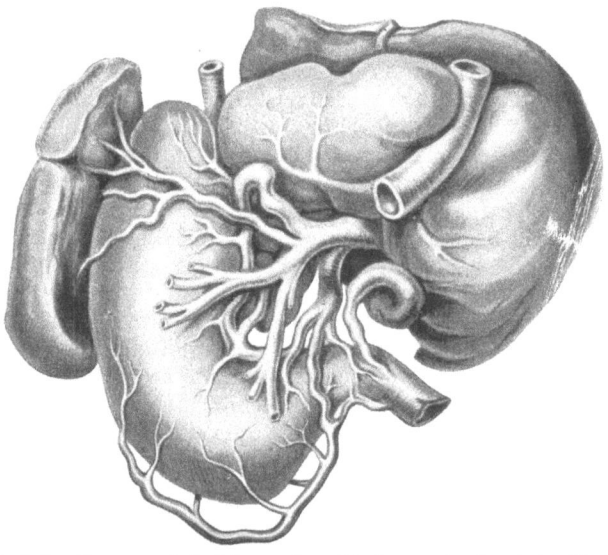

Abb. 12. Pfortadersitus von rückwärts gesehen, Pankreas abpräpariert. (G. B. GRUBER.)

Gefäßapparate beruhen kann, wobei der topisch außerhalb der Leber gelegene
Gefäßabschnitt mißbildet ist.

Nicht minder wichtig ist in diesem Zusammenhang das Verhalten der
Pfortader. Ich beziehe mich dabei auf eine Arbeit GEORG B. GRUBERs: Zur

Kasuistik der Pfortaderthrombose, die außer der im Titel genannten Erkrankung und in Zusammenhang mit ihr eine Leberanomalie berücksichtigt, die uns an dieser Stelle interessiert. Dem genannten Verfasser verdanke ich die beiden zugehörigen Abbildungen.

Der Lobus Spigelii ist außerordentlich vergrößert und wölbt sich als ein nierenförmiger Körper unter dem Leberrand nach abwärts vor. Seine Höhe beträgt 12,5 cm, seine Breite 6,5 cm. Nahe seinem unteren Pol und gegen die Leberpforte zu sieht man aus dem Lebergewebe heraus sich außerordentlich erweiterte, prall gespannte, blaurot durchschimmernde Venen entwickeln, die ihrerseits mit der in der Abbildung erkennbaren abnormen Pfortaderbildung in Zusammenhang stehen. Von dieser Gefäßanomalie interessiert hier die Tatsache, daß dieser abnorme Leberlappen in besonders reichem Maße aus dem Pfortadergebiete Blut erhielt, insofern er gleichsam seine eigene Pfortader besaß, die als ansehnliches Gefäß von den Kranzvenen des Magens abzweigte und sich im Gebiete des Lobus caudatus unter reichlicher Verzweigung in das Lebergewebe versenkte.

Der SPIGELIsche Lappen bildet einen Teil eines hinteren Leberlappens, der sich gegen den Eingang des Netzbeutels vorschob. Es bestand also eine sehr starke Hyperplasie des Lobus Spigelii bei Erhaltenbleiben des Lobus posterior der Leber und abnormer Pfortaderbildung. Die Ausbildung eines hinteren Lappens betrachtet GRUBER unter Hinweis auf BROMANN als atavistische Erscheinung und erinnert an eine Arbeit RUGEs: Die äußeren Formverhältnisse der Leber bei den Primaten, auf Grund derer diese Abweichung von der gewöhnlichen Leberform des Menschen als eine „pithecoide retrospective Form" anzusprechen ist und als Wiederholung eines beim Menschen in der Antezedens überwundenen Bauplanes zu gelten hat. Diese rückwärtige Lappenbildung kann noch in gewissen Entwicklungsstadien menschlicher Feten gefunden werden. BROMANN weist in Anlehnung an ERIK MÜLLER daraufhin, daß sich bei 40 cm langen Embryonen aus dem Processus papillaris ein nicht unbeträchtlicher Lobus posterior entwickelt hat, der sich hinter dem Magen nach links erstreckt. GRUBER, dessen Arbeit ich diese Angabe entnehme, bezeichnet die Ähnlichkeit des Leberbefundes im eigenen Falle mit einer Abbildung MÜLLERs als unverkennbar.

Das Vorkommen einer derartigen Variation ist außerordentlich selten. Die Frage, ob angeborene oder erworbene Verhältnisse vorliegen, bedarf jeweils kritischer Prüfung. Es ist nicht uninteressant, an dieser Stelle zu erwähnen, daß GRUBER in der genannten Arbeit eine zweite Beobachtung von ausgesprochener Dorsallappenbildung mitteilt. Er fügt allerdings einschränkend hinzu, daß man geltend machen könnte: „Es möchte sich nicht um eine gehemmte Rückbildung, sondern um eine kompensatorische Neubildung jenes Lebergebietes gehandelt haben, das als rückwärtiger Lappen imponierte" Der Fall betraf nämlich einen etwa 50jährigen Säufer, der eine atrophische Leberzirrhose mit diffuser adenomatöser Neubildung von Lebergewebe aufwies. GRUBER entschied sich auch in diesem Falle für das Vorliegen angeborener Verhältnisse.

Zu den besonderen Gefäßverhältnissen des erstgenannten Falles bemerkt GRUBER auf Grund vergleichender Untersuchungen, daß bei den an sich vielfach wechselnden Pfortaderverhältnissen der festgestellte Befund nicht etwa eine Mißbildung darstellt, sondern nur eine übermäßige Ausbildung eines auch sonst von der Magenkranzvene zur Kapsel des Lobus Spigelii verlaufenden Astes bedeutet.

„Es drängt sich nun", schreibt GRUBER in der uns besonders angehenden Frage, „die Vermutung auf, das Erhaltensein des Lobus posterior möchte mit der starken Ausbildung dieses Venenastes in einem kausalen Verhältnisse stehen. Man könnte annehmen, daß die auf einer abnormen Gefäßbildung beruhende

starke Blutzufuhr zu dem hinteren Leberlappen dessen bessere Ernährung
und somit dessen Persistenz bedingt habe. Es wurde ja auch von morphologischer Seite (REX) behauptet, daß die Leberlappung durch die Pfortaderverästelung bedingt sei. Auch BROMANN scheint dieser Ansicht zuzuneigen." Diese
theroretischen Überlegungen decken sich mit meinem obigen ebenfalls theoretischen Erwägungen. GRUBER fährt aber fort: „Dagegen ist RUGE ganz
anderer Ansicht. Er vertritt den Standpunkt, daß ein zwingender Beweis,
daß die Leberlappung durch die Pfortaderverästelung bedingt sei, bisher noch
nicht erbracht wurde; er sagt, man könne die Leberlappung so wenig von der
Gefäßverästelung ableiten, wie man die Hemisphärenbildung des Gehirns auf
die Verzweigung der Gehirnarterien zurückzuführen vermöge. Seiner Ansicht
nach spielen die Verhältnisse der Zwerchfellfunktion die Hauptrolle bei der
Ausbildung der verschiedenen Leberlappungen. Auch DE BURLET schließt
sich diesem Standpunkt an und weist auf die wechselnde Raumverengung in
der Abdominalhöhle durch die Eingeweide als Ursache der eigentümlichen
Leberformung hin." „Wir sind also demnach", folgert GRUBER, „nicht berechtigt,
irgendwelche kausalen Beziehungen zwischen der Lebervariante und der Gefäß-
variante mit einer über den Bereich vager Vermutung hinausgehenden Bestimmtheit anzunehmen"
    Ich habe diesen Passus der GRUBERschen Arbeit im Wortlaut gebracht.
Er zeigt, daß wir vorerst noch vor völlig ungelösten Fragen stehen, zeigt aber
auch, daß bei der Erklärung der Entstehung von Leberanomalien, wohl als
Folge der oft unüberwindbaren Schwierigkeiten, diese von erworbenen Formveränderungen zu trennen, häufig nicht mit wünschenswerter Schärfe die ursächlichen Einflüsse, die zu Mißbildungen oder aber andererseits zu erworbenen
Formveränderungen führen, auseinandergehalten werden. So bedeutet z. B.
die Ablehnung RUGES des Zusammenhanges von Leberlappung mit Pfortaderverzweigung einerseits, das Eintreten für den bestimmenden Einfluß der Zwerchfellatmung andererseits, eine Ablehnung angeborener Leberlappung zugunsten
erworbener. Eine derartige Gegenüberstellung übermäßig entgegengesetzter
Ansichten wäre undenkbar, wenn wir bei ungewöhnlich geformter und gelappter
Leber von vornherein einwandfrei wüßten, ob wir eine Mißbildung vor uns
haben oder nicht. Denn dann würden wir bei Versuchen, das auslösende Moment
zu finden, Umstände berücksichtigen, die entweder nur zur Mißbildung oder
aber nur zu später erworbenen Zuständen führen können. Ob Mißbildung oder
nicht, ist aber gerade bei der Leber eine Entscheidung, die wir oftmals erst
in mühsamer Beweisführung versuchen müssen.
    Und diese Schwierigkeit bleibt uns auch in zahlreichen Fällen nicht erspart,
die das Kapitel der Leberzysten betreffen. Die Tatsache, daß derartige
Zystenbildungen mit ausgesprochenen Zeichen geschwulstartigen Wachstums
einhergehen können, bedeutet eine weitere Verwicklung. Das Schrifttum verfügt über eine beträchtliche Zahl einschlägiger Beobachtungen. Die Frage
der Entstehung wird kritisch geprüft, oft unentschieden gelassen, oft aber auch
— für die jeweilige Beobachtung wohl auch zutreffend — in diesem oder jenem
Sinne entscheidend beantwortet. Wie üblich sind derartige Beobachtungen
mit solchen der Literatur in Vergleich gestellt worden. Aber trotz aller Arbeit,
die auf diesem Gebiete bisher geleistet wurde, war es vorerst nicht möglich,
das reiche Beobachtungsmaterial derart zu ordnen, daß wir imstande wären,
sich bietende Kasuistik zwanglos in diesem oder jenem Fache unterzubringen.
Nicht einmal jene Entscheidung, die an dieser Stelle im Vordergrunde unserer
Aufmerksamkeit steht, darf als gelöst gelten. Wohl kennen wir Leberzysten,
die wir mit Sicherheit als angeborene Anomalie ansprechen dürfen, aber je nach
besonderen Umständen wird uns ein ähnliches, vielleicht gleichartiges Bild

vor alle jene Schwierigkeiten stellen, die eine diesbezügliche Entscheidung
bereiten kann. Welche Fälle wir in einer Abhandlung über Mißbildungen zu
besprechen haben, liegt auf der Hand. Aber bei der Schwierigkeit, Fälle angeborener Zysten von erworbenen Bildungen gleicher Art abzugrenzen, macht
es unvermeidbar, auch in das Gebiet jener postnatalen Zystenbildungen ein-
zudringen. Und wenn LEWIS schreibt: Kongenitale Zysten der Leber entstehen
gewöhnlich aus den vom Bindegewebe umgebenen Gallengängen, doch können
sie auch im Leberparenchym vorkommen (MOSCHKOWITZ), so kommt noch hinzu, daß wir Zysten der Leber von solchen der Gallenwege häufig auch nicht
trennen können, so daß die weitere Schwierigkeit entsteht, an welcher Stelle
die Besprechung erfolgen sollte. Überall da, wo es sich um Bildungen handelt,
die sich auf die Leber als solche beschränken, also nicht etwa außerhalb des
eigentlichen Parenchyms verlaufende Gallengänge betreffen, sei ihrer an dieser
Stelle gedacht.

Eine grobe Einteilung wird hin und wieder vorgenommen, indem einzelne
Zysten, Solitärzysten, multiplen Zystenbildungen gegenüber gestellt
werden. Doch kann diese Einteilung nicht für sich in Anspruch nehmen, gleichzeitig auch Fragen der Entstehung, des anatomischen Baues und dergleichen in
sich zu begreifen.

Eine Sonderstellung nimmt eine Beobachtung MECKELs ein. Er fand eine
Dermoidzyste der Leber mit schmalzartiger Masse, Haaren und Knorpelteilchen
als Inhalt der Höhle.

Ferner machen eine gewisse Ausnahme jene seltenen Fälle von Einzelzysten,
die durch eine Auskleidung mit Flimmerepithel charakterisiert sind. Solche
Flimmerepithelzysten sind stets Einzelzysten. Auch ihr Sitz ist insofern
ein charakteristischer, als sie an der Vorderfläche der Leber gerade unter dem
Ligamentum suspensorium und in geringer Entfernung vom unteren freien
Leberrande vorkommen. ZAHN, der insgesamt 11 Fälle zusammenstellt, spricht
hinsichtlich der Größe von bohnen- bis walnußgroßen Zysten, während FRIED-
REICH, EBERTH, RECKLINGHAUSEN haselnußgroße Gebilde feststellten. Der
Inhalt der Zyste ist nach ZAHN flüssig, farblos klar oder doch nur schwach trüb,
in seltenen Fällen leicht gelblich; nach EBERTH graugelblich, schleimig, nach
v. RECKLINGHAUSEN dicklich, kleisterartig, undurchsichtig weiß und fadenziehend
mit deutlicher Schleimreaktion, nach v. FRIEDREICH ausgesprochen gallertig.
Morphologisch bietet der Inhalt feinkörnigen Detritus, hyaline Schollen verschiedener Form, Fetttröpfchen, Körnchenkugeln, freie kubische bis zylindrische
Zellen mit und ohne Flimmerbesatz. Die Zystenform ist rundlich bzw. kugelig;
nur im EBERTHschen Falle handelte es sich um eine mehrkammerige, vielfach
ausgebuchtete Höhle mit feinen Ausläufern. Die Epithelauskleidung ist zwei-
schichtig, stellenweise auch dreischichtig. Es finden sich wechselnde Übergänge
vom Plattenepithel zu schönem zylindrischem Flimmerepithel, dessen Kerne
basalständig sind. Die untere Schicht enthält mehr kubische Zellformen,
die als Keimzellen aufgefaßt werden. Fehlt der Flimmerbesatz an einigen Stellen,
so kann es sich um eine Folge der Ernährungsverhältnisse handeln (VON RECK-
LINGHAUSEN). Nach außen folgt dann ein derbes fibrilläres Bindegewebe, das
seinerseits zwei Schichten (ZAHN) unterscheiden läßt, eine innere feinwellige
und eine äußere homogene dicke Schicht. In diesen Wandteilen können öfters
kleine mit Zylinderepithel ausgekleidete Räume festzustellen sein, die v. RECK-
LINGHAUSEN als tubulöse Schleimdrüsen und als Quelle des Zysteninhaltes
bezeichnet. Die Beschreibung der Wand solcher Zysten ist in manchen Fällen
eine so gut wie völlig gleiche (z. B. EBERTH, v. RECKLINGHAUSEN), zum mindesten
läßt sich sagen, daß in allen einschlägigen Fällen grundsätzlich gleicher
Aufbau besteht.

Was nun die Entstehungsweise betrifft, so handelt es sich nach ZAHN um „höchstwahrscheinlich kongenitale" Bildungen. Er bezieht sich vor allem auf den typischen Sitz, die Lokalisation zwischen dem peritonealen Leberüberzug und der eigentlichen Leberkapsel. Er faßt die Bildungen in Anlehnung an ROTH als Enterozystom auf. Zu dieser Auffassung äußert sich ASCHOFF (S. 523) folgendermaßen: „Es fragt sich, ob eine Enterokystombildung aus dem Ductus omphalomesaraicus zur Erklärung dieser Leberzysten herangezogen werden kann. Nach dem gewöhnlichen Verlauf des Duktus gewiß nicht. Nun müssen wir aber bedenken, daß die Leberanlage in dem Boden der Parietalhöhle, die durch die Umbiegung des Entoderms von der vorderen Darmpforte in dem Dottersack mitgebildet wird, entsteht, daß bei der Entwicklung des bleibenden Zwerchfells dieses primäre Zwerchfell (nach RAVN) von vorn nach hinten zusammengeschoben wird (die Bildung der Dottergangszotten!), daß also hierbei eine Abschnürung eines Entodermteiles wohl möglich wäre. Andererseits sind ja die beiden Hauptlebergänge, von denen der eine zu einem Teil der Leber, der andere zur Gallenblase wird, quasi als Divertikel aufzufassen. Findet gelegentlich an ihrer Spitze eine Abschnürung statt, wie sie merkwürdig häufig an der Spitze der intramesenterialen Divertikel des Ileum beobachtet sind, so erhielten wir das gleiche Resultat, eine Flimmerepithelzyste. Für eine solche Abschnürung spricht der Sitz zwischen Bindegewebskapsel und Peritoneum."

v. FRIEDREICH weist auf die Tatsache hin, daß bei einigen Tieren während der fetalen Periode in den Gallenwegen Flimmerepithel nachweisbar ist, daß es also wahrscheinlich sei, daß auch bei höheren Wirbeltieren „in früheren Perioden des fetalen Lebens vorübergehend Flimmerepithelien in den Gallenwegen sich finden". Nach dieser Überlegung würde es sich also um eine angeborene Bildung handeln. Gleichen Standpunkt vertritt VON RECKLINGHAUSEN, der die Zyste als Retentionszysten deutet, die auf der Basis von Vasa aberrantia der Gallengänge, also angeborene Versprengungen, entstanden sind. Doch ist zu betonen, daß v. FRIEDREICH und EBERTH auch eine spätere Bildung als Folge der Abschnürung eines Gallenganges nicht ausschließen.

Hierher gehört wahrscheinlich auch eine Mitteilung MENKEs, der den seltenen Befund einer Gallengangszyste schildert, deren Wand quergestreifte Muskelfasern enthielt, die er genetisch in Beziehung zur Ablösung der Leber vom primären Zwerchfell bringt (KONJETZNY). Die Zyste saß an typischer Stelle oberflächlich in der Leber, dem Ligamentum suspensorium benachbart. Flimmerbesatz war infolge der Abstoßung des völlig abgestorbenen Epithels nicht mehr nachweisbar. Trotzdem dürfte die Erwähnung des Falles an dieser Stelle berechtigt sein.

Über eine ganz eigenartige Beobachtung aus der Tierpathologie berichtet SCHÜRMANN. Er fand bei einem Huhn an der Vorderfläche der Leber eine subserös gelegene Zyste, deren Wand aus elastischen und Bindegewebsfasern, einem Epithelbelag von verhornendem und nicht verhornendem Plattenepithel, Zylinder- und Flimmerepithel bestand, und deren Inhalt aus geschichteten Hornmassen und Zerfallsmassen zusammengesetzt war. SCHÜRMANN faßte diese Zyste als verlagerte Ösophaguszyste auf. Er führt aus, daß vom Ösophagus bzw. Vorderdarm folgende zystische Gebilde ausgehen können:

1. Zysten des Ösophagus mit Flimmerepithel, einschichtigem Zylinderepithel und mehrschichtigem Plattenepithel.

2. Zysten des Ösophagus mit Flimmerepithel und geschichtetem Faserepithel oder nur mit Flimmerepithel.

3. Flimmerepithelzysten mit Knorpeleinlagerungen und alveolären Drüsenbildungen in der Wand.

4. Nebenlungen.

Auf der anderen Seite bietet die Entwicklungsgeschichte der Leber verschiedene Möglichkeiten der Zystenentstehung.

1. Die soliden Leberzylinder bilden hohle Ausführungsgänge, indem die Verbindung, die die Leberzylinder noch haben, durch Rückbildung von Leberzellen verloren geht. Unregelmäßigkeiten in der Rückbildung legen den Grund zur Zystenentstehung.

2. An der Spitze des zapfenartigen Teiles der Leberanlage findet eine Abschnürung statt, wie sie merkwürdig häufig an der Spitze der intramesenterialen Divertikel des Ileums beobachtet wird. Hierfür spricht der Sitz der Zyste an der Oberfläche.

SCHÜRMANN gibt selbst folgende Zusammenfassung: „Wir haben es also allem Anscheine nach in vorliegendem Falle zu tun mit einem im Laufe der fetalen Entwicklung vom Mutterorgan abgesprengten und in ein anderes Organ verlagerten Organteile, also einem Choristom, mit an sich normoplastischem Epithelbefund, zum Teil in normoplastischer Dauerform, zum Teil in Formen aus früheren Entwicklungsstufen, also in normoplastischer Zeitform, zum Teil prosoplastisch verändert."

Solche Befunde leiten über zu jenen solitären Zysten der Leber, die weder Topographie noch Flimmerepithelauskleidung als charakteristische Merkmale aufzuweisen haben. Während bei den oben beschriebenen Flimmerepithelzysten die einschlägige Literatur erschöpfend wiedergegeben sein dürfte, sind die Mitteilungen über solitäre Zysten zahlenmäßig trotz des immerhin seltenen Krankheitsbildes bereits derart, daß unter Hinweis auf die wichtigsten Arbeiten nur ein übersichtlicher Bericht möglich ist.

Es handelt sich dabei um Zysten, die oft eine ganz beträchtliche Größe erreichen können. So berichtet PLENK über ein „mannskopfgroßes" Gebilde, MÜLLER hat den Inhalt seiner Zyste festgestellt und 6 Liter schokoladefarbiger Flüssigkeit entleeren können, BOBROWs Zyste hatte einen Durchmesser von 20 cm. Die Zysten sitzen in der Regel nahe der Gallenblase. Da sie unter Umständen infolge mehr oder weniger ausgesprochenen Stieles weit herabreichen können, ist es verständlich, wenn klinisch ins Becken reichende Geschwülste als Ovarialzysten imponierten (MÜLLER, WINKLER). Auch mit Echinokokkenzysten (BOBROW) sind begreifliche Verwechslungen vorgekommen.

Die Zystenwand ist von nahezu gleichbleibender Dicke und besteht aus dicht gefügtem Bindegewebe mit wechselndem Zellreichtum. Von Interesse ist vor allem die etwa vorhandene Auskleidung mit Epithel. Es ist verständlich, wenn in Zysten von solch bedeutender Größe das Epithel großenteils oder überhaupt fehlt. Ist es vorhanden, so erscheint auch ein ursprünglich hohes Zylinderepithel kubisch oder abgeplattet. Um so bemerkenswerter ist die Mitteilung PLENKs, der in seiner mannskopfgroßen Zyste noch vielfach gut erhaltenes hohes Zylinderepithel nachweisen konnte. Auch bei LEPPMANN und MÜLLER finden sich gleichlautende Angaben.

Was den Inhalt der Zysten betrifft, so ist er in der Regel klar, wässerig, farblos, vielleicht auch etwas gelblich gefärbt, hin und wieder auch dickflüssig, klebrig. Eiweiß und Schleim können chemisch nachweisbar sein. Im Falle MÜLLERs war die GMELINsche Probe schwach positiv. Mikroskopisch finden sich neben körniger Zerfallsmasse verfettete abgeschuppte Zellen, Fettsäurenadeln und Cholesterinkristalle.

Sitz und Größe der Zyste bleibt selbstredend nicht ohne weitgehenden Einfluß auf die Leber. So fand sich z. B. im Falle PLENKs ein stark vergrößerter rechter Leberlappen, der nur gegen das Ligamentum suspensorium hin beträchtlich verdünnt war, da er hier über die mächtige zystische Geschwulst hinübergespannt war, die sich mit ihrer Kuppe zwischen ihn und den linken Lappen eingeschoben hatte. Der linke Lappen war hierdurch druckatrophisch bis auf einen kleinen Rest verschwunden, während sich vikariierend eine mächtige Hypertrophie des rechten Lappens ausgebildet hatte.

Die Frage nun, die unsere besondere Aufmerksamkeit beansprucht, ist diejenige nach der Entstehung solcher Zysten. Daß die Frage der kausalen Genese noch durchaus ungeklärt ist, kann nicht verwundern, namentlich, da auch formalgenetisch eine endgültige Lösung noch nicht erzielt ist. Im Rahmen der hier gestellten Frage interessiert uns ganz besonders, in wieweit angeborene Verhältnisse vorliegen oder doch mit einiger Berechtigung angenommen werden dürfen.

Daß solche Zysten angeboren sein können, ist mehrfach erwiesen. So sei an eine Mitteilung von SÄNGER und KLOPP erinnert, die nicht nur diese Tatsache beweist, sondern auch sonst interessante Mißbildungen bot.

Die 44 cm lange weibliche Frucht zeigte einen ungeheuren Leibesumfang (Geburtshindernis), der durch ein System von Zysten bedingt war, die an der Unterfläche der Leber in der rechten Bauchseite lagen. Vier dieser Zysten zeigten teils makroskopisch teils mikroskopisch eine flache Ausbreitung von Lebersubstanz, die dritte war ohne Leberüberzug und besaß ebenso wie die 4. und 5. Zyste alle Schichten der Darmwand in charakteristischer Aufeinanderfolge. Dabei bestand vollständiger Situs inversus, abnorme Leberlappung bei fehlendem Lobus Spigelii. Statt einer Milz fanden sich im rechten Hypochondrium 16 völlig getrennte Nebenmilzen. Die beiden ersten Zysten wurden als zystische Degeneration abgeschnürter Teile der Embryonalanlage von Leber und Gallenwege aufgefaßt (die 3 anderen als Darmzysten).

Dieser Fall beweist einmal, daß derartige Zysten angeboren sein können, er beweist aber ferner — von den Autoren eingehend begründet, — daß sie in irgendeiner Form mit den Gallenwegen zusammenhängen, bzw. überhaupt erweiterte Gallenwege darstellen.

Dabei bestünden folgende Möglichkeiten. Es könnte sich um Retentionszysten von Gallengängen handeln, um Zysten, die durch Verschmelzung und Zusammenfließen eines Zystensystems bei umschriebener zystischer Leberentartung entstanden sind, oder aber um Zysten, die von abgeirrten Gallengängen herrühren (KONJETZNY).

Als Retentionszysten kämen für uns nur solche Fälle in Frage, bei denen das die Retention bedingende Hindernis angeboren, also eine Mißbildung ist. Nun wissen wir aber, daß Zystenbildungen infolge angeborenem Verschluß der großen Gallenwege nicht häufig sind. So hat z. B. LOMER festgestellt, daß unter 14 Fällen von Verödung der Gallenwege überhaupt keine Leberzyste vorhanden war, während FLEBBE unter 71 Fällen Zysten, die auf der genannten Basis entstanden waren, nur in Mitteilungen von WITZEL, LOMER, LEGG und ORLEGG zusammenstellen konnte. Der Fall WITZELs bot gleichzeitig andere Mißbildungen (Hemizephalus, Anophthalmie, Polydaktylie, Situs viscerum inversus). Es fand sich eine Leber von der Größe der Leber eines Erwachsenen. Beide Leberhälften enthielten je eine umfangreiche fast den ganzen Lappen einnehmende glattwandige Zyste, von welchen jene des rechten Lappens mit dem daumendicken Ductus choledochus in Verbindung stand, der seinerseits nach dem Duodenum zu blind endigte. LOMERs Beobachtung betraf eine mazerierte Frucht mit normalem linken Lappen, während der stark geschrumpfte, warzig unebene rechte Lappen eine kirschgroße Zyste enthielt. Ductus hepaticus und Ductus cysticus bildeten einen derben Strang. Schließlich kämen noch zwei Fälle von LEGG und ORLEGG (angeführt nach LEPPMANN) in Betracht, bei denen sich der Ductus cysticus in eine Zyste öffnete.

Da nun derartige Zystenbildungen auf Grund angeborener Verengung nicht nur keine regelmäßige, sondern überaus seltene Vorkommnisse sind, muß es fraglich bleiben, ob tatsächlich die Retention das ausschlaggebende Moment darstellt.

Die Annahme, daß die Zysten aus einem akzessorischen oder aberrierten Gallengange entstanden sind, vertritt unter anderen PLENK. In seinem Falle waren die Gallengänge des rechten und linken Lappens völlig unverändert und frei, und trotzdem war es auf Grund anatomischer und histologischer Untersuchung zweifelsfrei, daß die Zyste aus einem Gallengang hervorgegangen war. Es kann wohl behauptet werden, daß diese letztgenannte Erklärung die meisten Anhänger gefunden hat.

Eine andere Frage bleibt aber, ob diese abirrenden Gallenwege tatsächlich Mißbildungen darstellen. Wir können uns sehr wohl vorstellen, daß bei entzündlichen und destruierenden Prozessen, die zur Ausheilung kommen, ursprünglich normal gelagerte und in normalem Zusammenhang stehende Gallengänge isoliert werden, d. h. abirren. CESARIS-DEMEL versteht unter abirrenden Gallenwegen ein Fortbestehen der gewöhnlichen Gänge in einem Leberbezirk, in dem die Leberzellen infolge irgendeines degenerativen oder entzündlichen Prozesses zugrunde gingen und durch Bindegewebe ersetzt wurden. Diese Auffassung würde also besagen, daß eine auf abgeirrte Gallenwege zurückgeführte Zystenbildung der Leber ebensogut angeboren wie erworben sein kann.

Wir dürfen also nicht vergessen, daß die Beweisführung häufig auf allergrößte Schwierigkeiten stoßen kann. Dazu kommt ferner, daß geschwulstmäßiges Wachstum, das zu Bezeichnungen wie Zystadenom oder Adenokystom (z. B. HOFMANN, W. MÜLLER u. a.) geführt hat, die Frage offen läßt, ob die Wucherung das Primäre war und gleichsam in sich die zystische Bildung als sekundären Vorgang veranlaßt hat oder aber, ob die Zyste als solche bestand, und die Geschwulst erst auf dieser Basis zur Entwicklung gekommen ist. Eine Entscheidung dürfte häufig an der Hand des sich bietenden Zustandbildes nicht mehr möglich sein.

Ferner muß betont werden, daß für manche Fälle die Annahme einer solitären Zystenbildung nicht berechtigt ist. Es kann sich vielmehr um multiple, auch multilokuläre Zysten handeln, die gleichsam als Produkt einer geschwulstartigen Gallengangswucherung durch Zusammenfluß eines ganzen Zystensystems schließlich zu einem mehr oder minder einheitlichen Zystenraum geführt haben.

Solche Bilder leiten ohne weiteres über zu jenem Befunde, der unter der Bezeichnung Zystenleber (Hepar cysticum) bekannt ist. Nicht mit Unrecht weist von MEYENBURG daraufhin, daß zwischen Leberzysten und Zystenleber nur graduelle Unterschiede bestehen. Häufig findet sich auch die Bezeichnung einer zystischen Entartung. Schon QUINCKE und HOPPE-SEYLER haben im Gegensatz zu einfachen und häufig solitären Zysten multipel auftretende Zysten unterschieden, nämlich „Zystenleber, Zystadenom und zystische Degeneration" der Leber, Formen, die sie als „erworben oder angeboren" bezeichnen. Man könnte aus der Tatsache, daß die genannten Forscher Zystenleber und zystische Degeneration voneinander trennen, auf den Gedanken kommen, daß die beiden Bezeichnungen grundsätzlich verschiedene Bilder betreffen. Wohl wäre es angebracht, die Benennung: Zystenleber nur da anzuwenden, wo wir glauben, daß die Zystenbildung von vornherein ein bei der Geburt gegebener, durch eine Störung der Entwicklung verursachter Zustand, also eine Mißbildung war, während von zystischer Degeneration nur gesprochen werden sollte, wenn wir annehmen dürfen, daß die Zysten Folge eines mit Zystenbildung einhergehenden degenerativen Vorganges sind, mithin erworbene Bildungen darstellen. Im Schrifttum ist die Namengebung keineswegs in dieser sachlich begründeten Form folgerichtig durchgeführt worden. Es ist dies aber durchaus nicht überraschend, da die erforderliche Voraussetzung — eine klare diesbezügliche Entscheidung — fehlte, und letzten Endes wäre ja auch möglich, daß selbst der angeborene Zustand, also die Mißbildung das Produkt zystischer Degenerationen im obigen Sinne wäre. Auf die Frage der Entstehung soll jedoch erst später eingegangen werden.

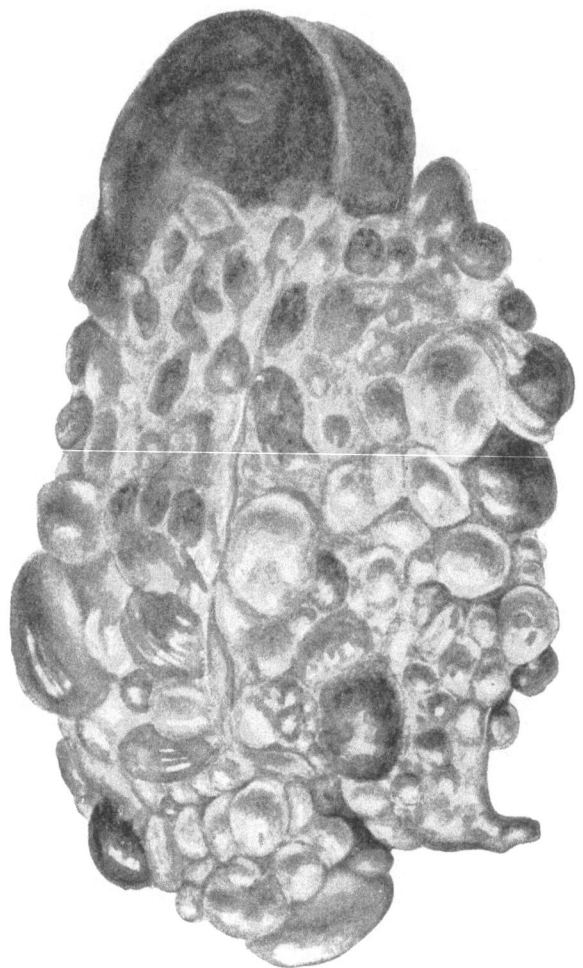

Abb. 13. Cystenleber. (Nach VORPAHL.)

Eine derartige Zystenleber ist durchsetzt von einer wechselnden, in der Regel ungeheuren Zahl von Zysten verschiedenster Größe, die das ganze Organ durchsetzen, in weit selteneren Fällen sich auf einen Lappen beschränken können, wie dies z. B. KAUFMANN für den rechten Lappen beschrieb und abbildete, von HABERER und KÜCHLER für den linken mitteilte. Auch kann die Verteilung der Zysten eine unregelmäßige sein insofern, als z. B. der linke Lappen gänzlich in eine Zyste umgewandelt sein kann, während der rechte Lappen zahlreiche stecknadelkopf- bis erbsengroße Zystchen enthält, wie dies z. B. in einem Falle von KAHLDENs beobachtet werden konnte. Die Größe der einzelnen Zysten beträgt Stecknadelkopfgröße bis Faust- ja Kindskopfgröße. Die Differenz betrifft nicht nur verschiedene Fälle, sondern ein und dieselbe Leber kann in unmittelbarem Nebeneinander Zysten von weitgehend verschiedener Größe enthalten. Die Blasen können bald ein- bald mehrkammerig sein (VON MEYENBURG). In der Regel finden sie sich auch über die Schnittfläche hin gleichmäßig ausgebreitet (DMOCHOWSKI und JANOWSKI). Bestehen in dieser Hinsicht Unregelmäßigkeiten, so finden sich häufiger die Angaben, daß vorwiegend ein subkapsulärer Sitz (z. B. KAHLDEN) vorlag; seltener scheint zentrale Lagerung der Zysten vorzukommen. Da eine Funktionsstörung der Leber auch in schweren Fällen vollständig fehlt, bleiben zahlreiche Zystenlebern klinisch unbemerkt (VON MEYENBURG). Nur wenn die Palpationen der Leberoberfläche die Zysten fühlen läßt, kann auch während des Lebens, wie es verschiedentlich möglich war, die Diagnose gestellt werden (BORRMANN,

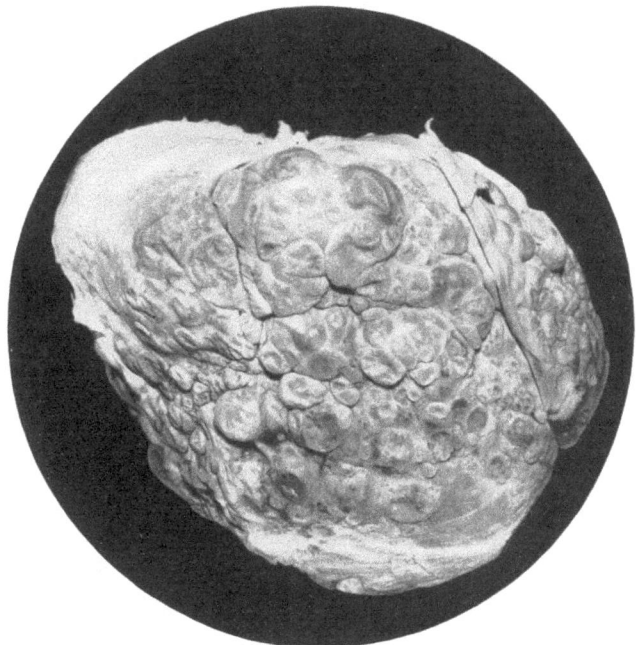

Abb. 14. Zystenleber. (Aus Sammlung Geh.-Rat BOSTROEM.)

VORPAHL u. a.). Die hier abgebildete Beobachtung VORPAHLs gestattete schon klinisch die Feststellung der Zystenleber (auch Zysten in Nieren und Milz) und ist deshalb besonders lehrreich, da sie einen 46jährigen Patienten betraf, der bis zu seinem 33. Lebensjahre völlig gesund war, danach aber ein klinisch wahrnehmbares Wachstum der Leber zeigte. Diese Tatsache wird uns bei Besprechung der Entstehung noch weiter beschäftigen müssen.

Die zweite Abbildung, die ich der Liebenswürdigkeit der Herren Geheimrat BOSTROEM und Prof. GEORG B. GRUBER verdanke, zeigt eine Durchsetzung der Leber mit Zysten, wie sie in dieser Reichhaltigkeit eine seltene Beobachtung darstellen dürfte.

Einen Gegensatz hierzu würde, abgesehen von spärlicher Zystenbildung, noch eine Beobachtung BAYERs bedeuten, der eine Leber beschrieb, die infolge der zystischen Durchsetzung überhaupt nur noch einen schwappenden Sack darstellte. Auch größte Unterschiede der Zystengröße in unmittelbarem Nebeneinander kommen vor. So sah HÜTER in der Nähe einer $2^1/_2$ Liter fassenden Leberzyste eine Reihe kleinerer Zystchen.

Diese oberflächlich sicht- und fühlbaren Zysten machen den Eindruck von kugeligen, bläulich durchscheinenden dünnwandigen Hervorragungen. Ihr Inhalt wird verschieden angegeben: Klar, dünnflüssig, schleimig (BROOKS), meist homogen, kolloidähnlich oder krümmelig, kleisterartig dick, gelegentlich mit abgestorbenen Epithelien vermischt, trübe bis eitrig; Galle oder gallige Bestandteile sind nur ganz seltene Befunde (VON MEYENBURG). In solchen Fällen ist die Farbe leicht gelblich, unter Umständen auch mit grünlicher oder bräunlicher Abtönung. Ausgesprochen positiven Befund hatte HENKE, während von KAHLDEN ausdrücklich betont, Reste von Gallenbestandteilen in den Zysten nie gefunden zu haben. Trotz des später zu erörternden Zusammenhanges dieser Zysten mit Gallenwegen kann uns diese Tatsache nicht überraschen, wissen wir doch, daß echte Gallenzysten ihren galligen Inhalt infolge resorptiver Vorgänge seitens der Lymphbahnen verlieren können und schließlich nur noch eine fast wasserklare, farblose Flüssigkeit enthalten, wie wir sie bei Hydrops der Gallenblase kennen. Dieser Inhalt gilt dann als Produkt der Schleimdrüsen oder schleimig umgewandelter Epithelien, teils als seröses Sekret oder wässeriges Transsudat der Wand (KAUFMANN).

Mikroskopisch findet sich fettiger Detritus, gelegentlich Epithelien, Leukozyten, rote Blutkörperchen, Cholesterin, während chemisch Schleim, reichlich Eiweiß und nur selten Gallenfarbstoff nachweisbar ist. Die Zystenwand kann unter hohem Drucke stehen und dementsprechend prall gespannt sein.

Man wird nach dem bisher Gesagten bereits folgern können, daß diese Zystenbildungen auf Größe und Gewicht der Leber von weitgehendem Einfluß sind. Treten doch die Zysten nicht nur an die Stelle schwindenden Parenchyms, sondern wirken auf dieses verdrängend und druckatrophisch, können also, wie dies an der Hand der Beobachtung VORPAHLs einwandfrei festgestellt werden konnte, eine zunehmende Vergrößerung der Leber bedingen. Es genüge hier der Hinweis, auf einige besonders großartige Angaben. W. MÜLLER berichtet über die Zystenleber eines 2jährigen Kindes, die einen ,,fast das ganze Abdomen einnehmenden Tumor'' darstellte, bedingt durch 10 Hohlräume vom wechselnden Durchmesser von $^1/_2$ bis 5 cm, die nur noch an der Peripherie einen schmalen Saum von Lebergewebe erkennen ließen. Bei Erwachsenen konnten Zystenlebern in den Massen von 40:33:18 bzw. 17 cm (VORPAHL bzw. MOROWSKI und JANOWSKI) festgestellt werden, während an Gewichten bis zu 10 850 Gramm genannt wurden (MOROWSKI und JANOWSKI). Lebern von VORPAHL und SOKOLOW wogen 18 Pfund, eine Beobachtung KAUFMANNs 14 Pfund, eine solche SABOURINs 12 Pfund usw.

Was nun die feinere Histologie solcher Zysten betrifft, so bietet sich uns ein außerordentlich wechselndes Bild, das je nach Lage der Dinge die jeweils gewählte Bezeichnung und vor allem auch die Auffassung über die Entstehung bestimmte und beeinflußte. Nahezu von sämtlichen Autoren werden diese Zysten mit den Gallenwegen in Verbindung gebracht. Dementsprechend finden sich auch histologische Wandverhältnisse. Doch können diese trotz grundsätzlicher Gleichartigkeit weitgehende Verschiedenheiten zeigen.

Die einfachste Form ist diejenige, die gleichsam einen wenn auch hochgradig erweiterten Gallengang zeigt. Die Bindegewebswand ist in solchen Fällen meist dünn. Größere Zysten sind entweder ohne jegliche Epithelauskleidung oder enthalten nur lose im Innern schwimmende Epithelreste, oder aber die noch an Ort und Stelle vorhandenen Epithelien sind als Folge sekundärer Zusammenpressung ganz flach, beweisend ist jedoch der Befund kleinerer Zystchen, zumal in ein und derselben Leber, die in größeren Räumen den genannten Befund boten. Solche Zystchen sind von einem gut erhaltenen einschichtigen kubischen Epithelsaum ausgekleidet, welcher genau den Epithelien der Gallenkanälchen gleicht (z. B. VORPAHL). Auch der vielfach mögliche Nachweis einer sehr deutlichen Membrana propria spricht in diesem Sinne.

Nun wird aber ein derartiger Befund häufig verwickelt durch Bildungen, in denen wir geschwulstmäßige Wucherungen erkennen können. Und damit erhebt sich die Streitfrage, ob es sich um Mißbildung oder aber Geschwulst handelt. In der unkomplizierten Form finden sich weder an den Gallengängen noch an den Zysten Zeichen irgendwelcher Wucherung. So sah von MEYENBURG in seinen 12 Fällen nirgends Wucherungsvorgänge am Zystenepithel. Wenn VORPAHL trotzdem eine Geschwulstbildung annimmt, und zwar deshalb, weil man stets ,,jede derartige Veränderung eines Organes, die zu einer so enormen Vergrößerung führt, als Geschwulstbildung bezeichnen" müsse, so wird man diesem Gedankengang nicht ohne weiteres folgen können. Etwas anderes ist es aber, wenn objektive Anhaltspunkte für Wachstumsvorgänge nachweisbar sind. Derartige Epithelwucherungen können in verschiedenen Formationen vorliegen. Ganz allgemein handelt es sich dabei um epitheliale Wucherungen oder um zottige, unter Umständen vielfach verzweigte Bildungen in Form fibroepithelialer Auswüchse. Kein Wunder, wenn bei solchen Befunden der Versuch gemacht wird, das Charakteristische in der Bezeichnung zum Ausdruck zu bringen. Nach von KAHLDEN kann kein Zweifel darüber bestehen, daß es sich um Adenome resp. Adenokystome der Gallengänge handelt. DMOCHOWSKI und JANOWSKI bezeichnen ihren Fall als Fibroadenoma cystoides; NAUWERCK und HUFSCHMID sprechen von multilokulärem Adenokystom. Kurzum, abgesehen von dem hervorstechendsten Befunde, der Zystenbildung, die in der Regel die Benennung Zystenleber veranlaßt, können histologische Befunde gewisse Sonderheiten bieten.

Schließlich sei noch kurz erwähnt, daß das Leberparenchym vielfach völlig infolge des Druckes schwindet, daß aber das interstitielle Gewebe nicht unbeeinflußt bleibt. Insbesondere von den periportalen Septen können starke Bindegewebshyperplasien — nach NAUWERCK und HUFSCHMID keine Zirrhose — ausgehen. Auch BROOKS hebt ausdrücklich hervor, daß zirrhotische Veränderungen nicht vorlagen. Reichlich gewucherte Gallengänge können in diesem Bindegewebe nachweisbar sein. Auch kann das Lebergewebe Zeichen chronischer Stauung bieten in Form von Erweiterung der Kapillaren, die ihrerseits die Leberzellbalken zur Atrophie bringen können (W. MÜLLER).

Was nun die Entstehung dieser Zystenlebern betrifft, so dürfen wir als Grundlage die wohl allgemein anerkannte Annahme gelten lassen, daß die fraglichen Zysten Abkömmlinge der Gallenwege sind. Die Begründung liegt bereits in der oben gegebenen mikroskopischen Beschreibung der Wandverhältnisse und den Ausführungen über den Zysteninhalt. Was oben über die Entstehung der Solitärzysten zu sagen war, läßt sich im wesentlichen auch auf die Zystenleber übertragen. Die Frage, die hier, wo Mißbildungen behandelt werden sollen, wiederum an erster Stelle steht, ist die, ob wir es mit angeborenen oder erworbenen Verhältnissen zu tun haben. Zu entscheiden wäre ferner, ob es sich um Gewächs- oder Mißbildung handelt. Selbst beides wäre möglich. So vertreten z. B. BORST und andere eine vermittelnde Stellung. Nach ihnen ist die Zystenbildung ein geschwulstartiger Vorgang auf dem Boden einer Entwicklungsstörung. Im Laufe der Keimentwicklung wird der verwickelte Vorgang des Ineinandergreifens von Bindegewebe und Epithel gestört, was zu fehlerhaftem

Aufbau des Organes führt. Auf dieser Grundlage kommt es zu Geschwulstbildung. Später allerdings betont BORST VON MEYENBURG gegenüber den geschwulstartigen Charakter der Zystenleber nicht mehr mit gleicher Schärfe. Er würde vielmehr die Erkrankung im Sinne ALBRECHTS als ein Hamartom bezeichnen. Dieselbe Anschauung vertritt BORRMANN, der in einem Fall von Zystenleber das Eindringen von wuchernden Gallengängen in die Kanälchen der Lebertrabekel gesehen zu haben glaubt. Also auch nach ihm: Gewächsentwicklung auf Grund einer fetalen Störung.

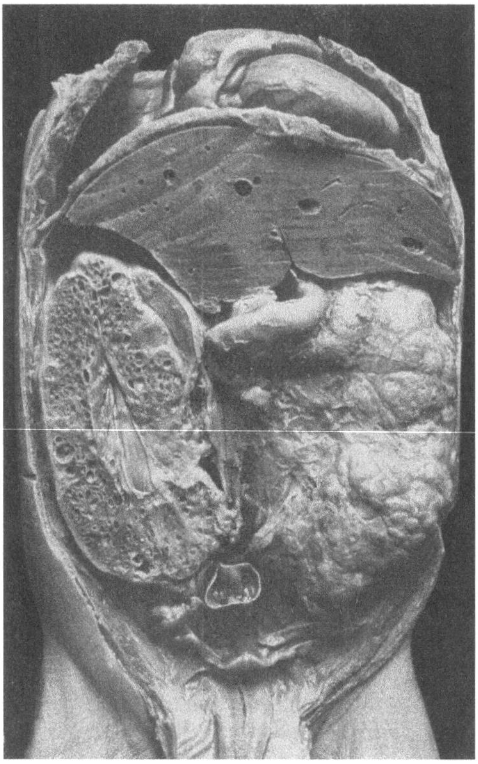

Da wir nun in der Mehrzahl der Fälle Zeichen eines geschwulstmäßigen Wachstums nicht nachweisen können, nähern wir uns der Auffassung jener Forscher, die die Zystenleber als angeborene Bildung ansprechen wollen. Diese Annahme erfreut sich der meisten Anhänger. Sie bekommt eine so gut wie beweisende Stütze durch die Tatsache, daß in zahlreichen Fällen gleichzeitig Zystennieren vorhanden sind (Abbildg. 15). Einschlägige Beobachtungen verdanken wir BORST, CHROBACK, COENEN, DMOCHOWSKI und JANOWSKI, HENKE, JOHNSON, VON KAHLDEN, KRETZ, LORENTZ, VON MEYENBURG, SABOURIN, SOKOLOW, STILL, TEUSCHER, THERBURG, VORPAHL, WACKERLE u. a. LEJARS, der in erster Linie der Zystenniere Beachtung schenkte, konnte in 17 Fällen gleichzeitige Zystenbildungen der Leber feststellen. Ein Einblick über ein ungefähres prozentuales Verhältnis des Vorkommens dieser Kombination verdanken wir MOSCHKOWITZ, der bei 85 Zystenlebern

Abb. 15. Mäßige Ausbildung einer Zystenleber und starke Entwicklung von Zystennieren bei einem Fetus von 39 cm Länge. (Fall 1 von WACKERLE.)

nur in 10 Fällen keine Zystenniere sah. Positive Befunde, zumal bei Feten und Neugeborenen, dürften unbestreitbar Beweiskraft haben. Die seltenere Kombination mit Zysten in anderen Organen z. B. Milz (COENEN), Ovarium (JOHNSON, THERBURG), Pankreas (SOKOLOW, TEUSCHER), ferner das gleichzeitige Bestehen anderer Degenerationssymptome (BROOKs), z. B. Meningozele, Polydaktylie, wie es STILL beobachten konnte, entscheiden ebenfalls im Sinne der Mißbildung. Nicht weniger beweisend ist ein wenn auch seltenes familiäres Vorkommen, wie es BUNTING bei 2 Geschwistern, und zwar gleichzeitig mit Nierenzysten sah. Neigen wir also nach diesen Überlegungen zu der Annahme, daß tatsächlich Mißbildungen vorliegen, so fragt sich ferner, ob wir imstande sind, diese mit den Gallenwegen in Zusammenhang zu bringenden Leberveränderungen wenigstens in ihrer formalen Entstehung zu erklären. In dieser Hinsicht ist darauf hinzuweisen, daß das System der Gallengänge weder eine entwicklungsgeschichtliche noch eine morphologische histologische Einheit darstellt. Man darf sich nicht vorstellen, daß

Gallengänge und Leber einfach dadurch entstehen, daß sich fortgesetzt vom primären Leberdivertikel her hohle Schläuche ausstülpen, die bis zu den Leberbalken immer feinere Verzweigungen erfahren. Dieser Entwicklungsgang trifft für die größeren Gänge zu. Aber das eigentliche Leberparenchym entwickelt sich aus einem soliden Zellhaufen, der sich schon sehr früh an der vorderen Wand des Leberdivertikels bildet. Die Zellen dieser Masse ordnen sich unter starker Vermehrung zu anastomosierenden Zylindern, den Lebertrabekeln. Aus diesen sprossen späterhin Zellstränge aus, in denen sich ein Lumen bildet, nämlich die feinen Gallengänge erster Ordnung (VON MEYENBURG). Wir nehmen also an, daß infolge einer uns kausal unbekannten Entwicklungshemmung einzelne kleinere Gallengänge den Anschluß an die größeren nicht gefunden haben, und erblicken in diesem Ausbleiben der Verbindung von peripheren und zentralen Wandabschnitten das ursächliche Moment für die Entstehung der Zystenleber, d. h. also in abgeirrten Gallengängen (KAKUO SATO, OTTENDORF u. a.). BOYD, der diese Auffassung teilt, führt eine Mitteilung BEALEs an, der durch Injektion nachweisen konnte, daß die Zysten mit den Gallengängen nicht in Verbindung stehen. Und stellen wir uns auf den Standpunkt, daß in reinen Fällen eine Geschwulstbildung nicht vorliegt, so würden wir mit von MEYENBURG annehmen, daß die Entwicklungsstörung das Epithel und auch das dazu gehörige Bindegewebe nicht im Sinne einer Steigerung seiner Wachstumspotenz, sondern nur im Sinne einer Änderung seiner Wachstumsrichtung beeinflußt hat.

Selbst die von BARD und LEMOINE vertretene Anschauung, daß die Zystenbildungen auf eine einfache Erweiterung der Gallengänge allein unter dem Einflusse des normalen Flüssigkeitsdruckes zustande kommen, bedient sich der Annahme einer besonderen angeborenen Veranlagung Prädisposition der Gangwandungen, deren Widerstandsfähigkeit infolge fehlerhafter Wandbeschaffenheit herabgesetzt sei.

Die Auffassung, daß Retention im Gallengangssystem ursächlich eine Rolle spielt, ist vielleicht nicht unbedingt abzulehnen, doch spricht die Tatsache, daß weder experimentell noch auch durch Leichenbefunde eine zystische Degeneration der Leber bei Verschluß des Ductus choledochus nachgewiesen werden konnte (ASCHOFF), unbedingt dagegen. Auch in diesem Falle bedarf es wohl eines veranlagenden Umstandes. Auch für angeborene Zystenlebern kann Gallenstauung unmöglich das einzige auslösende Moment sein. Vorhandene Bindegewebsvermehrung spielt nur eine nebensächliche Rolle; sie ist nach von KAHLDEN ein gleichgeordneter Vorgang. Wirkliche Zirrhose liegt, wie bereits betont, meist nicht vor. Daß zirrhotische Prozesse die primäre Erscheinung sein sollen, wird insbesondere von NAUWERCK und HUFSCHMID abgelehnt. Diese nehmen vielmehr ein echtes Blastom an, das durch geschwulstmäßige Wucherung des Gallengangsepithels bedingt ist. In gleicher Weise sind auch sonst interstitielle, pericholangitische und dergleichen Prozesse als ursächlich abzulehnen.

In jüngster Zeit hat insbesondere WACKERLE unter weitgehender Berücksichtigung des Schrifttums zu der Frage der Zystenleber, insbesondere ihrer Entstehung, Stellung genommen.

Er weist mit Recht darauf hin, daß eine völlige Klarheit in einer dysontogenetischen Erscheinung wohl nur möglich ist, wenn die Normalentwicklung ihrer Strukturen bis ins Einzelne geklärt ist, eine Voraussetzung, die vielleicht für die Leber und ihren Gallenapparat nicht zutrifft. WACKERLE stützt sich in seinen Betrachtungen auf die Darstellung von LEWIS im Handbuch der Entwicklungsgeschichte von KEIBEL und MALL (s. oben) und vor allem auf eine neuere Arbeit von Hammar [1] (über die erste Entstehung der nichtkapillären intrahepatischen Gallengänge beim Menschen.)

Nach Wackerle äußerte H. seine Meinung dahingehend, daß es sich bei der Bildung der nichtkapillären intrahepatischen Gallengänge nicht lediglich um eine distalwärts fortschreitende Höhlung von Leberzellbalken handelt, sondern um ein in distaler Richtung vor sich gehendes Wachstum eines dem Lebergang (Leberdivertikel) entstammenden Zellmaterials, das schon bei 5 mm langen menschlichen Embryonen als eine zunächst solide Epithelplatte, die sogenannte „primäre Gallengangsplatte" zu erkennen ist. Es gehen aus solchem, zunächst in Plattenform angetroffenen Material typische und atypische Gallengänge hervor, welche gegebenenfalls auch in einem proximalen Abschnitt atrophieren und blind enden können. Andererseits kann der Anschluß eines solchen Ganges an die Lebertrabekelmassen ausbleiben, so daß im entsprechenden Präparat ein derartiger „Nebengang" den Charakter eines im portalen Bindegewebe freiendigenden Blindschlauches oder Divertikels besitzt.

Die primäre Gallengangsplatte bestand noch bei einem 21,1 mm langen Embryo Hammars. Im allgemeinen werden nun in dieser Entwicklungsstufe von der im Bindegewebe gelegenen primären Gallengangsplatte weitere plattenförmige Verlängerungen („sekundäre Gallengangsplatten") gebildet, die dünner sind, als jene ist, und die an der Grenze zwischen periportalem Bindegewebe und trabekulärem Lebegewebe liegen. Schon bei einem Fetus von 17,1 mm waren diese periportalen „sekundären Gallengangsplatten" anzutreffen. Sie kommen für die Entstehung der interlobulären Gallengänge in Betracht.

Nach Hammar ist die primäre Gallengangsplatte hohl. Mit der Zeit wird sie von durchtretenden Blutgefäßen unterbrochen bzw. „gekammert" bzw. in mehr oder weniger dichtliegende, gangartige Abschnitte zerlegt, welche durch „Ösenbildungen" miteinander verbunden sind. Dabei sind große Verschiedenheiten, Variationen an der Tagesordnung, z. B. Blindendigung, ja auch isolierte Zystenbildung, vor allem aber Divertikelanlagen im Bereiche des Ductus hepaticus, welche Hammar nicht durch Atrophie des zugehörigen Leberparenchyms begründet erkennen kann.

Die sekundären Gallengangsplatten bestehen in ihren distalen Randabschnitten nur aus einer Schicht platter Epithelzellen. Etwas weiter proximalwärts besteht die Platte aus zwei Schichten ebensolcher Plattenepithelien, welche durch eine äußerst geringe und häufig ungleichmäßige Lichtung voneinander getrennt sind. Die äußere Lage ist die direkte Fortsetzung der oben angegebenen einfachen Schicht, die innere ist durch Unterwachsung aus der äußeren entstanden. Von dieser schieben sich platte Zellen in die Tiefe und fügen sich den hier gelegenen Balken in solcher Weise an, daß Röhrchen entstehen, deren äußere Wand aus den platten Zellen der (sekundären) Gallengangsplatte besteht, während ihre innere Wand von den äußeren Leberzellen der Trabekel gebildet wird. In diese Röhrchen öffnet sich das Zentrallumen (der Gallenkapillare) des betreffenden Leberbalkens. Noch weiter proximalwärts zeigt die Platte — bei etwas älteren Feten — meistens eine etwas ungleich weite, bei gewisser Schnittlage regelmäßig perlschnurartige Richtung. Die erweiterten Stellen haben den Charakter von verhältnismäßig weiten, mit den Balken zusammenhängenden Röhren. An den verdünnten Stellen findet man Anzeichen einer Durchwachsung von Gefäßen und Bindegewebe. Dieses bildet etwas weiter proximalwärts eine mehr zusammenhängende Schicht, die sich unter den erwähnten Röhren ausbreitet und diese nunmehr ringsum aus platten Zellen bestehenden Gebilde von den Trabekeln gleichsam abtrennt. Dabei bleiben die Röhren

---

[1] Hammar: Z. mikrosk.-anat. Forschg. 5, 59 (1926).

durch kurze, die betreffende Gewebsschicht durchlaufende Verbindungsäste mit den Bälkchen in Verbindung. Auf solche Weise ergeben sich viele Stadien der Entwicklung ein und derselben sekundären Gallengangsplatte, ausgehend von einer einfachen periportal an der Grenze zwischen Bindegewebe und Parenchym sich vorschiebenden Zellenschicht bis zu einer Reihe von im Bindegewebe liegenden, die Vene netzförmig umspinnenden „interlobulären" Gallenkanälchen. Das perivenöse Bindegewebe ebenso wie Gefäßsprossungen spielen nach HAMMAR eine geradezu leitende Rolle für die Ausbildung der periportalen Gallengänge aus den sekundären in die bindegewebige Umgebung der Venen hineinwachsenden Gallengangsplatten. „In dem Maß, als die Bindegewebsbildung den Venenverästelungen (der Pfortader und der Nabelvene) entlang fortschreitet, folgt auch die Gallengangsbildung ihr auf der Spur", so daß schon bei einem Embryo von 45 mm „die ganze Leber, praktisch genommen, von solchen Gebilden durchwachsen ist. Dabei können sich Platten von verschiedenen Gängen an ein und derselben Vene begegnen und allem Anschein nach unter Umständen auch verschmelzen."

Übergangsformen zwischen Leberzellen und Gallengangsepithelien fehlen nach HAMMAR; der Anschluß zwischen beiden Zellarten sei ein ganz unmittelbarer; nur eine Abflachung, ein Niedrigerwerden der Leberzellen lasse sich bisweilen nachweisen.

WACKERLE bringt die Ausführungen HAMMARs in ihrer Ausführlichkeit, um den Gegensatz zwischen den früheren Anschauungen und denen HAMMARs herauszuheben. Nach den früheren Anschauungen werden die großen und die kleinsten Gallengänge zuerst solide angelegt; erst durch später zusammenfließende Hohlraumbildung entsteht die röhrenförmige Lichtung der Gallenwege. Zweitens müsse man unterscheiden zwischen den Hauptgallenwegen, d. h. den großen, hilusnahen Gallenwegen der Pars cystica und den feinen, in Begleitung der Portalvenenverzweigung in der Pars hepatica angelegten Gallenwegen, welche den Anschluß an die großen Kanäle erst sekundär fanden.

Die neue Auffassung von HAMMAR dagegen läßt durch ein Wachstum aus dem Leberdivertikel heraus die Gallenwege bis zu den peri- und interlobulären Zweigen unmittelbar — aber in der Ausprägung ihrer Zellen durchaus unterschieden von dem Trabekelparenchym entstehen. An den periportalen Balken- und Läppchengrenzen kommt es sekundär zu einem Anschluß an die Gallenkapillaren; also eine völlige Einheit der Gallenabflußwege von den intraazinösen Gallenkapillaren bis zu den großen Gallenwegen ist auch hier nicht gegeben.

Bei allen Theorien bleibt eine Stelle und ein Stadium der Verbindungsnotwendigkeit eines Teiles des Gallenwegsystems, der trabekulär entsteht, und eines anderen Teiles, der aus dem primären Leberdivertikel hervorgeht.

WACKERLE, der selbst drei Fälle ausführlich beschreibt, stellt fest, daß eine genaue Untersuchung Verhältnisse ergibt, die für eine Abschließung der Zysten gegen das übrige Gallenwegsystem sprechen. Er vertritt den Standpunkt, daß diese Tatsache sehr wohl eine Erklärung auf dem Boden der HAMMARschen neuen embryologischen Deutung gestattet. „Wenn man an HAMMARs Modellabbildungen sieht, wie durch die ganz außerordentliche Gefäßverzweigung die Gallengangsplatten durchkreuzt, zerteilt und sehr wechselnd differenziert werden, wie die Entwicklung der periportalen Gallengänge von der periportalen Mesenchymentwicklung abhängig ist und von ihr eine gewisse Ummantelung, ja Formweisung erfährt, dann läßt sich denken, daß ein Übermaß der Gefäß- und Stützgewebsausbildung auch Abschnürungen von Rohrzweigen der sekundären Gallengangsplatten zuläßt, ganz abgesehen von jenen überzähligen, meist wohl abortiven Entstehungsmöglichkeiten blind endender Gallenwege, welche HAMMAR ebenso wie frühere Untersucher (ELZE, LEWIS) wahrgenommen."

WACKERLE erblickt in der übermäßigen Bildung mesenchymaler Gerüst-anteile den Hinweis auf eine Hamartombildung.

Es liegt in der Zystenleber eine Entwicklungsstörung vor, und zwar eine übermäßige Anlage von periportalen Gallengängen parallel einer übermäßigen Gefäß- und Stützgewebsentwicklung.

Eine Zystenleber auf parasitärer Basis kommt für uns bei Berücksichtigung von Mißbildungen nicht in Betracht. Doch möchte ich diesen vielleicht über-flüssig erscheinenden Hinweis mit Rücksicht auf eine Beobachtung SCHWEIZERS nicht unterlassen, der beim Kaninchen eine „Entwicklungsanomalie" der Leber feststellte, die wahrscheinlich post partum mit Psorospermien infizierte an-geborene Zysten aufwies. Auch ROBERTS und TERBURGH (angeführt nach KONJETZNY) nehmen parasitären, und zwar kokzidialen Ursprung an.

Wir können also feststellen, daß zahlreiche, ja die meisten Forscher, eine angeborene Grundlage für die zystische Entartung der Leber annehmen, sei es nun, daß diese Entwicklungsstörung an sich zu dem fraglichen Befunde ge-führt hat, oder aber, daß erst späteres Wachstum auf Grund einer angeborenen Störung das Maßgebende war. Die Literatur macht uns aber auch mit Ver-fassern bekannt, die in der Zystenleber eine erworbene Erkrankung erblicken. So beschuldigt z. B. SABOURIN die bestehende grobkörnige Zirrhose als aus-lösendes Moment für die an Zahl etwa 50 betragenden Leberzysten. Es würde sich dann um eine erworbene Zystenleber handeln, von denen jedoch an dieser Stelle nicht die Rede sein sollte. Da aber derartige Deutungen großen Bedenken seitens anderer Forscher begegnen, möge trotz der noch keineswegs restlos ge-klärten Frage ein Urteil dahin präzisiert werden, daß wohl in der weitaus größten Mehrzahl Zystenlebern angeborene Mißbildungen sind oder doch auf angeborenen Anomalien der Gallenwege (abgeirrte Gallenwege) beruhen, und daß nur in wenigen Fällen eine primäre geschwulstmäßige, adenomatöse Wucherung präexistenter Gallengänge anzunehmen ist, deren Wucherungsneigung als eine Eigenschaft des späteren Lebens aufzufassen wäre. Derartige Befunde könnten nach KONJETZNY ohne weiteres einfachen Gallengangsadenomen ohne zystische Erweiterung angereiht werden. Konnte doch SIEGMUND direkte Übergänge von gewucherten Gallengängen in zystische Bildungen nachweisen. Auch von HIPPEL äußerte sich in diesem Sinne.

Die entwicklungsgeschichtlichen Betrachtungen über die Entstehung der Zystenleber haben uns erneut veranlaßt, auf das ungeheuer komplizierte In-einandergreifen aufmerksam zu machen, das im Laufe der Entwicklung zu jener wohlgeordneten Architektur der Leber führt, die uns das normalanatomische Bild bietet. Wir sind für die Zystenleber zu der Annahme gekommen, daß abgeirrte Gallengänge die formalgenetische Grundlage bedeuten können. Die Vermutung liegt aber nahe, daß diese Gallengänge bei der Entwicklungsstörung auch in anderer Form als Anomalie in Erscheinung treten können, ebenso wie man annehmen darf, daß auch die Leberzellen selbst und nicht zuletzt auch die Gefäße bei einer in der Embryonalzeit wirkenden Störung in irgendeiner Form die Anomalie bzw. Mißbildung auch im späteren Leben erkennen lassen. Ich komme damit auf das Gebiet der Gallengangsadenome, Leberadenome und Kavernome zu sprechen. Es ist hier selbstredend nicht der Ort, die Geschwülste — als solche werden sie schon durch die Namengebung charakterisiert — ausführlich zu schildern. Ihre Würdigung muß einer Be-schreibung im Rahmen der Lebergeschwülste im allgemeinen vorbehalten bleiben. Uns geht hier nur an, ob diese Geschwülste mit Entwicklungs-störungen irgendwelcher Art in Zusammenhang gebracht werden können.

Hinsichtlich der Gallengangsadenome, die aus wuchernden Gallen-gängen und Bindegewebe bestehen, verweise ich auf eine Beobachtung RIBBERTs.

Es handelte sich um ein linsengroßes Knötchen, das sich scharf gegen das gleichzeitig vorhandene Kavernom einerseits und das Lebergewebe andererseits
absetzte. „Eine Bedeutung kommt ihm insofern zu, als es im Verein mit der
Gefäßgeschwulst einen weiteren Beweis liefert für die Genese solcher Neubildungen aus embryonalen Entwicklungsstörungen." Ähnlich liegen die Verhältnisse beim Leberadenom. Für beide Geschwulstarten kann selbstredend eine
im späteren Leben erworbene Bildung nicht abgelehnt werden. Ribbert äußert
sich hinsichtlich der Leberadenome, „daß die Tumoren nichts anderes sind
als weiter entwickelte Lebergewebebezirke, die meist durch die zur Zirrhose
führende Entzündung, seltener durch embryonale Störungen aus dem
Zusammenhang getrennt wurden und bei mäßigem Umfange als Hyperplasien
betrachtet zu werden pflegen." Es braucht kaum betont zu werden, daß die
Entscheidung im Einzelfalle außerordentlich schwierig, häufig überhaupt unmöglich ist. Nur dann, wenn wir einen derartigen Befund beim Neugeborenen
oder doch bereits in den ersten Lebensjahren nachweisen können, dürften Bedenken nicht bestehen.

In dieser Beziehung liegen die Verhältnisse beim sogenannten Leberkavernom wesentlich klarer. Es handelt sich um sogenannte Hamartome, um
wenigstens in der Anlage angeborene Bildungen, und zwar nach Borst etwa
um Stellen, „an welchen infolge einer Entwicklungsstörung die Ausbildung
von Leberbalken zugunsten einer übermäßigen Entfaltung der Gefäße unterblieb". Diese meist subserös gelegenen Knoten können in ihrer Größe zwischen
der eines Stecknadelkopfes und der eines Kindskopfes schwanken. Sie bilden eine
in sich abgeschlossene Neubildung, die abgesehen von verhältnismäßig spärlichen
Bindegewebssepten nur aus den kavernösen Bluträumen besteht. Ein Zusammenhang mit den angrenzenden Gefäßen liegt „gar nicht oder nur ausnahmsweise
und in äußerst geringem Umfange" vor (Ribbert). Immerhin besitzen sie
zuführende und abführende Gefäße. Es handelt sich also um eine geschwulstartige Bildung, die gleichsam in das Gefäßsystem eingeschaltet ist. Daß es
sich dabei um eine Bildungsanomalie handelt, beweist das allerdings seltene
angeborene Vorhandensein deutlich erkennbarer Kavernome. Auch der im
Kindesalter bereits häufig mögliche Nachweis spricht in diesem Sinne, ebenso
die Tatsache des häufig beobachteten multiplen Auftretens. So sah z. B. Chervinsky bei einem 7monatigen Kinde massenhaft Kavernome der Leber. Beweisend ist auch ein von Borrmann (angeführt nach Ribbert) beobachteter Fall,
in welchem mehrere Kavernome der Leber anhingen, also nur durch einen
Bindegewebszug mit ihr verbunden waren. Es handelte sich um abgeschnürte
Bezirke von Lebersubstanz, in denen aber wegen der Ausschaltung die Entstehung
der Kavernome vor sich ging (Ribbert). Auch das gleichzeitige Vorkommen
von Kavernomen an anderen Körperstellen spricht für Entwicklungsstörung
(Roggenbau). Da nun solche Kavernome wachsen können, haben wir auch
hier den Zusammenhang von Mißbildung und Geschwulst. Einschränkend
muß aber auch an dieser Stelle betont werden, daß die Ätiologie noch nicht als
einheitlich gelten darf, zumal auch echte unmittelbar aus dem Venensystem
hervorgegangene Geschwülste (Roggenbau) vorzukommen scheinen.

Die Besonderheit, daß solche Kavernome auch im Bereiche von Nebenlebern
(Krause) vorkommen können, ist bereits oben bei Besprechung der Nebenleber erwähnt worden.

Runge, der beim Neugeborenen „multiple kavernöse Hämangiome" sah,
wobei neben der linken Hälfte des Gesichtes und des behaarten Kopfes, des
linken Unterarmes und der Hand auch Herz und Leber befallen waren,
bringt damit gleichsam einen Beweis für das angeborene Vorkommen dieser
Anomalie.

Solche Blutgefäßgeschwülste können in der Leber eine ungeheuerliche Ausdehnung erfahren. WALZ berichtet über einen Fall, der einen 45jährigen Kranken betraf, dessen Leber bei einem Gewicht von 6,67 kg im Bereiche des ganzen rechten Lappens, des Lobus quadratus und eines Teiles des linken Lappens von einem kavernösen Angiom befallen war. Der Tod war infolge Platzens des Angioms eingetreten.

Auch BLUMBERG teilt einen Fall mit, der infolge der Ausdehnung der Veränderung Erwähnung verdient.

Die Wandung der zahlreichen Bluträume zeigte endotheliale Wucherung.

Mitunter waren diese Zellen in mehreren Schichten der Innenwand der Gefäße eingelagert und ragten stellenweise wie Papillen in die erweiterten Bluträume hinein. Eine Ähnlichkeit der Geschwulstzellen mit gewucherten

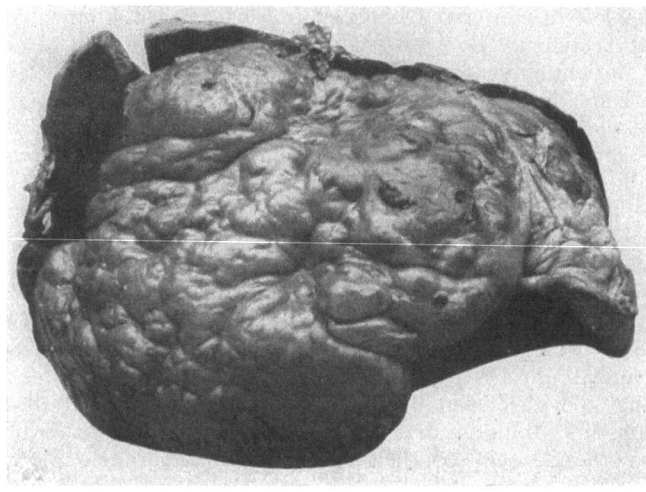

Abb. 16. Hämangioendotheliom der Leber. Aussehen der Leberoberfläche. (Nach BLUMBERG.)

Endothelien war vorhanden. An manchen Stellen waren mitten im normalen Lebergewebe plötzlich die Leberzellbalken auseinander gedrängt und dazwischen lagen vereinzelte große Zellen von dem Aussehen von Endothelzellen. BLUMBERG glaubt an derartigen Stellen den Ursprung der Gewächsentwicklung zu erkennen, zumal von hier aus deutliche Übergänge zu mehr angiomatösen Teilen festzustellen waren.

Wir erkennen an diesem Beispiele, wie schwierig es werden kann, in vorgeschrittenen Fällen, die einwandfreien Geschwulstcharakter tragen, Beweise für die Entstehung auf angeborener Grundlage zu erbringen.

Derartige als Angio- bzw. Hämangioendotheliome beschriebene Gewächse finden sich in der Literatur in großer Zahl (B. FISCHER, KAHLE, LÖHLEIN, SCHÖNBERG, NEUBÜRGER und SINGER u. a.).

SCHÖNBERG bespricht für seinen Fall die Möglichkeit, daß die Geschwulst sekundär auf dem Boden eines bereits vorhandenen Kavernoms entstanden ist. Das Vorkommen derartiger Geschwülste in zirrhotischen Lebern (KAHLE, KOTHNY, HACHFELD und SCHLESINGER) sei kurz erwähnt. B. FISCHER, der ebenfalls ein „primäres Angioendotheliom der Leber" beschreibt, betrachtet seinen Fall als einen embryonalen Anlagefehler des ganzen Kapillarendothels der Leber, der als Grundlage der Geschwulstentstehung anzusehen sei. Mikroskopisch war das Bild bei zahlreichen Mitosen und Zellen mit Riesenkernen so unregelmäßig, daß das Bild eines polymorphzelligen Sarkoms vorlag.

Bemerkenswert ist ferner, daß derartige Geschwülste blutbildende Eigenschaften erkennen lassen (KAHLE, SCHÖNBERG u. a.).

SCHÖNBERG trennt zwei Formen:

1. Das Hämangioendotheliom der Leber ist das von den Blutgefäßkapillarendothelien ausgehende Gewächs, das sich auszeichnet durch sein diffuses Wachstum und seine blutbildende Fähigkeit. Es ist als eine Hamartiebildung des Kapillarsystems anzusehen.

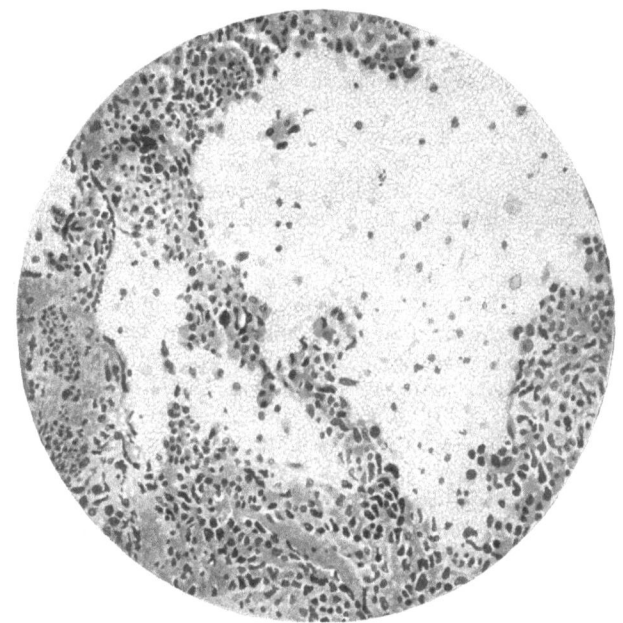

Abb. 17. Hämangioendotheliom der Leber. Schwache Vergrößerung. Erweiterte Bluträume mit Wucherung und Vermehrung der Wandelemente. (Nach BLUMBERG.)

2. Als zweite Form von Blutgefäßendotheliomen der Leber kommen sehr selten Tumoren vor, die ihren Ausgang vom Endothel der großen Blutgefäßräume der Leber oder möglicherweise von der Wand präexistierender Kavernome nehmen. Sie besitzen kein diffuses Wachstum, sondern bilden umschriebene, vom Lebergewebe abgegrenzte Knoten. Sie entsprechen in ihrem Bau den in anderen Organen beschriebenen Hämangioendotheliomen. Sie sind möglicherweise auf Rückbildungsprozesse in der Leber post partum zurückzuführen.

Ob sich eine derartige Trennung für alle Fälle durchführen läßt, muß dahingestellt bleiben.

NEUBÜRGER und SINGER nehmen für ihre Fälle eine kongenitale abnorme Beschaffenheit des Kapillarsystems der Leber an, das neben der Fähigkeit zu geschwulstmäßiger Entartung auch zu einem gewissen Grade blutbildende Fähigkeiten wiedergewinnt. Diese abnorme Beschaffenheit erstreckt sich nach

Ansichten der Autoren auf das gesamte Kapillarsystem der Leber. Dem widerspricht auch nicht, daß man das geschwulstmäßige Wachstum verschiedener Stellen in sehr verschiedenen Stadien antrifft. Von scheinbar noch normalen Kapillaren bis zum vollentwickelten Tumor trifft man sämtliche denkbaren Zwischenstufen. Man darf annehmen, daß die wenigen morphologisch noch nicht faßbaren Kapillaren bei längerer Dauer des Prozesses gleichfalls erkrankt wären.

Solche Hämangioendotheliome können, wie eine Mitteilung von Dassel zeigt, auch zu weitgehender Metastasenbildung führen.

Die Erwähnung all dieser Fälle an dieser Stelle erscheint berechtigt, da zum mindesten ihre erste Entstehung auf angeborene Störungen, Fehlbildungen, Anlagefehler oder dgl. zurückzuführen ist. Diese Tatsache berührt aber nur eine Teilfrage dieser Tumorbildung. Es ist daher an dieser Stelle nicht der Ort, die Einzelheiten der histologischen Veränderungen zu schildern. Dies geschieht an anderer Stelle. Eine etwas breitere Ausführung erschien aber doch wohl notwendig, da keineswegs sämtliche Forscher einschlägige Fälle hinsichtlich ihrer Entstehung in diesem Sinne auffassen. Je nach Sachlage dürfte auch eine andere Auffassung ihre Berechtigung haben. So faßt z. B. Ehrenteil kavernomähnliche Bildungen, die er in Fällen von Pfortaderthrombose, insbesondere im Bereiche des Leberhilus sah, als erweiterte Kollaterale auf.

Einschlägig ist auch eine Mitteilung v. Falkowskis: „Über eigenartige mesenchymale Hamartome in Leber und Milz", die er neben multiplen eruptiven Angiomen der Haut bei einem Säugling beobachten konnte. Bau, Wachstumsart und Verhältnis zu dem umgebenden Gewebe kennzeichneten sie als histioid. Die Neubildungen der Leber und Milz bildeten eine Kombination von Blutgefäßgeschwülsten mit einem eigenartigen kern- und faserhaltigen, blutgefäß- und zellbildungsfähigen, interangiomatösen Gewebe. Sie verhielten sich bei ihrem Wachstum wie gutartige Neubildungen. Das Tumorgewebe war als persistent gebliebenes embryonales mesenchymales Gewebe anzusehen. Es ließ auch die Struktur des embryonalen Gewebes noch zum Teil erkennen. Das Wesen der Störungen erblickte v. Falkowski in einem verlangsamten Vermögen des embryonalen Mesenchyms, sich in Gefäßwandzellen, Stützgewebe und Blutelemente zu differenzieren. Leber- und Milztumoren sind als Gewebsmißbildungen zu betrachten und als Hamartome zu bezeichnen.

Den gleichen Gedankengang legt der Befund eines primären Lebersarkoms nahe, den Roth bei einem 7jährigen Mädchen erheben konnte. Es handelte sich mikroskopisch um ein polymorphzelliges Sarkom mit zahlreichen Riesenzellen, das durch Bildung mehrerer kleinapfelgroßer Knoten den rechten Leberlappen stark vergrößert hatte. In dem letzterwähnten Falle ist es nur das Alter der betroffenen Patientin, das in der Genese der Geschwulst an eine kongenitale Störung denken läßt.

Bei den meisten Fällen primärer Lebersarkome (Marx) wäre allerdings eine dahingehende Annahme berechtigt. Doch sei auf die Tatsache hingewiesen, daß Lebersarkome öfters mit Nierengewächsen zusammen vorkommen, und daß sich diese Verbindung, wie Marx betont, nur bei Neugeborenen findet.

Eine zweifellos angeborene Grundlage haben die äußerst seltenen sogenannten Mischgeschwülste der Leber, wie sie zum Beispiel Philipp und Hippel gesehen haben. In beiden Fällen, die 9 Monate bzw. $1^3/_4$ Jahre alte Kinder betrafen, fand sich adenomähnliches Gewebe und Knorpeleinsprengungen. Im Fall Hippels auch typische Verhornung. Philipp nahm an, daß ein Mesenchymkeim in die Leber versprengt worden sei und daß das Adenom dem Leber-

gewebe angehöre; HIPPEL deutet den Adenomteil ebenso, läßt aber das Bindegewebe der Leber den Knorpel bilden und die Verhornung auf dem Wege der
Metaplasie entstehen. RIBBERT, der dieser Deutung nicht zustimmt, hält es
für zweifellos, daß auch hier eine Keimversprengung vorgelegen hat. Eine
im wesentlichen gleichartige Beobachtung, die ein 11 Monate altes Kind betraf,
teilt STRANZ mit.

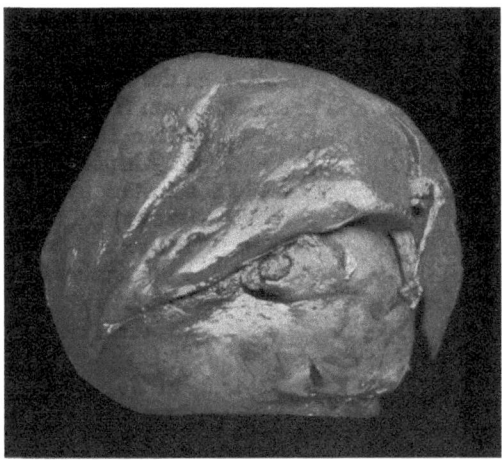

Abb. 18. Mischgeschwulst der Leber. Leber mit Gewächs, Vorderansicht. (Nach NISSEL.)

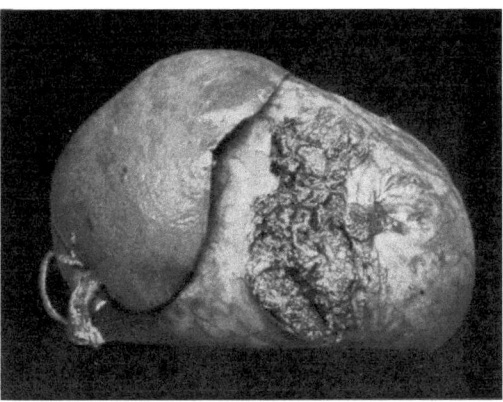

Abb. 19. Mischgeschwulst der Leber. Leber mit Gewächs, Ansicht von links. In der Mitte der
Geschwulst die Ruptur. (Nach NISSEL.)

Die jüngste einschlägige Mitteilung verdanken wir NISSEL. Der Autor,
der aus dem Schrifttum im ganzen nur 12 sichere Fälle von Mischgeschwülsten
der Leber zusammenstellen konnte, berichtet über eine eigene Beobachtung,
die ein neugeborenes Mädchen betraf, und dessen Tod wenige Minuten nach der
Geburt infolge Verblutung durch Platzen dieser Geschwulst eingetreten war.

Mikroskopisch bestand der Tumor nebeneinander aus gewucherten epithelialen und bindegewebigen Bestandteilen von anscheinend bösartigem Charakter, sowie Knorpel- und Knochengewebe. NISSEL nimmt an, daß die Geschwulst

aus ausgeschalteten, epithelialen und Bindegewebszellen der embryonalen Leberanlage entstanden ist. Die Entwicklung von Knorpel und Knochen kann durch progressive Metaplasie im Sinne von LUBARSCH erklärt werden, wobei die Möglichkeit nicht ausgeschlossen werden kann, daß das metaplastisch gebildete Gewebe auch aktiv weitergewuchert ist.

Die Annahme einer Keimversprengung trifft ferner für Knötchen von Nebennierensubstanz in der Leber zu, Befunde, die man kennen muß, um sich vor Verwechslung mit Adenomen der Leber und Leberzellkarzinomen zu schützen (KAUFMANN). Es handelt sich dabei um akzessorische Nebennieren, die aus Rindensubstanz bestehen und außer in der Leber auch in der Umgebung der Nebennieren, in der Niere und in der Nähe von Hoden und Ovarien gefunden werden. Zur Zeit läßt es sich bei der unsicheren Herkunft der Nebennierenrinde noch nicht entscheiden, ob es sich um Abspaltungen und Gewebsverlagerungen von dem Hauptorgan oder um selbständige Bildungen aus Rudimenten des Urogenitalsystems handelt (VON GIERKE). Kleinere derartige Nebennennierchen kommen in der Leber nicht allzu selten vor. BEER untersuchte 150 Lebern systematisch auf derartige Keime und erzielte in 6 Fällen positives Ergebnis. Er fand sie ausschließlich im rechten Lappen, wo sie meist in der GLISSONschen Kapsel lagen, doch fanden sich auch Stellen, wo sie mit dem Lebergewebe unmittelbar zusammenstießen. Sie enthielten niemals Mark. Manchmal war eine strukturelle Anordnung in Zona fasciculata und reticularis zu erkennen. Daß die Gebilde, die BEER beschrieb, durchweg Nebennierenkeime waren, bezweifelt RIBBERT mit dem Hinweise, daß das häufige gleichzeitige Vorhandensein von Tuberkeln es wahrscheinlich mache, daß es sich um begrenzte fetthaltige Lebergewebsbezirke handelte.

Dementsprechend ist auch eine von SCHMORL gemachte Angabe über die Häufigkeit solcher Gebilde eine andere. Dieser fand bei 510 Leichen 4 akzessorische Nebennierenkeime in der Leber, die alle in der Nähe der Impressio suprarenalis lagen. Über die Entstehung äußert sich SCHMORL dahin, daß diese Einschlüsse verirrter Nebennierenkeime in anderen Organen daraufhin zurückzuführen seien, „daß diese für gewöhnlich mit geringer Wachstumsenergie begabten und daher nur selten einen größeren Umfang erreichenden Gebilde von benachbarten Organen, deren Wachstumskraft eine größere ist, umwachsen werden". Die Tatsache, daß Leberzellen und Gallengänge in diese Gebiete hineinwuchern können, erklärt SCHMORL mit dem Bestreben der Leber, die fremden Eindringlinge zu entfernen, und denkt an die Möglichkeit, daß auf diese Weise kleine in die Lebersubstanz eingelagerte Nebennierenkeime völlig zum Verschwinden gebracht werden können. In einem Falle SCHMORLs von kongenitaler Verlagerung der rechten Niere lag die ganze rechte Nebenniere unter dem die Unterfläche des rechten Leberlappens überziehenden Bindegewebe. Mikroskopisch war die Nebenniere zur Hälfte von Leber umwachsen. In dem die beiden Organe trennenden Bindegewebe fanden sich breite Lücken, durch die Gallengänge und Leberzellzüge ins Nebennierengewebe eindrangen.

Eine andersartige Beobachtung teilt OBERNDORFER mit. Bei einem 11 Monate alten angeboren syphilitischen Kinde war die rechte Nebenniere an der Impressio suprarenalis der Leber fast adhärent, auf dem Querschnitt makroskopisch von der Leber durch ein etwa $^1/_3$ mm dickes, weißliches Band abgetrennt, das mikroskopisch aus zellarmem straffem, zum Teil hyalinem Bindegewebe bestand. Die Zellen erinnerten an typische Rindenzellen der Nebenniere, besonders des Stratum glomerulosum und fasciculatum; nur ist ihr Protoplasmaleib beträchtlich kleiner. OBERNDORFER ist im Gegensatze zu SCHMORL der Ansicht, daß pathologisch gesteigerte Bindegewebsbildung den Anlaß zur Keimversprengung gab.

Daß solche Keime die Grundlage späterer bösartiger Gewächsbildung werden können, sei kurz vermerkt (PEPERE, SCHMORL, RIBBERT, BEER, DONATI u. a.).

Und schließlich sei noch einer Mitteilung DE RUYTERs gedacht, der bei einem 10 Tage alten Kinde in einer 20:12,5:6,5 cm großen Leber bzw. Lebergeschwulst ein Lymphosarkom feststellte, das er als kongenitale Geschwulst ansprach. Die Neubildung, die sich auch in beiden Nebennieren fand, ließ Lebergewebe nicht mehr erkennen.

Die bisherigen Ausführungen über Mißbildungen der Leber haben Veränderungen in Größe, Form und Lage behandelt, haben dabei das System der Gallenwege, des Blutumlaufs berücksichtigt, haben besondere Verhältnisse des Bandapparates beachtet und schließlich abnormer Gewebeversprengungen und

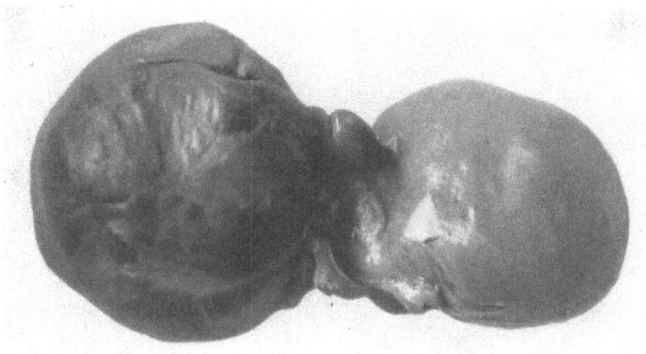

Abb. 20. Mißgestaltung der Leber. Der große Lappen lag in einem Bauch-Nabelbruch.
(Aus der Sammlung des Pathol. Institutes Mainz, G. B. GRUBER.)

Einlagerungen gedacht. Ein Organ besteht in seiner Gesamtheit aus dem spezifischen Parenchym, seinen Gefäßen, seiner Stützsubstanz. Wir hätten also bisher Mißbildungen berücksichtigt, die nahezu ausschließlich die Leber als Organ in seiner Gesamtmasse betrafen und, was das Wesentlichste ist, ihre formale Entstehung im Organ erkennen, ihre Entstehungsursache zum mindesten in ihm selbst vermuten lassen.

Im Gegensatze hierzu möchte ich nunmehr gleichsam als Anhang Beobachtungen folgen lassen, bei denen die Leber zur Zeit der Geburt zweifelsohne weit über die Variationsbreite hinaus in ihrer Form oder Lage verändert, also mißbildet war. Ein derartiger Befund ist aber entstehungsgeschichtlich nicht eine Folge primär in der Leber wirkender Einflüsse. Es handelt sich vielmehr um Begleit- und Folgeerscheinungen anderweitiger schwerer Mißbildungen, in die rein sekundär die Leber einbezogen worden ist. Es kann jedenfalls abgelehnt werden, daß etwa die Mißgestaltung der Leber ursächlich ganz oder teilweise d. h. mit anderen Organ- und Gewebeteilen zusammen die das Bild beherrschende hauptsächliche Mißbildung bedingt hätte.

In Betracht kommen in diesem Zusammenhange Leberveränderungen bei Zwerchfellhernien, Bauchspalte, insbesondere Nabelhernien, und darüber hinaus Leberbefunde bei Situs inversus und schließlich bei in Betracht kommenden Doppelmißbildungen.

Wiederum kann es nicht meine Aufgabe sein, der genannten Mißbildungen als solcher an dieser Stelle zu gedenken. Wir wollen vielmehr einzig und allein die Frage prüfen, inwieweit die Leber als Folge der genannten Mißbildungen in Lage, Form und Größe zur Zeit der Geburt Veränderungen aufweist, die uns gestatten, den Befund des genannten Organes als Mißbildung anzusprechen.

Im Rahmen der genannten Bruchbildungen kommen für uns selbstredend nur angeborene Hernien in Betracht, obwohl die zufällige Lebergestalt (Abb. 20) (aus der Sammlung des path. Instituts Mainz, G. B. Gruber) nur eine Folge des Bruches darstellt, gleichgültig, ob diese kongenitalen oder erworbenen Ursprungs ist. Entscheidendes Moment bleibt für uns die Tatsache, daß hinsichtlich der Leber die Gestaltsveränderung zum mindesten zur Zeit der Geburt bzw. schon zur Zeit der Fetalperiode bestand.

Was die Zwerchfellhernien betrifft, so können wahre Hernien mit peritonealer Vorstülpung und falsche Hernien, bei denen durch einen Defekt des Zwerchfelles Baucheingeweide frei in den Brustraum treten, unterschieden

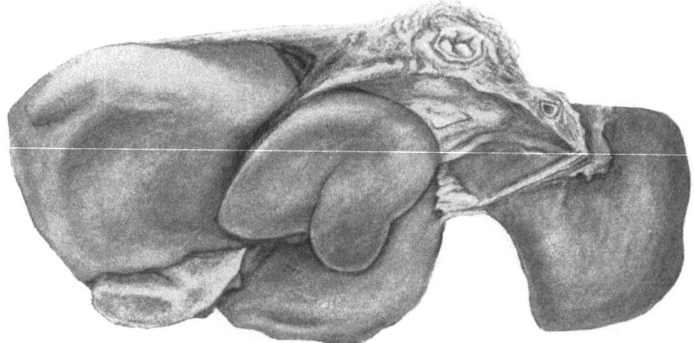

Abb. 21. Abnorme Lappung der Leber bei Verlagerung des linken Lappens in einer Bauchhernie. 5 Monate alter Knabe. Blick auf die Unterseite der Leber. Trennung beider Unterlappen durch breiten bindegewebigen Strang. (Sammlung von v. Hansemann.)

werden. Letztere bei weitem häufiger, nach Grosser im Verhältnis von 7:1 vorkommend, sind eigentlich Ektopien von Baucheingeweiden. Diese Anomalien betreffen vorwiegend die linke Zwerchfellhälfte in ihrem membranösen Teile; seltener ist das Foramen oesophageum Sitz des Bruches (E. Schwalbe). Die Einwirkung auf die Leber ist eine rein sekundäre (Abb. 23). Je nach Sitz der Hernie, Weite ihrer Bruchpforte, wird die Gestalt der Leber entstellt sein können. In der Regel sind es lediglich Vorwölbungen oder mäßig ausgezogene zungenförmige Lappenbildungen. Es ist verständlich, daß derartige Formveränderungen vor allem den linken Leberlappen betreffen. Die Kasuistik in dieser Hinsicht würdigen, hieße das Schrifttum der Zwerchfellhernien auf deren Einfluß auf die Leber prüfen. Im Rahmen der genannten Hernien ist dieser Befund aber nichts weiter als eine mehr oder weniger nebensächliche Begleiterscheinung, wobei eine Fülle zufälliger Faktoren von Einfluß auf den jeweiligen Leberbefund ist. Auch dann, wenn die Leber selbst mit einem Teile an dem Bruchsackinhalt bzw. an der Ektopie teilnimmt, können sich an dem genannten Organ Folgen der Zwerchfellhernie bemerkbar machen. Brüche im Bereiche der Speiseröhrendurchtrittsstelle oder gar über dem Brustbein in der Muskelpartie der Pars sternalis, wie es z. B. Kratzeisen beschrieb, können nicht erwarten lassen, daß Leberteile in den Bruch selbst einbezogen sind. Der genannte Autor sah aber in seinem Fall insofern eine Mißgestalt der Leber, als diese klein war und einen unvollständigen linken Leberlappen aufwies, während der rechte ersetzend vergrößert war. „Dieser Defekt im Bereiche des linken Lappens stand wohl mit der Zwerchfellhernie in irgendwelcher, vielleicht sekundärer, vielleicht korrelativer und konkurrierender Beziehung, denn er war ihr unmittelbar benachbart."

LÜNING berichtet über eine kasuistisch Besonderheit bietende Beobachtung. Es bestand eine angeborene Zwerchfellhernie, die nachträglich gerissen war. In seiner Beschreibung schenkt er den Verhältnissen der Leber besondere Beachtung. Wenn auch den erhobenen Befunden keine prinzipielle Bedeutung

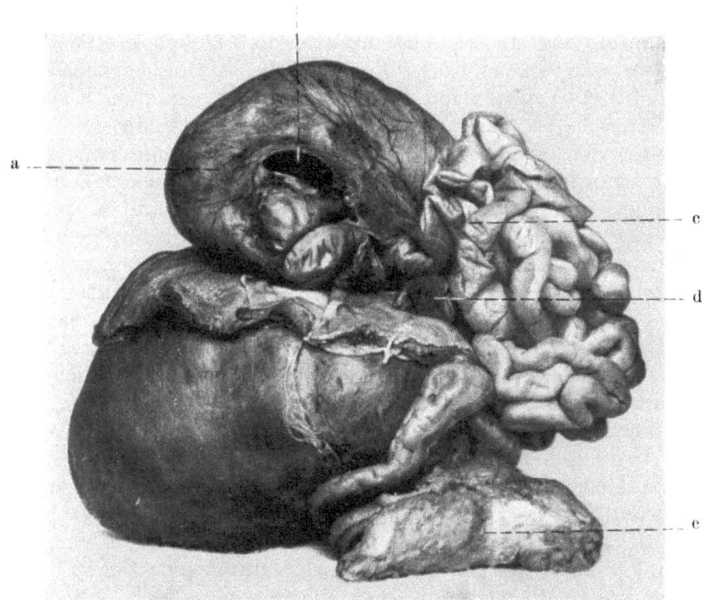

Abb. 22. Hernia diaphragmatica congenita mit Beteiligung der Leber und nachträglicher Ruptur des Bruchsackes. a Bruchsack; b Riß im Bruchsack mit der stehen gebliebenen Brücke; c frei in der linken Pleurahöhle liegende Darmschlinge; d abgeschnürter Leberteil; e Beckenorgane. (Nach J. LÜNING.)

zukommt, diese vielmehr nur Zufälligkeiten des geschilderten Einzelfalles darstellen, sei unter Wiedergabe einer Abbildung LÜNINGs der Fall etwas eingehender geschildert. Auch werden wir sehen, daß bei Heranziehung anderer Beobachtungen vielleicht doch eine gewisse Gesetzmäßigkeit hinsichtlich des Verhaltens der Leber festgestellt werden kann.

Die Beobachtung betraf einen 3 Tage alten Knaben. Die Durchtrittsstelle der linksseitigen Zwerchfellhernie lag in der Pars tendinosa des Zwerchfelles. Die Durchtrittsöffnungen für den Ösophagus und die großen Gefäße waren durchaus regelrecht ausgebildet. Sie standen mit der Spaltbildung in keiner Beziehung. Die Membran, die den Bruchsack bildete, war das Bauchfell. Links zeigte der Bruchsack einen Riß, durch den die frei in der Pleurahöhle liegenden Darmschlingen hindurch getreten waren. Es ist anzunehmen, daß diese ursprünglich sich ebenfalls im Bruchsack befunden haben. In der Pars tendinosa der linken Zwerchfellhälfte fand sich ein $2^1/_2 : 3$ cm großer Defekt, durch den die Bauchorgane hindurchgetreten waren. Der vordere Rand des

rechten Leberlappens war nach hinten und unten umgeschlagen. Seine Gestalt
zeigte sonst keine Abweichungen; er war von entsprechender Größe und Konsistenz. Der linke Lappen dagegen war ziemlich groß und unregelmäßig gestaltet.
Von seinem linken seitlichen Rande entsandte er einen zungenförmigen Fortsatz nach oben durch den Zwerchfelldefekt in die linke Pleurahöhle. Die weiteren
Einzelheiten des Falles sind an dieser Stelle belanglos. Erwähnt sei nur, daß
am lateralen linken Rande des Zwerchfelldefektes auf dem Boden der Pleurahöhle zwei zungenförmige Gebilde von fester Konsistenz und rötlichbrauner
Farbe lagen. Das eine war $2^1/_2$ cm : 2 cm : 4 mm, das andere 1 cm : 2 cm : 1 mm
groß. Sie erweckten den Eindruck von Nebenlebern. Man erkannte jedoch,
daß sie mit dem linken Leberlappen durch ein $1^1/_2$ cm breites, flaches, bindegewebiges Band zusammenhingen.

Mikroskopisch zeigten die abgeschnürten Leberteilchen eine bindegewebige
Grundsubstanz. In den breiteren Bezirken dieses Bindegewebes lag in Form
und Anordnung etwa derjenigen der normalen GLISSONschen Kapsel gleichend,
Vene und Arterie. Als Überzug der Oberfläche fand man eine dünne fibröse
Kapsel. Unter der Oberfläche erblickte man eine Reihe von Zellen in pali-
sadenartiger Anordnung, welche ganz dem Typ der Leberzellen entsprachen,
und zwar lagen immer Herdchen reihenartig nebeneinander. Nach der Tiefe
zu wurde das Bild unregelmäßiger. Hier sah man ganz unregelmäßig verteilte
größere und kleinere Bezirke typischer Leberzellen. KUPFFERsche Sternzellen
waren ebenfalls nachweisbar. Eine Formierung zu Azinusstruktur fehlte, Gallengänge und Gallengangssprossen waren reichlich zu finden. Sie entsprachen,
etwa den Gallengangsneubildungen, wie man sie zuweilen bei Leberzirrhose
findet. Die Gefäßversorgung war eine außerordentlich reichliche. Außerdem
fand sich eine Zellinfiltration von gemischter Zusammensetzung.

LÜNING erwähnt weitere Fälle von HOFER, BISCHOFF und PAPE.

In dem HOFERschen Falle bestand eine linksseitige Zwerchfellhernie. Der
linke Lappen der sonst wohl ausgebildeten Leber war nach aufwärts geschlagen
und verschwand in einer Bruchpforte im Zwerchfell. BISCHOFF berichtet über
drei Fälle. Bei einem männlichen Kinde entsandte die Leber einen erheblichen
Teil ihres linken Lappens, der von der Leber durch eine tiefe Furche getrennt
war, in den linken Pleuraraum. Bei einem asphyktisch geborenen Knaben
fanden sich neben anderen Bauchorganen in der linken Pleurahöhle ebenfalls
Teile des linken Leberlappens, die durch einen bindegewebigen Strang mit der
Leber in Verbindung standen. Schließlich fand sich bei einem 9 Monate alten
Feten in der linken Pleurahöhle ein Teil des linken Leberlappens, der an der
Durchtrittsstelle durch das Zwerchfell eine tiefe Einkerbung aufwies.

In dem Falle von PAPE bestand ebenfalls ein linksseitiger Zwerchfelldefekt.
Im Bauchraum fand sich eine mißgestaltete, sehr umfangreiche Leber, von
deren linkem Lappen ein glatter, zungenförmiger Fortsatz durch den Zwerchfelldefekt hindurchgetreten war. Nach seinem Eintritt verzweigte er sich ähnlich
wie die Gefäße im Mesenterium.

Bei Betrachtung der geschilderten Fälle kommt LÜNING zusammenfassend
zu dem Ergebnis, daß in bezug auf das Verhalten der Leber eine gewisse
Gesetzmäßigkeit zu herrschen scheine. Man muß annehmen, daß der linke
Lappen ursprünglich keine abnorme Bildung zeigte. Bekanntlich ist die Leber
links und rechts bei Feten und Neugeborenen sehr groß. „Es ist nun sehr wahrscheinlich, daß ein derartig großer Lappen, zumal, wenn er in direkter Nähe
eines evtl. Zwerchfelldefektes liegt, bzw. den Defekt sogar überdeckt, zum Durchtritt durch den Defekt geradezu prädestiniert ist." Der Vorgang ist etwa folgender: Die in die Pleurahöhle austretenden Organe pressen den Leberzapfen vor
sich her durch die Bruchpforten, und zwar dies besonders dann, wenn auch

Magen und Duodenum in die Pleurahöhle austreten. Bei dem engen Zusammenhang, der zwischen Leber und Magen besteht, ist es klar, daß, wenn der Magen verlagert wird, er die Leber an den zahlreichen ligamentösen Verbindungen, die zwischen beiden Organen bestehen, nach sich zieht. Es erfolgt dann eine Zusammenpressung durch Anlagerung an den Rand des Bruchringes, Atrophie des Leberparenchyms und Bindegewebsbildung. Der erste Eindruck, daß es Nebenlebern wären, in dem Sinne, daß schon die Keimanlage versprengt worden ist, fand mithin bei genauerer Untersuchung keine Bestätigung.

Grundsätzlich gleichartig sind die Leberbefunde, die wir bei dem Nabelschnurbruch bzw. der Bauchspalte zu erwarten haben. Man findet an

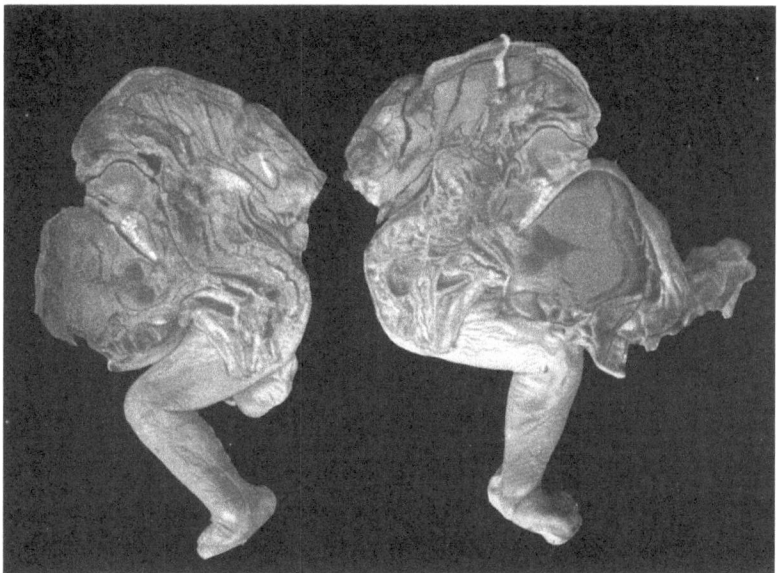

Abb. 23. Medianer Durchschnitt durch einen Fetus mit Bauchbruch, Enzephalozele und Rhachischisis. Im Bauchbruch namentlich Leber. (Nach E. Schwalbe.)

Stelle des Nabels einen von Amnion und dem parietalen Bauchfell gebildeten Bruchsack, an dessen Kuppe oder meist exzentrisch der Nabelstrang ansetzt, und um dessen Peripherie die Nabelgefäße von seiner Ansatzstelle an divergierend verlaufen. Ein solcher Bruchsack kann klein sein und nur Dünndarmschlingen enthalten. Er kann aber auch wesentlich größer sein, schließlich nahezu sämtliche Darmschlingen, selbst Magen, Milz und Teile der Leber einschließen. Dieser Grad des Bruches wäre dann als Bauchspalte zu bezeichnen. Es werden alle Übergänge von vollkommener Spaltung an der vorderen Schließungslinie über partielle Bauchspalte, den Nabelschnurbruch bis zum kleinen unbedeutenden Nabelbruch beobachtet. Manchmal können die Eingeweide auch völlig frei — also unbedeckt von Amnion und Bauchfell — liegen. Es handelt sich dabei um Hemmungsbildungen, zumal normalerweise ein Nabelstrangbruch beim Menschen in der Zeit der 4. bis 7. Woche des Embryonallebens beobachtet wird, wobei ein Teil der Dünndarmschlingen außerhalb der Bauchhöhle in der von der Scheide des Nabelstranges, dem Amnion, gebildeten Hülle liegt. Je größer die Spalte, desto stärker die Eventeration. Im allgemeinen schließen solche Mißbildungen höheren Grades die Lebensfähigkeit aus. An der Leber können Kapselverdickungen oder Verwachsungen mit der Nachbarschaft eintreten.

Häufig sind solche Mißbildungen mit Rhachischisis verbunden. Daß gelegentlich der Bruchinhalt vorwiegend aus Leber besteht, zeigt uns eine Beobachtung E. SCHWALBEs, die einen Feten mit Bauchbruch, Enzephalozele und Rhachischisis betrifft.

Man erkennt, wie die Leber gleichsam mit einem verhältnismäßig dünnen Stiel in den Bruchsack eintritt und hier unter starker Änderung der Gestalt den Sack nahezu völlig ausfüllt.

Auch beim Situs inversus ist begreiflicherweise die Leber beteiligt und zwar sowohl bei der Inversio viscerum completa, bei welcher sämtliche Organe, die normalerweise rechts gelagert sind, links liegen und umgekehrt, als auch bei jenem Situs inversus partialis, der sich nur auf die Bauchorgane oder einen Teil derselben beschränkt. Bei einer vollkommenen Umkehrung sämtlicher Organe haben wir gleichsam das Spiegelbild der normalen Lagerung vor uns. Eine derartige Leber würde also in ihrer Form durchaus einer normalen Leber entsprechen, nur mit dem Unterschiede, daß links und rechts für sämtliche Leberteile und Abschnitte vertauscht ist. Es ist nicht uninteressant, daraufhinzuweisen, daß zum Beispiel E. SCHWALBE solche Befunde nicht zu den Mißbildungen rechnet, sondern als Bildungsvarietät betrachtet. Mithin wäre auch eine derartige Leber keine Mißbildung, sondern nur eine Varietät. Von diesen totalen Formen des Situs inversus gibt es nun ohne scharfe Grenze alle Übergänge zu jenen Lageanomalien, bei denen nur einzelne Organe oder Organteile der Heterotaxie verfallen sind. Ob eine vollständige Transposition der Bauchorgane bei völlig normalem Situs der Brustorgane vorkommt, ist vorerst zweifelhaft. Es ist vielmehr eine Transposition der Baucheingeweide entweder Teilerscheinung eines totalen Situs inversus oder aber eine partielle Verlagerung von Organen oder Organgruppen, die aber nicht auf den Ursachen der totalen Heterotaxie beruht (LOCHTE).

Uns geht an dieser Stelle die Frage an, ob die Leber ebenso wie etwa der Magen mit seinen Anhangsgebilden (Milz, Duodenum, Pankreas, Mesogastrium) für sich einen transponierten Entwicklungstypus zeigen kann. Es ist dies der Fall, ,,je nachdem bei sonst vollständigem Situs solitus die rechte oder bei sonst vollständigem Situs transversus die linke Nabelvene erhalten ist. Freilich muß hier die Einschränkung gemacht werden, daß auch unter diesen Umständen die Transposition keine ganz reine ist, indem keiner der bisher beobachteten Fälle die Forderung LOCHTEs erfüllt, daß bei normalem Situs mit Transposition dieses Organes auch die Lebervenen links zum Herzen ziehen. Dasselbe gilt auch für die Fälle von Situs inversus mit normalem Entwicklungstypus der Leber, wo die Lebervenen rechts zu dem links liegenden venösen Vorhof ziehen sollten" (RISEL).

Da also schon in den auch theoretisch denkbaren einfachsten Formen einer auf die Leber beschränkten Transposition in der Regel kausal und formal bestimmte Gefäßveränderungen eine Rolle spielen, ist es verständlich, daß man unnatürliche Gewalt anwendet, wenn man gleichsam ein einziges Organ in der Besprechung aus jenem Rahmen herausgreift, in dem es in innigem Konnexe mit anderen Organen zusammengefügt ist. Es bedeutet eine wertlose Stückarbeit, wenn man das Gesamtbild eines Situs inversus, selbst eines partiellen, das aber immerhin noch Organgruppen umfaßt, in einzelne Organe zerpflücken will. Ganz abgesehen davon, daß beispielsweise bei dem Befunde einer linksgelagerten Leber ohne weiteres das Interesse für die Frage, wie die anderen Organe des Körpers gelagert sind, geweckt wird, muß eine derartige Isolierung gleichsam eines Symptomes aus einem das Krankheitsbild charakterisierenden Symptomkomplex wissenschaftlich als wertlos erscheinen. Denn das wissenschaftliche Interesse ist mit der objektiv festgestellten Tatsache der Verlagerung nicht befriedigt. Es sind vielmehr bei Mißbildungen die Fragen der formalen und kausalen Genese, die das Interesse des Wissenschaftlers in Anspruch nehmen. Für das Gebiet des Situs inversus (partialis) müssen wir auch heute noch bekennen, daß unsere Kenntnisse ziemlich lückenhaft sind, daß wir noch weit entfernt sind, „für das Zustandekommen dieser offenbar durch recht verschiedene Momente beeinflußten Entwicklungsstörungen" (RISEL) eine befriedigende Erklärung zu geben. Um so wertloser also ein Herausgreifen des Befundes der Leber beim Situs inversus. Eine gewisse Berechtigung bestünde, wenn wir etwa die Größe — und Formveränderung der einzelnen Leberlappen und — Teile berücksichtigen wollten, die bei einer transponierten Leber zur Beobachtung kommen.

Aber abgesehen von den Folgezuständen abnormer Gefäßentwicklung (Erhaltenbleiben sonst zurückgebildeter Gefäße!) sind solche Varietäten im wesentlichen Folgen der jeweiligen Anpassung des Organes an die Umgebung. Was aber interessiert, das ist die Frage, in welchem Komplexe transponierter Organe die Transposition der Leber zur Beobachtung kommt. Wenn wir diese Frage erörtern, wird sich auch Gelegenheit bieten, an der Hand kasuistischer Mitteilungen die Formveränderungen der verlagerten Leber kurz zu streifen. Zur Grundlage bediene ich mich der ausführlichen Arbeit W. RISELs: Die Literatur des partiellen Situs inversus der Bauchorgane, in der er einschlägige Fälle einordnet und zu einer übersichtlichen Einteilung kommt, die im Rahmen unserer Ausführungen wenigstens teilweise unsere Aufmerksamkeit für sich in Anspruch nehmen darf.

Ein erster Abschnitt, der Mitteilungen von LOCHTE und HOCHSTETTER enthält, umfaßt Fälle von „transponiertem Entwicklungstypus der Leber allein zum Teil mit Mesenterium commune und Hemmungsbildung in der Lage des Darmes"

Im Falle LOCHTEs liegt die Leber symmetrisch in beiden Hypochondrien. Das Ligamentum suspensorium liegt in der Medianebene des Körpers, links von ihm am unteren Leberrande liegt die Gallenblase. Wenig nach rechts vom Ligamentum suspensorium mündet die obliterierte Nabelvene. An der Unterfläche der Leber fehlt der Lobus quadratus. Ein Lobus Spigelii ist an der Hinterfläche deutlich ausgeprägt.

In den beiden Fällen HOCHSTETTERs war bei offenbarer Lage der Leber im rechten Hypochondrium einmal der linke Leberlappen kleiner als der rechte, das andere Mal bestand das umgekehrte Verhältnis. In beiden Fällen lag die Gallenblase links vom Ligamentum teres bzw. der Nabelvene. Diese Skizzierung zeigt, daß selbst in einer von sachkundiger Seite vorgenommenen Rubrik verschiedene Leberbefunde zur Beobachtung kommen. Es handelt sich aber dabei nicht um grundsätzliche Unterschiede, die ja eine weitergehende Rubrizierung erfordert hätten, sondern nur um Abweichungen, die individuelle Schwankungen sonst grundsätzlich gleichwertiger Befunde darstellen. Es genügt daher, wenn ich mich weiterhin darauf beschränke, das von RISEL ausgearbeitete Einteilungsprinzip kurz zu erwähnen, soweit es auch für Leberbefunde in Frage kommt.

Die 2. Gruppe umfaßt Fälle von „nicht transponiertem Entwicklungstypus der Leber bei sonst vollständiger Transposition der Brust- und Bauchorgane zum Teil mit Hemmungsbildungen am Herzen". Hier wäre also die Leber normal. Ohne Form- und Lageveränderung geht es aber auch hier nicht ab.

Dies ist ohne weiteres verständlich, wenn wir uns klarmachen, daß z. B. Magen
und Leber in solchen Fällen rechts liegen und selbstredend Raum für sich beanspruchen. Dieser Einfluß kann so weit gehen, daß die Leber links gelagert
erscheint, die Gallenblase aber liegt rechts von Nabelvene und Ligamentum
suspensorium, also derart, wie bei normaler Lebertopographie. Doch werden
häufig insofern Besonderheiten festgestellt, als der linke Lappen den rechten
an Größe übertreffen kann, daß auch der Lobus quadratus und Lobus Spigelii
abnorme Formen (z. B. der Lobus quadratus als kleines dreieckiges Läppchen,
der Lobus Spigelii nur angedeutet (Lochte usw.) aufweisen können. Gleiche Verhältnisse finden sich bei „angeblich reiner Transposition der Magenschleife allein".

Eine weitere Gruppe: „Retransposition der Magenschleife allein bei Situs
transversus des Gesamtorganismus zum Teil noch mit Hemmungsbildung am
Herzen und in der Lage des Darmes" zeigt bei normaler Lage des Magens und
Darmes transponierte Leber mit links liegender Gallenblase, während eine
weitere Gruppe: „Transposition der Magenschleife, Verschiebung der Leber ohne
Transposition, Hemmungsbildung in der Lage des Darmkanals und am Herzen"
eine im linken Hypochondrium liegende Leber mit rechts von Nabelvene und Ligamentum suspensorium am rechten Lappen liegender Gallenblase aufweist. Der Lobus quadratus kann fehlen (Perls, Marchand),
so daß die Gallenblase dicht neben dem Ligamentum teres liegt, der Spigelische Lappen nur angedeutet (Toldt), die Leber im ganzen oder aber in ihren
Lappen (links oder rechts) wesentlich vergrößert sein.

Besondere Verhältnisse bietet eine weitere Gruppe: „Retransposition der
Magenschleife bei Anlage des Gesamtorganismus im Sinne des Situs trans-
versus, unvollständiger Situs inversus der Leber zum Teil daneben noch andere
Hemmungsbildungen am Herzen, in der Lage des Darmes und an anderen
Organen". Im Falle Kippers findet sich bei Linkslage von Magen und Milz
bei unvollständigem Situs inversus der Leber eine links unmittelbar neben
dem Ligamentum teres liegende Gallenblase. Lobus quadratus fehlt.
Spigelischer Lappen geht vom rechten Lappen aus und ragt nach links in die
Bursa omentalis. Links von ihm eine tiefe und breite Furche, in der das Ligamentum Arantii vom linken Pfortaderast zur Lebervene verläuft. Die Pfortader tritt unmittelbar rechts neben der Gallenblase und das Ligamentum teres
am vorderen Rande in die Leber ein.

Eine Beobachtung Geipels zeigt ebenfalls unvollständige Transposition
der Leber, die mit ihrem größeren linken Lappen im linken Hypochondrium
lag. Der Lobus Spigelii gehörte zum rechten Lappen und ragte zapfenartig
nach links in den kleinen Netzbeutel. Dicht rechts neben der Nabelvene liegt
die Gallenblase. Lobus quadratus fehlt. Die Lebervenen, als starker Stamm
aus dem linken Lappen kommend, treten links durchs Zwerchfell in den
linken Vorhof. Eine Verbindung zwischen Pfortader und Nabelvene fehlt.

Eine fernere Gruppe Risels bilden „Transpositionen der Magenschleife
und Leber zum Teil mit Hemmungsbildung in der Lage des Darmes". Die
links gelagerte Leber zeigt links vom Ligamentum teres die Gallenblase.

Verschiebung der Leber ohne Transposition, wie sie Risel bei „Transposition der Magen- und Nabelschleife mit Hemmungsbildungen in der Lage des
Darmes" sah, läßt entweder völlig normale Verhältnisse der Leber erkennen,
oder aber mäßige Beeinflussung der Form, die darin besteht, daß die beiden
Lappen in ihrer Größe schwanken. In einem Falle fehlt der Lobus quadratus (Geipel).

Beobachtungen, die bei entsprechender Beteiligung der Leber: „angeblich
vollständige Transposition der Bauchorgane allein" betrafen, kennt Risel

drei. Es sind dies Mitteilungen von HEUERMANN, KÜCHENMEISTER und SSOBO-LEW. Die weiteren Gruppen RISELs betreffen Transposition bzw. Retrans-position der Nabelschleife, in letzterem Falle bei transponierten anderen Organen. Die angeführten Leberbefunde bieten jedoch im Vergleiche mit bereits erwähnten Veränderungen keine Besonderheiten.

Dieser Überblick zeigt uns einmal, daß die Leber in den verschiedensten Variationen bei dem Situs transversus der Bauchorgane beteiligt sein konnte, sei es nun, daß sie selbst in transponierter Umgebung normal gelagert ist, sei es, daß sie zu den transponierten Organen gehört. Anomalien der Größe, Form, Furchenbildung, Mißbildungen insbesondere von Lobus caudatus und Lobus quadratus werden beobachtet. Alle diese Befunde sind aber Folgen des vor-liegenden Situs inversus, dessen Entstehungsursache noch keineswegs als gelöste Frage gelten darf. Obwohl schon oben von derartigen Größen-, Form- und Lappenanomalien die Rede war, habe ich es doch für richtiger gehalten, dieser Befunde an gesonderter Stelle zu gedenken, da sie keine selbständige Erschei-nung, sondern nur ein Teilsymptom im Rahmen eines so komplizierten und verschiedenartigen Komplexes darstellen, wie es der Situs inversus in seiner großen Mannigfaltigkeit bedeutet.

Schließlich wäre noch jener Leberveränderungen zu gedenken, wie wir sie bei Doppelmißbildungen feststellen können. Es ist ohne weiteres verständ-lich, daß uns hierbei asymmetrische Formen, auf die oben bereits kurz hin-gewiesen war, weniger angehen. Bei ihnen ist je nach Art der Mißbildung eine Leber vorhanden oder nicht, und in ersterem Falle je nach besonderen Verhältnissen des Einzelfalles in Größe, Form, Differenzierungsgrad verschieden. Aber theoretisch kann gewiß nicht geleugnet werden, daß z. B. ein parasitischer Pygopage oder ein Sakralparasit Lebergewebe enthalten kann.

Auch das Gebiet der symmetrischen Doppelbildungen kann nur in be-schränktem Umfange in Betracht kommen. Pygopagen, Ischiopagen, Kraniopagen kommen für unsere Betrachtung nicht in Frage. Sollte ein Individualteil einer solchen Mißbildung einmal eine Leberanomalie aufweisen, so ist diese nicht anders zu beurteilen, als wenn ein sonst normales Einzelindividuum eine der-artige Abnormität aufzuweisen hat.

Für uns kommen nur solche symmetrische Doppelmißbildungen in Betracht, bei denen der Zusammenhang der beiden Individualteile auch die Lebergegend betrifft. Zu nennen wären hier Kephalothorakopagen und Thorakopagen in ihren verschiedenen Formen.

Alle Kephalothorakopagen, sagt SCHWALBE, sind monomphale Doppelbil-dungen: die oberhalb des Nabels gelegenen Teile stehen durch eine ventrale Verbindung miteinander in Zusammenhang. Nach dieser Begriffsbestimmung könnte man erwarten, daß auch die Leber gleichsam ein Teil der beide Individual-teile verbindenden Brücke ausmacht. Da wir den Kephalothorakopagen im Schema als eine Mißbildung auffassen dürfen, bei der im Bereiche des Kopfes die innigste Verschmelzung eingetreten ist, während nach den Füßen hin in zunehmender Divergenz eine Trennung der Individuen vorkommt, wenn wir uns ferner die Entstehung dieser Mißbildung so klar zu machen suchen, daß wir das Zustande-kommen der sogenannten „sekundären Vorderseiten" (E. SCHWALBE) ver-stehen, dann werden wir begreiflich finden, daß median gelegene Organe und Organsysteme der entwicklungsgeschichtlich davon ausgehenden Teile in wech-selnder Ausdehnung einfach, nicht doppelt angelegt sind. Im Falle eines Kephalo-thorakopagen, der etwa den infraumbilikal gelegenen Abschnitt seiner Indi-vidualteile völlig getrennt zeigt, so daß z. B. zwei Afteröffnungen bestehen,

wird erwarten lassen, daß zum mindesten die unteren Darmabschnitte in dop-
pelter Anlage, und zwar in Zusammenhang mit dem thorakal liegenden Abschnitt des Intestinaltraktus vorhanden sind. So bildet z. B. E. SCHWALBE
das Schema des Darmkanals eines Kephalothorakopagen ab, bei dem dieser
bis zum unteren Teil des Dünndarms, und zwar bis zum Ansatz des Ductus
omphalo-entericus einfach angelegt war. Die Mißbildung hatte bei sonstiger
Doppelbildung zwei Herzen, je zweimal zwei Lungen, zwei Wirbelsäulen, nur
Speiseröhre und Magen gleichsam als axial gelegenes Rohr für beide Individualteile gemeinsam. Die Leber, als eine sekundäre Bildung des Darmes, ist demnach
auch einfach angelegt.

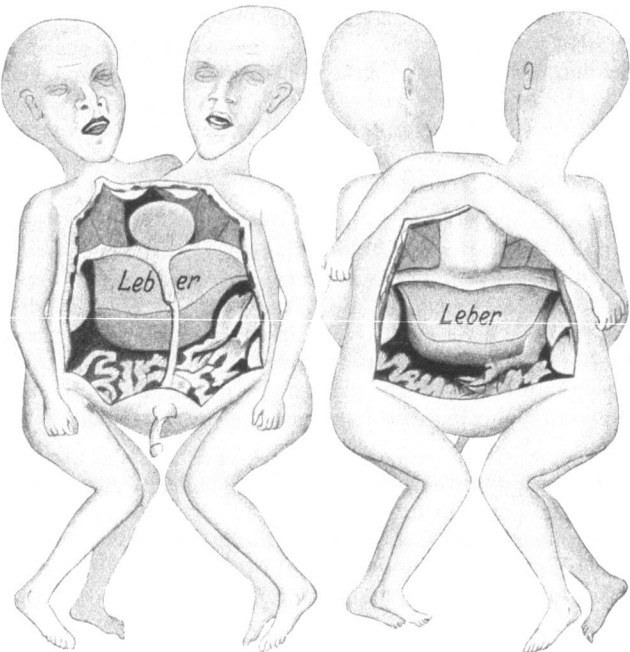

Abb. 24. Thorakopagus. (Nach PERLS.)

Dieses Beispiel zeigt, daß es darauf ankommt, in welcher Weise sich der
formal-genetische Prozeß der Doppelbildung vollzogen hat, und daß keineswegs
etwa das äußere Bild (supraumbilikale Verwachsungen!) auf die etwa vorliegenden Verhältnisse der Leber Rückschlüsse zuläßt.

Diejenige Form, die uns hier in erster Linie interessiert, ist der Thorakopagus, „eine supraumbilikale ventral zusammenhängende Doppelbildung"
(E. SCHWALBE). Der Zusammenhang beschränkt sich im Gegensatze zur bisher
erörterten Mißbildungsform auf Thorax oder Teile desselben. Besteht auch
ein Zusammenhang im Gebiete von Kopf und Hals, so spricht man von Prosopo-
thorakopagus. Dieser stellt gleichsam eine Übergangsform zu dem Kephalo-
thorakopagus dar, eine Tatsache, die begründet, mit welchem Rechte oben
dieser letztgenannten Mißbildung in der uns interessierenden Frage gedacht
wurde.

Die Ausdehnung des Zusammenhanges beider Individualteile beim Thorakopagus ist sehr verschieden. Sterno- und Xiphopagen lassen eine Beeinflussung

der Leber nicht erwarten. Dagegen könnten Kombinationen mit infraumbilikalen Doppelbildungen (Ileothorakopagen und Ileoxiphopagen) in Betracht kommen.

Gegenüber den Kephalothorakopagen besitzen die Thorakopagen stets völlig getrennte Darmkanäle. Es ist dies verständlich, wenn wir uns formalgenetisch vorstellen, daß zwei oft spiegelbildlich gleiche (häufig also Situs inversus des einen Individuums) Individuen einander ventral gegenüber liegen und wechselnd in einer Ausdehnung etwa von Jugulum bis Nabel miteinander in Zusammenhang geraten. Je nach dem Grade der Annäherung beider Teile finden sich völlig doppelte (zwei Herzen, zwei Därme usw.) oder aber einheitliche, zu beiden Teilen gehörige Organe (ein Herz in einem Perikard, einheitlicher Dünndarm). Und je nachdem wird auch der Leberbefund wechseln, dessen ventrale Teile z. B. völlig miteinander verwachsen sein können. Eine einschlägige Abbildung verdanken wir Perls.

Sie zeigt eine einheitliche gemeinsame Leber, selbstredend von entstellter Form und Größe bei einfachem Magen. Es liegt auf der Hand, daß in einem solchen Fall eine operative Trennung der beiden Individuen gänzlich ausgeschlossen ist. Da es aber auf der anderen Seite Thorakopagen gibt, die ,,zwei in ihrer Existenz selbständige, gleichsam nur aneinander gekettete lebensfähige und in ihren Lebensäußerungen vollständig voneinander unabhängige Individuen'' (Perls) darstellen wie etwa die im Alter von 60 Jahren verstorbenen Siamesen Chang-Eng, wenn wir ferner erfahren, daß in seltenen Fällen die operative Trennung mit gutem Erfolge vorgenommen wurde, dann werden wir verstehen, in welchem Ausmaße das Spiel der Natur bei derartigen Mißbildungen den jeweils vorliegenden Befund variieren kann. Bei den genannten Siamesischen Zwillingen wurde z. B. von einer Trennung abgesehen, da die Gefahr bestand, daß der verbindende Gewebsstrang nicht nur die Bauchdecken betraf, sondern auch die Bauchhöhlen miteinander vereinigte, gemeinsame Gefäße, vielleicht auch ,,eine Brücke von Lebergewebe'' (Perls) enthielt.

Hinsichtlich der Leber äußert sich Perls dahin, daß sie beim Thorakopagus stets doppelt angelegt sei, das heißt ,,an beiden Flächen des Doppelmonstrums sieht man nach Durchschneidung der Bauchdecken eine große difforme Leber, die man sich auch wieder als aus je der rechten und linken Leberhälfte von beiden Individuen zusammengesetzt zu denken hat; aber meist sind dieselben in der Tiefe zu einem Organ verschmolzen. Die eine der beiden Lebern ist gewöhnlich etwas kleiner als die andere, oft besteht nur eine Nabelvene, ebenso hat auch oft nur eine der beiden Lebern eine Gallenblase oder zwei nebeneinanderliegende. Doch können auch zwei Nabelvenen vorhanden sein, die entweder je zu einem der beiden Lebern gehen, oder beide nebeneinander in die größere Leber sich einsenken''.

Eine weitere Doppelbildung, die uns in Berücksichtigung des Leberbefundes interessieren kann, ist der Epigastrius parasiticus, jene rudimentäre Form eines Fetus, die dem Epigastrium eines ausgebildeten ansitzt. Der Zusammenhang zwischen Autositen und Parasiten kann also die Lebergegend betreffen. Die Trennung der Individualteile kann eine sehr weitgehende, die Differenzierung und Ausbildung des Parasiten eine mehr oder weniger vollkommene sein, z. B. der Genueser Colloredo, dessen Epigastrius in seiner Gesamtgröße zurückgeblieben ist, dessen ,,Sternum sowie auch seine Leber mit dem Stammfetus konfluiert'' (Perls). Häufiger ist der Parasit ein Azephalus mit unterer Extremität, Becken und rudimentärem Rumpfe. Auch wird es ganz auf den jeweiligen Fall ankommen, ob die Leber bei der Verbindung der beiden Individualteile eine Rolle spielt oder nicht.

Die vorstehende Zusammenstellung von Mißbildungen der Leber
zeigt, daß eine Beschränkung der Anomalie auf das genannte Organ geradezu
als Seltenheit gelten darf. Meist sehen wir, daß anomale Verhältnisse der ver-
sorgenden Gefäße, Einflüsse der Umgebung maßgebend sind, ganz abgesehen
von all jenen Leberanomalien, die mit anderen Mißbildungen vergesellschaftet
sind oder gar nur deren Folge darstellen. Selbst in den Fällen einer kongenitalen Zystenleber muß die Entscheidung, ob es sich um eine auf die Leber beschränkte und in ihr selbst entstandene Mißbildung handelt, letzten Endes
offen bleiben, da uns die Tatsache des gleichzeitigen Vorkommens von Zystenbildungen in anderen Organen zu denken gibt. Ist es doch naheliegend, gleichzeitig vorkommende und zudem gleichartige Mißbildungen kausal-genetisch
einheitlich zu erklären. In zahlreichen Fällen von Leberanomalien sind wir
imstande, die formale Genese zu verstehen. Die kausale Genese bleibt nach
wie vor ein großes Fragezeichen. Aber soviel läßt sich vermuten und soll in
obigem Gedankengange besonders betont werden: die kausale Genese der
Lebermißbildungen dürfte nur in seltenen Fällen in der Leber selbst zu suchen
sein."

Schrifttum.

ANTON: Dementia choreo-asthenica mit juveniler knotiger Hyperplasie der Leber.
Münch. med. Wschr. 1908, Nr 46. — ASCHOFF, L.: Zysten. Erg. Path. 2, 456 (1895).

BARD ET LEMOINE: De la maladie essentielle des organes glandulaires. Arch. gén. Méd.
2 (1890) (KONJETZNY). — BAUMGARTEN, VON: (a) Über vollständiges Offenbleiben der Vena
umbilicalis; zugleich ein Beitrag zur Frage des Morbus Banti. Arb. path. Anat. u. Bakter.
1 u. 5 (1907) u. 8 (CHIARI). (b) Über das Offenbleiben fetaler Gefäße. Zbl. med. Wiss. 1877,
Nr 40/41 (RICHTER). — BAYER, C.: Über eine durch Operation geheilte ungewöhnlich große
Leberzyste. Prag. med. Wschr. 1892, Nr 52. — BEER, EDWIN: Über Nebennierenkeime
in der Leber. Z. Heilk. 1904, H. 10. — BENQUE, W.: Ein Fall von Peristenz der Vena umbilicalis mit anderen Anomalien unter dem Bilde des Morbus Banti. Wien. klin. Wschr.
1912, Nr 33, 1249. — BISHOP, s. HARMANN. — BLUMBERG, ALEXANDER: Hämangioendotheliom der Leber. Virchows Arch. 261, 82 (1926). — BOBROW, A. A.: Große Leberzyste.
Chirurgia 4, 36. — BOETTCHER, A.: Seltene angeborene Formanomalie der Leber. Virchows
Arch. 34. — BORRMANN, R.: Zur Frage der zystischen Entartung der Leber. Bibl. med.
Abteilung C 1900, H. 13 (v. MEYENBURG). — BORST: (a) Die kongenitalen Neubildungen
der Niere und Leber. Festschrift der physik.-med. Ges. Würzburg 1899 (v. MEYENBURG).
(b) Echte Geschwülste (Blastome). Lehrbuch von ASCHOFF. — BOYD, SIDNEY: Non parasitic cysts of the liver. Lancet 184, Nr 14 (1913). — BRACHET: Die Entwicklung und Histogenese der Leber und des Pankreas. Erg. Anat. 6, 738 (1896). — BRAUS, A.: Untersuchungen
zur vergleichenden Histologie der Leber der Wirbeltiere. Habil.schr. Jena 1896 (O. MEYER).
BROWMANN: Normale und abnormale Entwicklung des Menschen. Wiesbaden 1911, S. 388
u. 398 (GG. B. GRUBER). — BROOKS, H.: A Complex case of multiple cysts of the liver.
Proc. N.-Y. path. Soc., Feb. u. März 1905. Zbl. Path. 17, 72 (1906). — BRÜHL, R.: Über
eine Nebenleber mit zirrhotischen Veränderungen. Zbl. Path. 37, Nr 6, 245 (1926). —
BUNTING, C. H.: Congenital cystic kidney and liver with family tendency. J. of exper.
Med. 8, Nr 2 (26. März 1906). — BURLET, DE: Morph. Jb. 42, 1 u. 477 (GG. B. GRUBER).

CESARIS-DEMEL, A.: Über die aberranten Gallenwege vom pathologisch-anatomischen
Gesichtspunkte aus. Giorn. Accad. Med. Torino H. 2/3. Zbl. Pathol. 16, 674 (1905). —
CHAILLOUS: (a) Überzählige Leberlappen bei einem Neugeborenen. Sitzgsber. Anat.-Ges.
Paris. Zbl. Path. 11, 73 (1900). (b) Déformations congénitales du foie. Bull. Soc. Anat.
Paris 1898. — CHERVINSKY: Arch. Physiol. norm et path. 1885 II, 553. (HOPPE-SEYLER). —
CHIARI: (a) Zur Kenntnis der pathologischen Leberfurchen. 71. Verslg. dtsch. Naturforsch.
München 17.—23. September 1899. Zbl. Path. 10, 825 (1899). (b) Partieller Defekt des
intraabdominellen Teiles der Vena umbilicalis mit Varixbildung bei einem neugeborenen
Kinde. Zbl. Path. 26, Nr 1, 1. — CHROBAK: Ein Fall von Leberzysten. Wien. klin. Wschr.
1898, 338. — CLARKE AND DOLLEY: A case of congenital hepatoptosis, showing a mesohepar.
Amer. J. Med. Soc. 130, 6, 969 (Dez. 1905). Zbl. Path. 17, 499 (1906) u. SCHMIDTS Jb.
292, 55 (1906). — COENEN, H.: Über die Zystenbildungen der Niere, Leber, Milz und ihre
Entstehung. Berl. klin. Wschr. 1911, Nr 4, 153. — COLLA, E.: Nabelschnurbruch mit Lebermißbildung. Zbl. Gynäk. 16, Nr 21 (1890).

DASSEL, A.: Über ein metastasierendes Hämangioendotheliom der Leber. Frankf. Z.
Path. 36, H. 1 (1928). — DOLLEY, siehe CLARKE. — DMOCHOWSKI und JANOWSKI: Ein

seltener Fall von totaler zystischer Entartung der Leber. Beitr. path. Anat. **16**, 102. — DONATI, M.: Ipernefroma maligno del fegato. Arch. Sci. med. **1905**, Nr 1/2 u. Zbl. Path. **17**, 72 (1906). — EBERTH: Zyste mit Flimmerepithel in der Leber. Virchows Arch. **35**, 478. — EDELBERG: Ein Fall von Zerreißung des abdominellen Teiles der Vena umbilicalis. Mschr. Geburtsh. **35** (1921). — EHRENTEIL, O.: Zur Kenntnis der kavernomähnlichen Bildung am Leberhilus. Wien. med. Wschr. **1925**, Nr 32 (1848). — EVANS, H. N.: Die Entwicklung des Blutgefäßsystems. KEIBEL und MALL Handbuch der Entwicklungsgeschichte Bd. 2, Kapitel 18, Leipzig 1911.

FALKOWSKI, ADOLF V.: Über eigenartige mesenchymale Hamartome in Leber und Milz neben multiplen eruptiven Angiomen der Haut bei einem Säugling Beitr. path. Anat. **57**, 385 (1914). — FELIX, W.: Zur Leber- und Pankreasentwicklung. Arch. Anat. **1892**, 281. — FISCHER, B.: Über ein primäres Angioendotheliom der Leber. Frankf. Z. Path. **12**, H. 3 (1913). — FLEBBE, JOH.: Über angeborene Obliteration der großen Gallenwege. Inaug.-Diss. München 1907. — FÖDERL, O.: Über „Hepatoptose". Wien. klin. Wschr. **1908**, Nr 48, 1657. — FRIEDREICH, N.: Zyste mit Flimmerepithel der Leber. Virchows Arch. **9**, 466 (1857).

GEIPEL, P.: (a) Ein Beitrag zur Lehre des Situs transversus. Festschrift zur Feier 50jähr. Bestehen Stadtkrankenhaus Dresden-Friedrichsstadt. 1899, 373 (RISEL). (b) Weitere Beiträge zum Situs transversus und zur Lehre von der Transposition der großen Gefäße des Herzens. Arch. Kinderh. **35**, 112 u. 222 (1902). — GIERKE, E. V.: Drüsen mit innerer Sekretion. Lehrbuch von ASCHOFF. — GÖTTCHE, O.: Ein Fall von hepatischem Infantilismus. Mschr. Kinderheilk. **35**, 505 (1927). — GROSSER: Wien. klin. Wschr. **1899** (E. SCHWALBE). — GRUBER, GG. B.: Zur Kasuistik der Pfortaderthrombose. Mitt. Grenzgeb. Med. u. Chir. **25**, H. 4 (1912). — GRUBER, W.: Virchows-Hirsch Jber. **14**, 22 (1880) (KONJETZNY).

HABERER, VON: Wien. klin. Wschr. **1909**, Nr 51 (KAUFMANN). — HACHFELD, M.: Primärer Leberkrebs nach zirrhotischer Schrumpfung bei narbiger Obliteration der Vena cava inferior oberhalb der Leber. Primäres malignes Endotheliom der Leber im Bilde einer Leberzirrhose. Inaug.-Diss. Halle 1914. — HARMANN und N. BISHOP: (a) Two abnormally-shapede Livers. J. Anat. Physiol. **34**, N. F. 5, 14 P. 2. (b) Liver showing ccurious hourglas constriction of the left lob. J. Anat. a. Physiol. **33** (1899). — HAMMAR, J. A.: Über einige Hauptzüge der ersten embryonalen Leberentwicklung. Anat. Anz. **13**, Nr 8/9, 233 (1897). — HELLER: Mangelhafte Entwicklung des rechten Leberlappens. Virchows Arch. **51**, 355 (1870). — HENKE: Zystenleber und Zystennieren bei einem Neugeborenen. Jb. schles. Ges. vaterländ. Kultur **79**, 297 (1901). — HERTWIG, O.: Lehrbuch der Entwicklungsgeschichte des Menschen und der Wirbeltiere. 2. Aufl. Jena 1915. — HEUERMANN, G.: Physiologie. Leipzig 1751 u. 1755 (RISEL). — HIPPEL: Zur Kenntnis der Mischgeschwülste der Leber. Virchows Arch. **201**, 326. — HIPPEL, VON: Ein Fall von multiplen Zystadenomen der Gallengänge mit Durchbruch ins Gefäßsystem. Virchows Arch. **123**, 473 (1891). — HOCHSTETTER, F.: Anomalien der Pfortader und der Nabelvene in Verbindung mit Defekt oder Linkslage der Gallenblase. Arch. Anat. u. Physiol. **1886**, 369. — HOFMANN, C.: Über wahre Zysten der Leber mit besonderer Berücksichtigung der klinisch bedeutungsvollen Zystadenome. Mitt. Grenzgeb. Med. u. Chir. **10**, 476 (1902). — HOMÈN: Eine eigentümliche bei 3 Geschwistern auftretende typische Krankheit unter der Form einer progressiven Dementia in Verbindung mit ausgedehnten Gefäßveränderungen. Arch. f. Psychiatr. **24** (O. MEYER). — HOPPE-SEYLER, siehe QUINCKE. — HUFSCHMID, siehe NAUWERCK. — HÜTER, K.: Ein großes Zystom der Leber bei einem Kinde, nebst Bemerkung über zystische Erkrankungen der Leber. Inaug.-Diss. Göttingen 1887.

JANOWSKI, siehe DMOCHOWSKI. — JOHNSON, R.: Cystic disease of kidney and liver. Trans. path. Soc. Lond. **49**, 165.

KAHLDEN, VON: Über die Genese der multilokulären Zystenniere und der Zystenleber. Beitr. path. Anat. **13**, 291 (1873). — KAHLE: Über ein Hämogonien und Leukozyten erzeugendes Angiosarkom in zirrhotischer Leber. Virchows Arch. **226**, H. 1 (1919). — KAKUO, SATO: Beitrag zur Kasuistik der Zystenbildung in der Leber. Inaug.-Diss. München 1905. — KANTOR, H.: Zwei Fälle von Lebermißbildung. Virchows Arch. **174**, H. 3, 571 (1903). — KAUFMANN, ED.: Lehrbuch der speziellen pathologischen Anatomie. Berlin 1911. — KIESELBACH: De foetu hepate destituto. Marburg 1836. Frorieps Notizen Bd. 8, S. 73 (ORTH). — KIPPER, GG.: Beiträge zur Kenntnis des „Situs transversus". Inaug.-Diss. Marburg 1896. — KLOPP, siehe SÄNGER. — KONJETZNY, G. E.: Pathologische Anatomie und Physiologie der Gallenblasen -und Gallengangserkrankungen. Erg. Path. **14**, 2, 712 (1910). — KOTHNY: Über ein Hämangioendotheliom in zirrhotischer Leber. Frankf. Z. Path. **10**, H. 1 (1912). — KRAUSE, WILHELM: Operative Entfernung einer kavernös entarteten Nebenleber. Zbl. Chir. **1927**, Nr 24, 1498. — KRAUSPE, KARL: Über Hypoplasie des rechten Leberlappens. Virchows Arch. **247**, 180 (1923). — KRATZEISEN, E.: Retrosternale Zwerchfellhernie. Virchows Arch. **232**, 227 (1921). — KRATZEISEN, ERNST: Zum

Kapitel der Zystenniere und Zystenleber. Z. urol. Chir. 16, 70 (1925). — KRETZ, R.: Pathologie der Leber. Erg. Path. 8, 2, 473 (1904). — KSCHISCHO, P.: Über eine Mißbildung der Leber. Zbl. Path. 23, 293 (1912). — KÜCHENMEISTER, FR.: Die angeborene, vollständige seitliche Verlagerung der Eingeweide des Menschen (Situs viscerum totalis lateralis rarior, solito inversus). Leipzig 1883 (RISEL). — KÜCHLER, NIKOLAUS: Eine seltene Lebermißbildung mit Zysten. Inaug.-Diss. Lausanne 1921. — KUSS, G.: (a) Lobe aberrant de la glande hépatique chez l'homme. Bull. Soc. Anat. Paris 1899. (b) Vergleiche MOUCHOTT.

LANCEREAUX: Traité des maladies du foie et du pancréas Paris 1899 (ZYPKIN). — LANDAU, L.: Die Wanderleber und der Hängebauch der Frauen. Berlin 1885 (E. MEYER). — LEFAS, E.: Lobule supplémentaire du foie. Bull. Soc. Anat. Paris 1899. — LEJARS: Du gros rein polykistique de l'adulte, Thèse de Paris 1888. — LEMOINE, siehe BARD. — LEPPMANN: Über die echten Zysten der Leber. Dtsch. Z. Chir. 54, 446 (1900). — LEUBE: Zur Lehre von der Wanderleber. Münch. med. Wschr. 41, H. 4, 61 (1894). — LEWIS, FRED. T.: Die Entwicklung der Leber. KEIBEL u. MALL Handbuch der Entwicklungsgeschichte des Menschen. Bd. 2, Leipzig 1911. — LIEBERMEISTER: Beitr. path. Anat. u. Klin. Leberkrkh. Tübingen 1864 (KAUFMANN). — LOCHTE: (a) Beitrag zur Kenntnis des Situs transversus partialis und der angeborenen Dextrokardie. Beitr. path. Anat. 16, H. 2, 189 (1894). (b) Ein Fall von Situs viscerum irregularis, nebst einem Beitrag zur Lehre von der Transposition der arteriellen großen Gefäßstämme des Herzens. Beitr. path. Anat. 24, 187 (1898). — LÖHLEIN: Über eine eigentümliche Leberererkrankung. Verh. dtsch. path. Ges. 13, 320 (1909). — LOMER, R.: Kongenitale partielle Obliteration der Gallengänge. Virchows Arch. 99, 130 (1885). — LORENTZ, L.: Über Zystenleber. Frankf. Z. Path. 29, H. 1/2, 249 (1923). — LÜNING, JOBST: Über einen Fall von Hernia diaphragmatica congenita mit Beteiligung der Leber und nachträglicher Ruptur des Bruchsackes. Zbl. Path. 40, 97 (1927).

MANN, MAX: Ein neuer Beitrag zur Lehre von den Wanderorganen. Dtsch. med. Wschr. 1891, Nr 35, 1033. — MARCHAND: (a) Mißbildungen. EULENBURGS Real-Enzyklopädie. 2. Aufl. Bd. 13, Berlin 1888. (b) Anatomische Beschreibungen einiger Mißbildungen. AHLFELDS Berichte und Arbeiten aus der Geb.-Gynäk. Klinik in Gießen 1881-1882 (RISEL).— MARX, H.: Über das primäre Sarkom der Leber. Zbl. Path. 15, 433 (1904). — MECKEL: Chirurgie der Leber und Gallenblase. Zit. nach LANGENBECK. Dtsch. Chir. 45. Lief., 1/2. Stuttgart 1894 u. 1897. — MENDE: Verh. Leop. Karolin Akad. Naturforsch. 13 (1827) (CHIARI). — MENKE, PH: Über die serösen Zysten der Leber an der Hand einer Gallengangszyste mit quergestreifter Muskulatur. Inaug.-Diss. Würzburg 1901. — MEYENBURG, H. v.: Über die Zystenleber. Beitr. path. Anat. 64, H. 3, 477 (1918). — MEYER, E.: Ein Fall von Wanderleber beim Mann. Berl. klin. Wschr. 1904, Nr 16, 411. — MEYER, OSCAR: Dysplasie der Leber oder juvenile Zirrhose? Virchows Arch. 201, 349 (1910). — MOSCHCOWITZ, E.: Non parasitic cysts (congenital) of the liver. Amer. J. med. Sci. 131, 674 (1906). — MOSER, W.: Anomalous lobulations of the liver. N.-Y. med. Rec. 5, Nr 54. — MOUCHOTT, J. und G. KUSS: Lobulation et lobes aberrantes du foie; leur interprétation physio-patholigique et leur interprétation anatomique. Bull. Soc. Anat. Paris VI. J. 75 II. — MÜLLER, ERIK: Beitrag zur Anatomie des menschlichen Fetus. K. Svenska. Vetensk. akad. Handl. Bd. 29, 1897 (BORRMANN bzw. GRUBER). — MÜLLER, W.: (a) Über nicht parasitäre Leberzysten. Zbl. Chir. 20 (1893), Beilage Nr 30, 66. (b) Über Zystenleber. Virchows Arch. 164, 270 (1901).

NAUWERCK, C. und K. HUFSCHMID: Über das multilokuläre Adenokystom der Niere. Ein Beitrag zur Kenntnis der Zystennieren. Beitr. path. Anat. 12, 1 (1893). — NEUBÜRGER, K. und L. SINGER: Zur Frage des diffusen Hämangioendothelioms der Leber. Frankf. Z. Path. 35, 543 (1927). — NISSEL, WERNER: Die Mischgeschwülste der Leber. Mit besonderer Berücksichtigung eines Falles von geplatzter Mischgeschwulst der Leber bei einem Neugeborenen. Virchows Arch. 269, H. 2, 446 (1928).

OBERNDORFER, S.: Beitrag zur Kasuistik der Lebersyphilis nebst einem Anhang: Keimversprengung von Nebennieren in die Leber. Zbl. Path. 11, Nr 5, 145 (1900). — ORTH, J.: Pathologisch-anatomische Diagnostik, 7. Aufl. 1909. Lehrbuch der speziellen pathologischen Anatomie Berlin 1887. — OTTENDORFF, G.: Über zystische Entartung der Leber und Nieren. Inaug.-Diss. Bonn 1897.

PALTAUF: Ein Fall von Mangel des Ductus venosus Arantii. Wien. klin. Wschr. 1888, Nr 7. — PAPE, C.: Über Hernia diaphragmatica vera mit einem durch die Leberanlage gebildeten Bruchsack. Inaug.-Diss. Leipzig 1904. — PEPERE: (a) Del' origine del' adenoma solitario del fegato. Arch. Sci. med. 1902, 26, 117. (b) Tumeur primitive du foie originair des germes aberrantes de la capsule suprarenale. Arch. Méd. exper. 14, 765 (KRETZ). — PERLS, M.: Lehrbuch der allgemeinen Pathologie. II. Teil, S. 326. Stuttgart 1879. — PFAUNDLER, M.: Hepatischer Infantilismus. Z. Kinderheilk. 41, 78 (1926). — PHILIPP, P. W.: Zwei interessante Fälle von bösartigen Neubildungen bei kleinen Kindern. Jb. Kinderheilk. 68 III. F. 18, 353 (1908). — PLENK, L.: Zur Kenntnis der solitären Leberzysten. Virchows Arch. 201, 335 (1910). — PUTSCHAR: Demonstrationen einer isolierten Leberverlagerung. Münch. med. Wschr. 1929, Nr 23 982.

Quincke und Hoppe-Seyler: Die Krankheiten der Leber. Nothnagel spezielle Pathologie und Therapie. Wien 1899.

Rathke: Über anomale Furchen an der menschlichen Leber. Inaug.-Diss. Berlin 1896. — Rauber-Kopsch. Lehrbuch der Anatomie. 9. Aufl., Abt. 4. Leipzig 1911. — Recklinghausen, v.: Über die Ranula, die Zyste der Bartholinschen Drüsen und die Flimme.zyste der Leber. Virchows Arch. 84, 425 (1881). — Rex: Zur Morphologie der Säugetierleber. Morph. Jb. 14 (Gruber). — Ribbert, H.: Geschwulstlehre. Bonn 1914. — Richter, E.: Über den Verschluß des Ductus venosus Arantii nebst Bemerkungen über die Anatomie der Pfortader. Virchows Arch. 205, 257 (1911). — Risel, W.: Die Literatur des partiellen Situs inversus der Bauchorgane. Zbl. Path. 20, Nr 15—16, 673 (1909). — Roggenbau: Zur Kenntnis der kavernösen Angiome der Leber. Beitr. path. Anat. 49, H. 2 (1910). — Rolleston, D.: Specimens of livers with anomalies in their lobulation. J. Anat. a. Physiol. 5, 27, N. F. 5, 7 Pt. 3. — Roth: (a) Über Mißbildungen im Bereiche des Ductus omphalo-mesentericus. Virchows Arch. 86, 371 (1881). (b) Vorweisung eines primären Lebersarkoms von einem 7jährigen Mädchen. Zbl. Path. 33, 18 (1922/23). — Ruge, G.: (a) Spaltung des linken Leberlappens einer menschlichen Leber in einen Stamm- und Seitenlappen. Morph. Jb. 50, 345 (1917). (b) Die äußeren Formverhältnisse der Leber bei den Primaten. Morph. Jb. 29, 30, 35, 36, 37 u. 42 (Gruber). — Runge, H.: Multiple kavernöse Angiome bei Neugeborenen. Arch. Gynäk. 122, 491 (1924). — Ruyter, de: Kongenitale Geschwulst der Leber und beider Nebennieren. Arch. klin. Chir. 40, H. 1, 98 (1890).

Sabourin: Contribution à l'étude de la dégénérescence kystique du foie et des reins. Arch. Physiol. norm. et path. 1882, 64 u. 213. — Sänger, M. und A. Klopp: Zur anatomischen Kenntnis der angeborenen Bauchzysten im Anschluß an einen Fall mehrfacher Bildung von Zysten des Darmrohres und akzessorischer Gallenwege als Geburtshindernis. Arch. Gynäk. 16, 415 (1880). — Schlesinger, E.: Primäres malignes Angioendotheliom in der zirrhotischen Leber. Inaug.-Diss. Frankfurt 1920. — Schmorl, G.: Zur Kenntnis der akzessorischen Nebennieren. Beitr. path. Anat. 9, H. 3, 523 (1891). — Schneider, E.: Inaug.-Diss. Breslau 1919. — Schnyder, P.: Lebergewebe in der Milz einer Frühgeburt. Zbl. Path. 37, 49 (1926). — Schönberg, S.: Das Hämangioendotheliom der Leber. Frankf. Z. Path. 29, 77 (1923). — Schürmann, P.: Über die Genese einer Zyste mit gemischtem Epithel in der Leber eines Huhnes. Frankf. Z. Path. 29, H. 1/2, 102 (1923). — Schwalbe, E.: (a) Mißbildungen in Aschoffs Lehrbuch. (b) Mißbildung der Handwörterbuch der Naturwissenschaften. Bd. 6, Jena 1912. (c) Beobachtung eines Falles von Hernia diaphragmatica vera. Zbl. Path. 11, 262 (1900). (d) Situs inversus. Morphologie der Mißbildungen des Menschen und der Tiere. 3. Teil, I. Lief. 1909, S. 32. — Schweizer, Fr.: Über ein Cystadenoma papilliferum in einer Kaninchenleber. Virchows Arch. 113, 209 (1888). — Siegmund, A.: Über eine zystische Geschwulst der Leber (Gallengangszystadenom). Virchows Arch. 115, 155 (1889) u. Inaug.-Diss. Göttingen 1889. — Sömmering: (Nach Rauber-Kopsch) Lehrbuch. — Sokolew, A. N.: Demonstration von vier Fällen zystöser Degeneration der Leber. Ber. Sitzg. russ. path. Ges. Zbl. Path. 21 1084 (1910). — Solowjew: Veränderungen in der Leber unter dem Einflusse künstlicher Verstopfung der Pfortader. Virchows Arch. 62, H. 2 (1874). — Ssobolew, L. W.: Zur Lehre vom „Mesenterium commune". Arch. f. Anat. 1909, H. 1, 67. — Sternberg: Lehrbuch von Aschoff. — Still, G.: Congenital cystic liver with cystic kidney. Trans. path. Soc. Lond. 49, 155. — Stöcker: (a) Ein Fall von fortschreitender Lentikular-Degeneration. Z. Neur. 15 (1913). (b) Anatomischer Befund bei einem Fall von Wilsonscher Krankheit progressiver Leutikulardegeneration. Z. Neur. 25 (1914). — Stranz Herbert: Über Mischgeschwülste der Leber. Inaug.-Diss. Breslau 1913. — Strukow, A. J.: Ein Fall der embryonalen Dystopie (Lebergewebe in der Niere einer weißen Maus). Zbl. Path. 40, 178 (1927). — Swaen: Recherches sur le développement du foie, du tube digestif, de l'arrière-cavité du péritoine et du mésenteré. J. Anat. et Physiol. 1896 (Hertwig).

Tandler, J.: Zur Frage der Hepatoptose. Wien. klin. Wschr. 1908, Nr 48, 1661. — Tarrozzi: Arch. di anat. Firence 1904. Zbl. Path. 16, 712 (1905). — Teuscher, M.: Über die kongenitale Zystenleber mit Zystennieren und Zystenpankreas. Beitr. path. Anat. 75, H. 3, 459 (1926). — Therburg, J. Th.: Über Leber- und Nierenzysten. Inaug.-Diss. Freiburg 1891. — Thomalla: Ein Fall von Torsionsspasmus mit Sektionsbefund. Z. Neur. 41 (1918). — Toldt, C.: Die Darmgekröse und Netze in gesetztmäßigem und gesetzwidrigem Zustande. Denkschriften Akad. Wiss. Wien. Math.-naturwiss. Kl. 56, 1 (1889) (Risel). — Toldt, G. und Zuckerkandl: Über die Form und Texturveränderungen der Leber während des Wachstums. Sitzgsber. Akad. Wiss. Wien. Math.-naturwiss. Kl., III 1876 (O. Meyer).

Vorpahl, Fr.: Über einen Fall von kongenitaler Zystenleber und Zystenniere mit Übergang in riesenhafte Zystombildung. Beitr. path. Anat. 53, 477 (1912).

Wackerle, L.: Zur Frage der Zystenleber. Virchows Arch. 262, 508 (1926). — Wagner, E.: Arch. Heilk. 1861, 472 (Konjetzny). — Wakefield, P. A.: Congenital malformation of the liver, absence of the lobus Spigeli rudimentary quadrate and left lobes with enlargement of the right lobe. J. Anat. a. Physiol. 5, 33, N, F. 5, 13 P. 50. — Walz: Kavernöses Angiom der Leber. Zbl. Path. 34, 620 (1923/24). — Walz, K.: Über die normale respiratorische Leberbiegung und die Genese der sog. Exspirationsfurchen der Leber. Münch, med. Wschr. 1900, Nr 30, 1029. — Walzel, Peter und Ernst Gold: Zur Anatomie der sog. Nebenleber (Hepar succenturiatum). Arch. klin. Chir. 135, 1388 (1925). — Westenhöfer: (a) Herzpulsatorische Druckatrophie der subphrenischen Leberoberfläche. Virchows Arch. 227, H. 2, 168 (1920). (b) Über angeborene Raumfalten und -Furchen der Leber. Virchows Arch. 227, H. 2, 172 (1920). — Wilson: Progressive Lentikular-Degeneration; Braen 34 (1912 und Handbuch der Neurologie von Lewandowski. — Winkler, C.: Zur Kasuistik der Leberzysten. Inaug.-Diss. Marburg 1891. — Witzel: Hemizephalus mit großen Leberzysten, Zystennieren und einer Reihe anderer Mißbildungen. Zbl. Gynäk. 1880. — Wörner, E.: Ein Fall von kongenitalen Längsfurchen an der Leber eines Neugeborenen. Anat. Anz. 63, 106 (1927).

Zahn: (a) Rev. Méd. Suisse rommande 1882, Nr 1 (Kaufmann, Orth). (b) Über mit Flimmerepithelien ausgekleidete Zysten des Ösophagus der Pleura und der Leber. Beitrag zur Lehre von den angeborenen Mukoidzysten. Virchows Arch. 143, 170 (1896). — Zuckerkandl, vgl. Toldt. — Zypkin, S. M.: Ein Fall von angeborener Hypoplasie der Leber. Virchows Arch. 194, 63.

Nachtrag.

Nach Abschluß der Korrektur erschien noch eine bemerkenswerte Arbeit von Kawata aus dem Aschoffschen Institut über die Entstehung der Sagittalfurchen der Leber[1]. Er kommt dabei zu dem Ergebnis, daß die angeborenen — bei Feten, Neugeborenen und Säuglingen beobachteten — außerordentlich selten sind, während solche besonders bei Menschen über 50 Jahren recht häufig — in seinem Material über 16% — gefunden werden. Auch mikroskopisch bestanden sehr erhebliche Unterschiede zwischen den angeborenen und erworbenen Sagittalfurchen. Bei diesen findet man entweder Kapselverdickungen oder bindegewebige Wucherungen und Lebergewebsatrophie am Furchenboden, bei jenen dagegen nicht. Es geht daher nicht an, die Sagittalfurchen bei alten Personen als angeborene anzusehen. Hinsichtlich der Entstehungsweise will K. wegen der chronisch-entzündlichen Veränderungen, die er am Furchenboden feststellen konnte, die Sagittalfurchen der Erwachsenen den Schnürfurchen nahestellen, ohne sich jedoch den Anschauungen über Entstehung durch Druck des Zwerchfells oder der Rippen ganz anzuschließen. — Nach brieflicher Mitteilung von Geh.-Rat Lubarsch waren in den wenigen Fällen angeborener Sagittalfurchen, die er untersuchen konnte, keine histologische Veränderungen in der Furche zu finden; während in denen Erwachsener sich häufig, aber nicht immer am Furchenboden Bindegewebswucherungen und Lebergewebsatrophie, selten Kapselverdickungen fanden. Es schienen in seinem Material die Veränderungen abhängig von der Tiefe der Furchen, d. h. wohl von der Länge des ausgeübten Druckes, sei es daß er durch Zwerchfell oder Rippen infolge von Atmungserschwerungen, die fast immer bestanden, bewirkt war.

---

[1] Frankf. Ztschr. f. Path. 28, 266.

2. Die Kreislaufstörungen der Leber.

Von

Werner Gerlach - Halle (Saale).

Mit 13 Abbildungen.

I. Der normale Kreislauf der Leber.

Es ist nicht möglich, die Kreislaufstörungen eines Organs zu besprechen, ohne die genaueste Kenntnis der normalen Kreislaufverhältnisse dieses Organs, insbesondere wenn es einerseits eine ganz bestimmte Stellung im Gesamtkreislauf einnimmt, und wenn andererseits der Kreislauf dieses Organs bestimmte Besonderheiten aufweist, die es gegenüber andern Organen auszeichnen, wie dies bei der Leber der Fall ist. Dieses große, außerordentlich schwellbare, gefäßreiche, plastische Organ liegt so unmittelbar dem Zentralorgan des Kreislaufes — dem Herzen — vorgelagert, daß es nicht nur von jeder Kreislaufstörung mitbetroffen, sondern auch im normalen Kreislauf selbst einen nicht zu vernachlässigenden Faktor darstellen muß. Die Leber nimmt aber auch insoferne eine Sonderstellung ein, als sie neben einem großen abführenden Gefäßsystem, den Lebervenen, zwei zuführende hat. Die Leberarterie als ausgesprochen ernährendes Gefäß und die Pfortader als ausgesprochen funktionelles Gefäß. Die mit der Leberarterie zuströmende sauerstoffhaltige Blutmenge ist zwar quantitativ erheblich geringer als die Menge des Pfortaderblutes, spielt aber qualitativ, wie später zu zeigen sein wird, eine überragende Rolle als ernährendes Gefäß, nicht nur für die Leberzellen, sondern auch für das Bindegewebe der Leber, die Gallenwege, und vor allem die Pfortader- und Lebervenenäste, denen sie die Vasa vasorum liefert. Die Blutversorgung der Leber ist so eng mit dem Läppchenbau verknüpft, daß man beide gemeinsam besprechen muß.

In dem anatomischen Schrifttum finden sich zahlreiche Arbeiten über den Läppchenbau der tierischen und menschlichen Leber mit zum Teil widersprechenden Ergebnissen, doch sind diese alle durch neuere Untersuchungen, insbesondere von DEBEYRE, PFUHL und BRAUS überholt, die an Rekonstruktionen von menschlichen und Schweinelebern den Läppchenbau untersucht haben. Die vorliegende Darstellung hält sich eng an die von BRAUS auf Grund seiner eigenen Arbeiten, der Arbeiten von PFUHL und der Besprechungen mit FICK, MAURER u. a. gegebene, weil sie am besten dem heutigen Stande unserer Kenntnis entspricht. Die beigefügte dem BRAUSschen Lehrbuch entnommene Abb. 1 vom Bau des Läppchens der Schweineleber vermag besser, als dies mit Worten zu sagen ist, einen körperlichen Begriff des Leberläppchen zu geben, zu zeigen, wie die Blutgefäße von außen an das Leberläppchens herantreten, und wie sie sich in das Läppchen hinein verzweigen. Auch die kurze Zapfen- bzw. Kölbchenform des Läppchens wird deutlich mit seinen facettierten Seitenflächen, stumpfen Kanten und dem gewölbten flach kuppelförmigen Dach. Die Grenzen der Läppchen sind beim Menschen nicht sehr ausgesprochen, da die Läppchen nicht

durchweg vom Bindegewebe der einspringenden GLISSONSCHEN Kapsel ein-
gescheidet sind, wie dies beispielsweise beim Schwein — das klassische Tier für
die Läppchenuntersuchung — der Fall ist. Die menschlichen Leberläppchen

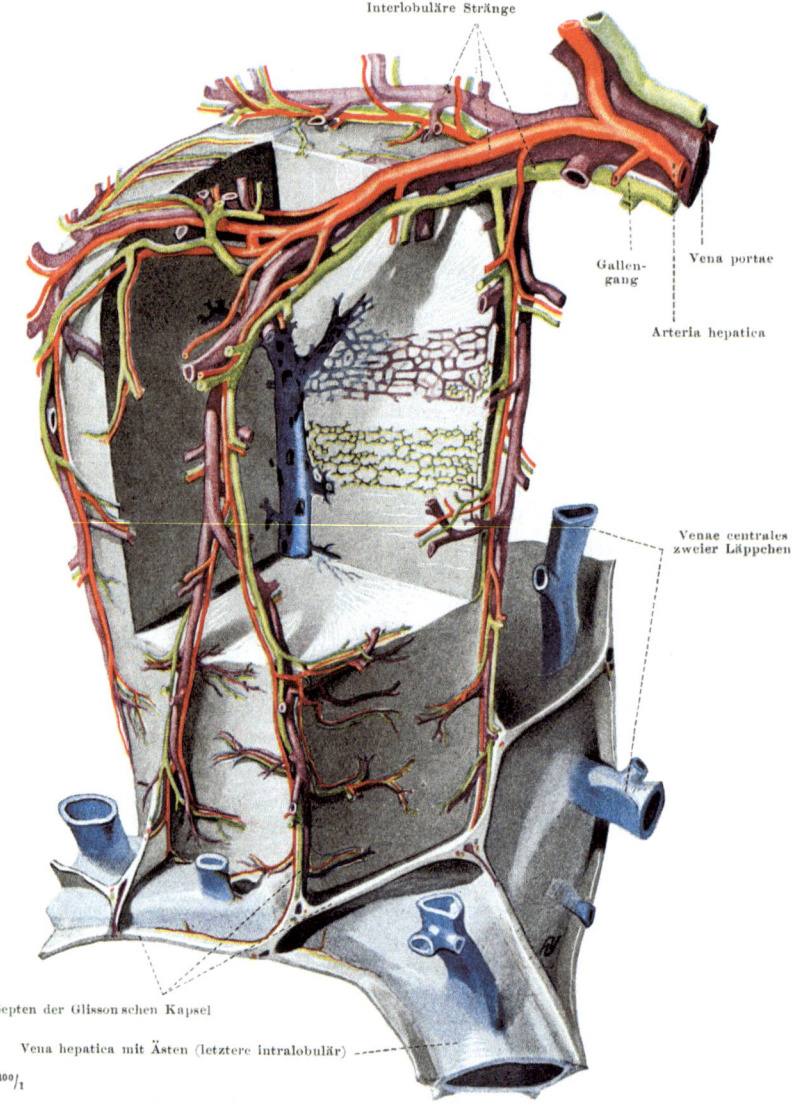

ca. $^{400}/_1$

Abb. 1. Läppchen aus der Leber des Schweines. Lobulus simplex. Wachsplattenmodell der Blutgefäße von A. VIERLING (Pfortader rotviolett, Lebervenen blau, Gallengänge grün) und der
GLISSONSCHEN Kapsel. Ein Leberläppchen ist plastisch wiedergegeben. Keilförmiger Ausschnitt mit
schematisch eingetragenen Netzen der feinsten Gallenkanälchen (kapillaren) und Gefäßausbreitungen
(-kapillaren).
(Aus BRAUS, H.: Anatomie des Menschen II. Berlin: Julius Springer 1924).

können entweder — in seltenen Fällen — als Lobuli simplices unmittelbar
einer Lebervene aufsitzen, oder — die gewöhnliche Anordnung — sie sitzen
nach Art einer Beere auf einem Stiel zusammengesetzt auf, der durch einen Ast
der Lebervene gebildet wird: Lobuli compositi. Das Pfortaderblut —

gesammelt aus Magen, Darm und Milz — strömt von der Kuppel des Leberläppchens an allen Seitenkanten zu und tritt nicht nur an den Kanten, sondern auch an den Flächen unter immer feinerer Verteilung in das Leberläppchen ein, um dort das eigenartige, äußerst dicht zwischen zuführendem Pfortaderast und abführender Zentralvene gespannte „venöse Wundernetz, Rete mirabile" zu bilden. In der Läppchenmitte sammeln sich die Venenstämmchen zu den intralobulär gelegenen Zentralvenen, die beim Lobulus simplex unmittelbar in einem Lebervenenast einmünden, während sich die zentralen Venen des zusammengesetzten Läppchens zu der „Sammelvene" (FICK, BRAUS, PFUHL) vereinigen.

Erst in letzter Zeit ist in das Durcheinander der Bezeichnungen der Lebervenen unter den Anatomen Ordnung gekommen. Der Vorschlag FICKs wurde von BRAUS und PFUHL angenommen und soll auch hier als Grundlage der Bezeichnungen der abführenden Lebergefäße dienen. Wie bisher werden die inmitten der Einzelläppchen gelegenen Venen „Zentralvenen" genannt. Die zentralen Venen der zusammengesetzten Läppchen — Lobuli compositi — die sowohl Kapillaren als Zentralvenen in sich sammeln, heißen „Sammelvenen". Alle größeren Venen, die keine Kapillaren mehr aufnehmen, werden „größere Lebervenen" genannt. Die Bezeichnung „Sublobularvene" verschwindet ganz. In dem Bau der Wandung unterscheiden sich die genannten Venen erheblich. Während die Zentralvene überhaupt keine geschlossene bindegewebige Wand besitzt, sondern nur einzelne Bindegewebsbündel in lockerer Anordnung mit vorwiegend längs verlaufenden etwas spiraligen Fasern hat, ist die bindegewebige Wand der Sammelvenen beträchtlich stärker. Allerdings fehlen ringförmige Fasern so gut wie ganz, aber lockeres elastisches Gewebe ist im Gegensatz zu den Zentralvenen reichlich vorhanden. Muskulatur fehlt sowohl den Zentral- als Sammelvenen. Von den Bindegewebsbündeln der Zentralvene aus entspringen die zwischen die Leberzellen mit den Kapillaren vordringenden Gitterfasern. Die „größeren Lebervenen", die keine Kapillaren mehr empfangen, haben innen ringförmige, außen längs gerichtete Fasern und reichlich elastisches Gewebe, ganz gleichmäßig durch die Wandschichten verteilt. Die sich vereinigenden Lebervenen führen das Blut der unteren Hohlvene zu.

Gegenüber dieser Darstellung des Läppchenbaues und der Blutversorgung der Leber scheinen mir ältere Anschauungen mit abweichenden Ergebnissen nicht der Erwähnung wert. Trotzdem muß die Auffassung von SABOURIN, die sich KRETZ und HUZELLA teilweise zu eigen gemacht haben, und die von MALL Erwähnung finden, da sie grundsätzlich von der üblichen abweichen und neuerdings mit neuer Begründung wieder aufgetaucht sind. SABOURIN lehnt das Leberläppchen als Einheit ab und konstruiert statt dessen das Galleläppchen, dessen Struktur allerdings infolge des Vorherrschens der Blutgefäße im histologischen Bild schwer zu erkennen sei. Er bezeichnet als Zentrum des Leberzellkomplexes die portobiliären Teilungsstellen — Nodules portobiliaires — und faßt als Grenze dieser Einheit die Zentralvenen auf. Nach SABOURIN würden also die Grenzen der „Galleläppchen" durch die Zentralvenen gebildet werden. Als Stütze für seine Theorie dienen ihm, und KRETZ schließt sich ihm an, einzelne pathologische Leberbefunde, bei deren Besprechung noch darauf zurückgekommen wird. Mit Recht wendet sich SABOURIN gegen das Vorhandensein der Sublobularvenen, doch fehlt seiner Begründung der Galleläppchen die Beweiskraft. MALL versuchte die SABOURINsche Lehre zu vervollkommnen und bezeichnet als funktionelle Einheit die Pfortadereinheit „portal unit", aber ebenfalls ohne mehr als theoretische Gründe zur Beweisführung anzubringen.

Zu einer völligen Ablehnung des Begriffs „Leberläppchen", wie er heute üblich ist, kommt LÖFFLER auf Grund seiner Untersuchungen am lebenden Objekt und an dicken Injektionsschnitten. Der Verlauf der Pfortaderäste in den abführenden Venen ist derartig, daß im Schnitt eine Läppcheneinteilung vorgetäuscht wird, ohne daß sie tatsächlich vorhanden wäre. Insbesondere ist es das völlig gleiche Verhalten in der Verzweigung der großen und der kleinen Gefäße, welches ein „Leberläppchen" oder einen „Leberlappen" so groß oder so klein zu wählen gestattet, wie man eben will. LÖFFLER bezeichnet den Begriff des Leberläppchens geradezu „als eine naturwissenschaftliche Fiktion, die durch gedankliche Konstruktion aus dem Schnittpräparat gewonnen ist".

Es ist also nur möglich, ein Schema des „Leberbaues" zu geben, bei welchem einem kleineren in der Mitte gelegenen Pfortaderzweig zwei seitlich gelegene Zentralvenen entsprechen.

Diese Auffassung deckt sich also mit der ursprünglich von THEILE angegebenen, der zu einer Ablehnung des „Leberläppchens" kam, da nur beim Schwein eine bindegewebige Abgrenzung des Läppchens gegeben sei, während z. B. beim Menschen alle Läppchen und alle Kapillaren des Läppchens untereinander in Zusammenhang stehen. Auf der anderen Seite muß aber hervorgehoben werden, daß gerade die Tatsache der gleichmäßigen bindegewebigen Abgrenzung der „Einheit" Leberläppchen beim Schwein (und nach JOH. MÜLLER beim Eisbären) im Sinne des Aufbaues dieses Organs aus Einzel- (bzw. zusammengesetzten) Läppchen spricht.

Die großen zuführenden Gefäße, die Leberarterie und die Pfortader sind in ihrem Verlauf und ihren Variationen eingehend untersucht, da sie bei pathologischen Zuständen — Ausschaltung, Verstopfung — von größter Wichtigkeit für die Funktion der Leber und die Erhaltung des Lebens sein können.

Über die extrahepatischen Verzweigungen der Arteria hepatica, die von BUDDE, DO RIO BRANCO und vielen andern untersucht wurden, sowie über die intrahepatischen Verzweigungen und Anastomosen der Leberarterie und Pfortader sind wir durch die Untersuchungen von MARTENS, SEGALL, WALKER und MELNIKOFF, die sich zum Teil des Röntgenverfahrens zur Darstellung der Gefäße bedienten, gut unterrichtet.

Auf die außerordentlich wichtige Frage der Kollateralbildung bei Ausschaltung eines dieser zwei bzw. drei wichtigen Gefäßsysteme der Leber soll erst bei Besprechung der Kreislaufpathologie in dem entsprechenden Kapitel eingegangen werden.

Über die Lymphversorgung der Leber sind wir in der Klärung der Fragen noch nicht ganz so weit gekommen, wie bei der Blutversorgung. Allerdings kennen wir auch hier die großen Systeme von Lymphwegen, die als superfizielle und profunde bezeichnet werden. Die zahlreichen Injektionsversuche von GILLAVRY, DISSE, MARESCH, BARTELS, LEE haben insofern ein einheitliches Ergebnis gehabt, als sich die Vasa superficiales dicht verzweigt unter der GLISSONschen Kapsel finden, während die Vasa profunda den Pfortaderzweigen und den Leberarterien folgen. Für den Abfluß der Lymphe kommen die portalen und lumbalen Lymphknoten in Betracht, sowie die Lymphbahnen des Ligamentum falciforme und coronarium und des Zwerchfells. Nach TEICHMANN mündet ein Teil der Lymphgefäße, die im Ligamentum coronarium und triangulare dextrum verlaufen, unmittelbar in den Ductus thoracicus. BAUM glaubte durch Füllung gezeigt zu haben, daß in der Leber eine direkte Einmündung von Lymphbahnen in die Pfortaderverzweigungen und gar nicht einmal selten stattfindet, doch zweifelt BRAUS an der Richtigkeit dieser Angabe. LEE konnte bei Versuchen, bei denen er weitmöglichst die Druckverhältnisse in der Leber nachahmte und unter vorsichtigster Injektionstechnik stets die schon genannten Lymphgefäßsysteme isoliert darstellen, doch sah er injizierte Lymphgefäße nie im Innern der Läppchen. Darin liegt der Punkt, über den noch keinerlei Einigkeit herrscht. Zum ersten Mal gelang es MAC GILLAVRY Spalten zwischen Leberkapillaren und Leberzellbalken zu injizieren, die DISSE, da er sie von einer strukturlosen Membran begrenzt fand, als Lymphgefäße auffaßt. Auch MARESCH u. a. konnten diese Lymphspalten darstellen. FLEISCHL, BUDGE, v. WITTICH, MAC GILLAVRY, SCHMIDT beschreiben ebenfalls diese perivaskulären und perikapillären „Lymphscheiden", bei denen es sich nach BARTELs jedenfalls nicht um Lymphgefäße im engeren Sinne, d. h. um Gefäße mit endothelbekleideter Gefäßwand handelt. Die von KUPFFER zuerst beschriebenen Gitterfasern bilden nach MAC GILLAVRY einen Teil der Wand dieser Spalträume. Über die Gitterfasern bestehen drei Ansichten: Sie liegen den Blutkapillaren an, etwa in Form einer Adventitia capillaris (HIS, HENLE, HERING, TOLDT, v. KUPFFER, MARESCH, KON, SCHMIDT), ihre Netze umspinnen als Stützgerüst die Leberzellbalken (LEYDIG, EBERTH, BOLL, EWALD und KÜHNE, FLEISCHL, MIURA) und drittens die Gitterfasern bilden einen Teil der Wand der perikapillären Lymphräume (DISSE, zum Teil OPPEL). Auch RUSSAKOFF nimmt Beziehungen der feinsten Gitterfasern zu den strukturlosen DISSEschen Membranen an. Die Gitterfasern dienen gewissermaßen als Verstärkungspfeiler dieser Membranen.

Die genannten Lymphspalten und ihre Begrenzungen treten am deutlichsten bei toxischen Ödemen der Leber in Erscheinung, bei der Besprechung dieser wird noch ausführlicher darüber zu berichten sein. Aus den widersprechenden Angaben geht jedenfalls hervor, daß auch im Leberläppchen sich Spalträume zwischen den Leberzellbalken und den Kapillaren finden, deren Begrenzung wahrscheinlich teilweise durch die Gitterfasern gebildet wird. Die Frage ob man diese Gebilde als echte Lymphgefäße (GILLAVRY, DISSE, WAGNER, EPPINGER) bezeichnen will, oder als perivaskuläre Lymphspalten, Saftspalten (EBERTH, KÖLLIKER, SCHMIDT, REINKE, SCHAFFER, LEE) muß noch offen bleiben, wenn sie auch mit Wahrscheinlichkeit im Sinne der letztgenannten Forscher zu beantworten ist. Um Lymphgefäße im Sinne eines mit Endothel ausgekleideten Gefäßrohrs handelt es sich jedenfalls nicht, doch dürfen wir mit DISSE die perikapillären Lymphräume als die Wurzeln des Lymphsystems in der Leber aufffassen. Das Vorhandensein dieser Räume wird jedoch von BROWICZ, HERING und SIMPSON entschieden geleugnet, während HUECK einen perikapillären Lymphraum als vorgebildeten Hohlraum nicht anerkennt, dagegen die Entstehung der Spalträume durch Ödem, das die Gitterfasern von den Leberzellbalken abhebt, annimmt.

Auch die Innervation der Leber muß mit Rücksicht auf die Besprechung der Stellung der Leber im Kreislauf ganz kurz (im Anschluß an die Darstellung von GREVING) gestreift werden. Der Weg der sympathischen Fasern geht vom Grenzstrang über die Naevi splanchnici majores und minores dextri et sinistri zum Ganglion coeliacum und von diesem aus im Plexus hepaticus mit der Leberarterie in die Leber hinein. Während sympathische Fasern nur über das Ganglion coeliacum zur Leber ziehen, verlaufen parasympathische Fasern, die sowohl dem rechten als dem linken Vagus entstammen, nur zum Teil zum Ganglion coeliacum und zum Plexus hepaticus, zum Teil aber auch geradewegs in die Leber, insbesondere vom linken Vagus aus — Rami hepatici vagi sinistri. Diese führen nach BERTI und ROSSI sekretorische Fasern, vielleicht auch vasodilatatorische für die Lebergefäße. In der Leber selbst, die ganz frei von Ganglienzellen gefunden wurde, begleiten die Nervenbündel fast ausschließlich die Arterien, über ihre feinsten Verzweigungen wissen wir sehr wenig. Nach BURTON-OPITZ besitzen die intrahepatischen Pfortaderverzweigungen einen eigenen motorischen Mechanismus, der vom Plexus hepaticus aus innerviert

wird und der dem Druck und der Strömung in der Pfortader und ihren Verzweigungen eine hohe Selbständigkeit gegenüber dem arteriellen Druck und der
Strömung in der Vena cava sichert. Auch SCHMID konnte im Adrenalinver-
such die funktionelle Selbständigkeit der Lebergefäße erweisen.

II. Die Stellung der Leber im Kreislauf.

In den gebräuchlichen Lehrbüchern der Pathologischen Anatomie finden
wir nirgends eine Darstellung der Rolle, die die Leber selbst im Kreislauf spielt,
obwohl eine ganze Reihe klinischer und experimenteller Untersuchungen auf
die große Selbständigkeit der Leber im Kreislauf hinweisen. Mit dieser
Selbständigkeit stehen eine ganze Anzahl von beträchtlichen, den Kliniker
oft schon als Kreislaufstörungen imponierenden Schwankungen des Blut-
gehalts der Leber in engem Zusammenhang, auf die im folgenden eingegangen
werden soll, die teilweise auch im Kapitel aktive Blutüberfüllung besprochen
werden müssen. Offenbar unterliegt die Zufuhr des Blutes in Leberarterie und
Pfortader den gleichen Gesetzen wie in den übrigen Gefäßgebieten des Körpers;
daß dies nicht für die Leberkapillaren und den Blutabfluß aus der Leber in den
Lebervenen gilt, haben zahlreiche neuere Untersuchungen gezeigt. Wenn auch
die Stellung der Leber im Kreislauf und der Grad ihrer Bedeutung noch ein
umstrittenes Problem ist, so müssen wir aus den verschiedensten klinischen
und experimentellen Gründen die Leber als ein dem Herzen vorgeschal-
tetes wichtiges Kreislauforgan bezeichnen, dessen Funktion sich nicht
in Stoffwechselleistungen erschöpft, das vielmehr wichtige regelnde Leistungen
hinsichtlich der dem Herzen zugehenden Blutmenge und der Blutverteilung
zu erfüllen hat. Daß die Leber dazu in hohem Maße geeignet und fähig ist,
zeigt ihr anatomischer Bau. Die Unsumme feinwandiger Kapillaren in diesem
voluminösen Organ erlaubt zweifellos innerhalb der GLISSONschen Kapsel eine
sehr weitgehende Dehnung und Blutfüllung, eine Erhöhung des Blutgehaltes
der Leber, die dem großen Kreislauf beträchtliche Blutmengen zu entziehen
vermag und imstande ist, das rechte Herz wirksam zu entlasten. Man kann bei
der Durchspülung von normalen (oder gestauten, aber nicht indurierten) Lebern,
wie uns Versuche gezeigt haben, ganz beträchtliche Flüssigkeitsmengen unter
einem Druck einlaufen lassen, der etwa dem des Blutes entspricht. Immer
wieder waren wir erstaunt über die Schwellfähigkeit des Organs und die beträchtliche Dehnungsfähigkeit der GLISSONschen Kapsel. Der Blutgehalt der Leber
ist sicherlich auch bei völlig normalen Kreislaufverhältnissen ein sehr wechselnder, beeinflußt vor allem durch die zeitlich in weiten Grenzen schwankende
Zufuhr des Pfortaderblutes, und die hierdurch bedingten Funktionszustände.
Und doch erscheint es wichtig, sich ein Bild über den „normalen" Blutgehalt der Leber zu machen. Diese Frage ist von besonderer Wichtigkeit
für den Pathologen bei der Beurteilung der Rückwirkung gestörter Kreislaufverhältnisse auf die Leber.

Der Blutgehalt der Leichenleber ist bisher vielleicht wegen der Schwierigkeit der Technik etwas stiefmütterlich behandelt worden. Der Untersuchungen
sind außerordentlich wenige, die vorhandenen zeigen große Fehlerquellen.
Es ist selbstverständlich, daß der Blutgehalt der Leichenleber nur unter bestimmten Voraussetzungen einen Rückschluß auf den Blutgehalt der Lebendenleber
gestatten kann. Vorbedingung für jede Art der Messung der Blutmenge in der
Leichenleber muß sein, daß die Lebervene bzw. untere Hohlvene und die zuführenden Blutgefäße vor der Messung sorgfältig unterbunden werden, ohne
daß die Leber vorher von ihrer Stelle bewegt oder gepreßt worden wäre. Es

kann kein Zweifel darüber sein, daß die Leber an der Leiche ein etwas anderes Aussehen hat als bei der Autopsie in vivo. Eine Auseinandersetzung zwischen UMBER und E. FRÄNKEL — allerdings in anderem Zusammenhang (bei der Besprechung der Leberdystrophie) — hat gezeigt, daß wir mit FRÄNKEL annehmen dürfen, daß das Bild der Lebendenleber makroskopisch und mikroskopisch mit dem der Leichenleber völlig übereinstimmt, lediglich im Blutgehalt sind Veränderungen eingetreten, Veränderungen, die sich in der Farbe des Leichenorgans geltend machen und die vorwiegend mechanisch bedingt sind, und zwar durch die Totenstarre und die infolge des Wegfalles des Turgors sich ungehemmt geltend machende Schwerkraft. Diese Veränderungen betreffen jedoch im wesentlichen nicht den Blutgehalt der Leichenleber, sondern die Blutverteilung in ihr. Die Einwirkung der Totenstarre auf die Leber zeigt sich in einem durch die Zwerchfellstarre bedingten Druck nach abwärts. Die Leber wird nach unten gedrängt. Dem zugleich in der Bauchhöhle auftretenden positiven Druck, der sich manometrisch am After messen läßt (GERLACH) steht ein negativer in der Brusthöhle gegenüber. Als weiteres, das Blut aus der Leber auspressender Umstand kommt die Elastizität der Leber in Frage, ganz besonders bei den Stauungslebern jugendlicher Individuen, sowie bei Lebern, die erst kurze Zeit unter erhöhtem venösem Druck stehen und bei denen es weder zur Stützgewebsvermehrung noch zur Verminderung der Elastizität gekommen ist. Es bestände also die Möglichkeit des Abfließens von Leberblut in die untere Hohlvene und den rechten Vorhof auch nach dem Tode. Den genannten Kräften entgegen wirkt vor allem die Totenstarre des Herzens. Die Totenstarre der Leberarterie und ihrer Äste ist bei dem geringen Kaliber des Gefäßes unbedeutend und kann höchstens eine Verschiebung des Blutes innerhalb des Organes in den Kapillaren bewirken, aber kaum nennenswerte Mengen von Blut aus der Leber herauspressen. Aus dem Gesagten ergibt sich, daß postmortale Blutverschiebungen wohl in der Leber stattfinden, daß sie sich aber in der Hauptsache auf das Gefäßgebiet der Leber selbst beschränken, daß wir — mit Ausnahme bestimmter Formen von Stauungslebern, die sich nach dem Tode beträchtlich verkleinern können (s. S. 86) — dem Blutgehalt der Leichenleber mit der in der Lebendenleber kreisenden Blutmenge gleichsetzen können. Ganz besonders gilt dies für normale Lebern, bei denen keine Überbeanspruchung der Elastizität besteht.

Die Versuche, den Blutgehalt der Leichenleber zu bestimmen, sind, wie gesagt, recht spärlich. Ich habe durch SCHÜTZ den Versuch unternehmen lassen, den Blutgehalt der Leichenleber genau zu bestimmen, mit besonderer Berücksichtigung der verschiedenen Stauungszustände. Hier interessiert zunächst der normale Blutgehalt. Die ersten Versuche den Blutgehalt der Leber an der Leiche zu bestimmen, gehen auf MONNERET (1861) zurück. Er wandte zwei Verfahren an: Entweder zerschnitt er die Leber und maß die ausgetretene Blutmenge, oder er durchspülte vorher die Leber und zerschnitt sie dann. Die Differenzzahl zwischen Anfangsgewicht der bluthaltigen Leber und der zerschnittenen, 24 Stunden ausgelaugten, ergab die Blutmenge. Dabei blieb die Beimengung von Gewebsflüssigkeit, Galle, das trotz Auswaschen und Zerschneiden zurückbleibende Blut unberücksichtigt.

Neuere Untersucher bedienten sich mit Vorliebe kolorimetrischer Methoden. HOPPE-SEYLER laugt eine gewisse Menge Leber nach Zerschneiden aus und bestimmt mittels einer Vergleichslösung kolorimetrisch den Blutwert. Ähnliche Untersuchungen speziell auf die Leichenleber angewandt, ließ RÖSSLE durch HANTZSCH in Angriff nehmen, ohne zu sicheren Ergebnissen zu kommen. Die Beimengung größerer Mengen von Galle, die sich bei dem Zerschneidungsverfahren nicht ausschließen läßt, ist naturgemäß gerade für die kolorimetrischen Verfahren

eine beträchtliche Fehlerquelle. Wegen der Unzulänglichkeit der bisher genannten Methoden schlug SCHÜTZ einen neuen Weg ein, indem er eine Berechnung der Blutmenge in der Leber auf Grund des spezifischen Gewichtes ausführte. Die Bestimmungen beruhen auf der Feststellung einer Blutmenge
in einer Verdünnungsflüssigkeit — es wurde zur Schonung der Gewebsstrukturen physiologische Kochsalzlösung genommen — auf Grund der Unterschiede
im spezifischen Gewicht der beiden Flüssigkeiten. Zwischen physiologischer
Kochsalzlösung mit einem spezifischen Gewicht von 1009 und Blut von 1060 bis
1070 besteht ein Unterschied, der es auch in starken Verdünnungen noch ermöglicht, bei genauer Messung genügend genaue Werte zu erzielen. Die exakteste
Methode der Bestimmung der spezifischen Gewichte wäre die mit Pyknometern,
doch erwiesen sich die Bestimmungen mit der MOHRschen Wage unter Einhaltung aller Vorsichtsmaßregeln, wie gleicher Temperaturverhältnisse, für die
beabsichtigten Blutmengenbestimmungen als ausreichend.

Der Verlauf eines solchen Versuches ist der folgende: Nach dem üblichen Längschnitt
an der Leiche und sorgfältigem Zurückpräparieren des Brustbeins folgt unmittelbar unter
möglichster Schonung der Leber die Unterbindung der Lebervene, bzw. der unteren Hohlvene im Bereich der Einmündung der Lebervenen, aus deren proximalem Teil nach der
Durchschneidung etwa 50—100 ccm Blut aufgefangen werden, zur Bestimmung des spezifischen Gewichtes des Blutes, die jedesmal an der betreffenden Leiche vorgenommen wurde.
Nach Unterbindung des Hilus und Herausnahme der Leber wird sie mit der Gallenblase
gewogen, um dann in einer großen mehrere Liter haltenden Glasschale an eine Durchspülungsvorrichtung angeschlossen zu werden. In der Arteria hepatica und Vena portae werden
Glaskanülen von genau entsprechendem Kaliber gut eingebunden, ferner ein ableitendes
Rohr in die Vena cava, und zwar zweckmäßig so, daß diese zwerchfellwärts verschlossen
bleibt. Die Glaskanülen in den beiden zuführenden Gefäßen werden, um möglichst
physiologische Verhältnisse zu schaffen, an getrennte Zuleitungsgefäße angeschlossen und
dann mit verschiedenem Druck die physiologische Kochsalzlösung durchlaufen lassen.
Für das Arteriensystem wurde im allgemeinen ein Druck von 120 cm Wasser, für die Pfortader von 50 cm Wasser angewandt, der vollkommen ausreichend ist, um eine gleichmäßige
Durchströmung zu unterhalten. Aus der Hohlvene fließt das Blut mit der Durchspülungsflüssigkeit in ein großes geeichtes Glasgefäß, in dem die Spülflüssigkeit mit der beigemengten Blutmenge in Teilen von je 5 Litern aufgefangen wird. Es hat sich sehr bewährt, die
Gallenblase an der Leber zu lassen, da einmal bei ihrer Herausschälung Blut verloren
geht und weiterhin der Fehler der Gallebeimischung, wie er den Zerschneidungsmethoden
anhaftet, vermieden wurde. Daß dieser Fehler nicht unbeträchtlich ist, zeigt sich daran,
daß die Gallenblase nach Abschluß des Versuches stets prall mit Galle angefüllt war, daß
also während des Versuches noch reichlich Galle vom Ductus choledochus aus in die Gallenblase abgedrängt wird. Das bei Lösung der Unterbindungen und aus den kleinen Kapselgefäßen fließende Blut wird aufgefangen und mitverwertet. Nach dem Versuch wurden
jeweils Stücke der Leber in Formol fixiert und zur histologischen Untersuchung verwandt,
wobei sich die absolute Leerwaschung der Gefäße und Kapillaren der Leber gut nachprüfen ließ. Zum Versuche wurden nur Lebern verwandt bei denen die Blutausspülung
gelungen war. Versager — allerdings nur bis zu einem gewissen Grade — kamen vor bei
stark verwachsenen Lebern, bei denen vom Zwerchfell her durch Verwachsung mit der
Leberkapsel wenigstens für die oberflächlichen Schichten genügend reichliche Kollateralen
vorhanden waren, die sich der Auswaschung teilweise entzogen. Bei gut gelungenem Versuch sind die Kapillaren wie reingefegt und das Bild, z. B. einer hochgradigen Stauungsleber, gewinnt sehr an Eindrucksfähigkeit. Es ist ganz selbstverständlich, daß auch diese
Methode — wie mehr oder weniger jede Untersuchungsmethode — Fehlerquellen birgt,
die hier allerdings vorwiegend in der Apparatur gelegen sind. Die MOHRsche Wage ist kein
Präzisionsinstrument, der Fehlbetrag ergab bei Kontrollversuchen 5—10%. Das bei den
Versuchen gewonnene Gewicht der Leberblutmenge wurde jeweils in Beziehung gesetzt
zu dem Gesamtgewicht der unterbundenen Leber und zu dem reinen durch Subtraktion
errechneten Parenchymgewicht. Besonders der letztere Wert zeigt deutlich die Verschiebung der Verhältnisse bei den verschiedenen Stauungszuständen der Leber.

Hier gehen uns zunächst nur die Befunde bei normalen Lebern an (vgl.
Abb. 2, S. 86, Gruppe 1, Fall 1—7). Die Untersuchung normaler Lebern
ergab eine ziemlich konstante Beziehung zwischen Blutmenge und Lebergewicht.
**Der Blutgehalt beträgt etwa 35% des Gesamtgewichtes der Leber
und 53% im Verhältnis zum Parenchym der ausgebluteten Leber.**

Eine normale Leber von etwa 1500 g Gewicht enthielte also bei normalen Kreislaufverhältnissen etwa 525 g Blut.

Haben wir damit eine gute Vorstellung von der in der normalen Leber vorhandenen Blutmenge gewonnen, so erleichtert sich damit das Verständnis der + und — Schwankungen im Blutgehalt der Leber beim Lebenden, der innerhalb von 24 Stunden ganz gewaltige Schwankungen aufweisen kann (CORVISART, WATSON, ROSENBACH, BARTH, QUINCKE, IMERWOL, EICHHORST). Von großer Bedeutung wäre es natürlich, den Blutgehalt der Leber in Beziehung zum Blutgehalt des Gesamtkörpers zu setzen. Auch diesbezügliche Berechnungen wurden ausgeführt, ebenfalls vorwiegend mit kolorimetrischen Methoden, doch haften ihnen so große Fehler an, daß sie kaum Annäherungswerte darstellen. MONNERET wusch und preßte das Blut aus einer 1602 g schweren menschlichen Leber aus und fand dabei eine Gewichtsverminderung um 333 g. Er füllte dann unter starkem Druck die Leber bis zu einem Gewicht von 2523 g auf und schließt daraus, daß die Leber imstande sei 1254 g Blut also etwa $^1/_4$ der gesamten Blutmenge zu fassen. $^1/_4$ der Blutmenge bestimmte auch RANKE in der Leber des Kaninchens, mir scheint es bis jetzt unmöglich zu sein, brauchbare Zahlen an der Leiche zu gewinnen, ferner sichere zahlenmäßige Angaben darüber zu machen, welche Blutmengen die Leber dem Kreislauf entziehen kann.

Bedeutende Fortschritte in der Betrachtung der Leber als Kreislaufsorgan verdanken wir einerseits klinischen und klinisch-experimentellen Untersuchungen insbesondere von HESS, und andererseits der Anaphylaxieforschung. HESS hat mit klaren Worten auf Grund klinischer Untersuchungen und experimenteller Arbeiten „in der menschlichen Kreislaufsmaschine neben dem Motor (Herz), dem Röhrensystem (Arterien, Venen und Kapillaren mit ihren Vasomotoren) und den Hilfsmaschinen, Lunge mit Zwerchfell, Muskel, Zellgewebe noch die Leber als Kreislaufsorgan in den Vordergrund gestellt". Die vermehrte Blutfüllung der Leber kann die allerverschiedensten in und außerhalb der Leber gelegenen Ursachen haben. Eine dieser Ursachen ist das Rückströmen des Blutes aus den Lebervenen. Bei dem dichten Nebeneinander von Lebervenen, Hohlvene und rechtem Herzen müssen in diesen Gefäßen, bedingt durch Atmung, Herztätigkeit und Zwerchfellaktion, starke Druckschwankungen und Wirbelbildungen schon normalerweise eintreten. Tatsächlich konnten CL. BERNARD und STOLNIKOW an Eckfistelhunden die Möglichkeit der Ernährung der Leber von der Lebervene aus wahrscheinlich machen. HESS selbst bewies die Möglichkeit der Füllung der Lebervenenverzweigungen bei normalen Kreislaufverhältnissen von der unteren Hohlvene aus. Er spritzte in die Vena cruralis beim Hund kleine Mengen von Kakaobutter, die den Lungenkreislauf nicht durchlaufen können und fand sie in reichlicher Menge in den Lebervenen wieder. Die Angabe von CL. BERNARD und STOLNIKOW, daß auf diesem rückläufigen Wege die Leber ernährt und die unterbundene Leberarterie ersetzt werden könne, beruht allerdings sicher auf einem Versuchsfehler. Daß solche rückläufige Strömungen vorkommen, beweisen die Beobachtungen der menschlichen Pathologie über rückläufige Embolie der Lebervenen von MEIXNER THIERFELDER, WAGNER, ABÉE, RISEL.

War mit den Versuchen von HESS der Rücktritt von Blut aus der Hohlvene in die Leber unter normalen Kreislaufsverhältnissen erwiesen, so kann man auf einen solchen Übertritt von Blut ganz besonders bei Kreislaufstörungen rechnen, insbesondere bei Einführungen großer Flüssigkeitsmengen in den Kreislauf (s. später). Eine ganze Reihe von Versuchen führt HESS weiterhin als beweisend für die selbständige Rolle der Leber im Kreislauf an, für ihre Funktion, dem Kreislauf Blut und Flüssigkeit zu entziehen. Die bedeutsamste

Rolle spielt hierbei die große Empfindlichkeit und die Selbständigkeit des Lebernervenapparates, auf den schon bei der Besprechung der Leberinnervierung hingewiesen wurde. Von großer Wichtigkeit sind die Versuche von THACHER, der onkometrisch zeigen konnte, wie jede Abnahme der Herzkraft eine Zunahme des Lebervolumens, nicht aber des Volumens von Milz, Darm und Niere zur Folge hat. Er schließt daraus, daß die Leber als Speicherorgan für die überschießende Blutmenge dienen kann, daß das Blut in der Leber Aufnahme findet, da es nicht zu einer Stauung im Gebiet der Pfortaderwurzeln kommt. Diese Versuchsergebnisse decken sich weitgehend mit denen von SCHMID. Er konnte bei Drucksenkung in der Vena cava eine Steigerung des Pfortaderdruckes, also eine Erhöhung des Leberwiderstandes feststellen, bei Drucksteigerung in der Cava umgekehrt eine Drucksenkung im Pfortadergebiet, also eine Herabsetzung des Leberwiderstandes. HESS nimmt ebensowie PICK und WAGNER auf Grund dieser Versuchsergebnisse von THACHER und SCHMID an, daß unter vasomotorischen Einflüssen die Leber große Blutmengen zur Entlastung des Pfortadergebietes aufnehmen kann, umgekehrt aber auch an Milz und Darm abgeben kann. In demselben Sinne sprechen die Versuche von GILBERT und VILLARET, welche entweder in Pfortaderwurzeln und -Stamm, oder in Lebervenen unmittelbar nach dem Verblutungstod der Versuchstiere, ohne die Lageverhältnisse zu ändern, dünngefärbte Gelatine einbrachten. Nach 6—7 Stunden wurde die Leber nach Unterbindung der zu- und abführenden Gefäße gehärtet und mikroskopisch untersucht. Überraschenderweise fand sich das in die Pfortader eingespritzte Material vorwiegend in den Kapillaren der Läppchenzentren, bei Einspritzung in die Lebervenen in den peripheren Abschnitten. Daß es sich dabei um eine vitale Verschiebung handelt, zeigen Versuche bei denen die Einspritzung 6—7 Stunden nach dem Tode vorgenommen wurde. Hier blieb die Verschiebung in das gegensätzliche venöse System stets aus. GILBERT und VILLARET schließen aus ihren Versuchen, daß das Leberparenchym eine selbständige die Leberzirkulation regelnde Fähigkeit (Kontraktilität), besitzt, die imstande ist, das Leberblut in normaler oder umgekehrter Richtung durch die Leber zu treiben.

War schon den geschilderten Versuchsergebnissen unbedingt eine gewisse Beweiskraft für die Selbständigkeit der Leber im Kreislauf zuzusprechen, so gilt das in noch höherem Maße von den Ergebnissen der Anaphylaxieforschung, die nicht nur experimentelle Beweise, sondern auch morphologische Grundlagen der Regulationsmechanismen brachte. Wir verdanken diese Erkenntnisse in der Hauptsache MAUTNER, MAUTNER und PICK, SIMONDS, AREY und SIMONDS, JAFFE, CORI, SIMONDS und RANSON, BAYLISS und STARLING. Beim anaphylaktischen Shock speziell des Hundes spielt die Leber die ausschlaggebende Rolle. Sie muß als primäres Shockorgan beim Hunde bezeichnet werden, da MANWARING, VÖGTLEIN und BERTHEIM, DENECKE durch Leberausschaltung den Shock verhindern konnten. Beim Shocktode des Hundes findet sich die Leber und das Wurzelgebiet der Pfortader überfüllt mit Blut, der Hund kann sich im Shock geradezu in die Leber verbluten. WEIL wies 60 % des außerhalb der Leber strömenden Blutes im Shock in der Leber nach. Daß es sich um einen Mechanismus in der Leber selbst handeln muß, geht mit Sicherheit daraus hervor, daß auch bei künstlicher Durchblutung der Leber eines sensibilisierten Hundes mit antigenhaltiger Flüssigkeit dieselbe Volumenzunahme der Leber zustande kommt (WEIL und EGGLESTON), wie am lebenden Tier. Während sich diese Erscheinung regelmäßig bei Fleischfressern (bei der Katze im geringen Maße [FELDBERG]) findet, fehlt sie ganz im Gegensatz dazu bei der Leber der Pflanzenfresser. Die Durchströmungsverhältnisse und das Volumen der überlebenden Leber sensibilisierter Pflanzenfresser ändern sich bei Durchspülung mit antigenhaltiger Flüssigkeit nicht. Als

Ursache für die Zurückhaltung des Blutes in der Leber der Karnivoren unter beträchtlicher Vergrößerung und Dehnung des Organes nehmen MAUTNER und PICK einen Krampf der Lebervenen und der Kapillaren an, bedingt durch einen muskulären Sperrmechanismus im Bereich der Vena hepatica. Die Blutüberfüllung der Leber bei Sperrung der Lebervenen hat eine beträchtliche Drosselung des Zustromes zum rechten Herzen und damit ein Absinken des Blutdruckes zur Folge. MAUTNER und PICK konnten den wichtigen Nachweis erbringen, daß bei all den Tieren, bei denen die Shockgifte — auch Pepton und Histamin — Blutdrucksenkung hervorrufen, im Shock eine so starke Blutüberfüllung der Leber und der Bauchorgane eintritt, daß das Herz fast leer läuft.

Die Versuche, für den beschriebenen eigenartigen Sperrmechanismus eine morphologische Grundlage zu finden, waren von Erfolg gekrönt. SIMONDS konnte 1919 in den Lebervenen des Hundes eine gewaltige Entwicklung der glatten Muskulatur nachweisen, die an den großen Lebervenen durch Kontraktionswülste eine mechanische Drosselung bewirken können. Diese Muskelringe, die von AREY und SIMONDS genau untersucht wurden, finden sich am stärksten ausgeprägt beim Hund, sie fehlen bei Pflanzenfressern (Kaninchen und Meerschweinchen), MAUTNER konnte sie beim Menschen nachweisen. Diese mechanische Sperrvorrichtung soll auch bei der Einspritzung großer Flüssigkeitsmengen in den Kreislauf eine Rolle spielen, insoferne als in der Leber ein Teil der Flüssigkeit zur Entlastung des rechten Herzens zurückgehalten wird (CORI und MAUTNER). (Schon 1877 machten COHNHEIM und LICHTHEIM bei Versuchen über Hydrämie und Ödem die interessante Beobachtung, daß Kaninchen beim Einfließenlassen großer Flüssigkeitsmengen an Lungenödem zugrunde gingen, während bei Hunden eine außerordentliche Lebervergrößerung auftrat.) Ob es wirklich die eben geschilderte muskuläre Sperrvorrichtung ist, die die tatsächlich vorhandene Regelung der Blutzufuhr zum rechten Herzen bewältigt, oder ob es sich um endothelial bedingte Vorgänge handelt (DOERR) ist noch nicht ganz sicher gestellt. Mit Recht weist DOERR darauf hin, daß es bisher noch nicht einwandfrei gelang, am Hunde im Shocktod die verschlossenen oder gedrosselten Venen zu zeigen. Immerhin können wir heute mit Sicherheit sagen, daß wir in der Leber Regulationsmechanismen haben, die das rechte Herz vor Blutüberfüllung den Organismus vor Flüssigkeitsüberschwemmung zu schützen imstande ist, sei es nun, daß die Sperrung grobmechanisch durch Kontraktion der großen Lebervenen erfolgt, sei es, daß sie durch feinere endotheliale Vorgänge im Kapillargebiet der Leber bedingt ist.

Von grundlegender Bedeutung bleibt die Tatsache, die HESS schon vor 20 Jahren formulierte, daß „der Leber eine selbständige Aufgabe im Kreislauf im Sinne einer Entlastung des rechten Herzens bleibt".

III. Die Kreislaufstörungen der Leber.

Bei Durchsicht der alten und neuen Lehrbücher der speziellen pathologischen Anatomie wird man kaum eine Einteilung der Kreislaufstörungen der Leber finden, die voll befriedigen kann. Bei KAUFMANN z. B., der den Abschnitt in Störungen im Bereich der Lebervene, der Pfortader und Leberarterie, Blutungen und Ödem einteilt, kommt die aktive Hyperämie nicht zur Besprechung, bei STERNBERG im ASCHOFFschen Lehrbuch finden wir die Folgen der Pfortaderverschlüsse im Abschnitt „Hyperämie", die der Leberarterie unter „Anämie". In der folgenden Darstellung werden die Kreislaufstörungen der Leber in vier große Gruppen eingeteilt: Blutüberfüllung (Hyperämie), Blutleere (Anämie), Blutung und Wassersucht (Ödem). Dabei deckt

sich das Kapital Hyperämie — abgesehen von der zunächst zu besprechenden
aktiven Hyperämie — mit den „Störungen des Blutablaufes durch die Lebervenen", während die Folgen des Verschlusses der zuführenden Gefäße — Pfortader und Leberarterie — und ihrer Äste folgerichtig im Kapitel Anämie besprochen werden. Eine Trennung in allgemeine und lokale Kreislaufstörungen
erschien nicht zweckmäßig, insbesondere bei der Abhandlung der Hyperämie,
da die Grenzen hier z. B. bei Störungen im Lebervenengebiet kaum mit Sicherheit zu ziehen sind und Wiederholungen sich nicht vermeiden ließen. Zu dem
kommt, daß ein Teil der allgemeinen Kreislaufstörungen und der Beteiligung
der Leber an diesen wie z. B. bei der perniziösen Anämie und andern Erkrankungen des Blutes und der blutbildenden Organe hier zu erwähnen, aber nicht
ausführlich abzuhandeln sein wird.

A. Blutüberfüllung (Hyperämie).
1. Aktive Blutüberfüllung (Hyperämie) der Leber.

Eine Form der aktiven Leberhyperämie hat schon bei der Besprechung
der Leber als Kreislauforgan Erwähnung gefunden, die Hyperämie beim
anaphylaktischen Shock der Fleischfresser, insbesondere des Hundes.
Sensibilisiert man (nach Weil) einen Hund durch 5 ccm Serum subkutan und
nach einigen Tagen 5 ccm Serum intravenös, und gibt nach einigen Wochen
eine Erfolgseinspritzung von 20—30 ccm Serum intravenös, so geht das Tier zwar
nicht blitzartig, wie Kaninchen und Meerschweinchen, aber doch gewöhnlich
innerhalb von 30 Minuten ein. Bei der Obduktion des Tieres findet sich eine
gewaltige Schwellung der Leber, bedingt durch eine enorme Hyperämie, die
soweit gehen kann, daß in der Leber 60% des sonst im normalen Tier außerhalb
der Leber kreisenden Blutes aufgenommen werden. Von ganz besonderer Bedeutung für diese akute aktive Anschoppung der Leber sind aber Versuche von
Weil, der bei sensibilisierten Hunden nur in einen Pfortaderast einspritzte
und nur in dem zugehörigen Versorgungsgebiet die Hyperämie zustande kommen
sah. Es ist schon oben darauf hingewiesen worden, daß wir über die feineren
Ursachen dieses Vorganges im unklaren sind, von Bedeutung ist jedenfalls,
daß eine Beteiligung der Leber nur bei denjenigen Tieren beim anaphylaktischen Shock vorhanden ist, die über die oben geschilderte muskuläre Sperrvorrichtung in der Leber verfügen. Ob beim Menschen im anaphylaktischen
Shock eine Leberhyperämie zustande kommt, wissen wir nicht, nach Wells
besteht die Möglichkeit, daß Shockformen denen des Hundes ähnlich auch
beim Menschen vorkommen könnten; er bringt einen Fall von Gurd und
Roberts als Beweis.

Die alltägliche Form der aktiven Leberhyperämie, die den Klinikern seit
langem bekannt, für den Physiologen eine Selbstverständlichkeit ist, dem Pathologen aber nicht zu Gesicht kommt, ist die Verdauungshyperämie der Leber,
die Blutüberfüllung des tätigen, seine Funktion ausübenden Organs. Bei ihr
handelt es sich um eine vorübergehend durch Blutfülle bedingte Schwellung,
wie sie schon von Budd und Frerichs beobachtet wurde. Frerichs spricht
von Kongestionszuständen und atonischen Hyperämien der Leber, die von
der Rückstauung des Herzens ganz unabhängig sind. Während bei normaler
Lebensweise diese akute Leberhyperämie physiologischerweise nach Ablauf
der Lebertätigkeit zurückgeht, kann sie pathologisch gesteigert und verlängert
sein, ja zu einem Dauerzustand werden durch die Aufnahme von Spirituosen
(Annesley, Twining, Cambay) durch reichliche Flüssigkeitsaufnahme, durch
scharf gewürzte Speisen. Es sind also Einflüsse maßgebend, die aus dem Pfortaderwurzelgebiet kommen, die sich auch im Experiment nachweisen lassen.

So sah D'AMATO bei Fütterungsversuchen (zur Erzeugung von Leberzirrhose) mit Alkohol, Buttersäure, gefaultem Fleisch in der Leber stärkste Blutüberfüllung auftreten. Unter dauernder Einwirkung solcher Reize vom Darm her kann offenbar die Kongestionierung der Leber eine dauernde werden. Gerade die Versuche von D'AMATO deuten darauf hin, daß es sich bei solchen Hyperämien um entzündliche handeln kann und ZIEGLER und HERXHEIMER machen darauf aufmerksam, daß bei akuten Entzündungen der Leber beträchtliche Leberhyperämien vorkommen können. Im übrigen soll auf die entzündliche Hyperämie nur hingewiesen werden, da sie in das Kapitel der entzündlichen Erkrankungen der Leber gehören.

Auch klimatische Einflüsse wurden als ursächlicher Faktor für die Leberhyperämie geltend gemacht. In dem klinischen Schrifttum, insbesondere in der älteren spielt das Krankheitsbild der akuten Leberhyperämie, hervorgerufen durch die Lebensführung, eine große Rolle, allerdings äußern sich QUINCKE und STRÜMPELL zu der Frage, ob ein solches Krankheitsbild selbständig überhaupt besteht, sehr stark zweifelnd und LENHARTZ lehnt die akute Leberhyperämie als selbständiges Krankheitsbild überhaupt ab. Von besonderer Bedeutung ist in diesem Zusammenhang das Bild der Tropenleber (tropische Leberhyperämie, tropische Leberkongestion, Indian liver).

Bei Menschen, die aus gemäßigten Klimaten in die Tropen übersiedeln, soll es zu einer Blutüberfüllung der Leber infolge der veränderten Umweltsbedingungen — Klima, vermehrter Luftdruck, abgeänderte Lebensweise — kommen. HASPEL, PRUNER, HEYMANN stellen die klimatischen Verhältnisse in den Vordergrund und bezeichnen die Leberveränderungen als „Akklimatisationshypertrophie", SACHS wollte hauptsächlich den Alkohol verantwortlich machen. Fragen wir uns, was Anlaß sein könnte für eine durch vermehrten Blutgehalt bedingte Leberschwellung unter ganz geänderter Lebensweise, so kommen ja zweifellos verändertes Klima und andere Ernährung in Frage. Untersuchungen von KARTULIS, TURTULIS, TWINING, ANNESLEY, MOREHEAD, SCHWALBE, GLOGNER führten zu den verschiedensten Theorien, ohne daß es wert wäre, auf dieselben einzugehen, da sie alle unbewiesen sind. JUSTI konnte durch exakte systematisch mit der SCHLESINGERschen Urobilinprobe durchgeführte Versuche eine Schädigung der Leber durch klimatische Einflüsse allein ausschließen. Das Vorkommen der Tropenleber überhaupt als selbständiges Krankheitsbild wird von KELSCH und KIENER, MAC CALLUM, RATTRAY und PLEHN, JUSTI stark bezweifelt, während SCHEUBE daran festhält, und KRÄMER 1906 den Versuch macht, „der Leberkongestion das deutsche Bürgerrecht zu erwerben": Er stützt sich auf Arbeiten von HIRSCH, KOHLBRÜGGE, CORRE, CAYLEY u. a., auf die näher einzugehen sich hier erübrigt. Daß die Tropenleber nicht die Vorstufe des tropischen Leberabszesses (Amöbenabszesses) ist, kann als ganz sicher gestellt gelten. Für die öfter vorgefundene tropische Leberhyperämie kommt nach JUSTI eine Vielheit von Ursachen in Frage, von denen hier vor allem die Leberhyperplasie bei allgemeiner (alimentärer) Plethora zu erwähnen ist. Bei der Sektion solcher Fälle findet man die Leber stark vergrößert, blut- und safthaltig (wobei es immer noch in einzelnen Fällen zweifelhaft bleibt, ob nicht doch Stauungshyperämien vorliegen); HASPEL fand die Blutgefäße und Kapillaren mikroskopisch strotzend mit Blut gefüllt. HEYMANN glaubt eine besondere Vergrößerung des rechten Lappens wahrnehmen zu können. OUDENDAAL fand bei systematischer Untersuchung von Lebern der Eingeborenen Javas häufig Hyperämie der Leber (die er als Anfangsstadien der Entzündung auffaßt), das gleiche Bild wie es von BUDD, FRERICHS und anderen bei der sogenannten akuten Leberanschoppung beschrieben ist. Aus dem Gesagten geht hervor, daß in den Tropen Kongestionszustände der Leber vorkommen, die nicht vorübergehen, sondern ein Dauer-zustand werden können, die aber weder ein einheitliches und selbständiges Krankheitsbild darstellen, noch für das tropische Klima spezifisch sind. Die bei den meisten Infektionskrankheiten vorkommenden aktiven Hyperämien der Leber werden vielfach unter den entzündlichen abgehandelt (MINKOWSKI) Jedenfalls ist bei allen Erkrankungen, die mit vermehrten Zufluß von Blut nach dem Magendarmkanal einhergehen, auch mit einer vermehrten Blutfülle der Leber zu rechnen. STERNBERG hebt insbesondere auch die Fälle von all-gemeiner Gefäßparalyse (z. B. bei Diphtherie) hervor. Daß die Leber auch bei Polyzythämia vergrößert und sehr blutreich ist, gibt NÄGELI an.

Als weitere Form der Leberhyperämie bezeichnet FRERICHS die „nach Unterdrückung habitueller Blutflüsse". Sie soll im Klimakterium nach Aus-bleiben der Menses in Erscheinung treten, nach Auftreten der Menses wieder zurückgehen. Daß eine solche menstruelle Leberhyperämie besteht, kann als sicher bezeichnet werden; eine vikariierende Hyperämie sahen in ihr neben FRERICHS, SENATOR, NIEMEYER und FREUND, die glaubten eine besonders starke Leberhyperämie bei Oligo- und Amenorrhöe beobachtet zu haben. QUINCKE, SCHICKELE, RISSMAN, nahmen eine mechanisch bedingte Stauungshyperämie im Pfortadergebiet an infolge der Blutüberfüllung in den Geschlechtsteilen, während CHVOSTEK, FELLNER, ASCHNER, ECKELT hormonale Einflüsse verantwortlich machen, die vom Ovar ausgehend, während der Menstruation die Leber treffen und hyperämisieren. CHVOSTEK konnte in einem hohen Prozentsatz bei men-struierenden Frauen eine Verbreiterung der Leber um ein bis zwei Finger fest-stellen. Gestützt wurde die hormonale Theorie durch den Nachweis hyper-ämisierender Stoffe in den Ovarien, ASCHNER sah nach Einspritzung von Ovarial-extrakt stets starke Hyperämie der Leber auftreten. Nach längerer Vagus-reizung (der Vagus soll neben sekretorischen Fasern — PERTI und ROSSI — auch vasodilatatorische führen) fand WESTPHAL regelmäßig starke Hyperämie und Vergrößerung der Leber und bringt dies in Verbindung mit dem während der Menstruation gesteigerten Erregungszustand des vegetativen Nervensystems.

In der menstruellen Leberhyperämie haben wir wiederum einen nur klinisch nachweisbaren Zustand von vermehrter Blutfülle der Leber, der gelegentlich zu klinischen Erscheinungen — Schmerz, Druckgefühl — führen kann, der pathologisch-anatomisch kaum je wahrzunehmen und festzustellen sein dürfte.

Erwähnt werden mag noch die von FRERICHS und PIORRY angegebene traumatische Hyperämie der Leber nach Quetschungen der Lebergegend,

2. Stauungsblutüberfüllung (Passive Hyperämie) der Leber.

Von weitaus größerer Bedeutung als die aktive Hyperämie, die vorwiegend ein klinisches Problem darstellt, ist die passive oder mechanische Hyperämie der Leber. Umfaßt sie doch den ganzen großen klinisch-pathologischen Frage-komplex der Stauungsleber, der Folgezustände der häufigsten Störungen im Körperkreislauf im allgemeinen, Störungen des Blutabflusses durch die Lebervenen im besonderen. Es ist selbstverständlich, daß die Abflußbehinderung eine um so größere Wirkung entfalten muß, je unmittelbarer sie der Leber vor-gelagert ist — Verengerung und Verlegung der Lebervenen selbst werden eine stärkere Rückwirkung auf die Leber haben, als ein Aortenfehler, der seine kreislaufstörende Wirkung erst auf dem Umweg über den kleinen Kreislauf entfalten kann. Bei weitem die häufigste Ursache für die Stauungszustände der Leber sind die Mitral- und Trikuspidalfehler, Perikard- und Myokarderkran-kungen, sowie Störungen im Lungenkreislauf, die unmittelbar auf das rechte Herz wirken. Ganz allgemein kann man sagen, daß jede Einengung der

Abflußbahn aus der Leber, jede Störung der Herztätigkeit, jede Erschwerung des Blutumlaufs im kleinen Kreislauf Veränderungen der Leber zur Folge haben muß. THACHER zeigte, wie schon früher berichtet, im Tierversuch, daß jede Abnahme der Herzkraft und damit Zunahme der venösen Stauung eine Vermehrung des Lebervolumens (und des Gehirnvolumens) — nicht jedoch der Milz, des Darms und der Nieren) zur Folge hat, und schließt daraus, daß „diejenigen Organe, welche schwache Vasomotoren haben, ohne Schwierigkeiten dem venösen Druck folgen", daß die Leber geradezu ein Reservoir für die überschießende venöse Blutmenge darstelle. Aus dem Gesagten ergibt sich, daß der Grad der Rückwirkung je nach der Schwere der Störung des Abflusses ein ganz verschiedener sein kann. Eine ganze Reihe von Stauungszuständen der Leber kommen nur in die Hand der Kliniker, sie sind von BUDD, FRERICHS, HANOT, PARMENTIER, STILLER, HEITLER, ANDRAL, ALBERTO u. a. bearbeitet und stellen rasch eintretende und verschwindende Volumenzunahmen der Leber dar. So berichtet schon CORVISART 1818 einen Fall von rasch zu- und abnehmender Stauungsleber gesehen zu haben: „j'ai vu chez quelques malades le foie se tuméfier douloureusement en 24 heures, descendre jusqu' à la fosse iliaque et se détuméfier, lorsque la circulation cardiaque avait recouvré un peu plus de liberté: le même phénomène s'est produit à plusieurs reprises chez le même individu".

HEITLER konnte ebenfalls einmal die Rückbildung einer großen Stauungsleber in wenigen Minuten verfolgen. Besonders schön zeigt jedoch die Beobachtung von WATSON diese Rückbildung. Durch ein Aneurysma der Aorta kam es dicht am Zwerchfell zu einer Kompression der Vena cava inferior, die durch Stauung zu einer Vergrößerung der Leber bis zum Darmbeinkamm führte. Nach Platzen des Aneurysmas schwoll das Organ bis zu normaler Größe ab.

Von klinischer Seite wurde das Krankheitsbild der bei Nachlassen der Herzkraft schwellenden Leber ausgebaut, insbesondere von ANDRAL, HANOT und PARMENTIER und führte zu dem Begriff der „foie cardiaque" bzw. der „fegato cardiaco" (ALBERTO). Darunter ist zu verstehen die pulsierende Leber bei Herzfehlern. Ist die Leber allein betroffen von der kardialen Stauung, so ergibt sich das besonders von französischen Forschern beschriebene Bild der „asystolie hépatique", wie sie von HANOT, PARMENTIER, ANDRAL, GENDRIN, TALAMON, OPPOLZER, DUMONT, FAURE-MILLER, BEUERMANN ET SABOURIN ausgearbeitet wurde.

Aus den angeführten klinischen Angaben geht nicht nur hervor, wie empfindlich die Leber gegenüber Herzstörungen ist, sondern, daß umgekehrt die Leberstauung häufig das erste Zeichen der einsetzenden Herzschwäche (STILLER) ist. Selbstverständlich läßt sich ein großer Teil der beschriebenen Stauungszustände der Leber am Sektionstisch nachweisen, insbesondere die länger dauernden, über die noch ausführlich bei der Besprechung der indurierten Stauungsleber, der sogenannten „Cirrhose cardiaque", zu reden sein wird. Wenn es auch nicht unsere Aufgabe sein kann, auf das klinische Bild dieser Formen von Leberstauung einzugehen, so mußten sie doch angeführt werden, da sie für das Verständnis des folgenden notwendig sind. Es kommen nämlich Stauungslebern vor, die am Sektionstisch als solche nicht mehr zu erkennen sind (BAMBERGER, PIERY, EISENMENGER), die im Leben deutlich vergrößert als ausgesprochene Stauungslebern imponierten. Ihre normale Form haben sie völlig beibehalten, der Rand erscheint abgerundet, die Leber überragt mehr oder weniger den Rippenbogen, sie zeigt vermehrte Konsistenz. Bei der Sektion finden wir dieselbe Leber dann kleiner als normal, schlaff, zusammengefallen, sie ist post mortem ausgelaufen. Es handelt sich bei diesen Lebern um solche, die auf eine akute Herzschwäche mit einer sofortigen maximalen Überfüllung des Kapillarsystems reagieren, ohne daß es schon in der Leber zu reaktiven

Veränderungen käme. Die noch völlig ungeschädigte Elastizität des Organs
bewirkt bei ganz schlaffen kaum totenstarrem Herzen das Zusammenfallen
nach dem Tode bis zu einem Grad, der nichts mehr von der vorhanden-
gewesenen Stauung merken läßt. Und trotzdem ist man imstande, diese Form
der „ausgelaufenen Stauungsleber" an der Leiche zu diagnostizieren,
eine eigenartige Konsistenz — ganz anders wie bei dissoziierten Lebern —
im Verein mit der Herzveränderung läßt die Diagnose zu.

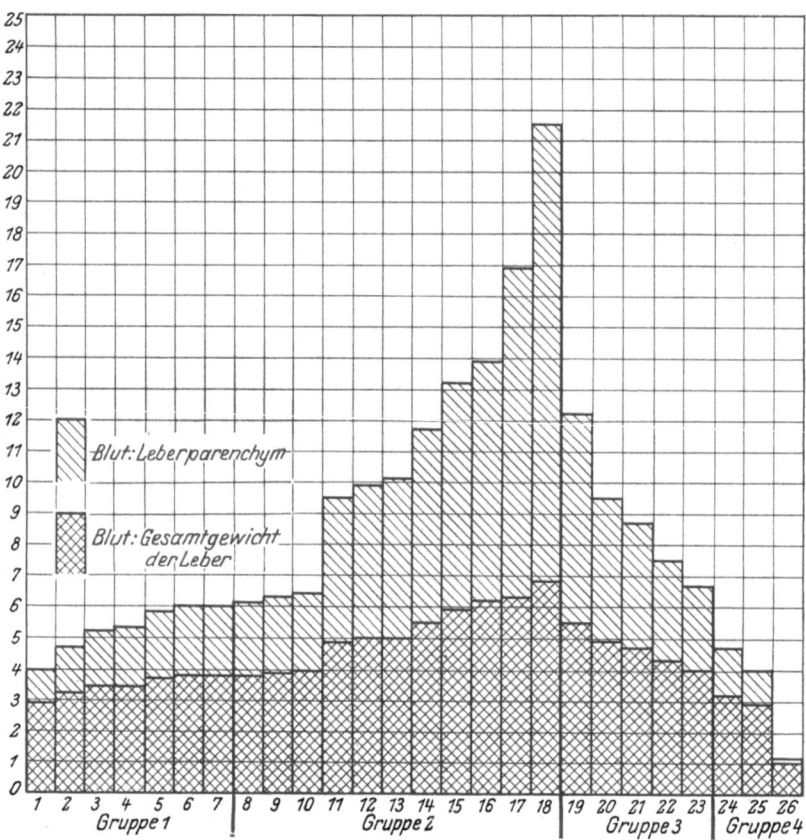

Abb. 2. Blutgehalt der Leichenleber. Aus Schütz, Virch. Arch. 259 (1926).

Beginnen wir mit der Betrachtung der leichtesten Grade von Stauungslebern, wie wir sie bei terminalem Nachlassen der Herzkraft mit Erweiterung
der rechten Herzkammer finden. Die Leber erscheint dann makroskopisch
dunkelbraunrot, ist vergrößert, ragt ein wenig über den Rippenbogen heraus.
Die Glissonsche Kapsel ist gespannt, der Durchschnitt durch das ganze Organ
läßt ebenso wie die ganz glatte Oberfläche eine überdeutliche Zeichnung erkennen,
die dadurch bedingt ist, daß die Zentralvenen verstärkt in Erscheinung treten.
Mikroskopisch ist die Zentralvene weit, strotzend mit Blut gefüllt, die Kapillaren insbesondere der zentralen Läppchenabschnitte erscheinen ebenfalls
weit, rotes Blutkörperchen liegt an rotem Blutkörperchen. Die Struktur der
Leber ist völlig erhalten, nur daß die Leberzellbalken infolge der Kapillar-
hyperämie auseinandergedrängt erscheinen. Die Leberzellbalken sind ganz

normal gestellt, die Leberzellen normal groß, im Zentrum der Läppchen, ebenso wie in der Peripherie ihre Kerne gleichmäßig gut gefärbt, das Protoplasma unverändert. Die Wände der erweiterten Zentralvenen sind nicht verdickt, ebenso fehlen Hyperplasien des Stützgerüstes, das periportale Gewebe ist unverändert. Alles in allem handelt es sich um eine mäßige Vergrößerung durch Blutüberfüllung von Zentralvene und Kapillaren ohne Reaktion am Parenchym und am Stützgewebe. Je höher der Grad der Stauung ist, um so deutlicher treten die erweiterten Zentralvenen und die Kapillaren des Läppchenzentrums schon makroskopisch als dunkelblaurote Herde hervor. Es kommt zu der Stauungszeichnung der Leber, gekennzeichnet durch eine übertrieben deutliche Zeichnung. Besonders schön tritt die Überfüllung der Zentralvenen und die Stauungszeichnung in Erscheinung, wenn die Läppchenperipherie verfettet sind und sich leuchtend gelb von den dunkelroten eingesunkenen Läppchenzentren abhebt.

Bezeichnet man diese Formen der Stauungslebern als erstes Stadium, so sind diese Lebern gekennzeichnet durch mehr oder weniger beträchtliche Vergrößerung des Organs, überdeutliche Stauungszeichnung, hohen Blutgehalt und fehlende oder fast fehlende Veränderung der Leberzellen und der Bindegewebsmenge. Sie entsprechen etwa den Fällen 8 und 9 der Gruppe 2 der Tabelle von Schütz (s. Abb. 2), die den beträchtlichen Gehalt an Blut erkennen läßt, der diesen Lebern eigen ist.

Folgerichtig können wir also als zweites Stadium diejenigen Formen der Stauungslebern bezeichnen, die gekennzeichnet sind durch Entartungsvorgänge am Parenchym, Vermehrung von Bindegewebe (Gruppe 2 und 3 der Schützschen Tabelle, s. Abb. 2). Zwischen dem Stadium 1 und 2 bestehen selbstverständlich gleitende Übergänge und in vielen Fällen bleibt es dem Belieben des Untersuchers überlassen, zu welchem Stadium er den betreffenden Fall zählen will. Es entspricht auch die Gruppe 1 der Schützschen Tabelle nicht ganz dem Stadium 1, höchstens die beiden ersten Fälle sind diesem Stadium zuzurechnen. Die andern Fälle, die dort akute bzw. subakute Stauungslebern genannt werden, zeigen bereits Veränderungen am Parenchym, jedoch keine oder ganz geringe Veränderungen am Stützgerüst.

Die Folgen der Stauung am Lebergewebe und Bindegewebe können natürlich, je nach dem Grade und der Dauer der Stauungszustände in weitesten Grenzen schwanken. Wenn wir an sorgfältig ausgesuchtem Material von Stauungslebern die fortschreitenden Folgezustände der Stauung untersuchen, so kann die Stauung höheren Grades auf die peripheren Läppchenbezirke übergreifen. Auf die Erweiterung der Zentralvenen und der Kapillaren der zentralen Läppchenbezirke folgt die Atrophie der Leberzellen, Hand in Hand gehend mit einer zunächst nur ganz geringfügigen Verdickung der Wand der Zentralvenen und der Sammelvenen. Im histologischen Bild haben wir im Zentrum verschmälerte Leberzellbalken, die einzelne Leberzelle ist verkleinert, das Protoplasma dicht, häufig mit reichlichem braunem Abnutzungspigment erfüllt. Die Kapillarerweiterung beschränkt sich bei hochgradigen Fällen nicht auf das Läppchenzentrum, sondern geht auf die Peripherie über. Gleichzeitig können die zentralen Leberzellbezirke ganz schwinden, die peripheren mehr oder weniger atrophieren. Recht häufig geht dem Schwund der Leberzellen ein Stadium der Verfettung voraus. In den zentralen Läppchengebieten, in denen man bei gewöhnlicher Färbung kaum Leberzellen mehr wahrnimmt, zeigt die Fettfärbung mit Sudan oder Scharlach zahlreiche ganz atrophische schmale Leberzellen, deren Protoplasma feine und feinste Fetttröpfchen neben braunem Pigment enthält. Diese Verfettung der zugrunde gehenden zentral gelegenem Zellen steht durchaus in keinem Verhältnis zur Verfettung der peripheren Läppchenabschnitte, vielmehr können diese völlig fettfrei sein. In Fällen schwerer Stauungsatrophie der Leber finden sich nur noch wenige Zeilen erhaltener Leberzellen in unmittelbarer Umgebung des periportalen Gewebes (Abb. 3). Naturgemäß entsteht bei so beträchtlichem Parenchymverlust eine verkleinerte Leber mit auf der Schnittfläche charakteristischer Zeichnung. Das Lebergewicht kann bedeutend (bis 750 g, E. Kaufmann) zurückgehen. Reichlicher Blutgehalt des etwas schlaffen Organs mit tiefdunkelroten eingesunkenen Zentralvenenbezirken und braunrote Farbe des Leberparenchyms sind für diese „atrophische Stauungsleber" charakteristisch. Ist im Läppchenzentrum das Lebergewebe geschwunden, wird das Läppchenzentrum nur von den erweiterten Lebervenen und Kapillaren und Lebervenen eingenommen, entstehen die sogenannten

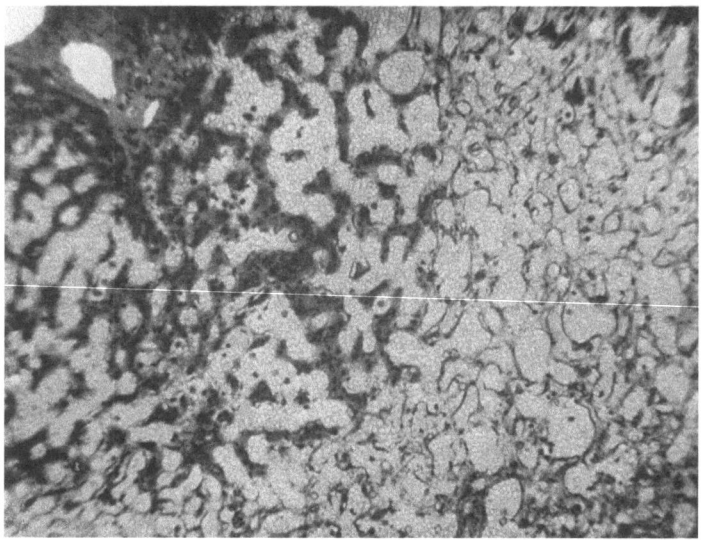

Abb. 3. Hochgradige atrophische Stauungsleber.

Blutseen der Stauungsleber, weitmaschige mit Endothel ausgekleidete prall gefüllte Kapillarektasien. Befällt die Atrophie, wie es gelegentlich der Fall sein kann, einen ganzen Lobulus, oder größere Teile benachbarter Läppchen, so können sich zwischen atrophischen benachbarten Leberläppchen sogenannte Blut- oder Stauungsstraßen ausbilden. Darunter sind die von Leberzellen befreiten oder fast befreiten Kapillarbezirke zweier benachbarter Läppchen oder der Teile eines Lobulus compositus zu verstehen, die in Straßenform benachbarte Zentralvenen verbinden. Selbstverständlich müssen so erhebliche Stauungfolgen der Leber makroskopisch ein ganz anderes Aussehen geben, das wir uns geradezu aus dem histologischen Bild rekonstruieren können. Die Leber ist im ganzen verkleinert, ihre Konsistenz infolge der relativen Vermehrung des Bindegewebes zäh. Es muß eine sehr ausgesprochene Zeichnung des Schnittbildes zustande kommen, die aber keineswegs mehr der normalen Läppchenzeichnung entspricht. Von dieser unterscheidet sie sich in erster Linie durch die große Unregelmäßigkeit. Größere eingesunkene Bezirke von tiefdunkelblauroter Farbe wechseln ab mit grau braunen oder bei erhöhtem Fettgehalt mehr gelben Inseln von Leberparenchym, die ganz unregelmäßig eingestreut liegen. Als Folge des Einsinkens der atrophischen Herde sehen wir eine höckerige unregelmäßige Oberfläche mit verschieden großen zum Teil muldenartigen Vertiefungen. Die Inseln erhaltenen Gewebes zeichnen sich scharf gegenüber den dunkelroten Straßenzügen ab und sind gegenüber diesen deutlich erhaben. Das mikroskopische Bild hat uns gezeigt, daß es sich bei diesen Inseln keineswegs um Azini handelt, sondern daß sie aus peripheren Läppchenteilen zusammengesetzt sind. Sind diese peripheren Läppchenteile reichlich mit braunem Abnutzungspigment beladen, so treten sie nicht so scharf und deutlich hervor, als wenn die Epithelien mit Fett ganz ausgefüllt sind. Ist das letztere der Fall, so spricht man von der typischen sogenannten Muskatnußleber, d. h. der atrophischen fettigen Stauungsleber. Während KAUFMANN unter Muskatnußleber die einfache zyanotische Atrophie versteht und von der atrophisch zyanotischen fettigen Muskatnußleber trennt, beschränken ORTH, HERXHEIMER die Bezeichnung auf die atrophische verfettete Stauungsleber. Betrachtet man die Schnittfläche einer Muskatnuß, so kann man sich nur recht schwer das Bild der verfetteten atrophischen Stauungsleber vorstellen und ich glaube, es wäre kein Unglück, wenn die Bezeichnung „Muskatnußleber — übrigens ebenso wie mancher andere kulinarische Vergleich unseres Faches — ganz verschwände, und der Bezeichnung „zyanotische Atrophie der Leber" oder „atrophische Stauungsleber" mit oder ohne Verfettung Platz machte.

Sieht man eine Anzahl atrophischer Stauungslebern durch, so findet man fast immer in den von der Stauung nicht betroffenen peripheren erhaltenen Läppchenbezirken Fett, und zwar von wenigen feinen Fetttröpfchen bis zu völliger Fettanfüllung der Leberzellen mit großen Tropfen. Es ist wohl nicht zweifelhaft, daß es sich bei diesem um Verdauungsfett handelt, das den Leberzellen mit dem Pfortaderblut zugeführt wird, und das infolge fehlender oder mangelhafter Verbrennung in den Leberzellen liegen bleibt. Über die Verfettung der Leberzellen im Zentrum der Azini wird später zu sprechen sein.

Allen Beschreibern der chronischen atrophierenden Stauungsleber ist es aufgefallen, daß innerhalb der Leber nicht alle Gebiete gleichmäßig von der Stauung betroffen zu sein brauchen, daß einmal die Stauung eines ganzen Lappens geringer ist als eines andern, daß die Stauung unter der GLISSONschen Kapsel viel ausgesprochener sein kann, als in der Lebermitte und daß in ganz ungeordneter Weise stark gestaute Bezirke mit weniger gestauten abwechseln können. Ist die Stauungsatrophie eine sehr gleichmäßige, so ist die Leberoberfläche ziemlich regelmäßig feinhöckerig wenn auch nie so regelmäßig wie bei der LAENNECschen Zirrhose. Bei ungleichmäßiger Stauung kann eine so irreguläre Zeichnung zustande kommen, daß man an angiomartige Bildungen in der Leber denken kann. Unregelmäßig begrenzte große Flächen von zyanotisch-atrophischem Lebergewebe grenzen unscharf an wenig gestautes gut erhaltenes an. An der Oberfläche können dadurch große muldenartige Furchen, die solchen atrophischen Bezirken entsprechen, auftreten. Besonders schön und treffend hat SALTYKOW diese Formen der Stauungslebern geschildert, die von der lehrbuchmäßigen Darstellung abweichen. „Kleine blasse prominierende Herde in einem dunkelroten Ring. Beim Steigen des Stauungsgrades verbreitet sich das Stauungsgebiet nicht konzentrisch nach außen, sondern in Form von Ausläufern zwischen die Verzweigungen des periportalen Gewebes. So bekommen die roten Partien die Straßenform und wenn sie konfluieren die von Ringen, die die vormaligen peripheren Läppchengebiete umzingeln."

ORTH gibt für die Unregelmäßigkeit der Stauung in den verschiedenen Leberbezirken eine mechanische Erklärung: „Der Umstand, daß die Atrophie in gewissen Bezirken stärker ist, als in andern, kann vielleicht darauf bezogen werden, daß die Lebervenen nicht in regelmäßiger Weise aus kleinen zu immer größeren Stämmen sich sammeln, sondern daß häufig ganz kleine Äste in größere und selbst in die Vena cava einmünden, sowie daß der Einströmungswinkel ein sehr verschiedener, bei den eben erwähnten kleinen Gefäßen häufig ein rechter ist." Nach KAPISCHKE sind die verschiedenen Stauungsveränderungen weder durch die Art und Stärke der Stauung noch der Erkrankung von Herz und Gefäßen noch aus Schädigung der Leber und Niere zu erklären, sondern bleiben unklar. Er denkt nicht an grobmechanische, sondern an biologische Momente (Vasomotoren), die noch zu erforschen sind. Er nähert sich damit der Auffassung von SCHANTZ, eines Schülers von RICKER die er in einer ausführlichen Besprechung des Problems der Stauungsleber niedergelegt hat. SCHANTZ führt die regionären Unterschiede im Grade der Stauung zurück auf die Gefäßnerveneinwirkung des von der Herzschwäche ausgehenden Reizzuwachses. Auch die besonders hervortretenden Stauungsvorgänge unter der GLISSONschen Kapsel will SCHANTZ im Gegensatz zu FAHR, der in erster Linie die Spannung derselben berücksichtigt auf den Reizzuwachs in diesem Gebiet mit normalerweise besonders starkem Reiz des geschwächten Herzens beziehen. Mir scheint nicht, daß wir mit dieser Theorie viel gewonnen haben. Aus unseren obigen Darlegungen über die Rolle der Leber im Kreislauf geht die Wichtigkeit der Innervierung der Gefäße der Leber ohne weiteres hervor, doch werden damit weder die sicher vorhandenen mechanischen Störungen wie wir sie besonders deutlich bei ganz scharf örtlich begrenzten Stauungen beurteilen können aus der Welt geschafft, noch wird mit der SCHANTZschen Theorie erklärt, warum bei eingetretener Herzschwäche die Reizverstärkungen sich innerhalb der Gefäßgebiete der Leber verschieden bemerkbar machen. SCHANTZ gibt allerdings ORTH zu, daß die Art der Einmündung der Lebervenen eine Erklärung geben kann, warum die Reizqualitäten in verschiedenen Gefäßgebieten verschieden sein können. FAHR, der den mechanischen Faktor der ORTHschen Erklärung ebenfalls anerkennt, macht als weiteren mechanischen Faktor die Spannung der Leberkapsel verantwortlich. „Die erweiterten Kapillaren drängen die Leberzellbalken auseinander, die Leber wird dadurch zunächst in toto vergrößert, gewissermaßen auseinandergedrängt, dieser Prozeß findet an der Kapsel ein Hindernis, die Spannung wird infolgedessen in dem dicht unter der Kapsel gelegenen Partien besonders groß und es erscheint wohl plausibel, daß unter dem hier herrschenden stärkeren Druck der in Stauungslebern allmählich einsetzende Parenchymschwund sich hier rascher und regelmäßiger vollzieht, als in den weiter von der Kapsel entfernt liegenden Partien." Damit scheint mir tatsächlich eine Erklärung für die recht häufigen Stauungen in atrophischen Lebern unter der Kapsel gegeben zu sein (kürzlich sah ich in einer Stauungsleber eine mehrere Zentimeter breite Zone besonders hochgradiger Stauung unter der Kapsel), wenn auch die eingangs erwähnte und experimentell erwiesene starke Dehnbarkeit der Kapsel eingewendet werden könnte. Weiterhin fehlt uns noch eine sichere kausale Begründung der inmitten der Leber unregelmäßig verteilt liegenden stärker gestauten Bezirke.

In engem Zusammenhang mit der Frage der unregelmäßig verteilten Stauung, der Stauungsstraßen- und Blutseenbildung steht die Frage nach Art und Ursache des Unterganges der Leberzellen in den von der Stauung unmittelbar betroffenen Gebieten. Schon oben wurde gezeigt wie die Leberzellen kleiner werden, langgestreckt, im dichter gewordenen Plasma tritt nicht eisenhaltiges braunes Abnutzungspigment auf, die Kerne werden klein, pyknotisch, schließlich schwinden die Zellen ganz, im Plasma tritt feintropfige Verfettung auf. Eine Theorie, die HART aufstellte, und die von SCHMORL ebenfalls zur Erklärung herangezogen wurde, stieß sofort auf energischen Widerspruch und wurde von L'ENGLE, HAYAMI und SCHANTZ widerlegt. HART erklärt die Atrophie und den

Untergang der Leberzellen nicht mit ihrer Druckempfindlichkeit, sondern macht Gerinnungsprodukte dafür verantwortlich, die in den Kapillaren von Stauungslebern auftreten und die fast ganz aus Fibrinmassen bestehen und nur geringe Zelleinschlüsse enthalten. Diese Gerinnsel verlegen die Leberkapillaren und führen zur anämischen Nekrose der Leberzellen in den verschlossenen Kapillargebieten. Er faßt diese in den Leberkapillaren auftretenden — Lebervenen- und Pfortaderäste bleiben immer frei — Gerinnsel als sicher intravital auf, während sie nach Ansicht von L'ENGLE, HAYAMI und SCHANTZ als sicher postmortal oder agonal zu bezeichnen sind. Fibrinausscheidung läßt sich auch bei ganz akuten Stauungslebern gelegentlich in großen Mengen nachweisen, die sicherlich postmortal zustande gekommen ist. Während also dieser Erklärungsversuch nach kurzer Zeit widerlegt war, konnten sich doch zahlreiche Autoren nicht damit abfinden, daß die zentrale Atrophie der Leberzellen lediglich durch den vermehrten Druck des gestauten Kapillarblutes hervorgerufen wurde und machten mangelhafte Ernährung der Leberzellen durch das sauerstoffarme Blut verantwortlich (MINKOWSKI, RIBBERT, RÖSSLE). Es kann nicht zweifelhaft sein, daß bei starker Stauung im Gebiet der Lebervenen und Kapillaren und herabgesetztem Blutdruck die den Leberzellen des Läppchenzentrums zuströmenden Blutmengen arm an Nährstoffen und insbesondere an Sauerstoff sind. Man wird nicht fehlgehen mit der Annahme, daß die neben dem Stauungsdruck in Zentralvenen und Kapillaren, die sicherlich ebenfalls zur Atrophie beitragen, vorhandene schlechtere Blutmischung zur Degeneration und zum schließlichen Untergang der Leberzellen führt. Von dieser Ernährungsstörung werden selbstverständlich — ebenso wie von dem erhöhten Druck — in erster Linie die Zellen des Läppchenzentrums betroffen.

Eine abweichende Ansicht äußert MALLORY, der annimmt, daß die Leberzellen nicht durch Atrophie, sondern durch zentrale Nekrose zugrunde gehen, die durch komplizierend toxisch-infektiöse Momente hervorgerufen werden und führt als Beweis hämorrhagische Nekrosen im Zentrum der Läppchen bei chronischen Stauungslebern an. Mit Recht bestreitet OPIE den unmittelbaren kausalen Zusammenhang, wie ihn MALLORY anzunehmen scheint, und fordert für jeden einzelnen Fall von zentraler Läppchennekrose bei Stauungslebern den Beweis ihrer unmittelbaren Abhängigkeit. HEINRICHSDORFF versucht auf Grund der Angaben MALLORYs und eigener Untersuchungen eine Gruppierung der Stauungslebern in einfache und degenerative, oder richtiger Stauungslebern mit Degeneration. Der Degenerationsformen führt er drei an, erstens zentrale Verfettung, zweitens zentrale hämorrhagische Nekrose, drittens zentrale ischämische Nekrose. Eine solche Gruppierung dürfte aus drei Gründen auf Widerspruch stoßen und abzulehnen sein: Erstens kommt es bei jeder irgendwie beträchtlichen Stauung auf Grund der verlangsamten Strömung mit sauerstoffarmem Blut zu regressiven Veränderungen an den Leberepithelien, sei es auch nur zur verfrühten und vermehrten Ablagerung von eisenfreiem braunem Abnutzungspigment; zweitens handelt es sich bei den zentro-azinären Nekrosen um sekundäre, neben der Stauung einhergehende toxische Prozesse, die vielleicht im Leberzentrum infolge der schon vorhandenen Schädigung besonders wirksam sind und drittens kann gelegentlich eine Stauung nur vorgetäuscht werden durch eine infolge toxischer Leberzellnekrose und Schwund der Leberzellen verursachte Entlastungshyperämie der zentralen Kapillargebiete.

Allerdings berichtet OERTEL über 5 Fälle von vorgeschrittener Kreislaufstörung der Leber bei denen sich unter Ikterus ein schnell fortschreitender Verfall einstellte. Histologisch fand er eine zytolytische Nekrose der Leber mit hämorrhagischen Extravasationen und eine hierdurch bedingte Gallenstauung. Die Zellen der intermediären Zone zeigen Fettinfiltration, die zerstörte Zone war scharf abgegrenzt gegen die „ödematös" geschwollenen Zellen, welche mit strotzend gefüllten Galle- und Blutkapillaren in der Peripherie lagen. Es handelt sich nach Ansicht OERTELs nicht um die gewöhnliche Nekrose, sondern eine allmähliche Auflösung, die er als unmittelbare Folge der Stauung betrachtet. Entzündliche Veränderungen fehlten in der Leber, toxische Prozesse und postmortale autolytische Vorgänge glaubt er ausschließen zu können. Ob es sich hier tatsächlich um reine Stauungslebern handelt, muß einerseits nach dem oben ausgeführten zu mindesten zweifelhaft erscheinen, andererseits kennen wir genau die beschriebenen Bilder von zentralen hämorrhagischen Nekrosen bei toxischen Prozessen, wie sie später noch bei Besprechung der Eklampsie Erwähnung finden werden (S. 108). Gleichliegende Fälle von zentralen Nekrosen habe ich, ohne daß toxisch-infektiöse Einflüsse anzunehmen waren, nicht gesehen.

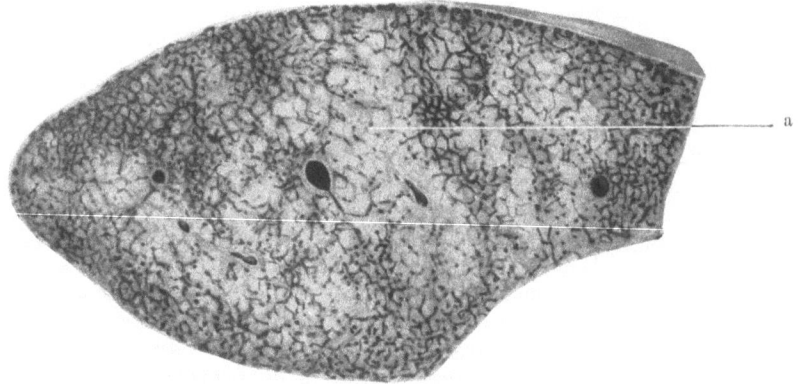

Abb. 4. Neubildung von Lebergewebe bei Stauungsatrophie.

Zusammenfassend können wir sagen, daß zwei Einflüsse den Untergang der Leberzellen in Stauungslebern verursachen, der erhöhte Kapillardruck und die verschlechterte Ernährung der Leberzellen, vor allem auch infolge Sauerstoffmangels des zugeführten Blutes. Unter dieser Ernährungsstörung kommt es zur braunen Atrophie, gelegentlich zur Verfettung und zum Schwund der Leberzellen.

Selbst in den hochgradigsten Fällen chronischer Stauungslebern mit Atrophie kommt es niemals zu einem völligen Schwund der Leberzellen in größeren Leberbezirken, wenn auch in einzelnen Läppchen der Schwund bis auf ein Drittel oder ein Fünftel gehen kann, bisweilen sogar ein ganzes Läppchen schwindet. Regelmäßig bleiben in der Umgebung der GLISSONschen Scheiden Gruppen von Leberzellen bestehen, die der Stauungsatrophie widerstehen und die kompensatorisch hypertrophieren können (KRETZ, MEDER, RIBBERT, SALTYKOW, SCHMORL). KRETZ sah Hypertrophie von peripheren Azinusteilen und von ganzen Läppchen bei Stauungsatrophien, SALTYKOW beschrieb die in solchen Lebern aufschießenden dendritischen gelblichen Herde, neugebildeten Lebergewebes, längs den Pfortaderzweigen. Ist die vikariierende Hypertrophie solcher Lebern weit fortgeschritten so ergibt sich das äußerst charakteristische Bild der umgebauten Stauungsleber (Abb. 4a). Zwischen den dunkelblauroten landkartenartigen atrophischen eingesunkenen Leberteilen erheben sich in ganz unregelmäßiger Form und Größe, den Pfortaderverzweigungen folgend, bald baumartige verzweigte, bald blattförmige, graugelbliche Bezirke neugebildeten Lebergewebes, ohne erkennbare regelmäßige Läppchenzeichnung. Histologisch findet man Leberzellen verschiedener Größe, zahlreiche große helle fett- und pigmentfreie Zellen, oder sie enthalten Fett und Pigment in wesentlich geringerer Menge als die umgebenden dunkleren Zellen. Diese hellen Zellen kann man mit ADLER als neugebildete auffassen, ihr Auftreten ist als ein Zeichen der Regeneration des Parenchyms anzusehen. Sicherlich kann dies regenerierte vikariierende hypertrophische Lebergewebe funktionell von nicht zu unterschätzender Bedeutung sein, doch verfällt es bei fortwirkender kardialer Stauung ebenfalls unter dem gleichen morphologischen Bild der fortschreitenden zyanotischen Atrophie.

Absichtlich wurde bisher ein Befund vernachlässigt, der für viele chronische Stauungslebern charakteristisch ist und der Anlaß zu lange dauernden Erörterungen gab, die Veränderungen am Stützgewebe der Leber, die zu dem Bilde der indurierten Stauungsleber führen und die Beziehungen dieser zur sogenannten „Cirrhose cardiaque" und zur echten LAENNECschen Zirrhose, auf die, wenigstens so weit es im Rahmen dieses Kapitels liegt, eingegangen werden soll. Bei der klinischen und pathologisch-anatomischen Wichtigkeit des Krankheitsbildes scheint mir ein kurzer geschichtlicher Überblick über die in Rede stehenden Fragen geboten.

ANDRAL (1840) war der erste, von dem der Versuch ausging, das klinische Krankheitsbild der Foie cardiaque und der Cirrhose cardiaque herauszuheben, indem er betonte, daß die Lebererkrankung die des Herzens nicht nur überdauern, sondern erst nach Abklingen dieser auftreten könne. Das Krankheitsbild wurde von BOUILLAUD, GENDRIN, TALAMON, OPPOLZER, HANOT, — von dem die Bezeichnung „Asystolie hépatique stammt, — DUMONT, FAURE-MILLER und PARMENTIER ausgearbeitet, ohne daß auch nur eine entfernte Übereinstimmung in den Ansichten über die anatomische Grundlage dieser Erkrankung herrschte. Grund hierfür war vor allem, daß man bis 1890 nur die LAENNECsche Form der Leberzirrhose kannte, daß ferner große Unklarheit herrschte über die Abgrenzung auch des Bildes der „atrophischen Muskatnußleber" gegenüber bestimmten Stadien der echten LAENNECschen Zirrhose. Ja einzelne Autoren wie BEQUEREL, DRESCHFELD, GREEN, OPPOLZER, LEGG, CORNIL ET RANVIER und TALAMON hielten sogar die auf Störung der Herztätigkeit oder Herzfehlern beruhende Stauung im großen Kreislauf für ein ätiologisches, BEQUEREL sogar für das wichtigste ätiologische Moment der echten LAENNECschen Zirrhose. Nicht nur BUDD, sondern auch MONNERET, HANDFIELD, JONES, VIRCHOW, FRERICHS machen auf die Möglichkeit einer Verwechslung von Stauungszuständen mit der echten Zirrhose der Leber aufmerksam, ja der erstgenannte hat schon im Jahre 1845 scharf gegen die Cirrhose cardiaque Front gemacht. VIRCHOW gibt 1856 eine sehr gute Differentialdiagnose zwischen den beiden Krankheitsbildern und führt die Verkleinerung der Leber sowie die oberflächliche Granulierung bei chronischer Stauung auf das Einsinken der atrophischen Teile zurück. Demgegenüber hält LIEBERMEISTER daran fest, daß die Verkleinerung der chronisch gestauten Leber den gleichen Grund habe, wie bei der echten Zirrhose, nämlich eine Bindegewebswucherung mit nachfolgender narbiger Schrumpfung, während z. B. BAMBERGER jede Art von Zusammenhang zwischen „atrophischer Muskatnußleber" und echter Zirrhose ablehnt.

Sehr stark umstritten war auch die Frage nach dem Sitz und dem Ausgangspunkt der Bindegewebswucherung in Stauungslebern, eine Frage die zum Teil zusammenhängt mit der Auffassung des Läppchenbaues der Leber. ROKITANSKY, VIRCHOW, FÖRSTER, FRERICHS, verlegen den Beginn der Bindegewebs-

wucherung in die Läppchenmitte, während insbesondere die französische
Schule — Cornil et Ranvier, Potain, Sabourin — das Bild der „Cirrhose
sushépatique" der intralobulären Bindegewebswucherung aufstellten, der
eigentlichen „Cirrhose cardiaque" wie sie später von Géraudel, Bauer genauer
beschrieben wurde. Sabourin sieht sogar, auf Grund des Studiums hochgradiger
Stauungslebern, in deren Aufbau den Beweis für seine Theorie des Läppchenbaues der Leber, die von der üblichen abweicht (s. S. 73). Er legt als Zentrum
des Leberzellkomplexes „die Nodules portobiliaires" fest, und nimmt die
„Veines rectiliniaires" — kleinste Venen, die in die Lebervenen sich ergießen,
als Umgrenzung seines Leberläppchens an. Bei den hochgradigen Stauungslebern
entsprächen dann die erhaltenen Parenchymteile den Nodules portobiliaires,
die atrophischen der verbreiterten Grenze des Läppchens. In die Peripherie
der Läppchen verlegten den Ausgang der Bindegewebswucherung Handfield
Jones, Liebermeister, Klebs, Rindfleisch, Green, Dreschfeld; Klebs
und Rindfleisch heben allerdings hervor, daß die Bindegewebsbildung nur
in manchen Fällen wahrzunehmen sei, auch Ziegler und Orth geben die
Möglichkeit periportaler Bindegewebsvermehrung bei chronischer Stauung zu.

In die Zeit des Streites, ob Stauung allein Bindegewebsvermehrung nach
Art der echten Zirrhose machen kann, fällt eine vielbesprochene Arbeit von
F. Pick, der er den Titel: „Über chronische unter dem Bilde der Leberzirrhose
verlaufende Perikarditis (perikarditische Pseudoleberzirrhose)" gab. Das Ergebnis seiner diesbezüglichen an drei Fällen angestellten Untersuchungen lasse
ich im Wortlaut folgen: 1. Es gibt einen den gemischten Formen der Leberzirrhose (mit vergrößerter Leber starkem Aszites, ohne Ikterus) täuschend
ähnlichen Symptomenkomplex (perikarditische Pseudoleberzirrhose), der dadurch hervorgerufen wird, daß die durch eine latente Perikarditis bewirkten
Zirkulationsstörungen in der Leber zu Bindegewebswucherungen führen, welche
durch Stauung im Pfortaderkreislauf hochgradigsten Aszites zur Folge haben.
2. Derselbe kommt zwar vorwiegend bei jüngeren Individuen vor, doch wird
er auch im späteren Lebensalter beobachtet. 3. Zur Differentialdiagnose kommen folgende Anhaltspunkte in Betracht: Fehlen eines ätiologischen Momentes
für Leberzirrhose, anamnestische Angaben über eine vorausgegangene Perikarditis, und über früher bestandene Ödeme an den Beinen. Ein sicheres Resultat kann nur eine konsequent durchgeführte Untersuchung des Herzens
ergeben."

Diese Veröffentlichung hatte im In- und Auslande eine ganze Reihe von
Arbeiten zur Folge, aus denen sich ergab, daß das Krankheitsbild als solches
zahlreichen Klinikern geläufig war, die Arbeiten brachten entweder zusagende
Stellungsnahme oder ablehnende Kritik. Venot, Boutavant hoben hervor,
daß solche Fälle schon viel früher beschrieben seien, die „perikarditische
Leberzirrhose" wurde von Bozzolo, Cabot, Galvagni, Nachod, Strümppell,
Siegert, wenn auch nur mit gewissen Vorbehalten angenommen, von Heide-
mann, Schupfer, Werbatus, Eisenmenger, Türk, Romberg, Neuenhagen,
Hess abgelehnt. Unter den kritischen Arbeiten sollen hier nur die von
Eisenmenger und Hess Erwähnung finden, ihrer Ablehnung des Krankheits-
bildes als selbständiger Erkrankung müssen wir uns anschließen.

Eisenmenger beleuchtet nach einer Polemik gegen den unglücklichen
Namen die Fälle Picks und kommt zu dem Ergebnis, daß sie falsch gedeutet
sind. Im ersten Falle handelt es sich um eine Stauungsleber, im zweiten und
dritten um eine Kombination von Herzbeutelverödung mit echter Zirrhose,
vielleicht auf tuberkulöser Grundlage. Tatsächlich kann im Gefolge einer
schwieligen obliterierenden Perikarditis hochgradiger Aszites ohne Beinödeme
auftreten. Hess kommt in einer ausführlichen Studie ebenfalls zu einer glatten

Ablehnung der Pickschen Pseudozirrhose. Er gibt zwar zu, daß in bestimmt gelagerten Fällen eine „rein kardial bedingte Zirrhose" das klinische Bild einer interstitiellen Hepatitis mäßigen Grades machen kann, lehnt es aber ab, für die chronische Stauungsleber eine besondere Bezeichnung anzunehmen, sei es daß sie durch einen Klappenfehler oder eine chronische Perikarditis bedingt ist. Gerade das von Pick aufgestellte Krankheitsbild ist nie als alleinige Folge einer kardialen Stauung aufzufassen, sondern ist der Ausdruck komplexer ursächlicher Einflüsse.

Die Frage des Verhaltens der Leber bei chronischer Perikarditis hat Hess 1910 noch einmal erneuter Bearbeitung unterzogen, ausgehend von der Tatsache, daß enge Beziehungen zwischen Herzbeutelerkrankung, insbesondere Verödung, und Leberstauung bestehen, in dem Krankheitsbilder zur Beobachtung kommen, bei denen einziges oder ein wichtiges Symptom die isolierte Pfortaderstauung (Leberschwellung, beträchtlicher rezidivierender Aszites) ist, während klinische Herzerscheinungen fehlen können. Diesem Krankheitsbilde liegt entweder eine chronische Polyserositis zugrunde (Curschmannsche Zuckergußleber), oder in einer zweiten Gruppe solcher Krankheitsfälle, die vorwiegend Kinder betreffen, liegt eine latente chronische tuberkulöse Perikarditis vor, gewaltige Leberschwellung und mächtiger rezidivierender Aszites sind die hervorstechenden Symptome. Auf dem Sektionstisch ist die Leber hochgradig gestaut, gelegentlich geringe Bindegewebsvermehrung nachweisbar.

In einer dritten Gruppe kommt es in der Leber zu beträchtlicher Bindegewebsvermehrung — Cirrhose cardiaque hypertrophique —, doch ist ihre Entstehung noch keineswegs geklärt, wie das Krankheitsbild als solches überhaupt von manchen Autoren geleugnet wird.

Die tatsächlich vorhandenen engen Beziehungen zwischen Herzbeutelverödung und Leberstauung konnte Hess auch im Tierversuch zeigen. Bei Hunden mit experimentell hergestellter totaler Herzbeutelverödung kam es in einzelnen Fällen zu isolierter oder fast isolierter Stauung im Pfortadersystem. Bei zwei Tieren war es zu einer starken Bindegewebsvermehrung in der Leber gekommen — vielleicht infolge Stenosierung der Vena cava inferior am Zwerchfelldurchtritt durch schrumpfendes Bindegewebe. Auch Flesch und Schossberger kamen bei Versuchen an Hunden zu ähnlichen Ergebnissen.

Es kann nicht wundernehmen, daß neben Forschern, die eine Kombination von echter Zirrhose mit chronischer Stauung annahmen, auch solche auftraten die überhaupt jede Bindegewebsneubildung in der Leber auf Grund der Stauung ablehnten (Rendu, Hanot, Talamon in neueren Arbeiten). In neuerer Zeit sind es besonders Piery und Eisenmenger, sowie aus dem Bruch, die die Frage der Bindegewebsbildung in Stauungslebern erneut bearbeiteten, die einen ähnlichen Standpunkt einnehmen und deren Untersuchungsergebnisse weitgehend miteinander übereinstimmen. Allerdings kommen sie zu dem Schluß, daß auch chronische Stauung höchsten Grades nie zu einem Umbau im Sinne der echten Zirrhose, vor allem nie zur Bindegewebsvermehrung im periportalen Gewebe führe. In einer Reihe von Beispielen zeigt Eisenmenger das häufige kombinierte Vorkommen von Herzfehlern und durch sie bedingten Stauungszuständen mit echter Leberzirrhose und führt auf diese Tatsache die Unsicherheit und Verwirrung des Schrifttums zurück. Insbesondere Piery vertritt den Standpunkt, daß die Bindegewebsvermehrung nicht Folge der Stauung allein sein könnte, daß vielmehr entzündliche Vorgänge daneben vorhanden sein müßte. Er geht damit zurück auf die oben angeführte Ansicht, zu der sich auch Herxheimer und Fahr bekennen, daß nämlich die chronische Stauung eine Veranlagung für die echte Zirrhose darstelle. Piery führt vor allem auch die experimentellen Ergebnisse Parmentiers an, der bei Hunden

künstlich Herzfehler erzeugte, die schwerste Stauung zur Folge hatten. Die
Lebern der Tiere, die PARMENTIER teilweise bis $1^1/_2$ Jahre am Leben halten
konnte, zeigten trotz der hochgradigen Stauung keinerlei Bindegewebsvermehrung.

Den Schlußfolgerungen EISENMENGERs tritt SCHANTZ entgegen, der als
Folge hochgradiger zyanotischer Atrophie Vermehrung des peripheren Bindegewebes fand, sowie eine Faservermehrung im Läppchenzentrum in der Gegend
der Zentralvene und diesen Befund auf die Blutregulierung unter dem Einfluß
der Gefäßnerven zurückführt. Er denkt daran, daß möglicherweise die Gitterfasern bei dieser Vermehrung des Bindegewebes eine Rolle spielen könnten.

Wir kommen damit zu der Frage der Beteiligung des feinsten Stützgerüstes

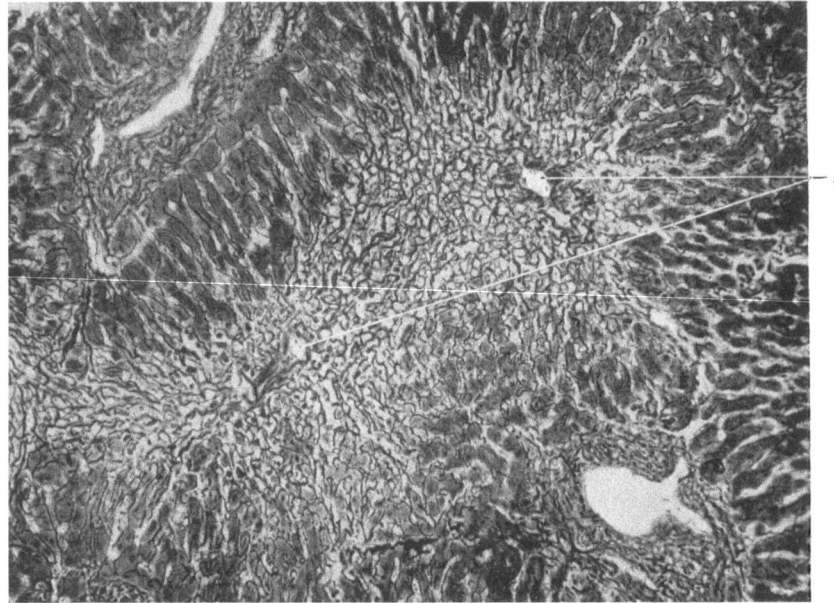

Abb. 5. Gitterfaser-Hyperplasie bei indurierter Stauungsleber.

der Leber, der KUPFFERschen Gitterfasern an den Folgezuständen der
chronischen Stauung der Leber. Erst die Untersuchung dieses feinsten Stützgerüstes bei Stauungszuständen der Leber hat eine einheitliche Auffassung
der Frage der Bindegewebsneubildung in der Leber ermöglicht.

HERXHEIMER, der unter systematischer Anwendung der BIELSCHOWSKI-
MARESCHschen Versilberungsmethode die Frage prüfte, verdanken wir eine
zusammenfassende Darstellung und völlige Neubearbeitung dieses Problems
und seine Untersuchungsergebnisse, die sich mit denen von RÖSSLE, KON decken,
bestehen heute noch in vollem Umfange zu Recht und dürfen als Grundlage
für die Betrachtung der chronisch indurierten Stauungsleber dienen. In Übereinstimmung mit PIERY und EISENMENGER fand HERXHEIMER „nie irgend
etwas an echte Zirrhose erinnerndes als Folge einer noch so hochgradigen Stauung". „Andererseits zeigen die Fälle auf Grund geeigneter Methoden, daß
die Ansichten jener beiden Autoren — wie auch anderer, — welche jede Bindegewebswucherung als Folgezustand der Stauung leugnen, eine irrige ist. Es
findet sich in der Tat eine Wucherung bindegewebiger Elemente, aber nur der

Gitterfasern, welche ja auch den Venen und Kapillaren am benachbartesten liegen und zum Teil sogar zu deren Wand gehören."

Die Untersuchungen von RÖSSLE und KON ergaben, daß es bei der Stauung in der Leber zu einer Dehnung und Streckung der normalerweise leicht gewellten Gitterfasern kommt, die bei der akuten Stauung eine Verdünnung zur Folge hat. Unter dem Einfluß chronischer Stauung reagieren sie jedoch mit einer deutlichen Verdickung. In älteren Stauungslebern, so auch in der hier im Bilde wiedergegebenen eigenen Beobachtung (Abb. 5), trifft man auf beträchtlich verdickte Radiärfasern, die sich zu kollagenem Bindegewebe umwandeln können. Die Hyperplasie und Hypertrophie der Gitterfasern in Stauungslebern müssen wir mit HERXHEIMER und RÖSSLE als raumfüllende Ersatzwucherung auffassen. An drei Fällen von mit echter Zirrhose verbundener Stauung zeigt HERXHEIMER weiterhin, daß die Stauung disponierendes Moment für die Entstehung einer Zirrhose sein kann, daß aber die für die echte Zirrhose maßgebenden Veränderungen nie Folge der Stauung, sondern stets einer die Zirrhose verursachenden Schädlichkeit ist.

Versuchen wir zu einer klaren Auffassung über die Frage der Atrophie, des Umbaues und der Veränderungen am Stützapparat der Leber bei der chronischen Stauung zu kommen, so müssen wir das Folgende als feststehend betrachten:

Unter dem Einfluß schwererer chronischer Stauung kommt es teilweise durch den starken intrakapillären Druck, vorwiegend aber wohl infolge von Ernährungsstörungen im Zentrum der Leberläppchen zur Atrophie und zum Schwund der Leberzellen, der große Teile der Läppchen befallen kann. In zusammengesetzten Läppchen kann es zu einer ineinander übergehenden Verbindung in Form von Blut- oder Stauungsstraßen kommen, d. h. also zum Untergang benachbarter Läppchenteile. Da gleichzeitig mit diesem beträchtlichen Leberzellschwund regeneratorische Vorgänge aufzutreten pflegen, da sich diese vikariierende Hypertrophie in der Leberläppchenperipherie dem Gebiet um die GLISSONschen Scheiden findet, da diese Hypertrophien beträchtliche Grade erreichen können, kommt eine Verschiebung des Läppchenbaues zustande, die makroskopisch das Bild eines Umbaues der Leberstruktur hervorruft, das Bild der „umgebauten chronischen Stauungsleber". (Es braucht nicht betont zu werden, daß es sich um eine ganz andere Form des Umbaues handelt als bei der echten Zirrhose.) Tritt nun, wie das in vielen Fällen chronischer Stauung geschieht — allerdings durchaus nicht in allen — zu der Verdickung der Lebervenenwände noch eine beträchtliche Hyperplasie der Gitterfasern bis zur Umwandlung in kollagenes Bindegewebe, und zwar sowohl der von der Zentralvene zum periportalen Gewebe ziehenden Radiärfasern, als auch der umspinnenden Fasern auf, so bekommen wir das Bild der zyanotischen Induration, der harten „Muskatnußleber" mit ihrer stark vermehrten Konsistenz und runzeligen Oberfläche oder der „chronisch indurierten atrophischen Stauungsleber" wie ich sie bezeichnen möchte. Von einem klassischen Falle einer umgebauten indurierten Stauungsleber stammt die Abb. 5, die besonders schön die Hyperplasie der radiären und umspinnenden Gitterfasern innerhalb einer zwei benachbarte Läppchen verbindenden Blutstraße wiedergibt.

Da nun die Gitterfasern durch Hypertrophie und Hyperplasie imstande sind, sich zu kollagenem Bindegewebe umzuwandeln, und da sie — die Radiärfasern — in engem Zusammenhang mit dem periportalen Gewebe und den Zentralvenen stehen, ist es uns verständlich, daß gelegentlich auch bei reinen Stauungslebern eine Verdickung des periportalen Gewebes zur Beobachtung kommt. Daß es bei reiner Stauung zu einer Abkapselung von Läppchengruppen durch vermehrtes Bindegewebe der GLISSONschen Scheiden — wenn auch selten — kommt, wie KAUFMANN angibt, habe ich nie gesehen. Übereinstimmung herrscht aber voll und ganz in der Auffassung, daß chronische Stauung niemals zu dem Bilde der echten Zirrhose führen kann, ja auch nur weitgehende Umbauvorgänge nach Art des Umbaues bei der echten Zirrhose hervorrufen könnte. Die Bezeichnung Stauungszirrhose, Cirrhose cardiaque ist also fallen zu lassen, da in dem Schrifttum allzuverschiedenes darunter verzeichnet ist und andererseits feststeht, daß das Bild der echten Zirrhose nie durch einfache Stauung zustande kommt.

Trotz dieser Klarstellung lag in der ganzen Frage noch etwas unbefriedigendes insoferne, als wir keinerlei Anhaltspunkte hatten, worauf der Grad der Veränderungen in der Leber bei Stauung beruht, ob es Abhängigkeiten zwischen Blutgehalt der Stauungsleber und Bindegewebsvermehrung und Art der Stauungsleber gibt. Diese Lücke habe ich versucht auszufüllen durch Versuche über den Blutgehalt an der Leichenleber bei verschiedenen Formen der Stauung. Die von SCHÜTZ angestellten Versuche, über deren technische Ausführung schon oben (S. 7) berichtet wurde, haben zu sehr einheitlichen Ergebnissen geführt, wie sie in Abb. 2 graphisch dargestellt sind. Wenn auch die absolute Zahl der Versuche bis jetzt gering ist, so rechtfertigt doch einmal der völlige Mangel derartiger exakter Untersuchungen im Schrifttum, sowie das einheitliche Ergebnis die Wiedergabe an dieser Stelle.

11 Lebern mit schweren Stauungszuständen ohne bindegewebige Induration, von denen die letzte schon übergeleitet zu den bindegewebig indurierten Stauungslebern zeichnen sich durch außerordentlich hohen Blutgehalt aus. Es sind dies jene mehr oder weniger vergrößerten, dunkelblauroten stumpfrandigen Lebern mit glatter stark gespannter Kapsel, mit zentralen Läppchenatrophien, Blutseenbildung, Stauungsstraßen. Nach erfolgter Durchspülung fallen diese Lebern schlaff zusammen und erscheinen nicht derb und zäh wie die indurierten. Ihr Blutgehalt schwankt auf das Gesamtgewicht der Leber berechnet zwischen 40 und 68%, im Mittel 51,9%, gegenüber 35% bei der normalen Leber. Von besonderem Interesse sind die Blutwerte bezogen auf das Gewicht des entbluteten Parenchyms der Leber, die sehr häufig 100% weit übersteigen, ja in einem Falle sogar bis 215% gehen. Das bedeutet also, daß in diesem Falle auf 100 g reines Lebergewicht 215 g Blut entfallen! Der Mittelwert dieser Gruppe beträgt 117% Blut, bezogen auf das reine Parenchymgewicht.

In der nächsten Gruppe hat SCHÜTZ indurierte Stauungslebern (5 Fälle) zusammengefaßt, die gekennzeichnet sind durch mehr oder weniger hochgradigen Stauungsumbau, und bindegewebige Induration, die zum Teil um die Zentren der Läppchen, zum Teil aber auch zu einer beträchtlichen Metaplasie der Gitterfasern zu kollagenem Bindegewebe geführt hat. In dieser Gruppe kommt es zu einer Umkehr des Verhältnisses, d. h. das Parenchymgewicht nimmt gegenüber dem Blutwert wieder zu, die Proportionen verschieben sich mit zunehmender Bindegewebsvermehrung nach der Norm zu. Allerdings — darauf macht SCHÜTZ mit Recht aufmerksam — verbirgt sich hier ein Fehler insoferne als das „reine Parenchymgewicht" der Leber sich zusammensetzt aus Parenchym + Bindegewebe, und als sich das Verhältnis Parenchym : Bindegewebe bei den chronisch indurierten Stauungslebern sehr zu ungunsten des ersteren verschoben hat. Trotzdem hält sich aber der durchschnittliche Blutgehalt mit 46,8% (89,2% bezogen auf das Parenchymgewicht) noch weit über den Werten der Norm. Das Gegenteil zeigen, darauf sei hier nur kurz hingewiesen, die echten LAENNECschen Zirrhosen der Leber, deren Werte weit unter der Norm liegen.

Die Blutmengenuntersuchungen von SCHÜTZ an Stauungslebern ergeben also, daß die höchsten Blutwerte bei Stauungslebern im Anfang der Umbauvorgänge erreicht werden, wenn es schon zu beträchtlichen Atrophien des Lebergewebes, andererseits aber noch nicht zur bindegewebigen Verhärtung gekommen ist. Mit zunehmender Induration nimmt der Blutgehalt wiederum ab, hält sich aber doch erheblich über der Norm.

Die bisher besprochenen Stauungszustände betrafen — sei es bei Herzfehlern, sei es bei Behinderung im kleinen Kreislauf — das System der Lebervenen im ganzen, das durch seine Klappenlosigkeit besonders stark kardialer Stauung zugängig ist. Für die Frage der Stauungslebern interessiert uns weiterhin die

Erkrankung der Lebervenen selbst und ihrer Äste. Die Lebervenenerkrankungen sind im ganzen nicht sehr häufig und infolgedessen nur wenig bearbeitet worden. Das wichtigste Krankheitsbild ist die erstmals von BUDDE 1846 erwähnte Endophlebitis obliterans der Lebervenen, die CHIARI als selbständiges Krankheitsbild wahrscheinlich auf syphilitischer Basis auffaßte und die von zahlreichen anderen Forschern untersucht wurde (KRETZ, COHN, GEE, ROSENBLATT, EPPINGER, SCHÜPPEL, HAINSKI, THRAN, LANGE, CHIARI, LICHTENSTERN, PENKERT, MEYSTRE, HESS, UMBREIT, STERNBERG, THEIS, KÜHNEL und PRIESEL, O. MEYER, KRAFT, SCHMINCKE, HILSNITZ. Kurz skizziert findet sich an der Einmündung in die Cava ein siebartiger durchlöcherter Verschluß der Lebervenenstämme, oder es findet sich eine ältere oder frischere kanalisierte Thrombose eines oder mehrerer Stämme der Lebervenen. Eine frische Thrombose der feinen Lebervenenwurzeln kann sich anschließen, gelegentlich findet sich ein Übergreifen der Thrombose auf intrahepatische Pfortaderverzweigungen und den Hauptstamm der Pfortader. KRAFT konnte

zeigen, daß die Erkrankung sich fast immer auf die kleineren Äste der Lebervenen, gelegentlich sogar auf die intralobulären Kapillaren fortsetzen kann. Für den vorliegenden Abschnitt interessiert weniger die Ätiologie (Syphilis — CHIARI, SCHMINCKE, O. MEYER, mechanische Schädigung — KRETZ, primäre Thrombose — UMBREIT, ISSEL, Infektionskrankheiten — STERNBERG) dieses Krankheitsbildes, das in diesem Handbuch schon von BENDA besprochen wurde, als vor allem die Folgen dieses gewaltigen Abflußhindernisses in den Lebervenen für das Leberparenchym. Erwähnt werden mag noch, daß gelegentlich ein angeborener Verschluß der Lebervenen beobachtet wurde (PEN-

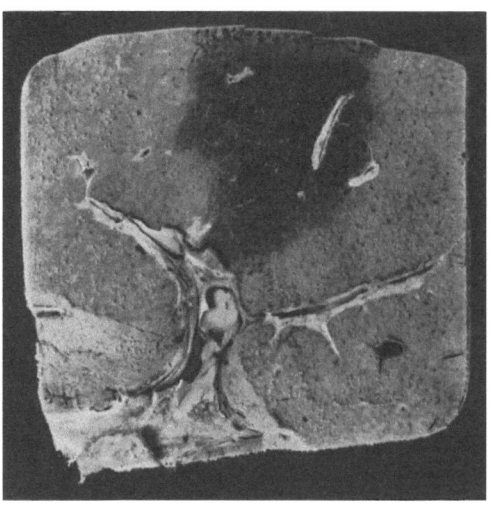

Abb. 6. Lokaler Stauungsherd bei Thrombose zweier Lebervenenäste.

KERT), sowie daß VANZETTI eine besondere Form der Leberzirrhose von einer produktiven Endophlebitis der Lebervenen herleitet (KAUFMANN).

Die Folgen des Lebervenenverschlusses und der stark behinderten Blutströmung machen sich an dem Leberparenchym in stärkster Weise geltend. Alle Autoren sahen im zugehörigen Leberbereich schwerste Stauungszustände, und zwar entsprechend dem Grad der Einengung graduell ganz verschieden. In den schwersten Fällen hochgradige zyanotische Atrophie des Organs mit mehr oder weniger hochgradiger Induration, bis zu fast völligem Verlust der Leberzellen überhaupt, wie in dem Falle von PENKERT. Einen äußerst hochgradigen Fall mit hämorrhagischer Infiltration demonstrierte W. FISCHER, bei dem fast der ganze rechte Lappen infolge einer Thrombose von Lebervenen bei Thrombose der Kava und Nierenvenen von Leberzellen frei war. Es handelte sich um den Einbruch eines Hypernephroms der rechten Niere in die Nierenvene und Fortleitung des Thrombus. Mikroskopisch waren in den Läppchen fast des ganzen rechten Lappens so gut wie keine Leberzellen mehr vorhanden, die Läppchen bestanden aus Blutseen, nur in der Läppchenperipherie noch ein ganz schmaler Saum von Leberzellen. Die Pfortader erwies sich frei von Tumor und Thromben.

Auch in dem SCHMINCKEschen Falle lag eine hochgradige Induration und Übergang in „Stauungszirrhose mit Umbau des Lebergewebes mit multipler adenomatöser Hypertrophie" vor. Selbst Stauungsblutungen wurden beobachtet (THEIS).

SCHEFFER verengerte bei Katzen operativ die Lebervenen und fand die Leber 14 Tage nach der Operation normal groß, glatt mit gleichmäßiger Stauungszeichnung, einzelne

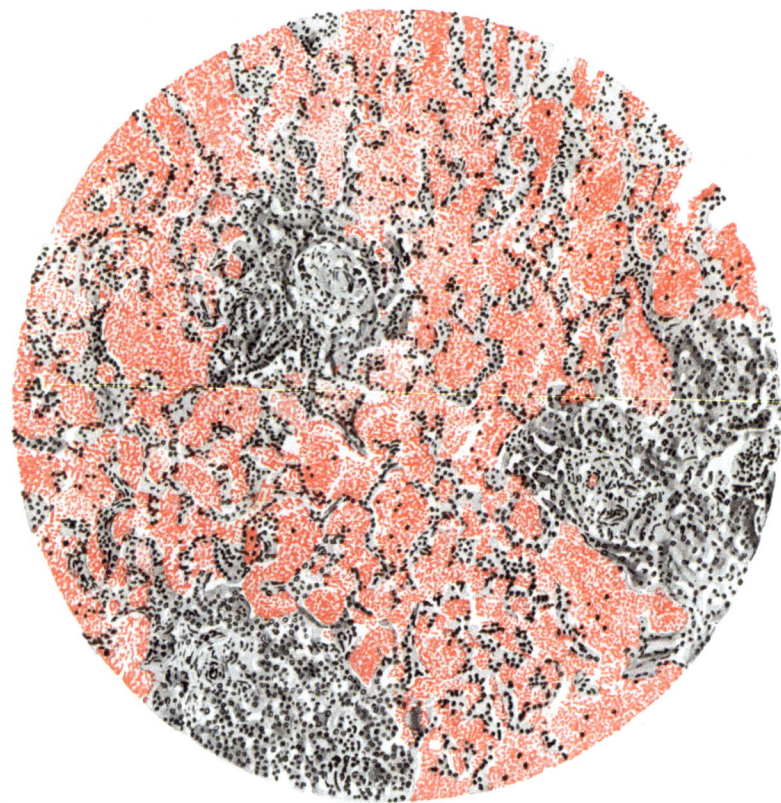

Abb. 7. Lokale Stauungsatrophie in der Umgebung eines Leberabszesses.

Stellen waren von dunklerer Farbe. An solchen fand sich dann ein völliger Schwund des Lebergewebes und eine sich über mehrere Azini erstreckende hochgradige kavernöse Kapillarektasie.

Die Folgen des Verschlusses kleiner Lebervenenäste zeigt die beigegebene Abb. 6 (S. 548/23 Basel). Auch hier kam es zu beträchtlicher Erweiterung der Kapillaren und zu hochgradiger Stauungsatrophie des Leberparenchyms innerhalb der von dem Verschluß betroffenen Zone.

Etwas Ähnliches liegt vor bei den lokalen Kreislaufstörungen in der Umgebung von Krebsmetastasen oder Abszessen der Leber — überhaupt in der Nachbarschaft raumverdrängender Vorgänge, sogar in unmittelbarer Nachbarschaft der Leber, wie bei einer kürzlich gemachten Beobachtung von gut faustgroßem Echinokokkus der Leberkapsel (S. 852/25). — sei es daß in der Umgebung solcher Herde Thrombosen in Lebervenenästen auftreten, oder es nur auf Grund des Druckes der Knoten oder des Abszesses zu Abflußbehinderungen kommt. Der betreffende Leberabschnitt erscheint dann dunkelblaurot, wie hämorrhagisch infarziert, die mikroskopische Untersuchung zeigt jedoch (Abb. 7), daß keineswegs ein hämorrhagischer Infarkt vorliegt. In diesem selbstbeobachteten Fall (S. 253/22 Jena), bei dem sich anschließend an eine linksseitige perforierte Pyosalpinx Abszesse der Leber gebildet hatten (bei einem 37jährigen Weib) ergab die mikroskopische Untersuchung der makroskopisch braunroten Teile, daß es sich keineswegs um einen hämorrhagischen Infarkt handelte, vielmehr es zu ganz ausgedehnten Kapillarektasien mit vollkommenem Untergang des Lebergewebes gekommen war, von dem sich auch im Fettschnitt nicht einmal Reste nachweisen lassen. Die Kapillarwände zwischen einzelnen erweiterten Kapillaren sind zerrissen, so daß größere aber von Endothel ausgekleidete Bluträume zustande kommen. Nur ganz vereinzelt finden sich Blutungen, und zwar gelegentlich in der Umgebung von durch frische oder ältere Thrombosen verschlossenen Lebervenenästen. Dabei handelt es sich nicht um eine diesen Herd ringförmig umgebende Stauungszone, sondern um ganz fleckige Hyperämien, in offenbar unmittelbarer Abhängigkeit von den verstopften Lebervenenästen. Dazwischen liegen verstreute Inseln von Lebergewebe die überhaupt keinerlei Stauungserscheinungen erkennen lassen. Ein ähnliches, wenn auch nicht so hochgradiges Bild, sah ich in der Umgebung von Krebsmetastasen der Leber bei einem schrumpfenden Krebs der Gallenblase (S. 882/25, Hamburg, 53jähr. Mann). Wie gewöhnlich waren die Metastasen umgeben von einer Lage abgeplatteter konzentrisch angeordneter Leberzellbalken, in deren Bereich die Kapillaren eher eng erscheinen. Erst dann kamen ausgedehnte Kapillarerweiterungen und Stauungsatrophien des Lebergewebes.

Aber auch echte Infarktbildungen in der Leber kommen bei Lebervenenverschlüssen, wenn auch selten vor. KAUFMANN erwähnt einen Fall von Kavathrombose bei einem 8jährigen Knaben bei Appendizitis, die sich rückläufig auf einen Lebervenenast fortsetzte. Es bildete sich im zugehörigen Leberbezirk ein hühnereigroßer Stauungsinfarkt, der sich an der Leberoberfläche eckig begrenzt, scharf abzeichnete. Auch KRAFT sah in einem Falle von Endophlebitis hepatica obliterans größere Infarktbildungen in der Leber auftreten, die er auf das Übergreifen der Lebervenenthrombose auf die feinsten Pfortaderverzweigungen mit Verlegung der arteriellen Anastomosen zurückführt. Die Infarkte zeigten in der Peripherie Leukozytenwälle und hämorrhagische Randzone, das Auftreten von Leukozytenwällen auch innerhalb der Infarkte beweist, daß die Herde aus zahlreichen kleinen Nekroseherden zusammengeflossen sind. Es ließ sich feststellen, daß zunächst Nekrose des Läppchenzentrums eingetreten war, dann erst war die Nekrose der Peripherie hinzugekommen.

Schließlich muß noch eine Form der passiven Leberhyperämie Erwähnung finden, die zu Verwechslung mit Stauungszuständen Anlaß geben kann. Es sind dies Lebern mit hochgradiger brauner Atrophie der Leberzellen, wie sie gelegentlich im Greisenalter, vor allem aber bei Hungerzuständen, schwersten Kachexien, Hungertod zur Beobachtung kommen. Die Angabe, daß die Organe bei Hungerzuständen anämisch sind, trifft für die Leber offenbar nicht immer zu. Vielmehr konnte ich sowohl an den Lebern Verhungerter, wie bei Hungerversuchen an tierischen Lebern auf dem Durchschnitt eine übertrieben deutliche Zeichnung nach Art der Stauungszeichnung beobachten. Die erweiterten Zentralvenen und die zentralen Läppchenabschnitte traten blaurot gegenüber der braunen Läppchenperipherie hervor. Auch STSCHASTNY, KRIEGER, machten die gleiche Beobachtung, ebenso sah CESA-BIANCHI hochgradige Leberkongestion beim verhungerten Tier.

Bei dieser Hyperämie handelt es sich sicherlich nicht um eine Stauung, wenn man auch in Fällen kachektischer Erkrankung an durch terminale Herzschwäche verursachte Stauung denken könnte. Der Befund im Hungerversuch getöteter Tiere zeigt jedoch mit Sicherheit, daß eine Stauung nicht vorhanden ist. Am ehesten dürfte es sich um eine Entlastungshyperämie infolge des Schwundes der Leberzellbalken — nach MANASSEIN wird der größte Durchmesser der Leberzellen um 64% im Hunger kleiner, nach MORPURGO verringert sich die Größe der Leberzellen von Tauben beim Hungern um 31% — handeln, die sich ebenfalls wieder besonders in den Läppchenzentren geltend macht, da das in die Zentren gelangende Blut schon in der Peripherie der wenigen in ihm enthaltenen Nährstoffe beraubt ist.

B. Blutarmut (Anämie).

1. Allgemeine Blutarmut.

Die Leber nimmt an den anämischen Zuständen des Körpers selbstverständlich Teil, sei es daß die Anämie eine akute, etwa durch einen schweren Blutverlust bedingte, sei es daß sie eine chronische — infolge dauernder Blutverluste (blutendes Ulcus ventriculi oder duodeni, Hämorrhoidalblutungen, Blutkrankheiten und Krankheiten der blutbildenden Organe, insbesondere perniziöser Anämie) — sei. Auch bei allgemeiner Anämie infolge von toxisch wirkenden Gewächsen finden wir hochgradige Anämie der Leber.

Je nach dem Grade der Leberanämie verschwindet mehr und mehr die Deckfarbe des Blutes und die Eigenfarbe des Parenchyms kommt zum Vorschein. Diese ist selbstverständlich weitgehend abhängig von der Beschaffenheit der Leberzellen, insbesondere ihrem Gehalt an Fett und braunem Abnutzungspigment bzw. Blutpigment und erscheint je nachdem mehr gelblich lehmig oder bräunlich. Solche Lebern sind im ganzen verkleinert, von zäher Konsistenz, bei starker Fettablagerung teigig, das Lebergewebe brüchig, bei vorhandener Amyloidablagerung von fester Beschaffenheit. Offenbar können die durch Fett (oder bei trüber Schwellung) vergrößerten Leberzellen durch Druck auf die Kapillaren eine Anämie bedingen, allerdings ergaben Messungen von SCHÜTZ an einer sehr hochgradigen Säuferfettleber von 3760 g Gewicht doch einen Gehalt von 59% Blut (auf das reine Lebergewicht bezogen 143,5%), an einer schweren Amyloidleber von 1450 g 48% (bzw. 94%) Blut, d. h. Blutmengen, die noch hoch über der Norm liegen.

GILBERT und GARNIER untersuchten experimentell an mehrfach adergelassenen Kaninchen die Leberstruktur und fanden eine „tumefaction transparente" der Leberzellen, die zum Teil schon bis zur Nekrose ging. Es ist verständlich, daß bei einer länger dauernden Anämie Stoffwechselstörungen der Leberzellen sowie Ernährungsstörungen der Leberzellen eintreten müssen. Insbesondere ist für alle Arten allgemein änamischer Zustände (nicht nur für die perniziöse Anämie) die zentrale Verfettung der Läppchen der Leber charakteristisch (RÖSSLE), als Ursache für die zentrale Verfettung nimmt RÖSSLE die Sauerstoffplünderung der Erythrozyten in den peripheren Läppchengebieten an, so daß die Oxydationsvorgänge im Zentrum der Leberläppchen herabgesetzt sind. ASKANAZY denkt dabei noch an die unterstützende Mitwirkung giftig wirkender Stoffe. Auch Stauungszustände können noch eine verwickelnde Rolle spielen, so daß RÖSSLE geradezu von „anämischen Stauungslebern" spricht, die trotz der Stauung die Eigenfarbe der Leber und meist verwischte Zeichnung darbieten, gelegentlich aber auch übertrieben deutliche Stauungszeichnung erkennen lassen.

2. Örtliche Blutarmut.

Sehr häufig sieht man an der Oberfläche der Leber mehr oder weniger scharf begrenzte unregelmäßig verteilte helle Flecke, rund, länglich oder streifenförmig, die mehr oder weniger weit ins Gewebe hineinreichen und meist an der Oberfläche der Leber liegen. Gelegentlich finden sie sich auch im Innern der Leber, getrennt von der Oberfläche, ihre Zahl ist mitunter beträchtlich. Mikroskopisch sind die Kapillaren solcher Bezirke leer oder fast leer, zum Teil zusammengepreßt durch ein perikapilläres Ödem, die Leberzellen häufig verfettet. Bei manchen Fällen ergeben Vergleiche mit andern Stellen der Leber, daß die Verfettung dieser Bezirke deutlich hochgradiger ist, als im übrigen Parenchym, doch ist dies keineswegs immer der Fall. Das Schrifttum enthält über dies bekannte Bild der anämischen Flecke der Leber nur wenig.

STERNBERG führt sie zurück auf Druck von der Umgebung aus (Zwerchfell, Magen, geblähte Darmschlingen) und bespricht sie bei den Leichenerscheinungen der Leber. Ausführlicher hat sich HELLY mit der Frage beschäftigt und fand die helle Fleckung auch ohne Druck. Regelmäßig handelte es sich dann um Fälle von Bakteriämie und Sepsis. Während die oberflächlich gelegenen Fleckungen unscharf begrenzt sind, zeigen die tiefer gelegenen eine scharfe, wenn auch unregelmäßig gestaltete Abgrenzung. Die oberflächlichen können bei der Obduktion verschwinden, ähnliche durch Druck wieder hervorgerufen werden, während die in der Tiefe des Organs gelegenen bestehen bleiben. Schon makroskopisch läßt sich erkennen, daß sich die hellen Flecken um die Verästelungen von Leberarterie und Pfortader anordnen, die Begrenzung wird durch Lebervenenäste gebildet.

Mikroskopisch fielen die Leberzellen durch stärkere Basophilie auf, die Herde waren anämisch, infolge des Fettgehaltes der Leber treten sie besonders deutlich hervor. Vor allem aber fällt ein fleckiges Ödem auf, das über die Grenzen des Herdes hinaus gehen kann und das HELLY als die Ursache der Fleckung betrachtet. Das fleckige Ödem ist die Folge eines frischeren septischen Vorganges, so daß HELLY geradezu von einer septischen Fleckung der Leber spricht. BENEKE hält die anämischen Herde für eine Folge nervöser Störungen, die zu einer Krampfischämie kleinster Lebergefäße führen. Als beweisend betrachtet er Fälle von Peritonitis, von zerebralen nicht septischen Erkrankungen, bei denen die Fleckung vorhanden war.

Systematische Untersuchungen an einer ganzen Reihe von Fällen haben mir gezeigt, daß alle angeführten Ursachen für die Entstehung der hellen Flecke der Leber in Frage kommen können. Bei einigen Fällen akuter septischer Erkrankung, insbesondere regelmäßig in den Fällen von Sepsis post abortum, war die Fleckung ganz besonders ausgesprochen. Ich fand sie aber bei nicht septischen Erkrankungen ohne und mit Peritonitis, ohne zerebrale Störungen, zum Teil an der Oberfläche, zum Teil in der Tiefe der Leber. In solchen Fällen müssen wohl agonale Kreislaufstörungen, vielleicht auch Verschiebungen des Blutes nach dem Tode für das Zustandekommen der Fleckung verantwortlich gemacht werden. Der oben erwähnte Befund, daß die Leberzellen solcher anämischer Herde deutlich stärker verfettet sein können, als die umgebende Leber, deutet allerdings auf eine Entstehung während des Lebens hin, wobei es offenbleiben muß, ob es sich nicht um eine primäre fleckige Verfettung handelt, die durch den Druck der infolge der Fettspeicherung vergrößerten Leberzellen die lokale Anämie bewirkte.

3. Kreislaufstörungen im Bereich der Pfortader.

Über die Folgen der Verlegung der Pfortader — sei es des Stammes und ihrer Äste besitzen wir ein sehr umfangreiches Schrifttum, das sich sowohl auf

Beobachtungen aus der menschlichen Pathologie, als auf zahlreiche Tierversuche stützt. Bevor wir auf dies Gebiet eingehen, müssen wir uns sagen, daß eine klare und eindeutige Antwort auf die Frage nach den Folgen des Pfortaderverschlusses nicht möglich ist, daß es notwendig ist, jeden Fall einzeln zu betrachten. Etwa zu sagen, der Verschluß des Pfortaderstammes ist für die Leber gleichgültig, wäre ebenso falsch, als die gegenteilige Behauptung, wenn man nicht alle Faktoren in Betracht gezogen hat, die für den Ersatz eines derart wichtigen Gefäßes, wie die Pfortader in Frage kommen können. Diese Faktoren sind der Sitz des Verschlusses, die Beschaffenheit der Leberarterie, die Kollateralbahnen und die allgemeinen Kreislaufverhältnisse, vielleicht auch noch bei den experimentellen Untersuchungen die Wahl des Versuchstieres. Hätte man alle diese Umstände bei jeder einzelnen Untersuchung berücksichtigt, so wäre vermutlich die Zahl der Veröffentlichungen geringer geblieben, die Ergebnisse einheitlicher gewesen. Dabei darf uns hier nicht mehr der Verschluß der Pfortader (durch Thrombose, Organisation, Geschwülste), als Krankheitsbild beschäftigen, da BENDA dieser Aufgabe im 2. Band des Handbuches gerecht geworden ist, sondern nur die Folgen des Pfortaderverschlusses für das Leberparenchym selbst.

Die Pfortaderthrombosen hat JOSSELIN DE JONG nach ihren Sitz eingeteilt in radikuläre — Verstopfungen der Wurzeln der Pfortader im Bereich des Magendarmkanals, — in trunkuläre — Verstopfungen des Pfortaderstammes, — und terminale — Verstopfungen von Pfortaderästen und Kapillaren innerhalb der Leber selbst. In ihren Folgen für das Parenchym der Leber, die uns hier ausschließlich beschäftigen sollen, interessieren uns hier die trunkulären und die terminalen, von denen jene zunächst besprochen werden sollen.

Die einleitenden Sätze lassen schon darauf schließen, daß von völliger Unversehrtheit der Leber nach Verschluß des Pfortaderstammes bis zur Nekrose ja sogar Tod des Kranken (ERHARDT) alle Stadien der Veränderung der Leber beobachtet wurden.

Tatsächlich fanden v. RECKLINGHAUSEN, ZIEGLER, KAUFMANN, STERNBERG, STEINHAUS, HELLER, PICK, HECHT, SIMMONDS, EDENS, ENDERLEN, HOTZ und MAGNUS-ALSLEBEN, POL keine Veränderung der Leber nach Verschluß der Pfortader, SOLOWJEFF, KLEBS, KÖHLER, QUINCKE, HOPPE-SEYLER, BERMANT, RUCZINSKY, BORRMANN, STEENHUIS, BUDAY, LOEB, JOSSELIN DE JONG, BRIE, G. B. GRUBER fanden Beeinträchtigungen verschiedensten Grades am Leberparenchym (s. auch Abb. 9, S. 107).

Setzen wir den Fall eines akuten Verschlusses des Pfortaderstammes, trunkuläre Verstopfung nach JOSSELIN DE JONG, bei normalen Kreislaufverhältnissen und unveränderter Leberarterie, so sehen wir an der Leber keine Veränderung trotz des plötzlichen Ausfalles an Blutzufuhr, während selbstverständlich im Wurzelgebiet der Pfortader schwerste Stauungen vorhanden sind. Während manche Forscher annehmen, daß die Leberarterie ohne weiteres die Funktion der Pfortader mit übernehmen kann, wissen wir durch zahlreiche Untersuchungen, daß die Leberfunktion nach plötzlichem Pfortaderverschluß zunächst herabgesetzt ist. Die Funktionsstörung äußert sich durch eine bald eintretende Verminderung der Gallebildung. Tritt der Verschluß des Pfortaderstammes allmählich ein und kommt es zu einer wenn auch geringfügigen Blutzufuhr, wie in den Fällen von Rekanalisation (der sogenannten kavernösen Umwandlung der Pfortader) so kann die Leber ebenfalls vollkommen unverändert bleiben. Allerdings beobachteten GRUBER, HELLER (KÖBRICH), VERSÉ, FABRIS das Auftreten von Nekrosen, die sich bei GRUBER nur im Hilusgebiet fanden, jedoch nicht nur auf den Pfortaderverschluß, sondern auch auf frisch wahrscheinlich entzündlich thrombosierte Leberarterienästchen zurückzuführen sind. Bei mehrjähriger Dauer des Pfortaderverschlusses machen sich aber doch Veränderungen an der Leber geltend, die im ganzen als geringfügig zu bezeichnen sind. Die von ROKITANSKY, BUDD, beobachteten hochgradigen Lappenlebern dürften wohl nicht auf den Pfortaderverschluß allein, sondern auf Lebersyphilis zurückzuführen sein. Von den übrigen Autoren — ich nenne nur GINTRAC, VIRCHOW, BOTKIN, PIPPOW, BALFOUR AND STEWART, WALDENSTRÖM, OSLER, UMBER, SAXER, BUDAY, RISEL, EMMERICH wird eine kleine Leber gefunden, von brauner bis gelblicher Farbe und etwas zäher Beschaffenheit, ohne daß histologisch

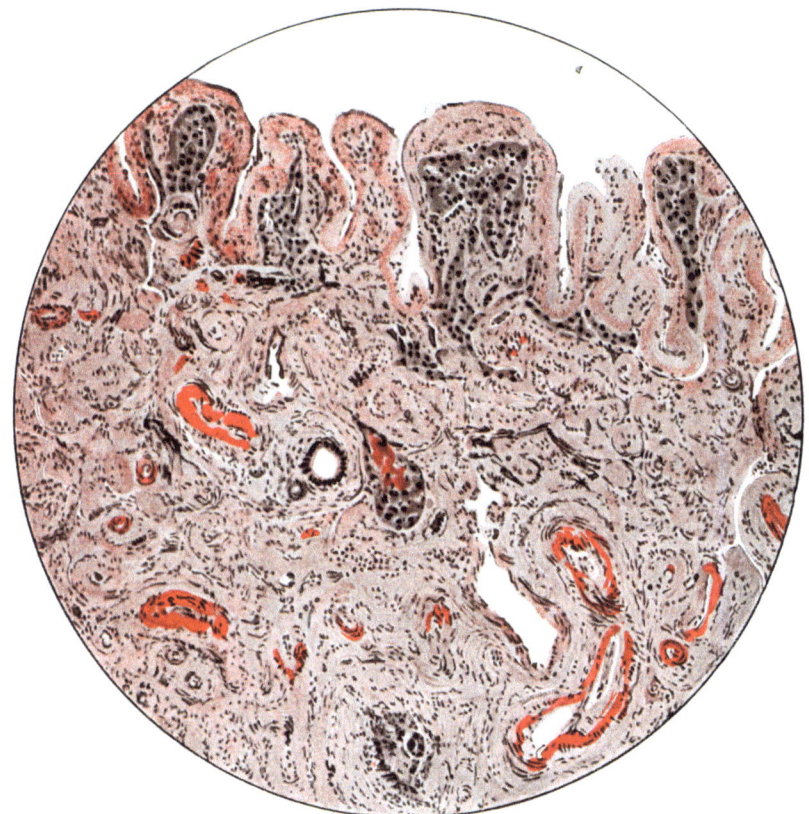

Abb. 8. Schrumpfung des linken Leberlappens bei alter teilweise rekanalisierter Pfortaderastthrombose.

außer einer Kleinheit der Leberzellen und einer Hyperplasie der Gitterfasern (L. PICK) irgendwelche pathologischen Veränderungen nachzuweisen waren.

QUINCKE, BOTKIN, SOLOWJEFF, CARSON, BUDAY, SCHULZ-MÜLLER, BRIE, JOSSELIN DE JONG, GRUBER sahen zirrhotische Veränderungen der Leber, die bei LEYDEN, OSLER, REITZENSTEIN, SAXER, L. PICK fehlten.

Eine Bindegewebsvermehrung in der Leber gehört jedenfalls nicht zu den unmittelbaren Folgen des Pfortaderverschlusses. Wo sie sich findet, mag sie Folge vielleicht einer Pylephlebitis oder einer Syphilis sein, die ja eine häufige Ursache der Pfortadererkrankung darstellt (SIMMONDS).

Es kommen allerdings Fälle zur Beobachtung, bei denen sich an dem Pfortaderverschluß eine Leberschrumpfung anschließt. So fand ich bei einem

64 jährigen Manne (S. 878/28, Hamburg) der an hämorrhagischer Infarzierung des Darmes bei allgemeiner Thrombose der Pfortaderwurzeln zugrunde gegangen war, eine völlige Schrumpfung des linken Leberlappens, bei ganz alter teilweise rekanalisierter Thrombose des linken Pfortaderastes. Die Vene zeigte keinerlei phlebitische Veränderungen, Lues war auszuschließen. Das histologische Bild war, wie die Abb. 8 zeigt sehr eigenartig. Leberparenchym fand sich nur noch in einzelnen der gefalteten Bezirke an der Oberfläche, atrophisch, in den Zellen reichlich braunes Abnutzungspigment. Die dicht zusammenliegenden Gefäße waren, wie die kombinierte Sudanfärbung zeigt, hyalin entartet und stark verfettet. An dieser lipoiden Entartung waren nicht nur die Äste der Leberarterie, sondern vor allem auch die Pfortaderäste beteiligt, während die Lebervenen frei davon waren. Die Abbildung zeigt deutlich wie auch das Bindegewebe, insbesondere der verdickten GLISSONschen Kapsel eine leichtrötliche Färbung angenommen hat.

Der Schwund des Lebergewebes nach Pfortaderverschluß ist also in diesem Falle als sehr hochgradig zu bezeichnen, einhergehend mit degenerativer Verfettung und Lopoidablagerung im Bindegewebe und Gefäßwänden. Es mag noch erwähnt werden, daß Gallengangswucherung völlig fehlte.

Anders sind die Ergebnisse des Tierversuches, die sich ganz nach der Art des Versuchstieres und nach dem Ort der Unterbindung richten (FOÀ und SALVIOLI). MOOS fand nach Pfortaderunterbindung bei Fröschen und Kaninchen nach 15 Tagen eine verkleinerte, nach 90 Tagen eine kleine zähe blasse Leber, mit deutlichen Zügen von Bindegewebe. Auch ORÉ sah nach Pfortaderunterbindung am Hund die Leber klein werden. Im Gegensatz dazu berichten SOLOWJEFF, DOYON und DUFOUR, TILMAN, ERHARDT, ITO und OMI, REDDINGIUS, STEENHUIS, den Tod ihrer sämtlichen Versuchstiere (Kaninchen, Hunde, Katzen) nach Unterbindung des Pfortaderstammes. War dagegen die Pfortader noch eine Spur durchgängig oder wurde der Verschluß allmählich angelegt, so überlebten die Versuchstiere. TILMAN fand bei Hunden helle gelbe Flecken der Leber. ERHARDT setzte bei Katzen Ligaturen an großen Pfortaderästen und fand als Folge Ernährungsstörungen der Leberzellen, Schwund des normalen Fettgehaltes, geringste Blutfüllung der Läppchen. Innerhalb 2—3 Monaten kam es zu narbigen Schrumpfungen der betreffenden Leberlappen.

Diese Ergebnisse decken sich weitgehend mit denen von STEENHUIS, der an der vierlappigen Kaninchenleber experimentierte. Unterband er das eigene Pfortaderästchen des 4. hinteren Läppchens, so schrumpft dieses zu einem winzigen Rest zusammen, während die übrigen Lappen normal blieben. Unterband er den Pfortaderast der drei vorderen Lappen so blieben die Tiere, die zunächst schwer erkrankten, am Leben, die drei Lappen schrumpften völlig und aus dem vierten bildete sich eine neue Leber. Die Atrophie des Lebergewebes faßt er als Inaktivitätsatrophie auf. (Etwas Ähnliches beobachtete BORRMANN bei einem 63jährigen Mann mit völligem Verschluß des rechten Pfortaderastes. Hier war der rechte Leberlappen fast ganz geschwunden.)

Wir sehen also, daß beim Versuchstier der Ausfall der Pfortader nicht ohne oder fast ohne Folgen bleibt, wie beim Menschen, daß also die Kreislaufverhältnisse andere sein müssen. Beim Menschen kommen zwei Möglichkeiten für den Ersatz der Pfortader in Frage, die Leberarterie und die Seitenbahnen.

Wir können auf Grund der aus der menschlichen Pathologie bekannten Fälle mit Sicherheit schließen, daß die Leberarterie imstande ist, die Pfortader, wenn auch nicht sofort, so doch bei längerer Dauer des Verschlusses funktionell so gut wie ganz zu ersetzen (COHNHEIM und LITTJEN, THOREL, L. PICK, SAXER, GRUBER, PONFICK — mit Einschränkung). Das haben insbesondere die Versuche gezeigt, die unter Anlegung einer ECKschen Fistel — Unterbindung der Pfortader und Verbindung derselben mit der unteren Hohlvene unter Ausschaltung der Leber — zum Studium der Folgen der Leberausschaltung unternommen wurden. Hierbei geschieht selbstverständlich die Zuführung der aus dem Pfortaderwurzelgebiet stammenden Stoffe nach der Leber in abgeänderter Weise durch den großen Kreislauf. Das Blut wird lediglich umgeleitet und führt mit dem Leberarterienblut allmählich die der Verdauung entstammenden Stoffe der Leber zu. Innerhalb der Leber gelangt das arterielle Blut nach der Auflösung der kleinen Äste in Kapillaren in den GLISSONSchen Scheiden in kleine Venen, die sich in die interlobulären Pfortadervenen ergießen (innere Pfortaderwurzeln). Damit ist die Verbindung von Leberarterie mit der Pfortader gegeben und die Möglichkeit, daß das Arterienblut in das von der Pfortader versorgte Gebiet einströmen kann.

Wie die Untersuchungen von L. PICK und WALKER gezeigt haben sind außer der Leberarterie hepatopetale Seitenbahnen bei Pfortaderverschluß von größter Wichtigkeit für die Aufrechterhaltung der Funktion der Leber. Es sind vor allem die Venen des Omentum minus, des Ligamentum hepatogastricum (im PICKschen Fall ein mächtiges Venenkonvolut) die den funktionellen Ausgleich schaffen. Sie treten nicht in der Porta hepatis, sondern

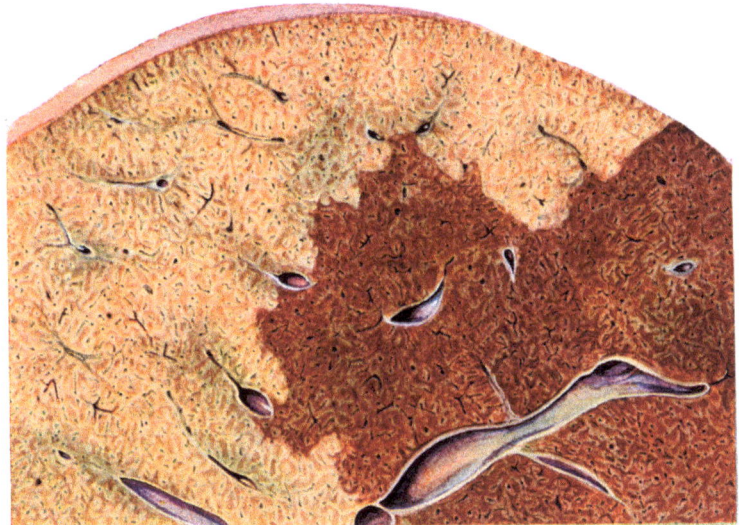

Abb. 9. Trübe Schwellung der Leber bei Pfortaderthrombose.

in der Fossa ductus venosi in die Leber ein. Außer diesen konnte WALKER in mehreren Fällen Venae portae accessoriae propriae feststellen, die von dem Stamm oder einem Ast der Pfortader abgehen, meist etwas oberhalb der Einmündung der Vena coronaria ventriculi superior und die unmittelbar nach meist geradem Verlauf in die Leber eintreten. Das Vorhandensein dieser Äste ist keineswegs mit einer Hyperplasie eines andern Pfortaderastes verbunden. Selbstverständlich kann auch in bindegewebigen Verwachsungen innerhalb des Bauches der Leber Pfortaderblut zugeführt werden. Daneben bestehen noch die für den hämodynamischen Ausgleich wichtigen, für die Funktion der Leber wenig bedeutsamen hepatofugalen Kollateralbahnen. Diese sind viel spärlicher ausgebildet als die hepatopetalen.

WALKER fand gelegentlich eine feine Vene von der Pfortader zu den Venen des Fettgewebes des Nierenlagers, ferner eine Vene, die von der Vena mesenterica superior zu den Venen des parietalen Bauchfells führte. PICK weist besonders darauf hin, daß man durch operative Schaffung von hepatopetalen

Seitenbahnen das Blut des Magendarmkanals der Leber geradewegs zuführen und so die mögliche Schädigung des Pfortaderverschlusses vermeiden kann.

Die intrahepatischen Verzweigungen und Verbindungen der Pfortader-äste hat MELNIKOFF in einer ausführlichen Studie dargestellt.

Viele Untersucher fanden aber auch an der Leberarterie Veränderungen, die dafür sprechen, daß das Gefäß sich vergrößerte, um die Funktion der Pfortader mit übernehmen zu können. So berichten RAIKEM, MARCHAND, RISEL, VERSÉ, EMMERICH und HART über Erweiterung bzw. weite Beschaffenheit der Leberarterie, auch bei PICK und GRUBER (Fall 1) war die Leberarterie kräftig. Daß die Leberarterie derartige Hypertrophien bei Kreislaufstörungen der Leber zeigen kann, geht auch aus den Beobachtungen von ASKANAZY und RÖSSLE von Hypertrophie der Leberarterie bei Stauungsleber hervor.

Während also die Folgen der trunkulären Pfortaderverstopfung im Verhältnis zur Größe und der funktionellen Bedeutung des Gefäßes für die Leber als gering zu bezeichnen sind, so gilt dies nicht in dem Maße für die terminalen Thrombosen. Allerdings pflegt auch die Verlegung größerer Äste keine anderen Folgen zu haben als die des Stammes, jedoch nur so lange als die inneren Pfortaderwurzeln noch nicht von der Thrombose mitbetroffen sind, und die Thrombosen auch die Pfortaderanastomosen verlegt. Allerdings sahen VERSÉ bei Verstopfungen kleiner Äste neben dunkelroten schwammigen Herden auch Nekrosen des Lebergewebes. Die beigefügte Abb. 9 zeigt das Auftreten von herdförmiger trüber Schwellung nach Thrombose eines Pfortaderastes. Bei Verstopfung der feinsten Pfortaderverzweigungen jenseits der interlobulären Anastomosen kommt es jedoch zu Nekrosen mit oder ohne hämorrhagische Durchtränkung des Leberparenchyms (CASTAIGNE, WOOLDRIDGE, THOREL, STEINHAUS, CHIARI, KAUFMANN). Hier liegen dann echte anämische oder hämorrhagische Infarkte (KAUFMANN) vor mit scharfer Begrenzung, deren Farbe unter Umständen infolge galliger Durchtränkung der nekrotischen Leberteile ausgesprochen grün ist. Je nach dem Alter der Infarktbildung wechselt die Konsistenz, die zunächst derb ist, allmählich aber die Beschaffenheit „von weichem Kitt" annehmen kann. Diese echten auf Verschluß kleinster Pfortaderäste beruhenden Infarkte kommen zustande durch Embolie aus der Vena mesaraica superior oder durch Thrombose (z. B. bei der Eklampsie).

Auch bei dieser in ihrer Ursache noch umstrittenen und dunklen Erkrankung der Leber — der Eklampsie — finden sich bestimmt charakterisierte Kreislaufstörungen, auf die hier kurz eingegangen werden muß. Das makroskopisch und mikroskopische anatomische Bild der Eklampsieleber ist uns durch die Beobachtungen und Untersuchungen von JÜRGENS, KLEBS, LUBARSCH, SCHMORL, CEELEN, WEGELIN, FAHR klargestellt.

Das makroskopische Bild der Eklampsieleber ist so charakteristisch, daß SCHMORL, WENDT u. a. auch in Fällen in denen klinisch Krampfanfälle nicht aufgetreten waren, von einer „Eklampsie ohne Krämpfe" oder „Status eclampticus" zu sprechen sich berechtigt hielten. Das makroskopische Aussehen ist bis zu den charakteristischten Bildern dem Grade nach verschieden, so daß LUBARSCH die Leberveränderungen bei der Eklampsie in drei Gruppen einteilt: 1. Fälle mit leichter Stauung und Verfettung, 2. Fälle mit deutlichen herdförmigen Leberveränderungen — Auftreten von marmorartigen roten Linien und gelben Flecken an der Ober- und auf der Schnittfläche, 3. Fälle mit echter anämischer und hämorrhagischer Infarktbildung. Neben keilförmigen und blattartig geformten festen anämischen Herden mit roter Randzone finden sich hämorrhagische Nekrosen von landkartenartigem Aussehen. Auch subkapsuläre Blutungen von beträchtlicher Größe können auftreten und durch Platzen zu bedrohlichen Blutungen in die Peritonealhöhle führen.

Mikroskopisch geht uns hier nur die zweite und insbesondere die dritte der LUBARSCHschen Gruppen an. Während die zweite Gruppe nur Blutungen und Nekrosen in wechselnder Menge, Ausdehnung und Lage zeigt, ist die dritte gekennzeichnet durch gelegentlich sogar ausgedehnte Gefäßverstopfungen mit ihren Folgen. Diese sind vorwiegend in der Peripherie der Läppchen lokalisiert in Form von Fibrinthromben in den Pfortaderkapillaren und weiterhin in Form von Kapillarerweiterungen (Stasen) mit größeren Bluträumen, Blutungen und anschließendem Zellzerfall in den Herden. Die Ektasien können mehr gleichmäßig oder scharf umgrenzt sein (baumkronenartig — CEELEN), in den Kapillarektasien finden sich häufig sehr zahlreiche Leukozyten. Von den Fibrinpfröpfen in den Kapillaren der Läppchenperipherie strahlen dicke oder feine Ausläufer in das Zentrum aus, nach der Ansicht von KONSTANTINOWITSCH und FAHR finden die ersten Fibrinausfällungen in den periphersten Kapillaren, nicht in den interlobulären Pfortaderästchen statt. Die Kapillarerweiterungen

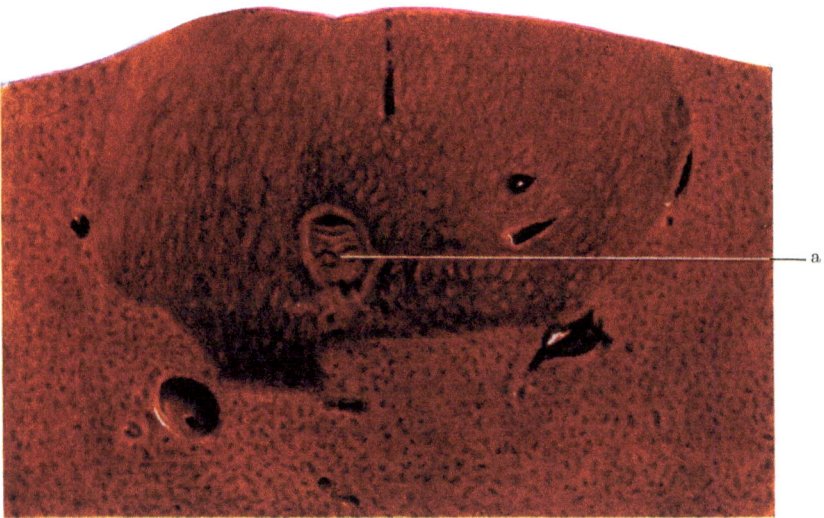

Abb. 10. Infarktartige rote Atrophie.

gehen regelmäßig einher mit Blutungen und Zelluntergang. Die Wände der ektatischen Kapillaren reißen ein und es kommt zum Blutaustritt ins Gewebe, Hämorrhagien und Nekrosen müssen als Folge des Kapillarverschlusses aufgefaßt werden. Es handelt sich ja um terminale Pfortaderthrombosen, bei denen infolge der Verlegung der inneren Pfortaderwurzeln durch die Thrombenbildung zu dem betroffenen Gebiet auch der arterielle Zufluß völlig gesperrt wird. FAHR hebt besonders hervor, daß jedoch auch neben den durch die Gefäßverschlüsse bedingten Veränderungen an den Leberzellen andere vorkommen, die ganz unabhängig sind von den Gefäßen und auf die Eklampsieschädlichkeit zurückgeführt werden müssen. Den gelegentlich in den Zentralvenen und präkapillaren Pfortaderästen zu findenden hyalinen Thrombenbildungen mißt FAHR geringe Bedeutung zu, er hält die Möglichkeit für gegeben, daß es sich um postmortale Gerinnungen handelt. Das Charakteristikum der Eklampsie sind jedenfalls in der Leber die Fibrinthromben der peripheren Pfortaderkapillaren, während alle andern Veränderungen Nekrosen, Kapillarektasien,

Blutungen, auch bei anderen schwer toxischen Zuständen (z. B. Diphtherie) vorkommen können.

Während man in den Veränderungen bei Verschluß der feinsten Pfortaderverzweigungen mit Verlegung der inneren Pfortaderwurzeln echte Infarktbildungen zu sehen hat, ist das nicht der Fall bei dem von ZAHN sogenannten „atrophischen roten Leberinfarkt".

Schon vor ZAHN war das Bild des „roten Infarktes" von einigen Autoren beschrieben (OSLER, RATTONE, KÖHLER, NEWTON, PITT), nach ihm sind wir durch zahlreiche Veröffentlichungen über das pathologisch-anatomische Bild und den Entstehungsmodus genau orientiert (CHIARI, JORES, BONOME, ORTH, LONGCOPE, STEINHAUS, RUCZYNSKI, SOTTI, VERSÉ).

Zur Darstellung mag ein typischer selbstbeobachteter Fall dienen (Abb. 10, S. 694/25, 46jähr. Weib).

Der Gesamtbefund lautete kurz: Fulminante Embolie beider Lungenarterien, Thrombose der rechten Vena femoralis, schlaffe Pneumonie und beginnende fibrinöse Pleuritis beider Lungen. Zeichen vorgenommener Laparotomie (nach Angabe wegen Bauchnarbenbruch). Herdförmige infarktartige zyanotische Atrophie der Leber infolge Thrombose eines Pfortaderastes. Stauungsleber. Mesaortitis luica bis in Höhe der Nierenarterien, Fettdurchwachsung des Herzens.

In der Leber findet sich der in der Abb. 10 wiedergegebene keilförmige Herd von braunroter Farbe, dessen Basis an der Oberfläche liegt und in dessen Spitze sich ein durch einen geschichteten Thrombus verstopfter Pfortaderast findet. Die Leber ist im ganzen groß (2090 g), auf den braunroten Schnittflächen tritt die Leberzeichnung deutlich hervor. Die Zentren der Azini sind dunkelrot, die Peripherie leicht gelbbräunlich.

Die mikroskopische Untersuchung ergibt eine sehr hochgradige Erweiterung der Zentralvenen und der Kapillaren innerhalb des infarktartigen Herdes, in dem sich nur noch in der Umgebung der GLISSONschen Kapsel erhaltenes Lebergewebe findet. Besonders schön läßt die Fettfärbung das charakteristische des Bildes hervortreten. Hier sieht man, daß es in den zentralen Läppchenbezirken großenteils schon zu einem völligen Schwund der Leberzellen gekommen ist, daß sich in der intermediären Zone noch kleine atrophische zum Teil fast endothelartige langgestreckte Leberzellen finden, mit schlechter Kernfärbung und dichter feintropfiger Verfettung. Erst unmittelbar in der Umgebung der GLISSONschen Kapsel finden sich wohlerhaltene Leberzellen, jedoch nur in Form eines nur einen oder zwei Zelllagen dicken Kranzes. Die übrige Leber zeigt das Bild einer beträchtlichen Stauungsleber. Die Leberarterie, auch der zu dem verstopften Pfortaderast zugehörige Zweig ist frei von Thromben.

Über die Entstehungsart dieser infarktartigen Stauungsatrophien der Leber ist völlige Klarheit erzielt. Die Verstopfung eines Pfortaderastes genügt nicht, das Bild hervorzurufen, es muß noch ein zweiter Faktor vorhanden sein, der den Rückfluß des Lebervenenblutes in das vom Pfortaderzufluß gesperrte Gebiet ermöglicht. Zwei Möglichkeiten kommen in Frage und beide kommen vor: Starke Stauung im großen Kreislauf, durch die ein Überdruck gegenüber der Leberarterie hervorgerufen wird, und Abschwächung des arteriellen Druckes in dem Pfortaderblut — anämischen Gebiet, sei es durch gleichzeitigen Verschluß des zugehörigen Leberarterienastes, sei es infolge verminderter Triebkraft des Herzens. Schon 1888, also vor ZAHN, gelang es RATTONE, RATTONE E MONDINO nach Unterbindung eines Leberarterienastes durch embolische Verstopfung von Pfortaderästen sieben Stunden nach der Operation scharf abgegrenzte dunkelrote „Infarkte" zu sehen. Nach 4 Stunden waren die Herde ganz blaß, erst nach dieser Zeit setzte der Rückfluß des venösen Blutes ein. Alle späteren Untersucher bestätigen, daß die Kreislaufstörungen in der Leberarterie notwendig sind, sei es, daß diese ebenfalls thrombosiert ist, sei es, daß die Triebkraft des linken Herzens herabgesetzt ist. Diesem letzteren Umstand mißt CHIARI die Hauptbedeutung zu, während er den Einfluß venöser Stauung als gering betrachtet. Doch kommt diese sicherlich ebenfalls als mitwirkende Ursache in Frage, wie der angeführte Fall zeigt.

Es muß noch einmal, wie dies schon aus der Beschreibung des eigenen Falles, ebenso aus allen des Schrifttums hervorgeht, besonders betont werden, daß es sich bei dieser Veränderung nicht um einen echten Infarkt — schon ZAHN selbst betont das — handelt. Es liegt vielmehr ein herdförmiger Stauungsbezirk vor, mit beträchtlicher Kapillarektasie sowie meist hochgradiger zyanotischer Atrophie des Lebergewebes, aber nie Nekrose desselben. Ebensowenig verfallen die zugehörigen Teile der GLISSONschen Kapsel der Nekrose. Deshalb muß auch die bisher beibehaltene Bezeichnung „atrophischer roter" oder „ZAHNscher Infarkt" fallen gelassen werden, und es sollte nur von „infarktartiger roter oder zyanotischer Atrophie" gesprochen werden. Denn tatsächlich entspricht das histologische Bild völlig dem der zyanotischen Atrophie (CHIARI, KAUFMNN) und stellt etwas ganz anderes dar, als die oben beschriebenen hämorrhagischen Infarkte bei Verstopfungen kleinster Pfortaderäste, jenseits der inneren Pfortaderwurzeln.

Im weiteren Verlauf kommt es in den infarktartigen roten atrophischen Herden der Leber zu einer Induration und CHIARI hält es für möglich, daß schließlich Schwielenbildungen sich einstellen. JORES hat eine solche nie gesehen, wohl aber Wucherungen des interstitiellen Bindegewebes nach Atrophie der Leberzellen.

KÖHLER sah von der Kapsel her einspringende Bindegewebswucherung zur Heilung führen und glaubt, daß es zur Narbenbildung kommt, daß manche Fälle von Lappenleber Folge vernarbter herdförmiger zyanotischer Atrophien sind.

Es muß hervorgehoben werden, daß sichere Spätstadien dieser herdförmigen Erkrankung nie beobachtet worden sind, und auch ich kann über diese Frage nicht aus eigener Erfahrung urteilen. Daß es ebenso wie bei der zyanotischen Atrophie der Leber im ganzen auch bei diesen herdförmigen zu Hyperplasien des Bindegewebes kommt, ist wohl anzunehmen, doch ist nicht einzusehen, daß es hier zu hochgradigeren Veränderungen kommen soll, wie in der Stauungsleber. Jedenfalls wissen wir über die Endausgänge solcher herdförmiger Stauungsatrophien nichts Sicheres.

4. Kreislaufstörungen im Bereich der Leberarterie.

a) Experimentelle Unterbindung der Leberarterie und ihrer Äste.

Über Versuche mit Unterbindung der Leberarterie besitzen wir ein großes Schrifttum, die Versuche wurden teilweise unternommen zum Studium der Folgen der Ausschaltung der Leberarterie selbst, z. T. aber auch aus anderen Fragestellungen heraus, bei denen die Unterbindung der Leberarterie nur Mittel zum Zweck war. Infolgedessen finden wir nicht in allen die Folgen der Unterbindung für die Leber ausdrücklich niedergelegt. Hier sollen nur diejenigen Berücksichtigung finden, die sich mit der Frage des Einflusses der Unterbindung der Leberarterie auf die Leber beschäftigen.

Die Untersuchungen gehen zurück bis auf SIMON DE METZ, der an Tauben die Leberarterie und den Ductus choledochus unterband. Während er über Leberfolgen nichts berichtet, fand KOTTMEYER bei Fröschen eine fettige Degeneration, bei Kaninchen zerstreute hellgelbe Erweichungsherde, die er jedoch nicht auf den Ausfall an arteriellem Blut zurückführte, da er die Herde auch in einem Lappen zu Gesicht bekam, dessen zuführender Ast nicht verschlossen war.

Die Versuche von BETZ bedeuteten insoferne einen Fortschritt, als er zeigte, daß bei Hunden die Unterbindung der Arteria hepatica unmittelbar am Ursprung aus der Coeliaca völlig unschädlich sei, während bei Unterbindung nach dem Abgang der Arteria pancreatico-duodenalis etwa 24 Stunden später vereinzelte Blutergüsse und nach 48 Stunden mehr oder weniger fettige Degeneration in der Leber auftreten.

COHNHEIM und LITTEN stellten zum ersten Male fest, daß es unweigerlich zur Totalnekrose der Leber kommt, wenn die ganze arterielle Zufuhr zur Leber gesperrt wird, daß eine isolierte Lappennekrose sich ausbildet bei Ligatur des zuführenden Astes.

Die Versuche BARDENHEUERs an Hunden ergaben Tod der Versuchstiere, während die Unterbindung zunächst vertragen wurde.

Auch ARTHAUD und BUTTE sahen ihre Versuchshunde die Ligatur nicht überleben, wenn sie die Arteria hepatica nach Abgabe der Arteria gastro-epiploica dextra unterbanden, andernfalls kam eine Kollateralbahn zustande und die Tiere blieben am Leben.

Erneute Versuche LITTENs ergaben eine Lebensdauer von höchstens drei Tagen nach der Operation, die Sektion der zugrunde gegangenen Tiere ergab entweder Totalnekrose der Leber, oder Nekrose einzelner Lappen.

Im Gegensatz dazu gibt PICK an, daß er bei Kaninchen, die er 24 Stunden nach der Unterbindung der Leberarterie tötete, keine Folgen an der Leber gesehen habe (außer streifigen Parenchymblutungen).

DE DOMINICIS sah Hunde nach Unterbindung der Leberarterie am Leben bleiben und fand, als er sie tötete sowohl die Funktion als die histologische Beschaffenheit der Leber vollkommen unverändert.

MASSEN und PAWLOW unterbanden unter Berücksichtigung der häufigen Variationen der Gefäße an Hunden nach Anlegung einer ECKschen Fistel noch die Leberarterie um das Organ ganz zu anämisieren und sahen eine „Gangraena humida" des ganzen Organs eintreten.

JANSON fand nach Unterbindung der Leberarterie bei Hunden keine Veränderungen am Leberparenchym infolge der vielen Anastomosen. Auch vom Kaninchen wurde die Unterbindung gut vertragen, wenn es auch hier zu herdförmiger Nekrose kam, die sich zu zystischen oder zirrhotischen Herden umwandelten.

DOYON et DUFOUR sperrten bei Kaninchen und Hunden durch Unterbindung der Leberarterie und der Kollateralen die gesamte arterielle Zufuhr was regelmäßig Lebernekrose und den Tod der Tiere innerhalb 17—24 Stunden zur Folge hatte, während die Versuchsergebnisse wechselnd waren, wenn nur der Stamm der Arteria hepatica unterbunden wurde.

Auch DUJARIER und CASTAIGNE sahen von 13 Hunden 10 mit Lebernekrose nach Unterbindung der Arteria hepatica und der Kollateralen zugrunde gehen, während drei überlebten und keine Veränderung der Leber zeigten. Für die Nekrose machen sie eine alte in den Gallenwegen aufsteigende Infektion mit verantwortlich.

ERHARDT erzielte ein ganz eindeutiges Ergebnis, er sah nach Unterbindung aller arteriellen Äste im Ligamentum hepato-duodenale bei Katzen stets Totalnekrose der Leber, bei Ligatur einzelner Äste Nekrose der zugehörigen Leberbezirke. Injektionsversuche der Arteriae phrenicae ergaben die völlige Unzulänglichkeit dieser Gefäße, die Arteria hepatica zu ersetzen.

TISCHNER wiederum kam an Kaninchen zu wechselndem Ergebnis und nimmt an, daß auf die Unterbindung der Leberarterie nicht notwendig Nekrose der Leber erfolgen müsse.

Erst HABERER konnte 1905 den gordischen Knoten auf Grund ausführlicher experimenteller Untersuchungen durchschlagen und die nach ihm angestellten Unterbindungsversuche von BAINBRIDGES und LEATHES, BETAGH, NICOLETTI, STECKELMACHER, ALFRED NARATH, KIRSCHBAUM kamen von einzelnen Abweichungen abgesehen zum selben Ergebnis, nur WHIPPLE sah bei Hunden keine Folgen der Arterienunterbindung (arbeitete aber offenbar in Unkenntnis der Literatur).

HABERER experimentierte an Hunden, Katzen und Kaninchen und stellte in einer Reihe von Schlußsätzen die Ergebnisse seiner Versuche zusammen, die wegen der grundsätzlichen Wichtigkeit die wiedergegeben werden sollen:

Die Unterbindung des Hauptstammes der Arteria hepatica communis wird von den Versuchstieren vertragen, da sich in rascher Zeit genügend kollaterale Bahnen eröffnen.

Die Unterbindung der Arterie nach Abgabe der Arteria gastroduodenalis wird von den Tieren wohl zumeist auch vertragen, da die Arteria gastrica dextra meist so rasch den Kollateralkreislauf eröffnet, daß stärkere Zirkulationsstörungen in der Regel ausbleiben. Immerhin deckt sich damit das mikroskopische Bild insoferne nicht immer, als Fälle vorkommen können, in denen mikroskopisch Nekrosen nachgewiesen werden.

Die plötzliche Unterbrechung des Blutstromes in der Arteria hepatica durch Unterbindung der Arterie jenseits des Abganges der Arteria gastrica dextra gelingt wohl in einer Anzahl von Fällen, wird aber häufig durch Anomalien der Arterie vereitelt. Es ist daher notwendig, außer dieser Unterbindung noch die der Arteria hepatica communis nahe ihrem Ursprung und gegebenenfalls auch noch die Unterbindung der Arteria gastro-duodenalis folgen zu lassen. Wenn man auf diese Weise plötzlich die Zirkulation in der Vena hepatica aufhebt, so kommt es in der Regel zu mehr oder minder ausgedehnter ja sogar zu Totalnekrose der Leber. Ein Teil der Tiere aber überlebt den Eingriff, und man findet dann mehr oder minder reichliche Arterienstämmchen, die von den Zwerchfellarterien in die Leber treten. Die Unterbindung eines einzigen Astes der Arteria hepatica propria wird von Hunden und Katzen nahezu ausnahmslos vertragen, bei Kaninchen führt sie in der Regel zur Totalnekrose des betreffenden Leberabschnittes, welche den Tod der Versuchstiere zur Folge hat, wenn der nekrotische Teil durch Verwachsungen von der übrigen Bauchhöhle nicht abgekapselt wird. Im anderen Fall überleben die Tiere.

Die Ausschaltung der Leberarterie in mehreren Sitzungen hat bei dem betreffenden Versuchstier keinerlei Schädigung der Leber zur Folge gehabt.

Gesichert wurden die Versuchsergebnisse durch genaue Überprüfung mittels Einspritzung von Teichmannscher Masse in die zuführenden Arterien, so daß die völlige Absperrung vom arteriellen Blutzufluß bei der Sektion sicher gestellt werden konnte.

Die Untersuchungen von Cosentino, Chandler galten der Frage der temporären Ischämie der Leber. Cosentino stellte fest, daß die Abklemmung der Leberarterie bei Kaninchen und Hunden bis zu einer halben Stunde ohne schädliche Folgen verlief. Chandler sah an Eckfistelhunden an den Leberzellen nach 3 stündiger Unterbindung der Leberarterie nur geringe zentrale Läppchenverfettung, nach 12 Stunden Unterbindung deutliche zentrale Verfettung, geringe Läppchenatrophie jedoch keine Nekrose.

Die Habererschen Untersuchungen haben also eindeutig bewiesen, daß bei all den Untersuchern, die zu anderen Ergebnissen kamen, als er, entweder die Fragestellung oder die Versuchstechnik unrichtig war. Die Antwort auf die Frage, was folgt auf die Unterbindung der Leberarterie muß notwendig zu verschiedenen Antworten führen, je nach dem Ort, an dem die Arterie unterbunden wurde — man bedenke auch die zahlreichen Variationen des Gefäßes (Budde, Do Rio-Branco), je nach der Ausbildung der arteriellen Seitenbahnen, je nach der Art des Versuchstiers. Stellt man jedoch die Frage, welche Folge hat die Sperrung des arteriellen Zuflusses für die Leber, so heißt die Antwort eindeutig: Rascher Tod des Versuchstieres, Totalnekrose der Leber.

Damit fand auch die Frage, die sich des öfteren im älteren Schrifttum findet, ob nämlich die Pfortader die Leberarterie ersetzen kann, wie dies umgekehrt der Fall ist, ihre endgültige Erledigung. Wohl ist es möglich, daß die kleinkalibrige Leberarterie die Pfortaderfunktion mitübernimmt, aber niemals kann das Pfortaderblut, dem es ja an Sauerstoff fehlt, das Leben der Leber und damit des Individuums aufrecht erhalten. Dies ist nach Verschluß der Leberarterie nur dann möglich, wenn auf kollateralem Wege genügend arterielles, sauerstoffhaltiges Blut der Leber zugeführt werden kann.

b) Folgen des Leberarterienverschlusses beim Menschen.

Auch über die Unterbindung der Leberarterie beim Menschen sind eine ganze Reihe von Veröffentlichungen vorhanden, die die am Tier gemachten Beobachtungen weitgehend bestätigen (Socin, Sprengel, Palacio-Ranam, 4 Fälle,

KEHR, BAKES, GUIBÉ und HERRENSCHMIDT, ALBERT NARATH, HABERER, ALLESANDRI, TUFFIER, KLOSE, WENDEL, WILMS, BERTRAM).

Es ist selbstverständlich, daß nicht nur operative Eingriffe sondern auch Thrombosen und Embolien (CHIARI) die gleichen Folgen für die Leber haben können.

Es sei hier kurz über eine derartige eigene Beobachtung berichtet (S. 748/25 Hamburg, 30jähr. W.) Abb. 11.

Aus der Krankengeschichte, die ich der Liebenswürdigkeit von Herrn Kollegen OEHLECKER verdanke, geht hervor, daß bei der 30jährigen Kranken nach dem zweiten Anfall eine Cholezystektomie ausgeführt wurde, bei der eine stark steingefüllte verdickte und verwachsene Gallenblase entfernt wurde. Die mikroskopische Untersuchung der Blase ergab eine chronische Cholezystitis mit Narbenbildung und starken Wandverdickungen. Bei der Operation hatte die Arteria cystica stark, ebenso kleinere Gefäße unverhältnismäßig stark geblutet. Nach 14 Tagen trat bei Entfernung des T-Rohres eine Blutung auf ebenso beim Verbandwechsel nach weiteren 6 Tagen, die sich durch Tamponade stillen ließen. Bei einem erneuten Verbandwechsel 5 Tage später schwere Blutung, die eine Revision der Wunde mit Unterbindung der Gefäße darunter eines Leberarterienastes notwendig machte (Dr. CORNILS). Nach 2 Tagen trat unter beträchtlicher Temperatursteigerung der Exitus ein.

Die Sektion ergab: Allgemeine hochgradige Anämie. Verschluß eines Hauptastes der rechten Leberarterie mit anämischer Nekrose eines großen Teiles des rechten Leberlappens. Allgemeiner Ikterus. Zeichen vorgenommener Cholezystektomie.

Im rechten Leberlappen finden sich zahlreiche meist keilförmig gestaltete gelbrötlich gefärbte Bezirke, daneben auch solche von mehr weißgelblicher Farbe, die nach der Um-

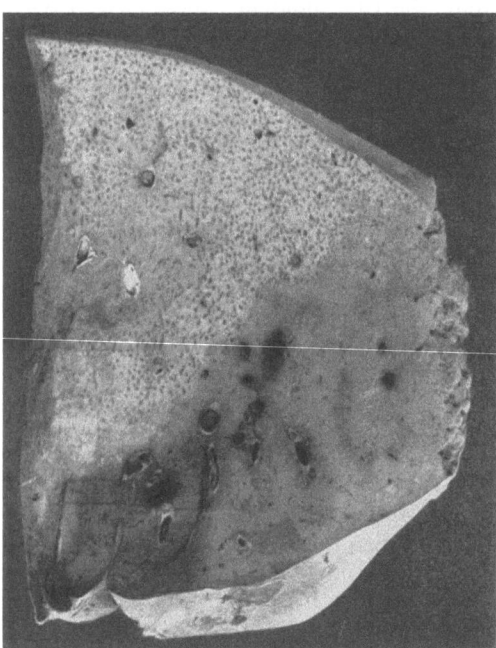

Abb. 11. Frische Nekrose der vorderen Leber nach Unterbindung eines Leberastes.

gebung scharf abgegrenzt sind. Zum Teil sind die Herde fest, z. T. aber auch erweicht. Ein großer Teil des rechten Lappens ist gleichmäßig gelblich gefärbt, scharf abgegrenzt gegenüber dem erhaltenen Lebergewebe, diesem gegenüber von festerer Konsistenz. Die scharfe Grenze kommt in Abb. 11 zum Ausdruck.

Histologisch ergibt sich bei der Untersuchung der Grenze des anämischen Bezirkes, daß die Leberzellen und das Stützgerüst auf weite Strecken hin so gut wie völlig kernlos sind. In einzelnen Leberzellen sind noch ganz matt und blaß gefärbte Kerne zu erkennen, ebenso wie hie und da noch die Kerne einer Kapillarendothelie, oder einer KUPFFERschen Sternzelle schwache Färbung aufweist. Auffallend stark hat sich der Leukozytenwall in der Umgebung der Nekrose bereits entwickelt, wie es auch schon stellenweise zu einer Einwanderung der Leukozyten in die nekrotischen Bezirke gekommen ist. Während die Äste der Leberarterie leer sind, zeigen die der Pfortader Stase z. T. auch ganz frische Thrombenbildungen. Am ausgedehntesten und vollkommensten ist die Nekrose in der Gegend der Kapsel, wo z. T. bereits eine völlige Strukturlosigkeit eingetreten ist. Auch hier fällt wieder auf, daß die Infarktbildung im ganzen nicht so gleichmäßig ausgebreitet ist wie z. B. in einem Milz- oder Niereninfarkt, sondern zungenförmige Ausläufer ja sogar Inseln noch erhaltenen Lebergewebes innerhalb des ganz nekrotischen Gewebes liegen können.

Der beobachtete Fall zeigt also, daß schon innerhalb zweimal 24 Stunden eine ausgedehnte Nekrose der Leber sich ausbilden kann, insbesondere in Fällen wie dem vorliegenden, in denen eine allgemeine Blutarmut sowie eine Herz-schwäche d. h. also verminderter Druck in der Arteria hepatica bestand.

Aus allen Beobachtungen des Schrifttums geht hervor, daß der Verschluß der Leberarterie beim Menschen, außer wenn er am Hauptstamme der Arteria hepatica communis gelegen ist, für die Ernährung der Leber große Gefahren bedeutet. Es ist also verständlich, daß von chirurgischer Seite nicht nur genaue Richtlinien gegeben werden, sondern auch Versuche gemacht wurden, die verderbliche Folgen der Unterbindung der Leberarterie zu verhindern.

HABERER und NARATH haben solche Richtlinien aufgestellt die miteinander übereinstimmen und folgendes besagen:

Die Unterbindung der Arteria hepatica communis ist für den Menschen unbedenklich, wenn wenigstens eine der Seitenbahnen unverletzt ist.

Die Unterbindung der Arteria hepatica propria vor Abgabe der Arteria gastrica dextra ist nur im Notfall gestattet, da kleine Lebernekrosen als Folge beobachtet sind.

Die Unterbindung einer gesunden Arteria hepatica propria jenseits der Abgabe der Arteria gastrica dextra führt zu mehr oder weniger hochgradigen, gelegentlich zur Total-nekrose der Leber. Ist die Arterie jedoch schwer erkrankt, oder findet sich ein peripheres Aneurysma, so kann sie dennoch unterbunden werden (Kollateralkreislauf schon ausge-bildet). Bei Varietäten der Leberarterie, starker natürlicher Ausbildung der Kollateralen kann unter Umständen die Unterbindung an beliebigen Stellen der Leberarterie ohne schädliche Folgen bleiben.

Zur Vermeidung der schädlichen Folgen der Unterbindung der Leberarterie hat NARATH die Verbindung einer benachbarten oder der Leberarterie selbst mit der Pfortader an Hunden ausgeführt und konnte zeigen, daß die Erhaltung des Lebergewebes durch diese arterio-venöse Anastomose unter ausschließlicher Zufuhr arteriellen Blutes mit dem Blute der Pfortader gemischt möglich ist.

c) Der arterielle anämische Infarkt der Leber.

Der anämische Infarkt der Leber ist ebenso wie die großen anämischen Nekrosen ein recht seltenes Ereignis. Größere Infarktbildungen kommen am häufigsten vor als Folge von Leberzerreißungen, oder in Lebern, die von zahl-reichen Krebsmetastasen durchsetzt sind (KAUFMANN), bei denen es zur Kontinuitätstrennung und Thrombose von Leberarterien kommt. Für die mittleren und kleinen anämischen Leberinfarkte kommt als Ursache die Embolie von Leberarterienästen in Frage. Die Embolie stammen meist von Endo-karditiden her, aber auch Embolien von thrombosierten atheromatösen Ge-schwüren der Aorta sind beobachtet (CYRIL-OGLE). Auch nach Operationen am Netz, mit Unterbindung von Netzgefäßen wurden embolische anämische Infarkte der Leber gesehen (FRIEDRICH, HOFFMANN, STHAMER). Auch Infarkte als Folge von Erkrankungen der Leberarterie und ihrer Äste (RUCZYNSKI — Endarteriitis, VERSÉ — Periarteriitis nodosa) kommen gelegentlich vor. Über Infarktbildungen nach Lebertraumen sind wir durch die Beobachtungen von LAZARUS-BARLOW, ORTH, HEILE, KAUFMANN, CHIARI, WAKASUGI, BALDWIN, GRUBER, DIETRICH, orientiert. Sehr charakteristisch ist der Fall WAKASUGIs, der nach einer Stichverletzung der Leber mit einem Tranchiermesser einen von der Spitze des Stichkanals ausgehenden zapfenförmigen fingerdicken nekro-tischen Herd sah, und am Ausgangspunkt den zerschnittenen Ast der Arterie thrombosiert vorfand.

Ein genau untersuchter Fall von Leberzerreißung mag als Beispiel dienen (S. 582/21, Sammlungspräparat BARMBECK, Prof. FAHR).

Ein 11jähriges Kind wird nach Überfahren mit der Diagnose innere Verletzung ein-geliefert und sofort nach Eintreffen laparotomiert. Es findet sich in der Leberkuppe rechts eine tiefreichende Verletzung mit zerfetzten Rändern, die mit Jodoformgaze tamponiert wird. In der Bauchhöhle Blut. Tod nach etwa 30 Stunden.

Bei der Sektion findet sich nach Entfernung der Tamponade im rechten Lappen der Leber eine ausgedehnte kinderfaustgroße Zerreißung mit unregelmäßigen zackigen Rändern von schmutzig gelblicher Farbe. Die Randbezirke dieses Risses zeigen z. T. Blutungen,

daneben aber auch insbesondere nach der Oberfläche der Leber zu, keilförmige oder unregelmäßig gestaltete, scharf abgegrenzte gelbe Bezirke, mit schmaler hämorrhagischer Randzone,
an deren Basis thrombosierte Gefäße zu erkennen sind. Außerdem zeigt die Leber an verschiedenen Stellen der Ober- und Unterfläche auch entfernt von der Zerreißung unregelmäßige Blutungen unter der Leberkapsel, die bis zu mehreren Millimeter in die Tiefe
reichen.

Mikroskopisch finden sich die verschiedensten Kreislaufstörungen am Rand der
Zerreißung. Unmittelbar an der Zerreißungsstelle eine hämorrhagische Nekrose, z. T. geronnenes Blut. Die keilförmigen Herde zeigen die verschiedensten Grade des Zellunterganges bis zu vollkommener Kernlosigkeit von Leberzellen und Bindegewebsgerüst. In
den Randzonen sind die Zentralvenen und Kapillaren stark erweitert, die Leberzellbalken
verschmälert. Nicht überall sind im infarzierten Gebiet auch schon die Bindegewebskerne
und Gefäßwände nekrotisch. An einzelnen Stellen schon reichliche Leukozytenauswande-
rung aus den Gefäßen in das nekrotische Gebiet.

Bei den embolischen Infarkten der Leber handelt es sich um ganz scharf
begrenzte unregelmäßig geformte gelbe oder gelbrötliche gefärbte Herde, die
häufig eine hyperämische Randzone zeigen. Auch hier mag das genaue Bild
an einem eigenen Fall skizziert werden, der insoferne eine Besonderheit darstellt,
als es sich um paradoxe Embolie der ganzen Arteria hepatica propria handelte.
Die zusammengefaßte Sektionsdiagnose (S. 617/22 Basel) lautete:

Fulminante Embolie der Hauptäste der Pulmonalarterie (wahrscheinlich rezidivierende Embolie) aus Thromben beider Femoralvenen, der
Venae iliacae und unterem Teil der Hohlvene, sowie der Beckenvenen.
Offenes Foramen ovale. Paradoxe Embolien in beiden Arteriae renales und
lienalis mit ausgedehnten anämischen Infarkten, gleichzeitige totale Embolisation der Arteria hepatica mit Infarkt im unteren Teil des rechten
Leberlappens. Paradoxe Embolie der linken Arteria femoralis. Subchronische trockene rechtsseitige Pleuritis über dem Unterlappen. Starke
chronische eitrig-schleimige Bronchitis. Ausgedehnter Kollapsherd im
rechten Unterlappen der Lunge, Hyperämie der übrigen Lungenteile.

Die Leber war von mittlerer Größe (1700 g), besaß eine glatte Oberfläche, welche im
Bereich des unteren Endes des rechten Lappens einen bläulichroten Farbenton aufweist.
Ein Schnitt durch diese Gegend läßt einen etwa kleinhandtellergroßen unregelmäßig begrenzten Herd erkennen, von buntem teilweise mehr gelbem, teilweise dunkelrotem Farbenton. Das übrige Lebergewebe zeigt eine feine aber noch deutliche Läppchenzeichnung. Das
Gewebe ist etwas trüb, im ganzen von brauner Farbe. In dem Stamm und den großen
Ästen der Leberarterie findet sich in zahlreichen Zweigen Blutpfröpfe. Die Gallenblase
enthält reichlich dunkelgefärbte ziemlich dünnflüssige Galle. Ihre Schleimhaut zeigt intakte netzförmige Zeichnung.

Die mikroskopische Untersuchung des Stammes der Leberarterie mit dem Thrombus
ergibt, daß der Blutpfropf das ganze Arterienlumen verschließt und aus embolischen und
autochthonen Thrombusanteilen zusammengesetzt ist.

Das histologische Bild des Infarktes selbst ergibt eine Nekrose des
ganzen Leberparenchyms und des Stützgerüstes. Ein außerordentlich wechselndes Bild kommt dadurch zustande, daß manche Bezirke des Infarktes
lediglich die einfache Nekrose aufweisen, während andere hämorrhagisch durchsetzt sind. Auch in diesen liegt eine völlige Nekrose des Lebergewebes vor.
Innerhalb des Infarktes finden sich Gebiete in denen Leukozytenanhäufungen
darauf hinweisen, daß hier einmal eine Grenze des Herdes war, die dann überschritten wurde. Ein außerordentlich wechselndes Bild zeigen die Randteile
des Infarktes (s. Abb. 12). Hier finden sich noch Ausläufer des Infarktes mit
vollständiger Nekrose, oder mit fast völliger Kernlosigkeit der Zellen eingelagert
in erhaltenes Lebergewebe. Die Kapillaren des erhaltenen Lebergewebes sind
teilweise erweitert, vollgepfropft mit roten Blutkörperchen, die Leberzellbalken
atrophisch. Daneben finden sich auch mehr oder weniger ausgedehnte Blutungen, in einzelnen Stellen sogar flächenhafte hämorrhagische Infarzierungen
mit völliger Nekrose des Lebergewebes. In der Peripherie der nekrotischen
Bezirke sind reichlich Leukozyten ausgetreten, die stellenweise auch schon in
das Nekrosegebiet eingewandert sind. In der weiteren Umgebung zeigt die

Leber geringe fleckige Stauung, aber noch gute Färbung der Kerne, vielleicht geringe Atrophie der Zellbalken.

Die histologische Beschreibung dieses Falles stimmt ganz mit der überein wie sie von anderen Forschern (Kretz, Versé, Baldwin, Ruczynski, Cyril-Ogle, Chiari) gegeben wird. Während es sich in dem selbstbeobachteten Herde um einen ziemlich frischen anämischen Infarkt handelt, konnten Beneke, Heile, Gruber, Baldwin, Ruczynski auch spätere Stadien beobachten.

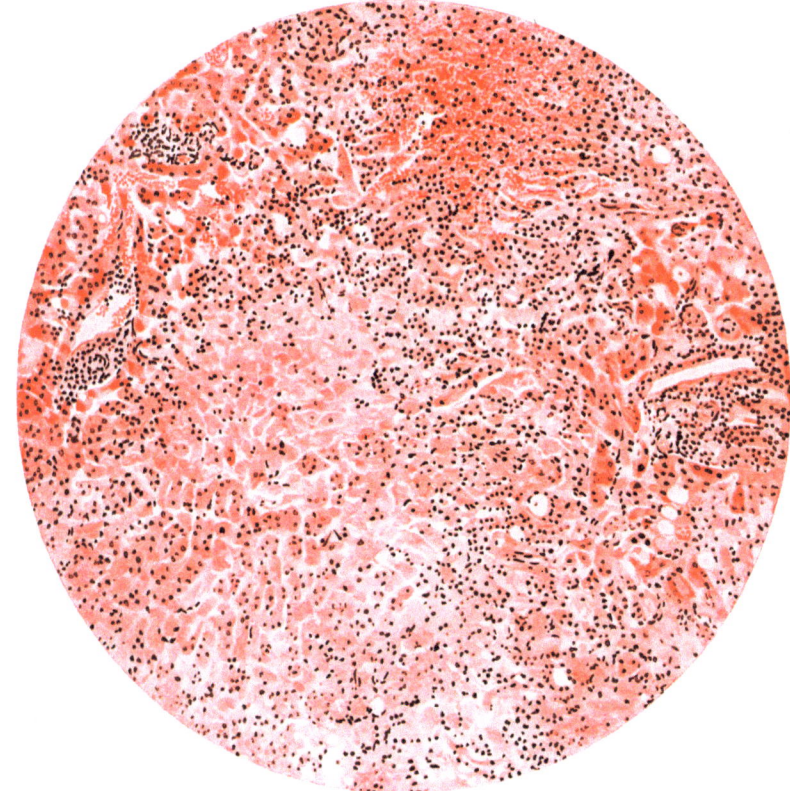

Abb. 12. Randbezirk eines anämischen Infarkts der Leber.

Gruber sah bei einem etwa 8 Tage alten Infarkt Bestäubungen der Leber-zellen mit Kalk, Heile an der Grenze zum gesunden Gewebe Gallengangs-wucherung, Riesenepithelien, regeneratorische Hypertrophie von Leberzellen. Im Benekeschen Falle waren neben Gallengangswucherungen Bindegewebs-neubildung vorhanden, ebenso bei Ruczynski. Kaufmann konnte bei einem posttraumatischen Leberinfarkt narbig fibröse Umwandlung eines größeren Lebergebietes (sicherlich ein äußerst seltenes Vorkommnis) beobachten. Die Zahl solcher anämischer Infarkte der Leber kann im Einzelfall recht beträcht-lich sein. Baldwin fand bei einem 39jährigen Mann 20—30 Infarkte, meist von Keilform mit roter Randzone die je 4—5 Läppchen umfaßten.

Eine genaue Schilderung der Entwicklung einer Lebernekrose nach Unter-bindung der Leberarterie gibt Narath zur Aufklärung der zeitlichen Entwick-lung des Infarktes der Leber. Schon nach einer halben Stunde beginnen an den zentroazinären Zellen Quellungsvorgänge, die Zellgrenzen erscheinen verwaschen, die Kerne sind noch gut färbbar. Die trübe Schwellung geht langsam über die intermediäre Zone auf die Peripherie des Läppchens über. Hat die Veränderung die periphere Läppchenzone erreicht, dann werden schon die ersten Kernschädigungen sichtbar, ihre Färbbarkeit schwindet, die Chromatinstruktur wird undeutlich, die Kerne sind blasser als die peripher gelegenen. Allmählich beginnt dann im Läppcheninnern die Zellauflösung. Die blassen Kerne werdenr unzelig, zerfallen, die Zellwand reißt, und es tritt ein zelliger Detritus auf — zentrale Nekrose —. Auch diese ergreift das ganze Läppchen bzw. ganze Läppchengruppen. Erst später kommt es zu Veränderungen an Gefäßen und Gallenwegen. Auch wenn die Nekrosen schon in voller Entwicklung sind, kann das periportale Gewebe noch völlig unversehrt sein. Erst bei vorgeschrittener Nekrose des Parenchyms stirbt auch das Stützgerüst ab.

In der Form der anämischen Infarkte der Leber besteht ein auffallender Unterschied gegenüber den anämischen Infarkten z. B. der Milz und der Niere mit ihrer regelmäßigen Keilform, deren Spitze dem verschlossenen Gefäß entspricht, deren Basis dem Hilus abgewandt an der Oberfläche des Organs liegt. Die Leberinfarkte können dagegen ganz andere Formen haben. Sie können parallel der Oberfläche liegen, können noch erhaltenes Lebergewebe einschließen, ohne daß Form und Lage immer in direkte Beziehung zu dem verstopften Ast der Arterie zu bringen wären. Zweifellos hängt diese Tatsache mit der Besonderheit der Blutversorgung, der Anordnung der intrahepatischen Seitenbahnen zusammen, über die wir durch die Untersuchungen von Martens und Segall Bescheid wissen. Meist führt die Verstopfung kleinster Arterienäste infolge Kollateralenbildung überhaupt nicht zur Infarktbildung, sondern nur bei darniederliegendem Kreislauf oder bei schweren Stauungszuständen, wie aus zahlreichen Beobachtungen z. B. Cyril-Ogle, Baldwin, einwandfrei hervorgeht.

Die Untersuchungen von Martens ergaben, daß rechter und linker Ast der Leberarterie meist zwei völlig voneinander getrennte Gefäßbäume darstellen, deren feinste Ästchen mit den Gefäßen des Leberüberzugs in Verbindung treten. In einem gewissen Prozentsatz müssen die Äste der Arteria hepatica propria als funktionelle Endarterien betrachtet werden. Anastomosen zwischen den beiden Leberarterienästen können entweder intrahepatisch verlaufen, oder durch die Kapselgefäße vermittelt werden. In einem Teil der Fälle sah Martens sogar mächtige Gefäßarkaden in Hilusnähe den rechten mit dem linken Ast verbinden, die unter günstigen Umständen imstande wären, die Folgen des Verschlusses eines Leberarterienastes zu verhindern.

Also auch hier gelten im großen und ganzen die Sätze, wie wir sie für den Verschluß der Pfortader und ihrer Äste ausgesprochen haben. Stets ist der einzelne Fall zu untersuchen, nicht nur auf die örtlichen Verhältnisse, sondern auch auf die Kollateralen und die allgemeinen Kreislaufverhältnisse muß Rücksicht genommen werden. Denn in vielen Fällen, z. B. den traumatischen Infarktbildungen, treten ja komplizierend auch noch Durchtrennung und Verschluß von Pfortader- und Lebervenenästen hinzu (Oertel, Risel).

C. Blutung.

Die häufigste Ursache von größeren Leberblutungen sind Gewalteinwirkungen, die die Leber treffen, seien es perforierende (Schuß-Hieb-Stich) oder subkutane Kontinuitätstrennungen. Je nach ihrer Lage kann man diese Blutungen einteilen in subkapsuläre oder intrahepatische, zentrale Hämatome.

Die subkapsulären Hämatome stellen Ablösungen der Glissonschen Kapsel dar, die infolge der Zerreißung der kleinen Glissonschen Kapsel und

Leberparenchym verbindenden Blutgefäße entstehen. Sie spielen vor allem in der Pathologie des Früh- und Neugeborenen eine größere Rolle, wo sie entweder zufällig bei der Sektion gefunden werden, oder durch Platzen zur tödlichen Blutung in die Bauchhöhle führen, kommen aber gelegentlich auch bei schwersten Stauungszuständen vor. Das Schrifttum kennt eine ganze Reihe solcher tödlicher Kapselrisse infolge Blutung beim Neugeborenen, insbesondere haben sich die gerichtlichen Mediziner mit dem Befund beschäftigen müssen.

Der erste Beschreiber — KIWISCH — bezeichnet sie als „Unterleibsapoplexien der Neugeborenen" und berichtet über 2 Fälle von tödlicher Zerreißung. Er will für die Entstehung einen Überdruck im Herzen infolge zu früher Abnabelung verantwortlich machen.

Viel erörtert wurde die Frage, ob die spontane Geburt ohne Kunsthilfe schon zu Leberblutungen führen kann. BIRCH-HIRSCHFELD der unter 410 Neugeborenensektionen 14 mal subkapsuläre Leberhämatome — darunter 4 geplatzte — fand, nimmt als sicher an, daß es bei verlängerter Austreibungsperiode und Mißverhältnis zwischen Weite des Geburtskanals und Größe des Kindes durch Druck des Rippenbogens auf die Leber zu Quetschungen und Blutungen kommen kann, auch KRATTE glaubt diesen Entstehungsmodus durch einen Fall stützen zu können. Ebenso halten GEILL und EULENBERG diesen Weg der Entstehung für möglich, während DITTRICH und WALZ vorher sicher ausgeschlossen wissen wollen, daß das Kind post partum irgend einem Trauma ausgesetzt war. Ja PINCUS hält überhaupt die Leberverletzung bei spontaner Geburt für ausgeschlossen.

Ferner soll die asphyktische Blutstauung solche subkapsulären Leberhämatome verursachen können (B. S. SCHULTZE, FÖRSTER, WEBER, MERKEL, STRASSMANN, BURON, LUDWIG). Während die obengenannten die rein mechanische Wirkung des Stauungsdruckes verantwortlich machen, zieht FAHR zur Erklärung einen anderen mit der Asphyxie in Zusammenhang stehenden Umstand heran, die chemische Beschaffenheit des Blutes bei der Asphyxie. Durch die Kohlensäureüberladung kommt es zur Schädigung der Gefäßwände selbst. Wenn die Blutungen gerade unter der Leberkapsel so große Ausdehnung annehmen können (und es nicht nur zu Ekchymosen kommt) liegt dies an der morphologischen Beschaffenheit der Leberkapsel. Diese ist beim Föt und Neugeborenen nur ganz lose mit dem Leberparenchym verbunden, da die Kapsel selbst in diesem Alter äußerst blutreich ist.

Sehr umstritten ist die Frage, ob SCHULTZEsche Schwingungen beim Neugeborenen zu Leberverletzungen führen können. WINTER, KÖRBER, KOFFER, HENGGE, AHLFELD, KLEIN und GEILL (WALZ läßt die Entscheidung offen) sprechen sich für diese Möglichkeit aus, die vor allem B. S. SCHULTZE aber auch KEILMANN, STRASSMANN, KÜSTNER, DOUARRE bestreiten.

Daß die Kunsthilfe bei Geburten, insbesondere die Extraktion in Steißlage, zu Verletzungen der inneren Organe, auch der Leber führen können, ist allgemein anerkannt. Auch die Wendung wird als ätiologisches Moment angeschuldigt (WALZ, EULENBERG, KRATTER), ebenso die Sturzgeburt durch Zerrung der Nabelschnur (STRASSMAN, EULENBERG, GEILL, v. HOFFMAN), doch wird die letztere Möglichkeit von andern abgelehnt.

Postmortale Traumen können selbstverständlich zu Leberblutungen führen (PINCUS, BITTNER, KÖHLER, MERNER, LINDNER, STRASSMANN, KRATTER).

Die zentrale „Leberapoplexie", wie EDLER die im Innern der Leber gelegenen Blutungen und Zertrümmerungsherde der Leber genannt hat, sind die Folge von Traumen, die zu Leberzerreißungen im Innern der Leber führen. WILMS hat auch deshalb anstatt der Bezeichnung „Leberapoplexie" die der „zentralen Ruptur" eingeführt, die auch BLOCH, HOLM, BAUER übernommen haben. Die zentralen Leberrupturen dürften bei den Traumen der Leber zu besprechen sein.

In seltenen Fällen kann die intrahepatische Zerreißung eines Leberarterienaneurysmas zu einer Blutung in die Leber führen (Sternberg).

Neben den genannten mechanischen Einflüssen kommen vor allem auch
infektiöse und toxische Ursachen für die Entstehung von Leberblutungen in
Frage, und zwar nicht nur beim Kinde, sondern auch beim Erwachsenen. Es
sind dies die Syphilis (Devie und Bériel), Typhus abdominalis (eigene
Beobachtung) septische Erkrankungen (auch der Mutter, die beim Kind
zu großen subkapsulären Hämatomen der Leber führten (Bonnaire und
Durante), von Vergiftungen die Phosphorvergiftungen, von toxischen Erkrankungen die Eklampsie und die Diphtherie, ferner die hämorrhagischen
Diathesen aller Art (Purpura) und schließlich die vererbte Hämophilie (Grand-
didier, Grynfeld, Wundt, v. Leyden).

Die Ursache kann also eine außerordentlich verschiedene sein und läßt
sich vielfach auch. im Einzelfall nicht eindeutig klären.

Von gewisser Bedeutung kann das histologische Bild insoferne sein, als es
aus der Beschaffenheit des Blutes aus dem Vorhandensein von Blutpigment
aus den Veränderungen an den Leberzellen möglich ist, auf die Zeit des Eintrittes der Blutung Schlüsse zu ziehen.

So konnte Fahr in drei Fällen von akuter, schwer toxischer Diphtherie
schwerste Leberveränderungen in Form von Kapillarektasien ausgedehnten
Blutungen und Nekrosen von Leberzellen beobachten (im Gegensatz zur
Eklampsie fehlten die Fibrinthromben).

Auch beim mit hohen Mengen adrenalinvergifteten Kaninchen fand Fahr
(Heynemann) in der Leber ausgedehnte Stasen, Kapillarektasien und Blutungen
besonders auch unter der Kapsel.

In den Sammelvenen und Zentralvenen lagen reichlich hyaline Thromben
während Fibrinthromben fehlten.

Die eben beschriebenen Formen von Leberblutungen leiten über zu den
eigenartigen miliaren Leberblutungen bei Lungenphthise über die F. G. A. Meyer
auf Grund von drei selbstbeobachteten Fällen berichtet (auch Schrohe, Wagner,
Cohnheim hatten schon früher punktförmige Blutungen bei tödlicher Lungentuberkulose gesehen). Die normal große Leber zeigte durch die Kapsel durch-
schimmernd und auf der Schnittfläche eine Unzahl stecknadelkopfgroßer rot-
schwarzer Punkte, und zwar am dichtesten stehend an der stärksten Wölbung
der Konvexität an der Oberfläche nach der Unterfläche zu abnehmend. Die
scharf begrenzten Herde scheinen in völlig unveränderter Umgebung zu
liegen.

Mikroskopische Serienschnittuntersuchungen ergaben einen sehr gleichmäßigen Befund. Die kugeligen Herde bestehen aus gut erhaltenen Erythrozyten, das Lebergewebe ist in der Umgebung konzentrisch angeordnet, eine
Abgrenzung ist nicht vorhanden. In dem ersten der drei Fälle war stets eine
Aufbruchstelle in einem Pfortaderast nachweisbar, in den beiden andern, ausgesprochenen Stauungslebern, an Lebervenenästen. Dem geplatzten Gefäß sitzen
die kugeligen Herdchen seitlich wie eine Beere auf. In der Umgebung findet
sich neben zelligem Detritus etwas Fibrin. Bei den kleinsten Herdchen scheinen
auch Kapillarrisse die Blutungen verursachen zu können. Neben diesen Blutungsherden finden sich einfache Degenerationsherde, Hyperämie, beträchtliche Kapillarektasien und mehr diffuse Blutungen. Irgendein Zusammenhang
mit der Tuberkulose in dem Sinne, daß die Blutungsherde mit Tuberkeln der
Leber in Beziehung ständen, war sicher auszuschließen, auch Tuberkelbazillen
fehlten in den Herden. Außer der großen Regelmäßigkeit der Herde aus der
fehlenden Gerinnung dem Fehlen der Leukozyten am Rand und in den Herden

schließt MEYER, daß es kurz vor dem Tode explosionsartig zu diesen Blutungen gekommen sein muß. Die daneben gefundenen Nekroseherde lassen an toxische Einwirkungen denken, die vielleicht auch Gefäßschädigungen machen und dadurch die abnorme Brüchigkeit der Gefäße bedingen. Als Entstehungsursache denkt MEYER an plötzliche agonale Druckschwankungen. Die Venenwand, besonders gern an einer Teilungsstelle, buchtet sich unter der plötzlichen agonalen Drucksteigerung gegen das Lebergewebe zu aus, reißt ein und blutet solange, bis ein Druckausgleich da ist, d. h. bis die Gewebsspannung gleich dem Venendruck ist. SCHÖNLANK, der ebensolche Blutungsherde, die er als „Peliosis hepatis" bezeichnete, bei einer 33jährigen Frau mit Lungenphthise beobachtete, lehnt die Theorie MEYERS ab und betrachtet die Blutherde als Folge einer Fermentthrombose (BENEKE) in den Kapillaren. Die agonale Drucksenkung schafft die Möglichkeit der Überfüllung mit Fermenten. Auch die Degenerationsherde werden als Folge der Kapillarthrombosen betrachtet.

Eine ähnliche Beobachtung von MITTASCH unterscheidet sich von denen MEYERs und SCHÖNLANKs vor allem dadurch, daß es auch auf Serienschnitten nicht möglich war, ein zerrissenes Gefäß festzustellen. Überhaupt waren die makroskopisch sichtbaren Herde ähnlich wie in dem von SCHROHE beobachteten Falle nur zum Teile Blutungen, zum andern Teile aber reine Kapillarerweiterungen sowie Degenerationsherde mit erweiterten strotzend gefüllten Kapillaren, die z. T. thrombosiert sind. Im Zentrum der Blutherde fanden sich vielfach Gerinnsel mit reichen Fibrinniederschlägen. In zahlreiche solche Blutherde münden erweiterte Kapillaren, in die die Fibrinniederschläge sich fortsetzen. Außer durch die vielfach vorhandenen Wandungen zeichnet sich der von MITTASCH beobachtete Fall noch aus durch Organisationsvorgänge an manchen Blutherden, in Form einer breiten Randzone mit jungen fibroblastenreichen Bindegewebe, lymphozytären und leukozytären Elementen. An anderen Stellen ist sogar der Blutherd ganz verschwunden, ersetzt durch junges Bindegewebe, das diffus in die Umgebung übergeht.

Grundsätzlich wichtig ist an dieser Beobachtung, daß es sich weder um gleichartige noch um agonale Vorgänge handelt, und damit fallen auch die Annahmen MEYERs und SCHÖNLANKs über die Entstehung dieser Bildungen dahin. In Übereinstimmung mit SCHROHE nimmt MITTASCH angiektatische Prozesse an Venen und Kapillaren als Folge der toxischen Schädigung an Leberzellen und Gefäßwand an. Das primäre sind also nach MITTASCH die Degenerationsherde, Blutherde, Thromben dagegen sekundärer Natur. Warum es gerade bei Tuberkulose zu dieser Erkrankung kommt, bleibt offen, begünstigend wirken vielleicht die häufigen heftigen Hustenstöße.

PELTASON berichtet über zwei gleiche Fälle, die mit den MEYERschen die regelmäßig nachweisbaren Gefäßaufbrüche, mit dem MITTASCHschen die Organisationsvorgänge gemeinsam haben, die auch beweisen, daß es sich nicht um Gefäßektasien (Varizenbildungen) sondern um echte Blutungen handelt. Als Ursache für die Gefäßwandaufbrüche betrachtet PELTASON eine Gefäßwanderkrankung der Vena hepatica, die er gerade an Zentral- und Lebervenen in Form von Wucherungsvorgängen, zelligen Infiltraten z. T. auch Obliteration fand. Er sah nämlich die Blutungsherde besonders häufig gerade an solchen Gefäßen liegen, z. B. auch an einer Zentralvene aufsitzend, deren Sammelvene erkrankt war. Diese Gefäßerkrankung steht wahrscheinlich im Zusammenhang mit der Tuberkulose (Toxinwirkung), Tuberkelbazillen konnten in den Infiltraten der Gefäße nicht gefunden werden.

D. Ödem.

Das Leberödem ist im Schrifttum nur wenig besprochen und spielt gegenüber den Stauungszuständen eine unterlegene Rolle. Und doch gibt es einige interessante Probleme bezüglich der Entstehung und Lokalisation des Leberödems.

Als häufigster Sitz wird bei BIRCH-HIRSCHFELD, ORTH, KAUFMANN das periportale Gewebe bezeichnet, das verbreitet, gequollen, sulzig sein kann. Es ist entweder ein entzündliches — bei entzündlichen Vorgängen im periportalen Gewebe, Cholangitis, Pylephlebitis, oder ein Stauungsödem, infolge von Herzfehlern oder nach der Geburt. BIRCH-HIRSCHFELD beschreibt bei asphyktischen Kindern ein hochgradiges sulziges Ödem des periportalen Gewebes neben heftiger venöser Blutüberfüllung bei beträchtlicher Schwellung der Leber und nimmt an, daß es durch den Druck des Ödems die GLISSONsche Kapsel auf die interlobulären Gallengänge zu dem rasch vorübergehenden Ikterus neonatorum komme. (Diese Auffassung ist nicht haltbar, da beim Erwachsenen das Ödem der Leber nie Ikterus macht, s. a. KAUFMANN.)

Viel wichtiger als das Ödem der GLISSONschen Kapsel scheint mir das Ödem des Leberparenchyms zu sein, das nur dadurch so selten erscheint, weil es sich bei geringen Graden der makroskopischen Betrachtung leicht entzieht, das mikroskopisch aber ein äußerst charakteristisches Bild zeigt. Bei schwerem Leberödem ist die Leber geschwollen, teigig, auf dem Durchschnitt sehr feucht mit undeutlicher verwaschener Zeichnung. Über das mikroskopische Bild sind wir durch die Untersuchungen von BIRCH-HIRSCHFELD, EPPINGER, MARESCH, RÖSSLE, KON gut im Bilde, insbesondere über das Verhalten der Gitterfasern und ihre Beziehungen zu Kapillaren und den DISSEschen perikapillären Spalträumen.

Als Beispiel möge eine kürzlich gemachte Beobachtung dienen. Bei der Sektion einer schweren toxischen Diphtherie (S. 981/25 Hamburg, 2½jähr. M.) fand sich makroskopisch das Bild eines schweren toxischen Leberödems, mit feuchter ganz verwaschener Schnittfläche.

Mikroskopisch waren die Leberzellbalken auseinandergedrängt, so daß man zunächst den Eindruck hatte, daß die Kapillaren stark erweitert seien. Es fällt jedoch sofort auf, daß sich rote Blutkörperchen nur sehr spärlich finden. Die Kapillarwände sind von den Leberzellbalken abgehoben nach der Mitte zu abgedrängt, an einzelnen Stellen so stark, daß die Wände der Kapillaren völlig entleert, sich in der Mitte berühren. Die perivaskulären Lymphräume sind entweder ganz leer oder sie enthalten leicht krümelige, kaum eosingefärbte Massen. Die abgehobenen Kapillarwände sind dann im Bereich der nächsten KUPFFERschen Sternzelle wieder festgehalten und an die Leberzellbalken fixiert. Das Ödem ist unregelmäßig fleckig verteilt, an manchen Stellen besteht völlige Blutleere der Kapillaren, andere sind so weit offen, daß Blutkörperchen gerade hintereinander durchgehen können. An wieder anderen Stellen ist das Ödem sehr gering. Stellenweise finden sich unregelmäßig begrenzte Nekrosen des Lebergewebes die Leberzellbalken sind im ganzen etwas verschmälert.

Die Beobachtung zeigt, daß durch die Füllung der DISSEschen Spalträume mit Ödemflüssigkeit die Kapillarwand mit dem Gitterfasernetz von den Leberzellbalken abgedrängt wird. Je nach dem Grad der Füllung werden die über die Balken verlaufenden Gitterfasern mehr oder weniger stark angespannt, außer wo die Gitterfasern durch die Sternzellen an den Leberzellbalken „angenagelt" sind (RÖSSLE). Nach den Untersuchungen KONs sind die Fasern, die mechanisch von den Leberzellbalken abgedrängt werden, selbst völlig unverändert. In hochgradigen Fällen von Ödem kann die Erweiterung der perikapillären Lymphräume soweit gehen, daß die Wände der ganz blutleeren Kapillaren sich berühren. Das charakteristische Bild gibt jedoch ein Ödem mittleren Grades, bei dem die durch den Druck verengten Kapillaren mit ihren abgehobenen Wänden inmitten der erweiterten Lymphräume liegen. Die erweiterten Lymphräume können mit körnigen Massen angefüllt sein. Das Ödem braucht keineswegs diffus in der ganzen Leber vorhanden zu sein, vielmehr findet es sich bei septischen Prozessen recht häufig fleckig verteilt (HELLY) ebenso als kollaterales herdförmiges Ödem bei aszendierender Cholangitis (RÖSSLE).

Das Ödem kann verschiedene Ursachen haben. Bei Besprechung des Ödems des periportalen Gewebes wurden schon als Ursache mechanische Stauung und entzündliche Vorgänge erwähnt. Die häufigste Form des Ödems im Leberparenchym ist das infektiös-toxische Leberödem, wie ich es besonders schön in Fällen toxischer Diphtherie und toxischen Scharlachs gesehen habe.

Daß einfache Stauung zu Leberödem führt, halte ich mit RÖSSLE für nicht richtig, bei Durchsicht einer großen Zahl von Stauungslebern habe ich nur in ganz vereinzelten Fällen und in diesen ein nur mäßiges Leberödem gesehen. In allen diesen Fällen waren außer der Stauung noch eine schwere Infektion

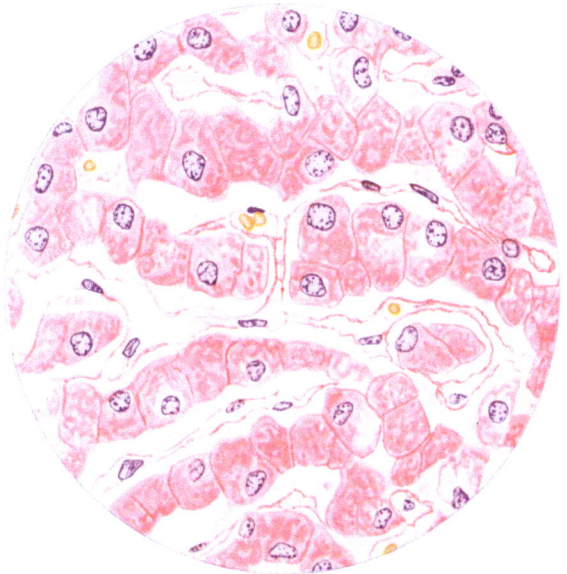

Abb. 13. Toxischer Ödem der Leber.

oder toxische Prozesse vorhanden, so daß man an eine Mitwirkung toxischer Stoffe bei Entstehung des Leberödems auch bei Stauungslebern denken muß.

Ein hämorrhagisches Ödem der Leber mit Phagozytose roter Blutkörperchen als Folge einer toxischen (Streptococcus lanceolatus) Kapillaritis beschrieb RÖSSLE.

Ob es beim Menschen infolge der Verlegung des Ductus thoracicus zu einem mechanischen Stauungsödem der Leber kommen kann, wie v. BIESADIECKI angibt, ist zweifelhaft, jedenfalls sind derartige Fälle nicht beschrieben.

Schrifttum.

ABÉE, C.: Drei Fälle von tödlich verlaufender Aktinomykose. Beitr. path. Anat. **22**, 132 (1897). — ADLER, L.: Über helle Zellen in der menschlichen Leber. Beitr. path. Anat. **35**, 127 (1904). — AHLFELD: (a) Beiträge zur Lehre vom Scheintod der Neugeborenen. Z. Geburtsh. **56** (1905). (b) Sitzgsber. ärztl. Ver. Marburg **1905**. — ALBERTO, C. C.: Contributo clinico allo studio della asistolia epatica nel decorso dei vizi valvolari del cuore. „Della sindrome epato-splenica nella asistolia epatica". Riforma med. **18** (1902). — ALESSANDRI: Lesione del ramo destro del' arteria epatica durante una chole cystectomia per calcalosi. Atti Accad. med. Rom **1908**. — D'AMATO, L.: Über experimentelle, vom Magendarmkanal aus hervorgerufene Veränderungen der Leber und über die dabei gefundenen Veränderungen der übrigen Bauchorgane. Virchows Arch. **187**, 435 (1907). — ANDRAL: Clin. méd. **3** (1840).

ANNESLEY: Researches into the causes, nature and treatment of diseases of India and of warm climates generally. London: Longman, Brown, Grass 1841. — AREY und SIMMONDS: An. ric. 18. 1920. Zit. nach MAUTNER und PICK. — ARTHAUD ET BUTTE: Action de la ligature de l'artère hépatique. Arch. Physiol. norm. et path. Paris. V. s. 2, 169 (1890). — ASP: Zit. nach COHNHEIM und LITTEN. Arb. Physiol. Anst. Leipzig 1874, 124. — ASCHNER: Beziehung der Drüsen mit innerer Sekretion zum weiblichen Genitale in HALBAN-SEITZ, Handbuch der Biologie und Pathologie des Weibes I. Berlin-Wien: Urban und Schwarzenberg 1924. — ASKANAZY, M.: (a) Über Arteriosklerose. Ther. Mhft. 9, 443 (1907).   (b) Diskussionsbemerkung zum Vortrag RÖSSLE: Über die Lokalisation des Fettes in der Leber. Verh. dtsch. path. Ges. 11, 20 (1907).

BAINBRIDGES AND LEATHES: Alteration du foie consécutives à la ligature des vaissaux hépatiques. Soc. Path. Lond. 1906. — BAKES: Diskussionsbemerkungen. Verh. dtsch. Ges. Chir. 33 (1904). — BALDWIN, F. A.: Multiple anaemic infarcts of the liver. J. med. Res., Nov. 1902. Zit. — BALFOUR AND STEWART: Zit. nach SPIEGELBERG. Edinburgh med. J., Jan. 1869. — BAMBERGER: Krankheiten der Leber. Virchows Handbuch der speziellen Pathologie und Therapie. Bd. 6, S. 539. Erlangen 1855. — BARDENHEUER, F.: Experimentelle Beiträge zur Abdominalchirurgie. Inaug.-Diss. Bonn 1888. — BARTELS, P.: Lymphgefäße der Leber und der Gallenblase. Jena 1909. — BARTH: De la cirrhose cardiaque. Gaz. Méd. Paris 1891. — BAUER: (a) Die Krankheiten des Herzbeutels. ZIEMSSENS Handbuch der speziellen Pathologie und Therapie. Bd 6. 1879.   (b) Diffuse chronische Peritonitis. Ebenda Bd. 8. 1878. — BAUER, H.: Die zentrale Leberruptur und ihre Folgen. Vschr. gerichtl. Med. III. F. 56, 33 (1918). — BAUM, H.: Über die Einmündung von Lymphgefäßen in der Leber, in das Pfortadersystem. Anat. Anz. 55, Erg.-H. 97 (1922). — BAYLISS und STARLING: Zit. nach MAUTNER und PICK. J. of. Physiol. 16, 159 (1894). — BECQUEREL: Recherches anatomiques sur la cirrhose du foie. Arch. Méd. 8 (1840). — BENDA, C.: Venen in LUBARSCH-HENKE, Handbuch der speziellen pathologischen Anatomie und Histologie. Bd. 2. Julius Springer 1924. — BENEKE, R.: Diskussion zu HELLY. Verh. dtsch. path. Ges. 13 (1909). — BERMANT: Über Pfortaderthrombosen und Leberschwund. Inaug.-Diss. Königsberg 1897. — BERNARD, CL.: Zit. nach HESS. C. r. soc. biol. 30, 694 (1850). — BERTRAM: Siehe KEHR, Chirurgie der Gallenwege. S. 159. — BERTI und ROSSI: Zit. nach HESS. — BETAGH: Atti Congr. Soc. ital. Chir. 1908. — BETZ, W.: Über den Blutstrom in der Leber, insbesondere den in der Leberarterie. Z. ration. Med. 3. Reihe 18, 44 (1863). — DE BEURMANN et SABOURIN: De la cirrhose hépatique d'origine cardiaque. Rev. Méd. 6 (1886). — BIESIADECKI, A. v.: Untersuchungen über die Gallen- und Lymphgefäße der Menschenleber in pathologischen Zuständen. Sitzgsber. Akad. Wiss. Wien, Math.-naturrl. wiss. Kl. I 55 (1867). — BIRCH- HIRSCHFELD: (a) Pathologische Anatomie. Spezieller Teil. Leipzig 1894.   (b) Kapitel Leberkrankheiten in GERHARDS Handbuch der Kinderkrankheiten. Bd. 4. 1880. — BITTNER: Zur Kasuistik der Leberrupturen bei Neugeborenen. Vschr. gericht. Med., N. F. 23 (1875). — BLOCH: Über Ruptur der Leber: Inaug.-Diss. München 1913. — BOLL, FR.: (a) Die Bindesubstanz der Drüsen. Arch. mikrosk. Anat. 15, 334 (1869).   (b) Untersuchungen über den Bau und die Entwicklung der Gewebe. Arch· mikrosk. Anat. 7 II. Die Entwicklung der fibrillären Bindegewebes. 1872. (c) Das retikuläre Bindegewebe. Erg. Anat. 7 (1897). — BONNAIRE und DURANTE: Considérations sur la pathologie des hémorrhagies du nouveau-né à l'occasion de 4 cas d'hémorrhagies mortelles non traumatiques du foie par inondation péritonéale. L'obstétrique. Bd 10. 1911. — BONOME, A.: Dell' infarto emorrhagico e necrobiotico nel fegato cirrotico. Sperimentale 1899. — BORRMANN, R.: Beiträge zur Thrombose des Pfortaderstammes. Dtsch. Arch. klin. Med. 59, 283 (1897). — BOTKIN: Krankheitsgeschichte eines Falles mit Pfortaderthrombose. Virchows Arch. 20, 449 (1864). — BOUILLAUD: Traité clin. des maladies du coeur. Edit. II. 1841. — BOUTAVANT: Des formes cliniques des symphyses cardiaques Thèse de Lyon 1899. — BOZZOLO: Pericardite latente, pseudocirrosi del fegato. Clin. mod. Vol. 3, p. 8. 1897. — BRAUS, H.: (a) Anatomie des Menschen. Bd. 2, S. 306 ff. Berlin: Julius Springer 1924. (b) Diskussionsbemerkung zu PFUHL. Anat. Anz. 55, Erg.-H. (1922). — BRIE, F.: Über die Thrombose der Pfortader. Inaug.-Diss. Leipzig 1914. — BROWICZ: Zusammenfassung von eigenen Arbeiten. Bull. Acad. Sci. Krakau 1899 u. 1900. — BRUCH, E. A. D.: Über die Stauungszirrhose der Leber (Cirrhose cardiaque). Inaug.-Diss. Halle 1910. — BUDAY, K.: Über die Sklerose der Pfortader. Zbl. Path. 14, 161 (1903). — BUDD, G.: Krankheiten der Leber. (Deutsch und mit Zusätzen versehen von HENOCH.) Berlin 1846. — BUDDE: Beiträge zur Kenntnis der Topographie der normalen Arteria hepatica und ihrer Varietäten, sowie der Blutversorgung der Leber. Dtsch. Z. Chir. 86 (1907). — BUDGE, A.: Neue Mitteilungen über die Lymphgefäße der Leber. Ber. Kgl. sächs. Ges. Wiss. 1875. — BURON: De quelque cas de la mort du nouveau né, venue à terme éviable, dans les premiéres heures, qui suivent la naisance. Thèse de Paris 1905. — BURTON-OPITZ, R.: (a) The vascularity of the liver. VI. The influence of the greater splanchnic nervs upon the venous inflow. Quart. J. exper. Physiol. 5 (1912).   (b) The vasculatity of the liver. VII. The effects of afferent impulses from the hepatic plexus upon the arterial inflow. Ebenda.

(c) The vasculatity of the liver. XI. The motor reaction in the portal radicles of the liver. Ebenda **7** (1913).

CABOT: Obliterative pericarditis a cause of hepatic enlargemend and ascites, with report of a case. Boston med. J. **88** (1898). — CALLUM, MAC: Tropische Leberkrankheiten. MENSES Handbuch der Tropenkrankheiten. 1. Aufl., Bd. 3. Leipzig: J. A. Barth 1906. — CAMBEY: Traité des maladies des pays chauds et specialement de l'Algerie. Bd. 1. De la dysenterie et des maladies du foie. Paris 1847. — CARSON: Zit. nach BERMANT. Philadelph. med. a. sur. Rep. 28. Juni 21. 1873. — CASTAIGNE: Zbl. Path. **11**, 72 Sitzgsber. anat. Ges. Paris **1900**. — CEELEN: Über eklamptische Leberveränderungen. Virchows Arch. **201** (1910). — CESA-BIANCHI: Zit. nach MÖNCKEBERG. Frankf. Z. Path. **3** (1909). — CHANDLER, L.: Widerstandsfähigkeit des Lebergewebes gegen lokale Anämie. Proc. Soc. exper. Biol. a. Med. **18** (1920). — CHIARI, H.: (a) Erfahrungen über Infarktbildungen in der Leber des Menschen. Z. Heilk. path. anat. Abtl. **19**, 475 (1898). (b) Erfahrungen über Infarktbildungen in der Leber des Menschen. Verh. dtsch. path. Ges. **1** (1899). (c) Über die selbständige Phlebitis obliterans der Hauptstämme der Vena hepatica als Todesursache. Beitr. path. Anat. **26**, 1 (1899) u. Verh. dtsch. path. Ges. **1** (1899). (d) Erfahrungen über Leberinfarkte. Verh. dtsch. Naturforsch. **70** (1898). — CHRZONSZEWSKY, N.: Zur Anatomie und Physiologie der Leber. Virchows Arch. **35**, 153 (1866). — CHVOSTEK: Die menstruelle Leberhyperämie. Wien. klin. Wschr. **9**, 293 (1909). — COHN, B.: Klinik der embolischen Gefäßkrankheiten. Berlin: August Hirschwald 1860. — COHNHEIM, J.: Allgemeine Pathologie. Bd. 1. 1877. — COHNHEIM, J. und LICHTHEIM: Über Hydrämie und hydrämisches Ödem. Virchows Arch. **69** (1877). — COHNHEIM, J. und M. LITTEN: Über Zirkulationsstörungen in der Leber. Virchows Arch. **67**, 153 (1876). — CORI, G. und H. MAUTHNER: Der Einfluß der Lebergefäße auf den Wassergehalt und die hämoklasische Krise. Z. exper. Med. **26**, 301 (1922). — CORNIL et RANVIER: Manuel d'histologie pathologique. Paris 1901. — CORVISART: Essay sur les maladies et les lesions organiques du coeur et des gros vaissaux. 1818. — COSENTINO, A.: Le alterazioni del fegato in seguito all' ischemia temporanea. Policlinico, sez. chir. **1906**, H. 10/11. — CYRIL-OGLE: Infarcts in the liver. Trans. path. Soc. Lond. **73**, 46 (1895).

DEBEYRE, A.: Morphologie du lobule hépatique. Circulation porte du lobule hépatiquer Bibliogr. Anat. **19** (1910) u. **22** (1912). — DENNEKE, G.: Über die Bedeutung der Lebe. für die anaphylaktische Reaktion beim Hunde. Z. Immun.-Forch. **20**, 501 (1914). — DEVIC und BÉRIEL: Ann. de Dermat. **1906**. — DIETRICH: Intrauterin entstandene Leberruptur. Zbl. Gynäk. **37** (1913). — DIETRICH, A.: Die Schußverletzungen der Bauch- und Beckenhöhle in Handbuch der ärztlichen Erfahrungen im Weltkrieg. Bd. 8. 1921. — DISSE: Über die Lymphbahnen der Säugetierleber. Arch. mikrosk. Anat. **361** (1890). — DITTRICH: Über Geburtsverletzungen und deren forensische Bedeutung. Vjschr. gericht. Med., III. F. **9** (1895). — DOERR, R.: Die Anaphylaxieforschung im Zeitraum von 1914—1921. Erg. Hyg. **5**, 71 (1922). — DOMINICIS, DE: Observations expérimentales sur la ligature de l'artère hépatique. Arch. di Biol. **16**, 28 (1891). — DOUARRE, E.: Contribution à l'étude de la mort. apparentes des nouveau-nés. Thèse de Bordeaux **1895**. — DOYON et DUFOUR: Contribution à l'étude de la fonction uréopoiétique du foie. Effets de la ligature de l'artère hépatique et de celle de la veine porte. Arch. de Physiol. **10**, 522 (1898). — DRESCHFELD: Some points in the histology of cirrhosis of the liver. J. Anat. a. Physiol **1881**. — DUJARIER, C. et L. CASTAIGNE: Altérations du foie consécutives à la ligature de l'artère hépatique. Bull. Soc. Anat., April **1899**. — DUMONT: De l'a systolie hépatique. Thèse de Paris **1887**.

EBERTH: Untersuchungen über die normale und pathologische Leber. Virchows Arch. **39** (1867). — ECKELT, K.: Die Beziehungen zwischen Leber und Genitale in HALBAN-SEITZ und Pathologie des Weibes. Bd. 5, 2. Hälfte. 1925. — EDENS: Über Milzvenenthrombose, Pfortaderthrombose und BANTISCHE Krankheit. Mitt. Grenzgeb. Med. u. Chir. **18**, 59 (1908). EDLER: Die traumatischen Verletzungen der parenchymatösen Unterleibsorgane. Arch. klin. Chir. **34** (1887). — EICHHORST: Aszites in EULENBURGS Realenzyklopädie der ges. Heilkunde. 3. Aufl. Bd. 2. Zit. nach HESS. — EISENMENGER, V.: (a) Über die sogenannte perikardiale Pseudoleberzirrhose (FR. PICK). Wien. klin. Wschr. 249 (1900). (b) Über die Stauungszirrhose der Leber. Z. Heilk. path.-anat. Abtl. **23** (1902). — EMMERICH, E.: Die kavernöse Umwandlung der Pfortader. Frankf. Z. Path. **10**, 392 (1912). — ENDERLEN, HOTZ und MAGNUS-ALSLEBEN: Die Pathologie und Therapie des Pfortaderverschlusses. Z. exper. Med. **3**, 223 (1914). — L'ENGLE, E.: Über Fibrinbildung in der Stauungsleber. Beitr. path. Anat. **38**, 354 (1905). — EPPINGER, jun.: Kapitel Ikterus. Erg. inn. Med. **1908**. — EPPINGER: Zit. nach THEIS. Prag. med. Wschr. **39**, 40 (1876). — ERHARDT, O.: Über die Folgen der Unterbindung großer Gefäßstämme in der Leber. Arch. klin. Chir. **68** (1902). — EULENBERG: In MASCHKAS Handbuch der gerichtlichen Medizin. Bd. 1. 1881. — EWALD und KÜHNE: Die Verdauung als histologische Methode. Verh. Nat.-med. Ver. Heidelberg **1** (1877).

FABRIS, A.: Sull occlusione e la trombosi delle vene epatiche. Arch. Sci. med. **1904**, 221. — FAHR, TH.: (a) Über die Entstehung und Bedeutung der Ekchymosen beim Neugeborenen und beim Fetus. Vjschr. gerichtl. Med., III. F. **40** (1910). (b) Zur Frage der chronischen Stauungsleber. Zbl. Herzkrkh. 4 (1912). (c) Die pathologisch anatomischen Veränderungen der Niere und der Leber bei der Eklampsie. In Hinselmann: Die Eklampsie. Bonn: F. Kohn 1924. — Faure-Miller: Gaz. de Paris 1891. — Feldberg: Das Verhalten der Leber im Shock. Klin. Wschr. 1928, 1346. — Fellner: Die Beziehungen der inneren Sekretion zu Schwangerschaft, Geburt und Wochenbett. 1903. — Fick: Diskussion zu Pfuhl. Anat. Anz. 55, Erg.-H. 1922. — Fischer, W.: (a) Dtsch. med. Wschr. 1, 574 (1922). (b) Demonstration einer Leber mit hämorrhagischer Infiltration. Niederrhein. Ges. Nat. u. Heilk. Bonn 1922. — Fleischl, E.: Von der Lymphe und den Lymphgefäßen der Leber. Ber. Kgl. sächs. Ges. Wiss. 1874. — Flesch, H. und A. Schossberger: Diagnose und Pathogenese der im Kindesalter häufigsten Formen der Concretio pericardii cum corde. Z. klin. Med. 59, 1 (1906). — Foà und Salvioli: Zit. nach Borrmann. — Förster: Handbuch der speziellen Pathologie. 1863. — Fränkel, E.: Bemerkungen über akute gelbe Leberatrophie. Dtsch. med. Wschr. 1920, 225. — Frerichs, F. Th: Klinik der Leberkrankheiten. Braunschweig: Vieweg 1861. — Freund, H. W.: Die Beziehungen der weiblichen Geschlechtsorgane in ihren physiologischen und pathologischen Veränderungen zu anderen Organen. Die Leber und Gallenblase. Erg. Path. 1896, 374. — Friedrich, L.: Zur chirurgischen Pathologie von Netz und Mesenterium. 1. Experimentelle Studien über die Folgen von Netzalteration für Leber (Infarkt) und Magen (Geschwürsbildung). Arch. klin. Chir. 61, 998 (1900).

Galvagni: Sulla pericardite callosa. Riv. clin. di Bologna 1869 u. Clin. med. 1898 u. Clin. mod. 1898. — Gee: Complete obliteration of the month of the hepatic veins. St. Barth Hosp. Rep. 7 (1871). — Geill, Th.: (a) Die Ruptur innerer Organe bei Neugeborenen, in medikolegaler Beziehung. Bibl. Laeg. dän. 1899. Ref. Mschr. Geburtsh. (b) Die Ruptur innerer Organe durch stumpfe Gewalt. Vjschr. gericht. Med., III. F. 18 (1899). — Gendrin: J. gén. Med 101 (1827) — Gengge, A.: Gefahren der Schultzschen Schwingungen. Münch. med. Wschr. 1904. — Géraudel, E.: Perméabilité et imperméabilité de la zone sushépatique dans les foies cardiaques. Arch. Med. exper. 18, 514 (1906). — Gerlach, W.: Postmortale Form- und Lageveränderungen mit besonderer Berücksichtigung der Totenstarre. Erg. Path. 20 (1922). Gilbert et Garnier: Du foie dans les anémies. 13. internat. Kongr. Paris 1900. Ref. Dtsch. med. Wschr. 5, 214 (1900). — Gilbert et Villaret: Recherches sur la circulation du lobule hépatique Arch Méd. exper. 21 (1909). — Gillavry, Mc.: Zur Anatomie der Leber. Sitzgsber. Akad. Wiss. Wien, Math.-naturwiss. Kl. II 50, 207 (1865). — Gintrac: (a) Ein Fall von Verknöcherung der Pfortader. J. Méd. Bordeaux 1843. (b) Observations et recherches de l'obliteration de la veine porte. J. Méd. Bordeaux 1856. — Glogner: Über eine physiologische Abweichung bei dem unter den Tropen lebenden Europäer. Virchows Arch. 115, 345 (1889). — Grandidier: Hämophilie, Leipzig 1877. Green: An introduction morbis anatomy. London 1871. — Greving, R.: Die Innervation der Leber. In Müller, L. R.: Die Lebensnerven. Berlin: Julius Springer 1924. — Gruber, G. B.: (a) Über posttraumatisch-anämische Leberinfarkte mit Kapselruptur bei abszedierender Cholangitis. Frankf. Z. Path. 10, 442 (1912). (b) Beiträge zur Pathologie der dauernden Pfortaderverstopfung. Dtsch. Arch. klin. Med. 122, 319 (1917). — Guibé und Herrenschmidt: Bull. Soc. Anat. Paris 1907.

Haberer, H.: Experimentelle Unterbindung der Leberarterie. Arch. klin. Chir. 78 (1906). — Hainski: Ein Fall von Lebervenenobliteration. Inaug. Diss. Göttingen 1884. — Halban, J.: Die innere Sekretion von Ovarien und Plazenta und ihre Bedeutung für die Funktion der Milchdrüse. Arch. Gynäk. 75 (1905). — Handfield-Jones: London med. gaz. New series Vol 7. 1848. — Hanot, V.: La foie cardiaque. Semaine méd. 293 (1894). — Hanot, V. et E. Parmentier: Note sur le foie cardiaque chez l'enfant. Arch. gén. Méd. 2, 439 (1890). — Hart, C.: (a) Untersuchungen über die chronische Stauungsleber. Beitr. path. Anat. 35, 303 (1904). (b) Über die Bedeutung der Pfortadersklerose. Arch. klin. Chir. 118 (1921). — Haspel: (a) Mémoires sur les abcès du foie. Mém. de méd. chir. Pharm. mil. Vol. 55. 1844. (b) Maladies de l'Algérie. Paris 1850 u. 1852. — Hayami, T.: Über die chronische Stauungsleber. Beitr. path. Anat. 38, 361 (1905). — Hecht: Zur Ätiologie der Pfortaderthrombose. Wien. klin. Wschr. 944 (1908). — Heidemann: Über Folgezuständen von perikardialen Obliterationen. Berl. klin. Wschr. 1897. — Heile: Über einen traumatischen, anämisch-nekrotischen Leberinfarkt mit ausgedehnten Regenerationserscheinungen. Beitr. path. Anat. 28, 443 (1900). — Heinrichsdorff, P.: Über Formen und Ursachen der Leberentartung bei gleichzeitiger Stauung. Naturforsch. Verslg. 85 (1913) u. Beitr. path. Anat. 58, 635 (1914). — Heitler, M.: Über Stauungsleber. Erkennen geringen Grades derselben. Wien. med. Wschr. 8, 365 (1920). — Heller, A.: Über traumatische Pfortaderthrombose. Verh. dtsch. path. Ges. 7, 182 (1904). — Helly, K.: Über die septische Leberfleckung. Verh. dtsch. path. Ges. 13, 312 (1909). — Henle: Handbuch der Anatomie des Menschen (Eingeweidelehre). 2. Aufl. 1873. — Hering: Von der Leber. Strickers Handbuch der Lehre von den Geweben 1871. — Hering und Simson: On the relation of liver cells to the bloodvessels and lymphatic vessels. Ref. Zbl. Physiol. 21 (1909).— Herxheimer, G.: Zur Pathologie der Gitterfasern der Leber. Zugleich ein Beitrag zur

Frage der sogenannten „Stauungszirrhose". Verh. dtsch. path. Ges. 11, 348 (1907) u. Beitr. path. Anat. 43, 284 (1908). — HESS: Obliterating Endophlebitis of hepatic veins. Amer. J. med. Sci. 130 (1905). — HESS, O.: (a) Über Stauung und chronische Entzündung in der Leber und den serösen Höhlen. Marburg: N. G. Elwert 1902. (b) Über das Verhalten der Leber bei chronischer Perikarditis. Münch. med. Wschr. 1910. (c) Über die Stellung der Leber im Kreislauf. Klin. Wschr. 1922, II, 2409. — HEYMANN: Versuch einer therapeutisch pathologischen Darstellung der Krankheiten in den Tropenländern. Würzburg: Stahel 1855. — HILSNITZ, F.: Beitrag zur Pathologie der Endophlebitis hepatica obliterans. Zbl. Path. 36 (1925). — HIS: Beiträge zur Kenntnis der zum Lymphsystem gehörigen Drüsen. Z. Zool. 16 (1860). — HOFFMANN: Zit. nach STHAMER. Inaug.-Diss. Leipzig 1900. —HOLM: Zur Kenntnis der zentralen Leberruptur. Inaug.-Diss. Berlin 1914. — HOPPE-SEYLER, G.: Über die Zusammensetzung der Leber, besonders ihren Bindegewebsgehalt bei Krankheiten. Z. physiol. Chem. 98, 285 (1917). — HUECK, W.: Über das Mesenchym. Beitr. path. Anat. 66, 330 (1920). — HUZELLA, TH.: Über die Histomechanik der atrophischen Lebererkrankungen. Verh. dtsch. path. Ges. 18 (1921).

IMERWOL: Revue mensuel des maladies de l'enfance 1901. — ISSEL, E.: Ein Fall von ausgedehnter Endophlebitis productiva der Lebervenen nach primärer Thrombose derselben. Z. Physiol. u. Path. Stoffwechs. 9 (1907). — ITO und OMI: Klinische und experimentelle Beiträge zur chirurgischen Behandlung des Aszites. Dtsch. Z. Chir. 62 (1907).

JANSON, C.: Über Leberveränderungen nach Unterbindung der Arteria hepatica. Beitr. path. Anat. 17, 505 (1895). — JORES, L.: Diskussion zu CHIARI. Naturforsch. Verslg. 70 (1898). — JOSSELIN DE JONG, R.: Über die Folgen der Thrombose im Gebiete des Pfortadersystems. Mitt. Grenzgeb. Med. u. Chir. 24, 160 (1912). — JÜRGENS: Berl. med. Ges. 1886. — JUSTI, K.: Tropische Leberhyperämie. Tropenleber (Tropische Leberkongestion, Indian liver) in MENSE, Handbuch der Tropenkrankheiten. Bd. 4, H. 1. 1916.

KAPISCHKE, P.: Das Verhalten der Leber bei kardialer Stauung. Festschrift zur Feier des 10jähr. Best. d. Akad. f. pr. Med. in Köln. S. 441. Bonn 1915. — KATULIS und TURTULIS: Zit. nach JUSTI. — KAUFMANN, E.: (a) Pathologisch-anatomische Demonstrationen. Korrespbl. Schweiz. Ärzte 327 (1906). (b) Lehrbuch der speziellen pathologischen Anatomie. Berlin u. Leipzig 1922. — KEHR: (a) Der erste Fall von erfolgreicher Unterbindung der Arteria hepatica propria wegen Aneurysma. Münch. med. Wschr. 1903. (b) Über die Stillung der Blutung aus der Arteria cystica durch Unterbindung der Arteria hepatica propria. Münch. med. Wschr. 1909. (c) Chirurgie der Gallenwege. Neue dtsch. Chir. 1913. — KEILMANN, A.: SCHULTZEsche Schwingungen bei gebrochenem Schlüsselbein. Zbl. Gynäk. 1895. — KELSCH et KIENER: De la nature de l'hépatite suppurée des pays chauds. Arch. gén. Méd. 2, 257 (1888). — KIERNAN, F.: The anatomy and physiology of the liver. Philos. Trans. 1833. — KIRSCHBAUM, W.: Über den Einfluß schwerer Leberschädigungen auf das Zentralnervensystem. II. Mitt. Gehirnbefunde nach tierexperimentellen Leberschäden. Z. Neur. 87, 50 (1923). — KIWISCH: Die Unterleibsapoplexien der Neugeborenen. Österr. med. Wschr. 1841. — KLEBS: Pathologische Anatomie. Bd. 1, S. 322. — KLEIN, G.: Forensisch wichtige Obduktionsbefunde Neugeborener. Vjschr. gerichtl. Med., III. F. 3 (1892). — KLOSE: Totalresektion des linken Leberlappens bei primärem Leberkrebs. Beitr. klin. Chir. 74 (1911). — KÖBRICH, R.: Ein Fall von kavernöser Umwandlung der Pfortader. Inaug.-Diss. Kiel 1903. — KOFFER: Sitzgsber. geburtsh.-gynäk. Ges. Wien 1892. — KÖHLER: Leberruptur bei einem Neugeborenen. Vjschr. gerichtl. Med., N. F. 26 (1877). — KÖHLER, B. Über die Veränderungen der Leber infolge des Verschlusses von Pfortderästen. Arb. path. Inst. GÖTTINGEN. Virchows-Festschrift 1893. — KÖLLIKER: Mikroskopische Anatomie der Gewebelehre des Menschen. 2. Hälfte. 1/2 Abt. Verdauungs- und Respirationsorgane. 1852 u. 1854. — KON, J.: Das Gitterfasergerüst der Leber unter normalen und pathologischen Verhältnissen. Arch. Entw.-mechan. 25, 492 (1908). — KONSTANTINOWITSCH: Beitrag zur Kenntnis der Leberveränderungen bei Eklampsie. Beitr. path. Anat. 40 (1907). — KÖRBER: SCHULTZEsche Schwingungen. Petersburg. med. Wschr. 1892. — KOTTMEYER: Zur Kenntnis der Leber. Inaug.-Diss. Würzburg 1857. — KRAFT, E.: Über die Endophlebitis hepatica obliterans. Frankf. Z. Path. 29, 148 (1923). — KRÄMER: Die Leberkongestion, ihre Beseitigung und Unterscheidung vom Leberabszeß. Arch. Schiffs- u. Tropenhyg. 10, 109 (1906). — KRATTER, J.: Zur Kenntnis und forensischen Würdigung der Geburtsverletzungen. Vjschr. gerichtl. Med., III. F. 13 (1897). — KRETZ, R.: (a) Über Hypertrophie und Regeneration des Lebergewebes. Wien. klin. Wschr. 20, 365 (1894). (b) Pathologie der Leber. Erg. Path. 8, abt. 2, 497 ff. (1904). (c) Leberzirrhose. Verh. d. dtsch. path. Ges. 8 (1904). (d) Zur Kenntnis des Leberinfarkts. Virchows Arch. 222, 30 (1916). — KRIEGER, M.: Über die Atrophie der menschlichen Organe bei Inanition. Z. angew. Anat. 7, 87 (1920). — KÜHNEL, L. und A. PRIESEL: Ein Beitrag zur Klinik und pathologischen Anatomie der sogenannten obliterierenden Endophlebitis der Lebervenen. Med. Klin. 1921, 127. — KUPFFER, v.: Über die sogenannten Sternzellen der Säugetierleber. Arch. mikrosk. Anat. 54 (1899).

LANGE: Ein Fall von Lebervenenobliteration. Inaug.-Diss. Kiel 1886. — LAZARUS-

BARLOW, W. S.: A case of anemic infarct in the liver. Brit. med. J. **1899**, 1342. — LEE, F. C.: Über die Lymphgefäße der Leber. Contrib. to embryol. 15. 1923. — LEGG, W.: On the histology of the socalled nutmeg liver. Trans. med.-chir. **1873**, 345. — LENHARTZ: Zit. nach JUSTI. — LEYDEN: Fälle von Pfortaderthrombose. Berl. klin. Wschr. 129 (1866). — LEYDIG: Lehrbuch der Histologie des Menschen und der Tiere. 1854. — LICHTENSTERN, R.: Über einen neuen Fall von selbständiger Endophlebitis obliterans der Hauptstämme der Venae hepaticae. Prag. med. Wschr. **1900**. — LIEBERMEISTER, C.: Beiträge zur pathologischen Anatomie und Klinik der Leberkrankheiten. Tübingen: Laupp 1864. — LITTEN: Zur Lehre von der Leberzirrhose. Berl. klin. Wschr. **1890**. — LOEFFLER, L: Der Bau des Leberläppchens. Z. Anat. 84 (1927). — LOEB, J.: Über zwei bemerkenswerte Fälle von Pfortaderthrombose. Inaug.-Diss. Bonn 1909. — LONGCOPE, W. T.: Hepatic infarctions. Univ. Pennsylv. med. Bull., Aug. **1901**. — LUBARSCH, O.: (a) Über Eklampsie. Korresp.bl. Schweiz. Ärzte **1890**. (b) Über die pathologische Anatomie und Pathogenese der Eklampsie. Korresp. bl. allg. Meckl. Ärztever. **1892**. (c) Die Puerperaleklampsie. Erg. Path. 1, 1 (1896). — LUDWIG, H.: Verblutung aus einem subserösen Leberhämatom beim Neugeborenen. Inaug.-Diss. Bern 1916.

MALL, F. P.: A study of the structurell unit of the liver. Amer. J. Anat. **1906**. — MALLORY, F. B.: (a) Necrosis of the liver. Med. Res. **1901**. (b) Chronic passive Congestion of the liver. Med. Res. **1911**. — MANASSEIN: Beitrag zur Frage über das Hungern. St. Petersburg 1869. — MANWARING: Serophysiologische Untersuchungen. I. Der physiologische Mechanismus des anaphylaktischen Shocks. Z. Immun.forschg 8, 1 (1911). — MARESCH, R.: Über Gitterfasern der Leber und die Verwendbarkeit der Methode BIELSCHOWSKYs zur Darstellung feinster Bindegewebsfibrillen. Zbl. Path. 16, 641 (1905). — MARTENS, E.: Röntgenologische Studien zur arteriellen Gefäßversorgung in der Leber. Arch. klin. Chir. 114, 1001 (1920). — MASSEN und PAWLOW: Die ECKsche Fistel zwischen der unteren Hohlvene und der Pfortader und ihre Folgen für den Organismus. Arch. f. exper. Path. 32 (1893). — MAURER, FR. Diskussion zu PFUHL. An. Anz. 55, Erg.-H. (1922). — MAUTHNER, v.: Exquisite Muskatnußleber bei einem 9jährigen Kinde. Österr. Z. Kinderheilk. 1855. — MAUTNER, H.: (a) Die Wirkung des Shockgiftes in ihrer Beziehung zur Klinik. Mschr. Kinderheilk. 19, 233 (1919). (b) Über die pharmakologische Beeinflussung der Leber. Klin. Wschr. **1924**. — MAUTNER, H. und E. P. PICK: (a) Über die durch „Shockgifte" erzeugte Zirkulationsstörungen. Münch. med. Wschr. **1915**, 1141. (b) Über die durch Shockgifte erzeugten Zirkulationsstörungen. II. Das Verhalten der überlebenden Leber. Biochem. Z. 127 (1922). (c) Zur Analyse der Gefäßwirkung des Pituitrins. Arch. f. exper. Path. 97, 306 (1923). — MEDER: Über akute Leberatrophie mit besonderer Berücksichtigung der dabei beobachteten Regenerationserscheinungen. Beitr. path. Anat. 17, 143 (1895). — MEIXNER: Ein Fall von retrograder Embolie der Lebervenen. Z. Heilk. path.-anat. Abtl. 4 (1907). — MELNIKOFF, A.: Architektur der intrahepatischen Gefäße und der Gallenwege des Menschen. Z. Anat. 70, 411 (1924). — MERKEL, H.: In BRÜNING und SCHWALBE, Handbuch der allgemeinen Pathologie und der speziellen pathologischen Anatomie des Kindesalters. Bd. 1. 1914. — MERNER: Leberriß, von der Mutter ihrem scheintoden Kinde unbewußt appliziert. Vjschr. gerichtl. Med., N. F. 36 (1882). — MEYER, F. G. A.: Beiträge zur pathologischen Anatomie der Leber. Virchows Arch. 192, 212 (1908). — MEYER, O.: Zur Kenntnis der Endophlebitis hepatica obliterans. Virchows Arch. 225, 23 (1918). — MEYSTRE: Un cas de thrombose des veines hépatiques. Thèse de Lausanne 1901. — MITTASCH, G.: Über Leberblutungen bei Lungentuberkulose. Virchows Arch. 228 (1920). — MIURA: Beiträge zur Histologie der Leber. Virchows Arch. 97 (1884). — MÖNCKEBERG, J. G.: Atrophie in MARCHAND Handbuch der allgemeinen Pathologie. 3, 1 (1915). — MONNERET, De la congestion non inflammatoire du foie. Arch. gén. Méd. **1861**. — MOOS: Zit. nach BORRMANN. — MOREHEAD: Clinical researches on diseases in India. London 1856. — MORPURGO, B.: Über die kariometrischen Untersuchungen bei Inanitionszuständen. Virchows Arch. 152, 550 (1898). — MÜHLMANN, M.: Russische Literatur über die Pathologie des Hungerns (der Inanition). Zbl. Path. 10, 160 (1899).

NACHOD: Zur Kenntnis der perikarditischen Pseudoleberzirrhose (PICK). Prag. med. Wschr. 1898. — NÄGELI, O.: Blutkrankheiten und Blutdiagnostik, 4. Aufl. 1923. — NARATH, ALBERT: (a) Über die Unterbindung der Arteria hepatica. Beitr. klin. Chir. 65 (1909). (b) Die arterio-venöse Anastomosis an der Pfortader als Mittel zur Verhütung der Lebernekrose nach Unterbindung der Arteria hepatica. Zbl. Chir. 42, 1 (1915). — NARATH, ALFRED: Über Entstehung der anämischen Lebernekrose nach Unterbindung der Arteria hepatica und ihre Verhütung durch arterio-portale Anastomosen. Dtsch. Z. Chir. 135 (1916). — NEUENHAGEN: Über symptomlos verlaufende Perikarditis mit Leberzirrhose. Inaug.-Diss. Berlin 1899. — NEWTON-PITT, G.: Cases of portal thrombosis with and without infarction of the liver. Transact. path. Soc. Lond. **1895**, 74. — NICOLETTI: La ligature del' arteria epatica e dei suoi rami. il Poliklin. 1910. — NIEMEYER: Pathologie und Therapie 1863.

OERTEL, H.: Über die bei schwerer venöser Stauung auftretenden nicht entzündlichen Lebernekrosen mit Ikterus. Berl. klin. Wschr. **1912**, 2019. — OPIE: Zonal necrosis of the liver. J. med. Res. 1904. — Oppel: Über Gitterfasern der menschlichen Leber und Milz. Anat. Anz. 6 (1891). — Oppolzer: Wien. allg. med. Z. 1866, 141. — Oré: Zit. nach Bermant. Orth, J.: (a) Lehrbuch der speziellen pathologischen Anatomie. 1887. (b) Über Leberinfarkte und Leberregeneration. Dtsch. med. Wschr. 1900, Beil.-H. 140. (c) Über traumatische anämisch-nekrotische Infarkte der Leber. Verh. dtsch. path. Ges. 3 (1901). — Osler: (a) Case of obliteration of the portal vein. J. of Anat. 1882, 208. (b) Notes on hemorrhagic infarction. Trans. Assoc. amer. Physicians 11, 136 (1887).

Palacio-Ranam: Zit. nach Narath. — Paltauf, R.: Leber. Erg. Path. 3, 301 (1896). — Parmentier, E.: (a) Etudes cliniques et anatomo-pathologique sur le foie cardiaque. Thèse de Paris 1890. (b) Le foie cardiaque. Gaz. Hôp. 64, 26 (1891). — Peltason, F.: Über multiple Leberblutungen bei Miliartuberkulose. Virchows Arch. 230 (1921). — Penkert, M.: Über idiopathische Stauungsleber. (Verschluß der Venae hepaticae). Virchows Arch. 169, 337 (1921) u. Dtsch. med. Wschr. Nr 38, 370. — Pfuhl, W.: (a) Über die Form und die Gefäßbeziehungen der Leberläppchen beim Schweine. Z. Anat. 62 (1921). (b) Über den Läppchenbau der menschlichen Leber. Anat. Anz. 55, Erg.-H., 103 (1922). (c) Form und Gefäßbeziehungen der Leberläppchen beim Menschen. Z. Anat. 66, 361 (1922). — Pick: Zur Kenntnis der Leberveränderungen nach Unterbindung des Ductus choledochus. Z. Heilk. 11 (1890). — Pick, E. P. und R. Wagner: Über die hormonale Wirkung der Leber auf die Diurese. Wien. med. Wschr. 73 (1923). — Pick, Fr.: Über chronische unter dem Bilde der Leberzirrhose verlaufende Perikarditis (perikarditische Pseudoleberzirrhose) nebst Bemerkungen über die Zuckergußleber (Curschmann). Z. klin. Med. 29, 385 (1896). — Pick, L.: Über totale hämangiomatöse Obliteration des Pfortaderstammes und über hepatopetale Kollateralbahnen. Virchows Arch. 197, 490 (1909). — Piery, M.: Pathogénie de la cirrhose cardiaque. Arch. gén. Méd. 1900, 582 u. 719. — Pincus: Zur Kasuistik über die Todesarten neugeborener unehelicher Kinder. Drei Fälle von Leberrupturen bei Neugeborenen. Vjschr. gerichtl. Med., N. F. 22 (1875). — Pippow: Über die Obturation der Pfortader. Inaug.-Diss. Berlin 1868. — Pol, R.: Pfortaderveränderungen und Bantische Krankheit. Rostock. Naturforsch. u. med. Ges. 1922. Ref. Münch. med. Wschr. 1922. — Ponfick, E.: (a) Pylethrombose und Trauma. Naturforsch.-Verslg. 74. Karlsbad. Ref. Münch. med. Wschr. 1902, 1817. (b) Diskussion. Verh. dtsch. path. Ges. 5, 149 (1903). — Potain: (a) Le foie cardiaque. Union méd. 1891. (b) Le foie cardiaque et la cirrhose atrophique. Gaz. Hôp. 1892.

Quincke: Über Aszites. Dtsch. Arch. klin. Med. 30 (1882). — Quincke-Hoppe-Seyler: Die Krankheiten der Leber in Nothnagels Handbuch. Bd. 18, S. 610.

Raikem: Zit. nach Spiegelberg. Mém. Acad. roy. Méd. belg. 1848. — Ranke, J.: Die Blutverteilung und der Tätigkeitswechsel der Organe. 1871. — Rattone: Sugli infarti emorrhagici del fegato. Arch. Sci. med. 12 (1888). — Rattone e Mondino: Sulla Circolazione del fegato. Comm. fatta al Congr. med. di Pavia 1887. — Rattray und Plehn: Zit. nach Justi. — v. Recklinghausen: Handbuch der allgemeinen Pathologie des Kreislaufes und der Ernährung. S. 155. — Reddingius, R. A.: Über experimentellen Pfortaderverschluß und hepatopetale Kollateralzirkulation. Verh. dtsch. path. Ges. 15, 191 (1912). Reinke, F.: Zit. nach Kaufmann. Verh. anat. Ges. 12. Kiel 1898. — Reitzenstein: Thrombose der Pfortader und ihrer Wurzeln. Dtsch. med. Wschr. 1902. Lit.-Beil. 353. — Rendu: De l'influence des maladies du coeur sur les maladies du foie et réciproquement. Mém. Acad. Méd. 1883, 47. — Ribbert, H.: Lehrbuch der pathologischen Anatomie. Herausgegeben von Mönckeberg. Leipzig: F. C. W. Vogel 1922. — Rindfleisch: Pathologische Gewebelehre. 2. Aufl. — Do Rio-Branco: Essay sur l'anatomie et la médecine opératoire du tronc coeliaque et de ses branches et l'artre hépatique en particulier. Paris: G. Steinheil 1912. — Risel, W.: (a) Über die erste Entstehung von Leberabszessen durch retrograde Embolie. Virchows Arch. 182, 258 (1905). (b) Ein Beitrag zur thrombotischen Obliteration und kavernösen Umwandlung der Pfortader. Dtsch. med. Wschr. 1909, 1685. — Rissmann: Gibt es eine den Frauen eigentümliche Form der Gelbsucht. Z. Geburtsh. 65 (1910). — Rokitansky: Pathologische Anatomie. 3. Aufl. 1861. — Romberg: Krankheiten der Kreislauforgane in Ebstein-Schwalbe, I. — Rosenbach: (a) Über arterielle Leberpulsation. Dtsch. med. Wschr. 1878. (b) Monographie und Grundriß der Krankheiten des Herzens. 1897. — Rosenblatt: Über einen Fall von abnormen Verlauf der Lebervenen. Inaug.-Diss. Würzburg 1867. — Rössle, R.: (a) Die Veränderungen der Blutkapillaren der Leber und ihre Bedeutung für die Histogenese der Leberzirrhose. Virchows Arch. 188, 484 (1907). (b) Über Phagozytose von Blutkörperchen durch Parenchymzellen. Beitr. path. Anat. 41, 181 (1907). (c) Über die Lokalisation des Fettes in der Leber. Verh. dtsch. path. Ges. 11, 17 (1907). (c) Über das Gitterfasergerüst der Leber unter normalen und pathologischen Bedingungen. Nach Untersuchungen von Y. Kon. Münch. med. Wschr. 1908. (e) Über die Metaplasie von Gitterfasern bei wahrer Hypertrophie der Leber. Verh. dtsch. path. Ges. 12 (1908). (f) Über Hypertrophie und Organkorrelation. Münch. med. Wschr. 1908. — Ruczynski, B.: Zur Kenntnis der arteriellen Infarktbildungen der Leber des Menschen. Z. Heilk. path.-anat. Abtl. 26, 147 (1905). —

RUSSAKOFF, A.: Über die Gitterfasern der Lunge unter normalen und pathologischen Verhältnissen. Inaug.-Diss. Jena 1909 u. Beitr. path. Anat. **45**, 476 (1909). — SABOURIN: Recherches de l'anatomie normale et pathologique de la glande biliaire de l'homme. Méd. Rév. **21** (1888). — SACHS: Über die Hepatitis der heißen Länder, die danach sich entwickelnden Leberabszesse und deren operative Behandlung. Arch. klin. Chir. **19**, 235 (1876). — SALTYKOW, S.: Über Stauungsleber. Verh. dtsch. path. Ges. **5**, 104 (1902). — SAXER, FR.: Beiträge zur Pathologie des Pfortaderkreislaufes. Zbl. Path. **13**, 577 (1902). — SCHAFFER: Vorlesungen über Histologie 1920. — SCHANTZ, C.: Beitrag zur Kenntnis der Stauungsleber insbesondere der Ungleichmäßigkeit ihres Baues. Virchows Arch. **188**, 98 (1907). — SCHEFFER, H.: Beitrag zur Histogenese der Leberkarvernome. Inaug.-Diss. Bonn 1896. — SCHEUBE: Die Krankheiten der warmen Länder. 1903. — SCHICKELE: Beiträge zur Physiologie und Pathologie der Schwangerschaft. Arch. Gynäk. **92** (1910). — SCHMID, J.: Beeinflussung von Druck und Stromvolum in der Pfortader durch Atmung und durch experimentelle Eingriffe. Pflügers Arch. **126**, 165 (1909). — SCHMIDT, E.: Über die Stützsubstanz der Leber im normalen und pathologischen Zustande. Beitr. path. Anat. **42**, 606 (1907). — SCHMIDT, H. D.: Über den feineren Bau der Leber. Amer. J. med. Sci. **1859**, 13. Ref. Virchows Arch. **18**, 374 (1860). — SCHMINCKE, A.: Zur Lehre der Endophlebitis hepatica obliterans. Zbl. Path. **25**, 49 (1914). — SCHMORL, G.: (a) Pathologisch-anatomische Befunde bei Eklampsie. Verh. dtsch. Ges. Gynäk. **4** (1891). (b) Pathologisch anatomische Untersuchungen über Puerperaleklampsie. Leipzig: F. C. W. Vogel 1893. (c) Zur Lehre von der Eklampsie. Arch. Gynäk. **65** (1901). (d) Zur pathologischen Anatomie der Eklampsie. Zbl. Gynäk. **1901**. (e) Diskussion zum Referat KRETZ über Leberzirrhose. Verh. dtsch. path. Ges. **3**, 173 (1904). (f) Eklampsie ohne Krämpfe. Ges. Nat. u. Heilk. Dresden 1907. — SCHÖNLANK: Ein Fall von Peliosis hepatis. Virchows Arch. **222** (1916). — SCHROHE, TH.: Teleangiektasien der Leber. Virchows Arch. **156**, 37 (1899). — SCHULTZE, B. S.: (a) Asphyxie, in GERHARDS Handbuch der Kinderheilkunde. Bd. 2. 1877. (b) Zur Wiederbelebung tief scheintot geborener Kinder durch Schwingen. Zbl. Gynäk. **17** (1893). (c) Die angeblichen Gefahren und sicheren Vorteile der künstlichen Atmung durch Schwingen des tief scheintoten Kindes. Münch. med. Wschr. **1905**. — SCHULZ, O. und L. R. MÜLLER: Klinische, physiologische und pathologisch-anatomische Untersuchungen an einem Fall von hochgradigem Aszites bei Pfortaderthrombose. Dtsch. Arch. klin. Med. **76**, 544 (1903). — SCHUPFER: Sopra le asciti che si asservano nei malati con sinechia del pericardio. Policlinico 1897 u. Bull. Soc. Biol. **17** (1897). — SCHÜPPEL: Die Krankheiten der Venae hepaticae v. ZIEMSSEN, Handbuch der speziellen Pathologie und Therapie. Bd. 8. 1880. — SCHWALBE: Klima und Krankheiten der Republik Costa-Rica. Dtsch. Arch. klin. Med. **15**, 133 (1875). — SEGALL, H.: Experimentell anatomische Untersuchung über Blut- und Gallenwege der Leber mit besonderer Berücksichtigung des kompensatorischen arteriellen Kreislaufs der Leber in seiner Beziehung zur Unterbindung der Leberarterie. Surg. gyn. and obstetr. **37** (1923). — SENATOR: Über menstruelle Gelbsucht. Berl. klin. Wschr. **1872**. — SIEGERT, F.: Über die Zuckergußleber (CURSCHMANN) und die perikarditische Pseudoleberzirrhose. (FR. PICK). Virchows Arch. **153**, 251 (1898). — SIMON DE METZ: Expériences sur la sécrétion de la bile. J. Sci. et Inst. méd. **7** (1828). — SIMONDS, J. P.: (a) Anaphylactic shoc in dogs. J. inf. Dis. **19**, 746 (1916). (b) The formation of conglutination thrombi in the liver of dogs after injections of Wittes peptone. J. inf. Dis. **24**, 297 (1919). — SIMMONDS, M.: Über Pfortadersklerose. Virchows Arch. **207**, 360 (1912). — SIMONDS, J. P. und RAMSON: (Zit. nach CORI und MAUTNER). J. of exper. Med. **38**, 275 (1923). — SOCIN und RAUCH: Jahresbericht über die chirurgische Abteilung des Spitals zu Basel, während des Jahres 1883. Basel 1 884. — SOLOWJEFF, A.: Veränderungen in der Leber unter dem Einflusse künstlicher Verstopfung der Pfortader. Virchows Arch. **62**, 195 (1875). — SOTTI, G.: Del' infarto emorrhagico del fegato. Arch. Sci. med. **1906**. — SPIEGELBERG, H.: Drei seltenere Sektionsbefunde. Virchows Arch. **142**, 547 (1895). — SPRENGEL: In KEHR, Chirurgie der Gallenwege. — STECKELMACHER: Experimentelle Leberdegeneration und Nekrose. Beitr. path. Anat. **57** (1913). — STEENHUIS, T. S.: Experimenteel en kritisch Onderzoek over de gevolgen van Poortaderafsluiting. Doctor-Proefschrift Groningen 1911. — STEINHAUS, F.: Ein seltener Fall von Pfortaderthrombose mit hämorrhagischer Infarzierung und Nekrotisierung der Leber. Dtsch. Arch. klin. Med. **80**, 364 (1904). — STERNBERG, C.: (a) Über Obliteration der Vena cava inferior und Thrombose der Venae hepaticae. Verh. dtsch. path. Ges. **1906**. (b) Kapitel Leber, Gallenblase, Gallenwege und Pankreas in ASCHOFFS Pathologische Anatomie. 6. Aufl. Jena: G. Fischer 1923. — STHAMER, E.: Zur Frage der Entstehung von Magengeschwüren und Leberinfarkten nach experimentellen Netzresektionen. Z. Chir. **61**, 518 (1901). — STOLNIKOW: Die Rolle der Venae hepaticae im Leber- und gesamten Kreislaufe. Pflügers Arch. **1882**, 255. — STRASSMANN, F.: (a) Lehrbuch der gerichtlichen Medizin 1895. (b) Beitrag zur Lehre von der Sturzgeburt. Vjschr. gerichtl. Med. III. F. **42** (1911). — STRÜMPELL: (a) Spezielle Pathologie und Therapie 1899. (b) Schmidts Jb. **265**, 208 (1900). — STSCHASTNY: Zit. nach MÖNCKEBERG. Russ. Arch. Path. **5** (1895).

TALAMON: Recherches anatomo-pathologiques et cliniques sur le foie cardiaque. Progrès méd. 1880 u. Thèse de Paris 1881. — TEICHMANN, L.: (a) Das Saugadersystem vom anatomischen Standpunkte bearbeitet. Leipzig 1861. (b) Über die Ausmündung der Lymphgefäße in die Venen beim Menschen. Abh. Akad. Wiss. Krakau, Math.-natwiss. Kl. 1887. (c) Die Lymphgefäße bei entzündlichen Prozessen seröser Häute, ferner der Lungen und der Leber. Abh. Akad. Wiss. Krakau 1896. (d) Nach dem Tode gedruckte Arbeit. Abh. Akad. Wiss. Krakau 34 (1899). — THACHER, H. C.: Über den Einfluß kardialer Stauung auf die Blutverteilung in den Organen. Dtsch. Arch. klin. Med. 97, 104 (1909). — THEIS, H.: Zur Frage der primären Lebervenenthrombose. Z. Herzkrkh. 9, 225 (1917). — THIERFELDER: Leberabszeß in ZIEMSSENs Handbuch. Bd. 8. Leipzig 1878. — THOREL, CH.: (a) Referat Kreislaufstörungen. Erg. Path. 9, 1093 (1903) u. 11, 473 (1907). (b) Pathologie der Kreislauforgane, II. Thrombose und Embolie. Erg. Path. 1910, 478. — THRAN: Über einen Fall von Lebervenenthrombose. Inaug.-Diss. Kiel 1899. — TILMANN: Über die chirurgische Behandlung des Aszites. Dtsch. med. Wschr. 1899, 284. — TISCHNER, R.: Vergleichende Untersuchung zur Pathologie der Leber. Virchows Arch. 175, 90 (1904). — TOLDT: Lehrbuch der Gewebslehre, mit vorzugsweiser Berücksichtigung des menschlichen Körpers. 3. Aufl. 1888. — TÜRK: Beiträge zur Diagnostik der Concretio pericardii und der Tricuspidalfehler. Wien. klin. Wschr. 1901. — TUFFIER: Aneurysma de l'artère hépatique. Presse méd. 1909. — TWINING: Clinical illustrations of the most important diseases of Bengal, with the result of an inquiry into their pathology and treatment. Calcutta; Parbury, Allen u. Co. 1832.

UMBER, F.: (a) Beitrag zur Pfortaderobliteration. Mitt. Grenzgeb. Med. u. Chir. 7, 487 (1901). (b) Zur Klinik der akuten bzw. subakuten Leberatrophie. Dtsch. med. Wschr. 1919, 537. — UMBREIT: Über einen Fall von Lebervenen- und Pfortaderthrombose. Virchows Arch. 183, 102 (1906).

VANZETTI: Zit. nach KAUFMANN. Lav. Je Foà 1905. — VENOT: Du foie cardiaque dans les symphyses du pericard. Thèse de Paris 1896. — VERSÉ, M.: (a) Über totale Pfortaderobliteration und anämische Infarkte der Leber. Verh. dtsch. path. Ges. 13, 314 (1909). (b) Über die kavernöse Umwandlung des periportalen Gewebes bei alter Pfortaderthrombose. Beitr. path. Anat. 48, 526 (1910). — VIRCHOW, H.: Diskussionsbemerkung zu PFUHL. Anat. Anz. 55, Erg.-H. (1922). — VIRCHOW, R.: (a) Zirrhose und atrophische Muskatnußleber. Wien. med. Wschr. 1856. (b) Ein Fall von Varix anastomoticus zwischen Vena lienalis und azygos bei partieller Verstopfung und Verknöcherung der Pfortader und bei schwerem durch Gallensteine bedingten Ikterus. Verh. physiol. Ges. Würzburg 7, 21 (1857).

WAGNER: Beiträge zum normalen Bau der Leber. Arch. Heilk. 1 (1860). — WAGNER, E.: Handbuch der allgemeinen Pathologie. 6. Aufl. Leipzig 1874. — WAKASUGI, K.: Zur pathologischen Anatomie der Stichverletzungen der Leber. Berl. klin. Wschr. 1, 770 (1910). — WALDENSTRÖM: Fälle von Thrombose der Pfortader. Dtsch. Klin. 1873. — WALKER, F.: Beiträge zur kollateralen Blutzirkulation im Pfortadersystem. Arch. klin. Chir. 120 (1922). — WALZ: Über Leberruptur und deren Entstehungsmechanismus beim Neugeborenen. Württ. med. Korresp.bl. 76 (1906). — WATSON: Die Grundgesetze der praktischen Heilkunde. Zit. nach HESS. — WEBER, F.: Beiträge zur pathologischen Anatomie der Neugeborenen. Bd. 3. 1854. — WEGELIN: Über Aneurysmata dissecantia bei puerperaler Eklampsie. Berl. klin. Wschr. 1909. — WEIL, R.: (a) Anaphylaxis in the dog. Proc. Soc. exper. Biol. a. Med. 14, 117 (1917). (b) Anaphylaxis in dogs. A study of the liver in shoc and in pepton poisoning. J. imm. 2, 525 (1917). — WELLS, H. G.: The present status of the problems of anaphylaxis. Rev. Physiol. 1 (1921). — WENDEL: Beiträge zur Chirurgie der Leber. Arch. klin. Chir. 95 (1911) u. Verh. dtsch. Ges. Chir. Berlin 1911. — WENDT: Ein Beitrag zur Lehre vom Ikterus gravis in der Schwangerschaft und zur Eklampsie. Arch. Gynäk. 56. — WERBATUS: Ein Beitrag zur perikarditischen Pseudoleberzirrhose. Inaug.-Diss. Erlangen 1898. — WESTPHAL: Muskelfunktion, Nervensystem und Pathologie der Gallenwege. Z. klin. Med. 96 (1923). — WHIPPLE: Chloroform poisoning liver necrosis and repair. Bull. Hopkins Hosp. 1909. — WILMS: (a) Zur Behandlung der Leberrupturen. Dtsch. med. Wschr. 1901. (b) Beiträge zur klinischen Chirurgie. Jber. Heidelberg chir. Klin. 1911. — WINTER: Forensisch wichtige Beobachtungen an Neugeborenen aus der Königl. Universitätsfrauenklinik Berlin. Vjschr. gerichtl. Med., N. F. 46 (1887). — WITTICH, V.: (a) Über die Lymphbahnen der Leber. Zbl. med. Wiss. 1874. (b) Lymphbahnen der Leber. Mitt. physiol. Lab. Königsberg 1878. (c) Über die Beziehungen der Lungenalveolen zum Lymphsystem. Mitt. physiol. Lab. Königsberg 1878. — WOOLDRIDGE, L. C.: On hemorrgagic infarction of the liver. Trans. path. Soc. Lond. 39, 421 (1888).

ZAHN, F. W.: (a) Über die Folgen des Verschlusses der Lungenarterie und Pfortaderäste durch Embolie. Verh. dtsch. Naturforsch. Braunschweig 1897. (b) Über 3 Fälle von Blutungen in die Bursa omentalis und ihre Umgebung. Virchows Arch. 124, 238 (1891). — ZIEGLER, E.: (a) Lehrbuch der speziellen pathologischen Anatomie. 11. Aufl. 1906. (b) Grundriß der pathologischen Anatomie. F. J. Bergmann. 13/14. Aufl. 1919. — ZIEGLER, K.: Die BANTIsche Krankheit. Erg. d. Chir. 8, 625 (1914).

3. Atrophie, Nekrose, Ablagerungen und Speicherungen (sog. Degenerationen).

Von

Robert Hanser - Ludwigshafen a. Rh.

Mit 23 Abbildungen.

Wer es unternimmt, das Gebiet der Lebererkrankungen unter dem speziellen Gesichtspunkte der sogenannten „Degenerationen" einer kritischen Durchsicht und Bearbeitung zu unterziehen, wird feststellen müssen, daß nahezu das Gesamtgebiet der Leberkrankheiten in den Rahmen seines Themas fällt. So wird z. B. im Laufe einer Leberzirrhose das Parenchym dieses Organes in hohem Maße degenerativ geschädigt. Aber das Zustandsbild, das eine Leberzirrhose charakterisiert, läßt die vorausgegangenen, degenerativen bzw. atrophischen Parenchymveränderungen meist nur vermuten. Die Leberzirrhose ist im schließlichen Bilde keine Leberdegeneration. Mit vollem Rechte wird also diese Erkrankung, ebenso wie viele andere, — wir werden auf diesen Gedankengang verschiedentlich zurückkommen müssen — gesondert behandelt. Auf der anderen Seite aber bleibt es unvermeidlich, daß im Rahmen vorliegender Abhandlung Gebiete berührt werden, die an besonderer Stelle mit voller Berechtigung als Hauptthema gelten.

Außerdem ist zu betonen, daß, wie LUBARSCH und WOLFF ausführen, die alte Degenerationslehre, insbesondere die von der „fettigen Degeneration oder degenerativen Verfettung" im alten Gewande nicht mehr haltbar ist, „ja daß die Deutung und Bewertung der morphologischen Befunde regelwidriger oder wenigstens gewöhnlich nicht in dem Maße vorkommender Ablagerungen verschiedener Stoffe (Fette und Lipoide, Glykogen, Pigmenten, starre Eiweißmassen, wie Hyalin und Amyloid) außerordentlichen Schwierigkeiten begegnet." Versteht man unter Degeneration, wie das LUBARSCH tut, nur solche Vorgänge, die zu einer endgültigen Herabsetzung der Leistungen führen oder wie es VIRCHOW eigentlich ursprünglich tat, die zu einem Untergang der Teile führen müssen, also unausgleichbar, nicht mehr einer „nutritiven Restitution" (VIRCHOW) fähig sind, so ist es kaum möglich festzustellen, daß die früher ohne weiteres als „degenerativ" bezeichneten Veränderungen wirklich degenerativ sind, und es wäre besser den Degenerationsbegriff völlig fallen zu lassen.

Seine diesbezüglichen Ansichten hat LUBARSCH in folgenden Endergebnissen zusammengestellt:

1. Die Lehre von den degenerativen Zell- und Gewebsveränderungen läßt sich in der alten Form nicht mehr aufrecht erhalten.

2. Nehmen wir als Hauptkennzeichen der Entartung die Unfähigkeit zur Ausgleichbarkeit der Erscheinungen an, so müssen wir vor allem die Lehre von der fettigen Degeneration oder degenerativen Verfettung ganz fallen lassen.

3. Die Deutung und Bewertung der Ablagerungen fettiger und fettähnlicher Stoffe unterliegt im einzelnen Fall beim Menschen fast unüberwindlichen Schwierigkeiten, da die gleichen morphologischen Bilder auf sehr verschiedene Weise entstehen können.

4. Auch die Unterscheidung der verschiedenen Fette und Lipoide durch Färbungen und mikrochemische Reaktionen ist nur in sehr beschränktem Maße möglich, zumal meist verschiedenartige Gemische in den „fettigen Ablagerungen" vorliegen.

5. Bei den amyloiden und wahrscheinlich auch einem Teil der hyalinen Ablagerungen scheint eine nennenswerte oder gar vollständige Rückbildung nicht mehr möglich, was aber auch nicht in dem alten Sinne einer Amyloid- oder Hyalindegeneration zu deuten ist, sondern durch die physikalisch-chemische Beschaffenheit des abgebauten und dann abgelagerten und gespeicherten Eiweißes bedingt wird.

6. Auch bei den pathologischen Pigmentierungen handelt es sich mindestens in der überwiegenden Mehrzahl der Fälle nicht um degenerative Vorgänge. Das Auftreten des braunen Abnutzungspigmentes ist zwar mit einer Herabsetzung der Zelleistung verknüpft; in wieweit aber hier unausgleichbare Vorgänge vorliegen, ist vorläufig noch nicht klar gestellt.

Bei dieser Sachlage empfiehlt es sich, vorerst das Gebiet der Degenerationen im bisher üblichen Rahmen zu behandeln. Dabei aber wird sich des öfteren Gelegenheit bieten, auf neuzeitliche Anschauungen kritisch einzugehen.

1. Atrophie.

So leuchtet ohne weiteres ein, daß eine

Form- bzw. Gestaltveränderung

der Leber, die im Gegensatz zur Mißbildung allmählich erworben wurde, in der Regel nicht ohne degenerative Vorgänge etwa im Sinne von Atrophie oder Nekrose zustande kommen wird. Immerhin ist zu betonen, daß die Leber weitgehend imstande ist, infolge ihrer weichen Konsistenz und Modellierbarkeit sich der Umgebung in ihrer Form und Gestalt anzupassen. So genügen bereits umschriebene Exsudatmassen, Gasansammlungen und dgl., um die Oberfläche der Leber zum Teil beträchtlich zu verändern (Impressionen). In solchen Fällen kann die Beeinflussung des Parenchyms und eventuell sekundär auch des Bindegewebes, der Gallengänge usw. so geringfügig sein, daß ihr irgendwelche Bedeutung nicht zukommt. Eine Umlagerung im Gewebe kommt in solchen Fällen nicht in Betracht.

Am ausgesprochensten finden wir solche Zustände bei der sogenannten Schnürfurche der Leber. Der durch die allzufest anliegenden Kleidungsstücke, vor allem ein Korsett, unmittel- oder mittelbar durch das Anpressen des Rippenbogens bedingte andauernde Druck bewirkt die Bildung einer mehr oder weniger breiten, horizontal oder ein wenig schräg über die Leberoberfläche verlaufenden Furche, die in extremen Fällen den rechten unteren Leberrand als ausgiebig frei bewegliche Geschwulst vom Hauptorgan abschnürt. Es bleibt unter Umständen noch eine bindegewebige Brücke stehen. Im Bereich der Furche ist die Leberkapsel verdickt, weißlich, oft zuckergußartig (Perihepatitis) und von Gefäßen durchzogen.

Das Lebergewebe kann fast völlig geschwunden sein. An seiner Stelle findet sich Bindegewebe mit reichlich gewucherten Gallengängen. Der abgeschnürte Teil kann die Zeichen venöser Stauung bieten. Kompensatorische Vorgänge können diesen Abschnitt vergrößern. Form, Lage, Größe und abnorme Beweglichkeit machen eine klinische Verwechslung mit Wanderniere durchaus verständlich. Die Abschnürung kann bekanntlich so stark werden, daß der abgetrennte Teil nur noch an einem Zipfel hängt und ganz nach oben geschlagen wird.

Da vor allem der rechte Leberlappen den Folgen eines zu festen Schnürens ausgesetzt ist, wird die Gallenblase häufig in die Veränderung mit einbezogen. Halsteil evtl. auch Ductus cysticus können in Mitleidenschaft gezogen sein. so daß Gallenstauung, selbst Ikterus Folge sein kann. Bei der Gallensteinbildung ist ein derartiger Zustand als veranlagender Umstand zu berücksichtigen. Auch raumbeengende Bildungen im weitesten Sinne, Parasiten und dgl., Brustkorb- und Wirbelsäulenverkrümmungen (Kyphoskoliose) können zu gleichartigen Veränderungen führen. KAUFMANN weist darauf hin, daß man bei

Greisen zuweilen eine quere Druckfurche beobachten kann, die durch den verunstalteten starren Brustkorb bedingt ist. Auch kommt es vor, daß sich Eindrücke seitens der Rippen auf der Oberfläche der Leber plastisch bemerkbar machen und zu Furchen Veranlassung geben, die entsprechend dem Verlaufe der bogenförmigen Rippen insbesondere die Seitenfläche des rechten Leberlappens beeinflussen. Daß derartige Schnürfurchen insbesondere bei Frauen anzutreffen sind, kann nicht überraschen.

Weiterhin interessieren an dieser Stelle ein- oder mehrfache Furchen, die an der konvexesten Stelle des rechten Lappens in der Richtung der Körperachse hinziehen. Nach LIEBERMEISTER sollen sie von abnorm starker Exspiration (durch Faltung) erzeugt sein, ZAHN betrachtet sie als Eindrücke in den Zwerchfellansätzen, die infolge von Inspirationsstörungen hypertrophisch geworden sind. ORTH wiederum hält „mindestens den größten Teil dieser Furchen für angeboren". Für diese Annahme wird insbesondere angeführt, daß in der Regel Parenchym und Kapsel der Leber von sekundären Folgeerscheinungen wie Kapselverdickung, Parenchymschwund, zirrhotischen Prozessen völlig frei sind (s. dagegen S. 70).

In Berücksichtigung der Tatsache, daß wir bei dieser Form von Furchen, den sogenannten Sagittalfurchen der Leber, die Frage der Entstehung prüfen und die Annahme angeborener Verhältnisse zum mindesten für einen Teil gelten lassen müssen, habe ich dieser Bildungen bereits in dem Kapitel der „Mißbildungen der Leber" gedacht. Dort sind auch vermittelnde (CHIARI) wie gegenteilige Auffassungen (ZAHN, LIEBERMEISTER, WALZ) zu Worte gekommen (Schrifttum s. d.).

Dieser partiellen Atrophie können allgemeine Atrophien des Lebergewebes gegenüber gestellt werden, wie wir sie bei Kachexie, Hunger und dgl. feststellen können. Die Form der Leber bleibt erhalten, doch ist das Organ in allen Dimensionen gleichmäßig und oft nicht unbeträchtlich verkleinert. Es ist dies Folge einer Größenabnahme der insbesondere in den zentralen Azinusteilen gelegenen Zellen und Folge völligen Parenchymschwundes. Die einzelnen Lobuli sind kleiner als es der Norm entspricht (Atrophia simplex). Oft zeigen derartige Lebern einen ausgesprochenen braunen Farbton. Diese „braune Atrophie" (Atrophia fusca) ist histologisch charakterisiert durch Pigmentanhäufung in den atrophischen Leberzellen. Die Ablagerung dieser bräunlichen Körnchen ist demnach am hochgradigsten in den zentralen Läppchenteilen. Dieser Befund kann schon makroskopisch in Erscheinung treten, indem die deutlich azinös gezeichnete Schnittfläche in den einzelnen Läppchen ein mehr oder weniger stark braun gefärbtes Zentrum von den helleren, oft fettbeladenen Randteilen abtrennen läßt. Die Gesamtverkleinerung macht sich ferner an der Kapsel bemerkbar, diese ist für das Organ zu groß geworden. Sie legt sich daher häufig in feinste Falten.

Am auffälligsten ist der Parenchymschwund an den vorderen Rändern des Lappens. Sie erscheinen zugespitzt, bisweilen außerordentlich scharf und bestehen in gewisser Ausdehnung ausschließlich aus einem schlaffen Bindegewebe, das „den Rest des Leberparenchyms nach gänzlichem Schwund der Zellen repräsentiert" (ORTH). Sonst ist das Parenchym infolge der relativen Zunahme des Bindegewebes derber als normal. Mikroskopisch ist die Gestalt der atrophischen Leberzellen bis zu einem gewissen Grade je nach der Ursache der Atrophie verschieden. Ist diese rein mechanischer Art, so sind die Zellen spindelförmig, plattgedrückt, unregelmäßig eckig, oder aber die Zellen sind gleichmäßig verkleinert, wobei das Vorliegen scharfer Ecken auffällig sein kann.

Ist die Atrophie eine hochgradige, so tritt die Gallenblase über den vorderen Rand der Leber, die sich gleichsam zurückgezogen hat, stark hervor.

Derartige Leberatrophien finden sich in erster Linie bei senilem Marasmus. Insbesondere in den Randteilen bleiben bei höheren Graden nur Bindegewebe und Gefäße übrig. Diese fallen entsprechend dem Leberzellenschwund zusammen und wandeln sich in ein gefäßarmes, fasriges Gewebe um. Schließlich setzt sich das Gewebe nur noch aus diesem Bindegewebe und aus der GLISSONschen Kapsel mit den in denselben enthaltenen Blutgefäßen und Gallengängen zusammen.

Ursächlich kommen weiterhin Behinderung der Nahrungsaufnahme, also Hungerzustände in Betracht. Es tritt ein Verbrauch der Körpersubstanz ein, ein Vorgang, der sich an der Leber ganz besonders bemerkbar macht. Versuche an Hunden und Katzen (u. a. VOIT) haben z. B. ergeben, daß im Hungerzustande zwei Drittel des Lebervolumens in Verlust geraten können. CESA-BIANCHI stellte bei weißen Mäusen an frischem wie gehärtetem Materiale fest, daß die Leber- (und Nieren-) Zellen beim Verhungern schwere Veränderungen durchmachen, die sich zum Teil mit Veränderungen vergleichen lassen, welche durch anisotonische Lösungen hervorgerufen werden, zum Teil mit solchen, die im Laufe der Autolyse eintreten.

Als chronische Atrophie bezeichnet FRERICHS (STERNBERG) eine unter verschiedenartigen Verhältnissen vorkommende, das ganze Organ betreffende, zuweilen hochgradige Verkleinerung der oberflächlich glatten oder leicht gekörnten Leber. Das Gewebe ist dunkelrotbraun verfärbt, manchmal infolge von Fetteinlagerung entsprechend gefleckt. Die Läppchenzeichnung ist nicht mehr zu sehen oder aber sie sind wesentlich verkleinert.

Diese Charakterisierung der Leberatrophie durch FRERICHS umfaßt demnach eine bis zu einem gewissen Grade bestimmte Form, von der jedoch KRETZ meint, daß sie weder allgemein gekannt noch anerkannt sei. Jedenfalls aber stellt sie wie die bisher genannten einfachen Atrophien einen Typus dar, der sich durchaus abtrennen läßt von jenen Formen, bei denen die atrophischen Vorgänge offenkundig Folgeerscheinungen eines übergeordneten Prozesses sind, der als solcher vorherrschend ist und im makroskopischen wie mikroskopischen Bilde dominiert, bzw. von Formen, die wohl auch weitgehende Atrophien bzw. Degenerationen als charakteristische Merkmale aufzuweisen haben, die aber mehr oder minder in sich abgeschlossene und typisch pathologisch-anatomische Krankheitsbilder darstellen. Beide Gruppen verdienen gesonderte Besprechung. Zu der ersten wäre z. B. die Stauungsleber zu rechnen, die in Form der Muskatnußleber oder zyanotischen Atrophie, wie schon die letztgenannte, durchaus übliche Bezeichnung besagt, in den Rahmen unserer Betrachtung fällt. Im Vordergrunde des Interesses steht aber hier die Stauung. Die atrophischen Vorgänge bleiben eine Folgeerscheinung und sind als Druckwirkung aufzufassen. Die Leberzellen werden zunehmend schmäler, nehmen Pigment auf, bis sie vom Zentrum ausgehend peripherwärts fortschreitend völlig schwinden, so daß schließlich Kapillaren, die vorher durch Leberzellbalken voneinander getrennt waren, in unmittelbare Nachbarschaft zueinander geraten. Es kann nicht geleugnet werden, daß der Grad der jeweils erreichten Druckatrophie der Leberzellen das makroskopische wie mikroskopische Bild weitgehend beeinflußt. Es ist aber das hier skizzierte Bild nicht etwa genetisch so zu deuten, daß eine primäre Atrophie der Leberzellen die Kapillaren einander nahe bringt, dann wäre diese Form einer Leberatrophie an dieser Stelle zu behandeln. Die Verhältnisse liegen vielmehr derart, daß die Leberzellatrophie Folge der Kapillarerweiterung darstellt, die ihrerseits Ausdruck der Stauung im Lebervenengebiet ist, und daß die Zellnekrose dem Grade und der zeitlichen Dauer der Stauung entspricht. Wenn auch die zyanotisch-atrophische Leber beträchtliche Verminderung an Größe und Gewicht aufweisen kann, so daß die „Atrophie" in allererster Linie imponiert, so bleibt doch die Kreislaufsstörung das Beherrschende, dessen Grad erst Atrophie und alle sonstigen Erscheinungen, die die Bilder der Stauungsleber variieren und verwickeln können, auslöst. Die Stauungsatrophie der Leber ist daher ausführlich im Rahmen der Kreislaufsstörungen behandelt worden.

Nicht viel anders liegen die Verhältnisse für das makroskopische Bild der atrophischen Leberzirrhose. Gewiß besteht auch hier eine durch Atrophie bedingte auffällige Verkleinerung des Organes. Aber der ganze Vorgang ist seiner Entstehung nach ebenso zu bewerten wie die Atrophie infolge venöser Stauung. Bei der gewöhnlichen LAENNECschen Zirrhose handelt es sich um eine chronische Hepatitis, bei der nach lymphozytärer, vorherrschend periportaler Infiltration, eine zunehmende Bindegewebsentwicklung das Leberparenchym allmählich zum Schwunde bringt. Auch bei dieser Veränderung kann das Lebergewicht des Erwachsenen weitgehend, bis 900 g und darüber hinaus, herabsinken. Es ist also die Atrophie auch hier eine beträchtliche, sie ist aber nicht jenes Symptom, das gleichsam das Wesen des Prozesses erfaßt. Auch die Leberzirrhose wird daher an anderer Stelle zu besprechen sein. Dasselbe gilt in diesem Zusammenhange für alle besonderen Zirrhoseformen, gleichgültig, welcher Ursache (Lues, Tbk., Malaria, Phosphor usw.), sofern sie einen Parenchymschwund bedingen. So einleuchtend dieser Gedankengang ist, er gründet sich auf die Voraussetzung, daß der degenerative Prozeß ein rein sekundärer, die interstitielle Entzündung aber der maßgebende primäre Vorgang ist. In letzter Linie entscheidend wäre die Kenntnis des anatomischen Angriffspunktes der jeweilig beschuldigten Schädlichkeit. Auf Grund von Tierversuchen hat z. B. SIEGENBECK VAN HEUKELOM den Schluß gezogen, daß Zelldegeneration und Nekrosen in der Leber an und für sich keine Bindegewebswucherung hervorrufen, die eine zirrhotische genannt werden darf. Der Prozeß wäre demnach als primäre Sklerose zu deuten, das würde bedeuten, daß die zirrhotische Veränderung der Leber sich unabhängig von den parenchymatösen Degenerationen vollzieht, daß also ein „sklerogener" Einfluß für die Entstehung der Zirrhose anzunehmen ist. Da wir aber wissen, daß in den Ursachen der Leberzirrhose gerade „Zellengifte" eine recht beträchtliche Rolle spielen (vor allem Alkohol), dürfte die Frage kaum in obigem Sinne zu entscheiden sein. Insbesondere KRETZ erblickt in der Leberzellschädigung den primären und bestimmenden Vorgang. Es ist hier nicht der Ort, diese Frage zu entscheiden; denn, wie dem auch sei, das Bild einer Leberzirrhose ist ein derartig markantes, daß wir unabhängig von derartigen Fragestellungen gewohnt sind, es an gesonderter Stelle und für sich zu behandeln.

Damit komme ich auf jene zweite Gruppe von Leberatrophien und Degeneration, die ich oben andeutete, zu sprechen, die ebenfalls in erster Linie deshalb aus dem Rahmen gewöhnlicher Atrophien herausgehoben werden sollen, weil sie teils anatomisch, teils ursächlich eine Sonderstellung einnehmen und mehr oder minder in sich abgegrenzte Krankheitsbilder darstellen. In Betracht kommt hier die akute gelbe Leberatrophie, das Leberbild bei Phosphorvergiftung, bei Eklampsie usw. Auf diesen Befund ist also später an besonderer Stelle einzugehen.

Doch mögen noch einige Beobachtungen erwähnt werden, bei denen der degenerative Vorgang vorherrschende Erscheinung ist, ohne daß der Befund gestatten würde, ein charakteristisches oder gar ursächlich einheitliches Krankheitsbild herauszuschälen.

2. Nekrose.

So kommen in der Leber häufig degenerative Prozesse in Form nekrotischer Herde zur Beobachtung. Hier sei speziell auf die sogenannten zentralen Läppchennekrosen der Leber hingewiesen. Sie sind die Folge des Zusammenwirkens verschiedener Schädigungen.

Die bekannteste und gefürchteste ist wiederholte Chloroformnarkose oder einfache Chloroformnarkose bei gleichzeitig wirkenden anderen Schädigungen, wie Veränderungen des Blutumlaufs (ECKsche Fistel, Auftreten von Pankreasfettgewebsnekrose). Im Experimente (FISCHLER) konnte durch temporäre völlige Blutabsperrung der Leber, wie sie die Kombination der ECKschen Fistel mit gleichzeitiger, vorübergehender Unterbindung der Leberarterie hervorbringt, bei Hinzutreten von Fettgewebsnekrose durch Pankreasquetschung typische zentrale Läppchennekrose erzielt werden.

Ferner wäre auf disseminierte miliare Nekrosen des Lebergewebes mit sekundären, reaktiven exsudativen entzündlichen Veränderungen zum Teil von abszeßartigem Charakter hinzuweisen, wie sie bei an Ernährungsstörung verstorbenen Säuglingen gesehen werden (SCHNEIDER). Diese Herde, die miliaren Gummen ähnlich sind, beruhen wahrscheinlich auf enterogener Infektion, wie auch sonst bei akuten und chronischen Infektionskrankheiten wie Diphtherie, Typhus, Paratyphus [bei letzterem auch experimentell (GRUBER)] derartige zentral gelegene Nekrosen vorkommen. Nekrosen, insbesondere der intermediären Zone finden sich bei Gelbfieber, Appendizitis, Peritonitis usw. (DEGENER und JAFFÉ), einschlägige Veränderungen bei Kreislaufsstörungen werden in diesem Zusammenhange zu behandeln sein. Nekroseherde, vorwiegend an der Peripherie der Leberläppchen, kommen bei Gallenstauung zur Beobachtung. Doch kann von einer völligen Gesetzmäßigkeit nicht gesprochen werden.

Eine etwas eingehendere Behandlung verdienen die miliaren Nekrosen der Leber von Säuglingen. Man spricht häufig von einer Pseudotuberkulose. Aber ganz abgesehen davon, daß in einem Teil der Fälle der Literatur Mikroorganismen nicht nachweisbar waren, daß evtl. festgestellte Stäbchen nicht übereinstimmten mit Bazillen, die sonst bei verschiedenen Tieren herdförmige Veränderungen hervorzurufen pflegen, ist diese Bezeichnung als irreführend abzulehnen (SCHWARZ). Dazu kommt, daß mit der echten Tuberkulose auch nicht die geringste Ähnlichkeit besteht.

SCHWARZ geht sogar so weit, daß er in Zweifel zieht, ob die von manchen Untersuchern festgestellten „argentophilen Stäbchen" überhaupt zu den Nekroseherden in ursächlicher Beziehung stehen. Er glaubt, daß es sich dabei um sekundär angesiedelte Fäulniskeime handelt. Auf der anderen Seite nimmt er auf Grund der mikroskopischen Befunde seiner Tierversuche an, daß es sich bei den Fällen ohne nachweisbare Mikroorganismen nur um die von Bazillen freigewordenen Spätstadien der vorher bakteriellen Nekrosen handelt. Diese „miliaren Nekrosen" sind nach SCHWARZ keine zufälligen Nebenbefunde, sondern eine Krankheit eigener Art, die bei Säuglingen im frühesten Säuglingsalter vorkommt, wobei als Infektionsquelle in erster Linie der Geburtsvorgang in Betracht zu ziehen ist.

Über einschlägige Fälle berichten ferner KAUFMANN, AMSLER, KANTSCHEWA (spirochätenähnliche Bakterien) u. a. mehr. SCHWARZ konnte über drei Fälle berichten; er fand in einem Falle argentophile Stäbchen, im zweiten überhaupt keine Erreger, während die dritte Beobachtung grampositive Stäbchen aufwies.

Besonderheiten bot eine Beobachtung von DEGENER und JAFFÉ. Es handelt sich dabei um einen totgeborenen Knaben mit ödematösem Unterhautzellgewebe. Die Geburt war glatt von statten gegangen. Da irgendwelche Mazeration fehlte, muß das Kind bis kurz vor der Geburt gelebt haben. Die Leber hatte ein Gewicht von 99 Gramm und eine Größe von 10:7:3,5 cm. Schon die Oberfläche bot ein eigenartiges Aussehen. Statt normaler Leberzeichnung fielen ausgedehnte, weißliche Herde auf, die in Form von Streifen vielfach in Verbindung standen und sich deutlich von dem rötlichen Lebergewebe abhoben. Auf der Schnittfläche fanden sich Teile anscheinend unveränderten

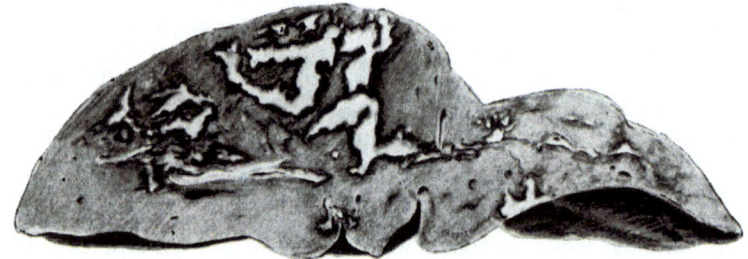

Abb. 1. Ausgedehnte Lebernekrosen bei einem Säugling. (DEGENER und R. JAFFÉ.)

Lebergewebes ohne deutliche Zeichnung. Mikroskopisch bot der Leberbefund ein wechselndes Bild. Stellenweise fand sich ausgedehnte Nekrose und stark verbreitertes Bindegewebe. In diesem und an den Randteilen waren starke Gallengangswucherungen nachweisbar. Innerhalb der Nekrose, besonders

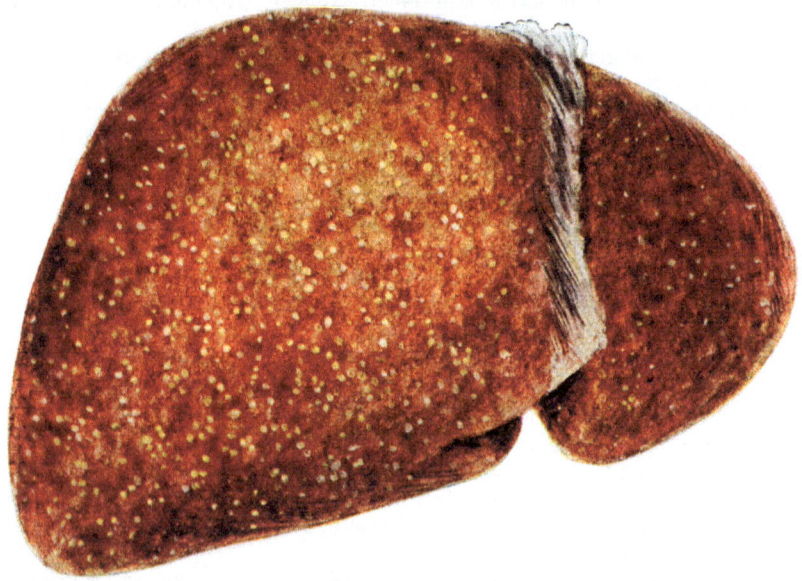

Abb. 2. Leber, durchsetzt von zahlreichen hanfkorngroßen Nekrosen. (Fall KONSCHEGG.)
Virchows Arch. **241**, 387.

häufig an den Randpartien, fanden sich fetthaltige Zellen. Stellenweise gingen diese Bezirke in mehr oder weniger erhaltenes Lebergewebe über. In erhaltenen Abschnitten waren Blutbildungsherde nachweisbar. Bei Gramfärbung fanden sich einzelne grampositive Kokken, hauptsächlich Diplokokken, ferner hefeartige Gebilde.

DEGENER und JAFFÉ bezeichnen ihre Beobachtung als ein Unikum. Eine enterogene Infektion kommt nicht in Betracht, da eine solche nur nach einiger Lebenszeit denkbar ist, es sich aber in dem vorliegenden Falle um eine Totgeburt handelte. Der Bindegewebsbefund spricht für bereits längeres Bestehen der Erkrankung. Die Frage, ob eine Intoxikation oder Infektion vorliegt, muß offen bleiben. Eine bakterielle Untersuchung unterblieb. Die Verwertung der bakterioskopisch festgestellten Gebilde ist nur bedingt statthaft. Da die Mutter klinisch völlig gesund war, bleibt mit Recht die Frage bestehen, ob überhaupt eine derartige Infektion ohne Erkrankung der Mutter erfolgen kann. Für Lues bestanden keine Anhaltspunkte, ebensowenig für evtl. toxische

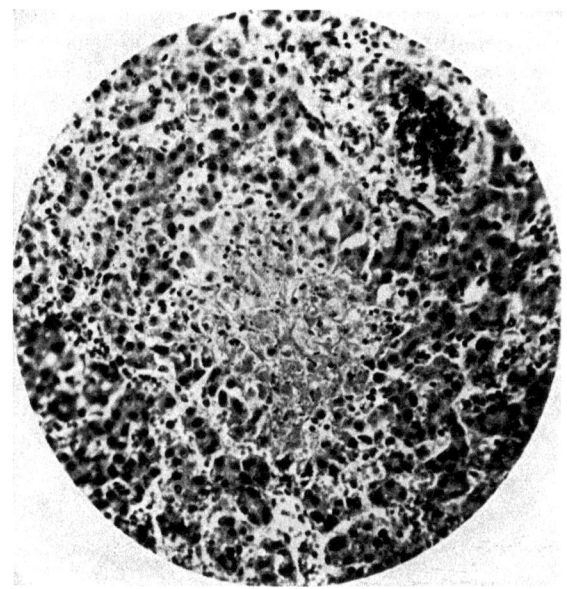

Abb. 3. Umschriebene Nekrose in der Leber. (Nach SCHLEUSSING.)

Schädigung durch Arzneimittel. Eine Erklärung des eigenartigen Befundes war nicht möglich.

Einschlägig ist ferner eine Beobachtung von KONSCHEGG, die ein bereits 8 Monate altes Kind betraf. Die Leber des infolge von Atrophie, Keuchhusten und Pneumonie verstorbenen Kindes war durchsetzt von massenhaften hanfkorngroßen, gelblichen Herdchen, die nach der Umgebung scharf begrenzt waren. Ihre Lokalisation war völlig wahllos. Histologisch handelte es sich um Koagulationsnekrosen mit reichlicher Riesenzellbildung am Rande der Nekrosen und ganz geringer entzündlicher Reaktion des umgebenden Lebergewebes. Die Leber war außerdem degenerativ verfettet. Der Spirochätennachweis blieb negativ; auch sonst bestanden für Lues keine Anhaltspunkte. Da gleichzeitig eine Enteritis bestand, spielen nach KONSCHEGG vielleicht toxische Stoffwechselprodukte eine gewisse Rolle.

Die Frage der Entstehung mußte also auch in diesem Falle offen bleiben.

Bei einer derart ungeklärten Sachlage können Mitteilungen nicht über raschen, die einschlägige Leberbefunde schildern, sich im übrigen aber darauf beschränken, das zufällige Zusammentreffen mit gleichzeitig bestehenden

Erkrankungen gleichsam zu registrieren, ohne eine bindende Entscheidung über einen etwaigen Zusammenhang zu treffen.

Hierher gehört eine Beobachtung SCHLEUSSINGS.

Zwei frühgeborene Zwillingskinder männlichen Geschlechts erkrankten in der dritten Lebenswoche an Windpocken und erlagen ohne jede Komplikation der Infektion. Bei der Obduktion konnten bei beiden Kindern völlig gleiche Befunde erhoben werden. Neben fehlenden Zeichen der Reife und Blutungen unter das Epikard fanden sich unregelmäßig verteilte, verschieden große, völlig reaktionslose, im Gewebe liegende Nekrosen in der Leber, in der Milz und in der Nebennierenrinde. Bakterienfärbungen im Schnitt verliefen völlig negativ. Da bisher im Schrifttum über gleichartige Fälle noch keine Mitteilungen vorliegen, kommt der Beobachtung SCHLEUSSINGS vorerst nur kasuistisches Interesse zu.

Oberfläche und Schnittfläche der Leber waren übersät von kleinen, nur selten über hirsekorngroßen, grauweißen Herden. Im Mikroskop handelte

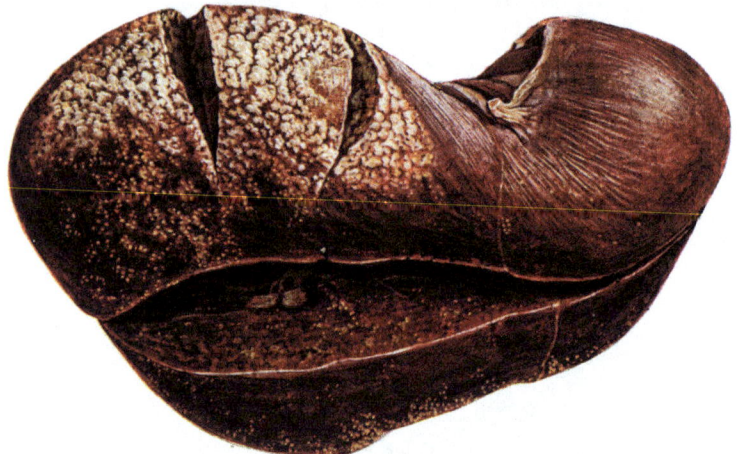

Abb. 4. Herdförmige Nekrose in der Leber; makroskopisch (L. SCHWARZ). Virchows Arch. **255**, 363.

es sich um umschriebene Nekrosen, die überall ein fast gleichartiges Verhalten zeigten, gleichgültig, ob nur einige wenige Zellen oder größere Abschnitte eines Läppchens ergriffen waren. Immer standen die Veränderungen in den Leberzellen im Vordergrunde wie überhaupt die Herde fast ausschließlich innerhalb der Leberläppchen gelagert waren. Die veränderten Leberzellen zeigten einen völlig abgegrenzten Zelleib, doch färbte sich dieser bedeutend heller als der in den normalen Zellen der Umgebung. Nur selten waren feine Fetttröpfchen in den veränderten Zellen erkennbar. Kerne waren meist überhaupt nicht darstellbar; an einigen Zellen fanden sich noch deutliche Kernschatten, an einigen nur eine gegenüber der Norm hellere Färbung des Kerns. Die Veränderungen an den Zellen des Gefäßbindegewebsapparates, insbesondere an den Endothelien der intraazinösen Kapillaren, waren bedeutend geringer. Nur hier und da fand sich eine geringe Färbbarkeit von Kern- und Protoplasma, nirgends Einlagerungen von Fett, nur ganz vereinzelt Veränderungen am Kern, die als Chromatinumlagerung, insbesondere als Kernpyknose, gedeutet wurden. Der Gewebsbau war in allen Herden völlig erhalten. Silberimprägnation ergab ein unverändertes Retikulumfasersystem. Entzündliche Reaktionen in der Umgebung der Herde fehlten.

Auch bei Erwachsenen kommen herdförmige Nekrosen der Leber in seltenen Fällen zur Beobachtung. Eine Mitteilung von L. Schwarz betraf eine 63jährige Frau, die an einem zirrhösen Krebs am rechten Kieferwinkel erkrankt war.

Die in ihrer Form unveränderte Leber war etwas vergrößert. Die Oberfläche war durchsetzt von zahlreichen blaßgelben stecknadelkopf- bis walnußgroßen Herden. Die kleineren lagen im Leberniveau, während die größeren stark emporragten. Die größeren Herde zeigten eine sehr grobe Körnung von glasartiger Beschaffenheit der körnigen Teile und von steinharter Konsistenz. Diese Teile erinnerten an verkalkte Abschnitte einer Kolloidstruma. Es bestand ein deutliches Zusammenfließen der Herde. Wenn auch am Rande die Herde

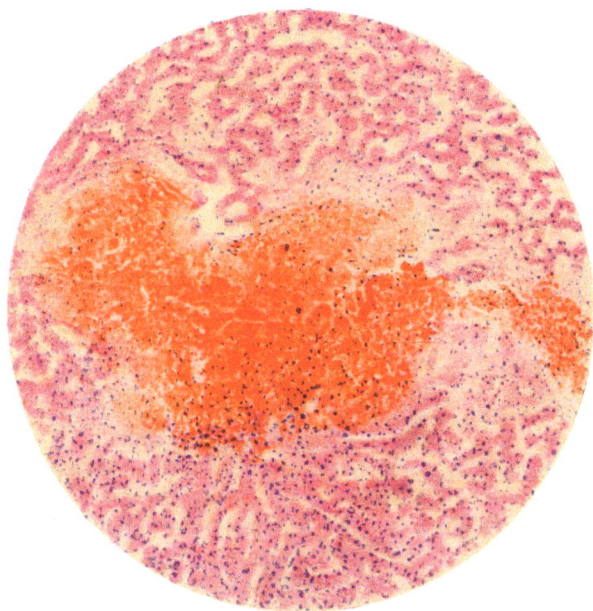

Abb. 5. Nekroseherd in der Leber. Häm.-Sudan-Färbung. (L. Schwarz). Virchows Arch. 255, 364.

etwas größer waren, so erinnerte das Bild doch, wie Schwarz selbst ausführt, an die „miliaren Nekrosen" in der Säuglingsleber.

Mikroskopisch ergab sich ausgesprochene Fettreaktion; nur am Rande bestand ein schmaler homogener, strukturloser Saum, der keine Fettreaktion gab. Zellige Bestandteile waren in den Herden nicht nachweisbar. In den größeren Herden fanden sich Kalkmassen. Die Nebennieren waren in gleicher Weise befallen. Bakterioskopisch waren Bakterien nicht nachweisbar; nur in wenigen Herden fanden sich „Gebilde, die vielleicht als zugrunde gegangene Bakterienleiber gedeutet werden können". Die Züchtung aus Leichenblut, Leber, Milz und Nieren ergab Reinzüchtung eines Stammes von grampositiven Stäbchen, die Pseudodiphtheriebazillen ähnlich, für Tiere aber apathogen waren. Kalkdurchtränkung und diffuse Durchtränkung der Herde mit Fettsubstanzen sprechen dafür, daß das abgestorbene Gewebe als solches bereits längere Zeit besteht.

Schwarz trennt in der Zahl der unter dem Namen der „menschlichen Pseudotuberkulose" bezeichneten Fälle zwei Gruppen scharf voneinander ab. In die erste Gruppe gehören diejenigen Fälle, bei denen die Erreger grampositive

Stäbchen sind, die sicherlich der Gruppe der Pseudodiphtheriebazillen angehören. Die betroffenen Organe sind ausschließlich die Leber und Nebenniere; die Darmveränderungen sind nur sekundärer Natur. Diese Fälle betreffen vorwiegend Säuglinge in den ersten Lebenstagen, doch gehört hierher auch der oben wiedergegebene Fall von SCHWARZ, der eine 63jährige Patientin betraf.

In der anderen Gruppe (ALBRECHT, LOREY, ROMAN) sind die Erreger gramnegative Stäbchen. Die Leber ist nur unregelmäßig beteiligt. Die Fälle betreffen ausschließlich Erwachsene.

Trotz der Schwere des Leberbefundes kann die Beteiligung dieses lebenswichtigen Organes klinisch völlig symptomlos bleiben. So berichtet LANDÉ über zwei Fälle, die klinisch als kryptogenetische Sepsis aufgefaßt wurden. Auf die Leber deutende Symptome bestanden nicht. Die Sektion ergab schwerste herdförmige Lebernekrosen, und zwar im ersten Fall reine Nekrosen mit riesenzelliger Reaktion, im zweiten Fall Nekrosen, die durch thrombopylephlebitische Prozesse mit Übergreifen auf die angrenzenden Leberabschnitte bedingt waren. Ursächlich konnten beide Fälle nicht geklärt werden.

LÜTHY brachte einschlägige Befunde in Verbindung mit bestehender Endokarditis.

Er weist darauf hin, daß Endokarditiden verschiedenster Ursache häufig Nekrose von Zellen im Zentrum der Leberläppchen bedingen können, wobei die Ausdehnung der Nekrosen sehr wechselnd und auch die Verteilung der betroffenen Azini im Leberparenchym unregelmäßig sein kann. Derartige Nekrosen könnten hin und wieder so ausgedehnt sein, daß sie eine schwere Schädigung der Leberfunktion veranlassen. Sie sind nach LÜTHY Folgen einer Toxinwirkung. Die Lokalisation im Zentrum der Läppchen erklärt sich durch ein längeres Verweilen des gestauten toxinreichen Blutes; teilweise beruht sie auf vorheriger Schädigung der Zellen durch Stauung, teilweise auf der von vornherein geringen Sauerstoffversorgung, evtl. aber auch auf einer entgiftenden Funktion der Leberläppchenzentren. Die toten Zellen werden mitotisch und amitotisch ersetzt und wo, wie so häufig, das Kapillargerüst der Läppchen erhalten ist, kann eine Restitutio ad integrum erfolgen. Doch kann es auch zu knotiger Hyperplasie der Leber kommen, vielleicht kann sogar echte Leberzirrhose aus solchen endokarditischen Nekrosen entstehen.

Schließlich sei noch eine Beobachtung WALTER FISCHERs erwähnt, die, soweit der vorliegende kurze Bericht ein Urteil gestattet, eine Besonderheit bedeuten dürfte. Die „eigenartigen Lebernekrosen" erwiesen sich histologisch als einfache Nekrosen mit mäßiger leukozytärer Reaktion; fast nirgends fand sich eine Andeutung von Wucherungsvorgängen. Im Schnitt und in Kultur ergab sich Reinkultur von Tuberkelbazillen. Ähnliche etwas kleinere Herde waren in der Milz nachweisbar. Ausgangspunkt war ein großes, makroskopisch völlig unspezifisches Geschwür im Ileum, das ins retroperitoneale Gewebe durchgebrochen war. In einer Lunge fanden sich drei miliare histologisch den Leberherden gleichende Nekrosen und einige ähnliche, etwas größere Herde in einer Niere. Sonst bestanden nirgends tuberkulöse Veränderungen.

Die hier gegebene Zusammenstellung beweist, daß wir vorerst einem noch keineswegs geklärten Befunde der Leber gegenüber stehen. Man gewinnt den Eindruck, daß die Leber nur unter besonderen, vorerst noch nicht erforschten Voraussetzungen mit den geschilderten Veränderungen antwortet.

FISCHLER und HJÄRRE, die über die zentrale Läppchennekrose der Leber experimentell gearbeitet haben, geben im Rahmen ihrer Fragestellung eine Erklärung, deren Erwähnung an dieser Stelle gerechtfertigt ist. Gibt sie uns doch einen Hinweis auf das Ineinandergreifen der verschiedenartigsten

Voraussetzungen. Dabei erscheint es keineswegs ausgeschlossen, daß die hier gegebene Erklärung zum mindesten grundsätzlich auch auf andere gleichartige oder doch ähnliche Vorgänge in der Leber Anwendung finden kann.

Nach den genannten Forschern ist die Entstehung der zentralen Läppchennekrose in der Leber und damit auch die Entstehung des sogenannten Narkosespättodes auf eine Überbeanspruchung der Leberleistungen bei auf sie einwirkenden Schädlichkeiten sehr verschiedener Natur zurückzuführen. Die Leber unterliegt den eigenen fermentativen Einflüssen und degeneriert zentralnekrotisch. Dabei ist der Glykogenmangel der Leber einer der ausschlaggebenden Faktoren bei der Entstehung der zentralen Läppchennekrose. Bei wohlgefütterten Tieren und ausreichendem Glykogengehalt der Leber wurden trotz wiederholter Chloroformierung keine zentralen Nekrosen gefunden, während sie besonders dann leicht eintraten, wenn Kohlenhydratmangel herrschte. Die

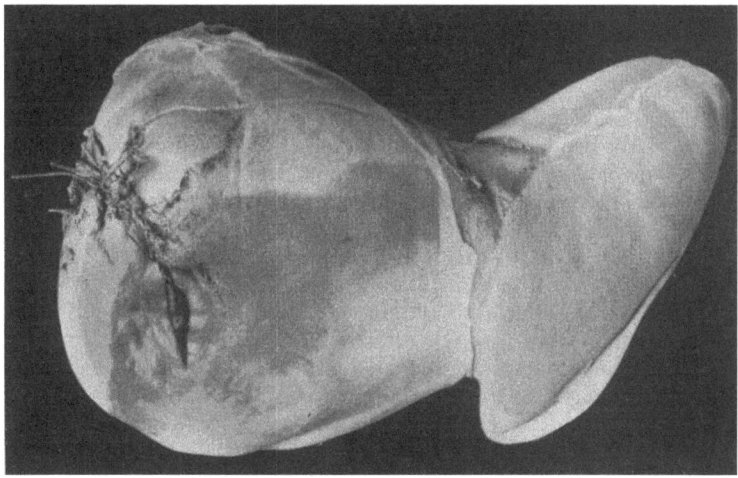

Abb. 6. Leberruptur durch Deichselstoß (genäht). Verletzte Stelle: konvexe Seite des rechten Leberlappens.

zentrale Läppchennekrose konnte von den genannten Forschern erzielt werden bei Hungerchloroformwirkung, bei Hungerkohlenhydratberaubung des inneren Stoffwechsels, bei Eiweißeinspritzung und Chloroformwirkung und endlich bei protrahierten Eiweißinjektionen. Das Chloroform spielt jedenfalls nicht die Hauptrolle in der Ätiologie des sogenannten Chloroformnarkosespättodes. „Mit geradezu zwingender Notwendigkeit weist die Tatsache der komplexen Entstehung der zentralen Läppchennekrosen darauf hin, daß die eigentliche Ursache ihres Eintrittes in einer oder mehreren bestimmten Zuständen der Leber selbst gelegen sein muß, die offenbar sehr verschiedenartig provoziert werden können, worauf aber das Organ regelmäßig in ein und derselben Weise reagiert und offenbar nur reagieren kann, nämlich mit zentraler Läppchennekrose."

Nach HERXHEIMER tritt der Narkosespättod auffällig häufig nach Erkrankungen der Bauchhöhle auf, also bei Gelegenheiten, bei denen die veränderten Gewebe im Quellgebiet der Pfortader liegen, und so schädliche Stoffe aus diesen Gebieten besonders leicht direkt in die Leber gelangen können, oder daß, wie bei stielgedrehten Myomen usw., mit einem mehr oder weniger starken Eiweißabbau an sich gerechnet werden muß. Auch bei septischen und sonstigen

infektiös bedingten Zuständen, bei denen mit Sicherheit das Umlaufen veränderten oder gar fremden Eiweißes vorausgesetzt werden darf, konnte HERX-
HEIMER zentrale Läppchennekrose häufig beobachten.

Auch das Trauma kann degenerative Prozesse des Lebergewebes bedingen.
Subkutane Rupturen betreffen etwa doppelt so oft die konvexe Seite als die
konkave, 6 mal häufiger den rechten Lappen (DEETZ) (Abb. 2). Daß die unmittelbar getroffenen Parenchymteile je nach Art und Grad der Schädigung völliger
Nekrose anheimfallen können, bedarf keiner besonderen Erwähnung. Dagegen
wäre auf hin und wieder beobachtete Gewebsnekrosen hinzuweisen, die sich
an die Verletzung anschließen und mehr oder weniger weit zapfenförmig in
die Leber hineinreichen. Solche Beobachtungen legen den Gedanken nahe,
daß die Rami parenchymatosi der Leberarterie Endarterien sind (WAKASUGI).
Als allmähliche Folge einer subkutanen Leberzerreißung kann es, wie eine Beobachtung BIERNATHs lehrt, zur Bildung eines größeren, in BIERNATHs Fall schließlich den ganzen linken Leberlappen betreffenden Sequesters kommen. Auch
FERTIG machte einschlägige Beobachtungen. In seinen beiden Fällen entstand
die Zerreißung infolge starker subkutaner Gewalteinwirkung. Beide wurden
durch Operation geheilt. Während der Behandlung stieß sich im ersten Falle ein
hühnereigroßes nekrotisches Leberstück ab, im zweiten Falle der ganze linke
Leberlappen. Aber selbst in solch schweren Fällen kann unter günstigen Be-
gleitumständen die von PONFICK experimentell erforschte ungeheuere Rekreation des Lebergewebes von Bedeutung werden, wie sie beim Menschen im
Anschluß an Leberschwund nach Gewalteinwirkung bereits beobachtet werden
konnte (MEKUS). In derartigen Fällen ist selbstredend nicht ganz ohne weiteres
zu entscheiden, ob es sich bei der Parenchymzerstörung unmittelbar um die Folge
des Traumas handelt, oder aber ob erst auf dem Umwege über Störungen der
Zirkulation Atrophie, Nekrose, Sequesterbildung und dgl. eintritt. Eine diesbezügliche Entscheidung ist gerade in der Leber keineswegs leicht, da wir in
diesem Organ infolge seiner verwickelten Gefäßversorgung auch sonst bei
Kreislaufstörungen mit besonderen Verhältnissen zu rechnen haben. Oftmals dürften beide Einflüsse: unmittelbare Wirkung des Traumas und Folgen
der Gefäßschädigung bzw. Beeinflussung des Blutverlaufs für den schließlichen
Befund bestimmend sein.

F. THÖLE hat den Verletzungen der Leber (und der Gallenwege) eine besondere
monographische Darstellung gewidmet. Handelt es sich um Verletzungen,
die auf dem Wege der Verblutung zum Tode führen, so ist die Parenchymschädigung eine unmittelbar traumatische. Oft aber verwickelt den Befund
eine primäre Infektion, z. B. eines Stichkanals durch eine beschmutzte Stich-
waffe. Wir verstehen u. a. die Bildung eines Leberabszesses. Bei Schußverletzungen werden wir stets mit mehr oder weniger ausgedehnter Zertrümmerung
von Lebersubstanz zu tun haben, wobei ebenfalls Infektion des Schußkanals
für das Leberparenchym weitere Folgen haben kann.

Eine ausführliche Darlegung der möglichen traumatischen Veränderungen,
wobei u. a. Explosionswirkung eine verheerende Rolle spielen kann, würde
an dieser Stelle zu weit führen.

Leberzerreißungen gehören nach THÖLE nicht zu den seltenen Verletzungen.
,,Durch breit auf den Bauch auftreffende Gewalten sind die großen unelasti-
schen drüsigen Unterleibsorgane vielmehr gefährdet als der elastische ausweichende kompressible Magendarmkanal, vor allem die größte Drüse, die
Leber''.

Die Häufigkeit der Leberzerreißungen ist bedingt durch die Größe des Organs,
durch ihre topographischen, anatomischen und ihre histologischen Verhältnisse.
Die Leber kann im Gegensatze zur Milz einem Stoß nicht ausweichen, ,,weil

ihr rechter Lappen zwischen Rippen und Wirbelsäule festliegt, durch die Ligamente, ihre Verwachsung mit der hinteren Bauchwand und der Vena cava in dem vom Bauchfell nicht überzogenen Teil ihrer Hinterfläche und besonders durch den Luftdruck gegen das Zwerchfell fixiert ist". Der große rechte Lappen ist häufiger zerrissen als der linke.

Der Entstehungsmechanismus kann sehr verschieden sein. Abgesehen von direkter Wirkung bieten Wirkungen im Sinne des Gegenstoßes, einer indirekten Wirkung infolge Überbiegung die verschiedenartigsten Folgen. Von besonderem Interesse sind die durch Verschiebung der Schichten bedingten intrahepatischen Hämatome (THÖLE) bzw. zentralen Leberzerreißungen (WILMS, ANDERSON) bzw. sogenannten „Leberapoplexien" (EGLER).

Veranlagend für das Zustandekommen von Leberrupturen sind nach THÖLE die relative Größe der Leber bei Kindern, die größere Blutfülle zur Zeit der Verdauung und vor allem pathologische Veränderungen des Gewebes wie parenchymatöse Entzündungen bei Infektionskrankheiten, Fettinfiltration bei Säufern und kachektischen, Amyloidose bei chronischen Eiterungen, Tuberkulose, Malaria usw. Auch Spontanzerreißungen, z. B. beim Bersten von syphilitisch veränderten Gefäßen mit oder ohne Aneurysmabildung gelangen zur Beobachtung.

Die unmittelbare Umgebung einer Rißstelle kann, besonders wenn eine Fortpflanzung des Stoßes zur Geltung kam, von Blutungen, roten hämorrhagischen oder gelbweißen anämischen Infarkten durchsetzt sein (ORTH). In anderen Fällen sehen wir Eiterung und evtl. Ausstoßung von Sequestern. Weitgehende Heilungen durch Narbenbildung sind beobachtet worden. Auch hierbei spielt die von PONFICK experimentell erzielte außerordentliche Rekreationskraft der Leber eine bedeutsame Rolle.

Bei dem jeweiligen Zustandsbilde ist die Einbeziehung von Gefäßen in die traumatische Veränderung von Bedeutung.

Die Bildung anämischer Infarkte d. h. nekrotischer Bezirke, die meist von der üblichen Keilform sonstiger Infarkte deutlich abweichen (KRETZ), eben infolge der besonderen Kreislaufverhältnisse der Leber, ist noch keineswegs restlos geklärt. Solche Herde sind auf der Leberoberfläche kaum bemerkbar, während sie auf dem Schnitt als unregelmäßig begrenzte, gelblich trübe, lehmfarbene Veränderungen in Erscheinung treten. Im allgemeinen wird man auf Grund experimenteller Erfahrungen an Tieren und operativer Ergebnisse am Menschen sagen können, daß ein Verschluß der Arteria hepatica communis keine Veranlassung gibt, für die Ernährung der Leber zu fürchten, daß die Unterbindung der Arteria hepatica propria vor Abgabe der Arteria gastrica dextra in der Regel die Leber nicht gefährdet, während jenseits dieses Abschnittes evtl. völlige Nekrose zu befürchten ist, vorausgesetzt, daß die Unterbrechung des Blutstromes eine vorher gesunde Arteria traf, während sonst mit einem vorgebildeten Seitenbahnenkreislauf gerechnet werden kann (v. HABERER, CHIARI, NARRATH, NICOLETTI). Die Ergebnisse beim Menschen und verschiedenartigen Tieren weichen voneinander ab (JANSON). Ebenso sind die Folgen eines Pfortaderverschlusses (über Eklampsie siehe später) je nach Größe des betreffenden Astes verschieden (EHRHARDT), während gleichzeitig Unterbindung der Hauptstämme von Pfortader und Arterie akute Gangrän bedingen. Bei gleichzeitigem Zurückströmen des Lebervenenblutes können hämorrhagische Infarkte entstehen (SOTTI, MITTASCH bei chronischer Endokarditis der Mitralis). Ein Verschluß der Vena portae bei gleichzeitiger Verschließung nur von Ästen der Arteria hepatica führt nicht zur Nekrose, sondern nur zu Zuständen, wie sie dem Infarctus ruber Zahn entsprechen (RUCZYNSKI). Da es sich hierbei um Folgen von Kreislaufstörungen handelt, die in besonderem Kapitel besprochen sind (GERLACH), möge an dieser Stelle der skizzenhafte Überblick genügen. Immerhin sei ausdrücklich darauf hingewiesen, daß Störungen des Kreislaufes der Leber fast regelmäßig mit parenchymschädigenden Prozessen einhergehen. Es sei an die Stauungsatrophie der Leber, die bei Lebervenenthrombose sich auf einen Leberabschnitt beschränken kann (THEIS), an die Folge lokaler und allgemeiner Anämie usw. erinnert. Hervorheben möchte ich nur, daß je nach Art der Störung Atrophie oder aber Nekrose die Folge ist.

In diesem Zusammenhange sei an die sogenannte Peliosis hepatis erinnert, den Befund massenhafter kleiner, kugeliger scharf abgegrenzter Leberblutungen, wie sie z. B. SCHOENLANK im Falle einer schweren Tuberkulose sah. Bei den etwa 1 mm im Durchmesser großen Herden findet man mikroskopisch geronnenes Blut, dessen Wand durch eine Schicht abgeplatteter Leberzellen gebildet wird. Bei einigen fand sich Verbindung mit der Vena centralis. Außerdem bestanden diffus über die Leber verbreitete eigentümliche Nekrosen, die als Folge einer hyalinen Thrombose angesprochen wurden. Diese Thrombosen sind Grundlagen der Blutungen, so daß die Ursache des ganzen Prozesses in diesen hylinen Kapillarthromben zu suchen ist. Dieser auf eine agonale Kreislaufsstörung infolge von Herzlähmung zurückgeführte Zustand wird mit der Leber in Zusammenhang gebracht mit dem Reichtum an zellschädigenden Fermenten, die bei einer Stagnation des Blutkreislaufes Veranlassung zu sekundärer Entstehung hyaliner Thromben geben.

In neuerer Zeit berichtete auch GRÄTZER über das Krankheitsbild der Peliosis, das er in 6 Fällen beobachten konnte. Stets handelt es sich um einen Nebenbefund bei schwerer Phthise; niemals wurden derartige Leberveränderungen bei anderen Erkrankungen festgestellt.

Über Wesen und Ursachen dieser eigenartigen Bildungen gehen die Auffassungen noch sehr auseinander. So spricht z. B. MEYER bei diesen „Blutungsherden" bei größeren Bezirken von „Gefäßaufbrüchen", bei kleineren von „Kapillaraufbrüchen". Die Tatsache des Fehlens jeglicher Reaktion veranlaßt ihn, eine agonale Entstehung anzunehmen. Tuberkulotoxine sollen die Wandschädigungen bzw. Zerreißungen veranlaßt haben. MITTASCH deutet diese Herde als Angiektasien. Er glaubt, daß infolge zugrunde gegangener Parenchymzellen eine Erweiterung der Blutadern eingetreten ist. In den erweiterten Räumen führe alsdann Stromverlangsamung und toxische Gefäßwandschädigung zu Thrombosierung. Ein agonales Entstehen wie eine agonale Fermentthrombose wird abgelehnt.

Zu einer anderen Auffassung gelangte PELTASON, der über zwei Fälle von „multiplen Leberblutungen bei Miliartuberkulose" berichtete. Er glaubt, daß es sich um „Gefäßaufrisse" im Bereiche der Sublobularvenen und Zentralvenen durch intermittierende, und zwar plötzliche Druckschwankung (Hustenstöße) in einem stellenweise geschädigten Venensystem handle. SCHROHE spricht von „Teleangiektasien", die aus den Pfortaderästen hervorgegangen sind. Nach GRÄTZER, dem obige Schrifttumhinweise entnommen sind, handelt es sich nicht um Blutungen, sondern, wie Serienschnitte zeigen, gehen diese Herde aus den sublobularen Venen, aus zentralen Venen oder Erweiterungen von Kapillaren hervor. Anscheinend sind entzündliche Veränderungen im Bereiche dieser venösen Gefäße Ursache für diese örtlichen Stauungen.

Bei den genannten Vermutungen handelt es sich um Folgeerscheinungen gestörten Blutumlaufs. Das jeweils sich ergebende Bild wird sich trotz der in gewissem Rahmen offenbar individuell abweichenden Ergebnisse mit den jeweils vorliegenden krankhaften Prozessen im Gefäßsystem, Thrombose, Embolie, Kompression usw. erklären lassen. An dieser Stelle zieht unsere Aufmerksamkeit weniger die Frage auf sich, wie weit, eventuell unter welchen Bedingungen, eine Versorgungsquelle für die andere eintreten kann oder welche Störungen in diesem oder jenem Fall eintreten. Einschlägig ist für uns der Befund nur dann, wenn in irgendwelcher Form Atrophie, Nekrose, Degeneration in Erscheinung tritt. Das makroskopische Bild des infarzierten Bezirkes ist oben erwähnt worden. Ob der entstehende Infarkt anämisch oder hämorrhagisch ist, hängt letzten Endes wiederum von der jeweiligen Konstellation der in Mitleidenschaft gezogenen Gefäßbezirke ab, wobei für uns bei anämischen oder hämorrhagischen Infarkten abgesehen von der Beimengung roter Blutkörperchen ein grundsätzlicher Unterschied nicht besteht. Unser Interesse beschränkt sich daher einzig und allein auf die Nekrose, die sich am Leberparenchym vollzieht. Aber auch in dieser Hinsicht wird uns das Studium nichts anderes lehren als was wir von anderen Organen bei gleichartigen Umständen kennen.

Von Interesse ist an dieser Stelle die Frage nach den etwaigen Folgen einer Unterbindung des Ductus choledochus. Da es sich hierbei nur um experimentell erzielte Veränderungen handelt, sei unter Hinweis insbesondere auf die neueren Untersuchungen von LOEFFLER festgestellt, daß eine Unterbindung der Ausführungsgänge Nekrose, allgemeine Verkleinerung der Leberzellen und Bindegewebsvermehrung hervorruft.

Am Kaninchen zeigte sich nach Unterbindung des Choledochus zunächst Hyperämie mit Stromverlangsamung, stellenweise sogar Aufhebung der Strömung. Die Folgen bestanden in einer allgemeinen Verkleinerung des Leberparenchyms unter Vermehrung und Verdickung der Gitterfasern, sowie stellenweise Nekrose von Läppchengewebe; schließlich entwickelt sich eine intra- und extralobuläre Bindegewebszunahme mit Wucherung der Gallengänge. Die bisherigen zahlreichen Untersucher (s. LOEFFLER) berichten im großen und ganzen übereinstimmend über die experimentell erzielten Ergebnisse.

Die Ursache der Entsehung der Nekrosen ist noch umstritten. Bemerkenswert ist, daß vor allem diejenigen Leberbezirke nekrotisch werden, in denen zur Zeit der Unterbindung die größte Menge Galle in höchster Konzentration anwesend ist. Die Anschauung der meisten Untersucher geht infolgedessen dahin, daß die Nekrosen Folgen der nekrotisierenden Einwirkung der gestauten Galle auf die Leberzellen sind. Nach EPPINGER handelt es sich dabei um Gallenkapillaren, eine Anschauung, die jedoch bei Autoren wie PICK, OGATA, GERHARD u. a. auf Widerspruch stieß, da diese geplatzte Gallenkapillaren nicht gesehen haben.

Nach LOEFFLER wirkt die nach Choledochusunterbindung sich stauende, und der Gewebsflüssigkeit beimengende Galle als chemischer Reiz auf das Strombahnnervensystem der Leber. Es entstehen Kreislaufänderungen, die zu den beobachteten Gewebsveränderungen führen. Daß bisher die Auffassungen gegensätzlich bleiben konnten, führt LOEFFLER darauf zurück, daß die früheren Darstellungen das Verhalten der Leberstrombahn, ihres Inhaltes und ihres Nervensystems vernachlässigt oder unberücksichtigt gelassen haben.

Auf die Folgen der Gallengangsverlegung durch Gewächse usw. wird an anderer Stelle einzugehen sein.

3. Stoffwechselstörungen.

Ich komme nunmehr auf eine Besprechung jener Vorgänge, die sich an der Zelle selbst abspielen und die gleichsam an dieser Einheit bemessen den degenerativen Vorgang charakterisieren. Die jeweils zu beobachtende Zellschädigung kann nach Art und Grad des einwirkenden Momentes verschiedenartigen morphologischen Ausdruck finden.

Allein der anatomische Aufbau der Gesamtleber bedingt bisweilen besondere Betrachtung.

Zuvor jedoch einige Worte über Leichenveränderungen (Altérations cadavériques) der Leber. Hierüber finden sich vor allem in dem von BRAULT und LEGRY bearbeiteten Kapitel über die Leber im Handbuche von CORNIL und RANVIER wertvolle Aufzeichnungen. Die genannten Autoren schreiben: Bei der Autopsie ist die Leber im allgemeinen blaß. Das Parenchym enthält sehr wenig Blut. Nur die großen Gefäße sind, wenn auch in wechselndem Grade, mit Blut gefüllt. Eine größere Blutfülle findet sich in den Ästen der Lebervenen. Die kleinen Venen und die Äste der Pfortader enthalten nur wenig Blut. Ist eine beträchtliche Menge vorhanden, so muß bereits auf eine Hyperämie während des Lebens geschlossen werden.

Auf der konvexen Oberfläche der Leber, etwas oberhalb des vorderen Randes, findet man oft blasse, leicht opake Flecke. Es scheint sich dabei um umschriebene Blutherde zu handeln, die durch den Druck der Rippen auf das Lebergewebe postmortal hervorgerufen worden sind. Diese Flecken, die ganz oberflächlich liegen, dürfen nicht mit einer wirklichen Alteration z. B. mit den weißen Flecken der Infektionsleber oder einer Neubildung verwechselt werden.

Bei Tieren wird das Lebergewebe kurze Zeit nach dem Tode von etwas starrerer Konsistenz, ein Zustand, der jedoch nach einigen Stunden wieder schwindet. Bei dem Menschen bietet die Leber 24 Stunden nach dem Tode eine mehr oder minder weiche Konsistenz. Die Diffusion der Galle führt zu einer grüngelblichen Verfärbung jener Abschnitte, die mit der Gallenblase in Berührung standen. Man darf nicht annehmen, daß diese Erscheinung auf eine Ruptur der Gallenblase oder irgendeine während des Lebens gesetzte Verletzung zurückzuführen ist. Bei unmittelbar nach dem Tode obduzierten Tieren kann man diese Verfärbung nicht feststellen.

Auch im Lebergewebe findet eine Diffusion der Galle statt. Das Sekret zerstört die roten Blutkörperchen. Auch auf Leberschnitten von normalem Aussehen, die in Alkohol gehärtet wurden, beobachtet man 24 bis 48 Stunden nach dem Tode, daß die intralobulären Kapillaren keine roten Blutkörperchen mehr enthalten. Anders liegen die Verhältnisse bei Krankheiten, bei denen die Gallenabsonderung, wie z. B. bei der akuten gelben Leberatrophie, unterbunden ist. Die roten Blutkörperchen sind mehr oder weniger gut erhalten; die Masse des Blutes in den erweiterten Gefäßen ist zu beträchtlich, als daß die Gallendurchtränkung in Erscheinung treten könnte. Auch sonst führt die Fäulnis zu Veränderungen des Parenchyms, die zu Irrtümern Veranlassung geben können.

Auch die Bildung von Gasblasen in der Leber als Folge eingetretener Fäulnis muß zur Vermeidung von Irrtümern berücksichtigt werden. Der hier am meisten angetroffene Mikroorganismus ist nach dem genannten Autoren der Bacillus perfringens. Ferner kann eine eigenartige vakuoläre Veränderung des Zellprotoplasmas in der Abgrenzung gegen vitale Befunde Schwierigkeiten bieten.

Als vitale Veränderungen kommen folgende Formen in Betracht:

Die einfache Atrophie. Sie beruht auf einer Größenabnahme insbesondere der im Azinus zentral gelegenen Zellen. Sie werden klein, eckig, oder rund, können zum Teil völlig verschwinden (z. B. bei Hungerzuständen, BÖHM).

Die hauptsächlich im Alter auftretende braune Atrophie beruht auf Pigmentbildung. Die eisenfreien Körnchen entstehen vorwiegend autochthon infolge der allmählichen Zellreduktion.

Eine weitere Form von Zellveränderung ist die mit Quellung, Blasenbildung und zumeist gleichzeitiger Kernbildung einhergehende hydropische oder vakuoläre Degeneration. Die Kerne können ebenfalls blasig oder aber pyknotisch werden (hinsichtlich besonderer Untersuchungen B. FISCHERs, siehe später).

a) Trübe Schwellung.

Die sogenannte trübe Schwellung, (nach KAUFMANN: I. Stadium der parenchymatösen Hepatitis), insbesondere im Verlaufe von Infektionskrankheiten auftretend, verändert selbst den makroskopischen Befund. Das Organ ist größer und schlaffer, die Ränder sind abgestumpft, das Parenchym quillt auf der Schnittfläche vor und erscheint „wie gekocht". Mikroskopisch ist auch die Einzelzelle gequollen und mehr oder weniger stark getrübt. Das Protoplasma ist fein bestäubt. Die Kerne werden undeutlich, so daß in stärkerem Grade ein völliges Verschwinden beobachtet wird.

Gerade bei solchen Befunden begegnen wir den in der Einleitung erwähnten Schwierigkeiten. Muß doch darauf hingewiesen werden, daß die trübe Schwellung vielleicht, ja wahrscheinlich, nichts anderes darstellt, als einen autolytischen Vorgang, der während des Todeskampfes und in der Zeit nach dem Tode eingetreten ist.

b) Fett- und Lipoidablagerungen.

Außerordentlich häufig ist der Befund von Fett in der Leber, in dem KAUFMANN im Rahmen der fettigen Degeneration ein zweites Stadium der parenchymatösen Hepatitis erblickt. Wir werden bei dieser Frage ganz allgemein vor die äußerst schwierige Entscheidung gestellt, ob das vorhandene Fett Ausdruck pathologischer Vorgänge ist, oder ob im Rahmen normalen Geschehens ein Durchschnittswert für den Fettgehalt der Leber aufgestellt werden kann. „Die deutliche Bevorzugung gewisser Wertstufen, was als Ausdruck bestimmter Aviditätswirkung betrachtet werden kann, sowie vergleichend anatomische Erwägungen rechtfertigen den Gedanken, die Leberverfettung nicht so sehr selbst als pathologischen Prozeß zu betrachten, wie vielmehr als normalen Funktionsausdruck des unter verschiedenen, auch pathologischen Bedingungen arbeitenden Organes, wobei auch vielleicht die Wirkung zentraler Regulationsmechanismen mit in Frage kommt" (HELLY). Wie berechtigt dieser Hinweis ist, geht schon daraus hervor, daß beim Menschen einige Stunden nach einer fetten Nahrungsaufnahme ein beträchtlicher Fettgehalt der Leber vorhanden sein kann, der begreiflicherweise mit Degeneration nichts zu tun hat. Ja, die Leber des Säuglings ist, wenn man so will, bereits physiologisch eine Fettleber (v. HANSEMANN). Das mit der Nahrung zugeführte Fett gelangt nicht nur durch die Lymphe in den Körperkreislauf und von hier aus in die Leber, sondern wird auch durch die Pfortader der Leber zugeführt. Nach Untersuchungen von JOANNOVICS und PICK steht die Tätigkeit der Leber unter dem Einflusse der Milzfunktion. Kurzum, es ist das Ergebnis eines komplizierten Zusammenwirkens, das morphologisch durch den Fettgehalt der Leber zu erkennen ist. Daß andererseits Nahrungszufuhr und Fettgehalt der Leber keineswegs Hand in Hand zu gehen brauchen, beweisen u. a. die Befunde verfetteter Lebern bei atrophischen Säuglingen und bei Inanition, eine Tatsache, die auf schwere Störung des intermediären Stoffwechsels zurückgeführt wird (HAYASHI).

Findet sich in einer Leber reichlich Fett, so wird in der Regel von Fettleber gesprochen, wobei gewöhnlich an einen degenerativen Zustand gedacht wird. Ein solcher besteht nur in einem Teil der Fälle, wie etwa bei akuter Leberatrophie, bei gewissen Vergiftungen, wie Phosphor und Arsenik, und bei herdförmig auftretenden degenerativen Veränderungen im Gefolge septischer Krankheiten. Die Verfettung ist Ausdruck des Fettstoffwechsels der Zellen und des Organismus, mithin von deren Lebensfähigkeit und den Kreislaufverhältnissen gemeinschaftlich abhängig. Es stößt infolgedessen auf große Bedenken, in der üblichen Form Fettinfiltration (la surcharge graisseuse) und fettige Degeneration (la dégénerescence graisseuse) einander gegenüberzustellen. Es dürfte sich empfehlen, von Verfettung schlechtweg zu sprechen und den Beisatz degenerativ oder infiltrativ als unzulänglich oder irreführend zu vermeiden. Die Leber ist physiologisch ein Fettspeicherungsorgan, „das sich an jeder Fettwucherung und Fettumsetzung beteiligt, sowohl bei der Verdauung des von außen eingeführten, als auch bei der Umlagerung körpereigenen Fettes (SYSAK).

Die genannte Einteilung hat „den Vorzug der Einfachheit eines Schemas, aber auch den Nachteil eines solchen, nämlich den der Unrichtigkeit und vor allem Unzulänglichkeit". Wenn ich diesen Standpunkt HELLYs gleichsam an die Spitze meiner Ausführungen stelle, so geschieht es, weil ich mit einer derartigen Feststellung jenen Punkt berühre, der in unserer Frage noch immer Streitpunkt geblieben ist. Denn wenn HELLY auf Grund seiner Befunde und Feststellungen bereits im Jahre 1911 der Ansicht war, daß die festeingewurzelten Begriffe der Fettinfiltration und fettigen Degeneration beseitigt werden müßten, so muß es verwundern, daß wir auch heutigen Tages mit diesen Begriffen noch keineswegs aufgeräumt haben. Selbst KAUFMANN hat in der jüngsten Auflage seines Lehrbuches (1922) „Fettinfiltration" und „fettige Degeneration" in gesonderten Abschnitten behandelt. Bedeutet diese Tatsache Rückständigkeit? Ganz gewiß nicht. Ein ganz besonderer Vorzug des KAUFMANNschen Lehrbuches ist es, daß er die neuesten Ergebnisse berücksichtigt und zu Worte kommen läßt. Es liegt also der Gedanke nahe, daß die in der Bezeichnung gegebenen Gegensätze nur scheinbare sind, daß es also darauf ankommt, mit dem Worte den richtigen Begriff zu verbinden. Wenn wir uns auf solcher Grundlage treffen, dann werden wir uns an Bezeichnungen, die nun einmal nicht mehr zu beseitigen sind, nicht mehr stoßen.

Unter diesem Gesichtspunkte seien nunmehr — um auch in der Bezeichnung vorurteilsfrei und indifferent zu bleiben, die „Störungen des zellulären Fettstoffwechsels" der Leber besprochen.

Mit dieser von v. GIERKE gewählten Umschreibung, die in seinem späteren Referate auch DIETRICH übernommen hat, vermeiden wir wohl die oben erörterte Schwierigkeit, sehen uns aber bereits vor eine neue gestellt. Die Tatsache eines zellulären Fettstoffwechsels der Leber soll an dieser Stelle als gegeben betrachtet werden, was um so mehr geschehen kann, als diese Frage unbestritten ist. Wenn wir aber von einer Störung dieser Stoffwechselvorgänge sprechen, dann müssen wir versuchen, die Grenze zwischen normalem Geschehen und krankhaftem Ablauf festzulegen. Wir sind bis heute nicht imstande, diesen Prozeß, der sich in der lebenden Zelle vollzieht bzw. von dieser aktiv ausgeführt wird, der von einer Fülle von Faktoren der Zelle selbst, des ganzen Organes und schließlich des Organismus abhängig ist, einem objektiven Nachweis derart zugänglich zu machen, daß wir selbst in Berücksichtigung individueller Unterschiede und wechselnder Grenzen festlegen könnten, was physiologisch, was pathologisch ist. Es leuchtet ohne weiteres ein, daß dieser „Stoffwechselvorgang" kein dauernd gleichmäßiger sein kann. Die Folge davon muß sein, daß der morphologische Ausdruck dieses Vorganges Schwankungen zeigen wird oder aber, daß wir, zumal wir im mikroskopischen Präparate auf Zustandsbilder angewiesen sind, in gewissen Grenzen verschiedenartige Bilder als physiologisch anzusprechen haben. Und da die Leber, man darf wohl sagen, das hauptsächlichste Organ des Fettstoffwechsels ist, dürfen wir von vornherein annehmen, daß nicht jedes morphologisch oder auch chemisch in einer Leber nachweisbare Fett als Ausdrucksform krankhaften Geschehens zu gelten hat.

Aber wo liegt die Grenze? In dieser Hinsicht interessiert sogar die Frage, ob es überhaupt Lebern ohne jegliches Fett gibt. Wenn eine diesbezügliche Entscheidung getroffen werden soll, ist selbstredend zu berücksichtigen, daß der spez. pathologische Anatom diese Frage im histologischen Sinne beantworten wird. Dabei darf als selbstverständlich gelten, daß morphologischer und chemischer Nachweis durchaus nicht als parallel laufende Erscheinungen gelten dürfen. Stehen wir doch auf dem Standpunkt, worauf später noch kurz zurückzukommen sein wird, daß vorhandenes Fett in der Zelle oft erst durch besondere Vorgänge sichtbar wird. (S. HELLY: Fettgehalt und Fettphanerose.) W. FISCHER hat z. B. unter 150 Lebern keine angetroffen, die kein Fett gehabt hätte. Auch waren es nur ganz wenige, bei denen nur eine geringe Menge von Fett, also nur einige Tropfen in einzelnen Zellen — ohne charakteristische Lagerung — gefunden wurden. Es haben also so gut wie alle Lebern mehr oder weniger reichlich Fetttröpfchen in den Leberzellen oder aber Sternzellen. Die Zeit, wann post exitum die Entnahme und Fixierung erfolgt, ist dabei belanglos. Dabei kann es sein, daß die morphologische Untersuchung einer Leber Fett vermissen läßt, wo der Chemiker bereits positives Ergebnis erzielt. Diese Tatsache würde besagen, daß im histologischen Sinne völlig fettfreie Lebern als seltenes Vorkommnis zu gelten haben und daß eine, wenn das überhaupt möglich ist, auch chemisch fettfreie Leber extremste Seltenheit bedeutet. Es drängt sich fast der Gedanke auf, ob es wohl denkbar ist, daß die Leber, das Organ des Fettumsatzes, auch im chemischen Sinne fettfrei werden kann, ob nicht ein derartiger Zustand als pathologisch gelten müßte. Wir müssen diese Frage offen lassen, können aber so viel sagen, daß auch der geringste Grad morphologisch nachweisbaren Fettes als physiologisch zu gelten hat.

Kann uns also eine Festlegung der physiologischen Grenze in der Richtung hochgradiger Fettarmut oder gar Fettlosigkeit vorerst nicht interessieren, so bleibt aus verständlichen Gründen die Abgrenzung in der Richtung der Fettanhäufung, also der — ganz allgemein gesprochen — „Verfettung" außerordentlich schwierig. Denn daß es sich bei geringen Mengen „schon normalerweise um eine physiologische Fettinfiltration handelt, wird von alters her von niemand bestritten" (HERXHEIMER). Wo aber liegt die Grenze? Die Schwierigkeit erhellt schon daraus, daß bei den extremen Vorgängen einer Mästung einerseits, eines Hungerzustandes andererseits auch im klinischen Sinne äußerst schwer festzulegen ist, bei welchem Grade das Krankhafte des Prozesses beginnt. Spielt doch hierbei sicherlich eine Rolle, ob Mästung bzw. Hungern langsam vor sich geht oder aber, ob das betreffende Organ verhältnismäßig plötzlich derartigen extremen Einflüssen ausgesetzt wird. Ist überhaupt Mästung gleichbedeutend mit Krankheit? Auf derartige Fragen und Überlegungen sei an dieser Stelle nicht weiter eingegangen. Aber ein Gesichtspunkt interessiert in diesem Zusammenhange. A priori liegt der Gedanke nahe, daß bei reichlicher Fettzufuhr (Mästung) oder aber bei unzureichender Ernährung überall da, wo der Körper Fett enthält, ein Mehr bzw. ein Weniger eintreten muß. Dem ist aber nicht so. Wir wissen, daß bei der Mästung der Gänse die Fettanhäufung in der Leber eine ganz besonders beträchtliche ist, daß also dieses Organ im Vergleich zu anderen weitaus bevorzugt wird. Auf der anderen Seite kennen wir z. B. Fälle von ausgesprochener Fettleber bei Individuen, bei denen wir sonst eine geradezu hochgradige Abmagerung feststellen können. Wir sind also keineswegs in der Lage, aus dem allgemeinen klinischen Bilde bindende Rückschlüsse auf den jeweiligen Fettgehalt einzelner Organe zu machen. Ja wir können noch weiter gehen. Selbst im einzelnen Organ ist der Fettgehalt hinsichtlich seiner topographischen Verhältnisse Besonderheiten unterworfen. So wissen wir z. B., daß bei gemästeten Kaninchen in der Leber vorzugsweise der Fettgehalt der

Sternzellen vermehrt ist, daß aber auch bei Hungerzuständen der Fettgehalt der Leber an und für sich und auch hier wiederum vornehmlich der Sternzellen vermehrt sein kann (Elbe), bzw. daß diese Zellen noch vorhandenes Fett am längsten festzuhalten pflegen (Habas). Es ist dies ein objektiver Befund. Es fragt sich aber, ob wir in ihm ein faßbares Symptom der Erkrankung einer Zelle erblicken dürfen oder aber, ob dieser Befund nicht im Gegenteil als Zeichen des Stoffwechsels zu gelten hat, mithin das Leben der Zelle beweist. Maßgebend wäre für uns die Feststellung, ob eine derartige Zelle in ihrer Funktion gestört ist, d. h. also, ob das vorhandene Fett, wie es schon Virchow für seine Lehre von der fettigen Degeneration fordert, die Zelle derart beeinflußt hat, daß es als Zeichen degenerativer Vorgänge gelten kann. Eine solche Veränderung wäre dann als krankhaft von praktischer Bedeutung. So einleuchtend dieser Gedankengang ist, seine Nutzanwendung für das einzelne Organ scheitert vorerst noch daran, daß wir nicht imstande sind, eine funktionell gesunde Zelle von einer kranken scharf zu trennen. Was für die Einzelzelle gilt, gilt auch für das ganze Organ. Denn eine im anatomischen Sinne vorliegende Fettleber braucht sich keineswegs klinisch störend bemerkbar zu machen, geschweige denn, daß ein Patient mit einer Fettleber das Bild eines leberkranken Patienten bietet. Selbst höchstgradige Verfettungen der Leber müssen durchaus nicht als pathologische Erscheinungen betrachtet werden. Schon Kölliker und Leydig haben sich in diesem Sinne geäußert. „Wir arbeiten in dieser Beziehung doch vielfach noch mit vorgefaßten Meinungen und Vorstellungen, wobei es durchaus möglich ist, daß Erscheinungen, welche wir als Zellschädigungen anzusehen pflegen, sich noch als zum funktionellen Umbau der Zellen gehörig herausstellen" (Helly).

Wenn wir also nunmehr dazu übergehen, vom histologischen Gesichtspunkte aus das Vorkommen von Fett in der Leber einer Besprechung zu unterziehen, so müssen wir uns darüber klar bleiben, daß wir dies nur tun können unabhängig von dem Bestreben, physiologische Befunde von krankhaften, normal anatomische von pathologischen zu trennen. Denn selbst da, wo wir das vorhandene Fett mit degenerativen Vorgängen in Verbindung bringen, mit anderen Worten, einen krankhaften Prozeß annehmen, sind wir, wenigstens für zahlreiche Fälle, bis heute den Beweis schuldig geblieben. Daß diese Behauptung vor allem für Übergangsfälle Gültigkeit hat, bedarf keine besondere Betonung.

Bei der nunmehr folgenden Beschreibung der sich bietenden histologischen Vorgänge wollen wir uns vorerst von der sonst üblichen Trennung „degenerative Verfettung" einerseits, „Fettinfiltration" andererseits freimachen. Es wird später darauf zurückzukommen sein.

Das Fett findet sich in der Zelle, und zwar in Form feinster stark lichtbrechender Tröpfchen oder Körnchen. Es finden sich Übergänge von fast staubartigen Tröpfchen bis zu jenen großtropfigen Formen, wie wir sie bei manchen Vergiftungen (Pilzvergiftung, Phosphorvergiftung) zu sehen bekommen. Je nachdem beteiligt sich auch das Zellprotoplasma, das sich mehr oder weniger trüben kann. Die Zelle als solche schwillt an, vergrößert sich, der Kern der Zelle kann an die Peripherie gedrängt sein, während an Stelle des Protoplasmas ein großer, durch Konfluenz zahlreicher feinster Tröpfchen entstandener scharf konturierter Fetttropfen getreten ist. Die Kerne werden infolgedessen geschädigt; Vorgänge von Karyorrhexis und Chromatolyse kommen zur Beobachtung. Es wird verständlich, daß auf diese Weise die Leberzelle als solche und durch Druck auf die Kapillaren auch die Leber in ihrer Gesamtheit funktionell beeinträchtigt wird.

Nun machen wir aber weiterhin die Beobachtung, daß diese Art des Auftretens von Fett sich keineswegs gleichmäßig über das Leberparenchym erstreckt. Wir können vielmehr feststellen, daß sowohl hinsichtlich der Zellen selbst wie auch hinsichtlich der Leberläppchen gewisse Typen unterschieden werden können. In der Zelle selbst ist das Fett zunächst an die ALTMANNschen Granula gebunden, die als Ausdruck des Zellstoffwechsels zu gelten haben (KREHL, BENEKE, LUBARSCH, ARNOLD). Ist dies der Fall, so wird es sich selbstredend um eine kleintropfige Form des Fettes handeln. Eine solche ist auch dann zu erwarten, wenn wir hinsichtlich der Lagerung im Zellbild selbst besondere Typen voneinander abtrennen wollen. HELLY unterscheidet in diesem Sinne peribiliäre, zentrozelluläre, perivaskuläre und schließlich diffusozelluläre Lagerung der Fettröpfchen.

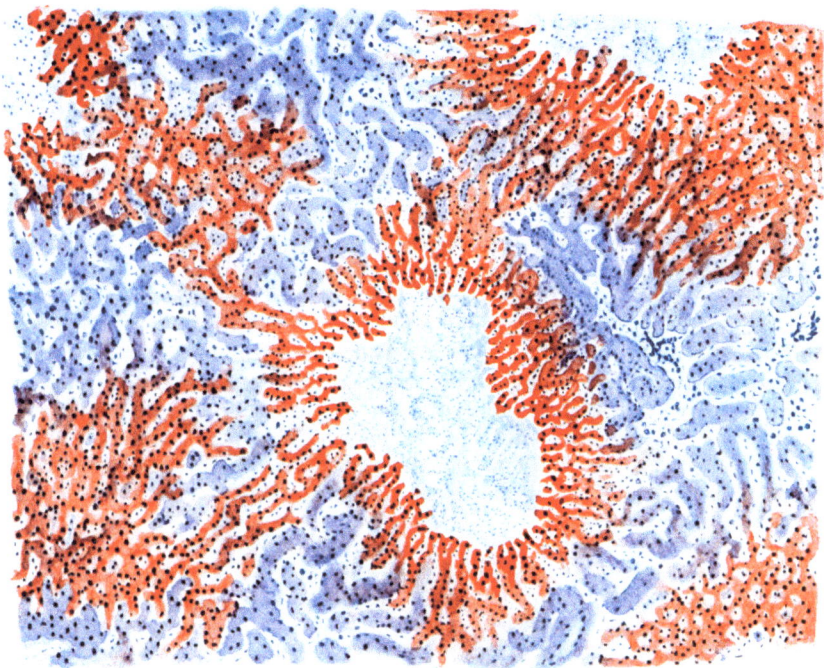

Abb. 7. Leber bei Scharlach. 9jähriger Knabe. Nekrose und fettige Degeneration.

Bei der peribiliären Form liegen Tröpfchen in geringer Zahl dicht um die Gallenkapillaren herum; der der Gallenkapillare zunächst gelegene Teil der Zelle ist mit Fett beladen.

Der zentrozelluläre Typ zeigt eine kleintropfige Fetteinlagerung im Zentrum des Protoplasmas der Zelle, ein Befund, der gleichmäßig über der ganzen Schnittfläche erhoben werden kann.

Als perivaskulär ist diejenige Form zu bezeichnen, bei der die Fetttröpfchen entlang der den Blutkapillaren zugewendeten Zelloberfläche abgelagert sind. Die Blutkapillaren sind von ihnen förmlich eingesäumt, während nirgends die Fetteinlagerung auf die andere Seite übergreift, die den Gallenkapillaren zugewendet ist. Auch jene Zellabschnitte, die sich mit Nachbarzellen unmittelbar berühren, bleiben fettfrei.

Schließlich käme dann noch eine über das ganze Zellprotoplasma gleichmäßig ausgebreitete Fetttröpfchenverteilung in Betracht, die HELLY dementsprechend als diffusozellulär bezeichnet. Diese an und für sich seltene

Form könnte nun einfach eine beträchtliche graduelle Steigerung der ersten drei Formen darstellen, was auch tatsächlich in vielen Fällen zutreffen dürfte. Doch bleiben Beobachtungen, bei denen Fetttröpfchen nur in spärlicher Zahl nachweisbar sind, die aber in topischer Hinsicht im Protoplasma diffus gelagert erscheinen, so daß die Abtrennung dieser vierten Gruppe durchaus gerechtfertigt erscheint.

Was die Größe der Tropfen betrifft, so ist oben bereits erwähnt worden, daß wir es bei den genannten Formen in der Regel mit kleinen Tröpfchen zu tun haben. Finden wir größere, so können sie dadurch entstanden sein, daß kleinere Tropfen zu größeren zusammengeflossen sind. Man wird einen diesbezüglichen Rückschluß an der Hand von Übergangsbildern machen dürfen. Helly, der auch diesem Punkte bei seinen einschlägigen Untersuchungen Beachtung schenkte, konnte feststellen, daß ein derartiger Vorgang bei dem zentrozellulären, perivaskulären und diffusozellulären Typus tatsächlich vorkommt. Nur bei der peribiliären Form waren großtropfige Zellen nicht nachzuweisen. Unter welchen Voraussetzungen die Tropfengröße variiert, läßt sich nicht sagen. Anzunehmen ist wohl, daß bei akuteren Formen der Verfettung die Zeitdauer von Einfluß ist. Im allgemeinen wird man sagen dürfen, daß zur Konfluenz kleinerer Tropfen zu größeren wenig Neigung besteht.

Neben diesem zellulären Einteilungsprinzip, nicht aber im Gegensatze hierzu, kennen wir eine Gruppierung der Fälle in Berücksichtigung der topographischen Lagerung des Fettes im Leberazinus. Wir unterscheiden eine zentrale (u. a. bei Masernpneumonie, eitriger Meningitis, Pyämie, Peritonitis, Scharlach (Abb. 7), Herzfehler (Sysak), Infektionskrankheiten (Fischer)] eine periphere (Bronchopneumonie, Miliartuberkulose, Meningitis tuberculosa usw.) und eine diffuse Form der Fettverteilung. Insbesondere die ersten beiden Formen sind es gewesen, die gleichsam als Vertreter der Fettdegeneration einerseits, der Fettinfiltration andererseits angesprochen wurden. Die Bezeichnung als solche trifft das Wesentlichste: das Fett entweder auf die Peripherie des Läppchens oder aber auf dessen Zentrum beschränkt. Zu erwähnen wäre nur, daß die periphere Form weiterhin eine periportale und eine periarterielle Fetteinlagerung unterscheiden läßt. Beide Typen können dadurch unterschieden werden, daß scharf abgesetzte schmale Säume in der Läppchenperipherie dem arteriell (bei Injektionspräparaten) unmittelbar erreichbaren Gebiete entsprechen, während die portale Injektion sich weiter zentralwärts vorschiebt und sich auch nicht so scharf absetzt (Helly).

Eine diffuse Verteilung im Läppchen kann ebenso wie dies bei der Zelle berücksichtigt wurde, primär oder aber sekundär sein. Als Typ wird man daher nur solche Formen gelten lassen, bei denen die diffuse Verteilung eine ganz gleichmäßige ist. Es kann sich dabei um großtropfige oder kleintropfige Formen handeln. Bemerkenswert ist jedenfalls, daß die einmal vorliegende Tropfengröße sich gleichmäßig über der ganzen Schnittfläche findet, so daß also die jeweilige chemische Beschaffenheit des Fettes eine Rolle spielen könnte. Dem dürfte auch so sein. Aber man muß wohl annehmen, daß auch die Funktion des Organes bzw. der spezifischen Zelle von Bedeutung ist, da sich feststellen läßt, daß in Fällen, die mit hochgradigster Verfettung einhergehen (z. B. Pilzvergiftung), zahlreiche Organe von Fett geradezu überschwemmt sind, daß im einzelnen Organ die Tropfengröße wohl eine einheitliche ist, daß aber der Vergleich verschiedener Organe untereinander selbst hochgradige Unterschiede in der Tropfengröße zeigen kann (Hanser).

Auch in chemischer Hinsicht können in verschiedenen Organen Unterschiede bestehen. So konnte Iwantscheff feststellen, daß z. B. beim Diabetes Leber und Nieren durchaus verschiedene Lipoidbefunde zeigen können.

Kombiniert sich der zentrale und der periphere Typus, so kann das Ergebnis eine sekundäre diffuse Verfettung sein. Es kommen aber auch Fälle zur Beobachtung, bei denen wohl Zentrum und Peripherie befallen sind, die intermediäre Zone aber freibleibt.

Treffen mehrere Typen gleichzeitig nebeneinander zusammen, so ergibt sich eine unregelmäßige meist großtropfige Form, die oft schwer zu deuten ist, insbesondere wenn das erreichte Zustandsbild den Werdegang des Vorgangs nicht mehr erkennen läßt. Ganz allgemein kann gesagt werden, daß jeder der genannten Typen insbesondere bei längerer Zeitdauer in den diffusen Typus übergehen kann. Dies geschieht z. B. bei Phosphorvergiftung in verhältnismäßig kurzer Zeit. Dabei dürfte das ätiologische Moment für Grad und Schnelligkeit der Ausbreitung von Einfluß sein. Kennen wir doch andererseits recht beträchtliche Grade zentraler oder peripherer Verfettung, die trotz reichlich zur Verfügung gestellter Zeit nicht in den diffusen Ausbreitungstypus übergegangen sind.

Wir dürfen schon an der Hand dieser Feststellung die Schlußfolgerung wagen, daß die Art der Ablagerung des Fettes in der Leber hinsichtlich der topographischen Ausbreitung keine zufällige ist, sondern von bestimmten Umständen abhängt. Dafür spricht insbesondere auch die Tatsache, daß derjenige Typus, der sich an einer Stelle findet, überall im Organe wieder angetroffen wird. Wir erkennen also in der Art der Fettablagerung eine Ausdrucksform „wohl umschriebener Stoffwechselunterschiede" (HELLY).

Es drängt sich somit der Gedanke auf, in objektiver Forschung in einem vorurteilsfrei gewonnenem Lebermaterial den jeweiligen Fettgehalt hinsichtlich Menge und Lokalisation zu bestimmen und das jeweilige Ergebnis kritisch mit eventuell beeinflussenden Faktoren (Stauung, Infektionskrankheiten, Stadium der Verdauung, Menge des Körperfettes) in Verbindung zu bringen. Solche Untersuchungen liegen vereinzelt vor; eine umfassende Abhandlung aber fehlt bis heute. Es ist dies nicht erstaunlich, denn die Verhältnisse liegen äußerst verwickelt; die Zahl der zu berücksichtigenden Momente ist sehr groß, und mancher vielleicht maßgebende Faktor ist objektiv nicht faßbar. W. FISCHER hat an der Hand eines Untersuchungsmaterials von 150 Lebern verschiedenen diesbezüglichen Punkten Beachtung geschenkt. Selbst wenn man diesen Ergebnissen als subjektiven Entscheidungen keine bindende Beweiskraft einräumen will, bleiben doch Ergebnisse weitgehend beachtenswert.

So können wir feststellen, was bereits oben kurz erwähnt wurde, daß der allgemeine Ernährungszustand keinen Rückschluß auf den Fettreichtum der Leber gestattet.

Die von FISCHER gewonnenen Zahlen beweisen dies einwandfrei.

Er fand reichlich Fett:

> bei 19 gut genährten Individuen,
> bei 15 mittelmäßig genährten Individuen
> und bei 15 Personen in herabgesetztem Ernährungszustande.

Im Gegensatze hierzu fand sich wenig Fett:

> bei 10 gut genährten Individuen,
> bei 16 mittelmäßig genährten Individuen
> und bei 24 herabgesetzten Individuen.

Hinsichtlich der Lokalisation konnte bei 135 Fällen folgende Lagerung des Fettes beobachtet werden:

> zentral . . . . 38 mal
> peripher . . . . 55 mal
> diffusozellulär . . . . 19 mal
> irregulär . . . . 23 mal

Nach dieser Zusammenstellung ist die (überwiegend großtropfige) Lokalisation des Fettes in der Peripherie des Azinus der häufigste Befund. Da für diese Annahme die Infiltration ohne weiteres gegeben erscheint und wohl auch unbestritten ist, erscheint der Gedanke naheliegend, daß der Fettgehalt der Leber bei solchen Bildern von dem jeweiligen Stadium der Verdauung abhängig ist. Eine dahingehende Beurteilung dürfte jedoch am Leichenmaterial größten Schwierigkeiten begegnen. Eher möglich ist die Beurteilung, ob eine Abhängigkeit vom allgemeinen Ernährungszustande besteht. Aber auch das scheint nicht der Fall zu sein, da W. FISCHER bei seinen 55 Fällen periphere Fettinfiltration 13 mal bei gut genährten, 20 mal bei mäßig ernährten, 21 mal bei schlecht ernährten Individuen fand (1 mal fehlte die Angabe). Besonders hervorgehoben zu werden verdient, daß sich niemals eine ausschließliche Verfettung im Bereiche der intermediären Zone fand.

Schließlich ist lehrreich festzustellen, wie oft diese topographischen Typen mit Stauung verbunden waren. Die von FISCHER gewonnenen Zahlen ergeben 22 mal zentral gelagertes Fett bei überhaupt 38 Fällen, 20 mal peripheres Fett bei 55 Fällen, 5 mal diffuses bei 19 und 13 mal irregulär liegendes Fett bei 23 Beobachtungen. Das würde also bedeuten, daß eine etwa bestehende Stauung auf die Lokalisation der Fettmassen so gut wie keinen Einfluß auszuüben vermag.

Im Gegensatze hierzu betont allerdings SCHANTZ, daß der Fettgehalt durchaus von dem Blutumlauf in dem betreffenden Azinusabschnitt abhängig sei. Nach ihm tritt bei der Stauung infolge der Verlangsamung des Blutumlaufs erst eine Vermehrung des Fettes in den zentralen Abschnitten auf, die dann bei weiterer Herabsetzung des Kreislaufs und fortschreitender Atrophie wieder schwinden soll. SCHANTZ weist besonders noch darauf hin, daß in dem Gebiete zwischen Peripherie des Azinus und dem (atrophischen) Zentrum, also da, wo besonders weite Kapillaren zwischen den Leberzellen liegen, in den Leberzellen dieser Zone sehr viel Fett in großen Tropfen nachzuweisen sei. FISCHER hält es für fraglich, ob ein solcher Befund als typisch gelten darf.

Auch RÖSSLE sieht in der zentralen Verfettung die Folge der Erschöpfung des Sauerstoffes der roten Blutkörperchen in den peripheren Läppchenteilen. In die zentralen Teile gelangt nur vollkommen venöses Blut. Dieses befördert die Verfettung, die etwa in Analogie zu setzen ist mit dem fleckweisen, um die venösen Pole des Gefäßsystems orientierten Verfettungen von Herz und Nieren.

Was nun die Größe der Tropfen betrifft, so ist die weitgehende Unterschiedlichkeit erwähnt worden. Auch ist darauf hingewiesen worden, daß größere Tropfen aus kleineren durch Zusammenfließen hervorgehen können, daß mithin überall — vielleicht abgesehen von der genannten Ausnahme — großtropfige Formen vorkommen können. Aber gerade die Tropfengröße ist es gewesen, die eine morphologische Trennung von Degeneration und Infiltration gestatten sollte. War doch der Gedanke der, daß das degenerativ entstandene Fett in der Zelle selbst gebildet, während das infiltrative Fett von außen her auf dem Blut- bzw. Lymphweg in den Azinus hereingeführt worden sei. In dieser Gedankenfolge war es dann ohne weiteres einleuchtend, daß das degenerative Fett kleintropfig, das infiltrative dagegen großtropfig sein werde; daß ferner das Bild der Fettinfiltration dem peripheren, das der Degeneration dem zentralen Verfettungstypus entspräche. Ja, vielfach ging man soweit, den kleintropfigen Verfettungstyp mit Degeneration, den großtropfigen mit Infiltration gleichzusetzen. Wie wenig zutreffend eine derartige Schlußfolgerung ist, beweist, daß nach den FISCHERSchen Untersuchungen bei dem zentralen, also offenbar degenerativen Verfettungstypus, nahezu ebenso oft kleine wie große Fetttropfen festgestellt werden konnten (16 : 14). Trotz dieses meines Erachtens überraschenden Ergebnisses scheint mir — ohne es mit Zahlen belegen zu können —

das periphere Fett in der Regel großtropfig, das zentral gelegene kleintropfig zu sein. Mögen also auch die Bilder an sich gegensätzliche sein, der Befund als solcher kann heute — hinsichtlich Degeneration oder Infiltration — nicht mehr als gegensätzlich gelten.

Bevor ich jedoch auf diese allgemein interessierenden Gesichtspunkte eingehe, sei noch einiger Besonderheiten gedacht.

Vor allem interessiert das makroskopische Verhalten der Leber. Es leuchtet ein, daß die oben skizzierten mikroskopischen Bilder bis zu einem gewissen Grade makroskopisch erkennbare Unterschiede bedingen. Ja viele Autoren sprechen es ohne weiteres aus (STERNBERG) oder geben es durch die Art der Behandlung des Themas zu erkennen, daß sie schon auf Grund des makroskopischen Verhaltens fettige Degeneration und Fettinfiltration zu trennen vermögen. Gewiß sind die Bilder verschieden. Aber es kann nicht nachdrücklich genug darauf hingewiesen werden, daß wir die genannten Bezeichnungen nicht mehr wörtlich genommen als strenge Gegensätze betrachten. Da sich aber die genannten Bezeichnungen nicht mehr beseitigen lassen, so möge auch hier bei Würdigung des makroskopischen Bildes gleichsam der Typus der fettigen Degeneration dem der Fettinfiltration gegenübergestellt werden.

Es erscheint der erstgenannte Typus bei etwas stärkeren Graden und im Falle einer mehr diffusen Verfettung insbesondere im Beginne, oft auch längere Zeit, vergrößert, später nicht selten verkleinert. Das Organ ist schlaff, weich, teigig. Oberfläche und Schnittfläche sind hell, gelblich gefärbt. Das Parenchym ist auf dem Schnitt trübe, die lobäre Zeichnung ist undeutlich oder ganz verwaschen. Besondere begleitende Faktoren vermögen das Bild zu variieren. So läßt gleichzeitig bestehende Anämie die Schnittfläche lehmfarben erscheinen, Ikterus bedingt das Bild der sogenannten Safranleber (Hepar crocatum).

Im Gegensatze hierzu ist die Leber der Fettinfiltration, die eigentliche Fettleber, voluminös, wesentlich, oft sehr beträchtlich vergrößert, schwer. Das Gewicht kann den doppelten Wert der Norm erreichen. Die Ränder sind plump, abgestumpft. Die Oberfläche ist stark gewölbt, die Kapsel ist gespannt, spiegelglatt, von hellgelber Farbe. Die Konsistanz des Organes ist teigig, unelastisch. Das Gewebe ist brüchig. Fingereindrücke bleiben oft längere Zeit bestehen. Beim Einschneiden bleibt am Messer ein reichlicher fettiger Belag haften. Die Schnittfläche ist blaß, gelblich, oft buttergelb, bei gleichzeitiger Anämie lehmfarben. Die azinöse Zeichnung ist bei geringeren Graden des Fettgehaltes deutlich, da in diesen Fällen die gelbliche Peripherie des Läppchens sich auffällig von dem dunkleren roten bis rotbraunen Zentrum abhebt. Es entsteht auf diese Weise ein charakteristisches zierliches Netzwerk, das insbesondere bei gleichzeitiger Stauung zu dem bekannten Bilde der „fettigen Muskatnußleber" führt.

Wir sehen, daß beide Typen sehr wohl eine schon makroskopische Trennung gestatten; Übergangsbilder werden aber trotzdem Schwierigkeiten bereiten. Hinsichtlich Größe und Konsistenz der Leber wäre zu betonen, daß bei der Infiltration beide stets zunehmen, während bei der Degeneration die Leber zwar anfangs auch vergrößert ist, später aber kleiner und weicher wird. Ferner weist KAUFMANN auf folgende Unterscheidungsmöglichkeit hin: „Entfernt man aus einem Schnitt von einer fettinfiltrierten Leber das Fett (z. B. durch Alkohol oder Äther), so bleibt da, wo Fett saß, ein von Vakuolen durchlöchertes, zusammenhängendes Leberzellsystem übrig, während man bei der gleichen Behandlung einer stärker fettig degenerierten Leber (10—14 Tage alte Phosphorleber, Leber der roten Atrophie u. a.) ausgedehntem Zerfall der Zellen und Schwund der Leberzeichnung begegnet." Auf Grund dieser Feststellung wird man allerdings zugeben müssen, daß in stärkster Form Fettinfiltration und

Degeneration recht bedeutsame Unterschiede aufweisen. Der Unterschied besteht vor allem darin, daß trotz der Vakuolenbildung bei der Infiltration die Parenchymschädigung eine wesentlich geringere ist als bei der anderen Form, bei der tatsächlich der degenerative Vorgang das Bild beherrscht. Aber hier wie dort haben wir es mit degenerativen Prozessen zu tun — denn auch die Vakuolenbildung ist wohl ein solcher — und es bleibt noch die Frage zu prüfen, was weiter unten geschehen soll, ob wir es nicht auch bei beiden Formen mit Infiltration zu tun haben.

War es also bisher möglich, vom morphologischen Standpunkte aus, das Gebiet der Leberverfettung bis zu einem gewissen Grade zu rubrizieren, so erhebt sich die weitere Frage, ob eine solche Einteilung irgendwelche Rückschlüsse gestattet, welches ursächliche Moment als auslösender Faktor bei diesem oder jenem Typus in Frage kommt. Wäre es doch ein außerordentlicher Gewinn, wenn wir einen Verdacht gleichsam durch das histologische Bild, wenn auch nicht bestätigen, so doch kritisch unterstützen könnten. Leider sind wir von einer derartigen Möglichkeit, das histologische Bild zu verwerten, noch weit entfernt. Wohl kennen wir eine Reihe von Einflüssen, bei denen wir Verfettung der Leber feststellen können. Auch sind es bei manchen der uns bekannten Ursachen gewisse morphologische Ablagerungstypen, die offensichtlich bevorzugt werden. Wir sind aber zur Zeit noch nicht in der Lage, bindende Rückschlüsse zu machen. Wir können weder bei bekannter Ursache ein bestimmtes Bild der Verfettung mit Sicherheit erwarten, noch auch erscheint es vorerst möglich, an der Hand des festgestellten Typs auf das ursächliche Moment bestimmte Schlüsse zu ziehen.

Es bleibt also nichts anderes übrig, als gleichsam zu registrieren und auf häufiger sich bietende Kombinationen hinzuweisen.

So darf es als eine bereits alte Erfahrung gelten, daß bei Anämie jeglicher Art, also auch bei perniziöser Anämie, hier jedoch keineswegs regelmäßig, bei Chlorose als Ausdruck einer „einfachen fettigen Degeneration" (Kaufmann) vorwiegend der zentrale Verfettungstypus angetroffen wird (Dietrich, Fischer, Herxheimer, Rössle u. a.). Dabei ist es gleichgültig, auf welcher Basis sich diese Anämie entwickelte. Rössle nennt Syphilis, hohes Alter, chronischen Darmkatarrh, Geschwulstkachexie und konnte weiterhin feststellen, daß alle Lebensalter dabei beteiligt waren. Fischer macht sogar darauf aufmerksam, daß typische zentrale Verfettung gerade bei Kindern verhältnismäßig häufig sei, insbesondere im Zusammenhang mit Infektionskrankheiten wie Diphtherie, Pneumonie usw., daß man überhaupt die stärksten Grade zentraler Verfettung bei Kindern anzutreffen pflegt. Doch darf auch diese rein statistische Feststellung keineswegs verallgemeinert werden. Denn auch bei Kindern kann es bei gleichen Ursachen zu peripherer Fettinfiltration kommen. Ferner werden für diese Art der Leberverfettung infektiöstoxische Vorgänge als ursächlich angeführt; wie z. B. Sepsis, Pyämie, Typhus, Variola. Eine mehr diffuse Verfettung sonst gleicher Art bedingen Vergiftungen mit Phosphor, Arsen, Pilzen, Phloridzin (Rosenfeld) usw. Ferner werden beschuldigt Alkohol, Blausäure, Chloral, Chloroform, Kohlenoxyd, Jodoform und andere Gifte. Hinzuweisen wäre ferner auf akute fettige Degenerationen, die Thiercelin und Joyle bei frischlaparotomierten Personen, die in den ersten Tagen nach Vornahme der Operation verstorben waren, feststellen konnten. Bei diesen Patienten, die klinische Zeichen einer beginnenden Peritonitis nicht boten, bei denen auch nennenswerte Temperatursteigerungen nicht zu beobachten waren, fand sich autoptisch nichts weiter, als eine durch fettige Degeneration charakterisierte Alteration der Leber, deren Ursprung infektiöser Natur war. Der Tod erfolgte durch Toxämie, noch ehe sich peritonitische Erscheinungen auswirken konnten. Da der Leber die

Aufgabe zukommt, den Organismus vor Giften zu schützen, wird dieser, sobald die Leber selbst erkrankt, der verderblichen Wirkung der Bakterien und ihrer Stoffwechselprodukte preisgegeben.

Schließlich wäre noch der Begriff der sogenannten „Schwangerschaftsleber" zu erwähnen, die durch Gallenstauung in den inneren Läppchenbezirken, Erweiterung der Zentralvene und Fettinfiltration in den zentralen Azinusabschnitten charakterisiert ist. Dieser Befund soll nach HOFBAUER beständig und charakteristisch sein, was jedoch kaum als zutreffend gelten darf.

Hinsichtlich der peripheren Fettablagerung kennen wir vor allem das Bild, das wir bei Tuberkulösen anzutreffen pflegen (u. a. SPRING). HELLY spricht geradezu von der peripheren Verfettung der Phthisischen.

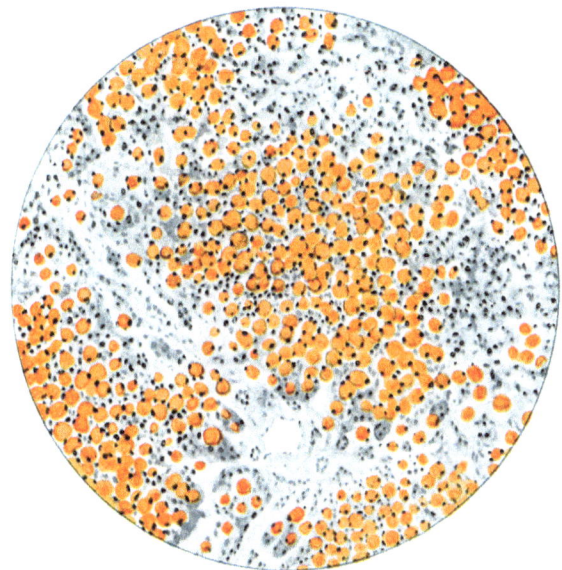

Abb. 8. Fettleber bei Tuberkulose.

Auch bei stark kachektischen Individuen finden sich häufig isoliert höchste Grade großtropfiger Leberverfettung. Hinsichtlich ihrer Entstehung gibt es nach CLAUBERG 2 Theorien. Die eine, die sich vorwiegend auf das Vorkommen der Fettleber bei Lungenphthise und Herzkrankheiten (allgemeine Blausucht) stützt, erblickt in der Herabsetzung der Oxydationsvorgänge im Körper die auslösende Ursache. Dieser sogenannten Oxydationshemmungstheorie steht eine andere gegenüber, die von ROSENFELD vertreten wird. Ausgehend von der Fettleber bei Phosphorvergiftung nimmt ROSENFELD an, daß der von SAIKOWSKY bei dieser Vergiftung beobachtete Glykogenschwund in der Leber eine Einschwemmung von Fett aus den Körperdepots zum Ausgleich dieses Schwundes zur Folge habe. Verallgemeinernd will er dann die anderen Formen der Leberverfettung in entsprechender Weise auf primäre Schädigung des Kohlenhydratstoffwechsels zurückführen. CLAUBERG erklärt beide Theorien für unhaltbar. Er betont, „daß vielmehr die als Ausdruck einer Regel nachgewiesene, offenbar auf Paralysierung durch Gifte beruhende lipolytische Insuffizienz als notwendige Bedingung für das Zustandekommen der Verfettung anzunehmen ist".

Es ist zu betonen, daß dieser Verfettungstypus wohl in weiteren Grenzen als physiologisch zu gelten hat und mit den Verdauungsvorgängen weitgehend in Zusammenhang steht. Für die Beurteilung dieser Bilder als normal mag als weitere Begründung gelten, daß während der Schwangerschaft und der Säugung, also zur Zeit einwandfreier physiologischer Vorgänge, eine Vermehrung des Leberfettes zur Beobachtung kommt. Auch die an sich überraschende Tatsache, daß unter scheinbar gegenteiligen Bedingungen Fettlebern dieses Types gesehen wurden, erschwert die Entscheidung, ob der Prozeß als solcher von vornherein als pathologisch zu gelten hat. Wäre doch sehr wohl denkbar, daß die Leber bei anderweitigen Störungen im Körper bestrebt ist, im Rahmen der ihr zukommenden Funktionen einen Ausgleich zu schaffen. Dabei soll nicht bestritten werden, daß ein Übermaß die Leber schließlich selbst erkranken läßt. Bei allzureichlicher Ernährung insbesondere durch Kohlenhydrate (z. B. bei Trinkern, insbesondere Biertrinkern) mag wohl eine direkte Leberschädigung vorliegen. Wenn wir aber eine Fettleber feststellen bei atrophischen Zuständen des Körpers, bei Tuberkulose (Abb. 8), bei Kachexien jeglicher Art, dann erscheint der obengenannte Gedankengang durchaus annehmbar.

Eine speziellere Betrachtung verdient im Rahmen der Verfettungsvorgang der Leber noch die Beteiligung seitens der KUPFFERschen Sternzellen.

Diese können in solchen Fällen vermehrt sein (KAUFMANN). Doch muß auch für die Sternzellen betont werden, daß diese zum Kapillarsystem gehörigen Zellen, wenn auch in mäßigen Grenzen, Fett enthalten können, wenn sonst keinerlei Veranlassung besteht, eine derartige Leber als krank zu bezeichnen. SCHILLING geht sogar so weit, daß er den Fettgehalt der Sternzellen als beständigen Befund bezeichnet. FISCHER hat auch hier rein statistische Feststellungen gemacht und in seinem Untersuchungsmaterial von 150 Fällen 43mal die Sternzellen völlig fettfrei oder doch nur andeutungsweise fetthaltig gefunden, 59mal bestand reichlicher Fettgehalt, und zwar in sämtlichen Sternzellen, 41mal beschränkte sich der Fettgehalt auf einen Teil der genannten Zellen. Er konnte fernerhin nachweisen, daß zwischen Fettgehalt der Sternzellen und dem der Leberzellen keine Übereinstimmung bestand. In den 43 Fällen völlig oder nahezu fettfreier Sternzellen fand sich in den Leberzellen 19 mal reichlich Fett, 11mal eine mittlere Menge und ebenso oft eine geringe Menge, während in zwei Fällen diesbezügliche Angaben fehlen. Auch ließ sich irgendein Parallelismus zwischen Sternzellenverfettung und einem der genannten Leberverfettungstypen in keiner Weise feststellen. Nur Stauungsvorgänge scheinen einen gewissen Einfluß auszuüben, da immerhin 32mal in allen Sternzellen, 19mal in einem Teile derselben Fett nachweisbar war. SYSAK sah bei 85 untersuchten Lebern des Kindesalters 46mal Verfettung der KUPFFERschen Sternzellen, meist parallel der Leberverfettung, nie aber etwa spezifisch für eine Erkrankung.

Es gilt also auch hier dasselbe, was oben für die Leberzellverfettung gesagt werden mußte. Irgendein Rückschluß, daß Sternzellenverfettung für gewisse Erkrankungen spezifisch sei, ist nicht möglich. Denn auch sie wird mit den verschiedensten ursächlichen Momenten in Verbindung gebracht, die wir oben für Leberzellverfettung angeführt haben (v. PLATEN u. a. Jodoformvergiftung, ASCH, KOCH, ZIEGLER und OBOLOWSKY bei Arsenvergiftung, ELBE u. a. m.). Nur beim Diabetes ist die Verfettung der KUPFFERschen Sternzellen eine derartig ausgesprochene und auch nahezu regelmäßige Erscheinung, daß ihr für diese Erkrankung eine gewisse Bedeutung zugeschrieben werden muß. In diesem Sinne sprechen insbesondere Untersuchungen von RÖSSLE, der einen hochgradigen und gleichmäßigen Fettgehalt der Sternzellen als charakteristisch bezeichnet; HELLY dagegen bestätigt diesen Befund nur in 40% untersuchter

Diabetesfälle, so daß dieses Bild nach seiner Auffassung wohl ein verhältnismäßig häufiges, aber kein charakteristisches ist.

Auch bei Schwangeren findet sich in den genannten Zellen regelmäßig Fett.

Ganz allgemein muß also auch für die Sternzellen gesagt werden, daß ein auslösendes Moment etwaiger Verfettungen bisher noch nicht sicher bekannt ist.

Dem Vorkommen von Fett im Kern der Leberzelle wurde bisher wenig Beachtung geschenkt. WEGELIN fand bei Durchmusterung menschlicher Organe fetthaltige Kerne nur in der Leber. Das Fett tritt in Form größerer und kleinerer rundlicher Tropfen innerhalb der Kerne auf. Die Tropfen sind bald einzeln, bald in der Mehrzahl, oft von einem hellen Hof oder von einem feinen mit Hämalaun gefärbten Saum umgeben. Solche fetthaltige Kerne finden sich in der Leber oft nur vereinzelt. Meist ergaben sich positive Befunde in mäßig oder geringgradig verfetteten Lebern.

Diese Befunde bestätigen das Vorkommen des Kernfettes ebenso wie dasjenige des Kernglykogens und des Kerneisens, außerdem die Ansicht, „daß der Kern nicht ausschließlich der Reparation, dem Wachstum und der Formbildung dient, sondern auch am Stoffumsatz der Zelle teilnehmen kann. Wenn dies verhältnismäßig selten geschieht, so liegt es wohl zum Teil daran, daß der Kern im Zentrum der Zelle liegt und deshalb, wie SCHENK und HEIDENHAIN (Plasma und Zelle, Jena 1907) gemeint haben, von Reizen und Schädigungen weniger getroffen wird als das Protoplasma, zum Teil aber auch an den besonderen Verhältnissen der Kernmembran, deren Kernpermeabilität sich sehr wahrscheinlich von derjenigen der Zellmembran unterscheidet". Auch TANNENBERG bestätigte, daß er die Beteiligung des Kernes an Stoffwechselvorgängen bei Vitalfärbung mit Trypanblau und gleichzeitiger mikroskopischer Beobachtung am Mesenterium des lebenden Tieres beobachtet habe.

Schließlich sei an dieser Stelle noch kurz erwähnt, daß, wenn auch nur in seltenen Fällen, Fettablagerungen in den Epithelien der interlobulären Gallengänge, dem interlobulären Bindegewebe und auch in den Gefäßwänden zur Beobachtung kommen, ohne daß jedoch Beziehungen zu bestimmten übergeordneten Krankheitsvorgängen in der Leber oder in dem Gesamtorganismus nachweisbar wären.

Nach dieser Wiedergabe des Tatsächlichen bedarf es noch kritischer Überlegung und bis zu einem gewissem Grade sachlicher Begründung, warum vielfach die genannten Veränderungen in zwei Hauptgruppen: Degeneration und Infiltration behandelt werden und warum an dieser Stelle von einer derartigen scharfen Trennung abgesehen wurde, ohne jedoch den gegenteiligen Standpunkt zu verwerfen oder gar als irrtümlich zu bezeichnen.

Gewiß ist es wesentlich angenehmer und aus didaktischen Gründen oftmals vorteilhafter, in präzisen wenn auch schematisierten Leitsätzen die Übersicht über einander ähnliche Krankheitsvorgänge und das Verständnis für solche zu erleichtern. Übergangsfälle werden stets der Einreihung in ein Schema Schwierigkeiten entgegenstellen. Wenn aber, wie hier, selbst für die verschiedensten Bilder die durch das Schema beabsichtigte Teilung noch Zweifeln begegnet, dann fragt es sich, ob dieser Versuch der Einteilung noch aufrecht erhalten werden darf. Haben wir uns doch die Frage vorzulegen, ob wir es auf der einen Seite tatsächlich mit Degeneration, auf der anderen Seite unbestritten und nur mit Infiltration zu tun haben.

Um diese Streitfrage zu entscheiden, müssen wir uns darüber verständigen, was wir unter „fettiger Degeneration" verstehen wollen. Es kann keinem Zweifel unterliegen, daß wir damit die Entstehung von Fett meinen, die sich auf Grund eines degenerativen Vorganges vollzieht. Da wir diese Bezeichnung in einen Gegensatz zur Infiltration bringen, behaupten wir weiterhin, daß sich

dieser Vorgang an Ort und Stelle, also in der Zelle selbst, abspielt. Wir müssen
also annehmen, daß eine Umwandlung von Zelleiweiß in Fett stattfindet, ein Vorgang, in dem wir eben den degenerativen Prozeß erkennen würden.
Wir brauchen bei Beantwortung dieser Frage keineswegs nur die Leberzelle
ins Auge zu fassen; können vielmehr ganz allgemein die Verfettung parenchymatöser Organe betrachten. Der Gedanke liegt nahe, daß man zu einer bin-
denden Entscheidung kommt, wenn man das Auftreten von Fett einwandfrei
in Zellen beobachtet, die aus dem allgemeinen Verbande herausgenommen
sind, so daß man ein Auftreten von Fett infolge infiltrativer Ablagerung mit
Sicherheit ausschließen kann. Mit dieser Überlegung haben GROSS und VORPAHL
überlebende Stückchen aus Kaninchenrindenteilchen in Plasma oder Ringer-
lösung aufbewahrt und nach 10—48 Stunden innerhalb einer schmalen Randzone tropfenförmige Gebilde auftreten sehen, die auf Grund der Reaktionen
mit Sudan, Scharlach, Osmium, Nilblau als Neutralfett anzusprechen waren.
Nach den gewählten Versuchsbedingungen mußte also angenommen werden,
daß eine Fettbildung bzw. Umwandlung in der Zelle selbst erfolgt sei, da ja
eine Einwanderung von außen mit Sicherheit ausgeschlossen werden konnte. Die
Erscheinung war an das Leben der Zelle gebunden, da sie ausblieb, wenn die
frischentnommenen Stückchen durch Chloräthyl rasch zum Gefrieren gebracht
wurden. GROSS und VORPAHL glaubten damit den Beweis erbracht zu haben,
daß in den Zellen parenchymatöser Organe Fett auftreten kann, das sicherlich
nicht von außen in sie eingedrungen ist, daß also die Zelle sehr wohl imstande
ist, aus Eiweiß Fett zu bilden. Die Mitwirkung autolytischer Vorgänge hielten
sie für ausgeschlossen. Dies besonders zu betonen lag Veranlassung vor, da
z. B. KAWAMURA, allerdings nur für ein kleines Gebiet pathologischer Fettbildung, eine Umwandlung protoplasmatischer Substanz in freie Lipoidkörper
annahm, wobei es sich vorwiegend um ein Sichtbarmachen der Lipoide oder aber
um Quellung und Entmischung feinverteilter lipoider Körnchen des Protoplasmas handelte. Es sei dies bei autolytischer oder postmortaler Fettbildung
der Fall. Auch WALDVOGEL vertritt auf Grund chemischer und histologischer
Untersuchungen von Hundelebern, welche mehr oder weniger lange der Autolyse in sterilen auf Eis gehaltenen Gefäßen ausgesetzt gewesen waren, die Anschauung, daß die Vorgänge und die Endwirkung der Autolyse toter Organe mit
denjenigen fettig degenerierender Organe gleichgestellt werden könnten. Er
faßte die Fettbildung unter solchen Umständen als eine wirkliche Degeneration, einen Abbau der Eiweißkörper, auf und weist insbesondere darauf hin,
daß im Laufe der Autolyse eine Reihe verschiedener Derivate entstehen und
wieder vergehen. Die Fettsäuren nehmen stark zu, desgl. die Neutralfette und
das Cholesterin. Leuzin und Tyrosin werden frühzeitig in großen Mengen innerhalb der Organteile wie auf ihrer Oberfläche gebildet. Da nun diese Ergebnisse
in Einklang gebracht werden konnten mit Befunden bei phosphorvergifteten
Hunden, liegt die Annahme nahe, daß fettige Degeneration bei Phosphorvergiftung nicht etwa auf Fetttransport aus den Fettlagern des Körpers in die Organe
beruhe, da hier ein solcher Transport bei der Autolyse ausgeschlossen sei. Demgegenüber wies KRAUS nach, daß eine Fettneubildung in autolytischen Organen
nicht statthat, daß vielmehr die scheinbaren Bilder der Verfettung nur durch
Umlagerung der in der Zelle schon vorhandenen Substanzen bedingt sein können.
„Eine Fettbildung aus Eiweißzerfall im Sinne des alten Begriffs der fettigen
Degeneration liegt auch bei der Autolyse nicht vor." Immerhin werden durch
die Zerfallsprodukte im Protoplasma fettartige Stoffe zur Sichtbarkeit gebracht (E. ALBRECHT).
    Die aus solchen Befunden gezogenen Schlußfolgerungen wurden auf der
anderen Seite nicht anerkannt. So behaupten z. B. MUNK und ROTHER in

Erwiderung der GROSS-VORPAHLschen Mitteilung, daß „von einer Fettbildung bei der Durchspülung keine Rede sein" könne. CAVAZZA und andere stehen ohne weiteres auf dem Standpunkte, daß bei Phosphorvergiftung ebenso wie bei Vergiftung mit Arsen, Pulogon usw. das Fett, das sich in der Zelle der degenerierten Organe findet, seinen Ursprung außerhalb dieser Zellen selbst hat, also von dem vorgebildeten Fett des Organismus stammt (GOLDBERG, ROSENFELD, SCHWALBE, WUTTIG). Damit wäre also bei der sogenannten Fettdegeneration das Fett auf infiltrativem Wege an Ort und Stelle gelangt. Die Annahme einer Umwandlung von Eiweiß in Fett, auch unter physiologischen Bedingungen, wäre abzulehnen. Es darf ganz allgemein gesagt werden, daß heute, ohne daß etwa das letzte Wort gesprochen wäre, die Anschauung im allgemeinen dahingeht, daß das in den Zellen nachweisbare Fett aus den Fettdepots des Körpers oder dem Nahrungsfett stammt, da zum mindesten ein Beweis für den chemischen Umsatz von Eiweiß in Fett, so wie er im Körper vorsichgehen könnte, d. h. also unter Ausschluß von Bakterien (HERXHEIMER) noch keineswegs erbracht ist.

Für diese Vorgänge ist also erforderliche Voraussetzung: Umlauf, d. h. Transport des Fettes im Säftestrom und Stoffwechseltätigkeit der Zelle selbst, damit sich diese mit Fett anfüllt.

Es stammt also das Fett aus dem Säftestrom und seine Ablagerung bedeutet in gewissen Grenzen nur ein Zeichen für die Erkrankung. Dabei darf angenommen werden, daß die verschiedenen Formen der Lokalisation des Fettes zum Ausdruck bringen, daß die jeweiligen Läppchenabschnitte funktionell verschieden zu bewerten sind.

Wir haben es also auch bei der bisher als degenerative Form bezeichneten Art der Verfettung so gut wie sicher mit infiltrativem Fett zu tun. Beide Formen sind aber insofern unterschiedlich, als im einen Falle die Infiltration, d. h. die Aufnahme von Fett in einer sonst erhaltenen oder doch nur wenig geschädigten (Degeneration!) Leberzelle vorliegt, während im anderen Falle die Zelle in hohem Grade geschädigt ist, wobei aber das Fett Symptom und wohl auch gradmäßiger Ausdruck der Schädigung ist. Wenn wir in diesem Sinne die Bezeichnungen Fettdegeneration und Fettinfiltration beibehalten, wird gewiß nichts dagegen einzuwenden sein. Statt der Bezeichnung „fettige Degeneration" wäre allerdings besser die Bezeichnung degenerative Verfettung zu wählen. DIETRICH, der diesen Vorschlag unterbreitet, äußert sich in diesem Zusammenhange: „Dabei ist die Entscheidung, ob dieses Fett aus dem Blutstrom aufgenommen und nur von den geschädigten Zellen nicht verarbeitet ist, oder ob es aus dem Gerüst der Zelle selbst als Zeichen der inneren Umwälzung in Erscheinung tritt, eine Frage zweiter Ordnung." Fettinfiltration im engeren Sinne würde dann nur beschränkt werden auf die Fälle, wo bei erhöhter Zufuhr die Zelle ohne selbst geschädigt zu sein, mehr Fett aufspeichert. Als dritte Form kennt DIETRICH dann noch die Fettresorption, die nur im Verhältnis zum benachbarten Gewebe erkannt werden kann.

Somit sehen wir, daß die Ablagerung von Fett beurteilt werden muß unter Berücksichtigung aller Verhältnisse des betreffenden Organes und des gesamten Körpers. Nach DIETRICH kämen folgende Möglichkeiten in Betracht.

1. Es kann die Ablagerung bedingt sein durch allgemeine Störungen des Stoffwechsels mit vermehrter Zufuhr des Fettes (Diabetes),

2. Kann Gewebszerstörung in einigen Organen vermehrte Zufuhr zu anderen bewirken (Fettwanderung bei Vergiftungen).

3. Kann Fett Störungen des Stoffwechsels der Leberzelle selbst anzeigen, indem es in physiologischem Maße aufgenommen, aber nicht verbraucht wird.

4. Tritt Fett auf beim Untergang der Zellen, lokal und aus den fettartigen Substanzen der Zelle selbst, aber nicht allein durch Autolyse, sondern unter dem Einfluß des Organismus.

5. Zeigt Fettablagerung in der Umgebung abgestorbener Gewebe Resorptionsprozesse an (resorptive Verfettung).

Da somit je nach Stellungnahme dieser oder jener Bezeichnung der Vorzug gegeben wird, erscheint eine indifferente Benennung am zweckmäßigten. KRAUS sprach von „Fettmetamorphose" und bezeichnete damit einen Prozeß, den RIBBERT folgendermaßen formuliert:

„Wir verstehen darunter jede Schädigung der Zellen, bei der entweder in ihnen schon vorhandenes oder aus verwandten Stoffen gebildetes oder aus dem Blut aufgenommenes Fett nicht verbrannt wird, sondern in Tropfenform sichtbar wird oder sich anhäuft." Hierbei bleibt höchstens fraglich, ob eine sogenannte tropfige Entmischung im Zellprotoplasma mit Infiltration etwas zu tun hat, wie andererseits nicht mit Sicherheit gesagt werden darf, daß jede Zelle, die Fett enthält, geschädigt ist. Man gewinnt mithin den Eindruck, daß eine scharfe Trennung und Formulierung kaum je möglich sein wird. Die Notwendigkeit einer solchen Einschränkung ist schon deshalb zu erwarten, weil physiologischer und pathologischer Fettgehalt in zahlreichen Fällen nicht auseinander gehalten werden kann. Der Gedanke liegt nahe, daß je nach Lage der Gesamtverhältnisse des Organismus ein und dasselbe Bild bald einmal als physiologisch, bald einmal als pathologisch zu gelten hat, wobei selbstredend die spezifische Zellfunktion, ihr Erhaltensein bzw. ihre Beeinträchtigung entscheidendes Moment bedeutet. Müssen wir doch ohne weiteres zugeben, daß der jeweilige, vielleicht sogar beträchtliche Fettgehalt der Leber, uns bei zahlreichen Sektionen selbst bei kritischer Beurteilung des Gesamtfalles oft nur als nebensächlich, in anderen Fällen aber bedeutungsvoll erscheint. Eine Entscheidung wird auf der Basis morphologischer Untersuchungen nicht zu erwarten sein, wohl aber versprechen funktionsanalytische Methoden dereinst einmal Klärung und Lösung.

Von diesem Ziele sind wir noch weit entfernt. Nicht mit Unrecht spricht daher E. PETRI bei Mitteilung von Fällen von Pilz-, Chloroform-, Phosphor- und Arsenvergiftung im Hinblick auf Morphologie und Chemie der Fett- und Lipoidsubstanzen (ASCHOFF, KUTSCHERA-AICHBERGEN u. a.) von einer förmlichen „Anarchie im Ablauf des Fettstoffwechsels". PETRI betont, daß fast alle im Haushalt des Körpers vorkommenden Fett- und Lipoidstoffe zur Ablagerung kommen, wobei innere und äußere Einflüsse als gleichwertig gelten können.

Die Tatsache, daß in Bezirken mit ausgesprochener Nekrose Fettstoffe so gut wie ganz fehlen, erklärt PETRI mit der Schnelligkeit des eintretenden Zelltodes, so daß es gar nicht zur Bildung von Fettstoffen kommen kann. Oder aber vorhanden gewesene Fettstoffe werden beim Zerfall der Zellen frei und vom Säftestrom fortgeführt. Diese Annahme erscheint jedoch unwahrscheinlich, da nicht ersichtlich ist, warum es dann nicht gelingen sollte, in der Umgebung eben in Auflösung begriffener aber noch erkennbarer Zellen größere Mengen von Fettstoffen nachzuweisen.

Auch die Heranziehung von Tierversuchen, wie es E. K. WOLFF tat, mahnt hinsichtlich etwaiger Rückschlüsse zur Vorsicht. Schon die Wahl der Versuchstiere ist schwierig, da manche Tiere schon physiologisch reichlich, andere kaum oder gar kein Fett enthalten, auch nicht zur Ablagerung von Fett in der Leber neigen. Eine weitere Schwierigkeit besteht darin, daß es kaum gelingt, Lebern von Versuchstieren etwa durch Hungerperioden fettfrei zu machen. Dazu kommt, daß durch Hungern die Zellvitalität geschädigt wird und damit eine veränderte Reaktionsweise einsetzt. WOLFF kommt auf Grund seiner Hunger-

und Fütterungsversuche zu dem Ergebnis, daß der Gehalt der Leberzellen an sichtbaren Neutralfetten von der Menge des mit dem Blut- oder Lymphstrom zugeführten Fettes abhängig ist und entsprechend der rhythmischen Verdauungs- und Hungerverfettung schwankt. Dies gilt unter der Voraussetzung der ungestörten Funktion der Leberzellen. Im Gegensatz dazu muß eine Verfettung bei normalem Angebot auf gestörte Zelleistung bezogen werden, wie sie bei manchen Vergiftungen, Infektionen, Kreislaufsstörungen, Hitzeeinwirkungen und dergleichen anzunehmen ist.

Hinsichtlich einer allgemein orientierenden Abhandlung über „die pathologische Verfettung" verweise ich auf L. ASCHOFFs „Vorträge über Pathologie" (Jena: G. Fischer 1925).

Abschließend wäre noch einiger Leberveränderungen zu gedenken, die bereits makroskopisch auffallen, einschlägig zu sein scheinen, aber nur zum Teil mit Leberverfettung etwas zu tun haben.

In Betracht kommt vor allem das Bild der sogenannten „septischen Leberfleckung", auf das vor allem HELLY aufmerksam gemacht hat. Es ist bekannt, daß die Leichenlebern häufig ein eigenartig geflecktes Aussehen aufweisen. Es kann dies in zweierlei Form der Fall sein. Entweder sind die Flecken nur oberflächlich, leicht durch Druck hervorzurufen, unscharf begrenzt und bei Manipulationen mit dem Organ unbeständig. Dann handelt es sich nur um unregelmäßige Blutverteilung bzw. Anämie infolge von Druckwirkung, eine Annahme, die auch FISCHER bestätigt, der ausdrücklich betont, daß hinsichtlich des Fettgehaltes gegen die Umgebung kein Unterschied besteht, daß aber der Blutgehalt ein deutlich verschiedener sei.

Oder aber die Flecken reichen weit in das Parenchym und finden sich in diesem auch ohne Zusammenhang mit der Oberfläche, sind unregelmäßig, im übrigen aber scharf begrenzt, lassen sich weder durch Druck hervorrufen noch auch bei Hantierung mit dem Organ zum Verschwinden bringen. Makroskopisch und noch deutlicher mikroskopisch zeigen sie sich um die Zentren der Blutzufuhr herum angeordnet, lassen mehr oder minder deutlich trübe Schwellung der Leberzelle innerhalb der Fleckung und Leberödem erkennen. Da diese Formen insbesondere bei gleichzeitig bestehenden bakteriämischen und septischen Zuständen zur Beobachtung kamen, wurde ihnen die genannte Bezeichnung gegeben. Sie fehlen bei höhergradiger parenchymatöser Degeneration und mithin bei chronischer Sepsis.

Ferner wären zu erwähnen eigenartige inselförmige Bezirke von Fetteinlagerung. Es sind dies unregelmäßige im Parenchym, vornehmlich an den Läppchenrändern liegende Bezirke, die oft gegen die Nachbarschaft an einer Seite scharf begrenzt sind, während die Gegenseite einen allmählichen Übergang aufweist. Solche Herde zeigen hinsichtlich des Fettgehaltes deutlich andersartigen Typus als die evtl. auch fetthaltige Umgebung. In der Regel besteht großtropfige Form der Fettablagerung.

Hierher gehören auch Mitteilungen HUGUENINs über Verfettungsherde der Leber, wie sie nach seiner Angabe bisher nicht beschrieben worden sind. Er unterscheidet zweierlei Veränderungen, und zwar solche, die bei gesunden Individuen zur Beobachtung kamen und solche, die sich in der Leber von Menschen und Tieren fanden, die an einer akuten Infektionskrankheit zugrunde gegangen sind.

Zur 1. Gruppe gehören Befunde bei Unfallverstorbenen. Die an der Oberfläche des Organes befindlichen Herde sind weiß, scharf abgegrenzt, wenn auch unregelmäßig. Der Durchmesser beträgt auf der Oberfläche bis zu 3 cm, während die Höhe auf der Schnittfläche höchstens 15 mm ausmacht. Die Abgrenzung auf der Schnittfläche ist unregelmäßig, zackig, die Form auf der Oberfläche bald rund, bald viereckig, bald dreieckig, stets sehr unregelmäßig. Die Konsistenz ist weich. Man findet dabei konvexe, konkave, scharfe und stumpfe Ränder. Bei Menschen bevorzugen diese Herde die Konvexität rechts und links vom Ligamentum suspensorium. Genese und Schicksal dieser Herde ist vorerst fraglich.

Im Gegensatze hierzu sind die nach Infektionskrankheiten festgestellten Herde, die ebenfalls aus Neutralfetten bestehen, nicht an die Läppchenzeichnung gebunden. Sie enthalten pyknotische Kerne, manchmal findet sich vollständige Kernauflösung. Häufig bestehen im interazinösen Gewebe Lymphzelleinlagerungen. Solche Herde sind nicht völlig restitutionsfähig. Sie hinterlassen Spuren in Form umschriebener Zirrhosen.

Über umschriebene Fettknoten berichtet Euffinger. Es handelt sich dabei um eigenartige Fälle ganz umschriebener Verfettung größerer Lebergewebsbezirke in Form von multiplengeschwulstförmig vortretenden Fettknoten, Veränderungen, die als Reste einer ehemals schweren allgemeinen Fettleber aufgefaßt werden.

Hierher gehören dürfte auch eine Beobachtung Pilliets, der eine umschriebene fettige Degeneration des Spigelschen Lappens sah.

Bei teilweisem Schwund des Fettes aus einer Fettleber kommt es zu dem Bilde der „abgemagerten Fettleber". Unebenheit der Oberfläche, Felderung der Schnittfläche, Einsenken der Stellen des Fettschwundes geben zu Verwechslungen mit zirrhotischen Prozessen Anlaß, obwohl eine Verbreiterung und Zunahme des Bindegewebes völlig fehlt (Sternberg).

Weiterhin kennen wir in der Leber die

c) hyaline und amyloide Ablagerung.

Eine besondere Besprechung der hyalinen Ablagerung kann sehr kurz sein, da im Schrifttum sehr wenig darüber vorliegt. Es ist gewiß nicht zu bestreiten, daß auch in der Leber diesbezügliche Veränderungen vorkommen können. Aber sie scheinen eine nur untergeordnete Rolle zu spielen. Dazu kommt, daß die Frage des Hyalins auch heute noch keineswegs als restlos beantwortet werden darf. Schreibt doch z. B. noch in diesem Handbuch Lubarsch (Bd. 1, Teil II, S. 458): Das Hyalin ist bekanntlich weder morphologisch noch chemisch, noch der Entstehung nach etwas Einheitliches. Immerhin will mir die vor 30 Jahren von mir vorgeschlagene Einteilung in zwei Hauptgruppen — das intrazellulär gebildete sekretorische — oder degenerative und das extrazellulär gebildete Gerinnungshyalin — zur Übersicht recht zweckmäßig erscheinen, besonders auch deswegen, weil diese beiden Gruppen auch im allgemeinen durch verschiedene Gestaltungen unterschiedlich sind — das intrazellulär gebildete vorwiegend in Gestalt von Kugeln, Tropfen und Schollen, das extrazelluläre vorwiegend in Gestalt von verzweigten Balken und Strängen auftritt, die natürlich in Schnitten auch Ringformen annehmen können. Gemeinsames Kennzeichen aller hyalinen Gebilde ist die gleichartige (homogene) Beschaffenheit und vollkommene Durchsichtigkeit, ihre Unlöslichkeit in Wasser und Alkohol, größere Widerstandsfähigkeit gegen alle eiweißlösende Chemikalien (Säuren, Alkalien; Fermente) und die Neigung, saure Anilinfarbstoffe anzunehmen.

Die hyaline Degeneration, die Recklinghausen besonders in den Wandungen feiner Kapillaren und in der Membrana interna von Gefäßen stärkeren Kalibers studiert hat, entspricht nach Cornil und Ranvier bzw. Brault und Legry den Veränderungen der Bindegewebsfasern. Sie ist, so lesen wir dort, sehr verschieden von der Degeneration, die von zahlreichen Forschern in dem Zellprotoplasma und besonders in dem der Leberzellen beschrieben worden ist.

Diese Degeneration erscheint hier unter der Form einer durchsichtigen homogenen Substanz, die sich von der „blasigen Degeneration" französischer Forscher (Koagulationsnekrose der deutschen Forscher) durch ihre Affinität zu gewissen Farbstoffen unterscheidet. Diese Veränderungen werden gut gezeichnet durch Färbung mit Eosin und Fuchsin, in geringerem Maße durch Pikrokarmin, nur schwach durch Hämatoxylin. Der Kern braucht nicht immer vollkommen aufgelöst zu sein; seine Umrisse sind zuweilen noch während einer gewissen Zeit im Zelleib nachweisbar. Die hyaline Degeneration bietet mit den anderen albuminoiden Degenerationen und insbesondere mit der amyloiden Degeneration noch recht wenig erforschte Eigenschaften. Es besteht eine ganze Reihe von Zwischenformen zwischen diesen typischen Erscheinungen. Soweit die französischen Verfasser. Von Einzelangaben sind aus älterem Schrifttum die von KLIEN und LUBARSCH über Vorkommen von „RUSSELschen Farbenkörperchen" im Leberbindegewebe und aus neuerer Zeit die von WEGELIN und MALLORY über den Befund hyaliner Körper- und Leberzellen zu erwähnen. In allen Fällen hat es sich also um intrazellulär gebildetes sekretorisches Hyalin im Sinne LUBARSCHs gehandelt, bei KLIEN und LUBARSCH um konjunktivales, bei WEGELIN um epitheliales; auch bei MALLORYs „hyalin-tropfiger Entartung", die er bei alkoholischer Leberzirrhose beschreibt, handelt es sich darum.

Was nun die amyloide Ablagerung betrifft, so kommt sie in der Regel als Teilerscheinung der Amyloiderkrankung anderer Organe zur Beobachtung. Entgegen vielfachen Behauptungen sei an dieser Stelle festgelegt, daß die Leber nicht zu den am häufigsten befallenen Organen gehört, vielmehr nach Milz, Niere und Nebenniere erst an vierter Stelle steht. Äußerst selten ist isolierte Amyloiderkrankung der Leber (EIGER), ebenso selten ein in umschriebenen Partien auftretendes sogenanntes lokales Amyloid der Leber.

Die Amyloidleber findet sich als Folgeerkrankung schwerer allgemeiner zu Anämie und Kachexie führenden Ernährungsstörungen. Chronische Eiterungen, besonders der Knochen und Gelenke, Tuberkulose, Syphilis, Malaria, Leukämie usf. wären hier zu nennen.

Bei stärkeren Graden von Amyloid ist der makroskopische Befund der sogenannten Speckleber augenfällig, während im geringeren Grade oft erst das Vorhandensein von Milz- oder Nierenamyloid das Augenmerk auf einen gleichartigen Befund der Leber richtet. Häufig ist die Diagnose nur mikroskopisch möglich.

Die Leber kann ungeheure Größe erreichen. Ist dies nicht der Fall, so macht sich doch eine Vermehrung des Gewichtes und der Konsistenz deutlich bemerkbar. Ihre Ränder sind glasig, durchscheinend, stumpf bzw. leicht abgerundet, das Gewebe speckig, glänzend, eigenartig brüchig. Die Oberfläche der Leber ist glatt, die Konsistenz derb, unelastisch. Die Erkrankung betrifft in der Regel das ganze Organ, wenn auch der Grad ein wechselnder sein kann. Fett, Ikterus usw. können den blaßgrauen bis graubräunlichen Farbton der Schnittfläche der Amyloidleber entsprechend beeinflussen. In ersterem Falle wechseln die durchscheinenden blaßgrauen Amyloidstellen ab mit den gelblich gefärbten getrübten nicht durchscheinenden verfetteten Teilen; bei Ikterus sind vor allem die zentralen Läppchenteile ikterisch verfärbt. Die üblichen Amyloidreaktionen finden auch bei der Leber Anwendung und lassen die Frage nach dem Vorhandensein von Amyloid oft schon makroskopisch beantworten. Bei Behandlung der Schnittfläche mit Jodjodkaliumlösung zeigt sich nach Abspülen mit Wasser eine deutliche Braunfärbung der amyloiden Stellen, während im Gegensatze hierzu die nicht amyloiden Teile blaßgelblichen Farbton aufweisen.

Das mikroskopische Bild erklärt sich mit der allgemeinen Erfahrung, daß die Ablagerung des Amyloids an die Blutgefäße und den begleitenden Bindegewebsapparat gebunden ist. Die scholligen Amyloidmassen liegen in der Wand der Kapillaren bzw. zwischen diesen und den Leberzellen, mithin in den dort befindlichen Lymph- bzw. Saftspalten (HUECK). Die ersten Anfänge spielen sich häufig in der sogenannten intermediären Zone ab, d. h. in dem Raume, zwischen Zentrum und Peripherie des Läppchens. Oft schon in diesem Stadium gelingt der makroskopische Nachweis mit LUGOLscher Lösung, wobei die Lagerung in der Intermediärzone bei den gegebenen Farbengegensätzen ein eigenartiges Bild bedingt. Von hier aus erfolgt die weitere Ausbreitung peripherwärts, in der Regel weniger schnell und ausgesprochen gegen das Zentrum hin. In anderen Fällen sind es die interlobularen Arterien, die den Erkrankungsprozeß der Leber einleiten. Man findet in derartigen Fällen eine mehr oder minder feinschollige Ablagerung der Amyloide zwischen den Elementen der Media. Im Falle EIGER handelte es sich bei dieser Lokalisation zudem um isoliertes Leberamyloid. Es waren fast ausschließlich die großen Arterienäste erkrankt; die kleineren waren meistens auch ergriffen, die Kapillaren zeigten jedoch nirgends auch nur Spuren von Amyloid. Die Venen (Äste der Vena portae) ergaben stellenweise spezifische Färbung; die Zentralvenen waren frei. In Hämalauneosinpräparaten waren in den Gefäßwandungen, nämlich an der Stelle der Media in kleinerer und größerer Menge einzelne homogene rosa Schollen mit mittlerem Glanze sichtbar. Die Größe der Schollen

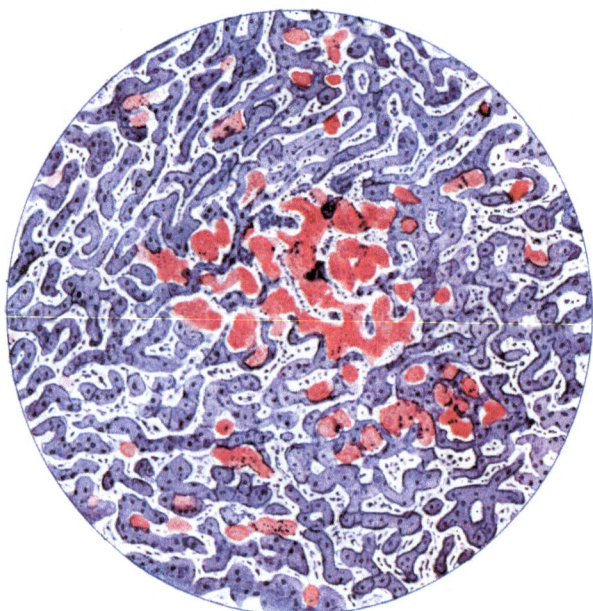

Abb. 9. Amyloid der Leber. Färbung mit Methylviolett.

wechselte. Die kleineren bildeten eine Art Perlschnur, die die Gefäßlichtung umgab. Die größeren Schollen bildeten bei dieser Lagerung einen homogenen Ring, der das Gefäßlichtung verengte. Bei weiterem Fortschreiten breitet sich der Prozeß auf die Umgebung der intralobularen Blutkapillaren aus. Auch hier handelt es sich morphologisch um Ablagerung in Schollen, zum Teil aber auch klumpigen Massen.

Weniger häufig ist die Zentralvene Sitz der primären Ablagerung. Auch die zwischen den Läppchen gelegenen Pfortaderäste oder aber die Läppchenränder können Sitz des Krankheitsbeginnes bzw. Hauptsitz der Veränderung sein.

Wir sehen mithin, daß das mikroskopische Bild für geringe Grade des Amyloids der Leber zahlreiche Mannigfaltigkeiten aufweist. Je stärker die Ablagerung wird, je hochgradiger infolgedessen die sekundären Folgen im Leberparenchym werden, desto mehr nähern wir uns dem typischen, differentialdiagnostisch ohne Schwierigkeit erkennbaren Bilde des Leberamyloids, der sogenannten Speckleber, von der selbst dickere Scheiben eigenartig homogen, durchscheinend, wie aufgehellt, erscheinen.

Das hier gegebene Bild wiederholt sich im Rahmen der angedeuteten möglichen Unterschiede in allen Fällen, sei es, daß allgemeine Amyloidose oder isoliertes Leberamyloid vorliegt. Es kann infolgedessen nicht überraschen, wenn die Literatur für das hier zu behandelnde Organ nach erfolgter Festlegung des makro- und mikroskopischen Bildes grundsätzlich Neues oder auch nur Besonderes in den letzten Jahren nicht mehr gebracht hat. Alle übrigen Fragen, wie Vorkommen bzw. Entstehung des Amyloids unter Einschluß experimenteller Forschung (u. a. FRANK, LUBARSCH, DAVIDSOHN, MEYER und WOLF, M. B. SCHMIDT, DOMAGK), chemische Zusammensetzung des Amyloids (u. a. LEUPOLD), damit zusammenhängend färberische und chemische Reaktionen betreffen das Amyloid im allgemeinen und gehören nicht in das Gebiet der speziellen

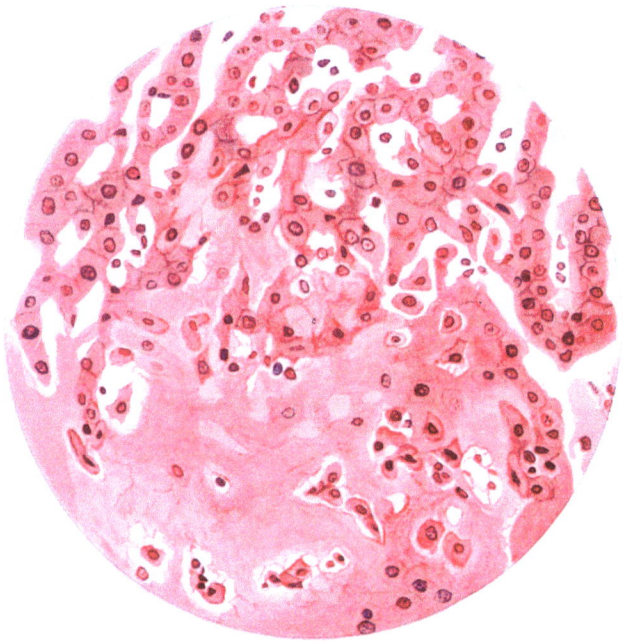

Abb. 10. Amyloid der Leber. Färbung mit Hämatoxylin-Eosin.

Betrachtung einzelner Organe. Die allmähliche fortschreitende Ausbreitung kann schließlich das gesamte Läppchen ergreifen. Zentrale Teile werden meist früher als periphere ergriffen.

Die Folge dieses Vorganges ist die zunehmende Schädigung des Leberparenchyms. Die Leberzellen werden gepreßt, werden druckatrophisch, können aber sonst auch fettig oder albuminös zugrunde gehen, so daß schließlich an Stelle der ursprünglichen Leberzelle homogene Amyloidmassen gefunden werden. Übergangsstadien lehren, daß die Leberzelle als solche nicht amyloid erkrankt. Die Parenchymzelle wird nur sekundär in Mitleidenschaft gezogen.

Bei den schweren gesundheitlichen Allgemeinschädigungen, die im Laufe der Kriegs- und Nachkriegsjahre zu beobachten waren, lag die Befürchtung nahe, daß eine absolute Vermehrung der Gesamtzahl von Amyloiderkrankungen eintreten werde. SCHRANK, der dieser Frage besondere Beachtung schenkte, konnte feststellen, daß in der Nachkriegszeit eine Zunahme nicht zu verzeichnen war, fand aber, daß bei Berücksichtigung der einzelnen von Amyloid betroffenen Organe gerade die Leber — in geringerem Maße auch Milz und Niere — hinsichtlich Zahl der Fälle und Schwere der Erkrankungen eine Zunahme aufzuweisen hatte. Ob und inwieweit hierbei der Zunahme der Tuberkulosefälle Bedeutung beizumessen ist, bleibt offene Frage.

Trotz großer Fortschritte — auch in experimenteller Hinsicht (s. unten) — bleiben in der Frage der Amyloidablagerung noch viele Unklarheiten. So führt LUBARSCH aus: Nicht einmal das ist geklärt, worauf eigentlich die besonderen färberischen und als mikrochemisch betrachteten Eigentümlichkeiten, die allein das Amyloid von dem „Gerinnungshyalin" unterscheiden, beruhen und noch viel weniger die so ungleichmäßige und wechselnde Lokalisation der Ablagerungen und das Verschontbleiben oder doch nur ausnahmsweise Befallenwerden gewisser Organe wie Zentralnervensystem, Lungen, willkürliche Muskulatur.

Von besonderem Interesse sind daher Fälle, in denen das umgekehrte Verhältnis herrscht, die großen sog. „parenchymatösen Organe" ganz oder fast ganz verschont geblieben, die sonst verschont bleibenden dagegen in erheblichem Maße ergriffen sind.

So berichtet z. B. LUBARSCH über den Befund bei einem 54jährigen Manne, bei dem Milz, Nieren, Nebennieren, Leber, Darmschleimhaut und Speicheldrüse fast völlig verschont geblieben waren, während sonst gar nicht oder gering beteiligte Organe wie Herz, Lungen, quergestreifte und glatte Muskulatur, Haut, seröse Häute usw. mächtige Ablagerungen in Knötchen oder knotenförmiger Beschaffenheit aufwiesen. Die uns angehende Leber zeigte nur in den im Zwischenbindegewebe liegenden Schlagadern starke Amyloidablagerungen, während die Kapillaren völlig frei geblieben waren. Vorwiegend waren demnach die größeren Schlag- und Blutadern in ihren muskelhaltigen Schichten Sitz stärkster Amyloidablagerungen. Von allgemeinem Interesse ist ferner die Tatsache, daß der Ausfall der chemischen Reaktionen Abweichungen zeigte, und vor allem, daß eine irgendwie in Betracht kommende Grundkrankheit fehlte.

Bei einem zweiten Falle, der eine 68jährige Frau betraf, mit der eben geschilderten Beobachtung grundsätzlich übereinstimmte, bei dem Furunkulose als Grundkrankheit gelten durfte, fand sich in der Leber neben vereinzelten Sternzellenlipoidablagerungen starkes Amyloid in den interlobulären Arterien, während die Venen an Kapillaren ganz frei waren.

Ein dritter Fall betraf einen 45jährigen Mann, bei dem langdauernde Eiterungen vorausgegangen waren. Auch bei ihm waren bei Neigung zu knötchenförmiger Zusammenlagerung des Amyloids glatte und quergestreifte Muskulatur bevorzugt. Die Leber war braun-atrophisch. Die interlobulären Schlagadern zeigten starkes Amyloid; die Venen waren frei; Kapillaramyloid fand sich nur ganz vereinzelt.

Wir erkennen aus diesen Fällen, daß die Topographie amyloider Ablagerungen sowohl im Rahmen des Gesamtorganismus wie auch im einzelnen Organ sehr unterschiedlich sein kann, sehen, daß in chemischer Hinsicht (Ausfall der Reaktionen) noch keine Einheitlichkeit besteht, und schließlich, daß die allgemein interessierende Frage der auslösenden Grundursache noch immer nicht lückenlos beantwortet werden konnte.

In diesem Zusammenhang sei eine einschlägige Beobachtung erwähnt, die wir EPPINGER verdanken. Sie steht vorerst vereinzelt da. Ein 17jähriges Mädchen, bei dem klinisch starke Vergrößerung von Milz und Leber bestand, myeloische Leukämie angenommen worden war, starb unter den Zeichen einer Urämie.

Die Sektion ergab eine schwere Amyloidose in Milz und Leber. Besonders merkwürdig war das Verhalten des linken Leberlappens. Während der rechte Anteil eine glatte Oberfläche darbot, zeigte der linke das Bild einer Leber, die gleichsam von Gewächsmetastasen durchsetzt war. An einer Stelle wölbte sich ein hellgelblicher Knoten vor; am Durchschnitte drang dieser gelbliche wie Bernstein etwas durchscheinende Tumor tief in das Parenchym ein; eine scharfe Abgrenzung gegen die Umgebung war nicht zu ermitteln. Der gleichmäßig verfärbte und in ihm einheitlich erscheinende Knoten war über mannsfaustgroß. Wurden dünne Scheiben geschnitten, so erwies sich das Gebilde als ein schwer schneidbares. Es zeigte sich ein beträchtlich stärkerer Widerstand als ihn die schon ohnehin derbe Leber darbot. Die abgetragenen Scheiben waren durchsichtig.

Histologisch vermißte man jegliche zellige Zusammensetzung. Das Ganze bot eine gleichmäßige, wie gallertig aussehende Struktur; an den meisten Stellen war das Gefüge nicht einmal faserig. Gegenüber Eosin zeigte sich der Schnitt sehr aufnahmefähig, gegenüber Hämatoxylin wieder gar nicht. Schnitte aus den Randteilen des Knotens ließen Veränderungen erkennen, die sehr an Amyloid erinnern. Die Reaktionen für Amyloid waren charakteristisch. Mit Gentianaviolett färbte sich der Schnitt leuchtendrot. Auf Jod-Schwefelsäure reagierte er mit dunkelblauer Färbung. Die Milz zeigte das typische Bild der Sagomilz.

Geringe Andeutungen von Amyloid zeigten sich noch im Herzen und in der Darmwand.

Irgendein ursächliches Moment, tuberkulöse Drüsen, verborgene Eiterherde oder dgl. fanden sich nicht.

Das Merkwürdige war also, daß es zur Bildung einer Art von amyloider Neubildung gekommen war, oder besser gesagt, zur Anhäufung eines eigentümlichen Gebildes, das sich histologisch ganz ähnlich verhielt wie eben Amyloid. Mikroskopisch bestand ein allmählicher Übergang zwischen amyloidentarteter Leber und jenem indifferenten Gewebe, das die Amyloidreaktion gab.

Von besonderem Interesse ist weiterhin eine Beobachtung von HERZENBERG über vitale Färbung des Amyloids. Bei einem 24jährigen jungen Manne, der an allgemeiner Amyloidose bei Tuberkulose verstorben war, fanden sich sämtliche von Amyloid befallenen Teile rosarot gefärbt. Diese Veränderung war auf eine vor dem Tode ausgeführte Einspritzung von 10 ccm einer $1^0/_0$igen Kongorotlösung in Blutadern zurückzuführen.

Im Experiment versuchte HERZENBERG festzustellen, ob die Kongorotlösung ausschließlich das Amyloid färbt. Bei Mäuseinjektionsversuchen ergab sich, daß der Farbstoff völlig wieder ausgeschieden wurde, und daß offenbar das Amyloid der einzige Stoff ist, die von Kongorot vital gefärbt wird. Ein Versuch der Vitalfärbung mit Trypanblau bei einer Amyloidmaus ergab, daß sich das Amyloid mit Trypanblau ebenfalls darstellen läßt, wobei anzunehmen ist, daß es den Farbstoff aus dem Blute abfiltriert und festhält.

Obwohl an dieser Stelle nur speziellere Befunde der Leber näher ausgeführt werden sollen, sei doch mit wenigen Worten ein Hinweis gegeben auf experimentelle Untersuchungen, die in den letzten Jahren die ganze Amyloidforschung in neue Bahnen gelenkt haben. Bisher war es gelungen, bei Tieren Amyloid durch Eiterungen, Infektionen mit Kokken, abgetöteten Bakterien, durch Filtrate von Kulturen usw. auch durch übertragene Geschwülste (LUBARSCH) zu erzeugen. KUCZYNSKI zeigte nun, daß dies auch durch Einverleibung bestimmter Eiweißstoffe erreicht werden kann. Er gelangte zu der Überzeugung, daß eine Überschwemmung des Organismus mit abbaubedürftigem Material die Amyloidose hervorrufe, ein Moment, das auch bei der Entstehung des Amyloids bei Eiterungen usw. maßgebend sei. Es gelang KUCZYNSKI mit Kasein wie mit vorsichtig abgebautem Kasein typische Amyloiderkrankung zu erzeugen, und zwar bei parenteraler Einverleibung stets, bei enteraler weniger regelmäßig.

In einer gewissen Inkubationszeit „kommt es zu einer allgemeinen Sättigung der Säfte mit den Spaltprodukten des ganz ungeheuerlich gesteigerten Eiweiß-abbaus. An den Orten dieser Dissimilation fallen dann die schwerlöslichen Abbauprodukte in dem Augenblicke aus, wo ihre Löslichkeit wirklich über-schritten wird". Auch die Frage der Rückbildungsfähigkeit des Amyloids glaubte KUCZYNSKI in positivem Sinne beantworten zu können, eine Anschauung die jedoch noch keine rückhaltlose Zustimmung gefunden hat (LETTERER, LEUPOLD, andererseits MORGENSTERN). Jedoch durch die sehr bedeutungs-vollen Untersuchungen WALDENSTRÖMs für die menschliche Leber in positivem Sinne gelöst ist, sobald es gelingt, die Grundkrankheit ganz zu beseitigen.

Die KUCZYNSKIschen Ergebnisse parenteraler Eiweißzufuhr wurden ver-schiedentlich bestätigt. In gleicher Richtung bewegen sich Versuche von DOMAGK, der bei weißen Mäusen durch intravenöse Einspritzungen großer Kokkenmengen, wenn auch nicht ganz regelmäßig, Amyloid erzeugen konnte. Dabei ist besonders überraschend die kurze Zeitdauer, in der das Amyloid aufgetreten ist, 10 Minuten, nach der Einspritzung bei einem zuvor sensibilisierten Tier sogar innerhalb von 2 Minuten! Auch DOMAGK erblickt in einer akuten Überschwemmung des Blutes mit Eiweißschlacken und Abbauprodukten das wesentlichste Moment. Als erste Bedingung betont DOMAGK eiweißabbauende Zellen, und zwar die Gefäßwandzellen und das ganze retikuloendotheliale System, wobei die hoch-gradige Tätigkeit dieser Zellen im Sinne einer Eiweißspaltung an ihrer Phago-zytose, Vergrößerung und Vakuolenbildung mikroskopisch zu erkennen sei. Hiermit erkläre sich zudem die Topographie des Amyloids insbesondere der Leber und Milz und die Prädisposition der Gefäßwand für die Ablagerung des-selben. Als neuere und größere Abhandlung über das Amyloidproblem nenne ich noch die Arbeit von LETTERER.

Noch gehen die Ansichten auseinander. Aber die Zusammenarbeit von Anatomen, Experimentatoren und Chemikern verspricht schließliche Lösung dieses Teilproblems der Stoffwechselpathologie, einer Forschungsrichtung, die größere Fortschritte verspricht.

d) Glykogenablagerungen.

Eine weitere Form degenerativer bzw. infiltrativer Zellveränderung ist die Ansammlung von

Glykogen

in der Zelle, ein Vorgang, der insbesondere bei Diabetikern angetroffen wird. Es ist jedoch zu betonen, daß das Glykogen in Form kleinster Tropfen auch unter normalen Verhältnissen je nach Ernährung und vorausgegangener Arbeit in verschiedenen Mengen gefunden werden kann, da ja Kohlenhydrate bei Überschuß in der Nahrung als Glykogen in der Leber aufgespeichert werden. Die Lokalisation ist in solchen Fällen eine zentro-azinäre (MIYAUCHI).

Es handelt sich um mit besonderer Färbung (BESTsche Glykogen-färbung mit Karmin u. a. Methoden (KLESTADT) feststellbare Anhäufung von Glykogen in Tropfen- oder Körnchenform. Hinsichtlich der Topographie im Leberläppchen käme in Frage eine diffuse Verteilung, eine mehr periphere, zentrale bzw. intermediäre Anordnung (ROSENBERG). Im Rahmen der regio-nären Verteilung wird ferner eine „fleckweise" unterschieden (ARNOLD), die ihrerseits wieder mehr periphere, seltener zentrale Lage besitzt (ROSENBERG). Ob der Topographie des jeweils angetroffenen Glykogens eine diagnostische Bedeutung zukommt, erscheint heute bei den wechselnden und widersprechenden Ergebnissen der Untersucher mehr als fraglich (ROSENBERG, KLESTADT). Das Ergebnis von Tierversuchen ist zudem nicht ohne weiteres auf den Menschen zu übertragen. Von vorn herein dürfte wohl jeder Leberzelle die Fähigkeit der Glykogenspeicherung zukommen. Kreislaufverhältnisse, wechselnde Menge des Nahrungs- und Speicherungsglykogens kämen somit für die Topographie des Glykogens in Betracht.

Das Leberglykogen scheint durch besondere Gifte beeinflußt zu werden (MEIXNER). Eine Verminderung soll durch Lauge, Phosphor, Arsen, Sublimat, Morphium, Chromsäure, chlorsaures Kali, Lysol, Veronal, Kohlensäure und besonders Chloroform eintreten. Einen Zusammenhang zwischen Todesart einerseits, Menge und Verteilung des Leberglykogens andererseits abzuleiten und gerichtsärztlich zu verwerten, wie es MEIXNER beabsichtigte, scheint nicht berechtigt (ARNOLD). SJÖVALL und MIYAUCHI treten dieser Behauptung entgegen und betonen, daß sowohl bei plötzlichem Tod als auch beim Tode nach langdauernder Agonie der Glykogengehalt der Leber sehr wechselnd sein konnte.

Erwähnt sei in diesem Zusammenhang, daß K. HOLM, der betont, daß der histologische Glykogennachweis nie zu ganz sicheren Ergebnissen führt, die Leber in 4 Fällen von akuter gelber Leberatrophie im Augenblicke des Todes völlig glykogenfrei fand.

Im Gegensatz hierzu sah NORDMANN bei einem $5^1/_2$ jährigen Knaben, der unter Atemlähmung bei schwerer Poliomyelitis verstorben war, zur Zeit des Todes gewaltige Mengen von Glykogen in der Leber. Die Leberzellen waren stark gequollen und besaßen einen scharf ausgeprägten Rand. NORDMANN bringt den starken Glykogengehalt der Leber in Beziehung zur Poliomyelitis unter Hinweis auf den durch Atemlähmung bedingten Tod und die Tatsache, daß das Atemzentrum in großer Nähe des Zuckerzentrums (CLAUDE BERNARD) liegt.

Auch kleinere Inseln reichlich glykogenhaltiger Leberzellen in den Läppchen sind ohne engere Beziehungen zur raschen Glykogenabgabe. Man findet sie bei schneller und langsamer Glykogenabgabe. Im Gegensatze zu MEIXNER glaubt MIYAUCHI nicht, daß der Sauerstoffmangel des kreisenden Blutes imstande ist, das Leberglykogen in kurzer Zeit ganz zu erschöpfen. Bei der Verwertung autoptisch gewonnener Bilder mahnt auch folgende Feststellung zur Vorsicht und Kritik. Das Leberglykogen, das im Augenblick des Todes fast ausschließlich innerhalb der Zellen liegt, tritt postmortal immer mehr aus den Zellen aus, so daß man es nach einem Tage und später auch reichlich in den Lymphspalten, Kapillaren, Zentralvenen- und Pfortaderästen antrifft. Nach 2 Tagen kann es auch das Bindegewebe der GLISSONschen Scheide durchsetzen und nach 3—4 Tagen sogar ins Lumen der Gallengänge vordringen. Extrazelluläres Glykogen ist wohl in den meisten Fällen auf postmortale Verlagerung zurückzuführen (ARNDT); immerhin scheint eine intravitale extrazelluläre Glykogenablagerung bei plötzlich starkem Abbau des reichlich aufgespeicherten Leberglykogens (Versuche mit Adrenalin und Strychnin, MIYAUCHI) möglich.

In den Leberzellen selbst ist das Glykogen an die Granula, Plasmonen und Mitochondrien gebunden (STERNBERG, ROSENBERG), kommt außerdem aber auch in den Leberzellkernen (ASKANAZY und HUEBSCHMANN) vor. Beim Diabetes, wo es sonst vorerst fraglich ist, ob glykogenhaltige Leberzellen häufiger sind als bei Nichtdiabetikern, sind nach Untersuchung von ASKANAZY und HUEBSCHMANN die Kerne etwas, bisweilen beträchtlich vergrößert, von eigenartig homogenem Aussehen. Große hydropische Kernblasen geben typische Glykogenfärbung. Das Zellprotoplasma solcher Zellen ist in der Regel frei von Glykogen, während keine Kernveränderung zu sehen ist, wo das Protoplasma Glykogenreaktion gibt (HUEBSCHMANN). Die genannten Untersucher sprechen von Glykogenschwellung, um die Frage, ob einfache Glykogenschoppung, Glykogenretention oder Glykogendegeneration vorliegt, offen zu lassen. Die Glykogenablagerung als solche ist keine Degeneration. Jedoch könnte der

Schwund des Chromatins im Kernleib als Degeneration gedeutet werden, da
aber die Kernmembran erhalten bleibt, wäre möglich, daß diese die Chromatinmasse im Kernsaft regeneriert. Nach ROSENBERG sind glykogenhaltige Kerne
durchaus nicht für Diabetes charakteristisch, da ja durch die Untersuchungen
zahlreicher Forscher (HÜBSCHMANN, LUBARSCH, KLESTADT usw.) festgestellt
ist, daß Kernklykogen häufig, und zwar reichlich, in einfachen Stauungslebern vorkommt (u. a. SCHERTLIN)

Kerne, die Glykogen enthalten, sind demnach begreiflicherweise morphologisch mehr oder weniger verändert. Sie sind vergrößert, aufgehellt, gequollen.
Das Chromatingerüst ist bis auf wenige Karyosomen oder Nukleolen geschwunden;
diese liegen der Kernmembran an. ARNOLD ist der Ansicht, daß die Kern-
glykogentropfen funktionell an Karyosome gebunden sein könnten. Die Kernmembran wird mit zunehmender Schwellung des Kernes dünner, verändert
allmählich ihre Form und nimmt schließlich die eigenartigsten Formen an.
ROSENBERG macht darauf aufmerksam, daß bei derartigen Formveränderungen
Folgen der Alkoholfixation zu berücksichtigen seien.

Die Form des Glykogens selbst ist in solchen Kernen in der Regel kugelrund;
doch können die Bilder hinsichtlich Zahl, Größe, Anordnung und Färbungs-
intensität weitgehende Verschiedenheiten bieten (KARAMITSAS). Ganz allgemein
darf wohl gesagt werden, daß die Zahl der Tropfen mit ihrer Größe abnimmt,
daß aber auch kleine Tröpfchen in geringer Zahl oder gar einzeln vorkommen.
Manchmal stehen die Tröpfchen rosenkranzförmig dicht der Membran anliegend
oder gar in geringen Vorbuckelungen der Kernhülle (KLESTADT). Kommen
Tropfen zur Beobachtung, die sich als klumpige, S-, amboß-, blütenförmige
oder dgl. Gebilde darstellen (ASKANAZY, HÜBSCHMANN), so erscheint abermals
der Hinweis auf etwaige Folgeerscheinung voraufgegangener Fixation gerechtfertigt. Es kann aber auch nicht abgelehnt werden, daß derartige Formen nicht
selten zu beobachtende „Durchtrittsfiguren" als Ausdruck des Austausches
zwischen Zellkern und Plasma darstellen bzw. als dahingerichtete Übergangsbilder zu deuten sind.

Erwähnt sei schließlich, daß Glykogen und Fett mitunter, keineswegs immer,
ausgesprochenen „Antagonismus" in der Lagerung der Substanzen zeigen
(GIERKE), daß auch Glykogengehalt und Fettgehalt an sich im umgekehrten
Verhältnis zu einander stehen (REISS und SCHWOCH).

Auch für das Glykogen bedeutet die Feststellung der Leberbefunde nur
einen kleinen Ausschnitt aus dem Gebiete der Glykogenfragen überhaupt.
Es ist hier nicht der Ort, alle die einschlägigen Fragen allgemeiner Art zu erörtern. Betont sei hier nur, daß Glykogengehalt der Zellen (auch der Leberzelle)
nicht von vornherein als pathologisch gelten darf. Ferner verdient hervorgehoben zu werden, daß bei einer richtigen Würdigung der Glykogenablagerung
auch andere Stätten der Ablagerung Berücksichtigung finden müssen, teils
unter dem Gesichtspunkte normalen, teils unter dem pathologischen Vorkommens.
Wissen wir doch, daß Muskel, Knorpel, Leukozyten, Eihäute, Geschwülste der
verschiedensten Art usw. Glykogen aufweisen können. Dazu kommt, daß verschiedene Organe in gewisser Abhängigkeit voneinander stehen können. In
diesem Zusammenhang scheint es beachtenswert zu sein, auf die Ergebnisse
GRÜNWALDS hinzuweisen, der auf Grund tierexperimenteller Erfahrungen
zu dem Schlusse gelangt, daß von den Nieren aus ein chemischer Reiz (innere
Sekretion) die Leber trifft und für den jeweiligen Glykogenbestand von Bedeutung ist. Er fand nämlich bei Kaninchen etwa 48—60 Stunden nach doppel-
seitiger Nephrektomie, und zwar zu einer Zeit, da die Tiere noch durchaus bei
der Hand waren, Glykogenschwund der Leber. Auch Unterbindung der Nierenarterie oder Nierenvene, Unterbindung der Harnleiter, Verabreichung größerer

Sublimatmengen hatten gleiche Wirkung. Dagegen blieb die Herausnahme der rechten Niere allein ohne Einfluß auf den Glykogenbestand der Leber, während die Herausnahme der linken Niere, sowie die Unterbindung der Arterie dieser Seite eine beträchtliche Glykogenabwanderung bedingte. Wahrscheinlich führt also die Erregung des linksseitigen Nierennerven (Plexus coeliacus) zur Glykogenverminderung in der Leber. Da aber nach Nierenherausnahme die Glykogenabnahme weit höhere Grade erreicht, dürfte das erwähnte Moment nicht genügen, vielmehr die oben erwähnte Schlußfolgerung gerechtfertigt sein. Hinsichtlich aller weiteren allgemeinen Fragen sei auf einschlägige Arbeiten verwiesen (BEST, LUBARSCH, GIERKE, KLESTADT, HÜBSCHMANN usw.).

Erwähnt sei nur kurz die Tatsache, daß es gelungen ist, bei Tieren nach Insulindarreichungen eine Anreicherung der Leber mit Glykogen zu erzeugen, was bisher nicht geglückt war. Im Gegenteil wurde bei Normaltieren bei Anwendung von Insulinkrampfdosen stets ein Absinken des Glykogengehaltes der Leber beobachtet. FRANK, HARTMANN und NOTHMANN gelang es, in Anlehnung an Beobachtungen von v. MEYENBURG bei Hungertieren durch kleinste Insulingaben, die wohl eine Senkung des Blutzuckers hervorriefen, aber nicht zu Krämpfen führten, eine chemisch und mikroskopisch nachweisbare Glygogenanreicherung in der Leber zu erzielen. Handelte sich um große Mengen, so war das Glykogen teils schollig, teils diffus in den Leberzellen verteilt. Der Gehalt der Zelle an Glykogen nahm nach der Peripherie der Läppchen allmählich ab, die Randteile waren manchmal völlig glykogenfrei. Die Versuche zeigten, daß das Insulin unter bestimmten Bedingungen auch beim Normaltier den Zucker in Form von Glykogen speichert, ähnlich wie beim pankreasdiabetischen Tier. Zu grundsätzlich gleichen Ergebnissen gelangten LÖFFLER, LÖFFLER und NORDMANN, EDELMANN und andere.

Besondere Erwähnung verdient eine Arbeit der neueren Zeit von H. I. ARNDT über vergleichend-histologische Beiträge zur Kenntnis des Leberglykogens. Obwohl, wie bereits betont, Befunde an Tieren nicht kritiklos auf den Menschen übertragen werden dürfen, und obwohl ARNDT seine Untersuchungen auf Tiermaterial beschränkte, gibt er uns doch eine Fülle von Anregungen, die speziellere und allgemeine Fragen betreffen.

Wir finden das Glykogen innerhalb der eigentlichen Parenchymzelle und auch außerhalb derselben. Der erstgenannte Sitz darf als regelmäßig und typisch gelten. Das „extrazelluläre" oder richtiger „extraepitheliale" Glykogen findet sich meist in geringer Menge, und zwar in sehr feiner Körnchenform. Man sieht es in den intra- und interlobulären Lymphspalten, in Wandung und Lumen von Blutkapillaren, nicht selten im periportalen Bindegewebsgerüst und hauptsächlich an adventitielle Zellen gebunden. Auch die KUPFFERschen Sternzellen können Sitz des Glykogens sein; der Befund in Gallengangsepithelien ist sehr selten.

Es drängt sich ohne weiteres die Frage nach der Entstehung dieses extraepithelialen Glykogens auf. Es ist schon oben darauf hingewiesen worden, daß man eine Art „Glykogenausschwemmung" annahm, die MEIXNER in Beziehung zu agonalen und postmortalen Vorgängen, Zeit der Organfixation usw. brachte. Nach ARNDT ist aber auch eine intravitale Glykogenausschwemmung selbst „unter offenbar ganz normalen Bedingungen" möglich. Glykogen außerhalb der Leberzellen sei allerdings bei Haussäugetieren nicht sehr häufig und stets nur in geringer Menge nachweisbar.

Die Morphologie ist körnig und schollig, bald gröber, bald feiner, bald sind es gerundete, bald eckige Körnchen, Tropfen oder Kugeln. Auch innerhalb einer Zelle ist die Topographie verschieden, sei es regellos oder gleichmäßig, oft in Halbmondform, an einer Zellseite oder dgl. mehr. Eine Bedeutung kommt diesen Unterschieden nicht zu; Arndt erblickt in ihnen die Folge von Diffusionsströmungen des in das Gewebe eindringenden fixierenden Alkohols.

Uns geht hier vor allem das Verhalten des Glykogens bei gleichzeitig vorhandenen Lipoiden an. Bei hochgradiger Lipoidarmut besteht eine diffuse Verteilung des Glykogens in der Zelle; bei reichlich Lipoid umsäumen vielfach die Glykogenkörnchen ringförmig die den Lipoidtropfen entsprechenden Vakuolen oder sind an die Zellperipherie gerückt. Arndt beobachtete bemerkenswerterweise gar nicht selten Glykogenkörnchen auch innerhalb solcher Lipoidvakuolen.

Was die Verteilung des Glykogens in der Leber als ganzem Organ betrifft, so scheint diese eine gleichmäßige zu sein, nur dicht über der Kapsel konnte Meixner besonders starke Glykogenanhäufungen nachweisen.

Das Vorkommen von Kernglykogen, das früher in Abrede gestellt wurde (Fischera, Meixner, Rössle) ist nach Arndt ein seltenes Vorkommnis, war aber z. B. beim Kaninchen durch Klestadt und Rosenburg bereits früher festgestellt worden. Es erscheint die Annahme berechtigt, daß das Glykogen durch aktive Tätigkeit des Kernes gebildet und von diesem an das Plasma der Zelle weitergeleitet wird (Klestadt). Bemerkenswert ist, daß dieses Kernglykogen beim Menschen in auffälligem Gegensatz zu den seltenen positiven Ergebnissen beim Tiere in etwa 40% aller Fälle zur Beobachtung gelangt. Arndt vermutet, daß dieser weitgehende Unterschied darauf zurückzuführen ist, daß das untersuchte Tiermaterial gesunden Individuen entstammte, während die untersuchten Menschen — insbesondere an Diabetes mellitus — erkrankt waren.

Im Rahmen der bereits gestreiften Läppchentopographie unterscheidet Arndt eine völlig gleichmäßige oder vollständige und eine ungleiche oder partielle Glykogenablagerung. Bei der letzteren trennt er wiederum in zentrale, periphere und eine seltenere zentral-periphere (vasoregionäre) Ablagerung. Nach v. Gierke und Miyauchi ist die periphere Form bevorzugt.

Eine Unregelmäßigkeit der Topographie muß für viele Fälle als postmortale Erscheinung gelten.

Die Unterschiedlichkeit der Bilder ist vielleicht eine rein zufällige, da angenommen werden darf, daß eine Ableitung des Glykogens von der Peripherie nach dem Läppchenzentrum hin zur Vene stattfindet, so daß also totale und zentrale Ausbreitung nur verschiedenen Stadien entsprechen. Akute wie chronische Infektionen besitzen wohl grundsätzlich die Möglichkeit der Beeinflussung des histologischen Glykogenbildes der Leber, aber sie stellen nur ein Glied in der Kette der einwirkenden Faktoren dar.

Im Rahmen der einleitenden allgemeinen Ausführungen ist auch für das Glykogen festzustellen: der jeweilige Glykogengehalt ist ein Indikator der Zellleistung und bedeutet für die Leber nichts weiter als eine alimentäre Erscheinung (Arndt).

e) Kalkablagerungen.

Anschließend seien eigenartige Verkalkungsvorgänge der Leber besprochen. Die von Hedinger als Chalicosis nodularis hepatis bezeichnete Veränderung ist außerordentlich selten. In dem Falle dieses Autors handelte es sich um einen 36jährigen Mann mit Osteomalazie, Zysten im rechten Humerus und in der Brustwirbelsäule sowie mit genuiner Schrumpfniere. Im Myokard, in den Nieren und in der Leber fand sich ausgedehnte Kalkablagerung. In der Leber waren es teils isolierte, teils netzförmig zusammenhängende, bei Hämalauneosinfärbung stark blau gefärbte Herde, die vornehmlich im Läppchenzentrum in der Wand der Vena centralis, gelegen waren, aber auch größere

Äste der Vena hepatica betrafen. Die Leberzellen selbst erschienen im Gebiete der Kalkablagerungen mit feinsten Körnchen besät. In geringerer Menge fand sich Kalk in den Blutkapillaren und den KUPFFERschen Sternzellen. In der GLISSONschen Scheide war nur in der Wandung der Arteria hepatica und selten in den Ästen der Vena portae Kalk nachweisbar. Mikrochemisch handelte es sich um phosphorsauren Kalk. Die Ursache dieser Leberveränderung blieb unklar. In Frage kam entweder eine primäre Parenchymschädigung oder aber eine Kalkmetastase, deren Ausgangspunkt in der schweren Knochenerkrankung zu suchen war. Die Kalkablagerung kann ausschließlich auf die Leber beschränkt bleiben (BABES), kann aber auch in Form von disseminierten Verkalkungsherden neben der Leber z. B. u. a. Myokard und Milz betreffen (LIEBSCHER). Die Ursachen derartiger Verkalkungsherde können offenbar sehr verschieden sein. Bisher besteht darüber noch keine Klarheit. Besonderes Interesse verdient, daß sie, wie es für die HEDINGERsche Beobachtung bereits betont wurde, im Anschluß an schwere Knochenerkrankungen beobachtet und als Kalkmetastasen im Sinne VIRCHOWs (Virchows Arch. 8, 103) gedeutet werden.

Zahlreiche stecknadelkopfgroße verkalkte Knötchen auf der Leberoberfläche, die mikroskopisch aus zwei kreisrunden, scharf umgrenzten bindegewebigen Ringen mit verändertem Leberparenchym, Detritus und im Zentrum liegenden leuchtenden Kalkmassen bestanden, sprach HARNDORF als Folge multipler Embolien aus endarteriitischer Aorta oder einem anderen größeren Gefäße an. Hervorzuheben ist ferner die Annahme eines Zusammenhanges mit chronischer Nephritis (ROLLET, SURBEK, LIEBSCHER, MIHAL), wobei die Verkalkung auf zentrale Nekrose im Leberläppchen zurückgeführt wird. Die Verkalkung wird mit der durch die Nephritis bedingten Veränderung des Stoffwechsels in Zusammenhang gebracht. Eine besonders bemerkenswerte Beobachtung machte ROLLET. Sie betraf einen 12jährigen Knaben, der an den Folgen einer schweren Nephritis verstorben war. Die Leber zeigte gewöhnliche Größe, war etwas lichter gefärbt. Auf der Schnittfläche bestand deutliche Läppchenzeichnung. Auf ihr fielen zahlreiche sehr kleine gelb gefärbte Punkte auf, die im linken Lappen besonders zahlreich waren. Mit dem Finger fühlte sich die Schnittfläche rauh an, „wie mit Sand bestreut". Makroskopisch handelte es sich um Ablagerung krümelig scholliger Massen im Zentrum der Leberläppchen um die Zentralvene herum. Die fragliche Substanz erwies sich auf Grund ihres Verhaltens gegen Alkali, Salzsäure und Schwefelsäure als kohlensaurer Kalk.

Daß es sich bei dieser Verkalkung nur um einen sekundären Vorgang handelt, erhellt aus der Tatsache, daß bei schwerer Nephritis zentrale Läppchennekrosen — allerdings ohne Verkalkung — bereits bekannt sind (KRETZ).

An dieser Stelle sei nochmals auf eine Beobachtung von L. SCHWARZ aufmerksam gemacht, auf die bereits oben (S. 141) hingewiesen wurde.

Der besondere bei einer 63jährigen Frau erhobene Leberbefund betraf an der Oberfläche zahlreiche wachsgelbe Herde, die stecknadelkopf- bis walnußgroß waren. Die kleineren lagen im Leberniveau, die größeren ragten leicht hervor. Teilweise bestand steinharte Konsistenz; derartige Einlagerungen erwiesen sich als Kalkmassen. Dieser Befund wie auch Größe und Zahl der Herde beweisen, daß es sich um schon lange bestehende Veränderungen in fortgeschrittenen Stadien handelt. Insbesondere spricht mit Sicherheit für das Alter die hochgradige Kalkdurchtränkung und die diffuse Durchtränkung der Herde mit Fettsubstanzen. Diese „toten Zeichen" des abgestorbenen Gewebes können erst nach längerem Bestehen desselben entstanden sein. Daß für derartige Befunde die Bezeichnung einer Pseudotuberkulose nicht zutreffend ist, da makroskopisch und mikroskopisch nicht die geringste Ähnlichkeit besteht, ist bereits oben betont worden.

Auch Diabetes (Coma diabeticum), wobei erhöhter Kalkabbau infolge der Azidose besteht, scheint eine Rolle zu spielen. Eine diesbezügliche Beobachtung betraf einen 25jährigen Mann. Das Hämalauneosinpräparat zeigte die Leberzellen von kleinen, scharf abgegrenzten, tief blau gefärbten, stärker lichtbrechenden, teils isolierten, teils auch zusammenfließenden Herdchen durchsetzt. Reichliche Fetttropfen gaben daneben den Zellen ein wabiges Aussehen. Die sich blau färbenden Teile waren in Größe und Form weitgehend verschieden; sie waren rund oder oval, gleichmäßig dunkel- oder blaßblau, weniger häufig etwas schollig. Die Größe der Herdchen entsprach bald einer halben, bald einer ganzen oder doppelten Leberzelle. Diese Körnchen und Massen erwiesen sich als Kalkablagerungen in Form von rundlichen, punktförmigen Gebilden. Intralobuläres Bindegewebe, Vena centralis oder hepatica, Vena portae und Gallenkapillaren zeigten nicht die geringste Kalkablagerung. Behandlung des Materials mit Alkohol und Äther löste die Kalkmassen zum größten Teil auf. Es bestanden deutliche Beziehungen zu Fettvakuolen. Vorgenommene Reaktionen ergaben, daß es sich um eine Ansammlung von fettsaurem Kalk handelte, eine Beobachtung, die bis dahin noch nicht erhoben worden war. Es liegt die Vermutung nahe, daß mit der durch den Diabetes bedingten Stoffwechselstörung ein Zusammenhang bestand. Die verkalkten Herde geben bisweilen Eisenreaktion, mikrochemisch handelt es sich in der Regel um phosphorsauren oder kohlensauren Kalk.

Auch experimentell ist der uns hier beschäftigenden Frage näher getreten worden. So erhielt z. B. v. KOSSA bei einem mit Jodoform vergifteten Kaninchen eine diffuse Kalkablagerung in der Leber in Form kleinster Körnchen. Anfänglich beschränkten sie sich auf die Läppchenperipherie, breiteten sich aber dann auch auf die übrigen Zellen aus. Insbesondere sind es nach ihm die Epithelien, die zu einer Verkalkung des Organes führen. KATASE, der mit verschiedenen Kalksalzen (Chlorid, Karbonat und Phosphat) mit subkutaner, intraperitonealer und intravenöser Beibringung experimentierte, sah in der Leber — wenn auch selten — ebenfalls Verkalkungen. Doch beschränkten sich diese nicht wie beim Menschen lediglich auf das Zentrum der Azini. Er stellte fest, daß zwischen dem physiologischen Kalkgehalt der einzelnen Organe und der Häufigkeit und Stärke der an ihnen experimentell erzeugten Verkalkungen ein bestimmter Zusammenhang besteht. Letztere sind wahrscheinlich von der Kalktoleranz und dem physiologischen Stoffwechselvermögen der einzelnen Organe abhängig. Auch bei HOFMEISTER finden wir einschlägige Versuche. Wohl etwas anders als die bisher angezogenen Beobachtungen sind Fälle zu deuten, bei denen Verkalkungsherde auf der Basis von Veränderungen gesehen werden, die nicht ganz selten auch sonst im Körper als Ausdruck regressiver Vorgänge hierzu Veranlassung geben. Zu nennen wären in diesem Zusammenhange Gewächse, infektiöse Granulationsgeschwülste, insbesondere Tuberkel, ferner kommen Parasiten in Betracht wie Echinokokken, Pentastomum denticulatum, Distomum hepaticum, lanceolatum und haematobium, in seltenen Fällen auch Askariden und Psorospermien. Hierbei ist der jeweilige Kalkbefund etwas rein sekundäres und zufälliges, während in den erstgenannten besonders liegenden Fällen das Auftreten des Kalkes als überaus wichtiges Symptom der offenbar allgemeinen Stoffwechselstörung zu gelten hat. Damit soll jedoch nicht bestritten werden, daß auch die sekundäre, degenerative Kalkablagerung (dystrophische Verkalkung) von dem allgemeinen Kalkstoffwechsel bis zu einem gewissen Grade abhängen, zum mindesten in seiner graduellen Stärke beeinflußt sein kann. An dieser Stelle wäre vielleicht noch auf eine zufällige Beobachtung CEELENs hinzuweisen. Dieser fand bei einer 35jährigen Erstgebärenden, die im 10. Schwangerschaftsmonat, ohne Krampfanfälle zu haben, wegen eklamptischer Symptome operativ entbunden worden war und 8 Tage später verstarb, in einer makroskopisch durch subkapsuläre Blutungen und anämische Nekrosen charakterisierten Eklampsieleber neben schwerer diffuser Nekrose des Parenchyms mit organisierter Thrombenbildung in der Vena hepatica eine ausgedehnte Verkalkung von Leberzellen. CEELEN weist daraufhin, daß derartige Beobachtungen bisher in der Literatur nicht zu verzeichnen sind.

Eine einschlägige weitere Mitteilung aus dem Jahre 1924 verdanken wir G. MALY. Es handelte sich dabei um eine einwandfreie Erkrankung an Eklampsie. Der Tod trat 8 Tage nach dem letzten eklamptischen Anfalle infolge einer Puerperalsepsis ein. Die Leber erschien leicht zirrhotisch und enthielt ausgebreitete Verkalkungen inmitten eines neugebildeten Granulationsgewebes. Außerdem zeigten die Lebervenen in Organisation befindliche, zum Teil verkalkte Thromben. MALY nimmt an, daß nur die anämische Nekrose verkalkte, und daß der Abtransport des beim Zelluntergang autolytisch verflüssigten Materials durch die Lebervenen erfolge, ,,wobei in diese auch noch erhaltene und verkalkte Leberzellen gelangten, die dann zur Verstopfung und Thrombosierung führten''. Neben reparatorischen zirrhoseähnlichen Veränderungen, innerhalb derer das zerfallene nekrotische Lebergewebe noch zum Teil liegen geblieben war, fanden sich Reste ursprünglicher Blutungen und verbreitete Verkalkungen. Diese bei gewöhnlicher Doppelfärbung mehr oder weniger stark dunkelblauviolettgefärbten Inseln liegen bei wechselnder Größe hauptsächlich in dem Balkenwerk des Granulationsgewebes. Winzige Gebilde von der Größe einer Leberzelle fanden sich neben scholligen Konglomeraten an der Grenze makroskopischer Sichtbarkeit. Bei starker Vergrößerung waren die Kalkmassen in dichter Anordnung den Leberzellen in Gruppen eingelagert; oftmals staubartig, in kernlosen, aufgequollenen Leberzellen, oft zu größeren Schollen zusammengesintert, so daß die Zellumrisse schwanden. Stellenweise schienen auch die Epithelien der Gallenwege an der Verkalkung teilzunehmen. Ebenso wie bei CEELEN waren in einzelnen Leberzellen Kalkkörnchen und Fetttropfen nebeneinander vorhanden. Innerhalb der organisierten Thrombusmassen waren vielfach verschieden deutlich Leberzellen und Gruppen von solchen zu erkennen. Man konnte in ihnen auch Anfänge der Verkalkung feststellen, so daß nach MALY als erwiesen gelten darf, daß die Verkalkungen in den Gefäßen wenigstens zum Teil abgestorbene Leberzellen betrafen. Mit CEELEN erblickt MALY in diesen Vorgängen den Ausdruck einer im Körper selbst entstandenen Stoffwechselstörung und gibt der Vermutung Ausdruck, daß bei der Eklampsie ein Toxin wirke, das die Ausscheidung von Kalk begünstigt. MALY hält es für durchaus möglich, ,,daß die Leberverkalkung in Fällen längeren Überlebens nach schwerer Eklampsie einen typischen Befund darstelle, der nur wegen der Seltenheit von Obduktionen derartiger Fälle nicht häufiger zur Beobachtung kommt. Die Puerperalsepsis dürfte wohl ganz ohne Einfluß auf die Leberveränderungen gewesen sein''.

Beachtung verdient schließlich eine Mitteilung von FR. HARBITZ, die einen 16jährigen Jungen mit Lymphogranulom im Mediastinum, in der Milz und in Lymphknoten betraf. Die harte 3100 g schwere Leber war in den hinteren Abschnitten steinhart. Mikroskopisch fanden sich ausgedehnte Verkalkungen, und zwar in der Umgebung amyloider Umwandlung, die der Verkalkung vorauszugehen schien. Die Ursache der festgestellten Veränderung blieb unbekannt, vielleicht, daß sie Folge vorausgegangener Bestrahlung war. Die verkalkten Massen bestanden zu 65% aus festen Bestandteilen, die sich wieder zu 70% aus anorganischen Substanzen (35% Kalzium und 7% Phosphat) zusammensetzten.

4. Ablagerungen von Farbstoffen und farbig erscheinenden Gebilden.

Ein weiteres, ebenfalls vielseitiges und schwieriges Gebiet, das für die Leber betrachtet, nur einen kleinen Ausschnitt aus allgemeinen Vorgängen im Organismus bedeutet, ist das Kapitel der

Pigmente,

werden solche doch in der Leber bei verschiedenartigen Veranlassungen angetroffen. Ihre Besprechung an dieser Stelle rechtfertigt sich mit dem Hinweise auf die Tatsache, daß wir die Pigmente gewohnheitsmäßig zu den „Degenerationen" stellen, obwohl sie vielfach nicht als solche zu bewerten sind, sondern „als Ausdruck verschiedenartigster allgemeiner und örtlicher Stoffwechselvorgänge" (HERXHEIMER) zu gelten haben.

Verhältnismäßig am einfachsten liegen die Verhältnisse da, wo es sich um die Ablagerung von außen eingeführter Stoffe handelt. So können z. B. Kohlenpartikel mitunter in der Leber gefunden werden. Es ist dies insbesondere dann der Fall, wenn nach Erweichen oder Durchbrechen einer anthrakotischen Lymphdrüse in Lungengefäße, wozu Tuberkulose häufigste Vorbedingung ist, das fragliche Material die Blutbahn erreicht hat. Doch konnten auch einschlägige Befunde erhoben werden, ohne daß es gelungen wäre, den Weg des Transportes bzw. den Ausgangspunkt desselben festzustellen. In der Regel handelt es sich um die Teilerscheinung einer auch in anderen Organen, insbesondere der Milz und Niere, ausgebreiteten Anthrakose. Irgendwelche Besonderheiten bietet die Leber hierbei nicht. Makroskopisch zeigt die Schnittfläche kleinste, schwarze Pünktchen, evtl. auch umschriebene Herde in Form von scharf sich abhebenden schwarzen Fleckchen und Streifchen (ORTH). Im mikroskopischen Bilde finden sich die fraglichen Partikelchen teils zentral im Läppchen, vor allem aber im intralobulären Bindegewebe und in den Kapillarwandungen, selten in KUPFFERschen Sternzellen. Meist besteht im interlobulären Bindegewebe eine Vermehrung von Rand- und Bindegewebszellen, die den Kohlenstaub enthalten. Die z. B. von ALBURGER aufgestellte Behauptung, daß die Kohlenstaubablagerung in der Leber sehr selten sei (auf 400 Sektionen einmal) ist nicht richtig. Bei Personen von über 45 Jahren ist der Befund sogar ein häufiger (LUBARSCH, BEITZKE).

Im Anschluß an diesen klinisch indifferenten Befund sei als Folge einer von außen kommenden Ablagerung die Argyrie der Leber erwähnt, eine anatomisch faßbare Erscheinung, wie sie nach fortgesetztem Gebrauch von Silberpräparaten zur Beobachtung (CRUSIUS, JAHN, v. KAHLDEN) kommt. Der Niederschlag betrifft so gut wie alle Organe, so daß der Befund der Leber nur als Teilerscheinung gelten kann. Es handelt sich um eine Ablagerung in Form feinster, gleichmäßig großer, rundlicher Körnchen, die speziell in der Leber auch größer und nicht ganz regelmäßig gestaltet sein können (JAHN). Form und Größe entspricht etwa kleinen Kokken. Ihre Lage ist eine diffuse disseminierte, nur selten eine gruppenweise. Wo elastische Fasern vorhanden sind, bevorzugt das Silber diese; insbesondere sind es die Wandungen der interlobulären Pfortaderäste und deren Umgebung. In den elastischen Fasern der Wand der größeren und kleineren Pfortaderäste finden sich zumeist reichliche und oft recht große Silberkörnchen. Im elastischen Gewebe des übrigen Teiles der GLISSONschen Kapsel, also um Arterien und Gallengänge, ist die Menge von Silberniederschlägen weit geringer. Die Vena centralis ist in Wand und Umgebung frei; dagegen zeigen die Wände der Lebervenen spärliche Einlagerungen. Die Kapillarwandungen enthalten hin und wieder einzelne feine Körnchen. Epitheliale Zellen sind stets frei; eine intrazelluläre Lagerung wird nicht beobachtet (DOHI, CRUSIUS). Man darf mit gewissen Einschränkungen behaupten, daß die stets extrazellulär gelagerten Silberablagerungen „fast spezifisch an elastische und diesen sehr nahestehende Substanzen gebunden" sind (KINO). Das Bild ist derart, daß eine Verwechslung mit anderen Befunden kaum in Frage kommen dürfte. In der Umgebung der Niederschläge sind weitere pathologisch-anatomische Veränderungen nicht festzustellen. Erwähnt sei an dieser Stelle, daß auch die Gallenblase an Argyrie teilnimmt, indem die ganze Wanddicke feine, runde, gleichgroße Körnchen aufweist. In der Schleimhaut sind die tieferen Schichten und die Wandungen kleiner Gefäße pigmentiert, die Schleimdrüsen dagegen sind stets frei. Die Muskel-schicht zeigt nur spärliche zerstreute Körnchen, aber die in ihr verlaufenden größeren arteriellen Gefäße sind außerordentlich stark pigmentiert.

Hinsichtlich des Entstehens einer Argyrie besteht die Ansicht, daß das Silber dauernd in geringsten Mengen vom Darm aus in gelöster Form aufgesaugt wird, in der Blut- und Säftemasse kreist und beim Durchgang durch die Gewebe von einzelnen Teilen, insbesondere der glatten Muskulatur und dem elastischen Gewebe (HOPPE, DOHI, CRUSIUS u. a.) reduziert und damit dauernd festgehalten wird. Die in den Magen gelangten Silber-teilchen sollen sich dabei in Chlorsilber bzw. Albuminat-silber umwandeln. Die Reduktion der Silberverbindung erfolge dann in Darm, Leber, Nieren und Haut teils durch schwefelwasserstoff-

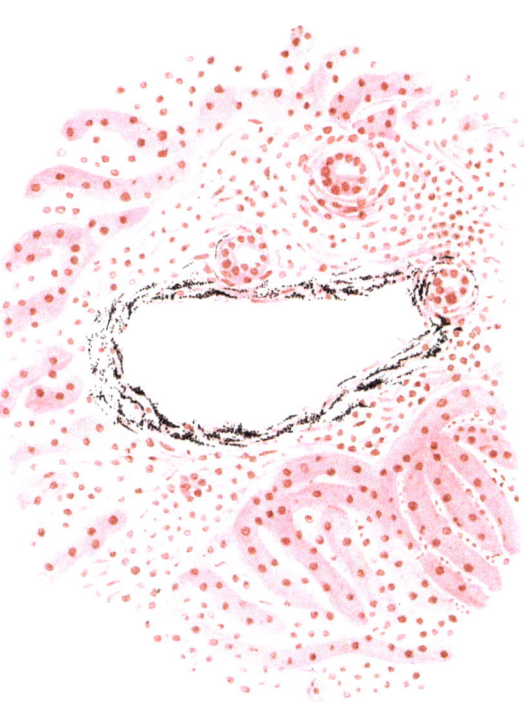

Abb. 11. Argyrie der Leber.

haltige Darmgase bei den Peritonealorganen, teils durch reduzierende Prozesse bei der Sekretbildung (Schweißdrüsen, Plexus chorioideus, Nieren-glomeruli), teils photochemisch z. B. in der Haut. Ein Teil geht auch durch den Stuhl ab. Es handelt sich dabei entweder um Arznei- oder gewerbliche Vergiftungen bei Silberarbeitern, bei diesen in dem Sinne, daß zuerst in-folge wiederholter kleiner Verletzungen lokale Argyrien der Haut entstehen (z. B. bei Glasperlenversilberern, bei Silberpolierern, KÖLSCH; bei Blattsilber-beschneiderinnen usw., SCHUBERT). Der Versuch, bei Kaninchen durch In-jektion und Applikation von Argentum nitricum nach Skarifikation eine Argyrie zu erzielen, hatte wohl eine der bei Menschen beobachteten Ab-lagerung gleichende lokale Argyrie zur Folge, nicht aber eine Argyrie der inneren Organe (DOHI). Durch reichliche Silbergaben per os erzielte jedoch von KAHLDEN positives Ergebnis. Dieser allgemeine Hinweis möge gleichsam beweisen, daß

die Argyrie der Leber tatsächlich nur Teilerscheinung eines nahezu den Gesamtorganismus betreffenden Vorgangs darstellt.

Weiterhin kommen in der Leber Pigmente in Frage, die teils dort selbst
gebildet worden sind, teils auf infiltrativem Wege sich in diesem Organe fest-
gesetzt haben. Auch in der Leber stoßen wir auf alle jene Schwierigkeiten, die
dem Untersucher begegnen, wenn er im mikroskopischen Bilde nachweisbare
Pigmentniederschläge identifizieren soll. Wo nicht gerade einwandfreie Reaktionen z. B. auf Fett oder Eisen möglich sind, bleibt die Beantwortung eine
äußerst schwierige. Es kann in diesem speziellen auf die Leber beschränkten
Kapitel nicht meine Aufgabe sein, zu versuchen, den derzeitigen Stand unseres
diesbezüglichen Wissens hier wiederzugeben. Da aber immerhin im Organismus die Leber für Pigmentbildung und Abscheidung eines der bevorzugtesten
Organe ist, sei an dieser Stelle auf die wohl heute als grundlegend anzusprechen-
den, wenn auch nicht in allen Einzelheiten unwidersprochen gebliebenen
„Pigmentstudien" HUECKs hingewiesen. Nicht mit Unrecht bezeichnet
HUECK den Versuch, ein Pigment „dem Aussehen und der Farbe nach" in eine
bestimmte Gruppe zu rechnen, für gänzlich unzulässig.

Ganz allgemein kann gesagt werden, daß Pigmentkörper verschiedenster
Art und Herkunft auf dem Blutwege in die Leber gelangen können und dort
zur Ablagerung kommen. Dieser Transportweg läßt es verständlich erscheinen,
daß sie vor allem im Bereiche der Kapillaren der GLISSONschen Scheide und
der peripheren Läppchenteile angetroffen werden. Aber darüber hinaus werden
auch die Leberzellen selbst, vor allem auch die KUPFFERschen Sternzellen betroffen. Diese bilden ähnlich wie die Leukozyten für den Organismus Schutz-
einrichtungen, indem sie dank ihrer Fähigkeit weitgehend zu phagozytieren,
Fremdkörper, Bakterien, Fett, Erythrozyten und deren Zerfallsteile aufzunehmen und zu verarbeiten imstande sind.

An dieser Stelle interessieren uns Pigmentbildungen, die mit Veränderungen
des Blutes bzw. Blutfarbstoffes in Zusammenhang zu bringen sind. Wir haben
es dabei mit jenen Bildern zu tun, die wir als Hämochromatose bzw.
Hämosiderose zu bezeichnen pflegen.

Wir verstehen darunter ganz allgemein gesprochen, die Ablagerung
von Zerfallsprodukten des Blutes. Ein derartiger Vorgang ist ohne
weiteres verständlich, wenn rote Blutkörperchen entweder in einem Extra-
vasat oder innerhalb der Blutbahn in größeren Mengen zerfallen bzw. ihr Hämoglobin an das Blutplasma abgeben.

In allererster Linie drängt sich die Frage auf, ob der Nachweis derartiger
Zerfallsprodukte ohne weiteres das Vorliegen eines pathologischen Vorgangs beweist. Wir befinden uns auch in dieser Frage vor derselben Schwierigkeit, die wir hinsichtlich des Fettnachweises bereits erörtert haben. Denn hier
wie dort handelt es sich um die Steigerung eines normalen Vorkommnisses,
indem ganz geringe Mengen von Hämosiderin in einzelnen Leberzellen wohl
stets vorkommen (LIPSKI) oder doch wenigstens eine physiologische Erscheinung sind.

Weiterhin bedarf es der Rechtfertigung, warum wir die Begriffe einer Hämochromatose und Hämosiderose scheinbar wie zwei gleichwertige oder doch gleich-
bedeutende unmittelbar nebeneinander stellen. Wir werden sehen, daß eine
Trennung sehr wohl durchführbar ist: Aber die beiden Begriffe haben keineswegs von jeher eine derartige scharfe Umgrenzung gezeigt.

So spricht z. B. ORTH (im Jahre 1909) von Pigmentinfiltrationen, die auf
Abnormitäten des Blutes zurückzuführen seien, bei denen ein abnorm reichlicher Zerfall der Blutkörperchen statthat, so daß die Leber gewissermaßen

den Arbeitsstoff nicht bewältigen kann. Nach ORTH gehören dahin die Pigmentierungen bei Hämoglobinämien verschiedener Art, perniziöser Anämie usw., wahrscheinlich auch die seltenen Fällen von pigmentärer Zirrhose, welche Teilerscheinung einer mehr oder weniger verbreiteten „Hämochromatose" sind; „die gelben, gelbbraunen, gelbroten Pigmentkörner sind teils eisenfrei, teils eisenhaltig und noch von farblosen Eisenverbindungen begleitet". Letztere treten nach QUINCKE bei Zusatz von Schwefelammonium auf den Schnitten mit grüner Farbe hervor. Die Ablagerung findet sich vorzugsweise an der portalen Zone der Läppchen.

Dieser kurzen Skizzierung fügt ORTH hinzu: „QUINCKE hat diese Affektion SIDEROSIS genannt; da dieser Name aber bereits für die Eisenstaubinhalationskrankheiten vergeben ist, so kann man die ungefärbten Eisenablagerungen

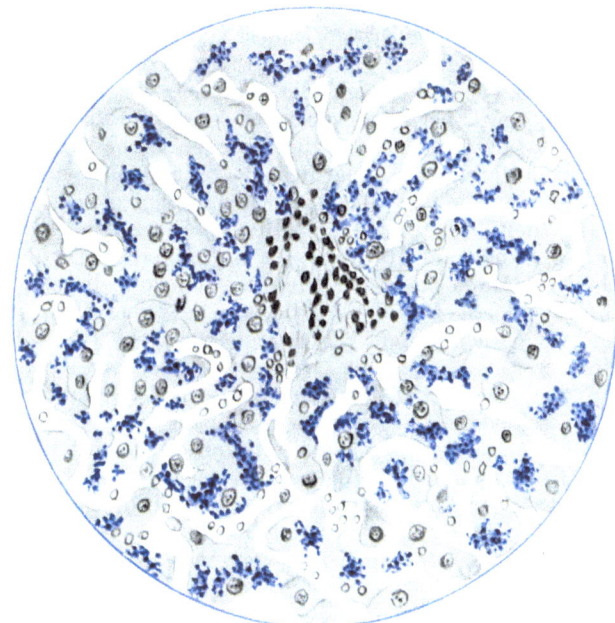

Abb. 12. Hämosiderose der Leber.

außer acht lassend die Bezeichnung hämoglobinämische Pigmentinfiltration oder Hämochromatose gebrauchen."

Lehnt also ORTH die Bezeichnung Siderosis ab, so fragt sich sehr, ob die Benennung Hämochromatose, sofern wir uns an den wahren Sinn dieses Wortes halten, tatsächlich all das umfaßt, was wir mit ihr zum Ausdruck bringen wollen. Bedeutet es doch bereits eine bedenkliche Einschränkung, wenn wir dabei „die ungefärbten Eisenablagerungen außer acht" lassen, insbesondere wenn wir berücksichtigen, was v. RECKLINGHAUSEN mit diesem Begriffe als erster verband (siehe später). Im allgemeinen zeigt eine Durchsicht des Schrifttums, daß die Bezeichnung „Siderosis" die übliche geworden ist; wohl lesen wir da und dort auch von Hämochromatose, meist aber ohne daß die Bezeichnung in kritischer Überlegung einer Siderosis gegenüber gestellt wäre.

Beantworten wir also zuerst die Frage, in welcher Hinsicht beide Bezeichnungen einen grundsätzlichen Unterschied zum Ausdruck bringen. Auch hier handelt es sich um grundsätzlich gleichartige Schwierigkeiten wie bei der Fett-infiltration und Degeneration. Was wir im mikroskopischen Bilde sehen, ist der jeweils erreichte Zustand. Infiltration und Degeneration sind aber Vor-gänge. Es fragt sich also, ob wir für die aus dem Blute entstandenen Nieder-schläge ebenfalls derartige Unterscheidungen treffen können, und vor allem, ob wir imstande sind, eine diesbezügliche Trennung an der Hand von Übergangs-bildern zu rechtfertigen oder gar zu bestätigen.

In dieser Hinsicht dürfen eingehende Studien RÖSSLES als maßgebend gelten. Nach ihm verstehen wir unter Hämochromatose eine Pigmentablagerung, die Folge einer aktiven Verarbeitung der Erythrozyten durch die Leberzellen selbst ist. Bei der Hämosiderose übernehmen im Gegensatze hierzu die Leber-zellen bereits verarbeitetes Zerfallsmaterial des Blutes, d. h. die Leber erhält gelösten Blutfarbstoff in solcher Menge, daß die Zellen nicht imstande sind, diesen völlig in Gallenfarbstoff umzuwandeln, daß vielmehr ein Niederschlag in feinen Pigmentkörnchen eintritt. Dieses Hämosiderin wird im lebenden Gewebe gleichsam „verdichtet" (HUECK), während es vorher in zu dünner Lösung kreiste. Alle jene Formen, die dadurch charakterisiert sind, daß das Hämosiderin in den Leberzellen selbst aus roten Blutkörperchen oder Teilen derselben entsteht, hält RÖSSLE für die histogenetische Grundlage des von RECKLINGHAUSEN aufgestellten Begriffes der Hämochromatose, soweit sie die Epithelien betrifft, da über die in solchen Fällen gleichzeitig bestehende Hämochromatose der Nichtepithelien (Bindegewebszellen, Gefäßwandzellen usw.) die Untersuchungen nichts besagen. Die andere Form dagegen ist der Typus der einfachen Hämosiderosis (Siderosis QUINCKE), die charakterisiert ist durch die Übergabe fertigen Hämosiderins an die Leberzellen. Ein Teil des-selben entsteht wohl auch durch Verarbeitung gelösten Hämoglobins. „Hält man aber diese wesensverschiedene Histogenese der verschiedenen Formen von Eisenlebern fest, so ergibt sich dadurch eine scharfe Definition für die bisher nicht genügend geschiedenen Begriffe der „Siderosis" und „Hämochromatose".

Zum besseren Verständnis erscheint es erforderlich, auf die einschlägigen Untersuchungen RÖSSLES näher einzugehen. Es ist das um so mehr angebracht, als seine Beobachtungen die „Eisenlebern" sowohl in morphologischer wie histogenetischer Hinsicht weitgehend berücksichtigen.

Eine der Hauptursachen für eine Eisenablagerung in der Leber ist die Hämo-globinämie. Eine solche ist aber einer mikroskopischen Diagnose nicht zugäng-lich, nach RÖSSLE höchstens dann, wenn neben gut gefärbten Erythrozyten abgeblaßte und vollkommen hämoglobinfreie vorhanden sind.

Die bei Hämoglobinämie festzustellende Form der Leberpigmentierung ist die Eisenleber mit sideroferen Zellen. Sie repräsentiert den Typus der einfachen Hämosiderose der Leber. Jeder mit Auflösung roter Blutkörperchen einhergehende Vorgang führt zu diesem Bilde. Die Verteilung des die Eisenreak-tion gebenden Pigmentes auf die verschiedenen Zellen und Gewebsteile ist außerordentlich wechselnd. Sie legt die Vermutung nahe, daß die verschiedenen Typen der Farbstoffverbreitung verschiedene Stadien und Stärkegrade des-selben Vorganges darstellen. Als siderofere Zellen finden sich bald die Stern-zellen, die Leberepithelien, bald das Gewebe der GLISSONschen Kapsel, wobei das Vorhandensein von reichlich sideroferen Zellen in den Kapillaren und reich-lich Pigment in den Sternzellen, bei wenig Pigment in den Parenchymzellen und Fehlen des Pigmentes in der GLISSONschen Kapsel ein Anfangsstadium darzustellen scheint. Später wird der Prozeß allgemeiner; doch können sich auch dann wechselnde Verteilungsbilder ergeben. Der noch unaufgeklärte Transport der eisenhaltigen Körner aus den phagozytär tätigen Zellen des Kapillarlumens und der Kapillarwand in die Leberzellen scheint das Bild zu verändern. In einer sonst gesunden Leber konzentriert sich die Pigmentierung vor allem auf die Peripherie der Läppchen, während Ödem und Stauung des Parenchyms das Bild beeinflussen, z. B. Stauung eine vorwiegend zentrale Ablagerung bedingt.

Für diese Form der Eisenleber ist besonders hervorzuheben, daß die Leberzellen das fertige Hämosiderin empfangen.

Als zweite Gruppe nennt Rössle die Eisenleber mit globuliferen Zellen. Sie ist charakterisiert durch den Befund von Zellen im Kapillarlumen, die nicht nur intakte rote Blutkörperchen enthalten, sondern auch größere und kleinere Trümmer derselben aufgenommen haben. Die blutkörperchenhaltigen Makrophagen geben dann die Erythrozyten oder deren Zerfallsteile an die Sternzellen oder direkt durch die Kapillarwand an die Leberzellen ab. Diese Form war bis dahin nur bei Tierversuchen gesehen worden. Rössle verweist jedoch auf zwei eigenartige Beobachtungen aus der menschlichen Pathologie, die Fälle mit tuberkulöser hämorrhagischer Pleuritis und Peritonitis bei gleichzeitiger Syphilis bzw. hämorrhagischer Diathese bei Tuberkulose betrafen. Beide Lebern waren stark zirrhotisch. Die Phagozyten verarbeiteten die aufgenommenen roten Blutkörperchen zu einer hämoglobinhaltigen Masse. Wie diese dann in die Leberzellen gelangte, konnte nicht festgestellt werden. Dagegen sah man an den in Leberzellen eingeschlossenen Körpern den allmählichen Übergang in rostfarbenes Pigment.

Als dritte Gruppe trennt Rössle Eisenlebern mit Diapedese roter Blutkörperchen ab. (Er selbst verfügt über 3 Fälle.) Gemeinsam ist ihnen die Schädigung der Kapillaren, deren Wände von den Leberzellen nicht nur abgehoben, sondern manchmal eingerissen waren. Die perikapillären Lymphräume waren stark erweitert. Erythrozyten fanden sich sowohl in den Sternzellen, als auch frei im perikapillaren Raum sowie vereinzelt in den Leberzellen. In letzteren fanden sich häufiger als intakte Erythrozyten unregelmäßig leuchtend eosinrote Tröpfchen, „Tropfen und Keulen", in denen Rössle hämoglobinhaltige Massen erblickte. Manche Blutkörperchen waren in den Kapillaren zu Haufen miteinander verklebt, zeigten absonderliche irreguläre Formen und waren oft an die Kapillarwände wie hingeschmiert, während die übrige Lichtung oft ganz frei von ihnen war. Sternzellen schienen mit Hämoglobin durchtränkt, die Endothelien der Kapillaren stellenweise außerordentlich vermehrt. Die Diapedese der Erythrozyten führte entweder zur Aufnahme dieser Gebilde in die Leberzellen oder aber zur Abschwemmung auf dem Lymphwege in die Glissonsche Kapsel und in die portalen Lymphknoten. In manchen Fällen besteht die Schädigung der Kapillaren lange Zeit nur in erhöhter Exsudation, bis schließlich plötzlich die zur Eisenleber führende stärkere Alteration der Gefäße einsetzt.

Eine vierte Form Rössles zeigt Eisenlebern mit massenhafter Aufnahme von Erythrozyten in die Parenchymzellen. Solche Fälle unterscheiden sich von den vorigen, mit denen sie wesensverwandt sind, durch die Stärke und die Ausbreitung des Prozesses auch auf die Kapillargebiete anderer Organe wie Pankreas, in spärlichem Grade auch der Niere. Die in die Parenchymzellen aufgenommenen Blutkörperchen machten die Veränderungen bis zum Pigment durch.

Nach diesen Ausführungen verstehen wir, wie Rössle Hämosiderose und Hämochromatose verstanden haben will: „Die Hämosiderose besteht in der Ablagerung von Blutzerfallsprodukten, deren Verarbeitung innerhalb der Blutgefäße, der Blutzellen und in der Milz vor sich gegangen ist, die Leberepithelien übernehmen verarbeitetes Material. Die Hämochromatose dagegen ist ein Vorgang, bei welchem die Epithelien selbst Blutkörperchenmaterial zu Hämosiderin verarbeiten." Bis auf die erste Gruppe, die Eisenleber mit sideroferen Zellen, gehören somit sämtliche zur Hämochromatose. Da aber bei der ersteren infolge der gleichzeitig mit der Gefäßschädigung vorhandenen Blutauflösung siderotische Vorgänge mitspielen, wurden die beiden wesenverschiedenen Prozesse miteinander vermengt.

Rössle betont aber ausdrücklich, daß er mit seinen Ausführungen nur das Zustandekommen der Hämochromatose, „soweit sie die Epithelien betrifft", erklärt habe. Lubarsch hält es nämlich nicht für richtig, die Bezeichnung Hämochromatose für den Vorgang der globuliferen Eisenablagerung anzuwenden. Dieser Ausdruck ist auf v. Recklinghausen zurückzuführen. Dieser bezeichnet damit lediglich die makroskopische Braunfärbung der Organe und besagt ferner, daß diese „Hämochromatose" mikroskopisch bedingt sein kann durch das Auftreten von Hämosiderin und einem feinkörnigen gallenbraunen Pigment, das v. Recklinghausen als „Hämofuszin" bezeichnete.

Nun ist bekannt, daß eisenfreie Pigmente aus dem Hämosiderin abgeleitet werden. Und es ist verständlich, daß über deren Verhältnisse zum „Hämofuszin" Meinungsverschiedenheiten entstanden und, daß überhaupt der Begriff der Hämochromatose recht willkürlich ausgelegt wurde.

Lubarsch selbst, der ursprünglich geneigt war, einen Teil des in den Epithelien bei Hämochromatose vorkommenden eisenfreien Pigments als eisenfrei geworden anzusehen, hat sehr bald eine scharfe Trennung vorgenommen.

Hueck hat dann betont, daß es nicht gelingt, eine mikrochemische Unterscheidung des „Hämofuszin" von den in den Epithel- und Bindegewebszellen fast regelmäßig vorkommenden eisenfreien Pigmenten zu finden, daß Lipofuszin und „Hämofuszin" wenigstens bis heute nicht voneinander zu trennen seien: da nun Hueck weiterhin festgestellt hat, daß das Lipofuszin nicht den geringsten Einfluß auf den Eisengehalt der Leber hat, erscheint es fraglich, ob das Hämofuszin aus dem Hämochrom des Blutfarbstoffes hervorgeht, kurzum, es scheint so, daß „nicht nur der Ausdruck „Hämofuszin" nicht mehr zu Recht besteht, sondern auch die „Hämochromatose" eine sehr zweifelhafte Existenzberechtigung noch hat" (Hueck). Da es nach dem Gesagten außerordentlich schwierig erscheint, sich über den Inhalt und den Umfang der „Hämochromatose" zu einigen, dürfte der Vorschlag Askanazys zu beherzigen sein, den Ausdruck „Hämochromatose" in konkreten Fällen durch die Termini „Hämosiderose" und „Fuszinpigmentierung" (pigmentatio fusca) zu präzisieren. Und wenn andererseits Hueck zu dem Ergebnis kommt: „aus dem eigentlichen eisenhaltigen Farbstoffkern des Hämoglobins, dem sogenannten Hämochrom, lassen sich durch unsere heutigen Mittel in der Regel nur Hämosiderin und Hämotoidin (siehe Hueck) ableiten", so ersehen wir aus alldem, daß der Begriff der Hämochromatose im ursprünglichen Sinne von Recklinghausen nicht mehr aufrecht zu erhalten ist, daß Hämochromatose und Hämosiderose als identisch gelten dürfen, und daß die Rösslesche Trennung eben nur in dem von ihm präzisierten Sinne durchgeführt werden darf. Aber auch hier muß einschränkend hingewiesen werden auf die Einwendungen Lubarschs, der bezweifelt, daß eine so scharfe Trennung zwischen sideroferen und globuliferen Eisenablagerungen gemacht werden dürfe. Eine Verwendung des Begriffes „Hämochromatose" im Sinne v. Recklinghausens für die globuliferen Eisenlebern käme höchstens dann in Frage, wenn Rössle — vorausgesetzt, daß seine Einteilung durchführbar bleibt — Recht behält, daß das Hämofuszin in den rein hämosiderotischen Lebern fehlt, während es regelmäßig die Hämochromatose der Epithelien begleitet.

Die hier wiedergegebene Auffassung der Hämochromatose und Hämosiderose hinsichtlich deren Gleichheit bzw. Unterschiedes und der damit gegebenen Abgrenzungsmöglichkeiten dürfen aber noch keineswegs für sich in Anspruch nehmen, letztes Wort zu bedeuten. Wir verdanken insbesondere LUBARSCH und seiner Schule (HINTZE, STRAETER, BORCK) eine Stellungnahme, die geeignet erscheint, die bisher vorliegenden Unklarheiten in der Literatur zu beheben.

In diesem Handbuche (I/2, 629, 1927) setzt LUBARSCH auseinander, daß der Begriff der Hämochromatose umstritten sei, im Sinne von v. RECKLING-HAUSEN auch nicht mehr aufrecht erhalten werden könne. Wohl aber müsse die Sonderstellung von Fällen gewahrt bleiben, in denen wir eine Verbindung finden von einer fast über den ganzen Körper ausgebreiteten außerordentlichen Ablagerung eisenhaltigen Pigmentes in den Uferzellen des Blutes, in den Epithelien zahlreicher Drüsen und häufig in den Fasern quergestreifter Muskulatur in Verbindung mit ungewöhnlich großartiger Ablagerung eisenfreien braunen Pigmentes in den glatten Muskelzellen des Verdauungsschlauches, der Arterien-, Venen- und Lymphgefäßwände, sowie der Prostata, Samenbläschen, Nebenhoden und auch Bindegewebszellen. Dazu kommt als weiteres wesentliches Merkmal das oft außerordentlich auffällige Mißverhältnis zwischen der mächtigen Eisenablagerung und der geringen Verminderung der roten Blutzellen, sowie die häufige Verbindung mit Leberzirrhose und Diabetes.

Liegt die hier skizzierte Kombination der Befunde vor, dann handelt es sich um eine Hämochromatose, die sehr wohl von Fällen allgemeiner Hämosiderose abgetrennt werden kann. Bei der letzteren besteht ebenfalls eine starke Eisenspeicherung im ganzen retikuloendothelialen Apparat und in den Epithelien zahlreicher Drüsen (u. a. der Leber). Aber es fehlt die eisenfreie Pigmentierung der glatten Muskulatur, die Leberzirrhose, der Diabetes und vor allem jenes besondere Mißverhältnis zwischen Pigmentablagerung und Blutkörperchenzerstörung.

ANSCHÜTZ, LUBARSCH, STRAETER, EPPINGER erblicken das Wesen der Erkrankung in der Unfähigkeit der Zellen, das ihnen zugeführte oder von ihnen gebildete Pigment wieder auszuscheiden oder anderweitig zu verarbeiten. Es liegt nach LUBARSCH „eine doppelte Stoffwechselstörung vor, eine, die zur Speicherung von großen Mengen von Eisenpigment bei nicht wesentlich erhöhtem Eisenangebot und eine, die zur Bildung eines proteinogenen Pigmentes in der ganzen glatten Muskulatur führt". Gerade diese letztgenannte Pigmentierung, die zum mindesten mikroskopisch in einigen Organen wie Darm, Magen, Speiseröhre usw. nachweisbar ist, wird bei keiner anderen Erkrankung (außer der GAUCHERschen) gefunden.

„Diese Pigmentierung der glatten Muskulatur nimmt in dieser Hinsicht eine ganz andere Stellung ein, als die braune nicht hämoglobinogene Abnutzungspigmentierung der Epithelien, auch der quergestreiften Muskulatur und Nerven Zellen, die auch mit starker Hämosiderose verbunden sein kann, ohne daß es sich um eine Einheit handelt, sondern wo bei der Häufigkeit der Abnutzungspigmentierung in den genannten Zellen und Fasern ein mehr zufälliges Zusammentreffen vorliegt."

Die Kombination mit Leberzirrhose und Diabetes ist keine regelmäßige Erscheinung. Oft ist die Leberzirrhose nur sehr geringfügig.

STRAETER, der über neun einschlägige Fälle berichtet, stellt folgende Hauptfragen:

1. In welchen Beziehungen steht das eisenfreie Pigment der Epithel-, Bindegewebs- und quergestreiften Muskelzellen zu dem eisenhaltigen, und ist es hämoglobinogener Natur?

2. Welcher Natur und Herkunft ist das Pigment der glatten Muskulatur, ist es hämoglobinogen oder gehört es zu den Abnutzungspigmenten?

3. Wie ist die häufige Verbindung zwischen allgemeiner Hämochromatose mit Leberzirrhose und Diabetes zu erklären?

Auf Grund eingehender Untersuchungen beantwortet er die erste Frage dahin, daß „die in Epithelien und Bindegewebszellen ausnahmsweise neben Hämosiderin vorkommenden eisenfreien Pigmentkörner hämoglobinogener Natur sind; sie sind entweder als spätere Stadien des Hämosiderins anzusehen oder dadurch entstanden, daß die erkrankten Zellen die Fähigkeit, aus dem Hämoglobin Hämosiderin zu bilden, verloren haben"

Das Pigment der glatten Muskulatur ist nicht hämoglobinogen, sondern gehört zu den sog. Abnutzungspigmenten.

Was nun die Leberzirrhose betrifft, so sah STRAETER in seinen Fällen dreimal HANOTsche, einmal LAENNECsche Zirrhose. Auch in den übrigen Fällen war die Leber erkrankt. In zwei Fällen bestand eine interstitielle Entzündung, in einem Stauungsatrophie. Es ergibt sich, daß die Pigmentablagerungen schwere Erkrankungen hervorrufen können, und zwar nicht nur in der Leber, sondern überhaupt auf jedes Organ schädigend und funktionshemmend einwirken können, wobei die Wirkung auf das Pankreas Ursache des Diabetes wird. Bestand letzterer nicht, so fand sich insofern eine Erklärung, als die Inseln im Gegensatz zu anderen Fällen sehr reichlich, groß und im Verhältnis zu der Pigmentierung des Bindegewebes nicht so stark betroffen waren.

STRAETER schließt seine Betrachtungen folgendermaßen: „Es ergibt sich also, daß sich der Begriff der allgemeinen Hämochromatose in dem ursprünglichen Sinne, wie ihn v. RECKLINGHAUSEN aufstellte, nicht mehr halten läßt, daß man ihn aber auch nicht fallen lassen darf, da die allgemeine Hämochromatose sich von der allgemeinen Hämosiderose wesentlich, vor allem durch die Kombination mit dem Abnutzungspigment und der glatten Muskulatur, unterscheidet. Nach unserer Ansicht ist die Hämochromatose eine besondere Form toxischer Pigmentierung alter Leute, die auf dem Boden schwerer chronischer Magen- und Darmstörungen entsteht. Es kommt dabei durch Resorption von Giftstoffen in die Blutbahnen zu Blutzerfall und Pigmentablagerung in den Geweben sowie zu einer besonderen Abnutzung der Muskulatur des Verdauungsschlauches und der Gefäße, deren Ausdruck die ausgedehnte Bildung des Abnutzungspigmentes ist. Die Hämochromatose ist eine sehr chronisch verlaufende Erkrankung, bei der es nicht zu den Erscheinungen der Anämie kommt; sie betrifft vornehmlich das männliche Geschlecht und ist durchaus nicht so selten, wie bisher angenommen, da sich ihre Anfangsformen oft der Beobachtung entziehen.

Im Beginn der Erkrankung wird das hämoglobinogene Pigment in den Organen des Bauches abgelagert, später kommt es zu einer Überschwemmung des ganzen Organismus mit ihm.

Das Pigment schädigt die Zellen entweder rein mechanisch oder in Verbindung mit den ihm anhaftenden Giftstoffen, so daß es zu Degeneration und Zerfall der Zellen mit nachfolgender Bindegewebsentwicklung kommt.

Es können dabei alle Organe des menschlichen Körpers von der Pigmentierung betroffen, geschädigt und in ihrer Funktion beeinträchtigt werden, so daß das Krankheitsbild der Hämochromatose ein außerordentlich mannigfaltiges und verwickeltes sein kann. In der Regel kommt es zu Schädigung von Leber und Pankreas; in der Leber zur Bildung einer Zirrhose, im Pankreas zu Zirrhose und Untergang der LANGERHANSschen Inseln, wodurch eine Störung im Zuckerstoffwechsel des Organismus und Zuckerharnruhr eintreten kann.

In der Symptomentrias Hämochromatose, Leberzirrhose und Diabetes, die sich in den ausgesprochensten und großartigsten Fällen von Hämochromatose findet, kann man daher die Hämochromatose als Grundkrankheit und Ursache der beiden anderen Erkrankungen ansprechen".

Wenn auch die präzise Festlegung des Krankheitsbegriffes der Hämochromatose, die wir LUBARSCH und seiner Schule verdanken, von dem Standpunkte

RÖSSLES abweicht, so bleiben doch dessen Befunde von grundlegendem Werte, da sie uns unter Berücksichtigung der Histogenese das speziell pathologisch-anatomische Bild der „Eisenlebern" vorführen.

Wir haben daraus entnommen, daß hinsichtlich der topischen Lagerung des Eisens in der Leber so gut wie sämtliche Teile in Betracht kommen. So fanden wir Hämosiderin im periportalen Gewebe, in den Endothelzellen und schließlich in den Leberzellen selbst — und hier wieder peripher, intermediär und zentral —. Bekannt ist, daß die Endothelzellen und Sternzellen das Eisen aus dem Blutstrom aufnehmen und es dann an die Leberzellen abgeben können. Das im periportalen Gewebe anzutreffende Eisen dürfte wohl mit dem Lymph-strom von den Leberzellen aus dorthin gelangt sein. Es kann sich also weiterhin nur um die Frage handeln, ob etwa die Lagerung des Eisens in den verschie-denen Abschnitten des Azinus von irgendwelcher Bedeutung ist. In Anlehnung an gleichsinnige Untersuchungen HELLYs für Fett könnte unterschieden werden: Eisen nur in der Peripherie des Läppchens oder Eisen vorwiegend in der inter-mediären bzw. zentralen Zone. Nach HUECKs Untersuchungen ist die Menge des vorhandenen Eisens maßgebend, indem geringe Mengen Eisen peripher, größere zunehmend zentralwärts zur Ablagerung kommen. Schließlich ist noch darauf hinzuweisen, daß in der Zelle selbst (von HUECK allerdings nicht anerkannt) ein Wechselverhältnis zwischen Kern und Plasma bestehen soll und zwar derartig, daß entweder nur dieses oder nur jener eisenhaltige Granula enthält (GOMBAROFF). Bei reichlich Eisen soll insbesondere eine perinukleäre Lagerung der Granula festzustellen sein.

Das histologische Bild zeigt ein überaus feines, gelbes bis gelbbraunes Pig-ment, das in Fällen der Zufuhr bereits körnigen Blutfarbstoffes in größerer Menge eine Ablagerung in Form goldgelber bis dunkelbrauner kleinerer und größerer Körnchen und Schollen, bisweilen auch unregelmäßig gestalteter Klümpchen in der Wand der Kapillaren und vor allem reichlich in den KUPFFER-schen Sternzellen, sowie im interazinösen Bindegewebe bedingt (Blutpigment-metastase, STERNBERG). GOMBAROFF machte dabei die Beobachtung, daß je nach der Menge des abgelagerten Eisens die Granula verschieden gestaltet waren. Bei geringer Siderosis haben sie unregelmäßige Gestalt, bei stärkerer ist ihre Gestalt gleichmäßiger, wobei hauptsächlich die perinukleären Proto-plasmazonen bevorzugt werden.

Dabei ist zu berücksichtigen, daß Eisen bis etwa 50 Milligramm in 100 g Trockensubstanz mikroskopisch nicht nachweisbar ist, während andererseits festgestellt werden konnte (HUECK), daß chemischer Eisengehalt und mikro-skopischer Eisennachweis in der Leber in der Regel parallel laufen.

Der Nachweis von Hämosiderosis gelingt als Folge von Blutungen oder im Anschluß an hämorrhagische Exsudate („Blutpigmentmetastase"), ferner in erhöhtem Maße nach chronischem Potatorium, bei Leberzirrhose, vor allem bei perniziöser Anämie (KRETZ, RÖSSLE), auch bei chronischer Dysenterie, Skorbut (LIPSKI), bei Ernährungsstörungen der Säuglinge (LUBARSCH, DUBOIS), bei Zer-störung roter Blutkörperchen durch Gifte, z. B. bei Arsenwasserstoffvergiftung (NAUNYN und MINKOWSKI), Kupfer (MALLORY), bei Zerstörung der Erythro-zyten durch manche Infektionskrankheiten wie Typhus, nach VON RECKLING-HAUSEN bei gewissen Zuständen von chronischem Marasmus. Im Gegensatze hierzu ist zu betonen, daß Hämosiderosispigmentierung in der Regel fehlt bzw. fehlen kann in Fällen schwerster Anämie bei Karzinomen, bei Tuberkulose, bei Eiterungen, bei rezidivierenden Blutverlusten, bei zahlreichen Infektions-krankheiten (KRETZ). Das Pigment entsteht aus roten Blutkörperchen bzw. gelöstem Hämoglobin.

Der Zerfall der roten Blutkörperchen ist bereits intravaskulär möglich, so daß das Eisen im Blutserum bereits gelöst vorhanden ist, wenn es in die Leber gelangt. Es „verdichtet" (HUECK) sich dann in den Leukozyten bzw. in den Organen mit verlangsamtem Blutumlauf in den Granulis der Zellen. Die Art und Weise, wie das Eisen in den Zellen abgelagert wird, darf nach den Untersuchungen von ARNOLD als geklärt gelten. Dieser führte Eisen in gelöster oder ungelöster Form in den Lymphsack des Frosches oder in das Knochenmark von Kaninchen ein und fand, daß regelmäßig das gelöste und von den Zellen aufgenommene Eisen in Form eisenhaltiger Granula in den Zellen (Leukozyten und Bindegewebszellen) abgelagert war. Es lag die Vermutung nahe, daß diese Granula durch phagozytäre Aufnahme seitens der Zellen entstehen oder aber aus einer gelösten Form in der Zelle körnig ausfallen. Gegen eine derartige Annahme spricht die unregelmäßige Gestalt der Granula, die reihenförmige Anordnung derselben und die Tatsache, daß bei exogener wie endogener Siderosis gleiches Verhalten festzustellen ist. Diese Erfahrungen und Überlegungen führten ARNOLD zu der Schlußfolgerung, daß diese Granula mit Eisen imprägnierte ALTMANNsche Granula darstellen, also wichtigen Funktionen dienenden Strukturbestandteilen der Zellen entstammen.

Das Bedeutungsvolle dieser Untersuchungen liegt in dem Nachweis, daß das Hämoglobin, das zum Teil in Form von Erythrozyten oder deren Trümmern oder gelöst in die Zellen eingedrungen ist, durch die Tätigkeit der Mikrosomen des Protoplasmas in Hämosiderin umgewandelt wird[1]. Dabei verhalten sich endogenes wie exogenes Eisen völlig gleich. Die Rolle der Plasmosomen scheint dieselbe zu sein wie bei der Umsetzung von Glykogen, Fett, Gallenfarbstoff (ARNOLD, GOMBAROFF). GOMBAROFF nimmt dabei an, daß eisengefärbte Kerngranula nicht Produkte eines Degenerationsprozesses sind, sondern sieht in ihnen umgewandelte Karyosomen. Diese Beobachtungen, kombiniert mit der eigenartigen Lokalisation der Granula, den Wechselbeziehungen von Kern- und Protoplasmagranulierung (siehe oben) führen vielleicht zu der Erklärung, daß auch diese Granula aus dem Kern ausgetretene Nukleolarteile sind (RÖSSLE). Auch die Beobachtungen von BROWICZ sprechen dafür, daß der Kern bei der Entstehung des Eisenpigmentes eine Rolle spielt.

Nach HUECK ist das Hämosiderin ein Pigment, „das sich auszeichnet durch seinen mikrochemisch nachweisbaren Eisengehalt, seine Lösungsfähigkeit in Säuren, seine Resistenz gegen Alkalien, Fettlösungs- und Bleichungsmittel". Zu betonen ist, daß negative Eisenreaktion noch nicht bedeutet, daß kein Eisen vorhanden ist. Es kann sich wie z. B. im Hämoglobin um festgebundenes Eisen handeln.

Hinzuweisen wäre noch auf die Untersuchungen FALCKENBERGs, der feststellen konnte, daß das jeweils angewandte Fixierungs- bzw. Entfettungsmaterial auf den Ausfall der Hämosiderosisreaktion nicht ohne Einfluß ist. Er empfiehlt bei Anwendung der Zelloidineinbettung Alkohol, Formolalkohol, evtl. auch Sublimatfixierung, während Paraffineinbettung bei Formol, Formol-Müller und Zenker-Härtung weniger günstige Resultate gibt. Als Besonderheit möge noch eine Beobachtung SIEGMUNDs erwähnt werden, der in Leberschnitten eines Falles von hämolytischem Ikterus auf Grund chemisch-färberischer Feststellungen zu dem Ergebnis gelangte, daß die in den Sternzellen abgelagerten Stoffe als Lipoideisengemische anzusprechen seien, die beim Abbau der roten Blutkörperchen entstanden sind.

---

[1] Ein wirklich exakter Beweis hierfür ist allerdings erst durch die Untersuchungen und Versuche SHIMABAs unter LUBARSCH erbracht worden.

Dem Hämosiderin gegenüberzustellen ist das bereits erwähnte Hämatoidin, die eisenlose Modifikation des Hämoglobins (KAUFMANN), das also demnach keine Eisenreaktion gibt, durch konzentrierte Schwefel- oder Salpetersäure (ähnlich dem Gallenfarbstoff) zersetzt wird, in Säuren und Alkalien ungelöst bleibt und sich nicht bleichen läßt. Es ist von gleicher chemischer Beschaffenheit wie das von der Leber ausgeschiedene Bilirubin, nach KAUFMANN mit diesem identisch (doch siehe darüber auch bei HUECK). Es wird nur im absterbenden Gewebe „verdichtet". Niemals geht ein Pigment in das andere z. B. Hämosiderin in Hämatoidin über (HUECK).

LUBARSCH formuliert den Unterschied folgendermaßen: „Hämatoidin tritt auf, wenn die ausgetretenen, dem Zerfall nahen roten Blutkörperchen infolge eines Flüssigkeitsüberschusses der umgebenden Säfte ausgelaugt werden und das Hämoglobin nicht unter den Einfluß von Zellen gelangt; Hämosiderin dagegen, wenn die noch hämoglobinhaltigen roten Blutkörperchen unmittelbar unter den Einfluß von Zellen gelangen."

Die Lage des Pigmentes ist nicht entscheidend. Hämatoidin kann sekundär von Zellen aufgenommen werden, Hämosiderin auch extrazellulär liegen, infolge Abgabe aus Zellen, oder, wenn die chemisch wirksamen Zellstoffe außerhalb von Zellen ihre Wirkung entfalten.

Einschlägige Untersuchungen, die Leberbefunde bei Haussäugetieren betreffen, verdanken wir ARNDT, ZIEGLER und WOLF u. a.

Alle weiteren eisenfreien Pigmente, die nicht Hämatoidin sind, bezeichnet HUECK, worauf ich bereits oben eingegangen bin, als

Lipofuszin.

Diese sogenannten „fetthaltigen Abnutzungspigmente", wie LUBARSCH sie vor mehr als 25 Jahren zuerst bezeichnete, deren Natur noch dunkel ist, verhalten sich zu Fettfarbstoffen wie Fett. Eine Ähnlichkeit besteht vor allem mit den Lipoiden im Sinne ASCHOFF-KAWAMURAS. Nach HUECK besteht die Möglichkeit, daß die braunen Abnutzungspigmente aus Zersetzung der verschiedenen lipoiden Stoffe hervorgehen, und daß die Pigmente selbst umgewandelte oder zersetzte Fettsäuren sind. Ihre Anwesenheit kann schon makroskopisch zu einer auffallenden Braunfärbung der Leber führen. Im mikroskopischen Bilde erscheint das Pigment feinkörnig, braungelb. Es liegt innerhalb der Leberzellen, insbesondere in den zentralen Läppchenpartien. Alle Formen von Leberatrophie, insbesondere aber Altersatrophie zeigen dieses Pigment in oft beträchtlicher Menge. Die makroskopischen Verhältnisse einer solchen Leber sind bereits oben geschildert worden.

Erwähnt sei noch, daß es sich nach LUBARSCH und seinen Schülern (SEHRT, MARTHA SCHMIDTMANN) bei dem braunen Abnutzungspigment nicht um eine konstante feste Verbindung von Pigment mit Fett handelt, sondern daß diese Verbindung nur eine ganz lockere ist, da das Pigment schon durch kurze Alkoholwirkung fettfrei gemacht werden kann. Der Fettgehalt ist wechselnd. Man kann daher nur von einer gewissen Affinität des Pigments zu dem Fette sprechen, nicht von einer für den Charakter des Pigmentes ausschlaggebenden festen Verbindung. Der Fettgehalt soll im allgemeinen in direkter Beziehung zum Ernährungszustand des Gesamtkörpers stehen. Bei akuten Infektionskrankheiten und im Alter ist der Fettgehalt des Pigmentes besonders gering. Im Säuglingsalter ist das braune Pigment der Leber stets fetthaltig, mit großer Wahrscheinlichkeit Folge einer einseitigen Ernährung (fast reine Fettkost). Alter und Erkrankung beeinflussen nur die Menge, nicht die Beschaffenheit des Pigmentes. Im Alter besteht Zunahme, besonders reichlich bei chronischen Krankheiten.

P. König, der dem Abnützungspigment der Leber (und des Herzens) seine besondere Aufmerksamkeit schenkte, stellte zusammen, daß hinsichtlich Natur und Entstehung 3 Grundauffassungen bestehen, und zwar Entstehung aus:

1. Fettkörpern (Fettsäuren, Hueck).
2. Aus Eiweißabbau bei gleichzeitiger, mehr zufälliger Lipoidbeimengung (Lubarsch, Schmidtmann).
3. Aus Eiweißabbau (Pigmentkern) und gleichzeitiger Lipoidphanerose (Lipoidhülle) (Kutschera-Eichbergen).

König selbst tritt auf Grund seiner eingehenden histochemischen Untersuchungen für die 3. Entstehungsart ein.

Erwähnt sei an dieser Stelle eine Mitteilung von Klara Noodt aus dem Lubarschschen Institut. Sie gilt der Feststellung des Vorkommens von proteinogenem Pigment im Eingeweidegefäßsystem des Menschen. Dieses braune Pigment findet sich außer in Epithelien, Ganglienzellen und quergestreifter Muskulatur in glatter Muskulatur mitunter auch in Bindegewebszellen. Bisher hat man es im Gefäßsystem nur bei allgemeiner Hämochromatose gefunden. v. Recklinghausen beschrieb es für die glatte Muskulatur der Blut- und Lymphgefäße. Noodt hatte in 401 untersuchten Fällen 51 mal positives Ergebnis; darunter fand sich nur ein Fall von Hämochromatose. Die Farbe dieses in den Gefäßwänden lokalisierten Pigmentes ist stets braun, meist dunkelbraun, nie goldgelb. Es ist häufig heller als in den Epithelien. Es gehört nicht zu den hämoglobinogenen Produkten, findet sich manchmal zusammen mit Hämosiderin in derselben Zelle. Die Annahme, daß es sich um eine Vorstufe oder Alterserscheinung des Hämosiderins handeln könne, muß abgelehnt werden. Von Interesse ist, daß es sich in dem Noodtschen Material 43 mal nur in den Arterien, 22 mal in Arterien und Venen fand, während es niemals in der Vene allein beobachtet werden konnte. Auch hinsichtlich der feineren Topographie waren Unterschiede zu verzeichnen. Am häufigsten (24 mal) beschränkte sich der Befund auf die Bindegewebszelle der Adventitia, 6 mal auf deren Muskelzellen; 16 mal fand sich das Pigment gleichzeitig in den Bindegewebs- und Muskelzellen der Adventitia, 2 mal nur in den Muskelzellen von Adventitia und Media und 17 mal in Bindegewebs- und Muskelzellen sowohl der Adventitia wie Media. Für die Leber stellte Noodt fest, daß am häufigsten braunes Pigment in den Wänden der interlobulären Äste der Arteria hepatica nachweisbar ist, wo ebenfalls die Adventitia bevorzugt wird. Auch in den interlobulären Ästen der Vena portae ist mitunter Pigment anzutreffen.

Bei einem 57jährigen Manne sah Noodt bei bestehender Leberzirrhose massenhaft Pigmentablagerungen bei gleichzeitiger starker Hämosiderinablagerung in der Adventitia. Hauptfundort dieses proteinogenen Pigmentes war in diesem Falle die Bindegewebsspindelzellen der Adventitia der Arterien; daneben war auch in den Muskelzellen der Adventitia, vereinzelt der Media, ferner auch in den Venenwänden Pigment vorhanden.

Neben der Leber ist es vor allem das Gefäßsystem von Pankreas und Nieren das am reichlichsten braunes Pigment enthält.

Schließlich ist noch das

Melanin

zu erwähnen, dessen chemische Konstitution vorerst unbekannt ist; selbst eine etwaige Gleichheit oder Verschiedenheit einzelner Melanine (z. B. Wolff) ist vorerst fraglich. Hueck bezeichnet es als vom Lipofuszin „grundverschieden", während Lubarsch beide Pigmente unter der Bezeichnung „Abbaupigmente" zusammenfaßt, Brahn und Schmidtmann braunes Abnutzungspigment und Melanin sogar als gleichartig oder wenigstens nächst verwandt bezeichnen.

Doch kommt es hier darauf nicht weiter an. Echtes melanotisches Pigment kommt in der menschlichen Leber ja nur vor, wenn irgendwo im Körper melanotische Gewächse stark zerfallen sind, und aus den Geschwulstzellen frei gewordenes Pigment in den Kreislauf gelangt. Dann kann es, ohne daß Metastasen in der Leber entstehen oder auch wenn solche vorhanden sind, in erster Linie in KUPFFERsche Sternzellen abgelagert werden (M. B. SCHMIDT, LUBARSCH), ausnahmsweise auch in Leberzellen selbst gefunden werden (LUBARSCH).

Scharf davon zu trennen ist natürlich das Malariamelanin, das ja nicht einmal in Form und Farbe mit dem echten Melanin verwechselt werden kann, da es nur in feinen schwarzen Körnchen auftritt im Gegensatz zum echten Melanin, das in sehr unregelmäßigen Formen erscheint und höchstens in den größten Klumpen schwarz, sonst braun aussieht. Daß es sich um echtes hämoglobines, durch die Tätigkeit der Malariasporozoen aus dem Blutfarbstoff bereitetes Pigment handelt, braucht hier nicht weiter auseinandergesetzt zu werden. Er tritt nicht nur bei chronischer Malaria auf, wo die Leber außerordentlich stark vergrößert ist und rauchgrau erscheint, sondern auch, wie die Erfahrungen über die Malariabehandlung der progressiven Paralyse gezeigt haben, bei Malaria von nur wenigen Wochen Dauer. Das Pigment liegt dann auschließlich in Sternzellen und Blutzellen, niemals in Leberzellen.

Die häufigste, mithin auch wichtigste in der Leber sich vollziehende Pigmentbildung findet sich beim sogenannten

Ikterus.

Eine derartige Leber zeigt je nach dem Grade der vorhandenen Gelbsucht verschiedenen Farbton, der an Oberfläche und Schnittfläche in gleicher Weise erkennbar ist. Übergänge von gelb oder gelbgrün, dem in der Regel beobachteten Farbton zu grün, dunkelgrün bzw. grünlich schwarz kommen zur Beobachtung. Die letztgenannten Formen bezeichnet man auch als Icterus viridis bzw. Icterus melas. Man kann schon grob-anatomisch zwei verschiedene Erscheinungsformen unterscheiden — eine diffuse und eine bei der daneben deutliche Streifen und sternförmige Zeichnungen auftreten. Die feinere Histologie bietet ihre Besonderheiten. Sie ist nur verständlich auf Grund der Kenntnis der feineren und feinsten normalanatomischen Verhältnisse des Leberaufbaues. Diese Grundlage gestattet ihrerseits, das Problem der Gelbsuchtentstehung einer Lösung näher zu bringen. Es kann an dieser Stelle nicht meine Aufgabe sein, in dieser noch immer strittigen allgemeine Pathologie betreffenden Frage gleichsam ein erschöpfendes Referat zu erstatten. Das Problem interessiert Kliniker wie Pathologen in gleichem Maße. Dazu kommt, daß eine Würdigung der speziellen Verhältnisse der Leber nur eine Teilerscheinung dessen erfaßt, was wir schlechthin als Gelbsucht zu bezeichnen pflegen.

Ikterus bedeutet ganz allgemein eine Durchtränkung der Gewebe mit Gallenfarbstoff. Voraussetzung ist, daß dieser Farbstoff in die Blutbahn gelangen konnte. Die Streitfrage, ob Lymphweg oder Blutweg in Frage kommt, wurde durch WHIPPLE und KING experimentell dahin entschieden, daß die Galle durch die Leberkapillaren resorbiert mit dem Blutstrom den Gesamtorganismus überschwemmt. Das heißt also mit anderen Worten: „Das Primäre jeder Gelbsucht ist daher eine Cholämie (EPPINGER). Ikterus ist keine Krankheit für sich, sondern ein Symptom, eine Begleiterscheinung zahlreicher krankhafter Vorgänge im Organismus. Mithin stellt auch der Ikterus der Leber nichts weiter dar, als eine Teilerscheinung im Rahmen allgemeiner Gelbsucht. Wenn wir aber der Tatsache gedenken, daß es die Leber ist, die in aktiver Funktion den Gallenfarbstoff bildet und unter normalen Verhältnissen nach außen leitet, dann muß sich der Gedanke aufdrängen, daß wir in gestörter Leberfunktion die Ursache der Gelbsucht zu erblicken haben. Diese Auffassung ist naheliegend und berechtigt; aber nicht jeder Ikterus kann in dieser Weise restlos geklärt, d. h. auf die Leber allein zurückgeführt werden. Für manche Fälle ist unabhängig von der Leber eine sogenannte anhepatische Entstehung anzunehmen. Erscheint es auch einwandfrei, daß auch außerhalb der Leber Bilirubin bzw. Hämatoidin aus dem Blutfarbstoffe, ,,der Muttersubstanz des Gallenfarbstoffes'' (EPPINGER) gebildet werden kann (HYMAN VAN DEN BERG und SNAPPER), so bleibt trotzdem die Leber der Ort der Gallenfarbstoffbildung, so daß die üblichen Bezeichnungen eines ,,hepatogenen'' bzw. ,,hämatogenen'' Ikterus keine unbedingte Gegensätze bedeuten (MINKOWSKI, GERHARDT). Immerhin bleibt hinsichtlich der Entstehungsweise des Ikterus in letzter Linie die Tatsache verschiedener topischer Möglichkeiten.

Beschränken wir uns an dieser Stelle auf Würdigung des hepatogenen Ikterus in weiterem Sinne, so begegnet die Beantwortung der Frage nach der Pathogenese keinen Schwierigkeiten, insofern wir mechanische Behinderung des Gallenabflusses der Leber als ursächlich beschuldigen. Wir sehen in solchen Fällen bei allgemeinem Ikterus eine weißlich graue Färbung und tonartige Beschaffenheit der Fäzes, eine Tatsache, die wir als Folge des Fehlens der Galle im Darme erklären können. Ob gleichzeitige Störung des Abflusses des Pankreassaftes dabei eine Rolle spielt (MINKOWSKI), soll uns an dieser Stelle nicht beschäftigen. Von geschichtlichem Interesse dürfte sein, daß schon VIRCHOW in dem Befunde eines farblosen Schleimpfropfes in der Mündung des Ductus choledochus und der dadurch bedingten Erschwerung, den Inhalt der Gallenblase in den Darm auszupressen, die anatomische Grundlage der mechanischen Hemmung erblickte. Diese Erklärungsweise, die für einige Fälle zutreffen mag, hatte etwas Bestechendes. Es ist wohl kaum zu viel gesagt, wenn man dieser VIRCHOWschen Auffassung zuschreibt, daß spätere Forscher fast durchweg einem mechanischen Hindernis irgendwelcher Art in den Gallenwegen die Entstehung des Ikterus zur Last legten. Diese Störung des Abflusses der Galle führt zur Resorption von Galle in der Leber und damit zu der den allgemeinen Ikterus bedingenden Cholämie.

Die Ursachen eines derartigen

mechanischen Ikterus

(Icterus per stasin, Stauungsikterus, mechanischer Stauungsikterus, EPPINGER) können anatomisch sehr verschiedenartige sein. Jeder krankhafte Vorgang, der die abführenden Gallenwege innen mehr oder weniger verlegt oder von außen zusammendrückt, kommt in Frage. Als wichtigste Momente seien hier aufgeführt:

a) Verlegung des Lumens der Gallenwege durch Gallensteine, vom Darm eingedrungene Fremdkörper (Obstkerne, Spulwürmer, Distomum und dgl.), Neubildungen und narbige Strikturen.

b) Kompression der Gallenwege von außen her durch Geschwülste, die vom Magen, Darm, Pankreaskopf, dem Bauchfell, den portalen Lymphdrüsen, der Gallenblase oder der Leber selbst ausgehen, durch perihepatische Stränge, Wandernieren, Aneurysmen der Aorta abdominalis, der Coeliaca, hepatica oder Meseraica superior, durch Tumoren des Uterus und der Ovarien oder durch Ansammlungen von festen Kotmassen in der Flexura coli dextra.

c) Entzündliche Erkrankung der Gallenwege und ihrer Verzweigungen (Cholangitis und Cholangoilitis), bei denen man in der Schwellung der Schleimhaut, der größeren Zähigkeit der schleimreichen Galle oder der Verstopfung der Gallenkapillaren durch gallenfarbstoffhaltige Niederschläge (geronnene

Galle, „Gallenthromben") die Hindernisse für den Abfluß der Galle erblickt (MINKOWSKI).

Nach Untersuchungen BÜRKERs muß angenommen werden, daß schon unter normalen Verhältnissen die Aufsaugung der Galle innerhalb der Leberläppchen und zwar in der Peripherie derselben erfolge. Aus dieser Tatsache darf gefolgert werden, daß schon verhältnismäßig geringfügige Hindernisse in den abführenden Gallenwegen genügen dürfen, um eine Stase der Galle nach sich zu ziehen (EPPINGER). Es erscheint also keineswegs ausgeschlossen, auch in solchen Fällen die fragliche Ikterusart anzunehmen, wo der autoptische Befund z. B. bei cholangitischen Veränderungen die Behinderung nicht ohne weiteres erkennen läßt, zumal der Turgor eines vital entzündeten Gewebes an der Leiche beträchtlich vermindert sein kann. Operativ gemachte Beobachtungen bestätigen diese Tatsache in überzeugender Weise.

In Parallele mit gleichartigen Vorgängen in anderen Systemen des Körpers wird man zuerst damit rechnen dürfen, daß leberwärts vom Hindernis eine Erweiterung der Gallenwege, unter Umständen bis tief in die feinsten Verzweigungen der Leber hinein einsetzt, wobei je nach Topographie der Verengung auch die Gallenblase gleichsinnige Veränderungen zeigen kann, zumal dieses Organ einer weitgehenden Dehnung fähig ist. Aber wir sehen keineswegs in allen Fällen von auch langdauerndem Ikterus derartige vielleicht gar stärkste Erweiterungen. Mit Recht wirft EPPINGER die Frage auf, ob die Leber unter solchen Umständen vielleicht geringere Mengen (JOANNOVICS) von Galle bildet. Wie dem auch sei, „so muß doch daran festgehalten werden, daß trotz behinderten Abflusses die Galle noch immer in der Richtung der Gallengänge weiter sezerniert wird" (EPPINGER).

Es müssen also der Leber irgendwelche Wege zur Verfügung stehen, die ihr gestatten, sich der dauernd nachdrängenden Galle zu entledigen. Da schon physiologisch im Blute mit feinen Methoden kleine Mengen von Bilirubin nachweisbar sind, dürften in erster Linie zur Auslösung eines sichtbaren Ikterus die auch sonst benutzten Wege in Frage kommen. Dabei ist noch zu bemerken, daß nicht allein die so gesteigerte Bilirubinmenge des Blutes den Grad des Ikterus bestimmt. Es gibt Fälle von Bilirubinämie ohne Ikterus. Voraussetzung bleibt nur, daß der Gallenfarbstoff aus den Gefäßen austritt und sich der Gewebsflüssigkeit der Organe mitteilt. Erst dann haben wir den sichtbaren Ikterus.

Es muß also der Gallenfarbstoff erst einmal innerhalb der Leber aus dem Parenchym in die Blutkapillaren kommen, zweitens aus der Blutbahn in das Gewebe der Organe gelangen. Im erstgenannten Falle dürfte nach EPPINGER evtl. ein Umweg über größere Lymphgefäße in Frage kommen, während im Gewebe selbst die erreichten Räume evtl. auch zu den Lymphbahnen zu rechnen sind, so daß gleichsam ein zweimaliges Durchlaufen des Lymphgefäßsystems vorliegt.

Mit Hilfe eines von EPPINGER ausgearbeiteten Verfahrens wurde es nun möglich, die Gallenkapillaren spezifisch zu färben. Hierdurch wiederum konnte die feinere Histologie der Leber in einer für die Erklärung der Gelbsuchtentstehung wertvollen Weise gefördert werden. Der interazinöse Gallengang zeigt mit Herantreten an den Azinus eine allmähliche Abflachung seines Epithels, während ein kutikularer Saum gleichmäßig erhalten bleibt. Eine kleine blasige Erweiterung (Ampulle, EPPINGER) leitet zur Gallenkapillare über. Ihre Anordnung richtet sich nach der Gestalt der Lebertrabekel. Von diesem System rechtwinklig abbiegende interzelluläre Kapillaren, stets zwischen zwei Leberzellen gelegen, erreichen niemals den Gefäßrand des Bälkchens, eine

13*

Tatsache, die besonders hervorzuheben ist. Dieser Trabekelrand zeigt in unmittelbarem Anschluß an die Leberzelle einen Lymphraum (EPPINGER), dem sich ihrerseits die von KUPFFERschen Sternzellen gebildete Blutkapillare anschließt.

Wenn wir uns nun klar machen, daß die Leberzellen eine doppelsinnige Absonderung (MINKOWSKI, STERLING) zeigen, die darin besteht, daß gewisse Stoffe nach den Gallenwegen (Gallenfarbstoff, Gallensäure), andere (Zucker, Harnstoff) nach den Lymph- bzw. Blutgefäßen abgeleitet werden, so haben wir in dem beschriebenen histologischen Bilde gleichsam die anatomische Grundlage. Ein Ikterus kommt zustande, wenn eben die Galle jene Wege zum Blute einschlagen kann, die sonst anderen Sekreten vorbehalten bleiben (NAUWERCK). Diesen Vorgang bezeichnet PICK als Paracholie, LIEBERMEISTER als akathektischen Ikterus, MINKOWSKI als Parapedese der Galle.

Im Falle bestehender Gallenstauung kommt es zu einer enormen Erweiterung der Gallenkapillaren. Die trabekulären Gänge erfahren geradezu variköse Erweiterungen, die interzellulären Kapillaren erreichen im Gegensatze zu physiologischen Verhältnissen häufig den Gefäßrand der Leberzellbalken. Mehr oder weniger weitgehende Leberzellschädigung kann die Folge dieses Vorganges sein.

Diese von EPPINGER gegebene vielfach bestätigte (JAGIĆ, ABRAMOW und SAMOILOWICZ) histologische Erklärung des mechanischen Ikterus zeigt uns ein Bild von solcher Charakteristik, daß die Möglichkeit besteht, gleichsam aus dem anatomischen Befunde unklare, insbesondere die Entstehung schwerer Ikterusfälle zu deuten. Vermissen wir derartige Bilder, so kann eine einfache Stauung im System der Gallenkapillaren nicht in Frage kommen.

Doch ist hier, wie fast überall im Ablauf vitaler Prozesse, ein einfaches Schematisieren nicht durchführbar oder statthaft. Können wir uns doch ohne weiteres vorstellen, daß auch bei mechanischen Störungen des Galleabflusses Erkrankungen des Leberparenchyms und Funktionsstörung der Leberzellen von Bedeutung sind. Veränderte Beschaffenheit der Galle, größere Zähigkeit, Bildung von Niederschlägen, kann zu Verstopfung der Gallenkapillaren führen, so daß das Hindernis Folge, nicht Ursache einer abnormen Funktion des sezernierenden Leberparenchyms wäre. Auch erscheint die Annahme verständlich, daß gesteigerte Funktion der Leberzellen durch Bildung eines Übermaßes von Galle bzw. Gallenfarbstoff fehlerhafte Abflußrichtung bedingt (BROWICZ). Wir kämen also an der Hand eines und desselben histologischen Bildes zu verschiedenen Erklärungsmöglichkeiten. So scheint mir z. B. die Beschreibung eines Falles von septischem Ikterus von OGATA, der eine zentralikterische Zone von einer intermediärnekrotischen und einer peripheren unversehrten Zone abgrenzte, ebenso geeignet, der Auffassung des Autors beizutreten und eine besondere Art des Stauungsikterus anzunehmen wie etwa die Ursache in pathologischer Zellfunktion zu sehen. Nicht mit Unrecht weist MINKOWSKI daraufhin, daß es nicht angängig ist, ohne weiteres die Beurteilung derartiger Vorgänge des Stoffwechselaustausches allein auf morphologische Beobachtung zu stützen.

Erwähnt sei noch, daß EPPINGER 3 verschiedene Formen des mechanischen Stauungsikterus unterscheidet. Er kennt:

1. einen totalen mechanischen Ikterus, bedingt durch lumenverengernde Vorgänge innerhalb oder außerhalb der größeren Gallenwege, worauf bereits oben hingewiesen wurde,

2. einen nur partiellen Gallengangsverschluß, wobei Gewächse, Entzündung oder dgl. nur umschriebene Lebergebiete in Mitleidenschaft ziehen, und

3. den sogenannten intermittierenden mechanischen Stauungsikterus, bei dem ungestört oder doch nur gering geschädigter Galleabfluß
mit völliger Behinderung periodisch wechselt, ein Vorkommnis, das klinisch
für Cholelithiasis, gegen Gewächs spricht.

Was nun das Leberbild als solches betrifft, so ist im Beginne der Erkrankung
eine beträchtliche und rasche Größenzunahme festzustellen. Nach verschiedener Dauer des Ikterus bleibt die Größe konstant, oder aber es kommt bereits
zu einer allmählichen Verkleinerung. Noch in diesem letztgenannten Stadium
kann jedoch die als Behälter dienende Gallenblase an Volumen zunehmen,
bis sie schließlich unter beträchtlicher Spannung als wurstförmiges Gebilde am
unteren Leberrande nachweisbar wird. Voraussetzung für eine derartige Mitbeteiligung der Gallenblase bleibt natürlich, daß das auslösende Hindernis
darmwärts von der Einmündungsstelle des Ductus cysticus liegt, da anderenfalls
die Gallenblase gleichsam außerhalb des Erkrankungsprozesses liegt und eine
Beteiligung nicht erwarten läßt.

Das von EPPINGER gefundene anatomische Bild steht nun manchmal in
auffälligem Mißverhältnis zu dem tatsächlich vorhandenen Hindernis. Ein
solches ist unter Umständen überhaupt nicht zu ermitteln. Ikterus durch
Leberzirrhose, Kreislaufstörungen, bei Phosphorvergiftung, wäre z. B. hierher
zu rechnen. Doch lassen sich auch solche Fälle als mechanischer Stauungsikterus auffassen. Das Hindernis liegt allerdings nicht in den großen Gallengängen, sondern in den feineren Verzweigungen, bei Leberzirrhose infolge des
Druckes des wuchernden Bindegewebes, bei den genannten anderen Ikterusformen infolge geronnener Gallenmassen, sogenannter „Gallenthromben".
Da nun diese Gebilde in den interzellulären Gallenkapillaren wie innerhalb
der Leberzellen selbst nur in bereits längere Zeit bestehenden Ikterusfällen,
nicht aber in frischen gefunden werden, ist der Schluß berechtigt, daß diese
Gebilde in derartigen Fällen nicht Ursache, sondern Folgen sind, und zwar
Folge einer zum Ikterus führenden Funktionsstörung der Leberzellen. Die
„Gallenthromben" wären dann kaum mehr als ein den Ikterus begünstigendes
Moment.

Wir kämen damit zu einer zweiten Möglichkeit der Entstehung des Ikterus,
zur Gelbsucht auf der Grundlage von Funktionsstörung der Leberzellen. Daß diese mit Störungen der Funktion anderer Organe verbunden
sein können, sei im Rahmen der vorliegenden Abhandlung mit dem Hinweis
auf den „hepatolienalen Ikterus" (hämolytischen Ikterus) erwähnt.

Hier interessiert, ob wir imstande sind pathologisch anatomische Befunde
als Beweis dieser Leberzellschädigung vorzubringen, d. h. ob es gelingt, gleichsam
eine primäre Parenchymzerstörung der Leber nachzuweisen.

„Allerdings kommt es auch beim rein mechanischen Stauungsikterus zu
einer Aufsplitterung der Leberstruktur, aber hier wird der Zellmantel, der
sich um die Gallenkapillaren legt, gleichsam von innen nach außen, eben durch
den Druck im Gallenkapillarsystem zersprengt. Bei dieser neuen Ikterusein-
heit aber wird das Geflecht der Gallenkapillaren von außen nach innen eröffnet, indem die Zellen, die die Gallengefäße umgeben und ihnen Halt bieten,
primär zerfallen und so das Kapillarsystem bloßlegen. Der Endeffekt ist auch
hier, ähnlich wie beim mechanischen Stauungsikterus, derselbe, nämlich eine
Kommunikation zwischen Gallen- und Lymphräumen; während aber in dem
einen Fall in den Gallenkapillaren der Umgebung deutliche Stauung zu sehen
ist, können dieselben hier normale Verhältnisse darbieten" (EPPINGER, S. 215).

Die Parenchymzerstörung kann so hohe Grade erreichen, daß anatomisch
der Raum zwischen Gallenkapillare und Blutkapillare nur noch Zelltrümmer

enthält. Schließlich kann es zu weiteren Verbindungen zwischen Gallen- und Lymphräumen kommen, ähnlich also den Verhältnissen beim Stauungsikterus, jedoch mit dem ebenso verständlichen wie grundsätzlichen Unterschiede, daß das Lumen der Gallenkapillare nahezu normalweit, nicht also aufs Höchste erweitert ist. Das Primäre dieser Formen von Ikterus läge mithin in der auch histologisch bestätigten Parenchymzerstörung der Leber. Man wird geneigt sein, derartige Erkrankungsfälle prognostisch weit ernster zu bewerten, als diejenigen des reinen Stauungsikterus. Klinisch ist es aber vorerst keineswegs möglich, eine grundsätzliche Trennung vorzunehmen. Fälle von sogenanntem Icterus catarrhalis können dieser oder jener Gruppe angehören. Und wenn — fürs erste überraschenderweise — auch anatomisch belegte Destruktionsikterusfälle (bei Tod auf anderer Basis) einen leichten Verlauf zeigten, so verstehen wir mit Eppinger diese Tatsache, wenn wir uns der ungeheuren Regenerationskraft des Leberparenchyms (Ponfick, Carraro, Heitzmann) erinnern. Nicht unerwähnt darf bleiben, daß auch heute noch trotz vorgeschrittener Untersuchungsmöglichkeit in manchen Fällen das anatomische Ergebnis eine Erklärungsmöglichkeit für die Entstehung des Ikterus offen läßt. Man wird geneigt sein, Funktionsstörungen zu beschuldigen, die ohne erkennbare Zellzerstörung zum Ikterus führen. Nach Abramow beruhen solche Fälle (z. B. Icterus neonatorum, Ikterus bei Infektionskrankheiten) auf „asthenischer Hypercholie", indem eine Erhöhung der Menge und Herabsetzung der Energie der Gallenabsonderung vorliegen soll.

In den Rahmen dieser Ikterusformen gehören Fälle gestörten Blutumlaufs der Leber, auch nervöse Störungen (Icterus ex emotione), der Ikterus bei akuter Leberatrophie, bei Vergiftung mit Phosphor, Arsenwasserstoff, Salvarsan, der Icterus syphiliticus, der Ikterus bei septischen Erkrankungen, bei Pneumonie, Febris recurrens, bei Gelbfieber, Weilscher Krankheit usw., bei zahlreichen Fällen von Leberzirrhosen, ferner der hämolytische Ikterus, die Gelbsucht im Verlaufe der perniziösen Anämie und der Malaria. Zu erwähnen wäre noch, daß die Leberzellen selbst es sind, „die zunächst und am meisten leiden, während die Kupffer-Zellen weniger betroffen zu sein scheinen. Man müßte sich jedenfalls die Frage vorlegen, ob sich nicht auch hier der Ikterus aus dem Mißverhältnis zwischen Weiterarbeiten der Kupfferzelle und der Insuffizienz der eigentlichen Leberzellen ergibt. Das von den Kupfferzellen gebildete Bilirubin verliert seine Beziehung zu den exkretorischen Elementen, weswegen der Gallenfarbstoff nicht gegen die Gallenwege zu ausgeschieden wird, sondern in die allgemeine Zirkulation gelangt" (Eppinger, S. 273).

Auf alle diese Fragen im einzelnen einzugehen, würde hier im Rahmen einer rein anatomischen Besprechung der Degeneration zu weit führen. Ikterusfälle im Anschlusse an spezifische Infektionen der Leber werden von anderer Seite in besonderem Kapitel gesondert besprochen. Auch eine ausführliche, gleichsam geschichtliche Würdigung der Ikterusfrage entfernt sich zu sehr von dem Gebiete der „Degeneration" der Leber. Und trotzdem schien es berechtigt, der Ikterusfrage gerade an dieser Stelle einen breiteren Raum zu gewähren, da eben „Gelbsucht" ein sehr häufiges, fast ständiges „Symptom" der hier zur Frage stehenden Erkrankung darstellt.

Rein anatomisch handelt es sich beim Ikterus in den ersten Stadien um eine Durchtränkung mit gelöstem Farbstoff; erst später, d. h. bei längerer Dauer der Gelbsucht kommt es zu Niederschlägen in körniger, hin und wieder auch kristallinischer Form. Es handelt sich dabei um Bilirubin, das mit dem aus dem Blutfarbstoff stammenden Hämatoidin als gleich gilt. Die Leberzellen können also demnach entweder diffus mit Gallenfarbstoff durchtränkt sein, oder aber sie enthalten Tröpfchen, Körner oder kristallinische Niederschläge von Gallenfarbstoff in Nadelform. Bei längerem Bestand der Gelbsucht verwickelt sich dieses Bild durch das Auftreten sogenannter Gallenthromben, die bei grünlicher, dunkelgrüner bis schwärzlicher Färbung als Zusammenballungen eingedickter Gallemassen gedeutet werden. Auch Absonderung qualitativ veränderter Galle infolge toxischer Parenchymschädigung ist angenommen worden. Nach den bereits gegebenen anatomischen Grundlagen ist es verständlich, daß selbst innerhalb der Leberzellen ampullenförmig bzw. kolbig erweiterte Räume derartige eingedickte Gallemassen enthalten können.

Je nach Schwere des Falles sind diese Bilder mit Schädigungen des Parenchyms vergesellschaftet. Wir verstehen die Schwierigkeit, die der Frage begegnet, ob die Störung der Leberzelle eine primäre oder sekundäre Erscheinung ist. Eine Entscheidung ist ausgeschlossen, wenn das erreichte Zustandsbild bereits ausgedehnte Nekrosen der Leberzellen zeigt. In solchen Fällen sind diese Zerfallsherde, die durchschnittlich miliare Größe aufweisen, bereits makroskopisch als ikterisch verfärbte Stellen erkennbar.

Derartige Zellnekrosen können ganz akut auftreten; entzündliche Veränderungen in den Gallenwegen, Abszedierungen usw. können das Bild verwickeln, reaktive Bindegewebsneubildung kann zu biliärer Zirrhose führen usw. Kurzum, das jeweils vorliegende Bild kann durch die verschiedenartigsten Begleiterscheinungen modifiziert werden. Das Ergebnis werden Leberveränderungen sein, die sich als besondere Krankheitsbilder abtrennen lassen und eine speziellere Behandlung erfordern. Allen Fällen gemeinsam aber ist das Auftreten des ikterischen Pigmentes, das mit einer Parenchymschädigung einhergeht bzw. Symptom dieser Schädigung bedeutet.

Schon oben ist darauf hingewiesen worden, daß als das Primäre jeder Gelbsucht die Aufnahme der Galle in den allgemeinen Kreislauf, also eine Cholämie, zu gelten hat. Jeder Ikterus bedeutet eine Erkrankung des Gesamtkörpers. Die Verfärbung der Skleren und der äußeren Haut, das Aussehen von Stuhl und Urin, auch die autoptisch feststellbare Verfärbung anderer Organe, wie der Nieren, der Herzklappen, der Innenhaut der Gefäße beweisen dies zur Genüge. Die häufig feststellbaren Haut- und subserösen Blutungen sind ein weiterer Ausdruck der allgemeinen Erkrankung des Organismus. Das Auftreten eines sogenannten Kernikterus in Verbindung mit Icterus neonatorum, d. h. eine gallige Verfärbung des Corpus striatum, ist eine Besonderheit des genannten Krankheitsbildes. Beim familiären Ikterus, der angeborenen hämolytischen Anämie ist die Entstehung der Gelbfärbung nach wie vor unbekannt. Pathogenetisch steht ein angeborener veränderter Aufbau der Erythrozyten im Vordergrunde. Der Icterus infectiosus (WEILsche Krankheit) stellt ein in sich abgegrenztes besonderes Krankheitsbild dar.

Auch die verschiedenen Formen des hämolytischen Ikterus suchen ihre primäre Veranlassung außerhalb der Leber (nach GERHARDT allerdings auch Resorptionsikterus). Das Blutserum ist bereits vor Eintritt in die Leber derart mit Hämoglobin bzw. fertigem Farbstoff gesättigt, daß die Leber nicht imstande ist, in regelrechter Weise das übernommene Material auszuscheiden. Oder aber die Leber ist an sich bereits funktionell minderwertig, wodurch das im Blut verbliebene Bilirubin Ikterus verursacht (LEPEHNE). Derartige Zustände werden als Folgen hämolytisch wirkender Gifte betrachtet. Zu erwähnen wären (nach KAUFMANN) Arsenwasserstoff, Morchelgift, Helvellasäure, Phallin (Amanita), Toluylendiamin oder Nitrite der chlorsauren Salze, des Pyrogallols, Anilins, ferner Phosphor (toxischer Ikterus), weiterhin septische Erkrankungen wie Pneumonie, Typhus, Scharlach, Morbus Weilii (infektiöser Ikterus).

Wir verlassen allzuweit das Gebiet der Degenerationen der Leber, wenn wir an dieser Stelle aller den Ikterus betreffenden Fragen, der verschiedenen Formen von Ikterus, bzw. der mit Ikterus verbundenen Krankheiten gedenken wollten. Es genüge daher der gegebene Überblick, bei dem es in erster Linie darauf an- kam, pathologisch-anatomisch faßbare Grundlagen des Ikterus herauszuheben. Sie sind nur insoweit mit allgemeinen Fragen in Zusammenhang gebracht worden, als es zum Verständnis des Gesamtproblems im Rahmen der an dieser Stelle gesteckten Grenzen angebracht erschien.

Es darf allerdings nicht verschwiegen werden, daß, wie erst kürzlich ASCHOFF betonte, vieles dafür spricht, die Bildungsstelle des Gallenfarbstoffes nicht in den Leberzellen, sondern in den Retikuloendothelien und in den Histiozyten zu suchen, jedenfalls diese bzw. die von ihnen gelieferten und in das Blut abgegebenen Fermente für den Umbau des Hämoglobins und des Bilirubins verantwortlich zu machen, nicht aber die Leberzellen, welche aller Wahr- scheinlichkeit nach nur die Sekretionsstätte des Gallenfarbstoffes sind. Eine Beantwortung dieser Frage wird uns der endgültigen Lösung des Ikterus- problems bedeutend näher bringen.

Fassen wir mit EPPINGER zusammen, so gibt es drei Formen von Ikterus, die sich durch besondere Untersuchungsmethoden von Stuhl, insbesondere auch Urin, klinisch trennen lassen:

1. den mechanischen Ikterus,
2. den destruktiven (oder eigentlich hepatogenen) Ikterus,
3. den hämolytischen Ikterus.

Die erste Form, bei der Gallenfarbstoff im Darm fehlt, geht ohne Milzver- größerung einher.

Die zweite Form umfaßt nach EPPINGER auch den oben kurz erwähnten Icterus catarrhalis, wie ihn VIRCHOW beschrieben hat. Dieser erklärte seine Entstehung mit dem Hinweis auf Katarrhe des Magens und Duodenums, die auf den Ductus choledochus übergreifen und hier zu einer verschließenden Pfropfbildung führen. Aber, wie EPPINGER betont, liegt kein Verschluß vor. Der Nachweis einer vorhandenen Galaktosurie und Lävulosurie beweist den vorliegenden Zerstörungsprozeß des Leberparenchyms. Ja EPPINGER geht so- weit, daß er in dem Icterus catarrhalis bereits eine milde Form der akuten gelben Leberatrophie erblickt. (Ich komme bei Besprechung dieses Krankheits- bildes darauf zurück.)

Die Leber ist beim Icterus catarrhalis, von geringen Schwankungen ab- gesehen, nicht groß. Auch Ikterus bei Leberzirrhose ist auf die Parenchym- schädigung zurückzuführen; es besteht Galaktosurie.

Bei der dritten Form (DICK, DIEHL u. WOHLWILL, HATTESEN, HEILMANN, HYMANN VAN DEN BERGH, LEPEHNE, MEULENGRACHT, NORRIS u. MILLAN u. a.) ist der Grad des bestehenden Ikterus nicht so stark wie bei den anderen For- men. Die Tatsache des familiären Vorkommens erleichtert die Diagnose. Im Vordergrunde steht der Milztumor.

NAUNYN verlegte die Entstehung des Gallenfarbstoffes in die Leber; ASCHOFF dagegen in die KUPFFERschen Sternzellen, während die Leberzellen nur die Aufgabe der Ausscheidung zu vollziehen haben. Nun ist die Milz ein Organ, das hinsichtlich seiner Aufgaben zur Funktion der Sternzellen, dem sogenannten Milzgewebe in der Leber, in Parallele gestellt werden kann, so daß auch in ihr Bildung von Gallenfarbstoff anzunehmen ist. In gleicher Weise ist dies aus Hämatomen bekannt; die Bilirubinbildung läßt sich hier chemisch beweisen.

Beim hämolytischen Ikterus verstehen wir somit das Symptom der Pleio- chromie, die Tatsache, daß sehr viel Galle vorhanden ist, daß Gallenfarbstoff im Überschuß gebildet wird. Ein weiteres Symptom ist das der verminderten Widerstandsfähigkeit der Erythrozyten.

Neben einer vergrößerten Milz finden wir also im Duodenalsaft mehr Galle als sonst, ebenso ist der Stuhl alles andere mehr als acholisch. Das Vorkommen des hämolytischen Ikterus ist nach EPPINGER sehr selten, weit seltener als er diagnostiziert wird. Die Leber ist bei ihm niemals hart. Pseudogallenstein-koliken erschweren die Differentialdiagnose. In diesem Zusammenhang ist auch auf Schmerzanfälle hinzuweisen, wie sie hin und wieder bei Frauen während der Menses beobachtet werden (Icterus menstrualis). Ebenso gehören hierher Fälle von Ikterus bei Pneumonie — es kann selbst in der Lunge Gallenfarbstoff gebildet werden, — und bei Lungeninfarkt.

Die Frage ,,über den Ort der Gallenfarbstoffbildung" ist gerade in letzter Zeit von ASCHOFF, dessen Anschauung sich auf histologische Befunde gründet, ausführlich behandelt worden.

Im Rahmen einer speziellen Besprechung der Veränderung der Leber beim Ikterus sei kurz auf die Frage eines angeborenen Ikterus eingegangen. Daß Kinder ikterisch zur Welt kommen, ist, wie SCHMINCKE ausführt, sehr selten. Pathologisch-anatomisch ist darüber bisher nichts bekannt.

Der sogenannte Icterus neonatorum tritt bei etwa 80% aller Kinder beim zweiten bis achten Tage nach der Geburt auf; er ist als physiologisch anzusprechen. Pathogenetisch wird er dahin gedeutet, daß es sich um eine mit der Umstellung des intra- zum extrauterinen Leben gegebene funktionelle Minderwertigkeit des Lebergewebes handelt, das den in den Retikuloendothelien von Milz und Leber vermehrt gebildeten Gallenfarbstoff nicht genügend auszuscheiden vermag, so daß er in der zum Ikterus führenden Menge in das Blut und das Gewebe übertritt.

Eine zweite Form ist der Icterus gravis (malignus, IBRAHIM), der familiär auftritt und Todesursache bedeutet. Er kann bereits nach $1\frac{1}{2}$ Stunden in Erscheinung treten. Für das Zustandekommen ist in solchen Fällen das Verhalten der Mutter während der Schwangerschaft und kurz vor und während der Geburt zu beachten. Sehr wahrscheinlich spielen Intoxikationen und Infektionen (THORLING) dabei eine maßgebliche Rolle. Eine Erklärung der Entstehung ist dagegen eher möglich bei einer dritten Gruppe von Ikterusfällen des frühen Säuglingsalters, so bei ausgesprochener Sepsis, bei enterogener Infektion, bei angeborener Atresie der Gallenwege. IBRAHIM faßt solche Fälle als symptomatischen Ikterus auf.

SCHMINCKE selbst konnte zwei Fälle beobachten, die beweisen, daß es bereits angeborenen Ikterus gibt. Aber auch er kommt für diese Fälle zu dem Ergebnis, daß eine ,,anhepatozelluläre Genese" vorliegt. Man erkennt in der Leber ,,eine lebhafte Unruhe der Kupfferzellen, Vergrößerung und Vermehrung derselben, Erythrophagie und -lyse der aufgenommenen Zellen, Gehalt der Kupfferzellen an galligem eisenfreiem und eisenhaltigem Pigment". Demgegenüber trat die Pigmentierung der Leberzellen und die Gallenthrombenbildung zurück und ,,konnte als sekundäres Geschehen angesprochen werden, insofern als der Transport des in den Kupfferzellen gebildeten Gallenfarbstoffes gehemmt und in pathologischer Weise modifiziert war, so daß die Galle in klumpiger Form in den interzellulären Kapillaren zum Niederschlag kam".

Auch die Milz zeigte die für eine anhepatozelluläre Entstehung des Gallenfarbstoffes und damit des Ikterus sprechende Bilder.

Bei diesen Fällen kann im Hinblick auf die extreme Seltenheit derartiger Beobachtungen und den tödlichen Ausgang eine dem physiologischen Icterus neonatorum gleichzustellende Gelbsucht abgelehnt werden. Die vorliegende Schädigung muß bereits in der letzten Zeit der Schwangerschaft auf das Kind eingewirkt haben. Nach SCHMINCKE kommt die Übertragung von Infektions-erregern und ihrer Toxine in Betracht. ,,Diese Toxine dürften eine Schädigung

der Leberzellen verursacht haben, und so erklären wir den Gehalt der Leberzellen an Gallenpigment und den Gehalt der Gallenkapillare an Gallenthromben
durch einen quantitativ unzulänglichen und qualitativ anormalen Abtransport des von den Kupfferzellen in überreicher Menge gebildeten Gallenfarbstoffes".

Aus allen diesen Ausführungen ersehen wir, daß das spezielle pathologisch-
anatomische Bild der Leber bei Ikterus weniger im Vordergrunde des Interesses
steht. Wohl finden wir mit besonderer Betonung in zahlreichen Fällen, wo
sich das ikterische Pigment gebildet oder aber abgelagert hat, sei es, daß wir es
in den Kupfferzellen oder in den Leberzellen finden, wobei für letztere noch
die Lagerung in Läppchenperipherie, intermediärer Zone oder Zentrum berücksichtigt wird. Das wissenschaftliche Interesse gilt bei diesen Feststellungen
der Frage nach der Genese des Ikterus, nach dem Orte der Entstehung der
Gallenfarbstoffbildung. Noch sind die Fragen im Fluß. Aber immerhin ist
ernstlich zu erörtern, ob die Leber allein die Bildungsstätte ist und nicht
auch außerhalb der Leber Gallenfarbstoff gebildet wird. Nach wie vor aber
bleibt die Leber in dieser Frage das wichtigste Organ. Aber es ist nicht etwa
möglich, den „Ikterus der Leber" gleichsam für sich vom Standpunkte der
speziellen pathologischen Anatomie zu beleuchten. Wir kennen die normale
Anatomie der Leber, stellen morphologisch erkennbare Schädigungen der Zellen
fest — auch ohne funktionelle Beeinträchtigungen erkennen zu können, —
sehen, wo das Pigment zur Ablagerung kommt. Eine Gesetzmäßigkeit gerade
in dem letzten Punkte herauszuschälen, die eine Verwertung hinsichtlich der
Entstehung gestatten würde, ist heute noch ebensowenig möglich wie etwa
die Festlegung anatomisch verschiedener Daten im Ablaufe der Erkrankung
an der Hand verschiedener Befunde. Die Angaben in der Literatur sind weitgehend wechselnd, fast verwirrend. Die Heranziehung experimenteller Ergebnisse vermag vorerst auch noch keine Klarheit zu bringen.

5. Besondere Krankheitsbilder.

Ein Krankheitsbild, das im Rahmen der Leberpathologie von außerordentlicher Wichtigkeit ist, das noch heute klinisch wie allgemein pathologisch da
und dort auf ungelöste Fragen und Probleme stößt, ist die sogenannte akute
bzw. subakute Leberatrophie.

Schon hier möchte ich vorweg nehmen, daß die vielfach gebräuchliche Bezeichnung der gelben bzw. roten Atrophie nur einem Teile einschlägiger Beobachtungen gerecht und daher besser vermieden wird. Auch die Begriffe akut
bzw. subakut treffen nicht immer den wahren Sachverhalt, je nachdem Klinik
oder pathologische Anatomie die Entscheidung treffen. Und nicht zuletzt
sei erwähnt, daß der Prozeß in seinem Wesen eine Degeneration, keine
Atrophie darstellt. Bezeichnungen wie etwa Hepatodystrophie (HERXHEIMER),
toxische Leberdystrophie (BONSMANN u. KRATZEISEN) würden zutreffen, doch
lassen sich so tief eingewurzelte Begriffe wie akute gelbe und subakute rote
Leberatrophie nicht beseitigen. Auch der Vorschlag HUZELLAs, bei chronischen
Formen mit regenerativer Bindegewebsvermehrung dem Farbtone entsprechend
von grauer Leberatrophie (Atrophia grisea) zu sprechen, vermochte sich nicht
durchzusetzen.

Die Kenntnis der in Frage stehenden Erkrankung ist geschichtlich zurückzuführen auf ROKITANSKY, BUSK, ZENKER und WALDEYER. Ersterer beobachtete
im Jahre 1842 als anatomische Grundlage der schwersten Formen von Ikterus
eine gelbe Atrophie der Leber, BUSK erkannte 1845 als das wesentlichste Moment

den mikroskopisch feststellbaren Befund des Leberzellzerfalls, ZENKER (und auch KLEBS) vervollständigten das histologische Bild wesentlich, während WALDEYER im Jahre 1868 die Regenerationsvorgänge beschrieb. Wir sehen also, daß diese 3 Autoren in fruchtbringender gegenseitiger Ergänzung die Grundlagen schufen für das Verständnis eines Krankheitbildes, das uns auch heute noch in vielfältiger Hinsicht beschäftigt. Wir kennen ein typisches, ein sogenanntes Schulbild. Trotz der zahlreichen abweichenden Beobachtungen bleibt diese Grundlage von Wert, da wir durch dies typische Bild in die Lage versetzt werden, atypische Befunde zu erkennen und richtig zu deuten.

Das typische Bild besteht makroskopisch in einer ganz beträchtlichen Verkleinerung der Leber, deren Ränder scharf sind, und deren Kapsel fein gefältelt, runzelig ist. Die Konsistenz ist je nach dem vorliegenden Stadium verschieden.

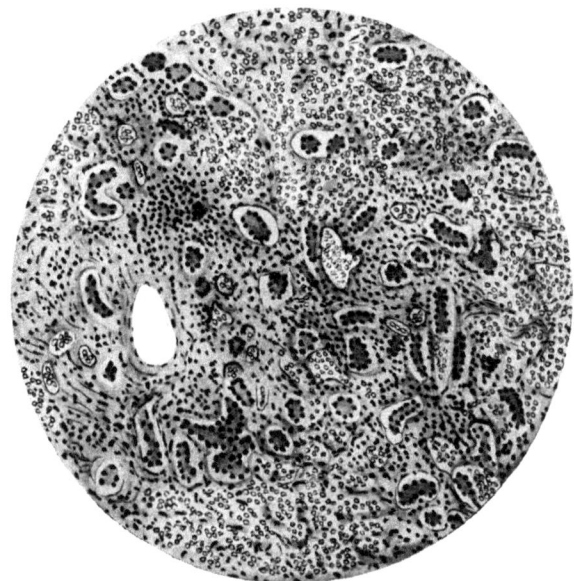

Abb. 13. Akute gelbe Leberatrophie. Rotes Stadium.

Die Leber ist bald zäh oder zähelastisch, bald elastisch weich, bald endlich schlaff und welk (E. FRAENKEL). Das Gewicht, in der Regel herabgesetzt, schwankt in weiten Grenzen. In akuten Fällen besteht eine mehr oder weniger diffuse Gelbfärbung, die auf Trübung und Verfettung der noch vorhandenen Leberzellen zurückzuführen ist, während gleichzeitig auftretender Ikterus einen mehr ockergelben Farbton bewirkt. Der nunmehr einsetzende Zerfall der mit Fett und Galle beladenen Leberzellen führt schließlich zu ausgesprochenen Detritusmassen. Dieser Vorgang bedingt die erwähnte Größen- und Konsistenzänderung. Es treten rasch zunehmende, sich vergrößernde und zusammenfließende rote Herde auf, die völligem Parenchymschwund evtl. feinstem Detritus entsprechen. Nach Resorption der Zerfallsmassen durch den Lymphstrom bleibt schließlich das den Farbton bestimmende blutreiche, evtl. auch von Blutungen durchsetzte Leberstroma übrig. Solche Stellen erscheinen eingesunken. Das akute Bild der gelben Atrophie ist in das der subakuten fleckigen, schließlich roten Atrophie übergegangen. Das letztgenannte Bild

bevorzugt graduell in der Regel den linken Leberlappen. Eine Läppchenzeichnung ist nicht mehr erkennbar. Gleichzeitig setzt eine entzündliche Infiltration
ein, die bei länger sich hinziehenden Fällen mit regenerativen Vorgängen,
Gallengangswucherung, Leberzellregeneration evtl. bis zur knotigen Hyperplasie
verbunden ist. Zirrhotische Veränderungen können das Bild beschließen.

Diese Schilderung umfaßt makro- und mikroskopischen Befund. Letzterer
besteht in zeitlicher Folge in ausgedehnter Verfettung der Leberzellen, Nekrose
mit Kernzerfall und schließlich krümmeligem Detritus. Die Zelldegeneration
beginnt in der Regel im Läppchenzentrum (HEINRICHSDORFF, KRETZ, PALTAUF,
STERNBERG u. a.), vielleicht auch in der intermediären Zone, von der aus jedoch
bald das Zentrum ergriffen wird, so daß wir in frischen Fällen meist noch in

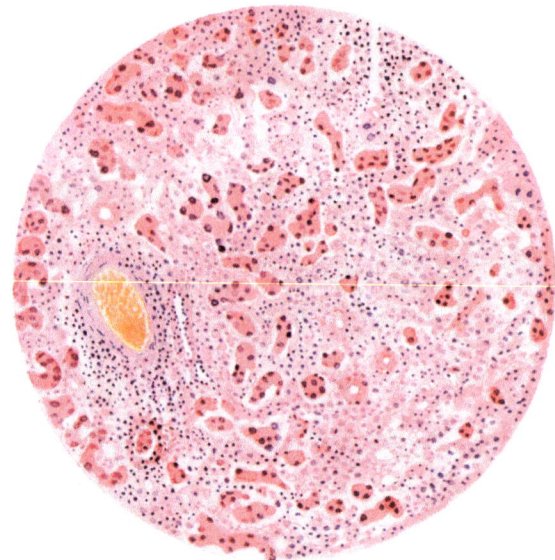

Abb. 14. Akute gelbe Leberatrophie. Färbung: Hämatoxylin-Eosin.

per Peripherie Reihen- oder auch Einzelexemplare verfetteter Leberzellen sehen.
Bei vorgeschrittenen Fällen ist schließlich das ganze Läppchen zerfallen. Die
Folge ist, das gleichsam als Schlußbild dieses degenerativen Prozesses nur noch
das Kapillarsystem vorhanden ist, das in seinen Maschen das mit freien Fetttropfen vermischte Zerfallsmaterial enthält. Zu betonen ist, daß der zentro-
azinäre Sitz der Nekrosen wohl als vorwiegend, nicht aber als unbedingt typisch
zu gelten hat (HERXHEIMER), haben doch u. a. EPPINGER und MARCHAND
auf einen peripheren Beginn hingewiesen. HERXHEIMER, der in seinen eigenen
Beobachtungen in der Regel einen zentroazinären Beginn feststellte, kommt
zu dem einigermaßen vermittelnden Schlusse, ,,daß ein zentro-azinärer Beginn
doch das häufigste ist, aber in der Tat ein durchweg typischer stets wieder-
kehrender Sitz des Beginnes im Azinus anzunehmen ist.

Es ist verständlich, daß dieser Parenchymverlust eine Erweiterung und
starke Füllung der Kapillaren gestattet; Blutungen können hinzukommen.
Es kommt makroskopisch zur roten Atrophie. Zu dieser Zeit treten im interlobulären Bindegewebe kleinzellige Einlagerungen auf, gleichzeitig mit einer oft
beträchtlichen Gallengangswucherung. Wenn wir uns nun vergegenwärtigen,

daß dieser zeitliche Ablauf in ein und derselben Leber wechseln kann, werden wir verstehen, daß jeder Fall, der uns in einem zufälligem Stadium zu Gesicht kommt, seine Besonderheit hat. Vor allem kommt jedoch ein Moment hinzu,

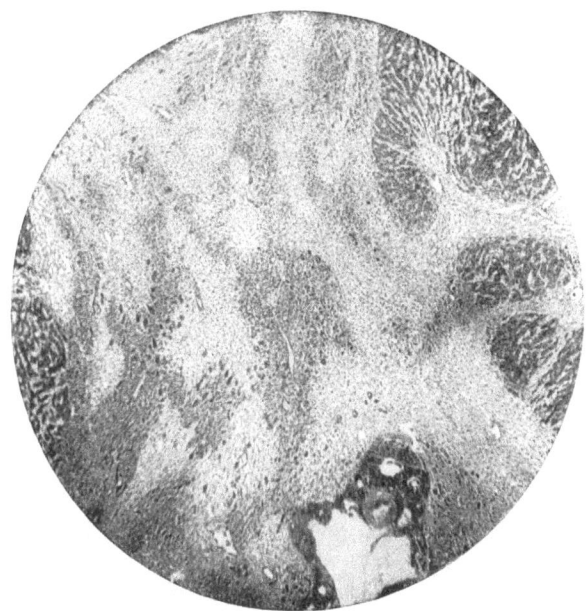

Abb. 15. Akute gelbe Leberatrophie; vorgeschrittenes Stadium.

das die Verschiedenartigkeit der jeweiligen Bilder bedingt und das ist die ungeheure, auch experimentell erhärtete (PONFICK) Regenerationsfähigkeit des Leberparenchyms. Zu einer Zeit, da dieser Versuch der Wiederherstellung

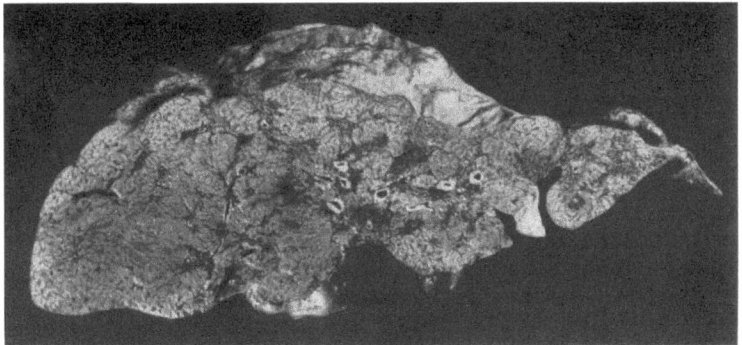

Abb. 16. Akute gelbe Leberatrophie. Regenerationsherde.

bereits im Gange ist, schreitet der zerstörende Prozeß weiter fort. Es ist also der Kampf zwischen Degeneration und Regeneration, der den zeitlichen Ablauf und die Schwere der Erkrankung bedingt. Dabei müssen wir uns klarmachen, daß — ebenso wie in den Nieren — das regenerierte Parenchym oft wiederum der Zerstörung anheimfällt und daß es, sofern es erhalten bleibt, erst nach gewisser Frist voll funktionsfähig wird. Wir werden also verstehen, warum trotz siegreicher Reparationsbestrebungen, die den degenerativen Teil augenfällig übertreffen, auch sonst unverwickelte Fälle zum Tode führen können.

Diese Überlegung beweist aber auch, daß es außerordentlich schwer sein dürfte, den Begriff des akuten bzw. subakuten Stadiums scharf zu umgrenzen. Dazu kommt, daß die Beurteilung des klinischen Bildes in dieser Hinsicht oftmals im Stiche läßt. Denn nicht jeder Ikterus bedeutet den Beginn einer akuten Leberatrophie. Auch ist es ja keineswegs erforderlich, daß ein klinisch

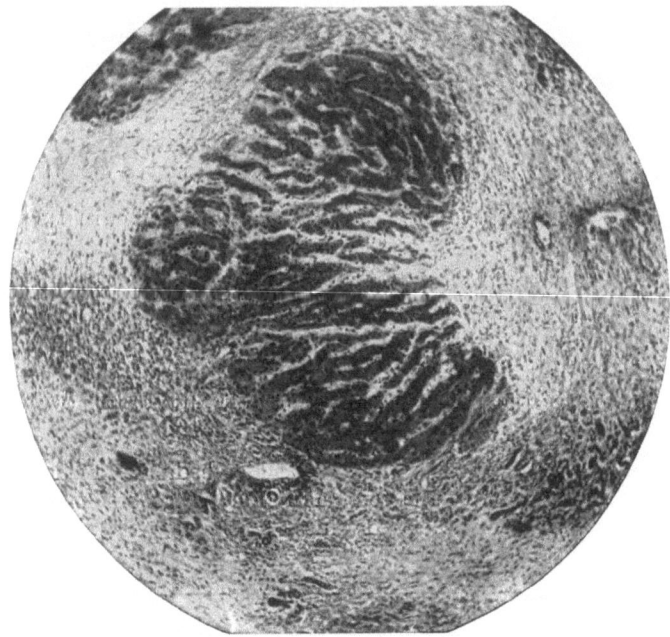

Abb. 17. Akute gelbe Leberatrophie. Subchronisches Stadium.

leichter Fall in das schwere Krankheitsbild der akuten Leberatrophie übergehen braucht. Wenn wir aber den Standpunkt vertreten, daß die akute Leberatrophie als schwere Form einer akuten diffusen Hepatitis zu gelten hat (MINKOWSKI, EPPINGER, HERXHEIMER), also nur eine graduelle Steigerung eines leichten Krankheitsbildes bedeutet, dann fragt es sich, ob wir imstande sind, anatomische Grundlagen zu gewinnen, die uns objektiv feststellen lassen, daß eine leichte Form der Atrophie bereits über längere Zeit vorgelegen hat, bevor das stürmische klinische Bild einsetzte, das uns das oben charakterisierte Bild bietet und letzten Endes als Todesursache zu gelten hat. Zu unterscheiden wären jedenfalls Fälle, die als mehr oder weniger vollständige schnell endigen und solche, die mehr partiell mit Regenerationserscheinungen einhergehend einen mehr verlängerten Verlauf zeigen. Auch die letztgenannten Fälle zeigen nach längerem Bestand eines mehr oder weniger schweren Krankheitsbildes ein oft stürmisches Einsetzen der zu Tode führenden Verschlimmerung. Wir hätten dann im anatomischen Bilde zu entscheiden, ob die festzustellenden Bilder in dem Zeitraum entstanden sein können, der vor dem Augenblicke des Einsetzens stürmischer Erscheinungen bis zum Tode zur Verfügung stand, oder ob Hinweise oder gar Beweise gegeben sind, daß zeitlich schon v o r, und zwar geraume Zeit vor der akuten Verschlechterung des Krankheitsbildes Veränderungen gespielt haben, die in Degeneration und Regeneration ihren morphologischen Ausdruck gefunden haben. Es kann meines Erachtens nicht bestritten werden, daß HERXHEIMER mit Recht die Anschauung vertritt, daß oftmals „der Prozeß älter als die Krankengeschichte" ist. Doch möchte ich demgegenüber auf Grund eigener Feststellungen betonen, daß es auch Fälle gibt, die klinisch geraume

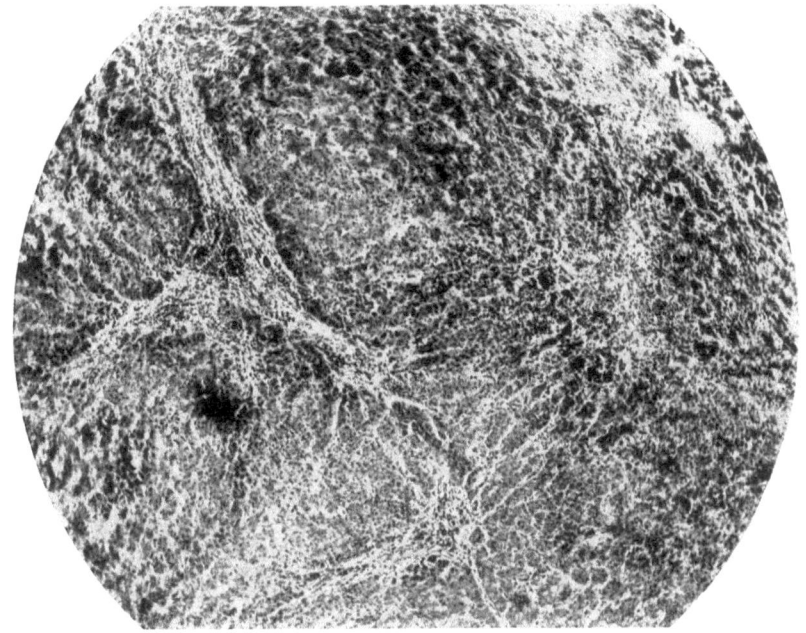

Abb. 18. Akute gelbe Leberatrophie. Parenchymregenerate.

Zeit erkrankt nach plötzlicher Verschlimmerung (im Sinne MINKOWSKIs graduelle Steigerung ein und derselben Erkrankung) innerhalb kurzer Zeit zu Tode führen, ohne daß das histologische Bild Veränderungen aufweist, die vorurteilsfrei den einwandfrei beobachteten chronischen Krankheitsverlauf belegen könnten. (Ich komme darauf später noch einmal kurz zurück.) Es fragt sich daher, ob es möglich ist, die verschiedenen Beobachtungen, wie es HERXHEIMER anstrebt, „schärfer nach Stadien einzuteilen". „Allerdings, die Begrenzung der einzelnen Stadien ist sehr subjektiv, eine scharfe anatomische Trennungslinie hier schwierig. Verschiedenheiten der verursachenden Noxen qualitativer und quantitativer Natur einerseits, verschiedene individuelle Reaktions- und Regenerationsfähigkeit andererseits, gestalten die Relation zwischen Zeit und Erscheinungsbild zu einer gleitenden". HERXHEIMER rechnet das akute Stadium bis zur 3.—4. Woche, d. h. solange, als Degeneration und Nekrose der Zelle das Bild beherrschen, während das subakute bzw. subchronische Stadium bis

etwa zum 7.—8. Monat reicht, d. h. bis die Schlacken beseitigt sind und Bindegewebswucherung und regenerative Vorgänge das Bild beherrschen.

Ob die Annahme HERXHEIMERs zu Recht besteht, daß die klinischen Anzeichen ,,allermeist erst längere Zeit nach Beginn der Leberveränderungen" einsetzen, möchte ich dahingestellt lassen. Wir entnehmen aus dieser Schilderung,
daß das sich jeweils bietende Bild in Berücksichtigung der klinischen Beobachtungen sehr unterschiedlich sein kann.

Erwähnt sei ferner, daß das Fehlen von Aszites nicht mehr als charakteristisch gelten darf. Das unkomplizierte Bild akuter Leberatrophien bleibt
wohl in der Regel ohne Erguß (UMBER u. a.). So haben gerade neuere Erfahrungen gezeigt, daß Aszites selbst in beträchtlicher Menge vorkommen kann
(E. FRAENKEL, VERSÉ, STRAUSS, HUBER und KAUSCH, LYON, HANSER); dabei
scheint chronischer Verlauf (nach HERXHEIMER von der 3. Woche an) eine
Rolle zu spielen.

Ferner sei an dieser Stelle betont, daß die makroskopische Diagnose oftmals größten Schwierigkeiten begegnet, daß häufig erst das Mikroskop die
Leberatrophie zu erkennen gibt. Daß in solchen Fällen die makroskopische
Bezeichnung der gelben bzw. roten Atrophie keine Anwendung finden
kann, liegt auf der Hand. Akuter, subakuter, subchronischer und schließlich
chronischer Verlauf werden das Bild beeinflussen. Dabei sind je nach Art
der einwirkenden Noxe Unterschiede denkbar in Grad und Ausdehnung des
Zellzerfalls, in entzündlicher Reaktion, in Gallengangswucherung und Paren-
chymregeneration. Zirrhotische Prozesse werden die schließliche Folge sein.
Ob ein solches Bild im Endstadium zu knotiger Hyperplasie (MARCHAND,
STEINHAUS, MEDER, HESS, XAMASAKI) führt oder zu einer mehr gleichmäßigen,
etwa dem Laennectyp entsprechenden Form der Zirrhose (STERNBERG), wird
von dem Endergebnis der degenerativen und regenerativen Veränderungen und
ihrer Begleiterscheinungen abhängen.

Nach HESS treten infolge des Parenchymschwundes die periportalen Bindegewebszüge zusammen, wodurch auch das intralobuläre Bindegewebe deutlicher in Erscheinung tritt. Dadurch ,,wirkt" das Bindegewebe als vermehrt.
Erst in späteren Stadien kommt es zu einer tatsächlichen und stärkeren
Wucherung, so daß schließlich der Leberzirrhose ähnliche Bilder zustande
kommen können.

Hinsichtlich der Gitterfasern betont HUZELLA, daß sie auch bei völligem
Schwund der Leberzellen erhalten bleiben. Bei akuter, auf die ganze Leber
ausgedehnter Atrophie sind die Gitterfasern im Bereiche, wo keine Leberzellen
mehr bestehen, verdickt. Die Maschen des Fasernetzes sind gleichmäßig klein
und rund. Sind noch Leberzellen vorhanden, so liegen sie in erweiterten, poly-
gonalen Maschen, deren Fasern verdünnt sind.

Bei partieller Atrophie ist der normale Bau des Gitterfasersystems stark
verzerrt, an den atrophischen Stellen verdichtet und verdickt. In den hypertrophischen Leberabschnitten sind die Fasern im Gegenteil der Vergrößerung
der Leberzellen proportional um diese herum verdünnt und stellenweise in
ihrem Zusammenhalt getrennt. Ein Teil der Gitterfasern wird — im Übergangs-
stadium der roten in graue Atrophie — zu kollagenem Bindegewebe, wie es
RÖSSLE in Fällen von Stauungsatrophie beobachten konnte.

Was die Regenerationsherde betrifft, so ist ihr Auftreten nur möglich, wo
reparationsfähige Leberzellen erhalten geblieben sind. Aber auch in den intralobulären Gallengängen ist eine auffallende Zellvermehrung und Sprossenbildung
nachzuweisen. An manchen Stellen werden solche Zellen leberzellähnlich und
dringen in Reihen oder Schläuchen in das zerfallene Parenchym vor, lösen

sich mehr und mehr aus dem ursprünglichen festen Verbande und mache den Eindruck echter Leberzellen.

Wenn nun auch die Umbildung der Gallengangsepithelien oft eine recht beträchtliche ist, so muß doch betont werden, daß eine vollständige Regeneration mit der Bildung hyperplastischer Knoten und typischer Anordnung von Leberparenchym anscheinend nur im Anschluß an vorhandene Reste von Leberparenchym möglich ist. Es liegt die Vermutung nahe, daß zur vollständigen Entwicklung der Gallengangsepithelien zu funktionstüchtigem Lebergewebe die organische Verbindung und die Vereinigung mit noch vorhandenen und mehr oder weniger typisch angeordneten Leberzellen nötig ist. Zur vollständigen Regeneration scheinen sowohl Reste von Leberparenchym als Gallengangswucherungen zu gehören, wobei diese tatsächlich ohne Grenze in die ebenfalls gewucherten Reste von Leberzellenbälkchen übergehen. Eine vollständige Wiederherstellung des Parenchyms von den Resten der Leberzellbalken allein erscheint unmöglich. Auch für eine etwaige Umwandlung von Leberzellen in Gallengänge — also gleichsam eine Rückbildung oder Rückdifferenzierung — bestehen keine Anhaltspunkte. Ein allein von Leberzellen ausgehendes Parenchym würde ohne Ausführungsgänge bleiben (HESS).

Auch HERXHEIMER und GERLACH beschäftigten sich mit den Regenerationserscheinungen, neben denen auch Wucherungsvorgänge festgestellt werden können. Hierher gehören vor allem die Sproßbildungen von Gallengängen. Die genannten Forscher halten jedoch die Ableitung der sogenannten „schlauchartigen Bildungen" (Pseudogallengänge, Pseudotubuli) ohne oder mit Lumen von den Gallengängen für einen Trugschluß. Denn es sei auch in Serienschnitten nirgends ein Zusammenhang zwischen ihnen und den Gallengängen nachweisbar. Die Zellen dieser Pseudotubuli enthalten körniges Gallen- und Abnutzungspigment, während die der gewucherten Gallengänge ein homogenes Protoplasma, frei von Pigment und Vakuolen, haben und schließlich enthalten die Pseudotubuli mittel- und feintropfiges Fett, die Gallengänge aber nicht. Diese Schlauchbildungen entstehen also aus Leberzellbalken, und zwar meist infolge von Atrophie. Das Lumen ist auf Erweiterung der Gallenkapillaren durch Sekretstauung zurückzuführen. In diesem Sinne spricht schon die auffallende Tatsache, daß die Pseudotubuli sich massenhaft in den atrophen Teilen, wo kein neugebildetes Lebergewebe ist, also besonders im linken Lappen finden, während da, wo große Komplexe neugebildeten Lebergewebes sind, Gallengänge wie Zellschläuche außerordentlich spärlich sind.

Besonders eindrucksvolle Bilder erhielt HERXHEIMER (auch R. BLUM) bei Anwendung der EPPINGERschen Gallenkapillarfärbung. Er konnte deutlich nachweisen, daß axial in diesen Zellsträngen eine Gallenkapillare verläuft, die häufig Ausbuchtungen nach den Seiten hin, Varikositäten und dergleichen aufweist. HERXHEIMER kommt zu dem Ergebnis, daß er mit dieser Methode den strengen Nachweis geführt hat, daß es sich in den Strängen selbst „nicht um Gallengänge, auch nicht teilweise solche mit Übergang in neu gebildetes Lebergewebe, sondern eben nur um Stränge von Leberzellen selbst handelt".

Die Tatsache, daß zumeist doppelte Reihen von Zellen mit dazwischen gelegenen trabekulären Gallenkapillaren vorliegen, wodurch das Bild der den Gallengängen so täuschend ähnlichen Pseudotubuli entsteht, erklärt HERXHEIMER mit dem Hinweise darauf, daß die einzelnen Leberzellbalken aus einer doppelten Lage von Leberzellen mit der trabekulären Gallenkapillare in der Mitte bestehen. Auch bei Isolierung bleibt dann diese Form der doppelten Zellenlage erhalten. Die Gallenkapillaren bleiben, soweit die Zellen erhalten sind, ebenfalls gut erhalten, wobei aus mechanischen Gründen eine Erweiterung

erfolgt, so daß das Lumen von Gallengängen vorgetäuscht wird. Auch Gallenzylinder können, wenn auch selten, in diesen Gallenkapillaren angetroffen
werden. Es handelt sich demnach nach HERXHEIMER um übriggebliebene
alte, nicht etwa neugebildete Leberzellstränge. Dafür spricht auch, daß man
wenigstens stellenweise die Hauptzugsformen der Stränge „nicht regellos,
sondern in der Hauptrichtung und Fortsetzung benachbarter erhaltener Leberzellbalken der großen Leberzellkomplexe verfolgen kann". Wo sich aber neu
gebildete Leberzellen finden, stammen diese nicht von Gallengängen, sondern
von restierenden Leberzellen ab.

Für die Regeneration ist also Vorbedingung das Vorhandensein von stehen
gebliebenem spezifischem Lebergewebe (ORTH).

Nach KIMURA ist es am wahrscheinlichsten, daß „die vollständige Wiederherstellung des zerstörten Leberparenchyms nicht von den wuchernden Gallengängen allein ausgehen kann, ebenso aber auch nicht von den gewucherten
Leberzellresten aus. Zur Neubildung von Lebersubstanz in typischer Anordnung
gehört Wucherung von Leberzellen in bälkchenartiger Form und eine Neubildung von Ausführungsgängen, die mit jenen in Verbindung treten".

Die auf solchem Wege entstandenen knotigen Hyperplasien des Lebergewebes, wie sie zuerst von MARCHAND geschildert wurden, sind nun nicht etwa
einzig und allein Folgezustände vorausgegangener akuter gelber Leberatrophie.
Sie können sich überall da finden, wo nach Untergang von Leberparenchym
regenerative Prozesse eingesetzt haben; es handelt sich also um Ersatzwuche-
rungen. Wir sehen solche Hyperplasien auch in Fällen von Zirrhose (KRETZ).

Stauungsatrophien, auch auf der Grundlage septischer Parenchymzerstörung.
Mitteilungen über derartige Fälle liegen in der Literatur in größerer Zahl vor.
Ich nenne unter anderen SEYFARTH, STEINHAUS, STRÖBE, v. KAHLDEN.

Schon makroskopisch erkennt man an der stark verkleinerten Leber das
neu gebildete Lebergewebe in Form von kleineren und größeren bis walnußgroßen, kugeligen Vorwölbungen und Höckern, deren Farbe rötlichgelb und
deren Konsistenz eine ziemlich weiche ist, weicher jedenfalls als das dazwischen
liegende, je nach dem Blutgehalt blaß- bis dunkelrote, scheinbar eingesunkene
Lebergewebe. Ganz besonders scharf zeichnen sich auf dem Durchschnitt die
rötlichgelben, weichen, den erhabenen Höckern entsprechenden, rundlichen
Knoten von dem eingesunkenen, schlaffen, zähen roten Gewebe ab. In diesem
sind in vorgerückteren Stadien stellenweise deutlich weißliche gelbliche Bindegewebszüge zu erkennen.

Mikroskopisch besteht dann nach längerer Krankheitsdauer das rote Gewebe-
aus sehr gefäßreichem Bindegewebe mit reichlichen, zelligen Infiltraten. Die
für die früheren Stadien der akuten gelben Leberatrophie so charakteristischen
Erscheinungen des akuten, frischen Leberzellzerfalles sind jetzt für gewöhnlich
nicht mehr zu erkennen (SEYFARTH). Finden sich neben ausgedehnten Regenerationsvorgängen und knotigen Hyperplasien frischere Degenerationen
des Parenchyms, so deutet ein solcher Befund auf neue Schübe hin, die dann
sehr wahrscheinlich letzten Endes für den Eintritt des Todes verantwortlich
zu machen sind.

Hin und wieder zeigen derartige Hyperplasien ausgesprochene Rosetten-
form, wobei eine etwas eingezogene Vene zentral liegt, während sonst unter
deutlichem Vorquellen des Gewebes und einer strahligen Furchenbildung der
Eindruck einer zentralen, nabelartig fixierten Polsterung entsteht. Ein derartig auffälliges Bild fand sich in einem Falle, bei dem Stauung, Zirrhose, Malaria
neben vorausgegangener akuter Leberatrophie ursächlich in Erwägung gezogen werden mußten. Das Bild war dadurch besonders ausdrucksvoll, daß

die blaßbräunlichen Regenerate infolge dieses Farbtones in starkem Gegensatze standen zu der fast schwarzen (Stauung und Melanin) Farbe des Gesamtorgans.

Derartige anatomische Befunde entsprechen den klinischen Beobachtungen gelegentlicher Heilung der früher als unheilbar angesprochenen Erkrankung. In der einschlägigen Literatur (ALBU u. a.) sind besonders beweisend Fälle von UMBER, HUBER und KAUSCH, die sich auf den autoptischen Befund bei Operationen stützen.

Auch Fälle, insbesondere kindlicher Leberzirrhose werden mit akuter Leberatrophie in Zusammenhang gebracht (FRASER). Man wird jedenfalls bei Leberzirrhose in der Vorgeschichte auch das Krankheitsbild der akuten bzw. subakuten Leberatrophie nicht vergessen dürfen. Wir werden diesen Standpunkt zum mindesten so lange vertreten dürfen, als die Frage der Ursache der in Frage stehenden Lebererkrankung ungeklärt bleibt. Bevor ich jedoch

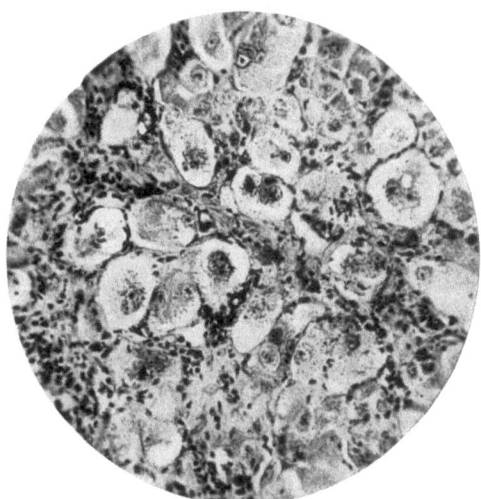

Abb. 19. Akute gelbe Leberatrophie. Operationsmaterial.

hierauf eingehe, sei einer weiteren Schwierigkeit gedacht, die sich bei Bewertung des anatomischen Bildes einstellt. Es fragt sich nämlich, ob das histologische Bild vitalentnommenen Materials mit dem autoptisch gewonnenen übereinstimmt. Der Unterschied ist nach eigenen Beobachtungen (HANSER) kein geringer. Diese Frage wurde von UMBER bzw. VERSÉ angeregt, von E. FRAENKEL aufgenommen. Der festzustellende Unterschied ist nach VERSÉ auf die schon wenige Stunden post mortem einsetzende Erweichung als Folge verstärkter autolytischer Vorgänge zurückzuführen. Selbstredend finden sich auch an operativ gewonnenen Leberstücken Entzündung, Bindegewebsvermehrung und Gallengangsneubildung. Der Unterschied beschränkt sich einzig und allein auf das Leberparenchym. Die Zeitverhältnisse von vitaler Exzision, Tod und Ob-

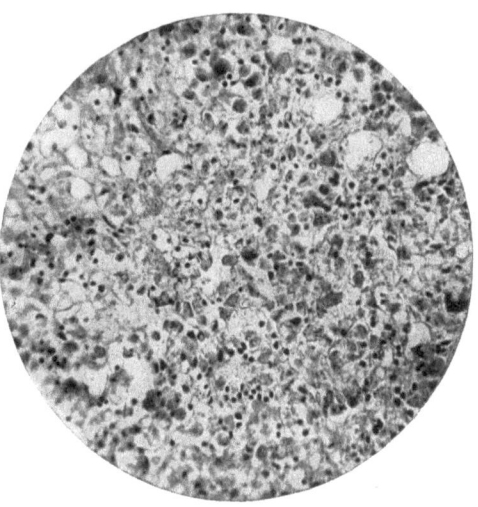

Abb. 20. Akute gelbe Leberatrophie. Sektionsmaterial. Derselbe Fall wie Abb. 19.

duktion spielen eine wesentliche Rolle. Das im Leben entnommene Stück zeigt im Gegensatz zu dem ausgesprochenen Zerfall oder gar Detritus des Leberparenchyms guten oder doch leidlichen Erhaltungszustand der Zellen. Die Kerne sind scharf umrissen, leidlich gefärbt. Das die Zellen trennende Kapillarendothel tritt streckenweise deutlich hervor. Oft liegen solche auffällige Zellen in größeren Komplexen zusammen, zum Teil rings von deutlichem Endothel umgeben. Es handelt sich mithin nicht um einen grundsätzlichen Unterschied, vielmehr nur um eine ungeheuer rasche Fäulnis, die mit Sistieren der Zirkulation einsetzt.

Da wir sonst gewohnt sind, die Befunde von Leichenorganen histologisch zu verwerten, dürfen wir in der Schnelligkeit und dem Grade der bei akuter Leberatrophie festzustellenden Fäulnis etwas Besonderes erblicken. Es wird offenbar der Zersetzungsprozeß vital eingeleitet, bzw. vorbereitet, denn gesundes Leberparenchym bleibt auch in der Leiche noch längere Zeit histologisch verwertbar.

Auf die bei akuter Leberatrophie sich abspielenden autolytischen Vorgänge wird der Befund des im Harn auftretenden Leuzins und Tyrosins zurückgeführt, ersteres in Tafel- und Kugelform, letzteres in Nadeln auskristallisierend kann sich auf der Schnittfläche akut atrophischer Lebern abschlagen. Erwähnt sei, daß BONSMANN und KRATZEISEN beiläufig darauf hinweisen, daß ein eigentümlicher an Leuchtgas erinnernder Geruch die Leberinsuffizienz anzeigen soll.

Damit komme ich zur weiteren Frage: Welche Schädlichkeit kann in dieser Weise spezifisch auf das Leberparenchym wirken? Welche ursächlichen Einflüsse kennen wir? Diese Frage muß bis heute als ungelöstes Problem gelten. Es fehlt uns vorerst ein unumstößlicher, für sämtliche Fälle zutreffender Stützpunkt. Dieser braucht ja keineswegs die Ursache zu sein, aber er müßte in Kombination mit anderen vielleicht weitgehend verschiedenen ursächlichen Momenten als beständiger Faktor eine Rolle spielen. In dem regelmäßig beobachteten Abbau des Glykogens dürfen wir auch nur ein Symptom erblicken. Auch dieser Befund läßt die Frage nach der Ursache offen.

Nach HERXHEIMER ist das bei weitem wahrscheinlichste, „daß einerseits die akute gelbe Leberatrophie überhaupt keine ätiologische Krankheitseinheit darstellt und andererseits auch — wohl wenigstens zumeist — im Einzelfalle nicht auf eine einzige Ursache, sondern auf das Zusammenwirken komplexer Faktoren zu beziehen ist".

Wohl kennen wir verschiedene krankhafte Vorgänge im Organismus, bei denen wir erfahrungsgemäß hin und wieder akute Leberatrophie beobachten. Aber dieses Wissen hält sich im Rahmen kasuistisch-statistischer Erfahrungen. Bleibt doch die Mehrzahl nach unserer Beurteilung gleichartiger Krankheitsvorgänge frei von dieser prognostisch ernsten Komplikation. Ja selbst bei gesunden Menschen, bei Schwangeren bzw. Wöchnerinnen (PERETZ berichtete über 20 Fälle, die alle schwangere Frauen, vorwiegend im 6. und 7. Monat betrafen), kann plötzlich ohne bekannte Ursache das gefürchtete Krankheitsbild auftreten; ja sogar psychische Erregungen werden beschuldigt (REICHMANN). Auch die Tatsache, daß Frauen öfters befallen werden als Männer, muß trotz des Hinweises auf Schwangerschaft und Wochenbett als solche hingenommen werden.

Die Anschauung einer infectio sui generis ist nicht haltbar. Es handelt sich zweifellos um einen sekundären Vorgang, der eine primäre, die Leberzelle betreffende Schädlichkeit zur Voraussetzung hat. Aber nicht jeder die Leberzelle schädigende Stoff ist imstande, eine akute, gelbe Leberatrophie auszulösen. Daß diese Erkrankung schon im Kindesalter (RISAK, TROEBS, UMBER), ja schon beim Säugling (STRANSKY) zur Beobachtung kommen kann, sei besonders hervorgehoben.

An erster Stelle stehen toxisch-infektiöse Einflüsse (RIESS) wie Diphtherie, Lues, Erysipel, Typhus, Bac. faecalis alcaligenes (RISAK), Osteomyelitis, Phlegmone, septische Gangrän, Febris recurrens, auch akuter Gelenkrheumatismus, vom Verdauungsschlauch ausgehende bakterielle Infektion auf dem Wege der Gallengänge oder Pfortader (AMBERGER, HEILMANN), ferner toxische Vorgänge im Sinne einer vom Darme ausgehenden Autointoxikation. Auch körperfremde anorganische und organische Gifte (Chloroform) (GULEKE, v. BRAKEL), Chloral, Alkohol, Pilzgifte (?) sind von Bedeutung, zum mindesten aber beschuldigt worden. Und schließlich kommen in der Leber selbst angreifende Schädlichkeiten in Frage, wie örtliche Kreislaufstörungen, Gallenstauung, Pfortaderthrombose, wozu ein infektiöses oder toxisches Moment tritt. In der Regel sind es mehrere ursächliche Einflüsse (STROEBE). Bei den zahllosen Bakterienbefunden dürfte es sich wohl kaum um direkte bakterielle Wirkung handeln. Vielmehr ist auch hier an Intoxikation durch Toxine oder Ptomaine zu denken. Aber auch dann bleibt offenbar eine besonders disponierte Leberzelle Voraussetzung. Auch ein Zusammenhang mit chronischer Pankreatitis ist angenommen worden (SALOMON). Die hierbei freigewordenen Pankreasfermente sollen sowohl die Nekrosen im Pankreas veranlaßt haben wie auch in der Leber, wohin sie auf dem Pfortaderwege gelangten, die Atrophie. Einer gleichzeitig vorhandenen Gallenstauung soll dabei „ein aktivierender Einfluß auf das Pankreasferment" zugekommen sein. Auf die Tatsache einer Kombination mit pluriglandulären Störungen weist EICKHOFF hin.

Besondere Beachtung fand von jeher der etwaige Zusammenhang der akuten Leberatrophie mit Lues, der schon nach den ersten diesbezüglichen Mitteilungen von ENGEL-REIMERS im Jahre 1889, zumeist gleichzeitig mit dem Auftreten der ersten Sekundärsymptome (u. a. BENDIG, GRAEF, HUBER, VESZPRÉMI und KANITZ) meist Exanthemen, seltener mit Residuen, noch seltener mit alter Lues beobachtet wird. Auch angeborene Lues kann von Bedeutung werden (KLEWITZ und LEPEHNE). Verwickelt wird diese Frage bei gleichzeitiger Salvarsanbehandlung (MIDORIKAWA, BERNHEIM, MOSSE), da der Arsenkomponente als Gift die auslösende Rolle zugeschoben werden kann (HALBEY, SILBERGLEIT, FÖCKLER, TAEGE, STRAUSS, HEINRICHSDORFF, FALKENHAUSEN, FUSS u. WELTMANN, BIRNBAUM). Diese Frage hat z. B. durch HERXHEIMER und GERLACH eine Beantwortung dahin erfahren, daß keinerlei Anhaltspunkt dafür gegeben ist, „dem Salvarsan und nicht der Syphilis selbst die Schuld beizumessen" (ferner STÜMPKE). Dieser Anschauung ist allerdings entgegenzuhalten, daß eine große Zahl betroffener Kranker sicher luesfrei ist (UMBER, E. FRAENKEL, SCHIROKOGOROFF, HEINRICHSDORFF).

Nur bedingt spricht für den Einfluß des Salvarsans, wenn HEINRICHSDORFF darauf hinweist, daß es eine Reihe von Ikterusfällen nach Salvarsan gibt, ohne daß Lues eine Rolle spielte. Er nennt Fälle von IVERSEN bei Rekurrens, von PULVERMACHER bei Lichen ruber, von ZIMMERN bei Malaria, Ulcus molle und Herpes zoster.

HEIRICHSDORFF behauptet sogar, daß die akute gelbe Leberatrophie bei Luetikern seit der Salvarsanbehandlung zugenommen habe, und daß die frühere Häufigkeit dieser Erkrankung bei Schwangeren gar nicht auf der Schwangerschaft beruhe, sondern auf Vergiftung mit Phosphor, der als Abortivum benutzt wurde. Ohne die Salvarsan- bzw. Phosphorvergiftung sei die akute gelbe Leberatrophie bei beiden Krankheiten ein sehr seltenes Ereignis.

KIRCH und FREUNDLICH sind der Auffassung, daß an dem Vorkommen von Leberveränderungen verschiedenster Stärke nach Salvarsan nicht zu zweifeln sei. Während jedoch besonders bei Generalisierung des syphilitischen Virus die Wirkung des Salvarsans mehr eine sekundäre Rolle spielt, gibt es andererseits wohl Fälle, die der Hauptsache nach als reine Salvarsanwirkung aufzufassen sind. Stets werden gewisse individuelle in ihrer Bedeutung kaum oder gar nicht abzuschätzende Umstände in Betracht gezogen werden müssen.

Die genannten Autoren verweisen in diesem Zusammenhang auf die Rolle der Kriegs- und Nachkriegszeit, die für das Zustandekommen der Leberschädigung von verschiedener Intensität außer Zweifel steht.

In ähnlichem Sinne äußern sich auch WECHSELMANN und WRESCHNER. Das Auftreten von Ikterus und akuter gelber Leberatrophie im Anschluß an Salvarsaneinspritzung auf dieses Mittel allein zurückzuführen, wäre grundfalsch, da jahrelang Ikterus nach Salvarsaninjektion beobachtet wurde. Die Leber sei vielmehr durch die Kriegs- und Nachkriegsverhältnisse infolge überstandener Darmerkrankungen oder einer abgelaufenen, bzw. latenten Malaria in einer hochgradigen Krankheitsbereitschaft, so daß geringfügige Anstöße genügen, schweren Ikterus oder sogar akute gelbe Leberatrophie auftreten zu lassen.

Auch BUSCHKE und LANGER erblicken in der Salvarsanbehandlung nur ein aus- lösendes, sekundäres Moment. Die akute gelbe Leberatrophie bei Syphilis ist mit und ohne Behandlung meist durch eine toxisch-spezifische Schädlichkeit bedingt.

Über ein großes Beobachtungsmaterial an neu erkrankten Syphilitikern verfügt RUGE. Er sah in den Jahren 1920—1925 unter 2243 Fällen 6 bis 7 Fälle von akuter gelber Leberatrophie. Nach seiner Anschauung wird man nicht umhin können, dem Salvarsan einen gewissen Anteil an der Häufung des Ikterus zuzuschreiben, da nach seiner Berechnung die akute gelbe Leberatrophie nach Lues und Salvarsan etwa 17mal häufiger im Verhältnis zu den behandelten Syphilitikern auftrete als einfache Gelbsucht und Leberatrophie zur übrigen Mannschaft.

Wie verwickelt die Frage der Ätiologie der akuten Leberatrophie sein kann, erhellt aus der Tatsache, daß z.B. HART daraufhin weist, daß das mikroskopische Leberbild der ansteckenden Gelbsucht (WEILsche Krankheit) dem der akuten Leberatrophie entsprechen kann.

Bei der Unklarheit dieser Verhältnisse überrascht es nicht, wenn auch dem Trauma (CURSCHMANN, HANSER) Bedeutung beigemessen wird.

Schließlich sei noch erwähnt, daß MINKOWSKI die akute, gelbe Leberatrophie als schwerere Form der akuten diffusen Hepatitis einer leichten Form der diffusen Hepatitis im Rahmen akuter und chronischer Leberkongestion gegenüberstellt. Er sieht also mit anderen Worten in der akuten Leberatrophie nur eine graduelle Steigerung leichterer, mit Ikterus einhergehender Lebererkrankung. Da es aber meines Erachtens auch schwere Formen von Ikterus und Hepatitiden gibt, die nicht in akute Leberatrophie übergehen, möchte ich in Berücksichtigung auch klinischer Erfahrung annehmen, daß ein vor Einsetzen der Leberatrophie bestehender Ikterus nur als disponierendes Moment eine Rolle spielen kann, daß also die eigentliche noch unbekannte Ursache erst noch gleichzeitig mit klinischer, oft stürmischer Verschlimmerung hinzukommt, allerdings einen durch den Ikterus bzw. dessen Ursache vorbereiteten Boden vorfindet.

Die Entscheidung ist im Einzelfalle schwierig. Aber selbstredend ist zu- zugeben, daß der vorausgegangene Ikterus, auch wenn er klinisch einen durchaus harmlosen Eindruck machte, bereits Symptom einer akuten gelben Leberatrophie war, wenn das anatomische Bild nicht mit der kurzen Zeit einer klinischen akuten Verschlimmerung, die innerhalb kurzer Frist zu Tode führte, vereinbar ist.

So berichtet HERXHEIMER über einen Fall, bei dem 4 Wochen nach Bestehen eines Ikterus nach allmählicher Verschlechterung des Zustandes plötzlich schwere Krämpfe und Koma auftraten und im Verlaufe von 2 Tagen zum Tode führten. Das autoptisch festgestellte Bild einer ,,ausgesprochen schon subakuten Leber- atrophie mit vorgeschrittener Regeneration" beweist, daß der Krankheits- prozeß bereits längere Zeit bestand, mindestens während der ganzen Dauer der ,,zunächst klinisch als leichter Ikterus imponierenden Erkrankung". Ja HERXHEIMER nimmt sogar an, daß die Erkrankung oft schon älter ist als

überhaupt Symptome und selbst Ikterus bestanden. Mit Recht folgert HERX-
HEIMER, „daß der besser als Ikterus simplex zu benennende Ikterus in dieser
großen Gruppe von Fällen kein Stauungsikterus im Sinne des alten Ikterus
catarrhalis ist, sondern als Leberparenchymschädigung der „akuten gelben
Leberatrophie trotz aller quantitativer Verschiedenheiten nahe steht, und ein
Anfangsstadium dieser darstellen kann".

Wenn diese Tatsachen und Gedankengänge gewiß überzeugen müssen,
so bleibt aber meines Erachtens doch wohl die Frage, ob es sich in sämtlichen
einschlägigen Fällen so verhält oder doch verhalten muß.

Wir müssen bekennen, daß die letzte Grundursache vorerst unbekannt ist.
Offenbar kommen verschiedene, auch im Einzelfalle komplexe Wirkungen in
Frage. Die Tatsache, daß die Nachkriegsjahre eine Häufung einschlägiger Fälle
gebracht haben, legt die Vermutung nahe, daß die qualitative Verschlechterung
der Kostverhältnisse die Zunahme veranlaßt hat (UMBER). Bereits im Jahre
1913 brachte v. BRACKEL die akute gelbe Leberatrophie (nach Chloroformnarkose) in Verbindung mit der Beobachtung, daß seine Patienten „ausgehungert"
zur Operation gekommen sind.

Die Zunahme von Erkrankungsfällen an akuter gelber Leberatrophie in der
Nachkriegszeit war eine ganz auffällige. So berichtet z. B. MAYER, daß in früheren
Jahren im Rudolf Virchow-Krankenhause durchschnittlich zwei Leberatrophien
im Jahre zur Sektion kamen, während jetzt (1922) 25 Fälle zur Beobachtung
gelangten. HERXHEIMER sah in den Jahren 1903 bis 1913 einen Fall akuter
Leberatrophie, in dem Zeitraum von 1913 bis 1918 neun und in den folgenden
6 Jahren bis 1925 vierzehn. BENDA schätzt die Vermehrung auf das Siebenfache.
Auch sonst liegen gleichlautende Berichte aus verschiedenen Gegenden vor,
so aus Berlin (LUBARSCH), Bonn (OTTEN), Breslau (HANSER), Dresden (SCHMORL
u. GEIPEL), Hamburg (E. FRÄNKEL u. FAHR), Köln (SIEGMUND) und Mainz
(G. B. GRUBER) angeführt nach HERXHEIMER.

Was den bei akuter gelber Leberatrophie fast ausnahmslos klinisch und
anatomisch festgestellten Ikterus betrifft, so dürfte kein Zweifel bestehen,
daß die funktionelle Schädigung der Leberzellen, die zur Bildung abnormer
Galle Veranlassung gibt, in Verbindung mit der Zerstörung von Leberbezirken
und der hierdurch bedingten Eröffnung von Gallenkapillaren ursächlich im
Vordergrunde steht.

Bei protrahierten Fällen kommen für das Fortbestehen des Ikterus jene
hypertrophischen, geschwulstartigen Leberzellgebiete in Betracht, die häufig
Gallenzylinder in großer Zahl enthalten. Ein beträchtlicher Teil der Gallenkapillaren ist geradezu verstopft (HERXHEIMER). In den ehemals zerstörten
Teilen wird, da Leberzellen nicht mehr vorhanden sind, keine Galle mehr gebildet. Erwähnt sei ferner als Zeichen abnormer Gallenbildung, daß die in der
Gallenblase befindliche Galle bei der akuten gelben Leberatrophie meist spärlich,
aber besonders pigmentreich, d. h. dunkel und dickflüssig bzw. konzentriert,
also gewissermaßen „hochgestellt" ist (HERXHEIMER).

Im Anschluß an diese Ausführungen wäre noch einiger Erkrankungsbilder
zu gedenken, die mit der akuten gelben Leberatrophie weitgehende Ähnlichkeit
haben, oftmals oder doch zum wenigstens in gewissen Stadien gleich zu
sein scheinen, in anderen Fällen aber wieder merkbare Unterschiede aufweisen.
In Betracht kommen Vergiftungen mit Chloroform, Arsen, Phosphor, Pilzen
und ähnlichen Giften.

Was das Chloroform betrifft, so macht sich seine Wirkung erst nach einer
„Inkubationsperiode" bemerkbar. Im Anschlusse an die Narkose kommt es
zu Ikterus, Erbrechen, Unruhe, später zu Krämpfen und Delirien und schließlich zu tiefem Koma. Der Tod erfolgt nach 1—5 Tagen, ohne daß etwa Art

und Schwere des Eingriffes, Blutverlust, Sepsis oder dgl. beschuldigt werden könnten. In den meisten Fällen handelt es sich um Operationen in der Bauchhöhle, z. B. bei Appendizitis, Inkarzerationen und dgl. Doch hat es den Anschein, daß Leberschädigungen wie Stauung (AUBERTIN), Zirrhose (insbesondere bei Säufern), auch Allgemeininfektionen als unterstützende Faktoren eine Rolle spielen (HILDEBRANDT). Auch mehrere, in nicht allzugroßen Zeitabständen aufeinanderfolgende Narkosen scheinen von Bedeutung zu sein (HERXHEIMER). Erwähnt sei, daß FISCHLER auf Grund seiner Erfahrungen an Hunden mit ECKscher Fistel in Fettgewebsnekrosen einen veranlagenden Umstand erblickt. Doch muß betont werden, daß solche in den bisher vorliegenden Beobachtungen aus der menschlichen Pathologie so gut wie immer fehlten.

Das Bild, das wir in den ersten Stadien zu sehen bekommen, ist das einer mehr oder minder hochgradigen Fettinfiltration (bzw. Fettdegeneration). Eine ganze Reihe einschlägiger Befunde scheint mit dieser Veränderung bereits erschöpft zu sein (OSTERTAG, AMBROSIUS, CARMICHAEL und BEATIE, RENTON usf.). Teilweise handelt es sich dabei um experimentell gewonnene Ergebnisse.

In der Regel aber kommt es weiterhin zu degenerativen Vorgängen im Parenchym im Sinne von Nekrose bzw. Atrophie (THIEM u. FISCHER). Erst dieser Kombination wird bzw. kann das Bild einer akuten gelben Leberatrophie ähnlich werden. Es erstaunt nicht, wenn unter diesen Umständen die Literatur über Fälle verfügt, die den autoptischen Befund als akute gelbe Leberatrophie deuten. So sah GULEKE ein 25jähriges Mädchen im Anschlusse an eine Leistenhernienoperation an Ikterus, Cholämie, Delirien, Krämpfen erkranken und schließlich nach tiefem Koma im Verlaufe von 92 Stunden zugrunde gehen. Der durch hochgradige Verfettung der Zellen und ausgedehnten Zerfall charakterisierte Leberbefund wurde in dem genannten Sinne gedeutet und mit der vorausgegangenen Chloroformnarkose in Verbindung gebracht. Auch STIERLIN spricht von Veränderungen der Leber (an der Hand von 20 Fällen des Schrifttums), die bisweilen der akuten gelben Leberatrophie gleichen können.

In der Regel folgen der hochgradigen Verfettung Degenerationsvorgänge geringen Grades (TESCHENDORF, FAHR u. a.) evtl. mit umschriebenen Herdnekrosen der spezifischen Zellen (POROSCHIN).

Der Beginn der degenerativen Vorgänge ist offenbar kein ganz einheitlicher, da in der Literatur von peripherer Degeneration (MUSKENS), in der Regel allerdings von zentroazinärem Beginn (HILDEBRANDT, HERXHEIMER), auch von intermediärer Läppchennekrose (KALBE) die Rede ist.

Gewinnen diese Herde rasch an Ausdehnung, so kann eine Entscheidung über den Beginn des Prozesses unmöglich werden.

Hinsichtlich des anatomischen Befundes, soweit er die Leber betrifft, wäre mit HERXHEIMER folgendes festzustellen:

Erfolgt der Tod sehr schnell oder aber ist der Prozeß noch verhältnismäßig wenig entwickelt, so zeigt das Organ gleichmäßige, gelbe, ikterische Färbung; es besteht mikroskopisch hochgradigste Fettleber eventuell mit geringen zentralen Nekrosen.

Da in der Regel der Tod erst nach einigen Tagen und somit in einem fortgeschritteneren Stadium der Veränderung eintritt, wird das Bild dem einer akuten, gelben Leberatrophie immer ähnlicher. Es wechseln, meist in größerer Ausbreitung über die Leber, gelbe und rote Abschnitte ab. In der Regel wird das rote Läppchenzentrum, das leicht eingesunken ist, von einer gelben Peripherie umgeben.

Mikroskopisch besteht entsprechend dem Zentrum der Azini vollständiger Zerfall der Leberzellen, untermischt mit Erythrozyten, Leuko- und Lymphozyten. In der Peripherie besteht hochgradige Verfettung.

Experimentell sah DE ZALKA besonders schwere Veränderungen. Bei Einführung von 0,5—1,25 ccm Chloroform unter die Haut sah er bei Kaninchen bereits nach 24 Stunden deutliche Nekrose der Zentren der Leberläppchen. Es fand sich bei völligem Fehlen von Leukozyten hyaline Umwandlung mit Kernpyknosen. In den nekrotischen Teilen war nur wenig Fett, in der Läppchenperipherie reichlich Fett nachweisbar. Häufig bestand in der Nekrosezone Kalkablagerung.

Schon nach $4^1/_2$ Tagen waren alle nekrotischen Stellen verschwunden, so daß DE ZALKA annimmt, daß die regenerativen Vorgänge am 3. Tage beginnen.

Bei chronischer Vergiftung, wobei in 30—41 Tagen insgesamt 12—22 ccm Chloroform verabreicht worden waren, konnte Nekrose nicht festgestellt werden. Es fanden sich vielmehr blasige Zellen ohne Glykogen und Fett und in einem Falle Bindegewebsvermehrung um die Zentralvene, in geringerem Maße auch im periportalen Gewebe.

R. HÜRTHLER betont bei dem Leberbefunde chloroformvergifteter Tiere eine „ringförmige Hyperämie", bedingt durch eine starke Blutfüllung der intermediären Zone des Läppchens. In diesem Befunde erblickt HÜRTHLER ein Zeichen besonderer Empfindlichkeit der Kapillaren der genannten Zone gegen toxische und mechanische (Erhöhung des Blutdruckes) Schädigungen.

Schon sehr frühzeitig kommt es auch beim Menschen zur Glykogenverarmung der Leberzellen (ROSENFELD), der dann erst die Verfettung folgt. Eine Restitutio ad integrum ist nach HERXHEIMER in der Zeit von etwa drei Wochen möglich.

Begleitet werden diese Leberveränderungen von fettiger Degeneration des Herzens, der Nieren, der Muskulatur (KALBE. In der Regel ist jedoch die Leber das am auffälligsten veränderte Organ, dessen funktionelle Schädigung auch Todesursache (MUSKENS) sein dürfte. Doch gab es auch Untersucher, die in der gleichzeitig vorliegenden Nierenerkrankung die klinisch bedeutungsvollere Erscheinung erblickten (APPERLY).

In allen diesen Fällen bedarf selbstredend die Annahme eines Zusammenhanges der Lebererkrankung mit der vorausgegangenen Chloroformnarkose schärfster Kritik. Wird, wie im Falle GULEKE, das anatomische Bild einer akuten Leberatrophie erreicht, so liegt der Gedanke nahe, daß Narkose und Lebererkrankung rein zufällig zeitlich miteinander in Verbindung stehen. Dieser Hinweis ist um so eher statthaft, als die Ätiologie der Leberatrophie von einer Klarstellung noch weit entfernt ist. Auch wäre denkbar, daß die Chloroformwirkung an sich zwar nicht gleichgültig ist, ein allerdings nur unterstützendes Moment darstellt, nicht aber alleiniger Faktor bedeutet. Müssen wir uns doch vergegenwärtigen, daß derartige Vergiftungsfälle nach Chloroformnarkosen als große Seltenheit zu gelten haben.

Auch FAHR ist bei Beurteilung seiner drei Fälle infolgedessen sehr zurückhaltend, erblickt in Narkose und Tod ein rein zufälliges Zusammentreffen und glaubt, die Erkrankungen auf Einflüsse eventueller Ernährungsstörungen zurückführen zu sollen.

Es liegen auch für das Chloroform die Verhältnisse nach HERXHEIMER so, daß „Chloroform nicht allein angeschuldigt werden darf; vielmehr besteht die von allen Autoren gemachte Annahme, daß nur unter besonderen Bedingungen, zumeist wohl wenn eine Leberschädigung schon besteht, das Chloroform tödlich einwirkt, sicher zu Recht". Es handelt sich also um komplexe Einflüsse, mithin um Verhältnisse, wie sie bei Besprechung der akuten gelben Leberatrophie ausführlich dargelegt wurden.

Diese Frage bietet mithin keine geringeren Schwierigkeiten als die Frage einer scharfen Umgrenzung und Präzisierung des anatomischen Bildes.

Interne Chloroformvergiftungen, wie sie SCHÖNHOF in Tierversuchen erzielte, bleiben auch bei sonst tödlicher Wirkung ohne charakteristische Organveränderungen.

Ähnlich wie das Chloroform wirkt das Tetrachloräthan (HERXHEIMER),
ein Stoff, der während des Krieges Bedeutung gewann, da er als „Aviatol",
„Alanol", „Emaillit" oder „Zellan" als Lösungsmittel in Firnissen zur Ab-
dichtung der Tragflächen von Luftfahrzeugen Verwendung fand. In Vergiftungs-
fällen stand die Leberveränderung im Vordergrunde (HERXHEIMER).

OTTENBERG und ABRAMSON sahen bei Hunden und Kaninchen nach Einspritzung von Tetrachlor- und Tetrabromphenolphthalein ausgedehnte Nekrosen
und Degenerationen der Leber, eine allgemeine Zerstörung der Architektur und
in manchen nekrotischen Partien starke Hyperämie und Blutungen. Bei Gaben
von 0,4—0,5 g starben die Tiere schon nach 15 Minuten mit bereits nachweisbaren Leberveränderungen.

Ein ebenfalls hierhergehöriges Leberbild finden wir auch bei Arsenvergiftung. Mit Verfettung einhergehende atrophische Prozesse, Regenerations-
versuche, Gallengangsneubildung, entzündliche Vorgänge im Zwischengewebe
charakterisieren den je nach Zeit und Grad der Vergiftung wechselnden Befund
(WOLKOW, ZIEGLER und OBOLOMSKY, LÜHRIG u. a.). Die Nekrose ist, wie
GIANTURCO und STAMPACCHIA in Tierversuchen feststellten, weit ausgedehnter,
wenn gleichzeitig Gallenstauung besteht. Das Arsen soll dabei an Nukleine
herantreten und mit diesen sehr beständige Verbindungen eingehen (SLOWTZOFF).
Auch bei dieser Vergiftung finden sich in anderen Organen begleitende Erkrankungen, unter denen die Nierenschädigung von Bedeutung, vielleicht
gar ausschlaggebend sein kann (GUMBRECHT).

Die erhobenen Leberbefunde sind jedoch nicht einheitlich. Auch der Sitz
der Veränderungen im Leberläppchen wird unterschiedlich angegeben. WOLKOW
sah meist eine gleichmäßige Verteilung des Fettes im Azinus, hin und wieder
auch vorzugsweise zentro-azinäre Anordnung. GIANTURCO und STAMPACCHIA
fanden in einem Falle besondere Beteiligung der Läppchenperipherie, während
ZIEGLER und OBOLONSKY bei ihren Versuchen besonders die Azinuszentren
befallen sahen. Schon frühzeitig, d. h. vor der Leberzellverfettung sahen die
letztgenannten Verfasser als Ausdruck der einleitenden Lipämie Verfettung
der Sternzellen. Im übrigen liegen die Verhältnisse ähnlich wie bei der Phosphorvergiftung, auf die anschließend näher eingegangen werden soll. Auch
sei erwähnt, daß HERXHEIMER bei einem Kind das Bild einer subakuten Leberatrophie etwa der 4. bis 6. Woche sah, ein Befund, der mit vorausgegangener
evtl. wiederholter Arsenaufnahme in Verbindung gebracht wurde. Also abermals ein Beweis dafür, wie schwierig bzw. unmöglich es sein kann, die durch
bekannte Gifte ausgelösten Leberveränderungen gegen das Bild der akuten
gelben Leberatrophie anatomisch abzugrenzen. Doch sei ausdrücklich betont, daß bei der Arsenvergiftung der Leberbefund keineswegs im Vordergrund
der Veränderungen steht bzw. zu stehen braucht.

So hat z. B. WÄTJEN über Sektionsbefunde berichtet, die er an sieben Hunden
erheben konnte, die durch langsame intravenöse Infusion von arseniger Säure
getötet worden waren. In 5 Fällen handelte es sich um einmalige Vergiftung,
in 2 Fällen überlebten die Tiere die erste Vergiftung und erhielten die tödliche
Gabe nach elftägiger Zwischenzeit. Mikroskopisch stand im Vordergrunde
eine starke Beteiligung der retikulo-endothelialen Zellen. Auch die KUPFFER-
schen Sternzellen waren an der Erythrophagozytose beteiligt und wiesen vielfach Kernzerfall auf. „Das eigentliche Leberparenchym bot bei beiden Ver-
giftungsarten keine wesentlichen degenerativen Veränderungen dar."

Trotz weitgehender Ähnlichkeit mit akuter gelber Leberatrophie erfordert auch die Leberveränderung bei

Phosphorvergiftung

besondere Besprechung. Fälle dieser Art kommen heute nur noch sehr selten zur Beobachtung. Früher spielte Phosphor die Rolle eines Modegiftes. In Form von Streichholzköpfchen, Rattengift usw., war er dem Laien ohne weiteres zugänglich. Dazu kam, daß seine Wirkung als Abortivmittel in weiten Kreisen bekannt war.

Über einen Todesfall bei einem 4jährigen Knaben, der Feuerwerkskörper (sog. Speiteufel) verschluckt hatte, berichten DWYER und HELWIG. Ergänzende experimentelle Verfütterung der in Frage kommenden Feuerwerkskörper an Hunde bedingte Phosphorvergiftung.

Eine Differentialdiagnose kann größten Schwierigkeiten begegnen. Immerhin kann hinsichtlich des makroskopischen Befundes in erster Linie auf die Größenverhältnisse der Leber hingewiesen werden. Wenn auch die akute Leberatrophie anfangs mit einer Schwellung, einer mäßigen Vergrößerung der Leber einhergeht, so handelt es sich hierbei doch nur um eine ganz vorübergehende Phase. Bei akuter Phosphorvergiftung, in geringerem Grade auch bei der Arsenvergiftung, findet man in der Regel als Folge des zugewanderten Fettes ein Stadium der Vergrößerung, Das atrophische Stadium wird nur höchst selten angetroffen (BENDIG).

Was das mikroskopische Bild betrifft, so wird der Vergiftungsprozeß ebenso wie wir dies für das Chloroform betont haben, mit einer Glykogenverarmung der Leberzellen (ROSENFELD) eingeleitet. Die nächste Einwirkung des Phosphors bestände demnach in einer Steigerung des eigenen Stoffwechsels der Leberzellen. Das gesamte Glykogen wird in kürzester Zeit abgebaut. Da hierbei eine Hyperglykämie nicht eintritt, wird es wahrscheinlich, daß das Glykogen in der Leber selbst verbraucht wird (FRANK und ISAAC).

Diesem sich vollziehenden Vorgange folgt dann die das Bild beherrschende Verfettung der Leber, die ebenfalls einen Ausdruck hochgradig gestörten Stoffwechsels darstellt (SCHEIDER). Und zwar darf im Gegensatze zur akuten Leberatrophie, deren Wesen in Nekrose der Zellen mit primärer Unfärbbarkeit des Kernes (PALTAUF) liegt, die Phosphorleber als Typus einer fortschreitenden Fettinfiltration mit sekundärem Zerfall der infiltrierten Zellen unter dem Einflusse eines autolytischen Fermentes (LIEFMANN, ANSCHÜTZ) gelten. Wir werden also für die erste Zeit, in der wir gewöhnlich tödliche Fälle zu Gesicht bekommen, eine vergrößerte, etwas plumpe Leber zu erwarten haben, deren sonst glatte Oberfläche hellgelbe Farbe durchscheinen läßt. Gleichen Farbton zeigt die Schnittfläche, von der das Messer in reichlicher Menge Fett abzustreichen vermag. Schon bald kommt es zu atrophischen Vorgängen, die auf dem Schnitt als leicht eingesunkene rote Herde imponieren, die schließlich eine gelbliche Marmorierung des allmählich kleiner gewordenen Organes bedingen.

Mikroskopisch wird in den ersten Stadien das Bild durch eine beträchtliche Fettinfiltration beherrscht, die ihrerseits in der Läppchenperipherie beginnt (experimentell: HÜRTHLER), um allmählich zentralwärts fortzuschreiten. Dieser Typus des Beginnes ist der in der Regel festgestellte (HERXHEIMER). Er bedeutet nach ANSCHÜTZ, MARCHAND, PALTAUF, MEIER u. a. einen grundsätzlichen Unterschied gegenüber der akuten gelben Leberatrophie, eine Verschiedenheit, die dadurch noch besonders in Erscheinung tritt, daß bei der Phosphorvergiftung das Bild der hochgradigen Verfettung längere Zeit bestehen bleibt. Selbstredend ist es in vorgeschrittenen Fällen, wo das ganze Läppchen mit Fett gleichsam überschwemmt ist, nicht mehr möglich, von einer bevorzugten Topographie zu sprechen oder Rückschlüsse auf Beginn und Fortschreiten der Verfettung zu machen. Im Gegensatze hierzu stellt die akute gelbe Leberatrophie eine primäre und überwiegende Zellnekrose im Zentrum der Leberläppchen dar (Paltauf). Es scheint, ganz allgemein gesagt, bei der akuten Atrophie vorzugsweise der Kern, bei der Phosphorleber hauptsächlich das Protoplasma ergriffen zu sein. Mit dieser Tatsache und mit der Beobachtung, daß der Tod bei Phosphorvergiftung in der Regel nach kürzerer Frist als bei akuter gelber Leberatrophie eintritt, erklärt es sich, daß in einschlägigen Fällen die Fettleber als das typische Bild des bei Phosphorvergiftung erhobenen autoptischen Bildes gilt. Es handelt sich mithin bei der Phosphorleber im wesentlichen um Verfettungszustände der Leberzellen, wobei große Fetttropfen in den Zellen auftreten, während das Protoplasma nur einem langsamen Zerfall entgegengeht, und die Kerne sehr lange färbbar bleiben.

Es kann allerdings auch bei der Phosphorvergiftung schon während oder im Anschluß an ausgedehnte Verfettung zu weitgehenden Leberzellveränderungen kommen. Das Protoplasma wird hyalin oder blasig zerklüftet oder ist in Auflösung begriffen. Der Kern zeigt pyknotische oder karyorhektische Erscheinungen, die in völligen Zerfall oder Auflösung übergehen (Herxheimer), so daß schließlich Verhältnisse bestehen, die durchaus denen der akuten gelben Leberatrophie entsprechen.

Im Gegensatze hierzu handelt es sich bei der genuinen Atrophie um Nekrose mit ausgedehntem plötzlichem Kernschwund (Unfärbbarkeit der Kerne) und völligem molekularem Kernzerfall.

Es erscheint infolgedessen als verständlich, daß Leuzin und Tyrosin bei akuter Atrophie ein beständiger oder doch nahezu regelmäßiger Befund ist, bei Phosphorvergiftung jedoch in der Regel nicht gefunden wird.

Hinsichtlich des topographischen Beginnes der Verfettung ist nur Strauss gegensätzlicher Meinung, da er bei Schimpansen den Beginn der Nekrosen im Zentrum des Läppchen beobachten konnte, einen peripheren Beginn aber auch für den Menschen ablehnte.

Die auch sonst in der Literatur festzustellenden gegensätzlichen Meinungen erklären sich vielleicht mit dem Hinweise auf die Menge des einwirkenden Phosphors und den Zeitpunkt der jeweiligen Untersuchung. Ist doch beachtenswert, daß die Verfettung äußerst schnell eintreten kann. So fand Winiwarter schon 6 Stunden nach einer Phosphorvergiftung beim Menschen Fettleber. Auch Cornil und Brault (angeführt nach Herxheimer) sahen im Tierversuch schon wenige Stunden nach der Phosphorbeibringung Leberverfettung, während der nekrotische Zellzerfall erst etwa am 4.—7. Tage einsetzt.

Wir haben bereits früher die schwierige Frage der Fettinfiltration und Fettdegeneration behandelt. Es erscheint nicht unberechtigt an dieser Stelle darauf hinzuweisen, daß es gerade die Phosphorvergiftung war, die bei experimenteller Ergründung geradezu beweisendes Material lieferte. Die Frage, ob es überhaupt eine fettige Degeneration gibt, beantwortete seiner Zeit Rosenfeld dahin, daß es eine solche nicht gibt, daß es sich vielmehr um eine einfache Zelldegeneration mit Fettinfiltration handelt, daß sich die degenerative Zelle das Fett aus den Depots hole. Er war zu dieser Schlußfolgerung berechtigt, da er den Nachweis erbringen konnte, daß ganz abgemagerte Hühner bei Phosphorvergiftung keine Fettleber bekamen, während dies bei gut genährten der Fall war, und daß bei Hammelfetthunden bei Phosphorvergiftung das in der Leber festgestellte Fett reines Hammelfett war. Auch Versuche von L. Schwarz sprechen in diesem Sinne. Die Anschauung, daß sich das Fett aus Eiweiß bilde, hatte seine Stütze verloren; das Fett stammt vielmehr aus dem Nahrungsfett oder den Kohlenhydraten. Im übrigen sei auf die früheren Ausführungen hingewiesen. Jedenfalls aber steht fest, daß diese bei der Phosphorvergiftung experimentell erzielten Ergebnisse in der oben erörterten Frage eine entscheidende Rolle spielen, wenn auch der Standpunkt ROSENFELDS als zu extrem einseitig zu gelten hat.

Auch vergleichende Bestimmungen des Gesamtfettgehaltes von Mäusen an Leberfett, wie sie z. B. KRAUS und SOMMER an normalen und Phosphortieren ausführten, berechtigen zu dem Schlusse, daß bei der Phosphorvergiftung kein neues Fett im Körper entsteht, daß vielmehr eine Wanderung von Fett die Ursache für die Fettanhäufung in der Leber darstellt.

BALAN vertritt ebenfalls die Anschauung, daß bei Phosphorvergiftung das in der Leber vorgefundene Fett aus dem Unterhautgewebe stammt.

Die Tatsache, daß bei verzögerter Vergiftung trotz Änderung der Zusammensetzung des Fettgewebes kein andersartiges Fett auftritt, drängt nach BALAN weniger zu dem Gedanken, daß das Organfett doch nicht nur aus dem Fettlagern stamme, als zu dem, daß der Prozeß des Fetttransportes doch nicht so einfach ist, wie man gewöhnlich annimmt, daß möglicherweise im Blut noch Umsetzungen vor sich gehen, eine Annahme, die zu diesbezüglichen Blutuntersuchungen Veranlassung geben sollte.

Erst in späteren Stadien, d. h. also leichteren und mehr sich hinziehenden Fällen kommt es dann zu reparatorischen und regeneratorischen Prozessen, „ganz wie bei der akuten gelben Leberatrophie" (HERXHEIMER).

Die Erweiterung der Kapillaren und das Auftreten von Blutungen führt zu einer abwechselnden Gelb- bzw. Rotfärbung. Die ursprünglich große und gelbgefärbte Leber tritt in das Stadium der atrophischen Leber. Es kommt nunmehr auch hier zu „Folgeerscheinungen entzündlich-reaktiver, reparativer und regeneratorischer Natur.

Neben dem Zugrundegehen der Leberzellen geht bei weniger starker Vergiftung schon sehr bald eine Neubildung jugendlicher Leberzellen nebenher, die evtl. zu völliger Wiederherstellung des Leberparenchyms führen kann. Die Neubildung geht hauptsächlich von Zellen der Läppchenmitte aus.

Auch die für die akute gelbe Leberatrophie beschriebenen schlauchartigen Gebilde, die sogenannten Pseudotubuli, treten in Erscheinung.

HARNACK erblickt die Ursache dieser Zellbildung ebenfalls in der Phosphorwirkung, so daß also in der primären Wirkung des giftigen Stoffs bereits das Moment der Abwehr gegeben ist. Im Zusammenhange hiermit sei erwähnt, daß APPEL feststellen konnte, daß klinisch zuerst eine Gewöhnung an Phosphor festzustellen ist, später aber eine Überempfindlichkeit einsetzt. Auch die verhältnismäßig frühzeitige Leukozyteneinlagerung und beträchtliche Gallengangswucherung im interlobulären Bindegewebe spricht für Phosphorleber, da diese Veränderungen bei akuter Leberatrophie unbeständig sind, und sich häufig erst später entwickeln (STERNBERG). Häufig versagt aber der Nachweis dieser feinen Unterschiede; eine Differentialdiagnose ist da nicht möglich. Auch eine Abgrenzung gegen Alkohol- und Pilzvergiftung ist oft nicht durchführbar (HULST). Im Zweifelsfalle kann die nach VIRCHOW für Phosphorvergiftung pathognostische Gastritis glandularis, die bei akuter Leberatrophie nie vorkommt, zur Entscheidung beitragen (ANSCHÜTZ).

Im Falle einer Vergiftung einer Schwangeren mit Phosphor ist nach Tierversuchen E. SCHWALBES und W. MÜCKES eine wenn auch etwas geringere gleichartige Schädigung der fetalen Leber zu erwarten.

Hinsichtlich des Zeitpunktes des Eintrittes des Todes sei noch auf Grund einer von HERXHEIMER an Hand des Schrifttums gegebenen Zusammenstellung ausgeführt, daß der Tod am 1. Tage sehr selten ist; am häufigsten tritt er zwischen dem 3. und 6. Tage ein. Bis etwa zu diesem Zeitpunkt findet sich makroskopisch

die typische Fettleber, höchstens einmal mit kleinroten Flecken, die den lokalen
Beginn von Zell- und Kernuntergang anzeigen. Bei Todesfällen zu späterem
Zeitpunkte finden sich die Bilder der Leberatrophie. „Immerhin sind sie infolge
früheren Todes bei der akuten Phosphorvergiftung seltener und daher nicht so
der Typus wie bei der gelben Leberatrophie" (HERXHEIMER).

Als Gifte mit ähnlicher Wirkung wie Phosphor nennt HERXHEIMER Oleum
pulegii, Arsen, Antimon, Alkohol, ferner Extr. filicis maris, Theazylon, Naph-
thol.

Schließlich wäre auch der Leberbefunde zu gedenken, wie sie im Rahmen
mancher

Pilzvergiftungen

zur Beobachtung gelangen.

In Betracht kommt in erster Linie der Knollenblätterschwamm (Amanita
phalloides evtl. auch A. mappa), der infolge seiner Ähnlichkeit mit dem eßbaren
Champignon (Agaricus campestris) zu folgenschweren Verwechslungen Veranlassung gibt.

Der fragliche Pilz enthält als Giftstoffe (KOBERT und RABE) das hämolytische Phallin und ein Alkaloid, das Amanitatoxin. Für Tier und Mensch ist
insbesondere das Toxin giftig, während das Hämolysin in der Regel vom Magen-
saft zerstört wird. Das Gift wirkt erst nach einer gewissen Latenzzeit, was
verhängnisvoll ist, da eine evtl. Entfernung der genossenen Pilze aus dem Körper
zu spät kommt. Der Fettgehalt der Leber steht dabei nicht in erkennbarem
Verhältnis zur Größe der Giftgabe. Diese Beobachtung interessiert vor allem
deshalb, weil auch beim Menschen die Schwere des Krankheitsbildes nicht
von der Menge der genossenen Pilze abhängig zu sein scheint. Genügt doch nach
KOBERT unter Umständen bereits ein Exemplar dieses meist nicht sehr großen
Pilzes, um einen erwachsenen Menschen zu töten.

Im Vordergrund des anatomischen Bildes steht die Leberveränderung.
Meist handelt es sich um eine ganz gleichmäßige Verfettung aller Zellen. Die
an sich verschiedene Tropfengröße ist im Einzelfalle eine gleichmäßige. Doch
gibt es auch Fälle, bei denen die Fettkugeln verschiedenste Kaliber zeigen,
wobei irgendeine erkennbare Ordnung in den Läppchenzonen nicht festzustellen ist (MILLER). Hin und wieder erscheint der Läppchenrand als Lieblingssitz größerer Kugeln. Normale Leberzellen finden sich oft nur in spärlicher
Zahl in der Peripherie einzelner Läppchen, insbesondere in unmittelbar subkapsulären Stellen. Das Fett ist auf infiltrativem Wege in die Leber gelangt
und stammt nach Untersuchungen THIEMICHs aus Unterhaut- bzw. Gekröse-
fett. Sehr bald kommt es zu umfangreichem Kern- und Zellzerfall, insbesondere in den mittleren Läppchenabschnitten, zu Zuwanderung von Leukozyten in den Bereich der Zellnekrose, intraazinösen Blutungen und Gallengangswucherungen (HERZOG, ZIELINSKI).

Bei subakuten Fällen können sich auch Bilder entwickeln, die denen der
subakuten Atrophie gleichen (KLEMPERER), doch sind diese Bilder aber nicht
als unmittelbare Folge der Schwammvergiftung anzusehen. Sie sind vielmehr
die Folge der durch die Pilzvergiftung hervorgerufenen Schädigung der Leberzellen (KLEMPERER).

Ausheilungen kommen vor. Sie können zum Stadium der knotigen
Hyperplasie oder Zirrhose (PRYM) führen, so daß also bei einem derartigen
Zufallsbilde auch eine schleichend verlaufene Pilzvergiftung zu berücksich-
tigen ist.

Wir sehen aus dieser kurzen Zusammenstellung, daß das Leberbild bei Pilzvergiftung keineswegs ein charakteristisches genannt werden kann. Schon
makroskopisch lassen Größe, Form, Farbe, Konsistenz und Zeichnung jede

Einheitlichkeit vermissen (MASCHKA). In histologischer Hinsicht findet sich in der Literatur insofern Übereinstimmung, als hochgradiger fettiger Zerfall des Leberparenchyms festgestellt werden kann. Wie widersprechend die Ergebnisse sein können, ergibt sich z. B. aus einem Hinweise von S. SCHWARZ auf die Ähnlichkeit „mit gewissen Formen sehr akut verlaufender Eklampsie sowie mit manchen sehr schnell in Verbindung mit Ikterus verlaufenden Fällen von Sepsis". Öfter wird auch die Ähnlichkeit mit Phosphor- oder Arsenvergiftung oder akuter gelbe Leberatrophie betont (HERZOG, PRYM).

KRATZEISEN teilt zwei einschlägige Fälle mit. Bei dem einen, der ein 20jähriges Mädchen betraf, zeigte die Leber höchstgradige Parenchymdegeneration, so daß von den Leberzellen so gut wie nichts mehr zu sehen war, während in einem 2. Falle die vergrößerte Leber in ihren Zellen große Fetttropfen aufwies, die meist die ganzen Zellen ausfüllten und eine weitgehende Dissoziation der Leberzellen veranlaßten, ein Befund, den KRATZEISEN als charakteristisch für Amanitavergiftung anspricht.

Auch HERZOG vertritt die Anschauung, daß bei der Knollenblätterschwammvergiftung nicht eine einfache Fettinfiltration vorliege, sondern er zeigt, „daß dieselbe regelmäßig von einem, wenn auch verschieden hochgradigen Zerfall der Leberzellen begleitet wird, der innerhalb der Läppchen in periphären und zentralen Partien anzutreffen ist, am reichlichsten gewöhnlich in letzteren. Hier und da fanden sich einzelne Zellen, deren Protoplasma gar nicht verfettet war, sondern trübe, wie geronnen, der Nekrose anheimfiel".

KLEMPERER spricht von Bildern, die denen bei Phosphorvergiftung durchaus ähnlich sehen, während das Bild der akuten gelben Leberatrophie nicht vorkomme. Nur hinsichtlich der subakuten Fälle gibt er die bereits oben angeführte Einschränkung zu. Auch eine Ausheilung sei möglich, wobei das so erreichte Stadium der knotigen Hyperplasie dem bei akuter gelber Leberatrophie entspreche, so daß man bei einem etwaigen derartigen Zufallsbefunde auch an das Ausgangsstadium einer verlängert verlaufenen Schwammvergiftung denken müsse.

Die Zeit des Eintrittes des Todes hängt von vorerst nicht abwägbaren Umständen ab. Der Grad des Leberbefundes ist nicht maßgebend. So sah z. B. LAUX den 34jährigen Vater $4^1/_2$ Tage nach dem Genusse von Knollenblätterschwammpilzen versterben, während der 11jährige Sohn, der gleichzeitig Pilze genossen hatte, bereits nach 50 Stunden starb. Bei dem Sohne war die Läppchenzeichnung der Leber noch gut erhalten. Der Umriß einiger Leberzellen war verwaschen; die Kerne zeigten Degenerationserscheinungen. Es bestand eine vollständige, fast gleichmäßige mittelgroße bis feintropfige Verfettung sämtlicher Leberzellen. Im interlobulären Bindegewebe war eine ziemlich starke Ansammlung von Lymph- und Plasmazellen nachweisbar. Bei dem Vater fand sich schwerste Leberschädigung, die nach LAUX weitgehend dem Befund der subakuten gelben Leberatrophie glich. An manchen Stellen war das Lebergewebe bereits geschwunden; es fanden sich nur noch erweiterte Kapillaren.

Zusammenfassend wird man also sagen können, daß im Vordergrunde der anatomischen Leberbilder eine bei Knollenblätterschwammvergiftung hochgradige Verfettung steht, der sich zeitlich erst später der Zelluntergang anschließt. Zunächst besteht also ein Unterschied gegenüber der akuten gelben Leberatrophie (FRÄNKEL, STERNBERG, HERXHEIMER), aber das Endergebnis kann das gleiche oder doch ein sehr ähnliches sein.

Neben dem Leberbefunde, oft mit starker Hämosiderinreaktion (HERZOG, LYON) verbunden, finden sich hochgradige Verfettungen anderer Organe und

Gewebe, so besonders der Niere, des Herzens, verschiedener Drüsen usw.
(M. B. SCHMIDT).

Insbesondere ist der von E. FRAENKEL erhobene Befund der Extremitäten-
muskulatur zu beachten, da nach dessen Ansicht positive Befunde im Zweifelsfalle zu entscheidender Differentialdiagnose herangezogen werden können. Es
handelt sich dabei um teilweise vollständigen Untergang der kontraktilen Substanz, wobei das Vorliegen sogenannter Muskelzellenschläuche als Zeichen ein-
setzender Regeneration zu gelten haben.

Im übrigen sind bei Obduktionen als beständige Befunde zu erwarten: Gänz-
licher Mangel der Totenstarre, Flüssigkeit und dunkle Färbung des Blutes,
Ausdehnung der Harnblase (Lähmung) und zahlreiche Blutungen, Schwellung
der Lymphknötchen und PEYERschen Haufen im Darm.

GRÄFF berichtet über experimentelle Vergiftungen beim Tier mit dem Extrakt eines aus Pilzen gewonnenen Amanitatoxins, das in verschiedenen Mengen
Meerschweinchen und anderen Tieren eingespritzt wurde. Der Tod trat nach
5 Stunden bis etwa 6 Tagen ein. Die Leber zeigte eine Erythrozyteninfiltration
der Parenchymzellen, danach ausgedehnte mit Fettinfiltration verbundene
Zelldegeneration. Es zeigte sich, daß von der Höhe der Gabe nicht nur die
Stärke der Veränderungen abhängig war, sondern auch der Zeitpunkt, zu welchem
diese eintraten. So sah man einen scholligen Zerfall der Leberzellen, höchstgradige Dehnung und Vakuolenbildung mit Platzen des Zelleibes nur bei hohen
Gaben.

Für das Maß der Fettinfiltration der Leber spielte nicht nur die Zeit, sondern
auch die Stärke der Fettzufuhr eine wichtige Rolle. Die Anwesenheit von Fett
in einer Zelle konnte hierbei als Indikator gelten für das Vorliegen einer All-
gemeinschädigung dieser Zelle, wobei lediglich die Störung der Sonderfunktion
der Fettverarbeitung morphologisch sichtbar wird. Das Schicksal der Zelle,
ob Zerfall oder Wiederherstellung, ist jedoch von dem Ausmaß der unsicht-
baren Allgemeinstörung abhängig.

Bei diesen Untersuchungen muß aber besonders darauf hingewiesen werden,
daß die erzielten Veränderungen nur teilweise mit den morphologischen Bildern
der Knollenblätterschwammvergiftung beim Menschen vergleichbar sind.
Auch gegenüber der akuten Leberatrophie bestehen Verschiedenheiten.

Auch andere Pilzarten wie Morchel, Lorchel (BOSTRÖM, HERZOG, KALBE),
Fliegenpilz (MÜLLER) können zu ähnlichen Veränderungen führen.

Für die Lorchelvergiftung betont allerdings KALBE ausdrücklich, daß bei
ihr im Gegensatze zur Knollenblätterschwammvergiftung jeder Zellzerfall
innerhalb der verfetteten Leber fehle, was auch HERZOG bestätigte. Ein weiterer
Unterschied ist dadurch gegeben, daß bei Lorchelvergiftung hämolytische Erscheinungen und Hämosiderinablagerungen in verschiedenen Organen (BOSTRÖM,
FAHR, HERZOG) eine vorherrschende Rolle spielen.

Auch Salizylsäurevergiftung wäre an dieser Stelle zu nennen, da sie nach
KOBERT zu einem Leberbild führt, das dem der Lorchelvergiftung weitgehend
ähnlich ist; die Leberverfettung sei nur noch hochgradiger.

Die oben erwähnten experimentellen Phosphorvergiftungen von SCHWALBE
und MÜCKE haben ergeben, daß die Giftwirkung bei trächtigen Tieren auch
die Leber des Feten betrifft. Ob bei den anderen bisher genannten Schädlichkeiten gleichartige Folgen für Mutter und Frucht festzustellen sind, läßt sich
nicht beantworten, da bisher einschlägige Beobachtungen zu fehlen scheinen.
Bekannt aber ist dies für Leberveränderungen, wie wir sie in mehr oder weniger
charakteristischem Bilde bei

Puerperaleklampsie

zu sehen bekommen. JÜRGEN hat als erster im Jahre 1886 das bereits bekannte Bild mit der genannten Erkrankung in Verbindung gebracht, eine Feststellung, die sehr bald von verschiedenen Seiten bestätigt wurde (KLEBS, LUBARSCH, SCHMORL u. a.).

Im Hinblick auf das klinische Bild sei vorweg betont, daß der Grad der Leberveränderung in keinem Abhängigkeitsverhältnis zur Zahl der klinisch beobachteten eklamptischen Anfälle steht (CEELEN). Es gibt Fälle, die trotz zahlreicher und schwerer Anfälle einen besonderen Leberbefund vermissen lassen (HOLSTE). Zu berücksichtigen ist dabei, daß der in Frage kommende Befund erst bei mikroskopischer Betrachtung in Erscheinung treten kann (SCHMORL unter 17 Fällen 2 mal). Auf der anderen Seite kann es wiederum vorkommen, daß für Eklampsie charakteristische Veränderungen der Leber angetroffen werden, ohne daß etwa klinische diesbezügliche Anfälle beobachtet werden konnten. Wir sprechen dann von einer sogenannten atypischen, d. h. ohne Krämpfe einhergehenden Eklampsie (SCHICKELE, LIEBMANN).

Trotz dieser Unregelmäßigkeit des Befundes hat sich die Bezeichnung: „Eklampsieleber" eingebürgert. Wenn die Besprechung dieses Krankheitsbildes an dieser Stelle erfolgt, so besteht hierzu volle Berechtigung. Aber vorweg sei betont, daß der degenerative das Leberparenchym treffende Vorgang in der Regel als Sekundärerscheinung angesprochen wird, daß also mit gleicher Begründung im Rahmen der Abhandlung der Zirkulationsstörungen das Leberbild bei Eklampsie gewürdigt wird. Ferner ist zu erwähnen, daß die Eklampsie als solche auch in anderen Organen Veränderungen hervorruft, so daß es fraglich erscheint, an welcher Stelle allgemeineren Gesichtspunkten (Theorie, Ätiologie usw.) Raum gegeben werden soll. Ich beschränke mich hier auf das Wesentlichste.

Man kann zwei Formen unterscheiden; eine Degeneration der Leberzellen mit Ausgang in Nekrose, mithin eine primäre Form und zweitens eine sekundäre, d. h. durch primäre Kreislaufstörungen (Blutung, Thrombose), entstandene Nekrosen. Bei der Unklarheit der Ursachen ist es verständlich, daß selbst diese Einteilung im Einzelfalle auf Schwierigkeiten stößt. Eine scharfe Abtrennung von „primär" degenerierten Lebern ist nicht durchführbar, da auch in derart gedeuteten Fällen von Thrombose und Blutung die Rede ist (CEELEN). Eine Unterscheidung dürfte dann möglich sein, wenn mikroskopisch die Nekrose ausschließlich auf die Parenchymzellen beschränkt bleibt, da im Falle sekundärer Nekrose auch das Gefäßbindegewebe mit einbezogen ist (CHIARI).

Unter dieser Voraussetzung ist eine Trennung in genetisch primäre und sekundäre Fälle möglich. Man würde also zur ersten Gruppe alle diejenigen Fälle zu rechnen haben, bei denen auch genaue mikroskopische Untersuchungen irgendwelche Gefäßveränderungen vermissen lassen. Zu berücksichtigen sind zu- und abführende Gefäße (KONSTANTINOWITSCH). In einem aus 22 Lebern bestehenden Beobachtungsmaterial CEELENs konnten 6 Fälle dieser ersten Gruppe zugerechnet werden.

Bei sekundären Veränderungen kann es sich um verschiedenerlei Vorgänge handeln. So kann starke Kapillarektasie auf die Parenchymzellen im Sinne der Druckatrophie wirken. Bei Blutungen ist die Folge eine Ernährungsatrophie. Beide Vorgänge: Ernährungsstörungen und Druckatrophie können als Folgeerscheinungen fibrinöser Thrombosierung von Kapillaren eintreten.

Nach dem Gesagten verdienen also die jeweiligen Verhältnisse des Gefäßapparates besondere Beachtung. Es ist vor allem KLEBS gewesen, der bei diesen

Leberveränderungen nicht entzündlicher Natur auf Alterationen des Blutes hingewiesen hat und in seinen Fällen hyaline und Blutplättchenthromben zu Gesicht bekam. SCHMORL wiederum sah in 2 Fällen im Bereiche der Leber totale Pfortaderthrombose, während in anderen Fällen die Thrombosierung der Portalvene nur stellenweise war (PAPILLON und AUDAIN). Nach KONSTANTI-NOWITSCH darf der Befund blutüberfüllter, häufig auch Blutaustritt veranlassender Kapillaren in den peripheren Läppchenteilen als konstanter Befund

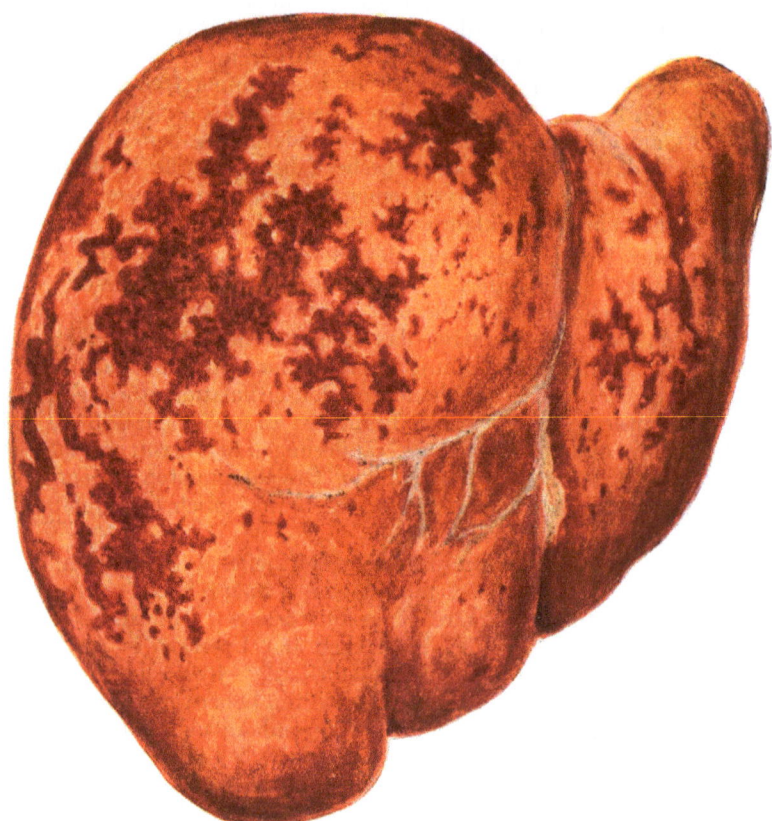

Abb. 21. Eklampsieleber. Oberfläche.

gelten. Auf der Basis der somit erschwerten Blutzirkulation kommt es dann zur Thrombosierung der Kapillaren der genannten Azinusteile. Kleinere und größere intralobuläre Gefäße werden nach und nach thrombosiert in Form meist fibrinöser, seltener hyaliner Thromben (PELS-LEUSDEN, CEELEN u. a.).
    Man findet also besonders häufig Fibrinbildung in kleinen und größeren Lebergefäßen, fast stets von den Kapillaren ausgehend. Doch finden sich auch in Pfortader- und Hepatikaästen Thromben verschiedenen Baues. Hervorzuheben ist der in vielen Fällen festzustellende gute Erhaltungszustand der KUPFFERschen Sternzellen. Die Kapillaren sind in der Regel erweitert, die kleinen Arterienästchen zeigen bisweilen hyaline Degeneration. Eine beträchtliche Leukozytose des Leberblutes wird mit der Thrombenbildung in Zusammenhang gebracht (CEELEN).

Das Wesentlichste der „Eklampsieleber", ja ein typischer und nahezu konstanter Befund, sind die parenchymatösen Degenerationen. Sie sind von weitgehender wechselnder Größe, so daß makroskopisch unter Umständen der Befund kaum erkennbar sein kann. Sind mehrere Läppchen betroffen, dann kommt das auch makroskopisch typische Bild zustande: Punktförmige, auch verzweigte, evtl. landkartenartige Sprenkelungen und Flecke, die in geringem Grade eingesunken sein können. Oberfläche und Schnittfläche lassen diese in Größe und Form wechselnden Herde erkennen. Mikroskopisch handelt es sich um Nekroseherde, die von mehr oder minder ausgesprochenen Hämorrhagien begleitet sind. Weniger häufig sind ausgesprochen anämische Nekrosen, die sich in Form gelber Herde im nicht vergrößerten Organe finden. Sie besitzen Stecknadelkopf- bis Erbsengröße. Ein roter Saum hebt sie deutlich aus der Umgebung heraus. Es handelt sich dabei um Bilder, die grundsätzlich anämischen Milzinfarkten entsprechen, zumal auch eine wenn auch geringgradige Leukozyteninfiltration der Grenzpartien nachgewiesen werden kann.

Es läßt sich also feststellen, daß die Nekrosen des Parenchyms teils hämorrhagischer Natur sind, teils anämischen Infarkten gleichen, zum Teil aber auch Kombinationsbilder beider Formen darstellen. Insbesondere die rein hämorrhagischen Typen sind es, die makroskopisch in netzartiglandkartenartiger Zeichnung als rote Flecken oder Streifen in

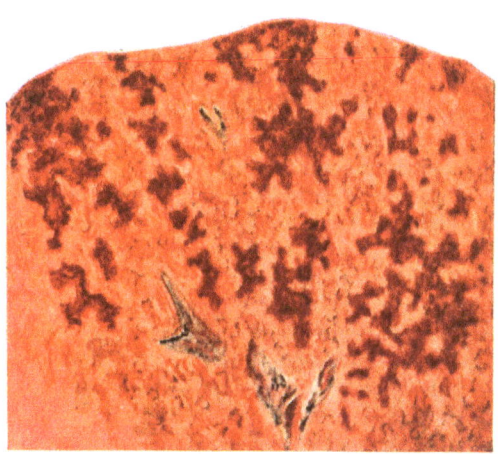

Abb. 22. Eklampsieleber. Schnittfläche.

Erscheinung treten (SCHMORL). Die Lokalisation dieser Herde ist unregelmäßig. Als Lieblingssitz kann die Peripherie der Läppchen, die unmittelbare Nachbarschaft des periportalen Bindegewebes gelten. Bisweilen wird auch die intermediäre Zone bevorzugt. Das Bersten oberflächlicher subkapsulärer Hämatome kann zu Ergüssen in die freie Bauchhöhle führen.

Die anämischen Nekrosen imponieren als feinste Herdchen von Punktform bis über Erbsengröße. Ihre Gestalt ist unregelmäßig, ihre Farbe weißlich-gelb, oft auch rein weiß. Mikroskopisch kann die Leberstruktur noch erhalten sein. Die Zellen sind gequollen, die Kerne nicht geschwunden, das Protoplasma nur schwach mit Eosin gefärbt (CEELEN).

Die Unregelmäßigkeit der Befunde berechtigt zur Aufstellung folgender Gruppen (LUBARSCH):

1. Fälle, die makroskopisch nur Stauung und leichte Verfettung erkennen lassen, mikroskopisch aber bereits Veränderungen des Inhaltes der Blutgefäße, Stauung, meist auch kleine Nekrosen zeigen.

2. Fälle, in denen zu den genannten Veränderungen mikroskopisch noch Blutungen und Nekrosen in wechselnder Anzahl und Lagerung kommen.

3. Hämorrhagische und anämische Infarktbildung mit Gefäßverstopfung oft in allen Abschnitten des Lebergefäßsystems.

Derartige Befunde sind — ohne Zusammenhang mit dem klinischen Bilde — nicht absolut beweisend für Eklampsie. Man kann nur so viel sagen, daß multiple periphere, mit Hämorrhagien verbundene Nekrosen der Leberläppchen bei Eklampsie besonders häufig gefunden werden. Können doch ähnliche oder gleiche Befunde auch bei anderen Intoxikationen und Infektionskrankheiten (Chloroform, Phosphor, Arsen, Giftschwämme, Sepsis, Typhus, Masern, Diphtherie usw.) zur Beobachtung kommen (SCHICKELE). Andererseits kann bei klinisch einwandfrei beobachteter Eklampsie das Leberbild anatomisch uncharakteristisch bleiben.

Den Befund einer Eklampsieleber unter dem makroskopischen Bilde der Muskatnußleber bei einer kurz nach der Entbindung verstorbenen Frau, die klinisch keine Anfälle oder sonst für Eklampsie sprechende Symptome bot, deutete HEINRICHSDORFF dahin, daß die Frau im Wochenbette Eklampsie bekommen hätte. Er schließt ferner daraus, daß die purperale Form der Eklampsie sich bereits während der Schwangerschaft vorbereitet, worauf auch von anderer Seite hingewiesen wurde (SCHMORL, KONSTANTINOWITSCH). Da nicht jede Eklampsie zum Tode führt, die Annahme aber berechtigt erscheint, daß auch in nicht tödlichen Fällen Leberveränderungen der erwähnten Art bestanden, erscheint der Hinweis begründet, auch die eklamptischen Leberveränderungen bei der Entstehung von Leberzirrhosen zu berücksichtigen (KONSTANTINOWITSCH).

Besonderes Interesse hat von jeher die Frage der Ätiologie der Eklampsie für sich in Anspruch genommen. Die Tatsache ihres Zusammenhanges mit den durch die Gravidität bedingten Vorgängen bedarf keiner weiteren Erörterung. Aber nicht jeder Zeitpunkt dieses an sich physiologischen Geschehens scheint in gleicher Weise disponierend zu sein. So wissen wir, daß eine Eklampsie im Wochenbette weit seltener ist als während der Schwangerschaft und zur Zeit des Geburtsaktes, und daß wiederum Schwangerschaftseklampsien seltener sind als Geburtseklampsien. Auch die Tatsache, daß es vorwiegend Erstgebärende (z. B. nach OLSHAUSEN 74 %) sind, die betroffen werden, scheint nicht gerade geeignet, uns eine restlose Erklärung des Problems zu gestatten.

Es kann auch an dieser Stelle nicht in Betracht kommen, die Frage der Ursache der Eklampsie in den verschiedenen Wandlungen, die sie im Laufe der Zeit durchzumachen hatte, zu besprechen. Das klinische Bild der Eklampsie darf heute als klar umschrieben gelten. Eine Verschiebung gegen frühere Jahre ist insbesondere dadurch eingetreten, daß immer mehr die Erkrankung eines oder mehrerer Organe als primär ätiologischer Faktor durch die Annahme einer Allgemeinvergiftung und dadurch sekundär verursachter toxischer Schädigung vieler Organe verdrängt wird (R. SCHRÖDER). Diese moderne Anschauungsweise enthebt uns also der Frage, ob die Leberschädigung für den Verlauf der Erkrankung, insbesondere ihren Ausgang, von Bedeutung ist oder nur Symptom bedeutet, das anderen gleichwertig an die Seite zu stellen ist. Es kann gewiß nicht geleugnet werden — würde auf jeden Fall jeder sonstigen Erfahrung widersprechen —, daß so ausgedehnte Parenchymzerstörungen, wie sie zum mindesten in einem Teil der Fälle zur Beobachtung kommen, rein als Lebererkrankung für den Träger als bedrohlich, wenn nicht lebensgefährlich zu gelten haben. Die bereits erörterte Tatsache jedoch, daß auch tödliche Fälle von Eklampsie beobachtet werden, die nur andeutungsweise das Bild der Eklampsieleber zeigen, oder aber auch ein solches völlig vermissen lassen, zwingt zur Schlußfolgerung, daß das Leberbild weder Ausdruck der jeweiligen Schwere der Erkrankung ist noch auch, daß selbst bei ausgesprochenen Bildern die Leber letzten Endes für den Tod verantwortlich gemacht werden kann. Wir müssen daher annehmen, daß sich die Leber in wechselnden Graden an dem klinischen Krankheitsbilde beteiligt, daß die festzustellenden Veränderungen Teilerscheinung eines ausgedehnten Symptomkomplexes darstellen, und daß die Leber für sich genommen zum mindesten in durchaus wechselndem Maße anatomisch an dem verwickelten Krankheitsablaufe teilnimmt. Wir müssen sogar weiterhin für die Leber einschränkend feststellen, daß sie sich im klinischen Krankheitsbilde so gut wie nicht geltend macht, auch dann nicht, wenn der autoptische Befund ausgesprochene „Eklampsieleber" ergibt. Die im Vordergrund stehenden Symptome sind in erster Linie die Krämpfe, in zweiter Linie die Nierenerkrankung. Die alte FRERICHsche Anschauung, daß Eklampsie und Urämie verwandte, vielleicht gar gleichartige Vorgänge sind, darf heute als abgetan gelten. Verschiedene Überlegungen, insbesondere das Fehlen jeglicher Stickstoffretention bei Eklampsie und Schwangerschaftsniere, lassen eine Urämie mit Sicherheit ausschließen.

Bleiben wir in unserer Betrachtung bei der Leber. Ihre Veränderungen gaben HOFBAUER die Hauptgrundlage für seine Fermentintoxikationslehre; nach ihm bewirken aus der Plazenta stammende Fermente eine intravitale Autolyse der Leber, infolge deren sie nicht mehr imstande sei, den Stoffwechsel zum normalen Ende zu führen. Es entstehen auf diese Weise intermediäre Stoffwechselschlacken, die ihrerseits wieder andere Organe schädigen und so die Vergiftung des Gesamtkörpers im Sinne der Eklampsie bewirken. Nach unseren obigen Überlegungen handelt es sich aber auch hierbei um rein sekundäre Vorgänge, da sonst bei Fehlen einschlägiger Veränderungen das Zustandekommen einer Eklampsie nicht denkbar wäre. Wir müssen also annehmen, daß die Beteiligung der Leber erst in zweiter Linie kommt und abhängig ist von Einflüssen, die den Gesamtkomplex der Eklampsie erklären können. Wir dürfen mithin ablehnen, daß das fragliche Eklampsiegift etwa die Leber schädigt und daß erst die erfolgte Leberschädigung die allgemeine Erkrankung bedingt.

Daß das auslösende Moment ein Gift ist, erscheint fraglos: Naheliegend erscheint es, seinen Ursprung in fetalen bzw. plazentaren Teilen zu suchen. Aber auch gegen diese Annahme bestehen Bedenken. „Alles in allem hat die Auffassung der Eklampsie als Eiweißzerfallstoxikose viel Bestechendes für sich. Aber Unklarheiten bleiben vorläufig noch an allen Ecken und Kanten, es bedarf noch vieler mühsam forschender und kritisch aufbauender Arbeit, sowohl in der Erkenntnis der normalen wie der pathologischen Physiologie von Schwangerschaft, Geburt und Wochenbett, ehe eine hinreichend befriedigende Lösung in der ätiologischen Frage der Eklampsie gefunden sein dürfte" (R. SCHRÖDER).

Der an sich bedeutungsvolle Befund von Plazentarriesenzellen in der Lunge, wie ihn SCHMORL in 14 von 17 Fällen, LUBARSCH in 11 von 16 Fällen erheben konnte, kommt für die Leber nicht in Betracht. Immerhin würden diese mehrkernigen Chorion- in seltenen Fällen auch Deziduariesenzellen, die in den Uterusvenen, sowie im rechten Herzen, den Lungenarterien und Lungenkapillaren angetroffen werden, eine wesentliche Stütze der fetalen bzw. plazentaren Theorien ausmachen. Solche Zellen würden dann als toxisches Agens wirken; doch werden sie von manchen Untersuchern, z. B. PELS-LEUSDEN, nur als nebensächliches Ereignis aufgefaßt. LUBARSCH sieht in ihnen nicht die Ursache, sondern die Folge der Krampfanfälle.

Zu erwähnen wäre aber auch der fragliche Befund sogenannter Leberzellembolien (Leberzellthrombose), wie sie in Portal- und Lebervenen von mehreren Autoren (DÜRCK, LUBARSCH, JÜRGENS, KLEBS, SCHMORL) beobachtet wurden. Nach LUBARSCH sind sie traumatischer oder toxisch infektiöser Natur und finden sich überall da, wo bei vorhandenen Nekrosen und Blutungen der Leber eine Erhöhung des Gewebsdruckes eintritt. KONSTANTINOWITSCH hält diese Befunde für Kunstprodukte, während PELS-LEUSDEN solche Leberzellembolien überhaupt nicht feststellen konnte. Jedenfalls dürfte ihnen größere Bedeutung nicht beizumessen sein.

Über einen Fall von Leberzerreißung bei Eklampsie während der Geburt berichtet KOTELNIKOFF. Die Leber war doppelt vergrößert, stark verfettet. Auf dem rechten vorderen Rande fanden sich einige oberflächliche Risse von 2 bis 3 cm Länge und 3 bis 4 mm Tiefe. Die GLISSONsche Kapsel des ganzen linken Lappens war durch eine mächtige Blutung (bis zu $^1/_2$ Liter) emporgehoben. In der Bauchhöhle fanden sich 2 Liter flüssiges Blut. Die russische Literatur verfügt über einen einzigen gleichartigen Fall, den KOLOSSOF beschrieb.

Im Handbuche von CORNIL und RANVIER finde ich den Hinweis auf eine Beobachtung von BOUFFE DE SAINT-BLAISE. Eine ausgedehnte Blutung, die nahezu die ganze Oberfläche des rechten Leberlappens einnahm, war in die freie Bauchhöhle durchgebrochen.

Anschließend sei der Vollständigkeit halber in aller Kürze auf eine Reihe von Veränderungen hingewiesen, die als speziellere Gebiete besonders behandelt werden und daher nur angedeutet seien.

Bakterien der Typhusgruppe sind imstande in der Leber eigenartige knötchenförmige Nekroseherde, sogenannte „miliare Lymphome" zu bedingen (G. B. GRUBER, zuerst 1857 von FRIEDREICH beschrieben), häufig auch als „Pseudotuberkel" bezeichnet. Es handelt sich um umschriebene Degenerationsherde des Leberparenchyms, die sich dann durch reaktive Prozesse, vor allem durch Anhäufung von Rundzellen in der nekrotischen Partie zu den Lymphomen unwandeln. Nach M. B. SCHMIDT handelt es sich um Bezirke von akuter Leberatrophie, in denen dann nekrotische Vorgänge einsetzen.

Abszeßbildungen auf verschiedenster Basis, wie Typhus (VENEMAR und GRÜNBERG, v. EBERTS), Cholera (KULESCHA), anaerobe Infektion (BUDAY), tropische Dysenterie, Infektionen der Nabelvene und aus dem Bereiche des Pfortadergebietes und anderes mehr sind zu nennen, dgl. Abszesse als Folge von Parasiten wie Spulwürmer usw. (NOWICKI, LEIK, VIERORDT), Echinokokken usw.

Aktinomykose (z. B. GRUBAUER) mit ihrem charakteristischen Befunde und weitgehender Destruktion des Leberparenchyms leitet über zu den Geschwülsten, die ja alle mehr oder weniger das benachbarte Gewebe in Mitleidenschaft ziehen. Alle diese Veränderungen erfahren gesonderte Besprechung.

Schließlich wäre noch einer besonderen Ausdrucksform der Leberzellentartung zu gedenken, die BERNHARD FISCHER als „blasige Entartung der Leberzelle" bezeichnete. Mit dieser Benennung wird vorausgesetzt, daß derartige „blasige" Zellen auch tatsächlich entartet sind, d. h. von physiologischen Bildern abweichen. Es liegt auf der Hand, daß eine dahingehende Entscheidung nur getroffen werden kann, wenn wir feststellen können, welche Zellzustände im Rahmen normalen Geschehens vorkommen können. Die Leberzelle ist bald hell, wenig gekörnt, groß, bald dunkel, stark gekörnt, klein. Es handelt sich hierbei so gut wie sicher um verschiedene Stadien des Ablaufes physiologischer Vorgänge. Auf diese Schwierigkeiten ist oben bereits mehrfach hingewiesen worden. Wir wissen, daß die Ernährung das Zellbild verändern kann, kennen die Glykogenanreicherung der Leberzelle bei reichlicher oder übermäßiger Kohlenhydratnahrung; haben gesehen, wie schwierig es ist, den physiologischen Fettgehalt der Leber von krankhaften Bildern dieser Art zu trennen, und wissen fernerhin, daß auch Eiweißkörper imstande sind, das strukturelle Bild der Leberzelle weitgehend zu beeinflussen. Aber trotz aller Fortschritte auf diesem Gebiete sind wir keineswegs imstande, etwa „die Natur der vorliegenden Stoffwechselstörungen im Bilde selbst einigermaßen sicher" abzulesen (B. FISCHER).

Nun gibt es Beobachtungen, insbesondere bei Tierversuchen (Kaninchen, Meerschweinchen usw.), bei denen das Leberbild alle Zellen vergrößert zeigt; das Protoplasma ist stark aufgehellt, von einem groben Fadennetz durchsetzt,

alle Kapillaren sind durch die geschwellten Leberzellen stark zusammengepreßt. Ein derartiges Bild imponiert als physiologisches Zustandsbild oder
Phasenbild der Leberzellen. Nach BERNHARD FISCHER handelt es sich jedoch
nur um einen stärkeren Wassergehalt der Leberzelle. Diese Schlußfolgerung ergibt sich aus der Tatsache, daß bei reichlicher Wasserzufuhr der
Wasserreichtum der Leber im Vergleich mit anderen Organen ein ganz besonders
hochgradiger ist, wobei mit geringer Vergrößerung eine Aufhellung der Leberzelle und diffuse Quellung des Zellprotoplasmas nachweisbar wird.

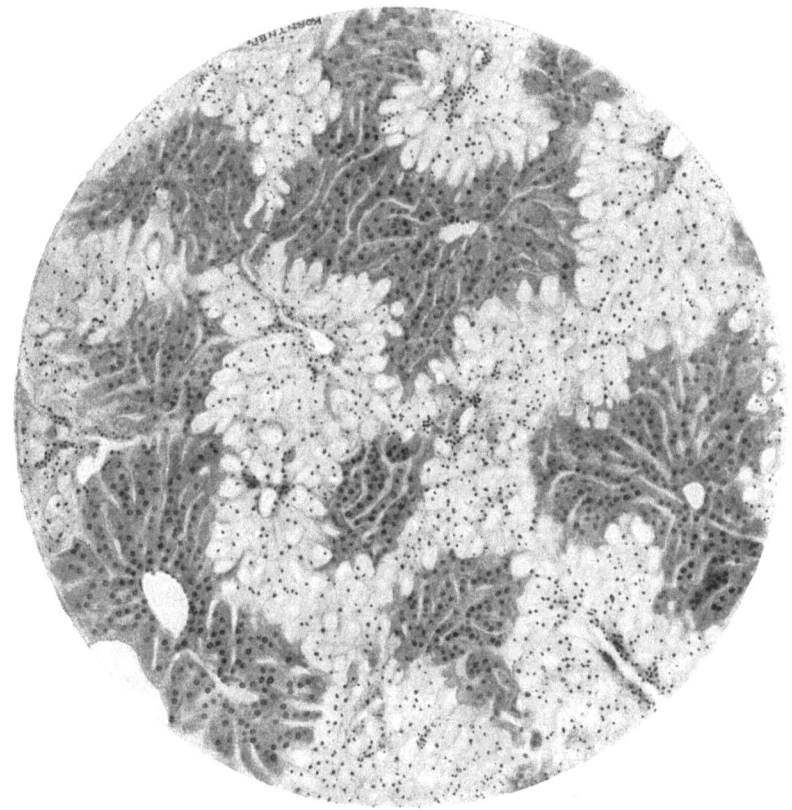

Abb. 23. Blasige Entartung der Leberzellen bei der Maus. 5 subkutane Injektionen 0,1—0,3, im
ganzen 1,9 2%igen Chloroform-Olivenöls in 11 Tagen. Schwache Vergr. (Nach B. FISCHER.)

Anders zu beurteilen ist der Befund von „isolierten großen hellen
Zellen" der Leber, die von runder Form und auffallender Größe meist in
größeren oder kleineren Komplexen zusammenliegen. Sie sind bisher als „zellproliferatorische Wachstumszentren" insbesondere in der Leber von Neugeborenen und Feten, in späterem Alter in Regenerationsherden, auch bei
Krebsen beobachtet worden. Bei Unterbindung des Ductus choledochus, bei
Vergiftungen, insbesondere Kokain, auch bei Phosphorvergiftung und Phenyl-
hydrazinvergiftung kommt es zu diesen von JAFFÉ als Degenerationsformen
gedeuteten Zellen. FISCHER selbst erzielte derartige Leberveränderungen gelegentlich seiner bekannten Untersuchungen über chronische intravenöse Öl-
einspritzungen beim Kaninchen. Die Auftreibung der Zelle führt schließlich zu

einer großen runden oft ganz leeren Blase. Am besten bewährt sich intravenöse Granugenoleinspritzung rein oder in Mischungen von Granugenol mit Scharlach R, Guajakol oder Kreosotal, einer erheblichen Menge einer Wachsart oder auch Menthol. Einspritzungen unter die Haut bleiben wirkungslos.

Entsprechende Veränderungen in besonders großartigem Ausmaß konnten bei der Maus durch chronische Chloroformvergiftung erzielt werden.

Die „Blasenzellen" sind helle, fett-, glykogen- und pigmentfreie Zellen mit pyknotischem kleinen Kern. Das morphologische Bild wird von B. FISCHER auf außerordentlich gesteigerte Wasseraufnahme zurückgeführt. Es kommt zu einer schweren „Wasservergiftung". Und zwar ist die Lipoidlöslichkeit der Gifte, welche zur blasigen Entartung führen, von Bedeutung. Etwaige Ausheilungszustände derartig veränderter Lebern kommen mehr auf das Bild der subakuten Leberatrophie heraus als auf das einer Leberzirrhose. Schwerere und makroskopisch an das Bild der menschlichen Leberzirrhose (siehe auch JAFFÉ) stark erinnernde Veränderungen erhält man nur, wenn man gleich zu Beginn des Versuches ganz große Mengen Granugenol einspritzt. Wird die Giftzufuhr längere Zeit fortgesetzt, so tritt eine eigenartige Anpassung der Leberzellen an das Gift ein.

Eine experimentelle Ergänzung haben diese Mitteilungen durch H. STAUB erfahren, der mit technischem Chloranil bzw. Chloranilnebenprodukten bei peroraler Verabreichung an Kaninchen elektiv eine Leberschädigung erzielte. Makroskopisch fiel im vollentwickelten Vergiftungsstadium die außerordentliche Lebervergrößerung auf, die infolge von Wasseranreicherung das 3—4 fache des Normalgewichtes erreichte. Die Leber sah hellbraun aus, doch war das Bild durch zahlreiche weißgelbe Nekrosen und Blutungen bunt. Mikroskopisch kam es in der 1. Vergiftungsphase zur Aufhellung des Protoplasmas im Zentrum der Leberläppchen, zu Auftreibung und Herabsetzung der Färbbarkeit des Kernes der zentralen Leberzellen. An den Läppchenrändern waren die Zellen gequollen. In einer 2. Phase waren ausgedehnte, blasige Entartungen der peripheren Leberzellen und unregelmäßig im Lebergewebe zerstreute Nekrosen nachweisbar. Die Entwicklung dieser Blasenzellen (B. FISCHER) war manchmal so großartig, daß von der normalen Leberstruktur kaum mehr Andeutungen vorhanden waren.

Das gewonnene Bild entspricht durchaus dem Ergebnis der oben erwähnten FISCHERschen Versuche. Besonders erwähnt sei, daß die toxische Substanz des technischen Chloranils ganz isoliert nur die Leber schädigt. Sie unterscheidet sich hierdurch von fast allen Lebergiften wie Phosphor, Chloroform, Arsen usw., von denen Nebenwirkungen in anderen Organen nachgewiesen sind. Diese Blasenzellen sind mikroskopisch völlig fett- und glykogenfrei.

Die Schilderung der Degenerationen der Leber war, wie obige Ausführungen beweisen, nicht durchführbar, ohne oftmals in speziellere Gebiete einzugreifen, die im Rahmen des vorliegenden Handbuches eine gesonderte Besprechung erfahren. „Kreislaufstörungen", „Entzündungen", „spezifische Infektionen", ja auch „Geschwülste" und „Parasiten" gehen mit degenerativen Vorgängen des Lebergewebes einher. Eine strenge Abgrenzung war nicht möglich. Ich war bemüht, speziellere Fragen der angrenzenden Gebiete nur zu streifen, und glaube auch, dies in dem Rahmen getan zu haben, daß das vorliegende Kapitel den Anspruch machen darf, als eine in sich — vielleicht allerdings willkürlich — abgeschlossene Abhandlung zu gelten.

Schrifttum.

ABRAMOW und SAMOILOWICZ: (a) Zur Frage der normalen und pathologischen Histologie der Gallenkapillaren in Verbindung mit der Lehre von der Pathogenese des Ikterus. Virchows Arch. **176** (1904). (b) Beiträge zur Pathogenese des Ikterus. Virchows Arch. **181**, H. 2 (1905). — ALBRECHT, E.: (a) Neue Beiträge zur Pathologie der Zelle. Verh. dtsch. path. Ges. V. Karlsbad **1902**, 9. (b) Über trübe Schwellung und Fettdegeneration. Verh. dtsch. path. Ges. VI. Kassel **1903**, 69. — ALBRECHT, H.: Zur Ätiologie der Enteritis follicularis suppurativa. Wien. klin. Wschr. **1910**, Nr 27, 991. — ALBU, A.: Über Folgezustände der enterogenen Cholangitis. (Subakute gelbe Leberatrophie und Cholelithiasis bei Kindern). Med. Klin. **1920**, 11. — ALBURGER: Anthracosis of the liver in pulmonary tuberkulosis. Proc. path. Soc. Philad. **1905**, Nr 5; Zbl. Path. **17**, 500 (1906). — AMBERGER, J.: Die akute gelbe Leberatrophie als Folgeerscheinung eitriger Erkrankung der Bauchhöhle. Beitr. klin. Chir. **64**, H. 1, 135 (1909). — AMBROSIUS: Ein Fall von spät eingetretenem Tod nach Chloroforminhalationen nebst Bemerkungen zur Fragmentatio myocardii. Virchows Arch. Suppl. **138**, 193. — AMSLER, CÄSAR: Eigentümliche Nekrosen in der Leber und in der Rinde der Nebennieren eines nicht ganz ausgetragenen, neugeborenen Kindes. Zbl. Path. **23**, 816 (1912). — ANDERSSON, LOUIS: Über zentrale Leberrupturen und ihre Komplikation, vorzugsweise Abszesse. Bruns Beitr. **135**, 696 (1926). — ANSCHÜTZ, W.: (a) Phosphorvergiftung oder akute, gelbe Leberatrophie? Arb. path.-anat. Inst. Tübingen **3**, H. 1, 230 (1899); Zbl. Path. **11**, 726 (1900). (b) Über den Diabetes mit Bronzefärbung der Haut, zugleich ein Beitrag zur Lehre von der allgemeinen Hämochromatose und der Pankreasschrumpfung. Dtsch. Arch. klin. Med. **62** (1899). — APPERLY, R. E.: The effect of Chloroform and Ether on the liver and Kidneys in health and its significance in certain infective conditions. Brit. med. J. **12**, 624 (Sept.) — ARNDT, HANS JOACHIM: (a) Zur Frage der Beziehungen von Leberglykogen und Todesart. Berl. tierärztl. Wschr. **1923**, Nr 28. (b) Zur Morphologie des Pigmentstoffwechsels der Haussäugetierleber. Z. Inf.krkh. Haustiere **28**. 81 (1925). (c) Vergleichende histologische Beiträge zur Kenntnis des Leberglykogens. Virchows Arch. **253**, 254 (1924). — ARNOLD, J.: (a) Zur Morphologie des Leberglykogens und zur Struktur der Leberzelle. Virchows Arch. **193**, 174 (1908). (b) Über Siderosis und siderofere Zellen, zugleich ein Beitrag zur Granulalehre. Virchows Arch **161**, 2. (c) Über Fettumsatz und Fettwanderung, Fettinfiltration und Fettdegeneration, Phagozytose, Metathese und Synthese. Virchows Arch. **171**, 197 (1903). (d) Die Rolle der Zellgranula bei der hämatogenen Pigmentierung nebst Bemerkungen über entzündliche Zellformen. Virchows Arch. **190**, 134 (1907). — ASCH, ERNST: Über die Ablagerung von Fett und Pigment in den Sternzellen der Leber. Inaug.-Diss. Bonn 1884. — ASCHOFF: Das retikulo-endotheliale System und seine Beziehungen zur Gallenfarbstoffbildung. Münch. med.Wschr. **1922**, Nr 37, 1352. — ASCHOFF, L.: (a) Über den Ort der Gallenfarbstoffbildung. Vorträge über Pathologie, Jena 1925. (b) Vorträge über Pathologie. Jena: Gustav Fischer 1925. — ASKANAZY, M. und P. HÜBSCHMANN: Über Glykogenschwellung der Leberzellkerne besonders bei Diabetes. Zbl. Path. **18**, Nr 16, 641. — AUBERTIN, CH.: Contribution à l'étude des lésions du foie d'origine chloroformique. Arch. de Méd. **21**, 443 (1909). Schmidts Jb. **304**, 171 (1909). — AUDIN: Siehe PAPILLON.)

BABES: Virchows Arch. **105** (1886). — BALAN, N. P.: Der Einfluß der experimentellen Phosphorvergiftung auf das Fettgewebe. Beitr. path. Anat. **76**, 198 (1927). — BEATTIE: Siehe CARMICHAEL. — BENDIG, E.: Ein weiterer Beitrag zu dem Artikel „akute gelbe Leberatrophie bei Syphilis". Berl. klin. Wschr. **45**, Nr 26, 1229 (1908). — BENEKE, R.: (a) Die Fettresorption bei natürlicher und künstlicher Fettembolie und bei verwandten Zuständen. Beitr. path. Anat. **22**, 343 (1899). (b) Akute, gelbe Leberatrophie bei Syphilis. Münch. med. Wschr. **1915**, Nr 34, 1144. — BERNHEIM: Syphilis-Ikterus-Salvarsan. Dtsch. med. Wschr. **51**, 904 (1925). — BEST, F.: Die Bedeutung pathologischen Glykogengehaltes. Zbl. Path. **18**, Nr 12, 465. — BIERNATH: Über subkutane Leberruptur mit späterer Ausstoßung größerer Lebersequester und deren Behandlung. Arch. klin. Chir. **90**, 73 (1909). — BIRNBAUM, GEORG: Beiträge zur Frage des sogenannten „Salvarsanikterus". Arch. f. Dermat. **148**, 44 (1925). — BLUM, M. K.: Über Blutkörpercheneinschlüsse bei Icterus gravis. Med. Klin. **1924**. Nr 45, 1577. — BLUM, R.: Zur Frage der Leberregeneration, insbesondere der sogenannten „schlauchartigen Bildungen" bei Leberatrophie. Beitr. path. Anat. **72**. 95 (1924). — BÖHM, P.: Über den feineren Bau der Leberzellen bei verschiedenen Ernährungszuständen, zugleich ein Beitrag zur Physiologie der Leber. Z. Biol. **51**, 409 (1908). — BONSMANN und KRATZEISEN: Beiträge zur Frage der toxischen Leberdystrophie. BERBLINGER-ASCHOFF, Festschrift für M. B. SCHMIDT. Jena 1923. (Sonderband zu Zbl. Path. **33** (1922). — BOSTROEM: Über die Intoxikation durch die eßbare Lorchel. Dtsch. Arch. klin. Med. **32**, 209 (1879). — BOUFFE DE SAINT-BLAISE: Léssions anatomiques dans l'éclampsie puerpérale. Thèse de Paris **1891**. Siehe CORNIL et RANVIER. — BRACKEL, A. v.: Die akute gelbe Leberatrophie im Anschluß an überstandene Chloroformnarkose. v. Volkmanns Slg klin. Vortr. **1913**, Nr 674. — BRAHN, B. und M. SCHMIDTMANN: Zur Pigmentfrage.

Virchows Arch. **239**, H. 3 (1922). — BRAULT, A. et TH. LEGRY: Siehe CORNIL et RAN-VIER. — BROSS, K.: Experimentelle Studien über Leberveränderungen bei Vergiftung mit Botulinustoxin. Now. lek. **35**, 726 (1923); Zbl. Path. **36**, 68 (1925). — BROWICZ: (a) Pathogenese des Ikterus. Wien. klin. Wschr. **1900**, Nr 35, 785. (b) Über Kristallisationsphänomene in der Leberzelle. Anzeig. d. Akademie d. Wissenschaften in Krakau, April 1898 (n. OBERN-DORFER). — BROWN, W. H.: Malarial pigment (so called Melanin) its nature and mode of production. J. of exper. Med. **13**, Nr 2, (1911, Febr.); Zbl. Path. **22**, Nr 10, 451. — BUDAY, K.: Endemisch auftretende Leberabszesse bei Verwundeten, verursacht durch einen anaeroben Bazillus. Zbl. Bakter. I Org. **77**, H. 7, 453 (1916). — BÜRKER: Studien über die Leber, experimentelle Studien über die Art der Resorption in der Leber. Pflügers Arch. **83**, 241 (1901). — BUSCHKE, A. und E. LANGER: Komplikationen und Heilungen subakuter Leberatrophie bei Syphilis. Dtsch. med. Wschr. **1922**, H. 35, 1168.

CARBONE, J.: Sulla naturachimica del pigmento malarico. Giorn. roy. Accad. Med. Torino **1891**, 387 (n. OBERNDORFER). — CARMICHAEL and JAMES BEATTIE: Delayed chloroform poisoning. Lancet 12 Aug. 1909) 1905. — CARRARO, A.: Über Regeneration der Leber. Virchows Arch. **195**, 3, 462 (1909). — CAVAZZA, E.: Beitrag zum Studium der Fettdegeneration. Policlinico, soz. med. **1902**; Zbl. Path. **14**, 675. — CEELEN, W.: Über eklamptische Leberveränderungen. Virchows Arch. **201**, H. 3, 361 (1910). — CESA-BIANCHI-DOMENICO: Leber- und Nierenzellen während der Verhungerung. Frankf. Z. Path. **3**, H. 4. (1909). — CHIARI: (a) Erfahrungen über Leberinfarkte. Verh. dtsch. path. Ges. 70. Verslg dtsch. Naturforsch. Düsseldorf April **1898**; Zbl. Path. **9**, 839 (1898). (b) Erfahrungen über Infarktbildungen in der Leber des Menschen. Z. Heilk. **19**. — CLAUBERG, KARL WILHELM: Über die Genese der Fettleber bei Kachektischen. Zbl. Path. **38**, 117 (1926). — CORNIL et RANVIER: Manuel d'Histologie Pathologique. T. IV. Edit. III. Paris 1912. — CRUSIUS, F.: Über Argyrie. Inaug.-Diss. München 1895. — CURSCHMANN, H.: Akute gelbe Leberatrophie (nach Unfall). Münch. med. Wschr. **1915**, Nr 52, 1783.

DAVIDSOHN, C.: Arbeiten über Amyloid und Hyalin. Erg. Path. **12**, 424 (1908). — DEETZ, E.: Zur Klinik der Leberzerreißungen. Med. Klin. **1906**, Nr 4, 90. — DEGENER und JAFFÉ: Ausgedehnte Lebernekrosen bei einem Säugling. Zbl. Path. **35**, 556 (1925). — DICK, W.: Die histologischen Befunde bei einem Fall von hämolytischem Ikterus. Med. Klin. **1925**, Nr 35 1309. — DIEHL, K. und FR. WOHLWILL: Ein Beitrag zur Lehre von hämolytischem Ikterus. Mitt. Grenzgeb. Med. u. Chir. **38**, 321 (1925). — DIETRICH, A.: Die Störungen des zellulären Fettstoffwechsels. Erg. Path. **13**, 283 (1910). — DOHI: Über Argyrie. Virchows Arch. **193**, H. 1, 148 (1908). — DOMAGK, G.: Untersuchungen über die Bedeutung des retikuloendothelialen Systems für die Vernichtung von Infektionserregern und für die Entstehung des Amyloids. Virchows Arch. **253**, 594 (1924). — DUBOIS, M.: Die Hämosiderosis bei den Ernährungsstörungen der Säuglinge. Virchows Arch. **236** (1922).— DWYER, HUGH. und FERD. HELWIG: Phosphorus poisoning in a child, from the in-gestion of fireworks. J. amer. med. Assoc. **84**, Nr 17 (1925); Zbl. Path. **36**, 467 (1925).

EBERTS, V.: Abscess of liver in Association with, or following typhoid fever. Amer. J. med. Sci., Juni **1911**; Zbl. Path. **22**, 745 (1911). — EDELMANN, H.: (a) Zur Lokalisation des Leberglykogens. Klin. Wschr. **1927**, Nr 32, 1513. (b) Über den Einfluß des Insulins auf den Glykogengehalt in Leber, Herz und Skeletmuskulatur. Beitr. path. Anat. **75**, 589 (1926). — EGLER, L.: Die traumatischen Verletzungen der parenchymatösen Unterleibsorgane. Arch. klin. Chir. **34** (1887). — EICKHOFF, C.: Zur Ätiologie der akuten gelben Leberatrophie. (Kombination mit pluriglandulären Störungen). Arch. Verdgskrkh. **40**, 256 (1927). — EHRHARDT, O.: Über die Folgen der Unterbindung großer Gefäßstämme in der Leber. Arch. klin. Chir. **68**, 466 (1902). — EIGER, M.: Zur Amyloidfrage. Ein Fall einer isolierten Amyloiderkrankung der Lebergefäßäste. Zbl. Path. **11**, 607 (1900). — ELBE: Histologische Untersuchungen über die Veränderung der Organe bei der Jodoform- und Arsenikintoxikation. Inaug.-Diss. Rostock 1899. — ENGEL-REIMERS: Über akute, gelbe Leberatrophie in der Frühperiode der Syphilis. Jb. hamburg. Staats-Krankenanst. **1** (1889). Leipzig 1890. Zbl. Path. Bd. 2, 1891. Seite 294. — EPPINGER, H.: (a) Allgemeine und spezielle Pathologie des Ikterus. KRAUS und BRUGSCH spezielle Pathologie und Therapie innerer Krankheiten. Berlin-Wien: Urban und Schwarzenberg 1920. (b) Pathogenese des Ikterus. Zieglers Beiträge 1902, Bd. 31, S. 2. — (c) Weitere Beiträge zur Pathogenese des Ikterus. Beitr. path. Anat. **33**, 123 (1903). (d) Ikterus. Erg. inn. Med. **1** (1908). (e) Zur Chemie der amyloiden Entartung. Biochem. Z. **127**, 107 (1922). — EUFFINGER, HCH.: Umschriebene Fettknoten in der Leber. Inaug.-Diss. Frankfurt 1920; Zbl. **33**, 54 (1922).

FAHR: Leberschädigung und Chloroformtod. Dtsch. med. Wschr. **1918**, 44. — FALKEN-BERG, KURT: Über die Hämosiderosinreaktion der Leber nach Anwendung der verschiedenen Härtungsflüssigkeiten. Zbl. Path. **15**, 662 (1904). — FALKENHAUSEN: Zur Pathogenese des Salvarsanikterus. Dtsch. med. Wschr. **1922**, Nr 48, 35. — FERTIG: Traumatische Leberrupturen mit späterer Ausstoßung großer Lebersequester. Dtsch. Z. Chir. **87** (1907). — FISCHER, BERNHARD: (a) Experimentelle Leberzirrhose. 1. Tagg südwestdtsch. Path.

Mannheim 21./22. Mai 1922. Zbl. Path. **33**, Nr 1, 12 (1922). (b) Experimentelle Untersuchungen über die blasige Entartung der Leberzelle und die Wasservergiftung der Zelle
im allgemeinen. Frankf. Z. Path. **28**, 201 (1922). (c) Experimentelle Leberzirrhose. 1. Tagg
südwestdtsch. Path. Mannheim 1922. Zbl. Path. **33**, 12 (1923). — FISCHER, H. und F. REIN-
DEL: Über Hämatoidin. Münch. med. Wschr. **1922**, 41, 1451. — FISCHER, WALTHER:
(a) Zur Kenntnis der Lokalisation des Fettes in der Leber. Virchows Arch. **208**, 1 (1912).
(b) Eigenartige Lebernekrosen. Norddeutsche Pathologentagung in Rostock, 14./15. Juni
1924. Zbl. Path. **35**, 269 (1924). — FISCHERA: Über die Verbreitung des Glykogens in
verschiedenen Arten experimenteller Glykosurie. Beitr. path. Anat. **36**, 273 (1904). —
FISCHLER: (a) Die zentrale Läppchennekrose der Leber. Natur.-hist. med. Ver. Heidelberg
2. Dez. 1913. Münch. med. Wschr. **1914**, Nr 2, 101. (b) Über das Wesen der zentralen
Läppchennekrosen in der Leber und über die Rolle des Chloroforms bei dem sogenannten
Narkosenspättod. Mitt. Grenzgeb. Med. u. Chir. **26**, H. 4, 553 (1913). (c) Über den
Fettgehalt von Niereninfarkten, zugleich ein Beitrag zur Frage der Fettdegeneration.
Virchows Arch. **170** (1903). — FISCHLER, F. und A. HJÄRRE: Über experimentelle
zentrale Läppchennekrose der Leber. Zugleich ein Beitrag zur Kenntnis des Kohlen-
hydratstoffwechsels und zur Aufklärung des Narkosespättodes. Mitt. Grenzgeb. Med.
u. Chir. **40**, H. 5, 663 (1928). — FÖCKLER: Siehe SILBERGLEIT). — FRAENKEL, E.: Be-
merkungen über akute gelbe Leberatrophie. Dtsch. med. Wschr. **1920**, Nr 9, 225. —
FRAENKEL, L.: Über Knollenblätterschwammvergiftung. Münch. med. Wschr. **1920**,
Nr 42, 1193. — FRANK, A.: Die Genese des Amyloids. Beitr. path. Anat. **367**, 181 (1920). —
FRANK, E. und S. JSAAC: Über das Wesen des gesteigerten Stoffwechsels bei der Phosphorvergiftung. Arch. f. exper. Path. **64**, 274 (1911). — FRANK, HARTMANN und NOTHMANN:
Über Glykogenanreicherung in der Leber hungernder Normaltiere unter dem Einfluß des
Insulins. Klin. Wschr. **4**, 1067 (1925). — FRÄNKEL, E.: (a) Über anatomische Veränderungen
durch Chloroformnachwirkung beim Menschen. Virchows Arch. **127**, 381. (b) Bemerkung
über akute gelbe Leberatrophie. Dtsch. med. Wschr. **1920**, H. 9, 225. — FRASER: Subacute jellow atrophy of the liver. Amer. J. med. Sci. **1916**; Zbl. Path. **28**, Nr 5, 109 (1917). —
FRIEDREICH, F.: Virchows Arch. Bd. 12, 1857, S. 53. — FUHS, HERBERT und OSKAR WELT-
MANN: Über Ikterus bei Lues. Arch. f. Dermat. **140**, 247 (1922). — FÜRTH, OTTO V.: Physiologische und chemische Untersuchungen über melanotische Pigmente. Zbl. Path. **15**,
617 (1904).

GERHARDT, B.: (a) Die Pathogenese des Ikterus. Münch. med. Wschr. **1905**, Nr 19,
889. (b) Beitrag zur Lehre vom hämolytischen Ikterus. Mitt. Grenzgeb. Med. u. Chir.
31, H. 5 (1919). — GERLACH: Siehe HERXHEIMER. — GIANTURCO, V. und R. STAMPACCHIA:
Untersuchungen über die Alteration des Leberparenchyms bei Arsenikvergiftung. Giorn.
Assoc. Natur. e. Med. Neapoli **1**, 61 (1889); Zbl. Path. **1**, 103 (1890). — GIERKE: Physiologische und pathologische Glykogenablagerung. Erg. Path. **10**, 871 (1907). — GIERKE, E. V.:
(a) Akute ikterische Leberdegeneration bei alkoholischer Leberzirrhose. 1. Tagung der
südwestdtsch. Pathologen in Mannheim, Mai 1922. Zbl. Path. **33**, 12 (1923). (b) In
Aschoffs Lehrbuch. Bd. 1, 5. Aufl. 1921. — GOLDBERG, M.: Zur Frage der Verfettung.
Beitr. path. Anat. **73**, 1 (1924). — GOMBAROFF: Untersuchungen über hämatogene
Siderosis der Leber, ein Beitrag zur ARNOLDschen Granulalehre. Virchows Arch. **188**
(1907). — GRAEF, W.: Akute gelbe Leberatrophie bei sekundärer Lues. Dtsch. med.
Wschr. **35**, H. 44, 1925 (1909). — GRÄFF, S.: Knollenblätterschwammvergiftung beim
Tier. (Extrakt). Verh. dtsch. path. Ges. des. 22. Tagg Danzig **1927**, 284. — GRÄTZER,
GEORG: Über sogenannte „Peliosis hepatis". Frankf. Z. Path. **36**, 134 (1928). — GROSS, O.
und F. VORPAHL: Beitrag zur Lehre von der Verfettung parenchymatöser Organe. Arch.
f. exper. Path. **76**, 336 (1914) u. **77**, 317 (1914). — GRUBAUER, F.: Ein Beitrag zur Kenntnis
der Leberaktinomykose. Virchows Arch. **247** (1923). — GRUBER: Über die durch Infektion
mit Bakterien der Typhusgruppe in der Leber bedingten knötchenförmigen Nekroseherde
(sog. „miliare Lymphome"). Zbl. Bakter. Orig. **77**, H. 4, 301. — GRUBER, G. B.: Zur Frage
der toxischen Leberdystrophie (sogenannten akuten Leberatrophie). Münch. med. Wschr.
1922, 651. — GRÜNBERG, E.: Siehe VENEMA. — GRÜNWALD, H. F.: Über die Abhängigkeit
des Glykogengehaltes der Leber von der Nierenfunktion. Arch. f. exper. Path. **64**, 147
(1910). — GULEKE, N.: Akute gelbe Leberatrophie im Gefolge der Chloroformnarkose.
Arch. klin. Chir. **83**, 602 (1907). — GUMPRECHT: Zur Kenntnis der Arsenvergiftung. Dtsch.
med. Wschr. **1893**, Nr 5.

HABAS: Zur Frage über das Verhalten der KUPFFERschen Zellen und des Endothels
der Leberblutgefäße bei Fettablagerung in diesem Organ. Inaug.-Diss. Petersburg 1897.
(MAXIMOW u. KOROWIN). Erg. Path. **5**, 737 (1898). — HABERER: Experimentelle Unterbindung der Leberarterie. Arch. klin. Chir. **78** (1906). — HABERER: Experimentelle
Unterbindung der Leberarterie. Arch. klin. Chir. **78** (1906). — HAGIWARA, R.: Über Ablagerung von Kalkseifen in der Leber. Zbl. Path. **26**, 481 (1915). — HALBEY: Zur
Klinik der akuten gelben Leberatrophie mit Berücksichtigung der Ätiologie. Med. Klin.
1915, Nr 21, 593. — HANSEMANN, D. V.: Über den Entzündungsbegriff mit besonderer

Berücksichtigung der trüben Schwellung und der fettigen Degeneration. Med. Klin. 1920, Nr 10, 247. — HANSER, R.: (a) Knollenblätterschwammvergiftungen. Berl. klin. Wschr. 1921, Nr 13, 302. (b) Zur Frage der akuten bzw. subakuten Leberatrophie. Virchows Arch. 223, 150 (1921). (c) Zur Histologie der akuten bzw. subakuten Leberatrophie. Verh. dtsch. path. Ges. April 1921. Jena: Gustav Fischer. — HARBITZ, FR.: Calcification of the liver. Arch. of Path. 5, Nr 2 (1928); Zbl. Path. 43, 236 (1928). — HARNACK, ERICH: Über die Vorgänge der Zelldegeneration, der Entzündung und der Neubildung bei den verschiedenen Arten der Phosphorvergiftung. Münch. med. Wschr. 1909, Nr 9, 436. — HARNDORF: Beitrag zur Ätiologie umschriebener Verkalkungsherde der Leber. Inaug.-Diss. Würzburg 1895. — HART, C.: Über die Beziehungen des Icterus infectiosus (WEILsche Krankheit) zur akuten gelben Leberatrophie und zur Leberzirrhose. Münch. med. Wschr. 1917, Nr 50, 598. — HATTESEN, HEINRICH: Die Familie Röschmann. Ein Beitrag zum erblichen hämolytischen Ikterus. Mitt. Grenzgeb. Med. u. Chir 37, 293 (1923). — HAYASHI, A.: Über das Verhalten des Fettes in der Leber bei atrophischen Säuglingen und bei Inanition. Mschr. Kinderheilk. 12, 221 (1913). — HEDINGER: Über Verkalkung der Leber. Korresp.bl. Schweiz. Ärzte 39, Nr 24, 833 (1909). — HEILMANN, P.: (a) Über den Weg der Entstehung der akuten gelben Leberatrophie und der chronischen Hepatitiden. Virchows Arch. 257, 229 (1925). (b) Beitrag zur Pathologie des kongenitalen hämolytischen Ikterus. Ziegl. Beitr., Bd. 73. 1925. S. 493. — HEINRICHSDORFF: (a) Zur Lehre vom Ikterus. Verh. dtsch. Naturforsch. 1922 Zbl. Path. 33, 238. (b) Über die Natur der Gallenkörperchen. Virchows Arch. 239, 64 (1922). (c) Leber-Lues-Salvarsan. Virchows Arch. 240, H. 3, 441 (1923). (d) Zur Histogenese des Ikterus. Virchows Arch. 248, 48 (1924). — HEINRICHSDORFF, P.: Eklampsie unter dem Bilde der Muskatnußleber bei Fehlen aller klinischen Symptome. Zbl. Gynäk. 1912, Nr 4, 105. — HEITZMANN, ST.: Ausgedehnte Regenerationserscheinungen der Leber bei einem Fall von Sublikatvergiftung mit besonderer Berücksichtigung der Mitosen und Amitosen. Beitr. path. Anat. 64, H. 3, 401 (1918). — HELLY, K.: (a) Studien über den Fettstoffwechsel der Leberzellen. Beitr. path. Anat. 51, H. 3, 462 (1911). (b) Über die septische Leberfleckung. Verh. dtsch. path. Ges. 13. Leipzig 1909. (c) Weitere Studien über den Fettstoffwechsel der Leberzellen. II. Fettgehalt und Fettphanerose. Beitr. path. Anat. 60, H. 1, 1. — HERXHEIMER: Über die akute gelbe Leberatrophie. Klin. Wschr. 1922, Nr 29, 1441. — HERXHEIMER, G.: (a) Über „Fettinfiltration und Degeneration". Erg. Path. 8 I, 625 (1904). (b) Über „akute, gelbe Leberatrophie" und verwandte Veränderungen. Beitr. path. Anat. 72, 56 u. 394 (1924). (c) Die Regeneration der Leber im Transplantat. Verh. dtsch. path. Ges. Würzburg 1923, 293. — HERXHEIMER, G. und W. GERLACH: Über Leberatrophie und ihr Verhältnis zu Syphilis und Salvarsan. Beitr. path. Anat. 68, 93 (1921). — HERZENBERG, H.: Über vitale Färbung des Amyloids. Virchows Arch. 253, 656 (1924). — HERZOG, G.: (a) Zur pathologischen und anatomischen Kenntnis von Pilzvergiftungen. Münch. med. Wschr. 1917, Nr 42, 1388. (b) Pathologisch-anatomische Beiträge zur Kenntnis der Pilzvergiftungen. Frankf. Z. Path. 21, 297 (1918). (c) Pathologisch-anatomische Beiträge zur Kenntnis der Pilzvergiftungen. Frankf. Z. Path. 21, H. 2 (1918). (d) Zur pathologisch-anatomischen Kenntnis der Pilzvergiftung. Vorläuf. Mitt. Münch. med. Wschr. 1917, Nr 42. — HESS, O.: Über die bei der akuten gelben Leberatrophie auftretenden Regenerationsprozesse. Beitr. path. Anat. 56, H. 1, 22 (1913). — HILDEBRANDT, W.: Chloroformnarkose und Leberkrankheiten. Münch. med. Wschr. 1913, Nr 10, 527. — HINTZE, R.: Über Hämochromatose. Virchows Arch. 139 (1895). — HIYEDA, K.: Experimentelle Studien über den Ikterus, ein Beitrag zur Pathogenese des Stauungsikterus. Beitr. path. Anat. 73, 541 (1925). — HOFBAUER, J.: (a) Zur Klärung des Begriffs „Schwangerschaftsleber". Arch. Gynäk. 93. (b) Beiträge zur Ätiologie und zur Klinik der Graviditätstoxikose. Z. Geburtsh. 61. (c) Die Graviditätsveränderungen der Organe in klinischer Beleuchtung. Slg klin. Vortr. v. Volkmanns 1910, Nr 210. — HOFMEISTER: Über Ablagerung und Resorption von Kalksalzen in den Geweben. Erg. Physiol. 10 (1910). — HOLM, K.: Der Glykogengehalt der Leber bei akuter, gelber Atrophie. Virchows Arch. 254, 236 (1925). — HOLSTE, C.: 4maliges Auftreten der Eklampsie bei derselben Patientin. Berl. klin. Wschr. 1913, Nr 41, 1896. — HOPPE: Argyrosis. Arch. f. Ophthalm. 49, H. 3, 661. — HUBER: Akute Leberatrophie bei frischer Syphilis. Dtsch. med. Wschr. 1895, Nr 15. — HUBER, O. und W. KAUSCH: Zur Klinik der akuten Leberatrophie. Berl. klin. Wschr. 1920, Nr 4. — HUEBSCHMANN: (a) Glykogenablagerung in den Leberzellkernen, besonders bei Diabetes. Verh. dtsch. path. Ges. Dresden 1907. (b) Über Glykogenablagerung in Zellkernen. Frankf. Z. 3, H. 2 (1909). (c) Siehe ASKANAZY. — HUECK: Das Mesenchym. Beitr. path. Anat. 66 (1920). — HUECK, W.: Pigmentstudien. Beitr. path. Anat. 54, 68 (1912). — HUECK, B.: Über Verfettungsherde der Leber. Zbl. Path. 36, 55 (1925). — HULST, J. P. L.: Über den Wert der klinischen, pathologisch-anatomischen, chemischen und gerichtlichen Untersuchung bei Phosphorvergiftung. Vjschr. gerichtl. Med. 49 (1915). — HÜRTHLER, RUDOLF: Der Stoffwechsel der Leber unter dem Einfluß der Chloroform- und Phosphorvergiftung. Arch. f. exper. Path. 110, 153 (1925). — HUZELLA, TH.: Über die graue chronische Leberatrophie. Beitr. path. Anat. 70, 392 (1922). —

Hyman, van d. Berg und Snapper: Über anhepatische Gallenfarbstoffbildung. Berl. klin. Wschr. 1915, 1081.

Iwantscheff, J.: Die Bedeutung der Lipoidarten in Niere und Leber bei pathologischen Zuständen. Z. klin. Med. 101, 85 (1925).

Jaffé, Rudolf: Über Entstehung und Verlauf der experimentellen Leberzirrhose. Frankf. Z. Path. 24, H. 2, 241. — Jaffé und Jwantscheff: Die Lipoide bei Leber- und Nierenkrankheiten. 88. Verslg. dtsch. Naturforsch. Innsbruck 1924; Zbl. Path. 35, 251 (1924). — Jagić: Normale und pathologische Histologie der Gallenkapillaren. Beitr. path. Anat. 33 (1903). — Jahn: Über Argyrie. Beitr. path. Anat. 16, 218. — Janson: Über Leberveränderungen nach Unterbindung der Arteria hepatica. Beitr. path. Anat. 17, 505 (1896). — Jansson: Über Leberveränderungen nach Unterbindung der Arteria hepatica. Beitr. path. Anat. 17, 505 (1895). — Joannovics und E. Pick: (a) Experimentelle Untersuchung über die Bedeutung der Leber bei der Fettresorption unter normalen und pathologischen Verhältnissen. Wien. klin. Wschr. 1910, 573; Verh. dtsch. path. Ges. Erlangen 1910, 268. (b) Experimentelle Untersuchung über Ikterus. Z. Heilk. 25, H. 1 (1904). — Joyle: Siehe Thiercelin. — Jürgens: Fettembolie und Metastase von Leberzellen bei Eklampsie und Delirium tremens. Berl. klin. Wschr. 1886, Nr 30.

Kahlden, v.: (a) Über die Ablagerung des Silbers in den Nieren. Beitr. path. Anat. 15, 611—626. (b) Über akute gelbe Leberatrophie und Leberzirrhose. Münch. med. Wschr. 1920, H. 9, 225. — Kalbe, Hans: Einige Fälle von Vergiftungen mit Verfettung parenchymatöser Organe. Frankf. Z. Path. 29, 446 (1923). — Kamitz: Siehe Veszprémi. — Kanner, O.: Über die Rolle der Kupfferschen Sternzellen beim Ikterus. Klin. Wschr. 1924, H. 3, 108. — Kantschewa: Über multiple, miliare Lebernekrosen durch spirochätenähnliche Bakterien. Zbl. Kinderheilk. 1923, 219. — Karanutsas: Über das Vorkommen von Glykogen in den Kernen von Leberzellen. Virchows Arch. 194, 439 (1908). — Katase: Experimentelle Verkalkung am gesunden Tier. Beitr. path. Anat. 57 (1914). — Kaufmann, E.: Lehrbuch der speziellen pathologischen Anatomie. 6. Auflage, Berlin 1911. 7. und 8. Aufl. 1922. — Kausch: Siehe Huber. — Kawamura: Die Cholesterinverfettung (Cholesterinsteatose) der Kupfferschen Sternzellen mit Bemerkungen über deren Verfettung bei Diabetes. Virchows Arch. 207 (1912). — Kimura: Ein weiterer Fall von subakuter gelber Leberatrophie mit vorgeschrittener Regeneration und besonderer Berücksichtigung des Glykogengehaltes. Beitr. path. Anat. 58, H. 1, 211. — Kino, F.: Über Argyria universalis Frankf. Z. Path. 3, H. 2, 398 (1909). — Kirch, Arnold und Jak. Freundlich: Zur Frage der Leberschädigung bei Lues und Salvarsantherapie. Arch. f. Dermat. 136, 107 (1921). — Klebs: Multiple Leberzellenthrombose. Ein Beitrag zur Entstehung schwerer Krankheitszustände in der Gravidität. Beitr. path. Anat. 3, 1 (1888). — Klemperer: Die Leberveränderungen bei Schwammvergiftung. Arch. Virchows 237, 400 (1922). — Klestadt, W.: Über Glykogenablagerung. Erg. Path. 15, 2. — Klewitz und Lepehne: Über Syphilis hereditaria tarda hepatis (Leberzirrhose mit sekundärer akuter gelber Atrophie). Dtsch. med. Wschr. 1920, Nr 7, 172. — Kobert und Rabe: Beitrag zur Toxikologie des Knollenblätterschwamms. Z. exper. Path. u. Ther. 29, 352 (1911). — Koch, Georg: Beiträge zur Pathologie des Endothels. Über die Einlagerung von Fett in den Kupfferschen Sternzellen der Leber. Frankf. Z. Path. 1, 88 (1908). — Kodama, Martin: Beiträge zur Pathogenese des Ikterus. Beitr. path. Anat. 73, 187 (1925). — Kölliker: Einige Bemerkungen über die Resorption des Fettes im Darme, über das Vorkommen einer physiologischen Fettleber bei jungen Säugetieren und über die Funktion der Milz. Verh. physik.-med. Ges. 7 Würzburg 1857 (nach Helly). — Kölsch, Fr.: Über gewerbliche totale Argyrie. Münch. med. Wschr. 1912, Nr 6, 304. — König, P.: Untersuchung am Abnutzungspigment des Herzens und der Leber. Beitr. path. Anat. 75, 181—215 (1926). — Konschegg, Th.: Zur Kenntnis miliarer Lebernekrosen. Virchows Arch. 241, 385 (1923). — Konstantinowitsch, W.: Beitrag zur Kenntnis der Leberveränderungen bei Eklampsie. Beitr. path. Anat. 40, H. 3, 483 (1907). — Kossa, v.: Über die im Organismus künstlich erzeugbaren Verkalkungen. Beitr. path. Anat. 29, 163 (1901). — Kotelnikoff, W.: Über eine Leberruptur bei Eklampsie während der Geburt. Klin. Med. 1925, Nr 3—4; Erg. Path. 21, 462 (1925). — Kratzeisen, E.: Zwei Fälle von Pilzvergiftung. Wien. klin. Wschr. 1925, 96. — Kraus und Sommer: Über Fettwanderun. bei Phosphorintoxikation. Hofmeisters Beitr. 2 (1902). — Krehl: (a) Über fettige Degeneration des Herzens. Arch. klin. Med. 51, 416 (1893). (b) Ein Beitrag Fettrepsorption. Arch. f. Anat. u. Physiolog. 1890. — Kretz: (a) Zur Kenntnis des Leberinfarktes. Virchows Arch. 222, H. 1/2, 30 (1916). (b) Über Regeneration des Lebergewebes nach Degenerationsprozessen. Verh. dsch. path. Ges. 1, 131 (1899). (c) Über das Vorkommen von Hämosiderin in der Leber. Zbl. Path. 8, 620 (1897). (d) Pathologie der Leber. Erg. Path. 8, 173. (e) Zur Kenntnis der Leberinfarkte. Virchows Arch. 222, 30 (1916). — Kuczynski: Neue Beiträge zur Lehre von Amyloid. Klin. Wschr. 1923, 727. u. 1923— Kuczynski, M. H.: Edwin Goldmanns Untersuchung über zelluläre Vorgänge im Gefolge infolge Verdauungsprozesses auf Grund nachgelassener Präparate dargestellt und durch neue Versuche ergänzt. Virchows Arch. 239,

185 (1922). — KULESCHA, G. L.: Ein Fall von Cholera asiatica mit vorherrschender Affektion der Leber- und Gallengänge. Zbl. Bakter. I Orig. 50, H. 4, 417 (1909). — KUTSCHERA-EICHBERGEN, H.: Beitrag zur Morphologie der Lipoide. Virchows Arch. 256, 569 (1925). — LANDÉ, KURT: Über akute herdförmige und nekrotisierende Hepatitis. Frankf. Z. Path. 34, H. 2, 221 (1926). — LAUX, F. J.: Ein Beitrag zur Pathogenese der Knollenblätterschwammvergiftung. Virchows Arch. 264, 11 (1927). — LEIK: Leberabszeß durch Ascaris lumbricoides. Dtsch. med. Wschr. 1898, 358. — LEPEHNE: Siehe KLEWITZ. — LEPEHNE, G.: Neuere Anschauungen über die Entstehung einiger Ikterusformen. Münch. med. Wschr. 1919, Nr 23, 619. — LETTERER, E.: Studien über Art und Entstehung des Amyloids. Beitr. path. Anat. 75, 486 (1926). — LEUPOLD, ERNST: (a) Untersuchungen über die Mikrochemie und Genese des Amyloids. Beitr. path. Anat. 64, H. 3 (1918). (b) Amyloid und Hyalin. Erg. Path. 21, 120 (1925). — LEYDIG, F.: Lehrbuch der Histologie 1857 (nach HELLY). — LIEBMANN, STEPHAN: Eklampsie ohne Krämpfe. Zbl. Gynäk. 49, 1906 (1925). — LIEBSCHER, C.: Über einen Fall von multipler disseminierter Kalzifikation zumal im Myokard, in der Leber und in der Milz. Prag. med. Wschr. 1902, Nr 16, 181 u. Nr 17, 195. — LIEFMANN, E.: Zur Kenntnis des Frühstadiums der akuten, gelben Leberatrophie. Zbl. Path. 16, Nr 12, 465 (1905). — LIGNAC, G. O. E.: Über das Hämatoidin und seine Beziehungen zum Blut und Gallenfarbstoff. Virchows Arch. 243, 273 (1923). — LINDSTEDT, FOLKE: Zur Kenntnis des „Icterus catarrhalis". Münch. med. Wschr. 1923, Nr 6, 170. — LIPPMANN, A.: Zur Pathogenese des Icterus catarrhalis. Med. Klin. 1922, 1176. — LIPSKI, S.: Über physiologische und pathologische Siderose. Görbersdorfer Veröff. 1 (1908). — LOEFFLER, L.: Leberstudien. Beiträge zur Kenntnis der Entstehung der Nekrose und der Bindegewebshyperplasie. 1. Kapitel: Die Folgen der Unterbindung des D. choledochus. Virchows Arch. 265, 41 (1927). —LOEFFLER, L. und M. NORDMANN: Leberstudien. Virchows Arch. 257, 119 (1925). — LOREY, A.: Über einen unter dem klinischen Bilde des Typhus abdominalis verlaufenden Krankheitsfall, hervorgerufen durch ein anscheinend der Gruppe der Bakterien der Septicnemia haemorrhagica angehörendes Stäbchen. Z. Hyg. 68, 1 (1911) (zitiert nach SCHWARZ). — LUBARSCH: (a) Die „Puerperaleklampsie". Erg. Path. I 1, 113. (b) Fettdegeneration und Fettinfiltration. Erg. Path. III 1, 631 (1896). (c) Amyloidentartung und Amyloidkörper. EULENBURGs Realenzyklopädie Bd. 1. 1907. (d) Über Eklampsie. Korresp.bl. Schweiz. Ärzte 1890. (e) Über die pathologische Anatomie und Pathogenese der Eklampsie. Korresp. bl. allg. mecklenb. Ärztever. 1892, Nr 142. (f) Zur Lehre von der Parenchymzellenembolie. Fortschr. Med. 11, 805 (1893). (g) Über die Bedeutung der pathologischen Glykogenablagerungen. Virchows Arch. 183, 188 (1906). (h) Glykogendegeneration. Erg. Path. I 2, 166 (1895). (i) Über das sogenannte Lipofuscin. Virchows Arch. 239, H. 3 (1922). (k) Zur Kenntnis der ungewöhnlichen Amyloidablagerungen. Virchows Arch. 271, H. 3, 867 (1929). — LUBARSCH, O. und E. WOLFF: Der heutige Stand der Gewebszüchtung im besonderen in ihrer Bedeutung für die Pathologie. Die Degenerationslehre im Lichte neuzeitlicher Forschung. Jkurse ärztl. Fortbildg Jan.-H. 1925. München: J. F. Lehmann. — LÜHRIG: Ein interessanter Fall einer Arsenvergiftung. Dtsch. Z. gerichtl. Med. 5, H. 5 (1925). — LÜTHY, F.: Über Lebernekrosen bei Endokarditis. Virchows Arch. 254, 849 (1925). — LYON: Zur Kenntnis der Sektionsbefunde der Pilzvergiftungen. Virchows Arch. 226 (1918). — LYON, E.: (a) Subakute Leberatrophie. Med. Klin. 1921, 7. (b) Zur Kenntnis der Sektionsbefunde bei Pilzvergiftungen. Med. Klin. 1916, H. 9/10.

MALEY, OTTO: Histologische Untersuchungen zur Gallenbildung in der Leber. Zbl. Path. 36, 238 (1925). — MALLORY, F. B.: The relation of chronic poisoning with copper to hemochromatosis. Amer. J. Path. 1, Nr 1 (1925); Zbl. Path. 36, 536 (1925). — MALY, GUIDO: Leberverkalkung bei Eklampsie. Frankf. Z. Path. 30, 201 (1924). — MARCHAND: Über Ausgang der akuten Leberatrophie in multiple knotige Hyperplasie. Beitr. path. Anat. 17, 206. — MASCHKA: Zitiert nach MILLER. — MAYER, E.: (a) Syphilis als konstanter ätiologischer Faktor der akuten Leberatrophie. Berl. klin. Wschr. 1921, Nr 31, 882. (b) Das Verhalten der Nieren bei akuter Leberatrophie. Virchows Arch. 236, 279 (1922). — MEDER: Über akute Leberatrophie mit besonderer Berücksichtigung der dabei beobachteten Regenerationserscheinungen. Beitr. path. Anat. 17, 142. — MEIER, MAX: Über akute gelbe Leberatrophie und ihre Beziehungen zur Phosphorvergiftung und zu verwandten Parenchymdegenerationen der Leber. Z. klin. Med. 92 (1921). — MEIXNER: (a) Einfluß der Todesart auf den Glykogengehalt der Leber. Vjschr. gerichtl. Med. 39, N. F. Suppl. 148 (1910). (b) Das Glykogen der Leber bei verschiedenen Todesarten. Beitr. gerichtl. Med. 1911, 1. — MEKUS, F.: Ein Fall von Leberschwund nach Trauma und Rekreation des Organs unterstützt durch operativen Einfluß. Münch. med. Wschr. 2, 73 (1907). — MEULENGRACHT, E.: Der chronische hereditäre hämolytische Ikterus (konstitutionelle Hypersplenie). Leipzig: Klinkhardt 1922. — MEYENBURG, H. v.: Morphologisches zum Insulinproblem. Schweiz. med. Wschr. 1924, Nr 49, 1121. — MEYER: Beitrag zur pathologischen Anatomie der Leber. Virchows Arch. 194 (1908). — MEYER, O. und E. WOLF: Zur Amyloidfrage. Med. Klin. 23, 8 (1919). — MIDORIKAWA, B.: Über die Leberveränderungen durch wiederholte Salvarsaninjektionen. Trans. jap. path. Soc. **16**, 7 (1926). — MIHAL: Ref. Zbl. inn. Med. **1901**, Nr 3. — MILLER, J. W.: Über die pathologische Anatomie der Knollenblätterschwammvergiftung. Berl. klin. Wschr. **1918**, Nr 49, 1164. — MINKOWSKI: (a) Ikterus und Leberinsuffizienz. Dtsch. Klin. **5** (1905). (b) Krankheiten der Leber und der Gallenblase. v. MEHRINGs Lehrbuch der inneren Med. 12. Aufl. Jena: Gustav Fischer. (c) Die nosologische Stellung der akuten gelben Leberatrophie. Med. Klin. **1921**, Nr 17. — MITTASCH: (a) Über Leberblutungen bei Lungentuberkulose. Virchows Arch. **228** (1920). (b) Multiple Leberinfarkte bei chronischer Endokarditis der Mitralis. Wiss. Tagg Verngg Mitteldtsch. Path. 23. April 1922 Dresden. Zbl. Path. **33**, 67 (1923). — MIYAUCHI, K.: Untersuchungen über die Menge und Verteilung des Leberglykogens. Frankf. Z. Path. **18**, 447. — MORGENSTERN, ZACH.: Zur Frage der Amyloidose und Resorption. Virchows Arch. **259**, 698 (1926). — MOSSE, M.: Akute gelbe Leberatrophie. Berl. klin. Wschr. **1921**, Nr 30, 847. — MÜCKE: Siehe SCHWALBE. — MÜHLING: Schädigungen der Leber. Dtsch. med. Wschr. **1924**, H. 32, 1081. — MÜLLER, R.: Über die Ähnlichkeit des Sektionsbefundes bei Phosphor und Fliegenschwammvergiftung. Vjschr. gerichtl. Med., N.F. **53**, 66 (1890). — MUNK, F. und H. ROTHER: Beitrag zur Lehre von der Verfettung parenchymatöser Organe und über die Bedeutung anisotroper Substanzen im Harn für die Diagnose der sogenannten „Lipoidnephrose". Zu den Arbeiten von O. GROSS und F. VORPAHL. Dtsch. Arch. klin. Med. **140**, H. 3/4 (1922). — MUSKENS, A. L. M.: Klinischer und experimenteller Beitrag zur Kenntnis des Chloroformspättodes. Mitt. Grenzgeb. Med. u. Chir. **22**, H. 4. (1911).

NARATH, A.: (a) Über die Unterbindung der Arteria hepatica. Beitr. klin. Chir. **65**, 504 (1909). (b) Über Entstehung der anämischen Lebernekrose nach Unterbindung der Arteria hepatica und ihre Verhütung durch arterio-portale Anastomose. Z. Chir. **135**, Nr 4/5, 305 (1916). — NAUWERCK: Leberzellen und Gelbsucht. Münch. med. Wschr. **1897**, Nr 2, 29. — NICOLETTI, V.: La Legatura dell' arteria epatica e dei suoi rami. Policlinico **17**, Nr 3; Zbl. Path. **26**, 876 (1913). — NOODT, KLARA: Zum Vorkommen von protein-ogenem Pigment im Eingeweidegefäßsystem des Menschen. Virchows Arch. **258**, 176 (1925). — NORDMANN, M.: Glykogenleber bei Poliomyelitis anterior. (Ein Beitrag zur Stoffwechselneurologie der Medulla oblongata). Virchows Arch. **263**, 832 (1927). — NORRIS, G. W. und TH. M. MC MILLAN: Congenital hemolytic icterus. Bull. Ayer Clin. Labor. Pennsylvania Hosp. May **1924**, Nr 8, 40. Zbl. Path. **35**, 386 (1924). — NOWICKI: Zur Kasuistik der durch einen Spulwurm hervorgerufenen Leberabszesse. Zbl. Path. **24**, 295 (1913).

OBERNDORFER, S.: Pigment und Pigment. Erg. Path. **12**, 460 (1908). — OBOLENSKY: Siehe ZIEGLER. — OGATA, T.: Über einen Fall von septischem Ikterus. Beitr. path. Anat. **55**, 315 (1913). — OLSHAUSEN: Über Eklampsie. v. Volkmanns Slg. klin Vortr., N. F. **1892**, Nr 39. — OPPEL, ALB.: Kausal morphologische Zellenstudien. III. Mitteil. über die Gewöhnung Phosphor und über Wirkungen Gifte auf die Leber. Beitr. path. Anat. **49**, 543 (1910). — OPPERMANN, E.: Über Leberveränderungen bei Serumpferden. Zbl. Path. **34**, Nr 18, 497 (1923). — ORTH, JOH.: Pathologisch-anatomische Diagnostik. Berlin 1909. — OSTERTAG: Die tödliche Nachwirkung des Chloroforms. Virchows Arch. **118**, 250. — OTTENBERG, REUBEN und HAROLD ABRAMSON: Production of liver necrosis by tetrachlor-phenolphthalein and tetrabromphenolphthalein. J. amer. med. Assoc. **84**, Nr 11 (1925); Zbl. Path. **36**, H. 12, 317 (1925).

PALTAUF: Über Veränderungen der Leber bei Phosphorvergiftung und genuiner Atrophie. 5. Tagg dtsch. path. Ges. Karlsbad **5**, 91/95. — PAPILLON und AUDAIN: Leberveränderungen bei Eklampsie. Anat. Ges. Paris 19. Juni 1981. Zbl. Path. **3**, 37. — PELS-LEUSDEN: Beitrag zur pathologischen Anatomie der Puerperal-Eklampsie. Virchows Arch. **142**, 1. — PERETZ: Die akute gelbe Leberatrophie. Arch. exper. u. klin. Med. **1922**, Nr 2/3. — PELTASON: Über multiple Leberblutungen bei Miliartuberkulose. Virchows Arch. **230** (1921). — PETRI, E.: Das Verhalten der Fett- und Lipoidsubstanzen in der Leber bei Vergiftungen. Virchows Arch. **251**, 588 (1924). — PICK: (a) Siehe JOANNOVICS. (b) Zur Kenntnis der Leberver-änderung nach Unterbindung des Ductus choledochus. Z. Heilk. **11**, 117 (1890). (c) Über Entstehung des Ikterus. Wien. klin. Wschr. **1894**. — PICK, E.: Über das Wesen der Gelb-sucht. K. K. Gesellsch. d. Ärzte in Wien 1896. Wien. med. Presse **1896**, Nr 46. — PILLIET, A. H.: Fettige Degeneration des SPIEGELschen Lappens. Sitzgsber. anat. Ges. Paris 26. Jan. 1894. Zbl. Path. **1895**, Nr 6, 86. — PLATEN, OTTO v.: Zur fettigen Degeneration der Leber. Virchows Arch. **74**, 268 (1878). — PONFICK: Experimentelle Beiträge zur Pathologie der Leber. Virchows Arch. **118**, 209 (1889); **119**, 193 (1890) u. **138**, Suppl.-H. 81 (1895). — POROSCHIN, N.: Zur Frage über die pathologischen Veränderungen in den Organen nach dem Tode bei der Chloroformnarkose. Experimentelle Untersuchungen. Kasan 1899. Zbl. Path. **11**, 174 (1900). — PRYM: Zur pathologischen Anatomie der Pilzvergiftungen. Virchows Arch. **226**, H. 3 (1919).

RABE: Siehe KOBERT. — v. RECKLINGHAUSEN: Hämochromatose. Tageblatt d. 62. Verslg d. Naturforsch. u. Ärzte zu Heidelberg 1890. — REICHMANN, D.: Zur Ätiologie, Anatomie und Diagnose der akuten Leberatrophie. Münch. med. Wschr. **1908**, Nr 18, 959. — REISS, MAX und GÜNTHER SCHWOCH: Über das Verhalten von Kohlenhydrat, Fett und Eiweiß in der Leber. Z. exper. Med. **49**, 270 (1926). — RENTON, J. C.: Delayed chloroform poisoning. Brit. med. J. 16. März **1907**, 617. — RIESS, L.: Bemerkungen zur Pathologie der akuten gelben Leberatrophie. Berl. klin. Wschr. **1920**, Nr 23, 537. — RISAK, E.: Beiträge zur Kenntnis der akuten gelben Leberatrophie. Virchows Arch. **245**, 268 (1923). — ROLLET: Multiple Verkalkung der Leber bei chronischer Nephritis. Frankf. Z. Path. **3**, H. 4, 775 (1909). — ROMAN: Über einen Fall von bazillärer Pseudotuberkulose beim Menschen. Virchows Arch. **222**, H. 1/2 (1916). — RÖMER, G.: Beitrag zur Frage der Leberatrophie. Virchows Arch. **254**, 229 (1925). — ROSENBERG, O.: Histologische Untersuchungen über das Leberglykogen. Beitr. path. Anat. **49**, 284 (1910). — ROSENFELD: (a) Gibt es eine fettige Degeneration? Verh. Kongr. inn. Med. J. F. Bergmann 1897. (b) Fragen der Fettbildung. Path. Ges. 6. 23. Kassel 1903. — RÖSSLE: (a) Über die verschiedenen Formen der Eisenablagerung der Leber. Verh. dtsch. path. Ges. Stuttgart **1906**, 10. (b) Über die Leber beim Diabetes. Verh. dtsch. path. Ges. **11**, 334 (1907). (c) Die Veränderungen der Blutkapillaren der Leber und ihre Bedeutung für die Histogenese der Leberzirrhose. Virchows Arch. **188**, 484 (1907). (d) Über Phagozytose von Blutkörperchen durch Parenchymzellen und ihre Beziehung zum hämorrhagischen Ödem und zur Hämochromatose. Beitr. path. Anat. **41**, 181 (1907). (e) Über die Lokalisation des Fettes in der Leber. Verh. dtsch. path. Ges. **11**, 17. Dresden 1907. (f) RÖSSLE: In Aschoffs Lehrbuch. Bd. 1, 5. Aufl. 1921. — ROTHER: Siehe MUNK. — RUCZYNSKI, BRUNO: Arterielle Infarkbildungen in der Leber des Menschen. Z. Heilk. **1905**, H. 4. — RUGE, HCH.: (a) Die akute Leberatrophie und ihre Beziehungen zu Syphilis und Salvarsan nach den in der Marine von 1920—1925 beobachteten Fällen. Arch. f. Dermat. **153**, 518 (1927). (b) Ein Beitrag zur Gelbsuchtfrage — einfacher (katarrhalische) Gelbsucht und sogenannte Gelbsucht nach Salvarsan. Z. klin. Med. **101**, 684 (1925).

SALOMON, G.: Zur Ätiologie der akuten gelben Leberatrophie. Berl. klin. Wschr. **1917**, Nr 5, 112. — SAMOILOWICZ: Siehe ABRAMOW. — SCHANTZ, K.: Beitrag zur Kenntnis der Stauungsleber, insbesondere der Ungleichmäßigkeit ihres Baues. Virchows Arch. **188**, 98 (1907). — SCHEIDER, ALBRECHT: Einige experimentelle Beiträge zur Kenntnis der Phosphorvergiftung. Inaug.-Diss. Würzburg 1895. — SCHERTLIN, G.: Über die Bedeutung des Befundes von Glykogen im Leberzellkern. Arb. path.-anat. Inst. Tübingen **7**, H. 2 (1910). — SCHEYER, H. E.: Zur Frage der Leberschädigung bei Puerperalfieber. Zbl. Gynäk. **1927**, 194. — SCHICKELE, G.: Beiträge zur Physiologie und Pathologie der Schwangerschaft (Schwangerschaftsleber, atypische Eklampsie). Arch. Gynäk. **92**, 374 (1910). — SCHILLING: Zur Kenntnis des Baues und der Funktion der KUPFFERschen Sternzellen in der Leber. Zbl. Path. **19**, Nr 14, 575. — SCHILLING, V.: Zur Morphologie, Biologie und Pathologie der KUPFFERschen Sternzellen, besonders der menschlichen Leber. Virchows Arch. **196**, 1 (1909). — SCHIROKOGOROFF, I. I.: Zur pathologischen Anatomie der akuten gelben Leberatrophie (Fernwirkung von Salvarsan usw.). Sitzgsber. 2. altruss. Path. Tagg Moskau 15—18. Sept. 1925. Zbl. Path. **38**, 251 (1926). — SCHLEUSSING, H.: Nekrosen in Leber, Milz und Nebenniere bei nicht vereiterten Varizellen. Verh. dtsch. path. Ges. 22. Tagg Danzig **1927**, 288. — SCHMIDT, M. B. (a) Hämorrhagie und Pigmentbildung. Erg. Path. I **2**, 100 (1895). (b) Über die pathologischen anatomischen Veränderungen bei Pilzvergiftung. Z. angew. Anat. Berlin: Julius Springer 1917. (c) Über Typhus abdominalis. Zbl. Pathol. **1907**, 593. (d) Referat über Amyloid. Dtsch. path. Ges. Berlin **1904**. Zbl. Path. **15**, 530 (1904). (e) Über das Verhalten der Leber nach Milzexstirpation beim Menschen. Z. Geburtsh. **87**, H. 2 (1924). — SCHMIDTMANN, M.: (a) Zur Kenntnis der braunen Pigmente von Leber und Herz. Z. angew. Anat. Berlin: Julius Springer 1917. (b) Siehe BRAHN. — SCHMINCKE: Über angeborenen Ikterus. Verh. dtsch. path. Ges. 174. Göttingen 16—18. April **1923**, 19. Tagg. — SCHMORL: (a) Makroskopische und mikroskopische Organbefunde bei Eklampsie. Verh. dtsch. Naturforsch. Halle **1891**. (b) Pathologisch-anatomische Befunde bei Eklampsie. Verh. dtsch. Ges. Gynäk. Leipzig **1892**, 179. (c) Pathologisch-anatomische Untersuchungen über Puerperaleklampsie. Leipzig: F. C. W. Vogel 1893. — SCHNEIDER, P.: Über disseminierte, miliare, nicht syphilitische Leberabszesse bei Kindern (mit eigenartigen argentophilen Bakterien). Virchows Arch. **219**, 74 (1915). — SCHOENHOF, S.: Über interne Chloroformvergiftung. Beitr. path. Anat. **58**, H. 1, 130 (1914). SCHOENLANK, W.: Ein Fall von Peliosis hepatis. Virchows Arch. **222**, H. 3, 358 (1916). — SCHRANK, H.: Über Amyloiddegeneration der Leber während der Nachkriegsjahre. Münch. med. Wschr. **1923**, Nr 39, 1227. — SCHROEDER, R.: Praktische Ergebnisse: Die Ätiologie der Eklampsie. Berl. klin. Wschr. **1915**, H. 25. — SCHROHE: Teleangiektasien der Leber. Virchows Arch. **56** (1899). — SCHUBERT, L.: Über die Argyria bei Glasperlenversilberern. Z. Heilk. **16**, 341. — SCHWALBE: Über Fettwanderung bei Phosphorleber. Verh. path. Ges. 6. Kassel 1903. 71. — SCHWALBE, E. und W. MÜCKE: Phosphorwirkung auf mütterliches und fetales Lebergewebe. Frankf. Z. Path. **1912**, H. 2/3, 249. — SCHWARZ, L.: Anatomisches und experimentelles über miliare Nekrosen der Leber von Säuglingen. Virchows Arch. **254**, 203 (1925). (b) Leberverfettung bei Phosphorvergiftung. Norddeutsch. Path. Tag. Rostock 1924. Zbl. Path. **35**, 270 (1925). (c) Über einen Fall von herdförmigen

Nekrosen in der Leber und Nebenniere einer erwachsenen Frau. Virchows Arch. **255**, 360 (1925). — SEYFARTH, C.: Bericht über die in den letzten 6 Jahren (1915—1920) im pathologischen Institut der Universität Leipzig zur Beobachtung gekommenen Fälle von akuter gelber Leberatrophie. Verh. dtsch. path. Ges. 18. Tagg **1921**, 255. — SIEGENBECK VAN HEUKELOM: Die experimentelle Cirrhosis hepatis. Beitr. path. Anat. **20**, 221 (1896). — SIEGMUND: Demonstration ungewöhnlicher Eisenablagerungen. Verngg westdtsch. Path. Düsseldorf 23. Juli 1922. Zbl. Path. **33**, Nr 8, 207 (1922). — SILBERGLEIT, H. und FÖCKLER: Über das Auftreten von Ikterus und akuter gelber Leberatrophie bei Syphilitikern im Anschluß an Neosalvarsanbehandlung. Z. klin. Med. **88**, H. 5/6 (1920). — SJÖVALL: Leberglykogen und gerichtliche Medizin, zugleich ein Beitrag zur Biologie des Glykogens. Vjschr. gerichtl. Med. **43** (1912). — SLOWTZOFF: Über die Bindung des Quecksilbers und Arsens durch die Leber. Beitr. chem. Physiol. u. Path. **1**, 281 (1901). — SOMMER: Siehe KRAUS. — SOTTI, G.: Dell infarto emorragico del fegato. Arch. Sci. med. **1906**. Zbl. Path. **18**, 845 (1907). — SNAPPER: Siehe HYMANN VAN D. BERG. — SPRING: Die Leber bei Tuberkulose. Frankf. Z. Path. **32**, 32 (1925). — STAMPACCHIA, R.: Siehe GIANTURCO. — STAUB, H.: Eine neue experimentell toxische Leberschädigung mit technischen Chloranil oder Chloranilnebenprodukt. Frankf. Z. Path. **35**, 124 (1927). — STEINBRINK, W. und H. MÜNCH: Über Knollenblätterschwammvergiftung. Z. klin. Med. **103**, 108 (1926). — STEINHAUS, J.: Über Ausgang der akuten Leberatrophie in multiple knotige Hyperplasie. Prag. med. Wschr. **1903**, Nr 26, 323. — STEPP, W.: Über das Verhalten des Blutcholesterins beim Ikterus. Beitr. path. Anat. **69**, 233 (1921). — STERLING, ST.: Experimentelle Beiträge zur Pathogenese des Ikterus mit spezieller Berücksichtigung der Gallenkapillaren. Arch. f. exper. Path. **64**, 468. — STERNBERG: Leber, Gallenblase und Gallenwege, Pankreas. ASCHOFF Lehrbuch. Jena: Gustav Fischer. — STIERLIN, R.: Über Spätwirkungen der Chloroformnarkose. Mitt. Grenzgeb. Med. u. Chir. **23**, H. 3 (1911). — STOLZ, E.: Ein Beitrag zur Frage der Gallenfarbstoffbildung. Wien. klin. Wschr. **1925**, H. 16. — STRAETER, RUDOLF: Beiträge zur Lehre von der Hämochromatose und ihren Beziehungen zur allgemeinen Hämosiderose. Virchows Arch. **218**, 1 (1914). — STRAUSS, H.: Über subakute Leberatrophie mit Aszites. Berl. klin. Wschr. **1920**, Nr 25, 583. — STRAUSS, J.: A case of phosphorus poisoning ina chimpanzee. Proc. N.-Y. path. Soc. **6**, Nr 5 (6. Nov. 1906). Zbl. Path. **18**, 656 (1907). — STROEBE: Zur Kenntnis der sogenannten akuten, gelben Leberatrophie, ihre Histogenese und Ätiologie mit besonderer Berücksichtigung des Spätstadiums Beitr. path. Anat. **21** (1897). — STÜMPKE, G.: Zur Ätiologie der akuten, gelben Leberatrophie (Lues, Salvarsan?) Med. Klin. **1919**, Nr. 38. — SURBECK, K.: Über einen Fall von kongenitaler Verkalkung, mit vorwiegender Beteiligung der Arterien. Zbl. Path. **28**, Nr 2, 25. — SYSAK, N.: Beiträge zu den Leberveränderungen im Kindesalter. Virchows Arch. **252**, 353 (1924).

TAEGE, K.: Salvarsantod? Münch. med. Wschr. **1919**, Nr 29, 815. — TESCHENDORF, WERNER: Die Chloroformnachwirkung im Tierversuch. Arch. f. exper. Path. **90**, H. 5/6 (1921). — THEIS, H.: Zur Frage der primären Lebervenenthrombose. Zbl. Herzkrkh. **1917**, Nr 20/21 u. 23. — THIERCELIN und JOYLE: Über akute fettige Degeneration der Leber bei Laparotomierten. Sitzgsber. anat. Ges. Paris. Zbl. Path. **6**, 91 (1895). — THÖLE, F.: Verletzungen der Leber und der Gallenwege. Neue dtsch. Chir. **4** (1912). — THORLING, I.: Über Icterus gravis familiaris neonatorum. Upsala Läk. för; N. F. **28**, 1. Zbl. Path. **33**, Nr 9, 246.

UMBER: (a) Zur akuten Leberatrophie. Berl. klin. Wschr. **1920**, Nr 6, 125 u. Nr 9, 225. (b) Zur Klinik der akuten bzw. subakuten Leberatrophie. Dtsch. med. Wschr. **45**, H. 20 (1919).

VENEMA, T. A. und E. GRÜNBERG: Ein Fall von Leberabszeß mit Typhusbazillen. Berl. klin. Wschr. **1907**, Nr 12, 333. — VERSÉ: Zur akuten Leberatrophie. Berl. klin. Wschr. **1920**, Nr 6, 127. — VESZPRÉMI und KAMITZ: Akute gelbe Leberatrophie im Verlaufe der sekundären Syphilis. Arch. f. Dermat. **88**, H. 1, 35 (1907). — VIERORDT: Tödliche Askaridiasis mit Leber- und Pankreasabszessen. Münch. med. Wschr. **1903**, 443. — VORPAHL: Siehe GROSS.

WAKASUGI: Zur pathologischen Anatomie der Stichverletzungen der Leber. Berl. klin. Wschr. **1910**, H. 17, 770. — WALDVOGEL: Autolyse und fettige Degeneration. Virchows Arch. **177**, H. 1 (1904). — WÄTJEN: Beitrag zur Histologie der akuten Arsenvergiftung. Zbl. Path. **33**, Nr 1, 13 (1923). — WECHSELMANN, W. und H. WRESCHNER: Zur Frage der Provokation von Ikterus und Leberatrophie durch Salvarsan bei Infektionen der Leber und Gallengänge. Med. Klin. **1922**, H. 34, 1080. — WEGELIN. C.: Über das Vorkommen von Fett im Leberzellkern. Verh. dtsch. path. Ges. 23. Tagg Wiesbaden **1928**, 519. Verh. dtsch. path. Ges. Jena **1922**. — WEGERLE, O.: Subakute Leberatrophie mit knotiger Hyperplasie auf tuberkulöser Grundlage und über akute Leberatrophie im Kindesalter überhaupt. Frankf. Z. Path. **15**, H. 1 (1914). — WHIPPLE, G. H. and S. H. KING: The pathogenesis of icterus. J. of exper. Med. **13**, Nr 1 (1911). — WILMS: Zur Behandlung der Leberruptur. Dtsch. med. Wschr. **1901**, Nr 34/35. — WOLFF, H.: Zur Kenntnis der melanotischen Pigmente. Beitr. chem. Physiol. u. Path. 5, H. 10, 476 (1904). — Wolff, L. K.: Experimentelle pathologische Untersuchungen über den Fettstoffwechsel. Virchows Arch. 252, 297 (1924). — Wolkow: Über das Verhalten der degenerativen und progressiven Vorgänge in der Leber bei Arsenikvergiftung. Virchows Arch. 127, 477 (1892). — Wuttig: Experimentelle Untersuchungen über Fettaufnahme und Fettablagerung. Beitr. path. Anat. 37, H. 2, 378.

Yamasaki, M.: Über einen Fall von fast totalem Umbau der Leber mit knotiger Hyperplasie. Z. Heilk. 1903, H. 7.

Zahn: Experimentelle Erzeugung von Leber und Lungeninfarkten. Verh. dtsch. Naturforsch. Braunschweig 1897. — Zalka de, E.: Studies on the effect of Chloroform on the liver of rabbits. Amer. J. Pathol. 2, H. 2 (1926) u. Zbl. Path. 38, Nr 6, 377 (1926). — Ziegler und Obolomsky: Experimentelle Untersuchungen über die Wirkung des Arseniks und des Phosphors auf die Leber und die Nieren. Beitr. path. Anat. 2, 293 (1888). — Ziegler, M.: Die histologische Diagnose der ansteckenden Blutarmut. Dtsch. tierärztl. Wschr. 33, Nr 16, 253 (1925). — Ziegler, N. und E. Wolf: Histochemische Untersuchungen über das Vorkommen eisenhaltigen Pigments (Hämosiderin) in der Leber und Milz der Haussäugetiere unter normalen und einigen pathologischen Verhältnissen. Virchows Arch. 249, 374 (1924). — Zielinski, Joh.: Über Vergiftung mit Amanita phalloides. Inaug.-Diss. Rostock 1917.

4. Entzündungen der Leber.

Von

R. Rössle-Berlin.

Mit 73 Abbildungen.

Die Besonderheiten des Organaufbaues bestimmen, wie in den übrigen Organen, so an der Leber die Formen der entzündlichen Krankheiten. Es wird sich also zunächst darum handeln, festzustellen, welches diese Besonderheiten und inwiefern sie geeignet sind, den gewöhnlichen Formenkreis der Entzündungen auf der einen Seite einzuschränken, auf der anderen Seite etwa dahin zu erweitern, daß die Leber nur ihr zukommende, eigenartige Entzündungen aufweist.

In der Tat führt die Erfahrung am Sektionstisch zu der Erkenntnis, daß gewisse, sonst häufige Vorkommnisse entzündlicher Natur, wie etwa die akuten, eitrigen Prozesse und die diffusen entzündlichen Schwellungen verhältnismäßig selten sind, während der ungewöhnliche Formenreichtum der chronischen Leberentzündung auch eine Anzahl Erkrankungsarten aufweist, die keine Analogie bei den übrigen drüsigen Organen besitzen.

Freilich ist die spezifische innere Struktur der Leber nicht der einzige Grund für die Artung ihrer entzündlichen Erkrankungen; vielmehr ist nicht zu verkennen, daß viele von den Vorkommnissen, die im folgenden zu schildern sind, durch die topographische Lage der Leber und durch die besonderen Beziehungen zu anderen Organen, vor allem der Bauchhöhle, bedingt sind. Ergibt der Feinbau der Leber als der morphologische Ausdruck ihrer Funktion sozusagen ein Bild ihrer inneren Disposition zu Erkrankungen, so lassen ihre Verbindungen mit dem übrigen Körper, im besonderen mit den Nachbarorganen die äußeren Gefahren, ihre pathologische Exposition erraten. Einzigartig ist dabei für die Leber, falls wir von der Lunge absehen, die gleichzeitige Versorgung des Organs mit venösem und arteriellem Blut und daß sie dabei Organblut von anderen Organen, Milz, Magen-Darm, Pankreas unmittelbar zugeführt erhält. Die Gefahren, welche ihr durch ihren Bau als Drüse mit äußerer Sekretion — durch die Gallenabsonderung und deren Wege — drohen, hat sie, abgesehen von der Besonderheit der Bedrohung durch die Krankheiten der sekretstapelnden und -umwandelnden Gallenblase, mit anderen Drüsen äußerer Sekretion gemeinsam. Eine weit geringere Rolle als Gefahrenquelle wie die Vermittlung der entzündungserregenden Schädlichkeiten durch Blut und Galle spielt für die Leber, wie wir sehen werden, die Fortleitung solcher Schädlichkeiten von außen, durch die Kapsel; im besonderen sei gleich hier ihr Unversehrtbleiben bei Entzündungen des Bauchfells hervorgehoben, soweit sie nicht dabei durch Resorption ins Blut und damit wieder auf hämatogenem Wege in Mitleidenschaft gezogen wird.

Im ganzen darf die Leber mithin als ein recht exponiertes Organ angesehen werden. Wenn wir trotzdem, wie oben gesagt, gewisse Entzündungsformen

selten oder nie am Sektionstisch zu sehen bekommen, so kann dies davon herrühren, daß sie entweder nie tödlich sind oder daß sie nicht zustande kommen
können. Das erstere ist unwahrscheinlich, da sie sonst einmal zufällig gefunden
würden (als Nebenbefund) oder — in unserer operationsfreudigen Zeit — bei
einiger klinischer Bedeutung schon in „Probeexzisionen" vorliegen würden.
Wir kennen sie aber eben auch nicht am Krankenbett. Das letztere hingegen
anzunehmen, nämlich die Möglichkeit, daß die Entwicklung gewisser, sonst
gemeiner Entzündungsformen unterdrückt würde, weil bestimmte Einrichtungen
in der Leber sie verhindern, liegt viel näher. Solche Einrichtungen dürften
nach unseren heutigen Anschauungen über das Wesen der Entzündungen in
erster Linie in Besonderheiten des mesodermalen Apparates gesucht werden
dürfen.

    Sagt uns in dieser Beziehung der Feinbau des Lebergewebes etwas aus?
Wenn die Anschauung richtig ist, welche ich andernorts mehrfach auseinandergesetzt habe, daß die Entzündung eine gesteigerte Verdauungstätigkeit des
Mesenchyms, d. h. des Bindegewebs-Blutgefäßorgans ist, so muß es je nach des
letzteren Beschaffenheit örtliche Verschiedenheiten in den möglichen entzündlichen Organreaktionen geben; diese zunächst sehr allgemeine Voraussetzung
wird in der Tat durch die Erfahrung bestätigt. Was im besonderen die Leber
anlangt, so ist sie nicht nur hinsichtlich des epithelialen Parenchyms die höchste
Entwicklung oder Verwicklung von Strukturen, die gleichzeitig äußerer und
innerer Sekretion zu dienen vermag, sondern auch das „Interstitium" ist gewissermaßen zu einem zweiten, einem mesenchymalen Parenchym entwickelt,
indem es eine hochgetriebene Differenzierung zeigt. Neben dem gewöhnlichen
„Binde"-Gewebe der Glissonschen Kapsel mit seinen mechanischen Funktionen und den nach der Seite der lymphoiden Strukturen anpassungsfähig eingestellten Zellagern um die Verzweigungen der Blutgefäße und Gallengänge
findet sich, innig verwoben mit dem System der Platten und Balken des epithelialen Parenchyms, das Kapillarsystem der Leber mit seinen eigenartigen
Kupfferschen Sternzellen, deren Gesamtheit heute als ein Teil des Retikuloendothelialapparates (Aschoff) aufgefaßt wird. Diese Auffassung kann sich
weniger auf die morphologische Struktur, als auf das Verhalten in funktioneller
Hinsicht gründen, soweit letztere durch die mikroskopische und experimentelle
(Vitalfärbung!) Methode geklärt werden kann. Zweierlei darf aber dabei nicht
vergessen werden: einmal, daß dieses venös-arterielle Wundernetz reduziertes
myeloides Gewebe oder, wohl richtiger ausgedrückt, einseitig unter Aufgabe
der anderen Knochenmarksfunktionen differenziertes Blutgewebe ist; zweitens,
daß zum Unterschied von anderen Teilen des sog. Retikuloendothelialsystems
die Sternzellen der Leber innige Beziehungen zum epithelialen Parenchym eingehen, wie sie unseres Wissens sonst nirgends im Körper vorkommen. Dabei
frägt es sich, ob die bekannten flügelartigen Verankerungen der Sternzellen
zwischen den Leberzellen dauernde sind oder ob sie zurückziehbare amöboide
Fortsätze darstellen.

    Die letztere Meinung, meines Wissens bisher noch nicht erörtert, scheint mir mehr
Wahrscheinlichkeit für sich zu haben; im ersteren Falle müßte man verschiedene Arten
der Sternzellen unterscheiden. Eine andere Streitfrage, die nach der endothelialen Natur
der Sternzellen, sei hier ebenfalls kurz gestreift. Auf der einen Seite steht die Ansicht, daß
die Sternzellen eine Zellklasse für sich sind (Zimmermann, Maximow u. a.), nach der anderen
sind sie Endothelien der Blutkapillaren bzw. der perikapillären Lymphräume. Ohne das
Für und Wider hier weiter erörtern zu wollen, möchte ich — wegen des Verständnisses des
folgenden nur kurz die vermittelnde Ansicht vertreten, daß die Sternzellen, so wie sie in
Form und Lage (s. oben) sich verändern können, überhaupt nur Funktionszustände der
Endothelien sind und je nach Bedarf auch in der Zahl wechseln. Jedenfalls sind „fertige"
Sternzellen etwas ganz anderes als Endothelien; an blutleer gewaschenen menschlichen
Lebern kann man gut beobachten, wie sie sich quer über die Kapillarlichtung herüber

spannen können, eine Beobachtung, die auch ZIMMERMANN schon gemacht hat[1]. Nach NATHAN (1908) ist die KUPFFERsche Sternzelle eine aus dem endothelialen Synzytium durch Isolation hervorgegangene Spezialform des Endothels.

Wir sehen also, daß der vom Mesenchym zu leistenden Entzündungsarbeit in der Leber ein ganz eigenartiger Doppelapparat zur Verfügung steht: die GLISSONsche Kapsel mit ihrer fibroplastisch-lymphoiden Struktur einerseits und das Kapillarsystem des Parenchyms mit den Endothelien und Sternzellen. Für die erstere ist hervorzuheben, daß sie zwar im Besitz größerer Blutgefäße, eben der Verzweigungen der Pfortader und der Leberarterie, aber arm an Kapillaren ist. Vielleicht ist das letztere mit ein Grund, warum diffuse einfache eitrige Entzündungen der GLISSONschen Kapsel, etwa nach Art akuter Myokarditis oder diffuser Nephritis in der Leber nicht vorkommen, weil für die Ansammlung hämatogener Wanderzellen das Vorhandensein reichlicher Blutkapillaren und venöser abführender Venulae nötig sind. Dann müßten wir aber solche Entzündungen im kapillarreichen Leberparenchym erwarten. Jedoch kennen wir sie eben auch hier nicht.

Gewiß, nicht selten finden wir ungewöhnlich viele neutrophile Leukozyten im Lebergewebe, aber nur in den Kapillaren zwischen den Leberzellbalken. Aber dies darf natürlich nur als pathologische Leukozytose bezeichnet werden; man sieht sie bei infektiösen Allgemeinerkrankungen, besonders Scharlach, Masern, Diphtherie, trifft sie etwa auch an in Probeexzisionen aus dem Leberrand, wenn solche bei Probelaparotomien in chirurgisch unklaren Fällen entnommen werden, etwa in der Nähe von Leberabszessen oder Abszessen der Leberwurzel. Ich sah dies kürzlich in einem Fall, wo die Sektion einige Zeit nachher einen aktinomykotischen Abszeß der Porta hepatis mit Einbruch in Pfortader und untere Hohlvene ergab.

Bei dieser Gelegenheit sei gleich kurz der Wert bzw. der Unwert solcher chirurgischer Probeexzisionen gestreift. Es kommt selten etwas dabei heraus und ich kann nur bestätigen, was METZLER und W. ENDERS darüber gesagt haben, daß sie im besonderen für die zirrhotischen Prozesse und in Form von Randexzisionen nur eine recht beschränkte diagnostische Bedeutung haben.

Ob wir die Gründe, weshalb gewisse akute Entzündungsformen in der Leber nicht vorzukommen pflegen, ganz übersehen, ist mehr als fraglich; aber einer der wichtigsten dieser Gründe dürfte eben doch der einer hoch getriebenen Leistungsfähigkeit des endothelial-phagozytären Sternzellenorgans sein. Wenigstens können wir wohl sagen, daß Infektionsdosen, wie die Leber sie verarbeitet, kaum an einem anderen Organ, Milz und Lymphknoten vielleicht nicht einmal ausgenommen, ohne die Auslösung der für eine Vollentzündung charakteristischen geweblichen Vorgänge ertragen werden können. So kommt es auch wohl, daß wir selbst bei der schwersten Aussaat von miliaren Abszessen bei Septikopyämie die Leber fast regelmäßig (vgl. dagegen Abb. 5 und 6, S. 258/59) verschont sehen und daß trotz häufig vorhandener Vorbedingungen im Pfortaderwurzelgebiet Leberabszesse metastatischer Natur selten sind und disseminierte multiple Eiterbildungen auch da selten vorkommen (vgl. das spätere Kapitel über Leberabszesse).

Einen Begriff von der Massenhaftigkeit der in den Sternzellen abgefangenen Infektionen gibt das Mikrophotogramm auf S. 246 und 247 (Abb. 1 und 2).

---

[1] W. PFUHL hat in einer eben erschienenen Arbeit, wie ich nachträglich ersehe, auch die Ansicht vertreten, daß die Sternzellen in besonderer Weise differenzierte Teile des Endothelplasmodiums der Läppchenkapillaren und je nach ihrer jeweiligen Funktion verschiedene Form und Lage annehmen. Er unterscheidet eine Fangstellung und eine Verdauungsstellung. Er leugnet zwar die Ausspannung durch die Kapillarlichtung (Endozyten ZIMMERMANNs) nicht aber (für das Kaninchen) das Vorkommen von ausgespannten Pseudopodien.

Es handelte sich um eine Allgemeininfektion mit Streptokokken bei einer
Wöchnerin.

Aber die Leber ist nicht nur von einer besonders starken mesenchymalen
Verdauungskraft gegenüber vielen Erregern, sondern macht auch gelöste un-
organische Gifte unschädlich. An der örtlichen Desinfektion ist wohl nur ihr
Retikuloendothel beteiligt; die Ausscheidungen von Bakterien durch die Galle
sind wohl als ein mechanischer Prozeß ohne aktive Abwehrleistung von seiten

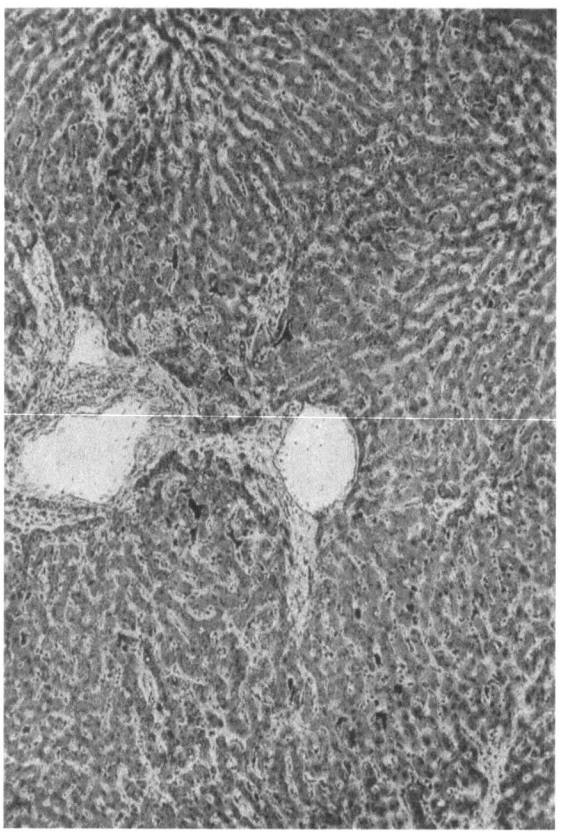

Abb. 1. Phagozytose von Streptokokken in Kupfferschen Sternzellen bei perakuter puerperaler
Allgemeininfektion (S. 50/24 Basel, 39jähr. Weib). Schwache Vergrößerung (30fach). Mikrophot.
Dr. Engelken.

der Leberzellen außer etwaiger zellulärer Immunisation anzusehen; hingegen
müssen wir für entgiftende Funktion der Leber wohl auch Tätigkeiten der
Leberzellen in Anspruch nehmen; nirgends im Körper sehen wir Parenchymzellen so deutlich auf das vorbeiströmende Blut rückwirken, wie aus der Beschaffenheit der roten Blutkörperchen in den Leberkapillaren ersichtlich ist
(vgl. die späteren Erörterungen über die hämolytischen Eigenschaften des
Lebergewebes im Kapitel über die pigmentierte Leberzirrhose, S. 414). Und
dies kann bei dem schon betonten, ausgesprochenen innersekretorischen Bau
der Leber und bei ihrem dominierenden Einfluß auf den intermediären Stoffwechsel nur ein kleines Beispiel ihrer Wirkung ins Blut, erwähnt wegen seiner
Sichtbarkeit, sein. Aber die Leberzellen unterstützen die entgiftende Tätigkeit

der Sternzellen und des vorbeiströmenden Blutes wohl nicht nur durch Ausscheidungen, sondern auch durch intrazelluläre Verarbeitung der Gifte. Da letztere als eine Abwehrleistung gegenüber unter Umständen entzündungserregenden Giften gedeutet werden darf, so beteiligen sich also die Leberzellen aktiv an der Beseitigung und Unschädlichmachung von Entzündungsreizen; wenn irgendwo, so darf also an der Leber, aber nur in diesem eingeschränkten Sinne, von einer parenchymatösen Entzündung gesprochen werden.

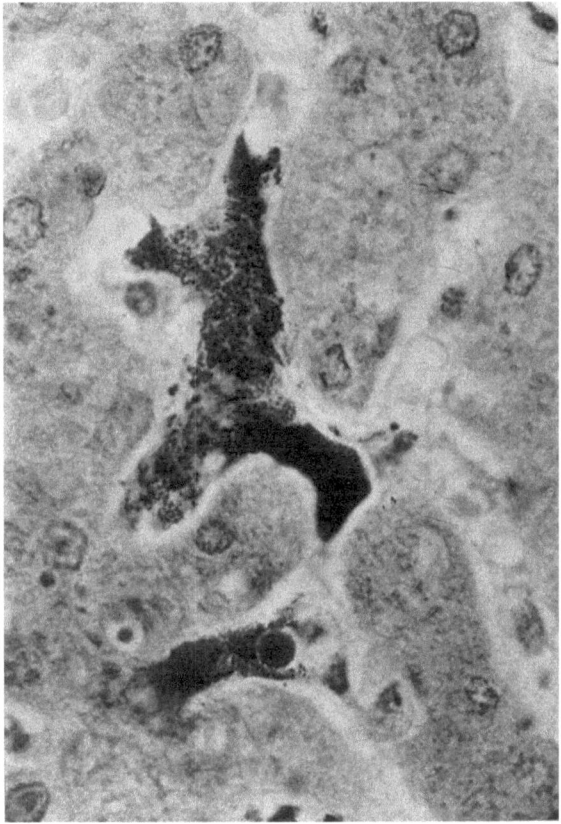

Abb. 2. Dasselbe wie Abb. 1. Starke Vergrößerung (1000fach).
Mikrophot. Dr. ENGELKEN.

Man kann also — vorläufig zusammenfassend — sagen, daß in der Leber nach verschiedenen Richtungen hin, d. h. sowohl im Bereich ihrer mesodermalen als ihrer drüsig-epithelialen Bestandteile entzündungsverhindernde Funktionen greifbar sind. Ob zu dieser Eigentümlichkeit auch die ihr zukommende besondere Mischung von venös-arteriellem Blute beiträgt, entzieht sich unserem Urteil. Trotzdem ist klar, daß dieser Schutz seine engen Grenzen hat. Dies ergibt sich nicht so sehr aus dem Umstand, daß eben doch zuweilen wenigstens eitrige einschmelzende Prozesse, phlegmonöse Ausbreitung von Eiterungen und kleine lokale Nekrosen mit Leukozytenansammlungen (in Stauungslebern) vorkommen, sondern viel eher daraus, daß **statt** der akuten eitrigen Entzündung andere entzündliche Veränderungen sich einstellen.

Welches sind diese? Da ist in erster Linie das sog. toxische Ödem der Leber, für das ich die Auffassung vertrete, daß es einer akuten serösen Hepatitis gleichkommt (s. unten). Obwohl hierbei das epitheliale Parenchym aus den oben angegebenen Gründen besonders beteiligt, sogar aktiv am Werke ist (Entgiftung!), ist es wegen des sekundären Charakters seiner Beteiligung und aus anderen Gründen nicht zu empfehlen, dies als ,,parenchymatöse Hepatitis" zu bezeichnen. Das weitere über diese Leberveränderung findet sich im nächsten Kapitel erörtert.

Wird dieser Auffassung zugestimmt, daß das toxische Ödem der Leber einer Entzündung derselben entspricht, dann fällt auch der vorher unbegreifliche Gegensatz zwischen der Seltenheit akuter und chronischer Leberentzündungen weg. Denn die entzündliche Leberschwellung ist in der Tat ein häufiger, wenn auch nicht selbständiger, klinisch nicht oder wenig in Erscheinung tretender Krankheitsprozeß, dessen Bedeutung solange sich hinter der oft lebenswichtigen Grundkrankheit (Toxämie) verbergen wird, bis wir ein besseres Urteil über akute Leberinsuffizienzen, ja überhaupt über Reizzustand und Functio laesa des Leberorgans haben werden; das gilt in klinischer wie in pathologisch-anatomischer Beziehung.

Mag man die Existenz einer akuten diffusen Hepatitis in der beschriebenen Form zugeben oder nicht, so bleibt die auffällige Tatsache der Häufigkeit der chronischen, unter der bekannten Bezeichnung ,,Zirrhose" zusammengefaßten Leberentzündungen. Es wäre also noch eine Erklärung dafür zu suchen, warum ein Organ, das akute Entzündungen selten (nach bisheriger allgemeiner Auffassung) oder meist nur in einseitiger Form (nach der oben dargelegten Auffassung) aufweist, verhältnismäßig oft der Sitz chronischer und dabei im einzelnen verschiedenartiger Entzündungen wird. Worin diese Verschiedenartigkeit besteht, soll im einzelnen erst bei der systematischen Darstellung ausgeführt werden. Wohl aber sind in dieser allgemeinen Einleitung noch die möglichen Gründe für diese Erscheinung zu erörtern. Zur Zeit lassen sie sich nur in der zentralen Stellung der Leber im vegetativen Leben des Organismus vermuten. Als wichtigstes Hilfsorgan für den Magen-Darmkanal ist sie zwischen die enterale und parenterale Verdauung eingeschaltet, als ontogenetisch ältestes Blutorgan bleibt sie dauernd mit dem gesamten Blutleben verankert, als Drüse mit innerer Sekretion versieht sie eine große Zahl von synthetischen und anderen chemischen Sonderfunktionen, als Drüse mit äußerer Sekretion stellt sie wieder den Sonderfall dar, daß sie ein Sekret bereitet, dessen spezifische Zusammensetzung wiederum von ihren anderen Beziehungen (zur Blutstoffverarbeitung und zum Lipoidstoffwechsel) abhängig ist. Eine Übersicht über die mannigfaltigen Formen der Zirrhose ergibt nun, daß man letztere in einigen ihrer Hauptarten in unmittelbare Beziehung zu einzelnen der genannten Funktionen setzen kann und die Vermutung liegt nahe, daß auch die anderen Formen, deren kausale Pathogenese wir noch nicht annähernd durchschauen, auch mit Schädigungen des Organs in Verbindung mit Störungen bestimmter Funktionen in Zusammenhang stehen. Wir werden aber vielleicht auch bei weiterem Fortschritt in der pathologischen Physiologie der Leber nicht dazu kommen, eine Systematik der Zirrhosen nach ätiologischen oder nach funktionellen Gesichtspunkten durchzuführen, weil es wahrscheinlich ist, daß gerade die gemeinsten Zirrhoseformen, wie die Laennecsche Zirrhose, verschiedenartige Ursachen haben können und daß eben jedesmal, wenn Lebergewebe toxisch zugrunde geht, gleichgültig wodurch, infolge der beschränkten Möglichkeiten des krankhaften Geschehens dasselbe pathologische Strukturbild sich einstellt.

Aber nicht nur durch Störungen ihrer Funktionen leidet die Leber, wie etwa bei Hinderungen des Galleabflusses, bei Überschüttungen mit giftigen Blutschlacken und dgl., sondern auch in sozusagen unspezifischer Weise, indem sie auf irgendeinem Wege vergiftet wird, also so wie jede Drüse an ihrer Stelle im Kreislauf leiden müßte. Die Giftquellen sind zum Teil im Pfortadergebiet, zum Teil im großen Kreislauf zu suchen, also hämatogener Natur, und wir werden beachten müssen, daß die Leber als Blutorgan sowohl von der Arterie als von der Pfortader (im besonderen der Milzvene) her bei Hämophthisen und Hämotoxikosen in Mitleidenschaft gezogen werden kann; daß sie weiter auch bei enterogener Vergiftung wieder nicht bloß direkt, d. h. portogen, sondern auch auf dem Umweg über den Ductus thoracicus arteriogen erreicht werden kann, und daß es wohl auch spezifische Lebergifte gibt, welche immer die Leber erreichen werden, wo auch immer sie entstehen mögen. Eine schwierige Frage ist die, ob und auf welchem Weg das Bauchfell zu einer Quelle entzündungserregender Gifte für die Leber werden kann. Wir sehen dabei von den Oberflächenentzündungen der Leber, der Perihepatitis ab, welche, wenn sie nicht von der Leber selbst ausgeht, nichts anderes ist als eine Teilerscheinung einer Peritonitis. Es dringt hierbei der entzündliche Prozeß sogar in den schwersten Fällen (s. Anhang, S. 488, nur wenig ins Lebergewebe ein und auch bei akuten Bauchfellentzündungen sehr virulenter Infektion pflegen nur die äußersten Zellreihen unter der Kapsel geschädigt zu werden. Dies gilt sogar meist auch für den subphrenischen und für den subhepatischen Abszeß; in Wirklichkeit handelt es sich dabei nicht um Abszesse, sondern um abgesackte eitrige Peritonitiden (Pyoperitoneum circumscriptum). Im allgemeinen also spielen transkapsuläre Entzündungen der Leber keine Rolle. Wenn die Leber bei primären Bauchfellerkrankungen beteiligt erscheint, muß der Weg ein anderer sein; er kann, da ein Lymphtransport in die Pforte hinein, auch ein retrograder, nicht in Betracht kommt[1], nur auf dem Blutweg möglich sein: erstens über den Ductus thoracicus und durch den kleinen und großen Kreislauf vermittels der Leberarterie oder durch Verbindungen der Lymphwurzeln des Bauchfells mit kleinen Pfortaderästen im Bereich der Darmwand und des Gekröses. Daß dieser Weg existiert, davon konnte man sich z. B. bei den früher üblichen Jodoformgazetamponaden bei Laparotomien (Appendektomien) überzeugen (RÖSSLE, 1911); die toxischen Wirkungen des zersetzten Jodoforms äußerten sich, im letzteren Beispiel (Tamponade der Cökalgegend) meist nur im rechten Leberlappen, entsprechend den noch (weiter unten) zu besprechenden Gesetzmäßigkeiten in der Blutversorgung der Leber. Hier war also gewissermaßen der Weg vom Bauchfell zur Leber markiert worden und es mußte der portale Blutweg sein. Wenn auch keine Entzündung in den betreffenden Fällen, sondern nur lokale Entartungen des Lebergewebes die Folge waren, wird dadurch die Möglichkeit doch nahe gelegt, daß auch Leberentzündungen ihre Quelle im Bauchfell haben können. Wir haben hier diese Frage schon angeschnitten, die uns noch mehrfach, z. B. bei der Besprechung der Beziehungen zwischen tuberkulöser Peritonitis und Leberzirrhose, ferner bei der Erörterung über das Wesen des Aszites bei der Zirrhose begegnen wird.

Bevor wir uns der Beschreibung der einzelnen Formen der Leberentzündung zuwenden, sei eine kurze Übersicht über sie wiedergegeben. Die Begründung dieser Einteilung wird in den entsprechenden Kapiteln gegeben werden.

---

[1] K. ZIEGLER, F. STRAUB und HIRSCH (1908) rechnen allerdings mit der Möglichkeit der retrograden Tuberkuloseinfektion der Leber aus portalen, bzw. peripankreatischen Lymphknoten.

A. Akute Leberentzündungen.
 I. Akute diffuse Hepatitis.
 II. Umschriebene eitrige Hepatitis (Leberabszeß).
B. Chronische Leberentzündungen.
 1. Nichtzirrhotische Formen.
 2. Leberzirrhosen.
   a) Die atrophische Leberzirrhose.
   b) Die hypertrophischen Zirrhosen.
   c) Die Fettzirrhose.
   d) Die Mischformen.
   e) Die angiohämatotoxischen Zirrhosen, bes. die Pigmentzirrhosen.
   f) Die biliären Zirrhosen.
   g) Die seltenen Zirrhoseformen.

A. Akute Leberentzündungen.

I. Akute diffuse Leberentzündung.

Es ist schon oben (S. 245) von dem eigenartig beschränkten Formenkreis der akuten Leberentzündung als einer Tatsache die Rede gewesen, welche im Vergleich zu der erheblichen Exposition der Leber gegenüber Entzündungsmöglichkeiten auffällig ist. In den Lehrbüchern findet man denn auch fast nichts über die akute diffuse Hepatitis. Es pflegt die Beteiligung der Leber an schweren Infektionskrankheiten in diesem Zusammenhang zwar hervorgehoben zu werden, aber gemeint sind dann immer die Degenerationen und Nekrosen des Leberparenchyms, aber nichts, was man als Entzündung ansehen kann, wenn man nicht die obengenannten toxisch-degenerativen Veränderungen an sich als „parenchymatöse Hepatitis" auffassen will.

Besonders gerne bezeichnen die Kliniker die rein toxischen Leberschwellungen als „parenchymatöse Hepatitis", verstehen aber darunter, wie F. Umber in Bergmann-Stähelins Handbuch der inneren Medizin (1926) ausdrücklich hervorhebt, „toxische hepatozelluläre Erkrankungen". Besonders hat im selben Sinne auch Wilh. Hildebrand auf die Häufigkeit und Wichtigkeit der Beteiligung der Leber an einheimischen und tropischen Infektionskrankheiten hingewiesen. Nichts kennzeichnet aber diesen Standpunkt besser als seine Angabe, die akute gelbe Leberatrophie sei nur eine besonders schwere Form von parenchymatöser Hepatitis. Selbst die Anhänger des Begriffs der parenchymatösen Entzündung unter den Pathologen werden sich dieser Auffassung kaum anschließen, wiewohl dieser Begriff — wie oben hervorgehoben worden ist — gerade bei der Leber sich eher verteidigen läßt als bei anderen Organentzündungen. Der gleiche Einwand, daß nicht jede akute Leberschwellung eine Entzündung ist, gilt natürlich erst recht für die Leberveränderungen durch Pilzvergiftungen, Vergiftungen mit Chloroform, Chloral, Phosphor und dgl.

Zuzugeben ist, daß viele dieser Schädigungen mit der echten akuten Hepatitis gelegentlich sich verbinden können, wie wir auch sonst bald rein toxische Parenchymveränderungen, bald solche kombiniert mit echt entzündlichen antreffen (etwa in der Pathologie der Nieren und des Myokards). Es scheint mir auch von den Pathologen übersehen worden zu sein, daß in einer großen Zahl solcher Vorkommnisse doch eine wirkliche Entzündung, nämlich eine primäre exsudative Veränderung des intralobären Mesenchyms vorliegt, welche sich nur wegen dessen Spärlichkeit und besonderen Differenzierung nicht in gewöhnlicher Deutlichkeit verrät; ich meine: das akute entzündliche Ödem der Leber vertritt die akute diffuse Hepatitis. Dafür spricht erstens die Ätiologie dieser Veränderung, zweitens ihre histologische Beschaffenheit und sprechen drittens ihre Begleiterscheinungen.

Wir finden Ödem der Leber einerseits als mechanisch bedingtes oder Stauungsödem ganz überwiegend in der GLISSONschen Kapsel; bei der Sektion pflegt meist eher als die feuchte Durchtränkung des groben Leberbindegewebes die geschwollene Wand der Gallenblase die Diagnose zu gestatten; hingegen ist das viel zu wenig beachtete Ödem der perikapillären, sog. DISSESchen Spalträume, fast regelmäßig ein toxisches. Es wird angetroffen bei Allgemeininfektionen und Intoxikationen, so bei Pneumonie, Scharlach, frischem Typhus, vor allem bei der Diphtherie und bei der Malaria (Schwarzwasserfieber)[1]. Man sieht dabei die Kapillarwände von den Leberzellen, oft trotz der Schwellung

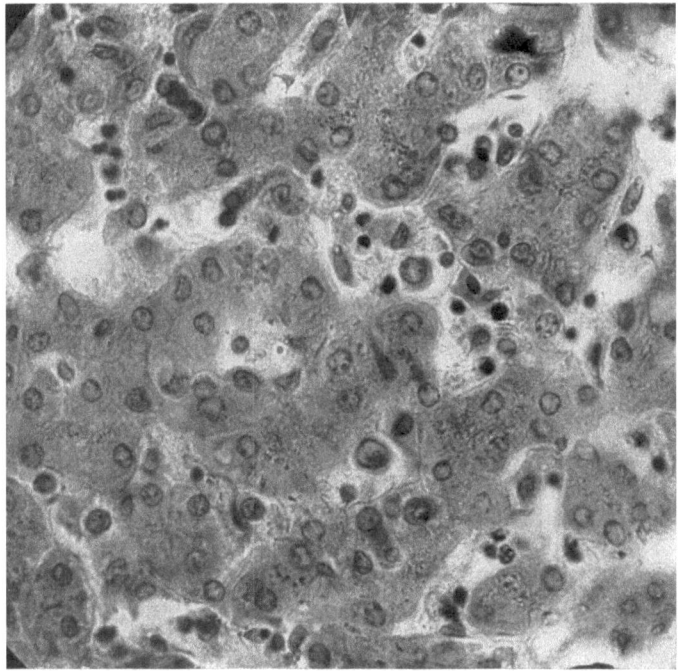

Abb. 3. Akute intralobuläre Hepatitis mit Mobilisation des Kapillarendothels (Capillaritis). S 612/27. 26 jähr. Weib. Sepsis bei Abort.

der letzteren, wie leicht gebläte Segel abgehoben; befestigt sind die Segel dabei an den Leberbalken durch nun ebenfalls geschwollene Sternzellen. Zwischen der Kapillarwand und dem Leberzellbalken findet sich ein bald schlecht, bald besser (krümelig) sich färbendes (z. B. eosinrötliches) Exsudat. Bekanntlich gehen die Meinungen über die Natur der DISSESchen Spalträume auseinander; über ihre Präexistenz, d. h. darüber, daß sie nicht technisches Kunstprodukt oder Krankheitsprodukt sind, kann für den Pathologen kein Zweifel sein, ob sie wandungslose Lymphspalten oder Lymphgefäße sind und wohin sie ihren Inhalt abführen (vermutlich in die Zentralvenen und in die Lymphgefäße der GLISSONschen Scheide), steht dahin. Die Lage des Exsudats außerhalb der Kapillarwand, die Schwellung der Endothelien und Sternzellen und die trübe Schwellung der Leberepithelien, alles dies spricht dafür, daß wir es mit einer

---

[1] Über Gelbfieber, Rekurrens, Lues II, WEILsche Krankheit habe ich keine oder nicht genügende Erfahrung, um sagen zu können, ob die Leberschwellungen dabei echt entzündlicher Natur sind.

serösen Hepatitis zu tun haben. Auf die Bedeutung der Endothelveränderung der Leberkapillaren außer für die Erkennung des Wesens der akuten Leberentzündung auch für deren Übergang in chronische und sklerosierende Hepatitis, also für die Zirrhose, hat nach mir (1907) noch M. Nathan aufmerksam gemacht. Er schildert die Schwellung, Vermehrung und Ablösung der Sternzellen, spricht von einer „Endothelialite" und beschreibt den Übergang der gebildeten endothelialen Zellnetze in Bindegewebe. Eine Vorstellung von dem auf das einfache Ödem folgenden Zustand der Entzündung des intralobulären Mesenchyms gibt Abb. 3; man sieht die unter Aufhebung der normalen Blutzirkulation zustande gekommene zellige Umbildung (Mobilisation des Endothelapparates) noch vor der Zuwanderung fremder Elemente. Es sei hier eingeschaltet, daß schon Kupffer in seiner ersten Beschreibung der Sterinzellen auf eine „Hyperplasie des Kapillarendothels" nach künstlicher Reizung durch Bluttransfusionen aufmerksam gemacht hat. Auch Maximow, ferner Siegmund und neuerdings (1928) W. Büngeler und Wald sahen die Mobilisation von Sternzellen zu „Histiozyten" („Polyblasten"). Ihre Umwandlung in Leukozyten wird, entgegen der Annahme von Malyschew, von diesen Autoren, sowie von Gerlach bestritten. Auch in Leberwunden fand O. Lewin eine Umwandlung von Sternzellen in „Makrophagen" (und in Riesenzellen). Bei der Heilung werden sie wieder zu „Endothelien". Die von Oberhoff neuerdings behauptete Weiterentwicklung der Sternzellen in Leberepithelien wird wohl keine Zustimmung finden.

Außer den gleichmäßigen plumpen Schwellungen der Leber mit diffuser oder nahezu gleichmäßiger Durchfeuchtung kommen unter denselben Umständen, besonders aber bei septischer Bakteriämie fleckige Veränderungen gleicher Art an der Leber vor; C. Helly (1909) hat von einer „septischen Leberfleckung" gesprochen (die blutarmen Stellen sind nicht zu verwechseln mit den häufigen druckanämischen Stellen durch Zwerchfell, Brustkorbrand, hinaufgeschlagenen Darm, Lig. teres usw.). Auch hier ist neben einer im Vergleich zur übrigen Leber stärker ausgesprochenen trüben Schwellung ein herdförmiges perikapilläres Ödem vorhanden; ferner stellte Helly eine deutliche Basophilie der Leberepithelien (Methylenblau-Eosinfärbung) fest. In der Aussprache zu Hellys Mitteilung betonte Beneke die Entstehung der Flecken durch reflektorische Krampfischämie und hält dafür, daß es sich um agonale Veränderungen handele; letzteres möchte ich bezweifeln und glauben, daß die Entstehung auf der von mir und meinem Schüler Fröhlich beschriebenen „serösen Stase" beruht.

Nur selten sieht man Leukozyten beteiligt; es scheint, daß die entzündlich-ödematöse Schwellung der Leber leicht überdeckt oder abgelöst wird von weiteren toxischen Prozessen, wie der Dissoziation, d. h. der Lösung der Epithelverbände und des Gitterfasersystems; die Kapillärwände und -inhalte lassen sich bei diesem Grad nicht mehr genau beurteilen. Ganz selten sind schließlich die hämorrhagischen Formen der akuten Leberentzündung mit Auflösung der Gefäßwände, Eindringen von Blutkörperchen und Bruchstücken derselben in die perikapillären Spalträume und ihre Aufnahme in Leberzellen neben höchstgradiger Phagozytose durch Sternzellen, wie ich das früher beschrieben (1907), damals aber nicht als akute hämorrhagische Hepatitis, sondern nur als frischen Schub der hämosiderotischen Leberzirrhose bei Bronzediabetes bezeichnet habe.

Unter der Bezeichnung „Hepatitis haemorrhagica" hat R. Virchow eine Leberveränderung beschrieben, die er bei Rekurrens- und schweren Puerperalfieberfällen, später (1885) in ähnlicher Weise bei Miesmuschelvergiftungen gefunden hatte. Leider genügt die mikroskopische Beschreibung nicht, um heute zu sehen, was vorgelegen hat. Virchow selbst meint, er sei mit der Aufklärung der Veränderung nicht ganz zu einem Abschluß gekommen.

Makroskopisch war „die Leber sehr geschwollen, die Zellen getrübt und herdweise fanden sich dunkelrote Infarzierungen mit Blut, so daß die Leber ganz bunt aussah".

Wie im Verlaufe der zum Bronzediabetes führenden hämochromatotischen Zirrhose die frischen Schübe des Prozesses das Bild der akuten hämorrhagischen Hepatitis enthüllen können, so finden wir auch sonst gelegentlich bei der Entwicklung anderer Zirrhosen akute Rezidive der ihr zugrunde liegenden Leberentzündung eingeschaltet. So soll z. B. auch bei der in Schüben verlaufenden

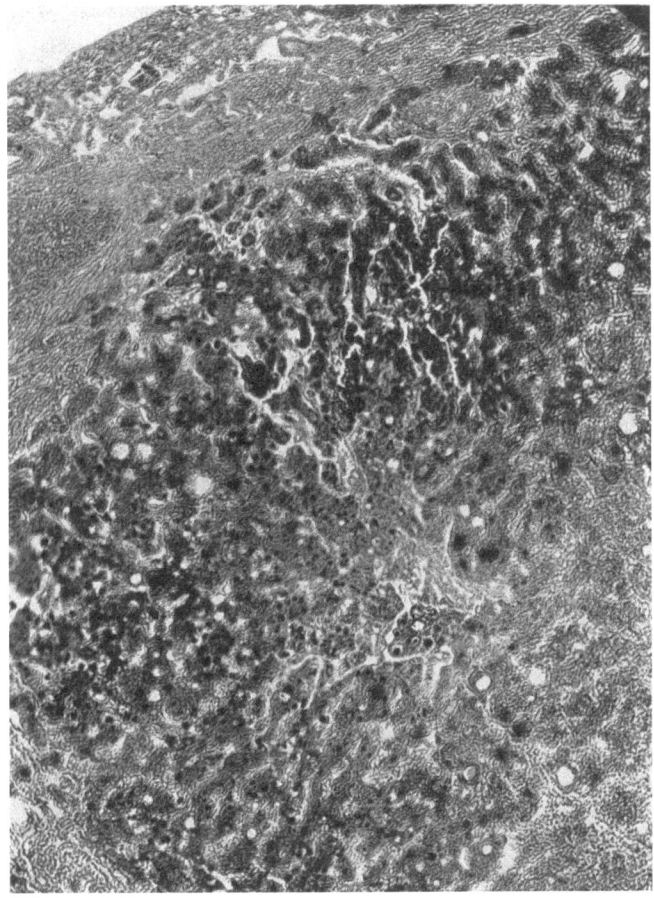

Abb. 4. Akute eitrige diffuse Hepatitis bei Phlegmone des Pankreasschwanzes. Oxydase Reaktion (Leukozyten dunkel). F 909/28. 53jähr. Weib.

WILSONschen Krankheit (hepato-lentikuläre Degeneration) das frische Rezidiv an der Leber nach BARNES und HURST eine „akute interstitielle Hepatitis" sein.

Gelegentlich trifft man ja zweifellos auch bei der LAENNECschen Zirrhose zufällig akute herdförmige Veränderungen mit frischen Nekrosen und akuten herdförmigen Entzündungen an; aber solche gehören dann auch ihrer Verteilung nach nicht mehr zum Bilde der allgemeinen akuten Leberentzündungen, wiewohl allerdings auch für das toxische entzündliche Ödem der Leber dessen ungleichmäßiges, manchmal sehr fleckig lokalisiertes Auftreten oben schon hervorgehoben worden ist.

Selten sind auf die Glissonsche Kapsel beschränkte diffuse akute Leberentzündungen; ich sah eine solche mit starker leukozytärer Infiltration bei
einem 74jährigen Mann mit Phlegnome des Beckenzellgewebes. Roger und
Garnier verzeichnen sie bei Erysipel. Ferner sind akute Leberentzündungen
in der in Abb. 4 wiedergegebenen Form selten. Es handelte sich um eine bei
Phlegmone des Pankreasschwanzes entstandene offenbar ganz frische, in allen
untersuchten Leberstücken überwiegend auf die Peripherie der Läppchen ausgebreitete, nirgends einschmelzende Hepatitis mit Schwellung der Leberzellen,
Erythropenie der Kapillaren, aber so starker Leukozytose, wie die Abb. 4
zeigt.

II. Herdförmige akute Entzündungen der Leber.

Sie sind selten, obwohl vermutlich manche Zirrhose auf diese Weise ihren
Anfang nehmen dürfte. Gerade dann, wenn man sie erwarten möchte, etwa
bei Septikopyämie oder bei Typhus, Paratyphus vermissen wir sie in der gewohnten Form (Herz, Niere usw.) als herdförmige Eiterungen. Diejenigen
Vorkommnisse, welche einen histologisch spezifischen Charakter haben, wie die
Knötchenbildungen bei Typhus, Paratyphus, Tuberkulose usw. finden in einem
eigenen Kapitel dieses Handbuches ihre Besprechung. Hier sei nur soviel darüber
vermerkt, daß neben den produktiven granulomartigen Vorgängen in wechselnder Häufigkeit (vgl. E. Fränkel, Simmonds, M. B. Schmidt, Jaffé,
Faber, Mestitz) Nekrosen und Leukozytenansammlungen dabei auftreten,
weshalb diese Bildungen hier nicht ganz übergangen werden dürfen.

Wenig untersucht scheinen gewisse leukozytäre und histiozytäre Ansammlungen um kleinere Gewebsnekrosen, besonders fokal in den
Leberläppchen gelegen, die sich bei Blutstauungen und Blutkrankheiten, besonders wenn beides gleichzeitig vorliegt, finden. Besonders ausgeprägt sah ich
sie bei einem 7jährigen Knaben mit perniziöser Anämie: im Bereich der meist
zentral gelegenen kleinen Nekroseherde fand sich Schwellung der Sternzellen,
Austritt von Blut aus den Kapillaren, Ödem, Blutleere der Kapillarschlingen,
an größeren Herden frische zellige lymphoide Infiltration; die Epithelien waren
vor dem Zerfall vakuolisiert, eigenartig azidophil (Eosinfärbung). Auch bei
schwerer akuter Cholangitis komme nneben starker Leukozytenansammlung in
Kapillaren herdförmige Blutungen neben ebensolchen Verfettungen und Dissoziationen vor. Die Syphilis macht sowohl beim Erwachsenen herdförmige Entzündungen der Leber mit und ohne Miliarsyphilome (A. Heller), als auch gibt
es bei der Lues congenita, worauf besonders Aschoff und dann Marchand
(Diskussion) hinwiesen, neben den bekannten, hier nicht näher zu besprechenden
entzündlichen Leberveränderungen akute fleckige Entzündungen mit Nekrosen,
Fibrinausscheidungen und Leukozytenansammlungen.

Beim Typhus und Paratyphus, sowie beim Fleckfieber kommen neben den
zum Teil schon oben genannten granulomartigen Bildungen mehr oder minder
diffuse lymphomatöse Infiltration des interlobulären Bindegewebes vor,
zuerst wohl von Friedreich und von Gaffky beschrieben, von Virchow
Lymphome genannt. Sie sind übrigens nichts für die genannten Krankheiten
Eigentümliches, da sie sich auch bei den exanthematischen Krankheiten, ferner
bei Influenza, bei Pocken und bei Diphtherie allein, d. h. ohne Nekrosen und
Knötchen finden, hier wieder gelegentlich zusammen mit der entzündlichen
Mobilisierung des intralobulären Interstitiums. Man muß allerdings wegen des
physiologisch größeren Zellreichtums des interlobulären Gewebes bei Kindern
(Lubarsch u. a.) mit der Bewertung der Infiltrationen vorsichtig sein, zweifel-
los aber kommen solche pathologisch gesteigert, und zwar schon wenige Tage

nach Beginn solcher Krankheiten (MARCUSE) vor. Ihre besondere Lokalisation um die Gallengänge und um die Pfortaderäste ist deshalb hervorzuheben, weil dort die Lymphgefäße der Leber verlaufen. Nicht immer bleibt es, wie mir scheint, bei einfachen und kleinzelligen Infiltrationen, sondern entsprechend der VIRCHOWschen Bezeichnung kann es zur lymphadenoiden Hypertrophie kommen. Schon VIRCHOW betonte die Anwesenheit eines Retikulums zwischen den Rundzellen.

Die stärksten mir bekannten lymphomatösen Verbreiterungen der GLISSONschen Kapsel begegnet man bei gewissen tropischen Tierseuchen, wie dem Ostküstenfieber afrikanischer Rinder und dem sog. Katarrhalfieber der Rinder in Südafrika (Präparate von Prof. A. THEILER). Sie nähern sich in Größe und Zusammensetzung bereits den makroskopisch erkennbaren Infiltraten der lymphatischen Leukämie. Die Leber ist dabei nicht nur geschwollen, sondern auch manchmal deutlich äußerlich und innerlich fleckig, wobei die Flecken allerdings nicht mit den hellen Druckstellen verwechselt werden dürfen, welche die Leber infolge der Anpressung am Brustkorb und Zwerchfell, sonst bei diesen und anderen Schwellungen zeigen kann. HELLY hat, wie schon erwähnt, den Zustand, ihn vielleicht etwas zu eng fassend, als septische Leberfleckung bezeichnet. Histologisch gehört er, wenn toxisch bedingt, wegen des ausgesprochenen herdförmigen Ödems zur obengenannten serösen Hepatitis. Die Leberzellen sind mehr oder minder dabei entartet. Ein Mikrophotogramm der Veränderung bei Scharlach hat C. SCHELENZ (ohne nähere histologische Beschreibung) gebracht und meint, das Vorkommen dieser Art von akuter Leberentzündung hänge vom jeweiligen Genius epidemicus ab. Sicherlich ist sie in dieser Form kein regelmäßiger Befund bei den kindlichen Seuchen und scheint vielleicht nicht nur vom Charakter der betreffenden Krankheit und ihrer Komplikationen, sondern auch vom jugendlichen Alter der Kranken abzuhängen. Zu den gleichzeitigen, aber im Vorkommen und in der Ausdehnung gleichfalls nicht beständigen Parenchymnekrosen (vgl. BINGEL) scheinen immer nur die mit Komplikationen (Endokarditis, Tonsillitis, Diphtherie) verbundenen Scharlachfälle zu neigen (SYSAK), mithin scheinen sie als Summationswirkungen aufzufassen zu sein. Größere Schwierigkeit bietet die Deutung der Infiltrate des portalen Bindegewebes, an denen neben lymphoiden Zellen verschiedener Art (MARCUSE, MATERNA u. a.) auch Leukozyten, eosinophile Elemente (SYSAK) und Mastzellen (ZAMKOVA, SMIRNOWA, zitiert nach SYSAK) beteiligt sind. Nach KAHLSTORF hängt die Zusammensetzung der Zellinfiltrate im periportalen Bindegewebe mit der Art der Grundkrankheit im Quellgebiet der Pfortader zusammen; rein lymphozytäre Infiltrate finden sich bei chronischer Cholezystitis, alten Magengeschwüren und bei Magenkrebs und Darmkrebs; leukozytenhaltige bei akuter Appendizitis, frischem Ulkus, Dysenterie, Gallenblasenempyem und bei Sepsis, mononukleäre bei Typhus und Darmtuberkulose. Deshalb aber alle Infiltrate im üblichen Sinn für entzündlich, also pathologisch zu erklären, das normale Vorkommen von Lymphozyten zu leugnen, dürfte aber nicht richtig sein. In den Fällen, wo jene schweren Grundkrankheiten nicht vorliegen, ist eine andere Deutung nötig. Während die einen eine Hyperplasie des normalen lymphatischen Apparates durch Verstärkung dessen physiologischer Leistungen anzunehmen geneigt sind (vgl. KUCZYNSKI), HERZENBERG an wiedergeweckte hämopoetische Tätigkeit denkt, möchte ich an eine entzündliche Hyperplasie im Sinne einer verstärkten resorptiven Tätigkeit gegenüber den aus dem Läppchenparenchym abfließenden Giften denken. SCHMINCKE drückt wohl dasselbe aus, wenn er sagt, sie seien „als reaktiv auf den mit der Zellentartung gegebenen veränderten Stoffwechsel der Leberzellen aufzufassen". Zweifellos ist auch die gleichzeitige Entstehung einer akuten diffusen Entzündung der GLISSONschen Kapsel mit der oben geschilderten intralobulären Hepatitis nicht selten. Schon GASTON (1893) scheint mir darauf aufmerksam gemacht zu haben in der Schilderung seines „foie infecté". Diffuse entzündliche Leberschwellung neben herdförmigen, zu Nekrose und eitrig-hämorrhagischer Einschmelzung neigenden Veränderungen zeigt die Leber auch bei Pest. Makroskopisch abwechselnd blaß und blutreich, quellend, trübe, selten mit subkapsulären Blutungen zeigt sie pestbazillenreiche, miliare bis haselnußgroße, den pyämischen Lungenabszessen ähnliche, schmutzig rote Nekroseherde (ALBRECHT und GHON). Über Abszesse siehe auch S. 269. Schließlich sei noch die kürzlich von LANDÉ beschriebene „akute herdförmige nekrotisierende Hepatitis" erwähnt: in einem ersten Fall war bei einem 45jährigen Mann mit schleichender kryptogenetischer Streptokokkensepsis die — nicht ikterische — Leber von massenhaften $1/2$—4 cm messenden, zentral dunkelroten, peripher graugelben Herden durchsetzt; mikroskopisch waren es Nekrosen mit großzelliger entzündlicher Reaktion ohne Leukozyten; sonst Endothelschwellung, Erythrophagie durch Sternzellen, Riesenzellen in GLISSONscher Kapsel; im 2. Falle (61jähriges Weib mit Sepsis und geringer Gelbsucht) Nekrosen mit kleinzelliger Infiltration und ohne solche, sowie produktiver Endopylephlebitis.

Auf die intermediären Zonen der Leberläppchen zuweilen beschränkt, findet sich bei Gelbfieber neben den uncharakteristischen Verfettungen (PERRIN u. a.) eine nach ROCHA LIMA eigenartige und konstante Veränderung der Leber, welche ich seiner Beschreibung nach und auf Grund eigener Beobachtung ebenfalls als zum Teil entzündlicher Natur ansehen möchte. Nach H. CHIARI sind allerdings jene Nekrosen auch unregelmäßig zerstreut. Nicht nur ist ein Ödem der Zentralvenenwände und teilweise des Leberparenchyms vorhanden, sondern die Sternzellen sind geschwollen, es blutet zuweilen aus den Kapillaren in deren adventitielle Spalträume; die hier nicht im einzelnen zu beschreibenden Nekrosen mit den eingestreuten, hochgradig verfetteten Epithelien sind zuweilen auch von Leukozyten durchsetzt, ähnlich wie es, ebenfalls ohne Konstanz, der Fall bei den schon erwähnten Lebernekrosen bei sonstigen schweren Infektionen (Typhus) der Fall ist. Beim Gelbfieber bleibt nach ROCHA LIMA die Kapillarwand und das Gitterfasersystem regelmäßig erhalten, im Unterschied z. B. zu gewöhnlichen Befunden bei Sepsis oder bei WEILscher Krankheit.

Verschiedenes können wir für die Lehre von der Zirrhose aus diesen akuten Schädigungen lernen, nämlich daß es Nekrosen mit und ohne Entzündung gibt, umgekehrt Entzündungen mit starker und mit geringer Schädigung bald der Kapillarwand, bald des Parenchyms, bald des gitterfaserigen Stützgerüstes, bald aller Bestandteile zusammen. Ich erwähne noch wegen der später zu besprechenden ätiologischen Beziehungen der Infektionskrankheiten zur Leberzirrhose einerseits, wegen der Frage der Bedeutung der Nekrosen des Lebergewebes zur Histogenese der Zirrhose (vgl. POSSELT, KUCZYNSKI) andererseits, daß auch bei Endokarditis, besonders bei Endocarditis lenta (vgl. KIMMELSTIEL), ferner bei Varizellen (H. SCHLEUSSING), bei nicht vereiterten Varizellen (neben Nekrosen in Milz und Nebennieren!) Lebernekrosen vorkommen. Wieweit Nekrosen von Leberepithelien bei den obengenannten Granulomen (Typhus usw.) vorkommen, darüber ist keine Einigkeit erzielt (FABER, MESTITZ), wohl aber dürfte — was wiederum wegen der Zirrhose wichtig ist, feststehen, daß sie ohne Narben ausheilen können (JAFFÉ u. a.). Das Vorkommen von Nekrobiosen ohne jede entzündliche Reaktion (OERTEL) ist aber doch wohl nur mit deren agonaler Entstehung, d. h. deren ganz frischem Stadium zu erklären.

Fassen wir zusammen: Es kommen elektive und nichtelektive Zerstörungen der verschiedenen Gewebsbestandteile der Leber vor; dabei wechselt der Befund selbst bei ein und derselben Krankheit (Scharlach, Typhus, Sepsis derselben Erregerart, Morbus Weilii, Fleckfieber). Besonders einleuchtend dürfte in letzterer Beziehung das Beispiel der Leberveränderung bei Pilzvergiftungen, besonders bei derjenigen mit dem Knollenblätterschwamm (Amanita phalloides) und mit der Lorchel (Helvella esculenta) sein. Hier kommen in wechselnder Weise und durchaus nicht immer mit der Dauer der Vergiftung, der Dosis und Qualität des Giftes ohne weiteres erklärbar, neben den überwiegenden degenerativen und nekrobiotischen Beschädigungen des Parenchyms entzündliche Veränderungen, von den ersteren meist ganz überdeckt, vor: leuko- und lymphozytäre Infiltrationen der GLISSONschen Kapsel, dünne Leukozytenansammlungen, auch intralobulär zwischen den kernlosen Leberzellen (M. B. SCHMIDT), Blutungen, später auch Übergänge in zirrhotische Prozesse (vgl. S. 460 u. 461).

Anhangsweise sei hier noch der seltenen nicht syphilitischen Entzündungen der fetalen Leber gedacht. Früher, wegen der Verkennung der persistierenden Blutbildung der Leber und der Verwechslung der sog. Blutbildungsherde mit entzündlichen Veränderungen, als häufiger angesehen, sind sie in Wirklichkeit seltene und nicht genügend aufgeklärte Vorkommnisse. Da sie sich gleichzeitig mit meist multiplen Mißbildungen des Körpers und Störungen des regulären Leberaufbaus finden, ist die Annahme naheliegend, daß es sich um resorptive Entzündung durch irgendwie falsch funktionierende Leberabschnitte handelt. In der Mehrzahl der Vorkommnisse ist die Veränderung nämlich herdförmig. R. MEYER beschrieb aber bei einem Anencephalus mit Zystennieren eine starke, offenbar diffuse, kleinzellige Infiltration der Leber mit Vermehrung des portalen und intralobulären Bindegewebes bei kolossaler Wucherung des Gallengangsepithels in Schlauch- und Strangform. Selbstverständlich ist bei Säuglingen mit akuter Hepatitis auch an Infekte vom Nabel aus zu denken.

1. Eitrige Leberentzündungen (Leberphlegmone, Leberabszeß).

Im Gegensatz zu den im vorigen Kapitel behandelten kleinfleckigen Leberentzündungen, bei denen die etwaigen Leukozytenansammlungen nicht zu makroskopisch erkennbaren Gewebseinschmelzungen führen, handelt es sich bei den jetzt zu besprechenden Leberentzündungen um eitrige Gewebszerstörungen grober Art, wobei wie sonst die — allerdings seltene — Phlegmone der Leber vom Abszeß der Leber zu unterscheiden wäre. Freilich gibt es Kombinationen, indem sowohl die Leberphlegmone bei ihrer Ausbreitung stellenweise auch zur Bildung von Eiterhöhlen führt, als auch bei abgekapselten oder noch nicht begrenzten primären Abszessen das umgebende Lebergewebe sekundär phlegmonös ergriffen werden kann.

a) Die Leberphlegmone.

Von typischer, ausgebreiteter Leberphlegmone habe ich drei Fälle gesehen; dazu kommt ein 4. Fall, wo die Erkrankung offenbar erst in Entwicklung begriffen war (s. unten) Den zweiten Fall hat W. GERLACH kurz beschrieben; er war mehr von chronischer Art, die Dauer der Krankheit belief sich auf mehrere Monate, eine Quelle für die Infektion der Leber konnten wir nicht nachweisen.

Es handelte sich um einen 10jährigen Knaben (S. 473/20 Jena), der mit Fieber und Schmerzen der Lebergegend erkrankte. In der Annahme eines Leberabszesses wurde operiert, die Eiterung schritt aber trotz wiederholter Eingriffe fort. Bei der Sektion fand sich der ganze rechte Leberlappen zerlöchert, er bestand nur mehr aus derbwandigen bis kirschgroßen Eiterherden; die Ausbreitung nach dem linken Lappen zu geschah zum Teil vermittels pylephlebitischer Prozesse; sonst waren auch die Pfortaderstämme und auch die Gallenwege frei, selbst bis in die Eiterregion hinein. Der mehrmonatige Verlauf und die vermutlich relativ milde Infektion (Staphylokokken!) hatten schon zu recht ausgedehnten Narbenbildungen und Abkapselungen der vielen kleinen Abszesse geführt.

Auch im zweiten Falle (280/21, 19jähriger Mann) handelte es sich um eine kryptogenetische Staphylokokkeninfektion der Leber älteren Datums mit zahllosen winzigen

Abszessen und Neigung zu Vernarbung bei einer noch fortschreitenden dissezierenden Phlegmone des rechten Leberlappens.

In dem frischen Fall handelte es sich um eine auf die GLISSONSCHE Kapsel beschränkte, nicht ganz diffuse akute leukozytäre interstitielle Hepatitis, noch ohne jede Einschmelzungen, bei einem 74jährigen Manne (190/18) aus Phlegmone des Beckengewebes nach Exstirpation der Prostata; gleichzeitig fanden sich miliare Abszesse im Herzmuskel und den Nieren, nicht in den Lungen.

Es ist meines Erachtens nicht angezeigt, diese Fälle einfach dem Leberabszeß zuzuzählen, sondern, wie ich es vorgeschlagen habe, durchaus berechtigt, von einer Leberphlegmone oder wenigstens von einer abszedierenden Leberphlegmone zu sprechen. Gesehen haben diese Form zweifellos schon andere; so ist zu vermuten, daß der „Foie appendiculaire" von DIEULAFOY, wo der Autor selbst die Leber einem eitergetränkten Schwamm vergleicht, nichts anderes ist als unsere Leberphlegmone. A. FONTANA beschrieb kürzlich eine diffuse von fortgeleiteter Pylephlebitis aus heilender schwerer Appendizitis wahrscheinlich auf dem Lymphwege entstandene diffuse eitrige Hepatitis.

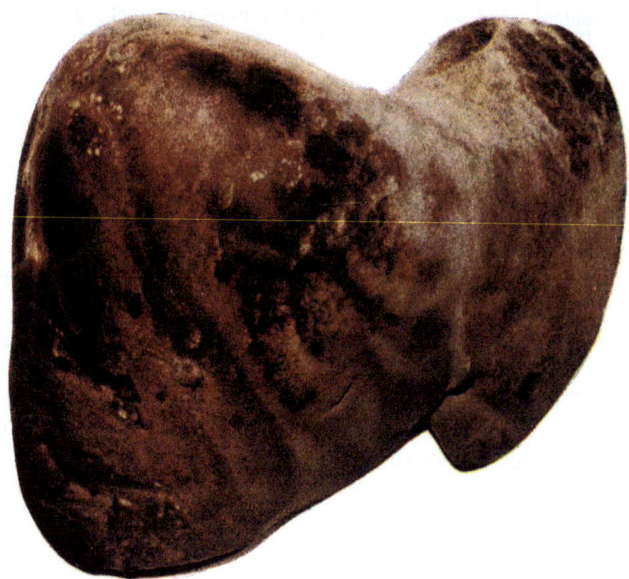

Abb. 5. Autochrom. Pyämische miliare Leberabszesse durch arterielle Embolisation. SN. 160/27.

Nicht zu verwechseln sind ferner diese zweifellos auf hämatogenem Wege entstandenen interstitiellen Eiterungen mit den cholangitischen Phlegmonen der Leber, welche erst im Rahmen der akuten Cholangitis (vgl. S. 272) besprochen werden sollen.

b) Die Leberabszesse.

Wir beschränken uns auch hier auf die hämatogen entstehenden Leberabszesse und sehen zunächst von den cholangitischen Abszeßbildungen ab (welche erst bei der Cholangitis berücksichtigt werden sollen). Für eine hämatogene Genese stehen drei Blutwege zur Verfügung: die Leberarterie, die Pfortader, die Lebervenen. Unter diesen kann eine klinische und statistische Bedeutung nur die Vermittlung der Infektion durch die Pfortader beanspruchen. Nicht infektiöse Abszesse gibt es unseres Wissens nicht.

Die arteriogenen Leberabszesse sind selten, ich kenne aus eigener Erfahrung nur 2 Fälle. E. KAUFMANN und C. STERNBERG betonen ebenfalls ihre
Seltenheit, der erstere gibt ihr Vorkommen bei septisch-pyämischen Erkrankungen, z. B. Endocarditis ulcerosa an; er beobachtete nicht nur gleichmäßig
und unter der Kapsel verteilte miliare Abszesse, sondern bei einer an Endocarditis staphylococcica nach Abort gestorbenen 25jährigen Frau die Herde

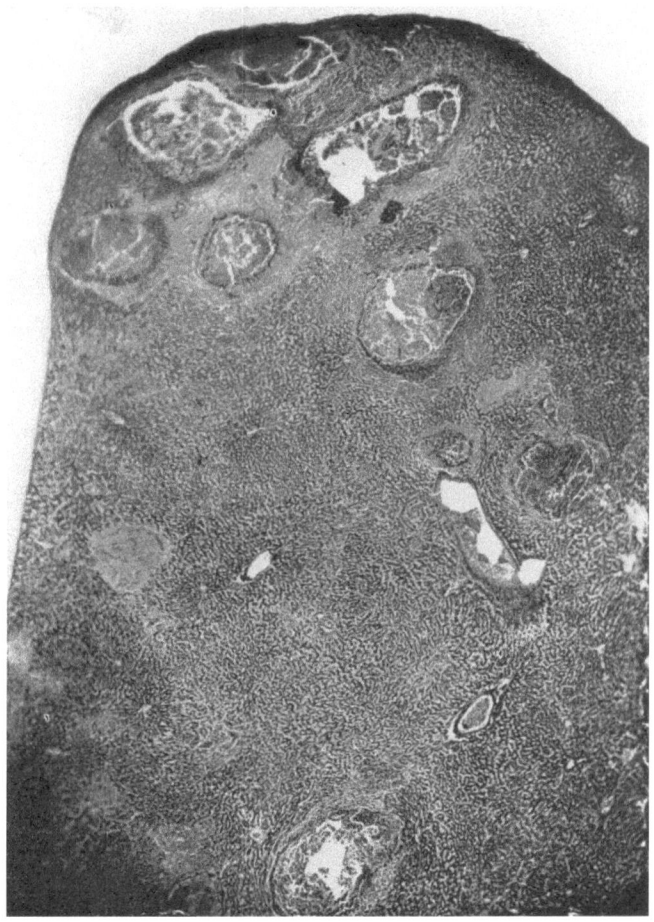

Abb. 6. Miliare (arteriogene) Leberabszesse bei Septikopyämie durch Staphylokokken (91/28, 16jähr.
Mädchen). Zeiß Planar 35 mm. Lif a 373.

statt unter der Kapsel in einer fingerbreit unter dieser liegenden Zone. Durch
sekundäre Einbeziehung von Gallengängen nahmen einige der kleinen Abszesse
gallige Färbung an. STERNBERG spricht von kleinen miliaren oder infarktähnlichen Abszessen; größere vereiterte Infarkte hat wie es scheint noch niemand gesehen, was wohl nur zum Teil auf der Seltenheit der Leberinfarkte
selbst beruhen mag (vgl. die Ausnahme auf S. 261). PEL erwähnt plötzlich
auftretende Schmerzen der Lebergegend und akute Leberschwellung, die er
mit embolischen Infarkten in Zusammenhang bringt. STUCKEY (zitiert nach
E. KAUFMANN) will öfter metastatische Abszesse nach Erysipel gesehen haben.

17*

Die eigenen Beobachtungen betrafen folgende Fälle:

1. 44jähriger Mann (472/23 mit Diabetes und schwerster pyämischer Allgemeininfektion, ausgehend von Empyem der Samenblasen, Krankheitsdauer 14 Tage; ungewöhnlich zahlreiche metastatische Abszesse, außer in den gewöhnlichen Fundorten auch in Harnblase, Magen, Darm, Pankreas, Schilddrüse, Muskulatur, Haut und Leber; hier stecknadelkopfgroße „Knötchen" und Abszesse, besonders dicht unter der Kapsel.

2. 16jähriges Mädchen (S. 91/28) mit schwerster Staphylokokkenallgemeininfektion, ausgehend von ulzerös-verruköser Endokarditis der Trikuspidalis bei paradentalem Abszeß

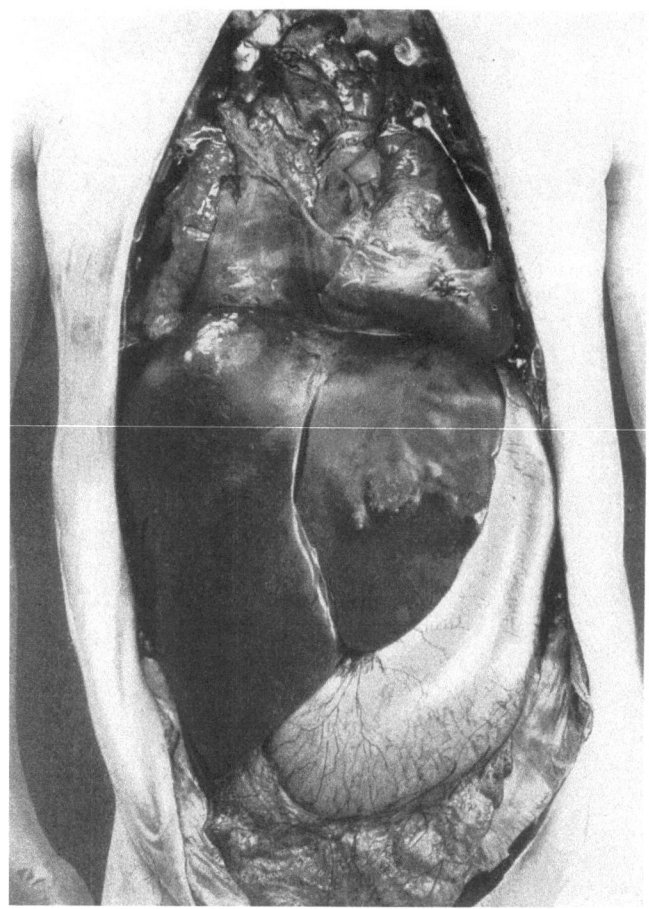

Abb. 7. Hochgradige Vergrößerung der Leber (3380 g!) durch portogene Abszeßbildung bei Appendizitis mit Mesenterialabszeß. Durchbruch der Abszesse in die Gallenwege, sowie auf Oberfläche und Unterfläche beider Leberlappen. Paralytischer Ileus des Magens. (SN 329/27, 24jähr. Mann.)

der Zahnwurzel des linken oberen seitlichen Schneidezahns. Unter anderen embolische Abszesse des Mastdarms und der Leber (Abb. 6).

Mikroskopisch erscheinen die Herde als primäre herdförmige Epithelnekrosen im Bereich von Bakterienembolien; um die fertigen Abszesse finden sich nekrotische Ringe von dissoziierten Epithelien.

Als Quelle der durch die Pfortader vermittelten, kurz portogen zu nennenden Leberabszesse kommen geschwürige und eitrige, seltener nichteitrige Erkrankungen im Gebiete der die Pfortwurzeln enthaltenden Organe in Betracht; mit fallender Häufigkeit der Dickdarm, der Wurmfortsatz, die

Milz, das Pankreas, der Dünndarm, der Magen. Für den Neugeborenen kommt noch die infizierte Nabelwunde als Quellaffektion in Frage. Lassen wir nur unsere einheimischen, d. h. mitteleuropäischen Verhältnisse, die Verhältnisse der gemäßigten Zone gelten, so tritt der Dickdarm von der ersten Stelle zurück und macht dem Wurmfortsatz Platz, dessen schwerere Entzündungsformen bei uns am ehesten zu metastatischen Leberentzündungen in der Form von Abszessen führen (Abb. 7). Der Dickdarm steht nur dann als Ausgangspunkt von Leberabszessen obenan, wenn wir in der Statistik die in den Tropen so ungemein häufigen Leberabszesse bei primärer Amöbenruhr des Kolons mitrechnen. Gelegentlich führen geschwürige Veränderungen des Mastdarms auch bei uns zu Leberabszessen (PEL). Bei pylephlebitischen Leberabszessen, welche

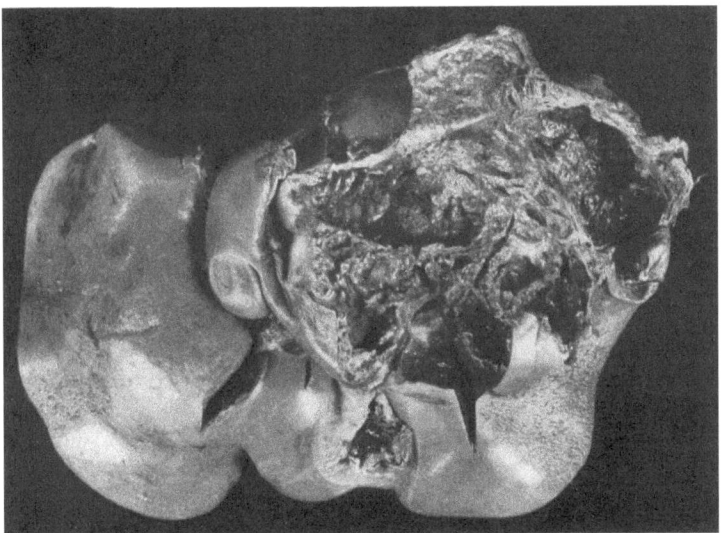

Abb. 8. Jüngere portogene Leberabszesse bei Dysenterie und Appendizitis mit Durchbruch an die Leberunterfläche. (SN. 140/27, 67 jähr. Mann.)

aus Geschwürsbildungen des Magens (z. B. Ulkus und Magenkrebs nach GHON) wie des Darms sich ableiten, können die Abszesse gashaltig sein. Bei Milzabszessen kommen sowohl sekundäre Leberabszesse als einfache Hepatitis (auch beim Meerschweinchen) vor. Zweimal sah ich bei Milzabszessen die Vereiterung eines hämorrhagischen Leberinfarkts.

Die einheimischen Formen des Leberabszesses sind ätiologisch nicht nur hinsichtlich der Quellaffektion (s. oben), sondern auch der Erreger mannigfaltig; gewöhnlich findet man in ihnen pyogene Kokken[1], seltener Kolibazillen, sehr selten Pyozyaneus, bei appendizitischen Leberabszessen nach GHON (ASCHOFFs Lehrb. d. pathol. Anat. 1927) oft fusiforme Bakterien allein oder in Mischinfektion; ferner ausnahmsweise spezifische Erreger wie Typhusbazillen (LAMBIS, OSLER, PERTHES, BERNDT, SVAIN, ADELHEIM), Tuberkelbazillen, Aktinomyzes, Streptothrix (KRUSE und PASQUALE). Bezüglich der letzteren Vorkommnisse sei auf das folgende Kapitel dieses Handbuches

---

[1] Inwieweit der dem Streptococcus viridans nahestehende Str. faecalis (= Enterokokkus) nicht nur Entzündungen der gröberen Gallenwege [Gallenblase (KURT MEYER)], sondern auch Leberabszesse verursacht, ist noch nicht genügend untersucht.

„Spezifische Infektionen" der Leber verwiesen. Auch der tropische Leberabszeß wird in einem anderen Kapitel dieses Bandes („Tropische Infektionen
der Leber") ausführliche Besprechung finden, hier soll er nur kurz im Hinblick
auf die Unterschiede zu den einheimischen Formen gestreift werden.

Daß es manchmal schwierig sein kann, die Quelle des Leberabszesses wegen des Vor-
handenseins mehrerer Möglichkeiten anzugeben, mag der in Abb. 8 wiedergegebene
Fall kurz zeigen. Es handelte sich um einen 67 jährigen, nie in den Tropen gewesenen Händler
von Antiquitäten, der sich immer auffallend stark von Käse ernährt haben soll. 7 Wochen
vor dem Tod überstand er eine Grippe, gleichzeitig mit anderen Familienmitgliedern, erkrankte neuerdings 3 Wochen vor dem Tod unter ileusartigen Erscheinungen. Die Sektion
(140/27) ergab eine schwere follikuläre und geringere ulzeröse Ruhr des Dickdarms neben

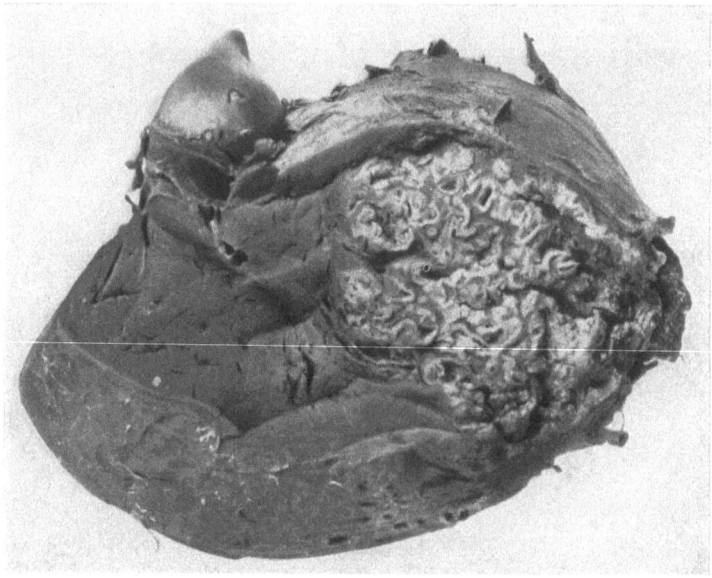

Abb. 9. In Entstehung begriffener großer Leberabszeß infolge Durchbruchs eines Pleuraempyems
nach dem rechten Leberlappen. (SN. 218/23, 33jähr. Mann.)

chronischer Appendizitis. Untersuchung (bakteriologische und serologische) auf die verschiedenen Dysenterieerreger ergebnislos, nur eine Amöbe im Kot. Mehrere bis faustgroße Abszesse der Leber jüngeren Datums mit Durchbruch auf die Unterfläche der Leber
und tödliche Peritonitis. Pfortader und Äste frei.

Was zunächst das Aussehen der einheimischen Leberabszesse an-
langt, so liegen in der Mehrzahl der älteren Fälle solitäre, in akuten Fällen häufiger multiple Abszesse vor, wenigstens bei den durch die Pfortader vermittelten
eitrigen Leberinfektionen. Dies rührt zum Teil von der größeren Sterblichkeit
bei multiplen frischen Abszessen her, zum Teil von der allmählichen Vereinigung kleinerer zu größeren Abszessen im Verlaufe der Krankheit. Es ist klar,
daß neben sehr großen, etwa einen ganzen Lappen einnehmenden Abszessen
nicht so leicht andere gefunden werden können. Während ältere Leberabszesse
eine mehr oder minder dicke und scharf nach außen und innen begrenzte Kapsel
besitzen, bieten jüngere Fälle mehr das Aussehen von unregelmäßig zerfressenen,
höckerigen und schlecht begrenzten Leberbezirken dar, innerhalb deren das
noch erhaltene Gewebe blaß, abgestorben, gelbgrau und grünlich erscheint.
Manchmal sieht man ein labyrinthisches System von Eiterhöhlen, zwischen
denen noch die Pfeiler erhaltenen Lebergewebes und besonders der der eitrigen

Mazeration länger widerstehenden Gefäß- und Gallengangstränge erhalten sind (Abb. 9). Arrosionen von Gefäßen und dadurch bedingte spontane Blutungen kommen oft vor und verleihen dem Inhalt eine braune zuweilen schokoladene Färbung, scheinen aber doch seltener zu sein als die Eröffnung von Gallengängen, wodurch der Eiter schmutzig gelbgrün und gelbbraun werden kann.

Mikroskopisch enthält der Eiter außer zerfallenden Leberzellen, kleinen Sequestern von Leberzellbalken (in frischen Fällen) und Leukozyten Abbauprodukte des zerstörten Gewebes, des Eiters und des Blutes, Fetttropfen, Cholesterin- und CHARCOT-LEYDENsche Kristalle, Tyrosin, bei Hämosiderin, Hämatoidinkristalle, Gallepigment. Die ursprünglichen Erreger sind nicht immer nachweisbar; dies gilt bekanntlich besonders für die tropische Form. Der Nachweis von Kolibazillen beweist nicht, besonders nicht am Leichenmaterial, daß sie die Infektion verursacht haben. Es besteht aber sicherlich insofern eine Parallele zwischen der Pathogenese und der Erregerart, als die porto- und arteriogenen Abszesse ganz überwiegend durch die gemeinen Eitererreger, die chologenen fast immer durch Kolibazillen entstehen (DAVIDSOHN); recht selten scheinen Typhus- und Paratyphusabszesse zu sein und es ist der Weg der Infektion dann wohl nicht immer sicher.

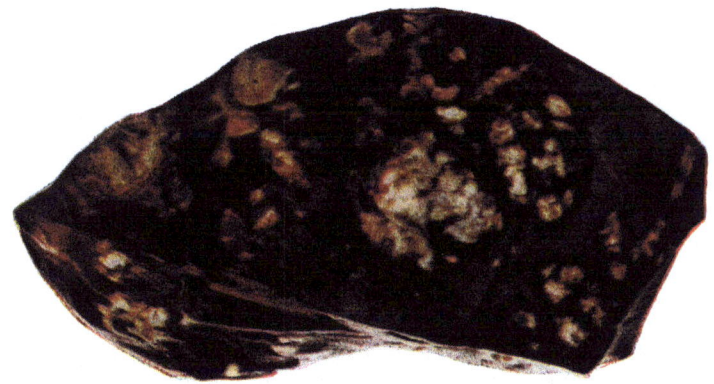

Abb. 10. Leberabszesse bei Appendizitis. SN. 329/27 Autochrom.

P. MANSON erwähnt in einem selbst beobachteten Fall den Nachweis von Balantidium coli im Auswurf bei Durchbruch eines Leberabszesses in die Lunge.

Frühfälle von Leberabszessen (vgl. Abb. 10) können große Ähnlichkeit mit der oben beschriebenen Leberphlegmone haben und zeigen die Entwicklung größerer Eiterhöhlen durch Verschmelzung kleinerer; Spätfälle gleichen unter Umständen sehr — durch die Anwesenheit einer Kapsel — vereiterten Leberzysten, entweder größeren Gallengangszysten oder auch Echinokokkuszysten; manchmal ergibt erst die mikroskopische Untersuchung, zuweilen auch diese nicht mehr mit Sicherheit, ob die Eiterhöhle von einer pyogenen Membran oder ursprünglich von einer Epithellage ausgekleidet oder von einer primären bindegewebigen Kapsel oder einer Chitinhülle umgeben war. Ältere Abszeßwände können sich stark mit Kalksalzen inkrustieren. Die Größe der Leberabszesse schwankt außerordentlich: kleine, d. h. etwa walnußgroße sind meist multipel und als solitäre entschieden seltener als große, bis zu mannskopfgroßen, offenbar infolge der geringen klinischen Bedeutung der ganz kleinen, besonders der kleinen zentral gelegenen. Es wird von Leberabszessen berichtet, die bis zu 8 Litern Eiter enthielten. Größere Abszesse werden, schon durch ihren Umfang, häufiger unter der Leberkapsel sitzen und dadurch zu Verwicklungen führen.

Die Komplikationen, die sich von solchen subkapsulär sitzenden Leberabszessen ergeben, sind in erster Linie Perforationen auf die Leberoberfläche

(vgl. Abb. 7); es entstehen hierdurch vor allem subphrenische und subhepa-
tische (vgl. Abb. 8) sog. Abszesse, richtiger peritoneale Eiterabsackungen,
welche glücklicherweise häufiger sind als die Entstehung diffuser Perforations-
peritonitis von der Leber aus. Weitere Perforationen etwa durch das Zwerchfell in den Brustfellraum, den Herzbeutel, in den Magen oder Darm oder in die
Gallenblase, in das Nierenlager hinein sind seltener; doch kommen Aneiterungen
von außen, z. B. auch an der Milz, an der Niere, an der Pfortader gelegentlich
vor. Ja, selbst Durchbrüche durch die Bauchdecken und eine Arrosion der
Cava inferior mit Verblutung (FLEXNER) sind verzeichnet. Von Durchbrüchen
in die Hohlvene sind bisher nach MC. KNIGHT 11 Fälle bekannt. Ein differentialdiagnostisch häufiger vorkommender Fall ist der umgekehrte, daß z. B. von
einem gedeckten Durchbruch eines runden Magengeschwürs der kleinen Kurvatur sich ein Leberabszeß durch die angefressene Unterfläche des linken Leberlappens oder der rechten Leberkuppe aus einem Pleuraempyem (Abb. 9)
entwickelt. Auch bei den seltenen fistulösen Verbindungen zwischen Leberabszessen und Bronchien, bzw. Lungen (am ehesten bei der Aktinomykose vorkommend), kann die Entscheidung, welchen Weg die Eiterung ursprünglich
genommen hat, einmal schwer fallen.

Histologisch ist über die Leberabszesse nicht viel zu sagen, da sich die Veränderungen im Inneren, an der Wand und in der Umgebung so wie bei anderen
Organabszessen vollziehen. Hervorzuheben ist höchstens, daß bei den noch
nicht abgekapselten Abszessen regelmäßig in den umgebenden Parenchym-
teilen starke Leukozyteninfiltrationen und je nach Neigung zur Vergrößerung
oder Stillstand Nekrobiosen und schwerste Anämie, späterhin Bindegewebswucherung und Hyperämie zu sehen sind. Die Verdrängungserscheinungen,
kenntlich an der Dehnung und konzentrischen Parallelstellung der Leberzellenbalken in der Umgebung des Abszesses, deuten auf den Innendruck, nicht aber
auf noch andauerndes Wachstum des Abszesses. Sehen wir von der zunehmenden
Abkapselung, Eindickung und Sterilisierung der alternden Abszesse ab, so
ist merkwürdig wenig über die Ausheilung sonst, besonders über das Schicksal
spontan oder durch Punktion entleerter Abszesse bekannt. Wie selten kommt
es vor, daß man bei Sektionen größeren umschriebenen Narbenbezirken oder
kreidigen Herden begegnet, die man für Reste von Abszessen erklären darf?
Ein einziges Mal hatte ich Gelegenheit, heilende und geheilte Abszesse nebeneinander bei chronischer Appendizitis [60jährige Frau (RÖSSLE, 1910)] zu sehen.
Es sind doch auch nicht wenige Fälle gesehen worden, wo die Kranken z. B.
den Lebereiter durch Bronchusfisteln ausgehustet haben und genesen sind;
anatomische Beschreibungen der Restzustände bei solchen Vorkommnissen
habe ich nicht finden können.

Über die Häufigkeit der Leberabszesse im Sektionsmaterial liegt
eine Anzahl älterer Statistiken vor; soweit in den betreffenden Gegenden tropische Fälle zugemischt sein können wie in deutschen Küstenstädten, in Holland
und zunehmend gegen den Süden und Osten Europas, geben deren Zahlen natürlich nicht die reinen Verhältnisse für das Vorkommen der einheimischen Leberabszesse. In Anbetracht des Umstandes, daß die Statistiken auch meist die
Ätiologie entweder nicht berücksichtigen oder nicht sicherzustellen vermögen,
zumal die Abszesse durch Amöbenruhr häufig als solche nicht zu beweisen sind,
ist es deshalb schwer zu sagen, ob die größere Häufigkeit der Abszesse in den
südeuropäischen Ländern und auch in Wien auch die einheimischen Formen
betrifft. In Kiel fand LUDA (zitiert von QUINCKE) unter 10089 Sektionen 29 Abszesse (= 0,28%); eine Statistik des Berliner pathologischen Instituts aus
den Jahren 1859—1873 von BÄRENSPRUNG gibt unter 7326 Obduktionen
108 Fälle von Leberabszeß (= 1,48%) an, wobei allerdings leider die durch Leber-

verletzungen entstandenen mitgezählt sind; darauf oder auf der viel geringeren Grundzahl kann es beruhen, daß DAVIDSOHN bei 4907 Sektionen desselben Instituts 1903 für $4^1/_2$ Jahre nur 20 Fälle ($0{,}41^0/_0$) zusammenstellen konnte. KOBLER errechnete für Wien in den Jahren 1881—1890 unter 17204 Sektionen 81 Leberabszesse ($0{,}46^0/_0$), für Serajewo $0{,}76^0/_0$ aus 1307 Sektionen. Vergleichsweise sei die von DAVIDSOHN zitierte Zahl für Mexiko aus einer Statistik der Jahre 1869—1878 mit 1965 Abszessen auf 84416 Sektionen angeführt, was einem Prozentsatz von 2,3 entspricht.

Manche Einzelheiten dieser Statistiken fordern zur Kritik heraus, so z. B., daß LUDA $55^0/_0$ der Abszesse mit Pyämie und dagegen nur $31^0/_0$ mit Erkrankungen im Pfortadergebiet in Zusammenhang bringt, daß auch BÄRENSPRUNG unter den häufigeren Ursachen Pyämie, sodann nicht selten auch Krebse des Magens, der Gebärmutter und der Scheide aufzählt. Freilich ist Pyämie an sich

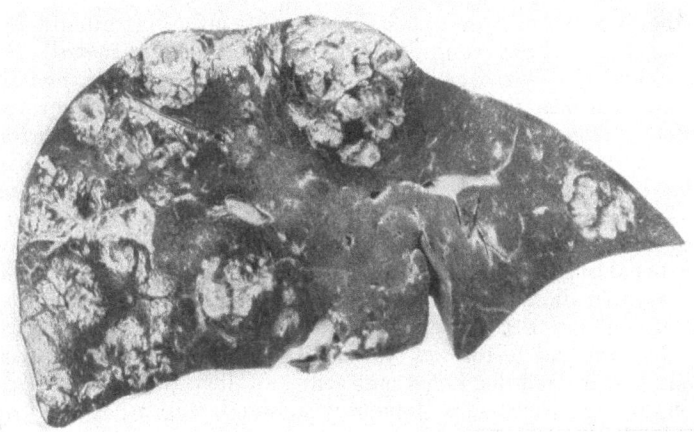

Abb. 11. Multiple Abszeßbildung der Leber bei Appendicitis subacuta perforativa. (SN. 329/27, 24jähr. Mann; derselbe Fall wie das Situsbild der Abb. 7). Thrombophlebitis der ileocökalen Venen und der großen Pfortaderäste, zum Teil retrograd bei freiem Pfortaderstamm. Diplostreptokokken und Kolibazillen im Eiter, der durch Einbruch in Gallengänge zum Teil gallig gefärbt war.

früher viel häufiger gewesen; aber auch von den portogenen Abszessen ist bei der Rolle, welche unter ihnen diejenigen appendikulärer Herleitung spielen und bei den heutigen Erfolgen der chirurgischen Bekämpfung der Appendizitis und ihrer Folgen, anzunehmen, daß sie seltener geworden sind.

Dies führt uns nochmals zu der Frage der Pathogenese der portogenen Leberabszesse zurück, von der wir bisher nur einiges Wichtige vorweggenommen haben. Noch nicht erörtert wurde bisher das Verhalten der Pfortader hierbei. Es liegen erfahrungsgemäß zwei Möglichkeiten dabei vor: entweder entsteht der Leberabszeß aus den Quellaffektionen im Bereich der Pfortaderwurzeln, als diskontinuierliche embolische Metastase, oder wir finden eine von dort kontinuierlich fortgesetzte Venenentzündung, eine Phlebitis, z. B. bei Appendizitis eine solche der appendikulären, ileozökalen und mesenterialen Venen bis in den Stamm der Pfortader und womöglich durch diesen hindurch in deren Leberverzweigungen. Die verschiedenen Arten der Venenerkrankung, bald mehr das Erysipel, bald mehr die Phlegmone der Wand, oder die typische Thrombophlebitis, brauchen hier nicht genauer erörtert zu werden. Zuweilen ist nur noch eine kurze Strecke der Pfortader frei von Pylephlebitis oder Pylethrombophlebitis (Abb. 11). Die jauchigen Formen

kennzeichnen sich sowohl an der Venenquelle als innerhalb der Leber durch die
schmutzig-braungrüne Farbe, besonders ist dies um die noch fortschreitenden
der Glissonschen Kapsel folgenden eisfiguren- oder blattartig geformten Eiterherde der Leber deutlich. Greift die eitrige Entzündung durch das Parenchym
auf die abführenden Lebervenen (Hepatophlebitis Orths), so kann es zu
weiteren metastatischen Abszessen in den Lungen kommen und man muß sich
nur wundern, daß dies nicht häufiger geschieht.

Merkwürdig berührt auch das Ausbleiben von Leberabszessen bei den
vielen geschwürigen Erkrankungen des Dünn- und Dickdarms, wie Tuberkulose,
Typhus, einheimische Dysenterie. Gewiß, es sind solche Fälle, z. B. bei Typhus,
u. a. von Romberg, Venema und Grünberg, von Asch (Leberabszeß durch
Pylephlebitis, ausgehend von nekrotischen iliozökalem Lymphknoten) oder bei
Bazillenruhr, z. B. durch Haasler (hier möglicherweise aber arteriogen pyämisch, weil daneben Infarkte und Abszesse von Milz und Nieren!) beschrieben,
aber sie sind doch so selten, daß die besondere Häufigkeit des tropischen Leberabszesses bei Amöbenruhr und noch dazu bei oft auffällig geringfügigen Darmveränderungen eine Erörterung dieses Gegenstandes nötig macht. Der Unterschied zwischen den sozusagen mehr offenen Entzündungsformen der tuberkulösen und typhösen Geschwürsbildung einerseits und den mehr verhaltenen
submukösen eitrigen Nekrosen der Amöbendysenterie andererseits, worauf
z. B. auch Macloed und Manson hinweisen, kann nicht so stark ins Gewicht
fallen, da die bazilläre Dysenterie doch sehr ähnliche Veränderungen setzt
und die Appendizitis doch sehr häufige Eiterverhaltungen in Wand und Gekröse des Wurmfortsatzes macht. Das Vorkommen allerdings von Leberabszessen bei der Gastritis phlegmonosa (Ackermann, Henke und Gutschy)
gibt wiederum in dieser Hinsicht zu denken. Auch der Hinweis auf die Verschiedenartigkeit des Erregers und die Möglichkeit der besonderen pathogenen
Wirkung der Amoeba histolytica auf die Leber befriedigt deshalb nicht, weil
beim tropischen Abszeß der Leber eine sehr auffällige Rassen- und Geschlechts-
disposition vorliegt, welche das Moment der besonderen Pathogenität der Amöbe
und ihrer Begleitbakterien sehr in den Hintergrund drängt. Es erkranken nämlich trotz starker Morbidität an Ruhr die Eingeborenen viel weniger am Leberabszeß als die Europäer; daß bei diesen wiederum nicht allein die Schädigung
der Leber durch das heiße Klima schuld sein kann, ergibt sich aus den bedeuten-
den Unterschieden in den Erkrankungsziffern bei Männern gegenüber Frauen
und Kindern. Diese werden auf disponierende Schädigungen durch Alkohol
und Gewürze seit langen von den Tropenärzten zurückgeführt, Momente, die
den männlichen Europäer stark belasten.

Es ist wahrscheinlich, daß gleiches auch für unsere einheimischen Verhältnisse bis zu einem gewissen Grad vorliegen könnte. Soweit man bei der
Seltenheit der Leberabszesse überhaupt von eigener Erfahrung sprechen kann,
scheint mir doch auch bei uns der Mann von der Krankheit mehr befallen.
Bei Kindern sind jedenfalls Leberabszesse, auch appendikuläre, eine Seltenheit; biliäre, bzw. cholangitische scheinen gar nicht vorzukommen; zwei Vorkommnisse verdienen gesonderte Erwähnung: das sind einmal die Leberabszesse der Säuglinge bei Nabelinfektion, eine nicht so häufige
Begleiterscheinung der Nabelsepsis; hierbei können, ähnlich wie es für die
portogene Abszeßbildung betont wurde, große Strecken oder die ganze Nabelvene frei von phlebitischen Veränderungen sein; ja es kommt vor, daß am
Nabel selbst der Nachweis der Infektionsquelle so wenig gelingt wie etwa beim
Nabeltetanus; die Infektion ist dann an der Eintrittspforte abgeheilt, die Lebermetastasen allein machen Eiterung. Der Weg der Metastasierung sind die in
die Leber abzweigenden Äste der Vena umbilicalis (Venae hepaticae advehentes

(GEGENBAUER), die späteren Äste der Pfortader. In einer Beobachtung E. KAUF-MANNs fanden sich die Abszesse im Lobus Spigelii und führten infolge Durchbruchs auf die Oberfläche zu tödlicher Peritonitis.

Das zweite, eher im Kindesalter anzutreffende seltene Vorkommnis ist der Leberabszeß durch Askariden, von dem schätzungsweise etwa 25 Fälle in der Literatur verzeichnet sein mögen. LEGRAND zählte in seiner guten Zusammenstellung der Leberabszesse beim Kinde aus dem Jahre 1906 9 Fälle und gibt an, die erste Beobachtung stamme von LEBERT und DAVAINE. Weitere Fälle, zum Teil von Erwachsenen beschrieben DUNKEL, SALTYKOW, von SAAR, MAKAI. SALTYKOW fand 1900 58 Fälle von Askaridiasis der Leber, darunter 18 Leberabszesse. Da die Spulwürmer durch die Gallenwege die Leber erreichen und dort eine cholangitische Abszedierung verursachen, wird diese Form des Leberabszesses erst bei der chologenen Leberentzündung (s. unten) aufgezählt werden. Hier sei sie nur wegen der besonderen Disposition des Kindesalters gebracht. Besonders lehrreich ist der Fall von SAARS (71jährige Frau) mit dem Befund von Askariden sowohl im Choledochus, als in der Gallenblase und in der Leber und dem Nachweis sowohl sich furchender, als absterbender und zerstörter Spulwurmeier in großer Zahl im Granulationsgewebe; dieses war reich an eosinophilen Zellen und Fremdkörperriesenzellen, diese an der Chitinhülle der Eier anliegend. Neben den Spulwürmern finden sich regelmäßig, durch sie wohl in die Leber mitgeschleppt, reichliche Bakterien im Eiter. MAKAI, dessen 7jährige Kranke durchkam, nachdem die Operation aus einem karbunkelartigen Herd des linken Leberlappens 5 Spulwürmer entfernt und weitere 2 ausgewachsene Exemplare später beim Verbandwechsel noch aus der Wunde geschlüpft waren, meint, daß Embryonen oder Eier von Askaris auch auf dem Blutwege in die Leber gelangt sein können und bezweifelt die Behauptung DAVAINEs, daß Spulwürmer in Galle oder Leber in wenigen Tagen abstürben. Bei der „Cholangitis verminosa" braucht es nicht immer zur Abszeßbildung zu kommen; es sind chronische verschwielende Entzündungen, ja auch „biliäre Zirrhose" (L. NICOLI) gesehen worden.

Unter den 112 Fällen von Leberabszessen beim Kind, welche LEGRAND (s. oben) 1906 zusammenstellte, fällt weiter auch die auffällig hohe Zahl von traumatischen Leberabszessen auf, nämlich 19, während bis dahin nur 15 appendikuläre und 8 durch bazilläre Ruhr bedingte beim Kind mitgeteilt waren (ferner 6 durch Typhus, 9 durch Pyämie). Dies führt uns auf den traumatischen Leberabszeß überhaupt; PEL nennt ihn, wohl nicht ganz glücklich, den primären Leberabszeß. Es handelt sich dabei entweder um direkte verschmutzte Verletzungen der Leber durch die Bauchwand hindurch (Dolchstich, Pfählung, Schuß und dgl.) oder aber um sekundär infizierte stumpfe Verletzungen der Leber, etwa Hämatome, innere Risse, einfache Kontusionen, wie bei Fußtritt, oder bei Fall auf den Bauch. Leber und Gallenwege als Ausscheidungsorgan für Bakterien leiden einen derartigen Locus minoris resistentiae natürlich noch weniger als andere Gewebe.

Eine kurze Bemerkung sei den Leberabszessen durch Kriegsverletzungen gewidmet. Die primären Leberabszesse durch stumpfe Gewalt sind trotz der Häufigkeit solcher Verletzungen bei der besonderen Kriegführung des vergangenen Weltkrieges (Schleuderung, Verschüttung, Absturz, Verletzungen durch moderne Transportmittel) selten gewesen, vielleicht seltener als nach den Erfahrungen im Frieden zu erwarten gewesen wäre. Hingegen waren die Vereiterungen von Leberschußwunden und anschließende Abszeßbildungen sehr häufig. Als lehrreiche Besonderheiten können vielleicht hervorgehoben werden: das häufige Mißverhältnis zwischen der Kleinheit des eingedrungenen Geschosses oder sonstigen Fremdkörpers und der Größe des Abszesses und die Raschheit der Entstehung großer Eiterhöhlen. So verzeichnet DIETRICH einen in 13 Tagen durch Schrapnellverletzung entstandenen galligen Abszeß, der fast den ganzen rechten Leberlappen einnahm.

Was die Erreger anlangt, so nimmt DIETRICH, wie mir scheint mit Recht, an, daß auch Gasbranderreger Leberabszesse machen können (Zuckergehalt des Lebergewebes!).

Im Anschluß an die Entstehung der Leberabszesse durch stumpfe Gewalt sei auch noch der Möglichkeit der Entstehung durch andere physikalische Traumen gedacht, insbesondere auf Grund von Nekrosen durch Bestrahlung. Abb. 12 zeigt den Rand eines durch Röntgennekrose bei Bestrahlung eines Pyloruskrebses entstandenen Leberabszesses (S.N. 84/20, 69jähriges Weib).

Gelegentlich kann bei Leberabszeß der Weg, auf dem die metastatische Infektion der Leber zustande kam, zunächst zweifelhaft sein; das gilt z. B. bei den öfter beschriebenen Fällen im Anschluß an primäre Infektionen von

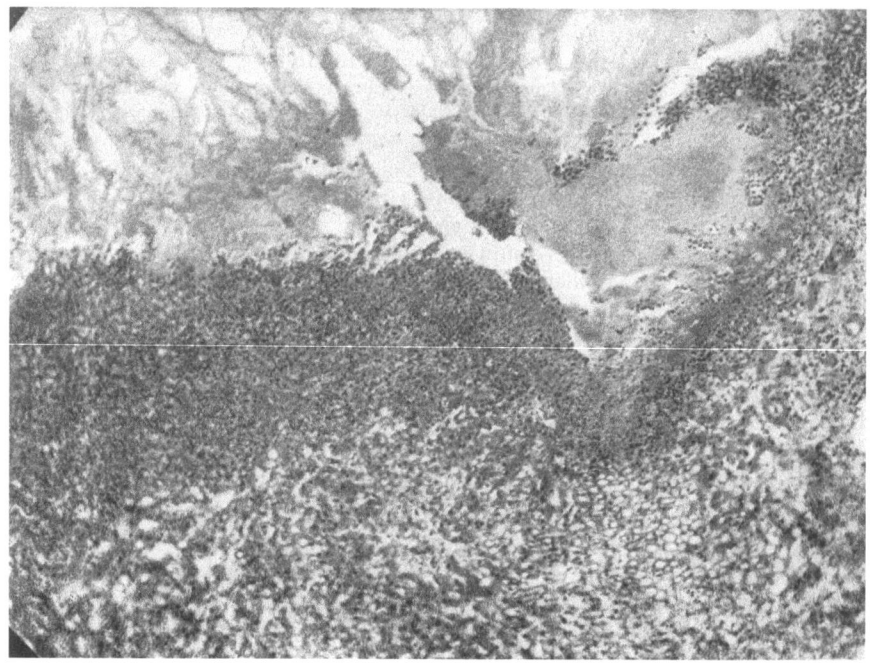

Abb. 12. Rand einer abszedierten Röntgennekrose der Leber bei Bestrahlung eines Pyloruskarzinoms.
Zeiß Apochrom. 16 mm, Komp. Ok. 4. Lif a 211.

Beckenorganen, z. B. vereiterten Hämorrhoiden, Geschwüren im Mastdarm (OPHÜLS) oder weiblichen Genitalorganen, Salpingitis (RABÉ), Ovarialabszeß mit Thrombose der Vena cava inf.! (EWALD), besonders bei puerperaler Endometritis oder — selten — bei Tripper und Prostatitis), also das eine Mal sozusagen an der Grenze, das andere Mal außerhalb des Pfortaderkreislaufs. Daß trotzdem auch im letzteren Falle durch Anastomosen zum letzteren hin die Infektion portogen vermittelt wird, scheint erwiesen zu sein. Eine ähnliche Entscheidung drängt sich bei den Leberabszessen auf, die sich nach Infektionen im Bereich der oberen Hohlvene entwickeln, ob sie nämlich durch arterielle Embolien, wie pyämische Metastasen, oder auf retrogradem Weg entstehen. Eine Zeitlang hat diese Frage eine gewisse Rolle gespielt für die angeblich häufigen Leberabszesse nach Kopfverletzungen; sie hat für diesen Fall aber keine Bedeutung mehr; denn man bekommt ja, trotz der nicht seltenen eitrigen Phlebitis der Durablutleiter und der Vena jugularis, keine Fälle zu sehen, wo sich diese Frage aufdrängen könnte. KOBLER (1901) erwähnt unter 79 Fällen von

Leberabszeß 13 durch Pyämie bedingte und darunter einen solchen nach Kopf-
verletzung.

Andere seltene Vorkommnisse sind Leberabszesse aus Entzündungen von
Kotdivertikeln (BÖHME-KAUFMANN) nach Pankreasentzündungen, nach Lungengangrän, nach Gastritis phlegmonosa (ACKERMANN, HENKE), infolge von Durchbrüchen von Gallensteinen aus der vereiterten Gallenblase oder gröberen Gallengängen in deren Leberbett (VOSSWINKEL, SONNENBURG, HERMES), bei ver-
jauchtem Magenkarzinom (STEMPFLE), aus vereiterten Krebsmetastasen der
Leber selbst (E. KAUFMANN), aus eingewanderten Fremdkörpern [Nadeln,
Borsten (CAMERER)], schließlich Leberabszesse bei Pest (ALBRECHT-GHON,
DÜRCK: hier Abbildung!), aus primären Milzabszessen.

Das letzte Beispiel bringt uns auf die Frage über den Sitz der Abszesse
in der Leber. Beim tropischen Leberabszeß gilt, ebenso wie es für den appendizitischen Leberabszeß der Fall ist, der rechte Leberlappen für stark bevorzugt. Darin etwas besonderes zu sehen, fehlt zunächst ein besonderer Grund,
zumal öfter mit Recht darauf hingewiesen wurde, daß der rechte Leberlappen
ja soviel größer als der linke sei. Es ist aber andererseits doch auf das auffällig
isolierte Befallensein des rechten Lappens durch größere und mehrfache Abszesse
und auf die Lokalisation der Abszesse im linken Lappen bei Sitz der Infektionsquelle in der linken Bauchseite, z. B. in der Milz aufmerksam gemacht worden.

Dies hat den Gedanken an einen getrennt bleibenden Blutstrom im Pfortaderstamm nach der Zusammenmündung der Vena lienalis und der Vena mesenterica (magna sive sup.) hervorgerufen, dem zuerst H. SÉGÉRÉ (1901) Ausdruck
gegeben hat. Die letzte Erörterung dieser Frage, mit einer Entscheidung im
zustimmenden Sinne (auf Grund von Versuchen am Hunde) stammt von
B. M. DICK. Demnach müßten Keime, die von der Milz oder aus dem Gebiet
der Vena mesent. infer. eingeschwemmt werden, die linke Leberhälfte erreichen,
solche etwa aus den Ileozökalvenen die rechte. Indessen hat diese Annahme
von einem Doppelstrom in der Pfortader Kritik und Ablehnung erfahren (O. HESS
u. a.), aber wie mir scheint, gehen auch diese wieder zu weit. Die Übertreibung
des Gedankens von SÉGÉRÉ bestand wohl hauptsächlich in der gleichzeitigen
Hypothese von einer getrennten Doppelfunktion der Leber: daß rechts die
Leber mehr der Verarbeitung von Nahrungsstoffen, links mehr entgiftenden
Aufgaben diene, die Übertreibung auf der gegnerischen Seite, zu leugnen, daß
isolierte, d. h. einseitige Schädigungen vorkommen. Ich habe früher (1911)
auf die eigenartigen in den rechten Leberteilen beschränkten Giftwirkungen
aufmerksam gemacht, welche sich sehr regelmäßig bei der früher üblichen
Jodoformgazetamponade der Operationswunde bei Appendektomie zeigten
und verfüge über mehrere Fälle, in denen das ausschließliche Befallensein
rechter Leberlappenteile bei Thrombophlebitis ileozökaler Venenwurzeln doch
sehr auffällig war. Daß der rechte Leberlappen auch bei Mischung der Blutströme wegen seiner Größe und wohl auch wegen des stärkeren Blutumsatzes
bevorzugt sein müßte, wie schon erwähnt, liegt auf der Hand; wird er doch
wohl auch vom Zwerchfell und von der Bauchwand stärker ausgedrückt als
der linke.

Endlich sei noch auf Fälle aufmerksam gemacht, wo die Aufklärung der
Genese der Leberabszesse Schwierigkeiten bereiten kann: so kann bei
Vereiterung einer Echinokokkuszyste die Zystenwand weitgehend eingeschmolzen
werden. Gelegentlich kommen in gemäßigten Breiten tropische, d. h. durch
Amöbiasis bedingte Leberabszesse vor, so in den Nordstaaten der Vereinigten
Staaten von Amerika (COUNCILMAN und LAFLEUR, FLEXNER), in Mittel- und
Norditalien (GIORDANO), in Südfrankreich bis Lyon (BOINET und GANGOLPHE,
zitiert nach PERUTZ), in Dalmatien, Südrußland, Rumänien. Die oben für

Bosnien bereits angegebene Häufigkeit der Leberabszesse (Kobler) soll nicht von der Amöbenruhr, sondern von bazillärer Ruhr und Mischinfektionen abhängig sein (Kraus). Nach Bertrand sollen überhaupt Leberabszesse durch bazilläre Dysenterie nicht so selten sein, wogegen allerdings die Erfahrungen im vergangenen Weltkrieg (1914—1918) sprechen (O. M. Chiari).

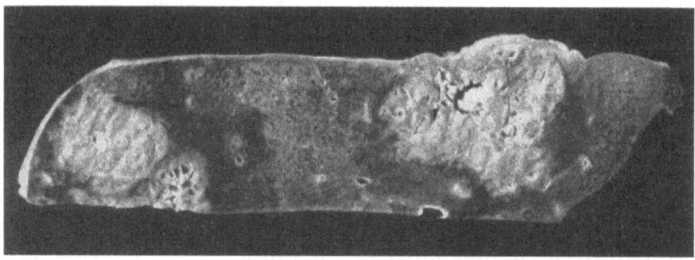

Abb. 13. Multiple tuberkulöse Leberabszesse bei einem 10 Monate alten männlichen Säugling; einer davon mit Durchbruch nach der Basis der rechten Lunge.

Auch an das Vorkommen der seltenen tuberkulösen Leberabszesse denke man, bevor man sich entschließt, die Diagnose „idiopathischen oder kryptogenetischen Abszeß der Leber" zu stellen; W. Gerlach hat einen über kindskopfgroßen tuberkulösen Abszeß aus meinem Institut beschrieben (Abb. 14):

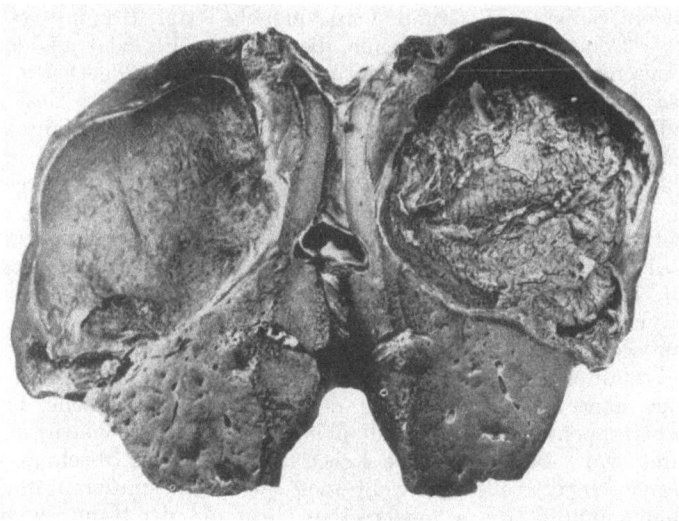

Abb. 14. Kindskopfgroßer (etwa 12 cm im Durchmesser haltender) tuberkulöser Abszeß der Leber ohne Mischinfektion. (SN. 253/22 des Jenaer pathol. Instituts, 37jähr. Weib.) Wahrscheinlich isolierte Lebertuberkulose bei fraglich tuberkulöser Pyosalpinx.

er läßt bei einer kritischen Durchsicht von den durch Lotheissen zusammengestellten 18 Fällen der Literatur einschließlich des unsrigen nur 6 Fälle gelten. Hinzu käme dann noch wohl eine Beobachtung von Fletcher über tuberkulöse Höhlenbildung mit Perforation in die Gallenwege. Während bei der von Gerlach mitgeteilten Beobachtung (37jähriges Weib) und in einem Fall von Maximowitsch (53jähriges Weib) die primär tuberkulöse Natur des Leberabszesses wohl sicher gestellt wurde, hat HART einen Fall mitgeteilt, in welchem cholangitische Leberabszesse mit Kolibazillen bei Verlegung des Gallenabflusses durch einen Krebs der VATERschen Papille sekundär (bei Fehlen weiterer Tuberkulose im Körper!) mit Tuberkelbazillen infiziert waren. W. FISCHER erwähnt einen Fall von tuberkulöser Mischinfektion eines tropischen Leberabszesses nach einer Beobachtung von BONNEFAY und MAILLE.

Einen weiteren Fall eigener Beobachtung möchte ich wegen seines Vorkommens bei einem 10 Monate alten Säugling (S.N. 354/26, Basel) erwähnen und in Abb. 13 wiedergeben. Es handelte sich dabei um multiple tuberkulöse Leberabszesse in Mischinfektion mit grampositiven Diplokokken bei sehr ausgedehnten tuberkulösen Lymphomen des Halses, der Leberpforte und der paraaortalen Lymphknoten neben geringer Miliartuberkulose von Lungen, Milz, Nieren und Leber.

c) Leberabszesse durch retrograde embolische Infektion.

Die seinerzeit lange erörterte Frage des Vorkommens eines retrograden Transportes (VON RECKLINGHAUSEN) auf dem Blutwege darf heute durch Experiment (HELLER, LUBARSCH, RISEL u. a.) und vielfältige Erfahrung, im besonderen auch für die auf diese Weise gegebene Möglichkeit einer Infektion der Leber von den Lebervenen aus als im bejahenden Sinne entschieden angesehen werden. Gewiß gibt es Fälle, etwa von Leberabszessen bei Otitis media (RISEL), Sinusphlebitis, vereiterten Kopfverletzungen (Hirnabszessen), Thrombophlebitis der Jugularvenen (E. WAGNER), wo die Entscheidung schwierig werden kann, ob die Metastasen in der Leber durch die Leberarterie oder durch die Lebervene entstanden ist. Aber nicht nur sind die mechanischen Bedingungen einer Umkehr des Blutstroms, auch in der Nähe des Herzens unter dem Einfluß der Druckschwankungen im Thorax (HELLER, LUBARSCH) und der Druckunterschiede in der oberen und unteren Hohlvene (R. BENEKE) genügend geklärt, sondern die Fälle mit unmittelbarem Haften der Infektionserreger in den Stämmen der Lebervenen (Hepatophlebitis) beweisen den Weg der Infektion in die Leber hinein. Allerdings kann, wie E. KAUFMANN bemerkt, eine Hepatophlebitis auch durch Fortkriechen der Infektion im Sinne des Blutstromes durch die Zentralvenen und sublobulären Venen von der Leber aus erfolgen.

Ein verwickelter Fall eigener Erfahrung (S. N. 679/06, München) zeigt kurz die berührte Schwierigkeit an: Frau mit vereitertem Prolaps der Gebärmutter, akute neben chronischer Peritonitis, Endokarditis, Thrombophlebitis der Lebervenen, Leberabszeß. Der Fall wurde trotz der Möglichkeit der portogenen und der arteriogenen Infektion als Leberabszeß durch retrograde Embolie aufgefaßt.

Zwei sehr ähnliche Beobachtungen hat CL. REINIGER mitgeteilt: in beiden Fällen war die Quelle der Infektion eine puerperale Endometritis und es fand sich an der Einmündungsstelle der Lebervenen in die Vena cava inf. ein septischer Thrombus; insofern, als die Erschwerung des Abflusses des Venenblutes aus der Leber hier leicht Wirbelbildung und Umkehr des Blutstromes verursachen konnte, liegen diese Fälle etwas anders, als die, welche durch Einschleppung der retrograden Infektion aus fernen Blutgebieten, unter Umständen vielleicht mit einer gewissen Gewalt der Embolisation und diskontinuierlich zustande kommen. Daher nimmt REINIGER wohl mit Recht eher ein kontinuierliches Fortschreiten der eitrigen Venenentzündung in seinen Fällen in die Leber hinein an. Dasselbe gilt wohl auch für einen ältern Fall von C. ABÉE bei aktinomykotischer Stenose und Perforation der Einmündungsstelle der Vena cava inf. in den rechten Vorhof. Auch hier scheinen die Leberabszesse auf die unmittelbare Nachbarschaft der Mündungen der größeren Lebervenen beschränkt gewesen zu sein.

Der Vollständigkeit halber, nicht weil es für die Entstehung von Leberabszessen eine Bedeutung hat, sei schließlich noch erwähnt, daß retrograder Transport im Kreislauf der Leber auch auf deren Pfortaderseite vorkommt. So sah ich einmal bei einer cholangitischen Zirrhose eines 35jährigen Weibes (S.N. 612/22, Basel) durch retrograde Infektion ein embolisches, mykotisches Aneurysma der Pfortader entstanden.

d) Akute Cholangitis und cholangitische Leberabszesse.

Wiewohl die Krankheiten der Gallenwege in einem besonderen Kapitel dieses Handbuches behandelt werden sollen, verdienen die akuten und nicht steinbildenden Entzündungen der intrahepatischen Abschnitte des Gallenwegsystems auch im vorliegenden Zusammenhang eine kurze Erörterung, zumal die chronische Cholangitis und die biliäre Zirrhose ohnedies zum Thema unseres Abschnittes gehören.

Es kommen für die Pathogenese der intrahepatischen Cholangitis zwei Wege in Betracht: einmal die intrakanalikuläre Infektion aus dem Darm, bzw. Duodenum und aus der Gallenblase, sodann die hämatogene Infektion. Für die erstere gilt der Kolibazillus als der weitaus häufigste Erreger, bei abszedierenden Vereiterungen des Lebergewebes von den vereiterten Gallengängen („Cholangitis suppurativa")aus werden aber auch die gewöhnlichen Eitererreger, darunter, wie C. Sternberg betont, auch gerne der B. Friedländer

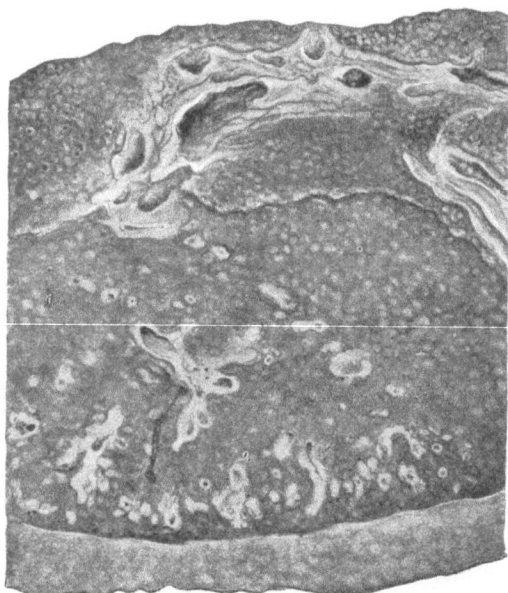

Abb. 15. Akute eitrige aszendierende Cholangitis mit beginnender abszedierender Phlegmone der Glissonschen Kapsel und sekundärer intrahepatischer Pylephlebitis. Verschlußsteine des Choledochus und Zystikus. (SN. 546/24. 25jähr. Mann.)

gefunden. Über die Rolle des Streptococcus faecalis (Enterokokkus) sind die Akten noch nicht geschlossen. Die aszendierende Entzündung der Gallenwege ist ein häufiges und verhältnismäßig gut bekanntes Vorkommnis; freilich ist unter diesen Fällen nur die Mehrzahl durch bekannte Auslösungsvorgänge erklärt, wie Abflußverhinderung der Galle infolge Steine und Krebse der größeren Gallengänge, besonders des Choledochus, Kompression desselben durch anliegende Tumoren, etwa des Pankreaskopfes, Schwellungen der Portaldrüsen, Steine der Mündungsstellen der Speichelgänge des Pankreas und dgl. mehr (Abb. 15). Eine wichtige Rolle spielt auch die primäre Cholezystitis, wobei die Infektion von der Gallenblase nicht nur auf dem Schleimhautwege, sondern durch die Wand der Gallenblase und ihr Leberbett die Leber erreichen kann (hierbei kommen öfter betonte, aber meines Wissens nie mit Sicherheit nachgewiesene Lymphgefäßverbindungen in Frage). Eine größere Bedeutung möchte ich der Anwesenheit von Ductus hepato-cystici, d. h. akzessorischen, in die Gallenblase oder den Ductus cysticus einmündenden Gallengängen der

Leber beimessen (über diese vgl. HENSCHEN, ODERMATT, LUDWIG); nach FELIX sind die LUSCHKASchen Gänge, die als Nester krankhafter Vorgänge in der Gallenblase ja wohl bekannt sind, Abkömmlinge der Ductus hepato-cystici.

In einer Minderheit der Fälle von aszendierender Cholangitis bleibt aber die Frage der Pathogenese offen, wenigstens findet sich kein Abflußhindernis und keine sonstige anatomisch nachweisbare Entleerungsschwierigkeit. Für die Fälle von sog. Icterus catarrhalis, dessen aszendierend-cholangitische Natur an sich fragwürdig bleibt, hat der in der Literatur eine große Rolle spielende Schleimpfropf der Papille Vateri wohl für die meisten Pathologen eine sagenhafte Existenz.

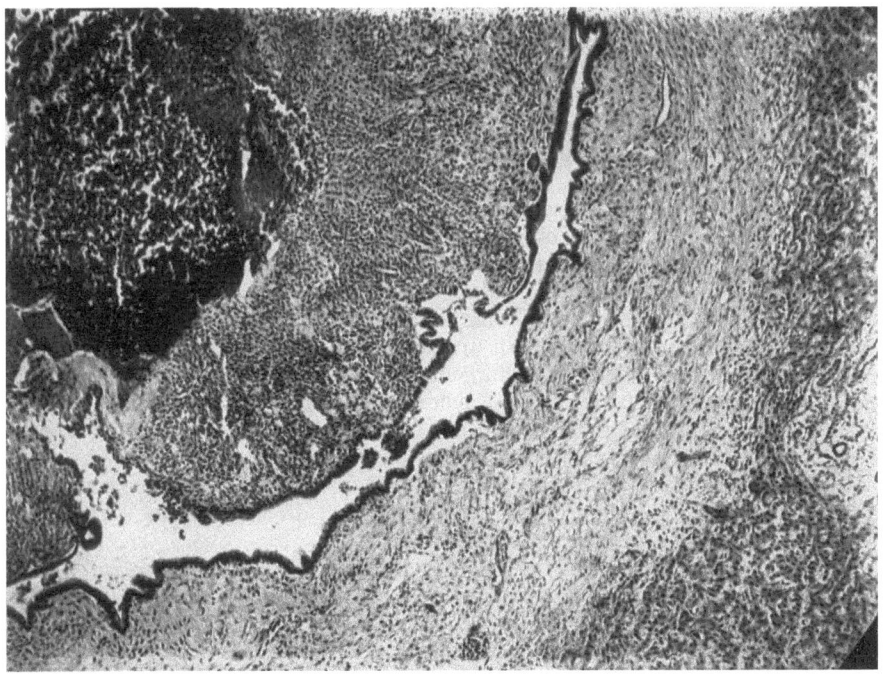

Abb. 16. Ältere cholangitische Abszesse. Abszesse der Leber: auf der einen Seite des Gallengangs Abszeß mit umgebenden Granulationsgewebe und regeneratorischer Epithelisierung der Wand, oben noch Verbindung der Abszeßhöhle mit der Lichtung des Gallengangs, unten sklerosierende Ausheilung der Pericholangitis. (S 550/27, 27jähr. Weib.)

ASCHOFF sieht ihn als ein Produkt postmortaler Epitheldesquamation an und macht auf ähnliche Ansammlungen in den Gallengängen aufmerksam.

Es muß überhaupt gesagt werden, daß wir von den einleitenden Vorgängen und von dem anatomischen Bilde frischer Cholangitis sowohl der aszendierenden Form letzterer Art (d. h. nicht aus notorischer Gallestauung) als auch der hämatogen bedingten, sehr wenig wissen, und zwar schon mangels Gelegenheit zu anatomischer Untersuchung. Das klinische Bild aber ist ein so wenig scharf umschriebenes und die klinische Diagnose so unsicher, daß hierüber die bestimmten Namen der klinischen Nomenklatur: Cholangie, Cholangitis usw. nicht hinwegtäuschen können. Als entschiedener Fortschritt und als Wegleitung für künftige pathologisch-anatomische Untersuchung ist aber die neuerdings gewonnene bessere Einsicht in die funktionellen Störungen der Gallenströmung (WESTPHAL u. a.) zu bezeichnen. Daß in Analogie zu anderen aszendierenden Kanalinfektionen von Drüsenausführungsgängen auch für die genannte Minderheit pathogenetisch unaufgeklärter entero- oder cholezystogener Cholangitis Störungen der Selbstreinigung der Gallenwege, am ehesten durch Bewegungsstörungen des Entleerungsmechanismus in Betracht kommen, darf mit Wahrscheinlichkeit angenommen werden; daneben dürfen wohl auch Änderungen der chemischen Zusammensetzung der Galle und ihrer ohnehin geringen bakterienwidrigen Eigenschaften vermutet werden dürfen. In diesem Zusammenhang darf an die Begünstigung der Typhusbazillenansiedlung in der Gallenblase durch die Blasengalle selbst erinnert werden, gleichzeitig aber auch daran, daß trotz der fast gesetzmäßig erfolgenden Einnistung der mannigfachsten Erreger, besonders der Erreger von Typhus und Paratyphus in die Gallenblase bei den entsprechenden Darmerkrankungen, Entzündungen der Blase oder intrahepatische Cholangitis durch dieselben zu den größten Seltenheiten gehören (E. Fränkel, Henke). Die Besiedlung der Gallenblase und der Gallengänge der Leber (Chiari) mit den spezifischen Erregern erfolgt dabei zweifellos auf dem Blutwege; ob unmittelbar in die Gallenblase oder was ebenso wahrscheinlich ist, auf dem Weg über die Ausscheidung durch intrahepatische Gallenwege (oder beides gleichzeitig) ist unentschieden. (Daß bei Bazillenausscheidern die Infektion auch in der Leber haust und deshalb Cholezystektomie zwecklos ist, ist bekannt.) Bittorf beschrieb unter der Bezeichnung „heilbare akute Hepatitis" eine als Cholangitis typhosa bei einer Bazillenträgerin beobachteten Krankheit ohne anatomischen Befund, Fr. Schultze einen ähnlichen Fall, in dem eine Probeexzision der Leber interstitielle Hepatitis ergab. Jedenfalls ist also gegenüber der Häufigkeit der bakteriellen Infektion der Gallenwege und der angeblich ebenfalls häufigen klinischen Cholangiolitis (Naunyn) der anatomische Nachweis einer solchen selten möglich. Aschoff erwähnt systematische Untersuchungen seines Schülers Aiello über das Verhalten der intrahepatischen Gallenwege bei Infektionskrankheiten und den regelmäßig negativen Ausfall der Prüfung derselben mittels der Oxydasereaktion auf entzündliche Zellanhäufungen (abgesehen von der bekannten Veränderung bei Typhus und Tuberkulose).

Beruhte, wie wir gesehen haben, die aszendierende Cholangitis im wesentlichen auf einem Versagen der gallenstromfördernden Einrichtungen, so können wir von der hämatogenen vermuten, daß sie außerdem auf einem Versagen der desinfektorischen, d. h. derjenigen selbstreinigenden Leistungen des Lebergewebes zurückzuführen sind, deren Durchführung in erster Linie den retikuloendothelialen Zellen der Leber obliegt. Kennen wir doch nicht nur die Abwehrvorgänge, welche sie leisten, aus unmittelbarer Anschauung sehr gut, sondern können nach gewissen experimentellen Erfahrungen auch mit einem Versagen („Blockade") derselben rechnen. Neben einer Lähmung durch Beeinflussungen, die der bakteriellen Infektion vorhergehen oder gleichzeitig mit ihr erfolgen, ist besondere Massenhaftigkeit oder Virulenz der Infektion zu fürchten. Von der ersteren gibt das Mikrophotogramm Abb. 2, S. 247 eine Vorstellung. Aber die Stelle des Übertritts aus der Blutbahn in die Gallenwege der Leber ist nicht erwiesen, so wenig wie die genaueren Bedingungen des Festhaftens daselbst. Die einzige beweisende Angabe von der hämatogenen Genese einer Cholangitis verdanken wie E. Fränkel: er konnte durch intraperitoneale Verimpfung von Herzblut eines an Paratyphus mit paratyphöser Cholangitis verstorbenen 40jährigen Mannes bei Meerschweinchen eine binnen 11, bzw. 16 Tagen tödlich verlaufende Cholangitis erzeugen. In der Leber des Mannes fanden sich, nur mikroskopisch erkennbar, die cholangitischen und pericholangitischen Veränderungen in Form streifiger und rundlicher lymphoider Zellherde (ohne Leukozyten!) um die feinsten Gallengänge, an den gröberen auch zellige Durchsetzung der Wand und dazwischen nachweisbare Bazillen; in den Lebern der

Versuchstiere kleine trübe mohnkerngroße Nekroseherde, mit Paratyphusbazillen. An sich braucht jedenfalls auch die intensivste Bakteriämie (z. B.
Milzbrand, Pest) keine Cholangitis hervorzurufen. Bezüglich des Schrifttums,
das sich mit der hämatogenen Infektion der Gallenwege befaßt und dessen Erwähnung im einzelnen hier viel zu weit führen würde, sei auch auf A. POSSELTs
sorgfältigen Bericht über diese Frage hingewiesen. Er erwähnt außer bei Typhus
Beobachtungen von Cholangitis bei Rotz, Cholera, Milzbrand. Wenn POSSELT
aber den Infektionskrankheiten in der Ätiologie der Leber- und Gallenblasenerkrankungen die führende Rolle beimißt und im besonderen die Häufigkeit
der Cholangitis (neben der Cholezystitis) nach infektiösen Darmprozessen betont,
so ist dem um so weniger beizustimmen, als seine eigenen Tabellen keinen einzigen
anatomisch erhärteten Fall von Cholangitis aus solcher Ursache aufweisen.

Angesichts des Widerspruchs zwischen der Seltenheit der anatomischen
hämatogenen Cholangitis und ihrer klinisch angenommenen Häufigkeit sei
doch noch darauf verwiesen, daß wir schon aus dem Grunde mehr Gewicht auf
die anatomischen Erfahrungen legen müssen, weil die klinischen Erscheinungen
zusammen und im einzelnen vieldeutig sind, wie der anfallsweise oder langsam
entstehende Ikterus, die Leberschwellung (von der WESTPHAL mit Recht sagt,
daß sie allein durch neurotisch bedingte Hyperämie entstehen kann („vagische"
Reflexhyperämie) und die Schmerzanfälle. Zu einer systematischen Unterscheidung verschiedener Formen von hämatogenen Cholangitiden reicht die Zahl
der Erfahrungen nicht aus, desgleichen muß offen gestanden werden, daß auch
die Differentialdiagnose der Herkunft einer Cholangitis am Sektionstisch versagen kann, was nicht wundernehmen kann, da es bei rein funktionellen, besser
gesagt dyskinetischen Verschlüssen der Abfuhrwege der Galle nicht möglich
ist, die Entstehung durch aszendierende Infektion zu erweisen. Bakteriocholie, sagt UMBER mit Recht, ist noch nicht Infektion; wie läßt sich aber dann
eine infektiöse Cholangie ohne histologische Cholangitis aufrecht erhalten?
UMBER meint, daß „die Abwesenheit von histologischen Zeichen einer entzündlichen Cholangitis und ebenso ein normales Aussehen der Galle keineswegs eine
voraufgegangene infektiöse Cholangitis ausschließe und daß diese darum doch
nicht vom pathologischen Anatomen abgelehnt werden darf". Wir sind anderer
Ansicht, einerseits wegen der klinischen Unbeweisbarkeit dieser „Cholangie",
der Möglichkeit ihrer Verwechslung mit funktionellen Störungen der Gallenwege und wegen der experimentellen Erzeugbarkeit sicherer Cholangitis (Versuche FRÄNKELs).

Übersichtlich liegen die Verhältnisse nur bei den Cholangitiden im Anschluß an die leicht faßbaren anatomischen Störungen in den groben Gallenwegen, wie sie oben schon genannt wurden, also Verlegungen des Ductus
choledochus oder primären Cholezystitiden mit und ohne Cholelithiasis.
Dabei lassen sich schwache, mehr katarrhalische oder oberflächlich eiternde
von schwereren, eitrigen (purulenten, blennorrhoischen, phlegmonösen) und
diphtheroiden (pseudomembranösen), bzw. nekrotisierenden Formen unterscheiden. Die letzteren sind an der starken galligen Imbibition der Beläge
und geschwürigen Wandteilen leicht kenntlich. Daneben wäre auch auf die
Erweiterung der Gänge zu achten, welche bei notorisch durch Gallenstauung
eingeleiteten Fällen nicht fehlt.

Verfolgt man die aszendierende Entzündung der Gallengänge in die feineren
Verzweigungen der GLISSONschen Kapsel hinauf, so pflegt sie meist dort bald
abzuklingen oder nur mehr fleckig nachweisbar zu sein; Lockerungen des Epithelverbandes und zwischengeschobene, sowie in die Lichtung eingewanderte
Leukozyten können sie noch verraten, in älteren Fällen pericholangitische
Zellansammlungen mit einkernigen Wanderzellen. Intralobulär, also im Bereich

der sog. Gallenkapillaren, ist eine Entzündung aus diesen gewöhnlichen Merkmalen überhaupt nicht mehr nachweisbar, so daß der anatomische Begriff der Cholangitis capillaris (Cholangiolitis) überhaupt auf schwachen Füßen steht[1].

Ich fasse zusammen: sieht man die neuere klinische Literatur über die Cholangitis durch, so sollte man aus der dortigen Betonung ihrer Häufigkeit und Wichtigkeit auch erwarten können, daß die klinische Anschauung einmal anatomisch erhärtet worden sei; bei genauerem Zusehen vermißt man aber diesen Beweis. Was CHARCOT unter seiner „fièvre hepatique intermittente" (1862) beschrieb, PEL als Icterus catarrhalis und als Angiocholitis infectiosa unterschied, NAUNYN als reine (d. h. nicht steinbildende) Cholangitis bezeichnete, ST. KLEIN in verschiedene Typen einer „primären Cholangitis" zerlegte, sind Leiden, die für den pathologischen Anatomen ohne sichere und ohne einheitliche Grundlage sind und die sich denn in der Tat, wenn wir einmal Gelegenheit haben, Fälle mit solcher klinischer Diagnose zu sezieren, als sehr verschiedene Dinge zu entpuppen pflegen, bald als gelbe Leberatrophie, bald als rezidivierende Sepsis, bald als „BANTISche Krankheit" bzw. splenomegale Zirrhose, bald als WEILsche Krankheit, bald als beginnende biliäre Zirrhose, bald als gewöhnliche aufsteigende Cholangitis bei Gallenblasenentzündungen und bei Steinbildungen. Selbst der Nachweis reichlicher Leukozyten im Duodenalinhalt durch Duodenalsondierung (ST. KLEIN) bei gleichzeitiger Gelbsucht und Leberschwellung beweist noch nicht, daß eine eitrige Entzündung der Gallenwege vorhanden sein muß.

Unsere Zweifel richten sich in erster Linie gegen die Beweisbarkeit der akuten hämatogenen primären Cholangitis als eines häufigen Leidens, nicht gegen die sekundären aszendierenden Formen, z. B. im Anschluß an irgendwie bedingte Störungen der Gallenausscheidungen und nicht gegen die rezidivierenden und chronischen Formen mit Übergang in hypertrophische, biliäre Formen der Zirrhose.

Neben einer infektiösen unterschied NAUNYN eine toxische reine Cholangitis. Er nahm letztere z. B. beim hämolytischen Ikterus und bei experimenteller Alkoholvergiftung (ferner für den Ikterus bei Infektionskrankheiten (Rekurrens, Gelbfieber, ansteckender Ikterus) an. In einem Falle von akuter Cholangitis bei einem erst 1 Monate alten Kinde mit offenen Gallenwegen, gestorben an Urämie, habe ich mich gefragt, ob nicht auch urämische Cholangitis vorliegen könnte.

Viel einfacher liegen nun die Verhältnisse bei den eitrigen aufsteigenden Gallengangsentzündungen; wohl am einfachsten in den schon oben im Kapitel über den Leberabszeß besprochenen Einbohrungen der Spulwürmer in die Gallenwege der Leber und bei der durch sie in die Höhe transportierten Infektion. Außer Askariden verursachen noch andere meist durch die Pfortader vermittelte Würmer Cholangitiden, so der Leberegel (Distomum hepaticum), das Distomum felineum und — recht häufig in China und Japan — das Distomum spathulatum (Clonorchis sinensis). Man kennt dabei alle Stadien von der akuten eitrig-schleimigen bis zu der chronischen schrumpfenden Pericholangitis mit und ohne zirrhotische Veränderungen der Leber.

e) Die cholangitischen Leberabszesse.

Bei der tiefgreifenden Gallengangsentzündung kann es zu Wandzerstörungen der Gallengänge und zu eitriger Einschmelzung ihrer Umgebung kommen. Immer ist die GLISSONsche Kapsel in geeigneten Fällen, d. h. wenn die Abszeßbildung noch klein ist, als Ausgangspunkt der Abszesse nachweisbar; daraus

---

[1] M. BJÖRKSTEN hat durch Injektionen von virulenten Streptokokkenkulturen in den Choledochus bei Tieren herdförmige Leberzellnekrosen erhalten, also zweifellos die Infektionen nach Analogie einer Cholangitis ascendens bis in die Gallenkapillaren hochgetrieben. Bemerkenswerteweise verschwanden die Streptokokken vor dem Abklingen der perifokulären Entzündung um die Nekrosen.

geht hervor, daß auch in diesen Fällen nicht die intralobulären Gallenwege Sitz der Entzündung, bzw. die Infektionsquelle sind. Die Schnittfläche der Leber zeigt quellende, schmutzig-gelbbraune bis grünliche Beschaffenheit mit dunklen, braungrün gefleckten Stellen um ausdrückbare Eitertropfen oder multiple kleine zackige, manchmal blattartig geformte Eiterhöhlen. Die Abszesse werden im allgemeinen nicht so groß wie bei der pylephlebitischen und metastatischen portogenen Form (s. S. 260). Die gallige Färbung ist, wie ebendort gezeigt wurde, an sich kein Beweis für die cholangitische Entstehung, da Gallengänge sekundär bei der hämatogenen Vereiterung der Leber angefressen werden können. Mikroskopisch gelingt es meist noch, Teile der Gallenwände in den Abszessen nachzuweisen (Abb. 16). Oft ist die Leber ganz durchlöchert von den mehr oder minder gallig gefärbten Abszessen, der Eiter ist oft schleimig. Seltener als bei hämatogener Entstehung ist wegen der großen Ausbreitung des Prozesses eine Ausheilung; dann verschwielen die Umgebung der Abszesse und es kommt zu einer sehnig-streifigen Durchwachsung des Organs, die größeren Gallenwege haben verdickte, weiße Wand (Abb. 50a und b, S. 442/443). Schwierigkeiten in der Diagnose der Entstehungsweise der cholangitischen Leberabszesse und in der Unterscheidung von andersartigen dürften sich selten ergeben, obwohl wegen der sekundären Beteiligung der Pfortaderäste das Bild zunächst verwirrend sein kann. Unter den Auslösungsursachen kann gelegentlich ein Trauma eine Rolle spielen.

f) Chronische Cholangitis und Cholangitis lenta.

Nur kurz sei auch die chronische Cholangitis wegen ihrer Beziehungen zu chronischen Leberentzündungen geschildert. Ihr Vorkommen bei den Wurminvasionen der Gallengänge (S. 267) und als Ausgangsstadium der akuten aufsteigenden Cholangitis (S. 277 oben) ist schon erwähnt.

Die pathologisch-anatomischen Kenntnisse über sie stellen sich sonst nicht viel besser dar als bei der hämatogenen, sog. infektiösen oder reinen Cholangitis der inneren Klinik. Sie wird von dieser geschildert als eine zu Rezidiven mit Fieber, Schüttelfrösten, schmerzhafter Leberschwellung, Gelbsucht, Milzvergrößerung neigende Krankheit, wobei jedes einzelne dieser Krankheitszeichen und auch alle zusammen fehlen können. Ausgelöst werden die Rückfälle leicht durch Traumen (NAUNYN), wie Erschütterungen, Eisenbahnfahrten, Diätfehler, Infektionen usw. Weder die Fälle NAUNYNs noch die Fälle ST. KLEINs sind aber autoptisch untersucht, um nur die beiden bemerkenswertesten klinischen Bearbeiter dieses Gegenstandes aus der jüngeren Zeit zu erwähnen. NAUNYN und KLEIN geben die Möglichkeit der Verwechslung mit Morbus Banti und mit beginnender Leberzirrhose zu. Auch der tatsächliche allmähliche Übergang in biliäre Zirrhose wird angenommen. DUPRÉ will denn auch schon in einer älteren Arbeit mikroskopisch außer entzündlichen Infiltraten um die Gallengänge Wucherung von solchen als Zeichen chronischer Cholangitis ansehen. Ich möchte vermuten, daß die von CURSCHMANN unter der Bezeichnung „eigenartige nekrotisierende Hepatitis" mitgeteilten zwei Fälle nichts anderes als ausnahmsweise weit gediehene Beispiele chronischer, nicht eiternder Cholangitis mit zeitweisen Gallestauungen waren; denn die von ihm gegebenen Abbildungen geben die Befunde zentraler Läppchennekrosen bei mechanischem Ikterus in einem bestimmten Stadium wieder und andererseits beschreibt er eine jüngere und ältere, auf die Umgebung der erweiterten und gewucherten Gallengänge beschränkte Bindegewebswucherung.

Als eine Sonderform wird neuerdings gerne die sog. Cholangitis lenta (SCHOTTMÜLLER) hingestellt. Es handelt sich dabei um ein Leiden, in dem sich in dem Krankheitsbild der sog. Sepsis lenta sozusagen eine kranke Leber in den Vordergrund schiebt. Mit der Sepsis lenta hat es die rückfälligen unregelmäßigen, meist schwachen Fieberschübe, die allmähliche Anämisierung der Kranken und die gelegentliche Züchtbarkeit des Streptococcus viridans aus dem Blute gemeinsam (Schottmüller-Eickhoff); letzterer ist allerdings nach Umber nicht regelmäßig anzutreffen. Hinweise auf die zugrunde liegende Lebererkrankung geben dann Gelbsucht, Leberschwellungen, Milzvergrößerungen, Ausscheidung von Bilirubin, Urobilin, Urobilinogen und Gallensäuren im Urin. Schottmüller und Eickhoff haben Strept. viridans auch aus der Galle eines tödlichen Falles gezüchtet; K. Meyer und W. Löwenberg vermuten, daß in solchen Fällen eher Infektionen mit Enterokokken vorliegen. Sowohl aus den kurzen Angaben von Löwenhardt-Umber, wie den ausführlicheren von E. Hedinger über pathologisch-histologische Befunde bei Cholangitis lenta ist zu ersehen, daß eine anatomische Einheit hier nicht vorliegt. In einem Falle (47jähriger Mann) Hedingers war die Leber derb, glatt, von 1900 g Gewicht, zeigte verwischte Zeichnung, dabei eine gelbe und grüne trübe Felderung und eitrig-fibrinöse Kapselentzündung, in einem zweiten Falle war eine zähe, glatte, grünliche, 2500 g schwere Leber ohne Läppchenzeichnung mit interstitieller Entzündung, Gallengangswucherungen, Gallenthromben, Leukozyten und Epitheldesquamation in den größeren Gallenwegen vorhanden. Die Milzgewichte betrugen 420 und 900 g. Hedinger spricht von einem möglichen Übergang in Hanotsche Zirrhose. Siegmund beschreibt als pathologisch-anatomisches Substrat der Cholangitis lenta intra — und pericholangitische Leukozyten — Infiltrationen, welche auf die feineren Gallenwege beschränkt seien; die mit dem Blute in die Leber gelangten Erreger fanden nicht nur im Endothel, sondern auch in den Leberzellen eine Verarbeitung.

B. Die chronischen Leberentzündungen.

I. Die Leberzirrhosen.

a) Einleitung.

Nicht alle chronischen Leberentzündungen sind oder werden Zirrhosen. Der Begriff der Zirrhose ist eine ganz gut umschriebene Krankheits-Einheit, obwohl weder die ursprüngliche Bedeutung des Wortes heute dabei noch eine Rolle spielt — κιρρος bedeutet schmutziggelb — noch irgendeine sonstige äußerliche Einheitlichkeit vorliegt, vielmehr unter der Bezeichnung Zirrhose sehr verschieden aussehende Leberveränderungen zusammengeordnet werden. Auch der Versuch, die an sich belanglose und unzutreffend gewordene Bezeichnung Zirrhose durch eine andere Benennung zu ersetzen, würde sicherlich mißlingen; jedenfalls trifft die Verdeutschung „Schrumpfleber" auch nur für einen Teil jener Einheit das richtige und dasselbe gilt für „chronische Hepatitis" oder „chronische interstitielle Hepatitis".

Denn unzweifelhaft ist mit dem Begriff Zirrhose nicht der Gedanke an eine chronische Entzündung der Leber schlechthin verbunden, sondern, wie weiter unten noch näher begründet werden soll, eine bestimmt geartete Entzündung, und zwar solche mit Einbuße an Lebergewebe. Es fallen also alle chronischen Leberentzündungen ohne solche Gewebsverluste am Parenchym nicht unter den Begriff Zirrhose.

Die nicht zirrhotischen chronischen Leberentzündungen.

Sie treten an Häufigkeit und klinischer Bedeutung gegenüber der Zirrhose weit zurück und sollen deshalb hier in der Besprechung kurz vorweggenommen werden. Wir sehen sie teils als reine Nebenbefunde und nicht immer in klarem Zusammenhang mit dem übrigen Sektionsergebnis, auch makroskopisch nicht erkennbar und klinisch belanglos in Form von über die Norm vermehrten, lymphoiden Zellinfiltrationen der GLISSONschen Kapsel diffuser Verteilung, teils als seltene pericholangitische Entzündung mit und ohne, aber in reinen Fällen unerheblichen Gallengangswucherungen, wie sie auf den vorigen Seiten beschrieben wurde oder schließlich — und das ist wohl die vielerorts häufigste und wichtigste Form dieser nicht zirrhotischen chronischen Hepatitis — als in durierte Fettleber der Säufer. Sie stellt — zum Unterschied von der alkoholischen Leberzirrhose — sozusagen die Durchschnittswirkung des schweren chronischen Alkoholismus auf die Leber dar. Das Organ pflegt dabei groß, steif, stark gelb und plump zu sein. Mikroskopisch finden sich in der oft etwas verbreiterten GLISSONschen Kapsel kleinzellige Infiltrationen, das Leberparenchym ist meist durchaus verfettet und die Gitterfaserdarstellung ergibt als Erklärung für die Härtezunahme des Gewebes eine Verstärkung des intralobulären Gitterfasergerüstes. Bei der Besprechung der Rolle des Alkohols in der Ätiologie der Zirrhose wird darauf zurückzukommen sein (vgl. S. 305 ff). Bei Kindern und Erwachsenen gibt es infolge chronischer Magendarmleiden und infolge der Invasion der Leber mit Parasiten (vgl. S. 304) chronische interstitielle Leberentzündungen ohne Neigung zu Parenchymuntergang und Sklerosierung, die sich auf lymphoide Infiltrate der GLISSONschen Scheide, zuweilen mit reichlichen Plasmazellen und Eosinophilen, beschränken; wahrscheinlich kommt dasselbe durch Tuberkulose und durch Syphilis vor; bei dem Mangel spezifischer Merkmale ist die letztere Ätiologie der „einfachen, chronischen Hepatitis" nicht zu beweisen (vgl. S. 303). STEFFEN hat eine Anzahl Fälle (53) von chronischer interstitieller Hepatitis bei Kindern untersucht und macht dafür rund in einem Viertel Alkoholismus verantwortlich; in 3 Fällen nahm er Tuberkulose an, meint aber, sie käme ätiologisch noch häufiger in Betracht; außerdem erwähnt er einen 9jährigen Knaben, bei dem eine traumatische Genese (Tritt gegen den Bauch) in Betracht gezogen werden mußte. Erwähnenswert scheint mir ein Fall eigener Beobachtung von stark eosinophiler Entzündung der GLISSONschen Kapsel bei einem 32jährigen Italiener (S.N. 700/25) mit familiärer Hämophilie, gestorben 14 Tage nach einem Unfall, welcher einen Schädelbruch zur Folge hatte; es fand sich dabei auch im eigentlichen Lebergewebe herdförmige Entzündung; er hatte früher an Appendizitis und an Duodenalgeschwür gelitten; Milz und Knochenmark boten nichts Besonderes.

b) Das Wesen der Leberzirrhose.

Was die Beziehungen der chronischen interstitiellen Hepatitis zur Leberzirrhose angeht, so sei hier nur kurz zusammenfassend gesagt, daß nicht jede chronische Leberentzündung in Zirrhose übergeht, daß dieser Übergang aber vorkommt, daß aber die Leberzirrhose als solche mit der reinen Entzündung der GLISSONschen Kapsel sehr wenig zu tun hat und nur entstehen kann, wenn das eigentliche Leberparenchym von dem entzündlichen Prozeß mitergriffen wird. Es sind also nur besonders geartete Entzündungsformen, die zur Zirrhose der Leber führen.

Das Wesentliche bei der Leberzirrhose ist gegenüber den eben besprochenen nichtzirrhotischen chronischen Leberentzündungen eine mit Parenchymverlusten verbundene schleichende Entzündung und ihre infolge mangelhafter Wiederherstellung des Gewebes entstehende ausgebreitete Narbenbildung. Da aber nicht nur das Experiment (PONFICK), sondern auch die pathologisch-anatomische Erfahrung zeigt, daß die Leber an sich der Regenerationsfähigkeit durch

Neubildung vollwertigen Parenchyms durchaus nicht ermangelt, so müssen
es besondere Umstände sein, welche die Restitutio ad integrum hindern. Denn
sowohl bei der Stauungsatrophie (vor allem in der Form der sog. Pseudozirrhose),
als bei der echten Zirrhose selbst und vor allem bei der ihr in mehrfacher Hinsicht verwandten akuten und subakuten gelben Leberatrophie erweist sich
das Lebergewebe durchaus zu neuer Bildung befähigt; aber bemerkenswerterweise nicht dort, wo solches eben untergegangen ist, sondern es schließt an
intakt gebliebene Stellen an, und zwar dort, wo die Beziehungen einerseits
zum System der Ausführungsgänge im Bereich der Indifferenzzone der Gallengänge (Schaper), andererseits zum Blutgefäß- und Bindegewebsgerüst unversehrt geblieben sind. Daraus würde der Schluß zu ziehen sein, daß der zirrhotische Prozeß deshalb zustande kommt, weil das an sich zur Zellvermehrung,
bzw. zum Zellersatz befähigte Gewebe lokale Hindernisse des Wachstums
findet. Dies könnte mit sehr verschiedenen Umständen zusammenhängen;
erstens damit, daß die Regenerationskraft auf gewisse Zonen, eben jene
Übergangsstellen von Gallengängen in Leberzellbalken beschränkt wäre[1].
Dem widerspricht aber, daß man Mitosen von Leberzellen, auch beim Menschen, gelegentlich in mittleren Zonen der Läppchen findet, weiter, daß bei
der Zirrhose, wo der Gewebsuntergang fleckig und ohne gesetzmäßige Lokalisation stattzufinden pflegt, auch die Verluste in peripheren Läppchenteilen
nicht örtlich ausgeglichen werden. Man könnte auch daran denken, daß es gegenüber der normaliter beim Untergang einzelner Leberepithelien genügenden Er-
satzleistung (Beweis: die obengenannten anzutreffenden Einzelmitosen) an der
Massenhaftigkeit der Zellvernichtung im präzirrhotischen Herd liegen könne,
daß die Regeneration versagt. Auch könnten gerade bei Massenverlusten an
Leberzellen lokale Giftwirkungen in einer die Regeneration örtlich direkt oder
indirekt störenden Weise auftreten.

Gewiß sind das und besonders das letzte Moment einleuchtende Erklärungen
oder wenigstens Möglichkeiten zur Erklärung des zirrhotischen Vorganges.
Besonderen Nachdruck möchte ich aber auf die Frage legen, welche Rolle die
Art der primären Gewebsschädigung bei der Zirrhose spielt; und zwar
sowohl ihrer Intensität als ihrer Extensität nach. Wenn wir von dem Begriff
des organotropen Giftes ausgehen, so müssen wir zunächst ganz allgemein die
Leberzirrhose als die Folgeerkrankung des Lebergewebes auf eine hepatotoxische Noxe ansehen. Was ist aber dabei „Lebergewebe?" Etwa nur das
Epithel der Leberbalken oder nicht auch das mit ihm organisch so besonders
verbundene Kapillarsystem; sehen wir nicht noch an dem postfetalen Umbau
des menschlichen Leberparenchyms gerade diese Beziehung sich besonders
herausarbeiten als eine besondere funktionelle Einheit (vgl. Braus und seine
Schilderung der „Zellplattenbildung")?

Ein hepatotropes Gift wird nun schon nach seiner mehr oder minder ausgeprägten Spezifität nicht nur an Intensität, sondern auch an elektiver Wirkung (Extensität) verschiedene Veränderungen zeitigen und die Befunde bei
der akuten Hepatitis (s. S. 254ff.) haben uns bei einer und derselben Krankheit
(etwa der Weilschen Krankheit, der Pest, dem Scharlach), eine verschiedenartige Beteiligung der Anteile des Lebergewebes von Fall zu Fall gewiesen.
Da wir nun wissen, daß Regeneration von Epithel nicht allein von seiner eigenen

---

[1] Der physiologische Mechanismus der Regeneration im Lebergewebe ist durchaus ungenügend bekannt, z. B. auch, welche Bedeutung in dieser Hinsicht die oft gehäuften,
durch Amitose (?) entstehenden mehr-kernigen Leberzellen haben, ob eine Abschiebung
des sich von der Peripherie erneuernden Leberzellbalkens in der Hülse seiner Gitterfasern
gegen die Zentralvenenregion und ein dortiger normaler Verbrauch der Epithelien stattfindet und dgl. mehr.

Befähigung hierzu, sondern, wie es jede Art Epithelwunde zeigt, von der Beschaffenheit des zugehörigen Mesenchymbodens abhängt, so ergibt sich hieraus die Bedeutung der gleichzeitig mit der Epithelläsion stattfindenden Beschädigung des zugehörigen Kapillarsystems und des Gitterfaserwerkes. Ich möchte annehmen, daß die Vielgestaltigkeit der zirrhotischen Krankheit zum größten Teil von den Abstufungen dieser gleichzeitig gegen das Leberepithel und sein eigenartiges Mesenchym gerichteten Giftwirkungen verursacht ist, daß ausschließliche, spezifische Epithelvernichtungen, selbst großen Maßstabes, harmloser in ihren Folgen für die Struktur sein können als Totalbeschädigungen des Lebergewebes und daß auf der anderen Seite elektive Ausfälle der Kapillarwände, spezifische Erkrankung der Sternzellen und Auflösung der Gitterfasern stehen. Wir erhalten auf diese Weise sozusagen als Veränderung eine Reihe von verschieden abgestuften Nekrobiosen, der das Lebergewebe zusammensetzenden Anteile: am einen Ende stehen die reinen Leberzellvernichtungen, deren großartigste Vertreterin diejenige Form der akuten gelben Leberatrophie ist, bei welcher sozusagen die Leberläppchen in ungleichmäßiger Verteilung, zuweilen auf große Strecken von ihrem epithelialen Inhalt entleert, ihre Hülsen aber erhalten bleiben können; es sind die Fälle, die im Vergleich zur Ausdehnung des Epithelverlustes mit geringfügiger Entzündung mehr unter reinem Umbau und schwacher Narbenbildung ausheilen können; am anderen Ende stehen die mit geringen primären Epithelverlusten, aber starken mesenchymalen Reaktionen einsetzenden Leberentzündungen, deren eigenartigste und ausgesprochenste Formen gewisse hypertrophische perikapilläre und perizelluläre Zirrhosen sind, die man auch als „elephantiastische Form der Zirrhose" bezeichnen könnte.

Die hier vorgetragene Anschauung über die formale Pathogenese der Zirrhosenformen und das Wesen ihrer verwandtschaftlichen Ähnlichkeiten und Unähnlichkeiten könnte sicherlich noch besser begründet werden, wenn wir mehr über die präzirrhotischen Stadien wüßten. Wie selten ist es, daß wir in einer zirrhotischen Leber noch die frischen Rezidivherde finden; meist sind es bei genauerem Zusehen schon die Reparationsvorgänge, Entzündung und Granulation, die wir antreffen. Wenn wir uns etwa fragen: was wird aus den eklamptischen Nekrosen, deren zusammengesetzter, d. h. Epithelbalken und Kapillaren beteiligender Charakter für die Nachprüfung unserer Fragestellung so wichtig wäre; so müssen wir die Antwort ebenso schuldig bleiben wie auf die Frage nach dem Schicksal der reinen Dissoziationen[1], etwa septischer Entstehung, wo das Gitterfasergerüst zerstört und der Zusammenhang der Leberzellen (freilich meist mit schweren Entartungen desselben) gelöst wird.

Worauf es hier ankam, war neben der Begründung einer neuen Auffassung über die Genese der verschiedenen zirrhotischen Prozesse, den Nachweis zu liefern, daß jedenfalls die alte Fragestellung, welche die Histogenese der Leberzirrhose beherrscht hat, nicht mehr befriedigt. Sie zielte lediglich nach der Entscheidung, ob die Entzündung als solche oder die degenerativen Parenchymverluste der „primäre" Prozeß, und zwar im zeitlichen Sinne, nicht nur der Wichtigkeit nach, wären. Mit diesen Anschauungen werden wir uns im folgenden (besonders im nächsten Kapitel) noch mehrfach auseinanderzusetzen haben. Hier genüge eine erste Andeutung, um die hier nur kurz zu skizzierende Geschichte der Krankheit Leberzirrhose verständlich zu machen.

LAENNEC (spr. LÄNNEK, 1781—1826) hat der Krankheit den Namen Zirrhose gegeben ($\varkappa\iota\varrho\varrho\acute{o}\varsigma$) = zitronen- oder schmutziggelb), er stammt also nicht, wie das

---

[1] Der Meinung von R. KRETZ, die Dissoziationen seien belanglose postmortale Kunstprodukte, kann ich keineswegs für alle Fälle zustimmen. Zum mindesten liegen ihnen vorbereitende, desmolytische, intravitale Prozesse zugrunde.

griechische Wort vermuten lassen könnte, aus dem Altertum. Aus ältesten Krankheitsbeschreibungen ist aber zu entnehmen, daß den griechischen Ärzten einschließlich Hippokrates die Krankheit wohlbekannt war; insbesondere erwähnt der Nachhippokratiker Erasistratos aus der Schule von Alexandria (um 300 vor Chr.), daß er bei Wassersucht „steinähnliche Lebern" gesehen habe (zit. bei Fischler). Nach Frerichs ist Verhärtung der Leber als Ausgang ihrer Entzündung weiter von Aretaios (Beginn des 2. Jahrhunderts n. Chr.) angegeben. Entzündliche Leberschrumpfung haben bei Sektionen Vesal (1515—1564) und Morgagni (1682—1771) zweifellos auch beobachtet und beschrieben, Morgagni bezeichnete die Höcker der Leberoberfläche als Tuberkel. Diese Bezeichnung gebrauchten auch Baillie und Meckel (1724—1774); da darunter aber auch die krebsigen Höckerungen verstanden wurden, so kann man nicht sagen, daß jenen etwa die Leberzirrhose als Krankheit bekannt war; ja Laennec selbst war der Meinung, daß die Gewebsknöllchen der Leberzirrhose Neubildungen seien, „welche wie im Leberparenchym, so auch in anderen Organen sich entwickeln könnten und, wie andere Neubildungen, in Erweichung übergingen" (Frerichs). Boullaud (1836) hat als erster erkannt, daß eine Neubildung (im Sinne von Geschwülsten) nicht vorliege, sondern die gelben Granulationen aus „Drüsensubstanz" (Lebergewebe) beständen, aber erst Cruveilhier (1791—1874) hat deutlich erkannt, daß Leberzirrhose das Ergebnis der Atrophie eines Teils der Leberdrüse mit Hypertrophie des übrig bleibenden sei.

Die weitere Geschichte der Erforschung der Leberzirrhose im 19. Jahrhundert ist nur ein Ausbau dieser Erkenntnis durch Anwendung des Mikroskops als anatomischen Hilfsmittels und der Anschauungen der Zellenlehre. Von den drei bei der Leberzirrhose im Wesentlichen mitspielenden Grundvorgängen aus der allgemeinen Pathologie, nämlich Nekrobiose, Regeneration und Entzündung ist der erste sichtlich am wenigsten, der zweite verhältnismäßig am besten dabei untersucht; und was den dritten anlangt, so befinden sich die Anschauungen „über Entzündung", auch in ihrer besonderen Anwendung auf das Spezialproblem Zirrhose[1] zur Zeit in lebhaftem Flusse. Vor allem sind es die Beziehungen der drei Vorgänge untereinander, welche nicht nur den Unterschied in den Auffassungen des Werdegangs der Krankheit ausmachen, sondern die tatsächlichen Unterschiede der verschiedenen Erscheinungsformen der Zirrhose begründen. Sie stehen also subjektiv wie objektiv im Mittelpunkt des Interesses und im Mittelpunkt der Bemühungen um eine Systematik der Leberzirrhosen.

Die verwirrende Fülle von Übergängen zwischen den heute unterschiedenen Formen der Zirrhose, die zweifellose Mannigfaltigkeit und auch die vielfache Unklarheit der Ätiologie ohne die Möglichkeit einer entsprechenden formalen Unterscheidbarkeit erschweren fast jede Art von Systematik auf unserem Gebiet. Immerhin haben sich im Laufe der letzten Zeit gewisse Typen von Zirrhose, gekennzeichnet teils durch ihre Anfänge (Beziehungen zur akuten gelben Leberatrophie), teils durch ihre Histogenese (biliäre, vaskuläre und hämatogene Formen), teils durch ihre Ausgänge (Art der Narbenbildung), teils endlich durch das Gesamtbild einschließlich ihrer Begleiterscheinungen (Milzveränderungen, Gelbsucht, Bauchwassersucht) herausschälen lassen, die wir im folgenden einander entgegenstellen können. Die Geschichte der einzelnen Formen der Leberzirrhose soll jeweils in dem betreffenden Abschnitt kurz wiedergegeben werden.

Über die Häufigkeit der Leberzirrhose in früheren Zeiten und über

---

[1] An dieser Stelle sei darauf hingewiesen, daß es unter Vernachlässigung der ursprünglichen Wortbedeutung in der letzten Zeit üblich geworden ist, auch die Ausgangsstadien indurierender Entzündung an anderen Organen statt Sklerosen, wie es richtiger wäre, Zirrhosen zu nennen. So wird etwa von einer Pankreaszirrhose, Nephrozirrhose, Lungenzirrhose gesprochen.

ihre frühere geographische Verbreitung wissen wir nichts; über ihre heutigen geographischen Verhältnisse sind wir nur mangelhaft unterrichtet; dies ist besonders hinsichtlich der Einschätzung ätiologischer Faktoren wie des Alkoholismus und der präzirrhotischen Infektionskrankheiten bedauerlich. Sicherlich ist nicht ihr Vorkommen überhaupt, aber ihre örtliche Häufung an die Intensität des Alkoholismus gebunden und ohne hier auf dessen ätiologische Bedeutung schon näher eingehen zu wollen (vgl. S. 305 ff.), sei in diesem Zusammenhang auf die von deutscher wie von amerikanischer Seite mitgeteilten Beobachtungen hingewiesen, wonach einerseits in Deutschland die Zahl der Leberzirrhosen in der Zeit des Weltkrieges, bzw. in dem Zeitraum von 1914—1922 (J. Müller) beträchtlich absank, bei gleichbleibender Häufigkeit der entzündlichen Erkrankungen und Karzinome der Gallenwege und bei einem Anstieg des „Icterus catarrhalis". W. Gottstein verzeichnete für Charlottenburg im Jahre 1913 unter 84 Lebererkrankungen 26% Zirrhosen, 1920 unter 200 „Leberfällen" 2% Zirrhosen und für 1921 bereits wieder einen Anstieg auf 3,6%. Auch nach Klieneberger haben die schweren Formen der Zirrhose nach dem Kriege wieder zugenommen. Ebenso wird eine Abnahme der Zirrhose in den Vereinigten Staaten Nordamerikas mit der Erschwerung des Alkoholgenusses in Verbindung gebracht (z. B. J. Miller für Chicago). Nach Johnson (Mitteilungen des Federal Council über die Wirkungen der Prohibition in den Vereinigten Staaten) sank die Todesziffer an Zirrhose schon 1 Jahr nach Einführung der Prohibition, zeigte aber in gewissen Staaten im Gegenteil Erhöhung durch Genuß schlechten Alkohols!

L. Rowntree gibt für Chicago (Cook County Hospital), Montreal (General Hospital) und die Majo-Klinik ein Absinken der Zirrhose an, gleichgeblieben ist die Mortalität in den Staaten, wo schon Alkoholverbot bestand. Als das Land mit der höchsten Mortalität gibt er Italien, mit der niedrigsten Norwegen an. Diese Angaben haben sich nicht nachprüfen lassen.

Frerichs fand die Zirrhose in den Seestädten Norddeutschlands und Englands im Zusammenhang mit der Gewohnheit des Genusses stärkerer Spirituosen häufiger als im Binnenlande und erwähnt im besonderen die größere Zahl von Zirrhosen und Delirium tremens in Kiel gegenüber Göttingen und Breslau. Umber fand sie weit häufiger beim Proletariat in Hamburg und Altona als in Berlin.

Pel (Amsterdam) schreibt 1909: „Hier in Holland kommt die Laennecsche Krankheit verhältnismäßig selten vor. In meiner Klink vergehen manchmal Monate, ohne daß ein solcher Fall unter Behandlung ist. Wir sind daher stets erfreut, wenn sich ein Patient mit Cirrhosis vulgaris anmeldet"!

In der Tabelle auf S. 284 sind einige statistische Ergebnisse eigener und fremder Beobachtungen wiedergegeben. Sie können nur mit starken Vorbehalten zu einer geographischen Vergleichung dienen. Denn die Verschiedenheiten in der sozialen Zusammensetzung und in der Altersstufung des Materials fallen außerordentlich ins Gewicht. Auch das Überwiegen des männlichen oder weiblichen Geschlechts in einer Beobachtungsreihe könnte wegen der größeren Seltenheit der Zirrhose, wenigstens der alkoholischen Zirrhose bei letzterem ins Gewicht fallen.

Die meisten dieser Faktoren sind aus den fremden Statistiken nicht herauszulesen. Was die eigenen Erfahrungen angeht, so ist meine kleine Statistik aus Kiel eines einzigen Sektionsjahrganges geeignet, die Einseitigkeit einer Beobachtungsreihe zu zeigen; unter 1003 Sektionen waren im Jahre 1905 dort nur 540 Erwachsene, das macht für die prozentuale Berechnung der Häufigkeit der Zirrhose, wie die Tabelle und insbesondere die Angabe von Kühn zeigt, sehr viel aus. Von meinen Jenaer Sektionen habe ich nur 1000 Erwachsene aus der Vorkriegszeit verwertet; hätte ich alle Gestorbenen in Kiel und Jena

Autor	Ort der Beobachtung	Zahl der Sektionen	Zahl der Zirrhosen	In % aller Sektionen	
Förster (Virchow) .	Berlin Charité 1868	3200	31	1	
Kühn (Lubarsch) .	Posen 1900—1904	1808	37	2,0	
Kühn (Lubarsch) .	Düsseldorf 1907—1913	2900	62	2,1	
Kühn (Lubarsch) .	Kiel 1914—1918	3395	29	0,85	Sehr viel Kinder-sektionen
Blumenau(B.Fischer)	Frankfurt 1909—1918	12761	126	1,0	Makroskop. Diagnose
			198	1,6	Mikroskop. Diagnose
Askanazy	Genf 1916—1926	7089	284	4,0	Makroskop. Diagnose
Rössle	Kiel 1905	1003	12[1]	1,2	Makroskop. Diagnose
Rössle	Jena 1912—1914	1300	15[2]	1,1	Makroskop. Diagnose
Rössle	Basel 1923—1926	3022	90[3]	3,0	Makroskop. Diagnose
G. B. Gruber . . .	Mainz 1917—1922	3134	39	1,2	1/5 Kindersektionen
Ophüls	Stanford University Kalifornien	3000	166	5,5	—
Kachi	Japan	18813	380	2,0	—
Kern	Wien 1913	4130	73	1,7	Makroskop. Diagnose
			106	2,5	Mikroskop. Diagnose,
Mallory, Parker und Nye	Boston 1921	4507 (1057 Kinder!)	224	5,08	—

[1] = 2,2% aller 540 Erwachsenen.
[2] = 1,5% aller 1000 Erwachsenen.
[3] = 3,7% aller 2445 Erwachsenen.

zusammen genommen, so wäre der Unterschied der Zirrhosehäufigkeit, den die einfache Erfahrung über das viel stärkere Überwiegen Kiels im Gedächtnis hinterlassen hatte, gar nicht zum Ausdruck gekommen: 1,2% in Kiel, 1,1% in Jena Zirrhose; läßt man aber die Kinder bis zu 15 Jahren weg, so ergibt sich ein Verhältnis von 2,2% in Kiel gegen 1,5% in Jena. Aus dem gleichen Grunde ist die in der Tabelle für Kiel von Kühn errechnete Zahl von 0,85% zu beanstanden, nachdem er selbst bemerkte, daß unter den ihr zugrunde gelegten 3395 Sektionsfällen 1140 Todesfälle bis zu einem Alter von 1 Jahr waren. Diese ungerechnet, aber die übrigen Kinder mitgerechnet ergibt sich für Kiel immer erst 1,3%, was sicher noch zu niedrig ist. Einen weiteren Beitrag zu der Kritik der Zirrhose-Statistiken mag der Hinweis geben, daß nicht immer angegeben wird, ob auch Pseudozirrhosen (kardiale Zirrhosen) mitgerechnet sind, ferner ob sämtliche Leberzirrhosen (wie bei der Frankfurter Zählung) oder nur die tödlichen Zirrhosen oder die Fälle, in denen sie als Hauptkrankheit anzusehen ist, verwendet sind. Gehe ich im letzteren Sinne vor, so ergibt sich mir für das Basler Bürgerspital und seine 10395 Todesfälle eine Zahl von 130 Todesfälle an Zirrhose, also machen diese nur 1,25% (gegenüber 3,7%) der obigen Tabelle aus. Das Basler Bürgerspital vereinigt alle Kliniken mit Ausnahme der Kinder- und der Frauenklinik, sowie der psychiatrischen Klinik. Es fragt sich weiter, was man alles zur Zirrhose rechnen will, ich habe z. B. die grobgelappte Narbenleber der Syphilis, wenn nicht gleichzeitig diffuse syphilitische oder andere Narbenbildungen vorlagen, weggelassen. Blumenau hat überhaupt nur die atrophische Laennecsche Zirrhose in seiner Statistik berücksichtigt. Es sei auch auf den beträchtlichen Unterschied in der Frankfurter Zählung zwischen makroskopisch und mikroskopisch erkennbaren „Zirrhosen" hingewiesen. Wo hörte dort der Begriff Zirrhose auf, wenn so viele nur mikroskopisch erkennbare Zirrhosen mit eingerechnet wurden? Ganz aus dem Rahmen der übrigen Zahlen fällt die Angabe von Goldschmid für Genf, wonach die dortige Zahl der Leberzirrhosen mit 9,5% rund das

$2^1/_2$fache des Durchschnittes der übrigen angegebenen mitteleuropäischen und japanischen Erfahrungen betragen soll. Nach brieflichen Mitteilungen von Herrn M. Askanazy trifft auch heute diese hohe Zahl für Genf bei Berücksichtigung der nur mikroskopisch erkennbaren Fälle von Zirrhose zu, sonst gelten die Zahlen, die ich in der Tabelle für Genf verzeichnet habe und die ich ebenfalls Herrn Askanazy verdanke. Es scheint mir allerdings, als ob die Schweiz in erster Linie wiederum wegen des sehr verbreiteten und in allen Formen (Bier, Wein, Schnaps) verbreiteten Alkoholismus die anderen Länder, ja sogar noch Bayern (München) überträfe; leider besitze ich aus der Zeit meiner Tätigkeit am Münchener pathologischen Institut keine genügenden Notizen. Meine Basler Zahlen übertreffen aber ebenfalls alle in Deutschland gesammelten Zahlen. Von meinen innerhalb 4 Jahren in Basel beobachteten 90 Fällen von Leberzirrhose war diese nur in rund 2 Dritteln der Fälle als eigentliche Todesursache, sonst als Nebenbefund anzusehen. Jaffé hat von dem Gedanken ausgehend, daß die in Schüben gewöhnlich verlaufende Zirrhose in ihren Anfängen durch systematische Untersuchung aller Lebern in einem Sektionsmaterial nachgewiesen und so auch die Häufigkeit klarer gestellt würde, wahllos während einer gewissen Zeit die Lebern sämtlicher Fälle mikroskopisch untersucht und will dabei nur $14^0/_0$ aller Lebern gesund gefunden haben. Ich halte diese Zahl nach meinen Erfahrungen für viel zu niedrig und das Ergebnis in keiner Beziehung zur Frage der Zirrhose, weil sich nicht abschätzen läßt, was aus einer gefundenen Leberveränderung geworden wäre.

Leider war es nicht möglich, für andere Länder als die angeführten sichere Zahlen über die Häufigkeit der Leberzirrhose zu erhalten. Merkwürdig niedrig erscheint für Norwegen die Angabe von Laache, daß im Zeitraum von 32 Jahren unter 16000 Kranken in Oslo Zirrhose nur bei 30 Männern und 14 Frauen (= $0,28^0/_0$) gesehen worden seien. Für Rumänien betonte Babes die Seltenheit der Laennecschen Zirrhose, häufiger sei die von ihm sogenannte hypogenetischneoplastische Form mit Milztumor. Wir wollen aber hier nicht näher auf die ungleiche Zusammensetzung des Zirrhose-Materials in verschiedenen Gegenden eintreten; darüber wird gelegentlich bei der Besprechung der einzelnen Formen zu sprechen sein, z. B. bei der Hanotschen Form und dem Morbus Banti.

Bemerkenswert ist die gute Übereinstimmung der Zahl von Kachi für Japan und speziell für Tokio von Nagayo in Höhe von $2^0/_0$ Zirrhose aller Sektionen mit dem Durchschnitt der europäischen Sektionsstatistiken und die Angabe von Walter Fischer, daß er für China ihr Vorkommen für mehr als $2^0/_0$ einschätzt. Oppenheim (Shanghai) verzeichnete unter 100 Chinesensektionen 12 ausgesprochene Leberzirrhosen und außerdem 21 Fälle interstitieller Hepatitis, hier liegen außer der Möglichkeit einseitigen Materials wohl noch Häufungen ätiologischer Ursachen (s. S. 304) vor. Oudendal, desgleichen Sitsen fanden auch in Niederländisch Indien bei den Chinesen, aber auch bei den Eingeborenen (Malayen) die Zirrhose häufiger als bei den Europäern; Snyders (zit. von Sitsen) notierte 11 Zirrhosen unter 157 Sektionen in Medan. Für manche geographischen Angaben besteht schließlich die Schwierigkeit der Entscheidung, welche Zirrhoseart und ob überhaupt Zirrhose vorgelegen hat; das erstere trifft z. B. für die Betonung der Häufigkeit der Zirrhose in Ägypten (Day, Ferguson, Kartulis) zu, das letztere für eine von Carmora y Valle für Mexiko beschriebene Zirrhose mit großen, harten Lebern, grüner Diarrhöe, Aszites und Fieber; Milzschwellung fehlte; mikroskopisch wird hervorgehoben zentraler Leberzellschwund und Proliferation der Lebervenen.

Zeitlich scheinen mir die Todesfälle an Leberzirrhose nicht gleichmäßig über die Jahreszeiten in unserem Klima verteilt zu sein, sondern im Herbste sich etwas zu häufen.

c) Formale und kausale Pathogenese der Leberzirrhose.

Wir haben bereits im vorigen Kapitel auseinandergesetzt, daß die Leberzirrhose wegen der allen ihren Formen gemeinsamen und ihnen zugrunde liegenden
drei wesentlichen Vorgänge, nämlich Untergang von Lebergewebe, Narbenbildung und kompensatorischer Hyperplasie, bzw. Regeneration trotz der verschiedenen Entstehungs- und Erscheinungsweisen als eine Krankheitseinheit
angesehen werden darf. Die Unterschiede der einzelnen Zirrhoseformen beruhen
auf wechselnder Intensität und Ausdehnung jener Vorgänge, vor allem auch
auf der Art der „primären Gewebsschädigung". Bisher wurde bei diesem
Ausdruck fast immer nur an Leberzellschädigung gedacht und ist nur die Frage
erörtert worden, in welcher Beziehung die hepatozelluläre Nekrobiose zur Bindegewebsentwicklung stände. Zur Zeit ist die ursprüngliche Ansicht, daß von
diesen beiden Vorgängen die Bindegewebsentwicklung ursächlich und damit
zeitlich das Primäre wäre, ganz unterdrückt von der gegenteiligen Auffassung
einer primären Leberzellenschädigung, wiewohl schon SIEGENBECK VAN HEUKE-
LOM, ein wenn auch nicht einseitiger Vertreter der „sklerogenen Genese" der
Zirrhose mit BOIX u. a., gewichtige Gründe gegen den damals (1896) und später
u. a. durch FRERICHS, ACKERMANN, MERTENS, MAC CALLUM, V. GOURÉVITSCH,
FIESSINGER, J. F. MARTIN, verteidigten primären Parenchymverlust vorgebracht
hat, Gründe, auf die wir selbst von einem ganz anderen Standpunkt aus zurückkommen müssen. SIEGENBEEK schätzte damals die feindlichen Meinungen
gleich stark vertreten. Die Frage wurde später etwas verschoben, indem der
Nachdruck, besonders in den Arbeiten von R. KRETZ und H. RIBBERT, weniger
auf die Entscheidung des Angriffsortes und der Anfänge der Krankheit als auf
die Aufklärung der mehr sekundären Histogenese des zirrhotischen Prozesses
gelegt wurde, vor allem auf den dabei erfolgendem Umbau des Organs. Trotzdem liegt auch in der Fassung von KRETZ, wonach die Zirrhose ein herdweise lokalisierter, rezidivierender, chronischer Degenerationsprozeß mit ein-
geschobenen Regenerationen des Parenchyms ist, der Nachdruck in einer
Betonung primärer Parenchymverluste, ja es wird offensichtlich in dieser
Definition die entzündliche Natur der Krankheit stark in den Hintergrund
gedrängt oder geradezu vernachlässigt.

Diese Verschiebung der Fragestellung von der ursprünglich klar gestellten
Entscheidung über den ersten Wirkungsort und die Wirkungsweise des zirrhogenen Giftes zugunsten der Aufklärung des fertigen Bildes des kranken
Organs war dem, was man das Problem der primären Histogenese nennen
darf, nicht förderlich. Denn es ist für jeden gründlichen Kenner der Frage kein
Zweifel, daß dadurch die Bilder, die sich als Anfänge des Krankheitsprozesses
oder seiner rezidivierenden Schübe immer wieder aufdrängen, nicht erklärt
werden; das ist einerseits das Vorkommnis von perikapillärer, intralobulärer
Bindegewebsbildung bei erhaltenen Leberzellbalken und sind andererseits die herdförmigen Nekrobiosen, noch ohne Entzündung resorptiver oder reparatorischer
Natur. Im allgemeinen ist weder das eine noch das andere bei jeder Zirrhose
nachzuweisen, aber die Tatsache des Vorkommens und seine Bedeutung nicht zu
bezweifeln. Es haben deshalb viele Pathologen, es seien nur ORTH und STERNBERG
genannt, in der obigen Fragestellung eine vermittelnde Stellung eingenommen.

Ich halte aber die ganze Fragestellung in der alten Form für schief. Ihr Ent-
weder-Oder existiert gar nicht, Niemand hat noch, von der Leber ganz abgesehen,
einen „entzündlichen" Reiz nachweisen können, der auf Bindegewebe „primär"
wucherungsanregend wirkt. In Wirklichkeit sind diese sogenannte primären
Bindegewebswirkungen, die u. a. KAUFMANN, KYRLE und SCHOPPER zugeben,
sekundär, genauer gesagt regeneratorischer oder reparatorischer Natur und

stellen sich bei vorhergehenden „Schädigungen" der mesenchymalen Gewebsanteile, wie der Kapillarwände und des Bindegewebes ein. Die Hauptsache
ist aber, daß das Vorkommen solcher isolierter, bald mehr endothelio-,
bald mehr desmotropen Giftwirkungen wohl nicht zu bezweifeln
ist. Andererseits — und das ist das Gegenstück — kommen elektive Beschädigungen der Leberzellen zweifellos durch hepatozellulotrope Gifte
vor. In den meisten Fällen handelt es sich aber gar nicht um elektive,
sondern um kombinierte Noxen mit gleichzeitigen, freilich oft sehr abgestuften, quantitativ und qualitativ immer wieder modifizierten Verletzungen
der Struktur der epithelialen und mesodermalen Gewebsanteile. Wenn wir
also von primären Schädigungen des „Lebergewebes" sprechen, sollten wir
gerade für die Leber, wo das Kapillargewebe mehr ist als nur ein Organ der
Blutversorgung, festhalten, daß unter solchen fast immer gleichzeitige Giftwirkungen am epithelialen und am mesodermalen Organ der Leber zu denken sind.

Daß die frühere Fragestellung nicht Stich hält, geht eigentlich schon aus
den Befunden bei akuten Lebervergiftungen hervor, und ich verweise auf die
Erörterungen im Kapitel über die akute Hepatitis über die Beziehungen zwischen
Leberzelldegenerationen zu anderen, mehr das Stützgewebe angehenden Organveränderungen. Da bei der Zirrhose nicht wohl etwas anderes geschehen kann,
als was wir in vielleicht übertriebener Form bei jenen akuten Leberschädigungen
sehen, so liegt es auf der Hand, daß sich hier folgende Abarten der letzteren
wiederholen:

1. spezifisch-epitheliotrope. Giftwirkungen mit reinen Parenchymdegenerationen,

2. spezifisch kapillar- oder endotheliotoxische und desmotropische, zusammengefaßt mesenchymotoxische Giftwirkungen,

3. nicht elektive, also kombinierte Vergiftungen beider Komponenten des
Lebergewebes mit abgestuften Graden.

Von diesen Vorkommnissen ist das letztere weitaus das häufigste und kommt
als präzirrhotischer Prozeß am ehesten in Frage. Zirrhogen wirkt aber sicherlich auch die an zweiter Stelle genannte Störung, und zwar möchte ich sie speziell,
wie ich schon früher an anderer Stelle auseinandergesetzt habe, für die hypertrophische und elephantiastische Zirrhose verantwortlich machen; ist die Intensität der kapillartoxischen Vergiftung sehr stark, so pflegt begreiflicherweise
die Elektivität wie bei anderen Giften abzunehmen; wohl deshalb finden wir
in solchen Fällen gleichzeitig neben Veränderungen der Kapillarwände hämotoxische und epitheliotoxische Wirkung; hier reihen sich viele mit Hämosiderose
verbundenen Zirrhosen an. Die unter Nr. 1 genannte Lebervergiftung macht
in reiner Form überhaupt keine Zirrhose, und zwar desto weniger, je spezifischer epitheliotrop sie sich ausgewirkt hat. Das scheint mir gerade der Haupt-
irrtum der Lehre von der primären Leberzellschädigung als dem Prinzip der
Zirrhosegenese zu sein, daß diese Tatsache, auf welche überdies schon MARCHAND
und SIEGENBECK VAN HEUKELOM hingewiesen haben, übersehen wurde. Denn
bei keiner Art von bloßem Epithelverlust entsteht Zirrhose, weder bei den
Stauungsatrophien noch bei den „reinen" Fällen von akuter gelber Leberatrophie. Könnte man gegen das erstere Beispiel noch einwenden, daß hier
eine besondere Art des Untergangs der Leberepithelien vorläge, nämlich durch
Druckatrophie und Erstickung, so zeigt doch gerade der verschiedene Befund
und Ausgang bei der akuten gelben Atrophie mit Deutlichkeit, wie die zirrhotische Vernarbung bei reinem Parenchymschwund auch toxischer Natur ausbleibt, während es auf der anderen Seite gewisse Formen, manchmal gewisse
Stellen bei subakuter und chronischer Leberatrophie gibt, die mit Entzündung
verbunden sind und in Zirrhose ausgehen. Die Erklärung für diesen Unterschied

liegt meines Erachtens darin, daß in den „reinen" Fällen der subakuten gelben
Atrophie das ganze Kapillarsystem erhalten bleibt und nur sekundär verödet;
ich möchte dies als eine Art „Kollapsinduration" der Leber bezeichnen.

Eine Schwierigkeit ergibt sich bei der hier vertretenen Auffassung von der
Pathogenese wohl nicht hinsichtlich der ausgesprochenen Fälle von verschiedener spezifischer Schädigung der Lebergewebsanteile und der deutlich kombinierten Schädigungen, sondern in bezug auf die schwächsten Grade. Diese
haben zu der Anschauung geführt, daß überhaupt keine vorgängige Störung
von Verlustcharakter, sondern von vornherein eine Reizwucherung, vor allem
des Bindegewebes, aber auch des epithelialen Parenchyms bei der hypertrophischen Zirrhose vorläge. Hier sei die nicht seltene Beobachtung eingeschaltet,
daß man in jungen Zirrhosen sehr starke Größenunterschiede zwischen Leberepithelien und Stellen mit einer Brut von kleinen Leberzellen, oft in nicht
kapillarisierten Haufen und ohne balkenartige Anordnung antrifft. Wir können
hier nicht darauf eingehen, inwieweit hier oder überhaupt einer „Reizwucherung"
die theoretischen Voraussetzungen für Annahme die ganz allgemein gegeben
sind und müssen uns mit zwei Feststellungen begnügen; die eine ist die, daß
am Bindegewebe der Leber die präzirrhotischen, d. h. die der Neubildung
vorausgehenden Veränderungen überhaupt noch wenig untersucht sind; die
andere, daß es selbst am Parenchym, wo wir die Formen der Beschädigung
im Bilde der verschiedenen Zelldegenerationen besser kennen, schwer zu entscheiden ist, ob der Neubildung ein Verlust an Zellen oder Zellteilen vorhergegangen ist oder nicht. Mitosen von Leberepithelien sind z. B. von Mertens
bei seinen Versuchen über experimentelle Erzeugung von Leberzirrhose bei
Kaninchen durch Alkohol und Chloroform noch vor der Bindegewebsentwicklung
gesehen worden, Zadoc Kahn hat Mitosen der Epithelien in Parenchyminseln
der hypertrophischen Zirrhose gesehen, Hübschmann Mitosen, auch tripolare,
bei Typhus und Pocken, wobei er sie zu den regeneratorischen Vorgängen rechnet
und auf ihre Bedeutung für die Anfänge der Zirrhose verweist. Ob nun an
solchen Stellen Zellschädigungen vorhergegangen sind, worauf Beobachtungen
von Fiessinger schließen lassen und welche, das entzieht sich meist der Beurteilung und so muß die Frage, in welchen ursächlichen und örtlichen Beziehungen die Neubildungsprozesse zum Grad und zum Ort der primären Giftwirkung stehen, im wesentlichen unaufgeklärt bleiben.

Diese Frage hat aber auch eine Bedeutung für die weiteren Vorgänge im
kranken Organ, nämlich für den Umbau des Lebergewebes und die Auffassung
über die dabei erfolgenden Wiederherstellungsvorgänge am Parenchym und
Mesenchym. Wo bei der Massennekrobiose der Epithelien eine örtliche Wiederherstellung ausbleibt, kann nicht wohl von Regeneration gesprochen werden.
Der Bedarf an Lebergewebe wird an anderen Stellen durch Neubildung gedeckt;
worum handelt es sich dort?: um vikariierende Hyperplasie und Hypertrophie
oder um Regeneration?; um erstere dann, wenn die betreffenden Stellen gar
nicht geschädigt waren, um letztere möglicherweise dann, wenn die Schädigung
von einer Beschaffenheit war, welche die an und für sich zweifellos vorhandene
Regenerationsfähigkeit der Leberepithelien (vgl. die Fähigkeit zur Mitosen-
bildung) nicht ausschloß, wenn es also z. B. nicht zur Nekrose von größeren
Epithelverbänden kam. Daß sowohl die Regeneration im Sinne der Er-
holung schwach geschädigter und Neubildung einzelner Leberepithelien, als
die Reparation des Organs durch vikariierende Hypertrophie erhaltener Teile
von der Unversehrtheit des mesodermalen Apparats mit abhängt,
liegt auf der Hand, da es ein allgemeines Gesetz für Wundheilungsvorgänge ist.

Im ganzen genommen muß natürlich die vikariierende Hypertrophie an
Masse weitaus die (örtliche) Regeneration überwiegen; denn sonst wäre der

Umbau des Lebergewebes nicht zu verstehen. Narbenbildung an Stelle verloren gegangenen Lebergewebes und Ersatzwachstum an anderen Stellen kennzeichnen diesen Umbau, den wir mit bloßem Auge von außen an der mehr oder minder starken Höckerung der Oberfläche, auf den Schnittflächen an der unregelmäßigen Felderung des Lebergewebes erkennen. Man bezeichnet die von den zirrhotischen Narbenzügen geschiedenen, meist sehr verschieden großen Parzellen des Lebergewebes als Pseudoacini (Pseudolobuli) und eine Zirrhose, welche solche schon mit unbewaffnetem Auge als von Bindegewebe umringt gut erkennen läßt, gern auch als eine insuläre Zirrhose[1].

Dieses häufigste Bild, besonders ausgeprägt bei der LAENNECschen (atrophischen) Zirrhose, kann nur entstehen unter der Voraussetzung einer von vornherein vorhandenen ungleichmäßigen Verteilung der Giftwirkung. Es wären also für diese als einem wesentlich am Bilde der Zirrhose mitwirkenden Umstand die Gründe zu untersuchen.

Wir sehen einerseits bei akuten Parenchymdegenerationen wie bei vielen Septikämien, bei der Phosphorvergiftung, eine gleichmäßige Schädigung des Leberparenchyms, andererseits bei Toxikosen wie der Eklampsie höchst unregelmäßige Nekrobiosen, bei bakteriellen Wirkungen ebenfalls systemlos angeordnete Herde (Typhus, Tuberkulose). Wir müssen annehmen, daß die zirrhogenen Stoffe in der Art der letzteren Krankheiten wirken; das könnte auf der Nichtmischbarkeit mit dem Blute beruhen, mit dem sie der Leber zugeführt werden, worauf z. B. RIBBERT die von ihm mit Ätherinjektionen in die Pfortader erzeugten streifigen Nekrosen mit Übergang in zirrhoseartige Narbenzüge erklärt hat. Oder es könnte, worauf RIBBERT ebenfalls hingewiesen hat, die ungleichmäßige Verteilung der Giftwirkung auf der Nichtmischung der Blutströme aus den Quellgebieten herrühren, wobei ähnlich, wie es bei der Erklärung der Lokalisation der Leberabszesse erörtert wurde (S. 269), etwa der gifthaltige Blutstrom aus dem Dünndarm als getrenntes Rinnsal durch die Leberpforte und die Verzweigungen der Pfortader liefe, bald hier, bald dort seine Giftwirkung ausübend. Dabei verkennt RIBBERT aber, daß ja auch auf dem arteriell hämatogenen Wege die toxischen Agenzien in die Leber gelangen, ganz abgesehen von der Unwahrscheinlichkeit des Getrenntbleibens der einzelnen Blutströme aus den intraperitonealen Eingeweiden. Viel eher möchte ich annehmen, daß überhaupt nicht immer alle Kapillargebiete der Leber offen stehen (ähnlich wie es KROGH für die Muskeln nachgewiesen hat) und daß bei ankommenden, auch für die Gefäßwandzellen „fühlbaren" Giften Sperrungen von Gefäßgebieten erfolgen könnten. Die Annahme ist durchaus wahrscheinlich, daß Gifte, welche die Leber im Zustande funktioneller Hyperämie treffen oder selbst kapillarerweiternd bzw. -lähmend wirken, mehr diffus toxisch auf die Leber wirken werden. Wir kommen somit zum Schluß, daß — bei dem hypothetischen Charakter aller dieser Annahmen — die Anordnung der zirrhotischen Anfangsschädigungen nicht aufgeklärt ist.

NOËL meint, daß sich nach der Beschaffenheit der Chondriosomen eine zentrale Läppchenzone mit ruhenden Zellen und eine periphere mit ständiger Funktion unterscheiden lasse und daß letztere gegenüber einströmenden Giften besonders empfindlich sei wegen ihres Tätigkeitszustandes. Aber es ist ja gar nicht richtig, daß bei der gewöhnlichen Zirrhose lediglich oder vorwiegend die periphere Läppchenzone der Sitz des Zellschwundes und der Narbenbildung sei. Die alte Vorstellung, wonach die Zirrhose mit ringförmiger Einkapselung und Erdrückung der Läppchen (CHARCOTs „compression en masse") verlaufe,

---

[1] Der Ausdruck „insulär" wurde übrigens in verschiedenem Sinne gebraucht, heute gewöhnlich im Sinne einer inselförmigen Abtrennung von Parenchymbezirken durch Bindegewebe (kapsulo-annuläre Anordnung nach ROSENSTEIN).

besteht längst nicht mehr und Ribbert hat mit Recht auf die Seltenheit einer auf die Peripherie gleichmäßig beschränkten zonulären Nekrose hingewiesen. Richtig ist vielmehr, daß keine Stelle der Läppchentiefe verschont wird und jede Art von Zerteilung der ursprünglichen Azini möglich ist. Oft wird ein Läppchen mehrfach zerschnitten, oft umgreift der untergehende Bezirk eine Vielheit der Läppchen. Wiewohl bekanntlich im strengen Sinne von Läppchen an der menschlichen Leber nicht gesprochen werden kann, wenigstens nicht im anatomischen Sinne als geschlossener Bezirke drüsiger Einheiten (Hepatone), so ist es doch im funktionellen Sinne gestattet, besonders wenn man mit Kretz die zu je einer Zentralvene gehörige Gewebsmasse in diesem Sinne auffaßt (auch W. Pfuhl spricht von einer „Zentralveneneinheit").

Kretz hat gezeigt, wie unter Berücksichtigung der Zentralvenen als Wegweiser durch das von der Zirrhose umgeordnete Leberorgan sich ein Verständnis des oft gewaltigen Umbaus der Drüse und seiner Folgen für die Blutzirkulation gewinnen läßt. Er zeigte, wie durch Schwund von größeren Parenchymbezirken Zentralvenen zusammenrücken, Narbenzüge diese mit der Glissonschen Kapsel verbinden können, wie umgekehrt durch Einbau neugebildeten Parenchyms an anderen Stellen die alten Läppchenzentren auseinanderrücken und daß ganze Bezirke zentralvenenlos erscheinen. Durch Injektionen von zirrhotischen Lebern stellte Kretz fest, daß ein kleiner Teil des Pfortaderblutes auf dem Rest der alten azinösen Bahn in die Lebervenen, und zwar glatt abfließt; diese Passage stelle eine innere Anastomose zwischen Vena portae und cava inf. dar; in die übrigen Pfortaderverzweigungen entleere sich mehr als früher arterielles Blut und dieses speise einerseits die neugebildeten und dabei lebervenenlos gebliebenen (d. h. nur kapillarversorgten) „Parenchymgranula", andererseits die vikariierend hypertrophisch gewordenen azinösen Gewebsreste. Wichtig ist die Vorstellung, daß die sonst annähernd konstant lange Kapillarstrecke zwischen Pfortaderästen (Peripherie der Azini) und Zentralvenen (vgl. Pfuhl) durch Schwund und Einbau teils verkürzt, teils verlängert, gleichzeitig aber vielfach zweifellos auch verkrümmt, verdreht und geklemmt wird. Oft sieht man ja herdförmige Stauungen (vgl. Abb. 37, S. 393), und manche sekundäre Nekrose wird wohl auch durch die verschlechterten Ernährungsbedingungen und Giftstauungen bedingt sein. Leider besitzen wir auch noch keine Methode, um arterielles und venöses Blut histologisch zu unterscheiden; für die Leberzirrhose wären solche Feststellungen sehr lehrreich. Es sei aber auch noch auf die Seite 244 über den Bau der Leber gemachten Bemerkungen und die neueren Untersuchungen von Löffler über die Arbeitsteilung zwischen Pfortader und Leberarterie verwiesen.

Die Art des Unterganges der Leberepithelien bei der Zirrhose ist noch lange nicht genügend aufgeklärt; gerade die gewöhnlichen Protoplasmaentartungen der trüben Schwellung und der Verfettung dürften eine geringe Rolle dabei spielen. Halten sich doch z. B. bei der sog. Fettzirrhose die schwerst überfetteten Epithelien ohne Zeichen von Zerfall oder Kernschwund. Eine besondere Empfindlichkeit (Fiessinger) ist der Leberzelle, welche im Gegenteil wohl neben den Retikuloendothelien an den entgiftenden Funktionen des ganzen Organs teil hat, nicht beizumessen. Zuweilen, aber wie mir scheint, nicht so regelmäßig, wie französische Autoren wahr haben wollen, sieht man eine besondere „azidophile, granuläre Entartung" der Leberzellen. Sehr häufig ist einfache Atrophie, eine Art Abzehrung und Entdifferenzierung der Epithelien, oft in ähnlichen Streifen, wie sie nachher die bivenösen Narben bilden. Ein Teil derselben geht sicherlich auch, wie schon lange angenommen wird, durch Erdrückung in den schrumpfenden Narben der Zirrhose zugrunde, wobei die Zellbalken allerdings, in verkleinertem Zustande und zu gallengangsartigen

Epithelreihen verkleinert, noch lange sich erhalten können. Von den sogenannten Gallengangswucherungen soll des Näheren erst später (S. 384) die Rede sein. Hier sei nur betont, daß sie in allen Formen der Leberzirrhose angetroffen.werden.

Nicht bestätigen kann ich auf Grund eines an alkoholischen Leberzirrhosen sehr reichen Sektionsmateriales die Angabe von MALLORY (Abbildung in seinen „Principles of path. Histology) daß eine besondere Form hyalintropfiger Entartung der Epithelien für die Alkohol-Zirrhose eigentümlich sei. Sie ist weder beständig noch charakteristisch für solche. Auch WEGELIN fand sie in nicht zirrhotischen Lebern; sie ist wohl auch kein sicherer Weg zum Untergang der Zellen. Die Störungen des Eiweiß-, Fett- und Zuckerstoffwechsels in den Leberzellen bei der Leberzirrhose harren noch der Bearbeitung. Selbst die Beziehungen des Gehaltes an Neutralfetten und an Glykogen zu den mit dem zirrhotischen Prozeß verbundenen Vergiftungszuständen und zu Änderungen des Blutdurchlaufs sind nicht studiert.

Neuerdings hat J. F. MARTIN den Nachweis erbracht, daß bei Vergiftungen von Meerschweinchen mit Manganochlorid, welche nach den Versuchen von FINDLEY zu zirrhotischen Veränderungen der Leber führen sollen, als allererste Veränderungen neben fleckigen Kapillarerweiterungen in deren Nachbarschaft Veränderungen der Mitochondrien im Protoplasma der Leberepithelien zu finden sind. Der an ihnen zu verfolgende Entartungsvorgang tritt vor jeder anderen Zellveränderung und auch vor den Veränderungen an den KUPFFERschen Zellen und den anderen mesenchymalen Elementen auf. Er wird an der Epithelie selbst gefolgt von trüber Schwellung und fettiger Degeneration und ist am regelmäßigsten in gewissen der GLISSONschen Scheide anliegenden keilförmigen Randbezirken der Läppchen zu beobachten. Erst vom 27. Tage ab sah MARTIN neben den geschädigten Zellen Verdichtungen und Kollagenisierung der Gitterfasern auftreten. Die kranken Epithelien wurden von Fibrillen umgriffen, isoliert und gehen teils unter folgenden Kernentartungen (Pyknose, Karyorhexis), teils unter Eindringung zugewanderter leukozytoider Zellen zu Grunde. MARTIN sucht mit diesen Befunden die Lehre von der primären Zelldegeneration zu stützen. Auch FIESSINGER, zum Teil mit RAVINA und DOBIN, behauptet, daß die mit der Chondriolyse beginnende Entartung der Leberepithelien der Ausgangspunkt jeder[1] Zirrhose sei. Zu warnen ist aber immer wieder vor jeder Einseitigkeit in der Deutung der sklerosierenden Vorgänge und über die zeitlichen bzw. ursächlichen Beziehungen von Epithel- und Mesenchymveränderungen.

Die Herkunft des Bindegewebes der zirrhotischen Narbenzüge wird verschieden beurteilt. Aus der alten, überholten Anschauung, daß die Zirrhose in einer Verbreiterung der GLISSONschen Scheide bestehe, hat sich die Meinung erhalten, daß jene Narben durch Einwucherung des portalen Bindegewebes in die äußeren Läppchenzonen also gewissermaßen in Form organisatorisch einwachsenden Granulationsgewebes entständen. Dies scheint mir nur zuweilen und in beschränktem Grade, z. B. auch bei Massennekrosen vorzukommen, würde aber weder die allseitig von Lebergewebe umgebenen und von der GLISSONschen Kapsel getrennt liegenden Narben noch die diffuse perizelluläre oder besser gesagt perikapilläre und intertrabekuläre Bindegewebsentwicklung erklären, wie man sie bei den seltenen Formen der glatten hypertrophischen Leberzirrhose oder z. B. auch bei der Feuersteinleber der syphilitischen Neugeborenen sieht. Man kann hingegen zeigen (RÖSSLE, 1907), daß die Bindegewebsbildung keine infiltrative zu sein braucht, sondern vielfach eine örtliche ist und daß es wohl die Wandzellen des parenchymalen

---

[1] Anmerkung bei der Korrektur: Vgl. seinen kritischen Bericht in Ann. d'Anat. path. Nr 7, Juli 1929.

Gefäßnetzes der Leber selbst sind, von denen die fibroplastische Tätigkeit ausgeht. Am besten ist dies in den Fällen zu sehen, wo keine präzirrhotische Nekrose erfolgt ist und infolge dessen keine reparatorische Organisation das Bild trübt; dabei entwickeln sich zwischen erhaltenen, unter Umständen aber dissoziierten Leberzellbalken Vermehrungen von Endothelien, es treten extrakapilläre endothelartige Elemente auf; ohne auf die zur Zeit wieder in Fluß befindliche Frage über die Wandlungsfähigkeit sowie die Leistungen der Gefäßwandzellen eingehen zu wollen, möchte ich betonen, daß bei dem Mangel adventitieller Zellager am Kapillarnetz des Leberparenchyms für örtliche Neubildung von Bindegewebe außer hämatogenen Wanderzellen nur die Kapillarendothelien in Betracht kommen. Für die Theorie der zirrhotischen Bindegewebsproliferation sind die hypertrophischen, perizellulären Zirrhosen deshalb von grundsätzlicher Bedeutung, weil sie uns das Vorkommen der Bindegewebswucherung ohne nekrobiotische Vorgänge an den Leberzellen und ohne die mit dem Schwund der letzteren verknüpfte entzündliche resorptive (aufräumende) Entzündung zeigen. In den vielen Fällen, wo an der Peripherie der Läppchen das Epithelgewebe nekrobiotisch abschmilzt, überdeckt die mit der Beseitigung der Zelltrümmer immer verbundene kleinzellige Infiltration (bei cholangitischer Zirrhose und ihren frischen Schüben auch leukozytäre Reaktion) die rein sklerosierenden Prozesse. Eine wesentliche Stütze für die von mir schon früher (1907) vertretene Anschauung von der Bedeutung der spezifischen Kapillarwandveränderungen für die zirrhotische Bindegewebsentwicklung ergeben sich aus den neueren Beobachtungen MAXIMOWS über die Entwicklungsfähigkeit der Blutgefäßendothelien, im besonderen gerade der Leber, in Gewebskulturen: in Explantaten ausgewachsener Kaninchenlebern werden die KUPFFERschen Sternzellen der intralobulären Kapillaren zu großen, amöboiden, phagozytierenden Wanderzellen („Makrophagen") mobilisiert und MAXIMOW steht nicht an, sie geradezu als histoblastisch zu bezeichnen. Bei lokalen Dissoziationen, welche für die Existenz spezifisch desmotroper und histolytischer Giftwirkungen im Zirrhoseprozeß beweisend sein dürften, kommt es durch die Tätigkeit derselben mobilisierten Kapillarwandzellen, zu neuen Vaskularisationen des dissoziierten Parenchyms; daher sieht man so oft eine neue Anordnung der Epithelien und Unterbrechung der Balken durch neugebildete Kapillaren, zuweilen eine ungewöhnlich starke Umspinnung kleinster Epithelgruppen mit Kapillaren.

Die Untersuchung des Gitterfasersystems bei der Leberzirrhose lehrt, daß es, je nach dem Charakter der präzirrhotischen Läsion, entweder erhalten bleibt oder zerstört wird. Sein Verhalten bei reinen Parenchymuntergängen, wie bei gelber akuter Atrophie, wo es nicht mit zerstört wird, zeigt, eine wie wichtige Voraussetzung für die Einleitung der zirrhotischen Narbenbildung die Beteiligung des mesodermalen Stützapparates bei jener Läsion ist. Nicht immer läßt sich das Verhalten der Gitterfasern klar beurteilen, weil ihre Darstellbarkeit z. B. durch Ikterus leidet. So unklar auch, trotz vieler Arbeiten über die Gitterfasern, deren Histogenese im einzelnen geblieben ist — mit J. Kon bin ich der Meinung, daß sie schon normal sich im Zusammenhang mit äußeren Fortsätzen der Kapillarwandzellen entwickeln, — so sicher ist es, daß sie sich bei der Zirrhose vermehren, verstärken und in das kollagene Narbengewebe übergehen. Schon normalerweise sind ihre gröberen Radiärfasern an der Adventitia der Zentralvenen einerseits und am periportalen Bindegewebe andererseits verankert. Die Narben der Zirrhose, besonders deutlich die von SABOURIN früher schon sogenannten „bivenösen" Narbenzüge sind zweifellos zum großen Teil umgewandelte Gitterfasern (RÖSSLE, 1908; HERXHEIMER, 1908). Freilich sind nicht alle Hypertrophien und Hyperplasien der Gitterfasern

in zirrhotischen Lebern auf sklerosierende Wirkung der Entzündung zurückzuführen, sondern teilweise auch auf die Änderung der Gewebsspannung
durch Umbau und Blutstauung; es ist ja bekannt, daß selbst bei einfachen
Hypertrophien (RÖSSLE) und bei „indurierenden" Stauungen (HERXHEIMER,
KON) die Gitterfasern sich verstärken, vermehren und aus dem präkollagenen
in den kollagenen Zustand wandeln können. Aber andererseits zeigt die Darstellung der Gitterfasern bei den verschiedensten Stadien und Arten der Zirrhose deutlich, daß neben reparatorischen Wucherungen des Gittergerüsts
im Anschluß an Schwund desselben bei präzirrhotischer Totalläsion des Parenchyms (mit Zelluntergang, Kapillarschädigung und Dissoziation) reine Gitter-
sklerosen bei erhaltenen Leberzellen infolge überstandener isolierter, desmotroper Giftwirkung vorkommen. Das sind die elephantiasistischen Sklerosen
der Leber bei gewissen seltenen, hypertrophischen Zirrhosen.

Sind uns diese selteneren Bilder auch wertvoll, weil sie uns das Wesen der
zirrhotischen Bindegewebsentstehung besonders klar zeigen, so müssen wir
doch auch für die gemeineren Formen der Zirrhose die Erklärung suchen. Bei
diesen schließt sich der zirrhotische Prozeß doch meist unmittelbar an das
portale Bindegewebe an; auffällig ist gerade bei der Mehrzahl die scharfe Ab-
setzung der Narbenbezirke von den wohlerhaltenen Läppchenteilen. Es rührt
dies aber ganz offenbar nur davon her, daß in den meisten Fällen nur Ruhe-
pausen der zirrhotischen Erkrankung oder gar abgeschlossene Zirrhosen zur
Sektion kommen. Man kann sich so ausdrücken: Der zirrhotische Leberschaden ist uns viel besser bekannt als die Zirrhosekrankheit. Sektionen frischer Rezidive sind durchaus nicht häufig, weil der Tod der Zirrhotiker
weniger durch diese als durch Komplikationen der Krankheit (vgl. S. 474)
erfolgt. Übrigens ist bemerkenswert, daß auch bei den gemeinen Zirrhosen,
wo die dem alten Schema am meisten entsprechenden peripheren Abschmelzungen der Leberläppchen im Vordergrund der Genese stehen, man in den Rändern der anscheinend wohlerhaltenen Parenchymteile in der Nachbarschaft
der zirrhotischen Narbenzüge starke Verdickungen und Vermehrungen der
Gitterfasern zu finden pflegt, ein weiterer Beweis, wie die primären Giftwirkungen als abgestuft anzusehen sind und daß in solchen Fällen als Zeichen
der abklingenden Schädigungsgrade bei erhaltenem Parenchym Beweise stärkerer
überstandener Stützgerüstschädigungen zu finden sind.

Es ist nun durchaus verständlich, daß die Stellen des Lebergewebes, die
zuerst und am stärksten in Berührung mit dem zirrhogenen Gift kommen,
am meisten in Mitleidenschaft gezogen werden; da das schädigende Agens entweder mit dem arteriellen und mit dem Pfortaderblut zugeführt wird oder im
Anschluß an Störungen des Gallenabflusses und der Gallenzusammensetzung
also „aufsteigend" das Parenchym erreicht, so sind es die äußeren Läppchenzonen, welche am stärksten gefährdet sind. Es bedarf also vielleicht nicht einmal einer unterschiedlichen Empfindlichkeit der Epithelien in den verschiedenen
Läppchenzonen oder sonstiger z. B. morphologischer Differenzen derselben,
wie sie HONDA nachgewiesen haben will, um die ausgesprochene periphere
Wirkung der meisten zirrhogenen Gifte zu erklären; über die Zumischung des
arteriellen zum Pfortaderblut, speziell über ihren Ort wissen wir wenig. Bei
Vitalfärbung mit Trypanblau wird bei Kaninchen die Färbung der peripheren
Läppchenzonen gesehen. Nach OPIE macht die Injektion von Karmin in die
Arteria hepatica Anhäufungen des Farbstoffs in der intermediären Zone, während
Einspritzung durch die Vena portae den Verbleib der Karminkörnchen vor-
wiegend in der Peripherie zur Folge hat. Diese Hinweise mögen genügen, um
zu zeigen, wie der Ort der Vergiftung von der Art der Blutversorgung und von
der Giftsorte abhängen kann.

Wir kommen damit von der Frage der formalen zu der Frage der kausalen Pathogenese der Leberzirrhose und zunächst zu der Frage der möglichen Quellen der Lebervergiftung.

In erster Linie kommt der Magendarmkanal in Betracht; nicht nur weisen die Beziehung des Alkoholismus (S. 306) zur Leberzirrhose und gewisse experimentelle Erfolge über Erzeugung von Zirrhose bei Versuchstieren durch stomachale Vergiftung mit Alkohol (Kyrle und Schopper u. a., unten S. 319) und mit niederen Fettsäuren (Boix) darauf hin, sondern auch der häufige Befund allerdings pathologisch-anatomisch nicht einheitlicher und nicht eindeutiger Veränderungen des Verdauungsschlauches bei Zirrhotikern. Denn es wird in den wenigsten Fällen möglich sein, die primäre Natur dieser Leiden gegenüber der Zirrhose zu beweisen, weil letztere durch Blutstauung und andere Möglichkeiten der Rückwirkung auf die ersten Verdauungsorte krankhafte Störungen im Bereich der Schleimhaut des Magens und des Darms nach sich ziehen kann. Andererseits muß betont werden, daß notorische Krankheiten des Magendarmorgans wie motorische und sekretorische Insuffizienzen desselben, Dyspepsien, Gärungszustände, ausgedehnte Geschwürsbildungen mit der Möglichkeit der Resorption von Giftstoffen (Tuberkulose, Dysenterie) durchaus nicht häufig mit Zirrhose verbunden sind oder als ihre Vorläufer gelten können. Fälle, wie der von Schütz, wo ein 1jähriger Knabe „nach" Dysenterie hypertrophische Zirrhose mit blutreicher Milzschwellung und stark entzündlich geschwellte epigastrische und mesenteriale Lymphdrüsen zeigte, sind Ausnahmen. Da also noch reichliche Unklarheiten über die an sich kaum zu bezweifelnden Erfahrungen einer gastroenterogenen Entstehung der Zirrhose vorhanden sind, wird es noch genauer Analysen der Zusammenhänge, besonders über die Art der primären Störungen, vor allem des Dünndarms bedürfen, um die von Boix, Hoppe-Seyler, Poggenpohl, Klieneberger u. a. vertretene Anschauung zu stützen. Nach Klieneberger sollen die schweren Formen der Zirrhose in den ersten Jahren nach dem Kriege in Deutschland infolge der schlechten Ernährungsverhältnisse zugenommen haben. Pielsticker rechnet auf Grund von Erfahrungen über subikterische Zustände mit Bauchschmerzen und Lebervergrößerung bei Gingivitis durch Fusispirillose (Plaut-Vincent) mit der Möglichkeit der Beziehung von „Hepatosen" zu Erkrankungen der Mundhöhle. Ferner möchte ich auf das häufige Zusammentreffen schwerer chronischer Appendizitis, Typhlitis und älterer perityphlitischer Eiterungen mit Leberzirrhose aufmerksam machen, ohne allerdings ausschließen zu können, daß es zufällig war. Schwierig ist weiter die Rolle von Pankreaserkrankungen als Quelle für chronische Hepatitis abzuschätzen, weil bei der häufigen Gleichzeitigkeit von Cholangien aller Art, besonders von Cholezystitis und Pankreasveränderungen einerseits, mit Leberveränderungen andererseits die ätiologischen Beziehungen zwischen den beiden letzteren unklar sind. Rudolph hat zwar bei Pankreasfettgewebsnekrose auch Nekrosen in der Leber beschrieben, aber diese sind hierbei entschieden eine Ausnahme. Fischler will ebenfalls ein gewisses Gewicht auf primäre Pankreasveränderungen legen. Der klassische Fall aber von identischer Leber- und Pankreaserkrankung, nämlich die hämosiderotisch-hämochromatotische Zirrhose beider Organe beim Bronzediabetes (vgl. S. 422) ist wohl nicht durch Abhängigkeit des einen Organs in seiner Krankheit vom anderen, sondern als gleichzeitige Schädigung beider durch eine und dieselbe, vielleicht durch das Blut vermittelte Noxe zu erklären.

Weiter kommt das Bauchfell als Giftquelle in Betracht; hier liegen die Verhältnisse aber noch unübersichtlicher; wenn wir bei akuter Peritonitis schwere Leberdegenerationen sehen, so deutet dies immerhin auf die Transportmöglichkeit von toxischen Stoffen aus der Peritonealfläche in die Leber;

wenn wir aber bei Leberzirrhose chronische Entzündung des Bauchfells und des Netzes, nicht selten, wie ich HEILEMANN zustimmen kann, freilich meist nur mikroskopisch nachweisbar finden, so ist deren primäre Natur nicht abzuschätzen und bekanntlich ist gerade in der wichtigsten der hierher gehörigen Erfahrungen, nämlich in der Entscheidung über die ursächliche Bedeutung einer neben der Zirrhose gefundenen tuberkulösen Peritonitis für die Entstehung der Zirrhose bisher keine genügende Klärung erzielt worden. Die wichtige Rolle der Milz als Vermittlerin oder als Bildungsstätte der zirrhotischen Gifte ist an sich nicht zu bezweifeln, im einzelnen aber durchaus nicht klargestellt. Ich sehe von kasuistischen Kuriositäten ab, immerhin ist ein Fall wie der MARCHANDS nicht ganz belanglos, wo eine alte, schwere Leberzirrhose neben einem subphrenischen Abszeß der Milzgegend bei einem 34jährigen Manne gefunden wurde, welcher 9 Jahre früher im Anschluß an einen Stoß mit dem Bajonett während der Militärzeit einen Milztumor bekommen hatte und verweise gleich auf die klassische Beziehung eines „präzirrhotischen Milztumors" zur Leberzirrhose bei der sogenannten BANTIschen Erkrankung; wenn letztere existiert! Die Zweifel, die in dieser Hinsicht geäußert wurden, können sicher eine Berechtigung hinsichtlich der Ableugnung des ubiquitären Vorkommens dieser Krankheit beanspruchen (Näheres siehe S. 425 ff.). Aber ganz abgesehen von dem vielleicht geographisch sehr beschränkten Vorkommen des Morbus Banti ist ja das Vorkommen von andersartigen Splenomegalien mit Leberzirrhosen nicht zu leugnen; wir kommen darauf noch im Zusammenhang mit der Besprechung der EPPINGERschen Fälle zu sprechen; ich selbst sah in einem Fall von konstitutionellem hämolytischem Ikterus mit einer Riesenmilz, bei dem sonst Leberzirrhose kaum beobachtet ist, wohl infolge des besonders langsamen, fast 50jährigen Verlaufs eine Leberzirrhose (Inaug.-Diss. H. WERTHEMANN, Basel 1927). Mir persönlich scheint gerade die Häufigkeit derjenigen Milzvergrößerung bei Leberzirrhose, die nicht als durch Stauung bedingt angesehen werden kann, für die Wichtigkeit der Reizzustände und der Beschädigungen des Blutapparates der Leber neben den hepatozellulären Veränderungen der Leber zu sprechen, wobei abgestufte Beteiligungen bald nur des Sternzellenapparates, bald auch der übrigen Kapillarwand und des Blutes anzunehmen sind. Daher auch in der Milz selbst so verschiedenartige Bilder mit ihren verschieden lokalisierten Sklerosen neben den bald mehr elephantiastischen, bald mehr atrophischen, bald mehr oder minder stark hämosiderotischen Leberzirrhosen. Gerade die letzteren erwecken aber immer wieder am ehesten den Verdacht, daß nicht eine primäre Milzerkrankung, sondern eine Bluterkrankung mit Beteiligung aller Blutorgane zur Leberzirrhose führt. Für die umgekehrte Annahme, daß eine primäre, in Zirrhose ausgehende Lebererkrankung zu sekundärer Erkrankung des hämopoetischen und des hämoklastischen Apparates führt, liegen nicht genügende Anhaltspunkte trotz der noch zu erwähnenden eigentümlichen blutzerstörenden Fähigkeiten des Lebergewebes vor. Ist aber die Leberzirrhose ein hämatogener Vergiftungsprozeß der Leber, so wiederholt sich die bei den akuten Infektionen und Toxikosen der Leber bereits erörterte Frage, welche Rolle dabei das arterielle Blut spielen kann; freilich wird in keinem Falle, eben wegen der doppelten Blutzufuhr aus Vena portae und Arteria hepatica, sich vorläufig eine arterielle und eine portovenöse Intoxikation genau unterscheiden lassen, weil Gifte, die vom großen Kreislauf kommen, auch durch Milz, Darm und Pankreas hindurch die Leber erreichen können. Aus diesem — und anderen — Gründen hat die Ansicht ZYPKINs stark hypothetischen Charakter, wonach die Veränderungen der Leber bei enterogenen, indirekt durch den Alkohol bedingten Giftbildungen von verschiedener Art seien, je nachdem letztere durch die Leber und Lunge hindurch in den arteriellen Kreislauf kommen oder nicht; wenn diese Gifte sofort restlos in der Leber verarbeitet würden, so entstünde eine portale Zirrhose ohne Milztumor, im Falle der Passage durch die Leber aber Beteiligung von Milz und Knochenmark am zirrhotischen Gesamtbilde. Die Beschaffenheit der Milz wird so für Zypkin der Angelpunkt für die Einteilung der Zirrhosen und die Auffassung ihrer Pathogenese, und es ergäbe sich gewissermaßen auch eine Stadieneinteilung, welche besagen würde: Im ersteren Stadium bestünden nur die Schädigungen der Leberzellen und ihre Folgen, in einem zweiten käme zu den reinen Leberveränderungen die Hyperplasie der Milz und etwa auch des Knochenmarks; ein drittes Stadium sei ausgezeichnet durch die Hyperplasie des Bindegewebes der Organe, besonders der Leber. Nach dem früher Gesagten brauche ich nicht näher auszuführen, warum ich glaube, daß diese Theorie einer zeitlichen Folge der wesentlichen Erscheinungen bei der Zirrhose mir weniger begründet erscheint als eine auf der Abstufung der Giftwirkungen begründete Einsicht in den Formenreichtum der Krankheit.

Nach den früheren Anschauungen von der Wichtigkeit des primären Parenchymuntergangs müßten in der Ätiologie der Leberzirrhose alle diejenigen Erkrankungen eine Bedeutung haben, bei denen in frischen tödlichen Fällen Nekrosen der Leber gefunden werden. Aber dies ist, wie wir schon am Beispiel der reinen akuten gelben Leberatrophie zu zeigen versucht haben, durchaus nicht der Fall; es soll darüber der genauere Nachweis noch in einem späteren Kapitel erbracht werden.

Auch die Infektionskrankheiten, wie Typhus, Pocken, Weilsche Krankheit, Scharlach, Diphtherie, Malaria, Syphilis sind in ihrer Bedeutung als präzirrhotische Krankheiten wohl stark überschätzt worden (Siredey u. a.). Würde etwa dem Typhus oder den Pocken etwas derartiges in einer irgendwie zahlenmäßigen Erheblichkeit zukommen, so müßten mit dem Typhus und der Variola auch die Zirrhosen abgenommen haben [1]. Wir müssen uns gestehen, daß wir über das Schicksal der kleinen Nekroseherde und der anderen Leberveränderungen, wie sie bei den verschiedensten Infektionskrankheiten entweder regelmäßig oder zuweilen vorkommen, allzu wenig wissen. Dazu gehören die Ausheilungsvorgänge selbst der bestuntersuchten, wie diejenigen bei Typhus, Paratyphus (Mönckeberg) (s. oben S. 255), ferner bei Weilscher Krankheit (Beitzke, C. Hart, Pick, Castillo), Endokarditis (Lüthy), Scharlach (Hildebrandt), sowie der seltenen miliaren Lebernekrosen im Kindesalter (P. Schneider, A. Werthemann). Auch bei älteren Kindern kommen gelegentlich pseudotuberkelartige Herde und miliare Nekrosen vor. Klinisch bestand in einem solchen Fall eigener Beobachtung (10jähriger Knabe, S. 307/17) eine Pseudoappendizitis, pathologisch-anatomisch Bronchopneumonie mit Bronchiektasien; bakteriologisch in der Leber Reinkultur von Kolibazillen, Knochenmark war steril. Fast für alle diese Krankheiten ist bereits die Vermutung eines Ausgangs in zirrhotische Schrumpfung ausgesprochen worden. Das gleiche ist der Fall für die Nekrosen bei Pilzvergiftungen (Prym, Schmincke u. a.). Beweiskräftig erscheint am ehesten die folgende Beobachtung Schminckes: Ein 11jähriger Knabe war 4 Monate vor einer Probelaparotomie, welche wegen Aszites, Meteorismus und Anämie vorgenommen und bei welcher eine stark vergrößerte Leber mit grobhöckeriger Oberfläche gesehen wurde, nach Genuß eines Pilzgerichtes unter Brechdurchfall erkrankt. Eine Probeexzision aus der Leber ergab starke Verbreiterung der Glissonschen Kapsel mit starker entzündlicher Infiltration, gewucherten Gallengängen und Umbau des Lebergewebes.

Auch andere, nicht bakterielle Gifte, wie Salvarsan, Arsen (neuerdings wieder von Leary, Snell und Bannick), Phosphor, Chloroform, Kantharidin,

---

[1] W. Fischer meint allerdings, daß die Häufigkeit der Zirrhose in China (vgl. S. 285) mit der Ausbreitung von Pocken und Typhus zusammenhängen könnte.

welche akute Lebernekrosen zu machen imstande sind, sind angeschuldigt worden, besonders bei Wiederholungen der Vergiftung, unter Umständen zur Zirrhose zu führen; unbedingte Beweise fehlen aber. Bei der Häufigkeit, in der etwa Chloroform von Ärzten und deren Hilfspersonal bei Narkosen inhalatorisch aufgenommen wird, ist die Seltenheit der im ärztlichen Beruf vorkommenden Zirrhosen geradezu zu betonen. Die Verhältnisse liegen gerade bei diesen schwächeren Lebergiften offenbar so, daß nur ausnahmsweise und nur vielleicht unter der Voraussetzung persönlicher Disposition durch jene eine Zirrhose erzeugt werden könnte. Auf die mögliche Erhöhung der Disposition für Eintritt von Leberschädigungen durch Glykogenarmut, wie sie bei Hunger, Abmagerung, Überanstrengung bewirkt werden kann, ist von klinischer Seite durch UMBER, auf Grund von Tierversuchen durch FISCHLER aufmerksam gemacht worden. Letzterer sah bei glykogenfrei gemachten abgemagerten Kaninchen bei Injektion von Phloridzin und Adrenalin herdförmige Lebernekrosen, teils einfacher, teils mit Hämorrhagien und mit entzündlichen Zellinfiltrationen verbundener Art auftreten. Ferner fand FISCHLER, daß Chloroform viel eher zentrale Nekrosen der Leberläppchen bei Hunden mit ECKscher Fistel macht.

An eine bakterielle Ätiologie der Leberzirrhose mit einem spezifischen Erreger denkt wohl heute kaum mehr jemand angesichts der mannigfachen Formen und sonstigen Veranlassungen derselben; gesetzt den Fall, es sei eine der seltenen Formen der Zirrhose eine Infektionskrankheit, so wäre bei dem chronischen Verlauf und dem Mangel an tödlichen akuten Stadien sicherlich der Nachweis des Erregers schwer [1].

Eine gesonderte Besprechung erfordert die Beziehung der Leberzirrhose zu den großen Volksseuchen der Tuberkulose, Syphilis und Malaria. Bei der Verbreitung derselben müßte eine ätiologische Beziehung auch numerisch ins Gewicht fallen.

Was die Tuberkulose anlangt, so gehen gerade in letzterem Punkt die Meinungen stark auseinander. Die meisten lehnen eine ätiologische Bedeutung der Tuberkulose für die Zirrhose überhaupt ab und gehen damit meines Erachtens wohl zu weit; den entgegengesetzten Standpunkt vertritt LIEBERMEISTER mit der Behauptung, daß die häufigste Ursache für chronische entzündliche und indurative Prozesse der Leber die Tuberkulose sei. JAGIC hält die Tuberkulose neben dem Alkoholismus für die häufigste Ursache der Leberzirrhosen. LIEBERMEISTER begründet seine Ansicht damit, daß in 75% aller Sektionen von Menschen, die an Tuberkulose sterben, die Leber tuberkulöse Veränderungen, und in 71% gewöhnliche chronische entzündliche Veränderungen zeige; in 52% der Fälle finde man beides zusammen, in 19% die letzteren allein; manchmal beständen räumliche Beziehungen zwischen beiden. Es fehlt aber erstens der Beweis der tuberkulösen Natur der Hepatitis, des Übergangs „tuberkulöser" Entzündungen in Zirrhose; als solcher kann die angebliche Häufigkeit von Zirrhosen bei Tuberkulösen nicht gelten gelassen werden, da die beiden Krankheiten sich ohne ursächliche Beziehung vergesellschaften können. Außerdem ist darauf hinzuweisen, daß der schwere chronische Alkoholismus, da er zu Zirrhosen führen kann (s. unten), gleichzeitig eine gewisse Disposition für Tuberkulose

---

[1] KIRIKOW züchtete aus dem Blute von Kranken mit hypertrophischer Leberzirrhose einen Diplokokkus, der bei Mäusen interstitielle Hepatitis erzeugt haben soll. Er will dies Ergebnis auf die HANOTsche Krankheit angewendet wissen. Auch GASTOU tritt für eine infektiöse Genese der letzteren (durch einen Diplokokkus) ein. MOON fand massenhaft Streptokokken in zwei kindlichen Zirrhosen. Bei ihm findet sich auch die Angabe, daß EDWARDS (1890) in 25% aller Fälle von kindlicher Zirrhose Infektionen verzeichnet hat; C. SEITZ spricht gar von 33%. MOON will bemerkt haben, daß die aus den zirrhotischen kindlichen Lebern gezüchteten Streptokokken bei Übertragung auf Tiere wieder eine starke Neigung zur infektiösen Besiedelung der Leber zeigten.

schafft. Liebermeister verkennt weiter, daß überhaupt bei systematischen Untersuchungen die Leber von Erwachsenen sich oft als mit „entzündlichen Infiltraten" behaftet erweist, besonders auch bei allen ulzerativen Prozessen des Darms (B. Fischer), so daß eigentlich bei Phthisikern mit ulzeröser Darmtuberkulose gar nichts anderes zu erwarten ist, ganz abgesehen von den ebenfalls, z. B. im Münchener oder Basler Sektionsmaterial häufiger schwächsten Graden der Zirrhose (vgl. die Bemerkungen über die statistische Häufigkeit der Zirrhose, Seite 283). Ob mithin die nicht-spezifischen Veränderungen in der Leber von Tuberkulösen überhaupt mit der Tuberkulose als solcher zu tun haben, ist selbst dann fraglich, wenn man ihr Vorkommen überhaupt, z. B. in anderen Geweben, zugibt; es kommt hinzu, daß wir auch über das Schicksal der sicher tuberkulösen Veränderungen wie der Miliartuberkel und Gallengangstuberkel — nur solche kommen überhaupt an tuberkulösen Leberveränderungen hier in Betracht — wiederum nicht genügend Genaues wissen. Insbesondere wäre die Feststellung wichtig, ob der verschiedenartigen Histogenese des Lebertuberkels eine verschiedene Art der Ausheilung entspricht, ob etwa bei primärer Totalnekrose eher Narbenbildungen auftreten als wenn die Tuberkelbildung unter Erhaltung der Endothelien und Gitterfasern verläuft. Nach Schleussing ist die erstere Form viel seltener, aber beide sollen die gleichen Narben liefern.

Bei der gewöhnlich sehr massigen Lebertuberkulose des mit Tuberkulose geimpften Meerschweinchens, die mit der menschlichen Miliartuberkulose der Leber nicht zu vergleichen ist, kommt es bei den langsameren Verlaufsarten wie L. Brieger, Besançon und Griffon und Stoerk gezeigt haben, zu einer zweifellos aus vernarbenden Tuberkeln hervorgehenden Zirrhose. Ich habe mich davon bei künstlich gehemmten Impftuberkulosen der Meerschweinchen (Siliziumversuche meines Schülers Kahle) oft überzeugen können. Gerhartz betont für diese experimentelle Leberzirrhose durch abgeschwächte Tuberkelbazillenwirkung die klinische Ähnlichkeit mit echter Zirrhose wegen des Aszites und der Milzschwellung.

Ausnahmsweise, aber zweifellos kommt etwas Ähnliches nun auch beim Menschen vor, nämlich eine zum histologischen Bild der Zirrhose führende multiple Vernarbung sehr ausgedehnter, lokal rezidivierender, chronischer Miliartuberkulose der Leber. Man sieht dann die Narbenzüge im Zusammenhang mit fibrös indurierten und alle möglichen Ausheilungsstadien zeigenden Tuberkeln, in einem Fall beobachtete ich ausheilende zahllose tuberkulöse Abszeßchen, umrandet von epitheloidzelligem Granulationsgewebe mit Riesenzellen. Die Eiterausstriche enthielten Tuberkelbazillen (S. 558/24, 67jähr. W.). Die Leber war dabei sehr klein, (770 g bei nur 28,5 kg Körpergewicht wegen Kleinwuchs und Kachexie durch Skirrhus des Magens), feinhöckerig und hatte eine verdickte Kapsel. Die Milz war klein, das Knochenmark leicht gereizt. Es fand sich weder floride Lungen- noch Darmtuberkulose, nur Tuberkulosereste in Lungenspitzen und Bronchialdrüsen. Der Magenkrebs war leicht geschwürig. In diesem Fall schien es mir trotz der Beschränkung der floriden Tuberkulose auf die Leber und trotz der Beziehung der Narbenbildung zu den Tuberkeln fraglich, ob die Narben und damit die Zirrhose als tuberkulös zu bezeichnen sei, zumal Alkoholismus und andere Gründe für die Zirrhose nicht ausgeschlossen werden konnten. W. Fischer (1924) hat einen wohl verwandten Fall von Lebernekrosen durch Tuberkelbazillen mit mäßiger leukozytärer Reaktion in den Herden beschrieben, wobei er die Quelle der Infektion in unspezifischen Geschwüren des Ileums sah. Allerdings war dies ein Frühfall erst im Beginn der Bindegewebsbildung. In einem anderen Falle eigener Beobachtung (S. 623/22 Basel, 72jähr. Kutscher) fand sich neben Prostata-, Bauchfell-

und Speiseröhrentuberkulose eine makroskopisch gewöhnliche atrophische Leberzirrhose, die mikroskopisch in bezug auf Anordnung der Narben und sonstige Einzelheiten sehr eigenartig war. An die Narben schlossen sich zahlreiche teils vernarbende, teils zellige Tuberkel unmittelbar an. Von den wenigen sonst sicheren Fällen tuberkulöser Zirrhose wird noch weiter unten die Rede sein.

Wenn wir von solchen sehr seltenen aber unzweifelhaften Fällen einer tuberkulösen Zirrhose im engsten Sinne, das heißt einer Zirrhose aus vernarbenden Tuberkeln, absehen, muß die Frage der Häufigkeit der tuberkulösen Ätiologie gewöhnlicher Zirrhose als unerledigt bezeichnet werden. Das behauptete häufige Zusammentreffen von Leberzirrhose mit Tuberkulose ist an sich ein statistisches Problem, müßte also mit der Wahrscheinlichkeitsrechnung angegriffen werden; dies ist meines Wissens bisher nicht geschehen, der Korrelationskoeffizient ist nie errechnet worden. Rein empirisch beurteilt würde, so scheint es mir, ein positives Ergebnis nicht

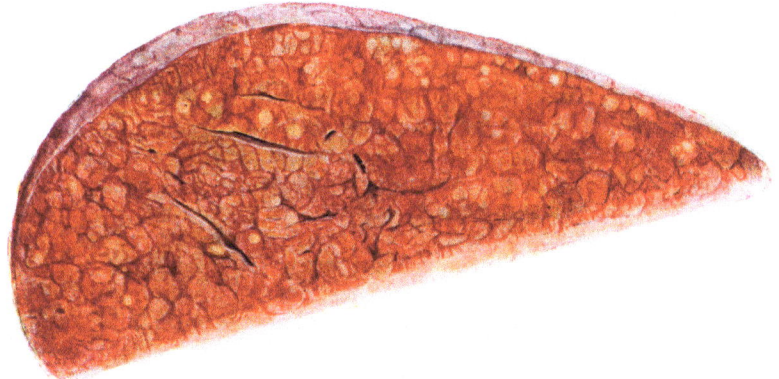

Abb. 17. Tuberkulöse Leberzirrhose. (SN. 558/24, 67jähr. Köchin.) Abszedierende und vernarbende Tuberkel der Leber.

zu erwarten sein; denn wie verhältnismäßig selten sind etwa Phthisiker, d. h. Kranke mit tuberkulösem Schwund von Lungen, Nieren oder Knochen mit Leberzirrhosen. Schon der Habitus des Zirrhotikers ist ein ganz anderer als der der Phthisiker. Nimmt man aber alle Arten der Tuberkulose, etwa auch geheilte oder latente Primäraffekte, in die Statistik mit herein, so wird die medizinische Seite der statistischen Unterlage höchst verschwommen.

Es kommt aber noch ein anderer Punkt hinzu. Es ist oft auf das gleichzeitige Vorkommen von tuberkulöser Peritonitis und Leberzirrhose aufmerksam gemacht worden. Hier ist wenigstens die tuberkulöse Erkrankung etwas scharf umschriebenes. Und trotzdem wird es auch hier nicht so leicht gelingen, das Verhältnis beider Krankheiten klarzustellen, selbst wenn das zufällige Zusammentreffen mathematisch als ausgeschlossen erwiesen wäre, was bisher nicht der Fall ist, weil das Alter der beiden Erkrankungen weder klinisch noch anatomisch sicher genug festzustellen ist. Über die Anhaltspunkte zur Beurteilung der Dauer einer tuberkulösen Bauchfellentzündung ist hier nicht der Ort sich auszulassen; was aber die Zirrhose anbelangt, so muß man bei der außerordentlich verschiedenen Dauer und vor allem dem sehr schwankenden Tempo ihrer Entwicklung und ihrer möglichen schubweisen Entstehung äußerst vorsichtig hinsichtlich ihrer Altersbestimmung sein. Wissen wir einerseits mit Sicherheit, und zwar aus dem jahrelangen Bestehen von klinischen Folgeerscheinungen der Zirrhose (Stauungszeichen!, Ikterus usw.) daß Zirrhosen sehr langsam verlaufen können, so stehen doch auf der anderen Seite Fälle, die in weit kürzerer Zeit dasselbe anatomische und klinische Stadium, vielleicht in einem halben Jahre, erreichen können. Freilich berechtigt dies noch nicht dazu, von einer akuten Zirrhose zu sprechen, wie es geschehen ist.

Infolge dieser Unsicherheit über den primären Charakter der einen oder anderen der beiden Erkrankungen und ihren ursächlichen Zusammenhang finden sich denn auch dreierlei Anschauungen vertreten. Von den einen, z. B. von F. H. LORENTZ, wird jeder Zusammenhang geleugnet und — abgesehen von dem von mir bereits gerügten Mangel eines statistischen Beweises — darauf hingewiesen, daß für den tuberkulotoxischen Charakter des Lebergewebsunterganges und der Bindegewebsentwicklung keine genügenden Anhaltspunkte beizubringen sind, daß natürlich der Befund von Tuberkulose in zirrhotischen Lebern in pathogenetischer Beziehung nichts bedeutet, desgleichen nicht ein positives Impfergebnis mit zirrhotischen Lebern am Meerschweinchen, wenn irgendwo im Körper latente Tuberkulose vorlag, oder der Nachweis von Tuberkelbazillen im Antiforminpräparat des Lebergewebes, worauf SCHÖNBERG Wert legte. Eher darf ich negative eigene Impfergebnisse in Fällen anführen, wo Leberzirrhose mit fraglich tuberkulöser Polyserositis vorgelegen hatte.

Denkbar ist es, daß bei Gleichzeitigkeit von Leberzirrhose und Tuberkulose ein dritter, beide Krankheiten selbständig verschlimmernder Faktor vorliegen könnte. Eine solche Rolle könnten Mischinfektionen und insbesondere der Alkoholismus spielen. Dieser Ansicht ist auch z. B. KLOPSTOCK. G. KACHI will experimentell stärkere Zirrhosen bei Meerschweinchen durch Tuberkelbazillen und Tuberkuline erhalten haben, wenn er gleichzeitig mit Alkohol vergiftete. (Bei der selteneren kindlichen Leberzirrhose [s. unten S. 307] scheint verhältnismäßig häufiger sich die Möglichkeit einer solchen kombinierten Ätiologie aufgedrängt zu haben; ich verweise auf die Dissertation meines Schülers MÜNSTERER, sowie Fälle von ROTHSCHILD (10jähriger Knabe) und CHIARUTTINI (9jähriges Mädchen)[1]; aber auch Fälle von Erwachsenen lassen daran denken (MOROUX, WAGNER, BAUR, zit. von KIRCH). Im übrigen gilt aber auch Tuberkulose allein beim Kinde für eine relativ häufige Ursache für Leberzirrhose. KIRCH hat einen wohl sicheren solchen beschrieben, der sich den obigen sicheren anreiht. Ich erinnere mich einer Leberzirrhose bei einem 8jährigen Knaben (ohne Alkoholismus) mit Darmtuberkulose und Polyserositis. H. CLAUDE und GOUGEROT wollen experimentelle tuberkulöse Zirrhose durch Nachbehandlung der mit vollvirulenten Bazillen geimpften Versuchstiere mit Lezithin, CLAUDE auch mit Arsen und Kreosot erhalten haben! Sind diese Zirrhosen nun Wirkungen einer künstlichen Abschwächung der tuberkulösen Infektion oder einer Kombination von Giften gewesen?

Es ist unmöglich, auf die sehr reichliche Literatur über die Beziehungen der Leberzirrhose zur Tuberkulose näher einzugehen. Von Autoren, an Hand deren Arbeiten man das einschlägige Schrifttum ziemlich vollständig wird zusammentragen können, nenne ich LAUTH, BOCK, (BÄUMLER), GOUGEROT, MOUISSET und BONNAMOUR, A. JOUSSET, KLOPSTOCK und von neueren Arbeiten besonders SCHÖNBERG und KIRCH, sowie KAHAN. Von dem Für und Wider in dieser Frage haben wir selbst schon das Wesentliche hervorgehoben: daß es zweifellose seltene Fälle von Leberzirrhose echter tuberkulöser Ätiologie gibt, deren Narben sich aus einem spezifischen tuberkulösen Granulationsgewebe mit und ohne typische Tuberkel entwickelten, daß solche Fälle in allen Altern und sowohl neben anderen

---

[1] Nicht zu verwechseln sind mit diesen Fällen solche von kindlicher Pseudozirrhose (Cirrhose cardiaque) mit Tuberkulose, wie sie von HUTINEL und JONESCU mitgeteilt sind.

Organtuberkulosen wie als ausschließliche oder Hauptlokalisation in der Leber vorkommen, daß ihre Quelle ebensogut eine Lungen- als eine Mesenterialdrüsentuberkulose und unspezifisch erscheinende Darmgeschwüre sein können; möglicherweise mag sich gelegentlich das Zusammentreffen von tuberkulöser Peritonitis mit Leberzirrhose damit erklären, daß in der weniger zu Tuberkulose disponierten bzw. über bessere Heilungsmöglichkeiten verfügenden Leber die Tuberkulose unter zirrhotischer Narbenbildung bereits abgeheilt ist. Dann wäre, wie bei „fertigen" Zirrhosen überhaupt, nicht mehr zu entscheiden, ob sie tuberkulöser Herkunft sein können oder nicht[1]. Ein Beweis für eine rein tuberkulotoxische Entstehung der Leberzirrhose, also etwa nach dem Schema „primärer tuberkulotoxischer Parenchymuntergang, sekundäre reparative Bindegewebsbildung" ist bisher nicht erbracht. Von tuberkulotoxischen Veränderungen der Leberepithelien sind bisher in der Literatur nur verzeichnet das von mir (1907) beschriebene Vorkommen epithelialer Riesenzellen bei Tuberkulose ohne gleichzeitige Tuberkelbildung ($1^{1}/_{2}$jähriges Mädchen mit käsiger Drüsen-, Lungen- und Serosatuberkulose) und inselförmige Hypertrophien von Leberzellen bei Lungen- und Darmtuberkulose, welche JORES (1908) beschrieben und als Regenerationsvorgänge im Anfangsstadium von Zirrhose aufgefaßt hat; es frägt sich, ob es sich hier nicht um Reizwucherungen von Lebergewebe handeln kann, eine Frage, der wir bei der Besprechung der hypertrophischen Zirrhose noch Aufmerksamkeit werden schenken müssen. Die Angabe DALLESSANDROS, daß die tuberkulösen Gifte an sich auf die Gitterfasersysteme der Parenchyme eine Wucherung auslösende, simulierende Wirkung besitzen, hängt ganz in der Luft. Unter den gesicherten Fällen von tuberkulöser Zirrhose (s. unten) sind übrigens alle Formen der Zirrhose vertreten: Die atrophische Zirrhose nach dem Typ von LAENNEC, die hypertrophische, an HANOTS Form erinnernde (ISAAC) und die Fettzirrhose wie bei chronischem Alkoholismus (Fall KIRCH). ARLOING beschrieb eine „Cirrhose tuberculeuse graisseuse hypertrophiante". Dieser Umstand, besonders das Vorkommen der mit Leberzellentartung verbundenen Formen sowie der beträchtliche Umbau des Organs deuten aber doch daraufhin, daß es sich nicht lediglich um eine interstitielle tuberkulöse Entzündung der GLISSONschen Kapsel handelt, welche KIRCH vielleicht etwas zu stark betont, sondern um ein ebenso verwickeltes Geschehen an Parenchym und Interstitium wie bei Zirrhose anderer Ätiologie. In der Tat kann man denn auch an den vergleichbaren experimentellen tuberkulösen Zirrhosen des Meerschweinchens, wie ich besonders hervorheben möchte, metachromatische und karyolytische Veränderungen der Leberepithelien, sowie umschriebene Massennekrosen derselben beobachten; hervorzuheben ist dies deshalb, weil STOERK auch den Standpunkt vertritt, daß der Hauptangriffspunkt der Noxe in der GLISSONschen Kapsel läge; an sich ist dies ja bei Tuberkulose nicht anders zu erwarten, aber es ist nicht allein zutreffend. Einen Gegensatz in der Histogenese zwischen tuberkulösen und nicht tuberkulösen Zirrhosen, wie ihn KIRCH aufstellt, möchte ich daher nicht anerkennen.

Auch hinsichtlich der Klinik der tuberkulösen Leberzirrhosen sind keine Besonderheiten im Vergleich mit dem pathologisch-anatomischen Bilde namhaft zu machen, wenn wir von dem vielleicht auffällig häufigen Fehlen eines Milztumors absehen, auf welches klinisch JAGIC, anatomisch KIRCH die Aufmerksamkeit gelenkt haben.

---

[1] Nach den Versuchen von MAFFUCCI und SIRLEO verarbeitet die Leber eingebrachte Tuberkelbazillen in wenigen Wochen und ist dann, auf Meerschweinchen weiter überimpft, nicht mehr infektiös. In dieser Zeit gefundene histologische Veränderungen könnten also nicht mit Sicherheit als tuberkulös erklärt werden, wenn sie histologisch unspezifischen Charakter tragen.

Warum in jenen seltenen Fällen gerade die Leber der Sitz einer besonders gearteten diffusen tuberkulösen Entzündung wird, wo sie sonst als ein wohl für Tuberkulose exponiertes, aber nicht disponiertes Organ sich erweist, entzieht sich der Beurteilung. Aus den Tierexperimenten wäre herauszulesen, daß besonders massige, aber dabei abgeschwächte Infektionen mit Tuberkelbazillen eine Rolle spielen könnten. Für die Annahme einer besonderen Organdisposition (etwa in Analogie zu derjenigen der Nebennieren bei gewissen Addison-Fällen durch Tuberkulose) oder gar einer erhöhten Organ- und Organismusresistenz (in Analogie zu den oben erwähnten Versuchen über künstlichen Schutz von Claude und Gougerot) liegt keinerlei Handhabe vor.

Die Fälle von tuberkulöser Leberzirrhose, welche einer Kritik standhalten, erfüllen vor allem die selbstverständliche pathologisch-histologische Forderung, daß eine notorisch tuberkulöse Entzündung mit Übergang in Narbenbildung vorhanden war; nicht die Tuberkelbazillen allein sind, wie auch Kern und Gold, sowie Kirch hervorheben das Entscheidende, sondern der spezifisch tuberkulöse Charakter der Hepatitis interstitialis und der Nachweis der räumlichen und genetischen Beziehungen der Narbenbildung zum tuberkulösen Granulom. Diese Voraussetzungen erfüllen neben den beiden oben erwähnten (sonst nicht veröffentlichten) eigenen Fällen die Beobachtungen von A. Fraenkel (43jähriger Mann mit Lungenschwindsucht und in Zirrhose übergehende tuberkulöse Hepatitis). Isaac (40jähriger Mann mit hypertrophischer glatter Leberzirrhose und tuberkulöser Peritonitis, dabei die Peritonitis nachweislich jünger als die Zirrhose; [Leber 9470 g!]), Kirch, (9jähriges Mädchen, gestorben an tuberkulöser Meningitis bei älterer und frischer Lungentuberkulose und verkäster Bronchial- und Mesenterialdrüsentuberkulose), Kern und Gold, Lorentz (2 Fälle); Kern und Gold, sehr kritisch gegen die ätiologische Bedeutung der Tuberkulose für die Leberzirrhose eingestellt, äußern selbst zu starke Zweifel an ihrem Fall; das gleiche läßt sich von Lorentz sagen. Mit Wahrscheinlichkeit gehören hierher der Fall Alquiers (oder nur Tuberkel in geringfügiger Leberzirrhose?) und der merkwürdige Fall Huegenins von nichtsyphilitischer Leberzirrhose bei einem 8 Monate alten Kinde mit Lymphknoten-, Milz- und Lungentuberkulose, tuberkulösen Magen- und Darmgeschwüren. In der Leber fand sich Zirrhose nicht syphilitischer Art mit Tuberkeln; über die topographischen Beziehungen der Tuberkel zur Narbenbildung und über Tuberkelbazillennachweis ist genaueres nicht gesagt. Auch bei Schönberg ist es schwierig, aus der Beschreibung herauszulesen, wie viele von seinen Fällen dem von uns eng umschriebenen Bild der tuberkulösen Zirrhose entsprechen, weil er mehr Wert auf den Nachweis aller möglichen Stadien von Zirrhosen bei tuberkulösen Personen und auf den Nachweis der Tuberkelbazillen in zirrhotischen Lebern mittels der Antiforminmethode, als auf den histologischen Beweis der Abheilung der Narben aus den gefundenen tuberkulösen Granulomen gelegt hat. Immerhin fand er unter 69 untersuchten Leberzirrhosen eine Gruppe von 8 Fällen, mit Tuberkeln in den zirrhotischen Lebern, bei Abwesenheit anderer Tuberkulose im Körper oder Resten von Lungen- und Lymphdrüsentuberkulosen. In einer Anzahl von Fällen betont er den Übergang von Tuberkeln in Narbenzüge. Ich muß zugeben, daß man derartige Fälle, wo sich die Vermutung einer ursächlichen Beziehung zwischen Tuberkulose und Zirrhose aufdrängt, in Basel (wo auch Schönberg seine Untersuchungen gemacht hat) häufiger zu sehen bekommt, möchte aber trotzdem an der Richtigkeit von Schönbergs Satz zweifeln, wonach „eine sehr große Zahl der menschlichen Leberzirrhosen auf tuberkulöser Basis entsteht". Andererseits aber dürften F. G. A. Meyer und Ullom zu weit gehen, wenn sie jede ätiologische Bedeutung der Tuberkulose für die Leberzirrhose leugnen.

Was die Rolle der Syphilis in der Ätiologie der Leberzirrhose angeht, so sollte man denken, daß diese Frage nicht so schwer zu entscheiden sei, weil ja die Lues congenita in der Feuersteinleber schon beim Neugeborenen eine zweifellos als hypertrophische Zirrhoseform zu deutende chronische Leberentzündung schafft. Trotzdem scheinen die Verhältnisse beim Erwachsenen mit erworbener Lues anders zu liegen. Wir sehen natürlich von der grobgelappten syphilitischen Narbenleber ab, welche keine Zirrhose, sondern nur die Folge herdförmiger Schrumpfungen im Bereich aufgesaugter Gummen ist, verweisen auch bezüglich anderer syphilitischer Prozesse auf das Kapitel der spezifischen Granulome der Leber an anderer Stelle dieses Bandes und haben uns hier nur mit der Frage der syphilitischen Leberzirrhose des Erwachsenen zu befassen. Schon über das Schicksal der Leber bei syphilitischen Neugeborenen und bei Lues cong. tarda ist wenig bekannt. Gelegentlich stößt man auf unklare Fälle des mittleren Kindesalter mit Splenomegalie und zirrhotischen Leberveränderungen, wo sich die Differentialdiagnose, BANTIsche Krankheit oder Lues in den Vordergrund schiebt (vgl. MARCHAND). Zuweilen ist auch Syphilis dabei erweisbar; der Befund und die Nebenbefunde sind nicht einheitlich (vgl. die Beobachtungen von DE JOSSELIN DE YONG, 1927). Aber auch echte atrophische Leberzirrhose unter dem Bilde einer akuten gelben Leberatrophie ist bei der angeborenen Spätsyphilis gesehen worden (z. B. von KLEWITZ und LEPEHNE).

Seit es mittels der intratestikulären Übertragung von Syphilis auf Kaninchen auch gelungen ist, dabei zirrhotische Veränderungen in verschiedenen Stadien an der Leber zu erzeugen (vgl. FR. GRAETZ) ist noch weniger Grund, an der rein syphilitischen Ätiologie der menschlichen Leberzirrhose zu zweifeln, zumal beim Menschen gerade auch die Kombination von Gummen, also zweifellos syphilitischer Gewebsveränderungen, mit diffuser Zirrhose so häufig zu sehen ist, daß die syphilitische Natur der letzteren fast außer Frage steht. Nach gewissen Beobachtungen scheint die Leberzirrhose bei erworbener Syphilis schon recht früh auftreten zu können (FLEXNER), wenigstens scheinen ihre Anfänge noch in dem selten untersuchten Sekundärstadium einzusetzen (DITTRICH, DELAVA-RENNE, zit. nach HERXHEIMER, 1907). Autoptisch nicht geklärt ist das häufiger schon im Sekundärstadium klinisch beobachtete Auftreten von Ikterus. Im allgemeinen legt die französische Schule sehr großen Nachdruck auf die syphilitische Ätiologie der Zirrhose (vgl. die neueste handbuchmäßige Darstellung von VILLARET und BESANÇON).

Eine Einigkeit der Ansichten besteht über die ätiologische Bedeutung der Syphilis für die Leberzirrhose nicht, wohl aber von den Verfechtern der syphilitischen Ätiologie darüber, daß die syphilitische Zirrhose keine Eigenart besitzt. Fehlen etwa die begleitenden Gummen oder im übrigen Körper sichere andere Zeichen von Lues, so ist aus der Beschaffenheit der Zirrhose selbst kein Schluß auf ihre syphilitische Natur möglich. Öfter wird auf die grobgebuckelte Eigentümlichkeit der syphilitischen Leberzirrhosen hingewiesen; dabei ist aber daran zu denken, daß gerade die syphilitische Zirrhose einmal auch auf dem Umwege über die akute gelbe Leberatrophie entstehen kann, weil in der Ätiologie der letzteren die Lues eine gewisse Rolle spielt und weil in gewissen Fällen die akute Atrophie mit zirrhotischen Narbenzügen und grobknotiger Anordnung des Parenchyms ausheilt. STERNBERG meint, daß die syphilitische Leberzirrhose sich durch einen geringen Umbau des Gewebes, Erhaltensein größerer unversehrter Parenchymbezirke und durch ungleichmäßige Verteilung der Narbenzüge sowie durch eine eigenartige Verzweigung derselben auszeichne, gibt aber zu, daß eine Diagnose besonders am einzelnen Präparat immer ihre großen Schwierigkeiten haben wird. Über die Häufigkeit der syphilitischen Zirrhose wird von pathologisch-anatomischer Seite nirgends etwas ausgesagt, auch nicht

in der letzten kritischen Darstellung der Lebersyphilis von G. B. Gruber;
um so erstaunlicher ist die Angabe Letulles, daß er fast 50⁰/₀ aller Leberzirrhosen, auch diejenigen alkoholischer Herkunft, für bedingt, bzw. mitbedingt
durch Syphilis hält („Cirrhose alcool-syphilitique"). Er stützt sich dabei lediglich auf den 74mal unter 154 Fällen von Leberzirrhose positiven Ausfall der
Wassermannschen Reaktion und auf die in solchen Fällen von ihm als syphilitisch aufgefaßte sklerosierende Peritonitis; aber weder seine Darlegungen
noch seine Abbildungen dieser Peritonitis sind überzeugend. Naunyn (1904)
fand 19mal unter 170 Fällen (135 Männer, 35 Frauen) Syphilis als Ursache.

Über die Rolle der Malaria in der Ätiologie der Leberzirrhose können wir
uns kurz fassen, zumal die Pathologie der Malaria in diesem Handbuch bereits
eine eigne Darstellung, durch C. Seyfarth (1. Bd., 1. Teil) erfahren hat. Da
von den akuten Anfällen sowohl Schädigungen der Blutgefäßwände als der
Leberzellen hervorgerufen und auch fast regelmäßig zellige Infiltrate des periportalen Bindegewebes gefunden werden, sind bei wiederholten und chronischen
Anfällen, je nach der Intensität der Krankheit und vielleicht der hinzukommenden
Hilfsmomente (wie bei der Dysenterie), wichtige Vorbedingungen für die Entstehung einer Zirrhose erfüllt. Aber die Meinungen über die Bedeutung der
Malaria in dieser Hinsicht sind sehr geteilt. Während Babes (für Rumänien),
Osler (für Nordamerika), W. Fischer (für Shanghai), Castellani und Chalmers (für die Tropen überhaupt) sie gering anschlagen, schätzen Sitsen (Malay-
ischer Archipel) und vor allem französische Forscher (Kelsch und Kiener,
u. a., „Cirrhose paludéenne") sie hoch ein. Andere wieder wie Bigmami leugnen
zwar nicht eine chronische Leberentzündung durch Malaria, wohl aber deren
Übergang in echte Zirrhose. Schließlich sei noch das Vorkommen von Leberzirrhose bei Kalaazar (Rogers) und durch Kakke (Kasai) erwähnt. Letztere soll
auch bei jüngeren Personen vorkommen und gewisse Eigentümlichkeiten zeigen.

In gewissen Gegenden, z. B. Japan und China (nach W. Fischer) spielen
die Wurminfektionen, bzw. die Behaftung der Leber mit Wurmeiern (Clonorchis
sinensis und Schistosomum japonicum) eine erhebliche Rolle; es handelt sich
dabei im wesentlichen um Ausgänge chronischer Cholangitiden. J. Mebius
beschrieb aus Batavia (Holländisch-Indien) ebenfalls eine Zirrhose bei einem
mit Clonorchis behafteten Chinesen unter der Bezeichnung Cholangitis hyperplastica et hepatitis fibrosa chronica. Das gleiche ist bei dem in Sibirien
und in Ostpreußen vorkommenden Distomum felineum (Opisthorchis felineus)
der Fall. Oppenheimer bildet eine Leberzirrhose und den dazu gehörigen
Milztumor bei Schistosomiasis ab. Unter 100 Chinesensektionen in Shanghai
fanden sich 12 ausgesprochene Zirrhosen der Leber, dabei 5 durch Schistosomiasis und außerdem 21 Fälle interstitieller Hepatitis, wovon wiederum
5 durch Schistosomum. Rosquez berichtet, daß in Venezuela (Caracas) 21⁰/₀
aller Sektionsfälle mit Schistosomum Mansoni behaftet sind, dabei häufig
atrophische Zirrhose. Eine genauere Beschreibung der durch Schistosomen
beim Menschen erzeugten Form der Cirrhosis parasitaria gab Askanazy
(1929). Nach ihm sind von den drei Arten Schistosomum haematobium,
Schistosomum Mansoni, Schistosomum japonicum die beiden letzteren imstande
sie hervorzurufen. Auch ist die parasitäre Zirrhose nur eine Form der Leberschädigung; Askanazy nennt daneben die Zirkulationsstörungen und die Granu-
lombildungen, sowie die Stoffwechselstörungen in den Leberzellen. Makroskopisch überwiegt bei Schistosomum Mansoni die insuläre Form der Zirrhose
(Letulle), in anderen Fällen liegt eine grobknotige Zirrhose mit Leberkapsel-
verdickung und breiten Narbenstreifen der Schnittfläche vor; mikroskopisch
entsprechend der Anwesenheit der Würmer und ihrer Eier in der Glissonscheide
eine Pericholangitis, Cholangitis chronica, eine Endo- und Periphlebitis der

Pfortaderäste. Die Eier finden sich auch selbst in den Gallengängen und in den Venen. Venen können neugebildet werden bis zu „Angiofibromen". Zirrhose kommt auch ohne Eier durch die Parasiten allein vor (WASAI). Bemerkenswerter Weise ist diese Cirrhosis parasitaria auch mit Splenomegalie verbunden, obwohl Eier in der Milz nicht gesehen werden.

Wir wenden uns nun zu der Frage der Beziehungen zwischen Alkoholismus und Leberzirrhose[1]. Bevor wir auf die recht auseinandergehenden Meinungen hierüber eingehen, sei die Bemerkung vorausgeschickt, daß eine Verständigung nun unter voriger Klärung des Sinnes dieser Frage möglich ist. Was ist Alkoholismus, wie wirkt er überhaupt auf die Leber? Angenommen, es sei über die statistische Seite der Beziehungen kein Zweifel, Leberzirrhose würde in einer jeden Zufall ausschließenden Häufigkeit bei Alkoholikern angetroffen, so ergeben sich immer noch die Unterfragen, ob es der Alkohol oder die Begleitsubstanzen der Getränke sind, welche als Lebergift wirken oder beide zusammen; ob es weiter die Trunksucht schlechthin oder nur unter gewissen Voraussetzungen ist, die zur Zirrhose führt; ob nur die Einführung von Alkohol durch den Magendarmkanal Leberschädigungen macht; ob schließlich die Wirkung der Einverleibung von Alkohol oder seiner Begleitstoffe eine unmittelbare oder mittelbare ist, d. h. ist — in bestimmten Fällen — der Alkohol oder das alkoholische Getränk selbst zirrhogen oder erzeugt es zuerst präzirrhotische Zustände, etwa im Magendarmschlauch? Letztere Ansicht ist z. B. von HOPPE-SEYLER, POGGENPOHL, RINDFLEISCH, BAUMGARTEN, BOIX, KLOPSTOCK u. a. vertreten worden. Auch von einer indirekten Schädigung der Leber über das Blut ist öfter die Rede gewesen, gerade auch bei der alkoholischen Zirrhose (NAUNYN, E. ALBRECHT [Disk. zu NAUNYNs Ref.], ZYPKIN). G. BUDD (1846) nahm an, daß der schädliche Einfluß des Alkohols auf die Leber durch Störungen des Kreislaufs in Lunge und Herz (also wohl auch in der Leber) begünstigt würde. Erwähnt sei, daß BRAUER bei Gallenfistelhunden nach Alkoholdarreichung Albuminocholie feststellte. Bei Zirrhose soll letztere allerdings nicht gefunden werden (DELOCH, RAUE, zit. nach ISAAC).

In unserer Frage ist viel gezählt, aber eigentlich statistisch wenig gearbeitet worden. Man könnte sagen, gegenüber dem überwältigenden Eindruck der einfachen klinischen und autoptischen Erfahrung sei es kaum nötig, noch zu beweisen, daß unter den an Leberzirrhose leidenden und gestorbenen Menschen zahlreiche Trinker sind. Lehnen wir gleich die unmöglichen Einwände zurück, daß Zirrhose auch in Ländern ohne Alkohol beobachtet werde (SCHÖNBERG zitiert eine solche Angabe HÖSSLIS über Grönland), daß unendlich viele schwere Alkoholiker keine Zirrhose bekommen. Was die erste Angabe anlangt, so sind erstens unsere geographisch-pathologischen Kenntnisse noch sehr gering (s. S. 283), auch wird kein Vernünftiger behaupten, Zirrhose käme nur vom Alkohol; der andere Einwand verdient genauere Berücksichtigung. Daß bis ins hohe Alter gesoffen werden kann, ohne daß die Leber schrumpft, ist eine von den Binsenwahrheiten, welche von den Gegnern der Abstinenz immer wieder vorgeführt ist. Die alkoholische Leberzirrhose weist eine gewisse soziale Beschränktheit auf: es gibt mehr arme als reiche Säuferzirrhotiker. Die Zirrhose ist von der Qualität des genossenen Alkohols mit abhängig. Dieser Eindruck drängt sich besonders bei dem Proletariat der mitteleuropäischen Großstädte, vor allem der Küstenstädte auf, aber dieses Bild, das ich z. B. auch von Kiel her kenne, ergibt in Übereinstimmung mit den süddeutschen und schweizerischen Beobachtungen noch einen Punkt: Die Zirrhose ist gar nicht die häufigste und typischste Leberveränderung bei den Trinkern, sondern das ist die Verfettung der Leber

---

[1] Zur Geschichte dieser Beziehungen sei bemerkt, daß schon FERNEL (1579), VÉSAL, MORGAGNI und BRIGHT der Zusammenhang von Trunksucht und Leberkrankheit bekannt war.

mit und ohne Induration. Darauf hat früher schon Orth, neuerdings besonders Fahr auf Grund seiner Erfahrungen am Hamburger Hafenkrankenhaus aufmerksam gemacht. Von 309 chronischen Säufern — es kommt dort überwiegend Schnaps in Betracht — litten nur 11 an Leberzirrhose; ein einziger Fall mit Leberzirrhose im gleichen Zeitraum war kein Säufer! Fettleber fand er aber 298mal unter den 309 Potatoren, natürlich in wechselnder Ausprägung. Hier seien noch einige andere Zahlenangaben unter Übergehung kleinerer älterer Beobachtungsreihen (Frerichs, Bamberger) angeführt: Simmonds (Hamburg) (Diskussion zu Fahr) rechnet mit mindestens 60% ausgesprochener Alkoholanamnese bei den Zirrhotikern, Chvostek mit rund 50%, Price mit 72 sicheren, 8—9 wahrscheinlichen Trinkern unter 142 Fällen von Zirrhose; Naunyn zählte 83 geständige Trinker unter 135 klinischen Zirrhosen (bei Frauen 7 unter 35); Dickinson fand, daß von 149 im Branntweinhandel beschäftigten Personen 22 (= $14,8\%$) an Leberzirrhose litten, Formad fand unter 250 notorischen Whiskysäufern 6 Zirrhosen (in allen Fällen aber große und meist verfettete Lebern), Kayser berechnete $13,5\%$ Zirrhose unter 155 an Delirium tremens Gestorbenen, Jagic fast genau so viel, nämlich $14,6\%$ Zirrhose unter 151 alkoholischen Psychosen, Mangelsdorf unter 19 hypertrophischen Zirrhosen 19 Alkoholiker, nach Kern haben 16% aller Potatoren Laennecsche Zirrhose, 25% entweder diese oder Fettzirrhose. Es geht aus diesen Zusammenstellungen zur Genüge hervor, wie häufig die Opfer der Leberzirrhose Trinker gewesen sind. Deshalb aber einen ätiologischen Zusammenhang leugnen zu wollen, weil die umgekehrte Erfahrung sagt, daß nämlich von den vielen Trinkern verhältnismäßig wenige Leberzirrhose bekommen, geht doch heute, wo wir gewohnt sind, wieder mehr mit den entscheidenden Wirkungen der Disposition zu rechnen, nicht an. Das Experiment hilft hier nicht weiter; wie wir im Kapitel über die experimentelle Forschung in der Leberzirrhosefrage sehen werden, stehen sich positive und negative Ergebnisse bei den Versuchen, an Tieren mit Alkohol Zirrhose zu machen, gegenüber; die Versuche mit reiner Alkoholwirkung sind aber meist negativ ausgefallen. Auffällig ist aber, daß es auch gelungen ist, durch Alkoholdämpfe Zirrhose zu erzeugen. Das läßt die Frage aufkommen, ob die im Alkoholgewerbe so häufigen Leberzirrhosen, etwa bei Küfern, Weinhändlern, Gastwirten, nur durch die Verleitung zum Trinken, also auf stomachalem Wege, oder nicht auch inhalatorisch zustande kommen oder wenigstens unterstützt werden.

Ich erinnere mich des Falles eines Fachkollegen, eines in der pathologischen Histologie des Nervensystems sehr verdienten Mannes, der Abstinent war und an Leberzirrhose starb, wo mir der Verdacht kam, daß er, kurzsichtig wie er war und dauernd gebeugt über seinen Farblösungen und Differenzierungsflüssigkeiten, sich seine Zirrhose durch Einatmung alkoholischer und ätherischer Dämpfe geholt haben könne.

Es ist auch daran gedacht worden, daß gleichzeitige Eßsucht — etwa bei Wirten — die Hilfsursache bei der alkoholischen Zirrhose sein könnte; jedoch widerspricht dem die Erfahrung, daß die schweren Schnapszirrhosen bei heruntergekommenen, mageren, wenig essenden Personen gefunden werden. Andere Hilfsmomente oder indirekte Wirkungen werden in den durch die alkoholischen Getränke entstehenden Magendarmkatarrhen gesehen (vgl. S. 294, Boix); aber erstens sind die gefundenen Veränderungen des Digestionstraktus sehr verschieden, haben, so viel ich sehe, auch histologisch keine eigenartigen Merkmale[1], und sodann ist es meist nicht zu entscheiden, wieviel davon primär war und wieviel erst im Anschluß an die Zirrhose sekundär (durch Stauung, Dyspepsien usw. entstand. Freilich ist der Inhalt, der oft einen eigenartig fauligen Geruch hat, meines Wissens nicht chemisch untersucht. G. v. Bergmann denkt

---

[1] Bleichröder (1904) will in der Magenschleimheit ungewöhnlich häufig Russelsche Körperchen gefunden haben.

an eine Schädigung der Leberfunktion auf dem Wege über eine Achylia gastrica und weist auf die lehrreiche Erfahrung hin, daß ebenso wie beim Zirrhotiker, auch nach alkoholischen Exzessen die sonst binnen einer gewissen Zeit erfolgende Ausscheidung eingespritzten Bilirubins (0,1 g in $2^1/_2 - 3^1/_2$ Stunden) verzögert ist. Daß es auf die Art der eingenommenen Getränke ankommt, hat vorerst nur allgemeine Richtigkeit; verwirrend wirkt wieder, daß die alkoholreichsten Getränke wie Schnäpse, Liköre, schwere Weine wieder diejenigen sind, welche durch den Gang der Fabrikation und zugesetzte Geschmacksstoffe erst recht keine reine Alkoholwirkung haben können. LANCERAUX wollte einen Unterschied in der Häufigkeit der Zirrhose gefunden haben, je nachdem die Weine vor dem Genuß gegipst oder geschwefelt waren. Aber Versuche von KÜCHLER mit Kaliumsulfat haben, wenigstens an Kaninchen und Meerschweinchen, negative Ergebnisse gehabt. ASKANAZY hat (persönliche Mitteilung) auch an die Möglichkeit einer Giftwirkung durch die Kupferung der Weine gedacht und seine Vermutung hat eine gewisse Stütze durch die später zu erwähnenden Versuche MALLORYs erfahren, der durch Kupfervergiftung Zirrhose bei Tieren erzeugt haben will; MALLORY dachte dabei wohl aber eher an die Gefährlichkeit kupferner Geschirre. Die Versuche MALLORYs habe ich mit meinem Schüler ULRICH nicht bestätigen können. ASKANAZY hat einen die Norm überschreitenden Kupfergehalt des Lebergewebes bei Zirrhosen festgestellt.

Wenn wir das Bisherige zusammenfassen, so ergibt sich die Feststellung: nicht ob der Alkohol Zirrhose verursachen kann, sondern auf welche Weise er sie verursacht, darüber steht die Entscheidung aus. Und da hierüber noch durchaus keine Klarheit herrscht, so verlohnt es sich nicht, sämtliche Arbeiten auf diesem Gebiete, welche im Grunde genommen mehr oder weniger einstimmig bis an diese Fragestellung gelangt sind, anzuführen. Es seien die Autoren nur kurz aufgezählt: v. HANSEMANN, AFFANASSIEW, SIEGENBECK VAN HEUKELOM, ROVIGHI, IGNATOWSKI, KLOPSTOCK, D'AMATO, JOSSELIN DE JONG, SALTYKOW, FAHR, SCHAFIRE, LISSAUER, KERN. Einige Arbeiten werden noch im Abschnitt über die experimentellen Leberzirrhosen anzuführen sein.

Übrigens kommt unter den verschiedenen Zirrhoseformen dem Alkohol als ursächliches Moment nicht ein gleiches Gewicht zu; wir hatten bei unseren bisherigen Ausführungen zunächst wieder die klassische LAENNECsche Zirrhose im Auge; es wird später bei der Besprechung der einzelnen Formen sich ergeben, daß andere Formen teils merklich weniger (z. B. die sog. hypertrophische und speziell die sog. „HANOTsche" Form) teils nichts (die Mehrzahl der splenomegalen, die biliären und die meisten seltenen Formen) mit Alkohol zu tun haben. MALLORY hält eine hyaline Umwandlung von Leberzellen für eine der alkoholischen Zirrhose eigentümliche Veränderung, HALL und OPHÜLS haben dem zugestimmt; in MALLORYs Lehrbuch der pathologischen Histologie wie in ihrer Arbeit sind sehr schöne Abbildungen dieser eigenartigen Veränderung. Es ist aber zu bezweifeln, ob sie ein regelmäßiger Befund bei alkoholischer Zirrhose sind und damit verlieren sie einen etwaigen diagnostischen Wert, ferner zu bezweifeln, ob hyaline Degeneration der Leberepithelien nicht auch sonst vorkommt; nach WEGELIN, der seine Mitteilung über die hyalin tropfige Entartung unabhängig und offenbar ohne Kenntnis der Angaben der amerikanischen Autoren gemacht hat, findet sie sich außer bei Leberzirrhose auch sonst. Sie ist nach ihm auch keine unheilbar zur Nekrobiose überleitende Veränderung.

Recht auffällig ist die Häufigkeit der Mitwirkung des Alkohols bei der Entstehung der Leberzirrhose im Kindesalter; es heißt, die Skepsis zu weit treiben, wenn man auch da seine ätiologische Bedeutung anzweifeln und etwa behaupten wollte, solche Kinder würden durch die Leberzirrhose trunksüchtig. Es darf daran erinnert werden, wie die sonst im Kindesalter häufigen und verschiedenartigen Darmleiden mancherlei Leberveränderungen, aber eben keine Zirrhose herbeiführen. Ich habe in München einen 10jährigen Biertrinker mit Leberzirrhose seziert; der Knabe hatte aus eigenem Antrieb einen Zündholzhandel auf der Straße angefangen, um Geld für Alkohol zu bekommen! W. Vix fand alkoholische Leberzirrhose bei einem 7jährigen Mädchen, das Bier seit dem zweiten Lebensjahr bekommen hatte. E. Kaufmann (Lehrbuch) sezierte einen 15jährigen Schnapstrinker mit typischer, vorgeschrittener Zirrhose, Mogh konnte schon 1887 unter 35 beschriebenen Fällen kindlicher Zirrhose 9 zählen, wo die Kinder dem Alkoholgenuß ergeben gewesen waren (weitere hierhergehörige Beobachtungen S. 310).

Ob Malaria schon im Kindesalter zu atrophischer Leberzirrhose führen kann (Kirschenblatt), erscheint nicht sichergestellt. Bei Ausschluß von Syphilis und Tuberkulose ist es häufig außerordentlich schwer, gerade die kindlichen Zirrhosen pathogenetisch aufzuklären und wir werden später nochmal der Frage begegnen, ob nicht eine Anzahl der Fälle schon im Säuglingsalter, dann in der Pubertätszeit biliäre Zirrhosen angicholitischer Art, d. h. durch schwer faßbare Störungen in den feinsten Gallenwegen bedingt sind. Ich verfüge über manche derartige Fälle und verweise auf Mitteilungen von C. D. Lange, Bossert. Die häufig gleichzeitig gefundenen schweren, chronischen Magendarmkatarrhe haben außer einem gewissen fauligen Geruch nichts Eigenartiges und konnten als primär nicht bewiesen werden.

Das Vorkommen von verschiedenen Typen der Leberzirrhose im Kindesalter rückt in der Pathogenese der Zirrhose das konstitutionelle Moment stark in den Vordergrund; sind meist auch beim Kinde exogene Faktoren im Einzelfall anzugeben, so erweckt der Befund einer Krankheit, welche sonst das 4.—6. Lebensjahrzehnt bevorzugt, im ersten oder zweiten Jahrzehnt den Eindruck, daß die äußeren Krankheitsursachen, welche noch dazu verschiedenartig sein können (Alkohol, Tuberkulose, Syphilis?) hier auf ein ungewöhnlich krankheitsbereites Organ gestoßen sind. Unter den Autoren, welche die konstitutionelle (nicht erworbene) Veranlagung zur Zirrhose hoch anschlagen, nenne ich Chvostek, v. Neusser, Goldzieher und Julius Bauer. Im einzelnen gehen die Meinungen über das Wesen dieser Anfälligkeit auseinander. Bald wird mehr von einer Organschwäche (Locus minoris resistentiae) gesprochen, bald soll es an der mangelnden Regenerationskraft des Lebergewebes liegen, in Abhängigkeit von einer Insuffizienz innersekretorischer Drüsen (Goldzieher), bald wird mehr eine bestimmte Konstitutionsform, wie der Arthritismus (Boix, Chvostek) verantwortlich gemacht. Auch die Häufigkeit eines Status thymicolymphaticus ist behauptet worden (Biach); aber bei welcher Krankheit ist dies schließlich nicht geschehen? Vielleicht aber bei keiner mit weniger Recht. Ebenso merkwürdig mutet das behauptete Zusammentreffen mit Infantilismus und anderen Hypoplasien bei Zirrhose schlechthin an. Wenn ein schon während der Entwicklungsjahre leberkranker Mensch an der Erreichung der Vollreife gehindert wird, so ist der nächstliegende Schluß doch der, daß die Leberkrankheit das Primäre, die Entwicklungshemmung das Sekundäre ist. Ob die leberkranken Kinder bestimmt geartete Kinder von Haus sind, darauf ist gerade viel weniger als bei den leberkranken Erwachsenen geachtet worden. Daß die mit Leberzirrhose behafteten Männer überwiegend einem bestimmten Typ angehören (Abb. 18) und daß man unter ihnen gewisse Typen, z. B. die Infantilen und Astheniker (Leptosomen) vermißt, kann Niemand leugnen, der einen Blick für den Habitus hat. Hiervon soll an anderer Stelle noch die Rede sein. Weitere Beweise für die Veranlagung zur Leberzirrhose werden in der angeblichen Syntropie der Leberzirrhose mit gewissen anderen Erkrankungen in dem gleichzeitigen Vorhandensein von Gelenkrheumatismus, Karzinom

Diabetes usw.) gesehen. Auch auf diese Frage kommen wir noch zurück (vgl. S. 478ff.). Für CHVOSTEK erweitert sich der Hintergrund, auf dem allein die Leberzirrhose verständlich erscheint, zur „bindegewebigen Diathese". In diesem Rahmen werden Befunde, welche selbst bei ausgesprochensten Zirrhosen nur gelegentlich vorkommen oder durchaus von ihr abhängig sein können, wie die Fibrosis testis, als koordinierte Veränderungen angesehen. Demgegenüber ist die Seltenheit derjenigen Krankheit ausdrücklich hervorzuheben, die allein den meines Wissens von ASKANAZY geprägten Namen der Polyzirrhose verdient. Meines Erachtens handelt es sich dabei immer um Abarten der von RECKLINGHAUSEN zuerst unter dem Namen der allgemeinen Hämochromatose beschriebenen Kombination von pigmentierter Leber- und Pankreaszirrhose mit generalisierter Fuszinpigmentierung, deren ausgeprägtester Typ wiederum

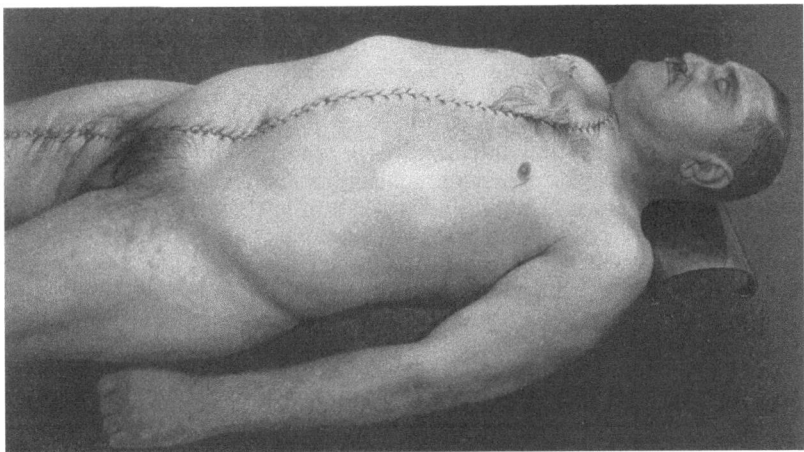

Abb. 18. Typischer Habitus bei Laennecscher Zirrhose der Leber.

der Bronzediabetes ist. Es wird von diesen Zirrhoseformen in eigenen Kapiteln weiter unten die Rede sein.

Was man für eine Organdisposition bei der Leberzirrhose ins Feld führen kann, sind im Grunde dieselben und nicht mehr Argumente als sonst bei Lokalisationen von Krankheiten. Die Leber entspricht durchaus den anderen Organen darin, daß es bei übermächtigen schädigenden äußeren Einflüssen sehr geringer Disposition bedarf, um zu erkranken und das Chronischwerden der Organerkrankung kann ebensogut von der Wiederholung der Schädigung (Alkoholismus!) als von besonderer Empfindlichkeit und Heilungsunfähigkeit herstammen. Steht auf der einen Seite die Erfahrung, daß auch bei experimenteller Leberzirrhose die Versuchstiere sich ungleich unter anscheinend gleichen Belastungen verhalten, so stimmt auf der anderen Seite bezüglich der Erfahrungen am Menschen bedenklich, daß diejenigen Beweise, welche sonst am stärksten für das konstitutionelle Element in der Pathogenese einer Krankheit sprechen, nämlich Beobachtungen über Vererbung oder Häufung in Familien überhaupt, bei der Leberzirrhose so gut wie ganz fehlen. Mitteilungen über Wiederholung von Leberzirrhose in aufeinanderfolgenden Generationen habe ich gar nicht finden können; dagegen sind mehrfach bei Geschwistern hypertrophische Leberzirrhosen beobachtet worden, so von BOIX, HASENCLEVER, GUNN, FOX, BETTELHEIM (letzte beiden zit. nach LIST) (2 Arbeiten von BAMBERGER und von ARKWRIGHT sind mir nicht zugänglich gewesen). Es fällt auf, daß es sich hierbei um hypertrophische und dabei mehr-fach um splenomegale Zirrhosen gehandelt hat, d. h. um Lebererkrankungen systemartiger oder sekundärer Natur, nicht um Laennecsche Zirrhose. Man könnte hierin also jedenfalls keinen Beweis für eine Organdisposition der Leber sehen, ganz abgesehen davon, daß Häufungen bei Geschwistern als solche nicht einmal beweisend für die Wirkung endogener Faktoren zu sein brauchen. Ähnliches gilt vielleicht für das Auftreten der Wilsonschen Krankheit bei Geschwistern (Fälle von Stanley und Hurst), weil auch hier die Stellung der Leberzirrhose im Syndrom der gleichzeitigen hepatolentikulären Erkrankung nicht klar ist (vgl. Kap. 10 u. S. 463).

In den Fällen Hasenclevers (3 Kinder derselben Eltern) soll Syphilis wahrscheinlich gewesen sein; aber seiner Beschreibung nach (chron. Ikterus mit Milztumor) kann ebensogut familiärer Ikterus mit Splenomegalie vorge-legen haben, dem sich nach meinen eigenen Beobachtungen (vgl. Diss. H. Werthe-mann) hypertrophische Zirrhose im Laufe der Jahre hinzugesellen kann. Nicht immer gelingt es, solche kindlichen Leberzirrhosen sicher aufzuklären, so auch in Palmer Howards Fällen (Bruder und Schwester mit 9 bzw. 10 Jahren, Opfer einer fieberhaften Zirrhose). Bischoff und Brühl sahen 3 Schwestern im Alter von 11—12 Jahren an chronischem remittierendem Ikterus erkranken und die älteste an einer Zirrhose von unbekanntem Typus sterben. O. Schuscik beschrieb aus der Jenaer Kinderklinik einen von mir sezierten Fall einer hyper-trophischen, Hanot-artigen Zirrhose bei einem fast 2jährigen Mädchen, dessen zwei Schwestern nacheinander mit $2^1/_4$ Jahren einem nicht angeborenen Ikterus erlegen waren. Ich möchte glauben, daß es sich dort um eine biliäre Zirrhose durch abnorme Klappen- bzw. Faltenbildung des unteren Choledochus (klinisch zuletzt vollkommene Acholie des Stuhles) gehandelt hat; die Schwestern waren nicht seziert worden. In den Fällen Wunderlichs (2 Schwestern von 11 und 12 Jahren) und Ely Theodoris (4jährige Zwillinge) erklärte sich die „familiäre" Zirrhose durch Alkoholmißbrauch. Die Zwillinge hatten seit dem 15. Lebensmonat täglich Kognak bekommen! In Geinitz Fällen ge-schwisterlicher Zirrhose war wiederum Lues wahrsch einlich. In einer Be-obachtung Szantos litten in einer Familie von 10 Personen 3 Kinder im Alter von 6—17 Jahren an splenomegaler Zirrhose, ein Kind an Gallensteinen. Bei einem der Kinder, einem 15jährigen Knaben, ergab die Sektion atrophische Zirrhose, Ikterus, Fibroadenie der Milz. Rosenfelds Kranke, 3 Geschwister mit Leberzirrhose, Milzschwellung und acholurischem Ikterus sind nicht seziert worden.

Noch zu wenig untersucht ist, ob etwa eine umwandelnde Vererbung bei Zirrhose vorkommt, derart, daß die Zirrhose nicht als solche sich familiär wieder-holt, sondern nur eine der möglichen Erscheinungsformen von konstitutioneller Veranlagung zu Leberkrankheiten schlechthin darstellen würde. Auch in dieser Frage bedürfen mehrere Vorfragen der Aufklärung, erstens, ob wir denn schon die Rolle der Leber in der Pathogenese von Krankheiten überhaupt genügend kennen und zweitens ob es nicht gerade hier sich klar erweisen wird, daß Leberzirrhosen sehr verschiedene Dinge sind, manchmal Leberkrankheit, manch-mal Teil von Systemerkrankungen (Blut, Blutwandungen) und daß die einen keines Veranlagungsfaktors zu ihrer Entstehung bedürfen, die anderen Zirrhosen ohne ihn nicht existieren. Als Beispiel für die Möglichkeit der Annahme einer „konstitutionellen Minderwertigkeit der Leber" sei eine Beobachtung von Paschkis angeführt:

Eine 44jährige Frau leidet seit 26 Jahren an Anfällen von Gelbsucht; während jeder ihrer 12 Schwangerschaften war sie ikterisch. Kein Milztumor, Resistenz der Erythrozyten normal. Von ihren Kindern starben 5 bald nach der Geburt mit Ikterus an Krämpfen (Icterus gravis), während fünf andere einfachen Ikterus der Neugeborenen hatten; ein letztes Kind erkrankte 2 Tage nach der Geburt an schwerem Ikterus mit Krämpfen, starb nach fieberhafter Erkrankung mit andauernder Gelbsucht nach 6 Wochen; die mikroskopische Untersuchung der Leber ergab „periportale Bindegewebswucherung"; PASCHKIS lehnte die Diagnose „hämolytischer Ikterus" ab (Fehlen des Milztumors, keine Resistenzverminderung), und nahm „septischen Ikterus" an.

Ein Gegenstück zu den Fällen familiärer Häufung von Leberzirrhose, die als Hinweis auf eine besondere Organdisposition erblicher Art herangezogen werden könnten, bildet die Beobachtung HEDINGERs von Leberkrebs bei 2 Schwestern, von denen nur die eine eine gleichzeitige, und zwar geringfügige zirrhotische Erkrankung der Leber aufwies. Der Fall spricht eher gegen eine familiäre Veranlagung zur Zirrhose. Zusammenfassend wäre also zu sagen, daß wir irgendwelche Beweise für eine konstitutionelle Veranlagung zur Leberzirrhose schlechthin, speziell zur LAENNECschen Form zur Zeit nicht besitzen.

Damit sind durchaus nicht alle Seiten der Pathogenese der Leberzirrhose erschöpfend besprochen; es wird sich bei Besprechung ihrer einzelnen Formen sowie der experimentellen Zirrhosen noch die Berücksichtigung dieser und jener weiterer Seiten des Problems nötig erweisen. Um Wiederholungen zu vermeiden, soll aber im vorliegenden Kapitel nur noch eine Frage erörtert werden, das ist das Verhalten der Leber bei gröberen Gefäßerkrankungen des Organs [1]. Wir sehen hier also ab von den Zirrhosen, welche nach unserer wiederholt hier und sonst ausgesprochenen Überzeugung primärer vaskulärer Genese durch Erkrankung ihres Kapillargebietes sind, und fragen nur nach den Veränderungen im Anschluß an Störungen im Bereich des Blutkreislaufs im Bereich der Pfortader, der Lebervenen und der Leberarterien. Insofern bei solchen primäre Nekrosen des Parenchyms unmittelbar oder mittelbar entstehen könnten, wären die Vorbedingungen wenigstens für Narbenbildung gegeben. Was die Verstopfung der Pfortader anlangt, so erfüllt sie diese Vorbedingungen überhaupt nicht; ohne daß auf dem portogenen Blutweg fortschreitende Entzündung ausgelöst würde (pylephlebitische Vereiterung des Lebergewebes), gibt es in der Tat durch temporäre oder dauernde Verlegung des Pfortaderstammes, d. h. Verschluß der Blutwege vor den arteriovenösen Anastomosen, im Allgemeinen keine nekrobiotische Veränderung des Parenchyms. Nur G. B. GRUBER, HELLER-KÖBRICH und VERSÉ verzeichnen Nekrosen; G. B. GRUBER u. a. haben höchstens „leichte" Zirrhosen gesehen. SOLOWIEFF will experimentell bei Hunden durch Pfortaderunterbindung eine interstitielle Leberentzündung mit Schrumpfung erzeugt haben. Wenn QUINCKE und HOPPE-SEYLER ähnliches, ja selbst Zirrhose unter den Folgen der länger dauernden Pfortaderausschaltung beim Menschen annehmen, so lag vielleicht keine rein mechanische Bedingung der Blutsperrung von seiten der Pfortader, sondern, wie oben gesagt, eine in die Leber aufsteigende Phlebitis vor. Dasselbe kommt dann in Betracht, wenn sogenannte BANTISCHE Krankheit sich mit Pfortaderthrombose vergesellschaftet. Meist sind die Lebern bei letzterer als klein, braun oder unverändert geschildert. KUHR sah eine Leber mit kleinsten Granulationsherden bei Pfortaderobliteration; er hielt sie für miliare Gummata.

Desgleichen fehlen gewöhnlich interstitielle Entzündungsprozesse bei der Endophlebitis hepatica obliterans, es sei denn, daß — wie in dem zuletzt genannten Falle — miliare Gummen vorhanden waren, so auch in den Fällen von HÜBSCHMANN und von CASPÀR. In den bisher (1927) rund 30 Fällen dieser Krankheit ist keine Zirrhose verzeichnet, die als abhängig von ihr gelten könnte. In einer Mitteilung von LIST über schwere Erkrankung der Venen bei hypertrophischer Leberzirrhose faßt der Verfasser letztere auch als den primären Vorgang auf.

---

[1] Die andere Frage, das Verhalten der Blutgefäße in zirrhotischer Leber soll an anderer Stelle (S. 347) besprochen werden.

Bleibt noch die Frage, ob Verlegungen der arteriellen Blutzufuhr in der Genese zirrhotischer Vorgänge eine Rolle spielen. Das Tierexperiment ist hier noch weniger maßgebend als in sonstigen Fragen der Zirrhoselehre. Während nämlich bei Hunden Unterbindungen der Arteria hepatica belanglos sein sollen, werden diese beim Kaninchen von Nekrose gefolgt, wobei aus den größeren Nekrosen Zysten entstehen, ein Vorgang, der beim Menschen an der Leber überhaupt nicht bekannt ist, während kleinere Nekrosen unter dem Bilde zirrhotischer Herde ausheilen (C. JANSON). Das letztere sah auch NARATH. v. HABERER gibt an, daß für Mensch und Tier die Unterbindung der Arteria hepatica im Hauptstamm d. h. vor Abgabe der Arteria gastr. dextra (= Art. hep. comm.) für die Leber ungefährlich, peripher davon aber von Nekrose des Organs gefolgt sei, Unterbindungen von Ästen machen partielle Lebernekrosen.

Für den Menschen gehen aber doch die Meinungen schon bereits hinsichtlich der akuten Folgen der Ausschaltung der Leberarterie auseinander (GRÜBEL, COLMERS, RITTER, HOFMEISTER); wir können hierauf nicht näher eingehen, weil es uns hier nicht darauf ankommt (ich selbst sah in den von mir beobachteten wenigen Fällen immer Nekrosen, einmal deutlich in Abhängigkeit von gleichzeitigen Thrombosen von Pfortaderästen). Über das Verhalten des Lebergewebes bei länger dauernder Verlegung der Arterien kämen, da bei Totalnekrose der Leber der Tod eintritt, nur Fälle mit Verlegung von einzelnen Arterienästen in Frage. Hierüber ist aber fast nichts bekannt. KELSCH-KIENER halten eine Endarteriitis der kleinen Leberarterien für typisch bei der hypertrophischen Zirrhose (zit. nach LEVY). Da die Verdickung kleiner Arterien in Narbengebieten ohnehin etwas Gewöhnliches ist, ist mit diesem Befund wenig anzufangen, zumal Arteriosklerose der Leberarterien, wenn auch nicht gerade häufig, doch, soweit meine Erfahrung reicht, keine Nekrobiose und Narbenbildung herbeiführt. LUBARSCH nimmt an, daß es eine seltene Form von Leberzirrhose durch selbständige Arteriosklerose, also eine arteriosklerotische Schrumpfleber gibt.

Einen eigenen Fall höchst eigenartiger geringgradiger Zirrhose mit Endarteriitis obliterans von Leberarterienästen (S. 595/23, 78jährigen Mann) möchte ich nicht unerwähnt lassen. Es fanden sich umschriebene Leberzellbezirke mit kernlosen schattenhaften Leberzellen und leeren Kapillaren, jeweils in toto von leicht wucherndem Bindegewebe ohne starke kleinzellige Infiltration umgeben. Man sah den allmählichen Abbau der Herde durch Organisation mit resorptiver Verfettung in der Umgebung. Weite kapilläre Gefäße umschlossen in eigentümlicher Weise fast angiomartig die fertigen Narben. Daneben fanden sich endarteriitisch verschlossene Leberarterienäste. Andere Stellen zeigten perizelluläre intraazinöse Bindegewebsneubildung. Keine Gallengangswucherungen.

Schließlich sei noch erwähnt, daß über das Schicksal der mit Kapillarthrombosen einhergehenden Nekrosen der eklamptischen Leber fast nichts bekannt ist (vgl. S. 461/462), ferner daß auch der Ausgang der seltenen infarktartigen Lebernekrosen bei Periarteriitis nodosa (MARCHAND, v. GIERKE) bisher ungeklärt ist. Wahrscheinlich ist immerhin, daß sie sich in narbige Streifen umwandeln können (eigene Beobachtung, ferner BALÓ und NACHTNEBEL)[1].

Es gibt ganz vereinzelte Beobachtungen von partiellen Zirrhosen der Leber. Hierunter sollte man nicht etwa vereinzelte Narbenbezirke verstehen, sondern das Vorkommen einer granulären Atrophie von Leberteilen bei sonst unversehrtem Organ. Ich habe einen solchen Fall beschrieben (1907) (50jähriger Kesselschmied), wo eine handtellergroße Partie des rechten Leberlappens schon von außen den typischen Anblick der LAENNECschen Höckerung darbot; er reichte einen Zentimeter tief ins Gewebe. Er verlor sich allmählich ins Gesunde und bot mikroskopisch den Anblick einer noch im Fortschreiten begriffenen, nicht abgeschlossenen, aus intralobulärer Entzündung hervorgehenden Schrumpfung. Eine Erklärung hat sich damals nicht geben lassen. Vielleicht sind solche

---

[1] Eine weitere vielleicht hieher gehörige Beobachtung stammt von FINKELNBURG.

Fälle nur mittels des Injektionsverfahrens aufzuklären; denn die Vermutung liegt nahe, es könnte sich dabei auch um Folgen gröberer Gefäßverlegungen handeln[1]. VILLARET und BESANÇON (1928) erwähnen Zirrhosen, die auf einen Leberlappen beschränkt waren (Cirrhose atropho-hypertrophique monolobulaire).

In anderer Richtung ist ein von BRÜHL beschriebener Fall einer im Netz gelegenen Nebenleber mit Zirrhose bei einem 16jährigen Mädchen bemerkenswert; denn da auch die (nicht weiter mißgebildete Hauptleber zirrhotisch war (kleine Nekrosen, keine Gallengangswucherungen, kein Hämosiderin, Ikterus), so mußte die Zirrhose, jedenfalls diejenige der Nebenleber, hämatogener Natur und unabhängig vom Milz- und Pfortaderblute sein. Ob sonst Blutverbindungen mit dem Magendarmkanal und ob Ausführungsgänge bestanden, konnte leider vom Verfasser nicht geklärt werden. Hingegen war sicher, daß Gallesekretion und Gallengänge (mit schwacher Wucherung), sowie einige zystische Gangbildungen in der Nebenleber vorhanden waren.

d) Die experimentelle Leberzirrhose.

Es kann hier nicht das Ziel sein, eine vollständige Wiedergabe aller bisher ausgeführten Versuche zur Erzeugung von Leberzirrhose zu geben, sondern die Aufgabe wird darin bestehen, die verschiedenen Wege, auf denen es versucht wurde und insbesondere die Wege, auf denen es gelang, zu kennzeichnen und zu erörtern, inwieweit daraus wertvolle Schlüsse auf die Pathogenese der menschlichen Zirrhose, d. h. ihre äußeren Ursachen, ihre Quellen und ihre Histogenese gezogen werden können. Viele Experimente haben sich sehr weit von der engeren Fragestellung bei der menschlichen Erkrankung entfernt; wenn etwa zu ihrer Nachahmung Äther in die Hohlvene injiziert (RIBBERT) oder Teer in die Bauchhöhle von Kaninchen eingebracht wurde, so sind das Eingriffe, die nur mehr einzelne pathogenetische Unterfragen angehen können. Inwieweit unsere gewöhnlichen Versuchstiere überhaupt geeignet sind, um Experimente über Leberzirrhose an ihnen anzustellen, ist eine Frage, die am Schlusse dieses Abschnittes und im nächsten Kapitel, welches sich mit dem spontanen Vorkommen von Leberzirrhose bei Tieren befassen soll, berührt werden wird.

Im übrigen sei, da an dieser Stelle Vollständigkeit in dem Bericht über die bisher ausgeführten Versuche zur Erzielung künstlicher Leberzirrhose nicht beabsichtigt ist, auf frühere zusammenfassende Darstellungen verwiesen, so von SIEGENBEEK VAN HEUKELOM (1896), FISCHLER (1909), LISSAUER (1914) und SALTYKOW (1911), welch letzterer kritischer Bericht aber nur die Frage der experimentellen Alkoholzirrhose prüft.

In der Tabelle auf S. 314—317 sind eine Anzahl verschiedenartiger Erfolge und Mißerfolge aus der fast unendlichen Reihe mitgeteilter Versuche zusammengestellt. Es ist kein Zweifel, daß zirrhotische Veränderungen, ja vielleicht hin und wieder die zirrhotische Lebererkrankung des Körpers erzeugt worden ist; aber eine Durchsicht des Schrifttums ergibt, daß sehr häufig Wunsch und Deutung (durch autistisches Denken) stärker als die Befunde waren. Manche erzeugte „Zirrhosen" halten auch einer milden Kritik nicht stand. Eine gewisse Vorsicht ist auch am Platz, weil z. B. beim Kaninchen nicht so selten (s. unten) spontane „Zirrhosen" entstehen, ganz abgesehen von den wohl auch zuweilen verkannten Kokzidiosen ihrer Lebern; wenn dies einerseits insofern günstig ist, als es zeigt, daß überhaupt eine Disposition dazu vorliegt, die Tierart also für solche Versuche geeignet ist, so mahnt es andererseits zur Zurückhaltung

---

[1] Außerdem kommt Trauma in Betracht. UMBER führt solche Beobachtungen von SENATOR und ALEXANDER an. Einmal sah ich auch einen lokalen Zirrhoseherd aus dichtliegenden typhösen Granulomen sich entwickeln. Die Beobachtung von STEFFEN über die mögliche Entstehung von traumatischer Hepatitis ist schon weiter oben angeführt worden.

Versuchskategorie	Autor	Jahr	Eingriff (Technik)
Anorganische Gifte	WEGNER	1872	Phosphor, stomachal und inhalat.
	ACKERMANN	1884	Phosphor in kleinen Mengen stomachal
	JOSSELIN DE JONG	1895	Subkutane Injektion von Phosphoröl
	FINDLAY	1924	Manganochlorid subkutan
	HANDOWSKY STÄMMLER	1925	desgl.
	GYE und PURDY	1922/24	Kolloide Kieselsäure, subkutan
	MURATA-YOSHIKAWA	1927	Desgl.
Organische Gifte	MALLORY-PARKER-NYE	1921	Kupferazetat
	MERTENS	1895	Chloroform, subkutan
	IOANNOVITZ	1904	Desgl.
	JAFFÉ	1920	Chloroform, Hydrazin. sulf., Amylalkohol, Phenylhydr.
	HERTER und WILLIAMS	1903	Chloroform Inhalat.
	MACCHIAVALO	1926	Chloroform Cholesterin
	RÖSSLE	1913	Äther-Inhalat.
	MAC DONAGH	1924	Manganaminoazetat
	JAFFÉ	1920	Anilin und Toluidindämpfe
	ROVIGHI	1899	Carbamins. Ammon subkutan
	MITORIKAWA	1925	Kohlenstofftetrachlorid
	LAMSON-WING	1926	Tetrachlorkohlenstoff
	LEITMANN	1926	Teertoluolpinselung der Haut
	BOIX	1894	Essigsäure, Buttersäure, Valeriansäure-Fütterung
	JOSSELN DE JONG	1895	Butter- und Essigsäure
Organische Gifte Alkohol	STRAUS und BLOCQ	1887	Alkohol im Magen
	AFFANASSIJEW	1890	Äthyl- und Amylalkohol, stomachal
	DE RECHTER	1892	Alkohol stomachal
	TISCHLER	1908	Gallenfistel, Amylalkohol oder P.
	SALTYKOW	1910	Alkohol intravenös
	FAHR	1911	Alkohol stomachal
	LISSAUER	1913	Alkohol intravenös
	ISOBE	1914	Alkohol durch Magensonde
	GROVER	1916	Alkohol stomachal
	KYRLE-SCHOPPER	1914	Alkohol stomachal, subkutan intravenös
	B. FISCHER	1922	Äther in Leinöl und Granugenol, intravenös
Giftige Diät	IGNATOWSKI	1909	Milch-Eigelb-Fleischfütterung
	CHALATOW	1913	Cholesterin-Fütterung
Chemisch unbekannte Giftstoffe	D'AMATO	1907	Faulende Fleischbrühe, stomachal
	LISSAUER	1914	Extrakt von faulendem Pferdefleisch intravenös
	FLEXNER	—	Hundeserum intravenös
	PEARCE	1906	Hämolyt. spez. Immunserum
	DELEZENNE	1900	Spezifisches hepatotonisches Serum
	DEUTSCH	1900	Intraperitocale Injektion von Hundeleberemulsion

Tierart	Dauer	Ergebnis
Kaninchen, Katzen, Hunde	Viele Monate	„Zirrhose", Gastritis, Ikterus, Milz-schwellung
Kaninchen	Wochen und Monate	Geringe Zirrhose
Kaninchen	bis 129 Tage	Geringe interstitielle Infiltration
Kaninchen, Meerschweinchen, Ratte	5—9 Wochen	Biliäre Zirrhose
Desgl.	4 Wochen	Geringe Zirrhose
Kaninchen, Meerschweinchen, Ratte, Maus	$1^1/_2$—6 Monate	Angiotoxische Zirrhose
Desgl.	—	Geringe Hepatitis
Kaninchen	6 Monate bis 1 Jahr	„Hämochrom. Zirrhose"
Desgl.	6 Monate	Geringe Zirrhose
Desgl.	bis 6 Monate	Desgl.
Desgl.	bis $11^1/_2$ Jahre	Zirrhose
Hunde	8 Monate	Desgl.
Kaninchen	3 Monate	Desgl.
Kaninchen	Monate	Desgl.
Desgl.	8 Wochen	Zirrhose, Gallengangswucherung
Ratten, Kaninchen, Mäuse	6 Monate	Beg. Zirrhose
Kaninchen	—	Bindegewebsvermehrung
Kaninchen	—	„Zirrhose"
Hunde	Wochen	Beg. Zirrhose
Kaninchen	1—4 Monate	Zirrhose
Kaninchen	Monate	Wucherung des Bindegewebes und der Gallengänge
Desgl.	64—70 Tage	Geringe Zirrhose
Kaninchen	1 Jahr	Zirrhose
Kaninchen, Hunde, Meer-schweinchen, Ratten	9 Monate	Fettinfiltration bei Kaninchen, in-terstitielle Entzündung
Hunde, Kaninchen	9 Monate	Zirrhose
Hund	18—537 Tage	Geringe Zirrhose
Kaninchen	bis über 2 Jahre	Fettige Zirrhose
Kaninchen, Meerschweinchen	bis 3 Jahre	Fettleber mit leichterSchrumpfung
Kaninchen	6—7 Monate	$1 \times$ Zirrhose
Hund, Kaninchen	bis 1 Jahr	Interstitielle Entzündung
Kaninchen	mehrere Monate	Zirrhose
Kaninchen	bis 13 Wochen	Nekrosen, Zirrhose
Desgl.	50 Tage	Zirrhose
Desgl.	bis 7 Monate	Zirrhose (Aszites, Milztumor)
Desgl.	bis 142 Tage	Zirrhose
Desgl.	44—113 Tage	Geringe Bindegewebsvermehrung
Desgl.	34—70 Tage	Chronische Hepatitis
Desgl.	—	Nekrosen und sek. Narbung
Hunde	—	Zirrhose
Hunde	—	Akute und subakute Leberatrophie
Kaninchen	—	Lebernekrose und sekundäre Nar-bung

Versuchskategorie	Autor	Jahr	Eingriff (Technik)
Bakterielle Gifte	Chevallier	1914	Menschenblut
	Dantschakow	1904	Staphylokokken subkutan
	Joest	1917	Schweineseuchebazillen
	Stoerk	1904	Tuberkulöse Infektion (intra-peritoneal)
	Gougerot	1909	Impfung mit abgeschwächten Tuberkelbazillen
Unterbindung des Choledochus	H. Mayer	1872	Choledochusunterbindung
	Foà-Salvioli	1878	Desgl.
	Josselin de Jong	1894	Unterbindung des rechten Ductus hepaticus
	Tsunoda	1908	Unterbindung und einfache Stenose
	Ogata	1913	Desgl.
	Haberland	1924	Desgl.
	Hiyeda	1925	Desgl.
	Zypkin	1926	Desgl.
	Rous und Larimore	1920	Unterbindung des Chole-dochus und Pfortaderäste
	Fiessinger	1914	Unterbindung und einfache Stenose
	L. Löffler	1927	Unterbindung des Choledochus
Injektion in die Gallenwege	Bouchard	—	Naphtholinjektionen
	Birksten	1903	Bakter. Toxine
Künstliche Kreislauf-störung	Janson	1895	Unterbindung von Arterien

in der Einschätzung der erzielten Ergebnisse und zur Anlegung größerer Versuchsreihen. Aus manchen Arbeiten geht, wie z. B. aus den Beobachtungen Kyrles und Schoppers hervor, welche Rolle die individuelle Disposition selbst bei den Versuchstieren spielt. Ferner sei auch der zeitliche Faktor betont: Viele Versuche waren offenbar viel zu eilig angestellt und entsprachen auch in dieser Hinsicht nicht den beim Menschen obwaltenden Umständen einer oft aus wiederholten Anfällen sich aufbauenden und zeitlich sehr ausgedehnten Krankheitsentwicklung; auf der anderen Seite läßt sich manchen Versuchsreihen wieder entnehmen, daß sie bis zur Feststellung des Ergebnisses (das fast immer durch Tötung des Tieres, also durch Unterbrechung jener Entwicklung geschah) zu lange zuwarteten; denn es hat sich beim Tier gezeigt, daß weitgehende Heilungsvorgänge einsetzen und vorher bestandene Leberveränderungen ausgeglichen werden können (vgl. Jaffé). Natürlich betrifft dies nicht fertige Narbenzustände. Es sei hier eingeschaltet, daß man auch beim Menschen ähnliches annehmen muß und daß es zweckmäßig wäre, auch dessen Zirrhosen in „fertige" und „unfertige" zu unterscheiden.

Die Erzeugung der experimentellen Zirrhose wurde durch Einführung von Giften und durch Zirkulationsstörungen des Blutes und der Galle versucht. Die Gifte wurden auf den verschiedensten Wegen eingebracht, mit der Nahrung, durch Sonde in den Magen, durch Einlauf in den Darm, durch intravenöse und intraperitoneale Einspritzung, durch Inhalation, schließlich auf perkutanem und subkutanem Weg. Zuweilen wurden diese Maßnahmen kombiniert.

Tierart	Dauer	Ergebnis
Taube	—	Zirrhose
Kaninchen	7—15 Wochen	„Hypertrophische Zirrhose
Pferd	—	Zirrhose
Meerschweinchen	Monate	Tuberkulöse Zirrhose
Desgl.	Desgl.	Desgl.
Katzen, Kaninchen	12 Tage	Wucherung des Interstititium
Hunde, Katzen, Lämmer, Hühner, Kaninchen Meerschweinchen	2—46	Nekrosen, Bindegewebswucherung besonders bei Hühnern
		Nekrosen, Abkapslung durch Bindegewebe
Kaninchen, Hunde	bis 60 (45) Tage	Nekrosen und Bindegewebsvermehrung, biliäre Zirrhose
Meerschweinchen, Kaninchen, Hunde, Tauben, Mäuse	über 3 Monate	Nekrosen, geringe biliäre Zirrhose
Hunde	2 Monate	Biliäre Zirrhose
Hunde, Kaninchen	bis 64 Tage	Keine deutliche Bindegewebswucherung
	bis 15 Tage	
Kaninchen, Hunde	über 3 Monate	Biliäre Zirrhose
Kaninchen	über 13 Tage	Biliäre Zirrhose
—	—	—
Kaninchen	14—21 Tage	Biliäre Zirrhose
—	—	Degeneration.
—	—	Biliäre Zirrhose
Kaninchen	bis 140 Tage	Nekrosen, dann „Zirrhose"

Wo hierbei nicht eine einfache Nachahmung der vermuteten Genese menschlicher Zirrhose vorlag, leitete meist die Absicht, die Gifte möglichst unmittelbar an die Leber oder das Leberblut heranzubringen.

Auch die Wahl der Gifte richtete sich entweder nach Beobachtungen am Menschen (Alkohol, Fäulnisprodukte, bakterielle Toxine) oder war durch herrschende Theorien beeinflußt, vor allem durch die ACKERMANN-KRETZsche Lehre von den primären Parenchymschädigungen. Auch für ein und dasselbe Gift wurde der Weg variiert.

Beispiele. Stomachal wurde mit geringem Erfolg, Phosphor allein (WEGENER, AUFRECHT u. a.) und Phosphor mit Alkoholen (FISCHLER), Äthylalkohol (MANWARING) allein mit größerem oder befriedigendem Erfolg (von verschiedenen Autoren, s. unten) gegeben. Versuche mit Arsen (ZIEGLER, OBOLENSKY, JOSSELIN DE JONG, PODWYSSOTZKI) und mit Blei (LANCERAUX, HEUBEL, HACKER, KUMITA, STRAUB, COEN, D'AJUTOLO) waren ergebnislos; nur LAFITTE will bei Kaninchen „beginnende Zirrhose" erreicht haben. Chloroform soll nach MERTENS sowohl injiziert als inhaliert Zirrhose bei Kaninchen erzeugen; BANDLER leugnete das letztere für Kaninchen und Hunde; JAFFÉ erhielt geringgradige Zirrhose. Nach MACCHIAVULO verstärkt Cholesterin die zirrhogene Chloroformwirkung. Aber schon Cholesterin allein soll nach CHALATOW Zirrhose bei Kaninchen machen (s. unten S. 328).

JOANNOVICS (1905) konnte die Lehre von BOIX von der enterogenen Genese der Zirrhose durch Versuche, stomachal mittels Butter- und Essigsäure bei Kaninchen Zirrhose zu machen, nicht unterstützen; sie verliefen ergebnislos.

Nur Entzündung und Nekrosen, aber keine echte Zirrhose erhielten LAMSON und WING durch stomachale Darreichung von Tetrachlorkohlenstoff an Hunde. Wichtig wäre eine Bestätigung der Angabe von KUSANO, wonach Kaninchen durch lange Überfütterung mit verschiedenen Nahrungsstoffen, wie Rohrzucker, Traubenzucker, Pepton, Kasein eine annulläre Zirrhose bekommen sollen (vgl. Seite 328 über die zirrhogene Wucherung falscher Diät).

Die intravenösen Einverleibungen geschahen teils durch Körpervenen (Ohrvenen bei Kaninchen), teils durch die Pfortader. Daß auf letzterem Wege bei Einspritzung konzentrierter Gifte von der Wertigkeit von Fixationsmitteln, wie Äther, Alkohol (AFFANASIJEW), Nekrosen ˙und damit unter Umständen Narbenbildung erzwungen werden, kann nicht wundernehmen; die Beziehung zur Frage der zirrhotischen Krankheit ist hier nur eine sehr lockere. Etwas mehr Sinn hatten die Versuche auf dem Umweg über das Blut, etwa durch hämolytisches Serum oder Hepatotoxine primäre Schädigungen des Leberparenchyms zu setzen (s. unten und vgl. Tabelle). JAFFÉ erzielte, nach der Abbildung zu urteilen, eigenartige annuläre Bindegewebsvermehrung beim Kaninchen durch oft wiederholte, intravenöse Injektionen von Hämoglobin.

Von neueren Versuchen nenne ich noch die von B. FISCHER-WASELS mit intravenöser Einspritzung von Äther und Leinöl und mit geringen Dosen von Granugenol am Kaninchen.

Versuche durch Inhalation giftiger Dämpfe experimentelle Zirrhose zu erzielen, liegen einige wenige vor. MERTENS hat durch Alkoholdämpfe bei Kaninchen nur Bindegewebsvermehrung erhalten, jedenfalls keine so ausgesprochene Zirrhose als bei seinen subkutanen Injektionen von Chloroform (s. unten). HERTER und WILLIAMS erreichten durch Chloroforminhalation bei Hunden stärkere intra- und perilobuläre Bindegewebswucherung mit Gallengangswucherung und fettige Degeneration. SALTYKOW zitiert noch angeblich positive Versuche von CHALLAN und von MAGNAN mit Alkoholdämpfen, FIESSINGER, NOEL und WOLF sind bei ihren Versuchen mit Einatmung von Tetrachloräthan offenbar über die ersten Anfänge von Bindegewebswucherung an Stelle nekrobiotischer Parenchymschädigung nicht hinausgekommen. Ich selbst habe gelegentlich eine merkwürdige Beobachtung durch Zufall gemacht: Anläßlich eines Institutsumbaus war es nötig, unsere Kaninchenzucht einige Monate lang in demselben Raum unterzubringen, wo Knochen mazeriert und mit Äther (nicht Benzin) entfettet wurden; es zeigte sich, daß sämtliche später getöteten (nur noch Vitalfärbungen unterworfen gewesenen) Tiere eine mäßige granuläre, aber schon makroskopisch höchst auffällige Leberzirrhose hatten. Ich habe damals vermutet, daß sie durch Ätherdämpfe (nicht durch die gut abgelüfteten Fäulnisgase) bewirkt worden waren. R. JAFFÉ fand Anfänge von Zirrhose bei Mäusen, Ratten und Kaninchen, die er durch 6 Monate Anilin- und Toluidindämpfen ausgesetzt hatte, bei Naphthylamininhalation erhielt er kleine Nekrosen, Vermehrung von Sternzellen und schwache Narbenbildung.

Sind die Beobachtungen über die Erzeugbarkeit experimenteller Zirrhose oder wenigstens zirrhoseähnlicher Leberveränderungen durch Inhalation von Giften deshalb bedeutsam, weil damit auch experimentell gezeigt ist, daß nicht alle Zirrhosen enterogener Genese sind und hämatogene Schädigungen des Organs in Betracht kommen, so wird dies weiter deutlich durch ähnliche Erfolge der subkutanen Einspritzung von Giften. So gelang es MERTENS zuerst — frühere negative Versuche übergehe ich — durch Einspritzung von Chloroform, das zum Zwecke der langsamen Resorption in einer Lösung von Paraffinum liq. gegeben wurde, Zirrhose bei Kaninchen zu erzielen. Seine Versuche sind von IOANNOWICZ und neuerdings von JAFFÉ bestätigt, von OGATA abgelehnt worden. Ich selbst konnte mit J. KON (unveröffentlichte Versuche) durch chronische Chloroformvergiftung (14 Tropfen 3 g) beim Kaninchen nur Nekrose mit geringer interstieller Hepatitis erzeugen. Gegen MERTENS richtete sich auch die Kritik SIEGENBECK VAN HEUKELOMS, daß vielleicht nicht das Chloroform, sondern das Paraffin die wirksame Substanz war. In eigenen Versuchen (1907) mit subkutanen Chloroforminjektionen habe ich allerdings nur chronische entzündliche Zellinfiltrationen der Kaninchenleber, keine eigentliche Zirrhose erhalten. Aus JAFFÉs Versuchen ist aber ersichtlich, wie sehr es auf die Dosierung und den richtigen Zeitpunkt der endlichen Untersuchung ankommt. Außer mit Chloroform erhielt er auch mit subkutanen Injektionen von Amylalkohol, salzsaurem Phenylhydrazin und Hydracinum sulfuricum nach seiner Ansicht echte Zirrhosen.

Stehen die Ergebnisse gelungener experimenteller Zirrhose durch subkutane Gifteinspritzungen auch der menschlichen Zirrhose fern, so geht doch aus diesen Versuchen jedenfalls das eine hervor, daß es Substanzen von so starker hepatotroper Affinität gibt, daß sie auch nicht durch den Durchgang durch Bindegewebe und Blut ihrer spezifischen toxischen Eigenschaften für das Lebergewebe beraubt werden; genügend hohe Dosen machen zweifellos Nekrosen und wenn auch, wie JAFFÉ gezeigt hat, nicht alle Nekrosen zu Narbenbildung führen, dürfte doch die Schädigung der Leberzellen in diesem Falle den zirrhotischen Prozeß einleiten. Die Endothelien sollen innerhalb der nekrotischen Bezirke erhalten bleiben.

Vom Chloroform ist es ferner seit langem (z. B. auch durch die negativ ausgefallenen Versuche von NOTHNAGEL und späteren Experimentatoren, mit Chloroform Zirrhose zu erhalten), bekannt und JAFFE hat es auch für die anderen von ihm verwendeten, oben genannten Gifte mitgeteilt, daß sie in geringeren Dosen Leberzelldegenerationen machen (vgl. auch SCHNITZLERs Beobachtungen über Leberveränderungen nach Mischnarkosen). Auch perkutan ist es G. SEEMANN und G. LEITMANN gelungen, im Verlauf von 1 bis 4 Monaten bei Kaninchen durch Bepinselung der Ohren mit (in Toluol gelösten) Erdölteeren zirrhotische Leberveränderungen mit hellen Zellen und Gallengangswucherungen zu erzeugen. Gleichen Erfolg berichtet DOMAGK (1929) von 7—9 Monate durchgeführter Teerbepinselung bei Kaninchen. Dasselbe Resultat berichtet SCHIZOKOGOROFF von der Einreibung von Naphthaschlacken. Daß endlich auch die Anwendung erhöhter Außentemperatur auf die Leber bei Versuchstieren (Maus) Leberzellverfettung, lymphozytäre Infiltration und Bindegewebsvermehrung zur Folge haben kann (ROMEIS), sei nur kurz erwähnt.

Nach dieser Besprechung der Applikationsweise der zirrhogenen Gifte im Tierversuch wenden wir uns nochmals, wegen der unmittelbaren Anwendbarkeit der Versuchsergebnisse auf die menschliche Zirrhose, zur Frage der künstlichen Alkoholzirrhose. Es stehen sich positive und negative Versuche sehr oft gegenüber und demnach die Auffassungen, daß der Alkohol ein zirrhogenes Lebergift sei oder nicht. Die ersten negativen Versuche an Hunden stammen wohl von DAHLSTRÖM (1852) (zit. nach KÜCHLER), von neueren seien nur FAHR und v. BAUMGARTEN genannt; ersterer hat außer Hunden auch Kaninchen und Meerschweinchen verwendet und nur ein einziges Mal beim Kaninchen interstitielle Veränderungen erhalten, letzterer außer der Fütterung auch die Fernwirkung nach Resorption durch die Haut berücksichtigt und die direkte Einwirkung bei Einspritzung ins Lebergewebe geprüft. Nach dem kritischen Bericht von SALTYKOW aus dem Jahre 1911 wären aber doch einige Arbeiten mit positivem Ergebnis sicher zu verzeichnen, nämlich die von STRAUSS und BLOCQ, DE RECHTER, MERTENS, SALTYKOW selbst, (FAHR), RIBBERT, AFFANASSIJEW. Zum Teil sind aber die erzielten Leberveränderungen auch in diesen Arbeiten von einer wirklichen Leberzirrhose ziemlich entfernt gewesen. Dasselbe gilt wohl auch von den neueren Versuchen von A. L. GROVER und von ISOBE. Eine neueste, auch einige hier nicht genannte Arbeiten berücksichtigende Zusammenstellung der Ergebnisse experimenteller Zirrhosearbeiten, im besonderen über Versuche mit Alkoholvergiftung, gibt J. F. MARTIN, vor allem aus französischem Schrifttum. OPIE meint nach seinen Versuchen über erfolgreiche kombinierte Vergiftung mit Chloroform und Bakterien (Koli, Streptokokken), daß es sich beim Alkohol ähnlich verhalte. In Anbetracht der entgegenstehenden negativen Beobachtungen mit reinen Alkoholgaben ist in der Tat kein anderer Schluß möglich, als daß ein positives Ergebnis doch wohl nicht bloß dem Alkohol allein zuzuschreiben ist, sei es, daß unbemerkte Hilfsursachen, oder individuelle, bzw. konstitutionelle Faktoren mitgespielt haben, mit denen wir nach dem oben (S. 306 ff.) Gesagten auch bei der „alkoholischen" Zirrhose des Menschen rechnen müssen. Ist es doch auch den neuesten Untersuchern, KYRLE und SCHOPPER, nur bei etwa einem Zehntel ihrer Versuchstiere (Kaninchen) gelungen, durch Alkohol Zirrhose zu erzeugen; auch nur bei 7 von 31 Tieren erhielten sie neben Verfettungen Nekrobiosen. Als wirksame Dosis sind Alkoholmengen gefunden worden, die einem täglichen Verbrauch von einem Viertel Liter Schnaps beim Menschen entsprechen würden; in einem Versuch DE RECHTERs betrug die verabreichte Alkoholdosis beim Hund 358 g Schnaps (in einem weiteren Versuch 649 g Äthylalkohol in 9 Monaten). Wir kommen mithin zu dem Schlusse, daß die praktisch bereits gelöste Frage, daß Alkoholismus zur Leberzirrhose führt, wissenschaftlich noch nicht geklärt ist; ich sage „praktisch gelöst", weil wohl niemand wird behaupten wollen, daß Säufer, welche an Leberzirrhose sterben, diese auch ohne das Potatorium bekommen hätten.

Nach den Versuchen von MALLORY, PARKER und NYE, ferner nach HALL und
BUTT soll es gelingen, durch Kupfervergiftung „hämochromatotische Zirrhose"
zu erzeugen, was, wenn es zuträfe, wegen der vielfach geübten Kupferung des
Weins (Most, „Haustrunk"), für die Frage der zirrhogenen Zusätze zu alkoholischen Getränken für die Frage der Alkohol-Ätiologie der Leberzirrhose wichtig
gewesen wäre. Während LUBARSCH und ich bei Nachprüfung keine positiven
Ergebnisse erzielt haben, scheinen HELL und BUTT, sowie ASCHOFFs Schüler
OSHRINA Erfolg gehabt zu haben. ASKANAZY betont, daß Kupfergehalt bei
der chemischen Analyse nichts für die Pigmentzirrhose Eigentümliches sei.

Eine weitere Gruppe von Versuchen zur Erzeugung experimenteller Leberzirrhose betrifft Experimente mit Schädigung der Leber von den Gallenwegen aus, sei es durch Verhinderung des Galleabflusses mittels Unterbindung
des Choledochus, sei es durch Injektionen in die Gallenwege oder sonstige Her-
vorrufung von Cholangitis. Es handelt sich also dabei um eine Nachahmung der
menschlichen Zirrhose, die einmal durch rein mechanische Sekretstauung entstehen
soll und die man die biliäre oder besser die cholostatische nennt, und sodann diejenige, welche aus einer Entzündung der Gallenwege entsteht und cholangitische
Zirrhose heißen sollte; ob diese immer eine aszendierende ist, und ob es nicht
außerdem noch eine toxische, hämatogen bedingte, cholangitische Zirrhose gibt, gewissermaßen eine „Ausscheidungszirrhose" soll erst später (S. 448) erörtert werden.

Auch hier wird die Klärung der Befunde am Menschen durch die Unähnlich-
keit der Reaktion des Tieres erschwert. Es haben zuerst (1878) FOÀ und SAL-
VIOLI darauf aufmerksam gemacht, daß die verschiedenen Versuchstierarten
(Hunde, Katzen, Lämmer, Kaninchen, Meerschweinchen, Hühner) auf den
künstlichen Verschluß des Choledochus verschieden reagieren. Vorher hatten
schon LEYDEN (1866) an Hunden, H. MEYER (1876) an Hunden und Katzen,
LEEG an Katzen, CHARCOT mit GOMBAULT (an Meerschweinchen) derartige
Versuche, der erste mit negativem Ergebnis, angestellt. Auch hierüber kann
nicht die ganze sehr große Literatur angeführt werden; sie ist verschiedentlich zusammengestellt worden und ich verweise deshalb auf die Arbeiten von
JOSSELIN DE JONG (1894), NASSE (1894), TSUNODA (1908), T. OGATA (1913),
LISSAUER (1914), FISCHLER (1909), SIEGENBEEK VAN HEUKELOM (1896), RIBA-
DEAU-DUMAS und LÉCÈNE (1904), PARISOT und HARTER (1907), N. FIESSINGER
(1908). SIEGENBEEK zog aus den bis dahin mitgeteilten Versuchen der älteren Literatur den Schluß, daß die Unterbindung des Choledochus auf alle Fälle Nekrosen
in der Leber verursacht; daß die Tierversuche aus der vorantiseptischen Zeit
wegen der Mitwirkung der damals unvermeidlichen Peritonitis nicht eindeutig
seien und jedenfalls die beschriebene Bindegewebsentwicklung um so sicherer
ausbleibe, je aseptischer verfahren wurde. Daß die Resorption der nekrotischen
Stellen zu Bindegewebsbildung führen konnte, gab er zu, machte aber mit Recht
auf den Unterschied zwischen diesen Narben und der Bindegewebsentwicklung
bei der sogenannten biliären Zirrhose des Menschen aufmerksam. Übrigens
hatte schon E. PICK (1890) und hat später TISCHNER, worauf wir wieder besonderen Nachdruck legen möchten, darauf hingewiesen, daß sich die Bindegewebsentwicklung nach Choledochusunterbindung durchaus nicht regelmäßig
an die Nekrosen hielt, woraus hervorgeht, daß sie auch in diesem Fall in ihrer
Topographie von anderen Bedingungen als dem reinen primären Leberzelluntergang abhängig ist. Viele von den älteren Arbeiten sind zu kurz befristet
(z. B. STEINHAUS), sei es, daß die Tiere zu bald an ausgedehnten Lebernekrosen
starben (was besonders bei Kaninchen und Meerschweinchen nach der Choledochusunterbindung der Fall ist [1], sei es, daß die Versuche zu bald unterbrochen

---

[1] NASSE und JOSSELIN DE JONG unterbanden deshalb nur einen Ast des Choledochus,
worauf Schrumpfung des betreffenden Leberabschnittes eintrat mit Bindegewebswucherung.

wurden. An sich bleiben Hunde und Katzen nach demselben Eingriff länger am Leben; bei ihnen erhält man tatsächlich nach einigen Autoren eine biliäre Zirrhose, die derjenigen des Menschen mit chronischer Gallenstauung entspricht. HABERLAND meint, daß die Hunde auch bei völligem Verschluß des großen Gallenganges nicht ikterisch werden, was ich nach einer eigenen Erfahrung nicht bestätigen kann. Aber der Ikterus schwindet oft wieder. MAC MASTER und ROUS vermißten Ikterus bei Affen und Hunden auch nach Verschluß von drei Vierteln aller Gallengänge. Sie schließen daraus, der Ikterus bei Stauung der Galle sei nicht auf die Stauung als solche, bzw. auf ihre mechanischen Folgen, sondern auf die Schädigung der Leberzellen zurückzuführen, wenn genügend ungeschädigte vorhanden seien, bleibe er aus. Dagegen sprechen aber entschieden die histologischen Befunde, mit dem offensichtlichen Übertritt der Galle in die Blutbahn.

HIYEDA sah bei Kaninchen, bei denen immer Ikterus, und zwar auf dem Wege des Ductus thoracicus auftritt, schon kurze Zeit (3 Stunden) fleckige Pseudonekrosen, von ihm als Netznekrosen bezeichnet, in der Peripherie der Leberläppchen auftreten; es kommt, unabhängig von diesen, zu Vermehrung der Gitterfasern und zu deutlicher Vermehrung des interlobulären Bindegewebes, undeutlicher des intralobulären. In den Netznekrosen bleiben Gitterfasern und Blutkapillaren erhalten! Beim Hunde, der nach Choledochusverschluß viel länger lebt und nach 7 Tagen erst ikterisch wird, fand er jene Netznekrosen nicht und auch keine interstitielle Wucherung, hingegen eine diesen entsprechende eigenartige, vielleicht durch tropfige Umwandlung der Mitochondrien bedingte Aufhellung der Leberepithelien der intermediären und peripheren Zonen, die er Clarificatio nennt.

CHEVALLIER (1914) will durch Splenektomie mit gleichzeitiger Unterbindung des Choledochus beim Meerschwein Pigmentzirrhose erzeugt haben. Da es besonders wichtig wäre, letztere Form der Zirrhose künstlich am Tier nachzuahmen und im besonderen wegen der (weiter unten zu besprechenden) Bedeutung der gleichzeitigen Störungen des Blutverarbeitungsapparates und des Gallensystems (Milz-, Kupffer-, Leberzellen), habe ich 1915 an Hunden die Versuche CHEVALLIERS nachgeprüft.

Unter 3 Versuchen ergaben nur 2 bei $3^1/_2 - 3^3/_4$ Monate langer Dauer eine geringe biliäre Zirrhose: Die ikterischen Nekrosen führen mehr zu einem Umbau als zu einer fortschreitenden sklerosierenden Entzündung. Die Versuche sind deshalb auch nicht veröffentlicht worden; wegen des Aszites, der trotz Fehlens der Leberschrumpfung und trotz erhaltener Durchgängigkeit der Pfortader auftritt, sei einer der Fälle abgebildet (Abb. 19). Bei Choledochusunterbindungen am Hunde ist nach KLEEBLATT mit dem Vorhandensein eines zweiten Ganges zu rechnen, der sich mit dem Hauptgang erst kurz vor dem Duodenum vereinigt. Auch die anderen Angaben CHEVALLIERS konnte ich am Hunde nicht bestätigen, wonach die Injektion fremder Blutkörperchen nach Splenektomie (bei der Taube menschliche Erythrozyten) Pigmentzirrhose hervorbringe.

Trotz der gelungenen Nachahmung der durch chronische Gallestauung beim Menschen entstehenden Leberzirrhose am Tier sind diese Versuche, wie z. B. OGATA und FIESSINGER-RONDOWSKI es aussprechen, nur mit Vorsicht auf die biliäre menschliche Zirrhose übertragbar. Ja, es sind zuerst von LITTEN Zweifel dagegen geäußert worden, ob überhaupt die reine Gallenstauung imstande sei, zu interstitieller Narbenbildung zu führen. LITTEN meinte, daß eine Pericholangitis, JANOWSKI, daß eine Cholangitis hinzutreten müsse und diese Veränderungen seien in menschlichen Fällen immer vorhanden und das Wesentliche. Aber es wird dabei verkannt, daß zur Erzeugung einer Entzündung jedenfalls ein Hinzutreten einer Infektion nicht nötig ist, weil zweifellos gestaute Galle, sodann die ausgetretene Galle und ihre diffundierenden Säuren selbst giftig sind. Wenn TSUNODA trotz vorhandener Bindegewebswucherung von einer Entzündung bei aseptischem Verschluß der Gallenwege nichts wissen will, so ist es schwer, über die Deutung zu rechten.

Die Versuche, auf dem Wege über eine primäre Gallengangsentzündung Zirrhose zu erzielen, also eine experimentelle cholangitische Zirrhose zu erzeugen (Bouchard, Charrin) sind zu summarisch (von Boix) mitgeteilt, als daß sie beurteilt werden könnten. Die Monographie von Olav Hanssen über den Laktopheninikterus, bei dem eine toxische Cholangitis entstehen

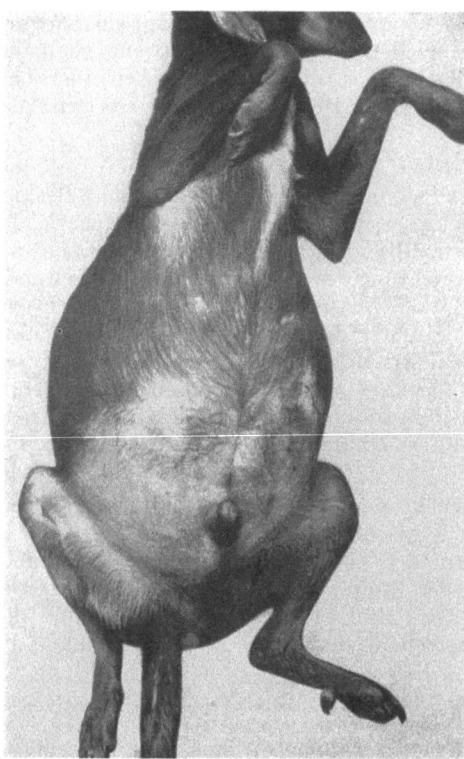

Abb. 19. Aszites nach Choledochusunterbindung und Splenektomie beim Hunde (letztere 7 Monate, erstere 3¹/₂ Monate vor dem Tod). Geringe biliäre Zirrhose.

soll, war mir nicht zugänglich; ich kann daher nicht angeben, ob dort zirrhotische Spätbefunde erhoben wurden. Björksten hat im Institut Homens (zit. nach diesem) teils lebende Bakterien, teils Filtrate von Bouillonkulturen oder toxische Produkte aus solchen durch den Choledochus bei Kaninchen in die Leber eingespritzt und will (cholangitische) Zirrhose erhalten haben. Besonderes Interesse dürfen, wenn sie bestätigt werden [1], die Versuche Findlays über die Erzeugbarkeit einer gewissermaßen toxischen biliären Zirrhose durch subkutane Einspritzung von Mangansalzen beanspruchen (vgl. Abb. 20).

Als grundsätzlich wichtig wegen der Frage der hepatolienalen Erkrankungen, im besonderen der splenomegalen Zirrhosen und der besonderen Frage der präzirrhotischen Milzvergrößerungen (nach Art der sog. Bantischen Krankheit) seien die Versuche von Chauffard und Castaigne (1901) und die gleichen von Le Play und Ameuille hervorgehoben, mittels Unterbindung des Milzhilus, Schädigung der Milz bis zur Nekrose und von hier aus Schädigung der Leber durch die so entstandenen autolytischen Stoffe zu erregen. Die Leber erwies sich schon sehr bald sehr blutreich und es entstanden interstitielle Blutungen, sowie herdförmige Nekrosen mit Leukozytenansammlungen, zuletzt eine organisatorisch gedeutete Bindegewebsbildung bis zur Zirrhose. Die Versuche würden verdienen, weiter ausgebaut zu werden. Fiessinger, Ravina und Dobin haben die Milz gequetscht und in die Bauchhöhle zurückverlagert, erhielten aber in den kurzen Zeiten ihrer Versuche nur jene chondriolytischen Veränderungen an den Leberepithelien, die sie selbst für die Vorstufe der zirrhotischen Prozesse ansehen.

Über die Bestrebungen, mittels künstlich gesetzter Zirkulationsstörungen experimentelle Zirrhose hervorzurufen, kann kurz hinweg gegangen werden. Was zunächst die Einwirkungen von der Pfort-

[1] Anmerkung bei der Korrektur: Ich kann die Versuche Findlays nur zum Teil bestätigen.

ader aus anlangt, so sind die Versuche von SOLOWIEFF aus dem Jahre 1875 veraltet, weil bei seinen künstlichen Thrombosierungen der Vena portae von deren Ästen her die Infektion nicht ausgeschlossen war; hat er doch auch teilweise Abszesse erhalten. Dieser Weg — Zirrhose durch reinen Abschluß des Lebergewebes vom Pfortaderblut — hat ja auch in Rücksicht auf die klaren Verhältnisse beim menschlichen Pfortaderverschluß (s. oben S. 311) nicht einmal theoretisches Interesse. Nicht viel besser steht es mit den mannigfach ausgeführten Unterbindungen von Leberarterienästen. Von JANSON liegt immerhin eine bemerkenswerte Versuchsserie über ihre Wirkung vor: er erhielt bei Kaninchen (nicht bei Hunden) größere und kleinere Nekrosen; von diesen

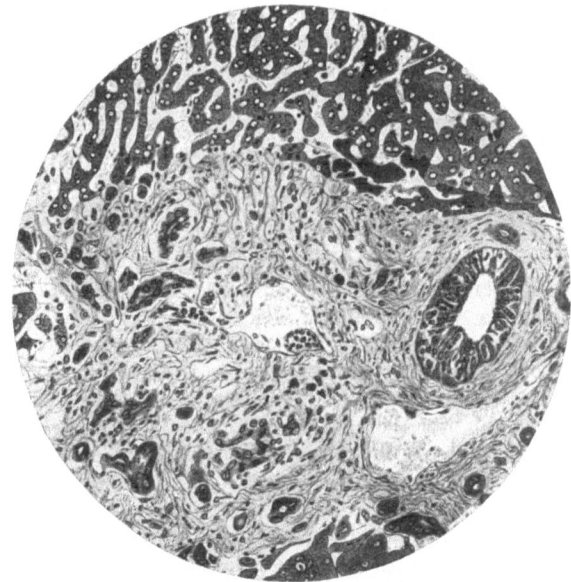

Abb. 20. Experimentelle biliäre Zirrhose des Kaninchens durch subkutane Einspritzungen von Manganochlorid. (Nach FINDLAY.)

heilten die ersteren unter Zystenbildung, also in einer Form, die wir beim Menschen an der Leber nicht kennen, die letzteren unter Narbenbildung mit Gallengangswucherung, so daß ein — mikroskopisch! — ähnliches Bild wie bei Zirrhose sich ergab. Abgesehen davon, daß eine Nachprüfung durch TISCHNER nicht so vorgeschrittene Veränderungen zeitigte, haben diese Ergebnisse in der menschlichen Pathologie höchstens in der lokalen Zirrhose oder in vereinzelten Beobachtungen von Narbenbildungen nach anämischen Infakten oder bei Aneurysma traumaticum von Leberarterienästen (vgl. die Mitteilung E. KAUFMANNs in seinem Lehrbuch), wo Vernarbung in zugehörigen Leberabschnitten gesehen wurde, ihre Vergleichspunkte.

Auf die isolierte Schädigung der Leberkapillaren ist man bisher noch nicht bewußt losgegangen[1]. Überhaupt vermißt man in der experimentellen Pathologie der Zirrhose die Verfolgung des Grundsatzes, durch möglichst elektive Schädigungen und Reizungen in

---

[1] Indessen vergleiche hierzu die später auf S. 411 erwähnten wichtigen Versuche von GYE und PURDY über Erzeugung einer Zirrhose bei verschiedenen Tieren durch kolloidales Silizium auf endotheliotoxischer Grundlage.

dem Problem vorwärts zu kommen. Unter dem Einfluß der Ackermann-Kretzschen Lehre stehen nur die allgemeinen Bestrebungen, Degenerationen und Nekrobiosen primärer Natur an den Leberzellen zu erzeugen. Wo es gelang, außer solchen dann auch Narbungszustände zu erzielen, glaubte man eine Bestätigung jener Lehre erhalten zu haben. Daß dies in dieser einfachen Fassung nicht richtig war, wird sich nachher zeigen. Auf das Verhalten der Gefäßwände, des Gefäßinhaltes und der Parenchymgerüste (Gitterfasern) ist in den Experimenten mit vereinzelten Ausnahmen (so Ogata, Jaffé) überhaupt zu wenig geachtet worden, desgleichen auf die Histomechanik des Umbaues, die Folgen der Gewebsverschiebungen. Ein unverhältnismäßig großes Interesse hat man dagegen anderen histologischen Einzelerscheinungen, so den sog. Gallengangswucherungen gewidmet. Grundsätzlich wichtig scheint mir auch die Frage der Anpassungsfähigkeit der Leberzellen und des übrigen (endothelialen) Parenchyms an die Gifte. Nur B. Fischer (1922) macht eine dahingehende Beobachtung geltend: bei Tieren, welche in Frühstadien der Vergiftung Nekrosen bekamen, blieben weitere Veränderungen aus; bei Anfangsdosen, welche keine Nekrosen machten, soll es dann eher zur Entwicklung einer typischen Zirrhose gekommen sein.

Übrigens ist ja klar, aber auch zu wenig beachtet, daß die künstlich erzeugten Nekrosen nicht immer auf Giftbeschädigungen der Leberzellen zu beruhen brauchen, sondern von Verlegungen der zugehörigen Kapillaren herrühren können, sei es durch seröse oder rote Stase, Thrombosen, dauernde Kompression usw.). Zum Beispiel beruhen wahrscheinlich sogar die Nekrosen durch spezifische Immunsera (Hepatotoxin) auf hämolytischen Wirkungen und auf der Bildung hyaliner Thromben (Deutsch, Karsner u. a.); ferner fand Oppermann bei Serumpferden außer interstitiellen Infiltraten der Glissonschen Kapsel Vermehrung und Ablösung der Sternzellen. Flexner erzielte mit intravenösen Injektionen von Hundeserum bei Kaninchen Nekrosen und folgende Zirrhose. R. M. Pearce spritze bei Hunden spezifisches hämolytisches Immunserum gegen Hundeblut, gewonnen von Kaninchen, in die Bauchhöhle und erhielt in den Fällen, in denen das akute, durch Lebernekrosen gekennzeichnete Stadium überstanden wurde, eine starke Proliferation der erhalten gebliebenen Sternzellen; bereits am 5. Tage fand er deutliches Granulationsgewebe, nach 36 Tagen ausgebildetes Bindegewebe. Er schätzte selbst das erhaltene Narbenbild als unähnlich mit der menschlichen Zirrhose ein, aber seine Versuche sind doch wegen des Hinweises auf die Art, wie hämolytische Gifte auch beim Menschen zirrhogen wirken können, wertvoll. Im akuten Stadium scheint er eine seröse Hepatitis mit Ödem und Kapillarthromben vor sich gehabt zu haben, im übrigen sind leider die ersten mesenchymalen Veränderungen auch hier nicht genügend beachtet. Auf die in dieser Hinsicht besonders bemerkenswerten Versuche von Gye und Purdy mit geglückter experimenteller Zirrhose durch kolloidale Kieselsäure (Kaninchen, Meerschweinchen, Ratte, Maus) soll später ausführlich eingegangen werden (S. 411).

Wells erwähnt künstliche Zirrhose durch artfremdes Blut, artfremden Organbrei und durch Peptoninjektionen. Feuillé hat durch Peptoneinspritzung mit shockartigen Zuständen sehr stark akute Zellinfiltration der Leber erhalten; bei Wiederholungen soll in überraschend kurzer Zeit (5—9 Tage) eine Sklerose übrigens auch der Niere entstehen. Er spricht von einem „flux leucopathique" und von einer „sclérose leucopathique d'origine dyscrasique"; die Bindegewebsbildung wurde durch die Leukozyten ausgelöst und hängt nicht mit Parenchymdegenerationen zusammen. J. F. Martin und P. Croizat haben als erste Veränderung bei akutem oder verlängertem und stärker bei wiederholtem anaphylaktischem Shock Chondriolyse im Protoplasma der Leberepithelien beobachtet. Sie sehen dies als die allererste Veränderung des zirrhotischen Prozesses, bzw. des diesen einleitenden Entartungsvorgang des Leberparenchyms an.

Es ist manchen Experimentatoren aufgefallen, daß sie auch Wucherung des Bindegewebes ohne vorherigen Untergang von Leberzellen oder an Stellen, wo gerade die sonst vorhandenen Nekrosen nicht vorhanden waren, nachweisen konnten (wie der eben erwähnte FEUILLÉ und wie GYE und PURDY); ja auch die weitere bedeutsame Beobachtung wurde gemacht, daß Nekrosen ohne Narbenbildung und Ersatzwucherung durch Bindegewebe verschwinden können. So erhielt LISSAUER mittels intravenöser Injektionen von filtrierten und sterilisierten Auszügen aus gefaultem Pferdefleisch beim Kaninchen zirrhotische Veränderungen, bei deren Entstehung „die Leberzellen auffallend wenig verändert" und „ein Eindringen des Granulationsgewebes in die Leberzellbalken sehr deutlich" war. Er, wie auch SIEGENBEEK VAN HEUKELOM, RIBBERT, W. DANTSCHAKOW u. a. erklären sich daher eher für eine „sklerogene Schädigung der Leber" mit vom Parenchym unabhängiger Degeneration und formativer Reizung des Bindegewebes. Auch KYRLE und SCHOPPER nehmen für ihre Versuche primärer Parenchymschädigung eine fortschreitende Reizwucherung des Bindegewebes an.

Faßt man möglichst viele Beobachtungen, in denen experimentell die Genese zirrhotischer oder mindestens zirrhoseähnlicher Veränderungen verfolgt werden konnte, zusammen, so scheint die Sachlage doch sehr ähnlich wie beim Menschen und hinsichtlich der akuten Vorstadien so zu sein, wie ich sie in der Einleitung für die akute Hepatitis geschildert habe: nämlich in der Mehrzahl der Fälle keine elektiven Schädigungen, sondern gemeinsame oder gleichzeitige solche an Mesenchym und Leberepithel, freilich nach Stärke und Ausbreitung abgestuft[1]. Daher haben auch die wenigen Untersucher, welche — wie JAFFÉ — die Dosen ihrer Gifte genügend variiert und zeitliche Unterbrechungen der Versuche vorgenommen haben, mit einem und demselben Gifte verschiedenartige, auch aus der menschlichen Pathologie wohlbekannte Abarten der Veränderungen bekommen.

Grundsätzlich ist aber noch eine Art von Giftwirkung hervorzuheben, das ist die rein formative. Solche Reizwucherungen sind sowohl am Mesenchym wie an den Leberzellen festzustellen. Ob in solchen Fällen immer erst eine negative Phase der Entartung und des Verlustes an lebender Struktur vorhergeht, ist nicht geklärt. Jedenfalls läßt sich aus vielen Beobachtungen, auch eigenen, herauslesen, daß Mitosen von Leberepithelien auch ohne vorherigen Untergang von solchen, wenigstens an den betreffenden Gewebsorten, und Wucherungen von Bindegewebe ohne vorhergehende sichtbare Zerstörung von Mesenchym und Parenchym erfolgen. MERTENS, FIESSINGER, PEARCE notieren zahlreiche Mitosen der Epithelien vor den Bindegewebsneubildungen, STEINHAUS fand sie zuerst um die nekrotischen Stellen, später in großer Zahl im ganzen Parenchym; HANDOWSKY, SCHULZ und STÄMMLER bilden aus ihren Versuchen über Manganvergiftung, mit der FINDLAY ausgesprochenere Zirrhosen bei längerem Verlauf erhielt, zahlreiche Mitosen aus der Nachbarschaft von Leberzelldegenerationsherden ab, bemerken aber, daß die chronische Form der Manganvergiftung die Leber zuerst an den KUPFFERschen Sternzellen angreife.

Eine besondere Berücksichtigung verdient in diesem Zusammenhang die experimentelle tuberkulöse Zirrhose. Sie wurde für das Meerschweinchen

---

[1] Dort wo elektive Epithelschädigung zu erzielen versucht wurde, wie etwa von NOEL und ROSIER (Bleivergiftung bei Mäusen), ist man über eine — angebliche — „Präzirrhose" nicht hinausgekommen.

besonders von Stoerk beschrieben; es handelt sich um schwache, langsamer
als sonst verlaufende oder, wie ich mit meinem Schüler Kahle gesehen habe,
künstlich gehemmte tuberkulöse Infektionen (Abb. 21). Es entsteht aus einer
heilenden primären „Tuberkulisation des Glissonschen Gewebes" (Stoerk)
eine Narbenleber mit Umbau und starken Gallengangswucherungen. Die Bindegewebswucherungen gehen wohl sicher aus dem tuberkulösen Granulom hervor.
Kachi glaubt eine Verstärkung des zirrhotischen Prozesses durch gleichzeitige

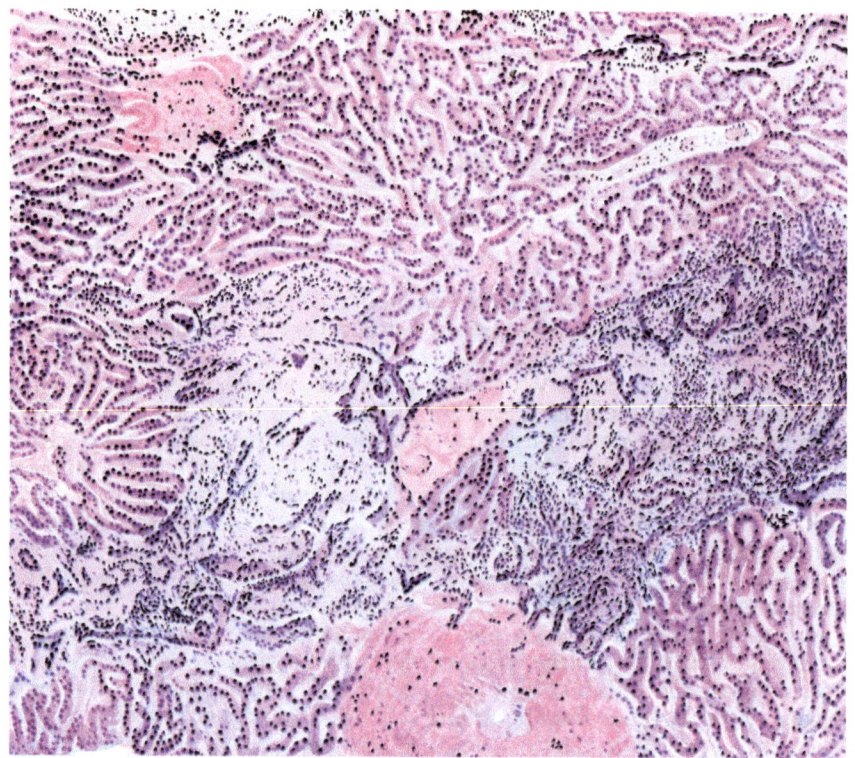

Abb. 21. Tuberkulöse Leberzirrhose des Meerschweinchens: Fleckige Totalnekrosen des Lebergewebes
und sekundäre Narbenbildung mit sog. Gallengangswucherungen.

Alkoholvergiftung erreicht zu haben; Stoerk meint bezüglich der Vergleich-
barkeit mit der menschlichen Zirrhose wohl mit Recht, daß am Meerschweinchen
sich wohl überhaupt keine mit der menschlichen Krankheit übereinstimmende
Leberschrumpfung erzielen ließe. Immerhin ist von Gerhartz auf das gemeinsame Vorkommen von Aszites und Milzschwellung bei beiden hingewiesen worden.
    Suchen wir das Wesentliche der gesamten experimentellen Zir-
rhoseforschung zu erfassen, so wäre festzustellen, daß es auf verschiedene
Weise gelungen ist, chronische interstitielle Entzündungen der Leber mit Ausgang in Schrumpfleber zu erzeugen, daß manche der eingeschlagenen Wege die
beim Menschen gewonnenen Erfahrungen bestätigen, aufhellen und ergänzen,
daß die Mannigfaltigkeit in der Pathogenese der Krankheit auch hierbei klar
wird, daß aber der ätiologische Ertrag dieser Forschung dürftig ist. Es ist nicht
gelungen, einen von selbst progressiv fortschreitenden zirrhotischen Prozeß

auszulösen und nicht gelungen, die Vorbedingungen zu klären, unter denen
dann ein bestimmtes Gift, etwa Alkohol, regelmäßig zirrhogen wirken würde.
Besser ist ihr Ertrag in Hinsicht der formalen Pathogenese; es sind manche
wichtige Einzelheiten in bezug auf die Nekrobiose der Leberzellen, ihren Ersatz,
auf die Neubildung des Bindegewebes und der Gallengänge festgestellt worden.
Vor allem aber hat sich, wie mir scheint, gezeigt, daß die bisherigen Theorien über das Verhältnis des Parenchymuntergangs zur Narbenbildung nicht Stich halten. Dieser Schluß ist zwar noch nicht aus der
Gesamtheit der Versuchsergebnisse gezogen worden, meines Erachtens aber
unumgänglich nötig. Es gibt bisher keine Experimente, welche auf der Basis
reiner Parenchymnekrosen zu zirrhotischen Veränderungen gelangt sind, im
Gegenteil geht aus vielen Beschreibungen hervor, daß reine Leberzellnekrosen
ohne Hinterlassung von Narben verschwinden können (OGATA, JAFFÉ u. a.)
und das stimmt ja auch zu den Erfahrungen beim Menschen, wo wir bei Ausfall von Parenchym durch Druck und Erstickung (zyanotische Atrophie), durch
reine Fälle von gelber Leberatrophie, durch Nekrobiosen, wie sie bei Phthisikern
und Potatoren vorkommen (vgl. SCHMORLs Bemerkung zu SCHOPPER) keine
Deckung durch Narbe haben. Die herrschende Theorie von dem „primären"
Leberzelluntergang steht auf sehr schwachen Füßen; erklärt sie aber schon
nicht die atrophische Form der Zirrhose, die typische LAENNECsche Granularatrophie der Leber, dann versagt sie erst recht gegenüber den hypertrophischen
Zirrhosen, besonders jener Art, wo wir wenig Narben, aber starke intralobuläre
Bindegewebswucherung (perizelluläre Zirrhose") und sicherlich auch Vermehrung
des eigentlichen Parenchyms haben. Die Erklärung als „Regeneration im
Überschuß" befriedigt nicht recht, weil man nicht versteht, daß diese bei der
häufigsten, nämlich bei der LAENNECschen Form ausbleiben solle. Aber auf
der anderen Seite ist es eben auch nicht gelungen, mit Sicherheit reine Reiz-
wucherungen an den epithelialen und mesenchymalen Anteilen der Leber auszulösen. Es bedürfte dazu nicht allein elektiver, sondern wohl auch in der
Dosis sehr fein abgestufter chemischer Beeinflussungen. Freilich deuten manche
Einzelbeobachtungen, wie schon hervorgehoben wurde, doch in diese Richtung.
Schließlich ist aus einer großen Zahl von Versuchen zu ersehen, daß Blutgifte
für die Auslösung von narbenbildender Hepatitis eine Rolle spielen; in diesem
Sinne sind auch die Versuche mit Fettsäuren (BOIX), Bakteriengiften (s. Tabelle)
und mit Hämoglobinlösungen (JAFFÉ) bedeutsam; auch die Saponinvergif-
tungen, von denen nur das akute Stadium mit Nekrosen studiert ist (KOLLERT
und REZEK), sollten noch weiter geprüft werden. Aber gerade in diesem Zusammenhang muß folgendes betont werden: Während man durch die Tierversuche wenigstens der LAENNECschen und der biliären Form der menschlichen Zirrhose um einiges näher gekommen ist, fehlen alle Nachahmungen
und experimentellen Aufklärungen der hämosiderotischen und hämochromatotischen Formen. Die Versuche von MALLORY und seinen Mitarbeitern bedürfen
der Nachprüfung. Auch die HANOTsche und die anderen seltenen Zirrhosen
zu erzeugen ist nicht gelungen [1]. Wertvoll ist immerhin, wie auch OGATA betont,
die Feststellung, wie wesensverschieden die erzielbaren zirrhotischen Veränderungen durch Gallengangsunterbindung von denjenigen sind, welche auf toxi-
schem Wege gemacht werden können. Auch die Lokalisationsfrage ist im Versuch noch nicht aufgeklärt, d. h. es ist nicht entschieden worden, warum (selbst
bei ein und derselben Tierart, z. B. Kaninchen) die Veränderungen bald in der

---

[1] Eigenartig sind die äußerlich zirrhoseähnlichen, in Wirklichkeit mehr als chronische
Herdatrophien (ohne Bindegewebsproduktion) verlaufenden Prozesse in der Meerschweinchenleber, gelegentlich mit polyserositisartigen Begleiterscheinungen (Zuckergußleber)
welche OPHÜLS durch chronische Bleivergiftung erhalten hat.

Peripherie der Läppchen oder ganz in der GLISSONschen Scheide und bald
zentral sitzen. HIYEDA führt die Unterschiede der Folgen der Choledochusunterbindung bei Kaninchen und Hunden auf die verschiedene Resistenz der
Gallenkapillaren gegen Stauung und Giftwirkung der Galle zurück. Da auch
beim Menschen Ausgangspunkt und Ausbreitung der zirrhotischen Narbenbildung wechselt, würde auch diese Frage von Bedeutung sein.

Gar sehr vermißt man in der experimentellen Zirrhoseforschung die klinischen Gesichtspunkte und Untersuchungsmethoden. Eine Ausnahme bilden
die Versuche von FISCHLER, welcher wenigstens die Urobilinausscheidung bei
seinen Tieren (Gallenfistelhunde, die gleichzeitig mit Phosphor und Amylalkohol
vergiftet wurden) verfolgt und mit der Schwere der erzeugten histologischen
Veränderungen verglichen hat. Allerdings ist zuzugeben, daß die Klinik immer
noch nicht über genügende Kriterien zur Prüfung verschiedenartiger Leberinsuffizienzen verfügt.

Ein ganz hoffnungsvoller, aber noch wenig beschrittener Weg zur Erzeugung
der Zirrhose ist schließlich der durch abnorme, zum Teil artwidrige
Diät. IGNATOWSKI erhielt durch Fütterung von Kaninchen mit Milch und
Eigelb neben parenchymatösen Nierenveränderungen und atherosklerotischen
der Aorta eine „Zirrhose" mit Milzvergrößerung und zum Teil mit Aszites.
Auch Fleischfütterung bewirkte chronische interstitielle Hepatitis; zu dem
letzteren Versuch lieferten GARNIER und L. SIMON Bestätigung, zum ersteren
FAHR und WORISCHTEW.

CHALATOW will periportale Zirrhose durch Cholesterinfütterung, andersartige Zirrhose (mit intralobulärer Bindegewebsproliferation) durch Eigelb-
fütterung bei Kaninchen erzielt haben. Vorher hatte er festgestellt, daß reine
Eiweißdarreichung und solche von Fettsorten, die frei von Lipoiden sind, die
Leber nicht verändern. Lezithin ist auch unwirksam. Bemerkenswert ist für
die obige erfolgreiche Versuchsreihe die gleichzeitige (seitdem oft studierte)
Ablagerung von anisotropen Fetten in Leber, Milz und Knochenmark und der
gelegentliche Befund von Cholesterinkonkrementen in der Gallenblase. Neuere
Bestätigungen, auch mit Abänderungen der Versuchsanordnung, liegen durch
HISASHI, HOSHIJIMA und durch MACCHIAVULO vor. Hingegen konnte H. REINECK
die Befunde CHALATOWs nicht bestätigen. YUASA bezweifelt, daß das Ergebnis
CHALATOWs auf das Cholesterin zu beziehen ist, vermutet als Ursache eher die beigegebenen ätherlöslichen Substanzen (Sonnenblumenöl). Auch auf Befunde von
KUCZYNSKI sei in diesem Zusammenhang verwiesen. Er legt wohl mit Recht den
Nachdruck bei diesen enterogenen Leberveränderungen auf die funktionelle Überlastung der Leber, vielleicht wäre es noch richtiger zu sagen, des ganzen Ver-
dauungsapparates einschließlich des Retikuloendothels von Milz und Leber; bemerkenswerterweise verzeichnen sowohl IGNATOWSKI (s. oben) als KUCZYNSKI bei
krankhafter Ernährung auch eine Hämosiderose und Anämie. Die zirrhotischen
Veränderungen in der Mäuseleber, welche KUCZYNSKI und WOLFF durch öfter
wiederholte intravenöse Einspritzungen von Streptococcus viridans erhalten
haben, werden ebenfalls auf übermäßige Inanspruchnahme sowohl des endothelialen als des lymphatischen Apparates der Leber zurückgeführt. Die Lymphzellenherde im Interstitium, welche neben den in Bindegewebe übergehenden
Endothelwucherungen zu finden waren, sind wie sonst als Hypertrophien des
der Resorption und Endverdauung dienenden lymphatischen Wechselgewebes
aufzufassen. Auf diese Weise gewinnen wir in der Tat ein Verständnis für die
beim zirrhotischen Prozeß verschieden lokalisierte, bald periportale, bald intralobuläre Entzündung [1], weiter ein Verständnis für die ähnlichen Wirkungen

---

[1] Auch KLINGE und WACKER fanden bei Cholesterin- und Scharlachrotfütterung an
Kaninchen und Mäusen neben entzündlichen Veränderungen des Darmes solche der Leber.

enterogener und hämatogener, diätetischer und infektiöser Giftwirkungen, welche alle zirrhogen wirken können und sehen, daß für die wesentlichen Vorgänge bei der Zirrhose die degenerativen und nekrobiotischen Vorgänge am Leberzellparenchym nicht unbedingte Erfordernisse sind. Sie sind vielmehr erst für die Entstehung besonderer Formen der Zirrhose und für den Umbau des Organs maßgebliche Faktoren. Sie spielen also weniger für die Pathogenese als für die Histomechanik der Zirrhose eine wichtige Rolle. Da sie in den meisten Fällen gleichzeitig mit den mesenchymalen Veränderungen auftreten, so ist der ganze Streit um den primären oder sekundären Charakter der Schädigung oder Reizung von Leberzellen oder Interstitium sowohl in zeitlicher als in ursächlicher Hinsicht gegenstandslos.

e) Vergleichende Pathologie der Leberzirrhose.

Ein Einwand, welcher öfter gegen gelungene Erzeugung künstlicher Zirrhose beim Tier erhoben wurde, ist der, daß spontane Zirrhose im besonderen beim Kaninchen vorkomme und daß vor allem in den Fällen, wo in einer größeren Versuchsreihe nur bei einzelnen Tieren ein positives Ergebnis erzielt wurde, solche spontanen Zirrhosen vorliegen könnten. Die letztere Begründung ist an sich nicht stichhaltig, weil immer wieder zu beobachten ist, wie selbst bei scheinbar wirksamen Eingriffen, besonders bei Zwischenschaltung des Magendarmkanals, also bei Versuchen zur indirekten Erzeugung von Zirrhose, große individuelle Empfindlichkeitsunterschiede eine Rolle spielen, ein Moment, dessen Bedeutung wir für den Menschen erst recht (s. oben) in Anspruch nehmen müssen.

Es bleibt aber die Tatsache, daß bei Tieren Zirrhose nicht selten ist[1]. Für das Kaninchen haben H. Beitzke und Ssawatejeff darauf aufmerksam gemacht. In der Veterinärpathologie sind Zirrhosen für Pferd, Rind[2], Schwein und Hund wohlbekannt; bei Geflügel sollen sie selten sein; ich sah eine solche bei einer Gans; auch wildlebende Tiere bekommen in Gefangenschaft Zirrhose; so bildet H. Fox typische Zirrhose vom indischen Elephanten und von Affen (Makakus) ab. Im ganzen zählt er 26 Fälle aus den verschiedensten Säugetierklassen (am meisten bei fleischfressenden Raubtieren) und einige Fälle von Vögeln auf. Ein Schimpanse des Londoner Zoolog. Gartens hatte Zirrhose mit Gallensteinen. Alle möglichen Formen von Zirrhose sind überhaupt darunter vertreten.

Vereinzelte Vorkommnisse haben aber natürlich lange nicht das Interesse, wie Häufungen bis zu endemieartigen Vorkommnissen. Dazu wären teils Erfahrungen, wie die oben (S. 318) angeführte eigene Beobachtung von Häufung von Kaninchenzirrhose im Tierzuchtstall im Zusammenhang mit Einatmung von Ätherdämpfen zu rechnen, von Schweinezirrhose bei unrichtiger Fütterung mit „saurem Trank“ (Gehalt an faulendem Eiweiß und an Fettsäuren in der Nahrung) oder von alkoholischer Zirrhose bei Rindern infolge von Fütterung mit alkoholhaltiger „Schlempe“, in erster Linie aber das seuchenhafte, an bestimmte Weideplätze gebundene Auftreten von Zirrhose bei Pferden. Hierzu gehört als einheimisches Beispiel die sog. Schweinsberger Krankheit. Schweinsberg ist ein im Ohmtal (Reg.-Bezirk Cassel) gelegenes Städtchen; man bringt diese endemische Zirrhose dort mit der Verfütterung des auf sumpfigen Wiesen geernteten Heus in Verbindung und auch andere geographische Häufungen

---

[1] Eine Übersicht über die vergleichende Pathologie der Zirrhose gibt auch Garnier (1912).
[2] Schon bei Kälbern soll Zirrhose vorkommen. Aus solchen züchtete Adami einen dem Erreger der hämorrhagischen Septikämie verwandten Bazillus.

(kleine Flußtäler von Ober- und Niederbayern, Schwaben, Donaumoore) sprechen für die Bindung an eine bestimmte Bodenbeschaffenheit, am ehesten an eine bestimmte giftige Flora. Die schuldigen Pflanzen sind aber bei der einheimischen Pferdezirrhose noch nicht genauer bekannt. Ausländische Zirrhoseendemien sind für New Zeeland, Nordamerika und Südafrika von Gilruth, Robertson, Verney, A. Theiler beschrieben; durch Fütterung mit gewissen dort vorkommenden Futterpflanzen sind sie angeblich bei Pferden und bei Rindern künstlich erzeugt worden. Es kommen da mehrere Senezioarten, S. Jacobaca, S. latifolius, S. Burchelli und nach Theiler die Crotolaria dura in Betracht. Die tatsächlich erzeugten Leberveränderungen, als Dunziekte erklärt, sind aber nach Theiler nicht mit Dunziekte (s. unten) zu verwechseln. Eine Beschreibung enzootischer Leberzirrhose bei weidenden Tieren (Pferde, Maultiere, seltener Rinder und Schweine) liegt für Nordamerika durch Schröder (bottom disease 1893) und neuerdings durch Kalkus, Trippeer und Fuller vor. Hier blieb die Ursache unbekannt.

Die erste genauere histologische Beschreibung der Schweinsberger Krankheit stammt von meinem Schüler W. Mugler; sie ist eine hypertrophische, intralobuläre, bzw. perizelluläre, das portale Gewebe auffällig verschonende chronische Hepatitis. Eine neuere Beschreibung liegt durch Stroh und Ziegler vor; diese glauben zwei Formen chronischer Leberentzündung unterscheiden zu können, eine chronische rein degenerative Atrophie mit regeneratorischem Umbau und seltenem Ausgang in Zirrhose ohne Milzveränderung, und einer in Zirrhose ausgehenden chronischen Hepatitis mit Milzvergrößerung, die sie für ein Endstadium endemischer progressiver Anämie ansehen. Ob hier nicht doch zweierlei vorliegt[1]? Mir ist aus eigener Erfahrung eine rote (toxische) Atrophie der Leber mit knotigen Regenerationen und teilweise zirrhotischer Ausheilung neben Gallengangswucherungen und kolossalen Teleangiektasien beim Rind bekannt; wahrscheinlich entspricht diese Beobachtung der von Hutyra und Marek angeführten chronischen Lupinenkrankheit (Lupinotoxin) bei Schafen, Ziegen, Rindern (selten Pferden). Aber dies ist grundsätzlich ein anderer Krankheitsprozeß: Er steht — möchte man sagen — gerade am anderen Ende der Reihe zirrhogener Leberveränderungen wie die Schweinsberger Krankheit. Die Lupinosis ist der akuten gelben Leberatrophie verwandt und braucht dementsprechend, wenn reine Leberzelluntergänge vorliegen, nicht in schrumpfende Entzündung auszulaufen; auch die akute gelbe Leberatrophie der Pferde, welche in Südafrika „Staggers" genannt wird und ätiologisch unaufgeklärt ist, soll nach Theiler ohne Narbenbildung heilen können. Die Schweinsberger Krankheit hingegen und die entsprechenden ausländischen endemischen Tierzirrhosen lassen oft Parenchymnekrosen vermissen und sind elephantiastische, entzündliche Leberhypertrophien. In dieser Beziehung sind mir Präparate A. Theilers von einer Pferdezirrhose von Wert gewesen, welche im Burenland am Ost- und Südabhang der Drakensberge, ähnlich wie die Schweinsberger Krankheit gehäuft vorkommt und Dunziekte genannt wird; die Ursache ist unbekannt. In Frühstadien findet man im Bereich der Läppchenzentren Stase und Blutungen ohne Nekrosen, im Endstadium bietet die Leber das reinste Beispiel einer aus Kapillarfibrose hervorgehenden, makroskopisch nicht immer hypertrophischen, perizellulären Zirrhose (Abb. 22). Hämosiderosis und Verfettung sind gering. Daneben findet sich eine gewaltige Magenerweiterung, die Tiere verenden oft durch Paralyse des Kehlkopfs; Milzschwellung und Aszites fehlen. Ikterus ist meist gering; das Knochenmark atrophisch. Größe,

---

[1] Anmerkung bei der Korrektur: Dieselbe Ansicht vertritt F. Dobberstein (vgl. S. 467). Hier ist eine Übersicht über den derzeitigen Stand der als „Leberkoller" zusammengefaßten hierhergehörigen Pferdekrankheiten zu finden.

Farbe und Beschaffenheit der Schnittfläche der immer verhärteten Leber wechseln sehr.

Während man bei der Dunziekte, auf die ich als dem reinsten Fall einer Zirrhose aus interstitieller Hepatitis ohne Hepatosis etwas näher eingegangen bin, die Ursache (toxische Pflanzen?) leider nicht kennt, sind sonst, speziell auch in Südafrika durch die Arbeiten THEILERS Pferde- und Schafzirrhosen durch giftige Pflanzen bekannt geworden. Es handelt sich bei den Pferdezirrhosen

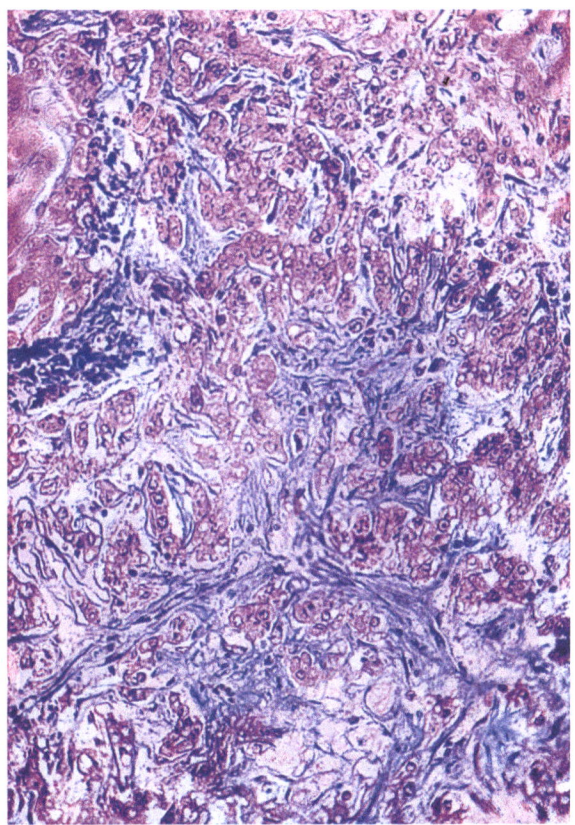

Abb. 22. Elephantiastische Leberzirrhose des Pferdes, bei der südafrikanischen „Dunziekte". Autochromaufnahme nach einem Präparat von Prof. A. THEILER (Pretoria). Färbung nach MASSON.

um die Crotalariosis equorum durch Crotalaria dura und Crotalaria globifera. Die Schafzirrhose beobachtete A. THEILER als Folgezustände der Vergiftung mit Tribulus terrestris. Die Zirrhosen bieten histologisch nichts grundsätzlich Eigentümliches; ihre Beschreibung kann deshalb hier füglich übergangen werden. Nur auf einen merkwürdigen Unterschied in den Nebenbefunden sei aufmerksam gemacht. Die durch die Crotalaria dura hervorgerufene Krankheit, Jagziekte genannt von der starken (jagenden) Flankenatmung der Tiere, zeigt neben der Leberzirrhose eine chronische desquamative gelatinöse Pneumonie; die durch Crotalaria globifera (experimentell) erzeugbare Zirrhose hat diesen Nebenbefund nicht. Beim Rinde ruft auch die Crotalaria dura nur Zirrhose ohne chronische Pneumonie hervor. Diese histogenetischen Gegensätze lassen sich bei den tierischen Zirrhosen noch klarer stellen als für die menschliche Krankheit und daher war es notwendig, hier darauf einzugehen.

Aber auch in ätiologischer Beziehung bietet die vergleichende Pathologie der Zirrhose viel Lehrreiches; im besonderen liefert sie wertvolle Beiträge zur Frage der Rolle des Alkohols und der bakteriellen Infektion, speziell der Tuberkulose.

Schon oben war kurz die Rede von dem Vorkommen von zirrhotischen Leberveränderungen bei Schweinen infolge von Fütterung mit alkoholhaltigen, gärenden Futterstoffen; es ist von Tschanner darauf hingewiesen worden, wie häufig dies im Gegensatz zu den richtig genährten Landschweinen bei städtischen Schweinehaltungen, z. B. in Wirtschaften zu sehen ist, wenn die Tiere sog. sauren Trank, zusammengemischte Speise- und Bierreste bekommen. Da der Alkoholgehalt hierbei nicht groß sein kann, spielen die Begleiterscheinungen, nämlich Dyspepsien wohl die Hauptrolle. Joest beobachtete bei zwei Studentenhunden, welche längere Zeit Bier bekommen hatten, Leberzirrhose.

Hinsichtlich der Beziehung der Lebertuberkulose, die an sich auch in gröberen Formen als beim Menschen bei Tieren auftritt, zur Zirrhose gehen die Meinungen auseinander. Auf die der menschlichen Zirrhose ziemlich unähnliche Vernarbung chronischer Lebertuberkulose beim geimpften Meerschweinchen ist oben schon hingewiesen worden. Von der spontanen Lebertuberkulose beim Rinde meinte Schönberg, daß sie im Heilungsstadium echte Zirrhose gäbe; Joest hat dies bezweifelt und hält die entstehenden Leberveränderungen nicht für echte Zirrhose. Auch beim Schwein kommt Narbenbildung, sogar mit grober Lappung durch heilende Tuberkulose zustande, die so wenig wie die syphilitische Narbung beim Menschen als Zirrhose anzusehen ist.

Hingegen hat Joest selbst bei Pferden schwere Zirrhose bei Behandlung mit Schweineseuchebakterien erhalten.

Sicher kommt bei Tieren sowohl cholostatische als cholangitische Zirrhose vor; erstere häufiger in unvollkommener Ausbildung, da die Tiere gegen reine Gallenstauung sehr verschieden empfindlich sind, wie die Versuche von Choledochusunterbindung gezeigt haben und weil stärkere Verschlüsse bei der Seltenheit von Gallensteinen sehr selten zu sein scheinen. Um so häufiger sind die chronischen Leberentzündungen durch Cholangitis wegen der Verbreitung parasitärer Leberkrankheiten; vor allem der Distomatosis (Leberegelerkrankung) Schistosomiasis (Katayamakrankheit der Pferde in Japan) und Kokzidiosis. Aber auch die hämatogenen (durch Pfortaderäste eindringenden) Parasiten können schrumpfende Leberentzündungen veranlassen (Hepatitis cysticercosa).

Sehr merkwürdig ist endlich eine bei Kälbern vorkommende elephantiastische Vergrößerung der Leber, die verschiedene Erklärungen gefunden hat. Während Pick sie als hyperplastische Fibrose bezeichnet und sie mit gleichzeitigen anderen Äußerungen von partiellem Riesenwuchs (Schädel, Wirbelsäule) analogisieren konnte, hält Stenström sie für eine hypertrophische oder biliäre Zirrhose; Joest spricht ihr wie Pick den entzündlichen Charakter ab, deutet sie ebenfalls als eine Art Riesenwuchs des Stützgerüstes, gibt aber Kombination mit echter hypertrophischer Zirrhose zu. Für den Menschen hat Berblinger eine „kongenitale Zirrhose" unbekannter Ätiologie bei einem — sicher nicht syphilitischen — neugeborenen Knaben mit knotigen Bindegewebswucherungen beschrieben.

f) Einteilung der Zirrhosen.

Aus den Darlegungen der vorigen Kapitel dürfte für die Frage einer Systematik der Zirrhosen folgendes hervorgegangen sein: Wir haben einerseits tatsächlich in der Zirrhose ein einheitliches Krankheitsbild, sofern man unter

Zirrhose die Ausgänge chronischer interstitieller Hepatitis mit und ohne Hepatosen d. h. mit und ohne degeneratorische Veränderungen der Leber „tubuli" versteht; auf der anderen Seite aber erfordert die Mannigfaltigkeit des makro- und mikroskopischen Krankheitsbildes eine Unterscheidung in verschiedene Formen; allerdings sind nur deren Extreme scharf von einander zu unterscheiden und sozusagen in der Mitte der aufstellbaren Reihen findet sich die Hauptmasse, welche meist die Züge verschiedenster Formen in sich vereinigt. Dies ist wohl der Grund, daß öfter geäußert wurde, eine Einteilung der Zirrhosen sei überhaupt nicht möglich (QUINCKE, FIESSINGER u. a.). Zur Aufstellung von Reihen können wie immer in der biologischen Systematik nur gegensätzliche oder ausschließende Erscheinungen gebraucht werden, es käme also auf die Qualifikation der Einteilungsprinzipien an. Das einzige logisch einwandfreie Prinzip, das ätiologische, versagt völlig, solange auch nicht eine einzige Quelle der Zirrhose rein erbohrt ist; es hat daher die Forderung nach solcher Einteilung (CHAUFFARD, KRETZ (1904) BRAULT u. a.) noch keine Unterlage. Übrigens frägt sich, ob bei weiterem Fortschritt sich eine solche Einteilung als befriedigend herausstellen würde, weil anscheinend einheitliche Ursachen, wie aus den positiven Tierversuchen und aus der vergleichenden Pathologie der Zirrhose (s. voriges Kapitel) hervorgeht, durch unübersehbare Nebenumstände wechselnde Formen von Zirrhose erzeugen können; besonders wechselt das Verhältnis von Hepatose zu Hepatitis und die Intensität beider. Unter diesen Nebenumständen spielen vor allem konstitutionelle Bedingungen eine große Rolle. Selbst eine scheinbar so gleichartige Störung, wie der chronische Stauungsikterus zeitigt recht verschiedenartige Störungen.

Die anderen Weisen der Einteilung der Zirrhosen lassen sich als deskriptive Einteilungen bezeichnen. Hierzu gehören solche anatomischer Natur, entweder nach dem makroskopischen Aussehen oder nach der histologischen Beschaffenheit der Zirrhose, und solche klinischer, besser gesagt, syndromatischer Natur; die letzteren berücksichtigen, wenn gut, das Gesamtbild der Krankheit, wodurch pathologisch-physiologische und pathogenetische Gesichtspunkte in den Vordergrund gerückt werden.

Die anatomischen Kennzeichnungen gehen nicht tief; da ist z. B. die Unterscheidung in atrophische und hypertrophische Zirrhose; sie enthält einen Kern von Bestand, weil in dem Volumen der Leber sich das Verhältnis von Gewebsschwund zu Neubildung ausdrückt; aber nichts wird hiebei darüber ausgesagt, was für eine Neubildung die Gewichtsvermehrung bedingt; ob es aber Bindegewebe oder Leberzellen sind, wäre wichtig. Außerdem steht zweifellos fest, daß es Übergänge von der einen in die andere Form gibt, indem ein hypertrophisches Stadium in ein atrophisches hinüber führen kann; und wie sollte man schließlich die stark zirrhotischen und schwach zirrhotischen Lebern bezeichnen, welche mittlere Größe und Gewicht (1400—1800 g) haben? Vielfach ist das erhöhte Gewicht sogar nicht einmal durch den zirrhotischen Prozeß, sondern durch Begleitveränderungen (Entartungen oder besondere Blutfülle) oder dadurch bedingt, daß die Zirrhose eine bereits vergrößerte Leber ergriff. CHEADLE (zit. nach KAUFMANN) hat aber sicherlich nicht recht, wenn er hypertrophische Anfangsstadien der atrophischen Zirrhose leugnet. Völlig typische LAENNECsche Zirrhosen, typisch nach Farbe, Höckerung und Nebenbefunde, können mit erheblichen Gewichtssteigerungen des kranken Organs bis 2500 und 3000 g) verbunden sein (s. Kapitel K, S. 403).

Auch die weitere grobanatomische Einteilung nach der Höckerung hält einer Kritik nicht stand. Gewiß haben wir auch da eine Reihe von der glatten Zirrhose bis zu der grobgehöckerten „Schuhzwecken-Leber" und gewiß kann dieser Befund für Entstehung und klinische Bewertung etwas bedeuten.

Aber das „Korn" wechselt nicht nur bei sicher einheitlichen Formen der Zirrhose, sondern selbst in ein und derselben zirrhotischen Leber (Abb. 23). Sodann ist die Größe der Höcker von verschiedenen Umständen abhängig; außer von der Ausdehnung und Verteilung der ursprünglichen Untergangs- bzw. Entzündungsbezirke von dem Ausmaß gleichzeitiger Einbuße an Parenchym in der ganzen Leber, dem damit regulierten Bedürfnis nach Ersatz und der begrenzten Fähigkeit zur Regeneration; denn die Höcker sind meist vikariierende Hypertrophien. Also allgemeine und lokale Bedingungen spielen durcheinander. KAUFMANN schränkt die Behauptung, daß grobe Höckerung überwiegend bei Jugendlichen im Zusammenhang mit dem bei ihnen stärkeren Umbau vorkomme, mit Recht ein, meint aber, daß solche grobhöckerigen Zirrhosen immer auf

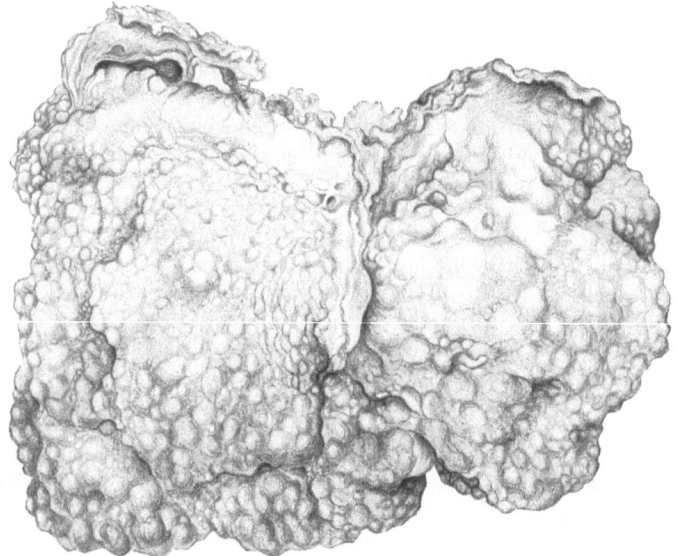

Abb. 23. Atrophische Leberzirrhose mit verschieden grober Höckerung der Oberfläche. Verblutung aus Ösophagusvarizen; Leber 1270 g; chron. seröse Peritonitis, geringer Ikterus. (SN. 327/22 Basel. 51jähr. Mann.)

Lues verdächtig seien. Dies möchte ich nicht zugeben; die gröbstgehöckerten scheinen mir jedenfalls die aus subakuten gelben Atrophien hervorgegangenen Zirrhosen zu sein. Sie sind aber wohl zu unterscheiden von den einfachen „knotigen Hyperplasien" nach akuter gelber Atrophie. Die glattesten Zirrhosen sind die der reinen HANOTschen Form sich nähernden Fälle, d. h. wie wir sehen werden, gewisse biliäre, beide meist erheblich „hypertrophisch".

Die pathologisch-histologische Untersuchung vermag ebensowenig allein wirklich brauchbare Unterscheidungsmerkmale für die Einteilung der Zirrhosen zu liefern. Weder die Anordnung des Narbengewebes, noch die — überdies meist nicht genügend bekannten — primären Gewebsläsionen, noch die Art der Epithelveränderungen, noch der Ikterus, die Hämosiderose, die Verfettung, die Gallengangswucherungen kennzeichnen eindeutig bestimmte Formen. Am ehesten eignet sich noch die Intensität der Epithelentartungen und der Ort der Narbenbildung sowie das Maß und die Art des Gewebsumbaues zur Charakterisierung der Form. Man käme damit zur Aufstellung von mehr degenerativen und hyperplastischen, von perilobulären und intralobulären (perikapillären), perizellulären Zirrhosen. Solange wir übrigens nicht mehr

über die Natur der periportal lokalisierten „Entzündung" als alleinige oder
begleitende Erscheinung (neben der intralobulären Entzündung) wissen, scheitert
ein vernünftiger Versuch jener Unterscheidung. Dasselbe gilt von der Fettzirrhose: Bald ist die Verfettung der Leberzellen für die Beurteilung des Falles
ein sehr bedeutsamer Befund (Häufigkeit der Fettzirrhosen bei Potatoren),
bald ist die Verfettung (oder ihr Mangel) etwas durchaus Nebensächliches,
bzw. von Nebenumständen abhängig, die mit der Zirrhose unmittelbar nichts
zu tun haben (Stauung, Anämie). Größere Bedeutung kommt entschieden
dem Befund von hämatogenen Pigmentierungen zu, schon deshalb, weil aus
ihnen auf eine syndromatische Entstehung der Zirrhose meist geschlossen
werden darf, d. h. auf die Wirkung von Giften, welche die Leber (und zwar
in erster Linie ihr retikuloendotheliales Teilorgan) in Zusammenhang mit weiteren
Blutapparaten geschädigt haben. Wir werden also gut tun, diese Form von
anderen Formen zu trennen, dabei aber zu beachten, daß es auch hier eine Reihe
mit Übergängen zu nicht pigmentierten Zirrhosen gibt und die schwersten Fälle,
jede Art von hämatogener Pigmentierung zeigen (Bronze-Diabetes, pigmentierte
Polyzirrhose). Jene Übergangsformen zeigen, daß es auch vaskuläre Zirrhosen
ohne Pigmentierung gibt. Diese Dinge sollen noch genauer im Kapitel über die
vaskulären und hämosiderotischen Zirrhosen auseinandergesetzt werden.

Eine viel gebrauchte Unterscheidung, welche eben schon berührt wurde,
ist die in periportale bzw. interlobuläre und in perizelluläre bzw. intralobuläre Zirrhose. Im ersten Fall soll sich die Narbenbildung auf die ursprünglichen Verzweigungen der GLISSONschen Kapsel beschränken und von der
Umgebung der Pfortaderäste[1] oder der Gallengänge ausgehen, im zweiten Fall
die Läppchen zersprengen und in höchsten Graden die aus den Leberzellbalken
isolierten Epithelien und kleinen Epithelgruppen geradezu mit Bindegewebe
umspinnen. An dieser Unterscheidung ist viel Richtiges, aber sie ist nicht
durchgreifend; sie ist wieder nur eine andere Diagonale durch das ganze Gebiet
und läßt, abgesehen davon, daß es Mischformen gibt, vieles unberücksichtigt.
Richtig ist, daß die auf Grund von totalen Gewebsuntergängen sich aufbauenden
Zirrhosen immer auch die GLISSONsche Kapsel beteiligen, weil dabei die re-
sorbierende Entzündung dortselbst zu Sklerosen führt. Aber unrichtig ist,
daß es überhaupt reine periportale Zirrhosen gibt; Voraussetzung für Zirrhose
ist auf alle Fälle ein irgendwo das Parenchym reduzierender, mit Entzündung
(also mit mesenchymaler Reaktion, Schädigung oder Reizung) verbundener
Gewebsverlust. Dieser erfolgt bald überwiegend in der Peripherie; dann hat
man am ehesten die Gebundenheit der Narben an die ursprüngliche Nähe der
GLISSONschen Scheide (sog. monolobuläre Zirrhose) oder sie geschieht zentral
und dissezierend; dann entstehen die oft grobnarbigen, oft langzügigen und
stark parzellierenden Zirrhosen mit weitgehendem Umbau und ausgesprochener
Bildung von Pseudoazini. Dies wären dann auch intralobuläre bzw. multi-
lobuläre Zirrhosen. Es sind mithin alle Zirrhosen mehr oder weniger
intralobulär. Einen ganz anderen Typ stellen aber diejenigen dar, wo sich
das Bindegewebe ohne merkliche Gewebsverluste intralobulär entwickelt, und dieser ist allerdings grundsätzlich von den anderen verschieden.
Also nicht der Ort der Narbenbildung kann maßgebend für die Systematik
sein, sondern der Charakter der Entzündung: im einen Falle, der hauptsächlich
durch die LAENNECsche Zirrhose vertreten ist, kann man von einer nekrotisierenden Hepatitis als Ursache der Zirrhose sprechen, während im anderen
Falle eine exsudativ proliferative Entzündung ohne oder mit geringer Hepatose
oder eine andersgeartete Sklerose zur Zirrhose, und zwar zur hypertrophischen

---

[1] Ganz ungeeignet ist die Bezeichnung dieser Gruppe als „Cirrhose veineuse" durch die
Franzosen (vgl. A. SCHÜLER).

Zirrhose führt. Will man diese vom histogenetischen Standpunkt aus meines
Erachtens allein einwandfreie Unterscheidung machen, so fehlt es leider an
einer guten Namengebung; am ehesten trifft noch N. Fiessingers Trennung
in insuläre und infiltrierende Sklerose zu. Fiessinger (1926) scheint mir,
nachdem ich auf die Unzulänglichkeit der Kretz-Ackermannschen Lehre und
die Bedeutung der Kapillarveränderungen für die Histogenese der Leberzirrhose schon vor 20 Jahren (1907) aufmerksam gemacht habe, der einzige
zu sein, der jenen Unterschied klar erkannt und von der „infiltrierenden
Sklerose" ausdrücklich gesagt hat, sie gehe von „Schädigung der Zellum-
gebung" aus.

Viel Richtiges scheint mir auch eine letzte histologisch orientierte Aufstellung
der Leberentzündungen von E. Géraudel zu enthalten:

1. Hépatite à type mutilant: Langsame Resorption abgestorbener Leberteile unter Narbenbildung mit Verschluß von Gallen- und Blutwegen und Ad-
häsionen der Leberkapsel.

2. Hépatite à type lysant: Abstoßung der gewucherten Gallengangsepithelien und der Gefäßendothelien, Bildung embryonaler Rundzellenherde,
Schwund von argentophilen Fasern, Sprengung der Leberzellbalken und un-
geordnete Vermehrung isolierter Zellen, schließlich Regeneration fast bis zur
Norm.

3. Hépatite à type plastique mit Wucherung des Epithels und des Bindegewebes, der Gallengänge, der Sternzellen; Schwund von Blutkapillaren und
Vergrößerung des Leberarteriengebietes auf Kosten desjenigen der Pfortader.

Es würde zu weit führen, sich mit dieser manche heutige Forderung erfüllenden
Darstellung auseinanderzusetzen; sie ist als Einteilung insofern nicht ganz
logisch, als Nr. 1 ein Endresultat eines und Nr. 2 den Beginn eines anderen Stadiums angibt. Ferner wirft sie in Nr. 2 grundsätzlich verschiedene Lokalisationen und Zirrhosetypen, die von den Gallengängen und die vom Kapillarsystem ausgehenden, zusammen. Im ganzen möchte ich ihr zustimmen, weil
sie zweierlei deutlich hervorhebt: Den Unterschied in der Form der entstehenden
Leberzirrhose, je nachdem totale, d. h. epithelial-mesenchymale Massennekrosen
sie einleiten oder nur reine Entzündungen exsudativer bis hämorrhagischer
Art mit Zerstörung des Lebermesenchyms. Ich habe früher als das Prinzip
dieser Form schon die Dissoziation der Elemente, die Lösung der Zusammenhänge der Kapillarwand, der Gitterfasern und der Epithelien unter sich bezeichnet; ich bezweifle aber, daß Géraudel recht hat, wenn er unter die lytischen Vorgänge noch diejenigen der Gallengangsepithelien, also quasi den
Katarrh der Gallengänge mit einbezieht. Die Aufstellung einer dritten, rein
produktiven Form von Vorgängen hat, worauf ich schon oben hingewiesen
habe, ihre großen — auch theoretischen — Schwierigkeiten. Gibt es wirklich
eine Reizwucherung der Leberepithelien und fibroblastischen Elemente ohne
vorherige „Schädigung" oder numerische Verminderung Géraudel selbst
meint, daß Übergänge zwischen reinen Formen vorkommen und er wird sich
schwer tun, seine dritte Form in Reinheit nachzuweisen.

Fasse ich das über die Einteilung der Leberzirrhose vom histogenetischen
Standpunkt aus Gesagte kurz zusammen, so möchte ich selbst vorschlagen,
zwischen einer überwiegend epithelio-lytisch-nekrobiotischen und einer überwiegend desmolytischen- rein interstitiellen Hepatitis zu unterscheiden, wozu
noch die fragliche Form der überwiegend formativen Hepatitis hinzukommen
würde. In beiden Fällen liegt eine Histolyse vor, im ersten Falle eine Auflösung
der durch Schädigung abgetöteten oder entarteten (nekrotischen oder nekrobiotischen) Organteile, wobei als Voraussetzung der Narbenbildung eine gleichzeitige Schädigung von Epithel (Hepatose) und Interstitium (nekrotisierende

Hepatitis) zu gelten hat, im zweiten Fall beschränkt sich die Histolyse auf die Auflösung der geweblichen Zusammenhänge, auf eine Diärese von Gefäßwand, Endothel, Gitterfasern, Fibroblasten, unter Umständen auch von Epithel (Dissoziation). Hier führt die Regeneration zur intralobulären Sklerose. Wenn nun die genannte Unterscheidung trotz auch hier bestehender Übergänge zwischen den Formen, meiner Überzeugung nach, die grundsätzlichste und darum durchgreifendste ist, so gibt sie doch nicht alle wichtigen Vorkommnisse wieder; ich möchte aber glauben, daß bei näherer Erforschung sich auch solche, wie die hämosiderotische und biliäre als Unterformen sich werden einordnen lassen, so bald die Histogenese ganz klar gestellt sein wird.

Eine andere Einteilung der Zirrhosen ergibt sich aus der klinischen Betrachtungsweise. Vorläufig beruht diese mehr auf der Aufstellung nach Syndromen als auf durchschauten pathologisch-physiologischen Grundlagen. Es sind vor allem die klinischen Begleiterscheinungen des Ikterus, des Aszites und der Milzschwellung, auf welche der Nachdruck gelegt wird. Auf das Wesen dieser Nebenbefunde werden wir erst in dem nächsten Kapitel eingehen. Klinische Gegensätze wie starker Ikterus und Fehlen des Aszites bei hypertrophischer, speziell „HANOTscher Zirrhose" einerseits, geringer oder fehlender Ikterus und starker Aszites andererseits bei der LAENNECschen Zirrhose sind oft betont worden; aber die Zeichen versagen nicht selten. Die Milz, welche bei LAENNECscher Zirrhose klein sein kann und das Gegenbild der Splenomegalie mit Leberzirrhose sind weitere solche Gegensätze; ich sagte absichtlich Splenomegalie mit Zirrhose; denn hier stoßen wir auf etwas viel Grundsätzlicheres als auf die Konstanz oder Nichtkonstanz der oben genannten Symptome. Es scheint mir nämlich folgende Frage eine Hauptfrage in der klinischen und Gesamtpathologie der Leberzirrhose zu sein: ist in einem bestimmten Einzelfall oder bei einer sich symptomatologisch herausschälenden Einzelform von Zirrhose die Leber das primär, das sekundär oder das korreliert erkrankte Organ? Der erste Typus ist vertreten durch die Fälle, in denen nur die Leber erkrankt ist; hierzu gehört die Hauptmasse der LAENNECschen Zirrhosen und könnte selbst dann in dieser Gruppe bleiben, wenn die enterogene Entstehung sicher gestellt wäre; vielleicht sollte man dann statt dessen von „intestinaler Zirrhose" sprechen, um hervorzuheben, daß die Leber als Verdauungsorgan krank geworden ist; jedenfalls können hierher nur Fälle gezählt werden, in denen die anderen Bezugsorgane der Leber unversehrt erscheinen, nämlich Milz und Knochenmark. Der zweite Typus Leberzirrhose, wo die Leber sicher sekundär erkrankt, wird repräsentiert durch die Splenomegalien mit Leberzirrhose, darunter (nach der vielfach noch herrschenden Ansicht) die BANTIsche Krankheit. Eine Sondergruppe unter den sekundären Lebererkrankungen sind die chologenen, wo die Entzündung von der Gallenblase oder den Gallengängen durch Selbstvergiftung (cholostatisch) oder Infektion (cholangitisch) einzieht. Der dritte Typus zeigt die zirrhotische Leber als Teilerscheinung einer Systemerkrankung, und zwar ist hierbei die Leber in ihrer Eigenschaft als Blutorgan krank geworden. Hierzu gehören die hämosiderotischen und hämochromatotischen Zirrhosen, eine Anzahl der elephantiastisch hypertrophischen (perizellulären) Zirrhosen, die Polyzirrhosen, wie der Bronzediabetes und seltenere Vorkommnisse, wie die Zirrhosen bei Polyzythämie; außer der Milz ist zum mindesten immer das Knochenmark verändert.

Nicht unerhebliche Einwände ergeben sich aus dieser in vieler Beziehung bestechenden Betrachtungsweise: es liegt die Möglichkeit vor, wie bei der oben beschriebenen hypertrophischen Zirrhose der Pferde, daß die Leber allein als Blutorgan vom Magendarmkanal aus gereizt oder geschädigt wird; weiter, daß auf demselben Weg über die Leber hinaus die übrigen Blutapparate sekundär in Mitleidenschaft gezogen werden können. Auf diese Möglichkeit hat Zypkin mit Recht Nachdruck gelegt. Woraus sich ohne weiteres ergibt, daß aus der Quelle der Schädigung nicht auf die Histogenese des zirrhotischen Prozesses und die Art der Zirrhose in klinischem Sinne geschlossen werden kann.

Kretz (1904) hat sich dagegen ausgesprochen, überhaupt von einer primären Leberaffektion bei Zirrhose zu sprechen und diese Meinung ist selbstverständlich berechtigt, solange nicht bewiesen ist (auch für die alkoholische Zirrhose), daß die Leber das erste und alleinig geschädigte Organ ist. Trotzdem hat es einen gewissen Wert, bei anderer Fassung des Begriffes „primär" die vorgeschlagene Unterscheidung zwischen primären und sekundären, vielleicht besser zwischen reinen und syndromatischen Leberzirrhosen zu machen.

Eine weitere Schwierigkeit ergibt sich wie vorhin für die histogenetische (s. oben), so jetzt für die pathologisch-physiologische Einteilung aus den klinisch sich verschieden zeigenden Stadien ein und derselben Zirrhose. Es ist schon oben darauf aufmerksam gemacht worden, daß die Bezeichnung einer Zirrhose als „fertig" oder „unfertig" — Kretz sagt „rekrudeszierende" und „stationäre" — auch eine diagnostische Kennzeichnung erhält und Boix hat andererseits, um ein Frühstadium zu kennzeichnen, z. B. von einer „Cirrhose de Laennec à la période préascitique" gesprochen. Hieraus geht wiederum die Inkonstanz und damit die Unzuverlässigkeit der klinischen Symptome für die Klassifikation der Zirrhosen hervor. Eine Einteilung nach dem Verlauf in akute, subakute und chronische, die Kretz befürwortet, halte ich nicht für zweckmäßig, weil vor einem Narbenstadium überhaupt nicht von Zirrhose gesprochen werden kann.

Von der Verwandtschaft und der Differentialdiagnose zwischen den einzelnen, wie üblich unterschiedenen Formen soll erst in der Analyse dieser (s. die späteren Kapitel) die Rede sein. Die übliche Einteilung scheint mir, in Ermangelung der Möglichkeit, die Systematik nach ätiologischen oder pathologisch physiologischen Gesichtspunkten durchzuführen, noch brauchbar, denn sie addiert sozusagen diese Gesichtspunkte und sucht Krankheitsbilder auszusondern, die sich unter Berücksichtigung historischer Namengebung sowohl in morphologischer als in klinischer Hinsicht unterscheiden; dazwischen laufen allerdings genetische Sonderformen wie die biliäre Zirrhose.

Somit werde ich einteilen in:

1. Laennecsche Zirrhosen (Typus der histolytischen Zirrhose) = chronische interstitielle Hepatitis mit Hepatosis.
2. Hypertrophische Zirrhosen (im üblichen Sinne) ⎤ reine interstitielle
3. Vaskulär-mesenchymale Formen (Typus der ⎬ chronische Hepatidesmolytischen und hämolytischen Zirrhose) ⎦ tis.
4. Mischformen und Unterformen der vorigen.
5. Biliäre Zirrhose. Typus der chologenen Zirrhosen.
6. Seltene Formen.

Für die nähere Begründung dieser Einteilung verweise ich auf mein Referat in der Société anatomique de Paris, das in den Ann. d'Anat. path. erscheinen wird (Leitsätze im Supplement zu Nr 7 vom Juli 1929 ebendort).

In Anbetracht der Schwierigkeit einer in klinischer und anatomischer Hinsicht befriedigenden Systematik findet man in neueren Darstellungen häufiger (z. B. bei Umber in Bergmann-Stähelins Handbuch der inneren Medizin oder bei Sternberg) nur die Einteilung in hypertrophische und atrophische, wobei dann unter den ersteren auch Anfangsstadien der letzteren aufgezählt werden müssen. Es können hier nicht alle Versuche zur Ordnung der Zirrhosen aufgeführt werden; ich beschränke mich auf die Anführung von vier Beispielen.

I. NAUNYNs Einteilung der Leberzirrhosen:
1. Beginnende Zirrhosen.
2. Gewöhnliche Zirrhose (aszitische Form).
3. Biliäre Zirrhose (Zirrhose mit Ikterus).
4. Hypersplenische Zirrhose.

II. SENATORs Aufstellung der Zirrhosen:
1. Portale Granularatrophie (LAENNEC),
   a) mit anfänglicher Hypertrophie,
   b) mit Ikterus.
2. Biliäre Zirrhose durch Gallestauung:
   a) mit Milztumor,
   b) ohne Milztumor
3. Echte HANOTsche Krankheit.

LIST nimmt die ätiologisch aufgeklärten Zirrhosen vorweg und läßt ihnen die Zirrhosen mit unklarer Ursache in formaler Einteilung folgen:
1. Cirrhosis ex venostase (Cirrhose cardiaque).
2. Cirrhosis ex cholostase (Cirrhosis biliaris)
3. Cirrhosis ex lue
4. a) Cirrhosis atrophica granularis (Laennec II)
   b) Cirrhosis atrophica diffusa (Type mixte).
   c) Cirrhosis hypertrophica granularis (Type mixte, bzw. Laennec I).
   d) Cirrhosis hypertrophica diffusa (HANOT).
   e) Cirrhosis haemochromatosa.

Hierzu sei nur bemerkt, daß die LISTsche Aufstellung ätiologische und morphologische Kriterien mischt und ich in der vorliegenden Darstellung die Stauungszirrhose als unechte Zirrhose ganz außer Betracht gelassen habe, als einem anderen Kapitel dieses Bandes zugehörig (vgl. GERLACH: Zirkulationsstörungen der Leber) und daß die luetische Zirrhose, sofern darunter die grobgelappte syphilitische Narbenleber gemeint ist, ebenfalls in einen anderen Abschnitt dieses Bandes (B. G. GRUBER: Spezifische Leberentzündungen) gehört und wiederum nicht als echte Zirrhose betrachtet werden kann (vgl. S. 303). Die anderen, möglicherweise syphilitischen Zirrhosen sind durchaus nicht als solche eigentümlich genug gekennzeichnet.

Das folgende System der Zirrhose von L. ROWNTREE (1927), erschöpft ihren Formenkreis wegen der Nichtberücksichtigung der hämoangiotoxischen und im besonderen der pigmentierten Zirrhosen, welche sicher weder vom portalen Bindegewebe noch vom Gallengangssystem ausgehen, nicht
1. Portale Zirrhose mit Aszites,
   a) kleine Leber, LAENNEC Typ,
   b) große Leber,
   c) mit Ikterus,
   d) große Leber ohne Aszites (Anfangsstadium).
2. Biliäre Zirrhose mit Ikterus:
   a) ohne extrahepatischer Verlegung (besser mit intrahepatischer),
   b) mit extrahepatischer Verlegung,
   c) biliäre Zirrhose mit Aszites (Endstadium).

Was endlich das zahlenmäßige Verhältnis zwischen den einzelnen Zirrhoseformen anlangt, so liegen darüber nur wenige brauchbare Angaben für die einzelnen Orte vor. Es fehlt natürlich auch an einer brauchbaren Übereinkunft zur Abgrenzung der Formen. Was ist z. B. hypertrophische, was ist pigmentierte Zirrhose? OPHÜLS (Stanford Universität Kalifornien) zählte unter 166 Zirrhosefällen 131 Fälle „primärer" Zirrhose und 35 „sekundäre

Zirrhosen", welch letztere sich in 13 biliäre und 22 kardiale (= Pseudo-) Zirrhosen teilen; unter den ersteren nennt er 68 Fälle echter Laennecscher Zirrhose; in 62% der primären Zirrhosen lag pigmentierte Zirrhose vor; nur 3 Fälle
hypertrophischer Zirrhose werden angegeben, davon sind der Beschreibung
nach offenbar 2 große Fettzirrhosen und ein hanotartiger Fall, möglicherweise
dieser noch eine biliäre Zirrhose. In Genf zählte Askanazy (nach brieflicher
Mitteilung) unter 34 Fällen von Zirrhose 19 vom Laennecschen Typus, 2 großknotige syphilitische, 2 Pigmentzirrhosen, 7 zirrhotische Fettlebern, eine Hanotsche Krankheit und 3 Karzinome in zirrhotischen Lebern. Ich fand in Basel,
indem ich zwischen atrophischen und hypertrophischen Zirrhosen von Laennecscher Form einerseits (nach Farbe, Granulierung und Narbenverteilung beurteilt)
und anderen hypertrophischen Formen andererseits unterschied, unter 100
Zirrhosen:

65 Zirrhosen von Laennecscher Art, davon 26 im hypertrophischen „Stadium"
bzw. von der hypertrophischen Form (Gewicht über 1600 g), 39 im atrophischen „Stadium",

35 hypertrophische Zirrhosen, darunter 9 ausgesprochene Pigmentzirrhosen,
5 biliäre Zirrhosen.

Die übrigen sind meist zirrhotische Fettlebern; es fand sich nur ein Fall,
der als „Hanotsche Zirrhose" angesehen werden konnte. In den 100 Fällen
war viermal die Zirrhose mit Krebs der Leber verbunden.

G. B. Gruber zählte in Mainz (1917—1922) unter 39 Leberzirrhosen 3 als
luetisch angesprochene Fälle, 1 sichere biliäre Zirrhose.

Malory, Parker und Nye (1921) zählten unter 4507 Sektionen aus 25 Jahrgängen ausgeprägte Zirrhosen in 224 Fällen (= 5,08%); unter diesen Sektionen
waren 1057 Kinder; sie berechneten die Häufigkeit der einzelnen Formen wie
folgt: Alkoholzirrhosen 46,42%, Pigmentzirrhose 7,14%, kombinierte Zirrhose
22,32%, syphilitische Zirrhose 6,25%, infektiöse Zirrhose (Kolibazillen) 4,46%,
Zirrhose aus gelber Leberatrophie 3,57%, unbestimmbare Formen 9,82%.

g) Verlauf und Begleiterscheinungen der Leberzirrhose

Aus der Darstellung der systematischen Beziehungen der verschiedenen
Formen der Leberzirrhose im vorigen Kapitel ist bereits hervorgegangen, wie
nötig es ist, bei der Ordnung dieser Formen und bei der Bestimmung der Diagnose
des Einzelfalls das Stadium der Krankheit und die Krankheitszeichen am
übrigen Körper zu berücksichtigen. Da die letzteren, wie wir weiter gesehen
haben, durchaus nicht immer von der Krankheit der Leber abhängig sind,
sondern ihr vor- oder zugeordnet sein können, besonders bei den „sekundären"
Leberzirrhosen (s. oben), so erweist es sich nötig, den Versuch zu machen, ein
Gesamtbild der Krankheit zu zeichnen und einzelne von jenen wichtigeren
Anteilen des Syndroms „Leberzirrhose" zu analysieren.

Was den Verlauf und die Dauer der Krankheit betrifft, so sind darüber Angaben um so unsicherer, als die Intensität und die Entwicklungszeit
außerordentlich schwanken. Es ist schon oben bei der Besprechung der Häufigkeit gesagt worden, daß alle Grade von Zirrhose auch zufällig recht häufig am
Sektionstisch angetroffen werden; es bleibt sicherlich häufig trotz jahrelangen
Bestehens bei schwachen Graden der Zirrhose und es gibt alle Übergänge von einfacher chronischer interstieller Hepatitis und von einfacher Induration ohne
Narbenbildung bis zu echter Zirrhose, d. h. entzündlicher Sklerose der Leber.
Deshalb haben systematische Versuche, wie der von Simmonds (1880), rein histo-
logisch nach dem Augenblicksbefund der Sektion abzuteilen, nur sehr beschränkten
Wert. Ausdrücklich sei auch darauf hingewiesen, daß sich die Begriffe „schwache"

und „beginnende" Zirrhose durchaus nicht decken, schon deshalb nicht, weil der zirrhotische Prozeß zweifellos mit recht stürmischen Erscheinungen einsetzen kann; man denke nur an die cholangitische und hämangiotoxische Zirrhose und an die der akuten gelben Atrophie verwandte Form. Trotzdem ist es nicht empfehlenswert, von akuten Zirrhosen zu sprechen, wie es EICHHORST, ANTONELLI und F. REICHE getan haben; auch in ihren Fällen ist die Behauptung, daß die Krankheit der Leber etwa nur wenige Wochen gedauert hat, nicht erwiesen; ein solcher Beweis ist weder klinisch noch anatomisch erbracht; klinisch überhaupt nicht zu erbringen. M. VILLARET und J. BESANÇON halten in ihrer neuesten Darstellung der Zirrhosen an einer besonderen Form beschleunigter Zirrhosen (Cirrhoses atrophiques subaigues) fest. Schon von FRERICHS, STRICKER, WEISSGERBER, FREYMAN sind Fälle mitgeteilt, wo die Zirrhose, nach den klinischen Krankheitszeichen, in 1—2 Monaten tödlich verlaufen ist. HIRSCH schildert einen Fall von Bronzediabetes (pigmentierte Polyzirrhose), der nur 6 Wochen gedauert hat; BRINGIER spricht von einer „akuten hypertrophischen Zirrhose" bei einem 7jährigen Knaben. Auch Durchschnittsangaben über die Dauer der Leberzirrhose schlechthin oder ihrer einzelnen Formen lassen sich nicht machen, weil der Beginn unsicher ist und das Ende vielfach nicht erreicht wird, durch wechselnde und wechselnd schnell tötende interkurrente Krankheiten (s. über Todesursachen bei Leberzirrhose im letzten Kapitel). Von BAMBERGER schätzte die durchschnittliche klinische Dauer auf 11 Monate; es gibt aber Fälle von der Dauer eines Jahrzehnts und mehr; solches ist besonders zu erwarten, wenn der Leberprozeß zum Stillstand gekommen, bzw. ausgeheilt (vernarbt), „stationär" ist und die Kompensationen im Körper ausreichend sich eingestellt haben. Ebensowenig wie für das Alter einer an der Leiche gefundenen Zirrhose läßt sich etwas Sicheres über ihr Tempo zur Zeit des Todes aussagen (EDM. MAYER); nach der Vorstellung von KRETZ, die in diesem Fall das Richtige wohl zweifellos trifft, können Perioden rascherer Nachschübe der Krankheit mit solchen von mehr reparatorischem Charakter abwechseln. Ein gut Teil unserer dürftigen Kenntnisse über die Histogenese des zirrhotischen Vorgangs liegt daran, daß der Tod anscheinend selten zur Zeit akuter Verschlimmerungen eintritt und selten ein reiner Lebertod vorliegt.

Aus dem Alter der Kranken ist hinsichtlich der Dauer der Leberzirrhose ebensowenig wie beim Krebs oder der Arteriosklerose etwas zu entnehmen. Bei Säuglingen kommt fast nur die biliäre Zirrhose durch Atresie der Gallenwege in Betracht, im übrigen Kindesalter und in den zwanziger Jahren gehören Zirrhosen zu den Seltenheiten, die Hauptmasse der Zirrhosen findet sich in den mittleren und höheren Lebensaltern. C. SEITZ hat 320 Fälle von Leberzirrhose bei Kindern aus dem Schrifttum gesammelt; davon waren 31 Säuglinge, 72 junge Kinder im Spielalter, 217 im Schulalter. Von 100 nacheinander beobachteten Fällen bei Erwachsenen, darunter 74 Männern und 26 Weibern, fand ich nur je einen Fall zwischen 30 und 40 Jahren, 11 bzw. 5 zwischen 41 und 50, 28 bzw. 5 zwischen 51 und 60, 20 bzw. 12 zwischen 61 und 70, 10 bzw. 3 zwischen 71 und 80 und schließlich noch 4 Fälle bei über 80 Jahre alten Männern. Auch OPHÜLS fand die größte Häufigkeit zwischen 50 und 60, dann zwischen 40 und 50 Jahren.

Angesichts des Umstandes, daß die Mehrzahl der Zirrhosen erst im 5. bis 7. Jahrzehnt gefunden wird, erscheinen die Tierversuche (s. Tabelle auf S. 314 ff.) außerordentlich kurzfristig; es ist nicht anzunehmen, daß diese Altersverteilung beim Menschen auf einer wirklichen Alterdisposition der 40er und 50er Jahre beruht, sondern sie dürfte in erster Linie mit der langsamen Entwicklung und Steigerung der Leberkrankheit bzw. ihrer Vorstufen zusammenhängen. Warum die Bevorzugung der vierziger Jahre gerade für konstitutionelle Bedingungen der Zirrhose sprechen soll, wie Chvostek meint, der sogar 90% der Zirrhosen in dieses Alter verlegt (Pfister sogar $91,1\%$), ist nicht einzusehen.

Was den Beruf der Zirrhoseträger anlangt, so läßt sich wohl behaupten, daß darunter viele Angehörige des Alkoholgewerbes (Wirte, Küfer, Bierbrauer, Reisende) sind, sonst aber sind alle möglichen Berufe, wie Handwerker, Arbeiter, Landwirte, Portiers usw. vertreten. Alison und Chvostek wollen der sitzenden Lebensweise einen Einfluß einräumen.

Auf die kindlichen Zirrhosen ist hier nochmals zurückzukommen, weil wir sie bisher (vgl. S. 310) nur vom Standpunkte der Frage familiärer Disposition besprochen haben. Ob darüber hinaus noch mit persönlicher Disposition, etwa einer Minderwertigkeit des Lebergewebes (hepatischer Infantilismus, Lindemann) gerechnet werden darf, steht dahin. Schmincke hat im Handbuch der Pathologie des Kindesalters von Brüning-Schwalbe, (II. Band, 1924) die Leberkrankheiten des Kindes bearbeitet und die Züge hervorgehoben, welche der kindlichen Zirrhose eigen sein sollen, wie der raschere Verlauf der Krankheit, die Neigung zu grobknotigen Formen. Alle diese Angaben sind nur sehr bedingt richtig und Schmincke hebt mit Recht hervor, daß auch in ätiologischer Beziehung die kindlichen Zirrhosen häufig unklar bleiben; er verweist auch auf eine besondere, mit Ikterus verbundene Form hypertrophischer Zirrhose bei Säuglingen ohne Lues und angeblich auch ohne Behinderung des Gallenabflusses (Bossert, de Lange, Kneschke, Huguenin, Lipnik, Feer, Bossert). Aber auch im späteren Kindesalter sind es gerade die hypertrophischen und speziell „hanotartigen" Fälle, welche genetisch unklar bleiben. Es muß darauf verzichtet werden, alle Mitteilungen hierüber anzuführen; soweit die kindliche Zirrhose familiären Charakter hatte, sind die einschlägigen Schriften, soweit mir zugänglich, schon im Kapitel der Ätiologie der Zirrhose erwähnt (vgl. S. 308). Von anderen Beobachtungen seien noch die von Mirinescu, Gilbert und Fournier, Folger, Köppe (lauter hypertrophische Zirrhosen) (bei Köppe weitere Literatur!), Gesselewitsch, Pagliano (Hanotfälle) genannt. Ich möchte wegen der Bedeutung, die der enterogenen Entstehung der Zirrhose beigemessen wird, auf den Gegensatz zwischen der Häufigkeit aller möglichen Formen von Darmkatarrhen und Ernährungsstörungen beim Kinde und der Seltenheit in Zirrhose übergehender Leberentzündungen hinweisen. Der Fall von Schütz, ein fast 1jähriger Knabe mit hypertrophischer, granulierter Zirrhose, verbunden mit Milzschwellung, Wassersucht neben dysenterieartigen Geschwüren des Dickdarms und schleimiger Enteritis, ist geradezu eine Ausnahme. Die Ansicht Liebermeisters, daß, je jünger ein mit Zirrhose behaftetes Individuum ist, jene desto eher tuberkulösen Ursprungs sei, trifft sicher nicht zu. Nach Lewerenz fand sich Tuberkulose nur ungefähr 30mal in verschiedenen anderen Organen bei 113 Fällen von kindlicher Zirrhose. Nach Toedten waren unter 15 Fällen 4 mit ausgesprochener Tuberkulose. Die Bedeutung der Lues und des Alkoholismus in der kindlichen Zirrhose ist schon in einem früheren Kapitel gewürdigt worden. Einen Fall ersterer Art, verbunden mit Nekrosen nach Art der „sekundären" gelben Leberatrophie beschrieben Klewitz und Lepehne bei einem 15jährigen Mädchen. Möglicherweise gibt es kindliche Zirrhosen, welche auf kombinierten Ursachen beruhen; ich habe durch Münsterer (1908) einen Fall von Leberzirrhose bei einem 7jährigen Mädchen beschreiben lassen, wo neben Alkohol und Tuberkulose eine schwere Furunkulose ätiologisch in Betracht kam. Schließlich sei nochmals kurz auf die in Indien, mehr bei Hindus als bei Mohammedanern, vorkommende infantile biliäre Zirrhose (Ghose und Mackenzie) hingewiesen; sie befällt meist Kinder unter 1 Jahr, selten über drei Jahre, verläuft gewöhnlich in 3—8 Monaten tödlich; in Kalkutta raffte sie zwischen 1891 und 1893

1748 Kinder dahin. Die Leberschwellung ist anfangs weich, dann hart; es besteht Fieber, Appetitlosigkeit, starke Gelbsucht, Aszites, die Stühle sind farblos. GIBBONS (zit. nach MANSON) hält diese Zirrhose für eine biliäre und sah starke Gallengangswucherungen. MANSON meint, daß diese indische Zirrhose identisch sein könnte mit einer im griechischen Archipel seit 1836 aufgetretenen endemischen und fieberhaften kindlichen Zirrhose mit Milzschwellung, Blutungen und Ödemen (KARAMITSAS und STEPHANOS).

Wenn wir uns nun zur Besprechung der Begleiterscheinungen der Zirrhose wenden, so stellt sich zuerst die Frage nach dem Äußeren der Zirrhosekranken. Schon bei der Erörterung der konstitutionellen Veranlagung (vgl. S. 308) haben wir den Habitus derselben gestreift. Auch von dieser Seite betrachtet, wird ein dispositioneller Faktor, wie wir es auch für das Gelingen der experimentellen Zirrhose beim Tier hervorgehoben haben, nahe gelegt. Ich möchte allerdings bezweifeln, ob dieser Faktor in dem von JUL. BAUER u. a. angegebenen Sinn dahin aufzufassen ist, daß die Zirrhose, „stets nur bei einer entsprechenden konstitutionellen Disposition sich entwickeln" könne und daß diese Disposition als der Ausfluß einer geringeren Widerstandsfähigkeit, im besonderen eines Locus minoris resistentiae anzusehen sei. Ich möchte im Gegenteil der Meinung sein, daß das Gros der Zirrhosen, speziell die LAENNEC-sche Form Menschen einer besonders kräftigen Art befällt und daß der Schein merkwürdig trügen würde, wenn diese festen, stämmigen und in den Jahren vor der Krankheit gesundheitstrotzenden Individuen in bezug auf die wichtigste Stoffwechseldrüse Schwächlinge wären. Wird es sich nicht eher so verhalten, daß sie entsprechend ihrer äußerlich gekennzeichneten Art Menschen sind, die sich den Gefahren der Leberzirrhose besonders durch Trinken mehr aussetzen und überhaupt darauf losleben? Es fällt auf, wie wenig Leptosome (Astheniker) und wie wenig rein zerebrale und respiratorische Typen (um hier die Einteilung SIGAUDs zu gebrauchen) Opfer der Leberzirrhose sind; wie diese im Gegenteil dem digestiven Typus und dem gemischt digestiv-muskulären Typus angehören (vgl. Abb. 18, S. 309). So ist die Leberzirrhose vielleicht ebensosehr vom Temperament als von der Leber abhängig! Freilich ist im Auge zu behalten, daß die Träger der selteneren Zirrhoseformen häufiger aus diesem Rahmen fallen können und daß die Krankheit als solche den ursprünglichen Habitus stark verwischen kann. Wenn z. B. NEUSSER und GOLDZIEHER die spärliche Stammbehaarung der Zirrhotiker betonen, so kann ich dies hinsichtlich der nicht vorgeschrittenen Fälle nicht ohne weiteres bestätigen. Angesichts der Tatsache, daß kindliche Zirrhose häufig die geschlechtliche Entwicklung hemmt (vgl. die Bemerkungen auf S. 309, weitere Beobachtungen von Infantilismus bei „HANOTscher Krankheit" (PAGLIANO) und familiärer Zirrhose (BISCHOFF und BRÜHL) und angesichts des Nachweises, daß die Hoden bei Leberzirrhose stark atrophieren können (s. unten), ergibt sich eine Beziehung der Zirrhose zu den sekundären Geschlechtsmerkmalen, welche im Sinne einer sekundären Veränderung der letzteren zu verstehen wäre. Außer auf die Hypoplasie von Genitale haben NEUSSER und FLECKSEDER auf eine solche des Gefäßsystems und Hyperplasie des lymphatischen Apparats, auf kleine Schilddrüse und chlorotische Anämie bei jugendlichen männlichen Zirrhosekranken hingewiesen. GOLD-ZIEHER, der dazu noch eine Vergrößerung der Epiphyse durchschnittlich auf das Doppelte (durch Ausbleiben der Involution und Zystenbildung) und ein Überwiegen der basophilen Epithelien in der Hypophysis aufzählt, hält diese Befunde für Zeichen einer Minderwertigkeit des Organismus, CHVOSTEK spricht von einer Neigung zur Bindegewebsproliferation oder zur „bindegewebigen Diathese", die sich erst in den 40er Jahren auswirke, da zur Zeit des Klimateriums die Leberzellen vielleicht besonders empfindlich seien. J. BAUER meint, daß die Regenerationsfähigkeit der Leber vermindert sein könnte, weil die innersekretorischen Drüsen, im besonderen die Schilddrüse kümmerlich sei; denn Eppinger habe Beeinträchtigung der Leberregeneration durch Schilddrüsenexstirpation experimentell festgestellt. Hierzu ist nur zu sagen, daß alle diese Beobachtungen beim Zirrhotiker durchaus nicht gesichert sind, daß auch insbesondere kein Beweis dafür vorliegt, daß der zirrhotische Prozeß auf einem Versagen der Regeneration der Leber beruht und was die Schilddrüse anbelangt, so entspricht die Behauptung einer Hypoplasie derselben bei Zirrhose einfach nicht den Tatsachen.

Wir kommen nun zur Würdigung der inneren Nebenerscheinungen der Leberzirrhose.

Der Aszites ist in jeder Beziehung sehr verschieden eingeschätzt worden. Als diagnostisches Merkmal zur Erkennung der Form der Leberzirrhose ist er z. B. von Naunyn so hoch bewertet worden, daß dieser bedeutende Kliniker geradezu zwischen einer aszitischen und einer biliären Form der Zirrhose unterschied; aber die alte Regel, daß die hypertrophische Zirrhose durch Mangel an Aszites, die atrophische durch Beständigkeit und Stärke des Aszites sich auszeichne, hält doch einer genauen Kritik nicht stand. Denn abgesehen davon, daß Aszites nicht selten erst bei der Sektion, wenigstens in geringeren Graden — und wo wäre dann die Grenze? — entdeckt wird, findet er sich eben doch, auch nach klinischer Ansicht, bei allen möglichen Zirrhoseformen, auch bei den hypertrophischen und im besonderen auch bei den biliären, hier auch durch das Experiment bekräftigt (vgl. Abb. 19, S. 322). Es kommt hinzu, daß für das Vorhandensein von Aszites oft weiter nichts maßgebend ist, als das Stadium der Krankheit, nicht selten ist er eine terminale Erscheinung. Eppinger sah Aszites bei hypertrophischer Zirrhose in mehr als der Hälfte (58%) der Fälle, darunter 35% erst gegen Schluß der Krankheit, Schachmann in ungefähr einem Viertel und Howard unter 13 Fällen kindlicher Zirrhose 11mal, also gerade bei überwiegend hypertrophischen Formen. Umgekehrt zählte Ophüls auch bei vorgeschrittenen Fällen atrophischer Laennecscher Zirrhose nur in 74% Aszites. Klopstock gibt 69% (unter 250 Fällen), Naunyn 34% (unter 160 Fällen) an. In 100 nacheinander beobachteten Fällen von Leberzirrhose fand ich 55mal Aszites; in den ältesten Jahrgängen, nämlich bei Kranken über 70 Jahre fiel mir die Seltenheit der Bauchwassersucht auf.

In prognostischer Beziehung unterscheidet Eppinger zwischen einem langsam entstehenden Aszites, der oft punktiert werden kann und einem rasch sich einstellenden, der bald zum Tode führt und sich meistens als eine Peritonitis tuberculosa entpuppe.

Was die Pathogenese des Aszites anlangt, so wollen wir von dem letzteren Vorkommnis absehen und nur die Frage aufwerfen, ob auch sonst (außer durch Tuberkulose) die Bauchfellwassersucht bei Zirrhose von vornherein entzündlicher Natur sein kann. Daß sie es nicht immer ist, dürfte wohl keinem Zweifel begegnen; ich möchte aber glauben, daß bei lange bestehendem Transsudat im zirrhosevergifteten Körper sich auch ohne Infektion aus dem einfachen Aszites eine seröse Peritonitis entwickeln kann und daß deshalb die bei den Sektionen nachzuweisenden entzündlichen Veränderungen an dem Peritoneum und dem Mesenterium nicht unbedingt die ursprüngliche entzündliche Natur der Erscheinung, und noch viel weniger die peritonitische Genese der Leberzirrhose selbst beweisen. Am weitesten geht in der Ansicht, daß der Aszites bei Zirrhose entzündlich sei, Letulle, indem er sagt, es liege immer eine subakute seröse Peritonitis vor; bei milchig weißem, wie emailliertem Aussehen des Peritoneums und bei chronischer sklerosierender, zu Zuckergußbildung führender Peritonitis nimmt er ihre syphilitische Entstehung an. Aber seine

„miliaren Gummata" sind nichts weniger als überzeugend geschildert. Eine Vorstellung von der gewöhnlichen entzündlichen Form der Aszitesbildung gibt die Abbildung 24.

Was den mechanisch durch Blutstauung entstandenen Aszites angeht, so ist ausdrücklich auf den wenig beachteten Umstand hinzuweisen, daß er selbst sehr verschiedene Bedeutung haben kann. Da Zirrhosekranke, besonders die Alkoholiker unter ihnen, nicht selten an Kompensationsstörungen des Herzens leiden, was schon aus der Häufigkeit des (besonders rechtsseitigen) Hydrothorax oder allgemeiner kardialer Wassersucht hervorgeht, so ist bereits ein Teil der Fälle von Aszites gar nicht auf die Leber, sondern auf das Herz zu beziehen

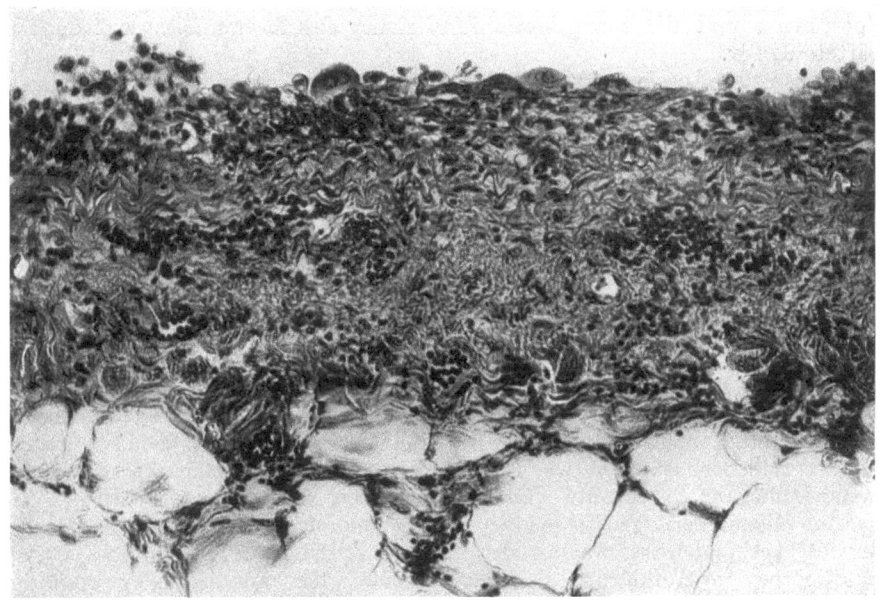

Abb. 24. Seröse Peritonitis bei Leberzirrhose: Schwellung, Abschilferung und Regeneration der Serosaepithelien; kleinzellige Infiltration der Subserosa. Zeiß Apochrom. 8 mm, Komp. Ok. 4. Lifa 373.

(Kombination mit Nierenwassersucht dürfte dagegen nicht häufig sein, s. unten). Die übrigen Vorkommnisse transsudativer Aszitesbildung werden dagegen wohl mit Recht auf die Blutstauung infolge der die Pfortaderverzweigungen stenosierenden zirrhotischen Leberschrumpfung zurückgeführt. Gibt es doch klinisch und anatomisch genug Beweise für die tatsächlich vorhandene Blutstauung im Bereich der Pfortaderwurzeln (Kollateralenbildung, Varizen der Speiseröhre, Stauungskatarrhe des Magens und Darms, Ähnlichkeit des Bildes mit langsam entstandener Pfortaderthrombose und bei Phlebitis obliterans hepatica, Stauungsinduration der Milz usw.). Je stärker der zirrhotische Umbau der Leber ist, d. h. je mehr Lebervenen in das Narbengebiet der Zirrhose einbezogen werden, desto regelmäßiger und stärker pflegt der Aszites zu sein (KRETZ, STERNBERG, JORES). Nach QUENSEL entspricht auch der zytologische Befund am Aszites den Veränderungen bei sonstigen Ergüssen durch chronische Blutstauung. Auch auf das Vorkommen von chylösem Aszites bei Zirrhose sei kurz verwiesen. Starker Eiweißgehalt braucht nicht durch Exsudation erzeugt zu sein, sondern kann von Eindickung durch Rückresorption herrühren. Echte Exsudation, also entzündlicher Charakter des Aszites soll sich verraten durch den Gehalt an Serosamuzin (MORITZ, RIVALTA, UMBER). Der Gehalt an Eiweiß ($1/_2$—$1^1/_2^0/_0$ und mehr) schwankt nicht allein je nach der Entstehungsweise des Ergusses, sondern auch nach Art der Rückresorption; ferner kommen chylöse Beimengungen vor. Der genauere Nachweis der Verlegung der portalen Durchströmung der Leber ist aber nicht unmittelbar erbracht (was nur an Injektions- und Korrosionspräparaten atrophischer Zirrhosen möglich sein dürfte), er ist im Grunde genommen nur aus allgemeinpathologischer Gesetzmäßigkeit abgeleitet. Ich stimme CORNIL zu, wenn er als Ursache des mechanischen Aszites bei Zirrhose nicht allein die Verklemmung der Pfortaderäste, sondern auch die weitgehende Verödung größerer Kapillarbezirke berücksichtigt; setzen wir noch hinzu, auch temporäre funktionelle Sperrungen und die mangelhafte Einwirkung des Zwerchfelles auf die verhärtete Leber.

Neben der Anschauung, daß der Aszites entweder primär und dann entzündlich (TALMA u. a.) oder sekundär und dann am ehesten mechanisch bedingt ist, ist noch eine dritte Auffassung ausgesprochen worden, nämlich daß er der Zirrhose koordiniert und von dem gleichen toxischen Momente abhängig sei wie jene selbst (KLOPSTOCK). Auch sekundär entstanden, braucht der Aszites nicht mechanischer Natur zu sein, sondern kann toxisch durch Diffusion der zirrhogenen oder anderer, erst durch die Zirrhose gestauten Gifte entstanden sein. MAEKAWA, welcher in 28 von 40 Fällen bei Aszites durch Leberzirrhose entzündliche Veränderungen der Bauchfellserosa fand, sieht trotzdem seinen Ursprung in der chronischen Stauung. Gegen die Ansicht KLOPSTOCKs und — bis zu einem gewissen Grad — gegen die primäre Peritonitis ist geltend zu machen, daß man bei den Fällen von notorischer chronischer Peritonitis, insbesondere der Serositis hyperplastica fibrosa (Linitis plastica der Franzosen) keine Zirrhose anzutreffen pflegt. Die alleinige hyalin schwielige Perihepatitis (Zuckergußleber) ist aber, wie E. KAUFMANN mit Recht bemerkt, selten; ich kenne nur ganz vereinzelte Fälle aus Literatur und eigener Erfahrung, am ehesten scheint Perihepatitis bei Zirrhose vorzukommen, wenn diese mit Pseudozirrhose verbunden ist, was an sich nicht so selten ist (s. unten).

Eine bessere Aufklärung als bisher verdiente das zeitweise oder endgültige Verschwinden des Aszites. APERT hat in einem Falle letzterer Art auf die starke Erweiterung von Kapillaren in einer solchen zirrhotischen Leber und die mögliche Entlastung des vorher unwegsam gewesenen Pfortadersystems hingewiesen.

Was nun die sicheren entzündlichen Veränderungen an Bauchfell und Gekröse bei Leberzirrhose angeht, so ist HEILMANN geneigt, ihnen eine ebensolche Bedeutung wie den anderen entzündlichen Erkrankungen der Bauchorgane im Wurzelgebiet der Pfortader einzuräumen, indem er auf den Befund von kleinen Lebernekrosen etwa bei Appendizitis und schwerer Gastroenteritis (oder perforativer Peritonitis) hinweist. Er sah häufig starke kleinzellige Infiltration des Mesenteriums, besonders des Dünndarms bis in die Radix mesenterii hinein. Aber es ist schon hingewiesen worden, daß der Nachweis der Entzündung in den serösen Häuten der Bauchhöhle nichts über deren Ursprünglichkeit aussagt und MAEKAWA will sie überhaupt nur bei länger bestehendem Aszites gefunden haben. Hingegen meint MAEKAWA, daß der ursprünglich nur durch Stauung verursachte Aszites durch Veränderungen in den Venen und in den Lymphknoten des Gekröses verstärkt werde. Er fand an den ersteren Phlebosklerosen bis in die Pfortader hinein und will sie nicht nur durch Stauung erklärt wissen; an den Mesenterialdrüsen entwickelte sich mit der Zeit eine „Zirrhose" Zu den Lymphknotenbefunden möchte ich bemerken, daß sie, wenn man von den portalen Gruppen absieht, welche das spezifische Bild der Zirrhose mit

Sinuskatarrh, Hämosiderose, Ikterus und Induration wiederzuspiegeln pflegen, sehr wechselnde Befunde darzubieten pflegen, am ehesten noch starke Infiltrationen mit Plasmazellen und natürlich die den Darmwandprozessen analogen etwaigen Pigmentierungen. Auch die retroperitonealen Lymphknoten können, wie EPPINGER richtig bemerkte, mit verändert werden, z. B. durch Hämosiderose (weiteres hierüber vgl. S. 367).

Die Veränderungen der größeren Blutgefäße der Leber sind ohne wesentliche Bedeutung für die Lehre von der Leberzirrhose. Es ist darüber schon das Wichtigste in einem früheren Kapitel gesagt, nämlich daß blande Pfortaderthrombose keine narbenden Gewebsuntergänge in der Leber herbeiführt. Umgekehrt ist aber die Pfortaderthrombose nicht so selten eine Folge der Leberzirrhose (ASKANAZY, SAXER, LISSAUER, PICK u. a.). YELD sah sie unter 131 Fällen dreimal. LISSAUER gibt an, sie unter 711 Fällen 6mal gefunden zu haben, angeblich bei intakter Wandbeschaffenheit der Vene. Dem steht aber die genaue Untersuchung von SIMMONDS entgegen: Er schätzt die Phlebosklerose der Pfortader als eine fast regelmäßige Erscheinung, vor allem bei LAENNECscher Zirrhose, ein; meist ist freilich dabei nur eine Wandhyperplasie mikroskopisch festzustellen; makroskopisch sichtbare degenerative Wandveränderungen sind lange nicht so häufig. SIMMONDS meint hinsichtlich der Ursache der Pylephlebosklerose, daß die Blutstauung nur in Verbindung mit dem der Leber zufließenden zirrhogenen Gift sie hervorrufe. Jedenfalls darf man in der häufigen Sklerose der Pfortader bei Zirrhose auch eine wesentliche Vorbedingung für die Entstehung einer Pfortaderthrombose sehen (BORRMANN, BUDAY u. a.). Die isolierte oder primäre Pfortadersklerose ist gewöhnlich syphilitischer Natur (SIMMONDS). Fälle wie der von HART, nämlich kavernöse Umwandlung der Pfortader neben syphilitischer Zirrhose, bzw. ausgedehnter Narbenbildung in der Leber, sind auch nicht im Sinn sekundär entstandener entzündlicher Leberveränderung bei Pfortaderverlegung zu deuten. Höchstens können echte fortschreitende pylephlebitische Prozesse durch Übergreifen auf das Lebergewebe zu Narbenbildung führen (vgl. den neuesten Literaturnachweis bei FALKENBERG). So sah ich einmal in einem Fall von chronischer Nabelsepsis bei einem 1 Monate alten Kind im Anschluß an Pylephlebitis fettige Nekrobiosebezirke der Leber und zirrhoseartige Narbung. ZIEGLER und WOHLWILL bezeichnen die Pfortadersklerose als „in der Mitte zwischen Leberzirrhose und BANTIscher Krankheit (vgl. das Kapitel über diese) stehend; sie sei zuweilen eine Krankheit für sich, meist ohne Teilerkrankung des Leber-Milz-Komplexes.

Bei BANTIS Krankheit soll neben der Sklerose der Milzvene nicht selten eine solche des Pfortaderstammes vorkommen. LOSSEN sieht diese Krankheit überhaupt als eine primäre Pfortadererkrankung an.

Was die Leberarterien angeht, so scheinen sie mir in Zirrhosen nicht wesentlich stärker oder häufiger sklerotisch als sonst zu sein; gewisse (kompensatorische?) Erweiterungen fallen zuweilen auf. KELSCH und KIENER (zit. nach LIST) sehen als eigenartig für hypertrophische Zirrhose eine Endarteriitis kleinerer Leberarterienäste an. Das Zusammentreffen von Leberzirrhose mit Schrumpfniere (vgl. die Erörterungen im Schlußkapitel über die Synropien der Zirrhose) ist verhältnismäßig selten, im besonderen auch mit der vaskulären (arteriosklerotischen) Form; eine arteriolosklerotische Schrumpfleber ist, wenn sie überhaupt vorkommt (LUBARSCH) sehr selten. Ich beobachtete einmal beginnende Zirrhose bei schwerer rasch verlaufender Periarteriitis nodosa, mit Beteiligung der Leberarterienäste (S. 296/21). Dies erwähnen und bilden neuerdings (1929) auch BALÓ und NACHTNEBEL in einer Arbeit über Periarteritis nodosa ab.

Auch die Verlegung der Lebervenen bei der wohl von Gee und von Chiari zuerst, dann — um nur einige zu nennen — von Schmincke, Theis, Hoover, Hübschmann, Kühnel-Priesel, Hart, Gaspar beschriebenen Endophlebitis hepatica obliterans macht an sich keine Zirrhose, wohl aber soll Vanzetti (zit. nach Kaufmanns Lehrbuch) eine besondere Form dieser Krankheit mit Zirrhose beschrieben haben.

Mit einigen Bemerkungen ist hier auf den Kollateralkreislauf einzugehen, den die Leberzirrhose ähnlich wie der Verschluß des Pfortaderstammes allmählich erzwingt. Hat er doch auch durch die recht häufigen (vgl. S. 476) tödlichen Blutungen aus den varikösen Kollateralen der Speiseröhre, seltener des Magens, sowie durch die — allerdings ebenfalls seltene — Bildung des sog. Caput Medusae eine klinische Bedeutung. L. Pick unterscheidet zwischen hepatofugalen und hepatopetalen Kollateralen bei Verlegung des Pfortaderkreislaufes. Unter den ersteren ist die Rückstauung und Erweiterung der Magenvenen, besonders der V. coronaria ventr. sin. und der ösophagealen Venen in erster Linie zu nennen, von hier fließt das ursprünglich dem Strombett der Cava inf. (durch die Pfortader) zugeflossene Blut über die interkostalen Venen und die Azygos der Vena cava sup. zu. Ein übersichtliches Schema über sämtliche möglichen Kollateralen der Vena portae hat Thomas aufgestellt. Es sei hier wiedergegeben.

I. Verbindungen zwischen Pfortader und oberer Hohlvene.

a) Oberflächliche Bahn: Vena portae. — V. parumbilic. — V. xyphoid. mediana tegumentosa. — V. transversa xyphoid. — V. mammaria intern. — V. cava sup.

b) Tiefe Bahnen: Vena portarum. — V. parumbilicalis xyphoid. (Braune). — V. epigastrica superior profunda links. — V. mammaria interna. — V. cava superior.

c) Vena portarum. — V. coronaria ventriculi sin. — Vv. oesophageae superiores. — Vv. intercostales. — V. azygos (resp. hemiazygos). — V. cava superior.

d) Vena portarum. — V. coronaria ventriculi sin. — Vv. diaphragmaticae superiores. — Vv. musculo-phrenicae. — V. mammaria interna. — V. cava superior.

e) Vena portarum — von den Leberlobulis durch die sogenannten Kapselgefäße Koellikers in die — Vv. phrenicae superior. — Vv. musculo phrenicae. — V. mammaria interna. — V. cava superior. (Eine Hälfte der „groupe supérieure" der akzessorischen Pfortadervenen Sappeys.)

f) Vena portarum. — V. lienalis. — V. azygos. — V. cava superior (Fall Virchow).

II. Verbindungen zwischen Pfortader und unterer Hohlvene.

a) Oberflächliche Bahn: Vena portarum. — V. parumbilicalis (resp. V. umbilicalis; dann Anastomose durch die „Schaltvenen" (Baumgartens) V. epigastrica inferior tegumentosa. — V. femoralis. — V. iliaca. — V. cava inferior.

b) Tiefe Bahnen: Vena portarum. — V. parumbilical. — Burowsche Vene. — V. epigastrica inferior profunda. — V. femoralis. — V. iliaca. — V. cava inferior.

c) V. portarum. — V. coronaria ventriculi sin. — Vv. phrenicae inferior. — V. cava inferior.

d) Vena portarum. — V. mesenterica inferior. — V. haemorrhoid. superior. — V. haemorrhoid. inferior. — V. pudenda interna. — V. hypogastrica. — V. cava inferior (von Stannius zit. Fall Wilsons).

e) Vena portarum. — V. mesenterica superior oder inferior.

a) entweder durch kleine Zweige vom Duodenum, Colon descend., Rectum direkt in die Vena cava inferior,

b) oder durch ein Stämmchen von: Colon descend., Rectum zuerst in: = Vena renalis sin. oder Vene aus Plexus spermaticus. — V. cava inferior (RETZIUSSches System) (Fall RINDFLEISCH 1887 und THOMAS, Fall 2).

f) Vena portarum — durch die Kapselvenen KOELLIKERS (supralobuläre Pfortaderverzweigungen) in: Vv. phrenicae inferior. — V. cava inferior (eine Hälfte der groupe supérieur der akzessorischen Pfortadervenen SAPPEYS).

g) Vena portarum. — V. mesenterica inferior. — V. haemorrhoid. superior. Vv. vesicales. — V. cava inferior.

h) Vena portarum. — V. lienalis. — V. gastricae breves. — V. phrenica inferior. sin. — V. cava inferior.

i) Vena portarum. — V. coronaria ventriculi (oder gastro-epiploica) — V. renalis. — V. cava inferior.

k) Vena portarum. — V. coronaria ventriculi dextra. — Vv. pyloricae. — V. phrenica inferior. — V. cava inferior (g, h, i, k bilden das sogenannte SCHMIEDELsche System).

Die Bildung des Caput Medusae d. h. eines in der vorderen Bauchwand in Form oft daumendicker geschlängelter Venenstränge sichtbar werdenden Netzes von Kollateralen (vgl. im Schema von THOMAS I a und I b, II a und II b) sei noch etwas näher erläutert; sie beruht auf der Erweiterung der zwischen Pfortader und Venen der Rumpfwand vorhandenen Verbindungen. Als solche kommen die BUROWsche Vene und die SAPPEYschen Venen in Betracht: Die erstere ist eine besonders geweitete Vena epigastrica profunda; sie besitzt Verbindungen einerseits zu den kleinen Venen des Lig. teres, das die größtenteils obliterierte Nabelvene des Fetus enthält und andererseits solche zu den größeren und oberflächlichen Venen der Rumpfwand (Vena epigastrica superior inferior usw.). Was die Venen des Lig. teres anlangt, so hat v. BAUMGARTEN gezeigt, daß entgegen der Annahme sogenannter Parumbilikalvenen, d. h. Venen, die neben der obliterierten alten Nabelvene verlaufen, deren obliterierter Kanal selbst kleine erweiterungsfähige Venenstämmchen behält und daß ein der Leber proximales Stück der alten Nabelvene oft noch beim Erwachsenen als „Kanalrest" offenbleibt; in diesen münden dann die „Parumbilikalvenen"; wenn letztere eine direkte Verbindung mit der Pfortader besitzen, so liegen sogenannte SAPPEYsche Venen vor. Im Falle einer Behinderung des Durchflusses des Pfortaderblutes durch die Leber, z. B. infolge Zirrhose, kehrt sich der gewöhnlich hepatopetale Blutstrom der genannten kleinen Venen um und es kommt unter Erweiterung derselben zu folgenden Überlaufmöglichkeiten des Pfortaderblutes in die Äste der Cava superior und inferior im Bereich der vorderen Rumpfwand:

1. Pfortader — SAPPEYsche Venen — Parumbilikalvenen, BUROWsche Vene — Venae epigastricae profunda, Venae epigastricae superior und inferior, dann Mammaria inferior einerseits, hypogastrica andererseits.

2. Pfortader — Kanalrest der Nabelvene (BAUMGARTEN) — Venen der obliterierten (rekanalisierten) Nabelvenenstrecke (v. BAUMGARTEN) oder Parumbilikalvenen — Venae epigastricae profundae usw.[1]

3. Pfortader — persistierende Nabelvene usw. (selten).

---

[1] Anmerkung: Zuweilen wird eine besondere nach BAUMGARTEN benannte Form der Leberzirrhose aufgestellt, von den Franzosen auch gerne als CRUVEILHIER-BAUMGARTENsche Zirrhose bezeichnet; mit Unrecht: Es handelt sich nur um Zirrhose mit ungewöhnlicher Entwicklung obiger präformierter Kollateralen (vgl. HANGANUTZ, LABARRAQUE, EPPINGER u. a.).

Von den ventralen Längsanastomosen der Rumpfwand werden nach Gilbert
und Villaret bei reiner Pfortaderstauung aber nur die des Oberbauches in
Gebrauch genommen, und es ergeben sich Bilder, wie die Abb. 25 zeigt.
Hat aber die Leberzirrhose durch Schrumpfung um den Kanal der Cava inferior
oder durch Druck von Seiten des gespannten Aszites zu einer Kompression
der unteren Hohlvene geführt, so gesellt sich zu dem Netz der epigastrischen
Anastomosen das Netz der hypogastrischen. Das Erscheinen von Kollateralen
des Unterbauches bei voll entwickeltem Caput Medusae wäre also ein Zeichen
von Umgehung der Cava inferior und nicht der Pfortader, sofern allerdings
dabei das Blut unterhalb des Nabels bauchaufwärts läuft. Gilbert und Villaret
begründen ihre Ansicht mit der Erfahrung, daß nach Ablassen des Aszites die
hypogastrischen Anastomosen verschwinden können, weil die Stenose der unteren

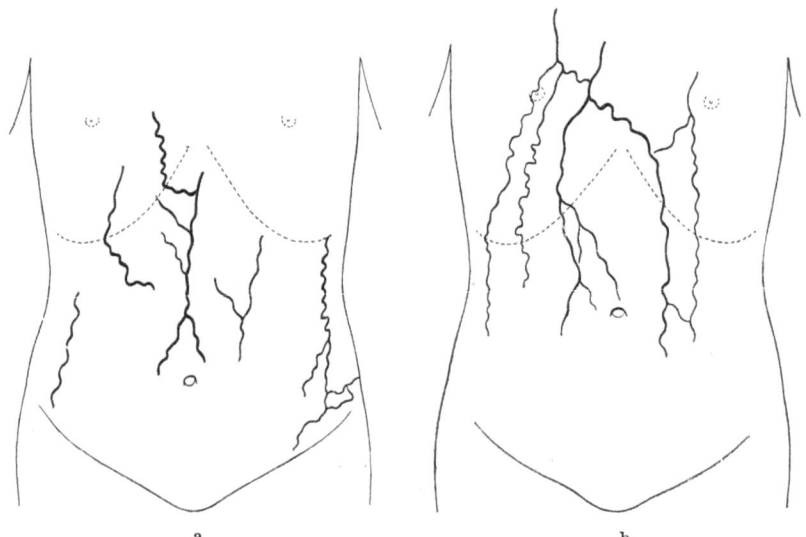

Abb. 25. Schema der Kollateralen der vorderen Bauchwand bei Leberzirrhose nach Gilbert und
Villaret. a bei gleichzeitiger Stauung des Blutes in Pfortader und unterer Hohlvene. b bei reiner
Pfortaderstauung.

Hohlvene nachgelassen hat und nur die „portale Hypertension" geblieben ist.
Wichtig ist, daß alle diese Venen des oberflächlichen und tiefen Venennetzes
um den Nabel klappenlos sind. Umkehr des Blutstromes ist daher jederzeit
möglich.

   Auffällig ist, wie auch Pick betont, die „unberechenbare Variabilität" in
der Ausbildung bald dieser, bald jener Anastomosenwege; für das Caput Medusae
ist es ja zu verstehen, daß es nur bei genügender Vorbildung natürlicher kleiner
Kollateralen zwischen Pfortader und Nabelgegend zustande kommen kann.
Eine Seitenbahn, welche offenbar auch nur bei eben von vornherein vorhandener
Varietät der Verbindungen eingeschlagen werden kann, ist die über Magenvenen oder Vena lienalis, sodann linksseitige Nebennieren- oder Nierenvene.
Saxer hat zwei solche Fälle, Lejars einen solchen, ich selbst habe (1913) zwei
derartige beschrieben. Einen neuen Fall eigener Beobachtung möchte ich wegen
der frühen Entstehung solcher Kollateralen erwähnen. Es handelte sich um
ein 1jähriges Kind (S. N. 270/28) mit hypertrophischer (biliärer) Zirrhose des
linken, atrophische des rechten Lappens; dichtes aus großen venösen Stämmen
und feinen Seitenästen bestehendes Gefäßnetz vom Colon ascendens zum

Nierenlager und in die rechte Bauchwand der Lendengegend hinein. Der erste der SAXERschen Fälle (32jähriger Mann mit Leberzirrhose) ist noch erwähnenswert wegen der tödlichen Magenblutung aus einem enormen submukösen anastomotischen Varixknoten; solche Fälle von Magenvarizen erwähnten früher schon FRERICHS und UMBER; wegen weiterer Einzelheiten über mögliche Anastomosenbildungen auf der Grundlage primär vorhandener venöser Verbindungen sei auf die Werke von BRAUNE und von CHARPY verwiesen. Auch auf eine Abbildung von Kollateralen bei Zirrhose in dem Atlas der Sektionstechnik von WESTENHÖFFER (1908) sei hingewiesen.

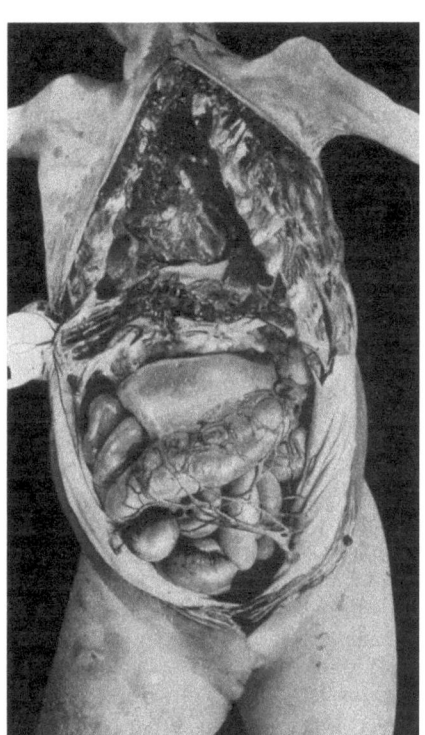

Abb. 26. Bildung von natürlichen Talmaschen Kollateralen durch Verwachsung des Netzes mit der Bauchwand bei hochgradiger syphilitischer Schrumpfung der Leber (Zirrhose und grobe luetische Narben der Leber). SN 359/07, 43jähr. Weib.

Außer diesen präformierten Notausgängen des Pfortaderblutes sind aber noch solche erworbener Art möglich durch Verwachsungen des Netzes, des Magens, der Leber und der Milz. Ableitung des Blutes durch Milzverwachsungen hat z. B. EHRET gesehen. Der Gedanke, dem Pfortaderblut solche Auswege künstlich durch Operation zu verschaffen, hat bekanntlich TALMA zu seiner bekannten Operation (Einnähung des Netzes in die vordere Bauchwand) geführt. Ich habe öfter Gelegenheit gehabt, auf nicht operative Weise, d. h. spontan durch Verwachsung entstandene TALMAsche Kollateralen zu sehen (Publ. 1913).

Ich erwähne kurz aus einer Reihe eigener Beobachtungen 2 besonders gelagerte Fälle:

1. Gefäßverbindungen in Verwachsungen zwischen stark verkleinertem rechtem Leberlappen und Zwerchfell; weitere Verwachsungen des rarefizierten großen Netzes mit der vorderen Bauchwand (natürliche Talmasche Kollateralen); Bildung großer Venen in Verwachsungen zwischen rechtem Kolonknie und Bauchwand; enorme Venenbildung zwischen unterem Milzpol und Bauchwand einerseits, Magenfundus andererseits. Der Fall (S. N. 443/07, München) soll erstens die Multiplizität der Kollateralenbildung, zweitens ihre Entstehung aus nicht präformierten Gefäßen, also aus neugebildeten Kapillaren zeigen.

2. Kollateralen aus Netzverwachsungen in einem linksseitigen Leistenbruchsack zur vorderen Bauchwand einerseits, zur linken Spermatika und durch diese zum linken Nebennierenhilus und zur Milz andererseits (S. 463/09, 45jähr. M., München).

In einem dritten Falle (vgl. Abb. 26) fand sich an Stelle des ganz atrophischen Netzes nur ein Netz von fingerdick erweiterten Ästen der Vena gastroepiploica, das sich zwischen Magen und Bauchwand ausspannte; die Ursache war hier hochgradige syphilitische Schrumpfung des rechten Leberlappens und Stenose der Leberpforte.

Im letzteren Falle wie auch in meiner an erster Stelle erwähnten Beobachtung fanden sich außerdem stark vaskularisierte Verwachsungen der Leberkapsel mit dem Zwerchfell; ähnliches erwähnen PEL und OESTREICH (43jähriger Mann mit beginnender Leberzirrhose, hier war das Netz über die Leber hinaufgeschlagen). Nach der schon erwähnten Bezeichnung Picks würde es sich hier um hepatopetale Anastomosen handeln. Pick macht auf den an sich einleuchtenden Unterschied zwischen der Pfortaderverstopfung und der Leberzirrhose aufmerksam, daß die verschieden gerichteten Anastomosen bei beiden Ereignissen eine verschiedene Bedeutung haben, nämlich die zweckmäßige Kollateralbahn bei Zirrhose die hepatofugale, bei Pfortaderverschluß aber die hepatopetale sei, weil mit letzterer der Leber in funktionell brauchbarer Weise auf Nebenwegen Pfortaderblut zugeführt wird. Aber sollte nicht bis zu einem gewissen Grade dies auch für die Verwachsungen der Leberkapsel bei Zirrhose zutreffen, zumal es bekannt ist, wie verschiedenartig stark die zirrhotische Veränderung in den verschiedenen Teilen einer Leber und damit die Verklemmung der Pfortaderäste sein kann? Hinsichtlich des Ortes der Bildung neuer Leberpforten (Charpeys veines portes accessoires) sei auf Picks Ausführungen (dessen eigene Beobachtung keine Zirrhose, sondern eine Obliteration der Pfortader war), verwiesen.

Wenn wir uns zur Besprechung der Gelbsucht bei Leberzirrhose zuwenden, so kann es natürlich nicht unsere Aufgabe sein, das ganze Problem des Ikterus hier auseinanderzusetzen, obwohl von vornherein betont werden muß, daß von allen Leberkrankheiten gerade die Zirrhose diejenige ist, welche die innigsten und zu allen Teilfragen gehörige Beziehungen zum Ikterus hat. Nicht nur die Häufigkeit dieses Symptoms, sondern die vermutliche verschiedenartige Entstehung fällt ins Gewicht — ich zählte unter 100 Zirrhosen 54 solche mit Ikterus, Klopstock 66mal Ikterus unter 250 Fällen.

Dadurch, daß Ikterus bei den verschiedensten Formen der Zirrhose sich findet, ist seine diagnostische Bedeutung etwas eingeschränkt. Howard z. B. findet den Ikterus bei atrophischer und hypertrophischer Zirrhose gleich häufig, nämlich in rund 70% der Fälle. Im allgemeinen gilt Ikterus ja eher für ein Zeichen hypertrophischer Zirrhose, und zwar schon als Frühzeichen und schwer auftretend bei der sogenannten Hanotschen Zirrhose und bei der biliären Form. Es würde etwas mehr Klarheit in diesen Angaben stecken, wenn für die verschiedenen Farbtönungen genauere Bezeichnungen vorhanden wären. Aber jeder weiß, daß es von dem grünen Ikterus (Icterus viridis), der allein gut bezeichnet ist und der einen gewissen Schluß auf seine Entstehung durch massigen Übertritt von Galle ins Blut durch Stauung zuläßt, alle Übergänge gibt bis zu dem fahlgelben Ansehen, bei dem ohne chemische Untersuchung des Blutserums nicht entschieden werden kann, ob wirklich eine Durchtränkung der Haut und der Schleimhäute mit Gallenfarbstoff oder etwa eine kachektische oder sonstige melanotische Pigmentierung vorliegt. Wegen häufigen Vorkommens subikterischer Zustände haben statistische Angaben wie die obigen auch nur einen beschränkten Wert. Immerhin darf vielleicht noch angeführt werden, daß Mangelsdorff selbst bei „Hanotscher Krankheit" nur 77% mit Ikterus verbundene Fälle gezählt hat; es fragt sich nur, ob er bei der anerkannten Seltenheit dieser Zirrhoseform wirklich 49 Hanotfälle als Unterlage seiner Zählung hatte, wie er angibt.

Ein weiterer Punkt ist der oft bedeutende Unterschied zwischen der Gelbsucht der Leber und der allgemeinen Gelbsucht. In den Fällen von sogenanntem Stauungsikterus pflegt die Leber besonders intensiv, bei partiellen Gallestauungen in Einzelbezirken der kranken Leber allein gelb zu sein, während umgekehrt beim sogenannten hämolytischen Ikterus oft die allgemeine Gelbsucht stark, die Lebergelbsucht geringer ist. Ein Schluß auf den Ort der Gallenfarbstoffbildung ist daraus natürlich nicht zu ziehen.

Die Pathogenese des Ikterus bei der Leberzirrhose erscheint zum Teil einfach, zum Teil mindestens so verwickelt wie das allgemeine

Ikterusproblem. Ich sage „erscheint", weil nach den neuesten Anschauungen auch die bisher als klar angesehenen Entstehungsweisen vielleicht doch auch komplizierter sind als man angenommen hatte. Für leicht verständlich hielt man den sogenannten Stauungsikterus; er sollte rein „mechanisch" durch „Retention" der Galle entstehen; die zunehmende Erweiterung der Gallenwege bis in die intratrabekulären (interzellulären) wandungslosen Gallenröhrchen („Gallenkapillaren") hinein sollte zu deren Berstung führen; an deren zuerst von Eppinger nachgewiesenem Vorkommen kann ja auch nach den neuesten Untersuchungen (Hijeda, Holmer) kein Zweifel sein, wiewohl Lubarsch auch mit einer Diapadesis der Galle allein ohne Rhexis der feinen Gallengänge rechnet. Hijeda, der ihm darin beistimmt, hat gezeigt, wie bei den Tieren (Hund, Kaninchen) der Ort des Gallenaustritts (Locus minoris resistentiae für Stauung) verschieden ist und davon Art und Intensität des Ikterus abhängt. Für den Menschen hat Holmer mit Recht auf die mit dem Stauungsikterus jedesmal verbundene Dissoziation der Leberepithelien hingewiesen, wobei durch deren Auseinanderweichen auch die wandungslosen Gallenkapillaren eröffnet werden. Die Dissoziation dürfen wir aber für ein sicheres Zeichen der Schädigung der Leberzellen durch Selbstvergiftung ansehen. Damit sind wir bei dem springenden Punkte angelangt: es gibt keinen reinen mechanischen oder Stauungsikterus, weil die Retention der Galle immer mit einer Entartung größerer Leberzellgebiete, bekanntlich zunächst der zentralen und intermediären Läppchenzonen verbunden ist. Inwieweit die Zellen in ihren Funktionen darunter leiden und ob auch die Zellen der nicht dissoziierten peripheren Zonen in diesem Sinne geschädigt sind, entzieht sich freilich der Beurteilung. Ph. Macmaster und P. Rous haben bei Hunden und Affen durch Unterbindung von Choledochusästen (mit und ohne gleichzeitige Unterbindung der begleitenden Äste der Pfortader) Stauungsikterus zu erzeugen versucht und geben an, daß dieser selbst dann ausbliebe, wenn nur ein Viertel der Lebersubstanz unbeeinflußt bliebe. Ob sie mit der Übertragung dieser Ergebnisse auf den Menschen und den Hinweis, wie häufig bei großen Krebsmetastasen oder bei Gallengangssteinen, also trotz Behinderung des Galleabflusses, Ikterus ausbleibe, recht haben, scheint mir bis zu einem gewissen Grade fraglich. Der Vergleich mit Ereignissen letzterer Art hinkt doch sehr, zumal Ikterus dabei doch auch nicht selten ist. Es bleibt aber doch, wie Lubarsch richtig bemerkt, oft unerfindlich, wie auch bei allgemeinen Durchwachsungen der Leber mit (schrumpfendem) Bindegewebe (vorgeschrittene atrophische Zirrhose, Feuersteinleber) Ikterus ausbleiben kann; er meint, daß Fälle von Leberzirrhose mit starker regenerativer Tätigkeit des Lebergewebes, also mit funktionell noch intakten Teilen, am häufigsten frei von Gelbsucht sind.

Aus dem Gesagten geht hervor, daß der Ikterus bei den Formen der Leberzirrhose, bei denen der Anstoß zur Gelbsucht von Störungen des Galleabflusses ausgeht, wie bei der biliären (cholostatischen und cholangitischen) Zirrhose nicht ein rein mechanischer ist. Die zweifellos entstehenden Zerreißungen der feinen Gallengänge, teils im Bereich der dissoziierten Leberzellen und die Gallefiltration durch abnormes Durchlässigwerden der Wandungen (Ogata, Lubarsch) sind aber auch nicht allein die mechanische Folge der Stenose der großen Gallenwege durch irgendeine der bekannten Ursachen des Stauungsikterus, sondern sind dann weiter bedingt durch Veränderung der gestauten Galle selbst, vor allem durch deren Eindickung, deren sichtbarer Ausdruck die sogenannten Gallenthromben (Affanassiew, Eppinger), besser „Gallenzylinder" (Lubarsch) sind. Nach Eppinger und Lepehne sind sie nicht so sehr durch Stagnation bedingt, als vielmehr Ausdruck toxischer Schädigung der Leberzellen und von Albuminocholie. Der Übertritt von Galle in die

Perikapillären Lymphspalten (Lymphraum von M. Gillavry und Disse) und weiter in die Blutbahn ist leicht mikroskopisch festzustellen. Man sollte diesen Vorgang als Parapedese der Galle bezeichnen, nachdem das, was Minkowski darunter verstanden hat, nämlich eine Absonderung in falscher Weise höchstens noch histologisch insofern eine Stütze finden kann, als die vergrößerten intrazellulären Sekretvakuolen bei Stauungsikterus nach der Blutseite der Leberepithelien platzen können. Der Name Parapedese oder die Bezeichnung Paracholie (L. Pick) wäre also frei zur Kennzeichnung aller falschen Wege, die die Galle einschlägt.

Da die akuten Schübe oder Vorstadien der Zirrhose, wie wir oben gesehen haben, unter Dissoziationen des Lebergewebes (Histolyse des desmalen geweblichen Zusammenhalts) erfolgen können, so frägt sich, ob die Dissoziationen allein, d. h. diejenigen ohne Gallestauung, auch zum Ikterus auf dieselbe Weise führen können, wie sie das bei den ikterischen Nekrosen infolge Stauung tun, nämlich in Form der Entleerung der interzellularen Gallenröhrchen beim Auseinanderfallen der Leberepithelreihen zwischen diese hindurch in die perikapillären Lymphräume. Dieser Vorgang scheint z. B. beim septischen Ikterus und etwa bei der biliären Pneumonie eine größere Rolle zu spielen (Ogata u. a.). Holmer hat bemerkt, daß bei derartigen (toxischen) Dissoziationen, auch im Bereich von nekrotischen Leberzellherden die Gallenkapillaren „verschwinden", vielleicht besser gesagt, ihre Darstellbarkeit schwindet, wohl aber bei gewissen Vergiftungen, wie die durch Phosphor, oder z. B. bei Eklampsie paracholischer Transport von Galle zu beobachten ist.

Ergibt sich so, daß der mechanische Ikterus auch soweit er für den Ikterus bei Leberzirrhose in Frage kommt, mit toxischen Veränderungen einhergeht, die für die Ikterogenese von Bedeutung sind[1], so sehen wir nun andererseits den toxischen Ikterus, als dessen Hauptvertreter wir den hämolytischen Ikterus ansehen dürfen, wiederum mit Veränderungen verbunden, die die Annahme gleichzeitiger Gallestauung nahelegen. Es finden sich nämlich auch hier die Verstopfungen durch Gallezylinder, die Erweiterung der Galleröhrchen und die inter- und intrazelluläre Astbildung derselben. Das gleiche ist bei der „Hanotschen Zirrhose" der Fall, wo der Ikterus auch nicht rein mechanisch zu erklären ist (Eppinger).

Wir werden später zu erörtern haben, welche Formen der Leberzirrhose verwandtschaftliche Beziehungen zum hämotoxischen Ikterus haben und welcher Art diese Beziehungen sind, d. h. wieso ein Blutgift in der Leber zur Zirrhose zu führen vermag; hier sei nur auf die beiden Hauptpunkte hingewiesen. Bei rein erythrotoxisch abgestimmtem Blutgift werden der Leber Schlacken der roten Blutkörperchen mit und ohne Vermittlung der Milz zugeführt (Problem des ahepatozellulären, hämatogenen Ikterus und seiner Sonderform des lienal-hepatischen, bzw. retikulo-endothelialen Ikterus); ob es einen Unterschied ausmacht, daß im einen Fall mehr erythrorektische, im anderen mehr erythrolytische („hämolytische"), Vorgänge vorliegen, ist nicht genügend geklärt. In reinster Form, d. h. ohne den Hinzutritt von außen kommender Gifte, haben wir die zirrhogene Wirkung der Blutschlacken bei der familiären Form des „hämolytischen Ikterus", woselbst durch Hypersplenie oder durch Überempfindlichkeit minderwertiger roter Blutkörperchen der Leber dauernd abnorm reichliche gallefähige Stoffe zufließen. Wenn in solchen Fällen von einem dynamischen Ikterus (Hijmans, van den Bergh) in dem Sinne gesprochen wird, daß die Leber die Menge dieser Stoffe nicht bewältigen kann, so muß gesagt werden, daß eine solche maximale Inanspruchnahme nach den Gesetzen der allgemeinen Pathologie entweder zur Hypertrophie der gallebereitenden Elemente der Leber oder bei Übermaß zu ihrer Insuffizienz führen müßte, daß hingegen eine chronische produktive Entzündung nicht ohne weiteres verständlich wäre. Nun sind allerdings in der Mehrzahl die Fälle von Zirrhose,

---

[1] Bei schwerer Cholämie tritt neben die herdförmigen Vergiftungen der Leber die Allgemeinvergiftung, die dann wieder auf hämatogenem Weg auf die Leber zurückwirkt.

welche mit hämolytischen Ikterusformen verbunden erscheinen, Zirrhosen von hypertrophischer Form. Ob dies aber ein Zeichen von Arbeitshypertrophie im angegebenen Sinne ist, diese Frage ist bisher noch nicht aufgeworfen worden und kann wohl nicht gut beantwortet werden, bevor wir nicht die klinische Möglichkeit der Beurteilung einzelner Leberfunktionen besitzen. Bemerkenswert ist, daß von einer ausgesprochenen regelmäßigen Hyperplasie der Sternzellen dabei auch nichts bekannt ist, was wohl der Fall sein müßte, wenn das Retikuloendothel der Leber die Gallenfarbstoffbildung allein oder mit den Leberzellen besorgte. ASCHOFF (1925) meint allerdings, daß beim hämolytischen Ikterus nach den Versuchen von MAC NEE die gallen- und eisenführenden KUPFFERschen Sternzellen in großen Massen äußerst schnell aus der Leber nach den Lungen hin entfernt werden, so daß man aus der Zahl der in der Leber verbliebenen Sternzellen keinen Schluß auf ihre Anteilnahme an der Gallenfarbstoffbildung ziehen dürfe. In diesem Zusammenhang sei ausdrücklich darauf hingewiesen, daß die pathologische Histologie der Zirrhose, im besonderen derjenigen, welche mit hämolytischem Ikterus in irgendeiner der oben auseinander gehaltenen Formen verbunden ist, bisher nichts Belangreiches oder gar Entscheidendes zu der Frage nach dem Ort der Bilirubinbereitung, speziell zu der Rolle der Sternzellen beizubringen vermochte. Denn der Befund von galligen Tropfen und Bröckeln in Sternzellen bei Ikterus sagt weder etwas über den Weg aus, den diese vor sich oder hinter sich haben, noch über die Zusammensetzung derselben. Auch die Anwesenheit von Bilirubinkristallen im Kern beweist entgegen der Meinung von BROWICS nichts für den „aktiven Anteil des Leberzellkernes an der Gallensekretion". Zunächst müßten wir über eine Methode verfügen, um zu entscheiden, ob es Bilirubin- oder Galletropfen sind. Auch der Hinweis auf besonders gestaltete und dunkel gefärbte Leberzellen, welche durch flaschenhalsartige Ausläufer mit den intratrabekulären Gallenröhrchen in Verbindung stehen und von HEINRICHSDORFF und von HOLMER als besondere „cholepoetische Leberepithelien" im Sinne besonderer Aktivität oder Arbeitsteilung angesehen werden, kann zum Kernpunkt der Frage, ob die Gelbsucht, soweit es sich dabei um Überproduktion oder Parapedese des Gallenfarbstoffs handelt, hepatozellulärer Genese ist, nichts Wesentliches beitragen. Umgekehrt vermag bei dem heutigen Stand die pathologische Physiologie den Ikterus der Leberzirrhosen nicht durchweg zu erklären. Die Insuffizienz der Leberzelle im Verhältnis zur Störung der Sternzelle ist die Frage, auf die sich zur Zeit auch das Teilproblem des Ikterus bei Leberzirrhose zugespitzt hat.

Wir wenden uns jetzt zu den Milzveränderungen bei Leberzirrhose. Bereits bei Besprechung des Ikterus haben wir sie streifen müssen; schon lange, aber doch verhältnismäßig spät hat man erkannt, daß die Milzvergrößerungen bei Leberzirrhose nicht nur durch Stauung des Pfortaderblutes bedingt sein können (SENATOR, GAUCKLER, OESTREICH, KLOPSTOCK u. a.). Denn einmal fehlen oft sonstige Zeichen der portalen Zyanose, oder der „Milztumor" überschritt das Maß der üblichen Stauungsmilz oder schließlich die geschwollene Milz sah anders aus als eine Stauungsmilz. Nehmen wir die quantitativen Verhältnisse vorweg: Die Angaben schwanken sehr, wohl auch durch verschiedene Ansetzung der Norm; ich halte individuelle Schwankungen des Milzgewichtes im Bereich von 100—150 g für im Bereich der Norm (für Erwachsene vor dem höheren Alter). FRERICHS (bei dem auch Hinweise auf ältere Angaben zu finden sind) nimmt Milzvergrößerungen nur in der Hälfte der Fälle an, KLOPSTOCK in vier Fünftel aller Fälle (250 Fälle von Zirrhose in Berlin), EPPINGER zählte 89 %, die übrigen Angaben schwanken zwischen 75 und 92 % (BAMBERGER, OPPOLZER, FÖRSTER, NAUNYN). Ich selbst fand unter 92 Fällen 15mal ein

Milzgewicht von über 400 g, 14mal ein solches zwischen 300 und 400 g; 38 mal war es zwischen 200 und 300 g; im ganzen war es also 67mal merklich und so vergrößert, wie es durch Stauung allein nicht häufig ist. Unter meinen Fällen erreichte einmal das Milzgewicht eine Höhe von 3330 g bei einer hypertrophischen Zirrhose von 2700 g und einmal bei ebensolcher (2380 g Leber) eine Höhe von 1500 g; auch Kaufmann kennt solche hohe Gewichte und Lubarsch sah unter 75 Fällen von Leberzirrhose 4mal Milzgewichte von über 1000 g. Bleichröder fand in einer kleinen Beobachtungsreihe für 7 Herzfehlermilzen ein durchschnittliches Gewicht von 169 g gegen ein solches von 375 g bei 10 Zirrhosen. Natürlich verbindet sich häufig bei der Leberzirrhose Stauung mit Hyperplasie.

Was die qualitativen Veränderungen der Milz anbelangt, so wechselt die Beschaffenheit schon aus dem letzteren Grunde, nämlich der Mischung von Stauung und spezifisch zirrhotischer Veränderung, in bezug auf Konsistenz, Farbe und Zusammensetzung. Nicht selten, und zwar am ehesten bei reiner Laennecscher Form findet man reine Stauungsmilz. Daß die portale Stauung andere Veränderungen hervorruft als die kardiale (zentrale), muß hervorgehoben werden, da Zirrhosekranke ja häufig gleichzeitig herzleidend sind. Lubarsch hat (in diesem Handbuch, Bd. I, 2. Teil, S. 425 ff) auf den Reichtum der Milz an Hämosiderin und an Lipoidablagerungen sowie die stärkere Vermehrung der elastischen Fasern in Kapsel und Balkenwerk bei Störungen im Pfortaderkreislauf im Gegensatz zu den Stauungsmilzen aus kardialer Stauung hingewiesen. Ferner machen erstere auch öfter lokale Erweiterung der Venensinus (Sinuszysten), wie schon Fajanz erwähnt habe. Auch Schridde in Aschoffs Lehrbuch) betont die Erweiterung der venösen Milzsinus bei Zirrhose. Nihsikawa macht weitere Angaben über Unterschiede bezüglich der Malpighischen Körperchen und der Füllung der Pulparäume: Die Lymphknötchen sollen stärker verkleinert, die Pulpamaschen nicht mit Blut gefüllt, sondern durch die bei portaler Stauung allein erweiterten Sinus eher zusammengedrückt sein. Diese letztere Angabe steht nicht in Übereinstimmung mit Angaben anderer Beobachtungen (Eppinger), besonders experimenteller Art (Sokoloff), wonach stärkere und längere Stauung des Blutes immer mit einer (rückläufigen?) Füllung der Pulpamaschen verbunden ist.

Auch über die Häufigkeit von Stauungsblutungen (Hämatombildung unter Zerreißung von Wandungen venöser Gefäßräume) und die Regelmäßigkeit von Hämosiderose in normalen und Stauungsmilzen verschiedener Art gehen die Meinungen auseinander. Lubarsch, der die meisten im eigentlichen Milzparenchym beschriebenen Blutungen für Ektasien von Bluträumen (Sinus und Pulpamaschen) hält, gibt das Vorkommen von perivaskulären Hämorrhagien, auch um die Lymphknötchenarterien und von Blutungen im Rand der Follikel, letztere gerade bei Leberzirrhose, zu.

Aus den Versuchen der Schule Thomas geht hervor, daß Stase innerhalb der Milz es nicht zu Hämosiderose, vielleicht wegen Sauerstoffmangel, kommen läßt. Wenn wir bei Leberzirrhose trotz Stauung so häufig Hämosiderose finden, so dürfte dies eben dafür sprechen, daß wir keine reine Stauungsveränderung vor uns haben. Es scheint deshalb recht wahrscheinlich, daß letztere in reiner Form bei Zirrhose überhaupt selten ist.

Wie aber sieht dann andererseits die nicht mit Stauung verbundene Zirrhosemilz aus, sofern es sich überhaupt um eine Zirrhose handelt, welche mit Veränderungen des Milzparenchyms verbunden ist? Auch diese Fälle sind wenig einheitlich, da die Gründe und damit die Formen der Milzbeteiligung so sehr wechseln und neben den Haupterscheinungen der sozusagen aktiven Milzveränderungen mehr passive Nebenveränderungen, wie die Beteiligung am

Ikterus und interkurrente Veränderungen z. B. durch terminale Sepsis, durch sekundäre Anämie, durch senile Modifikationen, hinzutreten können. Man kann aber mit BLEICHRÖDER und HERMANN (hier das ältere Schrifttum über die Beziehungen von Milz zu Leberzirrhose) sagen, daß in solchen Fällen die Milz aussieht wie bei Blutkrankheiten. Ist die reine Stauungsmilz dunkelrot bis schwarzrot, fest, prall, auf der Schnittfläche glatt, häufig mit bleich hervorstechenden Lymphkörpern und mit sichtbarem Gerüst, so ist die Milz der Zirrhotiker, welche nicht allein leber- sondern auch blutkrank sind, größer, weicher, quellender, graurötlich bis graugelblich; sind akute Stadien der Blutzerstörung vorhanden, dann nähert sich das Bild dem spodogenen Milztumor oder in chronischen Fällen vermehrten Blutabbaues nimmt die Pulpa einen rotbraunen bis braunen Farbenton an. Am häufigsten sind freilich, wie schon betont, die Milzen, die sich aus einer Kombination von Hyperplasie und Stauung erklären lassen.

Auf die mikroskopischen Befunde können wir in Anbetracht der Darstellung der Milzpathologie durch LUBARSCH an anderer Stelle dieses Handbuches nur kurz eingehen. Es seien aber folgende Punkte hervorgehoben. Der sehr häufige Befund von Hämosiderose (BLEICHRÖDER, LUBARSCH) ist vieldeutig; ganz allgemein ausgedrückt, stellt er ein Zeichen vermehrten und oft ein Zeichen gestörten Blutabbaues dar; nicht jeder vermehrter Blutabbau führt zu Hämosiderose; sowohl bei perniziöser Anämie als insbesondere beim (konstitutionellen) hämolytischen Ikterus [1] kann die Milz nahezu oder ganz frei von Hämosiderose sein. Die Ablagerung von eisenhaltigem Blutpigment in der Pulpa bedeutet auch nichts für den Charakter der Zirrhose; sie entscheidet nicht, ob es sich um eine Erkrankung der Leber allein oder der Leber im Zusammenhang mit dem Blutorgan handelt; denn die Hämosiderose kann andere Gründe haben, und zwar solche, die bei der Zirrhose noch häufig nebenher laufen, z. B. Allgemeininfektionen. Die stärksten und ausgebreitetsten Ablagerungen freilich findet man bei zirrhotischer Erkrankung der Leber im Rahmen einer pigmentierten Polyzirrhose (hämosiderotische Zirrhose) und dann bei allgemeiner Hämochromatose und schließlich im höchsten Grade in deren Sonderform des Bronzediabetes. Hier ist Blutpigment an allen, am verstärkten Blutabbau beteiligten Stellen und an allen durch Imbibition mit Hämoglobin erreichten Stellen zu finden und nur die Lymphkörper der Milz sind oft selbst in so hochgradigen Fällen verschont und stechen bei Eisenreaktion als leere Stellen geradezu hervor.

Am ehesten bleiben die Sinusendothelien verschont, am stärksten ist immer das Retikuloendothel der Pulpa besetzt, eine Mittelstellung nehmen die adventitiellen Räume ein. Dem Hämosiderin gesellt sich bei der hämochromatotischen Polyzirrhose das eisenfreie Pigment, dessen Natur als Blutschlacke (Hämofuszin?) fraglich ist; es lagert in Muskel- und Bindegewebszellen der Gefäßwände, der Trabekel und der Kapsel. Die letztere enthält aber auch oft Hämosiderin, was schon für die Betrachtung mit bloßem Auge, oft besonders kontrastreich zu gleichzeitig zuckergußartiger weißer Fleckung, zu sehen ist.

Etwas Anderes ist die aus lokalen Blutungen hervorgehende Hämosiderose der Milz, wie sie gelegentlich ebenfalls mit Leberzirrhose zusammen vorkommt. Frische periarterielle Blutungen bei splenomegaler Zirrhose und hämolytischem Ikterus hat hauptsächlich EPPINGER (1920) beschrieben und abgebildet, auch die daraus hervorgehende adventitielle Hämosiderose findet man dort in lehrreicher Wiedergabe. In den reinsten Fällen ist sie an die Arterienumgebung

---

[1] Diese Bezeichnung ist den Bezeichnungen „kongenitaler" oder „familiärer" hämolytischer Ikterus vorzuziehen, da die Krankheit häufig lange latent bleibt und in Familien vereinzelt auftritt ohne nachweisbare Erblichkeit (vgl. den von mir beobachteten, in der Dissertation H. WERTHEMANN beschriebenen Fall, dort Lit.).

und damit zum Teil an die Trabekel gebunden und in den stärksten Fällen wie die Abbildung 27 zeigt, mit bloßem Auge als rostbraunes Gerüstwerk erkennbar. Da Christeller und Puskeppelies solche hochgradigen, mit Verkalkung verbundenen periarteriellen Eiseninkrustationen außer bei Leberzirrhose, auch atrophischer solcher, bei grobgelappter syphilitischer Schrumpfleber, Krebsmetastasen der Leber, Pfortaderthrombosen und syphilitischer Pfortaderverengerung fanden, so wollten sie die Veränderungen mit Stauung des Milzvenenblutes in Verbindung bringen. Eppinger führt die Blutungen auf Wandrisse der Arterien zurück, Klinge bezweifelt die Rhexisblutung und die Rolle

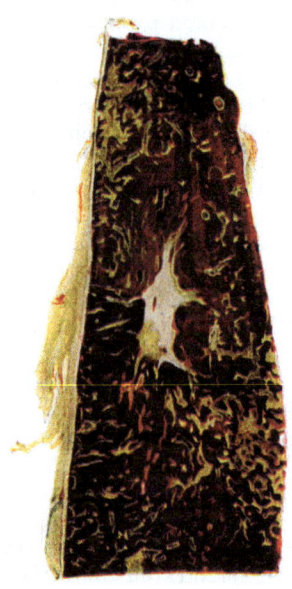

der Stauung und will die periarterielle hämosiderotische Narbe auf infarktartige Vorgänge durch primären Gefäßverschluß zurückführen. Wir können hier auf diese Teilfragen nicht näher eingehen. Nur der Befund als solcher ist mir grundsätzlich hier wichtig, weil ich glauben möchte, daß diese Blutungen nur den höchsten Grad der Durchlässigkeit der „geschädigten" Arterienwandungen der Milz darstellen; die geringeren Grade sind je nach Beteiligung gröberer oder feinerer Arterienabschnitte verschieden; der geringere Grad bewirkt nur einen vielleicht oft wiederholten Durchtritt plasmatischer Flüssigkeit und so betrachte ich die meisten Sklerosen des gröberen und feineren Milzgerüstes (einschließlich der zyanotischen Induration) für Folgen abnormer Durchlässigkeit der Blutgefäßwandungen und als eine durch (chronisches, periarteriell entstandenes) Ödem bedingte Elephantiasis des Milzbindegewebes. Von den einfachen, nicht pigmentierten periarteriellen Narben und Adventitiasklerosen der intratrabekulären Arterien bis zu den Fibroadenien um die Seiten- und Endverzweigungen der Milzarterien gibt es alle Übergänge. Der ihnen vorausgehende Krankheitsprozeß ist ein ganz anderer als die so häufig hyaline und hyalinfettige Arteriosklerose der Milz; er steht entzündlichen Prozessen viel näher, ja in vielen Fällen wird man seine entzündliche Natur kaum leugnen können.

Abb. 27. Milz von Leberzirrhose bei jahrzehnte altem konstitutionellem Ikterus mit Perisplenitis, Narben (weiß) und Eisenkalkinkrustationen (braun). (SN. 154/24 Basel. 52jähr. Mann. Publ. Inaug.-Diss. Hel. Werthemann.)

Eine Ordnung der Krankheiten, in denen die Milz solche Sklerosen aufweist, die einen Zusammenhang mit dem Gefäßsystem haben, ist vorläufig nicht möglich, wie auch Dürr hervorhebt. Es kommt auch hier im vorliegenden Zusammenhang mehr darauf an, die Verwandtschaft dieser Krankheiten als ihre Unterschiede nachzuweisen. Die Unterschiede sind meines Erachtens keine wesentlichen, sondern nur graduelle, und wenn eine kleine Anzahl Autoren, vor allem Matsui und Dürr, betont haben, daß keine wesentlichen, sondern nur graduelle Unterschiede zwischen der Milz der Bantikrankheit und der Milz der anderen Zirrhosen vorliege, so möchte ich denselben graduellen Unterschied auch noch für die pigmentierten und nicht pigmentierten Sklerosen der Milz behaupten. Besser erforscht muß zunächst der zur „periarteriellen Fibrose" gehörige akute und chronische Arterienprozeß, besonders die Beteiligung von Intima und Media werden; daß sie sowohl an der präfollikulären als an der postfollikulären Arterienstrecke vorkommt (Dürr) und daß die Fibroadenie der Follikel selbst mit jener Fibrose wesensgleich ist, wird wohl keinem Widerspruch begegnen. Rückt der sklerosierende Prozeß noch mehr ins Parenchym, so resultiert die Fibroadenie der Pulpa (Retikulumsklerose) und an die Wände der Blutsinus; es kommt zu einer Starre derselben; diesen Befund zusammen mit der gleichzeitigen „Hyperplasie der Sinus" hält Dürr nach dem Studium der Originalpräparate Bantis und einem

Vergleich mit Banti-ähnlichen Fällen noch am ehesten für den, der dem Morbus Banti eigentümlich ist. Da wir auf diese Krankheit nochmals einzugehen haben werden, gehen wir auf ihre Beschreibung (besonders was die Zirrhose hierbei anlangt), hier nicht näher ein. Wir müssen aber auf die wichtige Frage der Pathogenese der lienalen Fibrosen nochmals eingehen. BANTI lehnt eine entzündliche Genese ab und neigt der Annahme degenerativer Veränderungen der Gefäßwandungen zu; DÜRR erörtert die entzündliche Genese und stimmt ihr bis zu einem gewissen Grade zu, legt aber mehr Nachdruck auf die mechanische Schädigung, die das gesamte Gerüst der Milz „durch die räumliche Ausdehnung des funktionierenden Parenchyms" erfährt. Was die Veränderung der Trabekel (Aufsplitterung usw.) anlangt, so möchte ich dem zustimmen, nicht aber für die mit und ohne Blutungen eingeleiteten Sklerosen der arteriellen Adventitien und der verschiedenen Milzparenchyme. Mir scheint, auch aus weiter unten noch zu erörternden Gründen, die entzündliche Genese weit wahrscheinlicher, und wenn sie bisher noch nicht bewiesen ist, so liegt dies an der Seltenheit der akuten Stadien und an der Schwierigkeit der Erfassung der Splenitis überhaupt, vor allem am raschen Verschwinden entzündlichen Ödems und daran, daß Zellansammlungen, die anderswo für Entzündung vielsagend wären, in der Milz als nichtssagend angesehen werden.

Mit der Annahme einer entzündlichen Entstehung der periarteriellen Fibrosen, Pigmentierungen und Kalkimprägnationen ergibt sich eine ungezwungene Erklärung für ihr Vorkommen in Milzen mit und ohne Stauung, in dem die Blutstauung nur als eine — allerdings nicht belanglose — Hilfsursache aufgefaßt werden muß. Es ergibt sich weiter ein Verständnis für das Vorkommen und die Bedeutung dieser Vorgänge gerade bei den hepatolienalen Erkrankungen, im besonderen bei den sogenannten splenomegalen Zirrhosen einschließlich der BANTIschen Erkrankung. **Das Verhältnis der Milz- zur Lebererkrankung ist dann so zu verstehen, daß dieselben Gefäßwandgifte, welche die Arterien, die Berträume der Milz- und — besonders bei BANTIscher Krankheit — selbst die Milzvene krank machen, schließlich auch die Leberkapillaren beschädigen und so — auf die** früher von mir beschriebene Weise zur Zirrhose vom Gefäßsystem aus führen. Auch L. PICK ist, ohne ausdrücklich zur entzündlichen Entstehung der Gefäßveränderungen Stellung zu nehmen, der Ansicht, daß die Venenveränderungen der Milz grundsätzlich dieselben wie die Arterienveränderungen sind [1].

Jedenfalls scheint mir diese Erklärung vom Wesen der gemeinsamen Erkrankung von Milz und Leber einleuchtender als die Hypothese von P. GRAWITZ (zit. nach HARTWICH), wonach bei primärer Insuffizienz der zirrhotisch gewordenen Leber die Milz Leberarbeit übernehmen und dadurch hyperplastisch werden soll. Auch STRASSER hat diese Frage aufgeworfen, kommt aber zu einer verneinenden Antwort. HARTWICH will diese kompensatorische Arbeitshypertrophie der Milz gerade bei solchen Zirrhosen beobachtet haben, die durch die Anwesenheit hyperplastischer Leberzellinseln eine „Dekompensation" der Leber verrieten. Zugegeben, daß manche „hepatolienale" Erkrankung durchaus im Sinne einer sekundären Milzvergrößerung aufzufassen ist (s. oben), scheint mir weder die Beobachtung über das vorzugsweise Auftreten von adenomartigen Hyperplasien neben Milzhyperplasien noch die Erklärung richtig zu sein. Gegen die Annahme von GRAWITZ spricht aber insbesondere der Erfolg der Splenektomien in gewissen Fällen von splenomegaler Leberzirrhose, wie ihn EPPINGER erzielen konnte. Würde die Milz in solchen Fällen den Zusammenbruch durch Insuffizienz der Leber verhüten, so wäre der therapeutische Erfolg ihrer Entfernung aus dem Körper nicht einzusehen. Auch die umgekehrte Ansicht, daß in der (hypertrophischen Zirrhose eine Surrogat-Hypertrophie für die Insuffizienz der Milz zu erblicken ist, ist um so unbefriedigender, als bei notorischem Ausfall der Milzfunktion durch Splenektomie beim Menschen

---

[1] Die Ansicht von HERMAN, daß ein Versagen der blutreinigenden Funktion der Milz eine Schädigung der Gefäßwände (der Leber) bedinge, vermag zwar die Veränderung der Leber, aber nicht die der Milzarterien zu erklären.

selbst an dem der Milz und der Leber gemeinsamen Gewebe, nämlich dem retikuloendothelialen Apparat, in der Leber keine Hyperplasie (zahlenmäßige Vermehrung) gefunden wird, sondern lediglich eine Hypertrophie der Sternzellen (Vergrößerung) beobachtet wurde (M. B. Schmidt).

Die Natur der Beziehungen zwischen Milz und Leber und damit das Wesen ihrer gemeinsamen Erkrankungen wäre selbstverständlich in genügender Klarheit nur bei hinreichender Kenntnis der Milzfunktion zu durchschauen. Es frägt sich weiter, wie häufig die gemeinsame Erkrankung eine gleichzeitige und gleichsinnige ist. Was die zeitliche Abhängigkeit betrifft, so kommen, wie gesagt, zweifellos sekundäre Milzveränderungen nicht selten vor; sekundäre Leberveränderungen sind aber fraglos beobachtet, z. B. bei hämolytischem Ikterus und vor allem gelten sie als eigentümlich für die umstrittene Bantische Krankheit mit ihrem „präzirrhotischen Milztumor". Gleichsinnige Erkrankungen von Milz und Leber sind dann zu erwarten, wenn entweder Gewebsteile gleicher Art in beiden Organen in spezifischer Weise angegriffen werden wie das Retikuloendothel, oder wenn beide Organe derselben unspezifischen Schädigung an unspezifischen Organteilen (Blutgefäße, Bindegewebe) aus dem Organismus heraus ausgesetzt sind; im letzteren Fall kann die Leber das Gift gleichzeitig aus der Vena lienalis, den übrigen Pfortaderästen und durch die Arteria hepatica erhalten. Schließlich ist mit dem Fall zu rechnen, daß eine primäre Milzerkrankung (auch ohne Insuffizienz der Milz) erst dadurch zu Zirrhose führt, daß giftige Abbauprodukte des kranken Milzgewebes der Leber zufließen.

Es darf nicht vergessen werden, daß es gleichsinnige Lebermilzerkrankungen nicht zirrhotischer Art gibt, wie bei Leukämien und anderen Bluterkrankungen; auch die bisher bekannten Fälle von Systemerkrankung des Retikuloendothelialapparates (Aleukämische Retikuloendotheliose von Goldschmid und Isaac, sowie die Gauchersche Krankheit sind gewissermaßen hepatolienale Erkrankungen und nicht immer mit Leberzirrhose verbunden. Der Morbus Banti ist wohl keine solche Systemerkrankung des Retikuloendothelialapparates, wie Kleeblatt meint. Das Problem, das sich aber hier stellt, ist ein anderes, nämlich die Frage, inwieweit sind bei den splenomegalen Zirrhosen, um die es sich hier handelt, die Veränderungen in Leber und Milz gleichsinniger Art? Hier, möchte ich glauben, ist eine zweifache Unterscheidung zu machen.

Erstens gibt es splenomegale Zirrhosen als Nebenprodukt des konstitutionellen hämolytischen Ikterus. Gewöhnlich verläuft dieser ohne Zirrhose; aber es ist doch jetzt schon eine Anzahl Fälle bekannt (Eppinger, Schüpbach, Rosenberg, ein eigener, durch H. Werthemann beschriebener Fall), wo, besonders bei sehr chronischem Verlauf, die Leber in Mitleidenschaft gezogen war. Vielleicht liegt der oben erwähnte Fall einer ungenügenden Entgiftung der Blutabbauprodukte durch insuffiziente Milz vor. In meinem Falle (62jähriger Mann mit chronischem Ikterus, hypertrophischer Zirrhose der Leber und hochgradiger Milzschwellung (3330 g), Turmschädel, Hyperplasie des Knochenmarks und myelomartigen Heteroplasien von solchem) lag allerdings ein Mischfall mit der zweiten Kategorie der splenomegalen Zirrhose vor.

Diese zweite Kategorie ist vor allen Dingen ausgezeichnet durch die Fibroadenien und die diesen verwandten (s. S. 358) alten und frischen Gerüstblutungen bzw. durch die ihnen wohl zugrunde liegenden lokalisierten oder allgemeinen Gefäßschädigungen exsudativen Charakters. An den größeren Arterien führt die Diäresis zu adventitiellen und interstitiellen Hämosiderosen mit Gewebszerreißungen und folgenden Eisenkalkinkrustationen (Fälle von Christeller-Puskeppelies, Klinge, Rotter, Lubarsch, H. Werthemann), an den kleinsten zu den Wandhämosiderosen der Venensinus [z. B. die Abbildung

in BRAUS Lehrbuch aus EPPINGER (S. 211 der hepatolien. Erkrankungen)]
und zur Pulpahämosiderose. Ist die Exsudation nicht hämorrhagischer, sondern
plasmatischer (seröser) Art, so ist sie in ihren akuten Stadien jedenfalls schwer
zu sehen, vielleicht übersehen worden (vgl. die Bemerkungen von LUBARSCH
über das Milzödem, das ich persönlich für ziemlich häufig halte); sie führt,
wenn chronisch, zur entzündlichen Elephantiasis der betroffenen Stellen der
weißen und roten Pulpa (s. oben). Gelangen die Gifte, welche unter ,,Schädi-
gung'' der Blutgefäßwandungen in der Milz auf diese Weise Splenitis erzeugt
haben, durch sie hindurch in die Leber, so entsteht die identische Zirrhose,
nämlich die hypertrophische, in reiner Form elephantiastische Zirrhose (s.
oben S. 358). Die hepatolienale Erkrankung ist also in diesem Fall eine Bi-
zirrhose der zwei Organe, eine Hepatolienitis. Sie ist aber, wie wir sehen werden,
meist als allgemeine Erkrankung des Blutapparates, bzw. der Kapillaren mit
Neigung zur Polyzirrhose (Beispiel: Bronzediabetes) zu bewerten.

Ob es neben diesen beiden Arten von splenomegaler Zirrhose noch weitere
gibt, entzieht sich vorläufig der sicheren Beurteilung; im ersten Fall entstand
die Zirrhose durch Überforderung des blutabbauenden Apparates der Milz und
Leber, und vermutlich durch die hierbei erfolgende Entstehung endogener,
in erster Linie auf das Retikuloendothel wirkender Gifte, im zweiten Falle
handelt es sich um Gifte (zweifellos teilweise exogener Natur), welche die Gefäßwände von Milz und Leber schlechthin, nicht bloß deren Wandzellen schädigen
und in Form von mehr oder minder ausgebreiteten und heftigen Vaskulitiden
wirken.

Bei der Durchsicht des Schrifttums habe ich außer der erwähnten Angabe
von DÜRR nichts von Stellungnahme zu der Frage der entzündlichen Genese
der Milzveränderungen bei den ,,hepatolienalen'' und analogen Erkrankungen
der Milz finden können. Selbst die vortreffliche Arbeit GAUCKLERs (1905),
welche im beschreibenden Teil zahlreiche erst viel später von anderen wieder
beschriebene Befunde bringt, deutet sie ganz anders; wiewohl er im Titel seiner
,,Thèse'', wie man glauben sollte, die Identität von Milz- und Leberveränderungen aufzustellen scheint; er lautet: de la rate dans les cirrhoses et des cirrhoses de la rate. Er vertritt die Anschauung, daß die ,,Sklerose der Milz'',
welche die typischste Veränderung dieses Organs bei der Leberzirrhose sei,
als eine Aufbrauchkrankheit anzusehen ist, indem ihre Organfunktion — und
darunter versteht GAUCKLER lediglich die erythrolytische (bzw. hämolytische)
Funktion im Übermaß beansprucht wird. Er meint, es sei eine allgemeine pathologische Gesetzmäßigkeit, daß unter solchen Umständen Bindegewebsentwick-
lungen erfolgen; man vermißt aber die beweisenden Vergleiche in seiner Darstellung. Da er außer bei Zirrhose solche Milzveränderungen nur bei vermehrtem
Blutabbau, auch bei längerer experimenteller Toluylendiaminvergiftung sah,
sie dagegen bei Stauung, bei seniler Atrophie, bei den meisten chronischen
Infektionen vermißte, so hält er die Blutfälschung (adultération sanguine),
für die Voraussetzung zu den teils spezifischen, teils unspezifischen Veränderungen der Zirrhosemilz. Über die Schwierigkeit, daß die zirrhotische Veränderung der Leber bald stärker, bald schwächer ist als die der Milz, hilft er sich
mit der Erklärung, daß die Milzveränderungen auch sekundär auftreten können
(nicht müssen), wenn die Blutschädigung von der bereits zirrhotischen Leber
ausgeht. EPPINGER hat gegen GAUCKLER (unter Anerkennung, daß seine Sclérose
pulpaire der ,,Fibroadenie der Pulpa'' späterer Beschreiber entspreche) eingewendet, daß gerade der reine hämolytische Ikterus nicht mit Fibroadenie
verbunden sei. Mir scheint, daß erst jetzt, im Lichte der Auffassung der Prozesse
als Entzündungsvorgänge, jene Befunde wirklich eine Erklärung finden. Die
S k l e r o s e n der Milz, wie sie oben von uns geschildert wurden, sind aber

nur als die narbigen Ausgangsstadien der Splenitis der Zirrhosekranken anzusehen. Gauckler unterscheidet eine Sclérose atrophique und
eine Sclérose hypertrophique; er läßt die erstere meist aus der letzteren hervorgehen; meist findet er aber den Typ mixte. Ich muß gestehen, daß mir die rein
atrophische Form (nach seiner Angabe äußerlich durch das geringe Gewicht von
50—80 g kenntlich) nicht bekannt ist. Ich fand unter 100 Fällen von Leberzirrhose nur 4mal Milzgewichte unter 100 g und alle diese bei Leuten über 60 Jahren.

Sind aber jene pigmentierten und unpigmentierten Fibrosen entzündlich entstanden, d. h. als Narben anzusehen, so fragen wir nach weiteren Beweisstücken
für die chronische Splenitis in Form von jüngeren Entzündungsvorgängen. An
anderer Stelle habe ich einmal die Milz und die Lymphknoten als organgewordene Entzündungen bezeichnet und wollte damit ausdrücken, daß in ihnen
alles, was das Mesenchym sonst in fein verteilter Weise an Abwehr, parenteraler
Verdauung, Verarbeitung gelöster und korpuskulärer Fremdstoffe leistet, hier
in konzentrierter Form organisiert ist. Die höchste Potenzierung dieser mesenchymalen Funktion ist aber die Vereinigung von roter und weißer Pulpa in
der Milz. Da ein nicht mesenchymales Parenchym und damit Kapillaren und
lymphatische Gewebsspalten fehlen, so kann sich die Entzündung nicht in der
sonst bekannten exsudativen Form abspielen; wir haben mithin dieselbe
Schwierigkeit, sie zu erkennen, wie ich sie schon für die akute Hepatitis (dort
ebenfalls wegen der Geringfügigkeit und der spezifischen Differenzierung des
periepithelialen Mesenchyms) hervorgehoben habe.

Unsere Beurteilung, ob Entzündung der Milz vorliegt oder nicht, wird sich
deshalb auf die zelligen Vorgänge um ihre größeren Gefäße und in ihren obligaten und fakultativen Bluträumen stützen müssen. Es ist natürlich Ansichtssache, ob wir Zellansammlungen, die wir in anderen Geweben als pathognomonisch für die Diagnose „Entzündung" ansehen würden, nur deshalb im
„Entzündungsorgan" Milz als Entzündungszeichen nicht gelten lassen wollen,
weil sie dort sowieso oder unter „nicht entzündlichen" Umständen angetroffen
werden. Aber so viel scheint mir sicher, daß es dort wenig „Reizzustände"
nicht entzündlicher Art geben kann, weil eben die Funktionen, welche gereizt
werden können, solche sind, die sonst die Entzündung besorgt. Ich habe an
anderer Stelle darauf hingewiesen, daß es physiologische Entzündungen gibt
und damit sagen wollen, daß die in der Pathologie als Entzündungen üblicherweise gekennzeichneten krankhaften geweblichen Reaktionskomplexe ihre
natürlichen Vorbilder bei allen Vorgängen gleicher finaler Bedeutung, nämlich
vom Charakter der Gewebsreinigung und parenteralen Verdauung haben. Aus
diesem Grunde finden wir nun auch z. B. Leukozyten ebenso in der physiologischen Milzschwellung während der Verdauung, als in infektiösen Milzschwellungen. Es scheint nun auch, daß in akuten Schüben der zirrhotischen Splenitis
Leukozytenansammlungen vorkommen, aber es ist sehr schwer, dabei den Einfluß
interkurrenter (terminaler) Infektionen auszuschließen. Es sollte auf diesen Punkt
bei exstirpierten Milzen von hypertrophischen Zirrhosen mehr geachtet werden.

Um Mißverständnissen vorzubeugen, betone ich, daß ich hier in erster Linie
von den Milzen obiger zweiter Kategorie spreche und erst in zweiter Linie die
Milzen der ersten Kategorie, nämlich die des konstitutionellen hämolytischen
Ikterus im Auge habe. Bei den letzteren überwiegt eine andere funktionelle
Hyperplasie, nämlich es hypertrophiert die Milz als Blut verarbeitendes und
Galle vorbereitendes Organ; daher in dieser die überwiegende Sinushypertrophie; der Eppingersche Befund, daß die Sinus durch Erhöhung ihres
Endothels und durch Hervorhebung ihrer Wandbegrenzung ein drüsenartiges
Aussehen annehmen können, ist zu bestätigen. Für die Milzen der zweiten
Kategorie ist die Pulpa der beanspruchte und stark arbeitende Organteil.

Dort in der Pulpa sieht man, wie schon GAUCKLER beschrieben hat, örtlich entstandene Zellansammlungen infolge einer Loslösung (Mobilisation)
der Retikulumzellen; der Vorgang ist der desquamativen Lymphadenitis unmittelbar an die Seite zu stellen. Diesen monozytären Füllungen der Pulpamaschen gesellen sich mit der Zeit zahlreiche spindelige Elemente hinzu und
dies ist der Zustand, den man am häufigsten antrifft und der wohl OESTREICH
zu der ganz richtigen Bezeichnung der „Pulpahyperplasie" bei Zirrhose veranlaßt hat. Da OESTREICH (1895) wohl der erste war, der die Milzschwellung
bei Leberzirrhose tiefer erfaßt hat, so sei aus seiner Arbeit, wiewohl sie einerseits zu stark verallgemeinert, andererseits das Wesen der Milzreizung nicht
genauer ihrem Wesen nach kennzeichnet, der Satz angeführt: „Das Wesen
des Milztumors (bei Leberzirrhose) ist ein von der Leber unabhängiges und
beruht auf irritativen Prozessen". Im ersten Stadium finde man jene zellige
Proliferation (Pulpahyperplasie), später Induration oder Übergang in wirkliche Atrophie (ohne Zunahme des Bindegewebes). Er wendet sich auch bezüglich der Leber gegen die ACKERMANNsche Lehre von den primären Nekrosen
und sieht auch für die Zirrhose in den Proliferationen den primären Prozeß.
Heute können wir einen Schritt weitergehen. Wie ich es schon für die Kapillarfibrose der Leber beschrieben habe, kommt es wohl aus den sich spindelig
streckenden Histiozyten der Pulpa selbst unter Fibrillierung plastischer inter-
zellulärer Substanz zur Bindegewebsentwicklung oder aus den noch sessil gebliebenen Retikulumzellen; die so entstehende Sklerose kann, wie wir oben sahen,
in der Pulpa sehr verschieden lokalisiert sein, bald auf die Nähe der Trabekel oder
der Follikel beschränkt, bald diffus. Woher aber die übrigen in Zirrhosemilzen
anzutreffenden Zellen der Pulpa kommen, ist nicht zu sagen; da sind häufig
Plasmazellen, Eosinophile, selten Mastzellen (vgl. die Abb. 152 bei LUBARSCH,
dieses Handbuch Bd. I, 2. Teil, S. 671); ob myeloische Elemente, Erythroblasten und Myelozyten, ohne interkurrente Anämie oder Knochenmarksreizung
angetroffen werden können, ist ebenfalls schwer zu sagen. Jedenfalls sind sie,
ebenso wie Riesenzellen nach Art der Megakaryozyten nicht so selten, aber kein
spezifischer Befund in der Zirrhosemilz. Selten sind Riesenzellen, die anscheinend
z. T. örtlich aus dem Retikuloendothel hervorgehen. Die Veränderungen der Lymphkörper in der Zirrhosemilz, soweit sie nicht in der schon beschriebenen Fibroadenie bestehen, sind ebenfalls schwer einzuschätzen wegen der häufigen interkurrenten Infektionen, welche Veränderungen an ihnen hervorbringen können.
Bei Füllung der Pulpa mit Blut kann das Blut bis in die Randteile der Lymphkörper vordringen, wie ich es schon bei frühen Stadien der biliären Zirrhose
gesehen habe. Unter „diffusion folliculaire" versteht GAUCKLER eine Ver-
wischung der Grenzen zwischen dem Lymphkörper und der Pulpa, hervor-
gebracht durch Einwucherung des lymphadenoiden Gewebes in die letztere;
umgekehrt gibt es auch bei Atrophie der Follikel ein Ausgreifen der Pulpa in
das alte Follikelgebiet. Lipoidhaltige Zellen kommen oft in der Milz bei Zirrhose, aber ohne erkennbare Beziehungen zu ihrer Art und zu den Komplikationen vor (so auch KUSUNOKI). Schließlich sei noch auf die in Zirrhosemilzen sehr häufigen faßbaren Zeichen der Blutzellenverarbeitung hingewiesen:
Erythro- und Leukozytolyse; beide geschehen teils intrazellulär, teils frei in
den Bluträumen. Die Zahl der schon im einfachen Abstrich auffindbaren,
oft Dutzende von roten Blutkörperchen enthaltenden Phagozyten retikuloendothelialer Abkunft können sehr groß sein; extrazelluläre Verarbeitung erkennt man an Trümmern von Erythrozyten (Erythrozytorhexis); die Lysis ist
wegen der schweren Nachweisbarkeit der Schatten im Schnittpräparat höchstens
indirekt aus der reichlichen Bildung von Formalinpigment bei entsprechender
Fixierung zu erschließen. Die Leukozytolyse findet ebenfalls entweder durch

Phagozytose von Leukozyten (Aufnahme in Retikulumzellen) oder durch freien Zerfall zu „tingiblen Körpern" statt.

Die Erörterungen über das Verhalten der Milz bei Leberzirrhose mußten etwas ausführlicher gehalten werden, erstens wegen ihrer Häufigkeit und Viel-gestaltigkeit, zweitens ihrer grundsätzlichen Bedeutung für die Auffassung der Krankheit. Sie zeigen wieder, daß es sich bei der Leberzirrhose eben nur in einem Teil der Fälle um eine reine Lebererkrankung, in einem mindestens so wichtigen Teil aber um eine Körpererkrankung mit Beteiligung der Leber handelt: Solche Zirrhosekranke haben auch eine kranke Leber. Es war weiter der Zweck der vorstehenden Ausführungen zu zeigen, daß auch die Milzerkran-kung in vielen Fällen eine Zirrhose, bzw. eine Entzündung, und zwar eine hyper-trophierende Splenitis ist. Daß aber dafür der Ausdruck „hepatolienale Er-krankung" nicht genügt, haben wir schon kurz berührt; denn erstens gibt es gleichzeitige Erkrankung der beiden Organe auch bei anderen Krankbeiten als bei Zirrhose, zweitens drückt er, wo er eine besondere Art der Zirrhose be-zeichnen soll, nicht alles, ja vielleicht nicht das Wesentliche aus; wie wir gleich sehen werden, beteiligen sich an dieser Zirrhoseform noch andere Organe, vor allem das Knochenmark; deshalb hat EPPINGER, dem wir die gründlichsten Untersuchungen und schöne klinische Fortschritte auf dem Gebiet verdanken, seinem Buche über „die hepatolienalen Erkrankungen" den richtigeren Unter-titel „Pathologie der Wechselbeziehungen zwischen Milz, Leber und Knochen-mark" gegeben.

Es gibt außer den schon gegebenen Hinweisen für den splenitischen Charakter der Milzschwellung bei Leberzirrhose noch einen solchen: das ist die Häufigkeit der Perisplenitis und ihr Zusammentreffen mit den Milzvergrößerungen, welche Fibroadenien und andere Gewebssklerosen des Milzinnern aufweisen. Wie sollten anders die frischen und alten zweifellos auf Entzündung beruhenden Ausschwitzungen auf der Milzkapsel zu erklären sein, als durch deren Beteiligung an exsudativen Vorgängen im Milzinneren? Von dem matten Belag und den feinen Zottenbildungen über die stearintropfen-artigen Flecken bis zur Zuckergußmilz und zur schwartigen Verwachsung; auch hier ist die veränderte Milzkapsel häufig schon makroskopisch mit Blutresten pig-mentiert zu sehen. Natürlich ist abzusehen von der Perisplenitis als Teilerschei-nung von Peritonitis und nur gemeint die frische oder alte Milzkapselentzündung, aus der Milz heraus fortgeleitet. Ich fand sie unter den 100 Zirrhosefällen aus $4^1/_2$ Jahrgängen meiner Basler Sektionen in rund $70^0/_0$; lasse ich die einfachen Verwachsungen weg, welche auch einmal durch allgemeine Peritonitis oder Fort-leitung der Entzündung von Nachbarorganen (Pleura usw.) entstanden sein können und rechne nur die reine (nicht adhäsive) Perisplenitis, so finde ich in $36^0/_0$ aller Leberzirrhosefälle Perisplenitis cartilaginea (fleckige oder diffuse Zuckergußbildung) und in $33^0/_0$ einfache Kapselverdickung (Perisplenitis fi-brosa). Es sei noch betont, daß die Milzkapselentzündung sich ebenso gut bei atrophischer wie bei hypertrophischer Zirrhose finden kann und eine bestimmte Beziehung dieses Befundes allein zu der oder jener Zirrhoseform sich nicht mit Sicherheit finden läßt. Auf die Schwierigkeiten, welche gerade bei megalo-splenischer Zirrhose wegen Verwachsungen der Milz sich der Splenektomie entgegenstellen können, hat RANZI hingewiesen. Wie ich nachträglich ersah, hat schon OESTREICH (1895) geäußert, die Perisplenitis sei ein irritativer Prozeß und entspreche den Vorgängen im Milzinneren; weshalb er den Ausdruck „Entzündung" geflissentlich vermeidet, ist nicht ersichtlich. LUBARSCH, welcher den splenitischen Charakter der Milzschwellung nicht einmal für die Schwellungen bei Infektionskrankheiten zugeben will, bestreitet auch die ent-zündliche Natur der Milzkapselverdickungen für die Mehrzahl der Fälle und will in erster Linie mechanische Momente gelten lassen (wie beim Sehnenfleck des Epikards). Hierzu möchte ich nur kurz bemerken, daß ich umgekehrt der Meinung bin, daß selbst mechanische Momente, wo sie eine Rolle spielen (und sie ist, wie ich glauben möchte, gerade bei der Zuckergußmilz und der Zuckergußleber gering), oft auf dem Wege über entzündliche Reizung (traumatische Entzündung) wirken. Ich verweise auch auf die Abbildungen LUBARSCHs einer Zuckergußmilz bei Leberzirrhose; (dieses Handbuch Bd. I/², S. 741 und 742, Abb. 192 und 193), aus denen hervorgeht, daß auch an der Unterfläche der Milz bis in den von Reibungen und Pressungen geschützten Hilus hinein die Milzkapsel wachstropfenartige Verdickungen zeigt, freilich wie immer geringer als die dem Zwerchfell und der Leibeswand zugewendete Oberfläche. Aber diese geringere Beteiligung der Unterfläche dürfte sich weniger aus dem weicheren Widerlager und der geringeren Reibung und Druckwirkung, als vielmehr daraus erklären, daß die die Zuckergußbildung unterstützende Spannung der Kapsel und hierdurch bedingte Durchlässigkeit für den Austritt entzündlichen Exsudats an den Stellen der stärksten Spannung, also an den Kanten und der Außenfläche sich auswirken wird.

Daß die Blutstauung, die von ihr verursachte pralle Ausspannung der Milzkapsel und die mit ihr verbundene Hyperämie der Kapselgefäße selbst die Schwartenbildung unterstützt, mag im Hinblick auf dasselbe Moment bei der Entstehung der Zuckergußleber ausdrücklich hervorgehoben werden; es sind denn auch die Zuckergußbildungen an Leber und Milz fast nur bei gleichzeitiger hochgradiger Stauung zu beobachten. Auch der fleckige Beginn der Zuckergußbildung spricht eher für die Entstehung von innen als für die von außen, um mich kurz auszudrücken. Zuckergußleber mit Zirrhose ist aber überhaupt nicht sehr häufig, ja es könnte auffällig erscheinen, daß bei dem doch unbestritten entzündlichen Charakter der Zirrhose nicht häufiger perihepatitische Veränderungen mitspielen. Ich sehe im Vergleich zur Milz den Grund dafür in dem ganzen anderen Bau der Leberkapsel, in dem Mangel an Kontraktionsfähigkeit, in der viel langsamer erfolgenden und geringergradigen Schwellung der Leber bei Entzündungen. Am ehesten wird man eine zirrhotische Zuckergußleber antreffen, wenn die Zirrhose mit Pseudozirrhose verbunden ist (vgl. auch das letzte Kapitel).

Wir wenden uns nun wieder der Frage der Beteiligung anderer Blutorgane als der Milz an der Zirrhosekrankheit zu. Daß hier das Knochenmark in erster Linie berücksichtigt werden muß, ist schon gesagt worden. Leider wissen wir über die Beziehungen des Knochenmarks zur Milz viel weniger als über seine zellulären Leistungen und vor allem ist es aus histologischen Bildern unmöglich, aktive und passive Fehlleistungen bzw. den primären oder sekundären Charakter seiner Erkrankungen zu erschließen. Wir müssen uns daher bei dem heutigen Stand unseres Wissens darauf beschränken, die Häufigkeit und die krankhafte Zusammensetzung des bei Leberzirrhose veränderten Knochenmarks zu kennzeichnen. Die nachfolgenden Zahlen beziehen sich zunächst auf die Diagnose mit unbewaffnetem Auge: unter 100 Fällen von Zirrhose fand sich 27mal bei atrophischer Form (LAENNEC) rote oder rotgraue Hyperplasie des Knochenmarks, 4mal gemischtes Mark und 5 mal ausgesprochene mit bloßem Auge sichtbare Hämosiderose, bei hypertrophischer Zirrhose (über 1600 g) 25mal Hyperplasie, 3mal gemischtes und 2mal braunes Mark.

Es geht daraus jedenfalls schon das Eine hervor, daß Knochenmarksveränderungen häufiger bei hypertrophischer Zirrhose angetroffen werden. Was die Beziehungen zur Milzschwellung angeht, so sind nach meinen Berechnungen Milzschwellungen bei Leberzirrhose von über 200 g 3 mal häufiger mit Hyperplasie des Knochenmarks verbunden als Fälle mit einem Milzgewicht unter

200 g. Verhältnismäßig selten ist Fettmark bei splenomegalischer Zirrhose
nnd selten Hämosiderose des Marks bei nicht geschwollenen Milzen neben Zirrhose der Leber.

Selbstverständlich wird man nicht jede Knochenmarksveränderung bei
Leberzirrhose in dem Sinne deuten dürfen, daß sie primäre Teilerscheinung
des eigentlichen Krankheitsprozesses, also etwa der Leberveränderung koordiniert ist; dazu spielen bei der Zirrhose zu oft infektiöse und anämisierende
Prozesse eine sekundäre Rolle; aber es bleibt doch eine Anzahl Fälle übrig,
wo die Leberzirrhose ihrerseits nur eine Teilerscheinung und ein durch die
Mächtigkeit der Organveränderung im Syndrom hervortretender Ausdruck
einer Blut- oder Kapillarkrankheit ist; das klassische Beispiel ist die hämochromatotische Leberzirrhose, am stärksten in der Form der pigmentierten
Polyzirrhose, wie im Bronzediabetes; ich halte sie ihrem Wesen nach für eine
allgemeine Blut- und Blutkapillarerkrankung besonderer Art (s. später), den
nächst schwächeren Grad stellen die bisher sogenannten splenomegalischen
Zirrhosen dar, in denen ich eine Erkrankung der dem engeren Retikuloendo-
thelialapparat zugehörigen Gefäßprovinzen sehe. Jedenfalls sollte wegen der
Beteiligung des Knochenmarks hierbei nicht von hepatolienalen Erkrankungen
gesprochen werden. Bevor aber das Wesen dieser gemeinsamen Erkrankungen
besser aufgeklärt ist, wird es nicht möglich sein, einen besseren Namen zu geben.

Rotes Knochenmark in Röhrenknochen bedeutet, neben einer Leberzirrhose
gefunden, jedenfalls dasselbe, was es sonst bedeutet, nämlich eine Hypertrophie
des (erythrohämopoetischen) Organs und ist in den meisten Fällen als Kompen-
sationserscheinung bei vermehrtem Blutzerfall aufzufassen. Die Farbe und
Festigkeit wechselt vom quellenden Purpurrot, das an die perniziöse Anämie
erinnert (Syntropie von Zirrhose und perniziöser Anämie ist nicht so selten)
bis zur festen Beschaffenheit, wo das Mark als Zylinder aus dem Knochen-
kanal herauszuheben ist. In solchen Fällen liegt der Vergleich der Zirrhose
mit den Blutkrankheiten (BLEICHRÖDER u. a.) nahe. Eine genaue Charakteristik des Knochenmarks bei Zirrhose stößt aber wegen der vielen interferierenden Einflüsse, welchen es dabei ausgesetzt ist, auf große Schwierigkeiten.
Es sei z. B. darauf hingewiesen, daß bei plethorischen Potatoren sowieso oft
gemischtes bis rotes Knochenmark anzutreffen ist, daß andererseits die reine
LAENNECsche Zirrhose bei Alkoholikern nicht selten gerade die Form der Zirrhose ist, bei der das Knochenmark als unverändertes Fettmark gefunden wird;
daß selbst bei HANOTscher Krankheit, deren Umgrenzung allerdings verschieden
vorgenommen wird, die Befunde am Knochenmark wechseln; daß bei hoch-
betagten Zirrhotikern oft wider Erwarten nur Gallertmark sich darbietet, wo
nach Milz- und Leberbefund stark arbeitendes Mark erwartet würde. Es kommt
hinzu, daß auch bei vorhandener Hyperplasie des Marks die Deutung des Befundes
Schwierigkeiten bereitet, indem diese angeblich auch Zellstauung, Lähmung
oder Hemmung der Blutkörperchenneubildung bedeuten kann. Es fehlt bisher
an genügenden Paralleluntersuchungen zwischen dem klinischen Blutbild und
dem pathologisch-histologischen Aufbau des Marks unter Berücksichtigung
der Form der Leberzirrhose und der Milzbeschaffenheit. Bei BANTIscher Krankheit ist neben anfallsweise auftretender „Hypoleukie" ein starker Gehalt des
Markes an Myeloblasten" und eine Armut an Erythroblasten (als Zeichen aregene-
ratorischer Anämie) gefunden worden. PEABODY und BRONN wollen häufig
bei Zirrhose Phagozytose von Erythrozyten auch im Knochenmark gesehen
haben. Auf das spärliche Schrifttum über die Veränderungen des Knochenmarks bei Zirrhose (ältere Literatur zit. bei BLEICHRÖDER) und auf die sich
völlig widersprechenden Erklärungsversuche über die Beziehungen zwischen
Milz und Knochenmark (KLEMPERER, HIRSCHFELD, EPPINGER u. a.) können

wir hier nicht eingehen. Eine systematische Untersuchung aus neuerer Zeit fehlt ganz. Gelegentliche Angaben, wie die von H. FREY (zit. nach ASKANAZY, 1927), daß bei hämochromatotischer Zirrhose wenig Megakaryozyten gefunden werden (2 Fälle) haben nur bedingten Wert. Solange nicht einmal feststeht, inwieweit geringe Grade von Hämosiderose ein krankhafter Befund sind, fehlen die Grundlagen zur Beurteilung der Beteiligung des Knochenmarks in den lehrreichen Anfangsfällen der Polyzirrhosen.

Die Lymphknoten sind im Gesamtbild der Leberzirrhose ebenfalls zu berücksichtigen, aber man kann sagen, um so unwichtiger, je weiter topographisch entfernt sie von der Leber sind. Eine allgemeine oder systemartige Veränderung findet man höchstens bei der allgemeinen Hämochromatose, im besonderen beim Bronzediabetes, wo die meisten, wenn nicht alle Lymphknoten Hämosiderose und Fuszinpigmentierung aufweisen. Sehr lehrreich ist aber die Beobachtung der der Leber nächstgelegenen Lymphknoten, der portalen Gruppe; meist weisen die nächstgelegenen peripankreatischen und epigastrischen dieselben Veränderungen auf. Sie spiegeln wichtige Vorgänge, die sich in der Leber abspielen, wieder, man findet mit der Lymphe verschleppte Galle, auch Gallenthromben, körnigen Niederschlag von Gallepigment, Hämosiderose, Abtransport von Blut, Hyperplasien des lymphoiden Gewebes, desquamative und sklerosierende Lymphadenitis, sowie die mannigfachsten bei entzündlichen Vorgängen sich sonst häufenden Zellformen. Ein jeweiliger Vergleich mit den mesenterialen Lymphknoten desselben Falles gestattet dann zu beurteilen, welche von den gefundenen Veränderungen auf die Leber und welche auf die Darmlymphe zu beziehen sind. Allerdings ist, worauf wir schon früher hingewiesen haben (S. 346), die Beschaffenheit der Gekröselymphknoten auch von den Vorgängen im freien Bauchraum (Aszites, Peritonitis) beeinflußt (so auch MAEKAWA). Nicht selten findet man einfache Atrophie oder chronischen Sinuskatarrh mit und ohne Sklerose. Den Befund von Hämolymphknoten möchte ich im Gegensatz zu EPPINGER, der in solchen eine besondere funktionelle Anpassung z. B. bei hämolytischem Ikterus sieht, ja sogar geneigt ist, an die Übernahme von Milzfunktion durch die Lymphknoten zu denken, lediglich als Zeichen von Blutsresorption bei den mit der Leberzirrhose bzw. der hinter ihr steckenden Allgemeinerkrankung (Kapillaropathie?) verbundenen hämorrhagischen Diathesen ansehen.

Freilich unterscheidet sich, wie schon weiter oben hervorgehoben, diese Blutungsneigung bei gewissen Zirrhosen von den gewöhnlichen Formen der hämorrhagischen Diathese durch die Bevorzugung der Gebiete des Retikuloendothelialapparates, können sich also auf Milz, Leber, Darm, Knochenmark (?) und Lymphdrüsen beschränken. Aber auch klinisch tritt die Neigung zu Blutungen, unabhängig von Stauungserscheinungen infolge Behinderung des Durchflusses des Pfortaderblutes durch die Leber, oft zutage, nicht nur aus Magen und Darm, sondern aus Gebieten, die gar nicht unter dem Einfluß der Pfortaderstauung stehen, wie Nase, Rachen, Mund. Schließlich sind auch Hautblutungen, selbst solche ohne Cholämie, nicht selten. Der Kreis der hämorrhagischen Diathese ist, so möchte man sagen, bei gewissen Formen der Zirrhose bald enger, bald weiter gezogen.

Recht schwierig gestaltet sich auch die Beurteilung der Erkrankungen der Gallenblase in Fällen von Leberzirrhose. Daß aufsteigende Entzündungen in den Gallenwegen letztere erzeugen können, ist schon an verschiedenen Stellen hervorgehoben und auch in der Einteilung der Zirrhose berücksichtigt worden (vgl. S. 338). Daß dabei Gallenblase und Gallengänge der Leber gleichzeitig befallen werden können, liegt auf der Hand. Ebensogut vermögen aber primäre, zuerst isolierte Entzündungen der Gallenblase, zu

intrahepatischer Cholangitis und zu Hepatitis zu führen, und zwar auf einem
doppelten Weg: erstens intrakanalikulär auf dem Schleimhautweg, besonders
bei Störungen des Galleabflusses in den distalen Abschnitten der Gallenwege
(Choledochus), zweitens auf dem Blutwege, weil bekanntlich das Kapillarblut
der Blase zur Leber, bzw. zur Pfortader abgeführt wird. Mithin besteht auch
die Möglichkeit der hämatogenen Infektion des Lebergewebes aus der Gallenblase. Wie häufig der umgekehrte Fall, nämlich die deszendierende Infektion
mit sekundärer Cholezystitis ist, entzieht sich um so mehr der Beurteilung, als
es wahrscheinlich ist, daß in die Gallenblase auch Blutbakterien ausgeschieden
werden können und dann nicht zu entscheiden ist, woher die Infektion kam,
aus der Leber oder unmittelbar aus dem Blute. Für gewisse Formen des Stein-
leidens wird von einigen Seiten (Naunyn) bekanntlich angenommen, daß die
Gallenblase immer sekundär erkrankt. Wir haben aber auf die Schwierigkeit,
die „Cholangien" anatomisch zu fassen, schon bei Besprechung der akuten Leberentzündungen aufmerksam gemacht. Ich muß mich hier begnügen, auf die
Häufigkeit der Gallenblasenveränderungen bei Leberzirrhose (29%) hinzuweisen. In 100 Fällen fand sich nämlich:

Cholezystitis ohne Steine . . . . 2 mal
Cholezystitis mit Steinen . . . . 16 „
Steine ohne Wandentzündung . . . . 7 „
Gallengrieß ohne Wandentzündung . . . . . . 6 „

Leider ist nicht immer die genauere Steinnatur notiert, es sind aber ganz
überwiegend Bilirubinkalksteine, womit auch eine Angabe von Askanazy
übereinstimmt[1]. Nimmt man schließlich hinzu, wie schwierig es ist, aus dem
histologischen Bild vorgeschrittener Zirrhosen die (primäre) Cholangitis herauszuschälen, so ergibt sich zusammengefaßt, daß ein Urteil über die Wichtigkeit der Gallenwegveränderungen in der Pathogenese der Zirrhose
nicht möglich ist. Nach den neuesten Versuchen von Genkin und Dmitruk
entsteht immer eine periportale, wechselnd schwere Leberentzündung, wenn
sterile oder nicht sterile Fremdkörper in die Gallenblase eingebracht werden;
Zirrhose wurde freilich nicht beobachtet.

Lückenhaft ist noch unsere Kenntnis über die chemischen Veränderungen
der Galle bei Leberzirrhose. O. Schultz-Brauns fand eine geringere Pufferung
der Blasengalle, beruhend wahrscheinlich auf einem geringeren Gehalt an Gallensäuren, der Gallenfarbstoffgehalt war ebenfalls gering.

Die Gleichzeitigkeit von chronischen Leber- und Pankreasentzündungen wird bis zu einem gewissen Teil verständlich durch die Tatsache,
daß auch Entzündungen der Bauchspeicheldrüse (nicht nur, wie bekannt,
die schweren Nekrosen des Organs) häufig zusammen mit Gallenblasenleiden
angetroffen werden (Ebner, Kehr u. a.). Kehr meinte, daß das Pankreas
bei chronischer Cholezystitis in 14%, bei Choledochussteinen und Cholangitis
in 50% sekundär krank sei; Gross hält diese Zahlen, indem er ihre klinische
Grundlage kritisiert (Ausfall der Cammidgereaktion) für viel zu hoch. Aber
es gibt noch andere Beziehungen zwischen Leber- und Pankreaszirrhose. Zum
Unterschied von den eben erwähnten, die man sich durch intrakanalikulär
fortgeleitete Entzündung entstanden denkt, verdanken diese immer einer mit
dem Blut, und zwar notwendigerweise mit dem arteriellen Blut vermittelter
Giftwirkung ihre Entstehung. Den klassischen Fall bietet hier wieder der Bronzediabetes mit der rostfarbenen Pankreassklerose und der wechselnd großen

---

[1] Anmerkung bei der Korrektur: Askanazy hat neuerdings (1929) das Ergebnis systematischer Untersuchungen über die Häufigkeit von Mikrolithen in der Galle und von —
nach seiner Ansicht — daraus hervorgehenden Pigmentkalksteinen bei Zirrhose mitgeteilt
(Dtsch. path. Ges. 24. Tagg in Wien **1929**).

Pigmentzirrhose der Leber neben allgemeiner Hämochromatose [1]. Unter Wegfall der letzteren gibt es dann nicht selten Fälle ausschließlich an Leber und Pankreas erscheinender hämochromatotischer Polyzirrhose, meist noch mit entsprechenden Veränderungen der Milz (des Knochenmarks) und immer der regionären Lymphknoten. Sodann Fälle mit abgeschwächter eisenhaltiger und eisenfreier Pigmentierung, aber noch deutlichen Sklerosen und Parenchymverlusten der beiden Organe; endlich solche Fälle, wo es auch dem geübten Beobachter schwer fällt, zu entscheiden, ob das interstitielle Bindegewebe der Bauchspeicheldrüse vermehrt ist oder nicht (bekanntlich ist der Anfänger immer eher geneigt, bindegewebige Indurationen des Pankreas makroskopisch und mikroskopisch anzunehmen). Wenn POGGENPOHL in sämtlichen Fällen von Leberzirrhose (24 Fälle, darunter 2 hypertrophische Zirrhosen) und STEINHAUS in 11 von 12 Fällen eine entzündliche Pankreassklerose gesehen haben will, so ist dies nicht überzeugend, oder könnte nur an einer besonderen Zusammensetzung seines Materials gelegen haben, zumal er angibt, daß keine Parallelität in der Stärke der Sklerosierung von Leber und Pankreas vorliege, aber die letztere zeitlich älter erscheine. Er vertritt dabei eine enterogene Entstehungsweise und stützt sich auf Befunde von angeblichem Katarrh der Ausführungsgänge, Befunde, die stark den Verdacht von Verwechslung mit postmortalen Abschilferungen der Epithelien erwecken. Bedenklich stimmt, daß ein so erfahrener Pathologe wie E. KAUFMANN den Angaben POGGENPOHLs und gleichlautenden von STEINHAUS, D'AMATO, LANDO hinsichtlich der Regelmäßigkeit von diffuser interstieller Pankreatitis bei Leberzirrhose zustimmt. Weitere Arbeiten stammen von OPIE und von PIRONE. Dagegen bemerkt BLEICHRÖDER, daß das Pankreas bei Zirrhose „in der Regel frei von wesentlichen Veränderungen" sei. LISSAUER findet, daß außer der Zirrhose auch die Verfettung des Pankreas derjenigen der Leber parallel geht.

Ob es eine Säuferzirrhose des Pankreas gibt, d. h. eine schlechthin durch den Alkoholismus bedingte entzündliche Pankreasschrumpfung ohne gleichzeitige Alkoholzirrhose der Leber, was schon FRIEDREICH angenommen hat, scheint mir fraglich. Auch LEFAS und WEICHSELBAUM haben chronische Pankreasentzündung durch Alkoholismus beschrieben. SYMMERS beobachtete zuweilen Fettansammlung in den LANGERHANSschen Inseln. Nicht zu bezweifeln ist die gleichzeitige Leber- und Pankreaszirrhose bei den Säufern, die auf die Vergiftung mit Kapillarschädigungen und somit in der Form der hämochromatotischen, bald mehr, bald weniger pigmentierten Polyzirrhose (s. oben) reagieren. Sonst sieht man auch bei den unzweifelhaften schwersten Formen der Leberzirrhose durch Alkohol, der Schnapszirrhose, die Miterkrankung des Pankreas durchaus nicht regelmäßig oder viel schwächer als die Lebererkrankung. DIEKHOFF hält die alkoholische Pancreatitis chronica für hämatogen und nicht für enterogen (aus einem Duodenalkatarrh aszendierend); dem widerspricht GROSS.

Neben solchen Möglichkeiten gleichzeitiger zirrhotischer Erkrankung von Leber und Bauchspeicheldrüse entweder durch aszendierende Gangentzündungen beider Organe (sicher selten!) oder auf hämatogenem Wege besteht die Möglichkeit der Abhängigkeit der einen Organzirrhose von der anderen. Dabei dürfte die sekundäre Pankreaserkrankung nicht so einfach zu erklären sein; Blutstauung allein könnte nicht zu einer sklerosierenden Pankreasentzündung führen, es sei denn, daß das Blut schon vergiftet wäre und etwa in diesem Zustande aus der Milzvene in deren Seitenäste zum Pankreas zurückgestaut würde oder daß auf dem Lymphwege die Bauchspeicheldrüse vom Magen oder

---

[1] Zur Vermeidung von Wiederholungen sollen der Bronzediabetes und die verwandten Zirrhosen erst später in einem eigenen Kapitel (S. 407 ff.) besprochen werden.

von der Leber aus (über die Portaldrüsen und epigastrischen Lymphknoten) vom Gift infiltriert würde, eine durchaus mögliche, vorläufig aber rein hypothetische Annahme.

Gross rechnet aber mit dieser Möglichkeit nicht nur bezüglich der neben chronischen Gallenblasenentzündungen operativ gefundenen, „scheinbaren" Pankreasverhärtungen, welche wieder zurückgehen sollen, sondern auch als Ursache echter Sklerose infolge chronischer Lymphstauung (ähnlich Arnsperger und Deaver). Die Veränderungen des Pankreas durch reine Blutstauung scheinen noch zu wenig genau beschrieben zu sein, um beurteilen zu können, wie viel von den Pankreasveränderungen bei Leberzirrhose etwa auf Rechnung einer Stauungsinduration gesetzt werden kann. Es wiederholt sich, merkwürdigerweise meines Wissens noch nie hervorgehoben, dieselbe Fragestellung wie bei der Milz.

Die sekundäre Miterkrankung der Leber bei primärer Pankreassklerose wäre an sich leichter verständlich, weil aus einem kranken Pankreas der Leber ohne weiteres sklerogene Giftstoffe durch die Pfortader zufließen könnten; aber ein Beweis für diesen Zusammenhang, auf den auch die obige Angabe Poggenpohls hindeuten würde, daß bei gleichzeitiger entzündlicher Induration der beiden Organe das Bindegewebe im Pankreas älter zu sein pflege, ist durchaus nicht zu erbringen. Um die Möglichkeit einer solchen sekundären Leberzirrhose aus dem Pankreas zu stützen, muß man schon auf solche seltenen Fälle zurückgreifen, wie den von Rudolph beschriebenen, wo bei einer Fettgewebsnekrose des Pankreas analoge Nekrosen im Lebergewebe zu sehen waren. Daß auch diese Beobachtung eine sehr seltene Ausnahme ist, wird jeder bestätigen, der regelmäßig bei solchen akuten Pankreaserkrankungen die Leber histologisch nachgesehen hat, ganz abgesehen davon, daß die Möglichkeit der Resorption so stark wirkender Gewebsgifte bei akuten Pankreaserkrankungen noch nichts darüber aussagt, ob bei chronischen solchen etwas Ähnliches geschehen könnte.

Die wichtigste Beziehung zwischen Leberzirrhose und Pankreas betrifft das Vorkommen von Diabetes bei Leberzirrhose. Es ist bekannt, daß mit zirrhotischer Erkrankung der Leber allein nicht selten schon eine Herabsetzung der Zuckertoleranz verbunden ist und Steinhaus wollte bei der von ihm gefundenen Häufigkeit der Pankreassklerose diese dafür verantwortlich machen (obwohl er fast immer, nämlich 11 unter 12mal, die Inseln unverändert gefunden hatte). Naunyn erwähnt 3 Fälle von Diabetes bei Leberzirrhose ohne Bindegewebsvermehrung in der Bauchspeicheldrüse. Aber dies hat angesichts der von Heiberg, Weichselbaum u. a. festgestellten Schwierigkeit, selbst bei notorischem Pankreasdiabetes die anatomische Grundlage der diabetischen Erkrankung an den Pankreasinseln zu finden, wenig zu sagen; es steht demnach nicht fest, ob es etwa einen hepatogenen Diabetes durch Leberzirrhose gibt. Claude Bernard spricht von dem Vorkommen vorübergehender „surexcitation du foie". Die Häufigkeit von Diabetes bei Leberzirrhose wird sehr verschieden eingeschätzt. Noorden gibt an, daß nur 2—3% der Diabetiker Zirrhose haben, Lépine sah öfter leichtere Fälle von Glykosurie bei Zirrhose, zählt aber doch 3 Zirrhosen auf 36 Diabetesfälle, Weichselbaum 11 auf 183, Cécil 7 auf 90, Sauerbeck 3 auf 176 (zit. nach Heiberg), Heiberg selbst 8 auf 112. Ich selbst fand umgekehrt unter 175 aufeinanderfolgenden Fällen von Leberzirrhose in Basel nur 3mal in der klinischen Diagnose Diabetes vermerkt. Daß dies eher eine zu kleine Zahl ist, ergibt sich aus der Beobachtung, daß ich in München einmal innerhalb von 3 Jahren 8 Fälle von Diabetes bei Leberzirrhose zu sehen Gelegenheit hatte und daß mancher Fall sonst nach dem anatomischen Bild hätte einen gleichzeitigen Diabetes erwarten lassen, z. B. bei ausgesprochener pigmentierter Polyzirrhose, ohne daß ein solcher klinisch diagnostiziert war, vielleicht weil der Fall sterbend auf die Klinik kam; es ist überdies bekannt, daß selbst beim Bronzediabetes der Zucker aus dem Harn agonal verschwinden kann.

Sicher bleibt eine große Anzahl von Fällen, wo neben Leberzirrhose sklerosierende Entzündung oder sagen wir vorsichtiger Bindegewebsvermehrung im Pankreas festzustellen ist, ohne daß eine sorgfältige klinische Beobachtung Glykosurie gefunden hat. Dies rührt offenbar davon her, daß, wie schon andere bemerkt haben, diese Sklerosen des Pankreas die Inseln meist nicht beteiligen. In schwächeren Fällen beschränkt sich die Bindegewebsvermehrung auf das interazinöse Gerüst, erst in stärkeren pflegt sie auch intraazinös deutlich zu sein. Eine allgemeine schwere, dem Leberprozeß ganz analoge schrumpfende Entzündung des Pankreas mit Parenchymatrophie und Umbau pflegt, besonders wenn es sich um die hämochromatotische „Kapillaritis" handelt, auch die Inseln zu beteiligen. Damit sind wir wieder bei unserem Ausgangspunkt in den Erörterungen über die Beziehungen zwischen Leberzirrhose und Pankreas angelangt. Was die mikroskopischen Besonderheiten dieses für die ganze Lehre der Leberzirrhose so bedeutsamen Krankheitsbildes angeht, so sei auf das Kapitel über die Pigmentzirrhosen verwiesen.

Fassen wir nur kurz das über die Entstehungsweise der Pankreassklerose bei Leberzirrhose Gesagte zusammen, so ergibt sich, daß jene auf verschiedene Weise entstehen kann, nach meiner Meinung am häufigsten auf hämatogenem Wege, nach der Ansicht von GROSS am häufigsten auf aszendierende (intrakanalikuläre) Weise; in diesem Fall lokalisiert sich die Entzündung und später die Bindegewebswucherung am stärksten um die Ausführgänge („Perisialangitis" von POGGENPOHL); welche Rolle daneben etwa noch die lymphogene (retrograde) Entzündung oder die einfache elephantiastische Induration durch Lymphstauung spielt, entzieht sich vorläufig der Beurteilung.

Von sonstigen Pankreasveränderungen bei Leberzirrhose ist nicht viel bekannt. Es sind fettige Degenerationen des Parenchyms, Blutungen ins Gewebe, auch in die Inseln beschrieben; weitaus am häufigsten sind Fettdurchwachsungen. Wenn sie nicht Teilerscheinung einer allgemeinen Fettsucht oder einer Drüsenatrophie durch Störung der äußeren Sekretion des Pankreas sind, bleibt ihre Entstehungsweise zuweilen unklar. Eine eigene Beobachtung (1922) betraf einen 12jährigen Knaben mit fast völligem lipomatösem Schwund der Bauchspeicheldrüse, schwerem chronischem Magendarmkatarrh, intermittierender Gelbsucht und fraglichem Diabetes, sowie Neigung zu Eiterungen, besonders Furunkulose; die Leber zeigte eine Zirrhose mäßigen Grades.

Die übrigen Speicheldrüsen des Körpers finden wir neben der Leberzirrhose im allgemeinen nur beim Bronzediabetes und den verwandten, abgeschwächten hämochromatotischen Zirrhosen verändert, und zwar mit Ablagerung von eisenhaltigem und eisenfreiem Pigment, jedoch ohne deutliche Induration oder Schrumpfung. Gelegentlich findet man auch einfache Vergrößerungen der Mundspeicheldrüsen, wohl mehr aber im Zusammenhang mit einem Übermaß an Nahrungsaufnahme (Habitus digestivus der Zirrhotiker) als mit der zirrhotischen Krankheit; in einem Fall von Leberzirrhose bei einem 83jährigen Manne lag dieser Zusammenhang recht deutlich vor.

Die Beurteilung der Veränderungen des Magens und des Darms stößt bei Leberzirrhose teils auf die gleichen Schwierigkeiten wie bei Milz und Pankreas, teils auf besondere. Die gleichen betreffen die Wirkungen, welche die Stauung auf die Schleimhäute des Verdauungsschlauches hat, die besonderen Schwierigkeiten wiederum die Frage, wieviel von den angetroffenen sehr häufigen Veränderungen, die Stauung abgerechnet, primärer und wieviel sekundärer Natur sind. Wir sehen dabei noch von der auch sonst so mißlichen frühen kadaverösen Zerstörung ab, ferner von Ödembildungen, wie sie z. B. am Blinddarm und Kolon, schon weniger am Dünndarm den Aszites begleiten können. Von den syntropischen, mehr selbständigen Erkrankungen, die sich der Zirrhose hinzu gesellen, wie Magengeschwüre, Krebs des Verdauungstraktus soll erst später die Rede sein. Systematische Untersuchungen über die feinere histologische Beschaffenheit des Magendarmkanals bei Leberzirrhose liegen nicht vor. Sie wären besonders für die Frühstadien wichtig, schon wegen der viele Anhänger zählenden Anschauung, daß eine große Zahl von Leberzirrhosen enterogener Natur sind (Hoppe-Seyler, Boix, Baumgarten u. a.). Eine solche Analyse müßte aber nicht nur den reinen Stauungsdarm, sondern auch die rein alkoholischen Magen-Darmveränderungen erst herausschälen, zumal gerade in der Frage der Alkoholätiologie der Zirrhose so oft behauptet worden ist, daß diese nur über eine primäre Gastroenteritis zustande komme. Es fällt auf, daß am Magen die hypertrophischen und pigmentierten Katarrhe neben der Leberzirrhose weit überwiegen, ferner die Häufigkeit der Hämochromatose der bindegewebig-muskulösen Wandbestandteile natürlich wieder am stärksten bei der pigmentierten Polyzirrhose. Weiter fällt oft der fade und faulige, nicht näher beschreibbare Geruch des Darminhaltes bei Leberzirrhose auf. Bleichröder bemerkt, daß mikroskopisch die Differentialdiagnose am Magen hinsichtlich der zelligen Zusammensetzung zwischen Stauungsveränderung und zirrhotischer Veränderung nicht immer möglich ist. Weder aus seinen noch aus Carvaglios Beschreibungen noch aus eigenen Untersuchungen (mit Ulrich) geht hervor, daß spezifische Formen der Entzündungen oder sonstiger Veränderungen (Einlagerungen, Zusammensetzung des interstitiellen Gewebes und der lymphadenoiden Organe), aufgezählt werden können. Anschütz machte auf das Vorkommen von eigenartigem Ileus bei Leberzirrhose aufmerksam.

Während für den Darmkanal hauptsächlich die Frage der primären präzirrhotischen oder gar zirrhogenen Veränderungen ein Interesse hat, kommen für die Lungen, wenn wir von der seltenen experimentell beglaubigten Möglichkeit einer zirrhogenen Giftzufuhr auf inhalatorischem Weg absehen, nur sekundäre Veränderungen in Betracht. Das Problem ist ein ähnliches, wie bei der Frage der sekundären Leberzirrhose bei Milz- oder Pankreaserkrankungen. Prallen alle, vermutlich recht reichlichen Giftstoffe, die in der zirrhotischen Leber durchfließen oder dort entstehen (durch Gewebszerfall oder durch Störungen der Leberfunktionen) am Lungengewebe einfach ab oder vermögen sie es zu beschädigen? Ich habe dieser Frage besonderes Augenmerk geschenkt und in der Annahme, der stärkste Fall einer solchen Beeinflussung müßte für die Lunge bei der akuten gelben Leberatrophie vorliegen, auch dabei auf die Beschaffenheit der Lungen, speziell auch ihrer Kapillaren geachtet, kann aber nichts finden, außer einer entschiedenen Häufigkeit des Lungenemphysems bei Zirrhose; dieses ist aber möglicherweise unabhängig von der Zirrhose und mehr verknüpft mit dem schon beschriebenen gewöhnlichen pyknischen Habitus der Zirrhotiker.

Auch die Nieren werden weder als Ausscheidungsorgan noch aus sonstigen denkbaren Beziehungen (Gefäße) besonders häufig erkrankt gefunden (s. Schlußkapitel). Der einzige auffällig häufige Befund ist der Kalkinfarkt des Nierenmarks. Die zuerst von Askanazy beachtete Koinzidenz betrifft nach E. Goldschmid 91,6% der Zirrhosefälle, umgekehrt zeigte die Leber unter 47 Fällen von Kalkinfarkt der Nierenpyramiden nur 3mal keine zirrhotischen Veränderungen. W. Kühn schätzt das letztere Verhältnis etwas weniger hoch ein, fand aber auch unter 29 Zirrhosen bei 25 den Kalkinfarkt. Auf die Veränderungen der Nieren durch Ikterus, die Ablagerung oft nicht kleiner Mengen von

Cholesterinestern in den Nierenepithelien soll hier, weil nicht der Zirrhose allein eigentümlich, nicht näher eingegangen werden.

Von den endokrinen Organen ist im Zusammenhang mit der Leberzirrhose nicht viel zu sagen. Am ehesten noch sind die Hoden zu erwähnen; eine ganze Anzahl Beobachter betonen die Häufigkeit der Verödungen und Atrophien des Hodenparenchyms mit und ohne Wucherung und Pigmentierung der Zwischenzellen (WEICHSELBAUM, KYRLE und SCHOPPER, SCHOPPER, BERTHOLET [dieser zit. nach GOETTE], STERNBERG). Ich verweise auch auf die später angeführte (S. 424) Beobachtung von Hodenatrophie bei Bronzediabetes. Aus den Versuchen von KYRLE und SCHOPPER mit Alkoholvergiftung bei Kaninchen (s. S. 319) wäre zu entnehmen, daß es nicht die kranke Leber, sondern die zirrhogenen Gifte selbst sind, welche unmittelbar auf die Hoden wirken (SCHOPPER). Die Art der Parenchymveränderungen unterscheidet sich nicht von der durch andere Gifte bedingten. Ob sie ihrerseits wieder Einfluß auf den Habitus bei Zirrhose (Spärlichkeit der Geschlechtsbehaarung) nehmen können, wie behauptet wurde, ist fraglich. Über besonderes Verhalten der Eierstöcke bei Leberzirrhose ist meines Wissens nichts bekannt; die größere Seltenheit der Krankheit bei Frauen und besonders bei jüngeren Frauen erschwert ein quantitativ genügend gestütztes Urteil. HANOT und LEREBOULLET beobachteten bei (biliärer) Zirrhose Aufhören der Menstruation und Schwund der sekundären Geschlechtsmerkmale. Von dem Verhalten der Schilddrüse und der ganz auseinandergehenden Einschätzung ihrer Bedeutung für den zirrhotischen Prozeß ist schon an anderer Stelle die Rede gewesen (vgl. S. 308). Wenn auf der einen Seite, wohl fälschlicherweise, die Annahme vertreten wird, sie sei oft bei Zirrhose atrophisch und rein hypothetisch gefolgert wird, daß sich ihre Insuffizienz nicht nur in leicht myxomatösen Zügen des Zirrhotikers verrate, sondern daß sie sogar ursächlich für die „schlechte" Regeneration des Lebergewebes verantwortlich zu machen sei (nach EPPINGER und HOFER ist die Regeneration der Leber bei thyrektomierten Tieren mangelhaft), so ist doch auf der anderen Seite eine vollkommene Ableugnung irgendwelcher Beziehungen zwischen Schilddrüse und Leber nicht berechtigt. Es ist wenigstens auffällig, wie verhältnismäßig häufig bei schwerer Thyreohypoplasie Leberzirrhose gefunden wird. So habe ich selbst (1920) in einem Fall von kongenitalem Myxödem wegen totaler Thyreoaplasie bei einer 28jährigen Zwergin (99 cm) eine tödliche Leberzirrhose mit Verblutung aus Ösophagusvarizen gesehen; eine Abbildung des Falles findet sich in meiner Darstellung der „Inneren Krankheitsbedingungen" in ASCHOFFs Lehrbuch der Pathologischen Anatomie" (7. Auflage, 1928, S. 19). Von Beobachtungen ähnlicher Art seien erwähnt: Eine solche von K. LANDSTEINER und AD. EDELMANN [17jähriges kleinwüchsiges (141 cm) Mädchen mit angeblicher (nicht ganz überzeugender) multipler Blutdrüsensklerose, aber mit unzweifelhafter sklerotischer Atrophie der Schilddrüse neben hochgradiger Leberzirrhose], ein ähnlicher Fall von UEMURA und eine Pigmentzirrhose neben Sklerose der Thyreoidea und Atrophie der Hoden, beschrieben von CLAUDE und SOURDEL. Bei WARFIELD und YOUMANS finden sich Angaben über Leberschädigungen in schweren Fällen von Thyreotoxikose, die ich nicht genauer einsehen konnte. Ich selbst kenne aus eigener Anschauung nur eigenartige, meines Wissens bisher nicht beschriebene leicht sklerosierende Randatrophien nicht entzündlicher Natur bei BASEDOWscher Krankheit, auf die ich hier wegen ihres nicht narbigen Charakters nicht näher einzugehen brauche. Über besonderes Verhalten von Nebennieren, Epithelkörperchen (sie wären wegen der Beeinflussung des Kalkstoffwechsels noch genauer zu prüfen!), Hypophysis, Epiphysis bei der Leberzirrhose ist nichts bekannt. Über die Karotisdrüse liegt eine Untersuchung von L. PAUNZ vor; er beschrieb produktive interstitielle

Veränderungen, einmal bei hypertrophischer Leberzirrhose eine entsprechende zirrhoseartige Sklerosierung der Karotisdrüse; eine Abbildung nach Paunz, geradezu bezeichnet als Hanotsche Zirrhose der Karotisdrüse, findet sich in diesem Handbuch Bd. VIII, S. 1068 (A. Dietrich und H. Siegmund: Die Nebenniere und das chromaffine System usw.). Paunz hält die Veränderungen von Leber und Karotisdrüse für einander koordiniert.

Schließlich liegt noch eine Angabe von Teruyama (zit. nach Maekawa) vor, nach welcher auch die Hypophysis bei Zirrhose Bindegewebsvermehrung aufweise.

Vom Skelet ist in diesem Zusammenhang nichts von eigenartigen Befunden zu erwähnen. Was endlich das Gehirn anlangt, so soll davon erst im Rahmen der Wilsonschen Krankheit (s. S. 462) gesprochen werden. Wegen den neben Zirrhose vorkommenden Augenerkrankungen (Chorioiditis hepatica, Xerosis conjunctivae, Hemeralopie usw.) verweise ich auf den Band XI dieses Handbuches.

h) Die verschiedenen Formen der Leberzirrhose.

Von der Einteilung der Leberzirrhose, wie sie im folgenden eingehalten werden wird, ist schon auf Seite 332 ff. die Rede gewesen. Sie ist ungefähr die allgemein übliche, nach gemischt beschreibenden und ursächlichen Gesichtspunkten geordnete; sie läßt sich zur Zeit nicht recht gut durch eine bessere ersetzen. Sie befriedigt aber durchaus nicht; nicht allein deswegen, weil kein einheitliches Unterscheidungspinzip darin angewandt ist, sondern vor allem, weil die zu zeichnenden Formen sich zum Teil ziemlich überschneiden und manche der zur Kennzeichnung verwandten Erscheinungen (Hämosiderose, Verfettung) in ätiologischer und symptomatischer Einschätzung sehr unsicher sind.

Hingegen muß mit allem Nachdruck betont werden, daß hier zur Zirrhose nur jene Leberveränderungen gerechnet werden, deren Natur entzündlich ist; der entzündliche Charakter wird in den Mittelpunkt der Betrachtung gestellt, als das ausschlaggebende Kennzeichen für die Zugehörigkeit einer fraglichen Leberveränderung zum Formenkreis der Zirrhose angesehen. Entscheidend kann dabei nur sein das pathologisch-anatomische bzw. pathologisch-histologische Bild, nicht der klinische Charakter des betreffenden Leberleidens. Unter Leberzirrhose fassen wir also die Ausgänge der verschiedensten Leberentzündungen hier zusammen. Historisch begründet ist dies nicht, denn die Geschichte der Erforschung der Leberkrankheiten hat diesen Gesichtspunkt durchaus nicht gewahrt; ist doch selbst Laennec (s. unten) über die Natur der zwar vor ihm schon bekannten, aber von ihm erstmalig klinisch und anatomisch genauer beschriebenen und von ihm „Zirrhose" benannten Krankheit über deren Natur im Irrtum befangen gewesen. An sich stünde also nichts im Wege, den Prozeß jeweils neu zu definieren, entsprechend neuer Erkenntnis über sein Wesen. Aber diese Versuche müssen genügend begründet sein. In den letzten 25 Jahren ist unter dem Einfluß der Anschauungen von Kretz immer mehr die Erscheinung des Leberumbaues in den Vordergrund des zirrhotischen Prozesses gerückt worden. Es ist richtig, daß die Erhaltung der Funktion des Organs, des Lebens der Kranken und ein Teil der klinischen Krankheitszeichen weitgehend mit den Reparationsvorgängen in der kranken Leber verknüpft sind; es ist deshalb aber nicht berechtigt, in diesen doch sicher sekundären Vorgängen das Wesen der Krankheit zu sehen, ebensowenig wie die sie auslösenden Parenchymverluste; diese sind zwar im Verhältnis zu dem nachwachsenden Lebergewebe, also zu den Reparationsvorgängen als „primär" zu bezeichnen, aber durchaus nicht, wie schon oben bei Besprechung des Wesens der Zirrhose ausgeführt wurde, im Verhältnis zur ganzen Krankheit.

Wir haben im vorigen versucht, Hepatose und Hepatitis auseinanderzuhalten, wie es schon länger für die Niere anerkannt ist und nur der Umstand, daß wir in der Leber keine so deutlich abgrenzbare anatomische Gewebseinheit („Hepaton") wie in der Niere (Nephron) oder im Nervensystem (Neuron) haben, und daß das mesodermale und das epitheliale Organ nicht wie bei der Niere zum Teil hintereinander, sondern parallel geschaltet sind, hat wohl bisher verhindert, die gleichen Folgerungen zu ziehen, die in der Lehre von der Nephritis sich als nützlich erwiesen haben. Wenn wir uns der aufgestellten Reihe erinnern, von der (fast) reinen chronischen interstitiellen Hepatitis (mesenchymale Form der hypertrophischen Leberzirrhose) über die an Zahl weit überwiegenden Mischformen von chronischer Hepatose und Hepatitis zu den wiederum seltenen (fast) reinen Formen der Hepatose, wie sie in den akuten und chronischen gelben und roten Leberatrophien vertreten sind, dann läßt sich leichter klarstellen, wo wir die Grenzen der Leberzirrhose ziehen. Gerade die letztgenannten Formen des Leberschwundes müssen unseres Erachtens, weil ihrem Wesen nach zunächst nicht entzündlicher, sondern degenerativ-atrophischer Natur, aus der Leberzirrhose ausgeschieden werden. Ja ich möchte für die akute bzw. subakute gelbe Leberatrophie geradezu sagen, daß in je reinerer Form sie auftritt, desto reinere Regeneration ohne Entzündung ihr folgt, was auch grundsätzlich deshalb so wichtig ist, weil es zeigt, daß an sich Parenchymabschmelzungen des Lebergewebes, kleine und große, nicht notwendig von „sekundärer" Entzündung gefolgt sein müssen. Noch deutlicher erweist sich dies bei der roten Atrophie, wir werden in unserem Schlußkapitel unter den seltenen Formen der Zirrhosen gerade als seltenen Ausnahmefall die echte „cirrhose cardiaque" zu besprechen haben, d. h. das Ereignis, daß Stauungsatrophien einmal von entzündlichen Narbenbildungen begleitet sein können.

Es mußte diese grundsätzliche Stellungnahme nochmals vor der Besprechung der Einzelformen der Zirrhose hervorgehoben werden, um die Grenzen des zu besprechenden Krankheitsgebietes der Leber abzustecken und weil nach Niederschrift des größten Teils dieses Handbuchbeitrages GHON im ASCHOFFschen Lehrbuch der Pathologischen Anatomie (7. Auflage) die Leberzirrhose nicht mehr unter den Entzündungen, sondern unter den Veränderungen durch Ausheilung und Anpassung abhandelt und sie als „Hepatopathia chronica" bezeichnet. Im Gegensatz dazu versuche ich in Befolgung des Grundsatzes, den Entzündungsbegriff möglichst von den reparatorischen Vorgängen zu reinigen und die verschiedenen Folgezustände nach degenerativ-atrophischen Gewebsveränderungen möglichst scharf zu unterscheiden, auch hier zu zeigen, daß es Leberzirrhose gibt, wo degenerativer Untergang von Leberparenchym nur eine ganz geringe Rolle spielt, weiter, daß Parenchymverluste an sich nicht zur Zirrhose, d. h. zum Umbau mit Narbenbildung führen müssen, kurz, daß der Untergang des Parenchyms pathogenetisch nicht das Wesentliche bei der Zirrhose ist, sofern man nur das Parenchym der Leberzellen meint. So sollen also im folgenden nur diejenigen Lebererkrankungen eine Besprechung finden, die sich unter dem Gesichtspunkt der entzündlichen Natur der Leberzirrhose aufzählen lassen.

Auch einem neuesten Vorschlage O. WELTMANNs, den Ausdruck „Zirrhose" der LAENNECschen Krankheit mit Zerstörung der Läppchenbildung vorzubehalten und die anderen Formen („Hanot", biliare Zirrhosen, chronische tuberkulöse Leberentzündung) als Fibrosen zu bezeichnen, kann ich aus vielen Gründen, die sich aus dem vorigen ergeben, und schon aus dem einen

prinzipiellen Gesichtspunkt nicht zustimmen, weil es auch nicht entzündliche
Fibrosen der Leber gibt (Fibrosis = „Vermehrung von Bindegewebe").

An den Kriterien der Unterscheidung und an den Grundsätzen der im folgenden eingehaltenen Systematik ist schon oben Kritik geübt worden.

i) Die atrophische Leberzirrhose (Laennecsche Form).

Unter atrophischer Leberzirrhose versteht man im allgemeinen eine durch
den zirrhotischen Vorgang selbst verkleinerte Leber. Die Verkleinerung ist
bedingt einerseits durch die Einbuße an Leberparenchym, andererseits durch
die schrumpfende Wirkung des an seine Stelle getretenen Narbengewebes.

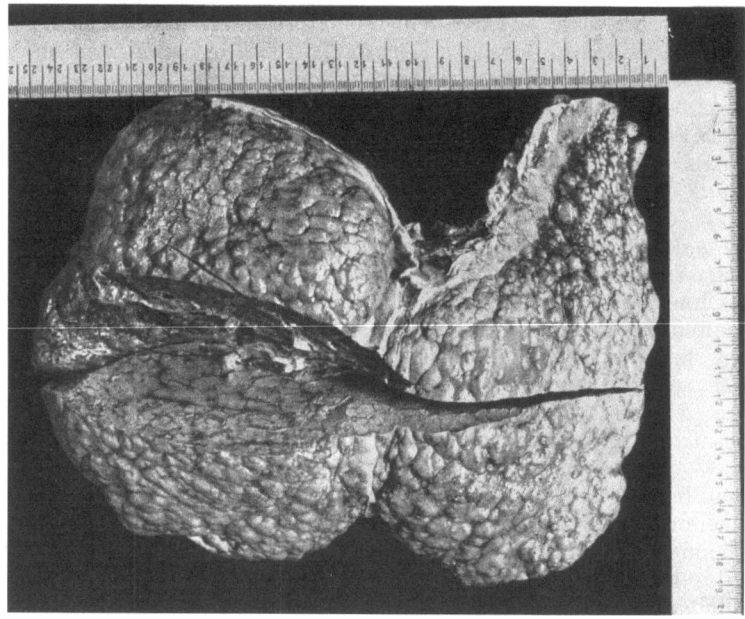

Abb. 28. Grobhöckrige atrophische Leberzirrhose (1220 g). S. 212/20. 57jähr. Weib.

Seine Masse, Verteilung und feinere Anordnung wechseln so sehr, daß unter
„atrophischer Zirrhose" noch sehr viele Erscheinungsformen der Krankheit
einbegriffen werden, welche nur das gemeinsam haben, daß die Leber verkleinert
und damit gegenüber ihrem ursprünglichem Umfang abgenommen hat. Da
das relativ beste Maß für die Beurteilung von Organschwund die Gewichtsbestimmung ist, so wird man bei der Abschätzung des Krankheitsgrades von
dem Normalgewicht ausgehen; dieses schwankt bei der Leber allerdings nach
Alter, Geschlecht, Berufsarbeit (Rössle), Blutfülle, allgemeinem Ernährungszustand stark und ist auch bekanntlich bei Störungen des Stoffwechsels oft
beträchtlich in Mitleidenschaft gezogen. Alle diese Umstände, besonders aber
die interferierenden Störungen letzterer Art beeinflussen natürlich auch das
Gewicht der zirrhotisch gewordenen Leber. Hiermit ergibt sich schon, daß
die Gewichtsbestimmung der letzteren nur unter Berücksichtigung aller dieser
Umstände das Maß der Krankheit abzuschätzen gestattet, ganz abgesehen
davon, daß am Gewicht auch das vermehrte Bindegewebe teil hat. Mithin
bedeutet der Gewichtsverlust von rund 1500—1600 g auf etwa 1200 oder 1100 g

nicht die Größe des reinen Parenchymverlustes und eine zirrhotische Leber
vom Normalgewicht von 1500—1600 g kann unter Umständen von einer ,,sehr

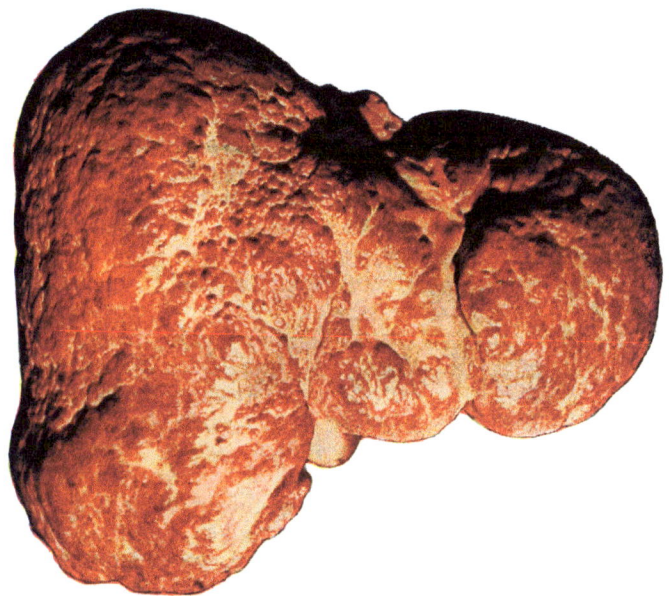

Abb. 29. Kleinhöckerige atrophische Leberzirrhose (1420 g). S. 389/13. 55jähr. Mann.

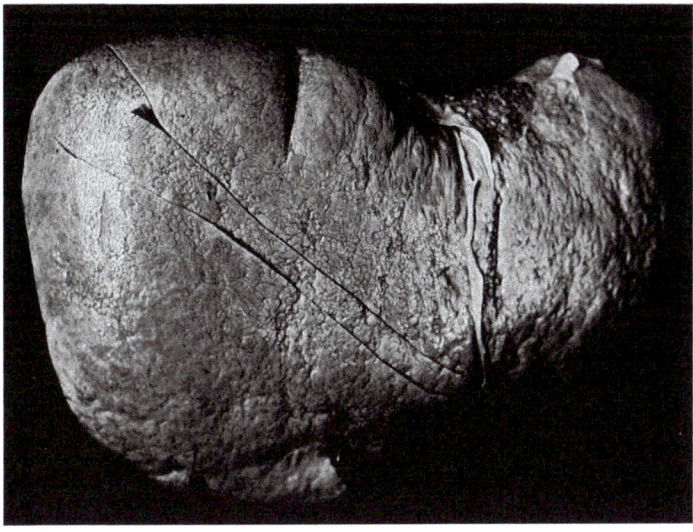

Abb. 30. Fast glatte (feinstgranulierte) atrophische Leberzirrhose (1520 g). S. 246/12. 46jähr. Mann.

schweren'' Zirrhose mit einer erheblichen Einbuße an funktionierendem Gewebe
befallen sein. Will man aber überhaupt die beliebte Einteilung in atrophische
und hypertrophische Zirrhose beibehalten, wozu, wie wir früher (S. 333)

auseinandergesetzt haben, viele Gründe vorliegen, so bleibt als bestes Kriterium
doch die Berücksichtigung der Organgröße, gemessen am Gewicht.

Ein zweites Erkennungsmerkmal der atrophischen Zirrhose ist die Bucke-
lung oder Höckerung der Oberfläche. An sich bedeutet sie viel eindeutiger
als das Gewicht den von dem Organ erlittenen Verlust an spezifischem Gewebe,
da sie jedoch auch bei erheblich vergrößerten zirrhotischen Lebern zu sehen
ist, so durchkreuzt dieses Kennzeichen die Klassifikation in atrophische und
hypertrophische Formen und es läßt sich nur sagen, daß es bei letzteren inkonstant, oft unentwickelt ist, ja in besonders eigenartigen Fällen fehlen kann,
während auf der anderen Seite die Höckerung der Leberoberfläche in atrophischen Formen nicht vermißt zu werden pflegt, ja im allgemeinen der Schwere
des Falles entspricht. Freilich schwankt das Kaliber des zirrhotischen Korns
in weiten Grenzen und die Schwere des Falles ist noch von vielen anderen Umständen als der Anordnung, Dichtigkeit und Breite der Narben abhängig. Die
Buckel oder Körner der Oberfläche sind bald erhaltene Parenchymbezirke,
bald vikariierend gewucherte (hypertrophische) Inseln, denen auf der Schnittfläche die sogenannten Pseudolobuli (s. unten) der Zirrhose oder Gruppen
von solchen entsprechen; die Vertiefungen zwischen ihnen sind die Narbenzüge der Zirrhose. Wie sehr bei der atrophischen Zirrhose, die man nach
dem Gesagten auch als „Granularatrophie der Leber" bezeichnen kann, die
die Art der Granulierung schwanken kann, zeigen vorstehende Abbildungen
(Abb. 28—30). Sehr häufig trifft man Unterschiede in der narbigen Körnelung
zwischen linkem und rechtem Lappen an, vor allem auch zwischen diesen und
den kleinen Lappen der Unterfläche (Lobus Spigelii und quadratus). Die besondere Schrumpfung der letzteren kann wegen ihrer Nachbarschaft zu den
großen zu- und abführenden Venen der Leber ihre besonderen Folgen für die
Blutzirkulation haben. Daß die Verteilung, Quantität und Qualität der Narben
Beziehung zur Pathogenese der Zirrhose hat, kann hier nur flüchtig gestreift
werden.

Die Farbe der zirrhotischen Leber wechselt, wenn ein Vergleich überhaupt möglich wäre, mindestens so stark wie der Grad der Atrophie und das
Oberflächenbild. In einer gewissen Anzahl der Fälle besitzt die Leber einen
zitronengelben Farbenton (κιῤῥός), der der Krankheit den Namen verschafft
und gleichzeitig den Namen des Erfinders daran geknüpft hat: Laennec (spr.
Lännec) (1781—1826). Wir verstehen heute unter Laennecscher Leberzirrhose
eben jene verhärtete und gehöckerte Verkleinerung der Leber, welche durch
ihre zitronengelbe Farbe ausgezeichnet ist. Laennec hat über die von ihm
hervorgehobene Leberkrankheit nicht etwa eine Abhandlung geschrieben,
sondern er hat sie mehrmals flüchtig nebenbei erwähnt, gelegentlich der Mitteilung von Sektionsbefunden in seinem berühmten Werk „De l'auscultation
médiate", das erstemal in der 1. Auflage (aus dem Jahre 1819, S. 368) bei der
Epikrise eines Falles von „Pleurésie chronique du côté gauche avec ascite et
maladie organique du foie". Es heißt dort:

Le foie, réduit au tiers du son volume ordinaire, se trouvait, pour ainsi
dire, caché dans la région qu'il occupe; sa surface externe, légèrement mame-
lonnée et ridée, offrait une teinte grisejaunâtre; incisé, il paraissait entièrement
composé d'une multitude de petits grains de forme ronde ou ovoïde, dont la
grosseur variait depuis celle d'un grain de millet (Hirse) jusqu'à celle d'un
grain de chenevis (Hanfsamen). Ces grains, faciles à séparer les uns des autres,
ne laissaient entre eux presqu' aucun intervalle dans lequel on pût distinguer
encore quelque reste du tissu propre du foie; leur couleur était fauve ou d'un
jaune roux, tirant par endroits sur le verdâtre; leur tissu, assez humide, opaque,
était flasque au toucher plutôt que mou, et en pressant les grains entre les doigts,

on n'en écrasait qu' une petite partie: le reste offrait au tact la sensation d'un morceau de cuir mou. LAENNEC fügt dazu untenstehende Anmerkung[1].

Weitere Fälle erwähnt LAENNEC im gleichen Band auf S. 426, ferner im 2. Band auf S. 54 und S. 61. Herrn Dr. J. KARCHER in Basel verdanke ich ferner den Hinweis darauf, daß LAENNEC seine Zirrhose in der Société de l'école am 27. 12. 04 in einer Note sur l'anatomie pathologique vorgetragen und in einem Kapitel seines nie erschienenen „Traité d'anatomie pathologique" bearbeitet hat. Aus der angeführten Anmerkung ist zu ersehen, daß LAENNEC die Krankheit nicht zu den Entzündungen, sondern zu den scirrhösen Neubildungen gerechnet hat. Schon G. ANDRAL (1826, Grundriß der pathologischen

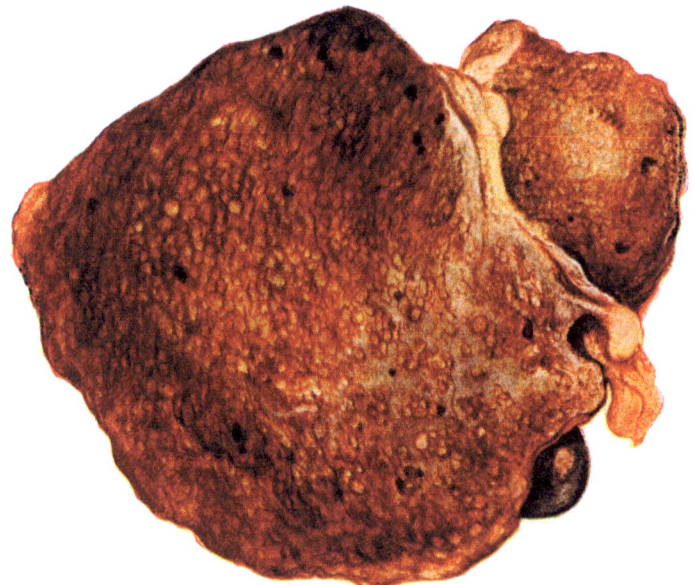

Abb. 31. Atrophische Leberzirrhose. Das Bild zeigt den Wechsel der zirrhotischen Leberfärbung je nach dem Blutgehalt, der Durchsichtigkeit der Leberkapsel (teilweise Perihepatitis über dem rechten Lappen) und je nach dem Grad der Gelbsucht (einzelne ikterische Flecken).

Anatomie, deutsche Übersetzung 1832) hat erkannt, daß die gelben Körner („Granulationen") der „Zirrhose" „kein Aftergewebe" seien, sondern das Ergebnis einer Hypertrophie der „gelben Lebersubstanz" (d. h. des Parenchyms), während die „rote Substanz", worunter er die Gefäßscheide des Organs verstand, sich in Zellgewebe „oder in eine zellulofibröse Substanz" dabei verwandele; aus der ablehnenden Stellung, die ANDRAL dem Entzündungsbegriff gegenüber ganz allgemein einnahm, ist es zu verstehen, daß er die Zirrhose nicht zu den entzündlichen Veränderungen der Leber rechnet. Ausdrücklich taten dies aber schon WILSON, COPLAND und BUDD. Eigentlich hat erst ACKERMANN

---

[1] Anmerkung: Cette espèce de production est encore du nombre de celles que l'on confond sous le nom de squirrhe. Je crois devoir la désigner sous le nom de cirrhose, à cause de sa couleur. Son développement dans le foie est une des causes les plus communes de l'ascite, et a cela de particulier qu'à mesure que les cirrhoses se développent, le tissu du foie est absorbé; qu'il finit souvent, comme chez ce sujet, par disparaître entièrement; et que, dans tous les cas, un foie qui contient des cirrhoses perd de son volume au lieu de s' accroître d'autant. Cette espèce de production se développe aussi dans d'autres organes et finit par se ramollir comme toutes les productions morbifiques.
Aus de l'auscultation médiate p. LAENNEC, S. 568.

(1880) es deutlich ausgesprochen, daß die Bindegewebszüge der Leberzirrhose Narben sind. Ja, er bezeichnete (1888) die Zirrhose als „salutären Prozeß"; sie sei keine Krankheit, sondern ein Heilungsvorgang. Aber schon CRUVEILHIER (1829) bemerkt, daß zwischen den Granulationen vermehrtes Bindegewebe läge und drückt die Vermutung aus, daß die Granulationen der Zirrhose vikariierende Hypertrophien nach Atrophie anderer Gewebsteile sind. KIERNAN (1836) und CARSWELL (1833—1838) erklärten die Granulierung der zirrhotischen Leber als hervorgerufen durch die Einschnürung der Leberläppchen durch Bindegewebe. JOHANNES MÜLLER (1849) sagt ebenfalls deutlich, die Zirrhose der Leber bestehe in einer Hypertrophie des interlobulären Bindegewebes auf Kosten der „glandulären oder lobulären Substanz". Die Geschichte der anderen Formen der Leberzirrhosen soll, soweit nötig, in den folgenden Spezialkapiteln, für jede wichtigere Form gesondert, gebracht werden.

Die Leberzirrhose hat also ihren Namen von einem verhältnismäßig belanglosen Merkmal, der Farbe des kranken Organs; das „Schmutziggelbe" rührt von einer gewissen Anämie mit Beimengung ikterischer und fettiger Tönung. Blut- und Eigenfarbe sind aber, wie gesagt, an der Leber bei unserer Krankheit in einer sehr wechselnden Skala abgeändert. Es kann durch die massige Einlagerung von Fett die weißgelbliche Farbe so überwiegen, daß man von Fettzirrhose (s. unten) spricht, oder die Leber ist durch Gelb- oder Grünsucht infolge Ikterus ganz nach der Richtung dieses Nebenbefundes umgefärbt. Rote Nuancen treten nur bei stärkerer kardialer Blutstauung hervor, an sich ist, wie schon erwähnt (s. auch unten) die vorgeschrittene zirrhotische Leber blutarm. Die Färbungen sind durchaus nicht immer gleichmäßig, sondern auf Ober- und Schnittfläche oft stark fleckig, besonders die verschiedenen ikterischen Veränderungen können in umschriebenen Herden stark vorstechen (vgl. Abb. 31).

Daß die Konsistenz der zirrhotischen Leber vom Grade und der Reife der Narbenentwicklung abhängt, liegt auf der Hand; es braucht nur hinzugefügt zu werden, daß auch eine unsichtbare Verstärkung der Gitterfasern an der Verhärtung teil hat, daß Dissoziationen die Konsistenz auch stark zirrhotischer Lebern erheblich lockern und gleichzeitig Atrophien durch Stauung und Entartungen stellenweise ebenfalls die Festigkeit des Gewebes vermindern können. In reinen „fertigen" Zirrhosen knirscht das Organ unter dem Messer. Daß Blutstauungen schwerer Form umgekehrt zu Indurationen mit Atrophie und Umbau der Leber so weit führen können, daß sogenannte Pseudozirrhosen entstehen, braucht hier nicht näher ausgeführt, höchstens muß dabei erwähnt werden, daß selbst dem Geübten die Differentialdiagnose zwischen echter und falscher Zirrhose besonders bei Kombination derselben schwer fallen kann, besonders, wenn die Narbenbildung zwischen den Pseudolobuli mit bloßem Auge nicht sichtbar ist. Es gibt häufig echte Zirrhosen, die mit starkem Umbau, aber geringer Bindegewebsentwicklung verlaufen. Schließlich sei noch erwähnt, daß es eine Körnelung der Leber gibt, die überhaupt nichts mit irgendeiner Form von Induration zu tun hat, sondern durch Kollaps des Lebergewebes bei Ableitung des Blutes bedingt ist. Von FISCHLER ist auf eine solche Granulierung bei experimenteller Ableitung des Pfortaderblutes mittels ECKscher Fistel aufmerksam gemacht worden. Ich möchte glauben, daß dieselbe Erscheinung an der menschlichen Leber durch die abnormen Zirkulationsverhältnisse der Zirrhose vorkommt.

Die Anordnung der Narbenzüge und der ihnen vorausgehenden frischeren entzündlichen Veränderungen ist in der zirrhotischen Leber so gut wie niemals eine schematisch regelmäßige und die alte Einteilung in peri- bzw. interlobuläre chronische interstitielle Entzündung einerseits, intralobuläre andererseits hat kaum einen tatsächlichen Untergrund. Die Sichtbarkeit des neugebildeten Bindegewebes schwankt in weiten Grenzen. Ein Fall von der Art besonders grober Narbung zeigt die Abb. 32. Es gibt, wie wir gesehen haben, wohl eine sich hauptsächlich in der GLISSONschen Scheide sich abspielende akute infiltrative Leberentzündung (bei akuten Infektionskrankheiten), aber es ist nicht bekannt, daß diese in entsprechend lokalisierte Sklerose ausgeht. Es gibt weiter sicherlich Zirrhosen, wo die Hauptmasse der Narbenstreifen im Bereich des alten periportalen Bindegewebes liegt und wo dementsprechend die Zirrhose wesentlich in einer „Verbreiterung der GLISSONschen Kapsel" besteht. Aber dieses Bild verdankt seine Entstehung in Wirklichkeit einer Kombination von interlobulärer und auf die Läppchenperipherie übergreifender intralobulärer Zirrhose, indem, besonders z. B. bei cholangitischen und bei gewissen stark degenerativen Fettzirrhosen, die Gewebsabschmelzungen auf den Rand des Leberparenchyms sich beschränken.

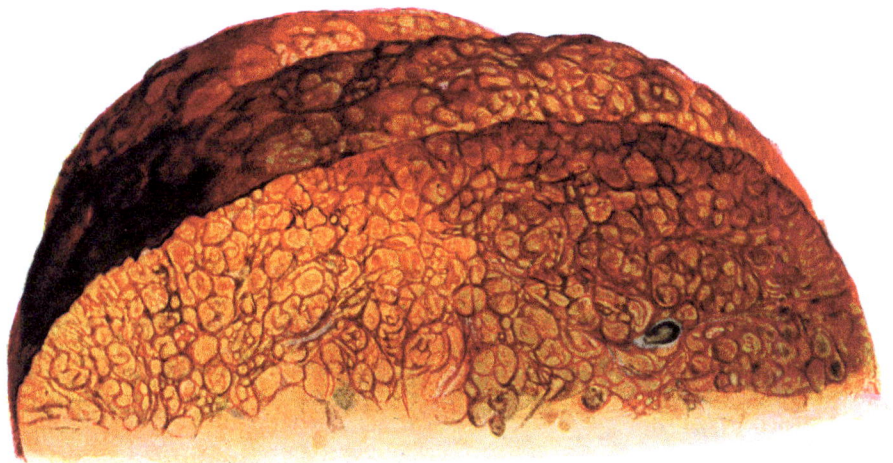

Abb. 32. Atrophische Leberzirrhose mit sehr grober Narbung.

Eher als für die rein interlobuläre lassen sich für die rein intralobuläre Zirrhose Beispiele finden. Aber sie gehören nicht zur typischen atrophischen Zirrhose, sondern finden sich bei der hypertrophischen Form und sollen dort erst berücksichtigt werden. Weitaus die Mehrzahl der Fälle von Zirrhose weist überhaupt unregelmäßige Narbenbilder auf, die das Parenchym so verunstalten, daß es in vorgeschrittenen Fällen der Krankheit unmöglich wird, den Gang derselben durch das Gewebe zu rekonstruieren. Diese Aufgabe wird noch durch folgende Umstände erschwert.

Unsere Kenntnisse vom normalen Feinbau des Lebergewebes, bzw. von der Möglichkeit, darin strukturelle oder funktionelle Einheiten auszusondern, sind noch ungenügend; damit im Zusammenhang stehen auch noch ungelöste Fragen über Richtung, Mischung und Seitenwege der Blutströme. Auch die neuesten Erörterungen über den Bau der Leber und die Konstruktion des „Leberläppchens" (PFUHL, L. LÖFFLER) haben, mir wenigstens, keine Aufklärung über die verschiedenen Typen des Leberabbaues und des Umbaues verschafft. Der Gang der Entzündungen und der Entartungen durch die Leber richtet sich doch eben noch nach anderen Bedingungen als dem ursprünglichen Aufbau und der Blutversorgung des Gewebes.

Gewisse sich wiederholende Vorkommnisse lassen sich nur unter der Voraussetzung durch das Leberläppchen gehender, bevorzugter Strombahnen verstehen, so die bivenösen, Pfortader- und Venengebiet verbindenden Narbenstreifen. ORTH bespricht (in seinem Lehrbuch, 1887) die Erweiterung der direkten Verbindungen zwischen Pfortaderästen und größeren Lebervenenästen und erwähnt eine „bivenöse" Zirrhose; allerdings deckt sich bei ihm dieser Begriff offenbar nahezu mit intralobulärer Zirrhose. Von den Abänderungen der Durchströmung der Leber durch die Zirrhose, der Bildung innerer Kollateralen, der Wirkung von Verlangsamung und Stase des Blutstroms als sekundäre Faktoren am Weiterbau der Zirrhose wissen wir noch fast nichts.

Eine bisher viel zu wenig gewürdigte Bedingung für das Bild, welches die werdende und die fertige Zirrhose erhält, ist der präzirrhotische Zustand. Denn es ist für die Form der Zirrhose, für ihre Intensität, für ihre Art der Narbung durchaus nicht gleichgültig, ob die Leber sich bei Beginn der Zirrhose in einem hypertrophischen, oder in einem gestauten oder in einem Entartungszustand befunden hat. Wir kommen auf die Frage bei der hypertrophischen Zirrhose nochmals zurück.

Schließlich ist die Art der Narbenbildung noch abhängig von der räumlichen Größe und Stärke der Vernichtungsbezirke des Lebergewebes. Entsprechend unseren früheren Ausführungen über die besonderen Bedingungen, unter denen Gewebsverluste der Leber unter Narbenbildung heilen, ist in diesem Zusammenhang nur so viel zu wiederholen, daß reine Nekrobiosen der Leberzellen ohne gleichzeitige Beschädigung des zugehörigen mesenchymalen Apparates keine Narbenbildung zu veranlassen brauchen. Voraussetzung zirrhotischer Narbenbildung ist vielmehr Verwundung des Lebergewebes als Ganzes; dies gilt in erster Linie für die im vorliegenden Zusammenhang im Vordergrund stehende atrophische Zirrhose. Wir kennen eine Anzahl reiner Epithelverluste in der Leber, wo die Untersucher immer wieder sich gewissermaßen über Fehlen sekundärer entzündlicher Erscheinungen verwundert haben. Aus der Nichtbeachtung der Umstände, welche für den Unterschied zwischen Zell- und Gewebsverlust maßgebend sind, ergab sich dann auch der störende scheinbare Widerspruch der Erfahrungen über Reparations- und Regenerationsfähigkeit der Leber: Wunden der Leber heilten immer bindegewebig, also schien, so hieß es, die Regenerationsfähigkeit der Leber eine geringe; andererseits erwies sich die Leber fähig, große experimentelle oder spontane „Parenchymverluste" (akute gelbe Atrophie, Zirrhose) auszugleichen. Dieser Ausgleich geschieht nach allgemeiner Ansicht auf dem doppelten Weg der Hyperplasie und der vikariierenden Hypertrophie.

Die Hypertrophie setzt den Mechanismus der Zellteilung in mitotischer oder amitotischer Form voraus. Zum Unterschied von schwach „parenchymatös gereizten" Tierlebern, z. B. beim Meerschweinchen, bei dem man nicht so selten mitosenreiche Lebern zu sehen bekommt, glückt aber der Nachweis von indirekten Zellteilungen, im besonderen in zirrhotischen Lebern des Menschen, niemals. Aber auch die direkte Zellteilung als Quelle echter örtlicher Regeneration und der Hyperplasie am benachbarten Ort (Umbau) ist kaum zu verfolgen. Eingeschaltet sei hier, daß die auch in zirrhotischen Lebern anzutreffenden häufigen mehrkernigen Leberepithelien, besonders die Doppelkerne, wohl eine ganz andere Bedeutung haben, wie als Durchgangsstadium zu einer Zellteilung; sie dürften vielmehr eine funktionelle Steigerung der Zelle (keine Wachstumssteigerung) verraten, mit einer zweckmäßigen Vergrößerung der Kernoberfläche und -maße (vgl. Abb. 33).

Der Beweis, daß es in der Leber eine örtliche Restitutio ad integrum gibt, und daß bei Erhaltensein der mesenchymalen Hülse der verloren gegangene epitheliale Inhalt ersetzt wird, steht streng genommen noch aus; auch die Art dieses Ersatzes, d. h. der Wiederauffüllung der Hülsen mit Epithel ist dementsprechend unbekannt. Nur daß eben ohne Beschädigung der Hülse keine Narbenbildung sich einstellt, scheint mir sicher.

Was man den Umbau der Leber genannt hat (KRETZ), ist streng genommen die Folge der Verhinderung örtlicher Regeneration durch die Narben und die Entzündung, eine Wiederherstellung des alten Läppchens wird durch Zerstörung von Parenchym und mesenchymalem Gerüst verunmöglicht. Aus dem Umbau bei der roten Stauungsatrophie, bei dem erwartet werden könnte, daß die vikariierende Neubildung von Lebergewebe eine mehr schematische wäre als bei der

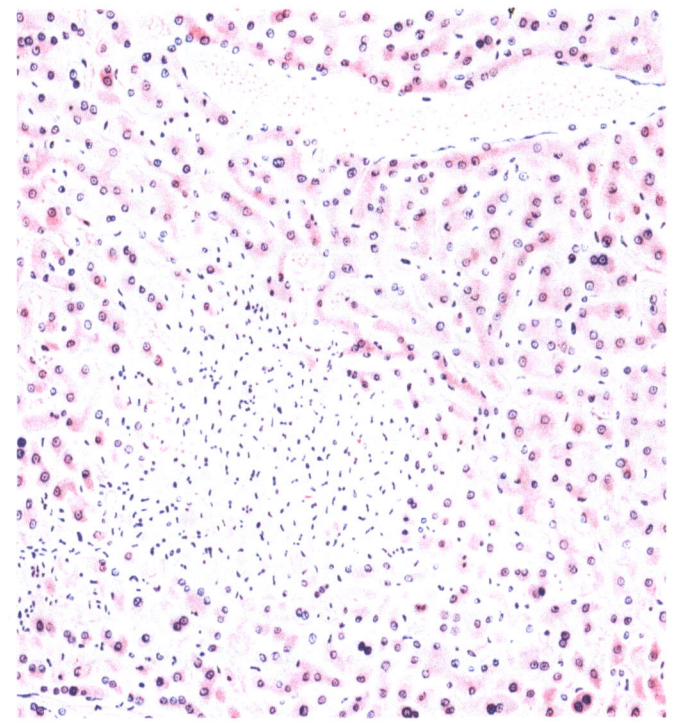

Abb. 33. Frische Nekrose in hyperplastischer Parenchymzone bei sonst (im Bilde nicht sichtbarer) vorgeschrittener Leberzirrhose. Zahlreiche doppelkernige Epithelien (SN 163/27, 51jähr. Weib, Basel).

Zirrhose, wo die Abschmelzung nicht in bestimmten Zonen wie bei jener erfolgt, ersehen wir, wie unregelmäßig die Anbildung geschieht und wie schwierig es ist, Gesetzmäßigkeiten für die Architektur des Neubaues der Leber ausfindig zu machen. Erst recht muß dies der Fall bei der Zirrhose sein, wo die Gewebsverluste sehr wechselnd lokalisiert sind.

Es ist, selbst bei einem größeren Material, durchaus nicht so einfach, diese zirrhotischen Gewebsverluste zu verfolgen. Am ehesten findet man nekrotische Bezirke, also frische Stadien des Untergangs, in biliären Zirrhosen, ferner in solchen Fällen, wo der Tod überraschend, etwa durch Blutung aus Speiseröhrenvarizen, eingetreten ist. Der Verlauf der präzirrhotischen Nekrobiose ist aber wiederum (wie ihr Sitz) ein sehr verschiedener. Auf der einen Seite ein einmaliger Massenuntergang in der Art der akuten gelben Leberatrophie, auf der anderen Seite ein unaufhörliches ständiges Abbröckeln, wie man es besonders wieder bei gewissen Fällen atrophischer Zirrhose, besonders solcher mit Cholangitis und starken Verfettungen antrifft; dazwischen stehen Fälle mit schubweisen fleckigen Herdnekrosen (Abb. 33). Nekrotische Herde der Leber sind u. a. von Ackermann, Janowski, Kretz beschrieben worden; ihre Analyse ist aber bis jetzt in gewissen Punkten (Art der Zellnekrose, Beteiligung des Mesenchyms) bis heute nicht genügend durchgeführt; ich lege Wert auf die gleichzeitige Dissoziation, weil sie schon für einfache Färbung die tiefere geweblichliche Zerstörung anzeigt, besonders diejenige der Beziehung zwischen Parenchym und Mesenchym; solche Herde pflegen meist auch völlig ischämisch zu sein. Daß zum Gewebsuntergang auch die narbige Schrumpfung beitragen kann,

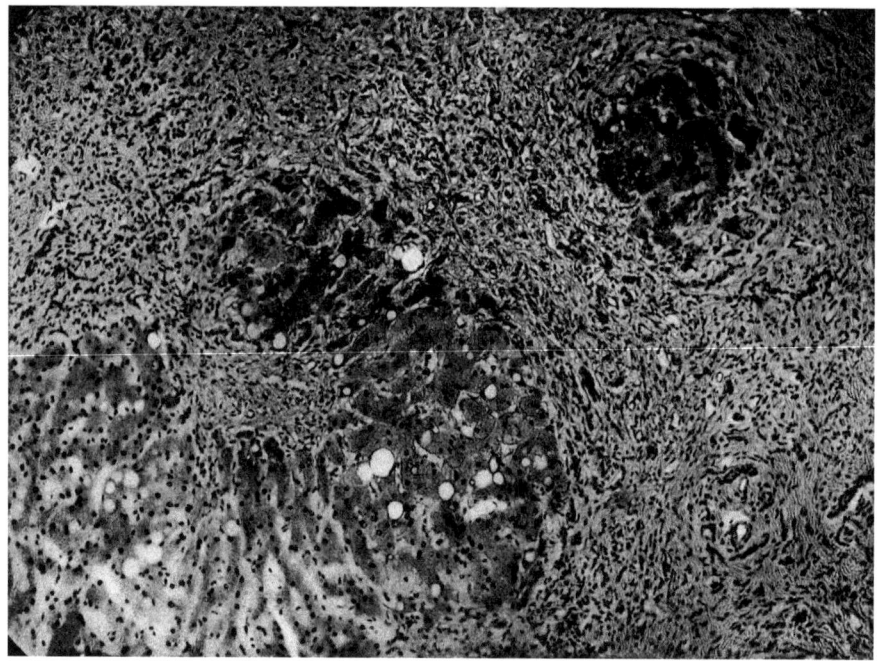

Abb. 34. Atrophische Leberzirrhose mit fertigen Narbenzügen, welche an sog. Gallengangswucherungen sehr reich sind.

ist sicher; aber die Bedeutung dieser Parenchymerwürgung durch die „primäre interstitielle Entzündung", auf die man früher zeitweise großes Gewicht gelegt hat, dürfte nicht sehr hoch einzuschätzen sein.

Wohl aber lassen sich durch die Vorgänge der Umklammerung abgesprengter Teile der Leberzellbalken durch Bindegewebe die sogenannten Gallengangswucherungen der Leberzirrhose zum Teil erklären (Abb. 34). Allein über ihre Entstehung existiert eine große Literatur. Die Meinungen über die meist lichtungslosen Doppelreihen von niedrigen Epithelien, welche, in wechselnder Häufigkeit, die zirrhotischen Narben, manchmal wie Haufen von Regenwürmern erscheinend, durchsetzen, gehen noch heute auseinander; der Gegensatz spitzt sich auf die Frage zu: Entstehen sie aus den Gallengängen oder aus den Leberzellen und was wird aus ihnen? Daß z. B. bei der biliären Zirrhose die Gallengänge Seitensprossen treiben, scheint mir fraglos[1], andererseits möchte ich für

---

[1] Neuerdings beschrieb Malyschew das Einwachsen von sicheren Gallengängen in künstlich erzeugte nekrotische Bezirke beim Kaninchen (Kauterisation) und Massenti

die meisten Fälle denen beistimmen, welche diese sogenannten Gallengangswucherungen aus atrophierenden Leberzellen ableiten (Orth, Siegenbeek van Heukelom, Barbacci, Goldzieher und v. Bokay, Fischler, Hübschmann, Herxheimer und Gerlach, Sträter, Ghon[1] und möchte glauben, daß sie schließlich im Narbengewebe ganz verschwinden können; denn man findet gerade in ältern, längere Zeit stationär gebliebenen Zirrhosen die fertigen Narbenbezirke arm an solchen und sozusagen nur die schmalsten bandartigen Reste von ihnen, während die jüngeren Bezirke der Zirrhose derselben Leber zahlreiche und üppigere solche aufweisen. Kürzlich hatte ich Gelegenheit, einen Fall von Leberzirrhose zu sezieren, bei dem 12 Jahre vor dem Tod eine Probeexzision untersucht worden war. Während dieser Ausschnitt sehr reich an „gewucherten Gallengängen" war, war die Zirrhose jetzt im vorgeschrittenen Narbenstadium, auch in den Randteilen der Leber, arm an solchen. Darüber, daß diese Gänge mit den Gallenausführungskanälen in Verbindung stehen, kann nach den schon von Ackermann (1880, 1888) vorgenommenen Injektionen vom Hepatikus aus kein Zweifel bestehen.

Entscheidend wäre, wenn sich, wie Herxheimer und sein Schüler Blum es angeben, mit den geeigneten Methoden Reste der wandungslosen Gallenröhrchen (der sog. Gallenkapillaren) darin nachweisen ließen. Herxheimer nennt sie „Leberzellenpseudolobuli". Aber dies ist nicht immer der Fall: bei der Umwandlung atrophierender Leberzellbalken in Gallengänge verschwinden die Gallenkapillaren (Holmer). Schließlich ist daran zu denken — und dem würde auch der letztere Befund nicht ohne weiteres entgegenstehen —, daß jene gewissen gewundenen epithelialen Doppelreihen weder von fertigen Leberzellen durch Atrophie noch aus fertigen Gallengängen hervorgehen, sondern das Produkt von Neubildung aus den zwischen beiden vorhandenen Indifferenzzonen (Schaper und Cohen) sind, die ja gerade in der Gefahrzone der meisten Zirrhosen, nämlich an der Peripherie der „Läppchen" liegen. Sie wären dann aufzufassen als frustrane Anläufe einer Regeneration, die nicht zum Ziele führt, wegen der störenden Narbenbildung. Eine Abbildung bei Melchior, welcher selbst die Anschauung der Entstehung neuer Leberzellknospen aus den gewucherten Gallenkanälchen vertritt, möchte ich als gutes Beispiel für die Keimtätigkeit der Indifferenzzonen ansehen. Mac Callum, Waldeyer, Podwyssozki, Brodowsky, Porcile, Lewitzky, Meder, Stroebe, Marchand, Hirschberg, Klotz, Adler u. a., welche sie aus echten Gallengängen ableiteten, meinten sogar, daß ihre Umbildung bis zu Leberepithelien vorschreiten könne. Ribbert, Carraro, Herxheimer und Jorns u. a., bestreiten dies. Ackermann soll, wie erwähnt, die Injektion der fraglichen Gebilde von den Gallengängen aus gelungen sein — auch Orth gibt das an — was aber nur ihren Zusammenhang mit diesen, aber nicht ihre Herkunft beweist. Übrigens hält Ackermann selbst sie für epithelialisierte Gallenkapillaren, indem unter Verschwinden der Parenchymzellen von den alten interazinösen Gallengängen aus das Epithel ihre neue Einkleidung bewerkstellige; eine ähnliche Meinung vertrat Brieger: Umwandlung der durch das Bindegewebe atrophierten Leberzellbalken in echte Gallengänge. Hayami meint auf Grund von lokalen Entzündungsversuchen durch Aleuronateinspritzungen in Kaninchenleber, daß die sogenannten „Übergangsbilder" dadurch zustande kommen, daß wirklich gewucherte Gallengänge eine sekundäre Verwachsung mit „präexistenten" Leberzellen erfahren. Aber er selbst macht, wie Sträter u. a. darauf aufmerksam, daß die Zellen

die Sprossung von jungen Gallengängen in künstlichen Leberwunden und ihre Ausreifung zu Leberzellen.

[1] Nach Lewis (Handb. der Entwicklungsgeschichte von Keibel und Mall) werden feinere Gallengänge aus Lebertrabekeln, größere aus eigener Anlage gebildet.

der Übergangsbilder Glykogen und Pigment enthalten, was gegen ihre Gallengangsnatur spricht; ich habe dies auch immer als einen starken, aber nicht unbedingten Einwand, wenigstens was das Hämosiderin anlangt, angesehen; denn letzteres findet man bei allgemeiner Hämochromatose auch in den Ausführungsepithelien anderer Drüsen (z. B. Speicheldrüsen), (vgl. Abb. 35). Schließlich sei noch der Beobachtung eines „biliären Pseudoadenoms" von OBERLING gedacht, weil er dieses mit der Verödung einer subhepatischen Vene (Vena sublobularis) in Verbindung bringt und jene Kreislaufsstörung für die „Dedifferenzierung" der Leberzellbalken verantwortlich macht.

Wenden wir uns jetzt nochmals zur Frage der Wiederherstellung von Lebergewebe, so sei betont, daß damit mehr gemeint ist, als mit der Frage

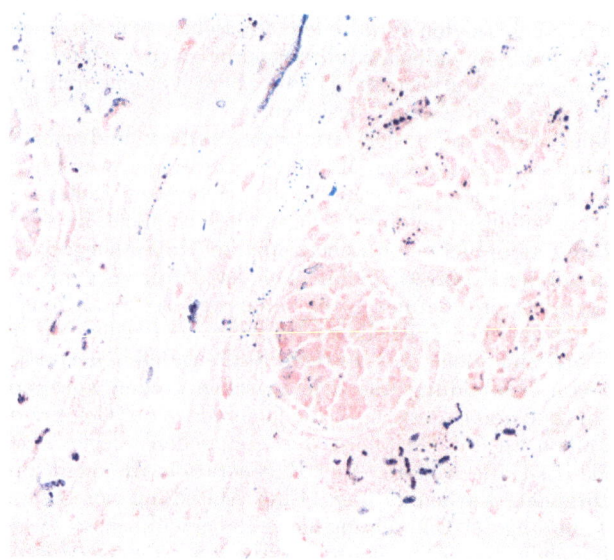

Abb. 35. Hämosiderose sog. Gallengangswucherungen; spricht für deren Entstehung aus atrophierenden, in diesem Fall pigmentiert gewesenen Leberzellen.

der Regeneration von Leberzellen; denn zur funktionellen Vollwertigkeit neugebildeten Lebergewebes gehören eben, wegen der verwickelten bipolaren Funktionen der Leberzellen mit äußerer und mit innerer Sekretion, die regelrechten Anschlüsse an die Gallenwege und die Blutkapillaren. Die Störungen letzterer Art können wir aber nicht sehen und nur vermuten, daß bei Zwischenschiebung von Bindegewebe zwischen Kapillarwand und Zellhaut der Leberepithelien der Stoffaustausch in beiden Richtungen, von und zur Leberzelle leiden muß. Störungen der äußeren Sekretion sind auch nur zum Teil zu beurteilen, sowohl bezüglich der Ursachen (Gallenstauung, Dissoziation der Epithelien, qualitative Veränderung des Sekrets) als der Wirkungen (Sprengung der Gallenröhrchen, Diapedese der Galle, Autointoxikation der Epithelien).

Abgesehen von der schon angeführten fast verlassenen Anschauung, daß Leberepithelien aus Gallengangswucherungen hervorgehen können, wird heute allgemein angenommen, daß die Hauptmasse des beim zirrhotischen Umbau sich bildenden Lebergewebes aus Zellteilungen der Leberzellen stammt. Diese selbst sind aber mehr aus Tierversuchen (hier am stärksten 3—4 Tage nach einer traumatischen oder chemischen Verwundung), neuerdings auch aus Versuchen über Explantation von Lebergewebe (MITSUDA, HERXHEIMER), als von der menschlichen Kasuistik bekannt. Nur KRETZ will zahlreiche Mitosen bei beginnender Zirrhose von Menschen mit interkurrenten tödlichen Erkrankungen gesehen haben. Bei der Regeneration der Leber im Gefolge ihrer Beschädigung durch Typhus und Pocken beschrieb HÜBSCHMANN Mitosen der Leberzellen und Einsprossen der jungen Zellbrut in die Interstitien hinein. Als sichtbarer Ausdruck der jüngeren Neubildung werden aber bei Verlustkrankheiten der Leber und im besonderen bei der Zirrhose die sogenannten hellen Zellen (ADLER) angesehen. Schon KRETZ (1900) waren in Zirrhosen abnorm große und hellprotoplasmatische Epithelien zwischen den kleineren und granulierten aufgefallen, die er „als Beginn der Zellwucherung in einem atrophischen Läppchen" bezeichnet hatte. ADLER hat jene Zellen einer gründlichen Untersuchung unterworfen, ohne daß es ihm gelungen ist, nachzuweisen, worauf eigentlich die lichte Beschaffenheit ihres Zelleibes beruht. Er hält sie für junge Formen von Leberepithel und will dies auch mit ihrem geringen Gehalt an Fett und Pigment stützen. Seine Ansicht hat ziemlich allgemeine Zustimmung gefunden, nur HAYAMI sieht in den hellen Zellen besondere Funktionszustände, nicht Altersunterschiede. Dem widerspricht aber, daß ADLER sie öfter in Mitose gesehen hat und daß er die gleichen Bilder in fetalen Lebern nachweisen konnte. Aus einer Abbildung (Abb. 10) ADLERs würde auch vermutet werden können, daß es wiederum die Indifferenzzonen sind, welche diesen Nachschub von Epithel liefern. Die hellen Zellen sollen auch häufig zweikernig sein; daß dies nicht im Sinne einer starken Zellvermehrung gedeutet werden muß, ist schon oben erwähnt. Auf alle sonst noch zu beobachtenden Unterschiede an den Epithelien bei Zirrhose einzugehen, würde zu weit führen; nur die starken Volumendifferenzen der Zellen überhaupt seien erwähnt; C. DE LEEUW leugnet, daß die besondere Zellgröße als ausgleichende Hypertrophie zu deuten sei und faßt sie „teils als Schwellung, die einer Teilung vorangeht, teils als Degeneration", beides als Folge toxischer Reizung auf; wertvoll sind die Messungen, die er ausgeführt hat: Für normale Leberzellen gibt er 20—24 μ Längen- (höchstens 30 μ) und 16—20 μ Breitenausdehnung an (Kern 6—8, höchstens 12 μ); unter 24 Zirrhosen fand er nur 9, in denen vergrößerte Zellen zu finden waren; dann allerdings wurden Zellgrößen bis zu 48 bzw. 32 μ nicht selten angetroffen (Kern 12—16). Ich verweise auch auf Abb. 40, S. 405, welche die präkanzeröse Zellverwilderung in einer Zirrhose mit Krebs, aber nicht in einem Krebsbezirk zeigen soll. Stärkere Grade der Unordnung und Variabilität der Leberzellen scheinen mir oft gerade an solchen Stellen anzutreffen zu sein, wo die Beziehungen zum Mesenchym gelockert sind. Dafür spricht auch die Erfahrung bei Explantaten, daß die stärksten Wucherungen der Epithelien dort erfolgen, wo diese frei und ohne Verbindung mit Bindegewebszellen sind (MITSUDA). SSOBOLEW meinte für die nicht in regelrechten Balken angeordneten Regenerate von Leberepithelien in Zirrhosen, daß sie nur der inneren, aber nicht der äußeren Sekretion dienen könnten. Auch in dieser Beziehung kann auf eine Erfahrung bei Transplantationen aufmerksam gemacht werden: Die in letzteren neugebildeten Epithelien setzten zwar Glykogen an, lieferten aber, soweit zu beurteilen, keine Galle (HERXHEIMER, 1925).

Es ist oben von der zugweisen Zerstörung des Lebergewebes durch das zirrhotische Gift als Ursache der unregelmäßigen Parzellierung des Organs, der wechselnden Größe und Gestalt der Pseudoazini und als Erklärung des verschiedenen Verlaufes der Narben die Rede gewesen. Die Gründe hierfür müssen aber noch genauer erörtert werden; ist erst einmal ein Umbau der Leber in Gang, so versteht sich leicht die Bevorzugung gewisser Flußstraßen des Blutes, in dem nekrotische oder vernarbende oder bereits geschrumpfte Bezirke den Blutstrom ablenken bzw. nicht so leicht durchlassen werden. Schon Andral hat bemerkt, daß überhaupt die zirrhotische Leber nicht so leicht durchzuspülen ist; die Summe dieser Widerstände ist ja, wie wir gesehen haben, eine der Ursachen des Aszites. Aber was bestimmt die primäre Bevorzugung einzelner Wege oder bedingt die Verhinderung diffuser toxischer Beschädigung? Entweder müssen wir annehmen, daß in der Leber überhaupt nicht ständig alle Kapillaren in Tätigkeit sind und daß ohne Hochbetrieb das Organ nur straßenweise durchströmt, also bei Toxämie auch nur zugsweise vergiftet wird. Dies scheint mir (wie B. Fischer) eine sehr wahrscheinliche Annahme. Oder aber das Gift ist im Blutplasma nicht eigentlich gelöst und muß mithin fleckige Veränderung setzen, wenn es in der Leber gebunden wird, eine Vorstellung, die Ribbert mit einer gewissen Berechtigung ablehnt. Ribbert (1908) selbst denkt an eine dritte Möglichkeit: Die aus den Organen des Pfortadergebietes, nämlich Dünndarm, Magen, Kolon, Pankreas und Milz stammenden Blutströme mischen sich nicht, so daß bei Giftabgabe durch einzelne von ihnen bestimmte, zufällig erreichte Leberbezirke beschädigt werden. Mir scheint, daß diese Annahme, für welche keine genügenden experimentellen oder autoptischen Unterlagen vorhanden sind (vgl. die Erörterung über die Scheidung der Blutströme in der Pfortader im Kapitel über den Leberabszeß), wenigstens ohne die vorigen Annahmen nicht befriedigen kann.

Ist so einerseits die Lokalisation der Nekrosen nicht genügend erklärt, so ist es andererseits auch zweifellos ihre Entstehungsursache nicht. Vermutlich spielen neben toxischen auch Kreislaufsstörungen, besonders im weiteren Verlaufe der Krankheit eine Rolle, und was die toxischen anlangt, so dürfen aus einer einmal krank gewordenen Leber selbst Gifte entstehen können, welche den leberschädigenden Prozeß unterhalten. Bemerkenswert ist in dieser Hinsicht die Beobachtung von G. Raestrup, welcher auf Einspritzung von Arsenik, Bariumchlorid und anderen Stoffen, die er in Verbindung mit Kolophonium einführte, Nekrosen erhielt, worauf nach Abheilung dieser und vollendeter Ersatzhypertrophie mit Beginn der Schrumpfungsvorgänge „spontane" Spätnekrosen auftraten.

Beispiel für frische Nekrosen in einer Leberzirrhose: 39jähriges Weib, gestorben durch Verblutung aus Milzzerreißung infolge Falls auf den Bauch 6 Tage vor dem Tode und infolge (traumatischer?) frischer phlegmonöser Appendizitis mit Peritonitis. Grobknotige Leberzirrhose ohne Fett und ohne Hämosiderose mit breiten Narben, welche zahlreiche atrophische Epithelreihen einschließen. Anzeichen starken und lebhaften Umbaus. Akute herdförmige Massennekrosen, offenbar verschiedenen Alters. Ikterus vorhanden, aber in den Nekrosen nicht stärker hervortretend. Die älteren Herde durch starke Dissoziation und Zellzertrümmerung gekennzeichnet. Die nekrotischen Teile stellen keine irgendwelche anatomische und funktionelle Einheit dar. Sie erinnern oft an Infarkte und sind umgeben von randständigen Trümmerzonen, zum Teil mit organisierender Entzündung; die rascheste und stärkste Auflösung des nekrotischen Bezirks erfolgte immer am Rande.

Die sonstigen degenerativen, möglicherweise zur Nekrobiose führenden Veränderungen der Leberepithelien bei der Zirrhose sind zum Teil schon in einem früheren Kapitel (S. 290) besprochen worden, zum Teil müssen sie noch bei den anderen Sonderformen der Zirrhose Erwähnung finden. Eine gründliche Untersuchung darüber gibt es nicht, und speziell für die Laennecsche Form kann wohl auch nicht von einer spezifischen Art des Epithelschwundes die Rede sein. Was vor allem untersucht werden könnte, aber der Zusammenarbeit von Klinikern und Pathologen bedarf, ist, den Beziehungen zwischen etwaigen Besonderheiten der Blutzusammensetzung und der histologischen Verschiedenheiten der Leberepithelien bei der Zirrhose nachzugehen. Bisher liegen nur einseitige klinische Angaben über den Gehalt des Zirrhotikerblutes an einzelnen Bestandteilen wie Cholesterin (Chalatow, Bürger und Habs, Adler und Lemmel, vgl. auch Kusunoki), an Gallensäuren (Rowntree, Greene und Aldrich) vor. Nach Rothschild müßte bei Hypercholesterinämie immer eine

Infiltration der KUPFFERschen Sternzellen mit Cholesterinestern und Fett-säuren zu finden sein. Umgekehrt ist aber auch das Blut in seiner lipoiden Zusammensetzung von der Unversehrtheit der intermediären Stoffwechsel-arbeit der Leber abhängig.

Als die unerläßliche Vorbedingung der Narbenbildung[1] ist, wie wir gesehen haben, die Reizung oder Beschädigung des mesenchymalen Anteils des Leber-gewebes anzusehen. Welche mesenchymalen Bestandteile liefern aber das neugebildete Bindegewebe der Narben? Die Frage scheint einfach zu beant-worten, wenn die Narbe von der GLISSONschen Scheide ausgeht, wo wir ohne-dies fibrozytäres Bindegewebe haben; hingegen ist es durchaus nicht sicher, daß dieses allein die Narbenbildung besorgt, weder im periportalen Gewebe noch in den Randzonen der Läppchen, wenn es sich um eine peripher abschmel-zende, wesentlich interlobuläre Form von Zirrhose handelt. Denn erstens be-sitzt die GLISSONsche Scheide einen erheblichen Reichtum an lymphadenoidem Gewebe, dessen Hyperplasie wie dessen Sklerose von ihm selbst bewerkstelligt werden kann, und zweitens bedarf es bei der bindegewebigen Umwandlung intralobulär gelegener oder (bei Abschmelzung von dem Läppchenrande aus) peripher gelegen gewesener Bezirke durchaus nicht der Überwanderung von fibroplastischen Teilen aus dem GLISSONschen Bindegewebe. Ich habe in einer früheren Arbeit (1907) die selbständig narbenliefernde Tätigkeit des intralobulären Mesenchyms zum Gegenstand einer eigenen Untersuchung gemacht und auf die Veränderungen der Blutkapillaren der Leber in ihrer Be-deutung für die Histogenese der Zirrhose zu einer Zeit aufmerksam gemacht, als man unter dem Einfluß der ACKERMANN-KRETZschen Lehre das Wesen nur in dem primären Leberzelluntergang sehen wollte. Wenn ich damals sagte, daß die „Schädigung des Gefäßnetzes der Leber die Einleitung des zirrhotischen Prozesses darstellt, daß bindegewebige Wucherung und Parenchymentartung deren Folgen sind", so habe ich heute daran nach meiner Meinung nur zu ver-bessern, daß wohl häufig (wie ich schon oben ausgeführt habe) die Schädi-gung von Mesenchym (Stroma) und Parenchym eine gleichzeitige (nicht elek-tive) ist, und es ist für diese häufigen Fälle JORES beizustimmen, wenn er sagt, daß ein und dieselbe Schädigung die Ursache des Leberzellunterganges und der Bindegewebswucherung ist. Hingegen möchte ich voll aufrecht erhalten, was ich damals über die bindegewebsbildende Fähigkeit der Kapillarwandzellen der Leber ausgeführt habe. Die Meinung war damals neu und es lagen nur für andere Objekte Angaben über die fibroplastische Tätigkeit des Gefäßendothels durch BORST und durch v. BAUMGARTEN vor. MARCHAND hat dies ursprünglich geleugnet, dann auf Grund von Beobachtungen SALTYKOWS zugegeben. Ich beschrieb die Schwellung, Vermehrung, Loslösung (Desquamation) der Endo-thelien, das Auftreten von aus ihnen abstammenden Rundzellen, auch zwischen Kapillarwand und Leberbalken. Später haben NATHAN (1908), GYE und PURDY (ohne auf die obigen Angaben Bezug zu nehmen) das Narbenbindegewebe der zirrhotischen Leber von den KUPFFERschen Sternzellen abgeleitet und MAXIMOW gibt ebenfalls in seiner neuesten zusammenfassenden Darstellung des „Bindegewebes und der blutbildenden Gewebe" (1927) die Abkunft seiner Poly-blasten von den Sternzellen (TSCHACHIN, 1913) und deren Umwandlung in Fibro-blasten zu. Auch CORNER spricht von einer Fibrillenerzeugung durch Endothelien. Dabei ist von vorher genannten Autoren kein Unterschied gemacht zwischen Endothel der Leberkapillaren und Sternzellen, wozu ich (vgl. S. 244) nicht

---

[1] Anmerkung: Daß es eine Sklerose zwischen Leberzellenbalken gibt, ohne den Charakter der Narbenbildung, sei hier nochmals ausdrücklich betont: Fibrilläre Neubildung kann auch ohne „Entzündung" durch Anpassung an veränderte Druck- und Zugverhältnisse sich einstellen.

ganz zustimmen kann; auch Pratt unterscheidet in einer seitdem erschienenen
Arbeit beide Zellformen. Auch Kuczynski hat im Zusammenhang mit gesteigertem Blutzerfall und gleichzeitiger Schädigung von Milz und Leber Vermehrung
der Kupfferschen Zellen beschrieben und die Möglichkeit des Übergangs in
Zirrhose erörtert; Dieterich hat in Versuchen an weißen Ratten nach Splen-
ektomie und Trypanblaufärbung Vermehrung der Kupfferschen Zellen und ihre
Fortwucherung gegen die Peripherie der Läppchen, sowie ihre dortige Vermehrung
zu größeren interlobulären und periportalen Zellherden beschrieben. Ist dies
richtig, so hätten wir also gerade den umgekehrten Weg der narbenbildenden
Zellen als er früher angenommen wurde, wo immer von einem Einwuchern des
Bindegewebes von der periportalen Zone in die Läppchen die Rede war. In
Wirklichkeit kommt je nach den Umständen der Lokalisation und Stärke
der vorausgegangenen Gewebsbeschädigung beides vor. Übrigens bin ich der
Meinung, daß die Frage der Sklerosierung auch mit dem Nachweis der binde-
gewebsbildenden Tätigkeit umgewandelter Kapillarwandzellen noch nicht erschöpft ist und es fällt auf, wie zuweilen Fibrillen ohne ersichtlichen Zusammenhang mit jungen oder alten Zellelementen überhaupt auftreten können, worüber hier keine weiteren Auseinandersetzungen möglich sind.

Das Verhalten der Gitterfasern bei der Zirrhose ist nicht mit wenigen
Worten zu beschreiben; es laufen hier wiederum Auflösungs- und Neubildungsvorgänge durcheinander und beide sind ihrerseits nicht einheitlicher Natur.
Die Auflösungen sind überwiegend desmolytischer Natur, d. h. haben Ver-
dauungscharakter, aber auch mechanische Kontinuitätstrennungen spielen
eine gewisse Rolle; viel wichtiger sind freilich die bei den Dissoziationen erfolgenden chemischen Zerstörungen; auf die Bedeutung dieser Dissoziationen
für den zirrhotischen Prozeß und die Möglichkeit der Ausheilung solcher Stellen
mit perizellulärer Bindegewebsbildung und abnormer Kapillarisation habe
ich in der vorhin erwähnten Arbeit (1907) hingewiesen. Gerade die Beobachtung des Schicksals der Gitterfasern, die sich leichter als die Kapillarwände
selbst darstellen lassen, gestattet einen Einblick in die abgestufte Elektivität
der zirrhogenen Gifte und in die wesentlichen Vorbedingungen für die Bildung
zirrhotischer Narben. Während wir in den eben genannten Dissoziationen
gelegentlich — nicht immer — eine ausschließliche Histolyse der mesenchymalen Bestandteile (Kapillarwände und Gitterfasern), die von mir sogenannte
Desmolyse vor uns haben, mit und ohne Lösung der Verkittungen der Epithelien
selbst, kann man andererseits nicht selten einen Schwund der Leberzellen bei
erhalten gebliebenem Gitterfasergerüst feststellen (Rössle, 1908, Huzella, 1921).
Im letzteren Fall kann es bei der Regeneration der Epithelien als Stütze
dienen (Herxheimer, 1907 und 1908); im ersteren Fall kann „die Kapillarwand
in allen ihren Teilen regenerieren, aber mit Überproduktion von Endothel und
paraplastischen Elementen; letztere, dem Bindegewebe von je verwandt, werden
nun zu echtem Bindegewebe". Zwar finden sich Spuren kollagenen Gewebes
ohnedies im perikapillären Raum der Leberzellbalken neben den umspinnenden
und den radiären Gitterfasern der Leberläppchen, aber es ist Herxheimer,
J. Kon und Huzella doch beizutstimmen, wenn sie von einer Vermehrung und
Verstärkung der Gitterfasern in der zirrhotischen Leber und von einer Umwandlung ihrer präkollagenen Struktur in fibrilläres Bindegewebe sprechen. Wenn aber
auch hinsichtlich der Neubildungsprozesse der Gitterfasern gesagt wurde, daß
sie nicht einheitlicher Art sind, so war damit gemeint, daß auch an ihnen Hypertrophie und Hyperplasie sich einstellen. Die letztere dürfte nach dem Vorbild
der von Kon studierten embryonalen Entstehung vor sich gehen, d. h. im Zusammenhang mit den Kapillarwandzellen, die erstere ist besonders an den Radiärfasern in Form von einfachen Verdickungen zu beobachten und dürfte zum Teil

mit den veränderten Spannungen im Lebergewebe zusammenhängen, wie dies auch bei der hypertrophischen und bei der Diabetesleber der Fall ist (RÖSSLE, 1908). Verdickte Fasern und Übergang in Kollagen findet man besonders in den peripheren Läppchenteilen. In hyperplastischen Pseudoazini pflegen sie schwach zu sein, was HERXHEIMER für ein Zeichen von Untergang hält, was aber wahrscheinlicher als unvollkommene Neubildung von Mesenchym bei guter epithelialer Neubildung anzusehen ist. HUZELLA meint, daß Verdickung auch von Kontraktion käme, indem er dem Gerüst der Gitterfasern elastische

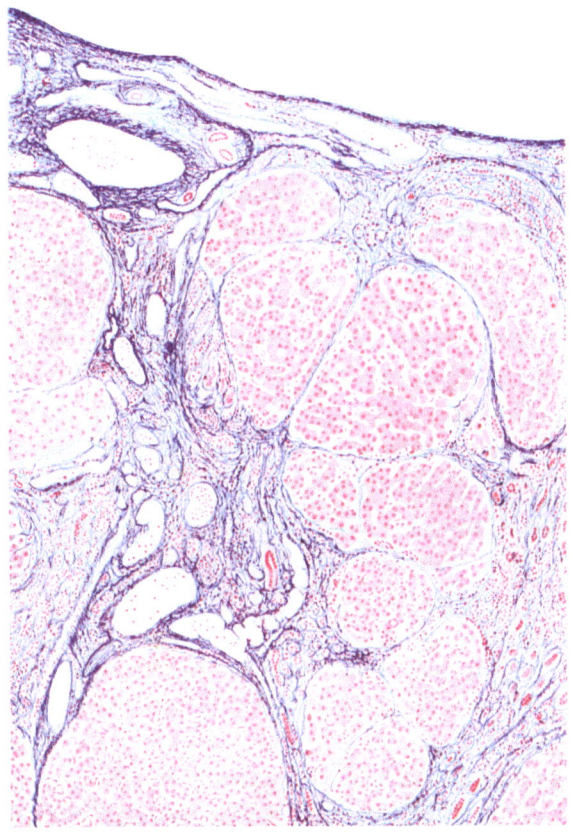

Abb. 36. Neubildung von elastischen Fasergerüsten bei atrophischer (insulärer) Leberzirrhose.

Eigenschaften beimißt und die Änderung der Maschengröße durch veränderte Spannungen erklärt.

Eine eigentümliche Erscheinung in den zirrhotischen Lebern ist die Vermehrung der elastischen Fasern. Sie kommt besonders bei der atrophischen Form vor und soll deshalb an dieser Stelle besprochen werden. Sie hält sich in erster Linie an die Narben innerhalb der GLISSONschen Kapsel, aber Ausläufer finden sich auch in den an Stelle untergegangener Gewebsstreifen entstandenen Bindegewebszügen (Abb. 36). MELNIKOW-RASWEDENKOW meinte sogar, daß die Hauptmasse des zirrhotischen Narbengewebes aus elastischen Elementen bestünde. Hingegen haben schon HOHENEMSER, OLIVER, KAWAMURA auf den Unterschied des Reichtums der verschiedenen Zirrhoseformen an solchen hingewiesen. Die ersteren beiden und Fenzi (zit. nach Morpurgo) haben ihren Zusammenhang mit den Gefäßwänden, besonders den Ästen der Leberarterie betont, ihre Entstehung dürfte aber, wie schon Kölliker für ihr normales Vorkommen behauptet hat, eine selbständige, aus der Grundsubstanz erfolgende sein. Der Sinn ihrer Vermehrung ist schwer zu verstehen; man kann höchstens darauf verweisen, daß sie überall dort auftreten, wo starke Volumenschwankungen der Gewebe mit Verschiebungen (Scherwirkungen) erfolgen und daß sie vielleicht eben deshalb gerade in der atrophischen Zirrhose so reichlich sind. Nach Untersuchungen von Königstein gibt Kretz (1904, Referat) an, daß der Reichtum an elastischen Fasern im neugebildeten Bindegewebe auf die Zone der portalarteriellen Gefäßverzweigungen beschränkt ist; hingegen weisen die Züge, die mit den Venen in Verbindung stehen, keine elastische Faserneubildung auf; er meint schließlich, daß die degenerative Abschmelzung arteriell besser versorgten, neugebildeten Lebergewebes, entsprechend der Ansicht von Jores, ein an elastischen Elementen reiches Narbengewebe hervorruft. Also nicht mechanische Momente, sondern gewissermaßen die chemischen Vorbedingungen entscheiden über die Zusammensetzung der zirrhotischen Narben.

Mit der letzteren Frage kommen wir nochmals auf den Umbau der Leber durch die Zirrhose, und zwar in Hinsicht auf die Blutversorgung und überhaupt auf die mit ihm verbundenen Veränderungen des Blutlaufes durch die Leber zu sprechen. Dabei ergibt sich gleichzeitig ein Hinweis auf die Erkennung des Umbaus. Zuerst hat Sabourin sich mit dem Begriff des Umbaues und seiner Erklärung aus den natürlichen Verhältnissen der Blutversorgung des Lebergewebes befaßt; aber die von ihm zugrunde gelegte Vorstellung eines Aufbaues um ein jeweiliges portobiliäres Zentrum hat keine Anhänger gefunden. Wie schon einmal weiter oben bemerkt, findet man sich in der normalen wie in der stark umgebauten Leber am besten zurecht, wenn man vom venösen Pol des Lebergewebes ausgeht. Kretz hat das Lebergewebe als einen die Lebervenen umkleidenden, baumartig verzweigten Mantel bezeichnet. Da die Lebervenen „astartig" zusammenströmen, so müssen schon in der gesunden Leber die Entfernungen der portalen Peripherie von der zentralen Vene und die Entfernungen der letzteren, also der Zentren der sogenannten Läppchen, voneinander verschieden sein[1]. Wir können also aus dem Abstand der Zentralvenen allein oder dem vereinzelten Mangel von letzteren den Umbau nicht erkennen. Wohl aber genügt dazu die Häufung von Unregelmäßigkeiten in dem Befund der Lebervenenverteilung. Wenn z. B. in einer „insulären" Zirrhose der eine Pseudoazinus mehrere eng zusammengerückte Zentralvenen, benachbarte Pseudoazini keine solchen oder ganz exzentrisch gelagerte enthalten, wird sich die Vorstellung eines Umbaues von selbst aufdrängen. Nicht selten führt die völlige Abschmelzung der einen Hälfte oder der ganzen ursprünglichen Läppchen dazu, daß die alten venösen Abflußwege ganz an die alte Glissonsche Scheide heranrücken oder mit ihr in gemeinsame Narben eingeschlossen werden. Bezirke, welchen die radiäre Anordnung der Balken und eine Zentralvene fehlt, kann man als neugebildet ansehen, besonders wenn dazu die früher besprochenen Kennzeichen der Neubildung an den Leberzellen hinzutreten. Die Leberzellbalken sind dabei oft knorrig und wie verästelt, ähneln auch darin dem Lebergewebe etwa des Neugeborenen, daß das Kapillarnetz nicht gestreckt und nicht in einer überwiegenden Richtung angeordnet ist. Schon Wagner (1862) notierte das „scheinbare" Verschwinden der Zentralvenen; desgleichen ist sie Charcot (1877) aufgefallen. Nach Rindfleisch, Orth und

---

[1] Nach Pfuhl besteht nur zwischen der Länge der Kapillaren des linken und des rechten Lappens ein merklicher Unterschied. Die ersteren sind kleiner. Einen ähnlichen Unterschied zwischen der Läppchengröße haben schon Brissaud und Dopter festgestellt.

KRETZ sind diese vikariierend gewucherten Leberbezirke nicht mehr von der Pfortader versorgt, sondern von den Leberarterien, die sich erweitern und es kommt häufig zu lokalen, fast kavernösen Umwandlungen von Kapillarbezirken an solchen Stellen. Auch innerhalb schon fertiger zirrhotischer Narben kommen solche Angiektasien vor (Abb. 37). Auch die direkten Verbindungen zwischen Pfortaderästen und Lebervenenästen erweitern sich; vielleicht findet damit die Entstehung bivenös sich erstreckender Narbenbezirke ihre Erklärung,

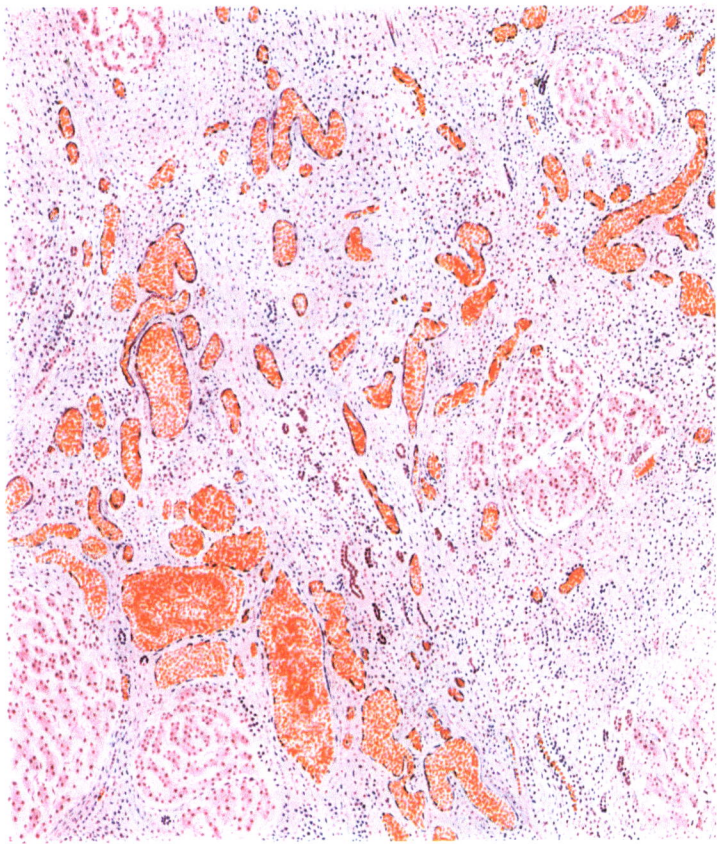

Abb. 37. Hochgradige Erweiterung der feinen Pfortaderäste bei hypertrophischer Leberzirrhose.
(SN. 20/27, Basel, 60jähr. Mann.)

da längs dieser Strombahnen das Lebergewebe dann besonders intensiv vergiftet werden kann. Bei arteriell vermittelter Vergiftung wäre dieselbe Erscheinung längs der von BRAUS erwähnten „translobulären Arterien" möglich, die die Rolle von Vasa vasorum für die Venae centrales und deren Sammelvenen spielen. Wie man sieht, gibt es außer den weiter oben erwähnten Gründen für die streifigen und herdförmigen präzirrhotischen Lebergewebsschädigungen eine ganze Anzahl Gründe, die sich zum Teil aus der Art der Blutversorgung schon in der noch gesunden Leber ergeben. Aber im bereits in Umbau begriffenen Lebergewebe muß ja geradezu ein Circulus vitiosus derart entstehen, daß jede Verstärkung der Verschiebung und Verlegung der ursprünglichen Strombahnen die Ungleichmäßigkeit der Blutversorgung verstärken wird. Als wesentlich dürfte hinzukommen, daß die zunehmende Verhärtung des Organs das Zwerchfell und den Brustkorb in ihrer normalen Tätigkeit, den Blutschwamm der Leber auszudrücken, hindern wird. KRETZ hat von der endgültigen Abänderung der Blutströmung in der zirrhotischen Leber folgendes Bild entworfen: Ein kleiner Teil des Pfortaderblutes gehe auf dem Rest der alten azinösen Bahn in die Lebervenen; der andere entweiche durch die Anastomosen unter Umgehung der Leber; hier fehlt meines Erachtens die Berücksichtigung desjenigen Anteils, der unter Vermeidung der eigentlichen kapillären Strombahnen auf dem Weg der erweiterten direkten bivenösen Verbindungen, von der Leber unbearbeitet, die Cava inferior erreicht. ACKERMANN (1880) fand, daß Injektionen der Leber von der Pfortader aus bei hypertrophischer Zirrhose viel leichter als bei der atrophischen bis in die Zentralvenen gelingen, ja sie seien sogar gegenüber der Norm durch die Erweiterung der Läppchenkapillaren erleichtert. Dies mache das Fehlen des Aszites und anderer Stauungserscheinungen bei der hypertrophischen Zirrhose verständlich. Aber noch aus einem anderen Grunde ist diese alte Angabe wertvoll; aus Versuchen von L. LÖFFLER mit direkter Beobachtung des lebenden Kapillarkreislaufes der Leber verstehen wir auch bis zu einem gewissen Grade die Kapillarerweiterung der hypertrophischen Zirrhose als ein Kennzeichen chronischer typisch intralobulärer (perikapillärer) Entzündung. Ferner stellte ACKERMANN die leichte Injizierbarkeit der atrophischen Zirrhose von der Arterie aus fest. Ein Teil der alten Pfortaderverzweigungen wird auch nach KRETZ (u. a.) nunmehr hauptsächlich von arterieller Seite versorgt, und zwar sind das die neugebildeten lebervenenlosen Parenchymgranula und die vikariierend hypertrophischen alten Azinusreste. Dieses Plus an Blut mit höherem Zuflußdruck entleere sich durch die beim Azinusschwunde verschmälerte, bei der Gewebshypertrophie verlängerte restliche alte Strombahn. Darin sieht KRETZ die eigentlichen Ursachen der portalen Drucksteigerung, wie dies der Aszites bei subakut-atrophischen Lebern mit Regeneration ohne schrumpfendes Bindegewebe beweise. KRETZ bringt Abbildungen von Korrosionspräparaten HELLYs, welche die Umgestaltung der Blutgefäßverzweigungen in der zirrhotischen Leber einigermaßen veranschaulichen. Wertvolle Mitteilungen verdanken wir M. INDOE; er hat von 16 Fällen LAENNECscher Zirrhose mit Aszites Korrosionspräparate hergestellt und eine Verminderung der Menge der Pfortaderverästelungen gefunden. In den Präparaten mit Pfortaderinjektion ergeben sich große leere Räume; diese entsprechen den hypertrophischen neugebildeten Bezirken; sie werden, wie schon oben angeführt, nicht von der

Krankheit	Alter	Gesamtgewicht	Leberanalyse von G. HOPPE-SEYLER Gewicht von					
			Trokkensubstanz	Fett	Bindegewebe	Wasser	Asche	Blut
Tauchertod	23	1173	342	32,8	18,5	658	14,1	94
Stauungsleber	61	1584	339	9,6	22,2	1245	—	—
Akute gelbe Leberatrophie . . .	44	975	231	63	12,7	744	6,9	60,7
Akute gelbe Leberatrophie. Geringe Zirrhose	27	1230	245	23,3	24,6	984	12,3	81
Atrophische Leberzirrhose	45	937	205	15,0	35	732	8,3	—
Atrophische Zirrhose	61	1050	235	54,6	22,5	815	9,9	—
Atrophische Zirrhose. Diabetes .	61	1005	207	15,1	14,4	798	10,25	17,0
Atrophische Zirrhose	42	1194	242	26	28,4	951	—	27,4
Atrophische Zirrhose	62	1380	307	85	28,9	1073	—	21,1
Zirrhotische Fettleber	—	1965	874	650	32,4	1090	13,7	—
Zirrhotische Fettleber	43	1940	937	687	35,3	1003	—	—
Zirrhotische Fettleber	40	1830	593	303	33,7	1238	—	—
Hypertrophische Zirrhose (BUDD) .	54	2277	536	250	25,8	1734	17,5	34

Pfortader, sondern von der Arterie versorgt; 86—100% der in die Vena portae eingespritzten Flüssigkeit geht durch die Kollateralen ab, im besten Falle fließen 13% durch die Lebervenen hindurch; mehr passiert bei Einspritzung durch die Arterie die Leber. Histologisch ist am Bau der Arterienwandungen und der gröberen Pfortaderäste nicht viel Bemerkenswertes zu finden. Bei LEVY findet man die Angaben der Literatur hierüber zusammengestellt; seine eigenen Untersuchungen ergaben in einem Teil der Fälle von Zirrhose Intimaverdickungen mit Spaltungen der alten elastischen Membranen und elastischmuskulösen Hypertrophien, wie man sie in entzündlich veränderten Geweben überhaupt antrifft. Die Behauptung primärer oder selbständiger Arterienveränderungen stellt er nicht auf. Was die Veränderungen der Pfortader und der Lebervenen anlangt, welche neben der Zirrhose gefunden werden, so ist darüber weiter oben bereits berichtet worden. In einem Fall von hypertrophischer Leberzirrhose bei Syphilis nach Art der Hanotzirrhose beschrieb LIST neben fast durchgehenden Lebervenensklerosen und teilweisen Obliterationen Atrophie der Arterienwandungen und vielfache Verdickungen der Pfortaderzweige. Neuerdings hat dann noch L. LÖFFLER die Veränderungen der Blutgefäße der Kaninchenleber bei der experimentellen biliären Zirrhose beschrieben; er schildert eine Verengerung der Arterien durch hyperplastische Sklerose und desgleichen eine bindegewebige Verdickung der Pfortaderäste und deutet sie als Folge der andauernden „peristatischen" Hyperämie, welche die chronische Entzündung begleitet. Das Vorkommen von Verstärkungen der Arterienwände, sowie von teleangiektasieartiger Erweiterung von Kapillaren (ORTH, eigene Beobachtungen) ist schon oben erwähnt und wird auch für die hypertrophische Zirrhose angegeben (MESTER, ROLLESTON-WYARD, LIST). Nach DIETRICH (1929) findet man auch im Pfortaderquellgebiete im Zusammenhang mit den veränderten Blutdruckverhältnissen bei Zirrhose der Leber „hypertonische" Hyperplasien der kleinen Arterie, z. B. des Gekröses. Über den Blutgehalt der Zirrhoseleber liegt eine Angabe von SCHÜTZ vor, wonach er 23,7% des Gesamtgewichts der Leber (Durchschnitt von 3 Fällen) betrug, während er bei normalen Leichenlebern 35% ausmacht.

Physiologisch-chemische Analysen der zirrhotischen Leber liegen leider nur wenige vor; die weitaus wichtigsten sind die Bestimmungen der Trockensubstanz, des Bindegewebsreichtums, des Gesamteiweißgehalts durch G. HOPPE-SEYLER (1906, 1907, 1921). Die wichtigsten Ergebnisse sind in untenstehendem Auszug seiner Tabellen zu ersehen. Was das Bindegewebe

| Prozentualverhältnisse zum Gesamtgewicht der Leber | | | | | Trockensubstanz | | | | Bindegewebe Prozentualverhältnisse zur Trockensubstanz ohneFett |
Trockensubstanz	Fett	Bindegewebe	Wasser	Asche	ohne Fett	ohne Fett und Bindegewebe	ohne Fett, Bindegewebe und Blut	ohneFett Bindegewebe, Blut und Asche	
29,2	2,8	1,58	70,8	1,2	309	291	271	257	6,0
21,4	0,6	1,4	78,5	—	329	307	—	—	6,7
23,1	6,5	1,3	76,9	0,71	168	155	142	133	7,5
19,7	1,9	2,0	80,3	0,99	222	198	181	169	11,1
21,9	1,6	3,7	78,1	0,89	190	155	—	147	18,5
22,4	5,2	2,1	77,6	0,95	180	157	—	148	12,4
20,6	1,5	1,4	79,4	1,7	191	177	174	164	7,4
20,3	2,2	2,4	79,7	—	216	188	182	—	13,2
22,3	6,2	2,9	77,7	—	222	193	188	—	13,0
44,5	33,1	1,6	55,5	0,7	210	178	—	164	15,4
48,3	35	1,8	51,7	—	250	215	—	—	14,1
32,4	16,3	1,8	67,6	—	290	256	—	—	11,6
23,6	11,0	1,1	76,4	0,77	286	260	253	236	9,0

anbelangt, so ersieht man die fast stets vorhandene beträchtliche Zunahme desselben bei den Zirrhosen, die ausnahmslos starke relative Vermehrung desselben im Verhältnis zur Trockensubstanz (ohne Fett). Die Zunahme bei Stauungsinduration ist viel geringer, bei einfachen Atrophien nimmt das Bindegewebe nicht teil am Schwund des übrigen Organs. Die Trockensubstanz ist bei Zirrhose sehr niedrig, bei Fettlebern besonders hoch, so daß sich bei Fettzirrhosen mehr der letztere Faktor geltend macht. Der Fettgehalt der Zirrhosen schwankt so, daß gewisse Zirrhosen sich als besonders fettarme Lebern erweisen, während im Gegensatz dazu gewisse Fettzirrhosen den höchsten möglichen Grad erreichen. Der Gehalt an Kollagen steigt bei der Zirrhose gegenüber der Norm (17,3 g) gelegentlich auf das Doppelte (im Mittel 29,2 g) und wird nur noch bei Lebersyphilis erreicht. Die Vermehrung des Bindegewebes bei der zirrhotischen Leber ist sicher eine wirkliche und nicht nur verhältnismäßige. Schließlich gestattet die chemische Analyse noch einen Schluß auf die Menge der bei der Zirrhose übrig bleibenden funktionierenden Organsubstanz. Hoppe-Seyler berechnete das arbeitsfähige Protoplasma dadurch, daß er von der Trockensubstanz Fett, Bindegewebe, das der berechneten Blutmenge entsprechende Gewicht Trockensubstanz, sowie die Asche abzog. Es ergaben sich dann gegenüber einem Normalwert von mindestens 257 g bei der Zirrhose so geringe Werte (147, 148, 164, 164 g), wie er sie sonst bemerkenswerterweise nur bei der akuten gelben Leberatrophie gefunden hatte. Hingegen betrug der Wert für eine hypertrophische Zirrhose 263 g; dies bedeutet also, daß bei dieser kein Parenchymschwund vorhanden war! Hoppe-Seyler zieht aus den Zahlen für den Parenchymbestand bei Zirrhose den Schluß, daß mit etwa 147 und 148 g Leber das Leben des Menschen noch gefristet ist.

Im Zusammenhang mit den auf Seite 320 erwähnten Versuchen, Zirrhose durch Kupfervergiftung zu erzeugen, sei noch erwähnt, daß von verschiedenen Seiten (Askanazy, Aschoff und Schönheimer) auf den hohen Kupfergehalt der Leber bei Zirrhose und der dabei, besonders bei Pigmentzirrhose, häufigen Bilirubinkonkremente hingewiesen worden ist.

k) Die hypertrophischen Zirrhosen.

Ob Hypertrophie und ihr Gegenteil, die Atrophie, ein genügendes Unterscheidungsmerkmal für die Einteilung der Zirrhosen abgibt, ist schon weiter oben erörtert worden. Hier sei dazu gesagt, daß außer historischen auch sachliche Gründe dafür vorliegen. Während aber die atrophische Zirrhose, wenigstens in der weitaus häufigsten Form der Laennecschen Zirrhose, etwas fast Einheitliches darstellt, ist die Mannigfaltigkeit der hypertrophischen Formen so groß, daß eine fast allgemeine Begriffsverwirrung über ihr Wesen und ihre Nomenklatur besteht und zu einer möglichst vollkommenen Klärung die Berücksichtigung einer so ausgedehnten Kasuistik nötig wäre, daß es den Rahmen eines Handbuchbeitrages weit überschreiten würde. Erschwerend kommt hinzu, daß gerade manche der angeblich hierher gehörigen klassischen Typen wie die Hanotsche Krankheit, von den Beschreibern, die ihnen ihren Namen gegeben haben, durchaus nicht so genau geschildert sind, daß man eigene Beobachtungen danach bestimmen oder jene nach heutigen Anschauungen sicher klassifizieren könnte.

Es wird sich zum besseren Verständnis nötig erweisen, auch hier historisch vorzugehen, zuvor aber eine begriffliche Klärung allgemeiner Art über das Wesen der hypertrophischen Zirrhose vorauszuschicken. Es ergaben sich die Fragen: Worauf beruht die Hypertrophie? Wie kommt es zu ihr? Welche Ähnlichkeiten und welche Unterschiede bestehen in anatomischer, ätiologischer und klinischer Hinsicht zur atrophischen Zirrhose?

Die Gewichts- und Volumenzunahme bei der hypertrophischen Zirrhose beruht auf einem ganz anders gearteten Verhältnis des Parenchyms zu dem neugebildeten Bindegewebe als bei der LAENNECschen Zirrhose. Wie am deutlichsten aus den am Schluß des vorigen Kapitels mitgeteilten Analysen HOPPE-SEYLERs hervorgeht, ergibt die Berechnung des funktionierenden Parenchyms bei der atrophischen Zirrhose Beträge, welche bis an die Grenze der Hepatargie [QUINCKE (Leberinsuffizienz)] rein quantitativ herangehen, wobei noch angenommen ist, daß der verbleibende Parenchymrest noch genügend funktionsfähig, d. h. nicht qualitativ beschädigt ist. Für eine typische hypertrophische Zirrhose aber fand sich ein Parenchymbetrag, welcher dem einer normalen Leber gleichkam. Diesen Eindruck gewinnt man auch häufig bei der mikroskopischen Untersuchung; es gibt Fälle, in denen der ursprüngliche Aufbau der Leber weitgehend gewahrt ist und wo die Bindegewebsverteilung eine gleichmäßige Sklerose ohne parzellierende Narbenbildung ist (elephantiastische Form der hypertrophischen Zirrhose). Auf Grund dieser Wahrnehmung ist sogar schon bezweifelt worden, ob diese Zirrhosen entzündlicher Natur und zu den chronischen interstitiellen Hepatitiden zu rechnen sind[1]. Das Wesentliche ist also hier die Verschonung des Parenchyms trotz entzündlicher Bindegewebsentwicklung, wie wir ausdrücklich (allerdings unter Vermeidung des Wortes Narbenbildung) sagen möchten. Der reinste Fall dieser Art hypertrophischer Zirrhose würde sich also damit erklären, daß zu dem Parenchym, das keine oder nur homolog ausgeglichene Gewebsverluste erlitten hat, eine gewisse Masse entzündlich oder sonstwie neugebildeten Bindegewebes hinzugetreten ist.

In einer zweiten Kategorie hypertrophischer Zirrhosen haben wir solche Gewebsverluste, haben wir Narben, haben wir Umbau, und zwar in einem Ausmaß, daß wir rein histologisch, d. h. aus einer Anzahl von Schnitten, nicht sagen könnten, ob wir eine atrophische oder hypertrophische Form vor uns haben. In der Tat können solche Zirrhosen, abgesehen eben von ihrem Volumen, auch makroskopisch der LAENNECschen aufs Haar gleichen. Es gibt also hypertrophische LAENNECsche Zirrhosen, wie wir sagen können, wenn wir als die wesentlichen Merkmale der letzteren die Granulierung, die Farbe, die Härte und das Maß des Umbaues ansehen. Wie erklären sich diese? Mir scheint am häufigsten dadurch, daß die Zirrhose die Lebern in einem bereits hypertrophischen Zustande ergriffen hat, sei es, daß es sich um die großen Lebern schwer arbeitender, stark essender und trinkender Personen, oder um eine Diabetes- oder eine Fettleber gehandelt hat. Besonders kommen wohl die indurierten, hypertrophischen Säuferlebern als präzirrhotische Zustände in Betracht. Wir müssen aber auch damit rechnen, daß die übermäßige Größe einer zirrhotischen Leber noch nach Beginn der entzündlichen Granularatrophie dadurch festgehalten wird, daß das Bedürfnis nach reichlichem Lebergewebe aus den obigen Gründen andauert und dieses bei ungeschmälerter Regenerationsfähigkeit befriedigt wird. Für die Annahme einer Regeneration im Überschuß (WEIGERT) liegen hingegen keine genügenden Anhaltspunkte vor. Es läßt sich allerdings die Möglichkeit nicht ausschließen, daß gewisse Reizstoffe elektiver Art hier mitspielen, ja vielleicht ohne vorhergehende Verarbeitung untergegangenen Lebergewebes entstehen und auf dem Wege der funktionellen Überreizung oder direkt formativer Reizung zur Hyperplasie von Lebergewebe führen. Darauf deuten vielleicht gewisse Erscheinungen bei dem Vorkommen von Krebs in zirrhotischen Lebern und die Adenome.

---

[1] TODD hat 1857 überhaupt bezweifelt, daß diese Krankheit mit hypertrophischer, harter, glatter Leber eine „Zirrhose" sei.

Für die Abgrenzung der hypertrophischen Form der Leberzirrhose ist der mißlichste Umstand der, daß keine der Eigenschaften, weder
anatomischer noch klinischer Natur, welche sie angeblich kennzeichnen, ihr
unter allen Umständen treu bleibt, ja nicht einmal der hypertrophische Zustand
selbst. Als Eigentümlichkeiten in klinischer Hinsicht werden mit einem gewissen
Recht der starke Ikterus von schleichendem oder rückfälligem Verlauf und
das Fehlen des Aszites angegeben, während eine dritte Begleiterscheinung,
die Milzschwellung schon erheblich unbeständiger ist, grobanatomisch wird
hervorgehoben das Vorkommen glatter oder schwach gebuckelter Oberfläche,
die Härte trotz wenig sichtbaren Bindegewebes, die mehr ins Grünliche oder
Braune spielenden Farbtöne des Gewebes (wenn nicht Fettzirrhose vorliegt),
die Häufigkeit von Leberkapselverdickungen und -verwachsungen. Histologisch wurde die vorzugsweise intralobuläre Bindegewebsentwicklung, die Absprengung sehr kleiner Zellbezirke, die besonders starken ,,Gallengangswuche-
rungen" und das Verschontbleiben der Leberzellen von degenerativen Veränderungen betont.

Daß es neben der Schrumpfleber auch eine vergrößerte Leber mit Verhärtung und etwa auch mit Höckerbildung gibt, ist den pathologischen Anatomen
nach Laennec sehr bald klar geworden. Aber man hielt die hypertrophische
Zirrhose entweder für keine Zirrhose (Todd) oder aber nicht für einen Dauer-
zustand oder nicht für ein fertiges Krankheitsbild, sondern für ein Frühstadium
der atrophischen Zirrhose (Becquerel, 1840), was teils durch die Ähnlichkeit
in sonstiger Beziehung, teils durch die wirkliche klinische Beobachtung bedingt
war, daß Lebern, die sich nachher als typische Laennecsche Schrumpflebern
bei der Leichenschau erwiesen, unter den Augen der Ärzte sich allmählich verkleinert hatten.

Wieviel Fälle von chronischer gelber Atrophie hier herein gespielt haben,
läßt sich nachträglich heute ja nicht mehr bestimmen; es ist aber die Möglichkeit des Vorkommnisses an sich auch für die echte Laennecsche Form kaum
zu bestreiten, zumal in solchen Fällen auch der klinische Charakter der Krankheit sich ändert, nämlich mit zunehmender Verkleinerung Aszites und Venen-
erweiterungen sowie die Zeichen der Leberinsuffizienz mit Kachexie auftreten.
Die Meinung, daß es keine selbständigen Formen von hypertrophischer Zirrhose,
sondern nur verschiedene Stadien ein und derselben Krankheit gäbe, hat sich
auffallend lang gehalten (Litten, Birch-Hirschfeld, Simmonds). Es blieben
aber Fälle, die sich nicht in das Schema einer einzigen Form der Zirrhose zwängen
ließen und so schlug die Meinung in ein Gegenteil um, nämlich, daß hypertrophische und atrophische Zirrhose grundsätzlich zu trennen seien; dieses Gegenteil
entspricht aber auch wieder nicht unseren heutigen Anschauungen, wonach
es eben sehr verschiedenartige hypertrophische Zirrhosen gibt, solche, die der
atrophischen Form wesentlich verwandt sind und solche, die ihrer Pathogenese
und ihrem fertigen Bild nach etwas ganz anderes sind. Es war zuerst Todd
(1857), der gegen die Einheitlichkeit der Krankheit Einwände erhob. Gubler
und Olivier (1871) hatten auch bereits betont, daß es hypertrophisch bleibende
Zirrhosen gäbe; aber eigentlich hat erst Hanot (1876) eine hypertrophische
Form beschrieben, die sicher nichts mit der Laennecschen Zirrhose zu tun
hat. Über diese Hanotsche Zirrhose, wie man sie heute nennt, bestehen
aber die verworrensten Ansichten; geht man aber den Originalbeschreibungen
durch Hanot selbst nach, so ergibt sich, daß er selbst auch ganz offenbar
verschiedenartige Dinge vor sich hatte, und von einer Einheitlichkeit
der Hanotschen Form kann schon deshalb nicht die Rede sein, weil seine
Schilderungen hinsichtlich Eindeutigkeit unseren heutigen Anforderungen nicht
entsprechen und weil die Merkmale, die er als für seine Krankheit eigenartig

hervorgehoben hat, dies durchaus nicht sind, jedenfalls nicht einzeln, jedoch auch kaum hinreichend als Syndrom (große glatte Leber [+ Milz], chronischer Ikterus, kein Aszites). Er schreibt:

„Sclérose extralobulaire très-accusée et sans tendance à la rétraction du tissu conjonctif de nouvelle formation, souvent aussi sclérose intralobulaire; développement anormal et catarrhe chronique des canalicules biliaires. — C'est une affection qui s'accuse surtout par un ictère chronique dû à l'oblitération des canalicules biliaires et par une hypertrophie considérable du foie, sans l'ascite ni le développement anormal des veines sous-cutanées abdominales, qu'on observe dans la cirrhose classique. Le plus souvent cette affection à une marche lente et elle peut durer plusieurs années sans altérer profondément la nutrition; le plus souvent aussi elle se termine par le syndrôme désigné sous le nom d'ictère grave."

Ganz offenbar hat HANOT mindestens zwei verschiedene Formen von hypertrophischer Leberzirrhose als Unterlage seiner Mitteilungen gehabt, wie besonders aus seiner „Revue critique" aus dem Jahre 1877 hervorgeht. Erstens einmal ganz überwiegend die einfache biliäre Zirrhose, welche damals wegen der Neuheit der Kenntnis von den Folgen des spontanen und experimentellen Choledochusverschlusses (Versuche von CHARCOT und GOMBAULT aus dem Jahre 1876) noch nicht genau erkannt war. Aber HANOT verweist auf diese Arbeit und meint selbst, daß die Versuchsresultate identisch mit seiner Zirrhose seien. Unter den ätiologischen Faktoren zählt er Steinbildungen auf, als den am meisten kennzeichnenden Befund im histologischen Bild bezeichnet er die Netze neugebildeter Gallengänge und er deutet jenes als Angiocholitis und Pericholangitis! Andererseits spricht er von Ausnahmen und bemerkt, daß die ikterische Form nur eine von vielen Formen der hypertrophischen Zirrhose sei. Genügt schon dieser Ausspruch, um zu zeigen, wie unberechtigt es ist, von einer HANOTschen Krankheit als einer typischen Zirrhoseform zu sprechen, so wird ihre Ablehnung als Krankheitsentität noch bekräftigt durch den Hinweis, daß HANOT in der Ätiologie seiner hypertrophischen Zirrhose die Malaria aufzählt, wobei er allerdings die Cirrhose paludéenne (LANCÉRAUX) für eine biliäre hält. Aber unter den Ausnahmen zählt er weiter Fälle auf, wie sie kurz vorher (1874) HAYEM beschrieben hatte, nämlich hypertrophische Zirrhose mit geringem Ikterus und ohne Gallengangswucherungen, mit großer Milz, Anämie und fehlendem Aszites; ferner pigmentierte Zirrhose. Fälle wie die HAYEMschen deuten wir aber heute ganz anders.

Es war sicher richtig von HANOT, daß er die HAYEMschen Fälle als eine andere Form der hypertrophischen Zirrhose ansah. HAYEMs Fälle sind viel besser beschrieben als diejenigen HANOTs, aber es fehlt leider gerade die Hauptsache, die mikroskopische Analyse der Milz. So kann man nicht mit Bestimmtheit sagen, ob die Vermutung, die meines Erachtens am nächsten liegt, richtig ist, daß bei ihm splenomegale bzw. hämatoangiotoxische Zirrhosen vorgelegen haben. Ich zitiere zwei Fälle HAYEMs:

1. Fall: 37jähr. M., früher Dysenterie mit Gelbsucht, Skorbut, Typhus. Krankheitsdauer von 9 Jahren, Diarrhöen, anfallsweise Verschlimmerungen. Subikterische Hautfärbung. Sektion: Harte, glatte Leber von 3180 g, Schnittfläche ohne Läppchenzeichnung, graublau mit gelben und braunen Flecken, mikroskopisch im wesentlichen perizelluläre Zirrhose ohne Verfettung und Pigmentierung der Zellen. Milz 1050 g!

2. Fall: 43jähr. M., keine Malaria, keine Syphilis, geringer Ikterus. Leber 4 kg, Milz 500 g verhärtet. Leber histologisch wie im 1. Fall, nur die Zirrhose weniger ausgesprochen perizellulär und intralobulär. Starke Schwellung der Portaldrüsen, keine Gallenwegsveränderungen. Die späteren Fälle HAYEMs (1898) sind noch weniger sicher zu klassifizieren, weil sie nur klinisch beobachtet sind.

Aus alledem geht unzweifelhaft hervor, daß keine sachlichen Gründe vorliegen, von einer HANOTschen Krankheit zu sprechen. Diese Bezeichnung ist aufzugeben. In der Tat verstand ja auch kaum ein Pathologe den anderen, wenn er von HANOTscher Leberzirrhose sprach; jeder meinte damit etwas anderes und so erklärt sich, daß man auch an geographische Unterschiede glaubte und

die einen, besonders die deutschen und österreichischen Fachmänner, sie für
sehr selten erklärten[1], französische Kliniker und Pathologen aber häufiger
diagnostizierten, ja PEL gibt an, daß sie in Holland kaum seltener vorkomme
als die LAENNECsche Form, dabei jugendliche Menschen (20—30 Jahren), und
zwar vorzugsweise die arme Bevölkerung, besonders auf dem Lande und in
Flußgegenden befalle. KRETZ (1906) versucht, aus den Beschreibungen HANOT-
scher Fälle den reinen Typus auszusondern, und so den Begriff HANOTsche
Krankheit zu retten; auch er mußte allerdings die Nichtübereinstimmung
der von HANOT selbst und seinen Jüngern angeführten Fälle mit dem von HANOT
„aufgestellten Idealtypus" beanstanden; wenn KRETZ und auch LIST in einer
neuen, sehr sorgfältigen Arbeit über das „Problem der hypertrophischen Zirrhose"
(auf Grund seines 1. Falles) aber nun als den letzteren eine hypertrophische
Zirrhose mit ausgesprochen intralobulärer und speziell perizellulärer Bindegewebsentwicklung mit Ikterus (und ohne Acholie des Stuhles) und ohne Aszites,
aber auch ohne jede Cholangitis oder Cholangiolitis capillaris aufstellt, so fehlt
dafür jede historische Berechtigung[2]. Letztere kann KRETZ selbst allerdings
auch nur in dem späteren Bestreben HANOTs sehen, den von ihm aufgestellten
Typus von Nebenformen zu reinigen (s. unten); man kann aber nicht behaupten,
daß bei dieser Abtrennung von Sonderformen von dem ursprünglichen Bilde
viel übrig geblieben ist. Von diesen Sonderformen soll erst weiter unten noch
die Rede sein, da es im vorliegenden Zusammenhang noch darauf ankommt,
die Weiterentwicklung der Lehre von der Unterscheidbarkeit der atrophischen
und hypertrophischen Form zu verfolgen. ACKERMANN stellte (1880) fest,
daß alle für die hypertrophische Zirrhose angegebenen mikroskopischen
Merkmale in Wirklichkeit auch bei der atrophischen vorkommen, wie die intralobuläre Bindegewebsneubildung und die Gallengangswucherung[3], aber er sah
einen grundsätzlichen Unterschied in dem verschiedenen Verhalten dieses
Bindegewebes; bei der atrophischen Zirrhose verschwiele und schrumpfe es
und die Narben seien als Ergebnis einer gewissermaßen demarkierenden und
resorptiven Entzündung aufzufassen, indem das Parenchym einer primären
Schädigung bis zur Nekrose ausgesetzt sei; außerdem gehe es auch infolge Er-
würgung durch die Bindegewebsschrumpfung zugrunde; bei der hypertrophischen aber behalte das Bindegewebe seine Masse bei und das Ergebnis der
indurativen Sklerosierung des Parenchyms sei gewissermaßen eine Elephantiasis
derselben. Wir haben schon weiter oben auseinandergesetzt, daß in dieser
Kennzeichnung ein wahrer Kern steckt, aber wir sehen den Unterschied doch
weniger in einem anderen Charakter der jedenfalls entzündlichen Verhärtung,
sondern nur in der verschiedenen Quantität und Lokalisation der Narbenbildung und vor allem in einer ganz anderen Art der präzirrhotischen
Gewebsschädigung. Inwieweit dann noch in neuerer Zeit, d. h. seit dem
Anfang unseres Jahrhunderts die Systematik der Leberzirrhose sich an die
Einteilung in atrophische und hypertrophische Zirrhose gehalten hat, ist schon
in einem früheren Kapitel erörtert worden (vgl. S. 338ff.). Über die früheren Anschauungen unterrichtet man sich auch in CHAUFFARDs Referat von 1897. Hier
sei nur nochmal erwähnt, daß der Kliniker B. NAUNYN bei Anerkennung des einheitlichen Wesens der Zirrhosen diese Unterscheidung in einem Referat auf

---

[1] So gibt LIST an, daß sein Lehrer BENDA unter 35000 Sektionen (Berlin) nur einen Fall
von HANOTscher Krankheit, den von ihm beschriebenen, beobachtet hat.

[2] Auch der Begriff der monozellulären (= perizellulären) Zirrhose ist nicht von HANOT,
sondern von CHARCOT und GOMBAULT aufgestellt, von HANOT nur übernommen worden,
ganz abgesehen davon, daß HANOT, wie aus dem Obigen hervorgeht, gerade auf die Cholangitis den größten Wert gelegt hat.

[3] HANOT selbst hatte (in einer späteren Arbeit mit SCHACHMANN) die Meinung aufgegeben,
daß Gallengangswucherungen etwas für die biliäre Zirrhose Eigenartiges seien.

einer Versammlung der Deutschen pathol. Gesellschaft im Jahre 1904 im wesentlichen festgehalten und ausdrücklich betont hat, daß es die pathologische Anatomie ist, welche in der Frage der Leberzirrhose die nosologische Führung haben muß. Im einzelnen ist auch seine Einteilung: 1. beginnende Leberzirrhose, 2. gewöhnliche aszitische Zirrhose, 3. biliäre Zirrhose, 4. hyper-(megalo)splenische Zirrhose (Morbus Banti) nicht haltbar, weil sie verschiedene klinische Gesichtspunkte (Stadien, Einzelsymptome von schwankender Wertigkeit) als Einteilungsprinzip wählt, die hypersplenischen Formen in der Bantikrankheit aufgehen läßt und die biliäre Form so überschätzt, daß sie sie neben der LAENNECschen als Hauptform (S. 339) bezeichnet.

Wir sehen uns also gezwungen, eine neue Einteilung der Formen der hypertrophischen Zirrhose zu versuchen und schlagen folgende vor:

1. Hypertrophische Zirrhose vom Aussehen der LAENNECschen Zirrhose.

2. Fettzirrhose.

3. Biliäre Zirrhose.

4. Hämato- und angiotoxische Zirrhose.

Zur ersten Erläuterung diene folgendes: Nr. 1 und Nr. 2 sind gewissermaßen nur hypertrophische Varianten gewöhnlich atrophisch gefundener Formen. Es ist schon weiter oben betont worden, daß das hohe oder niedere Gewicht einer Schrumpfleber kein entscheidendes Unterscheidungsmerkmal der Zirrhosen sein kann, daß es auch viele typische LAENNECsche Zirrhosen von normalem Lebergewicht gibt und solche mit beträchtlich übergroßem Volumen, wo die mikroskopische Untersuchung den typischen fortgeschrittenen narbigen Umbau der verkleinerten Leberzirrhosen aufweist. Es wird hier also bewußt und meines Erachtens durchaus den Tatsachen entsprechend mit der Gewohnheit gebrochen, der Schönheit des Schemas zuliebe die atrophischen Stadien oder die hypertrophischen Varianten der zitronengelben Granularatrophie der Leber aus dem Schema der hypertrophischen Zirrhosen auszuschließen; was im besonderen noch die Fettzirrhose anlangt, so gibt es auch da sowohl eine atrophische Form, besonders häufig bei abgezehrten Schnapstrinkern als auch eine hypertrophische, meistens auch durch chronischen Alkoholismus bedingte; die schwere Verfettung zirrhotischer Lebern ist doch soweit ein eigenartiges Vorkommnis, daß sie als Sonderform erwähnt werden darf. Viel regelmäßiger und stärker im Wesen begründet ist die Hypertrophie der kranken Leber bei den beiden letzten Formen: der biliären einerseits und der hämato-angiotoxischen Form andererseits. Die Trennung der beiden letzteren Formen ist schon deshalb unbedingt nötig, weil sie pathogenetisch grundverschieden sind. Wir werden sehen, daß es trotzdem nicht immer leicht ist, sie in fertigem Zustande voneinander zu unterscheiden; das rührt aber von dem Umstand her, den ich schon im einleitenden Kapitel zu diesem Beitrag betont habe, nämlich, daß der zirrhotische Prozeß oder was dasselbe ist, die chronische Leberentzündung immer in bezug auf das Organ und auf die Narbenbefunde zu denselben Folgeerscheinungen führen muß, gleichgültig, welches der ursprüngliche Angriffspunkt im Gewebe war, vorausgesetzt, daß die Intensität des Angriffs eine genügend hohe war. Während der Angriffspunkt bei den atrophischen Zirrhosen zum mindesten auch in den Leberepithelien anzusetzen ist, sei es primär durch spezifisch hepatotoxische Schädigung, sei es sekundär durch schwer einsetzende Beteiligung des Parenchyms an entzündlichen Zirkulationsstörungen, zeichnen sich die hypertrophischen Formen durch ein immer wieder betontes gewisses Verschontbleiben der Leberzellen aus. Der Angriffsort ist dann entweder, wie bei den verschiedenen Arten der biliären Zirrhose (s. unten), das System der Gallengänge oder der mesenchymale Apparat (Blutgefäße,

vor allem die intralobulären Kapillaren und das Leberbindegewebe). In der
reinsten Form erhalten wir im letzteren Falle wiederum verschiedene Unterformen je nach der Intensität der hämangiotoxischen Wirkung: Von der elephantiastischen perizellulären hypertrophischen Zirrhose bis zur schwer pigmentierten großen verhärteten Leber. Hier wieder der Übergang zu der atrophischen Zirrhose, die hämosiderotische und hämochromatotische Schrumpfleber, an deren Entstehung schwere Schädigungen des Parenchyms, wahrscheinlich sekundärer Natur (Dissoziationen, Ischämien) beteiligt sind.

Warum dann mit fortschreitender Krankheit die Kreise der Einzelformen der
hypertrophischen Zirrhose sich immer mehr schneiden, ergibt folgende Überlegung.
Spezifisch ist an der Leber nur das Parenchym, einschließlich der Ausführungsgänge; hingegen kommt dem Mesenchym der Leber nur eine geringe Spezifität
zu, selbst wenn wir annehmen, daß der Sternzellenapparat ein besonders gearteter
Teil des Retikuloendothelsystems ist (was mir durchaus unbestreitbar erscheint).
Elektive Vergiftungen sind nur bei spezifischer Struktur und Funktion denkbar.
Mithin kann es auf dem Blutweg toxische Wirkungen geben, die sich auf Beschädi-
gung der Leber und dabei überwiegend der Leberepithelien beschränken; daraus
dürften jene Zirrhosen hervorgehen, bei denen die Beteiligung anderer Organe
(Pankreas, Milz) vermißt wird; sie sind hauptsächlich durch Fälle Laennecscher
Zirrhose ohne Milztumor (oder mit reiner Stauungsmilz) vertreten. Anders
bei jenen Zirrhosen, welche ihren primären Ausgangspunkt im Mesenchym
der Leber haben; hier vermissen wir fast nie mehr oder minder analoge andere
Organsklerosen (vgl. unsere Erörterungen bei der Besprechung der sog. hepatolienalen Erkrankungen, S. 355 ff.); denn hier ist umgekehrt wie im eben genannten
Fall die Leberzirrhose nur Teilerscheinung einer umfassenden Zirrhosekrankheit;
zuweilen ergibt sich geradezu eine Polyzirrhose (beim Bronzediabetes); hier
kann von einer Elektivität der Leberschädigung keine Rede sein; die Zirrhose
ist die Folge einer allgemeinen Kapillarerkrankung oder einer Erkrankung
des Retikuloendothelialapparates, an der ihr eigenes Mesenchym (in mehr oder
minder elektiver Weise) beteiligt ist. Es ist unter dieser Voraussetzung vor
allem selbstverständlich, daß wir hierbei Milzschwellung (fast immer auch
Knochenmarkshyperplasien) finden. Warum aber wurden nun, wie oben geschildert, seit Hanot diese Formen mit der biliären hypertrophischen Zirrhose
zusammengeworfen?[1]. Eben wegen der täuschenden Ähnlichkeit der fertigen
Krankheitsbilder, vor allem wegen des beiden Formen gemeinschaftlichen Her-
vortretens von Ikterus und Milzschwellung. Es würde zu weit führen, den
Streit der Meinungen, der sich u. a. besonders deutlich in den Verhandlungen
des Kongresses für Innere Medizin vom Jahre 1892 (Rosenstein, Stadelmann)
zeigt, eingehend wiederzugeben. Hanot, dessen Beobachtungen, wie wir gesehen haben, wohl sicher verschiedenartige hypertrophische Zirrhosen, vor
allem aber die von ihm selbst als solche erkannte angiocholitische Form zugrunde
gelegen haben, bemerkt (1877) über die Milz: la rate ,,se conduit comme une
véritable annexe du foie, une sorte de foie gauche". Kann man das Wesen der
hepatolienalen Krankheiten klarer ausdrücken? Aber die Beziehungen zwischen
den beiden Organen sind nicht nur gleichzeitige (als Glieder eines Systems),
sondern auch gegenseitige; primäre Milzerkrankung kann die Leber krank
machen; das ist der Fall beim ,,Morbus Banti" und bei lange dauerndem konstitutionellem Ikterus (vgl. S. 358). Die umgekehrte Sachlage aber haben wir bei
der biliären Zirrhose. Die Milzschwellung bei dieser ist zum Teil als infektiöser (s. unten), zum Teil als cholämischer Natur aufzufassen. Der Ikterus

---

[1] Mit einigen Beobachtungen Hanots selbst z. B. einem 1879 beschriebenen Falle von
hypertrophischer Zirrhose mit chronischem Ikterus, Wassersucht, Milzschwellung (930 g),
Perihepatitis ist mangels genügend genauer anatomischer Beschreibung nichts anzufangen.

der biliären Zirrhose ist, wenigstens zunächst, überwiegend resorptiver, derjenige bei den hämangiotoxischen Zirrhosen wohl in erster Linie hämolytischer Art.

Nach diesen grundsätzlichen Erörterungen über die Wesensverschiedenheiten einerseits, die symptomatische Verwandtschaft der Unterformen der hypertrophischen Zirrhosen andererseits können wir uns bei der Besprechung der einzelnen Formen kürzer fassen.

Nach dem Dargelegten müssen wir auch darauf verzichten, irgendwelche generellen Erörterungen, etwa über die Ätiologie der hypertrophischen Zirrhose (wie es oft geschehen ist, vgl. HANOT, LEVI, GASTON, ADAMI, MANGELSDORF, FREYHAN, KIRIKOW, CASTAIGNE, ADAMI und ABOTT usw.) anzuschließen. Denn wie wir gesehen haben und wie es am deutlichsten aus dem Gegensatz der beiden Hauptformen, der biliären und der hämato-angiotoxischen, hervorgeht, ist die Pathogenese in formaler wie in kausaler Hinsicht grundverschieden, wobei wir allerdings hinzufügen müssen, daß die kausale, für die meisten Fälle im einzelnen noch unklarer ist als die formale, die wir trotz bestimmter „Meinungen" durchaus nicht für erledigt erachten. Endlich ist noch ausdrücklich zu betonen, daß auch die Klassifikation mancher Fälle von „hypertrophischer Zirrhose", auch von selbst beobachteten, besonders solche des Kindesalters, auf unüberwindliche Schwierigkeiten stößt. Bakterio logische und hämatologische Angaben des Schrifttums werden erst wieder ihren Wert zurückerhalten, wenn wir in der Differentialdiagnose der Zirrhoseformen weiter sein werden.

Die hypertrophische Varietät der LAENNECschen Zirrhose.

Von der LAENNECschen atrophischen Form der Leberzirrhose unterscheidet sich diese Abart nur eben durch die Größe der Leber; Härte, Farbe, Oberflächenrelief, mikroskopische Beschaffenheit, Grad des Umbaues und die Nebenerscheinungen können völlig dieselben sein. Daß wir diese Form aufstellen, hat seinen Grund in ihrer Häufigkeit und in dem Umstand, daß die Größe der Leber, welche sie nach schrumpfender Entzündung besitzt, oft ein recht belangloses Moment ist und vielfach, wie wir schon weiter oben ausgeführt haben, mit der zirrhotischen Erkrankung an sich wenig oder nichts zu tun hat (vorherige d. h. präzirrhotische Hypertrophie). Wir sehen gerade diese Form bei Potatoren, schwer arbeitenden Berufen, beim Diabetes (vgl. S. 482). Es kommt ihr wahrscheinlich auch keine andere Ätiologie zu als der atrophischen Form. Zudem kann sie, bei unfertiger Ausreifung, in gewissen Fällen wohl auch nur ein Durchgangs- oder Frühstadium der atrophischen Zirrhose sein. Auch STERNBERG (1923) teilt einen solchen Fall mit. Histologisch trägt sie keine besonderen Merkmale, und da sie sich bei Abschwächung in die einfachen indurierten großen Lebern verlieren kann, so sind auch hier die Klassifikationsgrenzen durchaus unscharfe.

Was die Häufigkeit anbelangt, so wird sie, weil vielleicht die Organe nicht immer gewogen werden, unterschätzt. In 100 hintereinander beobachteten Fällen von Leberzirrhose fand ich unter 85 genauer charakterisierten Zirrhosen 36 atrophische und 41 hypertrophische LAENNECsche Formen (unter Zugrundelegung einer Grenze von 1500 g als Norm), daneben 8 biliäre Zirrhosen. Das Gewicht solcher Lebern kann 2250—3020 g (s. Abb. 39) erreichen. Bemerkenswert ist noch, daß der mit Zirrhose verbundene Leberkrebs wie mir scheint gerade gern auch in solchen hypertrophischen LAENNECschen Zirrhosen auftritt, soweit sich die Lebermasse abzüglich des Krebses quantitativ beurteilen läßt. In diesem Zusammenhang sei an eine Angabe HEDINGERs (1923) erinnert, welcher bei tumorbehafteten Menschen überhaupt, besonders solchen mit multiplen Tumoren, Hyperplasien von Leber- und Nierenepithelien beobachtet hat.

Die Abb. 40 zeigt in einer hypertrophischen Leberzirrhose, und zwar in einem hyperplastischen Bezirk neben gleichzeitigem Leberkrebs Dissoziation,

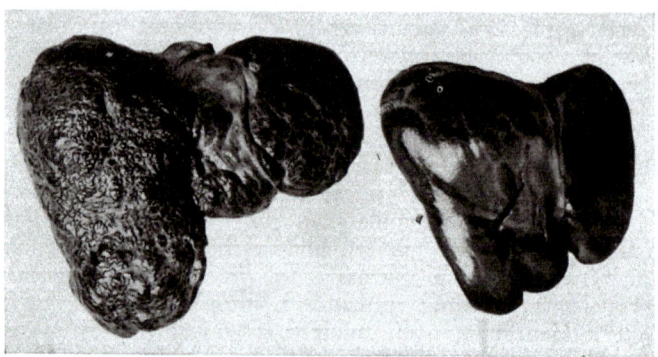

Abb. 38. Hypertrophische Zirrhose von Laennecschem Typus (S. 384/27 Basel, 51jähr. Wirt) im Vergleich mit normaler Leber bei gleicher Brustkorbform. Gewicht 3020 g.

beginnende Nekrose und eine mächtige Zellverwilderung in Form hyperchromatischer und mehrfacher Kerne. Hier drängt sich unmittelbar der Gedanke auf, daß das epitheliale Parenchym einer hyperplasierenden Reizform ausgesetzt ist, die sich bis zur Nekrose einerseits, zur malignen Ausartung andererseits steigert, während am Mesenchym eine produktive Entzündung Platz gegriffen hat.

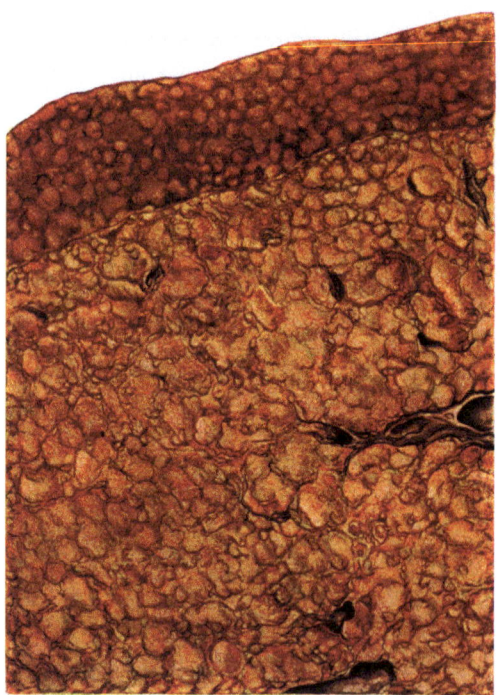

Abb. 39. Hochgradige hypertrophische Leberzirrhose (3000 g) nach Laennecschem Typ. SN 384/27. 51jähr. Mann.

Klinisch bemerkt man häufig eine geringere Neigung zu Aszites oder zu spontanem Verschwinden desselben. In der Literatur gehen die Fälle unter den verschiedensten Benennungen, natürlich bei der geschilderten Verworrenheit auch unter dem Namen HANOT. HANOT selbst hat mit GILBERT (1890) eine Sonderform seiner Zirrhose beschrieben, die diesem Typ entspricht und bezeichnet sie als „Cirrhose alcoolique hypertrophique". Er spricht auch vom günstigen Verlauf, ja von spontaner Heilung, Behebung der Abmagerung und der Verdauungsbeschwerden. In der Tat findet man gerade in dieser Gruppe Fälle, die ich schon oben als fertige oder stationäre Zirrhosen (in anatomischem Sinne) bezeichnet habe. In seiner letzten Arbeit (1896) äußerte HANOT die Ansicht, diese Sonderform möchte vielleicht von einer besonderen Reaktionsweise der Leberzellen, einer Neigung zur Hyperplasie herrühren, und es sei in diesem Zusammenhang nochmals auf die Möglichkeit hingewiesen, daß es formative Reizungen des Lebergewebes geben könnte bei gewissen zirrhogenen Giften, ein Gedanke, der in ähnlicher Weise von HAYAMI auf Grund von Beobachtungen bei experimenteller Hepatitis durch schwach giftiges Aleuronat geäußert wurde. BERNH. FISCHER sah bei Anpassung an Lebergifte Vergrößerung der Leber und zum Teil bei denselben Giften im Experiment zirrhogene Wirkungen (1922). PRUS (zit. v. QUINCKE und HOPPE-SEYLER) will in hypertropbischen Zirrhosen Kernteilungsfiguren gesehen haben. Bilder, die sehr an Reizwucherungen der Leberepithelien ohne vorherigen

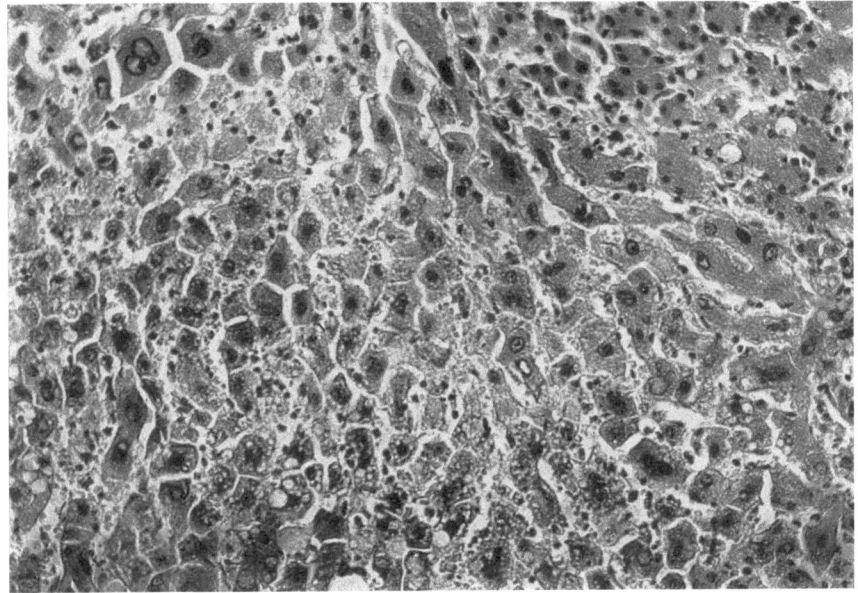

Abb. 40. Dissoziation, beginnende Nekrose und Reizwucherung in hyperplastischem Bezirk hyper-
tropbischer Zirrhose bei gleichzeitigem Leberkrebs (dieser im Schnitt nicht getroffen). (S. 169/25
Basel, 67jähr. Mann.)

Parenchymverlust denken ließen und mit besonders reichlichen „hellen Zellen" (s. S. 387) sah ich in Präparaten Sir THEILERs von Krotolaria-Hepatitis an Tieren. JORES beschreibt (1908) inselförmige Neubildungsbezirke mit hyper-trophischen Zellbalken in Lebern bei Tuberkulose von Lunge und Darm und fragt, ob es sich wohl um Anfangsstadien einer Zirrhose handeln könne. Viel-leicht haben gerade gewisse Tuberkuline die Fähigkeit, Wachstum der Leber-zellen anzuregen; ich sah (1907) ohne Tuberkel epitheliale Riesenzellen bei Tuberkulose in der Nachbarschaft entzündeter Teile der GLISSONschen Kapsel.

In einigen Fällen ist in dem Schrifttum hierher gehöriger Beobachtungen auch die besondere partielle Hypertrophie einzelner Lappen, z. B. des linken Leberlappens oder des SPIGELschen Lappens hervorgehoben worden (GRIFFON, CHIARI, MELCHIOR).

l) Die Fettzirrhose.

Es gibt sowohl schwer verfettete atrophische als ebensolche hypertrophi-sche Zirrhosen. Wenn wir die Fettzirrhose (Cirrhose graisseuse der Franzosen) unter den Formen der hypertrophischen aufzählen, so ist dies damit begründet, daß die letztere Abart häufiger und schwere „Steatozirrhosis" in großer Leber sozusagen etwas Eigenartiges darstellt. Bei atrophischer Zirrhose ist es häufig die Schnapszirrhose, welche durch intensive Gelbfärbung ausgezeichnet ist. Aber auch die große Fettzirrhose ist überwiegend bei Säufern anzutreffen, gewöhnlich zusammen mit allgemeiner Fettsucht. Die wichtigsten Arbeiten hierüber stammen aus der französischen Klinikerschule der achtziger Jahre: HUTINEL, SABOURIN, GILSON, BELLANGÉ u. a. Die Lebern sind plump, glatt, mit abgerundeten Rändern, hart, nicht teigig wie andere Fettlebern, gelb bis gelbgrau, gelbbraun, gelb in allen Farbenspielen, aber so gut wie nie stärker gelbsüchtig,

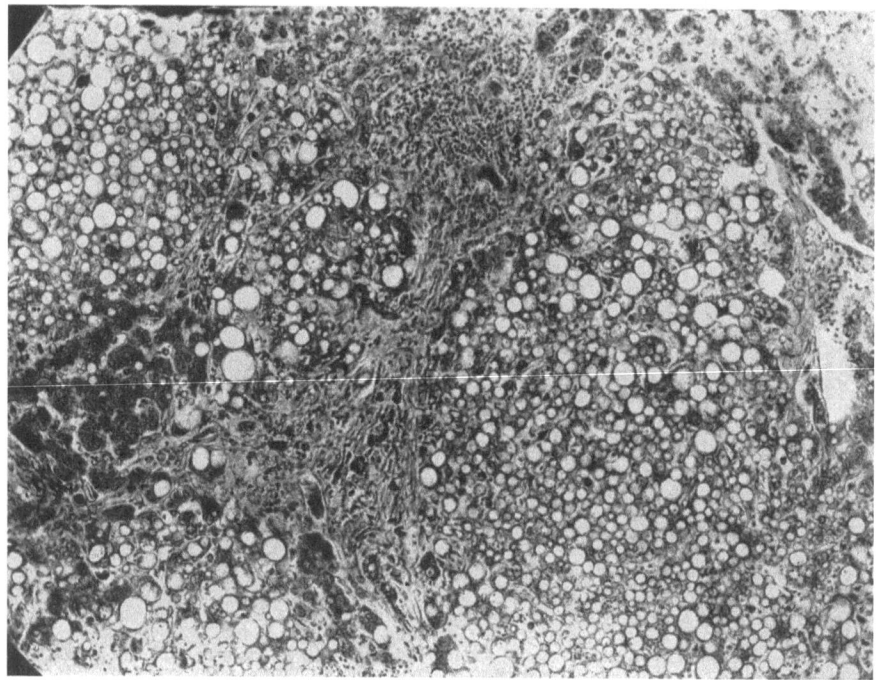

Abb. 41. Schwache Fettzirrhose. (SN. 97/17 Jena.)

da schwerer Ikterus chronischer Art und Verfettung einander in der Regel ausschließen. Mikroskopisch wechselt der Befund von schwachen, oft nur in einzelnen dünnen Flechsen angedeuteten Narbenbildungen gerne bivenöser Anordnung bis zu groben, breitstreifigen, narbenreichen, weit umgebauten Zirrhosen. Kachektische Endstadien der Zirrhosen pflegen im allgemeinen nicht so fettreich zu sein. Die biliären Formen pflegen geradezu fettarm zu sein. Nach RIVA ist besonders die „hypertrophische venöse Zirrhose" (zit. nach KERN) stark verfettet. Wenn damit indurierte Muskatnußlebern gemeint sein sollten, so fällt dies für uns hier, da wir die Pseudozirrhose nicht berücksichtigen, weg. Das Verhältnis von Verfettung und entzündlicher Sklerose ist verschieden aufgefaßt worden. Entweder als korrellierte Wirkungen ein und desselben Giftes, das an den Parenchymzellen degenerative Fettinfiltration oder „fettige Degeneration" (als Zeichen von funktionellen Störungen des Stoffwechsels mit allgemeiner Herabsetzung der spezifischen Zelleistungen), am Bindegewebe Reizwucherung verursachen sollte; oder als Folge primärer Sklerose, welche mittels Einschiebung von Bindegewebe zwischen Leberzelle und Kapillare, ferner durch anämisierende Umschnürung von Pfortaderästen und ganzen Läppchenabschnitten die Blutversorgung und damit den Stoffwechsel stört. Für letztere Ansicht spricht der Befund, daß häufig die Verfettung fleckig lokalisiert ist, besonders bei gewissen Graden starken Umbaues, während die intralobuläre und perizelluläre Zirrhose durchaus nicht stärker verfettet zu sein pflegt. L. LÖFFLER meint, daß der Ansatz von Fett durch die Leberzellen ganz allgemein von dem physiologischen Wechsel von Blutzufuhr und Blutsperre abhängig ist und daß gerade dauernde Hyperämie Fettschwund bedinge. Mir erscheint für die diffusen Fettzirrhosen die wahrscheinlichste Erklärung die zu sein, daß schon vor der Zirrhose Fettleber vorliegt und die Zirrhose in der Fettleber sich entwickelt; diese Ansicht vertritt auch KERN. Dafür spricht schon die große Regelmäßigkeit von Fettlebern bei Säufern und die allmählichen Übergänge derselben über die „indurierte Säuferleber" zur Fettzirrhose, ferner die Erfahrung, daß man schwache oder beginnende Zirrhosen gerade in dieser Gruppe der Zirrhosen häufig antrifft (Abb. 41). Schließlich besteht sogar die Möglichkeit, daß die zirrhotische Veränderung der Leber Folge besonders gearteter Verfettung ist; so meint CHALATOW, daß die anisotropen Sphärokristalle einen Fremdkörperreiz auf das Bindegewebe ausüben und seine Wucherung auslösen könnten. Ich möchte hingegen glauben, daß Vorgänge eine Rolle spielen könnten, die den atherosklerotischen Prozessen verwandt sind. Schließlich ist noch zu erwähnen, daß es auch Fälle geben wird, wo die Verfettung mit der Zirrhose gar nichts zu tun hat und nur im Zusammenhang mit anderen Leiden des Zirrhotikers, einer Sepsis, einer Tuberkulose (EPPINGER), eines Krebses stehen.

Beispiel: 26jährige Frau; leidet seit ungefähr 3 Jahren an einem nekrotisierenden Erysipeloid des Gesichtes mit sekundärer Krebsentwicklung, sowie an beiderseitiger nekrotisierender Mastitis. Sektion ergibt hochgradig indurierte Fettleber mit Gallengangswucherungen, allgemeine Wassersucht, chronischen spodogenen Milztumor, starke chronische allgemeine Lymphdrüsenschwellung, Hämolymphdrüsen in Netz und Gekröse, Hyperplasie des Knochenmarks, Nephrose, Bakteriologisch im Herzblut Proteus und Staphylokokkus. In Hautödem und Mamma Proteus.

Über die histochemische Zusammensetzung der Verfettungen bei Leberzirrhose ist sicherlich noch manches zu klären; zweifellos ist die Hauptmasse Neutralfett, die KUPFFERschen Sternzellen enthalten bei Zirrhose wie bei Diabetes stets reichlich Cholesterinester. Da das Blutcholesterin oft erhöht ist so liegt gewissermaßen eine Speicherung vor (IWANTSCHEFF).

m) Angiohämatotoxische Zirrhose.

Diese Bezeichnung soll — in Ermangelung einer besseren — hervorheben, daß bei diesen Formen der Zirrhose das zirrhogene Gift seinen Hauptangriffspunkt im Blutgefäßapparat der Leber hat. Da dieser nur eine beschränkte Spezifität besitzt, sofern nämlich die Sternzellen besonders geartete Elemente des Retikuloendothelialsystems und im weiteren Rahmen des Endothelorgans überhaupt sind, so wird es verhältnismäßig selten geschehen, daß Gifte von ganz auf die Sternzellen abgestimmter Wirkung kreisen. Vielmehr spricht die Seltenheit ausschließlich in Schädigungen der Sternzellen bestehender akuter und chronischer Leberstörungen und die Häufigkeit gleichzeitiger Zeichen von Blutuntergang, Gefäßwandauflösungen einerseits, von Leberzellveränderungen und Epithelverlusten andererseits dafür, daß in der überwiegenden Mehrzahl der Fälle weniger abgestimmte zirrhogene Gifte wirksam sind. Ein Zwischenglied zwischen den Zirrhosen von allgemeiner hepatotoxischer Genese, bei denen, wie bei der typischen atrophischen Zirrhose (Typus LAENNEC), durch gleichzeitige Vernichtung von mesenchymalen und epithelialen Anteilen des

Parenchyms histolytische Vorgänge zur Schrumpfleber führen (vgl. unsere früheren Darlegungen auf S. 287 und S. 389) und den seltenen Zirrhosen elephantiastischen Charakters mit fehlender oder ganz geringer Hepatose, aber ausgesprochener intralobulärer oder gar perizellulärer Bindegewebsentwicklung bildet die häufigste und wichtigste Gruppe der hypertrophischen Zirrhosen, die durch überwiegende Beteiligung des mesenchymalen Anteils des Lebergewebes ausgezeichnet ist. Da dieser aber ganz überwiegend aus den Kapillaren und dem Gitterfasersystem zusammengesetzt ist, so muß diese Art der

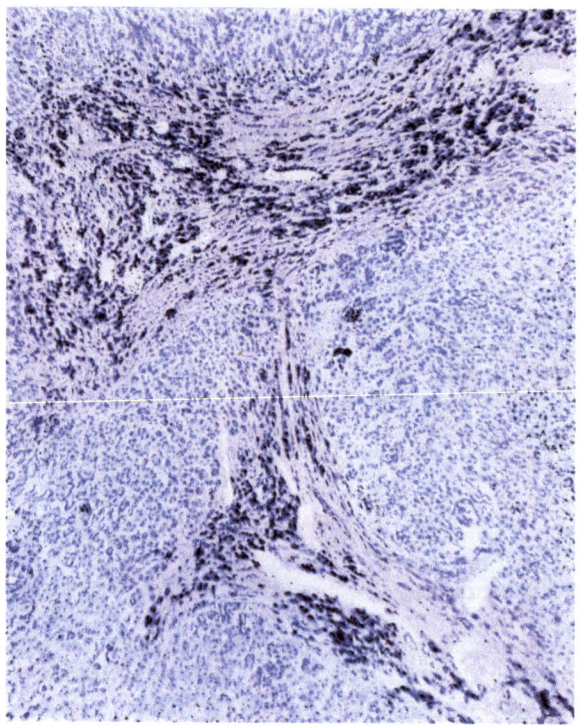

Abb. 42. Hochgradige pigmentierte Leberzirrhose. Hämosiderose von Parenchym und Narben. Glatte, hypertrophische Zirrhose. (S. 39/27 Basel. 75jähr. Mann.)

Zirrhose über die Desorganisationen dieser Gewebselemente ihren Weg nehmen, d. h. über die Desmolyse der Gitterfasern und die Dissoziation der Zellverbindungen und über die exsudativen und proliferativen Vorgänge an den Kapillaren, von der akuten serösen und hämorrhagischen Hepatitis bis zur produktiven und sklerosierenden „Kapillaritis". Wegen der nahen Verwandtschaft des Lebermesenchyms zunächst zum Milzmesenchym (wozu die topographischen und funktionellen Verbindungen kommen), fernerhin zum weiteren Retikulosystem und Endothelsystem wird es in abgestufter Weise, je nach der Minderung der Spezifität der Gifte zu gleichzeitigen Erkrankungen der Milz und anderer Organe kommen. Schließlich wird bei der Verwandtschaft von Blutzellen und Blutgefäßwandzellen noch ein weiterer Kreis von Zirrhoseformen sich ergeben, bei dem hämotoxische Vorgänge mitspielen und infolgedessen gewissermaßen Systemerkrankungen des Blutapparates und des Mesenchyms überhaupt mit Leberzirrhose sich ergeben. Wir haben schon früher betont, daß in den letzteren

Fällen die Leberzirrhose nur ein Indikator, ein Symptom einer allgemeinen Erkrankung darstellt. Hierzu gehören die sogenannten hepatolienalen Erkrankungen (die splenomegalen hypertrophischen Zirrhosen, die sog. Bantikrankheit), die pigmentierten Zirrhosen (hämosiderotische und hämochromatotische Zirrhose, der Bronzediabetes) (Abb. 42). Für die Auffassung dieser Formen der Leberzirrhose als Ausdruck einer Erkrankung bald des Retikuloendothels bald des Blutapparates sprechen ferner die Syntropien der Leberzirrhose mit sicheren primären Erkrankungen letzterer Art, die hier nur gestreift werden sollen, so mit der perniziösen Anämie, mit der Polyzythämie, mit dem konstitutionellen Ikterus und mit der Hepatosplenomegalie vom Typus NIEMANN-PICK (vgl. später S. 468).

Die Hauptgruppe der hypertrophischen Zirrhosen, welche durch Blut- und Kapillargifte entstehen, sind die sogenannten pigmentierten Zirrhosen; sie deckt sich weitgehend mit den Zirrhosen, die man jetzt von klinischer Seite nach dem Vorgange EPPINGERs als splenomegale Zirrhosen bezeichnet. Jedoch lassen sich auch da wieder nach keiner Seite scharfe Grenzen ziehen, da jeder Grad von Pigmentierung, jeder Grad von Milzvergrößerung und jeder Übergang in atrophische Zirrhose vorkommt. Wir müssen aber trotzdem die Pigmentierung und die Beteiligung der Milz als ein wichtiges Kennzeichen einer besonderen Zirrhose ansehen, weil die Lebererkrankung dadurch zu einer Teilerscheinung gestempelt wird und weil die ärztliche Erfahrung (EPPINGER) gelehrt hat, daß die Wegnahme der kranken Milz nützlich sein kann. EPPINGER selbst stellt (1921) ebenfalls eine Stufenleiter solcher hypertrophischer Zirrhosen mit Splenomegalie auf, wobei ihn aber nicht wie uns die Intensität der anatomischen Zeichen des Blutzerfalls (s. oben), sondern der klinisch verschieden schwere Charakter der Krankheit leitet; zwar umfaßt in seiner Darstellung jede Gruppe nur jeweils einige wenige Beobachtungen, diese sind aber infolge ihrer klinischen und anatomischen Durcharbeitung geeignet, weiteren Fällen die Möglichkeit der Ankristallisierung zu geben. Freilich, wenn EPPINGER meint, daß die hypertrophische Zirrhose lediglich ein klinischer Begriff sei, so kann ich ihm darin nicht ganz recht geben; denn auch er diagnostiziert sie nicht etwa aus der Leber, sondern aus einem Syndrom, wobei die vergrößerte Leber eine geringe, die Milz die Hauptrolle spielt; daher auch sein Ausdruck „hepatolienale Erkrankungen". Bei den hierher gehörigen „splenomegalen hypertrophischen Zirrhosen" unterscheidet er Untergruppen, von denen die erste sich durch den zu Milz- und Lebervergrößerung hinzukommenden chronischen Ikterus, die zweite bei zurücktretendem Ikterus durch besonders große Milz und eine dritte durch die starke Anämie auszeichnet. Hinzuzufügen wäre gleich hier als vierte Gruppe die von EPPINGER abgetrennte hämochromatotische Leberzirrhose.

Wir können auch vom pathologisch-anatomischen Standpunkt dieser Einteilung im allgemeinen zustimmen, denn sie ergibt sich — in Wirklichkeit natürlich mit allen möglichen Übergängen — aus den verschiedenen Stufen eines Blutzerfalls, dessen Wesen allerdings noch nicht genau genug gekennzeichnet ist, weil wir gerade diese Formen der Zirrhose im Tierversuch nicht nachmachen können, da die in Frage kommenden Blutgifte unbekannt sind und da wir — was die Hauptsache ist — über die Gesetze des Eisenstoffwechsels, richtiger gesagt des Hämoglobinstoffwechsels und den übrigen Blutabbau nicht genügend unterrichtet sind.

Daß hier ganz eigenartige Verhältnisse vorliegen müssen, ergibt sich aus der Tatsache, daß gerade Fälle, wo die Zerstörung roten Blutes unserem Verständnis — wenigstens ätiologisch, klinisch und experimentell — schon etwas näher gerückt ist wie bei der perniziösen Anämie, beim konstitutionellen Ikterus

und beim erworbenen hämolytischen Ikterus, nur ausnahmsweise mit Zirrhose
verbunden sind. Wir haben dann nur mehr oder weniger starke Hämosiderosen,
zuweilen sogar nur der Sternzellen oder der Leberzellen, aber keine Bindegewebsentwicklung in der Leber. Das deutet darauf hin, daß bei rein erythrozyto-
lytischen Giften infolge der Nichtbeschädigung der Kapillarwände
und der Leberzellen keinerlei zirrhotischer Vorgang ausgelöst
wird. Es decken sich diese Krankheitsbilder also, trotz Zeichen von Hypersplenie (Hyperaktivität der blutverarbeitenden Milz), Polycholie, Ikterus, ja
Gallenthromben nur hinsichtlich des gesteigerten Blutzerfalls mit der splenomegalen Zirrhose und wir kommen daher zu dem Schluß, daß der eigentliche zirrhotische Prozeß mit der reinen Blutzerstörung nichts zu
tun hat.

Wir möchten auch ausdrücklich davor warnen, bei Vorhandensein von
Blutpigment in einer Zirrhose immer anzunehmen, daß es eine „pigmentierte
Zirrhose" sei, d. h. daß Pigmentierung und Zirrhose einer einheitlichen Ursache
ihre Entstehung verdanken. Denn bei der Häufigkeit und Vielgestaltigkeit
des Blutzerfalls und seiner Folgen mag es nicht selten vorkommen, daß eine
Zirrhose in einer bereits hämosiderotischen Leber sich einnistet oder umgekehrt
eine Zirrhose ursprünglich nicht pigmentierter Form sich sekundär mit Hämosiderin belädt, weil eine hierzu führende interkurrente Krankheit hinzugekommen
ist. Bei dieser Gelegenheit sei überhaupt auf den zur Beurteilung autoptischer
Befunde bei splenomegalen Zirrhosen nicht unwichtigen Umstand, den auch
Gauckler und Eppinger hervorheben, hingewiesen, daß vor allem die Milz
durch alle möglichen Einflüsse wie verstärkte Cholämie, terminale Sepsis ihr
typisches Aussehen verlieren und schwer beurteilbar werden kann.

Besondere, ja zur Zeit noch unüberwindliche Schwierigkeiten macht die
pathologisch-physiologische Ausdeutung der Milzhyperplasie und ihrer Beziehung zu dem Knochenmarks- und Leberbefund. Die wesentlichen Punkte
haben wir schon in einem früheren Kapitel erörtert; wir können uns hier deshalb
mit einigen weiteren, zum Verständnis speziell des Wesens der splenomegalen
Zirrhosen beitragenden Hinweisen begnügen. Am nächsten sind wir einem
solchen Verständnis dann, wenn die pathologischen Vorgänge in Milz und Leber
homologe sind. Man kann dies wohl für zwei Fälle behaupten; der eine Fall
betrifft die Speicherung von Kerasin bei der Gaucherschen Krankheit und
diejenige von Phosphatiden (Lezithin) bei der Niemann-Pickschen Krankheit;
bei der ersteren, wo der Angriffspunkt der Krankheit in beiden Organen nur
das Retikuloendothel ist, ist mir aus eigener Beobachtung ein Fall mit Zirrhose
bekannt (vgl. Jenny, Inaug.-Diss. Basel 1929).

Es gibt auch zweifellos eine seltene splenomegale Form ohne Hämosiderose, wo auf Grund elektiver sonstiger Schädigung des Retikuloendothels
hyperplasierende chronische Hepatitis und Splenitis auftritt. Sicherlich verbergen sich manche hierher gehörigen beschriebenen Fälle hinter der — wie
wir gezeigt haben — inhaltslosen Diagnose „Hanotsche Krankheit". Es mag
daran erinnert sein, daß chronische Sepsis ebenfalls zu einer Pulpasklerose und
zur Vermehrung des Bindegewebes in der Leber führen kann (Greppi, A. Dietrich). Vor allem aber wird das Vorkommnis zirrhogener Wirkung durch reti-
kulotoxische Wirkungen erwiesen durch die schönen Versuche von Gye und
Purdy; es gelang ihnen, durch abgestufte Dosen von kolloidalem Silizium mittelst
intravenöser Injektionen bei Kaninchen, Meerschweinchen, Ratten und Mäusen
eine Stufenleiter akuter bis chronischer Vergiftungen, schließlich Anfänge der
Leberzirrhose zu erzielen, die ich als den schönsten bekannten Typ endotheliotoxischer Zirrhose bezeichnen möchte (vgl. Abb. 43). Bemerkenswert ist hierbei,
daß bei Steigerung der wirksamen Dosis außer heftiger Endothelschädigung

in Pulpa und Leber Nekrosen von Leberzellen, ferner in Niere, Nebenniere und Knochenmark auftreten, ferner, daß daraufhin die Sklerose der Kapillarwände nicht hier, gewissermaßen als reparatorischer Vorgang, sondern an anderen Stellen auftritt! Die reinen endothelialen Veränderungen, erhalten durch milde chronische Vergiftung, bestehen in Ablösung und Wucherung der Endothelien von der Peripherie der Läppchen bis in die sublobulären Venen hinein, perikapilläre, dann intrakapilläre Bindegewebswucherung, Verkleinerung der Leberzellen unter dem Einfluß des Aufhörens der Blutzirkulation, Umwandlung derselben zu scheinbaren Gallengängen. Als die Lieferanten des Bindegewebes bezeichnen auch GYE und PURDY letzten Endes die Endothelien. Wichtig erscheint mir an ihren Versuchen vor allem, daß es ihnen auf die genannte Weise gelungen zu sein scheint, eine an die hepatolienalen Erkrankungen, und zwar

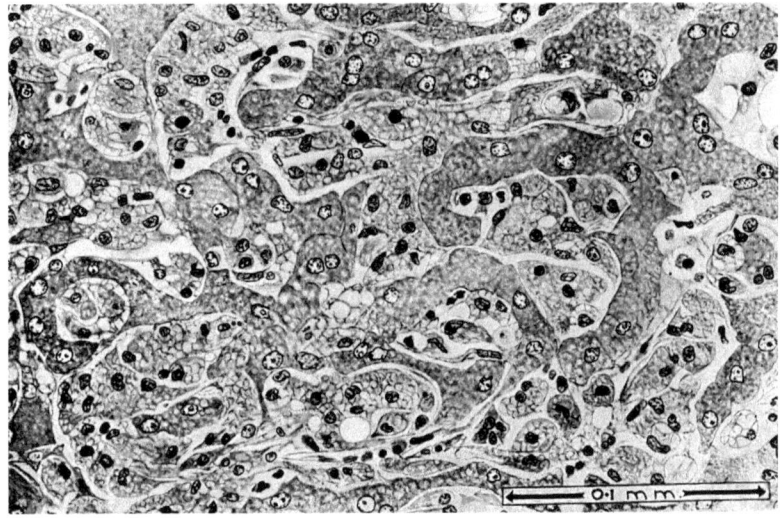

Abb. 43. Experimentelle Hyperplasie der Endothelien der Leberkapillaren (Präzirrhose) durch intravenöse Vergiftung von Kaninchen mit kolloidalem Silizium nach GYE und PURDY.

den Typus der splenomegalen Zirrhose erinnernde Veränderung zu erzielen[1]. Ob sie mit ihrer eigenen Vermutung, auch die Ätiologie könnte mit den Fällen menschlicher Zirrhose übereinstimmen, indem kolloidales Silizium auch in menschlichen Genußmitteln, zum Beispiel in nicht geringer Menge im Bier vorkomme, Recht haben, muß noch untersucht werden; da Einführung des Endothelgiftes per os bei den Tieren wirkungslos war, ist die Frage nicht ganz einfach.

Beim Menschen entsprechen dieser experimentellen Zirrhose am ehesten die mit Milzvergrößerung (Pulpasklerose und Fibroadenie) verbundenen hypertrophischen Zirrhosen mit höchstens geringer Knochenmarksreizung, ausgesprochener intralobulärer oder sogar perizellulärer Bindegewebsentwicklung der Leber, die klinisch keine Anämie und mäßigen Ikterus und diesen wohl nur durch mechanische intrahepatische Abflußbehinderung zeigen. Es überwiegen aber, wie schon gesagt, beim Menschen weitaus die Fälle, wo offenbar die endotheliotoxischen mit hämotoxischen Veränderungen verbunden sind und wodurch dann die verschiedenen Arten und Grade der

---

[1] Anmerkung bei der Korrektur: Eine mit meinem Schüler ULRICH während 9 Monaten durchgeführte Nachprüfung der Versuche von GYE und PURDY hat die obigen Veränderungen nicht bis zur Zirrhose gebracht!

pigmentierten Zirrhosen

zustande kommen (Abb. 44). Ihre Häufigkeit wird von Kretz mit rund 50%, von Ophüls mit etwa 62% aller Zirrhosen angegeben. Simmonds fand in 32 von 46 Leberzirrhosen, d. h. in 69% Hämosiderin, bei alleiniger Berücksichtigung der Männer in 83%. Ich möchte dem zustimmen: 54 von 89 auf Hämosiderose geprüfte Fälle von Zirrhose, darunter 45 hypertrophische Zirrhosen, zeigten positive Eisenreaktion; 16 Fälle konnten schon makroskopisch als pigmentierte Zirrhosen (darunter 8 mit einem Gewicht über 1600 g) bezeichnet werden.

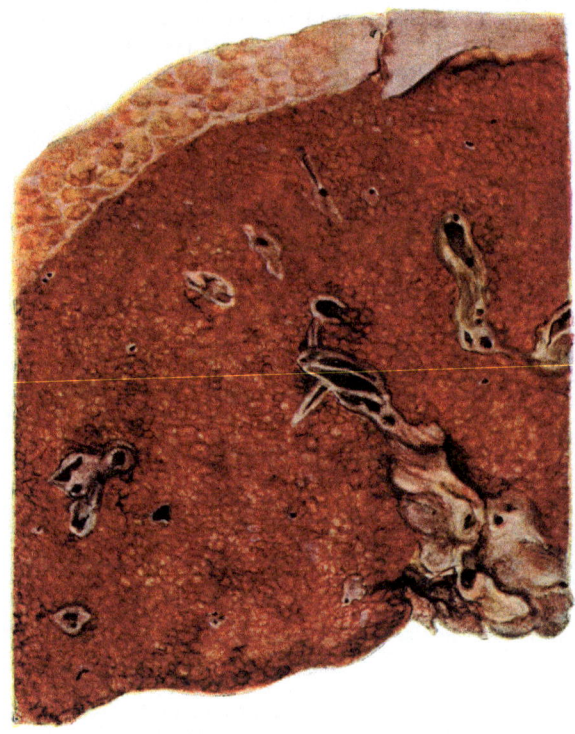

Abb. 44. Feinkörnige hypertrophische (2040 g) pigmentierte Leberzirrhose mit Splenomegalie (54jähr. Mann mit luetischer Mesaortitis).

Ältere Zahlen haben übrigens geringen Wert, da früher ungenügende Methoden zum mikrochemischen Eisennachweis angewendet wurden (vgl. Hueck) und manche Leber als eisenfrei oder hämosiderinfrei bezeichnet wurde, welche bei einer Nachprüfung (eine solche hat z. B. Lubarsch im Falle Sträter vorgenommen) braunes oder ungefärbtes Hämosiderin ergeben würde. Immerhin würde sich aus dem oben genannten Grunde des gelegentlich zufälligen Zusammentreffens von Hämosiderose und Zirrhose selbst bei richtiger Technik die Häufigkeit der echten, auf hämotoxischer Basis beruhenden Pigmentzirrhose noch nicht aus dem Eisennachweis allein ergeben; vielmehr gehört dazu die Betrachtung der Fälle als Ganzes unter Berücksichtigung der klinischen Erscheinungen (Ikterus, Anämie usw.) und der pathologisch-anatomischen Befunde an Milz, Knochenmark, Lymphdrüsen, Pankreas usw. In dieser Beziehung bleibt es das Verdienst von Kretz, nicht nur die zahlenmäßige, sondern auch die grundsätzliche Bedeutung der pigmentierten Zirrhose als einer nicht nur die Leber angehenden Krankheit betont zu haben. Ja, er hat bei der Wahl unter den beiden Möglichkeiten „hämorrhagische Diathese infolge der Zirrhose" oder „gemeinsame Ätiologie von Zirrhose und Pigmentierung" sich ausdrücklich für letztere ausgesprochen, wenn er auch nach meiner Meinung in der Deutung der Histogenese sich geirrt hat. Den von KRETZ nur angesponnenen Gedankengang der Leberzirrhose als Teilerscheinung einer besonders gearteten Bluterkrankung haben dann (wie schon S. 357 ff. näher ausgeführt wurde) OESTREICH, BLEICHRÖDER, ASCOLI u. a. weitergeführt, zum Teil unter zu starker Verallgemeinerung auf die Leberzirrhose überhaupt, bis EPPINGER unter Zusammenfassung klinischer und pathologisch-anatomischer Hilfsmittel die Gruppe der splenomegalen Zirrhosen als Sondererscheinung hepatolienaler Erkrankungen herausholte und ihre Verwandtschaft mit dem hämolytischen Ikterus und den blutzerstörenden Anämien zeigte.

Daß die Hämosiderose der Leber vermehrten Blutzerfall anzeigt, ist seit den Untersuchungen QUINCKES gesichertes Wissen. Aber die Beziehungen dieses Blutzerfalls zur Genese der Zirrhose waren so lange unklar, bis es gelang, beide Vorgänge an ihrer Wurzel zu greifen und die Zustände zu erfassen, welche gleichzeitig zur Zerstörung der Kapillarwand als Voraussetzung der intralobulären Bindegewebsentwicklung und zur Zerstörung von rotem Blut als Voraussetzung der Blutpigmentablagerung führen. Solche Fälle, welche der Sektionstisch in Form akuter Schübe pigmentierter Zirrhosen nur ausnahmsweise dem Beobachter in die Hand spielt, habe ich früher beschrieben (1906, 1907).

Trotzdem bleibt im Bilde der pigmentierten Zirrhosen noch vieles unklar. Vor allem ist es das wechselvolle Verhalten der Milz- und Knochenmarksbeschaffenheit und dasjenige der Pigmentverteilung in der Leber selbst. Verhältnismäßig einfach liegt der Fall bei Hämosiderose von Milz, Leber, Knochenmark und portalen Lymphknoten mit Zirrhose der Leber und gleichzusetzender Pulpasklerose und Hyperplasie von Pulpa und Knochenmark; es drängt sich dann der Eindruck unabweisbar auf, daß letztere beiden Erscheinungen Kompensationsvorgänge sind und das Bild beherrscht wird von den Sklerosen und spodogenen Einlagerungen einerseits, von Aktivitätshypertrophien andererseits. Schon der Ikterus jedoch, der in einer Anzahl Fällen klinisch das Bild beherrscht und, wie EPPINGER besonders betont hat, schon im Anfang der Krankheit so hervortritt, daß von klinischer Seite (auch EPPINGER) mit primärem katarrhalischem Ikterus und mit primärer Cholangie (NAUNYN identifiziert geradezu hypertrophische und biliäre Zirrhose!) gerechnet wird, setzt den Erklärungen unüberwindliche Schwierigkeiten entgegen. Für das Verständnis der Blutpigmentierung ergeben sich solche aber besonders dann, wenn starke Unterschiede (ähnlich wie bei der perniziösen Anämie) zwischen Leber und Milz bestehen oder wenn in der Leber bald nur die Leberzellen, bald nur die Sternzellen, bald überwiegend die Narben Hämosiderin führen. Das letztere Ereignis dürfte wohl am ehesten davon herrühren, daß allmählich wieder eine Depigmentierung mit Ausnahme der Stellen auftreten kann, wo das Eisen in Dauerform gespeichert sein kann, nämlich im Bindegewebe. Aber auch für die kranken Leberzellen ist mit der Möglichkeit zu rechnen, daß sie unfähig werden könnten, ihr Hämosiderin loszuwerden, da es selbst dann noch in ihnen verbleibt, wenn sie innerhalb der jüngeren Narben zu den Pseudogallengängen atrophieren (vgl. Abb. 35, S. 386). Das gleiche schildert STRÄTER. Denn an sich bleiben normale Gallengänge selbst bei starker Hämosiderose frei. Daß neben dunkelbraun pigmentierten Parenchymabschnitten pigmentfreie sich finden, ist wohl mit Recht in erster Linie immer damit erklärt worden, daß letztere regeneratorisch bzw. kompensatorisch neugebildete sind. Aber auch diese Tatsache und ihre Erklärung drängt zu der Annahme, daß zirrhotischer und Pigmentierungsprozeß auf ein und derselben „Schädigung" beruhen.

Im einzelnen ist der Pigmentierungsvorgang nur ungenügend aufgeklärt; zweifellos gibt es zwei Grundlagen, soweit es sich um die Verarbeitung von Hämoglobin handelt; im einen Fall wird — wie in den klassischen Experimenten Quinckes — gelöstes Hämoglobin den Sternzellen und Leberzellen zugeführt; im anderen Fall kommt es zur Einverleibung von Erythrozyten und Erythrozytentrümmern, worauf zuerst ich und später Heinrichsdorff aufmerksam gemacht haben[1]. Ob man freilich den Vorgang als eine Phagozytose, soweit er die Leberzellen anlangt, bezeichnen darf, ist fraglich; im Prinzip ist es — physikalisch-chemisch betrachtet — jedenfalls eine solche. Recht unklar sind aber fast alle sonstigen Seiten der Pigmentierungsfrage durch Hämosiderin, die chemische, die örtlichen Speicherungsbedingungen und die Rolle der Milz.

Was ihre chemische Seite anbelangt, so kommen wir auf sie bei der Hämochromatose gleich nochmals zu sprechen; was die Speicherung anbetrifft, so hat sie offenbar mannigfalte Bedingungen, den Zustand des angebotenen Materials, den Zustand der empfangenden Zelle (Sperrung oder Öffnung) und die örtlichen, gerade bei dem präzirrhotischen Zustand so verschiedenartigen Kreislaufverhältnisse. Müssen wir doch auch unter den gegebenen Verhältnissen (Blutzerstörung und gleichzeitige Infektionen!) mit sehr verwickelten Bedingungen für ihre Speicherung rechnen. Blockade des Retikuloendothels setzt die Speicherungsfähigkeit desselben für Eisen herab (Dermann). Was endlich die Milz angeht, welche leistungsfähig und insuffizient, im Zustand der Hypo- und der Hypersplenie (hämolytischer Ikterus!) sein kann, so entzieht sich der Einzelfall jeder Beurteilung in dieser Beziehung, zumal wir über das physiologische Ausmaß der Hämolyse in der Milz, die etwaige Resistenzverminderung der Blutkörperchen dortselbst und bei Überangebot vernichtungsreifer Erythrozyten über ihre Undichtigkeit nichts Genaues wissen. Daß Blutgifte bei milzlosen Tieren (Splenektomie) geringere Vergiftungserscheinungen machen sollen (Banti, Pagliese und Luzetti) macht die Sachlage noch verwickelter. Endlich spielt auch noch die Frage der der Leber selbst eigentümlichen hämolytischen Fähigkeiten herein. In unveröffentlichten Versuchen mit Kani habe ich festgestellt, daß bei sonst sehr schwankendem Blutauflösungsvermögen der Leberextrakte gerade bei Zirrhose meist sehr starke Hämolyse in vitro durch Zusammenbringen von Lebersaft und gewaschenen roten Blutkörperchen erfolgt; es gelang aber nicht, weitere Aufklärung über die Bedingungen und die wirksamen Elemente (Sternzellen?) hierbei ausfindig zu machen. Die hämosiderotischen Zirrhosen lieferten keine stärker wirksamen Extrakte als andere. Schon Jakoby sowie Ioannowicz und Pick hatten sich mit den hämolytischen Substanzen der Leber beschäftigt und gefunden, daß solche besonders reichlich bei akuter gelber Leberatrophie vorhanden sind[2]. Es sei nur in diesem Zusammenhang auf die gerade auch bei Zirrhose so häufig versagende Färbung der Erythrozyten im Schnitt hingewiesen und daran erinnert, daß schon A. Schmidt eine Entfärbung von Hämoglobin durch Leber- und Milzbrei entdeckt hat. Es würde sich lohnen, diese Befunde genauer zu verfolgen.

Was die Ätiologie der Pigmentzirrhose anlangt, so läßt sich darüber ebensowenig Sicheres als sonst über die Ursachen der Zirrhose sagen. Auch hier

---

[1] Für die Sternzellen hat schon ihr Entdecker Kupffer ihre Fähigkeit der Blutkörperchenverarbeitung erwähnt. Blutkörperchen in Leberzellen hat wohl zuerst Vereecke bei der Vergiftung von Hühnern und Hunden mit Pepton und Curare beobachtet.

[2] Letztere beiden Untersucher nehmen an, daß es sich um höhere Fettsäuren als den wirksamen Stoffen dabei handelt. Auch in der Leber akut mit Toluylendiamin vergifteter Hunde ist ein starkes Hämolysin vorhanden (ohne daß die Leber verfettet ist!).

spielt der Alkoholismus zahlenmäßig in der Anamnese der betreffenden Fälle eine große Rolle; aber er ist keine notwendige Bedingung. Sehr häufig fand ich in eigenen Beobachtungen und in den mitgeteilten Beschreibungen (z. B. Hess und Zurhelle, Tillmanns, Preiswerck) entzündliche Blutergüsse besonders der Pleurahöhlen und unter ihnen wiederum nicht selten solche tuberkulöser Natur. Möglicherweise bewirkt starke Verarbeitung von rotem Blut nur dann die gleichzeitige Entstehung von Zirrhose und Hämosiderose, wenn ein Gefäßgift wie bakterielle Toxine oder Alkohol sich hinzugesellen.

n) Die hämochromatotische Leberzirrhose.

Wenn wir uns jetzt zur hämochromatotischen Leberzirrhose wenden, so müssen wir zunächst erklären, daß wir unbedingt an dem Begriff der Hämochromatose festhalten und in der ihr zugehörigen Form der Zirrhose wegen der ganz regelmäßig damit verbundenen besonders schweren Hämosiderose eine typische Abart der pigmentierten Leberzirrhosen erblicken. Hingegen ist umgekehrt natürlich nicht jede Pigmentzirrhose eine unvollkommene hämochromatotische Zirrhose (forme fruste derselben, wie mir zugeschrieben wurde) (vgl. Jaccard). Dem Vorschlag von Askanazy (1906) und von Hueck (1912), den Begriff Hämochromatose fallen zu lassen, weil, wie letzterer meint, das neben dem Hämosiderin dabei auftretende eisenfreie Pigment nicht genügend eigentümlich sei und — worin er jedenfalls Recht hat, — nicht vom Hämoglobin abstamme, können wir weder für die örtliche (Darm!) noch für die allgemeine Hämochromatose zustimmen. Der von Recklinghausen eingeführte Name ist auch gar nicht schlecht, sofern er nur besagen soll, daß die Pigmentierung vom Blutzerfall überhaupt herrühre und nicht vom Blutfarbstoff oder von dem später (Hueck) sogenannten Hämochrom als dem Farbstoffkern des Hämoglobins. Hueck selbst gibt zu, daß die Abkunft des eisenfreien Pigments, welches man Hämofuszin zu nennen pflegt und das Hueck weitgehend mit dem Abnutzungspigment Lipofuszin identifiziert, aus den blutfarbstoffbefreiten Teilen der Blutkörperchen abstammen könne. Eine gleiche Meinung vertritt Unna (1913) für die Hautpigmentierungen bei Hämochromatose. Ein Beweis dafür ist ja allerdings noch nicht streng erbracht. Eine hohe Wahrscheinlichkeit liegt vor, weil eben allgemeine Hämochromatose fast regelmäßig mit besonders schweren Graden von Hämosiderose verbunden ist. Ausnahmen von dieser Regel sind in seltenen Fällen beschrieben worden (Mallory u. a.), stammen aber zum Teil aus einer Zeit, wo die Technik des mikrochemischen Eisennachweises noch nicht einwandfrei war[1]. Auch die Aufstellung eines Gegensatzes zwischen lokaler Hämochromatose und allgemeiner hat meines Erachtens ebensowenig Berechtigung wie die zwischen örtlicher und generalisierter Xanthomatose. Im vorliegendem Zusammenhang ist aber noch besonders die Verkettung von Hämochromatose und Polyzirrhose (Leber und Bauchspeicheldrüse) wichtig. Wir fassen sie als ein Zeichen gesteigerter gleichzeitiger Blut- und Kapillarwandschädigung allgemeiner Art und damit als den höchsten Grad der pigmentierten Zirrhose überhaupt auf. Oft handelt es sich dabei um besonders ausgeprägte hypertrophische Zirrhosen (Lebergewicht im Falle Hess-Zurhelle 3530 g, Barth 3700 g, Ungeheuer 3470 g); dabei hat die Leber äußerlich meist das Aussehen einer granulierten Laennecschen Zirrhose; nur die Farbe spielt vom hellen Rostbraun bis zum tiefen Dunkelbraun; Verfettung und Ikterus ändern

---

[1] Merkwürdigerweise berichten Hall und Butt bei ihrer Nachprüfung der Versuche Mallorys von Erzeugung „hämochromatotischer Zirrhose" durch Kupfervergiftung von Hämofuszinablagerung in Sternzellen und peripheren Läppchenepithelien bei fast völligem Mangel an Hämosiderin.

sie selten stärker ab. Mikroskopisch kann trotz der Größe der Leber die Narben-
zahl, die Narbengröße und der Umbau sehr beträchtlich sein, so daß wieder
die Frage über die Ursache des Parenchymunterganges sich aufdrängt.

Wir können nach dem oben Gesagten der Meinung (ANSCHÜTZ, LINTWAREW [1]),
UNGEHEUER usw. nicht beipflichten, wonach das Pigment selbst der Giftstoff
ist, welcher den Parenchymverlust in Leber und Pankreas herbeiführt; denn
dann müßten wir den in Speicheldrüsen, Lymphdrüsen, im Herzen, in den Ader-
geflechten, kurz überall, wo wir bei der allgemeinen Hämochromatose Massen-
ablagerung von Pigment beobachten, auch Gewebsuntergang und folgende
Sklerose sehen. Daß die letztere eben nur an Leber, Milz, Pankreas, Lymphdrüsen
(z. B. Fall UNGEHEUER) sich ausbildet, liegt daran, daß an diesen dem engeren
Retikuloendothelialsystem angehörigen Organen die vorauszusetzende Giftwirkung die Kapillarwandungen bis zur Zerstörung schädigt, während im übrigen
Körper die Schädigung nur bis zur Imbibition der Gewebe mit den im Blut
kreisenden Abbauprodukten des Blutes geht, worauf der Niederschlag bzw.
die allgemeine Speicherung im ganzen histiozytären System erfolgt. Hierzu
ist allerdings zu bemerken, daß die Stellung des Pankreas im retikuloendothelialen System, wenigstens im engeren Bezirk desselben, nicht so gesichert ist,
daß seine Beteiligung an der hämochromatotischen Polyzirrhose schon dadurch
klar wird; wir haben ja auch bei den sonstigen Beteiligungen der Bauchspeicheldrüse an zirrhotischen Prozessen der Leber das Wesen der gleichzeitigen Erkrankung nicht ganz zu durchschauen vermocht (vgl. S. 370).

Da in schweren Fällen von Hämochromatose auch die Haut (die Epidermis
nur hinsichtlich des Hämofuszins) teilnimmt, so kommt es zu einer Melanodermie
als Teilerscheinung der allgemeinen Hämochromatose. Von sonstigen Ab-
lagerungsstätten des Hämosiderins seien außer den bereits oben genannten
Geweben noch angeführt die Epithelien der Gallengänge, Pankreasgänge, Zona
glomerulosa der Nebennieren, der Schilddrüse, der Epithelkörperchen, der
Hypophyse, selten der Hoden, des Magens (eigene Beobachtung, auch W. SCHMIDT,
UNGEHEUER, SCHMORL), der Schleimdrüsen (Mundhöhle, Trachea), Tränen-
drüse (SCHMORL), selten und spärlich der Darmepithelien (SCHMORL), Thymus-
reste (UNGEHEUER), Kutis (bei makroskopisch pigmentfreier Haut, UNGEHEUER),
quergestreifte Muskulatur (UNGEHEUER), spärlich der Nieren (selten stärker,
dann besonders in den HENLESCHEN Schleifen (SCHMORL), und den Tubuli con-
torti 2. Ordnung (nach HESS und ZURHELLE); wechselnd viel, oft auffallend wenig,
in Milz und Knochenmark. Das Hämofuszin findet sich in den glatten Muskulaturen des Darms, der Gefäßwände, der Prostata und Samenblasen, der Milz-
und Lymphdrüsentrabekeln, in den Organkapseln, dem Bindegewebsgerüst von
Leber, Pankreas, Speicheldrüsen, Schleimdrüsen, Schleimhäuten, Herz, Knochenmark, Haut [2], Nebenhoden, Zwischenzellen des Hodens.

Für die Annahme eines stark kapillartoxischen Giftes als Ursache auch
der pigmentierten, speziell der hämochromatotischen Zirrhose spricht die besondere Häufigkeit von Zeichen hämorrhagischer Diathese im klinischen Bilde
bei diesen Formen und im Sektionsbild (HINDELANG: WERLHOFSCHE Krankheit)
besonders in den Fällen akut tödlicher Nachschübe der Krankheit; dabei findet
man, wie ich es wiederholt beschrieben und seitdem, einmal darauf aufmerksam
geworden, öfter gesehen habe, die Auflösung der Kapillarwände an den oben

---

[1] LINTWAREW will sogar jede Leberzirrhose und jede mit „Bindegewebswucherungen
des Milzstromas" verbundene Splenomegalie auf die entzündliche Reizung des Bindegewebes
zurückführen, welche durch die Produkte des Erythrozytenzerfalls hervorgerufen wird.

[2] Bezüglich der wechselnden Befunde an der Haut sei auf Mitteilungen von MOSSÉ und
DAUNIC, HELLER, MOSSÉ u. a. verwiesen. MOSSÉ, SIMMONDS u. a. fanden in subepithelialen
Kutiszellen auch eisenhaltiges Pigment.

genannten Organen der höchsten Gefährdung, den Austritt von Blut aus der Gefäßbahn, z. B. hämorrhagische Hepatitis und Lymphadenitis, Aufnahme von Blutkörperchen durch Retikuloendothel und Leberzellen (RÖSSLE, 1906, 1907). In einem von ASCHOFF sezierten und demonstrierten (1904), später von HESS und ZURHELLE ausführlich veröffentlichten Fall war zu Lebzeiten Hämoglobinurie beobachtet worden. In dieselbe Reihe von hämangiotoxischen Erscheinungen sind die Blutungen im Milzgewebe, vor allem die frischen und alten Hämorrhagien in Gefäßwänden und Trabekeln zu rechnen, letztere mit den gelegentlichen, schon an anderer Stelle (S. 358) geschilderten mächtigen Kalkeiseninkrustationen, wenn auch gesagt werden muß, daß die zu letzteren führenden Gefäßstörungen nicht nur auf toxischer Grundlage einzutreten brauchen. SCHUPPISER sah in einem Falle allgemeiner Hämochromatose, der seit 6 Jahren an Zirrhose, zuletzt noch an Diabetes (Bronzediabetes) litt, Eisenkalkinkrustationen in retroperitonealen Lymphknoten, wie wir sie weiter oben schon für die Milz bei Leberzirrhose (S. 360) beschrieben haben. Nicht so selten sind ganz im Gegensatz dazu die überraschend geringfügigen Befunde an Milz und Knochenmark, sei es in Hinsicht auf die schwache Hämosiderose, quantitativ jedenfalls nicht vergleichbar mit der von Leber und Pankreas, sei es hinsichtlich der Hyperplasie: gelegentlich findet man reines Fettmark. Diese Befunde sind von jedem bisher eingenommenen Standpunkte aus schwierig deutbar.

Es kann hier nicht ausführlich auf alle die vielen Erklärungsversuche eingegangen werden, die zur Deutung eines der verwickelsten Krankheitsbilder unternommen werden, wie es die Hämochromatose ist; jene Versuche bleiben zumeist auch in einem Teilproblem, z. B. in der Frage der Beziehung der beiden Pigmente zueinander oder der Herkunft der besonders lokalisierten Pigmentierung oder in der Frage des Verhältnisses von Zirrhose und Pigmentierung stecken. Im allgemeinen herrscht darüber Einigkeit, daß die Pigmentierung bei der Hämochromatose von Blutzerfall herrührt. Nur SPRUNT, COLWELL und HAGAN leiten das eisenfreie Pigment nicht vom Blut (bzw. Hämoglobin, s. unten), sondern von den Proteinen der Zellen selbst ab. In der ersten obengenannten Frage haben uns die „Pigmentstudien" HUECKs in einem wesentlichen Punkte sehr gefördert, nämlich in der Klarstellung dessen, was hämoglobinogenes Pigment, speziell was Hämosiderin ist und was nicht, ferner in dem Nachweis, daß das eisenfreie, dem Lipofuszin verwandte und von RECKLINGHAUSEN Hämofuszin genannte Pigment sowohl aus Zellzerfall als aus Blut stammen kann, denn es wird auch in der Umgebung von (künstlichen) Blutungen gefunden. Übergänge der beiden Pigmente ineinander, wie sie u. a. ANSCHÜTZ, BUSS, HINTZE angenommen hatten, gibt es nach HUECK nicht; das Hämofuszin stammt zum Teil sicher aus dem Blut, nicht aber aus dem Blutfarbstoff (STRAETER, HUECK). LUBARSCH betonte mit Recht, daß das örtliche Zusammentreffen der beiden Pigmente schon an und für sich zu Gunsten ihrer genetischen Zusammengehörigkeit spreche. Daß die Hämochromatose trotz des eben genannten gelegentlichen Befundes von wenig beteiligter Milz und Knochenmark eine Folge mächtigen Blutzerfalls ist, dieser Annahme ist bisher wenig widersprochen worden. Aber der Ort der Pigmentbildung und die Ursachen der besonderen lokalen Häufung sind vielfach unklar; hier haben einseitige Betrachtungsweisen dem Verständnis vielfach geschadet.

EPPINGER legt wegen der im Vergleich zum hämolytischen Ikterus als einem klaren Fall von massigem Blutuntergang anderer Art und Verteilung des Pigments den Nachdruck bei der Hämochromatose nicht auf die pathologische Steigerung der Blutmauserung, sondern auf die Eisenstauung in den Geweben. Er sieht das Wesen der Hämochromatose, die er wie ich für eine Systemerkrankung hält, im wesentlichen in einem Verlust der Fähigkeit der endothelialen Elemente, „das freigewordene Eisenmolekül dem Organismus so verfügbar zu machen, wie sie es scheinbar unter physiologischen Bedingungen zu tun gewohnt sind". Dieser Versuch einer pathologisch-physiologischen Erklärung betont aber nur die Schädigung der (retikulo-) endothelialen Elemente, besagt aber nichts über die Herkunft des Pigments, die unmöglich in normaler Blutmauserung geliefert werden könnte und nichts über die Beziehung der Polyzirrhose zur Hämochromatose. RECKLINGHAUSEN, der Erfinder der Bezeichnung Hämochromatose, nahm an, daß die Pigmentierungen aus vielfachen kapillären Blutungen stammten; seine Ansicht wird nicht nur gestützt durch das tatsächliche häufige Vorhandensein von Zeichen einer hämorrhagischen Diathese, sondern durch den Befund, daß gerade in den schon oben genannten, für die Aufklärung des Krankheitsbildes so wichtigen akuten Schüben Blutungen mikroskopisch gefunden werden. Seine Vermutung, daß in Fällen von pigmentierter Zirrhose die portalen Lymphknoten stark gefärbt gefunden werden, weil eine „chronische hämorrhagische Hepatitis" dahinter stecke, ist durch die direkte Beobachtung einer solchen durch mich (1907) bestätigt worden; seitdem habe ich immer wieder auf die Bedeutung der blutenden und nicht blutenden Kapillarentzündung für die Entstehung der Zirrhose aufmerksam gemacht. Es ist wichtig, in diesem Zusammenhang darauf zu verweisen, daß der Vorgang der Aufnahme von roten Blutkörperchen in Sternzellen und Leberepithelien an sich nicht zur Zirrhose führt, sondern daß letztere nur mit der bei der hämochromatotischen Zirrhose gleichzeitigen Zerstörung der Kapillarwände zusammenhängt; denn erstens ist Phagozytose von Erythrozyten durch Sternzellen allein eine recht häufige und offenbar sogar nicht immer zur Hämosiderose führende Erscheinung; weiter aber läßt sich, richtige Fixierungs- und Färbetechniken vorausgesetzt (Sublimatfixierungen, spezifische Erythrozytenfärbungen) beim hämolytischen Ikterus, wie auch DICK (1925) gezeigt hat, Aufnahme von Erythrozyten in Sternzellen und Leberepithelien ohne Zirrhose und bei erhaltenen Kapillarwänden bei unbehinderter nachheriger Eisenverarbeitung (keine bleibende Hämosiderose!) nachweisen.

Es ergibt sich aus solcher Auffassung die Erklärung gleich für mehrere Besonderheiten der hämochromatotischen Pigmentierung; erstens kann diese, wie ich damals zeigen konnte, durch direkte Aufnahme der extravasierten Erythrozyten und der Trümmer von solchen in die verschiedensten Zellen (Endothelien und Epithelien) entstehen. Diese Form der Pigmentogenese habe ich in meiner Deutung der Hämochromatose vor 20 Jahren unter dem Eindruck der damals gewonnenen Befunde sicher zu stark betont, wenn ich auch heute noch daran festhalten kann, daß sie einen für gewisse Pigmentzirrhosen, speziell für die hämochromatotische charakteristischen Vorgang darstellen dürfte. EPPINGER (hepatolienale Erkrankungen 1921, S. 486) sagt bei Erörterung meiner Anschauung über die Bedeutung der hämorrhagischen Hepatitis für die Entstehung der hämochromatotischen Leberzirrhose: „Meines Erachtens spricht die Tatsache, daß bei der allgemeinen Hämochromatose in den Zellen (gemeint sind Leberzellen) stets „Hämosiderin" neben Lipofuszin (= Hämofuszin R.) vorkommt, sehr dafür, daß es sich hier eher um eine Phagozytose ganzer roter Blutzellen handeln dürfte und weniger für die Annahme, als würden die Leberzellen das fertige Pigment aus den Blutgefäßen aufnehmen." Dem kann ich nur zustimmen und lehne die Pigmentierung durch metastatische Verschleppung fertigen Pigments in größerem Umfang selbst für die Leber ab. Daß es gerade die Leber ist, die den Vorgang in erster Linie, manchmal allein, immer am stärksten zeigt, dürfte mit ihrer besonderen giftbindenden Funktion, der Einschaltung in den Kreislauf hinter die Milz und ihrem Besitz an besonders für den Blutkörperabbau eingerichteten Uferzellen des Blutes zusammenhängen. Nach MONTAGNINI soll übrigens die Schutzwirkung der Leber gegenüber hämatotoxischen Substanzen weniger auf ihrem Retikuloendothel, als auf den Leberzellen selbst beruhen. Aber der Nachweis tatsächlicher kapillärer Massenblutungen in Leber (und Pankreas) erklärt auch die weitere Pigmentierung des zirrhotischen und des alten GLISSONschen Bindegewebes der Leber und diejenige der Portaldrüsen. Hier liegen lymphogene Metastasen des Pigmentes vor, zum Teil auch Folgen der Imbibition mit gelösten Blutbestandteilen, die nach den Experimenten HUECKs u. a. zum Niederschlag sowohl von Fehaltigem als Fe-freiem Pigment führen.

Aber gerade der Umstand, daß im wesentlichen nur die portalen und weiteren regionären Lymphknoten der Leber die schwere Hämosiderose zeigen und nicht die regionären Lymphknoten der übrigen stark hämosiderotischen Organe, z. B. der Mundspeicheldrüsen, zeigt, abgesehen davon, daß hier bei akutem Schub keine lokalen Blutungen gefunden werden, daß sie wohl im wesentlichen einem anderen Modus ihre Pigmentierung verdanken, nämlich der Zufuhr der pigmentliefernden Abbauprodukte des Blutes mit dem strömenden Blute; danach hätten wir hier allerdings keine Pigmentmetastase, d. h. keine Verschleppung und Speicherung fertigen Pigments, sondern die Folge allgemeiner Imbibition mit jenen Produkten. Es ist nicht einmal ausgeschlossen, daß wir es bei der allgemeinen Hämochromatose mit einer Funktionsänderung der Endothelien zu tun haben, welche unter dem Einfluß toxischer-infektiöser Ursachen allmählich allgemein Eigenschaften annehmen, welche sonst nur den Pulpazellen der Milz, den Uferzellen der Blutkapillaren der retikuloendothelialen Organe und höchstens noch den Lymphendothelien der Lymphdrüsen zukommen. Einen Schritt zu dieser Anschauung bildet schon die Ansicht FAHRs über die selbständige Beteiligung des lymphatischen Portalrings an der Hämolyse; wir hätten also doch bei der hervortretend starken Pigmentierung der regionären Lymphknoten der Leber nicht nur eine Abschleppung mehr oder weniger fertiger Blutschlacken aus der hämorrhagischen Hepatitis, sondern örtliche Blutverarbeitung außerdem. Wenn man die Annahme sonstigen lokalen verstärkten Blutabbaus nicht machen will, so muß man wenigstens annehmen, daß den verschiedenen Geweben gegenüber dem Gemenge der mit dem strömenden Blut zugetragenen, pigmentfähigen Stoffe ein gewisses Auswahlvermögen zukommt; so erklärt sich vielleicht auch, daß die glatte Muskulatur des Darms und der Gefäßwände, ferner die Haut meist ausschließliche Pigmentierung mit Hämofuszin aufweist. Ferner muß darauf hingewiesen werden, daß die Verwandtschaft der diesem großartigen Pigmentierungsvorgang zugrunde liegenden Blutveränderung mit den gewöhnlichen hämorrhagischen Diathesen nur eine oberflächliche sein kann, da gerade Haut- und Schleimhautblutungen nicht so häufig sind und auch mit seltenen Ausnahmen keine pigmentfleckigen Veränderungen an diesen auftreten. MOSSE fand übrigens bei Pigmentzirrhose mit Haut- und Schleimhautpigmentierung in der Haut auch eisenhaltiges Pigment (vgl. S. 416). Pigmentflecken an Schleimhäuten (Mund), wie sie sonst bei ADDISONscher Krankheit vorkommen, sind ausnahmsweise auch bei allgemeiner Hämochromatose beobachtet (ANSCHÜTZ, HELLER, MOSSE, GOUGET u. a.).

Bisher sind nur wenige Gifte bekannt, welche an der Leber zu Schädigungen führen, die mit Erythrozythophagie durch Leberepithelien verbunden sind; so erhielt BROWISC durch Injektion artfremden Hämoglobins bei Hunden das Eindringen offenbar körpereigener Erythrozyten in die Leberepithelien (einen Befund, den er für einen normalen Vorgang hielt); VEREECKE fand dasselbe durch intravenöse Einspritzung von destilliertem Wasser, Kurare oder Pepton bei Hunden, Hühnern und Kröten; GRÄFF verzeichnet

Aufnahme von roten Blutkörperchen in Leberzellen bei experimenteller Knollenblätterschwammvergiftung. Ich möchte hier nochmals betonen, wie häufig Resorption infizierter
Blutergüsse bei der Entstehung der Hämochromatose nach den Sektionsbefunden in Betracht zu ziehen ist; möglich daß diese nicht nur das Material der Ablagerung, sondern
die Gifte zu weiterer (intravaskulärer) Blutschädigung (Autohämatotoxine?) liefern.

Es seien hier noch weitere Bemerkungen zur Ätiologie der allgemeinen
Hämochromatose angeschlossen. In dem schon erwähnten, selbst beobachteten Falle von akutem Schub hämorrhagischer Hepatitis bei Bronzediabetes
fand ich in allen Organen Diplostreptokokken. Besonders lehrreiche Beobachtungen verdanken wir Schmorl: Er hat in zwei Fällen von Hämochromatose
(23 und 28jähr. Mann), welche unter typhusartigen Erscheinungen nur 14 bis
17 Tage krank gewesen waren, Pseudotuberkulose mit erbsengroßen, geschwulst-
metastasenartigen Knoten in der Leber gesehen. Dabei zeigte die Leber noch
keine Zirrhose, wohl aber dieselbe Kapillarschädigung mit Aufnahme von Erythrozyten in die Leberepithelien, wie ich sie als präzirrhotischen Vorgang beschrieben habe. Schmorl verweist auf weitere Fälle von Lorey und Roman,
wo bei Pseudotuberkulose ebenfalls Leber, Pankreas und benachbarte Lymphknoten rostbraun gefärbt waren. In seinen beiden Fällen bestand keine Zirrhose
und er schließt aus dem Krankheitsverlauf, daß sich ausgesprochene Hämochromatose schon in der kurzen Zeit von wenigen Wochen entwickeln kann.
Sie wären als Frühfälle von allgemeiner Hämochromatose zu bezeichnen, welche
ausnahmsweise im präzirrhotischen Stadium tödlich geworden sind und würden
eine gewisse Unabhängigkeit der angio- und hämotoxischen Komponente wahrscheinlich machen, für die auch sonst Anhaltspunkte vorliegen. Jedenfalls
sollte noch viel mehr auf diese Anfangsstadien geachtet werden; in gewisser
Beziehung gehören dazu auch Fälle, wie sie Kuczynski beschrieben hat.

Hier sei auch nochmals an die Möglichkeit der Vergiftung mit anorganischen Giften,
vor allem Kupfer (nach den Versuchen von Mallory-Parker-Nye, sowie Hall und Butt
erinnert, M. Rosenberg dachte auch an Blei.

Daß an einer allgemeinen Zufuhr von Pigmentvorstufen in flüssiger Form
auch die Blutorgane, besonders Milz und Leber teilhaben, ist natürlich anzunehmen, und so sehen wir, daß die letzteren sozusagen auf alle mögliche Weise
und daher in diesem Unmaße pigmentiert werden. Daß neben der örtlichen
Entstehung aus Blutungen und der Häufung des Pigments durch hämatogene
Zufuhr unfertiger Vorstufen desselben auch eine Störung des Eisenstoffwechsels
durch Hemmung der Verarbeitung eine Rolle spielen dürfte, ist vor Eppinger
schon von früheren Untersuchern, z. B. von Anschütz, Lubarsch-Sträter,
Lubarsch (1921), Hueck (1921) angenommen worden. Eine Stütze für diese
Anschauung erblicke ich auch darin, daß man Fälle sehen kann, in denen Blutungen in die perikapillären Räume der Leber offenbar nicht immer zu schwerer
Hämosiderose führen müssen. So konnte ich eine offenbar schubweise erfolgte
und zuletzt mit frischer hämorrhagischer Hepatitis und Dissoziationen verbundene Zirrhose bei einer 87jährigen Frau (332/26) mit geringer Hämosiderose
(wahrscheinlich wegen unversehrter Eisenabgabe) beobachten. In einem Fall
von Hämochromatose (ohne Diabetes) fand Dworak Anzeichen von Retention
des Nahrungseisens und eine enorme Erhöhung des Cholesterinspiegels im
Serum, dabei keine Zeichen von vermehrtem Blutabbau.

Bevor wir uns nochmals der Frage zuwenden, welche Beziehung die Pigmentierung zur Zirrhose hat, seien aus der Literatur einige Zahlenangaben
über die Größe der Eisenüberladung der Leber bei Hämochromatose
wiedergegeben. Als Durchschnittswert fand W. Hueck (1912) in der Trockensubstanz der normalen Leber $0,050\,^0/_0$ Fe., Oidtmann (zit. nach Gross) $0,08\,^0/_0$.
In der hämochromatotischen Leber fanden:

Autor	Art der Leberzirrhose	Eisengehalt der Leber in % der	
		Trocken-substanz	Asche
MARCHAND-LAUBENHEIMER	Pigmentzirrhose	2,842	30,811
HINDENLANG.	Hämochromatose	1,246	5,6
ROTH	,,	0,6051	—
HUECK	,,	0,21	—
ANSCHÜTZ	Bronzediabetes	7,62	55,77
HESS und ZURHELLE	,,	7,1	—

Schließlich noch eine absolute Zahl:

Während der Gesamteisengehalt des normalen Körpers nach BUNGE mit 3,2 g angenommen wird, fanden HESS und ZURHELLE in der Leber des schon oben angeführten Falles 38,7 g!

Der Zusammenhang von Hämochromatose und Zirrhose wurde sehr verschieden eingeschätzt, teils geleugnet (NAUNYN, MURRI), teils sehr hoch bewertet, indem dem Pigment selbst oder seinen Vorstufen die zirrhogene Wirkung zugeschrieben wurde (ANSCHÜTZ, GROSS, UNGEHEUER, LUBARCH). Die erstere Meinung stützt sich darauf, daß Hämochromatose auch ohne Zirrhose vorkomme, ja selbst Diabetes mit Siderose von Leber, Pankreas und Lymphdrüsen ohne Zirrhose (SIMMONDS), was allerdings, wie ich meine, nichts weiter bedeutet als daß Diabetes wie manche andere Krankheit mit irgendeinem Blutzerfallsprozeß sich zufällig vereinigen kann. Der Fall von MURRI und seine darauf gegründete Meinung daß es einen Bronzediabetes ohne Leberzirrhose gebe, wiegt nicht viel, da sein Fall nicht seziert ist. Die zweite Ansicht von der schädigenden Wirkung der Blutzerfallsprodukte kann gewichtige Gründe ins Feld führen, nämlich die, daß schon Hämoglobinämie gewisse schädliche Wirkungen ausübt, daß aber Hämoglobinderivate, wenn sie im Blute kreisen, eine ausgesprochene Giftigkeit haben sollen; ich verweise auf die oben erwähnte experimentelle Erzeugung von Erythrophagie durch Hämoglobininjektionen und Hämoglobinämie. CHEVALLIER teilt mit, daß nach Splenektomie die Leberzellen mit Eisen überladen werden und bei weiterem Angebot von Hämoglobin könne eine Pigmentzirrhose entstehen. Die Angaben sind aber nicht klar genug und ich habe seine Versuche wenigstens am Hunde nicht bestätigen können. BROWN (zit. nach HUECK) will Schädigungen durch das Hämatin gefunden haben; freilich sind seine Befunde (Anämie, Hämoglobinurie, Nierenschädigung) mit denen bei Hämochromatose nicht zu vergleichen. Im besonderen ist hervorzuheben, daß bei letzterer gleichzeitige Nierenerkrankungen eine Ausnahme bilden und daß bezüglich des Blutes selbst immer wieder auf die auffällige Unversehrtheit des Blutbildes, d. h. den Mangel an Anämie bei der hämochromatotischen Zirrhose aufmerksam gemacht wurde (besonders von EPPINGER); dem gegenüber stehen indessen auch entgegengesetzte Angaben (ROTH u. a.), wobei allerdings nicht auszumachen ist, inwieweit vorhandene Anämien Spätfolgen der schweren Zirrhose sind. Bemerkenswert ist immerhin das Zusammentreffen der Pigmentzirrhose mit perniziöser Anämie (ROTH), das vielleicht nicht zufällig ist, weil auch sonst Zirrhose und perniziöse Anämie sich vergesellschaften können. M. MOSSE hat einen Fall von addisonartiger Hautpigmentierung bei perniziöser Anämie beschrieben, bei dem Hämoglobin im Blutserum und herabgesetzte osmotische Resistenz der Erythrozyten festgestellt werden konnten. Er verweist dabei auf frühere (französische) Mitteilungen über Bronzediabetes bzw. „viszeraler Hämosiderose" und gesteigerter Erythrolyse (ROQUE, CHALIER und NOVÉ-JOUSSERAUD).

Gelegentlich ist auch Hämoglobinurie bei allgemeiner Hämochromatose beobachtet worden; und endlich sei daran erinnert, daß bei Hämatoporphyria congenita im Falle Schultz-Grohé eine Leberzirrhose mit starker Hämosiderose der Sternzellen neben geringen Mengen eisenfreien Pigments und derber, braunroter, stark vergrößerter Milz gefunden wurde (im E. Fränkelschen Falle und bei Borst-Königsdörfer ist keine Zirrhose erwähnt). Allerdings ist bezüglich der Einschätzung der zirrhogenen Wirkung dieses besonderen Blutabbaues zu bemerken, daß im Falle Schultz ulzeröse Verstümmelungen der Haut, also die Möglichkeit gleichzeitiger Infektionen vorlag. In der Leber wurde reichlich Hämatoporphyrin gefunden, zum Unterschied von der Milz (E. Fränkel-Schumm). Echte Kombination von hämochromatotischer Zirrhose (in der Form des Bronzediabetes) mit Morbus Addisonii sah Bittorf; anklingende Fälle sind nicht so selten und zeigen bei der Sektion unveränderte Nebennieren (Nakano, eigene Beobacht.). Unter den eigenartigen Nebenerscheinungen schwerer allgemeiner Hämochromatose seien noch genannt der häufige Haarausfall und gelegentliche Parästhesien (Morawitz, Gross).

Eine Mittelstellung zwischen den beiden eben erörterten Ansichten über den Zusammenhang zwischen Zirrhose und Hämochromatose nimmt die Lehre ein, daß beide Vorgänge eine gemeinsame Ursache haben (Hess und Zurhelle, zun Teil auch Simmonds) und daß sie, wie ich es in dieser ganzen Ausführung und schon früher vertreten habe, auf der Wirkung eines Giftes beruhen, welches das Blut und die Kapillarwände auf eine besondere Weise schädigt, wobei sein Hauptangriff sich gegen den engeren Kreis der retikuloendothelialen Organe wie Milz, Leber (und Pankreas) richtet. Wir finden je nach der Intensität der Krankheit — und eine solche ist die Hämochromatose mit Polyzirrhose — alle möglichen Abstufungen von den einfachen Pigmentzirrhosen mit kaum bemerkbarer Hämochromatose bis zum Bronzediabetes.

o) Der Bronzediabetes.

Ich habe schon weiter oben den Bronzediabetes als den schwersten Grad der hämochromatotischen Polyzirrhose und damit der pigmentierten Zirrhose überhaupt bezeichnet (Abb. 45). Über die Ätiologie und das Vorkommen wäre nur das bei der Hämochromatose Gesagte zu wiederholen. Betont sei die Seltenheit der Krankheit bei Frauen (Fälle von Abbot, Bith).

Eigene Beobachtung: 51jähr. verheiratete Frau (S.N. 505/24) mit rauchgrauer, stellenweise braun pigmentierter Haut und sonstiger schwerer allgemeiner Hämochromatose, pigmentierter Leber- und Pankreaszirrhose, Braunfärbung der Speicheldrüsen, der portalen, epigastrischen, retroperitonealen und Halslymphknoten, mäßiger Milz- und brauner Knochenmarkshyperplasie; etwas Aszites, kein Ikterus; schwerer pigmentierter chronischer Magendarmkatarrh.

Selten ist der Bronzediabetes auch bei Kindern (1 Fall von Rosenberger bei 7jähr. Knaben); selten auch familiäres Auftreten (Frisch: 3 Kinder in einer Familie mit sehr dunkler Haut). Wenn Hautpigmentierung und Glykosurie zur typischen hämochromatotischen Zirrhose sich hinzugesellen, so haben diese beiden Hauptsymptome des Bronzediabetes nichts miteinander zu schaffen, sondern sind lediglich der Ausdruck der Intensivierung und Ausbreitung jener beiden Komponenten, die wir als die wesentlichen Bestandteile bereits bei der hämochromatotischen Zirrhose erkannt haben (Sklerose und Pigmentierung), auf das Pankreas und die Haut, wo die umsichgreifende Depotbildung der Blutabfallstoffe, bis zur Imprägnation mit eisenfreiem Pigment sich steigert. So wird es auch verständlich, daß es hierher gehörige Fälle gibt, in denen keine Kongruenz der Hauptmerkmale der Krankheit (Pigmentierung und Zuckerausscheidung) vorliegt; solche Fälle scheinen z. B. Opie und H. Herzenberg vorgelegen zu haben, deren eigenen Schlußfolgerungen hierzu wir nicht zustimmen können. Auch ANSCHÜTZ und SIMMONDS haben auf Fälle aufmerksam gemacht, die nur einen Teil der für Bronzediabetes eigenartigen Merkmale in sich vereinigen.[1] Ferner fehlt zeitweise oder dauernd die Glykosurie (Schwanken des Diabetes ist gerade hier oft beobachtet; desgleichen Verschwinden der Zuckerausscheidung in den letzten Stadien der Krankheit); es gibt andererseits Pigmentzirrhosen mit Diabetes ohne dunkle Hautfärbung. Bevor die pathologische Anatomie des Diabetes hinreichend aufgeklärt war, sind über sein Zusammentreffen

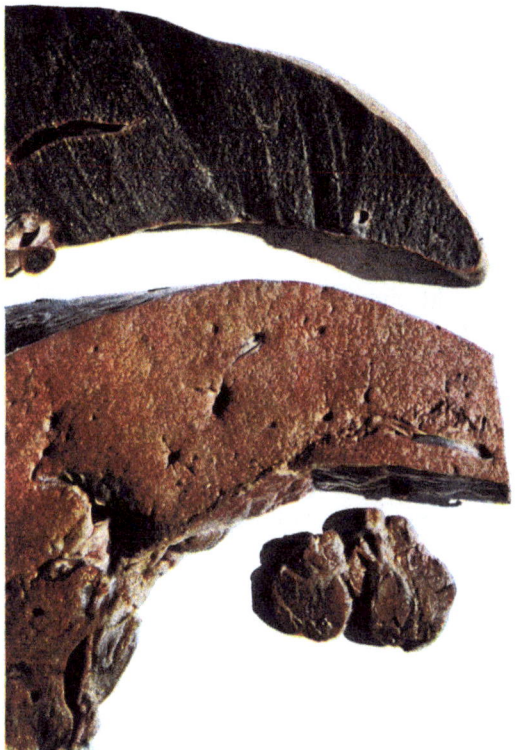

Abb. 45. Hämosiderose von Leber und Pankreas bei Bronzediabetes (ein Stück Leber mit makroskopischer Eisenreaktion).

mit der pigmentierten Leberzirrhose und mit der allgemeinen Hämochromatose zahlreiche Annahmen gemacht worden, die wir heute füglich übergehen können. Es dürfte wohl keinem Zweifel unterliegen, daß die diabetische Störung bei allgemeiner Hämochromatose auf der „Pankreaszirrhose" beruht, da sie nur auftritt, wenn die Bauchspeicheldrüse an der Polyzirrhose von Leber und Milz sich beteiligt und da, abgesehen von der doppelten Pigmentierung, die Veränderung dieselbe ist, wie sonst bei pankreatogenem Diabetes aus chronischer interstitieller Pankreatitis; bemerkt sei allerdings, daß die Inseln der Bauchspeicheldrüse bei der pigmentierten Zirrhose des Pankreas ungefärbt

---

[1] Wenn daraus SIMMONDS den Schluß zieht, daß Hämochromatose und Leberzirrhose unabhängig von einanderentstehen und ihre gemeinsame Wurzel eine chronische Intoxikation, meist der Alkoholismus sei (eine Ansicht, die ähnlich schon ASCHOFF (1907) geäußert hatte), so kann ich dem, wie aus den obigen Ausführungen hervorgeht, nicht zustimmen.

und häufig überhaupt auffällig gut erhalten erscheinen. NAUNYN wollte den Diabetes der schweren Hämochromatose für einen hepatogenen ansehen.

Eine eigenartige Auffassung über die Beziehung des Diabetes zur Hämochromatose vertritt CHVOSTEK (1918); nach ihm soll die (auch sonst so häufig neben der Leberzirrhose gefundene) Sklerose des Pankreas sowohl für den Diabetes als für die Hämochromatose maßgebend sein; letzteres, weil es auch sonst pankreatogene Fälle von Anämie gebe; im Pankreas werde komplexes Hämolysin (FRIEDMANN) gebildet, das bei etwaigen Übertritt ins Blut hämolytische Anämien verursachen, auch auf die Leber wirken könne. Es gäbe auch sichere Fälle von Hämochromatose mit ausgesprochenen Pankreasveränderungen ohne Diabetes (FOÀ, NIENHOLD, NAKANO, THORIOT und DELAMARE). Dem ist entgegenzuhalten, daß die Hämochromatose gerade in ganz typischen Fällen nicht mit Anämie verbunden ist (vgl. EPPINGER, s. S. 417), daß die Abgabe hämolytischer Substanzen an das Blut durch das Pankreas reine Hypothese ist und daß gegen die Zentralstellung des Pankreas im Bilde der Hämochromatose auch gerade die ebengenannten Fälle (FOÀ usw.) wie die sonstige Erfahrung von dem späten Eintritt der Glykosurie bei der allmählichen Entwicklung der hämochromatotischen Polyzirrhose zum Bronzediabetes sprechen.

Hingegen sind wohl einige sonstige kurze historische Notizen angebracht: Zuerst hat TROISSIER (1871) auf das Zusammentreffen von Pigmentzirrhose mit Diabetes aufmerksam gemacht, aber erst HANOT und CHAUFFARD (1882) haben dazu auf die Fälle mit Dunkelfärbung der Haut hingewiesen (Cirrhose hypertrophique pigmentaire dans le diabète sucré). Der Name Diabète bronzé stammt meines Wissens von MARIE (1895), der Name Hämochromatose, wie bereits erwähnt, von v. RECKLINGHAUSEN (1889). In die deutsche Literatur hat sich die Anerkennung des Krankheitsbildes nur langsam eingeführt; im Jahre 1906 zählte ich gegenüber 28 meist französischen Mitteilungen nur 6 aus Deutschland veröffentlichte Fälle, mein Schüler WILH. SCHMIDT zählte bis 1914 rund 50 Fälle. GOUGET sammelte im Jahre 1911 aus der Literatur 65 Fälle von Pigmentzirrhose und verzeichnete dabei 50mal das Vorkommen von Zucker im Urin. Die neueste Zählung von BORK nennt nur 41 Fälle von Bronzediabetes unter 111 Fällen von allgemeiner Hämochromatose, davon 86 mit Leberzirrhose, 55 mit Diabetes (47mal Leberzirrhose mit Diabetes). Weitere Aufzählungen dürften sich erübrigen, weil das Krankheitsbild jetzt genügend bekannt ist und die Literatur die wahre Zahl der Fälle nicht mehr widerspiegelt. Außerdem können wegen des schon betonten schwankenden Charakters der Glykosurie doch die Fälle von Bronzediabetes und von allgemeiner Hämochromatose ohne Glykosurie nicht auseinander gehalten werden. Jeder erfahrene Obduzent verfügt wohl über eine kleine Anzahl eigener Beobachtungen.

Als Beispiel erwähne ich meinen letztbeobachteten Fall von Bronzediabetes wegen einiger besonders lehrreicher Umstände. Die klinischen Notizen verdanke ich Herrn Kollegen RUDOLF STAEHELIN: Der bei seinem Tode (1928) 57 Jahre alte Gymnasiallehrer N. N. hatte als Kind Masern und Scharlach, sodann mit 16 Jahren im Anschluß an langdauernden Ausschlag ein schweres Erysipel durchgemacht. Er war früher und besonders in seiner Militärzeit sehr leistungsfähig gewesen. Seit 18 Jahren fühlte er sich nicht mehr wohl, nahm körperlich und geistig ab, wurde impotent und litt unter Verdauungsbeschwerden mit Erbrechen. Es entwickelte sich eine Verhärtung und Vergrößerung der Leber, eine geringe solche auch der Milz, die Haut wurde gelblich, an der Vorhaut zeigten sich linsengroße, braune Flecken. Der Urin enthielt viel Urobilin und etwas Urobilinogen; die osmotische Resistenz der roten Blutkörperchen war etwas herabgesetzt. Das Blutbild war Anfang 1916: Hb 71%, rote Blutkörperchen 3,3 Millionen, weiße Blutkörperchen 2300, davon 46,5% Leukozyten und 46,5% Lymphozyten, 1,75 Mononukleäre und 2,0 Übergangsformen. Wegen Verschlechterung des Allgemeinbefindens wurde bei der Annahme einer

BANTIschen Erkrankung die Splenektomie vorgenommen. Die mikroskopische Untersuchung eines gleichzeitig entnommenen Leberstückchens ergab stark pigmentierte Zirrhose; Hämosiderin sowohl in den breiten Narbenzügen als besonders in den Sternzellen. Die Milz wog 400 g, zeigte mikroskopisch unversehrte Follikel, Hämosiderose und Zellvergrößerung der Pulpa. Nach der Splenektomie trat starke allgemeine dunkle Pigmentierung, besonders des Gesichts, der Genitalien und der Achselhöhlen auf. Dann hob sich das Allgemeinbefinden und die Bronzefärbung ging wieder zurück. Die Besserung hielt trotz zeitweiliger Unterbrechungen in den nächsten Jahren (paratyphusartige Erkrankung, Verdauungsbeschwerden, Anginen, Erbrechen, Furunkel, Erysipel) an. 7 Jahre vor dem Tod (1921) war das Gesicht noch bronzefarben, die übrige Haut pigmentarm, die Genitalien (vorher negerschwarz) fast ganz pigmentfrei. 1924 ein Kieferhöhlenempyem. 1925 Pigmentschwund deutlicher, Achsel- und Schamhaare sind ausgefallen. 1927 Verschlechterung mit Müdigkeit und Auftreibung des Leibes, Mitte 1927 7 % Zucker im Urin (vorher nicht!). Wirksame Insulinbehandlung. Azeton immer nur in Spuren, Eiweiß im Urin bisweilen in Spuren. Tod ohne fieberhafte Erkrankung unter zunehmender Mattigkeit, vielem Erbrechen und Abmagerung.

Die von mir vorgenommene Sektion ergab eine vorgeschrittene, kleininsuläre, stark pigmentierte hypertrophische Leberzirrhose (2180 g), pigmentierte Pankreaszirrhose, allgemeine Hämochromatose (an der besonders der lymphatische Portalring, die retroperitonealen Lymphknoten, die Speicheldrüsen, die Adergeflechte und der Darm teil hatten, weniger die Nebennieren und die Hypophyse). Die Hoden waren vollständig verödet. Die Haut hatte eine fahlgraue Färbung. Es bestand ein schwerer chronischer Magen-Darmkatarrh und etwas Aszites, etwas Herzhypertrophie (mikr. mit schwerster feinstreifiger Verschwielung), abgelaufene Perikarditis (kein Alkoholismus).

Blutbild ½ Jahr vor dem Tod: Hb. 73 %, 3,5 Mill. rote Blutkörperchen, 6400 weiße (darunter 51,7 Leukozyten und 37,7 Lymphozyten).

Der Fall zeigt in einzigartiger Weise die lange Dauer einer schweren Pigmentzirrhose, zuletzt im Übergang zu Bronzediabetes (die Zirrhose 12 Jahre vor dem Tod mikroskopisch als schon ausgesprochen erwiesen), das Fortschreiten des Prozesses nach der operativen Entfernung der Milz, die Möglichkeit der Entstehung der allgemeinen Pigmentstörung durch Wegnahme der (den Eisenstoffwechsel regulierenden) Milz, das Vorkommen späterer Depigmentierung trotz Milzmangel, die Unabhängigkeit der Pigmentierung vom Diabetes, indem der letztere erst auftrat, als die Pigmentierung schon lange zurückgegangen war, die geringe Beeinflussung des roten Blutbildes, die ungünstige Wirkung wiederholter Infektionen, die Entbehrlichkeit des Alkohols unter den Ursachen.

Anhang. Die Bantische Krankheit.

Die von BANTI 1894 beschriebene und seitdem wiederholt als eigene Krankheit verteidigte Form einer splenomegalen Leberzirrhose ist Inhalt eines bereits sehr großen Schrifttums. Zweifellos gebührt BANTI das Verdienst, zuerst auf die Möglichkeit einer primären Erkrankung der Milz in der Leberzirrhose und damit überhaupt auf die Bedeutung dieses Organs bei der letzteren hingewiesen zu haben; er sprach von einem „präzirrhotischen Milztumor", welcher der von ihm beschriebenen Leberzirrhose eigentümlich sein sollte. Und nicht die letztere, sondern die vergrößerte Milz sollte noch im voll ausgebildeten Krankheitsfall Struktureigentümlichkeiten zeigen.

Es ist aber der BANTIschen Krankheit ergangen wie der HANOTschen. Ihre Diagnose hat sich eingebürgert, wiewohl immer wieder Zweifel an der Berechtigung der Existenz einer besonderen solchen Krankheit geäußert und wiewohl zweifellos die meisten dieser Diagnosen ohne Kenntnis der von BANTI geforderten feineren Erkennungsmerkmale gestellt wurden; ja, es wurde eine Zeitlang daraus eine klinische Diagnose, während der Morbus Banti mehr histologischer als ein semiologischer Begriff ist, histologisch insofern, als die weiter unten zu nennenden Strukturveränderungen der vergrößerten Milz von BANTI als das Wesentliche angegeben wurden, semiologisch, indem ein bestimmter

Verlauf der Krankheit außer dem genannten präzirrhotischen Erscheinen der Splenomegalie typisch sein soll. Banti unterscheidet nämlich drei Stadien:

1. Stadium: Anämie mit Milzvergrößerung.
2. Stadium: Übergang mit Magendarmerkrankung.
3. Stadium: Aszites mit starkem Ikterus, Fieber, Anämie ohne Leukozytose, Magendarmblutungen.

Die Sektion zeigt eine atrophische Leberzirrhose von gewöhnlicher Art bei Tod im 3. Stadium und auch ihr Verhalten in den beiden anderen Stadien bietet nichts Besonderes dar; sie ist im ersten Stadium groß, derb, glatt, ohne Hämosiderose und ohne Bindegewebsvermehrung; letztere zeigt sich erst im zweiten Stadium, und zwar geht sie von den Endästen der Pfortaderverzweigungen aus. Die Gallengänge sind unbeteiligt. Im 3. aszitischen Stadium ist die Leber geschrumpft, hat ungleich grobe Höckerung, die mikroskopische Untersuchung ergibt annuläre Zirrhose ohne starke kleinzellige Infiltration mit den gewöhnlichen „Gallengangswucherungen", immer noch keine Blutpigmentierung, aber häufig ziemlich starke Verfettung, schließlich eine Endophlebitis der Pfortaderäste und eine Perihepatitis.

Aus dem übrigen Sektionsbefund sind noch die geringe Beteiligung von Lymphdrüsen und Knochenmark (welches erst in den Spätstadien als rot beschrieben wird) und die von Banti hervorgehobene Häufigkeit schwererer Endophlebitis der Milzvene (vgl. zur letzteren die Arbeiten von Edens, B. G. Gruber, Wohlwill).

Da mithin, wenigstens in bezug auf die Leberzirrhose und die Mehrzahl der Nebenbefunde, ein Bild vorliegt, welches durchaus nicht aus dem Rahmen anderer Zirrhosen mit Splenomegalie (vgl. Kapitel k, S. 396 ff.) heraustritt, können wir uns über die Bantische Krankheit kurz fassen, zumal das einzige spezifisch dabei veränderte Organ, die Milz, Gegenstand einer eigenen Darstellung in diesem Handbuch ist und Lubarsch darin die Bantimilz bereits berücksichtigt hat.

Die allgemeine Stellungnahme zur Bantischen Krankheit läßt sich folgendermaßen zusammenfassen. Eine erste Kategorie von Autoren, in der Mehrzahl Kliniker, erscheint als Anhänger der Bantischen Krankheit, verwendet aber diese Bezeichnung fast ohne Ausnahme ohne den genauen Beweis zu erbringen, daß die bestimmten Angaben Bantis tatsächlich für ihre Fälle zugetroffen haben. Gestehen wir offen, daß auch häufig die von pathologischer Seite hinzugefügten histologischen Beschreibungen den Forderungen Bantis nicht entsprochen haben (vgl. auch die unten angeführte Kritik Mennets). Eine zweite Kategorie erklärt, nie eine echte Bantikrankheit gesehen zu haben, gibt aber nach der Beschreibung des Entdeckers zu, daß es eine solche geben müsse, und sieht den Unterschied der Erfahrungen (Banti selbst spricht von 50 eigenen Fällen im Alter von 10—55 Jahren) in geographischen Verschiedenheiten. Eppinger meint, daß die Mehrzahl der in Österreich und Deutschland „gesehenen" Bantifälle andere splenomegale Zirrhosen waren; er selbst kennt aus eigener Erfahrung (1921) unter 58 Sektionen und 65 Splenektomien nur einen und dieser stammte aus Albanien. Es erkennt den Morbus Banti nur für tropische und subtropische Länder an, Roger nennt Bantifälle aus Ägypten. Eine dritte Kategorie bezweifelt zwar nicht das Vorkommen von Fällen, deren Milzbefund mit den Originalbeschreibungen von Banti übereinstimmt, bezweifelt aber, daß diese Befunde für eine bestimmte Art von Krankheit charakteristisch seien und eine eigene Form der splenomegalen Zirrhose abgrenzen lassen. Mennet (aus dem Wegelinschen Institut) führt den doppelten Nachweis, daß erstens die bisher in dem Schrifttum gegebenen Beschreibungen von

33 Bantifällen keine solchen sind, indem niemals dabei das von Banti verlangte Milzbild gesehen worden sei, und daß zweitens die Milzveränderungen Bantis so wenig Spezifisches an sich haben, bzw. so häufig bei Leberzirrhose überhaupt vorkommen, daß die Abtrennung einer eigenen Bantikrankheit keine Berechtigung hat. Unter diesen Umständen ist auch kaum der klinische Standpunkt zu retten, daß es wenigstens am Lebenden einen Bantischen Symptomenkomplex gibt (K. Ziegler) und erfahrene Beurteiler lehnen daher für unsere Gegenden auch vom ärztlichen Standpunkt das Vorkommen einer solchen Krankheit ab (Nägeli, Eppinger). Es fallen damit auch alle ätiologischen Erörterungen dahin, welche die Bantische Krankheit bald mit Malaria (Kartulis), bald mit Syphilis (Chiari, Neuberg, Steiger, Hochhaus), Intoxikationen durch Alkohol und vom Darm (Neuberg) in Verbindung bringen wollten. Banti selbst denkt an einen infektiösen Prozeß mit noch unbekanntem Erreger. Noch weniger Sinn haben unter diesen Umständen Bestrebungen wie die von Senator, welcher früher einmal den Begriff der Bantikrankheit auf Splenomegalie mit Leberzirrhose, Anämie und Aszites, ja sogar auf solche ohne Zirrhose ausdehnen wollte. Die Aufgabe ist auf diesem schwierigen Gebiet nicht zusammenzufassen (und gar unter „Entdecker" Namen), sondern möglichst zu unterscheiden. Am weitesten sind schon früher in der Ablehnung des Morbus Banti Marchand (1903) und Wentworth gegangen; sie leugnen überhaupt die splenogene Zirrhose. Ferner haben Chiari (1902), Bleichröder (1904), Simmonds (1905) Sjöval (1909) die Unterscheidbarkeit der Bantimilz von sonstigen Zirrhosemilzen bestritten. Bemerkenswert ist ferner, daß auch ausländische Stimmen sich gegen die Bantikrankheit ausgesprochen haben, so der amerikanische Chirurg Majo und der Japaner Mitamura. Bedenklich stimmt ferner, daß Banti selbst gewisse Unklarheiten im histologischen Bild der Milz übrig gelassen und den Nachdruck in späteren Verteidigungen auf andere Befunde als früher gelegt hat (Mennet, Dürr). Deshalb hat erst die auf Veranlassung von Aschoff ausgeführte Untersuchung von Dürr (1924), wobei einheimische Befunde mit den Originalpräparaten Bantis verglichen wurden, die erwünschte Klarheit, wenigstens im wichtigsten Punkte erbracht. Dieser wichtigste Punkt ist der, daß, wie schon Mennet aus den Abbildungen und Beschreibungen Bantis geschlossen hatte, seine Präparate nichts darbieten, was nicht auch sonst bei Zirrhosen verschiedener Art einzeln oder kombiniert vorkommt, so daß es zum Mindesten alle möglichen Übergänge von gewöhnlicher Zirrhose-Milz zu jenen vollentwickelten Milzveränderungen gibt; bei der folgenden Aufzählung der hervorstechenden mikroskopischen Merkmale der Bantimilz folge ich unter Hinzufügung einiger Punkte der Darstellung von Dürr:

1. Umbau der Pulpa, Sinushyperplasie, Starre der Sinuswände und Neubildung von Sinus. Auf die Sinushyperplasie legt Dürr selbst den größten Nachdruck.

2. Periarterielle Fibrose am ganzen Abschnitt der Follikelarterien, mit Einschluß des prä- und des postfollikulären Abschnittes. Dies ist die Veränderung, welche Banti selbst als die wesentlichste bezeichnet. Es ergibt sich hierdurch eine Fibroadenie der Follikel, beginnend mit einer Verdickung der Gitterfasern, besonders der zentralen Teile und endigend mit einer vollständigen Sklerose des Follikels (Mennet und Dürr lassen die periarterielle Faserbildung von der Adventitia ausgehen). Sie kann bis in die Pulpa hineinreichen.

3. Trabekelveränderungen; Vermehrung und Verbreiterung derselben. Blutungen scheint Banti weder in den Follikeln, noch in den Trabekeln gesehen zu haben (vgl. S. 358), wohl aber Dürr. Dürr spricht von den Trabekelveränderungen als von Trabekelaufsplitterung, was insofern nicht ganz glücklich

ist, als es sich wohl nicht um eine Auffaserung der alten, sondern um apposi-
tionelle Ausbildung neuer fibröser Ausläufer der alten Balken handelt.

4. Pulpafibrose, d. h. eine der Fibroadenie der Follikel analoge Reti-
kulumfibrose der Pulpa mit Verdickung (Banti) und Vermehrung (Mennet)
der Gitterfasern. Die Pulpamaschen werden im Verlauf der Krankheit immer
enger, bis es zur hyalinen Verdichtung der Pulpa kommt.

Gerade von letzterer Veränderung ist nun mit Bestimmtheit zu sagen, daß
sie auch in der Milz bei gewöhnlicher Leberzirrhose zu sehen ist und Mennet
und Matsui Recht haben, zu behaupten, daß zwischen dieser und der Bantimilz
nur gradweise Unterschiede festzustellen sind. Daß die Follikelsklerosen ebenfalls sonst besonders bei gewissen hypertrophischen Zirrhosen anzutreffen sind,
haben wir schon an anderer Stelle ausgeführt, ist auch neuerdings wieder von
Helpern betont. Die Trabekelveränderungen sind zum Teil als Wachstumserscheinungen bei Milzhyperplasien aufzufassen und da die Milzen der sogenannten
Bantikrankheit recht groß (nach Banti selten unter 1000 g schwer) und dabei
fest sind, entsprechen sie den Verhältnissen bei langsamen Vergrößerungen
der Milz im allgemeinen (ähnlich drücken sich Matsui und Dürr aus). Und
was endlich die Veränderung der Sinus anlangt, so glaube ich, daß man gleiche
Befunde bei konstitutionellem Ikterus sehen kann; vielleicht hängen sie auch
zuweilen mit den Veränderungen im Abflußgebiet des Milzblutes, mit der Sklerose der Milzvene und der Pfortader zusammen. Daß klinisch Verwechslungen
von Pfortaderthrombose und Morbus Banti vorkommen, haben Versé und
Mennet sowie Eppinger (für Fälle von Senator) gezeigt; Kombinationen
beider Veränderungen kommen übrigens ebenfalls vor (Oettinger und Fiessinger). Weiter gibt es Verwechslungen mit biliärer (Hanotscher) Krankheit[1],
mit anderen splenomegalen Zirrhosen, besonders wenn diese mit Anämie verbunden sind, mit Gauchers Krankheit (so im Fall Borrissowa nach Eppinger),
mit älterer Pfortaderthrombose (B. G. Gruber), mit hämolytischem Ikterus,
mit chronischer Leberatrophie (Lepehne). Der Nutzen der Splenektomie bei
„Morbus Banti" besagt bei unserer heutigen dürftigen Kenntnis von der pathologischen Physiologie der Milz weder etwas über das Wesen noch über die Eigenart der Erkrankung, da bekanntlich sich die Splenektomie auch bei Krankheiten bewährt hat, die mit den splenomegalen Zirrhosen nur geringe Verwandtschaft haben. Bei den heute oft schon frühzeitig vorgenommenen Exstirpa-
tionen der Milz ist die Entscheidung, ob man es mit Morbus Banti oder mit
was sonst zu tun hat, oft besonders schwer, da bei Frühstadien die Veränderungen der Milz noch wenig ausgeprägt sein können und die Leber vielleicht
erst die Anfänge einer Zirrhose, wenn überhaupt eine Beteiligung erkennen
läßt. Wie Umber, verfüge ich über solche Fälle. In einem solchen Fall (E. 806/26,
30jähr. Weib) fand ich geringe Pulpasklerose, Ringblutungen und einseitige
Durchblutungen der Follikel ohne Fibroadenie[2] und keine Hämosiderose, in der
Probeexzision der Leber geringe zellige Infiltration und Bindegewebsneubildung
in den periportalen Zonen mit inselförmigen Abschmelzungen peripherer Läppchenteile und schwachem Umbau.

Wenn oben vom günstigen Erfolg der Splenektomie bei der sogenannten
Bantischen Krankheit die Rede war und wenn G. B. Gruber die Meinung
geäußert hat, daß deren Nutzen das einzig Sichere bei der Bantikrankheit sei,
so wäre einschränkend noch hinzuzufügen, daß doch Fälle bekannt geworden

---

[1] Umber (1923), ein Anhänger des Vorkommens einer besonderen Bantischen Krankheit,
meint sogar, chronische Cholangien könnten durch Milztumor und Aszites einen Morbus
Banti erzeugen.

[2] Blutungen hat auch Dürr an „echten Bantimilzen" in Form von trabekulären Hämatomen (vgl. S. 427) gesehen.

sind, wo nach der Ausschneidung der Milz die Leberzirrhose weitere Fortschritte gemacht hat (Henschen, Göbel). Solche Erfahrungen würden dafür sprechen, daß die Beteiligung der Leber überhaupt nur durch Insuffizienz des ihr vorgeschalteten Schutzorgans Milz zu verstehen wäre und würde auch die Seltenheit der Zirrhose bei gewissen anderen Splenomegalien erklären, deren Milzbefund dem von Banti ähnlich ist. In einem der Fälle Göbels (13$^{1}/_{2}$ jähr. Knabe) traten nach der Splenektomie zerebrale Erscheinungen in Form einer Hemmung der willkürlichen Bewegung der gesamten Skeletmuskulatur und eine hochgradige Osteoporose auf. Göbel führt einen gleichgelagerten Fall von Brückner an, wo die Sektion eine doppelseitige Degeneration des Linsenkerns nach Milzexstirpation wegen vermutetem Morbus Banti neben Leberzirrhose ergeben hat. Hier drängt sich natürlich der Gedanke an Wilsonsche Krankheit auf.

Fassen wir das über die Bantische Krankheit aus eigenen Erfahrungen und aus dem Schrifttum Entnommene zusammen, so müssen wir sagen, daß es eine solche Krankheit diesseits der Alpen nicht gibt und daß die Dürrschen Nachuntersuchungen an Bantis Originalpräparaten überhaupt einen Zweifel an ihrem Vorkommen berechtigt erscheinen lassen. Vom pathologischen anatomischen Standpunkt aus liegt keine eigenartige Erkrankung weder an der Milz noch an der Leber vor, wohl aber ist das Vorkommen präzirrhotischer Splenomegalie zuzugeben; was den klinischen Standpunkt anlangt, so scheint die Anhängerschaft, da der Symptomenkomplex am Kranken nicht eindeutig das hämatologische Bild nicht spezifisch, die Probeexzisionen nichts weiter sagen, als daß eine hepatolienale Erkrankung vorliegt, auch hier mehr und mehr abzunehmen (vgl. N. W. Schwarz).

p) Die biliären Leberzirrhosen.

Bevor wir nach der Existenz dieser Form der Leberzirrhose fragen, müssen wir genau sagen, was wir darunter verstehen wollen. Denn ihre Kennzeichnung wird nicht gleichmäßig gehandhabt und es wird auch ihr Vorkommen bezweifelt. Schon weiter oben ist darauf hingewiesen worden, daß auf alle Fälle zwei pathogenetische Fragen streng auseinanderzuhalten sind. Die Bezeichnung „biliär" sollte zunächst nichts anderes ausdrücken, als daß die chronische Entzündung von den Gallengängen, den Ductus biliferi und durch Störungen in deren Funktion, der Gallenableitung, ausgeht. Wir schicken voraus, daß gerade die Erörterungen über die so entstehende Zirrhose uns deutlich zeigen werden, wie berechtigt, ja wie notwendig es ist, in der Zirrhose eine chronische interstitielle Hepatitis zu sehen und ihr Wesen nicht in dem begleitenden Umbau der Leber zu erblicken.

Störungen im Gallenabfluß können in Veränderungen der Gallenkanäle selbst oder in solchen der Galle begründet sein. Solche ersterer Art sind unter sich wieder verschieden; es können sich Hindernisse mechanischer Natur an irgendeinem Abschnitt der Gallenleitungen ergeben, grobe Obstruktionen des ganzen Systems durch Verlegung des Choledochus oder des Hepatikus, sodann mehr oder minder teilweise Sperrungen im intrahepatischen Abschnitt. Erinnern wir uns hier auch sofort an die Tatsache, daß solche letzterer Art sich bei jeder Leberentzündung im Schrumpfungsstadium, ja zum Teil auch durch die Verschiebungen eines sonst bedingten Umbaus eintreten können. Damit ergibt sich schon der Hinweis darauf, daß die Vorgänge, welche imstande wären, auf mechanische Weise biliäre Leberzirrhose zu erzeugen, sehr häufig bei der Zirrhose sein müßten, da sie nicht nur als primäre Erscheinungen eine Rolle spielen würden, sondern sich zu ursprünglich anders entstandenen Zirrhosen

oft hinzugesellen müßten. Auch dieser Umstand erschwert, neben anderen
noch zu nennenden, sehr die Beurteilung der Bedeutung, welche die reine Gallenstauung für die Entwicklung zirrhotischer Prozesse hat. Wir werden also her-
nach die Frage zu beantworten haben, ob mechanischer Ikterus von einiger
Dauer und ohne weitere Verwicklung zur „biliären Zirrhose" führt.

Außer den lokalen Verlegungen der Gallenrohre durch Kompression von
außen oder Verstopfung von innen bei Tumoren des Duodenums, des Pankreas,
des Pylorus, der Papilla Vateri, der portalen Lymphknoten, der Gallenblase,
des Choledochus, des D. cysticus, der Leberpforte überhaupt und außer durch
Verschlußsteine können höher oben in den kleinen Gallengängen auch Schwellungen der Wände ein mechanisches Hindernis schaffen; für den sogenannten
Icterus catarrhalis kommt wohl nach unseren heutigen Anschauungen weniger
der früher als wichtig angesehene „Schleimpfropf" der Papilla Vateri als die
Verschwellung der Lichtung feinerer intrahepatischer Gallengänge in Betracht
(auch Krämpfe der Muskulaturen der peripheren Abschnitte werden angenommen,
machen aber wohl keine Dauerverschlüsse, wie sie für zirrhogene Schädigung
der Leber erforderlich sind).

F. St. Judd und V. S. Counseller suchen nach Erfahrungen der Majo-Klinik
in Rochester darzutun, daß die Verlegung der großen Gallenwege je nach ihrer
Ursache verschiedene Folgen hat; sie unterscheiden eine gutartige Stenose
(etwa durch Steine oder traumatische Genese) und eine bösartige, womit sie
solche durch Tumoren verstehen. Erstere führt zu geringer „Hydrohepatosis"
(Rous und Mc. Master) und verschiedengradiger biliärer Zirrhose, letztere
verursacht ausgesprochene Hydrohepatose und Parenchymatrophie, aber
höchstens geringe biliäre Zirrhose. Besser wäre es vielleicht, außer der Dauer
und der Vollständigkeit der Verlegung auch die Raschheit zu betonen, mit der
ein gewisser Grad derselben oder die völlige Stenose eintritt; dies dürfte eher
maßgebend sein.

Für die Entstehung der Verschwellung der intrahepatischen Gallengänge
kommen wieder verschiedene Möglichkeiten in Frage; solche toxisch-degenera-
tiver Natur und solche entzündlicher Genese; berücksichtigen wir erst die
letzteren, so ist wiederum zu unterscheiden je nach der Herkunft der Entzündung in eine hämatogene oder Ausscheidungs-Cholangitis und eine intrakanalikulär aufsteigende Cholangitis enterogener oder cholezystogener, d. h.
aus der Gallenblase fortschreitende Gallengangsentzündung, ferner ist nicht
zu vergessen, daß eine Überleitung von Infektionen aus der Pfortader nach den
Gallenwegen auch in der Weise vorkommt, daß die Infektion innerhalb der
Glissonschen Kapsel bei Pylephlebitis von der Vena portae zu den Gallengängen überwandert (sekundäre Cholangitis). Den gröbsten Fall einer Leberentzündung durch aszendierende Infektion der Gallenwege stellt die abszedierende, eitrige Cholangitis der Leber dar, von der weiter unten gezeigt werden
wird, daß sie ebenfalls in Vernarbung übergehen kann. Aber hier haben wir
häufig nicht mehr eine diffuse Beteiligung der Leber, sondern ausgesprochen
herdförmige Prozesse, womit wir dann sozusagen unmerklich aus dem Kreis
der Leberzirrhose herauskommen; klinisch verraten sich diese Grenzfälle
zuweilen dadurch, daß sie das Hauptsymptom der biliären Entzündungen
der Leber vermissen lassen, nämlich den schweren Ikterus, weil dieser erfahrungsgemäß nur bei einigermaßen allgemeiner Beteiligung der Leber an der Krankheit
deutlich zustande kommt.

Verfolgen wir aber die Veränderungen der Gallenwege in immer feinere
Verästelungen derselben, so ergibt sich, daß eine allgemeine Erkrankung ihrer
letzten Wurzeln naturgemäß zu den schwersten Lebererkrankungen führen
müßte. Man pflegt hier gerne von Cholangiolitis zu sprechen und will darunter

eine Entzündung der sogenannten Gallenkapillaren verstehen. Aber kann überhaupt an diesen nicht mehr von bindegewebiger Hülle und nicht mehr von Blutkapillaren begleiteten, wandlungslosen Gallenröhrchen von einer Entzündung die Rede sein? Gewiß nicht, es sei denn, wir stehen zu dem alten Begriff der parenchymatösen Entzündung. Wir befinden uns somit bei dieser Sachlage wieder einmal in den Grenzgebieten von Hepatitis und Hepatose. Es ergäbe sich aus dem Gesagten aber die Forderung, von Cholangitis nur zu sprechen, soweit es sich um echte Entzündung der kleinen Leberausführungs- gänge der GLISSONschen Kapsel bis zu den Indifferenzzonen handelt; darüber hinaus kann es sich nur um eine Cholangiolosis handeln und diese wäre gleich- bedeutend mit einer Form der Hepatosis, da es die Leberzellen selbst sind, welche die äußersten Gallengangswurzeln umkleiden. Wenn wir nun an diesen ein System der Störung theoretisch aufzustellen wünschen, so ergeben sich wieder zwei Möglichkeiten, die rückwärts ins Lebergewebe fortschreitenden Erkrankungen der gröberen Abschnitte des Gallenwegsystems, das sind vor allem die irgendwie bedingten Hemmungen des Gallenabflusses durch mecha- nische Hindernisse und zweitens die Beteiligung der sogenannten Gallenkapillaren, bzw. intratrabekulären Gallenröhrchen an Veränderungen der Leberzellen. Hier taucht denn auch sofort die Frage einer Dysfunktion der Leberzellen, Partialerkrankung der galleabsondernden Elemente des Leberparenchyms überhaupt auf. Während die erstere Erkrankungsform uns vor die Aufgabe stellt, die Folgen der Gallenstauung, mag sie entstanden sein wie sie will, aus- findig machen, führt die zweite Möglichkeit in den Fragenkreis des dynamischen, z. B. auch des hämolytischen Ikterus. Wir können im Rahmen dieser Arbeit natürlich nicht auf die weitgreifenden Probleme der Ikterogenese eingehen, sondern müssen uns auf die Frage beschränken, in welcher Beziehung notorische Erkrankungen der Gallenwege zur Zirrhose bestehen. In dieser Einleitung sollte nur grundsätzlich das ganze Gebiet einmal abgetastet werden, um auch die Verwicklung unserer Teilfrage mit den Aufgaben der pathologischen Physio- logie der äußeren Sekretion der Leber zu zeigen.

Aus dem Gesagten würde schon hervorgehen, daß die biliäre Zirrhose nichts Einheitliches ist, falls die theoretisch aufgezählten Störungsmöglichkeiten in der Funktion der Gallenwege tatsächlich zu chronischer Leberentzündung zirrhotischer Art zu führen vermögen. Es wäre demnach also zu unterscheiden:

1. Eine cholostatische biliäre Zirrhose durch Stauung (Retention) der Galle,

2. eine cholangitische und cholangiolitische biliäre Zirrhose durch Infektion der Galle auf hämatogenem oder aufsteigendem Wege oder auf dem Wege der Durchwanderung,

3. eine cholangiolotische bzw. cholangiolotoxische biliäre Zirrhose durch rein toxische Veränderung der feinen oder feinsten Gallenwege.

HEINECKE wollte nur zwei Formen der biliären Zirrhose unterscheiden: Erstens eine primäre (dem Morbus Hanot „verwandte"), worunter er eine von den kleinkalibrigen Gallengängen ausgehende Angiolitis und Periangicho- litis verstand; von ihrer Umgebung aus sollte sich das Bindegewebe in die Läpp- chen hinein ausbreiten. Der Prozeß sei infektiöser und aszendierender Natur. Das Parenchym bleibe bei der Einwucherung des Bindegewebes unversehrt; zweitens gäbe es eine „sekundäre biliäre Zirrhose" infolge dauernden Gallen- gangsverschlusses. Meiner Meinung nach ist es nötig, außer den von HEINECKE berücksichtigten Formen noch mit hämatogenen und mit infektiösen Störungen des Galleabflusses zu rechnen.

Eine ähnliche Einteilung wie HEINECKE, aber mit stärkerer Berücksichtigung klinischer Gesichtspunkte macht ROWNTREE (1927); nach ihm kommt die biliäre Zirrhose mit Ikterus vor:

1. Ohne extrahepatische Verlegung der Gallenwege,
2. mit extrahepatischer Verlegung derselben,
3. als Endstadium mit Aszites.

Da die oben vorgeschlagene Einteilung neu ist, können wir die früheren Beschreibungen nicht an ihr messen und umgekehrt auch ihre Berechtigung nur zum Teil am Schrifttum prüfen. Wir müssen daher zuerst wiedergeben, was gemeinhin an Ansichten über die biliäre Zirrhose als einer schlechthin von den Gallengängen ausgehenden Zirrhose darin niedergelegt ist.

Seit CHARCOT und GOMBAULT bei Tieren durch Unterbindung des Choledochus (vgl. das im Kapitel über die experimentelle Zirrhose Gesagte, S. 320 ff.) eine interstitielle Bindegewebswucherung zu erzeugen vermochten, nahm man an, daß auch gewisse Zirrhosen des Menschen durch Störungen des Gallenabflusses entstehen. Aber die Einschätzung ihrer Bedeutung im Gesamtbild der Zirrhose war eine sehr verschiedene: für die einen genügte nur der Befund einer großen, glatten oder höchstens schwach gekörnten, grünen, verhärteten Leber für die Diagnose „biliäre Zirrhose", während andere neben dieser hypertrophischen Form auch eine atrophische biliäre Zirrhose, wenigstens als sekundäres oder Endstadium der ersteren gelten ließen (SENATOR, KRETZ u. a.). Eine Zeitlang legte man so viel Wert auf den histologischen Befund reichlicher gewucherter Gallengänge, daß man geneigt war, schon daraus auf eine biliäre Form der Zirrhose zu schließen. Etwas kritischer war schon die Einstellung, dazu eine Cholangitis oder Pericholangitis zu fordern. Die erstere verrät sich in einer Desquamation, Schwellung, unregelmäßiger Anordnung der Gallengangsepithelien, an der Erweiterung und krankhaften Füllung der Gänge mit veränderter Galle, Schleim und Leukozytenzumengung und es ist in der Tat dagegen nichts zu sagen; schwieriger ist schon die Erkennung bzw. Umgrenzung der Pericholangitis; sie ist gekennzeichnet durch eine besonders um die Gallengänge sich verstärkende oder auf sie sich beschränkende entzündliche Infiltration der GLISSONschen Scheide, wobei häufig das Epithel der Gänge und der Inhalt keine weiteren deutlichen Veränderungen aufweist. Fand sich daneben stärkerer Ikterus des Parenchyms, so wurden beide Befunde miteinander nicht nur in Beziehung gesetzt, sondern der Ikterus als die Folge der Cholangitis betrachtet. Die Bindegewebswucherung sollte bei der biliären Zirrhose vorwiegend annulo-kapsulär sich anordnen.

Jeder Erfahrene weiß, wie viel Fälle es gibt, wo die Entscheidung, ob wirklich eine Erkrankung der feinen Gallenwege bei einer Zirrhose vorliegt, äußerst schwierig ist, geschweige denn die Entscheidung möglich ist, eine primäre Erkrankung von einer Miterkrankung zu unterscheiden. Wir sind deshalb meistens darauf angewiesen, den klinischen Verlauf und den grobanatomischen Befund mit zu berücksichtigen. Es unterscheidet sich also darin die Feststellung der biliären Zirrhose nicht von der der anderen Zirrhoseformen. Die Hauptschwierigkeit für ihre Abgrenzung liegt in folgenden Umständen begründet: Der einfachste Fall, nämlich die Obstruktion der groben Gallenwege ist, wie wir gleich sehen werden, nur scheinbar einfach, d. h. die Frage der cholostatischen Zirrhose ist in Wirklichkeit sehr verwickelt; erst recht schwierig ist der Fall der reinen Obstruktion der feinsten Gallenwege, da hier wohl Cholangie aber keine Cholangitis vorliegt und wir Handhaben zur Beurteilung einer Hepatargie (QUINCKE) bzw. Dyshepatie (gestörte Tätigkeit der Leberzellen), im besonderen einer falschen Zusammensetzung der Galle oder Abweichung in der Quantität ihrer Bereitung nicht besitzen.

Dies sind u. a. die Gründe, warum die Meinungen über die biliäre Zirrhose so stark auseinandergehen. Die Extreme der Ansichten lassen sich bezüglich der Anschauung von klinischer Seite dahin kennzeichnen, daß auf der einen

Seite das Vorkommen einer biliären Zirrhose gar nicht anerkannt wird (EPPINGER), während auf der anderen Seite hypertrophische Zirrhose und biliäre Zirrhose ganz oder nahezu ganz identifiziert wurden. NAUNYN z. B. kennt nur zwei Hauptformen der Leberzirrhose, die aszitische (atrophische) und die biliäre (hypertrophische). Es ist klar, daß dies keine pathogenetische, sondern nur eine symptomatische Einteilung ist und schon deshalb nicht zutreffen kann, da Aszites und Ikterus nicht so selten, besonders bei primär atrophischer Zirrhose gleichzeitig vorhanden sind und nach Ansicht erfahrener Kliniker eine biliäre Zirrhose aus einem hypertrophischen in ein aszitisches atrophisches Stadium übergehen kann (SENATOR).

Vom experimentellen Standpunkt aus kann ich das Auftreten des Aszites nach gelungenen längerfristigen Versuchen an Hunden (vgl. Abb. 19, S. 322) nur bestätigen. HEINECKE bezweifelt für den Menschen eine atrophische Form der biliären Zirrhose. ZYPKIN unterscheidet unter den Zirrhosen ohne Milzhyperplasie auch nur die beiden Formen der biliären (cholangitischen) und der portalen („periphlebitischen") Zirrhose; den Ausschluß megalosplenischer biliärer Zirrhose halte ich nicht für richtig. Wegen der Unklarheit über das Wesen der HANOTschen Krankheit, die ich nach den Originalbeschreibungen HANOTs für biliäre Zirrhose oder wenigstens für hypertrophische Zirrhose mit Cholangitis halten muß (vgl. S. 399 ff.), wird die biliäre Zirrhose häufig mit der HANOTschen Krankheit vermengt (NAUNYN, GOLABOFF), während KRETZ, der an sich nicht gegen eine biliäre Zirrhose ist, unter HANOTscher Krankheit etwas anderes versteht, nämlich eine mikroskopisch besondere Form der hypertrophischen Zirrhose, was eine ganz subjektive Deutung ist und nur insofern eine gewisse Berechtigung hat, als die von ihm in den Vordergrund gestellte perizelluläre Bindegewebsentwicklung auch bei biliären Zirrhosen vorzukommen scheint. Er aber trennt diese Art unter dem Namen der HANOTschen Zirrhose von den biliären. Auch MANGELSDORF, SIMMONDS und ZYPKIN verwerfen die Gleichheit der HANOTschen Krankheit, unter der sie eine besondere Form der hypertrophischen Zirrhose verstehen, mit der biliären Zirrhose. ORTH hingegen konnte, meines Erachtens historisch richtiger, keine Unterschiede sehen. Auch LEREBOULLET (1902) versteht unter HANOTscher Krankheit die „gemeine hypertrophische biliäre Zirrhose; neben dieser kennt er noch eine splenomegalische, eine nicht splenomegalische und eine atrophische biliäre Zirrhose. Auch der „Morbus Banti" und hypertrophische Zirrhosen mit Milzvergrößerung werden mit biliärer Zirrhose zusammengeworfen (EBERTH, UMBER) und dies wiederum wird bis zu einem gewissen Grad verständlich durch die täuschenden Nebenumstände, besonders dadurch, daß auch echte biliäre Zirrhosen mit starken Milzvergrößerungen einhergehen können, und zwar wahrscheinlich sowohl bei infektiösen wie nicht infektiösen Cholangien. EBERTH will allerdings Milzschwellungen bei biliärer Zirrhose nicht anerkennen, meint aber doch, es gebe Übergänge zwischen hypertrophischer und biliärer Zirrhose, wie der KIRIKOWSCHC Fall bcwcisc. Eine weitere Schwierigkeit ist die von NAUNYN hervorgehobene Möglichkeit, daß Ikterus bei Cholangitis, auch bei eitriger Cholangitis fehlen kann. Wir verstehen das heute besser, nachdem Versuche gezeigt haben, daß Ikterus ausbleibt, wenn nur ein Teil der Gallenwege verlegt ist. Endlich wäre auch noch der Schwierigkeit zu gedenken, daß nicht nur, wie schon erwähnt, schwere funktionelle Störungen präzirrhotischer Art an der Quelle der Galle existieren könnten, welche nicht anatomisch faßbar wären, sondern daß sogar, worauf UMBER neuerdings (1923) hinweist, die Abwesenheit von histologischen Zeichen einer entzündlichen Cholangitis und ein normales Aussehen der Galle eine voraufgegangene infektiöse Cholangie nicht ausschließe. Was früher katarrhalischer Ikterus genannt wurde, wird jetzt gern als enterogene

Cholangie bezeichnet und in Beziehung zu späterer Zirrhose gebracht. H. Heinecke fand in seinem gut untersuchten Falle von biliärer Zirrhose die Leber
steril. Man wird wohl behaupten dürfen, daß es noch sehr von pathologisch-
anatomischer Seite an systematischen bakteriologischen Untersuchungen der
Leber bei Zirrhose und im besonderen bei biliärer fehlt; es ist dies eine umso
größere Lücke, als damit auch die Frage, ob eine nichtinfizierte Gallenstauung
zur chronischen sklerosierenden Hepatitis führt, nicht genügend für den Menschen entschieden ist (s. unten).

Ferner fehlt es noch an systematischen Untersuchungen über die chemischen
Veränderungen der Gallesekretion im Verlaufe von Sekretionsstörungen durch
mechanische und andere Hindernisse. Mehr als den Verlust an Gallenfarbstoff
(Hydrohepatosis nach Rous und Mc. Master) kennen wir kaum (vgl. S. 368).

Wir wenden uns nun zur Besprechung der drei von mir oben aufgestellten
Formen der biliären Zirrhose.

Die cholostatische Zirrhose.

Die cholostatische Zirrhose soll durch reine Stauungswirkung einer
nicht infizierten Galle entstehen. Man stellt sich vor, daß sie nach dem von
Ackermann und Kretz aufgestellten Grundsatz mit primären durch die stag-
nierende Galle hervorgerufenen Parenchymschädigungen beginnt, daß durch
Substitution von Parenchymverlusten mittels Bindegewebe infolge ausblei-
bender spezifischer Regeneration Narben entstehen und daß durch vikariierende Hyperplasie Umbau erfolge. Es ist sehr lehrreich, nachzuweisen, daß
bei einem ätiologisch verhältnismäßig klaren Schädigungsvorgang der Leber,
wie bei ihrer Selbstvergiftung durch ihr eigenes Sekret diese Theorie von der
tatsächlichen Beobachtung gar nicht gestützt wird. Gewiß, es entstehen im
Stauungsikterus Nekrosen, sie beginnen in der intermediären, verstärken sich
in die periphere, seltener in die zentrale Läppchenzone, es können schließlich
erhebliche, aber selten konfluierende, herdförmig verteilte Bezirke absterben.
Es scheint zweifelhaft, ob derartig schwere Fälle überhaupt durchkommen
und ihr Ausheilungsstadium zeigen können. Was aber müßte aus den zentralen
und intermediären Nekrosen werden? Doch ebendort lokalisierte Narben:
davon ist aber gar nicht die Rede. Diese werden im Gegenteil vermißt und
statt dessen sieht man periphere Abschmelzungen von Leberzellbalken
und teils entsprechend angeordnete Astbildungen des Glissonschen Bindegewebes, teils intralobuläre mehr diffuse perikapilläre Sklerosen entstehen.
Damit stimmen auch die Ergebnisse von Tierversuchen; zwar ist zu betonen,
daß grobe und akut einsetzende Gallenstauungen wie bei Choledochusunterbindung bei den verschiedenen Arten von Versuchstieren sehr verschieden lang
ausgehalten werden und ganz verschiedene Befunde liefern. Grundsätzlich
wichtig ist aber, daß bei genügender zeitlicher Ausdehnungsmöglichkeit der
Versuche die ikterischen Nekrosen und Zellentartungen ohne Hinterlassung
von Narben wieder verschwinden (Hiyeda u. a.). Für den Hund kann ich die
Angaben von Popoff, Ogata, Bauer, Harley, Hiyeda u. a. bestätigen, daß
selbst wochenlange Gallenstauung nur geringe Bindegewebswucherung hervorruft. Wichtig ist ferner, daß teilweise Verlegungen des Gallengangssystems
durch Unterbindung einzelner Ductus hepatici keinen Ikterus und keine Cholämie erzeugen. Das gleiche gilt von den galleproduzierenden, großen Leberadenomen ohne Ausführungsgänge; ich sah kürzlich ein ausgesprochen ikteri-
sches, gut kindskopfgroßes solches ohne eine Spur von allgemeiner Gelbsucht.
Vergleichen wir mit jenen experimentellen Erfahrungen die Vorkommnisse
beim Menschen, so ist zunächst zu bemerken, daß akute, vollkommene und

dauernde Gallenabflußhindernisse höchstens wenige Wochen mit der Fortdauer des Lebens vereinbar sind und daß sich in dieser Zeit keine biliäre Zirrhose
voll entwickeln kann. Noch am deutlichsten scheint sie mir bei der angeborenen
Atresie der Gallenwege dabei zu sein, weil die Säuglinge etwas länger als die
Erwachsenen die totale Retention der Galle zu vertragen scheinen. Eher als
bei den völlig acholischen Fällen, sieht man bei chronischen Halbverhaltungen
der Galle sklerosierende Veränderungen der Leber; hier fehlt aber meistens
eben der genaue Nachweis, daß nicht Infektionen der Gallenwege sekundär
hinzugetreten sind. So ist es in der Tat heute noch recht schwierig klarzustellen,
ob es tatsächlich so etwas wie eine rein cholostatische Leberzirrhose beim Erwachsenen gibt. Besieht man kritisch die Literatur, so schwindet die ungeheure
Masse der angeblich hierher gehörigen Beobachtungen auf ein Häufchen zusammen. Bis zum Jahre 1882 hat MANGELSDORF sehr sorgfältig das ältere
Schrifttum zusammengestellt; von 28 mitgeteilten Fällen läßt er nur 3 gelten,
da in den anderen immer noch andere ätiologische Faktoren mitspielen konnten.
Aber seine eigene Kritik ist ungenügend, denn die von ihm selbst als sichere Fälle
von biliärer Zirrhose durch Gallestauung mitgeteilten drei Beobachtungen
sind nicht durch solche, sondern durch cholangitische, zum Teil durch grobe eitrige
Prozesse der Gallenwege verursacht. Darin, daß eine Gallenstauung ohne Entzündung auf die Dauer nicht denkbar sei, wird er wohl recht haben, ferner, daß
Steine und chronische Hepatitis ohne Ausgang in Zirrhose vorkommen. Hingegen ist seine weitere, unter Berufung auf eine Mitteilung von HANOT und
GOMBAULT (1881) geäußerte Annahme einer biliären Zirrhose ohne Ikterus
bei vollständigem Verschluß des Choledochus sehr anzuzweifeln. JANOWSKI
hat, 10 Jahre später als MANGELSDORFF, eine sorgfältige Beschreibung von
10 Fällen von biliärer Leberzirrhose gegeben, von denen 8 mit intrahepatischer
Steinbildung verbunden waren; die Mehrzahl war sicher nicht, wie er meint
durch reine Gallenstauung, sondern durch eitrige (3 mal) und katarrhalische
Cholangitis hervorgerufen. NAUNYN, der, wie wir gesehen haben und weiter
sehen werden, die Häufigkeit der cholangiogenen Zirrhose sehr hoch einschätzt,
lehnt (1902) das Vorkommen einer cholostatischen Zirrhose ganz ab, allerdings
auch die cholangitische durch aszendierende Infektion. SCHMORL hat in der
Aussprache zu NAUNYNs Referat (1904) der Ablehnung der Zirrhose durch
lithogene Cholangitis zugestimmt, aber das Vorkommen einfacher, nicht sklerosierender Entzündung um die Gallengänge der Leber bei Gallensteinleiden
der Gallenblase betont; LEREBOULLET zählt in seiner großen Monographie
über die biliären Zirrhosen (1902) die Cholelithiasis unter den seltenen Ursachen
auf. Wir tun gut, zwischen selbständigen und unselbständigen Gallenblasenleiden zu unterscheiden. Wie häufig die beiden Arten sind, kann nur durch
systematische Untersuchung der Leber bei Cholelithiasis und Cholezystitis
entschieden werden. Die Möglichkeit einer zur Zirrhose fortschreitenden Entzündung der Leber bei allgemeiner, auch die Gallenblase beteiligender Cholangitis scheint mir von den erwähnten Untersuchern doch unterschätzt worden
zu sein. TIETZE und WINKLER haben bei 50 Operationen an den Gallenwegen
Probeexzisionen von der Konvexität mikroskopisch untersucht; wenn auch
der Wert solcher angezweifelt wird (vgl. S. 245), so ist doch ihre Feststellung
wertvoll, daß die Leber regelmäßig beteiligt ist; sie unterscheiden dabei vier
Formen solcher Beteiligung: 1. eine Cholangitis ascendens interlobularis, 2. eine
Hepatitis lobularis mit Nekrose und Atrophie der Leberzellen, 3. aszendierende
eitrige Infektion mit Phlegmonen und biliären Abszessen, 4. biliär zirrhotische
Induration. Die Operation soll das Fortschreiten der hepatischen Erkrankung
hindern können. Umgekehrt sind wir noch nicht genügend über die Beteiligung
der Gallenblase, besonders ihres Inhaltes an primärer Leberstörung, speziell

bei Zirrhose unterrichtet. Auch P. A. Graham, sowie W. C. Mc. Carty und
A. Jackson haben das beständige Vorhandensein einer Hepatitis neben Cholezystitis betont. Askanazy (1915) hat in gemeinschaftlichen Untersuchungen
mit Sagredo festgestellt, daß die Galle bei Leberzirrhose häufig (in dreiviertel aller Fälle) bei mikroskopischer Musterung Steinbildungen „Mikrolithen" aufweist, allerdings meist neben makroskopischen Konkrementen.
Die Frage ist, ob sie ein Zeichen von Dysfunktion der Leberzellen oder von
Katarrh der Gallenwege sind.

In der experimentellen Pathologie haben dieselben Zweifel, ob die durch
Verlegung der Gallenwege erzeugbare biliäre Zirrhose eine cholostatische oder
eine sekundäre infektiöse cholangitische Zirrhose ist, besonders in der vor-
aseptischen Zeit eine große Rolle gespielt. Die erzielten positiven Ergebnisse

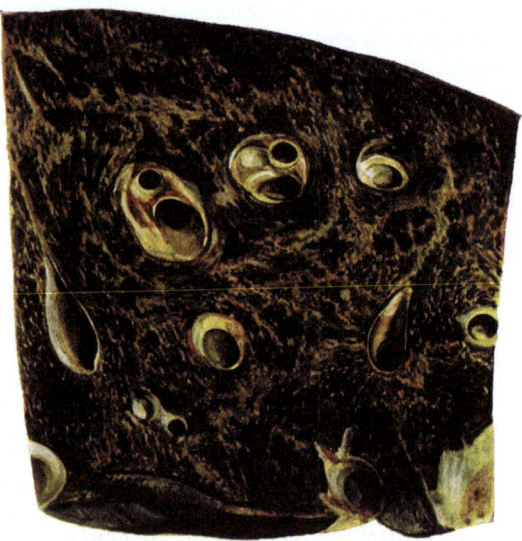

Abb. 46. Biliäre (Gallenstauungs-)Zirrhose des Erwachsenen (41 jähr. Mann) bei langedauernder
Choledochusstenose durch Scirrhus des Pankreaskopfes. Galliger Aszites. Milzschwellung (256 g).
(SN. 376/25 Basel).

bei Choledochusunterbindung waren in der Tat häufig nicht dieser, sondern
den begleitenden Infektionen zuzuschreiben. Später hat man sich meist be-
gnügt, die Operation selbst aseptisch zu gestalten und den nicht ganz zulässigen
Schluß gezogen, daß die Asepsis dann gewahrt bleibt, d. h. man hat die sekundär
möglichen, hämatogenen Infektionen wohl nicht genügend beachtet. Naunyn
zeigte, wie leicht experimentelle Infektionen der Gallenblase nach Choledochusunterbindung bei Hunden (durch Einspritzung von Kolibakterien in die Gallenblase) in wenigen Tagen zu tödlicher Cholangitis führen können. Ebensogut
kann, da bei Bakteriämie immer die Mikroorganismen in die Gallenblase aus
geschieden werden können, natürlich auch beim Menschen die Selbstinfektion
der gestauten Gallenwege aus dem Blute erfolgen.

Wenn es danach scheinen könnte, als ob nun beim Menschen biliäre Zirrhose
aus Gallenstauung nicht vorkäme, so wäre ein solcher Zweifel doch nicht gerechtfertigt, zumal es eben doch seltene Fälle gibt, besonders beim Säugling, wo sich
bei genügend langer Dauer des Leidens und bei Freibleiben der Gallenwege
von Infektion dieselben sklerosierenden Veränderungen an der Leber einstellen,

welche durch so zahlreiche Tierversuche einwandfrei erwiesen sind. Die Lebern sind dabei groß, plump, derb, feinkörnig, seltener flachgehöckert und grün (Abb. 46). Es sollen hier die zu echter cholostatischer Zirrhose beim Kinde führenden Mißbildungen der Gallenwege, als solche nicht besprochen werden, weil sie in einem anderen Kapitel dieses Bandes abgehandelt werden; in erster Linie handelt es sich um die angeborene Atresie der großen Gallenwege; ich verweise auf die kritische Zusammenstellung der bisher beschriebenen Fälle durch meinen Schüler H. SIMMEL (1922); ich entnehme ihr für den vorliegenden

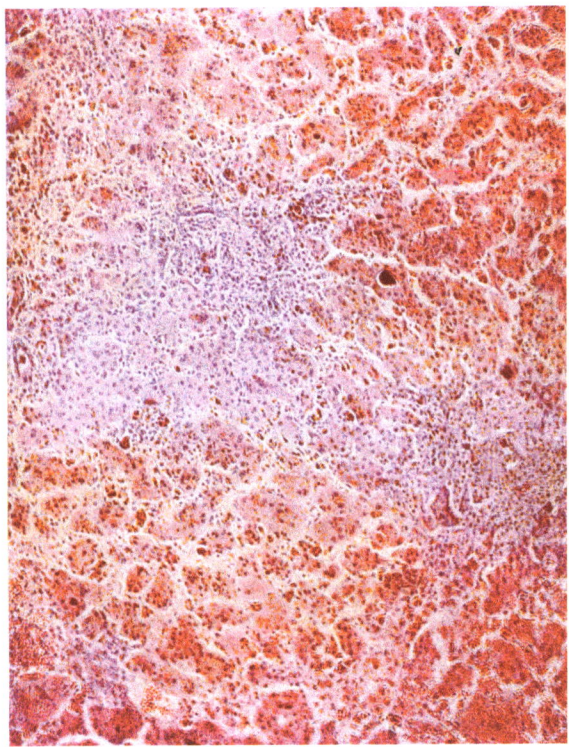

Abb. 47. Cholostatische Zirrhose bei Atresie des Choledochus.
(4 Monate alter Säugling.)

Zweck den Hinweis auf Fälle, wo der Tod bei diesem Zustand erst 4 Monate (Fälle von JAFFE, VANZETTI, MOHR), ja sogar erst $8^1/_2$ Monate (YLPPÖ) und $10^1/_2$ Monate (FEER) [alle großen Gallenwege fehlten] nach der Geburt eingetreten ist. Ich selbst habe außer den von SIMMEL (1921) mitgeteilten beiden Fällen (Tod mit je $3^1/_2$ Monaten [S.N. 219/20 und 190/15, Jena]) einen mit 4 Monaten gestorbenen (S.N. 783/26, Basel) gesehen (s. Abb. 47); im letzteren war die biliäre Zirrhose ebenfalls noch in den Anfängen und in lebhaftem Fortschreiten begriffen; es fanden sich außer den schon angeführten gewöhnlichen Befunden eines starken Stauungsikterus (ohne Nekrosen!) mit Gallenzylindern „Gallengangswucherungen" zahlreiche Amitosen der Leberkerne, vielkernige Riesenepithelien und Wucherungen von Sternzellen, bemerkenswerterweise in portalen Lymphknoten reichliche Leukozyten, in der Milz ebenfalls solche vermehrt und Zeichen von Hämolyse. In diesen Fällen von biliärer Zirrhose darf wohl im wesentlichen mit cholostatischer Genese aus Selbstvergiftung der Leber, auch ohne Hinzukommen von Infektion gerechnet werden. Einen weiteren solchen Fall zeigt Abb. 48. Für den Erwachsenen wird dasselbe Ereignis im Gegensatz zu den immer von vornherein auf schon bestehende Infektion verdächtigen Steinverschlüssen am ehesten bei den Verlegungen der großen Gallenwege durch Tumoren gegeben sein; unter diesen dürften wiederum diejenigen Fälle als die „reineren" bezeichnet werden dürfen, wo unzerfallene Krebse und besonders wo solche oberhalb der Zusammenmündung der Gallenwege in dem Ductus hepaticus saßen. J. B. Rocco hat solche Fälle von „biliärer Zirrhose" zusammengestellt. Zweifel über die „Reinheit" cholostatischer Entstehung sind natürlich auch hier möglich. Diese können aber nicht so weit getrieben

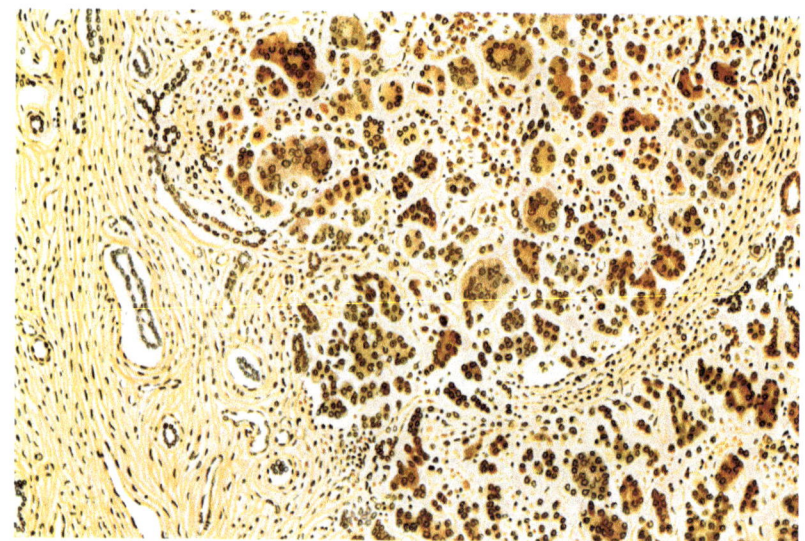

Abb. 48. Cholostatische Leberzirrhose bei kongenitaler Agenesie des Choledochus, Ikterus, Riesen epithelien. Sklerose der Glissonschen Scheide. Dissoziation und junge intralobuläre Bindegewebsentwicklung. (SN. 286/10, 5 Monate alter Säugling.)

werden, solche Zirrhosen beim Menschen überhaupt zu leugnen (vgl. Abb. 49). Einen seltenen Fall von biliärer Zirrhose durch Gallestauung infolge einer auf den Choledochus drückenden Pfortaderektasie bei einem 28jährigen Manne beschrieb F. Glaser; jedoch stimmt in dem angegebenen mikroskopischen Befunde nicht alles zu der von Hart gestellten Diagnose einer biliären Leberzirrhose und die Anamnese berichtet über Alkoholismus. Der Fall kann jedenfalls nicht als reine cholostatische Zirrhose gelten.

Nochmals auf die Tierversuche zur Erzeugung cholostatischer Zirrhose ausführlicher einzugehen (vgl. S. 320ff.) erübrigt sich hier; es soll nur auf einige sich aus ihnen ergebende Punkte verwiesen werden, welche für das Verständnis der menschlichen cholostatischen Zirrhose von Bedeutung sind. Da ist vor allem die Wichtigkeit der Dauer der Versuche und das verschiedene Verhalten der Tierarten; Tiere, deren Lebern reichlich Galle absondern, wie die Kaninchen, zeigen reichlichere ikterische Nekrosen (Ruppert, zit. von Janowski) und schon binnen 10—20 Tagen deutliche Bindegewebswucherungen; im Zustande der Gallenstauung scheint die Leber wesentlich weniger Galle zu sezernieren; die Nekrosen verschwinden wieder und wie eine Anzahl Untersucher (Steinhaus

u. a.) angibt, ohne Hinterlassung von Narben; andere schildern die Demarkation und die Substitution der nekrotischen Bezirke durch Bindegewebe; bei dem Schicksal der Nekrosen scheint es wesentlich auf deren Größe und, worauf noch viel zu wenig geachtet wurde, darauf anzukommen, ob auch die Blutbahn, im besonderen die Kapillarwand bis zur Nekrose beschädigt wurde. Für Tier und Mensch scheint es oft zuzutreffen, daß das Kapillarnetz in der ikterischen Nekrose erhalten bleibt (SAUERHERING, PICK u. a.) und sich nach Beseitigung etwaiger Stase der Kreislauf wiederherstellt: ja vielleicht epithelialisieren sich

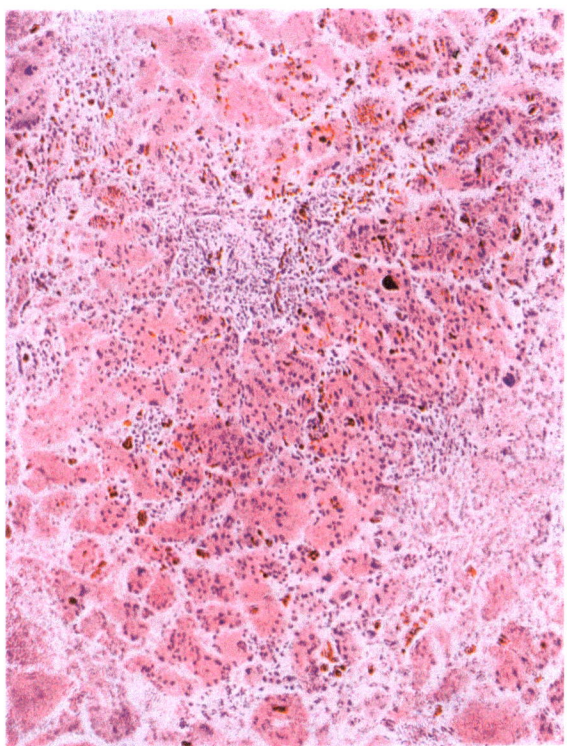

Abb. 49. Biliäre Zirrhose durch Gallestauung infolge kongenitaler Atresie des Ductus choledochus Zahlreiche Gallenzylinder. (SN. 783/26 Basel, 3 Monate alter Säugling.)

die Zwischenräume zwischen den Kapillaren wieder und beruht das Verschwinden der Nekrosen ohne Hinterlassen von Narben auf echter epithelialer Regeneration. Das Schicksal der Gitterfasern ist meist unsicher; im Zustand der galligen Imbibition lassen sie sich nicht durch Versilberung darstellen. Die ersten Bindegewebsfasern bei Sklerosierung des perikapillären Raums im Bereich epithelentblößter Bezirke finden sich immer neben deutlich geschwollenen Kapillarendothelien und man kann nicht sagen, daß es von der GLISSONSCHEN Scheide eindringende Organisation wäre, die mit Hilfe zuwandernder Fibroblasten eine Anzahl nekrotischer Bezirke, vielleicht solche bestimmter Art in Narben umwandelt. Diese Stellen bilden oft kleine, keilförmig in die Peripherie der Läppchen eingesetzte Untergangszonen des Parenchyms.

Die Frage, wie es beim Stauungsikterus zum Untergang von Leberzellen kommt, worauf also die ikterische Nekrose beruhen möge, hat viele verschiedene Beantwortung gefunden. Für die einen gab es eine primäre Nekrose der Zellen durch die Galle (Foà, Jagic usw.), und zwar kam dann entweder der Druck der Galle (Tsunoda) oder die unmittelbare Selbstvergiftung der Leberzellen durch intraepitheliale Anschoppung der Galle (Gerhardt, Ogata u. a.), speziell der Gallensäuren, in Betracht oder es war die mit der Erweiterung der interepithelialen Gallenröhrchen, der Bildung abnormer Seitenäste, der Sprengung des Epithelverbandes verbundene Umspülung der von einander losgelösten Epithelien mit Galle, welche schuld trug. Steinhaus, der selbst nur kurzfristige Versuche über die Folgen des künstlichen Choledochusverschlusses am Meerschweinchen angestellt hat, beobachtete am Zerfall der Mitosen, wie die Regeneration nach ikterischen Nekrosen gestört wurde. Nach Löffler, einem Schüler Rickers, wirkt aber die Galle gar nicht direkt giftig auf die Leberzellen, sondern verursacht durch den Übertritt in die Lymphspalten eine Reizung des Gefäßnetzes, teils im Bereich der interlobulären Pfortaderäste, teils an den Kapillaren selbst, welche zur Stase und durch diese zur Ischämie führt. Die wichtigen Beobachtungen Löfflers sind an der Leber des lebenden Kaninchens nach Choledochusunterbindung gemacht; dabei scheint am schwierigsten die Beurteilung des Schicksals der Epithelien in ihrer Abhängigkeit von Ikterus und Stase und die zeitliche Beziehung zwischen den beiden letzteren Erscheinungen zu sein, wovon wieder die Beurteilung der Ursache der Nekrosen abhängt. Daß Galle selbst die Aufhebung der Kernfärbbarkeit verursachen kann, hat, in Nachprüfung von Beobachtungen von Steinhaus, Hiyeda, Chambard und Wyss, Löffler durch Einbringung von Nierenstückchen in Galle gezeigt. In Löfflers Arbeit finden sich noch andere wichtige Beobachtungen, wie die Zerstörung der roten Blutkörperchen im Bereich der Stase, die er auf die Durchtränkung des ganzen, aus der Zirkulation ausgeschalteten Bezirkes mit Galle zurückführt, ferner die Feststellung der Auflösung des bindegewebigen Anteils des Lebergewebes im Zentrum größerer ikterischer Nekrosen, weiter die Ableitung der in die perikapilläre Lymphbahn eingedrungenen Galle in der Richtung zur Glissonschen Kapsel, wodurch der Ikterus ihres Bindegewebes und die um die Gallengänge entstehende Entzündung genügend erklärt wird. Die fleckige Anordnung der ikterischen Nekrosen erklärt Löffler wohl mit Recht durch das Nebeneinander von tätigen und ruhenden Organbezirken und zeigte, daß solche mit lebhafter Galleproduktion der Gefahr der Selbstvergiftung in erhöhtem Maß unterliegen. Nicht zustimmen kann ich Löffler wenigstens für die menschliche Leber mit der Ableugnung grobmechanischer Zerstörung der feineren Gallenwege und des Übertritts der gestauten Galle durch geplatzte Stellen der erweiterten Gallenröhrchen in Blut- und Lymphbahn. Diese Vorgänge sind doch seit den grundlegenden Beobachtungen Eppingers mit der von ihm angegebenen Darstellung der Gallenkapillaren gesichert. Auch auf die neueren Arbeiten Heinrichsdorffs sei verwiesen. Bei den verschiedenen Tierarten macht Gallenstauung nicht nur verschiedene Art von Nekrobiose an den Leberzellen (vgl. Hiyedas „Netznekrosen" beim Kaninchen, die „Clarificatio" beim Hunde), sondern es scheint auch der Übertritt der Galle bald per rhexin (Kaninchen), bald per diapedesin und an verschiedenen Stellen, beim Hunde an den Übergangsstellen der Gallenkapillaren zu den Gallengängen zu erfolgen, alles Besonderheiten, welche zur Vorsicht bei der Übertragung der experimentellen Ergebnisse auf den Menschen mahnen. Da die Störungen der Gallenausscheidung noch eine spezielle Bearbeitung in einem anderen Kapitel dieses Handbuchs finden sollen, können wir uns hier mit diesen wenigen Hinweisen begnügen, um so eher, als ein Eingehen auf die ganze Frage der Ikterusentstehung an dieser Stelle doch unmöglich ist. Es sei nur auf die Tatsache hingewiesen, daß bei einem mit Nekrosen verbundenen menschlichen Stauungsikterus Gallepigment in Leber- und in Sternzellen und zwar unabhängig voneinander gefunden wird; letztere können es auch dort enthalten, wo es ersteren fehlt; so daß eine Übernahme des Bilirubins aus den Leber- in die Sternzellen unwahrscheinlich ist. Die Gallepigmentierung der Sternzellen, außerhalb ikterischer Leberbezirke würde am besten durch Aufnahme aus dem bilirubinämischen Blut (KANNER) oder dadurch zu erklären sein, daß die Sternzellen außerhalb der Nekrosen die paracholisch in die Lymphbahn ausgetretene Galle noch am ehesten zu speichern vermögen.

Was endlich die Auslösung der Bindegewebswucherung und ihre Beziehung zum Parenchymschwund bei der cholostatischen Zirrhose anbelangt, so wäre zu erwähnen, daß gerade die biliäre Zirrhose Anlaß gegeben hat, eine primäre Reizwucherung des Bindegewebes durch die gestaute Galle (CHARCOT und GOMBAULT, OGATA, HIYEDA usw.) und einen sekundären Schwund der Epithelien durch den Bindegewebsdruck (SIEGENBEEK VAN HEUKELOM, JOSSELIN DE IONG u. a.) anzunehmen; LITTEN und LEGG hingegen sprachen sich für eine fortgeleitete pericholangitische Entzündung und die Ausbreitung produktiver Entzündung von den Gallengängen her aus. LÖFFLER scheint mit seiner Bemerkung, daß Kollagen im Grenzbezirk der Nekrosen „in Faserform ausgefällt werde" die Beteiligung von irgendwelchen fibroblastischen Zellen nicht für notwendig zu halten, dem möchte ich mich nicht anschließen, sondern bin aus den obigen Gründen, wenn auch nicht für eine unmittelbare zellige Herkunft der sklerosierenden Faserverdichtungen doch für eine zellige sekretionsartige Leistung bei der Entstehung des perikapillären Narbenbeginns. OGATA meint, die Bindegewebswucherung trage gerade bei der biliären Zirrhose durchaus nicht den Charakter einer Organisation untergegangener Teile und sei bei der experimentellen Gallenstauungszirrhose schon bei den verschiedenen Tieren so verschieden lokalisiert, daß eine Übertragung auf den Menschen sich verbiete.

q) Die cholangitische Zirrhose.

Die biliäre Zirrhose cholangitischer Form muß unter den chologenen Zirrhosen um so mehr in den Vordergrund rücken, je mehr die eben besprochene cholostatische Form in den Hintergrund zu treten hat. Aber es ist wieder ein Unterschied zu machen, auf den bisher meines Wissens zu wenig geachtet wurde. Die chronischen Entzündungen, welche von den interlobulären Gallengängen der Leber ausgehen, gehen erstens nicht alle in Narbenbildung aus, so daß sich die chronische Cholangitis durchaus nicht mit cholangitischer Zirrhose zu decken braucht und zweitens entspricht nicht jede Art narbenbildender, cholangiogener Entzündung unserem Begriff einer Leberzirrhose; so gibt es zum Teil Fälle, wo sich multiple cholangitische Abszesse unter beträchtlicher Narbenbildung und mit partieller Sklerose der GLISSONschen Kapsel ausbreiten; das dürfte aber kaum mit der Diagnose Zirrhose zu bezeichnen sein, weil das diffuse oder wenigstens nahezu allgemeine Ergriffensein der Leber dabei fehlt. Aber hervorzuheben ist immerhin, daß alle Übergänge gerade bei den Ausgängen eitriger Cholangitis und Pericholangitis von derartigen Vorkommnissen zu echter cholangitischer Leberzirrhose anzutreffen sind (Abb. 50a), um so mehr, als diesen Formen mehr als anderen Zirrhosen die ungleiche Stärke und herdförmig verschiedene Beteiligung verschiedener Leberteile anhaftet.

Makroskopisch haben wir auch hier meist die großen und noch glatten grünen, grünschwarzen und grünbraungelben Lebern, die auf der Schnittfläche sehr fleckig, bunt und verwaschen gezeichnet sind, trübe Bezirke und gelegentlich kleine, strahlige Narben zeigen können, fett- und blutarm zu sein pflegen und auf Druck aus erweiterten Gallengängen bald helle fast farblose, bald krümelige,

bald eitrige Gallen austreten lassen. Auch intrahepatische Konkrementbildung
ist nicht selten. Daß sie besonders häufig mit deutlichen, ja schweren Gallenblasenveränderungen verbunden sind, versteht sich nach der häufigsten Art
ihrer Entstehung, der aszendierenden Gallengangsentzündung fast von selbst.

Die mikroskopische Diagnose wird ihr Augenmerk in erster Linie auf die
gröberen und feineren Gallenwege der Glissonschen Scheide zu richten haben;
denn hier und nicht in den intralobulären Gallenröhren ist in diesen Fällen der
eigentliche Sitz der Krankheit zu suchen; dabei wird auffallen, was schon oben
gesagt ist, wie ungleich stark die Gallenwege nicht nur in verschiedenen Stücken
der Leber, sondern oft dicht nebeneinander betroffen sind. Erweiterte, mit

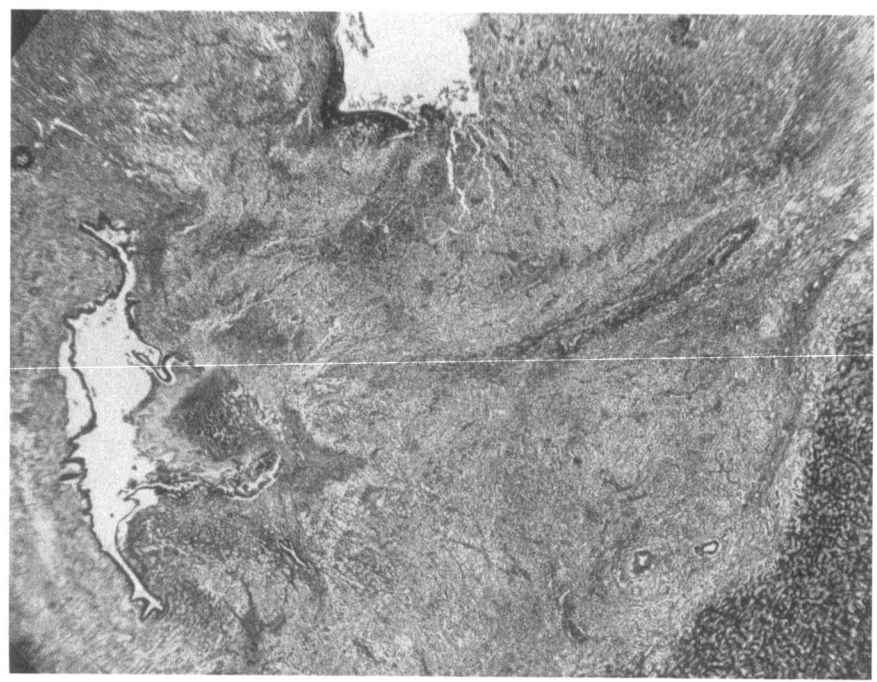

Abb. 50a. Zwei verschiedene Stellen einer cholangitischen Leberzirrhose: a) Gröbere eitrige und
abszedierende Cholangitis und b) Pericholangitis in Vernarbung. (SN. 550/27 Basel, 28 jähr. Weib.)

desquamierten Epithelien erfüllte und von durchwandernden Leukozyten
besetzte Gallengänge wechseln mit sauberen, engen, scharf umrissenen solchen.
Neben den gewöhnlichen, oft besonders massenhaft auftretenden sogenannten
Gallengangswucherungen in Form fast lichtungsloser oder lichtungsfreier ge-
wundener Doppelreihen niedriger kubischer Epithelien sieht man zackig gestaltete, verästelte und weite Drüsengänge mit verschieden hohem Epithel; die
Bilder erinnern manchmal geradezu an histologische Schnitte von glandulären
Hyperplasien des Uterus. Während die erstgenannten, unserem früher schon
gegebenen Bericht (vgl. S. 384) entsprechend überwiegend als atrophische
Leberzellreihen gedeutet werden dürfen (vgl. Gerlach und Herxheimer u. a.),
müssen wir doch gerade für die cholangitische Zirrhose, wo infolge der ikterischen
nekrobiotischen Vorgänge am Parenchym, welche sie begleiten, weniger einfache Atrophie, als wirklicher Untergang von Leberepithelien (wie bei der
Cholostase und wegen der komplizierenden Cholostase) in Frage kommt,

auch mit einer erheblichen Neubildung von Gallengangsverzweigungen rechnen. Wie diese Astsprossung entsteht, ist nicht ohne Weiteres zu sagen; daß sie es ist, welche im wesentlichen die Bilder hervorruft, die an die Wucherung von papillomatösen Adenomen so heranreicht, daß man oft schwanken könnte, ob nicht ein beginnender Gallengangskrebs der Leber vorliegt, darüber kann kaum ein Zweifel sein. Tatsächlicher Übergang in Karzinom letzterer Art scheint aber nicht häufig zu sein.

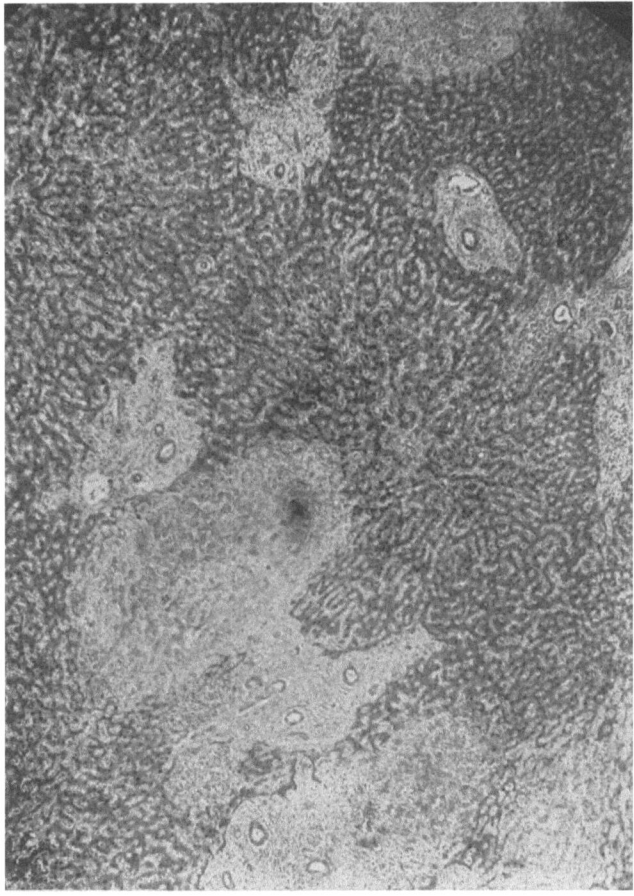

Abb. 50b.

Wie häufig neben den Erweiterungen und Sprossungen der Gallengänge, den verschiedenartigen Entzündungen in und um diese, auch obliterierende Prozesse, nach Verlust des Epithels durch Verwachsung der Wände, also entzündliche Atresien (Angiocholitis obliterans) vorkommen, ist schwer zu sagen. Der Befund ist zweifellos vorhanden, kommt auch bei der cholostatischen Zirrhose vor (Korrosionspräparate von JUDD und COUNSELLER) und ist öfter beschrieben worden (LEREBOULLET u. a.), aber ohne die Folgen (lokale ikterische Nekrosen und Leberatrophie?) hinreichend zu beachten.

Die cholangitische Entzündung schwankt aber nicht nur in ihrer Ausbreitung in den einzelnen Fällen sehr, sondern begreiflicherweise je nach ihrem

Stadium und ihren Ursachen in ihrer Zusammensetzung. Es gibt Fälle, wo die cholangitische Natur der schon abgeschwächten und nur schwach sklerosierenden Entzündung kaum herauszubringen ist, wo die Infiltrate der GLISSONschen Scheide durchaus nicht allein oder besonders deutlich auf die Umgebung der Gallengänge lokalisiert sind; mir scheint, daß dies besonders bei älteren, schwachen und mit Cholangiolitis (s. unten) verbundenen Fällen zutrifft. Daneben gibt es Stellen oder ganze Fälle, wo sich die Beziehung der Entzündung zu den Wänden der Gallenkanäle aufs Klarste in der Beschränkung auf deren unmittelbare

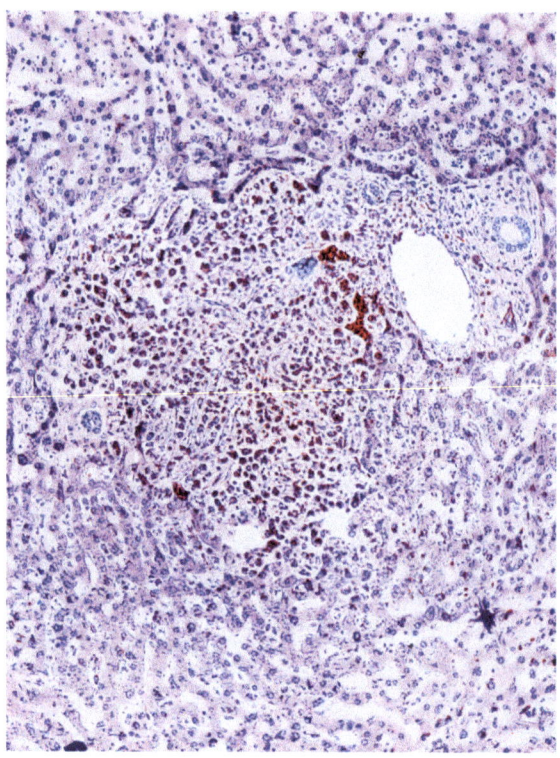

Abb. 51. Biliäre Leberzirrhose mit Randnekrosen von Leberläppchen. (Schwache Vergr.). (SN. 550/1927, 28 jähr. Weib.) Sudan III-Färbung.

Umgebung und etwa auch in einer zunehmenden faserigen Umhüllung derselben verrät. Von hier finden sich alle Übergänge zu den groben Cholangitiden mit eitrigem Katarrh, ikterischen Wandnekrosen, Abszessen usw.

Würde sich der Prozeß, was nur ganz ausnahmsweise wirklich geschieht, auf die eigentlichen Leberausführungsgänge beschränken und damit auch in der GLISSONschen Kapsel Halt machen, so müßte eine interlobuläre, annuläre Zirrhose entstehen. Weitaus häufiger gesellt sich aber durch Stauung und chemische Veränderung der Galle eine die Quellen der Gallenströmung beteiligende Parenchymaffektion hinzu, wobei einerseits die Veränderungen wie bei der cholostatischen Zirrhose (Gallenthromben, Paracholie, Stasen, ikterische Nekrosen, Abschmelzungen von Parenchym), teils die später als Folgen der Erkrankung der Gallenwegwurzeln zu besprechenden Veränderungen sich ergeben. Im allgemeinen werden wir aber die Veränderungen letzterer Art als die schwerstwiegenden anzusehen haben. Die Abb. 51 und 52 zeigen bei verschiedener Vergrößerung die fleckigen, später in Narben übergehenden Entzündungsherde der Läppchenperipherie bei biliärer Zirrhose cholangitischer Art.

Es ist schon oben gesagt worden, daß die meisten in der Literatur niedergelegten Beschreibungen von sogenannter biliärer Zirrhose bei genauerem Zusehen, wofern ein epikritisches Urteil heute noch möglich ist, offenbar cholangitische Zirrhosen waren, wo durch Stauung infizierter Galle mehr oder minder vorgeschrittene, aber fast durchweg hypertrophische Zirrhosen vorlagen (ich verweise auf die bereits zitierten Arbeiten MANGELSDORF, JANOWSKI, LEREBOULLET, ZYPKIN u. a.). Auch der wohl älteste Fall der deutschen Literatur gehört vielleicht hierher. R. VIRCHOW demonstrierte 1857 in der physikalisch-medizinischen Gesellschaft in Würzburg eine zirrhotische, ikterische Leber, deren granulierten Zustand er vermutungsweise mit der durch die Gallensteine bedingten Reizung in Verbindung brachte.

Eine eigenartige Anschauung über die Pathogenese der biliären (angiocholitischen) Zirrhose vertritt LEREBOULLET mit GILBERT; nach ihm bedarf es zur Entstehung derselben nicht bloß des gewissermaßen exogenen Faktors der aszendierenden intestinalen Infektion; vielmehr führe die daraus entstehende Cholangitis nur dann zur angiocholitischen Zirrhose, wenn eine biliäre Diathese vorliege. Da LEREBOULLET seine Ansicht durch den Hinweis auf familiäre Cholämie und auf Fälle mit „splenomegalen Ikterus" stützt, so läßt sich, heute rückschauend, vermuten, daß er damals Zustände zueinander in Beziehung brachte, die wir heute trennen, und daß er wegen des tatsächlichen Vorkommens starker Milzschwellung bei biliärer Zirrhose letztere mit dem familiären oder konstitutionellen hämolytischen Ikterus vermengt hat, der später von MINKOWSKI u. a. aufgeklärt wurde, aber nur selten zur Zirrhose führt (eigene Beobachtung mitgeteilt von H. WERTHEMANN). Aus diesem Grunde hat auch seine Einteilung der biliären Zirrhosen in eine gemeine splenomegale (HANOTsche), eine hypersplenomegale Form (wohl eben der fälschlicherweise hierher gerechnete konstitutionelle Ikterus), eine Form ohne Milzvergrößerung und endlich eine Form ohne Lebervergrößerung (atrophische Form) heute nur mehr einen beschränkten Wert.

Nun erschwert aber auch heute noch das verschiedene Verhalten der Milz die Beurteilung der Fälle, ganz abgesehen davon, daß die Erscheinung selbst Unklarheiten in sich birgt. Es gibt in der Tat Fälle, wo sehr große Milzen vorhanden sind. Die Blutstauung allein genügt zur Erklärung noch weniger wie bei den meisten anderen Zirrhoseformen, selbst wenn andere Stauungszeichen im Pfortadergebiet (Aszites) in schweren Fällen biliärer Zirrhose ausnahmsweise vorhanden sind; die Infektion der chronischen Cholangitis trägt vielleicht zur Milzschwellung bei, die Hauptsache dürfte aber eine bei allen Fällen mit chronischer Cholämie auftretende Hyperplasie der Milz sein, deren Natur (subhämolytische Wirkung der Gallensäuren?) noch genauerer Untersuchungen bedarf. Wir begegnen dieser Milzschwellung in besonders ausgeprägtem Maße gleich noch bei der nächsten (cholangiotoxischen) Form der biliären Zirrhose.

Die Lymphknoten der Leberpforte können bei der cholangitischen Zirrhose entweder unverändert bleiben oder — HANOT und SCHACHMANN meinen „meist", — wahrscheinlich besonders in schubweise verlaufenden Verschlimmerungen des Leidens stark anschwellen (GILBERT, FOURNIER und BESANÇON), zeigen Sinuskatarrh, Galle - Resorption, seltener akute Lymphadenitis mit Leukozytenansammlungen, vermögen im geschwollenen Zustande durch Druck auf den Choledochus Gallenstauung und damit einen Circulus vitiosus herbeizuführen und dürfen bei der Sektion dann nicht als die eigentlichen Urheber der ganzen Erkrankung angesehen werden.

Am Pankreas habe ich bei cholangitischer Zirrhose keine regelmäßigen Veränderungen feststellen können, so wenig wie Lereboullet; Lefas (zit. nach letzterem) beschrieb Pankreaszirrhose. Es ist, bei den sonstigen innigen gegenseitigen Beziehungen zwischen Gallenwegen (bzw. Gallenblase) zu der Bauchspeicheldrüse und der häufigen Miterkrankung des Pankreas sonst bei Zirrhose der Leber (vgl. S. 368 ff.) eher verwunderlich, nicht häufiger gleichzeitigen, wenigstens faßbaren Störungen zu begegnen.

Einen eigenartigen Fall hat Guillain (1900) beschrieben: 52jährige Frau mit glatter Leberschwellung, Milzvergrößerung, Gelbsucht, ohne Aszites, seit 7 Jahren mit fieberhaften Verstärkungen eines chronischen Ikterus krank ohne Alkoholismus und Syphilis. Bei der Sektion die Leber grünlich, schwach granuliert, 2150 g, mikroskopisch mit ausgesprochener Angiocholitis und zirrhotischen Narbenzügen, die groben Gallenwege unverändert, die Milz 1900 g schwer, weich, rot, mikroskopisch mit Sklerose der Follikel; das Pankreas 170 g (!) schwer, ebenfalls zirrhotisch.

Ätiologisch kommen für die in Narbenbildung übergehenden Cholangitiden verschiedene Erreger in Betracht, soweit man aus den spärlichen Angaben ersehen kann; die größte Rolle dürfte neben dem Kolibazillus (Naunyn, Gilbert und Fournier) der Enterokokkus spielen; einen derartigen Fall beschrieb Lereboullet; Siegmund (1925) fand unter 5 Fällen zweimal Streptokokken und einmal Kolibazillen, und zwar hielt er seine Fälle für hämatogen und nicht für aszendierend entstanden; die groben Gallenwege waren unversehrt, die Leber hatte das Aussehen wie sonst bei hypertrophischer biliärer Zirrhose, mikroskopisch beschränkte sich die Entzündung auf die kleinsten epithelführenden Gallengänge; ihre Verschwellung hatte zum Bilde des reinen Resorptionsikterus geführt. Boinet (zit. nach Kretz, 1902) brachte 5 Fälle von Zirrhosen mit überstandenem Typhus und begleitender aszendierender Gallengangsentzündung und einen Fall mit Dysenterie in Zusammenhang. In späten Stadien ist aber gar nicht zu erwarten, daß man immer die ursprünglichen Erreger noch findet, sondern es muß damit gerechnet werden, sekundäre Infektionen anzutreffen. Naunyn, welcher die Cholangitis als Vorläuferin der Leberzirrhose nicht gelten lassen will, schätzt das Hinzutreten einer Cholangitis infectiosa zur bereits vorhandenen Leberzirrhose um so höher ein; dies versteht er unter „biliärer Zirrhose"; hingegen rechnet er mit einer Cholangitis bzw. Cholangiolitis toxischer bzw. hämatogener Natur, welche als Ursache der Zirrhose in Betracht käme und meint, daß eine solche sogar durch Alkohol entstehen könnte; er verweist auf Versuche Brauers, welcher durch akute Alkoholvergiftung bei Tieren Albuminocholie und eine desquamierende Cholangiolitis erzeugt habe. Damit kommen wir aber auf einem anderen Wege zu unserer dritten Form der biliären Zirrhose, die noch zu besprechen ist. Zuvor noch die Bemerkung, daß die französische Schule verursacht hat, der oben schon gekennzeichneten Schwierigkeit, in vielen Fällen nicht mehr aus dem histologischen Bild herauslesen zu können, welcher Art der zirrhotische Prozeß von vornherein war, nämlich ob „periportal" oder „pericholangitisch", damit aus dem Wege gegangen ist, von „Cirrhoses mixtes" zu sprechen. Das hat natürlich sowohl dann eine Berechtigung, wenn entsprechend der Meinung Naunyns eine sekundäre Cholangitis bei „aszitischer" (-portaler) Zirrhose, als wenn umgekehrt der cholangitischen Schrumpfung in deren Endstadium sich die Störung des Pfortaderkreislaufes hinzugesellt. Auch der Kranke mit cholangitischer Zirrhose kann an Verblutung aus Ösophagusvarizen sterben.

Fasse ich das über unsere zweite Form von biliärer Zirrhose, die cholangitische Form, Gesagte nochmal zusammen, so möchte ich mit v. Hansemann, E. Albrecht (Diskussion zum Referat Naunyns), Eug. Fränkel (1918) und zahlreichen der französischen Schule angehörigen Autoren daran festhalten, daß es eine Leberzirrhose aus infektiöser Cholangitis gibt. Ihre Entstehung ist bald aszendierend, bald hämatogen zu denken; im ersteren Fall scheint sie nicht so selten, besonders bei gröberen eitrigen Cholangitiden nur zirrhose-ähnliche Vernarbungen, nicht eigentlich diffuse Lebersklerose herbeizuführen. Klinisch sind ihr Verlauf, ihre Kennzeichen und ihre Prognose äußerst ver-schieden; von Fällen, die wie eine subakute Leberatrophie (SIEGMUND) aussehen, über Fälle, die mit Fieber- und Gelbsuchtattaken jahrelang sich hinziehen

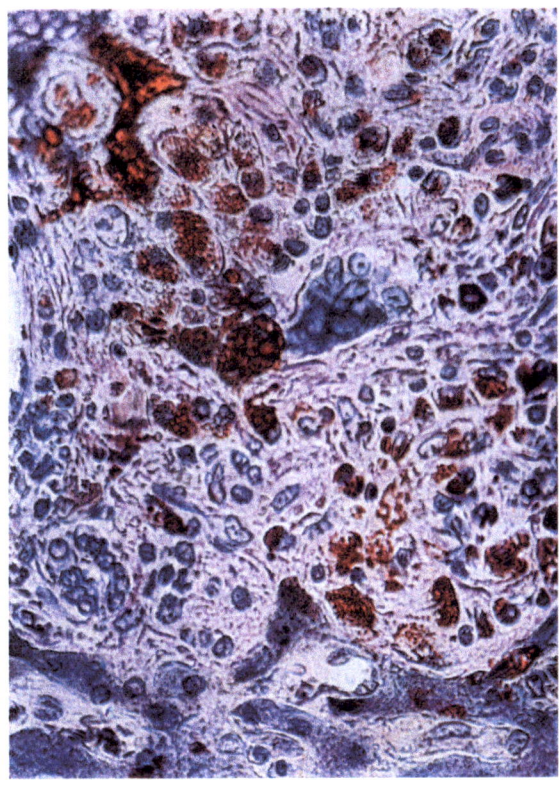

Abb. 52. Biliäre Leberzirrhose (cholostatisch-cholangitische Form). Nekroseherd mit fettiger Nekrose von Epithelien und Wucherung der Kapillarwandzellen. Starke Vergr. (SN. 550/27 Basel. 28jähr. Weib.)

und wie Gallenblasenleiden aussehen (trotz nachher unverändert gefundener Gallenblase) bis zu Fällen mit schwerem chronischem Ikterus, Milz- und Leber-schwellung, Anämie, Cholämie und endlich Aszites gibt es alle Übergänge. Auch von Heilungen wird berichtet.

Ich füge noch kurz die Beschreibung eines seltenen Frühfalles von chol-angitischer Zirrhose an:

28jährige Frau (S, N. 550/27) Cholezystektomie wegen Cholezystitis und Cholelithiasis 19 Tage vor dem Tode; dabei irrtümliche Durchtrennung und Verschluß des Choledochus, starker Stauungsikterus. Tod durch Cholämie. Hochgradige Erweiterung der Gallenwege der Leber, Cholangitis und cholangitische Abszesse im rechten Lappen. Mikroskopisch hier außer Abszessen schon pseudoxanthomatöse Narben, Organisationsvorgänge an älteren nekrotischen Stellen, frische, große ikterische Nekrosen, Stellen mit perikapillärer jüngster

Bindegewebsbildung und Verschmälerung der Zellbalken. Im linken Leberlappen verschiedenartige Nekrosen, zum Teil peripher angeordnete, offenbar akute mit Verfettung, etwas ältere solche mit Resorption von Fett in die zugehörigen, zu Rundzellen sich umwandelnden Endothelien; andere Nekrosen, mit Homogenisierung von Leberzellgruppen; sonst starke Schwellung und Ikterus der Sternzellen, auch neben den nicht ikterischen Abschnitten von Leberzellbalken, Schwellung, Vakuolisierung und Lockerung der Gallengangsepithelien, Häufchenbildung aus solchen, selten Vereiterung von Gallengängen. Die erste Bindegewebswucherung in der Peripherie der Läppchen längs neu entstandenen gallengangsartigen Doppelreihen von Epithelien; fibröse Pericholangiolitis (Abb. 52).

Die cholangiolotische Zirrhose.

Unsere dritte Form biliärer Leberzirrhose, die cholangiotoxische (oder cholangiolotische) Zirrhose hat ihren eigentlichen Sitz zum Teil noch in den feinsten Ästen der intralobulären epithelausgekleideten Gallengänge, zum Teil noch jenseits derselben in den epithellosen interepithelialen Kanälchen. Wir sind zur Aufstellung dieser Form gezwungen, weil es Fälle von hypertrophischer Zirrhose mit starkem Ikterus und mikroskopischen Veränderungen wie bei den vorbeschriebenen biliären Zirrhosen, aber ohne Veränderung der groben und mittleren Gallenwege gibt. Es liegt daher auch kein Grund vor zur Annahme, daß die Störung des Gallenabflusses durch einen aufsteigenden Katarrh oder dergleichen entstanden sein könne. Andererseits sprechen die Unordnung, Lockerung und Vermehrung der Epithelien der feinsten Gänge (ungefähr den Indifferenzzonen entsprechend), ihre Erweiterung meist durch helle (farblose) Galle, die an anderen Stellen vorhandenen Gallenzylinder und die intraepithelialen Galletropfen, endlich die kleinzelligen Infiltrate um jene Zonen, die Verschmälerung der Leberzellbalken und die perikapilläre Bindegewebsbildung für Störung im Abfluß der Galle oder für eine falsche Zusammensetzung derselben mit folgender Entzündung. In der Tat ist es nun nicht leicht zu entscheiden, wie oft hier eine Erkrankung der ersten ableitenden Wege der Galle und wie oft eine solche der gallesezernierenden Epithelien selbst vorliegt, also Verstopfung und Selbstvergiftung durch Stauung oder falsche Zusammensetzung des Sekrets von Hause aus. Die Schwierigkeiten, welche das Krankheitsbild bietet, liegen sowohl auf anatomischen als auf pathologisch-physiologischem Gebiet. In ersterer Hinsicht insofern, als auf Grund der neueren Untersuchungen von W. HUECK und seinen Schülern ARNOLD und NUREDDIN über den Bau des Gallenkapillarsystems (sie unterscheiden eine wandungslose Strecke und eine solche mit einer schlußleistenartigen Abgrenzung derselben) neue Untersuchungen über deren Verhalten bei den biliären, im besonderen bei den cholangiolotischen Zirrhosen notwendig erscheinen. Die Schwierigkeiten auf pathologisch-physiologischem Gebiet sind aber noch dadurch gesteigert, daß zum mindesten ein Teil der eben erwähnten Veränderungen auch bei notorischen Blutgiften und beim sogenannten hämolytischen Ikterus, etwa durch Toluylendiaminvergiftung entsteht. Es würde zu weit führen, auf die widersprechenden Auffassungen über das Wesen der letzteren hier einzugehen; wir müssen uns begnügen, darauf hinzuweisen, daß von der einen Seite, besonders von amerikanischen Autoren (ROUS u. a.) der Nachdruck auf die Störung der Leberzelltätigkeit gelegt wird, während von anderen (z. B. EITEL oder YNASA, Schülern ASCHOFFS) die Störung in das Gallenkapillar- und Gallengangssystem verlegt und die Folgen als Folgen von Gallenstauung durch Wandveränderungen der letzteren oder durch abnorm hohe Viskosität der Galle gedeutet werden; der Ikterus ist also nach letzterer Anschauung nicht eigentlich hepatozellulär, sondern cholangiologener Natur. Es kommt hinzu, daß nach HIYEDA beim Hunde die Toluylendiaminvergiftung dieselbe „Clarificatio" der Leberzellen wie die Unterbindung des Choledochus verursacht; zudem ist bei beiden das

Epithel der Gallengänge verändert; HIYEDA selbst meint allerdings, die Erweiterung der Gallengänge und ihre Verstopfung durch Gallethromben hätten nichts mit der Ikterusentstehung zu tun; der Ikterus bei Toluylendiaminvergiftung sei weder ein Stauungsikterus, noch ein solcher durch Funktionsstörung der Leberzelle, noch ein hämolytischer Ikterus, sondern bedingt durch den Austritt von Galle aus den geschädigten Gallenkapillaren ins Blut. Wenn wir selbst mit ASCHOFF eher eine kombinierte Genese der Gelbsucht durch Gleichzeitigkeit der genannten ikterogenen Faktoren annehmen möchten, entnehmen wir doch den experimentellen Arbeiten die für die vorliegende Frage der dritten Form von biliärer Zirrhose wichtige Tatsache, daß Läsionen auch nicht infektiöser, sondern hämotoxischer Art Schädigungen der feinsten Gallenwege verursachen können. Wir sehen also, daß es vom experimentellen Standpunkt wie vom empirischen Standpunkt der menschlichen Pathologie Grenzfälle gibt, wo sich schwer entscheiden läßt, ob eine mehr hämotoxische oder mehr cholangiotoxische zirrhogene Leberschädigung vorliegt. Man wird auch nicht ohne

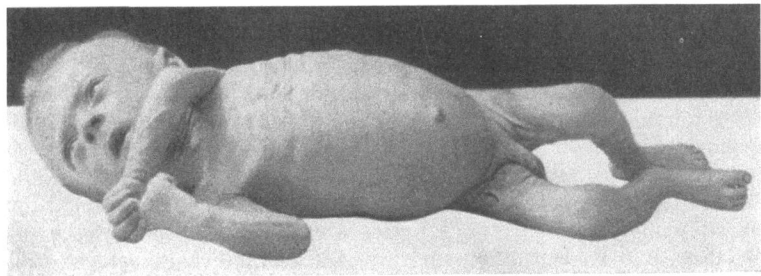

Abb. 53. Habitusbild bei kindlicher biliärer Zirrhose unbekannter Genese, vermutlich primäre cholangiolotische Zirrhose: Schwerster grüner Ikterus und Vergrößerung der Leber (160 g), Hyperplasie der Milz (36,5), allgemeiner Ikterus (seit dem 3. Monat). Offene Gallenwege, keine Cholangitis. Keine Syphilis. Fibrose der Schilddrüse. Anämie. Gute Stühle. (SN. 395/25. 6 Monate alter Knabe.)

weiteres für eine hämotoxische Entstehung etwaige Hämosiderinablagerung geringeren Grades oder Milzschwellungen ins Feld führen können, denn nach KODAMA verursacht die künstliche Stenose des Choledochus sofortige Speicherung von eisenhaltigem Pigment in den Sternzellen (was wiederum mit dem Befund bei nicht ganz frischer Toluylendiaminvergiftung übereinstimmt).

Gibt es also primäre toxische Veränderungen der feinsten Gallenwege, so bedarf es auch nicht einmal der Stauung der Galle zur Erzeugung eines Übertritts derselben in die Lymph- und Blutbahn (entsprechend den Vorstellungen von LUBARSCH und von HIYEDA). In einem solchen Fall kommt es möglicherweise also auch gar nicht zu ikterischen Nekrosen und die zirrhogene Wirkung wäre eher in der dauernden Anwesenheit von Galle (speziell Gallensäuren?), in der Kapilladventitia des Leberparenchyms und in den Lymphspalten um die kleinen Gallengänge zu erblicken. Es gibt nun anscheinend ein Gift, welches in größeren Dosen herdförmige Nekrosen, in länger angewendeten kleinen Dosen aber eine Zirrhose nach Art der biliären mit Wucherungen der Epithelien der Gallengänge, typische Pericholangitis und endlich bindegewebige Sklerose verursacht; das sind die Mangansalze nach FINDLAY (vgl. Abb. 20, S. 323). Seine experimentellen Erfolge an Ratten, Meerschweinchen und Kaninchen verdienten eine Nachprüfung. Wenn sich seine Angaben bestätigten, so läge hier ein chemisch wohldefiniertes Gift mit spezifischer Affinität zu den feinsten Gallenwegen vor.[1]

---

[1] Vgl. die Anmerkung auf S. 322.

In der menschlichen Pathologie scheint mir dieser Typus der biliären Zirrhose vorläufig ätiologisch am allerwenigsten klargestellt und auch am dürftigsten anatomisch scharf umrissen. Es scheint mir sehr wahrscheinlich, daß ein Teil der Hanotschen Fälle hierher gehört und ferner manche anderen Fälle mit großer, grüner und braungrüner schwachgranulierter oder seicht gebuckelter Leber mit großer Milz und chronischem Ikterus, höchstens geringem oder terminalem Aszites, Fälle, die bisher unter den verschiedensten Flaggen gesegelt sind. Vor allem scheinen mir jene merkwürdigen und bisher unerklärlichen Fälle jugendlicher Zirrhose (mit und ohne Infantilismus) hierher zu gehören, bei denen man bei offenen Gallenwegen den gleichen Befund wie bei der cholostatischen Zirrhose findet und wo die Anamnese keine Anhaltspunkte für Lues, Alkoholismus und enterische Vorkrankheiten, wohl aber gelegentlich für familiäre Disposition ergibt; ob eine angeborene Organschwäche oder funktionelle Überlastung von Seiten der Milz, vielleicht des Blutabbaues vorliegt, entzieht sich heute noch unserer Beurteilung. Auch mit schwer nachweisbaren erworbenen Verschlüssen massenhafter feinster Gallengangsverzweigungen (Cholangiolosis obliterans?) wäre zu rechnen. Ich verweise hier nochmals auf die Kombination von Splenomegalie mit Leberzirrhose von biliärem Aussehen und auf das gelegentlich der Besprechung jugendlicher Zirrhosen (S. 310) Gesagte. Osler hat u. a. eine familiäre Häufung von biliärer Zirrhose beobachtet. Weiter gehören vielleicht hierher die Fälle von Fabris (Alter des Individuum nicht angegeben), von Marchand, der Lues ätiologisch annimmt (Disk. zu Fabris) und von Berblinger (hier handelte es sich um einen 2 Stunden alten Knaben ohne Lues mit angeborener knotiger Hyperplasie der Leber, die gelben, grauen, dunkel- und hellroten Knoten waren durch Bindegewebe getrennt). H. Bischoff und R. Brühl beschrieben eine Zirrhose bei einer von drei gleichartig und jeweils etwa im Alter von 11 Jahren erkrankten Schwestern. Die Krankheit verlief mit Schüben von Blutungen (Nase), Gelbsucht, Aszites, Hautjucken und war mit infantilistischer Hemmung der Entwicklung und Haarausfall verbunden. Der Stuhl war dauernd leicht acholisch, während der Anfälle völlig acholisch. Die Anämie war zuletzt stark, die Milzvergrößerung beträchtlich, aber nicht von der Art des familiären hämolytischen Ikterus oder der Bantischen Krankheit. Die Verfasser wollen auch biliäre Zirrhose ausschließen wegen der geringen Gallengangswucherungen und dem fehlenden Befund einer Cholangitis. Trotzdem dürfte, auch wegen des „in dichten Touren um die größeren Gallenwege gelegenen" Bindegewebes und wegen der übrigen Hinweise eine biliäre Zirrhose am ehesten vorgelegen haben. Ich füge noch mehrere Fälle eigener Beobachtung hinzu:

1. 2jähriges Mädchen (S.N. 793/18 Jena). Von 5 Kindern eines angeblich gesunden Elternpaares (keine Trunksucht, keine Syphilis) sind schon 3 Töchter jedesmal an „Gelbsucht" zugrunde gegangen. Im vorliegenden Fall war die Leber sehr groß (450 g bei 7,5 kg Körpergewicht und 76 cm Körperlänge), im linken Lappen unregelmäßig höckerig, hart und von fast gleichmäßig olivgrüner Farbe; beim Durchschneiden knirscht das Gewebe. Die Schnittfläche ist noch stärker grünbraun, mit klaffenden, weißlich gezeichneten Gallengängen; die sogenannte Läppchenzeichnung ist äußerst fein und etwas unregelmäßig. Mikroskopisch nur interlobuläre faserig narbende Entzündung, geringe Zellinfiltrationen, starke Gallengangswucherungen. Die feineren Gallengänge mit Gallenzylindern erfüllt. Das Leberparenchym fleckig ikterisch, ohne Nekrosen. Sehr geringe Verfettung, keine Hämosiderose. Pankreas unverändert. Milz stark vergrößert (150 g!), weich, dunkelgraurot, mit deutlichen Lymphkörpern; mikroskopisch Hyperplasie und Sklerose der Pulpa um die Follikel, massenhafter Untergang von Histiozyten, zahlreiche Plasmazellen.

2. 1 Monat alter, weiblicher Säugling (S. N. 732/25). Geburtsgewicht 1940 g (angeblich keine Frühgeburt), Gewicht beim Tode 1790 g, Länge 45 cm. Chronische Urämie bei linksseitiger Zystenniere mit Atresie des oberen Ureterteils, rechtsseitiger Hydronephrose und geringer Nierenatrophie infolge Stenose des rechten Ureters. Urämische Gastroenteritis. Kein Ikterus. Cholangiolotische beginnende Leberzirrhose (118 g): Leber vergrößert,

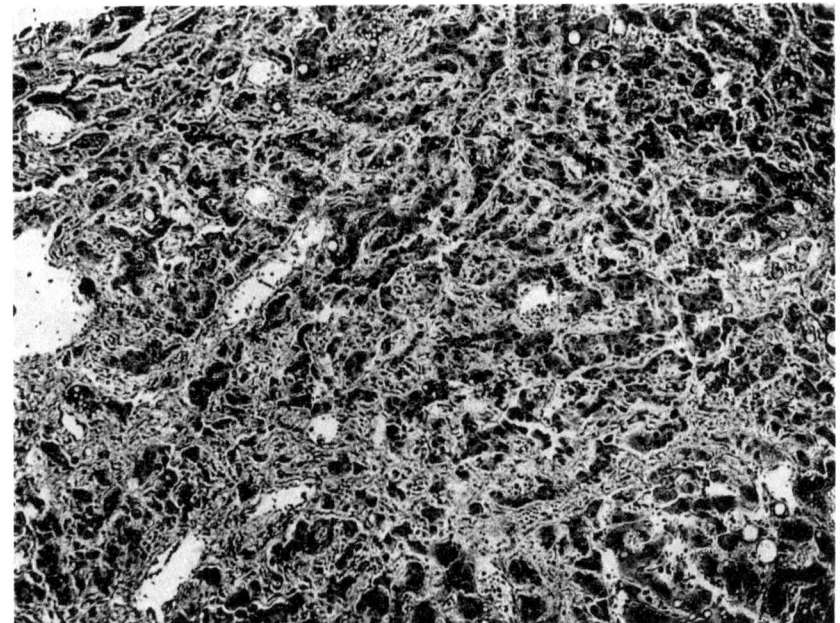

Abb. 54.

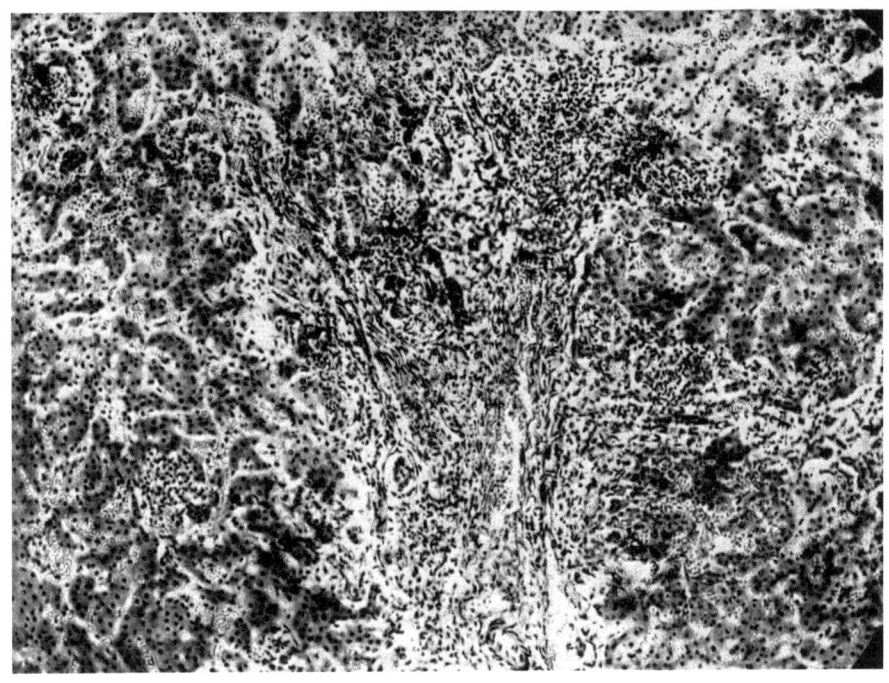

Abb. 55.

Abb. 54 und 55. Junge biliäre, vermutlich cholangiotoxische (vielleicht urämische) Zirrhose bei 1 Monate altem Mädchen. (S. 732/25 Basel.)

derb, Leberkapsel besonders über dem linken Lappen narbig weiß und bunt, stellenweise uneben; Schnittfläche bunt, grünlich-rot. In der Gallenblase mittelreichliche zähflüssige Galle.
Mikroskopisch starke Unordnung des Leberbaues, die Balken kurz, verzweigt, Epithelien
sehr verschieden, teils klein und dunkel, teils hell und groß. Ausweitungen der Kapillaren
(teleangiektasieartige); granulomartige Zellanhäufungen in der Peripherie der GLISSON-
schen Kapsel mit zerfallenden Epithelien, starke entzündliche Infiltration der übrigen
GLISSONschen Scheide, offenbar ausgehend von den Gallengängen, in diesen oft Leukozyten. Wucherungen von „Gallengängen" und Blutungen. Ikterus der Leberzellen. Milz
(12$\frac{1}{2}$ g): Hochgradige Hyperämie, Blutungen in Follikel, Erythrophagien. Wir haben
uns bei einer früheren Erwähnung dieses eigenartigen Falles schon die Frage vorgelegt,
ob es sich um eine urämische Cholangiolitis handeln könne. Möglicherweise liegt aber auch
eine angeborene Dysfunktion des Gallensystems mit einer mikroskopisch nicht faßbaren
Mißbildung desselben vor. Lues war in diesem Fall nicht ausgeschlossen, aber nicht sicher
nachzuweisen (vgl. Abb. 54/55).

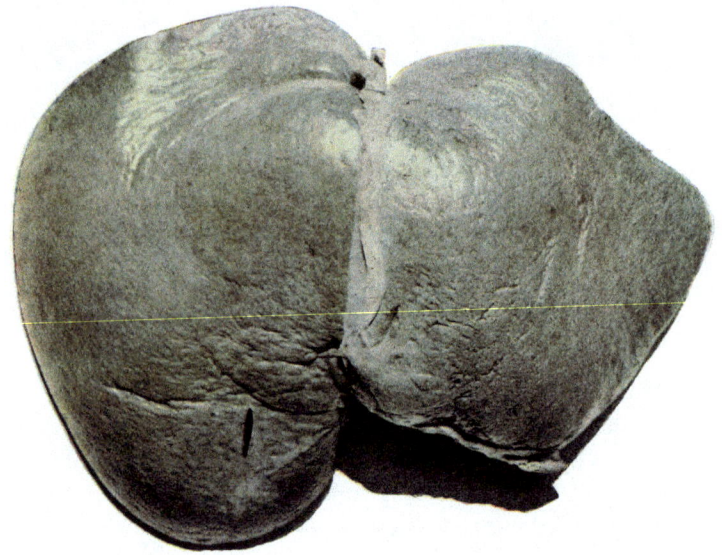

Abb. 56. Grüne biliäre (cholangiolitische) Zirrhose. (SN. 270/28. 1jähr. Knabe.)

3. 1 Jahr alter Knabe (S.N. 270/28); seit 5 Wochen zunehmende Blässe und Ikterus.
Vorgeschrittene biliäre Zirrhose mit Verkleinerung des rechten, Vergrößerung des linken
Leberlappens; terminale Stenose des Choledochus durch geschwollenen portalen Lymphknoten (Abb. 56) und hochgradige Erweiterung der Gallenblase. Allgemeine Gelbsucht
(grünlich-gelber Farbenton). Aszites. Jüngere Kollateralenentwicklung zum rechten Nierenlager und in der Cökalgegend. Cholämische Blutungen aus Magen und Darm. Leber
510 g, Milz 45,5 g. Mikroskopisch ausgesprochene grobstreifige Zirrhose mit zum Teil fertigen
Narbenzügen, frischen Massennekrosen und Dissoziation im umgebauten Parenchym mit
Schwund der Kapillarwände. Grobschollige Schwellung und eigenartige (an parasitäre
Einschlüsse erinnernde) Entartung der Leberzellen mit Vakuolisierung und Karyorrhexis
größten Maßstabes. Cholangitische Veränderung der Gänge mit wenig Gallenpfröpfen,
meist unfärbbarem Inhalt. Mäßige zahlreiche „Gallengangswucherungen". Keine Hämosiderose, fleckige schwere Verfettung, schwerste Anämie. Im ganzen aufzufassen als tödlicher akuter Schub einer cholangiolitischen Zirrhose, kompliziert durch terminale Cholostase durch Choledochusstenose infolge lymphadenitischer Schwellung einer Portaldrüse.

r) Seltene Formen der Leberzirrhose.

Unter diesem gemeinsamen Titel seien solche Formen der Leberzirrhose
zusammengefaßt, welche entweder durch die ungewöhnliche Form der Lebersklerosierung selbst oder durch seltene aber regelmäßige Beziehungen zu Vor-

und Miterkrankungen der Leber und anderer Organe des Körpers sich von den bisher beschriebenen Typen der Zirrhose unterscheiden.

Wir haben schon in früheren Kapiteln hervorgehoben, daß es im Bau der Leber begründet liegt, wenn die Pathogenese der Zirrhose eine sehr verschiedene ist, weil das Organ verschiedene und miteinander funktionell innig verkettete Angriffsflächen darbietet, die Leberzellen, ihr Mesenchym, die Gallenwege und daß man die Leberzirrhose als ein Ausgangsstadium von spezifisch und unspezifisch auf die Leber und ihre Teilorgane eingestellten Störungsvorgängen und nicht als eine einheitliche Krankheit ansehen kann. Manche Erscheinung im endgültigen Bilde der fertigen Zirrhose ist sogar erst im Laufe des Störungsprozesses entstanden. Wegen dieses Umstandes und dank jener innigen Abhängigkeit der Integrität der Teilorgane der Leber (Epithelien, Retikuloendothel, Gallenwege) voneinander, ist die Rekonstruktion des zirrhotischen Prozesses bis in seine Anfänge ein so schwieriges Unternehmen und hat so mannigfaltige und voneinander abweichende Erklärungen gefunden. Die „seltenen Zirrhosen" sind aber im Rahmen des heute noch so viel Rätsel darbietenden Gesamtbildes der Leberzirrhose so wichtig, weil sie, wie es seltene Fälle auch sonst tun, einzelne Teilfragen außerordentlich scharf beleuchten. Dieser Hinweis betrifft besonders die Ursache und Art der die Zirrhose einleitenden Leberschädigungen. Lehrreich sind im folgenden besonders auch die Vorkommnisse, wo Zirrhosen sich ausnahmsweise an eine bestimmte Vorkrankheit anschließen, welche sonst keine zirrhotischen Prozesse nach sich zieht (Cirrhose cardiaque, Zirrhose aus Leberatrophie usw.).

Bei den vielerlei seltenen Zirrhosen, welche beschrieben worden sind, ist eine besonders scharfe Kritik am Platze, sollen sie nicht den eben zugestandenen Wert ganz einbüßen und soll nicht unter der Hereinnahme aller möglichen zirrhoseähnlichen Leberveränderungen die Fassung des Zirrhosebegriffs ganz in die Brüche gehen. Das tut er aber entschieden, wenn man als die zentrale Erscheinung bei der Zirrhose die Spätveränderungen im Aufbau des Organs ansieht. Wir halten daran fest, daß die Leberzirrhose eine vernarbende chronische Leberentzündung ist und daß die reparatorischen und regeneratorischen Vorgänge, welche zum Umbau führen, notwendige Begleiterscheinungen wie bei jeder von Gewebsverlusten begleiteten Entzündung und nicht das Wesen des Prozesses sind. Ich rechne deshalb diejenigen Lebererkrankungen, bei denen man nur Parenchymuntergang und Regeneration mit Umbau findet, aber keine Narben, nicht zur Zirrhose, sondern zur Pseudoleberzirrhose. Hier ist diese sonst so wenig empfehlenswerte Bezeichnung, welche einen Zustand kennzeichnet, der nicht ist, durchaus am Platze und macht die Grenzen zur wahren Zirrhose klar. Die Pseudozirrhosen sind aber für das ganze Problem der Leberzirrhose deshalb von so hervorragender Bedeutung, weil sie gestatten, gewisse Theorien über die Histogenese der Zirrhose auf ihre Richtigkeit zu prüfen. Wenn es gemäß ACKERMANN und KRETZ zuträfe, daß der Untergang von Leberzellen „das Primäre" bei der Zirrhose ist, womit in der betreffenden Lehre weniger etwas Zeitliches als eine auslösende Ursache verstanden ist, dann müßte ja jeder solche Untergang, sei er mechanisch oder toxisch, und zwar gleichgültig ob hetero- oder autotoxisch bedingt, zu Zirrhose führen; das ist aber weder bei den Stauungsatrophien, noch bei den hepatozellulär spezifisch abgestimmten Toxikosen, wie der „reinen" (s. unten) gelben Leberatrophie, der Eklampsie usw., noch bei der Selbstvergiftung durch Galle der Fall; denn die ikterischen Nekrosen können ebenfalls narbenlos abheilen. Den Begriff der Zirrhose aber der Theorie des primären Parenchymuntergangs zuliebe zu erweitern oder ihm einen anderen Sinn zu geben, wie es neuerdings GHON tut, geht meines Erachtens nicht an. Aber nicht nur sollten die narbenlosen

Endstadien des rein regeneratorischen, nicht entzündlichen Leberumbaues aus
dem Rahmen der echten Zirrhose ausgeschlossen und in den der Pseudozirrhose
verwiesen bleiben, sondern wir bedürfen zweifellos eines gewissen Zwischen-
gliedes zwischen beiden Erscheinungen, da es Fälle gibt, in denen ein mächtiger
Umbau von geringfügiger narbiger Sklerosierung (aus unten zu erörternden
Gründen) begleitet ist. Diese Fälle stellen sich meist unter dem Bilde der sogenannten grobknotigen oder multiplen knotigen Hyperplasie der
Leber (Marchand, Yamagiwa u. a.) dar. Wir werden ihr besonders bei den
Ausgängen der akuten gelben Leberatrophie und bei der Wilsonschen Krankheit begegnen. Aus dem Gesagten geht wieder hervor, daß wir um so sicherer eine
Zirrhose schon makroskopisch erkennen können, je reichlicher die Narbenbildung
in der Leber ist; aber eine weitere unumgängliche Bedingung für die Zurechnung
eines fraglichen Falles zur Leberzirrhose ist die Beteiligung der ganzen
Leber an dem narbenden Entzündungsprozesse. Deshalb ist es nicht angängig,
etwa die grobgelappte syphilitische Narbenleber als syphilitische Zirrhose
zu bezeichnen. Eher ist es erlaubt, wenn ein einzelner Lebertteil vollkommen
das Bild der Zirrhose, etwa der Laennecschen Form, darbietet, von „lokaler
Zirrhose" zu sprechen (Rössle) (vgl. S. 313). Einen tumorförmigen, umschriebenen, nach Art einer Zirrhose bindegewebig durchwachsenen Leberbezirk, hervorgegangen aus einem Regenerationsherd an Stelle eines verheilten
Gummas beschrieb Y. Yokohama.

s) Die Stauungszirrhose.

Zu den seltenen Zirrhosen rechnen wir zunächst die Stauungszirrhose; damit
meinen wir nicht die von manchen den Zirrhosen ebenfalls zugeteilte häufige
Stauungsinduration und auch nicht die gelegentliche zufällige Vereinigung
der letzteren mit irgendeiner gewöhnlichen Form der Zirrhose, etwa der atrophischen (Eisenmenger und Hess, sowie E. a. d. Bruch haben dieses Vorkommnis
mit Recht betont), sondern jenes, wie wir glauben, tatsächlich seltene Vorkommnis einer auf Grund von Stauungsvorgängen besonderer Art
sich ausbildender Zirrhose. Die Umgrenzung des Begriffes Stauungszirrhose läßt viel zu wünschen übrig; wir haben uns hier nicht mit dem, was
die französische Schule für gewöhnlich mit „Cirrhose cardiaque" zu bezeichnen
pflegt und was nach unserer Nomenklatur meist einer chronischen Stauungsatrophie der Leber mit zyanotischer Induration und Umbau entspricht, zu
beschäftigen, weil dies in ein anderes Kapitel dieses Handbuches (Gerlach:
Zirkulationsstörungen der Leber) gehört. Aber wir müssen doch so weit darauf
eingehen, daß wir die wesentlichen Unterschiede zwischen der echten und der
Pseudozirrhose durch Blutstauung klarstellen. Selbst beim höchsten Grad der
zyanotischen Pseudozirrhose, wie er etwa bei der Pickschen perikarditischen
Pseudozirrhose sich zeigen kann, gibt es keine eigentliche Narbenbildung; die
Granulierung ist nur durch den regeneratorischen Umbau der Leber und dieser
durch Druck- und Erstickungsatrophie der Leberepithelien bedingt, die fühl-
bare Verhärtung durch Verstärkung und Vermehrung der Gitterfasern, wobei
auch eine Metaplasie derselben zu kollagenen Bündeln zustande kommt (Herxheimer, Kon); letztere hat durchaus nichts mit Entzündung oder Narbenbildung
zu tun, sondern ist die Folge geänderter mechanischer Beanspruchung des
Parenchymgerüsts und kommt aus dem gleichen Grunde sogar ohne gleichzeitige Atrophie, nämlich bei den Hypertrophien der Leber (Rössle) z. B.
bei den Arbeitshypertrophien und den analogen diabetischen Hypertrophien
vor. Auf andere histologische Eigentümlichkeiten der zyanotisch-indurierten
Leber kann hier nicht eingegangen werden, es möge nur kurz auf die Original-

arbeiten von Piery, Eisenmenger, C. Hart, Herxheimer (1908) Fahr und
Emil a. d. Bruch hingewiesen sein.

Auf die Geschichte der Cirrhose cardiaque einzugehen, würde auch zu weit
führen. Herxheimer, der ihr in seiner Arbeit über die Pathologie der Gitterfasern der Leber nachgegangen ist, führt sie bis auf Andral (1840) und Bouillaud (1841) zurück. Gegner der Anschauung, daß Stauung zu wirklicher
Zirrhose führe, war schon Budd (1845). Wenn nun auch die Blutstauung als
solche auf dem Wege ihrer einfachen Folgen, nämlich durch Druckatrophie
und Ernährungsstörung der um die Zentralvenen herum gelegenen Läppchenteile, nicht zu narbiger Bindegewebsbildung führt, so scheint mir doch nicht
zu bezweifeln zu sein, daß in Stauungslebern, manchmal nicht besonders hohen
Grades, zirrhotische Veränderungen vorkommen, welche durch die eigentümliche Anordnung der Narben, nämlich durch ihre Beziehung zu den zentralen
Läppchenteilen den Gedanken nahelegen, daß nicht jene oben erwähnte zufällige, nicht seltene Kombination von Stauungsleber und echter Zirrhose vorliege, sondern etwas Besonderes. Das ist offenbar auch das Bild, welches Cornil
und Ranvier vor sich gehabt haben, als sie von „Cirrhose cardiaque" sprachen.
Herxheimer beschreibt ebenfalls (1906) in der erwähnten Arbeit drei hierher
gehörige Fälle, sieht aber Stauung und Zirrhose als unabhängig voneinander,
wiewohl als zwei Folgen ein und derselben Ursache an, nämlich einer „Intoxikation, welche den Herzfehler wie die Zirrhose bewirke". Die Intoxikation ihrerseits sei intestinaler Herkunft und stamme von Stauung im Magendarmkanal.

Dem kann ich nicht durchaus beipflichten; vielmehr halte ich an dem Vorkommen einer seltenen Form von Zirrhose fest, bei der die Stauung Miturheberin
der Narbenbildung ist. Voraussetzung hierfür ist, daß außer den gewöhnlichen
Stauungsfolgen solche Vorgänge stattfinden, die als Vorstufe entzündlicher
Narbenbildung unumgänglich nötig sind. Nun kennen wir allerdings in Stauungslebern solche zentralen Nekrosen mit und ohne Hämorrhagien, die in Form
von kernlosen Flecken und Streifen oft in großer Anzahl das Lebergewebe durchsetzen; oft sind sie auch mit Ikterus verbunden. Besonderen Nachdruck möchte
ich wieder auf die Tatsache legen, daß dabei nicht nur die Leberzellen, sondern,
wie es die Blutungen in die nekrotischen Partien erweisen, auch die Kapillarwände zerstört werden. Nach Mallory, der meines Wissens die zentralen Nekrosen zuerst beschrieben und dann auch in seiner Pathologischen Histologie
(1920, S. 500) abgebildet hat, ist das letztere nicht der Fall, wohl aber erwähnt
H. Oertel dies mit Recht, desgleichen Heinrichsdorff, letzterer bezeichnet
die Veränderung als „hämorrhagische Ringnekrosen". Mit blossem Auge lassen
sie sich nicht erkennen. Auch Schmorl (1904, Diskussion zu Naunyns Referat)
kennt eine seltene echte „Cirrhose cardiaque" und verweist auf Beobachtungen
Harts von bindegewebigem Ersatz von Nekrosen in Stauungslebern. Nach
meinen Erfahrungen handelt es sich immer um Stauung mit schweren toxischen
oder infektiösen Zuständen, z. B. akuter Endokarditis. Nach Oertel beginnt
der Prozeß nicht mit einer Atrophie, sondern im Gegenteil mit einer Schwellung
und einem Abblassen der perivenös gelagerten Leberepithelien. Es folgt Dissoziation, Ikterus und Zerstörung derselben und durch die geschädigten Kapillarwände ergießt sich Blut zwischen die Trümmer der Epithelklümpchen; es stellt
sich im Umkreis eine Entzündung und eine Hyperämie ein, Heinrichsdorff
meint durch Stauung infolge der Verlegung der Kapillaren der zentralen zerstörten Partien. Neben diesen hämorrhagischen unterscheidet er noch zentrale
ischämische Nekrosen. Der Ausgang dieser beiden Nekroseformen in Zirrhose
ist noch nicht gesichert, weil zwischen der echten Cirrhose cardiaque und den
hier als die vermuteten Anfangsglieder angesehenen zentralen Nekrosen der
Stauungslebern noch die Zwischenstadien fehlen. Jedoch legen auch die Befunde

von Cornil und Ranvier sowie Sabourin diese Deutung sehr nahe. Wahrscheinlich übersteht aber die Mehrzahl der Kranken jenes gefährliche Anfangsstadium nicht häufig; klinisch ist der Zustand durch Herzinsuffizienz, zunehmende Gelbsucht, starken Verfall, Bewußtseinstörung, sowie delirösen Zuständen gekennzeichnet.

t) Zirrhose aus chronischer (gelber) Leberatrophie.

Als zweites Beispiel der seltenen Zirrhosen besprechen wir diejenigen „geheilten" Fälle von sogenannter akuter gelber Leberatrophie, welche sich in ihrem Aussehen einer zirrhotischen Leber stark annähern. Eine für alle Fälle

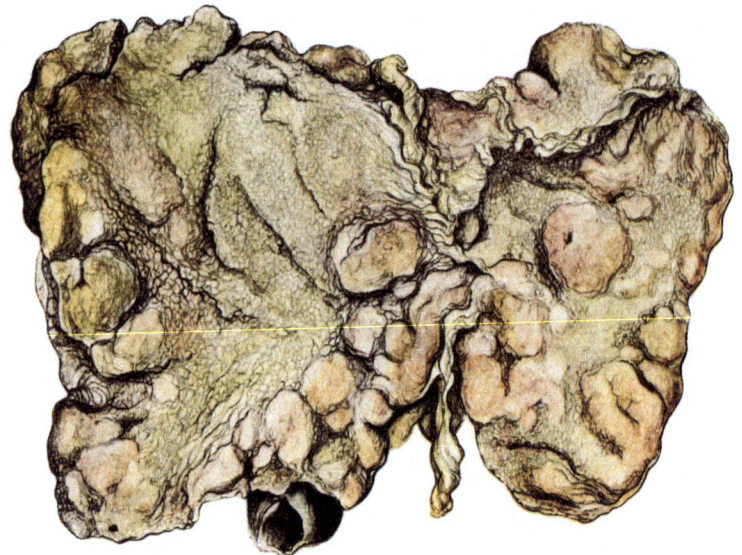

Abb. 57. Chronische bzw. stationär gewordene gelbe Leberatrophie mit teilweisem Übergang in Zirrhose. (SN. 624/23 Basel. 53jähr. Mann.)

zutreffende Beschreibung läßt sich nicht ohne weiteres geben; denn das Bild ist durchaus nicht einheitlich. Kommen auf der einen Seite Leberzirrhosen vor, in denen man vermutungsweise einen Zusammenhang mit jener Vorkrankheit aussprechen kann, so gibt es andererseits eine Form, in der er ziemlich gesichert ist; das ist eine grobgebuckelte, mit seichten Furchen versehene, meist verkleinerte, nicht besonders harte Leber von fahlbraungraurotem Aussehen, in jüngeren Stadien auf Ober- und Schnittfläche mehr bunt, mit bald dunkelroten, bald grünbraunen, bald graurotem knotigen Bezirken (Abb. 57) und dazwischen schwachen rötlichen bis weißgelben Streifen aus Bindegewebe oder aus zusammengesunkenen oder verdrängten Leberresten. Besonders eigentümlich finde ich auch auf der Oberfläche größere flach eingesunkene und fast glatte, höchstens etwas runzelige, meist bräunlich rötliche Partien; sie entsprechen im Inneren Teilen, wo die knotige Umformung ausgeblieben ist. Es muß aber mit allem Nachdruck hervorgehoben werden, daß durchaus nicht alle überstandenen Fälle von akuter, subakuter oder chronischer „gelber" Leberatrophie ihren Ausgang in Zirrhose nehmen. Im Gegenteil scheint es mir wiederum von grundsätzlicher Bedeutung, daß es sich hier um eine Lebererkrankung handelt, bei der Niemand die primäre hepatozelluläre Verderbnis bezweifelt und wo doch oft eine im Verhältnis zum Leberepitheluntergang höchstens geringfügige Narbenbildung sich einstellt. Aus diesem Grunde hat auch MARCHAND (1895) von dem Endstadium nur als einer multiplen knotigen Hyperplasie geredet und JORES (1907) hat es auf das deutlichste ausgesprochen, daß es Fälle oder in bestimmten Fällen Leberpartien gibt, in denen eine eigentlich entzündliche Bindegewebswucherung völlig fehlt. Das soll z. B. in dem Fall YAMASUKI so gewesen sein, auch in einem Fall F. MEYERS (SCHMORL) war die Bindegewebsentwicklung bei totalem Umbau der Leber ganz gering. Die nachstehenden Abb. 58 und 59 zeigen von ein und demselben Fall die verschiedenen präzirrhotischen und zirrhotischen Stadien. Wir können hier nicht auf die Genese der Krankheit, ihre mikroskopischen Anfangsstadien und histologischen Einzelheiten eingehen, da sie in einem anderen Abschnitt dieses Bandes abgehandelt werden wird, wohl aber können wir nicht umhin, die für den Ausgang in etwaige Zirrhose verantwortlichen Faktoren zu untersuchen. Trotz der großen Literatur über die Krankheit und ihre Ausgänge fehlt eine Analyse des Ausbleibens zirrhotischer Prozesse und der Sonderbedingungen für ihr ausnahmsweises Entstehen fast ganz. Das rührt daher, daß man dem Schicksal des feineren Mesenchyms und dem Verhalten der Kreislaufverhältnisse in der Kapillarbahn zwischen den entartenden und nekrobiotischen Leberzellbalken zu wenig Beachtung geschenkt hat; immerhin fand ich die leicht zu machende Beobachtung schon mehrfach beschrieben, daß das Gitterfasergerüst (HUZELLA) und das Kapillargerüst solcher Partien nicht nur erhalten, letzteres sogar durchgängig bleiben kann, daß aber auch Kapillaren veröden und sich in feine bindegewebige Stränge umwandeln können. Auffällig bleibt immerhin, z. B. im Gegensatz zu den oben beschriebenen toxischen Nekrosen in Stauungslebern, welche Leukozyten anlocken und die Anfänge organisatorischer Einwachsungen zeigen können, daß beim Zerfall der Epithelien in der viel ausgebreiteteren, sozusagen stärker dosierten Hepatose der gelben Leberatrophie so wenig Giftstoffe entstehen; man muß geradezu annehmen, daß sie keine hämoangiotoxischen oder sklerosierenden Wirkungen auslösen. Mit Recht hat JORES auf Grund solcher Erwägungen Einwendungen gegen die damals (1907) fast widerspruchslos geltende KRETZsche Lehre vom primären Parenchymuntergang in der Histogenese der Zirrhose erhoben und EUG. ALBRECHT hat in der Aussprache zu seinem Vortrag auf ein anderes Beispiel von Leberzellschwund ohne Bindegewebsvermehrung, die Teleangiektasis der Rinderleber (JÄGER) hingewiesen.

Wenn wir nun fragen, warum nun doch zirrhotische Vorgänge sich anschließen können, so müssen wir in der Antwort in erster Linie die Tatsache berücksichtigen, daß die gelbe Leberatrophie sowohl in ätiologischer Beziehung als in der Art des Verlaufes durchaus nichts Einheitliches ist, daß deshalb sowohl mit verschiedenartiger Giftwirkung (man denke an die Unterschiede zur sonst ähnlichen Phosphorvergiftung) als mit Verwicklungen bei längerer Dauer zu rechnen ist. In letzterer Hinsicht sei insbesondere auf die lokalen Störungen des Gallenabflusses und der Blutzirkulation (Ausdruck davon schon klinisch der Aszites!) aufmerksam gemacht, die sich durch das Wachstum der regeneratorischen Knoten und kompensatorisch-hypertrophischen Leberbezirke einstellen müssen; es schalten sich also Störungsmomente in den reinen regeneratorischen Heilungsverlauf, wie wir sie schon weiter oben für die späteren Stadien auch der Leberzirrhose selbst hervorgehoben haben. Vielleicht macht auch die nach Ansicht der Untersucher wechselnde primäre Lokalisation des Leberzellzerfalls für den weiteren Verlauf etwas aus; nach den einen, z. B. MARCHAND und SEYFARTH, beginnt er in der Peripherie, nach anderen (z. B. IBRAHIM, CEELEN, HERXHEIMER im Zentrum der Läppchen. Der erstere Modus muß naturgemäß

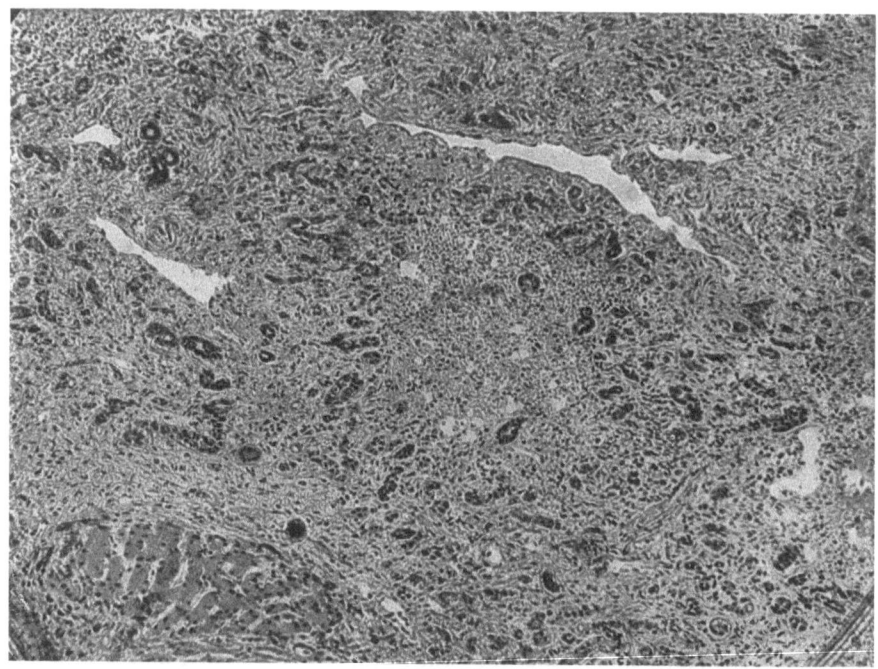

Abb. 58. Rezidivierende gelbe Leberatrophie. Stelle mit Gewebskollaps nach degenerativer Auflösung des epithelialen Parenchyms. Starke „Gallengangswucherungen". Präzirrhotischer Zustand.

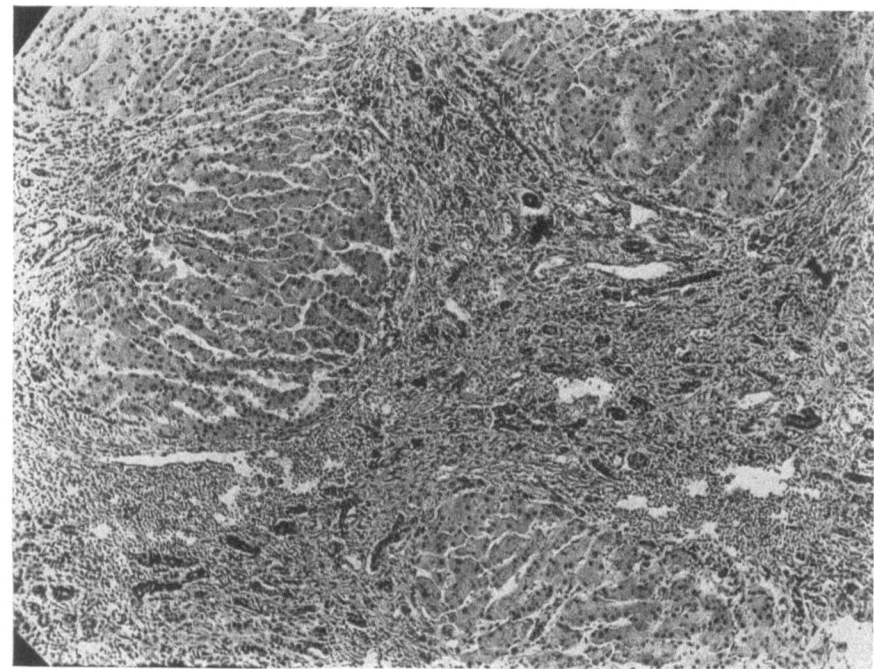

Abb. 59. Rezidivierende gelbe Leberatrophie. Andere Stelle derselben Leber wie Abb. 58: Ausgang
in zirrhotische Sklerose.

wegen der Zerstörung der Gallenkapillaren, die dem ganzen Balken als Abfluß zu dienen haben, stärkere Störungen im Gefolge haben. SEYFARTH hebt mit Recht nicht nur die massige Entstehung der sogenannten Gallengangswucherungen, sondern auch echte cholangitische Veränderungen als schon bei der subakuten Verlaufsart hervor. Es scheint, daß es neben stetig verlaufenden Fällen (die SEYFARTH in akute, subakute, subchronische und chronische Formen trennt) auch rezidivierend vor sich gehende gibt (SEYFARTH, HERXHEIMER und GERLACH) und daß gerade die letzteren vielleicht am meisten den gewöhnlichen, wie wir gesehen haben, zuweilen auch schubweise sich verstärkenden Leberzirrhosen („rekrudeszierender" Verlauf nach KRETZ) sich nähern; ja es kommt vor und ich habe dies mehrfach bei kindlicher Zirrhose gesehen, daß ein akutes Stadium wie eine auf eine Zirrhose sich aufpfropfende akute gelbe Leberatrophie erscheint (ähnliche Beobachtungen von THIERFELDER, BINET, HIRSCHFELD, HERXHEIMER, SEYFARTH, R. EHRMANN, RIESS). RIESS nennt diese letzteren Fälle sekundäre (oder komplizierte) akute gelbe Leberatrophie, auch ein Fall von GIERKEs gehört wohl hierher. Auch SEYFARTH betont den relativ häufigen Ausgang milderer Verlaufsarten der Leberatrophie gerade bei Kindern in grobknotige Zirrhose. Daß akute sowohl wie chronische gelbe Leberatrophie im Kindesalter nicht selten ist, habe ich durch meinen Schüler TRÖBS nachweisen lassen, der bis 1920 außer 3 eigenen 63 Fälle aus der Literatur, darunter 38 Fälle im Alter bis zu 5 Jahren, sammeln konnte. Manche Fälle des Schrifttums segeln unter falscher Flagge: so halte ich den neuerdings von OBERHOFF beschriebenen Fall (4jähriger Knabe) mit Wahrscheinlichkeit für hierher gehörig. WEGERLE zählte 1913 36 Fälle im Alter unter 10 Jahren. In einem der drei Fälle meiner eigenen Beobachtung hatte die Krankheit bei einem 12jährigen Knaben $^1/_2$ Jahr gedauert; die Leber (408 statt etwa 880 g) zeigte im rechten Lappen hochgradige knotige Hyperplasie, im linken schlaffe rote Atrophie. Es war keine Spur fettiger Degeneration vorhanden, aber eine starke zirrhoseähnliche interstitielle Bindegewebswucherung mit inselartigen Einschlüssen jungen Leberparenchyms und mit lebhafter Bildung von Pseudotubuli. Es bestand starker Aszites.

Im allgemeinen wird man annehmen dürfen, daß wenn überhaupt, es erst im Verlauf von mindestens 4 Monaten zu einer Zirrhose kommt. Diese Erfahrung ist grundsätzlich wegen der Altersbestimmung von Zirrhosen überhaupt wichtig, weil wir oft — nicht immer — hier nicht den schleichenden Eintritt, sondern einen oft katastrophalen oder doch wenigstens klinisch deutlichen Beginn der Krankheit haben, wichtig auch wegen des Vergleichs mit der experimentellen Leberzirrhose, deren Entstehung so oft in so viel kürzerer Zeit geglückt sein soll. Ein Fall wie derjenige R. HANSERs, wo der Tod 10 Tage nach Beginn des Ikterus bei einer Kranken mit Syphilis erfolgte und wo die mikroskopische Untersuchung bereits zirrhotische Prozesse ergab, muß wohl im Sinne einer Latenz der ersten Krankheitsstadien gedeutet werden. In einem Falle HARTs (26jähr. Mann) (1917) war nach dreimonatiger Dauer die Bindegewebsentwicklung in den ersten Anfängen. Ich wiederhole, daß die Fälle, da die Ätiologie, die Intensität der Krankheit, die Reaktion des Individuums durchaus verschieden sein können, nicht ohne weiteres miteinander verglichen werden können; auch andere Einzelheiten, z. B. die Stärke der sogenannten Gallengangswucherung, die Bildung von Gallenzylindern wechseln von Fall zu Fall. Über die Art und Weise, wie und wann (d. h. unter welchem Umständen) zirrhotische Sklerosierung erfolgt, müßten noch genauere Untersuchungen angestellt werden. Da die bisherigen Angaben bei den in Zirrhose ausgegangenen Fällen (MARCHAND, BINGEL, ADLER, BARCACCI, STEINHAUS, SCHLICHTHORST, REIMANN, STRÖBE, v. KAHLDEN, IBRAHIM, BRÜST, MILNE, JAMASAKI, SCHUCKHARDT, HUBER,

Kimura, Strauss, Wegerle) zu einer vollständigen Konstruktion der Histogenese dieser Zirrhose nicht genügen, muß auf einen solchen Versuch fast verzichtet werden. Über die Rolle der Kapillarwandzellen gehen auch hier die Meinungen auseinander (Herxheimer, Heinrichsdorff).

Ich möchte hier der Vermutung Raum geben, daß das Hinzutreten einer Zirrhose wesentlich durch die Störungen am Gallensystem, und zwar vor allem im Bereich der Grenzzonen der Läppchen gegen die Glissonsche Scheide mit bedingt ist; hierdurch kommen histologische Bilder zustande, welche an diejenigen bei biliärer Zirrhose außerordentlich erinnern. Manchmal kann an der Diagnose Cholangitis, wenn etwa Leukozyten die Gallengänge erfüllen und umgeben (Fall Wegerle) kein Zweifel sein. Wichtig ist ferner, daß wahrscheinlich das von Epithelien entleerte Mesenchymgerüst, sofern jene Störungen ausbleiben, sich, wenn auch nicht immer in idealer Weise mit Epithelien auffüllen kann; meist allerdings entstehen netzartig und balkenartig angeordnete Epithelreihen. Das Entzündungsbild wechselt in seiner Zusammensetzung in den verschiedenen Fällen sehr (Leukozyten, Lymphozyten, Eosinophile, geschwollene, vermehrte und mobilisierte Kapillarwandzellen). Eine gute Vorstellung von dem Nebeneinander von reiner degenerativer Atrophie, reiner Regeneration an anderen Stellen, hinzugetretener Entzündung und Vernarbung gibt nachstehender Fall:

68jähriger Bierfuhrmann (S.N. 38/26) mit chronisch verlaufender (gelber) Leberatrophie. Die Todesursache war eine langsame Verblutung aus Ösophagusvarizen. Es bestand Ikterus und Aszites (fast 4 Liter). Die Milz war gestaut, ohne Hyperplasie (128 g). Die Leber wog 810 g, verschwand ganz unter dem Rippenbogen, war hart, aber biegbar, die Oberfläche des l. Lappens vollkommen glatt bis auf wenige einzelstehende, gelbe Höcker, der rechte Lappen zeigte besonders am vorderen Rand und an der Unterfläche grobe Höckerung, an der Kuppe glatte Beschaffenheit, die Leberkapsel war verdickt; die Schnittfläche war links bräunlichgelb, homogen, mit kleinen dunkelgelben Knoten, rechts waren mehr solche und angedeutete azinöse Zeichnung. Knochenmark und Pankreas nicht verändert.

Mikroskopisch wechselten Teile mit völliger Atrophie bei erhaltener Anordnung des zentralen Gerüstes und der Lebervenen und bei teilweisem Ersatz der Läppchenperipherie mit ikterischen Resten alten Lebergewebes und adenomartigen Hyperplasien von solchem. Die Glissonsche Kapsel war zwar entzündlich infiltriert, eine eigentliche Zirrhose bestand aber nicht, trotz des vorgeschrittenen Stadiums der Krankheit mit den zirrhoseähnlichen Folgen (Blutungen, Aszites!). Nur die Läppchenreste zeigten zuweilen sklerotische Verdichtung. Der Prozeß konnte als abgelaufen, nahezu stationär gelten, jedenfalls waren keinerlei akute Degenerationen vorhanden.

Als Gegenbild füge ich einen mit deutlicher Zirrhose verbundenen Fall eigener Beobachtung (vgl. die erwähnte Diss. Tröbs) bei einem 12jährigen Knaben (S.N. 297/19) mit halbjähriger Krankheitsdauer hinzu:

Gut entwickelter Knabe (141 cm) von mittlerem Ernährungszustand und mit schwerer allgemeiner Gelbsucht. Knotige Hyperplasie des rechten Leberlappens, des Lobus quadratus und Lobus Spigelii bei runzeliger, schlaffer, scharfrandiger Beschaffenheit des linken Lappens. Im ganzen ist die Leber sehr klein (408 g), welk, die Schnittfläche wird rechts fast ganz von kugeligen Knoten eingenommen. Mikroskopisch hier ausgesprochene chronische entzündliche Sklerosierung zwischen den neugebildeten Teilen mit reichlicher sogenannter Gallengangswucherung.

Ich habe die beiden Fälle aus einer Reihe ähnlicher herausgegriffen, um noch einen Unterschied zu verdeutlichen; die mikroskopische Untersuchung der portalen Lymphknoten hatte im ersten Falle keine, im zweiten eine deutliche Lymphadenitis mit zelliger Hyperplasie ergeben. Wie wir gesehen haben, spiegeln auch sonst die Lymphknoten der Leberpforte die Vorgänge im Innern der Leber wieder; also auch danach haben wir zweierlei verschiedene chronische (gelbe) Atrophien der Leber, solche mit und solche ohne Entzündung. Ich habe auch immer wieder mein Augenmerk auf die Lungen gerichtet, als dasjenige Organ, das bei Abbau der Leber etwaige primäre und sekundäre (d. h. durch den Abbau selbst erst entstandene)

Giftstoffe in größter Menge zugeführt erhalten muß, habe aber bisher keine eigenartigen Lungenveränderungen nachweisen können. In einem sehr eigenartigen Falle von Fr. Klopstock (1908) fand sich neben einer kindlichen subakuten Leberatrophie (ohne Ikterus) mit beginnender Zirrhose eine diffuse beiderseitige „Lungenzirrhose" mit chronischer interstitieller und karnifizierender intraalveolärer Pneumonie; aber erstens steht der Fall ganz vereinzelt da und zweitens dürfte die Pneumonie wohl eher noch älter als die Lebererkrankung gewesen sein. Eine weitere Ausnahme bilden Fälle, wie die von Jores und von Schmorl (bzw. F. Meyer), wo sich neben Leberatrophien schleichender Form besondere interstitielle Nephritiden fanden. Im allgemeinen kann man eher sagen, daß es sich wirklich um reine Leberkrankheit handelt, da auch Milz, Knochenmark und Pankreas sich nur im Sinne sekundärer Beteiligung verändert zeigen, es sei denn, es habe sich die Leberatrophie zu einer vorbestehenden, diese Organe beteiligenden Erkrankung hinzugesellt. Damit kommen wir nochmals zur Frage der Ätiologie der in Zirrhose übergehenden Leberatrophie und können nur sagen, daß sie auch in ursächlicher Hinsicht von den anderen, nicht präzirrhotischen oder akut tödlichen Fällen, soweit unsere heutige Kenntnis reicht, sich nicht unterscheiden. Es sind eine Anzahl syphilitischer und tuberkulöser Kranker in den niedergelegten Beschreibungen, aber eine sichere Beziehung zu diesen Infekten besteht durchaus nicht.

Im Anschlusse an die Frage der Ätiologie sei auch erwähnt, daß über die Rolle anderer toxischer und infektiöser Krankheiten, welche in ihrem akuten Stadium im pathologisch-anatomischen Ansehen der akuten gelben Leberatrophie gleichen, dann in Leberzirrhose übergehen sollen, wie für die Weilsche Erkrankung, die Meinungen auseinandergehen (Beitzke, Pick, Hart u. a.). Ja, die Kritik hat sich selbst gegen die Fälle von chronischer (gelber) Leberatrophie, wie sie Seyfarth beschrieben hat, gewendet; so hält es Sternberg für möglich, daß es sich dabei um den Ausgang einer diffusen Hepatitis irgendwelcher Ätiologie handelt.

Wenn es beim Schicksal der Leber in den nicht akut tödlichen Fällen von gelber Leberatrophie, wie wir vermuteten, in erster Linie darauf ankommt, ob das ursächliche Gift spezifisch auf Leberzellen wirkt, wenn in solchen Fällen durch das Unversehrtbleiben der Kapillaren und des übrigen intralobulären Mesenchyms die Zirrhose ausbleibt und es bei einem nicht von Entzündung begleiteten Regenerationsprozeß sein Bewenden hat, so frägt man sich, wie sich die Sache denn verhält, wenn wir sonst Lebererkrankungen mit Nekrosen haben. Wir wissen darüber sehr wenig, im besonderen bei der

Eklampsie.

wo wir das Beispiel einer nicht spezifisch hepatozellulär abgestimmten Leberschädigung vor uns haben; bekanntlich sind Stase, Kapillarthrombosen und Blutungen eine fast regelmäßige (von manchen sogar als primäre Läsion aufgefaßte[1] Begleiterscheinung der eklamptischen Nekrosen, aber wir wissen über das weitere Schicksal dieser Veränderungen, soweit ich die Literatur übersehe, nichts; außer einer kurzen Bemerkung von Rowntree, wonach die Eklampsie unter den präzirrhotischen Intoxikationen mit aufgezählt wird und einer Diskussionsbemerkung Schmorls zu Marchands Demonstration einer knotigen Leberhyperplasie, nach welcher Schmorl eine solche bei einer Frau gesehen hat, die ein Jahr vor dem Tod an Eklampsie gelitten hatte, habe ich nichts finden können. Da heute mit einer nur $10^0/_0$igen Mortalität bei Eklampsie gerechnet wird und kein Grund zu der Annahme vorliegt, daß gerade die

---

[1] Daher auch die zuweilen gebrauchte Benennung: Hepatitis haemorrhagica eclamptica.

mit Leberveränderungen verbundenen Fälle immer tödlich verlaufen, so
müßte doch der Zufall, etwa ein Embolietod im späteren Wochenbett nach
überstandener Eklampsie uns die Gelegenheit bieten, die Spätveränderungen
der Leber zu untersuchen. Es scheint dies aber offenbar zu den größten
Seltenheiten zu gehören. Da ich über eine solche Beobachtung verfüge, sei sie
hier kurz angeführt:

Eine Frau stirbt 14 Tage nach überstandener Eklampsie. Die Leber zeigt noch unregelmäßig große, meist scharf begrenzte Nekroseherde; in diesen ist schattenhaft die Leberstruktur zum Teil noch sichtbar; abgesehen von den Randteilen zeigt auch das Gerüst
keinen gefärbten Kern mehr. Vielfach sind die Randteile aber zu Streifen und Flecken umgewandelt, in denen zwischen leicht faserigen Strukturen nur mehr pigmentierte kleine Zellen
und Zellreste, offenbar Schollen untergegangener Leberepithelien zu sehen sind, häufig
untermischt mit einkernigen Wanderzellen. Diese Partien stellen noch keine Narben,
sondern nur den entleerten und dann zusammengeschobenen oder gedehnten, man kann
sagen kollabierten Mesenchymrest des Lebergewebes dar. Daraus geht aber unter Verdichtung der Bündel und Auftreten von Spindelzellen hier und da schon echtes Bindegewebe
hervor (van Giesonfärbung positiv); d. h. es beginnt sich aus der pseudozirr-
hotischen Veränderung durch eine Art Kollapsinduration eine zirrhotische
Veränderung zu entwickeln. Manche Stellen gleichen sehr den subakuten Stadien der
gelben Leberatrophie, nur sind die Nekrosen besonders durch die fibrinoiden Veränderungen
von Kapillaren und Zellen anders. Sehr deutlich ist auch in meinem Fall die Wucherung
der restierenden Gallengänge an Stellen, wo das Lebergewebe zugrunde gegangen ist und
die Neubildung von Gallengängen nur aus präformierten solchen abstammen kann. Endlich gab es Stellen, wo bei offenbar erhaltener oder wieder hergestellter Blutzirkulation
Zellen aus dem Blut in die nekrotischen Leberzellbalken eindrangen.

u) WILSONsche Krankheit.

Eine ganz eigene Stellung nimmt unter den „seltenen Zirrhosen", ja unter
den Zirrhosen überhaupt die WILSONsche Krankheit ein. Es handelt sich dabei
um eine von WILSON im Jahre 1912 beschriebene Doppelerkrankung von Teilen
des extrapyramidalen Bewegungssystems und gleichzeitige der Leber in
Form einer Zirrhose. WILSON verwies auch auf ältere zerstreute Fälle von
GOWERS, ORMEROD und HOMÉN. Klinisch gehört die Krankheit hinsichtlich
ihrer Symptome von seiten des Gehirns in die Gruppe des „Parkinsonismus",
insofern als Muskelstarre (vermehrter Tonus, auch der mimischen Muskulatur),
Unfähigkeit zu raschen und feineren Bewegungen, Zittern und Spasmen,
außerdem Muskelschwäche und Kontrakturen (Abb. 60) beobachtet wird. Die
pathologisch-anatomische Grundlage dieser Störungen ist eine „progressive
Lentikulardegeneration", in frischeren Fällen findet sich eine symmetrische
Erweichung, zuweilen mit Blutungen, im Linsenkern, besonders im Putamen,
später zystische Umbildung, wobei auch das Pallidum beteiligt sein kann.
Die Krankheit befällt meist ältere Kinder und jüngere Erwachsene (zu ungefähr
dreiviertel solche männlichen Geschlechts) und pflegt einen ziemlich raschen
Verlauf zu nehmen, gewöhnlich dauert sie nur einige Monate; XAVIER beschrieb
einen Fall von 17jähriger Dauer. Es ist behauptet worden, daß sie verwandtschaftliche Beziehungen zur akuten gelben Leberatrophie habe, indem auch bei
der letzteren Hirnveränderungen gefunden würden, und zwar zum Teil ebenfalls
im Bereich des Corpus striatum, daneben Verödungsherde der Rinde (W. KIRSCH-
BAUM) oder gleichzeitige degenerative Veränderungen in den Stammganglien
und im Kleinhirn (SPAAR); MOGILNISKY sah Veränderungen im Hypothalamus bei
gewöhnlicher (?) Leberzirrhose. Ja, es soll auch gelingen, durch mannigfache
primäre Schädigung der Leber mittels Unterbindung der Arteria hepatica, des
Ductus choledochus, Anlegung einer ECKschen Fistel, Vergiftung mit Guanidin
und Phosphor (KIRSCHBAUM) oder durch Injektion von 50% Alkohol in die
Gallengänge (MAHAIM) sekundäre Hirnveränderungen zu erzeugen. Unter der
Voraussetzung, daß diese Versuche einwandfrei sind, würde ihr Ergebnis

dafür sprechen, daß bei der Wilsonschen Krankheit die Leberkrankheit das primäre, die lentikuläre das sekundäre Ereignis ist. Wilson selbst war der Ansicht, daß sich in der primär erkrankten Leber ein Toxin bildet, das spezifische toxische Fernwirkungen auf den Linsenkern ausübt. In einem sehr wichtigen Fall von Brückner war bei einem 14jährigen Knaben wegen Verdachtes auf Bantische Krankheit die Milz ausgeschnitten und dabei eine zirrhotische Leberveränderung („Schuhzweckenleber") gesehen worden; damals bestanden bei dem Kranken noch keine Hirnsymptome; diese stellten sich erst zwei Jahre später ein. Bei der Sektion ergab sich eine grobknotige Zirrhose und eine typische Veränderung der Linsenkerne. Es sind aber auch Stimmen laut geworden, welche das Umgekehrte behaupten und die Leberzirrhose als eine von Störungen der vegetativen Zentren des Mittelhirns abhängige, dazu den echten Zirrhosen nur entfernt verwandte Leberveränderung ansehen und endlich solche, welche die ganze „hepato-lentikuläre Degeneration" als die Folge einer und derselben (unbekannten) Giftwirkung (Hall), jedenfalls die eine Komponente der Krankheit als von der anderen unabhängig (Boström, Kubitz und Staemmler) erklären. Boström nimmt eine Enterotoxikose als Ursache an.

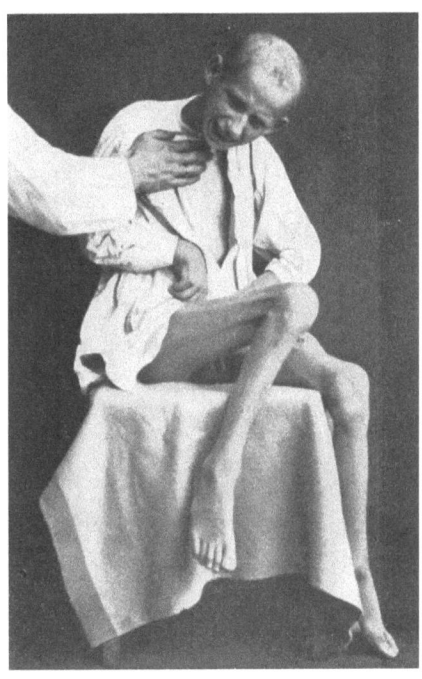

Abb. 60. Kontrakturen und Spasmen bei Wilsonscher hepato-lentikulärer Erkrankung. (Aus Curschmann-Kramer, Lehrbuch der Nervenkrankheit., 2. Aufl., Berlin: Julius Springer 1925).

Was nun die Art der Leberveränderung bei der Wilsonschen Krankheit anlangt, so läßt sich nicht leugnen, daß es sich um eine Zirrhose und nicht, wie Rumpel und O. Meyer dachten, um eine Dysplasie oder Mißbildung handelt. Auch Anton, Stöcker und Westphal nahmen, unter dem Eindruck der familiären Disposition (s. unten) eine bereits intrauterin eintretende Schädigung an. Die mikroskopischen Beschreibungen von J. Geismar, Kleiber, A. Schmincke lassen über die echt zirrhotische Natur keinen Zweifel. Ich selbst verfüge nur über zwei mir freundlichst von Herrn Kollegen P. Ernst aus dem Heidelberger pathologischen Institut überlassene Fälle (vgl. Abb. 62).

Sie scheinen, unter sich nicht ganz gleich, mit dem Durchschnittsbilde, das sich aus den bisherigen Beschreibungen im Schrifttum ergibt, durchaus übereinzustimmen. Als Typus der Zirrhose bei der Wilsonschen Krankheit kann eine verkleinerte, flach gehöckerte Leber von nicht ikterischer, sondern meist graubrauner Farbe und gröberer Granulierung (Korngröße bis erbsengroß und darüber) angesehen werden; im mikroskopischen Bild fällt die ausgesprochen annuläre Form der Bindegewebsentwicklung auf; die Narben umscheiden dabei nicht nur einzelne Läppchen, sondern größere und dabei innerlich ganz umgebaute Gewebskomplexe. Der Narbenprozeß ist zuweilen abgeschlossen gefunden worden („fertige" Zirrhose), zuweilen war die Zirrhose noch in vollem Gang und Schmincke hebt mit Recht hervor (auf Grund eines eigenen Falles),

daß der Befund lebhafter gemischter (überwiegend lymphozytärer) Zellinfiltrationen und sogar von Nekrosen (Fälle von Schütte, Yokohama und Fischer)
am stärksten gegen die teratologische Natur der Leberveränderung, speziell
gegen ihre Deutung als Hemmungsmißbildung (s. oben) spricht. Die gallengangsähnlichen „Wucherungen" werden verschieden häufig angegeben; Verfettung ist gering, desgleichen die Hämosiderose, sofern überhaupt vorhanden
(rund in 50%). Deutliche Zellneubildungen fanden Geissmar, R. Kleiber,
sowie Kubitz und Staemmler. Geissmar betont als eigentümlich außer
der oft gut erhaltenen äußeren Form der Leber, die Größe der Parenchyminseln, die Zartheit und gleichmäßige Anordnung der bindegewebigen Septen,

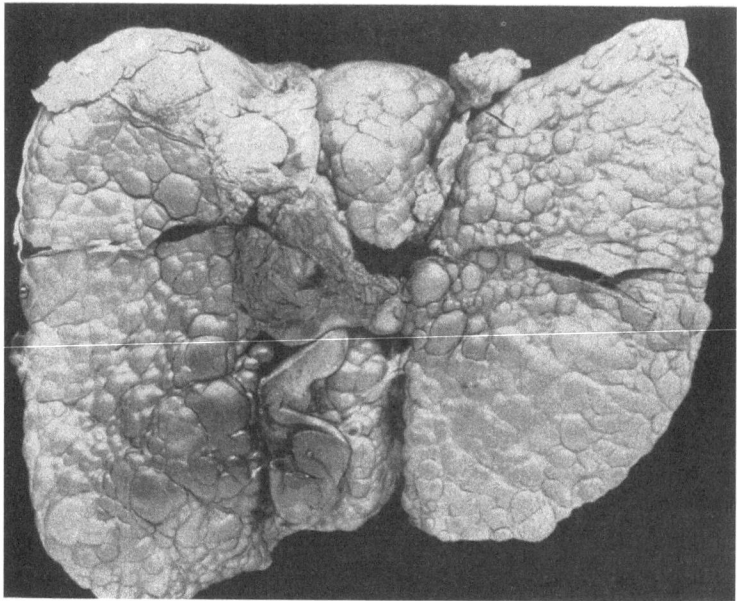

Abb. 61. Leberzirrhose der Wilsonschen Krankheit. (Fall Osk. Meyer.)

den Reichtum an Gefäßen in den Pseudolobuli; sie schildert auch eine Neubildung von Zentralvenen. Die auch von Kleiber gesehene, fast kavernomartige Reichlichkeit der Blutgefäße kann ich ebenfalls bestätigen; wir haben
ihr Vorkommen schon weiter oben bei anderen Zirrhosen, z. B. biliären hervorgehoben; sie ist also nichts für die Wilsonsche Krankheit Eigenartiges. Ritter
äußerte die Vermutung, bei dem sonderbaren Bau der knotigen juvenilen
Wilsonzirrhose könnte eine vaskuläre Komponente von vornherein eine Rolle
spielen.
    Man kann nicht sagen, daß die Histogenese der Lebererkrankung auf-
geklärt wäre, denn wenn auch ihre Natur als Zirrhose für die vorgeschrittenen
Stadien feststeht, kann dies auf Grund unserer heutigen Erfahrungen nicht für
die Anfangsstadien behauptet werden. Es überwiegt in manchen Fällen so
offenbar der regeneratorische Vorgang mit knotiger Hyperplasie über den
entzündlichen, daß wieder, wie es oben schon für die akute gelbe Leberatrophie
betont wurde, mit einer epithelspezifischen Schädigung in der Leber gerechnet
werden muß. Aus diesem Grund hat auch Heinrichsdorff Zweifel an der
zirrhotischen Natur des Leberprozesses geäußert (vgl. auch die Dissertation

seines Schülers KLEIBER). ST. BARNES und E. WESTON-HURST erklären sich
das ungewöhnliche Bild nur damit, daß es eine ausgesprochen in Schüben verlaufende interstitielle akute Hepatitis mit temporären Ausheilungen sei. Man
sieht, die Meinungen gehen wie immer bei seltenen und variationsfähigen Krankheitsbildern stark auseinander. Ich möchte zur Erklärung der individuellen
Disposition statt wie HALL mit einer kongenitalen Minderwertigkeit von Hirn-
stamm und Leber eher mit der Vorstellung rechnen, daß eine chemische Mißbildung des Stoffwechsels vorliegt, die zu abnormen, für Leber und extrapyrami-
dales System giftigen Produkten führt. Irgendeine Form der Abnormität ist
aus verschiedenen Gründen anzunehmen: erstens weil die Krankheit ausgesprochenen familiären Charakter hat; unter den 12 von WILSON gesammelten
Fällen waren 8 familiär, unter den von HALL gesammelten sieben sogar sechs;

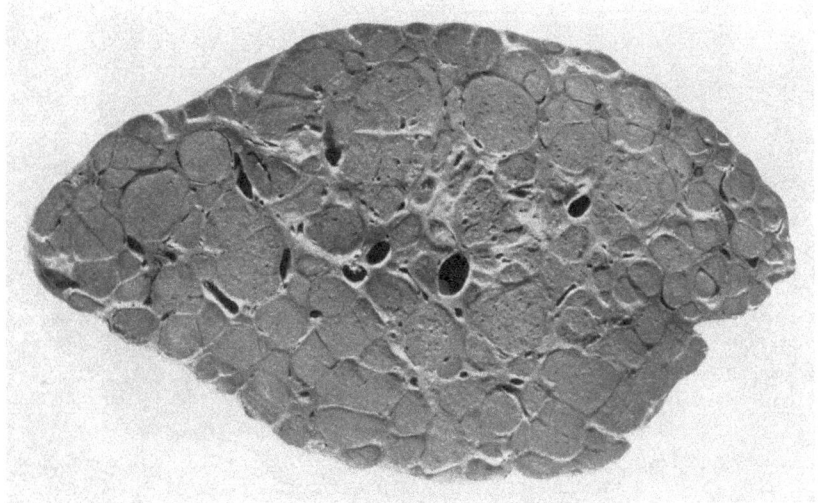

Abb. 62. Schnittfläche der Leber bei WILSONscher Krankheit. (Beobachtung des Heidelberger
Path. Instituts.)

im ganzen waren bis zu HALLs Monographie im Jahre 1921 75 Fälle, HALLs
eigene eingeschlossen, bekannt, davon aber lange nicht alle anatomisch untersucht. Zweitens gibt es der WILSONschen Krankheit klinisch und anatomisch
verwandte progressive Gehirnleiden heredodegenerativer Form, wie die WEST-
PHAL-STRÜMPELLsche Pseudosklerose, bei der ebenfalls Leberzirrhose ähnlicher
Art gesehen wurde (FLEISCHER, KAYSER, VÖLSCH, WESTPHAL, 1 Fall von KLEIBER).
Vielleicht ist der eine oder andere dieser Fälle jetzt nachträglich eher als WILSON-
sche Krankheit zu bezeichnen, nicht in allen sind die Gehirne mikroskopisch
untersucht (KAYSER, FLEISCHER). Ob man die WILSONsche Krankheit von
letzteren streng trennen oder, wie es neuerdings SCHOB und RITTER tun, von
einer „Wilsonpseudosklerose Gruppe" sprechen soll, darüber gehen die
Meinungen noch auseinander. Auch SPIELMEYER faßt die Krankheiten vom
hirnanatomischen Standpunkt aus zusammen. Vereinzelt steht bisher der Fall
von O. ROSSI, der eine Leberzirrhose nach Art derjenigen bei WILSONscher
Krankheit im Anschluß an epidemische Enzephalitis entstehen sah. Man kann
jedenfalls trotz der oben angegebenen Versuche KIRSCHBAUMs behaupten,
daß die Stoffwechselprodukte zirrhotischer Lebern durchaus keine besonderen
destruktiven Wirkungen auf das Gehirn haben. Wenn wir bei gewöhnlichen

Zirrhosen verschiedener Form, besonders der Laennecschen nicht selten gleichzeitig Gehirnerweichungen und sonstige typische Hirnveränderungen antreffen, so dürfte dies einfach von den nicht seltenen Syntropien der Zirrhose mit Gefäßerkrankungen aller Art zusammenhängen. Infolgedessen halte ich auch den Fall Schalterbrands von Chorea mit Leberzirrhose (59jähr. Frau mit jahrelangem Ikterus und apoplektischen Anfällen) durchaus nicht zur „hepatolentikulären Degeneration" gehörig. Ich kann mich eines einzigen Falles besonderer Art erinnern, wo bei einer 65jährigen Frau (S.N. 153/26) mit hochgradiger Pigmentzirrhose und Hämochromatose eine umfangreiche, nicht aus Gefäßstörungen erklärbare, an Schweizerkäse erinnernde, porige Beschaffenheit des weißen Marklagers im linken Hinterhauptslappen, eine weitere solche im Scheitellappen gefunden wurde (Abb. 63). Ich erwähne diese Beobachtung auch aus dem Grunde, weil Fleischer außer auf den von ihm zuerst beschriebenen

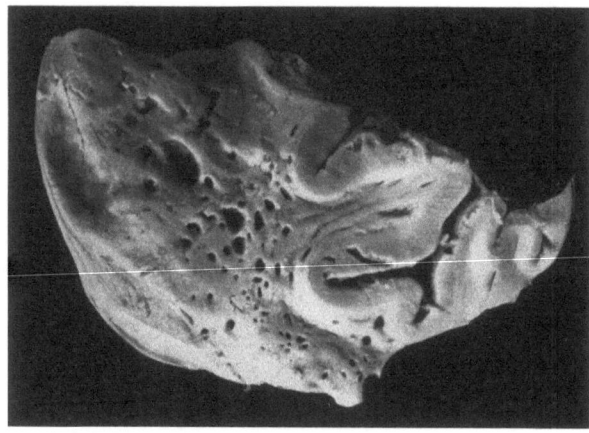

Abb. 63. Multiple Porenzephalie bei hämochromatotischer Zirrhose (Vergleich zur Wilsonschen Krankheit). (S. 153/26 Basel. 65jähr. Frau.)

eigenartigen bräunlichen Ring in der Peripherie der Hornhaut bei Pseudosklerose auch auf das Vorkommen weiterer Pigmentierung der Haut und der inneren Organe und auf gleichzeitigen Diabetes aufmerksam gemacht hat; das von ihm gesehene Pigment soll allerdings ein eigenartiges und bisher nicht beschriebenes gewesen sein und sich in der Descemetschen Membran, in der Basalmembran der Harnkanälchen, der Pia, stark in den Milztrabekeln und in der Milzpulpa lokalisiert haben.

In diesem Zusammenhang ist das Zusammentreffen der Wilsonschen Krankheit mit anderen als den klassischen Störungen von Seiten des extrapyramidalen Bewegungssystems erwähnenswert. Nicht nur kommen anatomisch über dieses hinaus, so im Stirnhirn (Schob, Osk. Meyer) oder im Kleinhirn (Ritter), sogar bei freien Stammganglien (Schob) Veränderungen vor, sondern auch klinische Zeichen, die auf weitere zentrale Störungen, und zwar im Bereich von vegetativen Zentren deuten. So ist Glykosurie beobachtet worden; da das Pankreas anatomisch bei Wilsons Krankheit als unversehrt angegeben wird, spricht dies für eine zerebrale Entstehung; nebenbei gesagt, wäre im Hinblick auf die Hypothese der zerebrogenen Entstehung der Wilsonzirrhose nicht ganz verständlich, daß das Pankreas bei nervöser Dysfunktion nicht, wohl aber die Leber bei solcher anatomisch erkranken sollte. In einem Fall von Sjövall und Söderbergh (13jähr. Knabe) fand sich neben Dysarthrie und Steifheit der Muskulatur Speichelfluß, Dysphagie und Hypogenitalismus. Letzterer ist ja bei juvenilen Zirrhosen häufig und braucht nicht notwendig auf eine zentrale Störung bezogen zu werden. Es wäre möglich, daß juvenile Zirrhosen gelegentlich verkappte Fälle WILSONscher Krankheit sind, besonders wenn es sich um grobknotige Formen handelt und biliäre Zirrhose ausgeschlossen werden kann; es liegt eine Beobachtung von R. WEISS und H. BETTINGER vor, aus der hervorgeht, daß vielleicht das eine Kardinalsymptom der WILSONschen Krankheit, die zerebrale Störung fehlen kann; sie beobachteten bei einem 8½jährigen Mädchen, dessen zwei Brüder an WILSONscher Krankheit gelitten hatten und das selbst keine motorischen Störungen darbot, eine Leberveränderung genau nach Art der WILSONschen Zirrhose und ebenso, wie der eine verstorbene Bruder sie gezeigt hatte.

Hier sei noch kurz an die Verwandtschaft der WILSONschen Krankheit mit den unter dem Namen „Leberkoller" zusammengefaßten Krankheiten des Pferdes erinnert (vgl. S. 330), weil es unter diesen Fälle gibt, wo ausgesprochene auch anatomisch faßbare Hirnveränderungen gleichzeitig mit Zirrhosen der Leber (Schweinsberger Krankheit, Dunziekte) gefunden werden (MUGLER, DOBBERSTEIN u. a.).

Erörterungen über die Ätiologie der WILSONschen Krankheit sind unnötig; Lues (Fall O. MEYER), Tuberkulose (WEGERLE) und enterogene Intoxikation (SJOVALL-SÖDERBERGH), Alkoholismus (HENRICI) sind selbstverständlich auch hier ebenso ins Feld geführt wie bestritten worden. Angesichts des schon besprochenen häufigen familiären Auftretens müssen die exogenen Faktoren fraglos gegen die endogene, irgendwie bedingte Disposition zurücktreten. Greifbare Anhaltspunkte für die Art der letzteren haben wir aber nicht.

Wir kommen in unserer Besprechung nun schon zu solchen Formen der seltenen Zirrhosen, für welche immer nur wenige Einzelerfahrungen als Belege angeführt werden können. Unter diesen erwähnen wir zuerst zirrhotische Veränderungen bei den einander verwandten Splenomegalien vom Typus der GAUCHERschen und der NIEMANN-PICKschen Krankheit. Was den Morbus Gaucher anbelangt, so entnehme ich der neuesten Zusammenstellung L. PICKs in seiner Monographie (1927) über die „Skeletform (ossuäre Form) des Morbus Gaucher", daß bisher 21 sezierte Fälle dieser Krankheit veröffentlicht sind. Über die Leber schreibt PICK, er habe ihr Gewicht im Durchschnitt bei 7 Fällen von Erwachsenen gleich 3300 g gefunden; zuweilen sei ihre Schnittfläche von breiteren, derben Streifen durchzogen und ausgesprochen granuliert gewesen; es entstehe „ein förmlich zirrhoseartiges Bild, das freilich weder der gewöhnlichen, noch der hypertrophischen Zirrhose entspricht". Es hat zuerst RISEL an den knotenartigen Neubildungen der Gauchermilz ihre schwielig-fibröse Umwandlung dargetan. Die Gaucherzellen werden einfach atrophisch oder erleiden eine Nekrose, wobei die von vornherein zwischen den Gaucherzellen liegenden feinen Bindegewebsfasern zu dichteren Bündeln sich verwandeln. Ähnlich ist der Prozeß in der Leber; bei Säuglingen und jungen Kindern liegen die Gaucherzellen ausschließlich in den Läppchenkapillaren. PICK fährt fort: „Bei den älteren Kindern und Erwachsenen besteht zugleich eine eigenartige zirrhoseähnliche Verdickung der GLISSONschen Kapsel und Aufteilung der Leberläppchen. Die Besonderheit der zuweilen außerordentlichen zirrhotischen Zunahme des Bindegewebes ist darin gegeben, daß dieses stets eine Einlagerung von Gaucherzellen, meist in großer Reichlichkeit aufweist, daß ferner im Vergleich zur gewöhnlichen Zirrhose Gallengangswucherungen hier allermeist fehlen und kleinzellige Infiltration bei der Wucherung des Bindegewebes keine Rolle spielt. Die von Gaucherzellen erfüllten Bindegewebszüge finden ihren makroskopischen Ausdruck in dem hellen Geäder, das das Leberparenchym durchzieht. Die Gaucherzellkörper liegen einzeln oder in kleinen dichtgestellten Alveolen in den Maschen der Fibrillenbündel. Auch die Einzelzellen der Alveolen sind wieder von feinen Fasermaschen, durch Silberschwärzung darstellbar, umgeben. Häufig erscheinen sie in gestreckten längsgestrichelten Formen „zügig" verbunden, mit der offenbaren Neigung, lange Synzytien zu bilden. Sie können ferner in die Wand der Pfortaderäste eindringen, sie durchsetzen, namentlich die Media, ja, bis an und in das Gefäßlumen gelangen (Mandlebaum-Downey). Überhaupt werden zuweilen auch sonst freie Gaucherzellen im

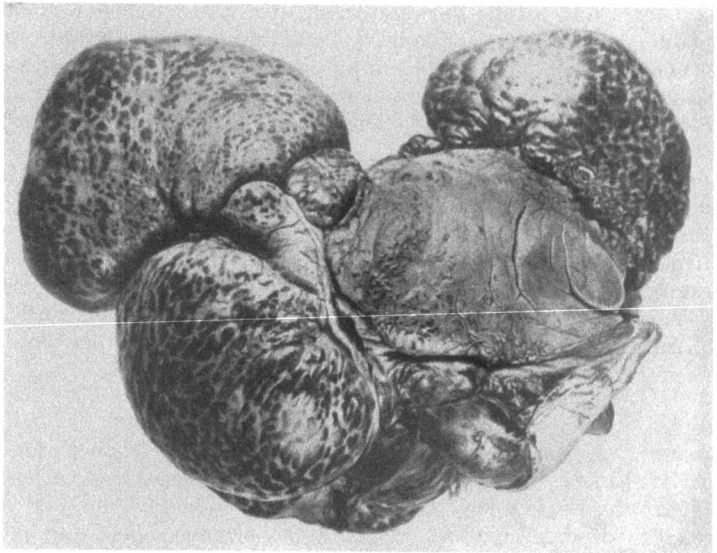

Abb. 64. Leberzirrhose bei Morbus Gaucher. Fall Howland-Rich nach L. Pick.

Lumen größerer Pfortaderäste gefunden. Epstein sah in den Läppchenkapillaren Normoblasten, Megakaryozyten und Wucherungen der Wandendothelien, letztere zuweilen von förmlich synzytialer Art. Gelegentlich treten regenerative Vorgänge an den Leberzellbalken hervor".

In der zusammenfassenden Beschreibung seiner vier Fälle von „ossuärem Morbus Gaucher" (2 eigene, ein Fall von Zadek-Ehlers und ein Fall von Howland-Rich, Abb. 64) bezeichnet nun Pick überraschenderweise die Leberveränderung in 3 Fällen als Pseudozirrhose, und nur im Falle Zadek-Ehlers, wo außer Sepsis mit verruköser Endokarditis der Aortaklappen eine alte Lues vorlag, spricht er von einer leichten echten Zirrhose. Ich sage „überraschenderweise", weil er selbst von einer Verbreiterung der Glissonschen Kapsel, einer die Läppchen zerteilenden Bindegewebsentwicklung spricht. Mir scheint, daß wir ruhig in Anbetracht der narbigen Natur dieser Vorgänge von einem echten zirrhotischen Prozeß sprechen können. An ihrer narbigen Natur kann aber nach der eigenen Schilderung Picks kein Zweifel sein: „jedesmal läßt sich, so schreibt er, in den Bindegewebszügen die schleichende Atrophie der Gaucherzellen oder ihre Nekrose, ihr eigentümliches schattenhaftes Abblassen, ihr ganz allmähliches Verschwinden und der fortschreitende Ersatz des einfachen Bindegewebsstromas durch schwieliges Narbengewebe, wie sonst in der Gauchermilz, feststellen. Schließlich verfällt auch die Narbensubstanz der Nekrose, besonders ausgiebig im Fall HOWLAND-RICH, und es entsprechen so die feinen makroskopischen Marmorierungen zu einem Teile derbfaseriger lebender oder abgestorbener Narbenmasse, die zugleich partiell verkalken kann. Ja, es können, wie Fall 2 lehrt, die Züge der Äderung zu größeren Inseln zusammenfließen und an der Oberfläche (am hinteren Leberrand) in gröberen bis kleinhaselnußgroßen derben Buckeln vorspringen. Andererseits kann das Leberparenchym, das bei der Zerstörung durch die pseudozirrhotische Gaucherzellvermehrung sonst nur gelegentliche Regenerationsvorgänge rein mikroskopischen

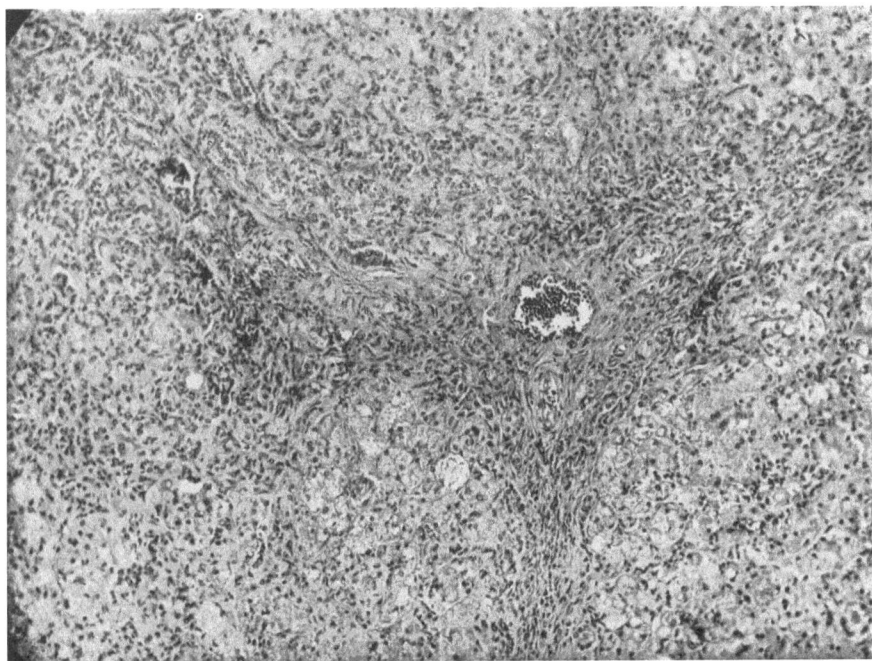

Abb. 65. Leberzirrhose bei NIEMANN-PICKscher Krankheit. (SN. 159/22. 3 Monate alter Säugling.)

Umfanges aufweist, in der noch wachsenden Leber des Kindes, wie bei HOWLAND-RICH, mit gewaltigen kompensatorischen Wucherungen antworten und das Organ durch die peripherischen Buckel des hypertrophierten Lebergewebes ein höchst ungewöhnliches Aussehen erhalten, das einigermaßen an ein Hepar lobatum syphiliticum erinnert. Bei dem Absterben der Gaucherzellen spielt auch die Verfettung eine Rolle, und in den groben gebuckelten Erhebungen am Leberhinterrand des zweiten Falles, die zum größten Teil aus fibröser und nekrotischer Narbensubstanz bestehen, zum anderen aber aus kleineren und größeren nekrotischen Komplexen von Gaucherzellen innerhalb körniger Zerfallsmasse, treten in diesen Gebieten vielfach die charakteristischen fein zugespitzten Lücken als Zeichen extrahierten Cholesterins zutage".

Bemerkenswerterweise kommen nun auch bei der NIEMANN-PICKschen Krankheit, wiewohl sie ständig schon im frühesten Kindesalter zum Tode führt, zirrhotische Veränderungen der Leber vor. In einem Falle eigener Beobachtung (S.N. 159/22 Jena, Abb. 65) handelte es sich um einen 3 Monate alten Säugling

mit makroskopisch ausgesprochener hypertrophischer Zirrhose, nach dem
äußeren Aussehen einer biliären Zirrhose bei intakten Gallenwegen. Die Leber
war sehr groß, zäh, etwas schlaff, spinatgrün mit ganz fein gekörnelter Oberfläche, unterbrochen durch flachere, zum Teil gelblichere Knoten; die Schnittfläche bot eine gefelderte Äderung dar. Ich gehe auf Einzelheiten, da der Fall
in der Basler Dissertation meines Schülers JENNY (1929) genauer beschrieben ist,
nicht ein. Da bei der NIEMANN-PICKschen Krankheit die Leberepithelien selbst
durch das pathologische lezithinoide Stoffwechselprodukt zu Schaumzellen ent-
arten und zugrunde gehen, gleichzeitig aber Störungen der Galleausscheidung
(Ikterus) und der Blutzirkulation vorliegen, so sind die Bedingungen für die
Entstehung von Zirrhose bereits wieder verwickelte. Ich beschränke mich
deshalb auf den Hinweis, daß auch in anderen Fällen des Morbus NIEMANN-
PICK zirrhotische Veränderungen, wenn auch offenbar nicht so hochgradig
wie in meinem Fall, beobachtet worden sind; so war die Leber in einem Fall
von PICK (1927) (20 Monate altes Mädchen, dessen Milz 15 Monate vor dem Tod
exstirpiert worden war) „etwas gekörnt", mit Pseudolobuli und Bindegewebszügen durchsetzt. PICK führt ebendort einen Fall KNOX-WAHL-SCHMEISSER
mit „fleckförmiger Fibrose der Leber" an; endlich fanden COREAU, OBERLING
und DIENST bei einem 7 Monate alten Knaben eine vergrößerte (425 g), feste,
granulierte Leber, die sie als schwach zirrhös bezeichnen.

Sind die zirrhoseartigen Vorgänge in der Leber bei der GAUCHER- und der
NIEMANN-PICKschen Krankheit allein aus der Tatsache zu verstehen, daß sich
zwischen den eigentümlichen Ablagerungen der beiden Krankheiten ein zur
sklerotischen Umwandlung fähiges Granulom ausbildet, so ist dies erst recht
in den seltenen Fällen zutreffend, wo das Wesen der Krankheit selbst in
dem Aufbau von spezifischem Granulationsgewebe in der Leber besteht. So
kommt es tatsächlich in seltenen Fällen von dichter Lebertuberkulose und
von Lymphogranulom (HODGKINscher Krankheit) zur narbigen Umwandlung
der granulomatösen Neubildung und damit zu seltenen Zirrhoseformen. Über
die tuberkulöse Leberzirrhose wollen wir uns hier nicht nochmal auslassen;
ich verweise auf das Seite 298 ff. Gesagte und besonders auf jenen besonders
gearteten Fall, in dem die multiple bindegewebige Durchwachsung der Leber
offensichtlich aus der fibrösen Induration der dicht gelegenen, nicht mehr
miliaren Knötchen hervorging. In einem Falle WEGERLEs war eine derartig
vernarbende Lebertuberkulose mit einer subakuten Leberatrophie verbunden,
wobei nach der Meinung des Autors die Tuberkulose auch die letztere ausgelöst haben sollte.

Gleichartige Vorgänge spielen sich nun auch bei der Lymphogranulomatose der Leber ab. Außer einer eigenen Beobachtung führe ich einen von
W. WEIS und EUGEN FRÄNKEL beschriebenen Fall an: 28jähriger Schiffs-
ingenieur mit rasch (in knapp 9 Monaten) zum Tode führender Lymphogranulomatose; die Leber erinnerte in ihrer äußeren Form durch die zahlreichen zum Teil
tief narbigen Einziehungen der Oberfläche an eine gelappte syphilitische Narbenleber; mikroskopisch war das Parenchym „von derben, vielfach grobscholliges
oder feinkörniges Pigment führenden, unregelmäßige Lebergewebsinseln um-
schnürenden, kernarmen Bindegewebszügen durchsetzt, zwischen und in denen
in der Größe wechselnde, fast ausschließlich aus polynukleären Leukozyten
bestehende, von dünnwandigen Kapillaren durchzogene Zellherde auftreten.
Einzelne derselben enthalten, nur ganz sporadisch, mehrkernige, in etwas an
das Aussehen der in echten lymphogranulomatösen Herden vorkommenden
erinnernde Zellen. Ein irgendwie typischer Befund, wie ihn echte Lympho-
granulomknötchen liefern, fehlte aber durchaus". Bemerkt sei noch, daß die
Lymphdrüsen, und zwar ebenfalls, ohne daß sie bestrahlt worden waren, die-

selbe indurative Gewebsschrumpfung wie die Leber dargeboten haben. In meinem Falle war die zirrhotische Veränderung der Leber makroskopisch nicht so ausgesprochen (49jähriger Apotheker, S.N. 416/23); sie war sehr groß (2230 g), derb, glatt und zeigte graue, verzweigte Herde, mikroskopisch allerdings deutliche Sklerosierungen des spezifischen Granuloms, das teils in Form diffuser Infiltration, teils in Knoten das Gewebe durchsetzte; daneben fanden sich Nekrosen von Läppchengruppen, wahrscheinlich infarktartiger Natur. Auch Schmorl sah ohne Bestrahlung Abheilungsvorgänge von Lymphogranulomatose in der Leber.

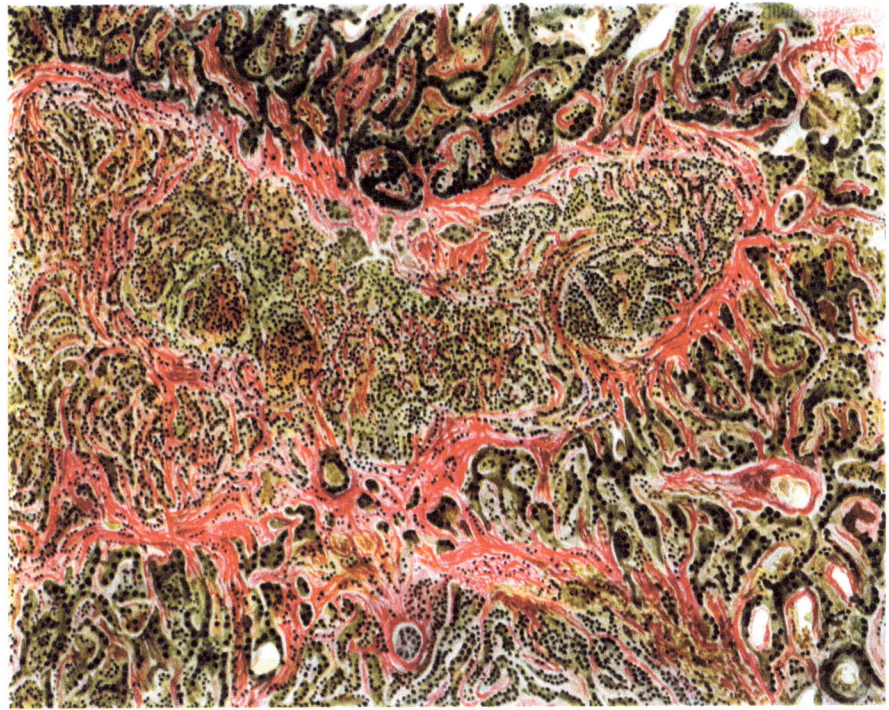

Abb. 66. Eigenartige, in das Parenchym einstrahlende Sklerosierung der Leber bei spontaner Rückbildung lymphosarkomatöser Infiltrationen der Glissonschen Scheide. (SN. 379/25 Basel, 43jähr. Mann.)

In einem Fall von langsam verlaufender Lymphosarkomatose (S.N.379/25, 43jähr. M.) fanden sich in der Leber, offenbar infolge teilweiser sklerosierender Verödung der sarkomatösen Infiltrationen verzweigte Narbenzüge (Abb. 66 u. 67).

Bemerkenswerterweise zeigte die Milz ebenfalls eine ausgedehnte Sklerose; die Abb. 67 zeigt dieselbe in Form typischer Fibroadenie der Follikel. Eine therapeutische Bestrahlung war nicht vorgenommen worden.

Endlich sei in diesem Zusammenhang schon hier (vgl. nächstes Kapitel) der Kombinationen von Blutkrankheiten mit Leberzirrhose gedacht, unter denen die mit Leukämie, speziell mit lymphatischer Leukämie in ursächliche Beziehung gebracht worden sind. So teilte Mosse (1908) einen Fall mit, in dem ein 53jähriger Mann wegen schwerer chronischer lymphatischer Leukämie (227000 weiße Blutkörperchen, davon 99% Lymphozyten), neben vergrößerter Milz geringe Lebervergrößerung mit mäßig vorgeschrittener Zirrhose aufwies;

da auch in der Milz die Follikel geschwunden (Bestrahlung) und das Bindegewebe vermehrt war, ergab sich die Frage, ob auch die Leberzirrhose die Folge der künstlichen Rückbildung der lymphatischen Infiltration der Leber sei; Mosse bezeichnete den Fall als „metalymphämische Leberzirrhose". Ein Fall von Leberzirrhose in Zusammenhang mit myeloischer Leukämie eigener Beobachtung wird noch weiter unten erwähnt werden (S. 484, vgl. Abb. 71). Auch des Vorkommens von Zirrhose bei der seltenen chronischen (konstitutionellen) Porphyrinämie sei nochmals (vgl. S. 422) gedacht. Schließlich beschrieb Bastai

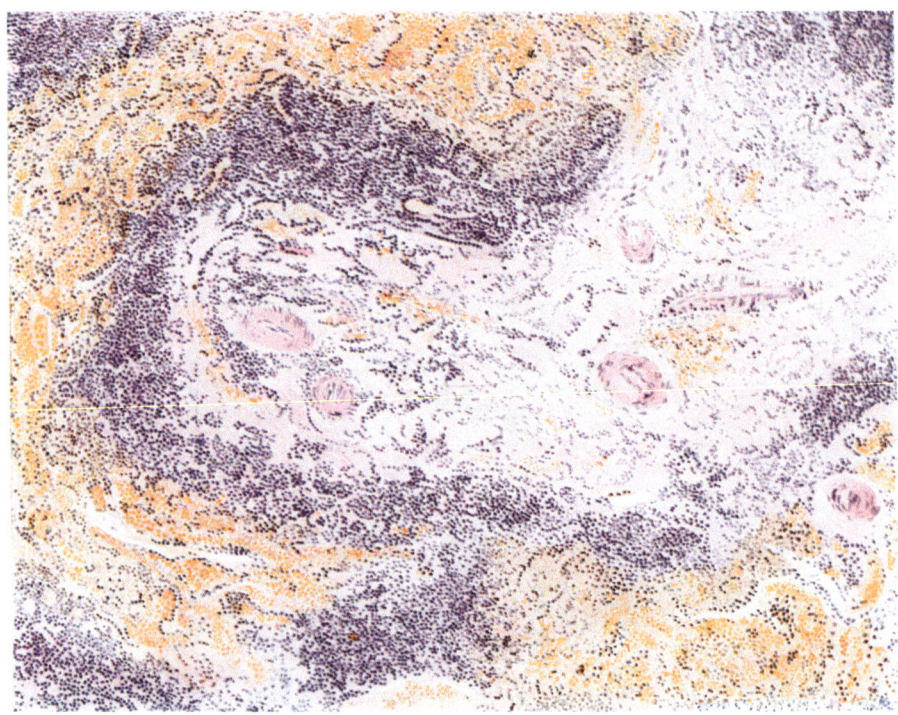

Abb. 67. Milz des gleichen Falles wie die Leber der Abb. 66. Fibroadenie der Milzfollikel bei vernarbender Lymphosarkomatose.

eine der Bantischen Krankheit ähnliche und wegen ihrer möglichen Natur als Blutkrankheit hier aufzuzählende „familiäre Splenomegalie mit Leberzirrhose"; die Leberzirrhose zeichnet sich, soweit ich aus Berichterstattungen der Arbeit ersehen kann (das Original konnte ich nicht beschaffen) nicht durch besondere Eigentümlichkeiten aus, die Milz soll sich von der „Bantimilz" in einigem (starke Verdickung der Zentralarterien, geringe Fibroadenie und starke Vermehrung der elastischen Fasern) unterscheiden.

Eine andere, dem Morbus Banti angeblich verwandte Form von Zirrhose ist die in Hinterindien beobachtete, vielleicht mit kindlicher Malaria zusammenhängende, zuerst von Jonesco und Popper, neuerdings von Millous beschriebene Hépatite scléreuse atrophique ascitogène metasplénomégalique paludéenne.

Diejenigen Zirrhosen, welche bei uns zu Lande selten, aber anderswo häufig sind oder sein sollen (tropische Formen, infantile subtropische Zirrhose, Bantizirrhose, sideromykotische Splenomegalie mit Zirrhose usw.) finden sich an anderen Stellen dieser Arbeit erwähnt.

v) Todesursachen und Syntropien bei Leberzirrhose.

Wenn auch die verschiedenen Formen der Leberzirrhose hinsichtlich ihrer Prognose nicht gleich, und auch die einzelnen Krankheitsfälle bei einer und derselben Form, z. B. bei der Hauptform der LAENNECschen Zirrhose verschieden zu beurteilen sind, weil sie verschieden rasch verlaufen und weil zweifellos auch eine Art Ausheilung, ein reines stationäres Narbenstadium sich einstellen kann, wird man im allgemeinen doch sagen können, daß die Leberzirrhose eine tödliche Erkrankung ist. Daran ändert auch die Tatsache nichts, daß wir nicht selten auf dem Sektionstisch vorgeschrittene Fälle rein zufällig finden, gleich als ob das Vorhandensein einer Zirrhose für den Träger belanglos wäre. Aber erstens kann dies lediglich damit zusammenhängen, daß der Verlauf der Zirrhose ein über viele Jahre sich hinziehender sein kann und zweitens braucht selbst bei dem Hinzutreten einer sogenannten interkurrenten Krankheit, wenn etwa ein Zirrhotiker eine Pneumonie oder dergleichen bekommt, die Anwesenheit einer Zirrhose durchaus kein nebensächliches oder gleichgültiges Zusammentreffen zu sein. Wie weit sie das nicht ist, entzieht sich aber leider so gut wie immer, besonders wenn die Zirrhose keine klinischen Symptome gemacht hat, unserer Beurteilung. Es kommt hinzu, daß, wenn es sich, wie so häufig, um Alkoholiker handelt, die Frage auftaucht, wie viel an dem tödlichen Ausgang der zur Zirrhose hinzugetretenen Krankheit der Alkoholismus schuld ist. FAHR hat mit Recht auf die überraschenden Todesfälle bei alkoholischer Zirrhose aufmerksam gemacht, aber jeder, der über Erfahrungen an Orten mit verbreiteter, schwerer Trunksucht (München, Basel usw.) verfügt, weiß, daß Zirrhose nicht dazu notwendig gehört. E. R. le COUNT und H. A. SINGER führen den plötzlichen Tod bei Alkoholikern „mit schweren Lebern" (2500 bis 4150 g, meist zirrhotischen Fettlebern) auf den veränderten Chemismus der Leberzellen, nämlich die Verdrängung des Glykogens durch Fett zurück.

Im Grunde genommen, wissen wir überraschend wenig darüber, in welcher Weise die Zirrhose lebenswichtige Funktionen der Leber stört und welche unter ihnen durch sie gestört werden. Darüber, daß die größte aller Stoffwechseldrüsen ein lebenswichtiges Organ ist, darüber kann ja wohl kein Zweifel sein. Wohl aber sind Zweifel darüber berechtigt, ob uns die endlich gelungenen Exstirpationsversuche der Leber (MANN u. a.) darüber Auskunft geben, in welcher Zeit der Leberausfall als solcher und wodurch er tödlich wirkt. Die Operation der Leberentfernung ist mit so schweren sonstigen Eingriffen in das Getriebe des Organismus, besonders der Blutzirkulation verbunden, daß wir nicht genügend genau wissen, welche Einzelumstände zum Tode bei der künstlichen Ahepatie führen und der Tod erfolgt so früh, daß vorläufig auch nur wenig über seine chemischen Begleitumstände herausgebracht worden ist. Diese Bemerkungen sollen die Bedeutung der Experimente nicht herabsetzen, sondern nur zeigen, wie schwierig es ist, die Brücke zu den Krankheiten zu finden, bei denen die Frage einer Leberinsuffizienz im Brennpunkt der klinischen Beobachtung und der postmortalen Beurteilung steht.

Ein Vergleich mit anderen, früheren Experimenten (PONFICK u. a.) über partielle Leberverkleinerung, hilft uns auch nicht weiter; wir wissen daraus nur, daß sehr erhebliche quantitative Einbußen mit der Fortdauer des Lebens vereinbar sind. Aber das sagen uns ja die Erfahrungen am Sektionstisch einerseits auch, man denke an den Schwund bei der gelben Leberatrophie, andererseits aber müssen wir im Auge behalten, daß die quantitative Abschätzung des funktionsfähigen Lebergewebes sich nicht einfach aus der Gewichtsbestimmung der Leber ergeben kann. Gewiß werden wir ehestens bei den schwerst atrophischen Zirrhosen, d. h. bei einer Schrumpfung auf 600—800 g von einer Hypohepatie

sprechen dürfen, aber ebenso gut kann wohl Insuffizienz bei einer hypertrophischen Zirrhose von 3560 g, z. B. durch biliäre Störungen vorkommen.

Damit sind wir bei der Frage der qualitativen Beurteilbarkeit der kranken
Leber. Die Klinik ist sich heutzutage darüber nahezu einig[1], daß eine ärztliche Abschätzung der Leberkraft, wenn ich so sagen darf, mit unseren heutigen Funk
tionsprüfungen sicher nicht im Ganzen, vielleicht erst in einigen Teilfunktionen
möglich ist; wieweit uns aber solche Teilfunktionen einen Maßstab für andere,
vielleicht im betreffenden Fall viel bedrohtere und lebenswichtigere Funktionen
der Leber geben, ist unbekannt. Es fehlt also schon bei Beobachtung am Lebenden
die Möglichkeit, beliebige Teilarbeit der Leber zu prüfen und über die Verkettung
der Teilarbeiten untereinander (Abhängigkeit von Partialinsuffizienzen) ist
ebenfalls nichts bekannt. Die Arbeit des Pathologen hängt also hinsichtlich
der Abgabe eines Urteils pathologisch-physiologischer Art mangels klinischer
Unterlagen ganz in der Luft. Aber würde sie das nicht auch tun, wenn die
Klinik ihm die Partialinsuffizienz, ähnlich wie in gewissen Fällen von Nieren-
leiden, angeben würde? Gewiß, zu einem hohen Grade würde sie das bei der
Mangelhaftigkeit unserer histochemischen Methodik auch bei einem besseren
Stand der klinischen Bewertung der Leber tun. Wir besitzen heute so gut wie
keine histologischen Kriterien zur Abgabe eines Urteils über die funktionelle
Unversehrtheit des Leberparenchyms. Wenn wir beobachten, wie eine vorgeschrittene Leberzirrhose sich klinisch verstecken kann, wie die schwerste Über-
fettung oder Hämosiderose der Leber ohne merkliche Einbuße im Stoffwechsel
ertragen wird, fragen wir uns immer wieder, wie die Leber jene Dutzende von
lebenswichtigen chemischen Leistungen trotz der notorischsten histologischen
Erkrankung durchführen kann. Sind wir also nicht imstande, zu sagen, auf
welche Weisen die Leberzirrhose den Tod herbeizuführen vermag, so können
wir wenigstens etwas weiter kommen, indem wir die Frage nach der Todesursache
in der gewöhnlichen Weise etwas weiter fassen. Wir machen folgende Unterscheidung: der Tod kann ein Lebertod sein; in diesem Fall liegt nicht nur die
eben besprochene Möglichkeit des Versagens lebenswichtiger Leberfunktionen,
sondern die Möglichkeit der Selbstvergiftungen aus der kranken Leber auf
verschiedene Art vor. Hier wären grundsätzlich weitere Unterscheidungen
vonnöten: Autointoxikation durch Retention von Sekret (Cholämie) und solche
durch abnorme Stoffwechsel- oder Abbauprodukte aus dem kranken Organe.

Eine weitere Gruppe von Todesursachen hängt mit den Folgeerscheinungen der Zirrhose zusammen. Ikterus (deckt sich mit dem Obigen), Pfortaderstauung (Magendarmstörungen, Aszites, Bildung der Kollateralen), Hautveränderungen usw. Hierher gehört auch die Frage, ob die Zirrhose die Disposition zu Krankheiten (Pneumonie, Erysipel usw.) erhöht oder bei deren
selbständiger Entstehung ihre Prognose verschlechtert. Endlich ist noch der
Tatsache zu gedenken, daß die Leberzirrhose selbst in ihrer Entstehung von
Faktoren abhängig ist, welche gleichzeitig andere Leiden hervorrufen oder
begünstigen kann (Herzleiden, Magenleiden). Das ist ein wesentlicher Grund
für einige der nachher zu besprechenden Syntropien (gleichzeitige Erkrankung
an „Myodegeneratio", „Magenkrebs", Tuberkulose usw.) und auch ein Grund
dafür, daß es nicht immer leicht, ja ich möchte sagen (besonders angesichts
unserer Inkompetenz zur Beurteilung der Leberinsuffizienz) meist recht schwer
ist, im Einzelfall zu sagen, woran nun der Zirrhotiker gestorben ist. Aus
diesem Grunde habe ich darauf verzichtet, aus meinen Beobachtungen eine
ausführliche Statistik über die Todesursachen bei Leberzirrhose aufzustellen.

---

[1] Es kann hier nur kurz auf die zusammenfassenden Arbeiten über Leberfunktionsprüfung hingewiesen werden: Lepehne, Bürger, Bürger und Schweriner, O. Schirmer,
Ritter, Fliessinger und Walter, Green-Snell-Walters, Mann und Bollmann, Staub.

s seien nur kurz folgende Angaben gemacht: Unter 91 aufeinander folgenden
Fällen von Leberzirrhose aus den Jahren 1923—1929, welche sorgfältig auch
mikroskopisch, untersucht worden sind und über welche mein Schüler ULRICH
noch genauere Ausrechnungen bringen wird, war in 46 Fällen die Leberzirrhose
als die eigentliche Todesursache anzusehen, bemerkenswerterweise deckt sich
diese Zahl ungefähr mit derjenigen der klinisch erkannten und als Hauptkrankheit
aufgefaßten Fälle (48 von 91). Es sei noch auf eine Statistik aus dem Frankfurter pathologischen Institut (Senckenbergischen Institute) durch E. BLUMENAU
hingewiesen. Unter 12761 Sektionen fanden sich 198 Fälle von Leberzirrhose:
von diesen waren 126 schon makroskopisch erkannt worden. Von den 126 (198)
Fällen sind 19°/0) 12,76°/0) „an der Zirrhose selbst oder ihren direkten Folgen"
zugrunde gegangen. Ebensoviele (bzw. 18,61°/0) sind den gleichzeitigen Er-
rankungen der Kreislauforgane erlegen; 26°/0 sind an verschiedenen Infektionskrankheiten (Erysipel, Pneumonie u. a., jedoch mit Ausschluß der
Tuberkulose) gestorben, während der Tuberkulose nur 10°/0 (15,42°/0) zum Opfer
fielen. An Tumoren starben 14°/0 der Zirrhosekranken; 12°/0 (13,82°/0) erlagen
verschiedenen Krankheiten, wie Diabetes, Nieren- und anderen interkurrenten
Leiden (die in Klammer gesetzten Zahlen sind einer weiteren Veröffentlichung
des Verfassers entnommen).

Wir haben oben eine zum Teil etwas andere Einteilung der Todesarten bei
Leberzirrhose gewählt und müssen zunächst nochmal auf den Begriff des Leber-
todes durch Insuffizienz der zirrhotischen Leber zurückkommen. Wenn diese auch,
wie wir gesehen haben, nicht methodisch faßbar ist, so gibt es doch aus der
klinischen und experimentellen Pathologie einige Erfahrungen, die in diesem
Zusammenhang erwähnenswert sind. Wir haben oben auseinandergesetzt,
wie wenig Pfortaderblut bei vorgeschrittener Zirrhose die Leber schließlich
passiert, falls wir diesen Schluß (wie es wohl erlaubt ist) aus den Durchspülungs-
versuchen ziehen dürfen; es geht, um uns kurz auszudrücken, eine Masse leber-
reifen Blutes aus dem Darm (und noch dazu einem kranken Darm) unter Umgehung der Leber auf dem Wege von Kollateralen direkt in den großen Kreislauf. Es besteht also eine der ECKschen Fistel zu vergleichende Ableitung des
Pfortaderblutes. Von Tieren mit ECKscher Fistel ist bekannt, daß sie gegen
bestimmte Zusammensetzungen der Nahrung sehr empfindlich sind (FISCHLER,
MANN und BOLLMANN). WIDAL glaubte zeigen zu können, daß Milchverab-
reichung bei Leberkranken hämoklasische Krise (Leukopenie, Blutdruck-
erniedrigung, Verlängerung der Blutgerinnungszeit), also ähnliche Zeichen wie der
anaphylaktische Shock hervorruft und meint, es handle sich dabei um eine
ungenügende Fixierung des artfremden Eiweißes. Hier wäre also der Lebertod
durch Ausfall der entgiftenden Funktion der Leber verständlich. MAGNUS-
ALSLEBEN wies auf das plötzliche Einsetzen von Zeichen absoluter Leberinsuffizienz hin und äußerte über ihre Natur ähnliche Gedanken; nach ihm lösen die
Gifte anaphylaktischer Natur im Leberkoma vielleicht den Tod vom Zentralnervensystem aus. Natürlich kann das Ausweichen des Pfortaderblutes nicht
die einzige Ursache der Vergiftung sein, zumal auf dem Umweg über die Leberarterie doch der Schaden zum Teil ausgeglichen werden kann; vielmehr ist auch,
wie wir oben ausgeführt haben, mit einer quantitativen und qualitativen Insuffizienz des restierenden Lebergewebes durch den zirrhotischen Schwund,
die verkehrten Ernährungsbedingungen und die Entartungen der Leberzellen
zu rechnen. HESS und SAXL zeigen, daß die tierische Leber nach Vergiftung
mit Phosphor oder Arsen ihre Fähigkeit verliert, Hämoglobin zu zerstören
und dasselbe ist bei infektiös-toxischen Schädigungen für die menschliche Leber
der Fall; nach M. HÄNDEL verringert Leberzirrhose die Fähigkeit der Leber
zur Paarung bestimmter dargebotener Stoffe. Diese Art der Leberinsuffizienz,

welche wir im Gegensatz zu der durch Ableitung des Pfortaderblutes, der „para-
hämischen", als „parenchymatöse" bezeichnen könnten, ist besonders schwer
am Krankenbett zu fassen, wie aus der schwierigen Erkennbarkeit selbst derjenigen Krankheit sich ergibt, die als das Prototyp dieser Art Leberinsuffizienz
anzusehen ist, nämlich der akuten gelben Leberatrophie. Ob man dahin gelangen wird, die parenchymatöse Insuffizienz in eine hepatozelluläre und eine
retikulo-endotheliale aufteilen zu können, entzieht sich heute noch der Entscheidung. ED. MAYER zeigte, wie nicht nur die Diagnose des Alters einer Leberinsuffizienz, sondern auch der Art derselben schwierig sein kann; aber ein Beispiel, das er als Beweis dafür anführt, daß eine tödliche hepatische Insuffizienz
nicht an eine morphologisch erkennbare Leberzelldegeneration gebunden zu
sein braucht, legt doch die Vermutung nahe, daß dabei nicht allein der epitheliale Anteil des Lebergewebes in Betracht kommt; es handelte sich um einen
Mann mit schwerem Ikterus, mit Leuzin und Tyrosin im Harn, mit hohem
Gehalt an Reststickstoff im Blute, der im typischen hepatargischen Koma
starb; die Sektion ergab eine Malarialeber ohne die Zeichen der erwarteten
akuten, gelben Atrophie und ohne Zirrhose, aber mit so außerordentlicher
Blähung der Endothelien (Sternzellen) und Melaninpigmentierung, daß die
Leberepithelien davon zusammengedrückt waren. Handelt es sich in solchen
Fällen, gekennzeichnet durch eine überwiegende Läsion der Kapillaren und
durch Dissoziation, vielleicht um eine mesenchymale Insuffizienz oder um eine
Insuffizienz der Leber infolge der Zerstörung der Zusammenarbeit von Mesenchym und Epithel, deren sichtbarer Ausdruck in erster Linie die Dissoziation
(und die Ischämisierung?) des Lebergewebes wäre?

Über hepatogene Autointoxikationen im Gefolge der Leberzirrhose,
die auch als Todesursache bei der letzteren in Betracht kommen, können wir
uns mangels genügend eigentümlicher pathologisch anatomischer Befunde
kurz fassen. Die Cholämie im allein richtigen Sinn, d. h. die Blutvergiftung
durch die Stoffe der Galle, kommt bei Zirrhose in allen jenen Formen vor, wo
Retention und Übertritt der Galle ins Blut stattfinden kann, also vor allem
bei den mit Stauungsikterus verlaufenden biliären (cholostatischen und cholangitischen) Zirrhosen. Jedoch ist ausgesprochene tödliche Cholämie in Form
der akuten Autointoxikation durchaus nicht häufig; wir sehen alsdann außer der
schweren allgemeinen Gelbsucht die cholämischen Blutungen der Haut und der
Schleimhäute, (Magendarm, Kehlkopf, Lunge-Bronchien, Nase, seröse Häute,
Hirnhäute usw.) oft mit ausgesprochenen Ödemen, besonders das Hirnödem.
Die mehr chronischen Cholämien scheinen regelmäßig mit Milzvergrößerung,
meist auch mit Knochenmarksreizung verbunden zu sein. Endlich ist die hepatische Kachexie als Ausdruck wohl mehr von chronischer Selbstvergiftung
und von Unterernährung (UMBER) als von Leberinsuffizienz anzuführen, mit
Abmagerung, Anämie, fahlgrauem Kolorit der Haut. GAUCKLER denkt auch
an eine mögliche hämolytische Insuffizienz der Milz; damit, daß andere Organe,
speziell die Blutorgane, in die Katastrophe der Leber mitgerissen werden, ist
allerdings zu rechnen. Als Ausdruck des Ausfalls der Leberarbeit sieht EDM.
MAYER auch die Fettinfiltration der Nieren an.

Die Folgeerscheinungen der Zirrhose können, wie schon an mehreren
Stellen ausgeführt wurde, sich zu tödlichen Ereignissen gestalten.
Dazu gehört vor allem die variköse Erweiterung von Kollateralen, in erster
Linie an der unteren Speiseröhre; die Verblutung aus Oesophagusvarizen ist
eine häufige Todesursache bei Leberzirrhose (nach eigenen Berechnungen in
mindestens 7—8%); die Blutung wird teils durch die Erweiterung der Schleim-
hautvenen (bzw. submukösen Venen), d. h. durch die Überfüllung bis zum Platzen
bedingt, teils durch Würg- und Brechbewegung, endlich auch Mazerations-

vorgänge an der dünnen Epitheldecke (saure Erweichung durch den Magen-saft) begünstigt. Der Aszites kommt als Todesursache weniger in Betracht; immerhin birgt er in sich die Gefahr der auf die Brusthöhle sich übertragenden Druckerhöhung innerhalb der Leibeshöhle, die Gefahr der leichten sekundären (spontanen oder künstlichen) Infektion und der Ansiedlung einer Tuberkulose. Auch Platzen des Nabels durch den Aszites ist beobachtet mit und ohne töd-liche Wirkung. Ferner werden von französischen Klinikern (vgl. VILLARET und BESANÇON) die Eiweißverluste durch wiederholte Punktionen hoch eingeschätzt (Anémie séreuse von GILBERT und GARNIER). RIKL hat auf die Möglichkeit

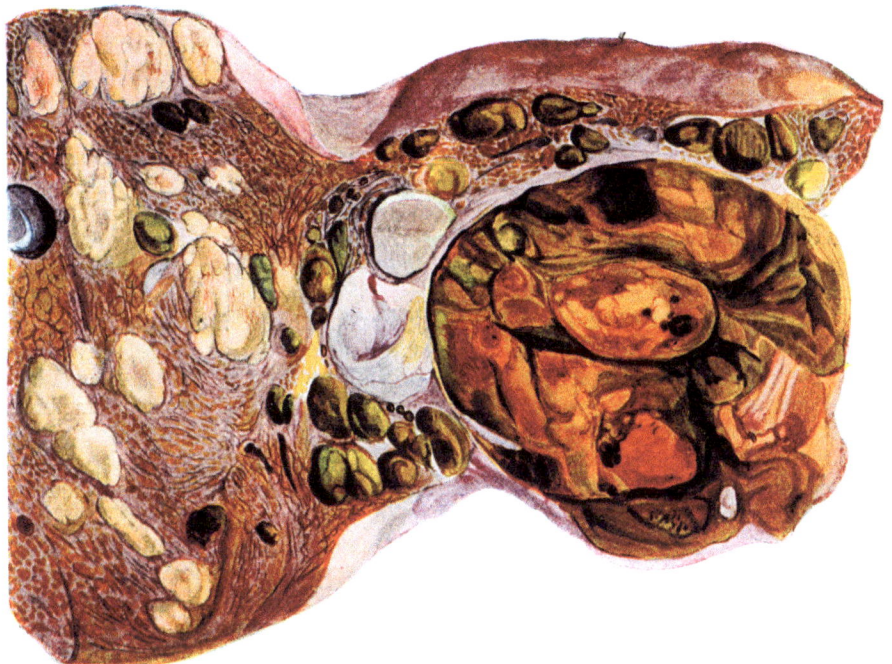

Abb. 68. Krebs (hepatozellulärer) in Leberzirrhose mit ikterischen und nichtikterischen Metastasen.
(S 423/25 Basel.)

der Entstehung von Pfortaderthrombose durch die mit einer Aszitespunktion verbundene Druckentlastung aufmerksam gemacht. Im ganzen wurden die Folgen der Pfortaderstauung als gefährliche Nebenerscheinungen sehr hoch eingeschätzt (FISCHLER u. a.) und die Wiederempfehlung der Talmaoperation z. B. durch W. MAYO spricht im selben Sinn. Ob sonst die mit der Zirrhose verbundenen Störungen des Blutumlaufes tödlich werden können, ist schwer zu beurteilen; dafür scheint mir die Beobachtung zu sprechen, daß Behebung der schweren Pfortaderstauung durch spontane oder künstliche TALMAsche Kollateralen häufig mit ungewöhnlich stark verkleinerten, also vorgeschrittenen Zirrhosen zusammengefunden werden.

Als nicht minder wichtig wie diejenigen Komplikationen der Leberzirrhose, welche unmittelbare Folgen, zum Teil je nach der Art ihrer Form, notwendige Folge der Zirrhose sind, dürfen die Begleiterscheinungen genannt werden, welche sich in loserer ursächlicher Beziehung mit ihr zusammenfinden, Krankheiten, welche der Zirrhose vorhergehen können, wie die Entzündung der Gallen-wege oder welche gleichzeitig durch dieselben Ursachen erzeugt, z. B. durch

Alkoholismus hervorgerufen sind oder endlich solche, für welche die Zirrhose eine gewisse Disposition schafft, wie es etwa für den Diabetes, das Ulcus ventriculi der Fall sein kann.

Wenn wir die im folgenden rein nach der Erfahrung aufgezählten häufigeren Begleiterkrankungen von der Ungenauigkeit der Empirie befreien und ihren Charakter als wahre „Syntropien" (v. Pfaundler) der Zirrhose erweisen wollten, wäre eine mathematisch einwandfreie statistische Methode (Berechnung des Korrelationskoeffizienten) nötig. Dies für alle Einzelveränderungen durchzuführen, wäre eine Riesenarbeit, welche bekanntlich auch erfordern würde, daß die Häufigkeit des Vorkommens jeder jener Veränderungen im Sektionsmaterial überhaupt genau bestimmt würde. Wir wollen uns deshalb hier mit erfahrungsmäßigen Hinweisen begnügen, auf die Gefahr hin, daß die eine oder andere Angabe einer mathematischen Kritik nicht standhalten würde. Es kommt hinzu, daß manche Vorkommnisse selten, also statistisch nicht als gesetzmäßig erweisbar und doch besonders lehrreich sind.

Als erstes Beispiel einer Syntropie der Leberzirrhose greifen wir ihr Zu - sammentreffen mit Tumoren heraus; es kommen sowohl Geschwülste der Leber selbst als solche anderer Organe in Frage. Da die primären Tumoren der Leber Gegenstand eines anderen Kapitels dieses Handbuchbandes sind, so beschränke ich mich natürlich auf die Frage der Syntropie. Die bedeutsamste und sozusagen gesetzmäßigste ist die Entwicklung von Adenomen und Karzinomen auf dem Boden einer Leberzirrhose (Abb. 68 u. 69). Findet man diese zusammen, so kann es sich natürlich auch um ein zufälliges Zusammentreffen handeln; dieser Ansicht war z. B. Siegenbeek van Heukelom (1894). Gibt man aber eine Syntropie zu, so darf man wohl ohne Widerspruch annehmen, daß die Tumorbildung zeitlich sekundär ist, weil die Zirrhose, selbst langsames Wachstum der Geschwulst angenommen, doch meist als der ältere Prozeß sich darstellen dürfte. Freilich muß man auch da vorsichtig sein. Sah ich doch vor kurzem einen Fall von Leberkrebs bei einem 37jährigen Manne (S.N. 558/27), bei dem der Krebs bereits 7 Jahre vor dem Tode durch Laparotomie und mikroskopische Untersuchung festgestellt war. Dies wäre ein Zeitraum, wo längst eine fortgeschrittene Zirrhose sich nach dem Krebs hätte entwickeln können. Eine andere Frage ist aber die der sekundären Entstehung im Sinne einer ursächlichen Beziehung. Auf der einen Seite steht da die allgemeine Erfahrung, daß Krebse in chronisch entzündeten Geweben mit dauernder regeneratorischer Neubildung besonders auch mit Störungen der Regeneration vorkommen, steht weiter die besondere Erfahrung, daß bei den verschleppten Formen der gelben Leberatrophie, bei der die regeneratorischen Neubildungen einen noch größeren Umfang als bei der Zirrhose annehmen, Adenombildungen sowohl von Gallengängen als von Leberzellen verhältnismäßig häufig sind. Auf der anderen Seite können Zweifel an der möglichen präkanzerösen Rolle der Zirrhose deshalb laut werden, weil erstens die Leberzirrhosen doch nicht so häufig mit Krebs oder mit größeren Adenomen kombiniert sind (s. unten), und zweitens weil nicht ausgeschlossen werden kann, daß der Krebs von der Zirrhose unabhängig sein könnte, in dem möglicherweise beide die Folgen ein und derselben Schädigungen sind. Diese Ansicht vertraten z. B. Schüppel, Meyer, Kelsch und Kiener u. a. Für ein Abhängigkeitsverhältnis des Krebses von der Zirrhose sprechen aber vor allem zwei Tatsachen. Wenn wir nicht fragen, wie oft kommt bei Zirrhose Krebs vor, sondern wie oft ist der Leberkrebs in zirrhotischer und wie oft in nicht zirrhotischer Leber, so erhalten wir wohl ein richtigeres Bild des Wesens dieser Syntropie. Was die Häufigkeit des Karzinoms in zirrhotischen Lebern anlangt, so berechnete ich sie aus meinen Zahlen zu 3 % aller Zirrhosen, fand aber in einer Serie von 100 Zirrhosen (1923—1927)

5 Fälle, in einer vorhergehenden von 75 Zirrhosen nur 1 Leberkrebs. Was umgekehrt die Häufigkeit der Zirrhose bei Leberkrebs anlangt, so hat EGGEL (1901) in einer Arbeit, in der er 162 Fälle von Leberkrebs aus der älteren Literatur zusammen gestellt hat, die Häufigkeit der Zirrhose bei solchem mit 85,4 % berechnet. YAMAGIVA gibt 74,75, REDAELLI gar 92 % an); das ist eine überwältigende Zahl, welche noch mehr besagt, wenn man mit EGGEL schon die Unterscheidung zwischen hepatozellulären und cholangiozellulären Karzinomen (auf die später GOLDZIEHER und von BOKAY besonderen Nachdruck gelegt haben) macht. EGGEL berechnet nämlich, daß von den Leberepithelkrebsen 86,4 %, von den Gallengangsepithelkrebsen jedenfalls bedeutend weniger (bei einer sehr kleinen Reihe von Fällen mit 62,5 % angesetzt) in zirrhotischen Lebern gefunden werden. EGGEL macht dann noch weitere Unterscheidungen zwischen der Vorliebe der verschiedenen Krebsformen, sich mit Zirrhose zu verbinden,

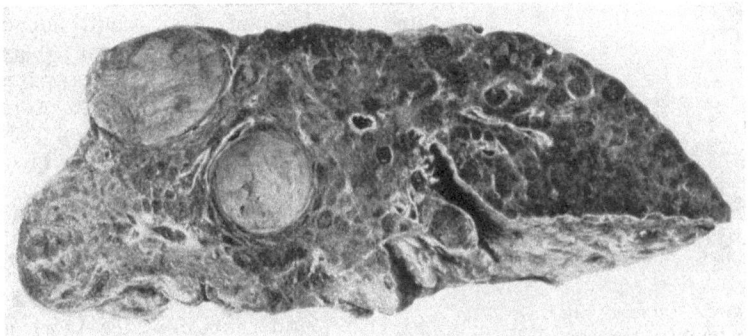

Abb. 69. Multiple Adenome in zirrhotischer Leber. (Atrophische Zirrhose von 950 g mit allgemeiner Hämochromatose.)

aber dieser Teil seiner Statistik ist nicht so überzeugend; hingegen ist der Unterschied in den Zirrhoseformen, die sich mit Krebs verbinden, sehr in die Augen springend: In 70 Fällen von Leberzirrhosen mit Krebs zeigt erstere nur 8 mal (= 11,4 %) die hypertrophische Form. Da wir nicht beurteilen können, was hier alles zur hypertrophischen Zirrhose gerechnet ist, und die atrophische ohnedies wohl bei jeder Art von Zählung die häufigere ist, so lassen sich aus dieser Angabe keine Schlußfolgerungen ziehen.

Außer diesen Zahlen spricht für ein Abhängigkeitsverhältnis des Krebses von der Zirrhose weiter die von PALTAUF und von ASKANAZY hervorgehobene Tatsache, daß der Krebs von hypertrophischen Teilen des zirrhotischen Organs ausgeht und schließlich darf wohl auch die mehrfach nachgewiesene (R. ADELHEIM, MC INDOE und CRANSELLER), allerdings auch bezweifelte (WINTERNITZ) Beobachtung der multizentrischen Entstehung des Karzinoms ins Feld geführt werden.

Von besonderen Vorkommnissen sei noch das Auftreten multipler Adenome in zirrhotischer Leber, wie sie u. a. HUEGENIN (1911) beschrieben hat und wie sie Abbildung 69 zeigt, ferner eine Beobachtung von PFANNENSTIEL und SJÖVALL von Leberkrebs bei „BANTIscher‟ Splenomegalie mit Zirrhose bei einem 16jährigen Mädchen erwähnt. Ferner sei nicht verschwiegen, daß die Meinungen über die Abgrenzung von Adenom und Karzinom sehr auseinandergehen: obwohl die Erörterungen dieser Frage (Hepatom? Adenom? Leberkrebs? „Kankrozirrhosis‟) nicht zu meiner Aufgabe gehört, sei doch wegen ihrer Berührungspunkte mit den oben erörterten statistischen Feststellungen auf diese Frage und ihre neueste, sorgfältige Bearbeitung durch P. REDAELLI (1926) verwiesen. R. Jaffé beschrieb einen interessanten Fall von gleichzeitigem Sarkom und Karzinom der zirrhotischen Leber: Bei einem 67jährigen Trinker mit mindestens 15 Jahre während der Zirrhose fand sich ein den rechten Leberlappen zum Teil zerstörendes Spindelzellensarkom (mit Metastasen in der Gallenblasenwand) und ein Krebs des linken Lappens, den der Autor mit dem durch die Zerstörung des rechten Lappens verbundenen stärkeren Regenerationsantrieb des linken in Beziehung setzt. Mehrere Fälle sind schließlich bekannt geworden von Hämangioendotheliom, bzw. Endotheliosarkom in zirrhotischer Leber; bei der großen Seltenheit dieser Geschwulstform wohl nur in ähnlicher Weise wie das Karzinom in zirrhotischer Leber zu erklären, nämlich durch Reizung der Gefäßwandzellen zur blastomatösen Wucherung durch den

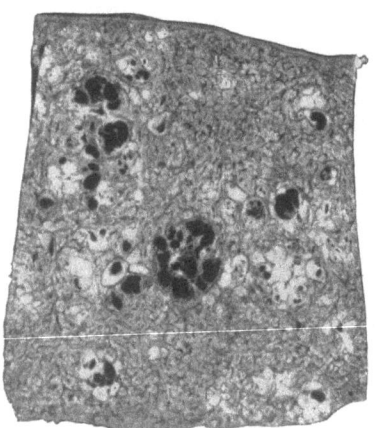

Abb. 70. Fall Kahle: Malignes Hämozytoblastom in Zirrhose.

mit der chronischen sklerosierenden Entzündung verbundenen Reiz; bemerkenswerterweise kommen dann Formgebungen und Funktionen des primitiven Lebermesenchyms (Blutbildung) zur Ausbildung (Kahle). Außer einem selbst beobachteten, von meinem Schüler Kahle veröffentlichten Fall (S.N. 105/15, Jena, 58jähr. Mann, Abb. 70) seien die Fälle von Kothny, Hachfeld, A. Gödel angeführt. Saltykow (1914) hat 2 Sarkome in zirrhotischer Leber beschrieben (Spindelzellensarkom, polymorphzelliges Sarkom).

So viel über die Syntropie der Leberzirrhose mit Tumoren der Leber selbst. Aber es besteht wohl zweifellos eine solche auch mit Geschwülsten, genauer gesagt Krebsen außerhalb der Leber, so mit Magen-, Darm- und Pankreaskrebsen. Die Beziehungen, welche diesem Zusammentreffen zugrunde liegen, sind ungleich schwerer zu fassen als bei den Lebertumoren; eine gewisse Schwierigkeit bietet auch hier die Frage der Altersbestimmungen der beiden Glieder der Syntropie, ferner die Tatsache, daß für beide Erkrankungen dasselbe Lebensalter in Betracht kommt, so daß zufälliges Zusammentreffen im Einzelfall nie unwahrscheinlich ist und die Syntropie überhaupt nur mathematisch-statistisch erfaßbar wäre, eine Aufgabe, die sich wohl gerade für diesen Gegenstand lohnen könnte.

Eine Anzahl syntropischer Befunde sind schon in früheren Kapiteln besprochen worden, so das Zusammentreffen der Leberzirrhose mit Pankreatitis, mit Cholezystitis und Cholelithiasis, mit Pfortaderthrombosen, mit Kalkinfarkten der Niere, mit bestimmten Habitusformen. In Ergänzung der früheren Bemerkungen sei auf den sehr verschiedenen Ernährungszustand hingewiesen, in welchem sich die Zirrhotiker bei ihrem Tode befinden; die einen kachektisch abgemagert, durch Wassersucht unförmig, die anderen fettsüchtig, kräftig, mitten aus einem tätigen Leben und aus feuchtfröhlichem Genießen herausgerissen. Oft werden dies natürlich die jüngeren Stadien der Krankheit sein. Das Herz zeigt sehr oft die Folgen der Luxuskonsumption, ist fett, hypertrophisch und die Klinik erkennt auf „Myodegeneratio"; es sind die Fälle, wo die Sektion mehr oder minder schwere und wechselnd alte kardiale Stauungen neben der Zirrhose findet. Becquerel zählt unter 42 Zirrhosen 21 Fälle von Herzkrankheiten; freilich war zu jener Zeit (1840) die Differentialdiagnose gegen Pseudozirrhose nicht durchgeführt. Zu Endokarditis, die wohl nicht immer zufällig bei Zirrhose sich findet, sind die Beziehungen schwer zu umgrenzen. CHVOSTEK zählt unter den Beweisen, daß zur Erwerbung einer Zirrhose eine gewisse konstitutionelle Veranlassung gehöre, die Kombination mit Klappenfehlern und Gelenkrheumatismus auf. In dieser Form möchte ich einer Syntropie dieser Erkrankungen weniger zustimmen als vielmehr von der Überzeugung aus, daß gewisse Sepsisformen, die die Klappen befallen können, ihre Histotropie auch auf das übrige Endothel, im besonderen auf den Blutgefäßapparat (Sternzellen) der Leber ausdehnen und dort jene hämangio- und mesenchymotoxischen entzündlichen Reaktionen auslösen, deren Bedeutung für die Genese der Leberzirrhose ich früher und hier immer wieder hervorgehoben habe. Auch SIEGMUND hat in einer Arbeit über chronische Streptokokkensepsis die Vermutung ausgesprochen, es könnten Fälle von grobinsulärer Zirrhose und sklerotischem Milztumor auf früherer (geheilter) Sepsis mit vernarbten Klappendestruktionen beruhen.

Die Beziehungen der Leberzirrhose zu Lungenerkrankungen sind nicht auffällig. Das zweifellos nicht seltene Vorkommen des Emphysems braucht mit Zirrhose an sich, besonders in Anbetracht der beteiligten gleichen Altersklassen nichts zu tun zu haben, weil dieselbe Körperbeschaffenheit, nämlich der gedrungene „Typus digestivus" beide Krankheiten begünstigt. Das Vorkommen von Lungentuberkulose bei Leberzirrhose möchte ich als ein mittleres bezeichnen, wobei einschränkend zu sagen ist, daß die Form der Tuberkulose meist eine ausgesprochen chronische ist, freilich in Übereinstimmung zu der ganz anderen Altersverteilung von akuter Phthise und Leberzirrhose. Von den sonstigen Beziehungen der letzteren zu Tuberkulose, im besonderen zu Tuberkulose des Bauchfells, ist in einem früheren Kapitel die Rede gewesen. Chronische ulzeröse Darmtuberkulose (natürlich nur in Abhängigkeit von offener Lungentuberkulose vorkommend) dürfte eher gewöhnliche chronische Hepatitis als echte Zirrhose verursachen können. KLOPSTOCK wollte sogar Darmtuberkulose für die Entstehung der Leberzirrhose verantwortlich machen, fand aber begründeten Widerspruch (JORES, 1907).

Wenn Leberzirrhose mit Arteriosklerose zusammentrifft, was meines Erachtens nicht in ungewöhnlichem Maße stattfindet, so dürfte dem eher die konstitutionelle Körperbeschaffenheit und die Lebensweise als ein Einfluß der Leberkrankheit auf die Gefäße zugrunde liegen, wiewohl die Störungen des Cholesterinstoffwechsels (vgl. S. 389), bei Zirrhose bei dessen — freilich zur Zeit nicht ganz geklärten — Beziehungen zur Atherosklerose einen solchen Gedanken nahe legen könnten. Auch die Beziehungen zu Arteriosklerose gehen meines Erachtens nicht über das Maß des Zufälligen hinaus.

Leberzirrhose und Nephritis treffen nicht häufig zusammen. Der Gedanke einer ausgesprochenen „bindegewebigen Diathese" hat hier am wenigsten eine Berechtigung; Schrumpfleber und Schrumpfnieren sind gleichzeitig eine Seltenheit. Immerhin besteht keine negative Syntropie, d. h. keine Ausschließung. Wenn wir an die Beziehungen der beiden Organe im Stoffwechsel (Harnstoff, Harnsäure usw.) und an die Gifte denken, welche beide zu schädigen vermögen Toluylendiamin), ferner an die Beteiligung beider Organe an septischen Erkrankungen, exogenen und endogenen Verfettungen, ist es eher verwunderlich, daß man nicht häufiger auch chronische Erkrankung beider zusammen antrifft. Auch auf die früher schon erwähnten Beobachtungen von JORES (1907) und von SCHMORL über gleichzeitige interstitielle Bindegewebsentwicklung in der Niere und subakute Leberatrophie sei hingewiesen. GUNDERMANN sah bei experimentellen Leberschädigungen durch Unterbindung von Pfortaderästen gleichzeitige schwere Nierenveränderungen. Die Erfahrung beim Menschen spricht über im allgemeinen nicht für die Häufigkeit „hepatogener Nephropathie".

Ich habe einige wenige Male akute hämorrhagische Nephritis und chronische Glomerulonephritis (S.N. 430/11, 1162/10, 315/25) neben Leberzirrhose gesehen und nur ausnahmsweise den Eindruck ursächlicher Beziehungen gehabt; so in einem Fall von in voller Entwicklung begriffener hypertrophischer Zirrhose und hämorrhagischer Nephritis bei tuberkulöser hämorrhagischer Pleuritis (S.N. 450/26, 52jähr. M.), einen weiteren Kombinationsfall von Zirrhose und hämorrhagischer Nephritis bei Lungentuberkulose (S.N. 404/04), bei einer wahrscheinlich syphilitischen Nephritis neben (syphilitischer?) Zirrhose eines 42jährigen Soldaten (523/26).

Am Magen finden sich bei Leberzirrhose, wie mir scheint, über die zufallsmäßige Erwartung hinaus häufig schwerere Leiden; es sei hier abgesehen von der chronischen Gastritis, von deren Häufigkeit und wechselnden Beziehungen (Frage der prä- und postzirrhotischen Entstehung) schon in einem früheren Kapitel die Rede war. Vielmehr sei auf die große Zahl von Fällen mit hämorrhagischen Erosionen und mit Ulkus, ferner auf den Magenkrebs (s. unten) hingewiesen. Bouchard (1902) will aber Blutungen aus dem Magen bei Zirrhose nicht nur auf Varizen- und Geschwürsbildung zurückführen, sondern spricht von arteriellen Blutungen in Analogie zu ebenfalls angeblich aus Arteriolen erfolgenden Hämorrhagien der Haut und der Schleimhäute von Nase, Mund und Rachen. Ebenfalls von Bouchard soll (zit. nach Hanot und Boix, 1894) eine Varietät der Leberzirrhose bei Magenerweiterung beschrieben worden sein. Ein eigentümliches Vorkommnis ist die Magen- und die Darmphlegmone bei Leberzirrhose: Walz hat einen solchen Fall durch Chr. Bosch beschreiben lassen (54jähriger Potator mit Pigmentzirrhose von Leber und Pankreas); er fand, daß unter 100 in der Literatur niedergelegten Fällen von Gastritis und Colitis phlegmonosa ein Zehntel bei Zirrhose beobachtet worden sind; Walz vermutet wohl mit Recht, daß das den Aszites begleitende Darmwandödem die Infektion der Darmwand (auch ohne sichtbare Ulzerationen) begünstigt.

Unter den Stoffwechselkrankheiten ist es in erster Linie der Diabetes mellitus, der sich mit Leberzirrhose vergesellschaftet. Ich spreche dabei nicht von dem Bronzediabetes, bei dem der Diabetes auf einer der Leberzirrhose analogen Pankreasveränderung beruht, sondern von den anderen Fällen, wo ohne schwerere anatomische Veränderung des Pankreas Diabetes neben Leberzirrhose oder wo letztere neben einem Diabetes gefunden wird. Da selbst mikroskopisch die Veränderung der Bauchspeicheldrüse in solchen Fällen oft nicht über das hinausgeht, was man ohne Diabetes am Pankreas bei Leberzirrhose zu finden pflegt, nämlich Fettdurchwachsung und leicht sklerosierende oder interstitielle infiltrierende Pankreatitis (s. die Erörterungen S. 368), so fragt sich, ob nicht die zirrhotische Leberererkrankung an sich die glykämische Erkrankung bewirken kann, wie es schon von Naunyn vermutet wurde; aber auch heute, wo wir über die extrahepatische Zuckerregulation viel besser unterrichtet sind, als zur Zeit jener Äußerung Naunyns, können wir nicht entscheiden, ob es einen hepatogenen bzw. zirrhotischen Diabetes gibt. Manche Fälle sind vielleicht nur Glykosurien (Lépine) durch Herabsetzung der Toleranzgrenze für alimentäre Zuckerzufuhr (Steinhaus) oder wie Claude Bernards sich ausdrückt, durch vorübergehende, ,,surexcitation du foie". Ich schätze aber v. Noordens Angabe, daß nur bei 2—3% der Diabetiker sich Leberzirrhose findet und die von Sauerbeck (zit. nach Heiberg), der unter 176 anatomisch untersuchten Diabetesfällen nur 3 Leberzirrhosen gefunden hat, zu gering sein; Weichselbaum (11:183), Cécil (7:90) Lépine (3:36). Heiberg (8:112) geben höhere Prozentzahlen von Leberzirrhose bei Diabetes; auch Seyfarth (1920) fand mehr, nämlich 24mal Pankreasveränderungen mit Leberzirrhose unter 289 sezierten Fällen von Diabetes (Pathol. Institut Leipzig). Da der

Pathologe in bezug auf den Diabetes auf die Diagnose der Klinik angewiesen ist, und die Kliniker diese Diagnose in verschiedener Weise berücksichtigen, sind pathologisch-anatomische Statistiken über die Häufigkeit von Diabetes bei Leberzirrhose mit Vorsicht wiederzugeben. In meiner Münchener Zeit verfügte ich einmal in einem Jahr über 5 derartige Fälle; hingegen ergab eine Zusammenstellung der Basler Sektionen von 1919—1927 mit 175 Fällen von Leberzirrhose nur 3 mal Diabetes. BORK (1928) findet im Schrifttum unter 111 Fällen von allgemeiner Hämochromatose 47 Fälle von pigmentierter Leberzirrhose mit Diabetes verbunden. BOSSERT beschrieb Diabetes bei einem nichtsyphilitischen Säugling (Brustkind) mit Leberzirrhose. Außer der häufigen Bindegewebsvermehrung im Pankreas bei Leberzirrhose sind auch die nicht seltenen Fettgewebsnekrosen zu erwähnen (SIMMONDS); auch Kombination von Fettzirrhose mit schwerer Pankreasapoplexie kommt vor (SYSAK und NAKAMURA). Die Pankreasveränderungen dürften von den Leberveränderungen mehr begünstigt sein, als umgekehrt, obwohl auch Lebernekrosen bei Nekrosen des Pankreas gesehen wurden (RUDOLPH, OESTREICH). Von sonstigen Stoffwechselerkrankungen ist wenig zu sagen; bei der großen Seltenheit der Gicht und der großen Häufigkeit der Leberzirrhose in Basel kann ich behaupten, daß keine Syntropie zwischen beiden Krankheiten besteht. E. MOSER hat bei einem $4^1/_2$ jährigen Mädchen mit periodischem Erbrechen und Azetonämie starke Verfettung der Leber, Verbreiterung und Infiltration der GLISSONschen Kapsel und geringe Gallengangswucherungen gesehen.

Zu innersekretorischen Erkrankungen bestehen nur lose Beziehungen (vgl. die Bemerkungen S. 373). Nur sei auf das merkwürdige Vorkommnis von Leberzirrhose bei schwerer Atrophie der Schilddrüse aufmerksam gemacht. So fand ich bei einem 28jährigen zwerghaften Mädchen mit schwersten kongenitalem Myxödem (vollkommene Athyreosis) als Todesursache Verblutung aus Ösophagusvarizen bei vorgeschrittener Leberzirrhose. K. LANDSTEINER und AD. EDELMANN sahen solche bei einem 17jährigen Mädchen mit „polyglandulärer" Erkrankung (letztere Diagnose nicht sehr überzeugend) jedenfalls aber mit sklerotischer Atrophie der Schilddrüse, trophischen Störungen der Haut, mangelhafter Behaarung und Dysgenitalismus. Der häufige Infantilismus bei oder richtiger gesagt infolge juveniler Leberzirrhose, wie mir scheint, besonders bei den ätiologisch noch unklaren, vielleicht in der Mehrzahl biliären (cholangiolotischen) Formen ist mehrfach schon berührt worden. G. KOLLF vermutet bei einer Leberzirrhose mit hypertrophischer Osteoarthropathie (19jähriger Jüngling mit Kleinwuchs und infantilem Aussehen) eine von der Zirrhose abhängige Störung innersekretorischer Organe.

Dem Zusammentreffen von Blutkrankheiten mit Leberzirrhose sind wir ebenfalls schon mehrfach in unserer Darstellung begegnet. Die Beziehungen sind schwer zu fassen, die Fälle so selten, daß Zufall nicht ausgeschlossen werden kann, aber die Vermutung doch berechtigt, daß bei den sonstigen innigen Beziehungen der Leber zu Blutbildung und zu Blutveränderungen auch zu den übrigen Blutorganen, besonders zur Milz ein Zusammenhang im Sinne primärer oder sekundärer Zirrhose nicht von der Hand zu weisen ist. Es sind bereits die Versuche von HESS und SAXL erwähnt worden, daß durch Phosphor und Arsen die Leber die Fähigkeit verliert, Hämoglobin zu zerstören; dieselben Untersucher haben auch gefunden, daß mit jenen Giften, wohl auf dem Wege über diese Art von Leberinsuffizienz, Hyperglobulie zu erzeugen ist. Dies wäre eine Möglichkeit, das von TÜRK, CHAUFFARD und TROISIER, dann besonders von MOSSE gefundene Zusammentreffen von Polyzythämie, Urobilinikterus, Milztumor mit Leberzirrhose zu erklären. MOSSE allerdings gibt eine andere

Erklärung des Zusammenhangs; nach ihm werde die Leber durch den gesteigerten Blutzerfall überlastet und dadurch geschädigt. Levi nimmt ebenfalls an, daß die Zirrhose eine Folge des vermehrten Blutabbaues ist und daß der letztere und damit die Zirrhose durch die übliche Phenylhydrazintherapie verstärkt werden könne. Von sonstigen Koinzidenzen seien noch die nicht seltene perniziöse Anämie [Bork (1928) erwähnt einen Fall von perniziöser Anämie mit allgemeiner Hämochromatose], das ausnahmsweise Zusammentreffen mit lymphatischer Leukämie, und das verhältnismäßig häufige von Leberveränderungen mit Agranulozytose (Schäfer), darunter in einem Falle Schäfers

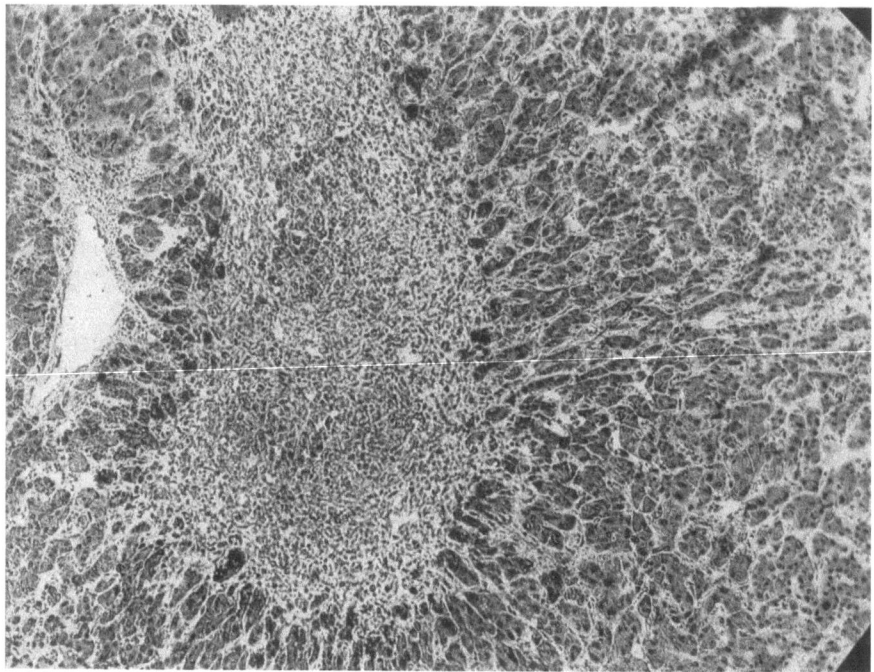

Abb. 71. Leberzirrhose bei myeloischer Leukämie mit vernarbenden Nekrosen und eigenartigen Granulomen.

mit hypertrophischer Zirrhose erwähnt. Bei den Leberzirrhosefällen mit perniziöser Anämie liegen nach meinen Erfahrungen meist weitere Syntropien, z. B. mit Magenkrebs (s. oben) vor. In einem Fall von kindlicher schwerer Anämie, der eher zur aplastischen als zur perniziösen Anämie gehörte (S.N. 146/27, 4³/₄jähr. Mädchen) fand sich neben einer Verbreiterung der Glissonschen Kapsel, zahlreichen Blutbildungsherden in den Läppchen, Riesenzellen in deren Kapillaren eine eigenartige Sklerosierung der peripheren Läppchenteile (bei Fehlen von Ikterus und Hämosiderose). Endlich führe ich noch einen Fall von chronischer myeloischer Leukämie (neben Zystopyelonephritis bei Prostatakrebs) mit eigenartiger Zirrhose der Leber (S.N. 595/23, Basel, 78jähr. Mann) an: Es fand sich eine perizelluläre Zirrhose (vgl. Abb. 71) (Leber 1350 g, Milz 432 g), in der kleine granulomartige Nekrosen mit regionärer Bindegewebswucherung und resorptiver Entzündung zu finden waren; weiter zeigte sich stellenweise fast angiomartige Erweiterung von Kapillaren und Endarteriitis obliterans von Leberarterienästen (Wa.R. negativ).

Anhang. Perihepatitis.

Über die akute Perihepatitis braucht nicht viel gesagt zu werden. Da die Leberkapsel Teil des Bauchfells ist, so entzündet sie sich mit diesem und ist manchmal besonders bevorzugt durch die Abkapselung wässeriger oder eitriger Ergüsse zwischen Zwerchfell und Leberoberfläche; im letzteren Fall spricht man, nicht gerade richtig, von einem subphrenischen Abszeß. Daß solche sich auch aus der Leber heraus ohne gleichzeitig allgemeine Peritonitis z. B. bei Leberabszessen entwickeln können, davon war schon bei der Besprechung der letzteren die Rede. Das gleiche ist der Fall durch Übergreifen einer

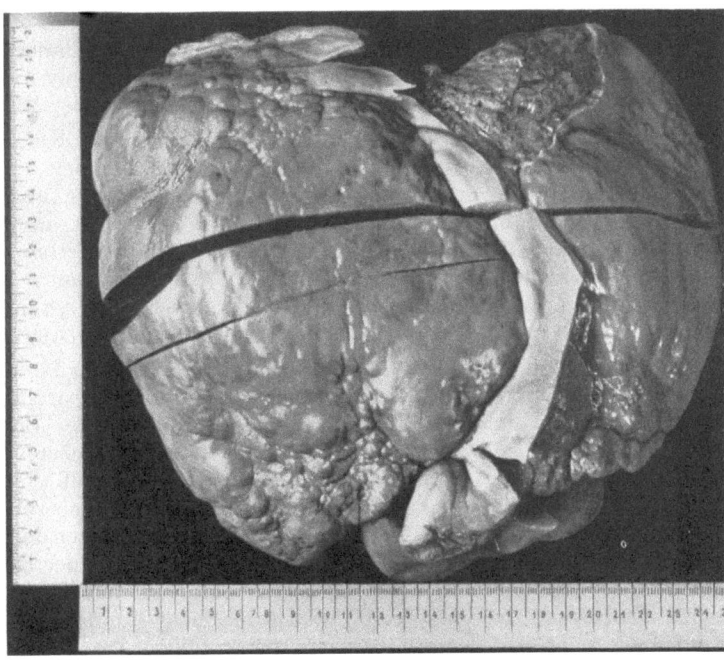

Abb. 72. Zuckergußartige Perihepatitis bei pigmentierter hypertrophischer Leberzirrhose.
(56 jähr. Mann.)

Entzündung von der Pleura, vom Magen oder von einer Pericholezystitis her auf die Leberoberfläche.

Seröse Entzündung der Leberkapsel allein trifft man recht häufig in Form diffuser oder fleckiger Trübungen und Betauungen bei chronischen Leberstauungen an. Die eigentliche Zuckergußleber (CURSCHMANN) ist nur der höchste Grad langsam und stetig aufgeschichteter und bindegewebig organisierter Ausschwitzungen.

Bemerkenswerterweise vermißt man bei den meisten Formen der Leberzirrhose stärkere Beteiligung der Leberkapsel in Form von Schwartenbildung; jedenfalls ist das Verhältnis des Organs zu seiner Kapsel in dieser Beziehung ein anderes als das der Lunge und der Milz zu ihrem serösen Überzug. Das mag zum großen Teil mit den viel geringeren Volumenschwankungen der Leber und der viel geringeren Ausbildung der Lymphgefäße der Organoberfläche (gegenüber der Pleura) zusammenhängen. Richtige Zuckergußbildung über zirrhotischer Leber darf fast immer den Verdacht einer Kombination der

Zirrhose mit Pseudozirrhose erwecken (Abb. 72). Die Abbildung zeigt das Vorkommen chronischer Perihepatitis bei hypertrophischer, pigmentierter Zirrhose; Nichols und Hale Whithe beschreiben sie bei Laennecscher Zirrhose. Das gilt auch für einen von E. Kaufmann in seinem Lehrbuch erwähnten Fall (7. Aufl., S. 781); der von ihm erwähnte Mann seiner Basler Beobachtung mit Zuckerguß auf einer zirrhotischen Leber hatte gleichzeitig perikardiale Verwachsungen und einen Mitralfehler.

Die schrumpfende Kraft der Kapselschwarte kann so stark sein, daß die Leber nicht nur an den Lappenrändern sich abrundet, sondern, so weit es die Bänder zulassen, sich vom Brustkorb und Zwerchfell zurückzieht und mehr kugelige oder walzenartige Form annimmt. Nicht selten ist in solchen Fällen die chronische Hepatitis eine Teilerscheinung einer Linitis plastica des Peritoneums, wobei auch Netz und Gekröse schrumpfen, das ganze Bauchfell porzellan- oder perlmutterartig verändert wird; oder man sieht polyserositische gleichzeitige gleichartige Umwandlung der Pleura, des Perikards, der Milzkapsel.

Es gibt also Fälle isolierter Zuckergußleber und letztere in Kombination mit analogen Veränderungen anderer seröse Häute. Die Ätiologie der Polyserositis ist nicht geklärt (rheumatische „Infektionen", sogenannter tuberkulöser Rheumatismus?). Der Unterschied zwischen beiden Formen ist im wesentlichen der, daß im ersten Fall, d. h. bei auf die Leber beschränkter chronischer plastischer Serositis die Entzündung der Kapsel aus der Leber selbst stammt, im zweiten Fall von außen an die Leber herantritt; die beiden Arten können sich kombinieren und tun dies sehr oft, wie wir gleich sehen werden.

Zunächst interessiert uns das Zustandekommen von chronischer Perihepatitis ohne gleichzeitige Entzündung des Peritoneums und der benachbarten serösen Höhlen des Brustraums. Erforderlich ist dazu eine Störung des Blutdurchlaufes durch die Leber; ohne Stauungsleber keine Zuckergußleber; da aber die wenigsten Stauungslebern Kapselverdickungen aufweisen, muß ein zweiter Faktor hinzutreten, der das Transsudat auf der überspannten Leberoberfläche in ein Exsudat umwandelt; dieser dürfte in toxischen Veränderungen der Kapselgefäße und des Serosaepithels zu sehen sein; auffällig ist, daß meiner Erfahrung nach nicht irgendwelche Überlastungen des rechten Herzens mit Leberstauung zur Perihepatitis führen, daß diese z. B. bei chronischem Emphysem, Kyphoskoliose, Vitium congen. cordis vermißt wird, bei kardialer Insuffizienz wegen Endokarditis aber angetroffen wird; nicht die Stauung ist im letzteren Fall das Entscheidende, sondern die toxische Endothelschädigung, von der sowohl die Endokarditis als die peripheren Kapillarläsionen abhängen. Klinisch fällt in den Fällen von Zuckergußleber die Regelmäßigkeit von Ödemen, wie schon Siegert bemerkt hat, auf. Der Aszites dürfte dann auch nicht bloß eine Stauungsfolge, sondern der Ausdruck einer serösen Peritonitis (Schupfer) sein. Daß auch besondere Entzündungen der Leber für sich (d. h. ohne Blutstauung) chronische Perihepatitis machen können, darauf weist die Perihepatitis bei der Cirrhosis schistosomiaca (vgl. S. 305) hin. Nach Askanazy wird dies teils durch mechanische Momente teils durch die entzündungserregende Anwesenheit von Parasiteneiern in der Kapsel selbst bewirkt.

Das gleichzeitige Vorkommen von Perihepatitis mit anderen Serositiden besonders mit Perikarditis und mit rechtsseitiger Pleuritis führt in ähnlicher Weise zum Wirksamwerden der beiden genannten Faktoren von Stauung und Entzündung. Nur handelt es hier wahrscheinlich um eine überhaupt auf Serosaendothel abgestimmte Schädigung (Infektion?, s. oben). Die Blutstauung kommt in stärkster Form dann zustande, wenn die verschwielende Perikarditis und Perihepatitis eine Stenose der Einmündungsstelle der unteren Hohlvene in den Vorhof bzw. der Lebervenenmündungen erzeugt; aber auch hier ist es wieder angebracht, darauf zu verweisen, daß z. B. eine Verlegung der letzteren allein, wie sie bei Endophlebitis hepatica (syphilitica) vorkommt, wieder nicht zu Zuckergußleber führt; es fehlt dann eben das Moment der spezifischen Serosaepithelläsion der Leberkapsel.

Als „perikarditische Pseudoleberzirrhose" hat FR. PICK ein Krankheitsbild beschrieben, das klinisch den Eindruck einer Leberzirrhose durch die harte Vergrößerung oder granulierte Verkleinerung der Leber und durch den Aszites hervorruft, in Wahrheit aber, wie die Sektion ergibt, nur eine hochgradige Stauungsinduration (rote Atrophie oder Muskatnußleber) ist, hervorgerufen durch obliterierende Entzündung des Herzbeutels. Darin, daß die schwere chronische Stauung zu Bindegewebswucherung und Schrumpfung der Leber führe, hat sich PICK geirrt (vgl. unsere Erörterung über die sogenannte „Cirrhose cardiaque"). Mit der Stauungsinduration kann, muß aber durchaus nicht Perihepatitis verbunden sein. Verwirrungen über die Abgrenzung von „Zuckergußleber" und PICKscher Pseudoleberzirrhose sind trotz der klärenden Arbeiten von SIEGERT und O. HESS immer wieder eingerissen. Wie auch E. KAUFMANN in seinem Lehrbuch richtig betont, haben die beiden Krankheiten, Zuckergußleber einerseits und perikarditische Pseudoleberzirrhose andererseits nur die Häufigkeit der Perikardobliteration miteinander gemeinsam. SIEGERT bezweifelt meines Erachtens mit Unrecht, daß für die Entstehung der CURSCHMANNschen „Zuckergußleber"[1] eine Pfortaderstauung nötig sei; freilich ist als Ursache derselben nicht immer eine Herzbeutelverwachsung vorhanden. Auch in einem lehrreichen Falle HÜBSCHMANNs von mächtiger Zuckergußleber fehlte sowohl allgemeine Polyserositis wie im besonderen eine Perikarditis: Bei der 42jährigen Kranken mit schwerer kardialer Wassersucht infolge alter Endokarditis hatte sich der Aszites immer wieder erneut (in $6^{1}/_{2}$ Jahren waren mit 39 Punktionen 667 Liter abgezapft worden).

Nochmals sei hervorgehoben, daß echte und Pseudozirrhose, also chronische interstitielle Hepatitis und Stauungsinduration sich oft vergesellschaften; auch dabei trifft man Perihepatitis nicht ohne weiteres an; daraus geht hervor, daß auch gleichzeitige Stauung und Entzündung der Leber nicht unbedingt zu ihr führen; dies kann nur davon herrühren, daß die Entzündung bei der Leberzirrhose nicht exsudativer Form ist oder die Kapsel nicht beteiligt; gewiß ist leichte Verdickung der Leberkapsel bei Zirrhose etwas häufiger und auch bei andersartigen entzündlichen Narbenbildungen wie bei der syphilitischen Lappenleber ist sie häufig stark ausgesprochen, aber diese Veränderungen sind etwas ganz anderes als die Perihepatitis chronica cartilaginea (hypertrophicans). Dies betont auch ROSE. Nur REIMER war der Ansicht, daß in seinem und in zwei Fällen ROSEs der Prozeß in zeitlicher und ursächlicher Folge sich folgendermaßen abgespielt habe: Chronische Hepatitis, Aszites, chronische Peritonitis, Übergreifen auf Serosa von Pleura und Perikard; es ist dies nicht ohne weiteres verständlich und erfordert die Annahme, daß die Lymphströmung von den doch sicher (z. B. bei der cholangitischen Zirrhose) an der Entzündung beteiligten Lymphgefäßen der GLISSONschen Kapsel nicht die Richtung zur Leberkapsel hat. Wir kennen aus den Arbeiten von SAPPEY u. a. die lymphatischen Verbindungen der Leberkapsel mit dem Zwerchfell, der Pleura und dem Mediastinum und so verstehen wir auf anatomischer Basis die Ausbreitung einer Entzündung jener serösen Membranen auf die Leberoberfläche und damit die Form der chronischen Perihepatitis, welche eine

---

[1] CURSCHMANNs erste Beschreibung einer von ihm sogenannten „Zuckergußleber" (1884) betraf eine Polyserositis.

Teilerscheinung einer Polyserositis ist. Es erklärt sich damit auch der gewöhnliche Unterschied zwischen der stark verdickten Oberfläche und der wenig oder
kaum veränderten Unterfläche der Leber in solchen Fällen, ferner die Beteiligung der vorderen Bauchwand, ja sogar der Muskulatur derselben (ASKANAZY,
1899). Die andere jedoch, die isolierte Perihepatitis setzt unserem Verständnis
noch Schwierigkeiten entgegen. Daß die primäre Entzündung der Leberkapsel
zu subkapsulären Entzündungen des Leberparenchyms, ja zu einer Art Rand-
zirrhose führen kann, läßt sich manchmal beobachten (vgl. Abb. 73).

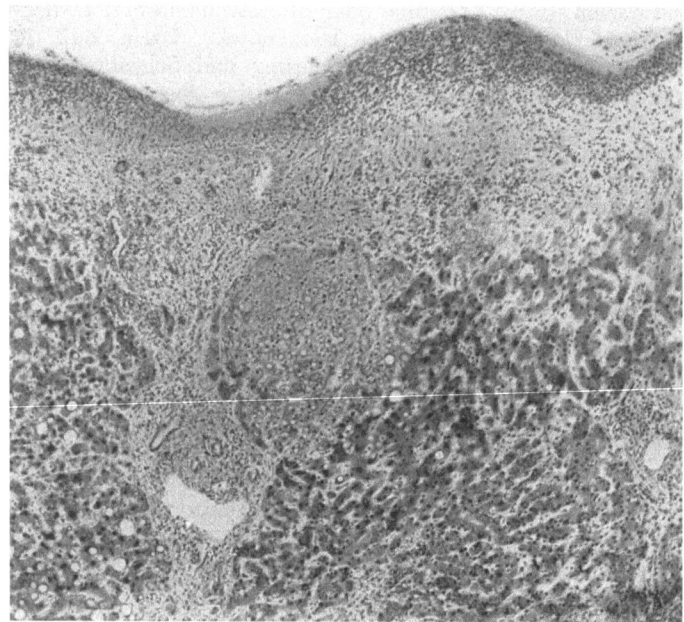

Abb. 73. Randvernarbung der Leber von der Kapsel aus bei subakuter Perihepatitis im Anschluß
an Cholezystitis. (SN. 11/24 Basel.)

Mikroskopisch besteht die fertige zuckergußartige Schwarte aus stark hyali-
nisiertem, sklerotischem u. U. wie atherosklerotisch verfettetem Bindegewebe,
meist mit wenig Lücken; in diesen können Häufchen freier Wanderzellen und
lockeres etwas zellreicheres Bindegewebe sein. Knötchenbildungen sind innerhalb der Schwarte der Leberkapsel bisher meines Wissens nicht beschrieben
worden; wohl aber sah ASKANAZY sie im übrigen Bauchfell neben einer
Zuckergußleber, konnte aber ihre Natur nicht entscheiden. Daß Tuberkulose
des Peritoneums neben Zuckergußleber vorkommt, sei aber ausdrücklich betont. Es können auch hier die subkapsulären Leberzonen schrumpfen, ähnlich
wie in Abb. 73. Fälle von interstieller Randentzündung der Leber bei
Zuckergußleber beschrieb auch SIEGERT, LETULLE und HUGUENIN; es ist
aber unwahrscheinlich, daß diese „Cirrhose souscapsulaire" (DÉJÉRINE und
HUET), wie HUGUENIN meint, die ganze Leber nach und nach ergreifen könne.
PEL meint eine Vorliebe syphilitischer Entzündung für die Leberkapsel festgestellt zu haben.

Schrifttum.

ACKERMANN: (a) Ein Fall von phlegmonöser Gastritis mit Thrombose zahlreicher Magenvenen und embolischen Herden in der Leber und in den Lungen. Virchows Arch. 45 (1869). (b) Über hypertrophische und atrophische Leberzirrhose. Virchows Arch. 80 (1880). (c) Histogenese und Histologie der Leberzirrhose. Virchows Arch. 115, 216 (1889). (d) Dtsch. med. Wschr. 1892, Nr 31. (e) Die pathologische Bindegewebsneubildung der Leber und Pflügers teleolog. Kausalgesetz. Berlin: August Hirschwald 1894. — ADAMI: (a) The bacteriology of progressive cirrhosis of the liver. Lancet 13, 396 (1898) Aug. (b) On the bactericidal functions of the liver and the etiology of progressive hepatic cirrhosis. Brit. med. J. 22, 1215 (1898) Okt. — ADELHEIM, ROMAN: (a) Primäres Leberkarzinom und Leberzirrhose. Frankf. Z. Path. 14 (1913). (b) Über Leberabszesse nach Typhus und die Rolle der Typhusbazillus als Erreger. Zbl. Bakter. Orig. 82 I, 497. — ADLER, L.: Über helle Zellen in der menschlichen Leber. Beitr. path. Anat. 35 (1904). — ADLER und LEMMEL: Zur feineren Diagnostik der Leberkrankheiten. Dtsch. Arch. klin. Med. 158 (1928). — AFANNASIJEW: Zur Pathologie des akuten und chronischen Alkoholismus. Beitr. path. Anat. 8 (1890). — ALQUIER: Cirrhose de Laennec et tuberculose hépatique. C. r. Soc. Biol. 1910, 216. Ref. Zbl. Path. 21, 648 (1910). — D'AMATO: (a) Il pancreas nella cirrosi de volq. fegato. Riforma med. 1903, No 36/37. (b) Über experiment., vom Magendarmkanal aus hervorgerufene Veränderungen der Leber und über die dabei gefundenen Veränderungen der übrigen Bauchorgane. Virchows Arch. 187 (1907). — ANDRAL, GEORGE: Grundriß der pathologischen Anatomie. Deutsche Übersetzung von BECKER. Reutlingen 1832. — ANSCHÜTZ: Über den Diabetes mit Bronzefärbung der Haut usw. Dtsch. Arch. klin. Med. 62 (1899). — ANTON: Dementia choreo-asthenica mit juveniler knotiger Hyperplasie der Leber. Münch. med. Wsch. 1908, Nr 46. — APERT, M.: Cirrhose alcoolique ascitique guérie. Bull. Soc. méd. Hôp. Paris, III. s. 20, 68. — ARKWRIGHT J. A.: Family group of cases of enlarged liver and spleen with jaundice. Edinburgh med. J. 55, 52—54 (1903). — ARLOING, C.: Cirrhose tuberculeuse graisseuse hypertrophiante. Lyon Med. 1902, 609—613. — ARNSPERGER: Über die mit Gallensteinsymptomen verlaufende chronische Pankreatitis. Bruns' Beitr. 43, 235 (1904). — ASCH: Berl. klin. Wschr. 1882, Nr 51. — ASCHOFF, L.: (a) Über akute Entzündungserscheinungen an Leber und Nebennieren bei kongenitaler Syphilis. Verh. dtsch. path. Ges. VI. Tagg. 1904, 205. (b) Das retikulo-endotheliale System und seine Beziehung zur Gallenfarbstoffbildung. Münch. med. Wschr. 1922, Nr 37. (c) Über Orthologie und Pathologie der extrahepatischen Gallenwege. Arch. klin. Chir. 126 (1923) u. Vortr. über Path. Jena: G. Fischer 1925. — ASCHOFF, L. u. HESS: Bronzediabetes Demonstr. Berl. klin. Wschr. Nr 41, 1231 (1904). — ASKANAZY, M.: (a) Zuckergußleber. Demonstration im Verein für wissenschaftliche Heilkunde Königsberg. Vereinsbericht. Dtsch. med. Wschr. 1899, Nr 33, 200. (b) Diskussion zum Vortrag RÖSSLE über Formen der Eisenablagerung in der Leber. Verh. dtsch. path. Ges. 10. Tagg Dresden 1906. (c) Diskussion zum Vortrag RÖSSLE. Verh. dtsch. path. Ges. 10. Tagg Stuttgart 1907, 166. (d) Demonst. von Pfortaderthrombose im Anschluß an Phlebosklerose bei Leberzirrhose. Rev. Méd. Suisse romande 1908, No 6. (e) Konkremente nur mikroskopischer Art in Galle bei Leberzirrhose. Rev. Méd. Suisse romande. 35, No 10, 15, 16, 20, (1915). (f) Das experiment. Karzinom. Schweiz. med. Wschr. 1927, Nr 51. (g) Knochenmark. Dieses Handbuch 1, II. (1927). — (h) Die durch Schistosomen erzeugte Leberzirrhose. Schweiz. med. Wschr. 1929, Nr 3. — AUFRECHT: Genese der Entzündungen. Berlin: August Hirschwald 1919. (i) Mikrolith und Pigmentkalkstein. Verh. dtsch. path. Ges. 24. Tagg Wien 1929.

BABES: Diskussion zum Zirrhose-Referat. Verh. dtsch. path. Ges. VIII. Tagg 1904. — BALÓ, J. und E. NACHTNEBEL: Über die Periarteriitis nodosa usw. Virchows Arch. 272, 489 (1929). — BAMBERGER, A.: Two cases of hypertrophic cirrhosis of the liver in the same family. J. amer. med. Assoc. Chicago 75, 1191—1193 (1920); Med. Press London. 1920, 270. — BANTI, GUIDO: (a) La splénomegalia con cirrosi epatica. Sperimentale 48 (1894). (b) La splenomegalie avec cirrhose du foie. Semaine méd. 1894, 318. (c) Splenomegalie mit Leberzirrhose. Beitr. path. Anat. 24 (1898). (d) Ref. Z. path. Anat. 17, 317 (1906). (e) Über Morbus Banti. Fol. haemat. (Lpz.). 10, 33 (1910). (f) Splenomegalia haemolytica. Klin. ther. Wschr. 1912, 156; Semaine méd. 33, 313 (1913). (g) La splenomegalia emolytica anemopoetica. Sperimentale 67, 323 (1913). (h) Das klinische Bild der Hämolyse. 17. internationaler Kongreß in London. — BASTAI: Splenomegalia con cirrosi epatica familiare. Haematologica (Palmero). (Arch. ital. di Ematologia e Sierologia). 3, H. 4, 370 (1922), zit. bei DÜRR. — BAUER, JUL.: Konstit. Disposition zu inneren Krankheiten. 3. Aufl. Berlin Julius Springer 1924. — BAUER, RICH.: Ikterus und Leberfunktion. Wien. Arch. inn. Med. 6 (1923). — v. BAUMGARTEN P.: (a) Die Nabelvene des Menschen. Arb. path. Inst. Tübingen 1 (1891). (b) Über die bindegewebsbildende Fähigkeit des Blutgefäßendothels. Verh. dtsch. path. Ges. 6. Tagg. Kassel. 1903. — BEITZKE, H.: (a) Über spontane Leberzirrhose beim Kaninchen. Zbl. Path. 14, 625 (1914). (b) Über die pathologische Anatomie der ansteckenden Gelbsucht (WEILsche Krankheit). Berl. klin. Wschr. 8 (1916). — BELOUSSOW: Über die Folgen der Unterbindung des D. choled. Arch. exper. Path. 14 (1881). —

BENEKE, R.: Embolie in KREHL-MARCHANDs Handbuch der allgemeinen Pathologie 2 II. Leipzig 1913. — BEQUEREL: Arch. gén. **1840**, zit. nach BUDD. — BERBLINGER, W.: Biliäre Zirrhose und kongenitale Zirrhose der Leber. Münch. med. Wschr. **39**, 2092 (1911). — v. BERGMANN G.: (a) Von klinischen Problemen des Alltages. Westdtsch. Ärzteztg **1926**, Nr 1, 17. (b) Zur funktionellen Pathologie der Leber, insbesondere der Alkoholätiologie der Zirrhose. Klin. Wschr. **1927**, Nr 17. — BERTHOLET, E.: Über Atrophie des Hodens bei chronischem Alkoholismus. Zbl. Path. **20**, 1062 (1909). — BESANÇON et GRIFFON: Cirrhose hépatique tuberculeuse experiment. Bull. Soc. méd. Hôp. Paris **1903**, 538. — BELLANGÉ: Etude sur la cirrhose graisseuse. Thèse de Paris 1884. — BIGNAMI: Untersuchung über die pathologische Anatomie der chronischen Malariainfektion. Boll. Accad. Roma **19** (1893). Zit. in Zbl. Path. **5** (1894). — BINGEL: Jb. Kinderheilk. **67** (1907). — BIRCH-HIRSCHFELD: Path. Anat. IV. Aufl. **2**, 719. — BISCHOFF, HANS u. R. BRÜHL: In der Pubertät entstandener familiärer Ikterus mit Leberzirrhose. Z. Kinderheilk. **44** (1926). — BITH: Diabète bronzé chez une femme. Boll. Soc. méd. Hôp. Semaine méd. **1912**, 59. — BITTORF, AL.: (a) Die Pathologie der Nebennieren und des Morbus Addisonii. Jena: G. Fischer 1908. (b) Über heilbare akute Hepatitis. Dtsch. Arch. klin. Med. **111** (1913). — BJÖRKSTEN, M.: (a) Die Wirkung der Streptokokken und ihrer Toxine auf die Leber. Zbl. Path. **25** (1899) u. Arb. Inst. Helsingfors von HOMÉN. **1903**, 209. (b) Zit. von HOMÉN: Einfluß der bakteriellen Gifte auf die verschiedenen Gewebe des menschlichen Organismus. Med. ärztl. Bibl. **26/27** (1906). — BLEICHRÖDER, F.: (a) Über Leberzirrhose und Blutkrankheiten. Virchows Arch. **177** (1904). (b) Diskussion zu NAUNYNs Referat über Leberzirrhose. Verh. dtsch. path. Ges. 8. Tagg **1904**. — BLUM, ROB.: Zur Frage der Leberregeneration, insbesondere der sogenannten „schlauchartigen" Bildungen bei Leberatrophie. Beitr. path. Anat. **72**, (1923). — BLUMENAU, E.: Über Todesursachen bei Leberzirrhose. Arch. Verdgskrkh. **27**, H. 1 (1920) u. Inaug.-Diss. Frankfurt a. M. 1919. — BOCK, E.: Über das Zusammentreffen von Leberzirrhose mit Tuberkulose. Inaug.-Diss. Freiburg 1901. — BÖHM: Multiple Divertikel d. Colon sigm. mit metastat. Leberabszessen. Zbl. Path. **32**, Nr 2 (1921). — BOINET, E.: Sur l'origine infectieuse de la cirrhose hypertrophique biliaire (Typ HANOT). Arch. gén. Méd. **1**, 385 (1898). — BOINET, E. und F. PETIT: Cirrhose hypertrophique chez un tuberculeux avec poussée granulique ayant simulé un abscès de foie. Marseille Med. **1920**, 1878—1881. — BOIX, E. PH: (a) Hypertrophische Zirrhose bei Geschwistern. Thèse de Paris, Juli 1894. (b) Le foie des dyspeptiques. Thèse de Paris **1894**. — BORISSOWA: Zur Kenntnis der Bantikrankheit und Splenomegalie. Virchows Arch. **172** (1903). — BORK, K.: Zur Lehre von der allgemeinen Hämochromatose. Virchows Arch. **269**, 178 (1928). BORST, M.: Das Verhalten der „Endothelien" bei der akuten und chronischen Entzündung. Verh. physik.-med. Ges. Würzburg **31** (1897). — BOSSERT, O.: Zur Frage der Leberzirrhose im Säuglingsalter. Mschr. Kinderheilk. **14** (1918). — BOSTRÖM: Über eine enterotoxische gleichartige Affektion der Leber und des Gehirns. Fortschr. Med. **1914**, Nr 8 u. 9. — BOTKIN-SOLOWIEFF: Pfortaderthrombose und Leberzirrhose. Virchows Arch. **62** (1875). — BOUCHARD: Sur quelques altérations artérielles hémorrhagiques dans les cirrhoses. Rev. Méd. **22**, 837 (1902). — BRAUNE: Das Venensystem des menschlichen Körpers. Leipzig 1884. — BRAUS, H.: Anatomie des Menschen. Bd. 2. Berlin: Julius Springer 1924. — BRIEGER, L.: Beiträge zur Lehre der fibrösen Hepatitis. Virchows Arch. **75**, 85 (1879). — BRINGIER, I. T.: A case of acute hypertrophic cirrhosis of the liver in a boy of 7 years. Philadelphia med. J. **5**, 1210 (1900). — BROWISC: (a) Über die sekretorische Funktion des Leberzellenkernes. Bull. Acad. Krakau, März **1905**, 250. (b) Meine Ansichten über den Bau der Leberzelle. Virchows Arch. **168** (1902). — BROWN, W. H.: Schädlichkeit der Blutderivate. Arch. int. Med. **12**, Nr 3 (1913), zit. von HUECK 1921. — AUS DEM BRUCH, EMIL: Über die Stauungszirrhose der Leber (Cirrhose cardiaque). Inaug.-Diss. Halle 1910. — BRÜCKNER: Über doppelseitige fortschreitende Degeneration des Linsenkerns (Morbus Wilson). Jb. Kinderheilk. **110** (1925). — BRÜHL, R.: Über eine Nebenleber mit zirrhotischen Veränderungen. Zbl. Path. **37**, Nr 6, 245 (1926). — BRÜTT, H.: Zur Frage der Spontanheilung der subakuten Leberatrophie. Mitt. Grenzgeb. Med. u. Chir. **36** (1923). — BUDD, G.: Krankheiten der Leber. Übersetzung von H. HENOCH. Berlin: August Hirschwald 1846. — BÜNGELER, W. und A. WALD: Herkunft der Leukozyten. Virchows Arch. **270** (1928). — BÜRGER, M. und F. SCHWERINER: Über das Verhalten intravenös einverleibten Glykokolls bei gesunden und kranken Menschen (mit besonderer Berücksichtigung von Gicht und Leberzirrhose). Arch. f. exper. Path. **74** (1913). — BÜRGER, M. und H. HABS: Über die Veresterung des Serumcholesterins bei Leberkrankheiten. Klin. Wschr. **6**, Nr 47 (1927). — BUSS: Ein Fall von Diabetes mellitus mit Leberzirrhose, Pankreasatrophie und allgemeiner Hämochromatose. Inaug.-Diss. Göttingen 1894.

CARMORA I VALLE: Sur une forme spéciale de la cirrhose du foie. C. r. Congrès Moscou **3**, 157 (1897). — CARRARO, A.: Über Regeneration in der Leber. Virchows Arch. **195**, 462 (1909). — CARVAGLIO, E.: L'intestino, il mesentere e la milza nelle cirrosi hepatiche. Sperimentale **1912**/5. — CASTAIGNE: Maladie de Hanot d'origine syphilitique. Clin. Paris 8, 660 bis 663 (1913). — CASTELLANI, A. und A. CHALMERS: Manual of tropical medecine. London

1910. — CASTILLO: Über pathologisch-anatomische Befunde und das Verhalten der Spirochäten beim experimentellen Morbus Weil des Meerschweinchens insbesondere über die durch Spirochäten erzeugten Lebernekrosen. Virchows Arch. **247**, H. 3 (1924). — CHALATOW, S. S.: (a) Über experimentelle Cholesterinleberzirrhose in Verbindung mit eigenen neuen Erhebungen über flüssige Kristalle im Organismus und über den Umbau der Leber. Beitr. path. Anat. **57** (1914). (b) Die anisotrope Verfettung im Lichte der Pathologie des Stoffwechsels. Jena: G. Fischer 1923. — CHARCOT: Leçons sur les maladies du foie. 1877, 206; 1882. — CHARCOT und GOMBAULT: (a) Contributions à l'étude anatomique des diff. formes de la cirrhose du foie. Arch. de Physiol. **3**, 453 (1876). (b) Notes sur les altérations du foie consécutives à la ligature du canal cholédoque. Arch. de Physiol. **1876**, 272. — CHARPY: Veines. Poiriers. Traité d'anat. humaine, Bd. 2, H. 9. Paris 1898. — CHAUFFARD: Maladie de Hanot. Rev. gén. Clin. Thér. **27**, 740—743. Paris 1913. — CHAUFFARD et CASTAIGNE: Lésions expér. du foie d'origine splénique. Arch. Med. Exp., Mai 1901, 321. — CHEVALLIER, PAUL: Die Milz als Organ der Assimilation des Eisens. Virchows Arch. **217** (1914). — CHIARI, H.: (a) Typhus. Z. Heilk. **15** (1894). (b) Selbständige Phlebitis oblit. der Hauptstämme der Venae hepaticae als Todesursache. Verh. dtsch. path. Ges. 1. Tagg Düsseldorf 1898. Beitr. path. Anat. **26** (1899). (c) Über Morbus Bantii. Prag. med. Wschr. **1902** u. Straßburg. med. Ztg **1910**. (d) Über Leberveränderungen. Beitr. path. Anat. **73**, H. 3 (1925). — CHIARI, O. M.: Die Ruhr, ihre Komplikationen und Nachkrankheiten. Mitt. Grenzgeb. Med. u. Chir. **32** (1920). — CHIARUTTINI: Contributo alla cirrose tuberculosa. Clin. med. ital. 1901. — CHRISTELLER, E. und MAX PUSKEPPELLIES: Die periarteriellen Eisen- und Kalkinkrustationen in der Milz. Virchows Arch. **250**, 107 (1924). — CHVOSTEK, FR.: (a) Pankreas-Anämie. Hämochromatose. Wien. klin. Wschr. **1918**, Nr 5. (b) Zur Pathogenese der Leberzirrhose. Z. angew. Anat. **4** (1918) (c) Zur Pathogenese der Leberzirrhose. Wien. klin. Wschr. **1922**, Nr 17/18. — CLAUDE, H.: Sur la cirrhose tuberculeuse expérimentale. Bull. Soc. méd. Hôp. Paris **1903**, 619. — COLMERS: Intrahep. Aneurysma usw. Bruns' Beitr. **122** (1921). — CORNER: On the widespread occurence of retientar fibrile produced by capillary Endothelium. Contrib. to Embryol. Carnesie Instit. Wash. **9**, 85 (1921). — CORCAN, OBERLING und DIENST: La maladie de Niemann-Pick. Rev. franç. Pédiatr. **3** (1927). — CORNIL und RANVIER: Manuel d'histol. pathol. 2. Aufl., 1884. — COUNCILMAN - LAFLEUR: Amoebic dysentery. Bull. Hopkins Hosp. **2** (1891). — COUNT, E. R. und H. A. SINGER: Fat replacement of the glykogen in the liver as a cause of death. Arch. of Path. **1**, H. 1 (1926). — CRUVEILHIER: Anat. Path. du corps humain **12** (1829—1833). — CURSCHMANN, H.: Über eine eigenartige Form von nekrotisierender Hepatitis. Dtsch. Arch. klin. Med. **64** (1899).

DAHLSTRÖM: Erste negative Versuche mit Alkohol an Hunden. **1852**; zit. nach R. KÜCHLER: Inaug.-Diss. Basel 1916. — DALESSANDRO: Contributo alla conoscenza delle cirrosi di origine tubercolare. Morgagni Arch. **1913**/9. Ref. Zbl. Path. **1914**, 322. — DANTSCHAKOFF-GRIGOREWSKI: Über experimentell erzeugte Leberzirrhose mittels Staphylokokkeninjektionen. Zbl. Path. **1904**. — DAVIDSOHN, C.: Bakterienbefunde bei Leberabszessen. Virchows Arch. **171** (1903). — DEAVER: Pancreatic und peripancreatic lymphangitis. J. amer. med. Assoc. **60** (1913). — DELAVARENNE: Essai sur la Syphilis du foie chez l'adulte. Thèse de Paris 1879. — DEUTSCH: Antihep. Serum. Orv. Hetil. (ung.) **1900**. — DICK, B. M.: Stromlinien in der Pfortader usw. Edinburgh med. Journ. **3**ó, 533 (1928). — DICK, W.: Die histologischen Befunde bei einem Fall von hämolytischem Ikterus. Med. Klin. **1925**, Nr 35. — DIECKHOFF: Beiträge zur pathologischen Anatomie des Pankreas, Leipzig 1895, zit. nach GROSS. — DIETERICH, H.: Die Veränderung der Leber nach Milzexstirpation. Mitt. Grenzgeb. Med. u. Chir. **40** (1927). — DIETRICH, ALB.: (a) Sepsis (zit. nach JORES 3. Aufl., 132). (b) Die Schußverletzungen der Bauch- und Beckenhöhle. Handbuch der ärztlichen Erfahrungen im Weltkrieg. Bd. 8, S. 492. Leipzig: Jul. Barth 1921. — DIEULAFOY: (a) Le Foie appendiculaire. Semaine méd. **1898**. (b) Des cirrhoses du foie. Gaz. Hôp. **1881**, 20, 39, 40, 41, 43. — DITTRICH, P.: Prag. Vjschr. **1849**, 1 u. **1850**, 30. — DOBBERSTEIN, J.: Über einen Fall von Leberkoller des Pferdes und die dabei gefundenen Gehirnveränderungen. Dtsch. tierärztl. Wschr. **34**, 28 (1926). — DOMAGH: Leberzirrhose bei Kaninchen nach Teerbepinselung. Z. Krebsforschg (1929). — DÜRCK, H.: Beiträge zur pathologischen Anatomie der Pest. 6. Supl.-H. zu Beitr. path. Anat. **1904** u. Verh. dtsch. path. Ges. 4. Tagg **1901**. — DÜRR, RICH.: Bantimilz und hepatolienale Fibrose. Beitr. path. Anat. **72**, H. 2 (1924). — DUNKEL: Ein Fall von Leberabszeß durch Ascaris lumbricoides. Inaug.-Diss. Greifswald 1898. — DUPRÉ: Infections biliaires. Thèse de Paris 1891. — DWOŘAK, R.: Zur Kenntnis der Hämochromatose. Münch. med. Wschr. **1929**, Nr 18, 743. — DYE: Proc. roy. Soc. Med. **18** (1925).

EBERTH, C. J.: Zur Kenntnis der hypertrophischen Leberzirrhose. Virchows Arch. **158**, 387 (1899). — EBNER: Pankreatitis und Cholelithiasis. Volkmanns klin. Vortr. **1907**, 452/53. — EDENS: Milzvenenthromb., Pfortaderthromb. und BANTIsche Krankheit. Mitt. Grenzgeb. Med. u. Chir. **18** (1908). — EDWARDS: Arch. of Pediatr. **7**, 502 (1890). — EGGEL, H.: Über das primäre Karzinom der Leber. Inaug. Diss. München 1901 und Beitr. path.

Anat. **30** (1901). — Ehret: Zur Kenntnis der Prognose der atrophischen Leberzirrhose. Münch. med. Wschr. **1903**, Nr 8. — Ehrmann, R.: Über Erkrankungen der Leber und der Gallenblase, besonders über die akute gelbe Leberatrophie. Münch. med. Wschr. **1922**, Nr 41. — Eichhorst: Über akute Leberzirrhose. Virchows Arch. **148**, 339 (1897). — Eickhoff: Über chronische Cholangitis lenta. Mitt. Grenzgeb. Med. u. Chir. **35** (1923) u. Klin. Wschr. **2**, Nr 5 (1923). — Eisenmenger: Arch. f. Heilk. **3** (1902) und Wien. klin. Wschr. **1900**, 249. — Eitel: Ein Beitrag zum Wesen des Toluylendiaminikterus. Beitr. path. Anat. **79** (1928). — Ely, Theodore: Two cases of cirrhoses of the liver in childhood. Boston med. J. **170**, Nr 14 (1914). — Enders, W.: Über die Bedeutung der Probeexzisionen aus dem unteren Leberrande. Beitr. path. Anat. **76** (1926). — Eppinger: (a) Weitere Beiträge zur Pathogenese des Ikterus. Beitr. path. Anat. **31** (1902). (b) Zur Pathologie der Milzfunktion. Berl. klin. Wschr. **1913**, Nr 33/34. (c) Beiträge zur normalen und pathologischen Histologie der menschlichen Gallenkapillaren mit besonderer Berücksichtigung der Pathogenese des Ikterus. Beitr. path. Anat. **38**. (d) Die hepato-lienalen Erkrankungen. Berlin: Julius Springer 1920. (e) Die Pathogenese des Ikterus. Verh. dtsch. Ges. inn. Med. **1922**, 15—39. (f) Das retikulo-endotheliale System. Wien. klin. Wschr. **1922**, Nr 15. (g) Zur Klinik der Leberzirrhose. Verh. Ges. Verdgskrkh. **1926**. — Ewald, C. A.: (a) Die Leberkrankheiten. Leipzig: Georg Thieme 1914. (b) Multiple Leberabszesse bei Ovarialabszeß, Thrombose der Cava inferior. Verh. Wien. med. Klubs 18. Okt. 1898. Ref. Zbl. Grenzgeb. Med. u. Chir. **1899**.

Fabris, A.: Sulla epatite biliare ipertrofica. Internat. path. Kongreß Turin **1912**. — Fahr: (a) Zbl. Herzkrkh. **4**, 11 (1912). (b) Zur Frage des chronischen Alkoholismus. Verh. dtsch. path. Ges. 13. Tagg **1909**, 162. (c) Beiträge zur Frage des chronischen Alkoholismus. Virchows Arch. **205** (1911). (d) Leberschädigung und Chloroformtod. Dtsch. med. Wschr. **1918**, Nr 44. — Falkenberg, J.: Zur Kenntnis der chronischen Pfortaderverlegung. Virchows Arch. **268** (1928). — Feer: Hypertrophische Zirrhose bei einem 10 Monate alten Kinde. Korresp.bl. Schweiz. Ärzte Basel **46**, 505 (1916). — Felix: Zur Leber- und Pankreasentwicklung. Arch. Anat. **66**, 281 (1892). — Fenzi: Ricerche sul modo di comportarsi delle fibre elastiche nelle cirrosi renali ed epatiche. Sperimentale **58**, H. 3 (1904). — Feullié: Scléroses aigues et scléroses lentes. Soc. méd. Hôp. Paris 19. Juni 1925. — Fiesinger, N.: (a) Les lésions cellulaires dans cirrhoses biveineuses du foie. Arch. Méd. expér. **1908**, No 3 u. Paris: Maloine 1908. (b) Processus de sclérose et lésions parenchymateuses dans les cirrhoses du foie. Ann. Anat. path. méd.-chir. **3**, No 6, 628 (1926, Juni). — Fiessinger, Ravina et Dobin: Des rapports spléno-hépatiques. Rev. Méd. **1925**, No 6, 457. — Fiessinger et G. Albot: Sur le développement et le groupement des cirrhoses de foie. Ann. d'Anat. path. Juli **1929**. Suppl. No 7. — Fiessinger N. und L. Rondowski: Die experimentelle Leberzirrhose. Arch. Méd. expér. et anat. Path., Jan. **1914**. — Fiessinger, N. und M. Wolff: (a) Les lésions dégénératives et réactionelles dans l'hépatite expérimentale de la souris intoxiquée par du tétrachloréthane. C. r. Soc. Biol. Paris **87**, No 27 (1922). (b) La pathogenèse des cirrhoses. Classification et groupements anatomo-cliniques. Presse méd. **31**, No 22, 235—258 (1923). — Fiessinger, N. und H. Walter: L'exploration fonctionelle du foie et l'insuffisance hépatique. **1925**. — Findlay, G. M.: The experimental production of biliary cirrhosis by salts of manganese. Brit. J. exper. Path. **5**, Nr 2, 92 (1924). — Fischer, B.: (a) Die Bedeutung der Darminfektion für die Lungentuberkulose und ihren Verlauf. Frankf. Z. Path. **5**, 395 (1910). (b) Experimentelle Leberzirrhose. Zbl. Path. **33**, 12 (1922). (c) Experimentelle Untersuchungen über die blasige Entartung der Leberzelle. Frankf. Z. Path. **28** (1922). — Finkelnburg: Zur Frage der chronischen Leberentzündung nach Bauchtraumen. Mschr. Unfallheilk. **29** (1922). — Fischer, Walter: (a) Zur Kenntnis der Leberzirrhose in China. Arch. Schiffs- u. Tropenhyg. **23** (1919). (b) Eigenartige Lebernekrosen. 88. Verslg dtsch. Naturforsch. Innsbruck **1924**. Ref. Zbl. Path. **35**, 269 (1924). (c) Die Amöbiasis beim Menschen. Erg. inn. Med. **18** (1920). (d) Lebernekrosen durch Tuberkelbazillen mit mäßiger leukozytärer Reaktion. Zbl. path. Anat. **25**, H. 8/9 (1924). — Fischler, F.: (a) Über experimentell erzeugte Leberzirrhose. Dtsch. Arch. klin. Med. **93** (1908). (b) Die Entstehung der Leberzirrhose nach experimentellen und klinischen Gesichtspunkten. Erg. inn. Med. **3**, 240 (1909). (c) Über akute schwerste Degenerationszustände der Leber an Tieren mit Eckfistel bei komplizierten Pankreasfettgewebsnekrosen. Dtsch. Arch. klin. Med. **100**, 329 (1910). (d) Über das Wesen der zentralen Läppchennekrose in der Leber und über die Rolle des Chloroforms bei dem sogenannten Narkosespättod. Mitt. Grenzgeb. Med. u. Chir. **26** (1913). Ref. Münch. med. Wschr. **1914**, 101. (e) Physiologie und Pathologie der Leber. 2. Aufl. Berlin: Julius Springer 1925. (f) Über das Auftreten herdförmiger Nekrosen in der Leber unter Hunger-Phlorrhizin-Adrenalin-Wirkung. Zbl. Path. **77** (1927). (Festschrift f. Ernst.) — Fleckseder, R.: Mitt. Ges. inn. Med. **9**, 196, Beil. 18 (1910). — Fletcher, H. M.: Tuberculous cavities in the liver. Trans. path. Soc. London **50**, 160—165. — Flexner: Perforation of the cava inf. in the amöbic abscess of the liver. Amer. J. med. Sci. **1897**. — Folger: Hypertrophische Zirrhose im

Kindesalter. Jb. Kinderheilk. **52**, H. 4, 673—683 (1900). — Fontana, A.: Su l'epatite supparativa da periflebite. Morgagni **1927**, No 38. — Fox, Herbert: Diseases in captive wild animals and birds. Philadelph. London. Chicago Lippincolt C. 233 ff. — Fraenkel, A.: Klinische Mitteilungen über Lebertuberkulose. Z. klin. Med. **13** (1888). — Fränkel, Eug.: (a) Über Typhus abdominalis und seine Beziehungen zu den Gallenwegen. Mitt. Grenzgeb. Med. u. Chir. **20** (1909). (b) Über Paratyphuserkrankungen besonders des Gallenapparates. Münch. med. Wschr. **1918**, Nr 20, 523. — Fränkel, E., E. Hegler und O. Schumm: Zur Lehre von der Haematoporphyria congenita. Dtsch. med. Wschr. **1913**, Nr 18, 842. — Frerichs: Klinik der Leberkrankheiten 1861. — Freyhan: Klinische Beiträge zur hypertrophischen Leberzirrhose. Virchows Arch. **128** (1892). — Friedreich: Handbuch von Ziemssen, Bd. 8, Teil II, S. 259. — Frisch, A. V.: Über familiäre Hämochromatose. Wien. Arch. inn. Med. **4** (1922).

Garnier, M.: Etude comparative des cirrhoses. 1. Congr. internat. Path. comparée Paris, 17.—23. Okt. 1912. — Gáspár, St.: Beiträge zur Histologie der Endophlebitis hepatica obliterans. Virchows Arch. **265** (1927). — Gastou, P. L.: Du foie infectieux. Thèse de Paris **1893**. — Gauckler: De la rate dans les cirrhoses et des cirrhoses de la rate. Thèse de Paris **1905**. — Gee: Complete obliteration of the hepatic veins. St. Bartholomews Hosp. Rep. **7** (1871). — Geinitz: Beiträge zur Lebererkrankung im Kindesalter. Inaug.-Diss. Halle 1903. — Geissmar, J.: Über die Leberveränderung bei Wilsonscher Krankheit. Frankf. Z. Path. **18** (1916). Genkin, J. L. und J. D. Dmitruk: Über die Reaktion des Lebergewebes auf pathologische Prozesse in der Gallenblase. Experiment. Unters. Z. exper. Med. **56** (1927). — Géraudel, E.: (a) Zones sushépatiques dans les foies cardiaques. Arch. Méd. expér. **18** (1906). (b) Etude sur le foie normal. Paris: Masson Co. 1909. (c) l'inflammation du foie. C. r. Soc. Biol. Paris **87**, No 39 (1922). — Gerhardt: Über Leberveränderungen nach Gallengangsunterbindung. Arch. exper. Path. **30** (1892). — Gerhartz, H.: Leberschrumpfung mit Aszites und Milzschwellung als Begleiterscheinung der Tuberkulose. Z. Tbk. **28** (1917). — Gerlach, W.: (a) Chronische abszedierende Leberphlegmone beim Kind. Korresp.bl. allg. Ärztever. Thüringen **1921**, Nr 1/2. (b) Über den tuberkulösen Abszeß der Leber. Z. Tbk. **38** (1923). — Gesselewitsch, M.: Zur Kasuistik der Hanotschen Zirrhose im Kindesalter. Bolnitschnaja Gazeta Botkina **1895**, Nr 4—6. — Ghon, A.: (a) Leber in Aschoffs Lehrbuch der pathologischen Anatomie. 7. Aufl. 1928. (b) Die Beulenpest in Bombay 1897, Wien 1898. — Gierke, E. v: Akute ikterische Leberdegeneration bei alter alkoholischer Leberzirrhose. Zbl. Path. **33**, 12 (1922). — Gilbert und Fournier: (a) La cirrhose hypertrophique chez l'enfant. Rev. Mal. Enf. **13**, 309 (1895). (b) Angiocholite infectieuse obliterante et cirrhose biliaire hypertrophique. Semaine **1897**, 265. (c) De l'adénomégalie dans la cirrhose biliaire hypertrophique. Bull. Soc. Biol. Paris. Semaine méd. **1898**, 247. (d) Etude sur la cirrhose biliaire hypersplénomégalique. Bull. Soc. méd. Hôp. **1900**, 644. — Gilbert, A. et M. Villaret: Les circulations veineuses supplémentaires de la paroi abdominale antérieure, en particulier au cours des affections hépatiques. Rev. Méd. **27** (1907). — Gilson: De la cirrhose alcoolique graisseuse. Thèse de Paris **1884**. — Giordano: Contribution à la thérapeutique chirurg. de l'abscès du foie. 13. internat. med. Kongreß Paris **1900**, Sektion für Chirurgie. — Glaser, F.: Über Pfortaderektasie unter dem Bilde der biliären Leberzirrhose. Med. Klin. **33** (1921). — Goette, K.: Beiträge zur Atrophie des menschlichen Hodens. Jena: G. Fischer 1921. — Goldschmid, Edg.: Leberzirrhose und Kalkinfarkt der Nierenpyramiden. Beitr. path. Anat. **56** (1913). — Goldschmid und Isaac: Endothelhyperplasie als Systemerkrankung. Dtsch. Arch. klin. Med. **138** (1922). — Goldzieher, M.: Konstitution und Pathogenese der Leberzirrhose. Wien. med. Wschr. **1921**, Nr 5, 226. — Goldzieher-Makai: Regeneration und Transplantation. Lubarsch-Ostertag **16** (1913). — Goldzieher, M. und Z. v. Bockay: Der primäre Leberkrebs. Virchows Arch. **203** (1911). — Gödel, Alfr.: Geschwulstpathologische Beiträge. Frankf. Z. Path. **29**, H. 3 (1923). — Goluboff: Über biliäre Zirrhose. Z. klin. Med. **1894**. — Gougerot, H.: (a) Cirrhose tuberculeuse. Revue de la Tbc. **1907**, 33. (b) Reproduction expérimentale des cirrhoses tuberculeuses du foie. Rev. Méd. **29** (1908). — Gräff, S.: Knollenblätterschwammextrakt-Vergiftung beim Tier. Verh. dtsch. path. Ges. 22. Tagg Danzig **1927**. — Graetz, Fr.: Beiträge zur allgemeinen und speziellen Pathologie der experimentellen Kaninchensyphilis. Virchows Arch. **254** (1925). — Graham, E. A.: Hepatitis a constant accompagniment of cholecystitis. Surg. etc., 26. Mai **1918**, 521. — Green, C. H., A. M. Snell und W. Walters: Diseases of the liver. A survey of tests for hepatic function. Arch. int. Med. **36** (1925). — Greppi, Enrico: L'epatite ipertrofica infettiva con ittero e splenomegalia. Policlinico **32**, 2 (1925). — Gröbel, F.: Bantische Krankheit und Leberfunktion. Dtsch. Arch. klin. Med. **146** (1925). — Gross, O. und N. Guleke: Die Erkrankungen des Pankreas. Enzykl. klin. Med. Berlin: Julius Springer 1924. — Grover, A. L.: (a) Experimentelle Leberzirrhose nach Alkoholdarreichung. Ref. Berl. klin. Wschr. **1916**, Nr 14. Arch. int. Med., Febr. **1916**. (b) Experimental alcoholic cirrhosis of the liver. University of Yowa. Monogr. Stud. Med. **1** (1916). (Ref. Zbl. Path. **1917**, 109). — Gruber, G. B.: (a) Pathologie der dauernden Pfortaderverstopfung. Dtsch. Arch. klin. Med. **122** (1917). (b) Die pathologische

Anatomie der Lebersyphilis. Arch. f. Dermat. 143 (1923). (c) Pathologie in Mainz. Virchows Arch. 247 (1923). — Gunn, Francis D.: Familiäre juvenile Leberzirrhose. Arch. of Path. 1, H. 4 (1926). — Günther: Die Bedeutung der Hämatoporphyrie in Physiologie und Pathologie. Erg. Path. (Lubarsch-Ostertag) 20, 1 (1922). — Guillain: Sclérose hepato-pancréatique hypertrophique avec hypersplénomégalie. Rev. Méd. 20, No 9 (1900). — Gundermann: Experimentelle Erzeugung von Magen- und Duodenalgeschwüren, zugleich ein Beitrag zur Pathologie der Leberfunktion. Münch. med. Wschr. 1914, Nr 16, 889. — Gye, W. und W. Purdy: The poisonous properties of colloidal silica. Brit. J. exper. Path. 5, 238 (1924).

Haasler: Über Folgeerkrankungen der Ruhr. Dtsch. med. Wschr. 1902, Nr 2. — Haberland, H. F. O.: Studien an den Gallenwegen II. Arch. klin. Chir. 130, H. 3 (1924). — Haberer, H. v.: Experimentelle Unterbindung der Leberarterie. Arch. klin. Chir. 78. — Händel, Marcel: Klinische experimentelle Studien über die entgiftende Funktion der Leber. Z. exper. Med. 42, H. 1/3 (1924). — Hall, E. und Butt, Edw.: Experimentelle Pigment-zirrhose durch Kupfervergiftung. Arch. of Path. 1928, Nr 1. — Hall, E. und W. Ophüls: Progressive alcoholic cirrhosis. Amer. J. Path. 1, Nr 5, Sept. 1925. — Hall, H. G.: La dégénérescence hépato-lenticulaire. Maladie de Wilson-Pseudosclérose. Paris: Masson Co. 1921. — Handowsky, H., Schulz, H. und Staemmler M.: Über akute und chronische Schwer-metallvergiftungen. Arch. exper. Path. 110 (1925). — Hanganut, M.: Sur la cirrhose de Cru-veilhier-Baumgarten. Presse méd. Aug. 1922, No 68, 732. — Hanot, V.: (a) Sur une forme de cirrhose hypertrophique du foie. Thèse de Paris 1876. (b) Des différentes formes de cirrhose du foie. Arch. gén. Méd. 2, 444 (1877). (c) Cirrhose hypertrophique avec ictère chronique. Arch. gén. Méd. 1, 87 (1879). (d) Sur la cirrhose pigmentaire dans le diabète sucré. Arch. de Physiol. 1886. (e) Cirrhose hypertrophique avec ictère chronique. Paris 1892. — Hanot und Boix: Sur une forme de cirrhose non-alcoolique par autointoxication. Arch. gén. Méd. 1, 749 (1894). — Hanot und Chauffard: Cirrhose hypertrophique pigmentaire dans le diabète sucré. Rev. Méd. 1882. — Hanot und Gilbert: De la cirrhose alcool. hyper-trophique. Soc. Méd. 1890. — Hanot und Gombault: Gaz. Méd. Paris 19, 270 (1881). — Hanot und Schachmann: Cirrhose hypertrophique avec ictère chronique. Arch. de Physiol. 1 (1887). — Hansson, O.: Der Laktophenin-Ikterus. Kristiania: Jak. Dybwad 1914. — Hart, C.: (a) Tuberkulöser Leberabszeß. Zbl. Path. 17 (1906). (b) Über Beziehung des Icterus infectiosus (Weilsche Krankheit) zur akuten gelben Leberatrophie und zur Leber-zirrhose. Münch. med. Wschr. 1917, Nr 50, 1598. (c) Über Phlebitis hepatica. Virchows Arch. 237 (1922). — Hartwich, P.: Zusammenhang von Leberzirrhose und Milztumor. Dtsch. med. Wschr. 1912, Nr 23 u. 24. — Hasenclever: Hypertrophische Leberzirrhose mit chronischem Ikterus und Milztumor bei 3 Kindern derselben Eltern. Berl. klin. Wschr. 1898, 997/1000. — Hayami, T.: Über Aleuronalhepatitis. Beitr. path. Anat. 39 (1906). — Hayem, G.: (a) Contribution à l'étude de l'hépatite interstitielle chronique avec hyper-trophie. Arch. de Physiol. 1874. (b) Sur une variété particulière d'ictère chronique spléno-mégalique. Presse méd. 9 III (1898). — Hedinger, E.: (a) „Reizwucherung" von Leber-gewebe mit hellen Zellen bei Krotulariavergiftung. Joest 2. (b) Primärer Leberkrebs bei zwei Schwestern. Zbl. Path. 26, Nr 15 (1915). (c) Über Multiplizität von Geschwülsten, periodisches Wachstum und Geschwulstbildung. Schweiz. med. Wschr. 1923, Nr 44. (d) Cholangitis lenta. Schweiz. Med. Wschr. 1924, Nr 14. — Heiberg, K. A.: Die Krankheiten des Pankreas. Wiesbaden: J. F. Bergmann 1914. — Heilmann, P.: (a) Veränderungen der Mesenterien der Leber bei entzündlichen Erkrankungen der Bauchorgane. Virchows Arch. 256, H. 3, 611 (1925). (b) Über den Weg der Entstehung der akuten gelben Leber-atrophie. Virchows Arch. 257 (1925). — Heinecke, Herm.: Zur Kenntnis der biliären Leberzirrhose (hypertrophische Leberzirrhose). Beitr. path. Anat. 22 (1897). — Heinrichs-dorff: (a) Die Leber bei der Wilsonschen Krankheit. Verh. Ges. dtsch. Naturforsch. 85. Verslg Wien 1913. (b) Über Formen und Ursachen der Leberentartung bei gleichzeitiger Stauung. Beitr. path. Anat. 58 (1914). (c) Zur Histologie der akuten gelben Leberatrophie. Berl. klin. Wschr. 1920, Nr 51. (d) Zur Histogenese des Ikterus. Virchows Arch. 248 (1924). — Heller: Über Hautveränderungen beim Diabète bronzé. Dtsch. med. Wschr. 1907, Nr 30, 1216. — Heller, A.: Lehre von den metastatischen Prozessen in der Leber. Dtsch. Arch. klin. Med. 7 (1870). — Helly, K.: Über die septische Leberfleckung. Verh. dtsch. path. Ges. 13. Tagg 1909, 312. — Helpem, Chaja: Beitrag zur pathologischen Anatomie der Bantischen Krankheit. Inaug.-Diss. Jena 1926. — Henke, F.: (a) Pathologisch-anatomi-sche Beobachtungen über den Typhus abdominalis im Kriege. Beitr. path. Anat. 63 (1917). (b) Multiple Leberabszesse als Folge einer Gastritis phlegmonosa. Verh. dtsch. path. Ges. 10. Tagg Stuttgart 1906. — Henrici: Degeneration of the nucleus lentiformis associated with cirrhosis of the liver. Lancet 2 II, Nr 11 (1913). — Henschen K.: (a) Die Chirurgie der Gallenwege. Schweiz. med. Wschr. 1921, 1222. (b) Die Chirurgie der Milz. Ref. Internat. Ges. Chir. 7. Kongreß Rom 1926. — Hermann, O.: Die Beziehungen der Milz zur Leber-zirrhose. Inaug.-Diss. München 1901. — Hermes: Zur Chirurgie der Leber. Dtsch. Z. Chir. 41 (1895). — Herzenberg, Helene: Über Hämochromatose. (Mit besonderer Berücksichti-

gung des Fe.-Pigments im Gehirn). Virchows Arch. **260**, H. 1 (1926). — HERTER und WIL-
LIAMS: Exper. hepatic cirrhosis in dogs from repeated inhalation of chloroform. Proc. Soc.
exper. Biol. a. Med. **3** (1905). — HERXHEIMER, G.: (a) Ätiologie und pathologische Anatomie
der Syphilis. Erg. Path. LUBARSCH-OSTERTAG **11** I (1907). (b) Zur Pathologie der Gitterfasern der Leber. Verh. dtsch. Path. Ges. 11. Tagg Dresden **1907**. Ref. Beitr. path. Anat.
43 (1908). (c) Zur Pathologie der WEILschen Krankheit. Berl. klin. Wschr. **19** (1916).
(d) Über akute gelbe Leberatrophie und verwandte Veränderungen. Beitr. path. Anat.
72, H. 1 (1923). (e) Die Regeneration der Leber im Transplantat. Verh. dtsch. path. Ges.
20. Tagg 1925. — HERXHEIMER, G. und W. GERLACH: Über Leberatrophie und ihr Verhältnis zu Syphilis und Salvarsan. Beitr. path. Anat. **68** (1921). — HERXHEIMER und JÖRNS:
Pigmentbildung und Regeneration in Lebertransplantaten. Beitr. path. Anat. **75**, H. 1
(1926). — HESS, O.: (a) Über Stauung und chronische Entzündung in der Leber und den
serösen Höhlen. Habil.-Schr. Marburg 1902. (b) Über die angebliche Selbständigkeit
der Leberlappen. Volkmanns Slg klin. Vortr. **1910**, Nr 576. (c) Das Verhalten der Leber
bei chronischer Perikarditis. Münch. med. Wschr. **1910**, Nr 2. — HESS und ZURHELLE:
Z. klin. Med. **57** (1905). — HEYN, L. G.: Hypertrophic hepatic cirrhosis. Lancet-clin. Cincinnati **66**, 379 (1916). — HILDEBRAND, Parenchymatöse Hepatitis. Münch. med. Wschr.
1913, Nr 45, 2529. — HILDEBRANDT, WILH.: Das klinische Verhalten der Leber bei Scharlach. Münch. med. Wschr. **1910**, Nr 48. — HINDENLANG: Pigmentinfiltration in Lymphdrüsen, Leber usw. Virchows Arch. **79** (1880). — HINTZE, K.: Über Hämochromatose.
Virchows Arch. **139**, 459 (1895). — HIRSCH, F.: Über einen Fall von Bronzediabetes. Med.
Klin. **1926**, Nr. 9. — HISATHI HOSHIJIMA: (a) Experimentelle Leberzirrhose, hervorgerufen
durch Fütterung mit besonderen Nahrungen. Verh. jap. path. Ges. **11** (1921). (b) Ex-
perimentelle Leberzirrhose, hervorgerufen durch Fütterung mit besonderen Nahrungen.
Trans. jap. path. Soc. **11** (1921). Ref. Ber. Physiol. **19**, 188 (1923). — HIYEDA, KENTARO:
Experiment. Studien über den Ikterus. Ein Beitrag zur Pathogenese des Stauungsikterus.
Beitr. path. Anat. **73**, 541 (1925) und Beitr. path. Anat. **78** (1927). — HOFMEISTER, F. V.:
Unterbindung der Art. hep. propr. ohne Leberschädigung. Zbl. Chir. **5** (1922). — HOHEN-
EMSER, ALFR.: Über das Vorkommen von elastischen Fasern bei zirrhotischen Prozessen
der Leber und Niere. Virchows Arch. **140** (1895). — HOLMER, A. J. M.: Histologisch onder-
zock over den bouw der Galcapillaaren bij des Mensch tevens in Verband met de Functie
der Lebercellen. Habil.- Schr. Utrecht 1927. — HOMÉN: Eine eigentümliche, bei 3 Geschwistern auftretende, typische Krankheit unter der Form der progressiven Demenz usw.
Arch. f. Psychiatr. **24**. — HONGA, JKUJA: Über morphologische Unterschiede zwischen peripheren und zentralen Zellen der Leberazini. Verh. jap. path. Ges. **12** (1922). — HOOVER,
C. F.: Obstruction of the hepatic veins. J. amer. med. Assoc. Chicago **75**, 1753—1759
(1920). — HOPPE-SEYLER, G.: (a) Zur Kenntnis des Bindegewebes der Leber. Verh. Kongreß.
inn. Med. **435** (1906). — (b) Über die Zusammensetzung der Leber, besonders ihren Eiweißgehalt, in Krankheiten. Hoppe-Seylers Z. **116** (1921). Ref. Berl. klin. Wschr. **39**, 1168 (1921).
(c) Krankheiten der Leber. NOTHNAGELS Handbuch der inneren Medizin. 2 Aufl. 1912. —
HÜBSCHMANN: (a) Über Endophlebitis hepatica obliterans. Abh. Leop.-Carol. Akad. Naturforsch. Halle **47**. (b) Regeneration der Leber bei Typhus und Pocken. Beitr. path. Anat.
48 (1910). (c) Zuckergußleber bei chronischen Herzklappenfehlern. Demonstr. med. Ges.
Leipzig. Ref. Münch. med. Wschr. **1912**, Nr 29, 1631. — HUECK, W.: (a) Pigmentstudien.
Beitr. path. Anat. **54** (1912). (b) Die pathologische Pigmentierung. KREHL-MARCHAND,
Handbuch der allgemeinen Pathologie Bd. 3, Teil II. 1921. (c) Reaktion des Lebergewebes
und der Gallenkapillaren. Verh. dtsch. path. Ges. 21. Tagg Freiburg **1926**. — HUGUENIN, B.:
(a) Etude anat. des inflammations chroniques des séreuses et de leur effet sur les organes
qu'elles recouvrent. Habil.-Schr. Genf 1903. (b) Über multiple primäre Karzinome der
adenomatösen Leber. Z. Path. **22** (1911). (c) Leberzirrhose bei einem 8 Monate alten Kind.
Verh. dtsch. path. Ges. **1913**, 321. — HUTINEL: Etude sur quelques cas de cirrhose avec
stéatose du foie. France Méd. 1881. — HUZELLA: Histomechanik der atrophischen Lebererkrankungen. Dtsch. path. Ges. 18 Tagg Jena **1921**. — HYMANS, V. A., J. BERGH und
J. SNAPPER: Untersuchungen über den Ikterus. Berl. klin. Wschr. **1914**, Nr 24/25.

IGNATOWSKI, A.: Über die Wirkung des tierischen Eiweißes auf die Aorta und die parenchymatösen Organe des Kaninchens. Virchows Arch. **198** (1909). — IOANNOWICS, G.:
(a) Über experimentelle Leberzirrhose. Wien. klin. Wschr. **1904**, Nr 27. (b) Experimentelle
Untersuchungen über die Wirkung der Butter- und der Essigsäure mit Rücksicht auf ihre
Bedeutung für die menschliche Zirrhose. Arch. internat. Pharmacodynamie **15** (1905).
(c) Die Zytotoxine. Z. Immunforschg Ref. **50** (1909). (d) Veränderung der Leber bei Vergiftung mit karbomins. und kohlens. Ammoniak. Arch. internat. Pharmacodynamie **12**, 35. —
IOANNOWICS, G. und E. P. PICK: (a) Über hämolytisch wirkende, freie Fettsäuren in der
Leber bei akuter Atrophie und P.-Vergiftung. Berl. klin. Wschr. **1910**, Nr 20. (b) Beitrag zur Kenntnis der Tolylendiaminvergiftung. Z. exper. Path. **7** (1909). — IOSSELIN DE
JONG: Cirrhosis hepatis. Inaug.-Diss. Leyden 1895. Over juaniele en infantile Levercir-
rhose. Rotterdam 1927. — ISAAC, S.: (a) Zur Frage der tuberkulösen Leberzirrhose. Frankf.

Z. Path. 2, H. 1 (1908). (b) Die klinischen Funktionsstörungen der Leber. Erg. inn. Med. 27 (1925). — Isobe, K.: Experimenteller Beitrag zur Entstehung der Leberzirrhose. Mitt. Grenzgeb. 27, H. 4 (1914) u. Münch. med. Wschr. 1914, Nr 25. — Iwantscheff: Die Bedeutung der Lipoidarten in Niere und Leber bei pathologischen Zuständen. Z. klin. Med. 101 (1925).

Jaccard: Contribution à l'étude de la cirrhose pigmentaire. Diss. Lausanne 1914. Ref. Z. Path. 25, 321 (1914). — Jacoby, M.: Zur Kenntnis der alkohollöslichen Hämolysine bei akuter gelber Leberatrophie. Berl. klin. Wschr. 1910, Nr 47. — Jaffé, R. H.: (a) Wirkung langdauernder Anilininhalation. Zbl. Path. 31 (1920). (b) Entstehung und Verlauf der experimentellen Leberzirrhose. Frankf. Z. Path. 24 (1920). (c) Zur Histogenese der typhösen Leberveränderungen. Virchows Arch. 228 (1920). — Jaffe: Sarcoma and carcinoma of the liver following cirrhosis. Arch. int. Med. 33, Nr 3 (1924). — Jaffe, R. und Iwantscheff: Die Lipoide bei Nieren- und Leberkrankheiten. Innsbruck Naturforscherverslg 1924. — Jagic, N.: Normale und pathologische Histologie der Gallenkapillaren. Beitr. path. Anat. 33 (1903). — Jagić: Klinische Beiträge zur Ätiologie und Pathogenese der Leberzirrhosen. Wien. klin. Wschr. 1906, Nr 35. — Janowski, W.: Beitrag zur pathologischen Anatomie der biliären Leberzirrhose. Beitr. path. Anat. 11 (1892). — Janson, C.: Über Leberveränderungen nach Unterbindung der Art. hep. Beitr. path. Anat. 17 (1895). — Joest, E.: (a) Zur Frage des Vorkommens von Leberzirrhose bei jungen Kälbern. Z. Inf.-krkh. Haustiere 19 (1917). (b) Spezielle pathologische Anatomie der Haustiere. Bd. 2. Berlin: Rich. Schoetz 1921. — Johnson: Mitt. des Federal Council über die Wirkungen der Prohibition in den Vereinigten Staaten. — Jonescu, D.: Die Cirrhosis cardia tuberculosa. Spital (rum.) 1902, Nr 18—19. — Jores: (a) Zur Kenntnis der subakuten Leberatrophien. Verh. dtsch. path. Ges. 11. Tagg 1907, 320. (b) Med. Klin. 38 (1908). (c) Über den Umbau des Leberparenchyms bei der Zirrhose und über die Ursache des Aszites bei dieser Erkrankung. Sitzgsber. Ges. Naturwiss. Marburg 5, (1914). (d) Über den pathologischen Umbau von Organen (Metallaxie) usw. Virchows Arch. 221 (1916). — Judd, E. St. und V. S. Counseller: The effects of obstructive lesions of the common duct of the liver. J. amer. med. Assoc. 89, Nr 89, 1751 (1927).

Kachi, Giheita: Pathologisch-anatomische Studien über die Beziehung zwischen der Leberzirrhose und der Tuberkulose (Exp. Teil). Verh. jap. Ges. 12 (1922) u. 13 (1923). — Kachi, Giheita und Midorikawa Ban: Statistische Betrachtung über die atrophische Leberzirrhose in Japan. Trans. jap. path. Soc. 15 (1925). — Kahlstorf, A.: Untersuchungen über Infiltrate im periportalen Bindegewebe der Leber. Beitr. path. Anat. 78, H. 3 (1927). — Kahn, Zadoc: Arch. gén. Méd. 1897. — Kalkus, J. W., H. A. Tripper und J. R. Fuller: Enzootic hepatic cirrhosis of horses (walking disease) in the Pacific Northwest. J. amer. vet. med. Assoc. 68 (1925). — Kanner, O.: Über die Gallenpigmentierung der Kupfferschen Sternzellen beim Stauungsikterus. Klin. Wschr. 1922, Nr 42. — Karsner, H. und Jos. Aub: An investigation of the origin of immune serum necrosis of the liver. J. med. Res. 28, 2 (1913). — Kartulis: Über die sogenannte Bantische Krankheit in Ägypten. Zbl. Bakter. Orig. 64 (1912). — Kasai: Leberzirrhose durch Kakke. Kyoto Iguka Zassi 4 (1907, April). — Kaufmann, Ed.: Lehrbuch der speziellen pathologischen Anatomie. 7.—8. Aufl., Berl.-Leipzig 1922. — Kawamura, R.: Neue Beiträge zur Morphologie und Physiologie der Cholesterinsteatose. Jena: G. Fischer 1926. — Kelsch und Kiener: Contribution à l'étude de l'adenome du foie. Arch. f. Physiol. 1876, 622. — Kern, W.: Über Leberveränderungen bei chronischem Alkoholismus. Z. Hyg. 73 (1913). — Kern, W. und E. Gold: Über die Beziehung von Leberzirrhose zur Tuberkulose. Virchows Arch. 222 (1916). — Kika, G.: Statistik der Leberkrebse. Gann (jap.) 2, H. 3 u. 3, H. 1 u. 2 (1909). — Kimmelstiel: Über Viridans-Enzephalitis bei Endocarditis lenta. Beitr. path. Anat. 79, H. 1 (1928). — Kimura: Subakute gelbe Leberatrophie. Beitr. path. Anat. 58 (1914). — Kirch, Eug.: Über tuberkulöse Leberzirrhose, tuberkulöse Schrumpfniere usw. Virchows Arch. 219, 18 (1914) — Kirikow: (a) Zur Parasitologie der Hanotschen Krankheit (hypertroph. ikter. Leberzirrhose). Petersburg. med. Wschr. 17, Nr 37 (1900). (b) Ein Fall sogenannter hypertrophischer Leberzirrhose. Z. klin. Med. 36. — Kirschbaum, W.: (a) Über den Einfluß schwerer Leberschädigungen auf das Zentralnervensystem. Z. Neur. 77, H. 5 (1922). (b) Tierexperimentelle Untersuchungen über den Einfluß schwerer Leberschädigungen auf das Zentralnervensystem. Dtsch. Z. Nervenheilk. 77, 1—6 (1923). — Kirschenblatt, D.: Ein Fall von juveniler Leberzirrhose. Münch. med. Wschr. 1927, Nr 20, 856. — Kleeblatt, Friedr.: Experimentelle Erzeugung von Dünndarmgeschwüren bei Hunden. Frankf. Z. Path. 16 (1914). (b) Beitrag zur Klinik und Pathogenese der Splenomegalien nebst Bemerkungen über die Therapie. Arch. klin. Chir. 112 (1919). — Kleiber, Rud.: Über die Natur der bei gewissen chronischen Gehirnleiden vorkommenden knotigen Leberveränderung. Inaug.-Diss. Breslau 1914. — Klein, St.: Primäre Cholangitis. Erg. Med. 6, 447 (1925). — Klemperer, P., J. A. Killian und Ch. G. Heyd: The pathology of „icterus catarrhalis". Arch. of Path. 2, Nr 5 (1926). — Klewitz, F. und G. Lepehne: Über Syphilis heredit. tarda hepatis (Leberzirrhose mit sekundärer akuter gelber Atrophie). Dtsch. med. Wschr. 1920,

Nr 7. — KLIENEBERGER, CARL: Abdominaltyphus und Leberzirrhose. Zbl. inn. Med. 1923, 29. — KLINGE, FR.: Über die Entstehung der „periarteriellen Eisen- und Kalkinkrustaionen in der Milz". Virchows Arch. 225 (1925). — KLINGE und WACKER: Über den Lipoidtoffwechsel und die Gewebsveränderung bei Mäusen und Kaninchen unter dem Einfluß von Fett-, Cholesterin- und Scharlachrotfütterung. Krkh.forschg 1 (1925). — KLINKERT: Untersuchungen und Gedanken über den Cholesterinstoffwechsel. Berl. klin. Wschr. 1913, 18. — KLOPSTOCK: (a) Alkoholismus und Leberzirrhose. Virchows Arch. 184 (1906). (b) Über Milztumor, Ikterus und Aszites bei Leberzirrhose. Virchows Arch. 187, 111 (1907). (c) Über eine eigentümliche Form totaler produktiver interstitieller Pneumonie neben subakuter Lebertrophie im Kindesalter. Virchows Arch. 192 (1908). (d) Zur Lehre von der Leberzirrhose. Berl. klin. Wschr. 1911, Nr 35, 36. — KLOTZ, ARON: Untersuchungen über die Regenerationsvorgänge in der Leber bei knotiger Hyperplasie. Inaug.-Diss. Basel 1914. — KNESCHKE: Kongenitale ikterische Leberzirrhose. Verh. sächs.-thür. Kinderärzte. Leipzig 1922. Ref. Dtsch. med. Wschr. 1922, Nr 37. — MC. KNIGHT R. B.: Ruptur of hepatic abscess into the abdominal cavity and interior vena cava. J. amer. med. Assoc. 90, Nr 24 (1928). — KOBLER, G.: Zur Ätiologie des Leberabszesses. Virchows Arch. 163 (1901). — KÖPPE: Hypertrophische Zirrhose bei einem 4¹/₂jährigen Kind. Mschr. Kinderheilk., Mai 1908. — KOLLERT, V. und PH. REZEK: Beitrag zur Histologie der Saponinvergiftung. Virchows Arch. 262 (1926). — KOLLF, G.: Ein Fall von Leberzirrhose mit hypertrophischer Osteoarthropathie. Nederl. Tijdschr. Geneesk. 1 (1913). — KON, J.: Das Gittergerüst der Leber unter normalen und pathologischen Verhältnissen. Roux' Arch. 25 (1908). — KOTHNY: Über ein Hämangioendotheliom in zirrhotischer Leber. Frankf. Z. Path. 10 (1912). — KRAUS: Ätiologie und Therapie der Leberabszesse. Wien. klin. Wschr. 1915, Nr 13. — KRETZ, W.: (a) Über Leberzirrhose. Wien. klin. Wschr. 1900, Nr 12. (b) Über Hypertrophie und Regeneration des Lebergewebes. Wien. klin. Wschr. 1894, Nr 20. (c) Über die Abgrenzung der HANOTschen Krankheit gegen die Leberzirrhose mit Ikterus. Verh. dtsch. path. Ges. 1905 und 1906. 260—263. (d) Referat über Leberzirrhose. Verh. dtsch. path. Ges. 8. Tagg 1904. (e) Hämosiderin-Pigmentierung der Leber und Leberzirrhose. Beitr. klin. Med. u. Chir., H. 15, Wien 1896. (f) Pathologie der Leber. Erg. Path. , 2 (1902 u. 1904). — KRULL: Über die BANTISche Krankheit. Mitt. Grenzgeb. Med. u. Chir. 28 (1915). — KUBITZ, A. und M. STAEMMLER: Über die Leberveränderungen bei Pseudosklerose (WESTPHAL-STRÜMPELL) und progressive Linsenkerndegenerationen (WILSONsche Krankheit). Beitr. path. Anat. 60 (1914). — KUCZYNSKI, M. H.: (a) Beobachtungen über die Beziehungen von Milz und Leber bei gesteigertem Blutzerfall unter kombinierten toxisch-infektiösen Einwirkungen. Beitr. path. Anat. 65 (1919). (b) EDWIN GOLDMANNs Untersuchungen über zelluläre Prozesse im Gefolge des Verdauungsprozesses. Virchows Arch. 239, 272 u. 282—284 (1922). (c) Klin. Wschr. 1925, Nr 29 u. 1922, Nr 28. — KUCYNSKI und WOLFF: Beitrag zur Pathologie der experimentellen Streptokokkeninfektion der Maus. Verh. dtsch. path. Ges. 18. Tagg Jena 1921. — KÜCHLER, R.: Beitrag zur Ätiologie der Leberzirrhose nach experimentellen Untersuchungen. Inaug.-Diss. Basel 1916. — KÜHN, WALTER: Über den Kalkinfarkt der Nierenpyramiden. Virchows Arch. 225 (1918). — KÜHNEL-PRIESEL: Beitrag zur Klinik und pathologischen Anatomie der sogenannten Endophlebitis hepatica obliterans. Med. Klin. 1921. — KUHR, P.: Zur Kenntnis der Pfortaderobliteration. Mitt. Grenzgeb. Med. u. Chir. 37, H. 2 (1924). — KUPFFER, C. v.: Über die sogenannten Sternzellen der Säugetierleber. Arch. mikrosk. Anat. 54, 254 (1899). — KUSANO, HIROJIRO: Über die Einflüsse, die in übermäßiger Menge zugeführte Stoffe auf das Lebergewebe ausüben. Verh. jap. path. Ges. 12 (1922). — KUSUNOKI, MASATO: (a) Experimentelle Untersuchungen über die Bedeutung der Leberfunktion für die im Blute zirkulierenden, insbesondere in dem Portalgebiet eingedrungenen Bakterien. Mitt. Univ. Kyushifukuoka, , H. 2 (1924). (b) Lipoidsubstanzen in der Milz und im Leichenblut. Beitr. path. Anat. 9 (1914). — KYRLE und SCHOPPER: Untersuchungen über den Einfluß des Alkohols auf Leber und Hoden des Kaninchens. Wien. klin. Wschr. 1913.

LAACHE, S.: Über Leberzirrhose. Kasuist. Klin. Mitt. Norsk. Mag. Laegevidensk. 84, Nr 4 (1923). — LABARRAQUE, L.: Cirrhose de CRUVEILHIER-BAUMGARTEN. Thèse de Paris 1923. — LAENNEC, R. T. H.: De l'auscultation médiate. 1 Aufl. Tome 1, Paris 819. — LAFFITTE: Intoxication alcootique expérimentale et cirrhose de Laennec. Thèse de Paris 1891/92. — LAMSON, P. D. und WING RAYM.: Early cirrhosis of the liver produced in dogs by carbon tetrachlorid. J. of Pharmacol. 29, 191 (1926). — LANDÉ, KURT: Über akute herdförmige nekrotisierende Hepatitis. Frankf. Z. Path. 34 (1926). — LANDO: Über Veränderungen des Pankreas bei Leberzirrhose. Z. Heilk. 27, H. 1 (1906). — LANDTEINER, K. und AD. EDELMANN: Beitrag zur Kenntnis der anatomischen Befunde bei polyglandulärer Erkrankung. Frankf. Z. Path. 24 (1920). — LANGE, CORNELIA DE: Zur Leberzirrhose im Säuglingsalter. Mschr. Kinderheilk. 14 (1918). — LANNOIS: Pylephlébite et abscès du foie consécutifs à la fièvre typhoide. Rev. Méd. 1895, 909. — LAUTH: Cirrhose tuberculeuse. Thèse de Paris 1889. — LÉFAS: Le pancréas dans les cirrhoses. Arch. gén. Méd. 1900. — LEARY, O. P., SNELL A. M. und E. G. BANNICK: Portal cirrhosis associated with chronc inorganie assenical poisoning. J. amer. med. Assoc. **90**, 1856 (1928). — Legrand, Herm.: Les abscès du foie chez l'enfant. Arch. Méd. Enf. **9** (1906). — de Leeuw, C.: Über kompensatorische Hypertrophie und Hyperplasie des Lebergewebes beim Menschen. Virchows Arch. **210** (1922). — Leitmann, G.: Über experimentelle Leberzirrhose. Virchows Arch. **261**, 767 (1926). Allruss. path. Kongreß 1925. Ref. Zbl. Path. **38** (1926). — Lejars: Un fait de suppléance de la circulation Porte par la veine rénale gauche et la veine cave. Progrès méd. 23. Juni 1888. — Lenhartz: Verh. Kongreß inn. Med. 1892. — Lepehne, G.: (a) Pathogenese des Ikterus. Erg. Med. **20** (1921). (b) Neuere Anschauungen über die Entstehung einiger Ikterusformen. Münch. med. Wschr. 1919, Nr 23. (c) Die Leberfunktionsprüfung, ihre Ergebnisse und ihre Methodik. Slg Abh. Verdgskrkh. 8, H. 44, 5—70 (1923). (d) Experimentelle Untersuchungen über das „Milzgewebe" in der Leber. Ein Beitrag zum Hämoglobin- und Eisenstoffwechsel. Dtsch. med. Wschr. 1914, Nr 27. (e) Vergleichende Untersuchung über „splenomegale Leberzirrhose" und „chronische Leberatrophie" mit bantiähnlichem Krankheitsbilde. Dtsch. Arch. klin. Med. **143**, H. 1/2 (1924). — Le Play et Ameuille: Recherches expérimentales sur quelques relations entre le foie, la rate et le grand epiploon. C. r. Soc. Biol. Paris 1912. — Lereboullet, P.: (a) Cirrhoses hypertrophiques biliaires et abscès du foie par l'enterococce. Semaine méd. **1899**, 205. (b) Les cirrhoses biliaires. Paris: Masson Co. 1902. — Letienne: De la bile à l'état patholog. Thèse de Paris 1891. — Letulle, Maurice: (a) Cirrhose pigmentaire chez les diabétiques. Bull. Soc. méd. Hôp. 1885. (b) La péritonite syphilitique. Presse méd. **52** (1918). — Levi, Ernst: Über die Ursache der Leberzirrhose bei Polyzythämie. Leberschädigung durch Phenylhydrazintherapie. Z. klin. Med. **100** (1924). — Levi: D'une hépatite infectieuse subaigue primitive. Arch. gén. Méd. **1** (1894). — Levy: Verhalten der Gefäße bei Leberzirrhose. Inaug.-Diss. Bonn 1902. — Lewerenz: Leberzirrhose im Kindesalter. Inaug.-Diss. Freiburg 1895. — Lewin, O.: Veränderungen in einer Leberwunde. Virchows Arch. **272** (1929). — Liechty: J. amer. med. Assoc. **83** (1924). — Liebermeister, G.: Tuberkulose, ihre verschiedenen Erscheinungsformen und Stadien sowie ihre Bekämpfung. Berlin: Julius Springer 1920. — Lindemann, E.: Zur Leberzirrhose im Säuglingsalter. Jb. Kinderheilk. **95** (1921). — Lintwarew, Joh.: Die Zerstörung der roten Blutkörperchen in der Milz und der Leber unter normalen und pathologischen Verhältnissen. Virchows Arch. **206** (1911). — Lipnik, A.: Hypertrophische Zirrhose bei einem 10 Monate alten Mädchen. Diss. Zürich 1917. — Lissauer, Max: (a) Die experimentelle Leberzirrhose. Berl. klin. Wschr. 1914, Nr 3. (b) Virchows Arch. **192**, 278 (1908). (c) Pathologische Veränderungen des Pankreas bei chronischem Alkoholismus. Dtsch. med. Wschr. 1912, Nr 38, 1972. (d) Leberzirrhose bei experimenteller Intoxikation. Virchows Arch. **217** (1914). — List, C. F.: Über das Problem der hypertrophischen Leberzirrhose an Hand von 2 sezierten Fällen. Frankf. Z. Path. **34** (1926). — Litten: Klinische Beobachtungen über biliäre Formen der Leberzirrhose. Charité-Ann. 1878 u. 1880. — Löffler, L.: (a) Der Bau der Leberläppchen. Z. Anat. **84**, H. 314 (1927). (b) Leberstudien II. Teil. Virchows Arch. **265** (1927). — Löffler, L. und M. Nordmann: Leberstudien I. Teil. Virchows Arch. **257** (1926). — Löwenhardt: (a) Zur Frage der Cholangitis lenta. Klin. Wschr. 2, Nr 5 (1923). (b) Z. klin. Med. **97** (1922). — Lorentz, F. H.: Die Leber in ihrem Verhalten zur Tuberkulose und Zirrhose. Z. Tbk. **20** (1913). — Lubarsch, O.: (a) Zur Lehre von den Geschwülsten und Infektionskrankheiten. Wiesbaden: J. F. Bergmann 1899. (b) Über die diagnostische Bedeutung der miliaren Lebergummen. Verh. dtsch. path. Ges. **3**, 98—102, Aachen 1900. (c) Pathologische Anatomie der Milz. Henke-Lubarsch 1, 2 (1927). (d) Zur Entstehung der Gelbsucht. Berl. klin. Wschr. 1921, Nr 28, 757. (e) Über die hämoglobinogenen Pigmentierungen. Klin. Wschr. 1925, Nr 45. — Ludwig: Zur Entwicklungsgeschichte der Leber, des Pankreas und des Vorderdarms bei der Ente und beim Maulwurf. Anat. H. **55** (1919). — Lüthy, F.: Über Lebernekrosen bei Endokarditis. Virchows Arch. **254** (1925).

Mac Callum: Regeneratives changes in liver after acute yellow atrophy. Bull. Hopkins Hosp. **10** (1901—1902). — Mac Donagh: Nature of disease Vol. 1. London: Heinemann 1914. — Mac Indoe, A. H.: Vascular lesions of portal cirrhosis. Arch. of Path. **5**, Nr 1 (1928). — Mac Indoe, A. H. und V. S. Counseller: Primarg. Carcinoma of the liver of possible multicentric occuring in a case oft portal cirrhose. Amer. J. Path. 2. Nov. **1926**, 557—565. — Mac Master und P. Rous: The biliary obstruction required to produce jaundice. J. of. exper. Med. **33**, Nr 6 (1921). — Mac Nee: Gibt es einen rein hämatogenen Ikterus? Med. Klin. **28** (1913). — Macchiavulo, O.: Experimentelle Beobachtungen über die Vorgänge bei der Lipoidverfettung der Leber. Frankf. Z. Path. **34** (1926). — Maekawa, H.: Histologisches Verhalten des Mesenteriums bei Leberzirrhose. Jap. J. med. Sci. V. Path. Tokyo, Sept. 1927. — Maffucci, A. und Sirleo: Untersuchungen über die Leber bei infektiösen Krankheiten. Z. Path. **6**, 342 (1895). — Mahaim, Ivan: La dégénérescence hépato-lenticulaire. Schweiz. Arch. Neur. **17**, (1925/26). — Makai, Endre: Über Spulwürmerabszesse der Leber. Dtsch. Z. Chir. **169** (1922). — Maley, Otto: Histologische Untersuchungen zur Gallebildung in der Leber. Z. Path. **36**, H. 8/11 (1925). —

MALLORY, FR. B.: (a) Necrosis of the liver. Med. Res. 1901. (b) Chron. pass. congestion of the liver. Med. Res. 24, 2 (1911). (c) Principles of path. Histology. Philadelphia and London: W. B. Saunders 1920. — MALLORY, PARKER und NYE: Experimental pigment cirrhosis due to copper and its relations to hemochromatosis. J. of. med. Res. 42, Nr 5 (1921). MALYSCHEW: Über die Rolle der KUPFFERschen Zellen bei aseptischer Entzündung der Leber. Beitr. path. Anat. 78 (1927). — MANGELSDORFF: Hypertrophische und atrophische Zirrhosen. Dtsch. Arch. klin. Med. 31, 522/603 (1882). — MANN, FR. C. und J. L. BELLMANN: Liver tests. Arch. of Path. 1 (1926). — MANSON, PATR.: Tropical diseases. London: Cassel 1911. — MARCHAND, F.: (a) Zbl. Path. 1896, 282. (b) Zur Kenntnis der sogenannten BANTISchen Krankheit und Anaemia splenica. Münch. med. Wschr. 1903, 463—467. (c) Demonstration einer Leber mit sogenannter knotiger Hyperplasie. Verh. dtsch. path. Ges. 5. Tagg Kassel 1903. (d) Diskussion zur Periarteriitis nodosa. Verh. dtsch. path. Ges. 10. Tagg Stuttgart 1906. (e) Über den Ausgang akuter gelber Leberatrophie in multiple knotige Hyperplasie. Beitr. path. Anat. 17, 206. — MARCUSE, B.: Über Leberlymphome bei Infektionskrankheiten. Virchows Arch. 160 (1900). — MARIE: Sur un cas de diabète bronzé suivi d'autopsie. Semaine méd. 1895, No 27. — MASSENTI, G.: Sulla rigenerazione. del fegato. Arch. di Sci. biol. 6, 3/14 (1924). — MAC MASTER und P. ROUS: The biliary obstruction required to produce jandice. J. of exper. Med. 33, Nr 6 (1921). — MATSUI: Über die Gitterfasern der Milz unter normalen und pathologischen Verhältnissen. Beitr. path. Anat. 60 (1915). — MANWARING: Über chemische und mechanische Anpassung von Leberzellen bei experimenteller Phosphorvergiftung. Beitr. path. Anat. 47 (1910). — MARTIN, J. F.: Recherches experimentales sur l'histogénèse des stades initiaux de la cirrhose hépatique. Ann. de méd. 21 (1927). — MARTIN, J. F. und P. CROIZAT: Le foie dans les chocs et les réactions anaphylactiques. J. méd. Lyon, 20. Juli 1927. — MAXIMOW, A.: (a) Über die Entwicklungsfähigkeiten der Blutleukozyten und des Blutgefäßendothels bei Entzündung und in Gewebskulturen. Klin. Wschr. 1925, Nr 31. (b) Bindegewebe und blutbildende Gewebe. Hdbch. d. mikr. Anatomie. 1927. — MAXIMOWITSCH, A. S.: Über primäre multiple tuberkulöse Leberabszesse. Zbl. Chir. 1927, Nr 36. — MAYER, EDM.: Krankheitsdauer und Leberinsuffizienz bei Zirrhose und akuter Atrophie. Zbl. Path. 33, Nr 179, 7 (1922) u. Med. Klin. 39 (1922). — MAYO, WILLIAM J.: The surgical treatment of hepatic cirrhosis. Ann. Surg. 80 (1924). — MEBIUS, J.: Clonorchiosis hepatis, Cirrhosis parasitaria. Virchows Arch. 233 (1921). — MELCHIOR, E.: Beitrag zur alkoholisch-hypertrophischen Zirrhose (HANOT-GILBERT) mit besonderer Berücksichtigung der Regenerationsvorgänge des Leberparenchyms. Beitr. path. Anat. 42, H. 3 (1907). — MELNIKOW, RASWEDENKOW: Histologische Untersuchungen über die elastischen Gewebe. Beitr. path. Anat. 26 (1899). — MENNET, J.: Die BANTISche Krankheit und ihre Beziehungen zur Leberzirrhose. Virchows Arch. 227 (1920). — MERTENS, H.: Lésions anatomiques du foie du lapin au cours de l'intoxication chronique par le chloroforme et par l'alcool. Trav. Labor. Gand-Arch. Pharmacodynamie 2 II (1895). — MESTER, H.: Zur Kenntnis der hypertrophischen Zirrhose. 4 med. Abt. Jb. Hamb. Staatskr.Anst. 2, 167 (1890/92). — MESTITZ, W.: Zur Frage der Leberveränderungen bei Typhus und Paratyphus. Virchows Arch. 244, 498—509 (1923). — METZLER: Arch. klin. Chir. 134 (1925). MEYER, FRIEDR. G. A.: Beiträge zur pathologischen Anatomie der Leber. Virchows Arch. 194, 238 (1908). — MEYER, KURT: Die Bedeutung des Enterokokkus für die Infektion der Harn- und Gallenwege. Klin. Wschr. 3, H. 50, 2291 (1924). — MEYER, KURT und LÖWENBERG: Experimentelle Untersuchung zum Enterokokeninfekt der Gallenblase. Klin. Wschr. 1926, 989. — MEYER, OSKAR (a) Dysplasie der Leber oder juvenile Zirrhose? Virchows Arch. 201 (1910). (b) Zur Kenntnis der Endophlebitis hepatica obliterans. Virchows Arch. 225, 213—222 (1918). — MEYER, R.: (a) Heterotope Epithelwucherungen und Karzinom. Verh. dtsch. path. Ges. 10, Stuttgart 1906. (b) Ein Fall von Carcinoma hepatis idiopath. Inaug.-Diss. Berlin 1882. — MIDORIKAWA, BAN: Experimentelle Leberzirrhose durch verschiedene Chemikalien. Trans. jap. path. Soc. 15 (1925). — MILLOUS, P.: Le hépatite scléreuse atrophique ascitogène métasplénomégalique paludéenne. Paris méd. 14, No 33 (1924). — MINKOWSKI und NAUNYN: Über den Ikterus durch Polycholie und die Vorgänge in der Leber bei demselben. Arch. f. exper. Path. 21, 14 (1886). — MIRINESCU: Cirrhose hypertrophique avec ictère chronique chez un garçon de 14 ans. Rev. Mal. Enf. Paris 12, 560—567 (1894). — MITSUDA: Untersuchungen über Transplantation und Explantation von Lebergewebe unter besonderer Berücksichtigung der Pigmentfrage. Virchows Arch. 248, 91 (1924). — MÖNCKEBERG: Lebernekrosen. Verh. dtsch. path. Ges. 1914. — MOUISSET und BONNAMOUR: Du foie des tuberculeux. Rev. Méd. 24 (1904). — MONTAGNANI, MARIO: Sull' azione prottetiva del fegato usw. Sperimento 78, H. 6, 793 (1924). — MOON, V. H.: Infection as a cause of juvenile cirrhosis. Amer. J. med. Sc. 1928. — MOSER, ERNST: Zur pathologischen Anatomie des periodischen Erbrechens mit Azetonämie. Frankf. Z. Path. 23 (1920). — MOSSE, M.: (a) Über metalymphämische Leberzirrhose. Berl. klin. Wschr. 1908, Nr 26. (b) Zur Lehre von den Krankheiten mit gesteigerter Hämolyse (Pigmentzirrhose). Berl. klin. Wschr. 1913, Nr 43. (c) Über Polyzythämie mit Urobilinikterus und Milztumor. Dtsch. med. Wschr. **1907**, Nr 52. (d) Polyglobulie und Lebererkrankungen. Z. klin. Med. **79** (1914) — Mosse und Baunic: Contribution à l'étude de la cirrhose pigmentaire et du diabète bronzé. Gaz. Méd. et Chir. **1895**, 326. — Müller, Inez: Zur Statistik der Lebererkrankungen im Zeitraum von Jan. 1914 bis März 1922. Klin. Wschr. **1922**, Nr 17. — Müller, Joh.: Über den Bau der Leber. Müllers Arch. **1843**. — Müller, Jos.: The effects of alcool prohibition on the incidence of portale cirrhosis. J. amer. med. Assoc. **76**, Nr 24 (1921). — Münsterer, Heinr.: Über Leberzirrhose beim Kind. Inaug.-Diss. München 1908. — Mugler: Über Leberzirrhose bei Pferden. Arch. Tierheilk. **35** (1909). — Murayama, Koshichiro: (a) Zirrhotische Veränderungen der Leber des Kaninchens bei Teer-Lanolininjektion. Trans. jap. path. Soc. **11** (1921). (b) Experimentelle Studie über die Leberzirrhose. Trans. jap. path. Soc. **13** (1923). — Murri, A.: Über Bronzediabetes. Wien. klin. Rdsch. **1901**, Nr 20, 345, 361, 406, 424.

Nagayo: Verh. jap. path. Ges. **1914**. — Nakano: Hämochromatose unter dem Bilde des Morbus Addisonii. Münch. med. Wschr. **1914**, Nr 17, 919. — Narath, Alfr.: Über Entstehung der anämischen Lebernekrose nach Unterbindung der Art. hepatica und ihre Verhütung durch arterioportale Anastomose. Dtsch. Z. Chir. **135** (1916). — Nathan, M.: La cellule de Kupffer. Les réactions expériment. et path. J. Anat. et Physiol. **44** (1908). Naunyn, B.: (a) Leberzirrhose. Referat Verh. dtsch. path. Ges. 8. Tagg **1904**, 59. (b) Über Cholangitis. Dtsch. med. Wschr. **1911**, Nr 44. (c) Über reine Cholangitis. Mitt. Grenzgeb. Med. u. Chir. **29** (1917). (d) Über Ikterus und seine Beziehungen zu den Cholangien (Erkrankungen der Gallenwege). Mitt. Grenzgeb. Med. u. Chir. **31** (1919). — Neusser, v.: Verh. 23. dtsch. Kongreß inn. Med. **1906**, 99. — Nichols, A. G.: On a somewhat rare form of chronic inflammation of the serous membrans (multiple progressive hyaloserositis) Stud. roy. Victoria hosp. Montreal **1**, Nr 3, IV (1902). — Nicoli, L.: Angiocolite verminosa con numerosi ascaride nel fegato usw. Boll. Soc. med. chir. Pavia **2**, H. 2 (1927). — Nishikawa: Zur vergleichenden pathologischen Morphologie der chronischen Milztumoren. Mitt. med. Fak. Tokyo **21**, H. 1, 51—73. — Noel, R.: Sur quelques données récentes relatives à l'histophysiologie du foie et leur importance possible dans la pathologie hépatique. J. Méd. Lyon **4**, No 76 (1923). — Noel et Rosier: Applications a l'étude des stades initiaux de la cirrhose etc. Presse méd. 6. Sept. **1924**, No 72.

Oberling, Ch.: Les pseudo-adénomes biliaires du foic. Bull. Soc. Anat., Mai **1923**. — Odermatt, W.: Die intrahepatische Variation der Gallenwege, die Duct. hepatocystici und ihre klinische Bedeutung. Bruns' Beitr. **133** (1925). — Oertel, H.: Peculiar cell necrosis in liver. J. Med. Res. **12** (1904). (b) Über die bei schwerer venöser Stauung auftretenden nicht entzündlichen Lebernekrosen mit Ikterus. Berl. klin. Wschr. **1912**, Nr 43. — Oestreich, R.: (a) Fettgewebsnekrose am Pankreas mit gleichartigen Lebernekrosen. Zbl. Path. **19**, Nr 4 (1908). (b) Die Milzschwellung bei Leberzirrhose. Virchows Arch. **142** (1895). — Oettinger und Fiessinger: De la maladie de Banti. Rev. Méd. **1907**. — Ogata, T.: (a) Beitrag zur experimentell erzeugten Leberzirrhose usw. Beitr. path. Anat. **55** (1913). (b) Über einen Fall von septischem Ikterus. Beitr. path. Anat. **55** (1913). — Olivier: Sur la cirrhose hypertrophique. Union méd. **1871**, 61. — Olivir, P.: Elastic tissues in cirrhosis of liver. Trans. Chicago path. Soc. **5** (1901—1903). — Ophüls, W.: (a) Chronische Bleivergiftung beim Meerschweinchen mit besonderer Berücksichtigung der Nephritis, Zirrhose und Polyserositis. Amer. J. med. Sci. Okt. **1915**. (b) Infection of the rectum with secondary infection of the liver usw. Amer. J. med. Sci. **1901**. (c) A statistical survey of three thousand autopsies (Stanford University, California) **1926**. — Opie, E. L.: (a) A case of hämochromatosis. The relation of h. to bronzed Diabetes. J. of exper. Med. **4** (1899). (b) The causes and the varieties of chronic interstitial pancreatitis. Amer. J. med. Sci. **1902**, Nr 5. (c) Zonal necrosis of the liver. J. med. Res. **12**, 147 (1904). (d) J. of exper. Med. **12**, 367 (1910). — Oppenheim, F.: (Tung-Chi Universität Shanghai): Über die Häufigkeit einzelner Befunde bei 100 in Shanghai ausgeführten Chinesensektionen. Tung-Chi med. Mschr. **1**, H. 2 (1925). — Oppermann, Ernst: Über Leberveränderungen bei Serumpferden. Zbl. Path. **34**, Nr 18 (1924). — Osler: Biliary cirrhosis of family typ. Bull. Hopkins Hosp. **16** (1905). — Orth, Joh.: Lehrbuch der speziellen pathologischen Anatomie. Bd. 1. Berlin: August Hirschwald 1887. — Oudendal, A. J. F.: Die allgemeine Pathologie der tropischen Leberzirrhose. Geneesk. Tijdschr. Nederl.-Ind. **63**, H. 2 (1923).

Pacher, Willibald: Über Endophlebitis hepatica obliterans. Beitr. path. Anat. **78** (1927). — Pagliano: Cirrhose de Hanot chez un enfant, infantilisme consécutif. Marseille Méd. **51**, 156—161, 165 (1912); Ann. Méd. et Chir. Paris **16**, 205/209 (1921). — Palmer, Howard: Leberzirrhose bei Kindern. Amer. J. med. Sci., Okt. **1887**. — Parisot et Harter: Lésions experim. du foie. C. r. Soc. Biol. Paris. 29. Nov. **1907**. — Paschkis, K.: Zur Frage der konstitutionellen Minderwertigkeit der Leber. Wien. Arch. inn. Med. **7**, H. 2, 415 (1924). Ref. Zbl. Path. **34**, Nr 17, 479 (1924). — Paunz, L.: Pathologisch-anatomische Veränderungen der Karotisdrüse. Virchows Arch. **241** (1923). — Peabody, Francis und G. O. Broux: Phagozytosis of erythrocytes in the bone marrow usw. Amer. J. Path. **1**,

H. 2 (1925). — PEARCE, R. M.: Experimental cirrhosis of the liver. J. of exper. Med. 8, 64 (1906). — PEL (Amsterdam): Krankheiten der Leber, der Gallenwege, der Pfortader. Jena: Haarlem 1909. — PENKERT, M.: Über idiopathische Stauungsleber, Verschluß der Ven. hep. Virchows Arch. 169 (1902). — PERRIN: The hepatic lesions of experimental yellow fever. Amer. J. trop. Med. 3 (1923). — PERUTZ, J.: Der Leberabszeß. Krit. Sammelref. Zbl. Grenzgeb. Med. u. Chir. 1903, 651. — PERTHES: Leberabszesse bei Typhus abdominalis. Dtsch. Z. Chir. 63. — PFANNENSTILL, S. U. und E. SJÖWALL: Ein Fall von Morbus Banti, begleitet von primärem Leberkrebs. Nord. med. Ark. (schwed.) 1909 I, H. 1. — PFUHL, W.: (a) Läppchengröße und Kapillarlänge in der menschlichen Leber. Z. Zellforschg 4, 216 (1926). (b) Experimentelle Untersuchungen über die KUPFFERschen Sternzellen der Leber. Z. Anat. 81 (1926). (c) Form- und Gefäßbeziehungen der Leberläppchen beim Menschen. Z. Anat. 66 (1922). — PICK, E.: Zur Kenntnis der Leberveränderungen nach Unterbindung des Ductus choledochus. Arch. Heilk. 11 (1890). — PICK, FRIEDEL: Über chronische, unter dem Bilde der Leberzirrhose verlaufende Perikarditis (perikarditische Pseudoleberzirrhose). Z. klin. Med. 29 (1896). — PICK, L.: (a) Über totale hämangiomatöse Obliteration des Pfortaderstammes und über hepatopetale Kollateralbahnen. Virchows Arch. 197, H. 3 (1909). (b) Zur Einteilung und pathologischen Anatomie des partiellen Riesenwuchses usw. Beitr. path. Anat. 57 (1914). (c) Zur pathologischen Anatomie des infektiösen Ikterus. Berl. klin. Wschr. 1917, Nr 20/21. (d) Zur Frage der Eisenund Kalkablagerung in der Milz. Klin. Wschr. 1925, H. 11, 517. (e) Zur Histologie des experimentellen Morbus Weil (Entstehung der Lebernekrosen durch die Weilspirochäte. Ref. Zbl. Path. 33, H. 7, 178 (1922). (f) Die Skeletform (ossuäre Form) des Morbus Gaucher. Jena: Gust. Fischer 1927. — PIELSTICKER, F.: Die akute infektiöse stomatogene Hepatose. Dtsch. med. Wschr. 1921, Nr 11. — PIRONE, R.: Chronische Entzündung des Pankreas und Zirrhose der Leber. Wien. med. Wschr. 1903, Nr 22/23. — POGGENPOHL, S. M.: Zur Frage der Veränderung des Pankreas bei Leberzirrhose. Virchows Arch. 196 (1909). — POSSELT, A.: Beziehungen zwischen Leber, Gallenwegen und Infektionskrankheiten. Erg. Path. 17, 2 (1915) u. 19, 1 (1919). — PRATT, D. W.: Experimentelle Untersuchungen über die Kapillarwände der Leber, die Beziehung der KUPFFERschen Sternzellen zu ihnen usw. Beitr. path. Anat. 78, H. 3 (1928). — PREISWERK, A.: Über allgemeine Hämochromatose. Inaug.-Diss. Basel 1905. — PRYM, P.: Zur pathologischen Anatomie der Pilzvergiftung. Virchows Arch. 226 (1919).

QUENSEL, ULRIK: Zytologische Untersuchung von Ergüssen der Brust- und Bauchhöhle usw. Upsala-Stockholm. Acta med. scand. (Stockh.) 68 (1928); Suppl. 23 (1928).

RABÉ: Abscès du foie et salpingite purulente. Bull. Soc. Anat. 1897. — RAESTRUP, G.: Untersuchungen über die Widerstandsfähigkeit der Leber gegen Gifte. Leipzig: A. Hahn 1927. — RAVA, GINO: Le cirrosi del fegato. Bologna 1910. — RECHTER, DE: Recherches experiment. sur la cirrhose alcoolique du foie. Bull. Acad. Méd. belg. IV. s. 6 (1892). — RECKLINGHAUSEN, v.: Hämochromatose. Tagbl. 62. Verslg Naturforsch. Heidelberg 1890. — REDAELLI, PIERO: Epatite parenchymatose, epatite interstiziali croniche e tumori epiteliali del fegato. Contributo anatomo-patologico allo studio della cosidetta u. „cancrocirrosi epatica". Pavia Tipografia cooperativa 1926. — REICHE, E.: Über akute Leberzirrhose. Dtsch. Arch. klin. Med. 33 (1926). — REIMER, K.: Über Zuckergußleber und fibröse Polyserositis. Inaug.-Diss. Kiel 1906. — REINECK, H.: Das Verhalten von Leber und Nebennieren bei experimenteller Cholesterinsteatose. Beitr. path. Anat. 80 (1928). — REINIGER, CL.: Entstehung von Leberabszessen auf rückläufigem Wege. Frankf. Z. Path. 13 (1913). — RIBADEAU-DUMAS und LECÈNE: Ligature du choledoque chez le cobaye. Arch. med. exper. März 1904. — RIBBERT, H.: (a) Zur Genese der Leberzirrhose. Dtsch. med. Wschr. 39, 1678 (1908). (b) Zur Regeneration der Leber und Niere. Arch. Entw.mechan. 18, 1904. — RIESS, L.: Bemerkungen zur Pathologie der akuten gelben Leberatrophie. Berl. klin. Wschr. 1920, Nr 23, 537. — RIETTI, FERN.: Le itterizie 10, 190. Bologna: Capelli 1925. — RIKL, A.: Beiträge zur Frage der Pfortaderthrombosen. Virchows Arch. 264 (1927). — RINDFLEISCH: Zur Frage der primären Darmentzündung. Dtsch. med. Wschr. 1912. — RISEL, W.: Über die erste Entstehung von Leberabszessen durch retrograde Embolie. Virchows Arch. 182 (1905). — RISQUEZ: Bull. Soc. path. exot. 14 (1921). — RITTER, AD.: (a) Die Bedeutung der Leberfunktionsprüfung für die chirurgische Diagnose. Dtsch. Ges. Chir. 1922. (b) Beitrag zur Histopathologie und Pathogenese der Wilsonpseudosklerosegruppe. Z. Neur. 111, 159 (1927). (c) Über die Folgen der Ligatur der Art. hepatica. Mitt. Grenzgeb. Med. u. Chir. 35 (1922). — ROCCO: Über primäre und metastatische Karzinome im Ductus hepaticus. Inaug.-Diss. Basel 1905. — ROCHA, LIMA H. DA: Pathologische Anatomie des Gelbfiebers. Verh. dtsch. path. Ges. 15 Tagg 1912. — RÖSSLE, R.: (a) Phagozytose von Blutkörperchen durch Parenchymzellen und ihre Beziehung zum hämorrhagischen Ödem und zur Hämochromatose. Beitr. path. Anat. 41 (1907) u. Münch. med. Wschr. 1906. (b) Verschiedene Formen der Eisenablagerung in der Leber. Verh. dtsch. path. Ges. 10. Tagg Stuttgart 1906. (c) Über einen isolierten zirrhotischen Herd der Leber. Verh. dtsch. path. Ges. 11. Tagg Dresden 1907.

(d) Über die Leber beim Diabetes. Verh. dtsch. path. Ges. 11. Tagg Dresden 1907. (e) Veränderungen der Blutkapillaren der Leber und ihre Bedeutung für die Histogenese der Leberzirrhose. Virchows Arch. 188 (1907). (f) Epitheliale Riesenzellen der Leber bei Tuberkulose. Verh. dtsch. path. Ges. 11. Tagg Dresden 1907. (g) (Experimentelle Erzeugung von Leberzirrhose). Disk.-Bem. zu BAUMGARTEN. Verh. dtsch. path. Ges. 11. Tagg Dresden 1907. (h) Über das Gitterfasergerüst der Leber unter normalen und pathologischen Bedingungen. Sitzgsber. Ges. Morph. u. Physiol. München, Febr. 1908. Ref. Münch. med. Wschr. 1908. (i) Heilende Leberabszesse bei chronischer Appendizitis. Demonstr. ärztl. Ver. München. Ref. Münch. med. Wschr. 1910, Nr 6. (k) Jodoformwirkung auf die Leber. Demonstr. ärztl. Ver. München. Ref. Münch. Wschr. 1911, Nr 47. (l) Kollateralenbildung bei Leberzirrhose durch Netzvenen. Münch. med. Wschr. 1913, Nr 3, 159. (m) Demonstrationen auf dem Gebiete der Pathologie der Blutgefäße. Naturwiss.-med. Ges. Jena 28. Juni 1913. Ref. Münch. med. Wschr. 1913, Nr. 3. (n) Über Myxödem bei totaler Thyreoaplasie. Korresp.bl. allg. ärztl. Ver. Thüringen 1920, Nr 1/2. (o) Kaninchenzirrhose durch Äthereinatmung. Disk. zu B. FISCHER: Experimentelle Leberzirrhose. Dtsch. Naturforsch. Tagg Leipzig 1922. Ref. Z. Path. 33, Nr 9, 231 (1923). (p) Beitrag zur Kenntnis der gesunden und der kranken Bauchspeicheldrüse. Beitr. path. Anat. 69 (1922). (q) Hepatose und Hepatitis. Schweiz. med. Wschr. 1929, Nr 1. (r) Classification des cirrhoses hépatiques. Ann. d'Anat. path., Juli 1929, Suppl. No 7. — ROGER, G. H.: (a) Action du foie sur les poisons. Thèse de Paris 1887. (b) Abscès streptococcique du foie. Presse méd. 1896. (c) Physiologie normale et pathologique du foie. Masson. Paris 1922. (d) Splénectomie dans la maladie de Banti. Presse méd. 1903. — ROGER et GARNIER: Rev. Méd. 21 (1901). — ROLLESTON, H. und S. WYARD: A case of hepatic cirrhosis allied to Hanots disease. Brit. med. J. London 1909, 544. — ROMBERG, E.: Beobachtungen über Leberabszesse beim Typhus abdominalis. Berl. klin. Wschr. 1890, Nr 9. — ROMEIS, B.: Über den Einfluß erhöhter Außentemperatur auf Leber und Milz der weißen Maus. Virchows Arch. 247 (1923). — ROQUE, CHALIER und NOVÉ-JOSSERAND: Hémolyse siderogène. J. Physiol. et Path. gén., Mai 1913. — ROSE, U.: Die Zuckergußleber und fibröse Polyserositis. Würzburg. Abh. 4, H. 5 (1904). — ROSENBERG, J.: Schwierigkeit der klinischen und anatomischen Diagnose des hämolytischen Ikterus. Frankf. Z. Path. 34 (1926). — ROSENBERG, MAX: Bronzediabetes und Blei. Klin. Wschr. 1928, Nr 11. — ROSENBERGER: Ursachen der Glykosurie. München 1911. — ROSENFELD, RICH.: Über familiären Ikterus. Dtsch. med. Wschr. 1909, Nr 14, 616. — ROSENSTEIN: Hypertrophische Leberzirrhose. Verh. 11. Kongreß inn. Med. 1892, 65. — ROSENTHAL, F.: Pathogenese der verschiedenen Formen des Ikterus beim Menschen. Erg. Chir. 17 (1924). — ROSIER, M.: Contribution cytolognique à l'étude des stades initiaux de la cirrhose expérimentale. Thèse de Lyon 1923/24. — ROSSI, OTTOVINI: Cirrosi epatica, tipo Wilson usw. Atti 6. Congreß Soc. ital. Neur. Napoli 11, 5—8 (1925). — ROTENSTEIN: Über chronische Leberentzündungen. Verh. Kongreß inn. Med. 1892. — ROTH, O.: Zur Pathogenese und Klinik der Hämochromatose. Dtsch. Arch. klin. Med. 117, 224 (1915). — ROTHSCHILD, M.: (a) Beziehungen der Leber zum Cholesterinstoffwechsel. Beitr. path. Anat. 60 (1914). (b) Über Leberzirrhose im Kindesalter. Inaug.-Diss. Würzburg 1898. — ROTTER, W.: Über seltene Milzerkrankungen. Virchows Arch. 259 (1926). — ROUS, PEYTON u. LARIMORE: Experimentelle biliäre Zirrhose. J. of. exper. Med. 32, 249 (1920). — ROWNTREE, LEONARD: Considerations in cirrhosis of the liver. J. amer. med. Assoc. 89, Nr 19, 1590 (1927). — ROWNTREE, LEON., C. H. GREEN und M. ALDRICH: Quantitative Pettenkofer values in blood with special reference to hepatic disease. J. clin. Invest. 4, Nr 4 (1927). — RUDOLF: Über Leberdegeneration infolge Pankreasnekrose. Dtsch. Arch. klin. Med. — RUMPEL: Über das Wesen und die Bedeutung der Leberveränderungen und der Pigmentierungen bei den damit verbundenen Fällen von Pseudosklerose, zugleich ein Beitrag zur Lehre von der Pseudosklerose (WESTPHAL-STRÜMPELL). Dtsch. Z. Nervenheilk. 49 (1913).

SAAR, v.: Demonstration einer Ascaridosis hepatis. Verh. dtsch. path. Ges. 7. Tagg Berlin 1904, 189. — SABOURIN: (a) Cirrhose hypertrophique graisseuse. Arch. de Physiol. 1881. (b) Cirrhoses graisseuses Rev. Méd. 1884. (c) Sur une variété de cirrhose hypertrophique du foie. Arch. de Physiol. 1882. (d) Recherches sur l'anatomie normale et pathologique de la glande biliaire 1888. — SALTYKOW, S.: (a) Z. Heilk. 21 (1) (1900). (b) Beitrag zur Kenntnis der durch Alkohol hervorgerufenen Organveränderungen. Verh. dtsch. path. Ges. 14, 228 (1910). (c) Experimentelle Forschung über die pathologische Anatomie des Alcoholismus chronicus. Zbl. Path. 22, Nr 19 (1911). (d) Über den Krebs der großen Gallengänge und die primären bösartigen Geschwülste der Leber. Korresp.bl. Schweiz. Ärzte 1914, Nr 13. — SAPPEY: (a) Description et iconographie des vaisseaux lymphatiques. 1885. (b) Recherches sur un point d'anatomie pathologique relatif à l'histoire de la cirrhose. Acad. de Méd. 23, 269. J. Anat. et Physiol. 1883, 517. — SAUERHERING: Über multiple Nekrosen in der Leber bei Stauungsikterus. Virchows Arch. 137 (1894). — SAXER: Beitrag zur Pathologie des Pfortaderkreislaufs. Zbl. Path. 13, Nr 15 (1902). — SCHAEFER, RUD.: Zur Differentialdiagnose der Agraulozytose. Dtsch. Arch. klin. Med. **151** (1926). — Schaltenbrand, G.: Über einen Fall von Chorea mit Leberzirrhose. Münch. med. Wschr. **1926**, Nr 34 u. Dtsch. Z. Nervenheilk. 1 (1925). — Schafir, M.: Zur Lehre von der alkoholischen Leberzirrhose. Virchows Arch. 13 (1913). — Schelenz, C.: Weitere Beobachtungen über die Urobilinogenreaktion im Harne Scharlachkranker. Med. Klin. **1913**, Nr 16. — Schirmer, Osk.: Über Leberfunktionsprüfung. Sammelref. Schweiz. med. Wschr. **1924**, Nr 37. — Schirokogeroff, J. J.: Experimentelle Zirrhose bei Kaninchen durch Einreibung von Naphthaschlacken in die Haut. Ref. allruss. path. Kongr. Petrograd **1923**. Ref. Zbl. Path. **35**, 74 (1924). — Schleusing, H.: (a) Die reaktiven Vorgänge bei der Entstehung des miliaren Lebertuberkels. Beitr. Klin. Tbk. **65** (1926). (b) Nekrosen in Leber, Milz und Nebennieren bei nicht veriterten Varizellen. Verh. dtsch. path. Ges. 22. Tagg Danzig **1927**. — Schmidt, M. B.: a) Über die pathologisch-anatomischen Veränderungen nach Pilzvergiftung. Z. angew. Anat. **3** (1918). (b) Über das Verhalten der Leber nach Milzexstirpation beim Menschen. Zbl. Geburtsh. **87** (1924). — Schmidt, W.: Mikroskopische Untersuchungen bei Bronzediabetes. Inaug.-Diss. Jena 1914. — Schmincke, Al.: (a) Pathologische Anatomie der Leber, der Gallengänge usw. Handbuch der Pathologie des Kindesalters. München: J. F. Bergmann 1924. (b) Zur Lehre der Endophlebitis obliterans hepatica. Zbl. Path. **25** (1914). (c) Leberbefunde bei Wilsonscher Krankheit. Z. Neur. **57** (1920). — Schmorl, G.: (a) Diskussion zu Marchand: Knotige Hyperplasie der Leber. Verh. dtsch. path. Ges. 5. Tagg **1902**. b) Diskussion zu Naunyns Referat 1904. Verh. dtsch. path. Ges. 8. Tagg **1904**, 73. c) Demonstration von 3 Fällen von allgemeiner Hämochromatose. Ref. Münch. med. Wschr. **1920**, 913. (d) Tumorähnliche Lymphogranulomatose. Ges. Natur. u. Heilk. Dresden. Ref. Münch. med. Wschr. **1922**, Nr 6, 215. — Schneider: Über disseminierte, miliare, nicht syphilitische Lebernekrosen bei Kindern (mit eigenartigen argentophilen Bakterien). Virchows Arch. **219** (1915). — Schnitzler, H.: Über Leberveränderungen nach Mischnarkosen. Virchows Arch. **240** (1922). — Schob: Die pathologische Anatomie der Wilsonpseudosklerosegruppe. Dtsch. Z. Nervenheilk. **84** (1924). — Schönberg, S.: a) Leberzirrhose und Tuberkulose. Beitr. path. Anat. (b) Die Beziehungen der Tuberkulose zu Schrumpfungsprozessen in Leber und Nieren. Korresp.bl. Schweiz. Ärzte **1917**, Nr 50. — Schopper, K. S.: (a) Über den Einfluß des Alkohols auf Leber und Hoden des Kaninchens. Verh. Ges. dtsch. Naturforsch. Ref. Zbl. Path. **24**, 946 (1913). (b) Experimentelle Untersuchungen über einen Zusammenhang von Leberschädigung und Hodenveränderung. Frankf. Z. Path. **8** (1911). — Schottmüller: Über Cholangitis. Demonstration im ärztlichen Verein Hamburg. Münch. med. Wschr. **1921**, Nr 51, 1667. — Schüler, Abraham: Contribution à l'étude de l'étiologie des cirrhoses veineuses du foie. Thèse de Paris **1927**. — Schüpbach, A.: Über den chronischen hereditären hämolytischen Ikterus. Erg. inn. Med. **25** (1924). — Schüppel: Zur Lehre der Histogenese des Leberkrebses. **9** (1868). — Schütte: Anatomischer Befund bei einem Fall von Wilsonscher Krankheit. Z. Neur. **25** (1925) H. 3. — Schütz: Experimentelle Untersuchungen über den Blutgehalt der Leichenleber mit besonderer Berücksichtigung der Stauungsleber. Virchows Arch. **257** (1925). — Schütz, R.: Chronische Magendarmdyspepsie, Colitis gravis und Leberzirrhose. Münch. med. Wschr. **1914**, Nr 29. — Schultz, J. H.: Fall von Pemphigus leprosus. Inaug.-Diss. Greifswald 1874. — Schupfer: Policlinico **4** (1897). — Schuppiser, H.: Über Eisennkrustation der Bindegewebssubstanzen bei Hämochromatose und bei lokalen Blutungen. Virchows Arch. **239** (1922). — Schuscick, Olga: Über einen Fall von familiärer kindlicher Leberzirrhose. Arch. Kinderheilk. **68** (1925). — Schwarz, N. W.: Zur Diagnostik und operativen Behandlung der Splenomegalie. Arch. klin. Chir. **149** (1928) H. 1. — Seemann, G.: Bemerkungen zur Arbeit von G. Leitmann über experimentelle Leberzirrhose. Virchows Arch. **261** (1926). — Seitz, C.: Leberzirrhose bei Kindern. Handbuch der Kinderheilkunde von Pfaundler, Schlossmann. 3. Aufl. Bd. 3, S. 359—361. 1924. — Senator, H.: Über atrophische und hypertrophische Leberzirrhose. Berl. klin. Wschr. **1893**, Nr 51. — Seyfarth, C.: (a) Zur Kenntnis der Langerhansschen Inseln usw. Jena 1920. (b) Bericht über die 1915—1920 im Pathologischen Institut der Universität Leipzig zur Beobachtung gekommenen Fälle von akuter gelber Leberatrophie. Verh. dtsch. path. Ges. 18. Tagg Jena 1921. (c) Zur pathologischen Anatomie der akuten gelben Leberatrophie. Dtsch. med. Wschr. **1921**, Nr 41. — Siegenbeek van Heukelom: (a) Das Adenom der Leber mit Zirrhose. Beitr. path. Anat. **16** (1894). (b) Die experimentelle Cirrhosis hepatis. Beitr. path. Anat. **20** (1896). — Siegert, F.: Über die Zuckergußleber (Curschmann) und die perikarditische Pseudoleberzirrhose (Pick). Virchows Arch. **153** (1898). — Siegmund, H.: (a) Intrahepatische Cholangitis als selbständige Krankheit. Wiss. med. Ges. a. d. Univ. Köln. Ref. Münch. med. Wschr. **1924**, Nr 7, 218. (b) Zur Pathologie der chronischen Streptokokkensepsis. Münch. med. Wschr. **1925**, Nr 16. (c) Intrahepatische Cholangitis. Ref. Zbl. Path. **36**, Nr 21, 563 (1925). — Simmel, H.: Über die Atresie der großen Gallenwege als echte Mißbildung. Zbl. Path. **32**, Nr 22 (1922) u. Korresp.bl. allg. ärztl. Ver. Thüringen **1921**, Nr 1/2. — Simmonds, M.: (a) Über chronische interstitielle Erkrankungen der Leber. Dtsch. Arch. klin. Med. **27** (1880). (b) Münch. med. Wschr. **1904**, 1489. (c) Zur

Frage der Bantikrankheit. Münch. med. Wschr. **1905**, Nr 16.   (d) Über Bronzediabetes und
Pigmentzirrhose. Berl. klin. Wschr. **1909**, Nr 12, 531.   (e) Über Pfortadersklerose. Virchows
Arch. **207** (1912). — Siredey, A.: Contribution à l'étude des altérations du foie dans les
maladies infectieuses. Rev. Méd. **6** (1886). — Sitsen, A. E.: Über den Einfluß der Rasse
in der Pathologie. Virchows Arch. **245** (1923). — Sjöwall, S. und G. Söderbergh: A
contribution to the knowledge of the pathogenesis in Wilsons disease. Act. med. scand.
(Stockholm) **54**, H. 20, 3. Zit. Zbl. Path. **31**, 620 (1921). — Spaar: Ein Beitrag zur
Pathologie des Zentralnervensystems bei akuter gelber Leberatrophie. Z. Neur. **93**, H. 1/2
(1924). — Sprunt, Colwell und Hagan: Pigment formation in the liver during
autolysis and its relation to the pigmentation of hemochromatosis. J. of·exper. Med. **16**,
607 (1902). — Ssobolew, L. W.: Zur Lehre über die Leberzirrhose. Frankf. Z. Path. **13**
(1913). — Stadelmann: Über chronische Leberentzündungen. Verh. Kongreß inn. Med.
1892. — Stanley, Barnes und Weston Hurst: Hepato-lenticular degeneration (Wilsonsche Krankheit). Brain **48**, Nr 3 (1925). — Staub, H.: Funktionelle Leberdiagnostik.
Schweiz. med. Wschr. **1929**, Nr 11. — Steffen: Über chronische interstitielle Hepatitis.
J. Kinderheilk. **5**, 160 (1896). — Steinhaus, Jul.: (a) Über die Folgen des dauernden Verschlusses des Ductus choledochus. Arch. f. exper. Path. **28** (1891). (b) Über das Pankreas
bei Leberzirrhose. Dtsch. Arch. klin. Med. **74**, 537 (1902). — Sternberg, C.: (a) Pathologische Anatomie der Leberzirrhose. Wien. med. Wschr. **1922**, Nr 34/35. (b) Leber, Gallenblase und Gallenwege in Aschoffs Lehrbuch der pathologischen Anatomie 6. Aufl., **1923**.
(c) Leberzirrhose. Verh. Ges. Verdgskrkh. 5. Tagg Wien **1925**. — Stöhr: Lehrbuch der
Histologie. **1905**. — Stoerk, O.: (a) Über experimentelle Leberzirrhose auf tuberkulöser
Grundlage. Wien. klin. Wschr. **1904**, Nr 34/35. (b) Über experimentelle Leberzirrhose
usw. Wien. klin. Wschr. **1907**. — Straeter, Rud.: Beitrag zur Lehre der Hämochromatose
und ihrer Beziehungen zur allgemeinen Hämosiderose. Virchows Arch. **218** (1914). —
Strasser: Zur Hämosiderosefrage nebst Beiträgen zur Ortho- und Pathohistologie der
Milz. Beitr. path. Anat. **70**, H. 2 (1922). — Straub, Ferd.: Untersuchungen zur Frage
lymphogener Leber- und Milzerkrankung auf Grund experimenteller Impftuberkulose.
Inaug.-Diss. Freiburg 1916. — Straus und Blocq: Etude expérimentelle sur la cirrhose
alcoolique du foie. Arch. de Physiol. **10** (1887). — Strauss, H.: Über subakute Leberatrophie mit Aszites. Dtsch. med. Wschr. **1920**, Nr 18 u. Berl. klin. Wschr. **1920**, Nr 25, 583.—
Stroebe, H.: Zur Kenntnis der sogenannten akuten gelben Leberatrophie, ihre Genese
mit besonderer Berücksichtigung der Spätstadien. Beitr. path. Anat. **21** (1897). — Stroh, G.
und Ziegler N.: Die Die Schweinsberger Krankheit in Südbayern (mit besonderer Berücksichtigung ihrer Histologie). Z. Inf.krkh. Haustiere **27**, 1 (1924). — Symmers: Arch. int.
Med. Chicago, Mai **1909**. — Sysak, N.: (a) Beitrag zur Kenntnis der Leberveränderungen
im Kindesalter. Virchows Arch. **252** (1924). (b) Beitrag zur Kenntnis der pathologischen
Veränderungen beim Scharlach. Virchows Arch. **259** (1926). — Sysak, N. und Nobu Naka-
muro: Zur Frage der Leberveränderungen bei akuter hämorrhagischer Pankreasnekrose.
Med. klin. **1925**, Nr 21. — Szantó: Familiär auftretende splenomegale Leberzirrhose.
Mschr. Kinderheilk. **36**, 393 (1927).

Talma, S.: (a) Chir. Eröffnung neuer Seitenbahnen für das Blut der Vena portae. Berl.
klin. Wschr. **1898**, 833. (b) Über gutartige parenchymatöse Hepatitis. Berl. klin. Wschr.
1891, Nr 46. — Theiler, Arn.: 5. u. 6. Reports of the Director of Vet. Research. Union
S. Africa Pretoria 1919 u. 7. u. 8. April 1918, Cape Town 1920. — Theis, A.: Zur Frage
der primären Lebervenenthrombose. Zbl. Herzkrkh. **1917**, Nr 20, 21 u. 23. — Thierfelder:
Leberabszesse. Ziemssens Handbuch der speziellen Pathologie und Therapie 8, 215 (1878). —
Thomas: Beitrag zur Differentialdiagnose zwischen Verschluß der Pfortader und der unteren
Hohlvene. Bibl. med. 1, H. 2 (1895). — Tietze, A. und K. Winkler: Die Beteiligung
des Leberparenchyms an den Gallensteinkrankheiten. Arch. klin. Chir. **129**, H. 1/6
(1924). — Tischner: Vergleichende Untersuchung zur Pathologie der Leber. Virchows
Arch. **175** (1904). — Tödten: Kindliche Zirrhose (zit. bei Köppe). — Tröbs, Joh.: Akute
und subakute gelbe Leberatrophie im Kindesalter. Inaug.-Diss. Jena 1920. — Tscha-
schin, S.: Über die Herkunft und Entstehungsweise der lymphozytoiden (leukozytoiden)
Zellen, der Polyblasten bei der Entzündung. Fol. haemat. (Lpz.) **16**, 247 (1913). — Tsunoda,
T.: Eine experimentelle Studie über die Folgen der Stenose oder Obliteration des Ductus
choledochus. Zur Kenntnis der sogenannten biliären Leberzirrhose. Virchows Arch. **193**
(1908). — Türck, H.: Hyperplasie des myeloblastischen Gewebes bei Leberzirrhose. Münch.
med. Wschr. **1913**, 2206.

Ullom: The liver in tuberculosis. Amer. J. med. Sci. **1909**. — Umber, F.: (a) Erkran-
kungen der Leber, der Gallenwege und des Pankreas. Handbuch der inneren Medizin von
Mohr-Stähelin Bd. 3. 1926 und Münch. med. Wschr. **1912**. (b) Zur Pathogenese der Banti-
schen Krankheit mit besonderer Berücksichtigung des Stoffumsatzes vor und nach der
Splenektomie. Z. klin. Med. **55** (1904). (c) Der Infekt der steinfreien Gallenwege (Naunyns
Cholangie). Klin. Wschr. **2**, 13 (1923). — Ungeheuer, Heinr.: Ein Fall von Bronzediabetes

mit besonderer Berücksichtigung des Pigments. Virchows Arch. **216**, 86 (1914). — UNNA: Biochemie der Haut. Jena: G. Fischer 1913.

VALASSOPOULO, A. und P. PETRIDIS: Les hépatites dysentériques et leur traitement. — VANZETTI: Lavori Istit. Foà 1905. Torino. cit. nach E. KAUFMANN. — VENEMA, T. A. und GRÜNBERG E.: Ein Fall von Leberabszeß mit Typhusbazillen. Berl. klin. Wschr. **1907**, Nr 12, 383. — VERSÉ: Über die kavernöse Umwandlung des periportalen Gewebes. Beitr. path. Anat. **48** (1910). — VILLARET, M. et M. JUSTIN BESANÇONS: Pathologie du foie. Fasc. XVI. Nouveau traité de Médicine. Paris: Masson et Cie. 1928. — VIRCHOW, R.: (a) Ein Fall von partieller Verstopfung und Verknöcherung der Pfortader. Verh. physik.-med. Ges. Würzburg **7** (1857). (b) Über die Vergiftung durch Miesmuscheln in Wilhelmshaven. Berl. klin. Wschr. **1885**, Nr 48, 783. (c) Über Hepatitis haemorrhagica. Charité-Ann. **6**, 665 (1879); **7**, 800 (1880). — VIX, WILH.: Beitrag zur Kenntnis der Leberzirrhose im Kindesalter. Virchows Arch. **192** (1908). — VÖLSCH, M.: Beitrag zur Lehre von der Pseudosklerose (WESTPHAL-STRÜMPELL). Dtsch. Z. Nervenheilk. **42** (1911). — VOSSWINKEL: Zwei geheilte Fälle von Leberabszeß. Berl. klin. Wschr. **1894**, 419.

WAGNER: (a) Die granulierte Induration der Leber. Arch. Heilk. **1862**. (b) Dtsch. Arch. klin. Med. **25**. (c) In UHLE und WAGNER: Handbuch der allgemeinen Pathologie 6. Aufl. **1874**, 263. — WALZ, K.: Über Magen- und Darmphlegmonen bei Leberzirrhose. Inaug.-Diss. Tübingen; Ref. Med. Korresp.bl. Württemberg **16** (1925). — WARFIELD, L. M. und JOHN B. YOUMANS: Liver injury in thyreotoxicosis as evidenced by decreased functional efficiency. Trans. Ann. amer. Physic. **39** (1924). — WARISCHTEW: Zur Frage der Wirkung der tierischen Nahrung auf die Aorta und die inneren Organe des Kaninchens. Inaug.-Diss. Warschau 1914. Ref. Zbl. Path. **1914**, 606. — WEGELIN, C.: Über hyalintropfige Degeneration der Leberzellen. Verh. dtsch. path. Ges. 18. Tagg **1921**. — WEGERLE, O.: Subakute Leberatrophie mit knotiger Hyperplasie auf tuberkulöser Grundlage und über akute Leberatrophie im Kindesalter überhaupt. Frankf. Z. Path. **15** (1914). — WEICHSELBAUM: Über chronische Pankreatitis bei chronischem Alkoholismus. Wien. klin. Wschr. **1912**, Nr 25. — WEIS, W. und E. FRÄNKEL: Über vernarbende Lymphogranulomatose. Münch. med. Wschr. **10**, 295 (1921). — WEISS, RUD. und HANS BETTINGER: Zur Frage der Leberzirrhose im Kindesalter. Klin. Wschr. **1923**, Nr 25, 1169. — WELLS: Chemical Pathology Philadelphia **1920**, 576. — WELTMANN, OSK.: Die „Zirrhosen" der Leber. Wien. klin. Wschr. **1928**, 1301—1304, 1349—1351. — WERTHEMANN, HELENE: Ein Beitrag zur Kenntnis des konstitutionellen hämolytischen Ikterus. Inaug.-Diss. Basel 1927. — WESTENHÖFFER: (a) Ein Beitrag zum anormalen Kollateralkreislauf des Pfortadersystems bei Leberzirrhose. Berl. med. Ges. Ref. Berl. klin. Wschr. **1907**, Nr 48. (b) Atlas der Sektionstechnik. Berlin: August Hirschwald 1908. — WESTPHAL, A.: Beitrag zur Lehre von der Pseudosklerose (WESTPHAL-STRÜMPELL). Arch. f. Psychiatr. **51** (1913). — WESTPHAL, K.: Über Physiologie, Pathologie und Therapie der Bewegungsvorgänge der extrahepatischen Gallenwege. Klin. Wschr. **3**, Nr 25 (1924). — WHITE, HALE: On perihepatitis with anasarca and on analysis of forthy cases. Clin. soc. Trans. **1888**, 219. — WILSON. K.: Progressive lenticular degeneration. A familar nervous disease associated with cirrhosis of the liver. Brain **34** (1912). — WINTERNITZ: Primäres Leberkarzinom. Virchows Arch. **209** (1912). — WOERKOM, W.: La cirrhose hépatique avec altérations dans des centres nerveux évoluant chez des sujets d'âge moyen. Nouv. Iconogr. de la Salpêtr. **27**, 41 (1914/15). — WOHLWILL, F.: Über Pfortadersklerose und bantiähnliche Erkrankungen. Virchows Arch. **254**, 260 ff. (1925).

YAMAGIWA: Zur Kenntnis des primären parenchymatösen Leberkarzinoms. (Hepatoma). Virchows Arch. **206** (1911). — YATSUNIRO: Zur Frage des retrograden Transportes im Pfortadergebiet. Virchows Arch. **207** (1912). — YELD: Alcoolcirrhosis. St. Barth. Hosp. Rep. **1899**. — YOKOYAMA, Y.: Über tumorförmige zirkumskripte Leberregeneration. Frankf. Z. Path. **14** (1913). — YOKOYAMA, Y. und WALTER FISCHER: Über eine eigenartige Form knotiger Hyperplasie der Leber, kombiniert mit Gehirnveränderungen. Virchows Arch. **211** (1913). — YNASA, D.: Beitrag zur Frage des Toluylendiaminikterus. Beitr. path. Anat. **79** (1928). — YUASA: Experimentelle Cholesterinkrankheit der Omnivoren. Beitr. path. Anat. **80** (1928).

ZAMKOVA-SMYRNOVA: Ukrain. med. Nachr. Kiew **3** (1926) (zit. nach SYSAK). — ZIEGLER, KURT: Die BANTIsche Krankheit und ihre nosolog. Stellung unter den splenomegalen Erkrankungen. Erg. Chir. 8, 625 (1914). — ZIMMERMANN, K. W.: Der feinere Bau der Blutkapillaren. Berlin-München: Bergmann-Springer 1923. — ZYPKIN, S. M.: Über die biliäre Zirrhose und ihre Beziehung zu sonstigen Formen der Leberzirrhose. Virchows Arch. **262**, 789 (1926).

5. Spezielle Infektionsfolgen der Leber.

Von

Georg B. Gruber-Göttingen.

Mit 91 Abbildungen.

Als spezielle Infektionsfolgen in der Leber könnten alle unmittelbar (traumatisch z. B.) oder auf metastatischem Wege zustande gekommenen Erscheinungen behandelt werden, welche bestimmten belebten Krankheitserregern verdankt werden. Hier kommt aber nur ein Teil davon zur Besprechung; namentlich finden die Vorkommnisse der eiterigen Leberentzündung die verschiedenen Arten des Leberabszesses hier keine Erwähnung, soweit sie als Auswirkung pylephlebitischer oder cholangitischer Erkrankungen angesehen werden und soweit sie als Absiedelung von Staphylokokken, Streptokokken, Kolibazillen, Friedländerbazillen, Typhuskeimen und Ruhrerregern zu betrachten sind. Auch die ausgesprochenen Tropeninfektionen der Leber werden an anderer Stelle gesondert behandelt.

I. Lymphatische Zellanhäufungen und Nekroseherde in der Leber bei verschiedenen Infektionskrankheiten.

Es ist aus der normalen Histologie bekannt und wurde durch Untersuchungen von J. ARNOLD und durch MARCUSE weiterhin bestätigt, daß sich in der Leber zahlreicher Menschen Anhäufungen lymphozytärer Elemente finden, welche von mancher Seite geradezu als „lymphomartige Bildungen" benannt wurden. Sie haben ihren Sitz im GLISSONschen Gewebe, und zwar ausschließlich in diesem. Neuerdings hat KAHLSTORF diesen Infiltraten im periportalen Leberbindegewebe eine Reihen-Untersuchung gewidmet. Er prüfte bei einer Zahl von 106 Leichen — darunter solchen von Selbstmördern oder Verunglückten — die Lebern auf das Vorkommen von Infiltraten und lymphomartigen Zellansammlungen mit folgendem Ergebnis: Bei den plötzlich aus dem Leben geschiedenen (zwischen 18 und 87 Jahren) fanden sich nur ganz vereinzelte Lymphozyten, aber keine Zellansammlungen, die den Namen Infiltrat verdienten, wenn solche zu finden seien, müsse man sie immer krankhaften Umständen zuschreiben. Eine Ausnahme mache nur die Leber von Säuglingen, bei denen die gehäufte Anwesenheit von Lymphozyten an und für sich reichlicher sei.

Darauf, daß bei allerlei Krankheiten die im Leberbindegewebe eingestreuten Lymphozyten vermehrt, ja zu Zellansammlungen geschart sein könnten, hat zuerst wohl FRIEDREICH bei Leukämischen hingewiesen; weiterhin wurde die gleiche Bemerkung für den Typhus gemacht. Bald entdeckte man, daß auch in der Leber von an Scharlach Verstorbenen solche „Lymphome" vorkommen (WAGNER). GRANIER meldete ihre Anwesenheit beim Fleckfieber und beim Puerperalfieber. Mehr und mehr zeigte sich, daß diese lymphomähnlichen Zellanhäufungen im periportalen Bindegewebe der Leber nicht spezifisch für die eine und andere Infektionskrankheit sind.

Nach Kahlstorfs Zusammenstellung, welche sich auf Gallenblasenwandphlegmonen, Schrumpfgallenblasen, Gallensteine, unspezifische Darmgeschwüre, Darmkrebs, gangränöse Appendizitis, Enteritis, Dysenterie, Säuglings-Ernährungsstörungen, Darmtuberkulose, Miliartuberkulose, Typhus, Diphtherie, Polyarthritis rheumatica, fibrinöse Pneumonie und auf Sepsis bezieht, treten solche Zellansammlungen im periportalen Leberbindegewebe nicht stets, aber doch sehr häufig bei entzündlichen Vorgängen im Pfortaderwurzelgebiet und bei Allgemeininfektionen auf; diese Infiltrate seien also entzündlicher Herkunft; demnach setzten sie sich bei akuten Anlässen vorwiegend aus Leukozyten zusammen, würden aber bei chronischen fast stets aus Lymphozyten zusammengesetzt befunden. Bis zu ihrer Ausbildung vergehe eine gewisse Zeit. Bei Fortdauer der Schädlichkeit nähmen sie zu an Umfang, bildeten sich aber nach Ausmerzung der Schädlichkeit wieder zurück. Immer ließen sie sich von sog. miliaren Nekrosen abgrenzen.

Die fraglichen periportal gelegenen Zellansammlungen wurden häufiger gefunden bei Diphtherie (Arnold, Roter, Örtel, Lubarsch, v. Hansemann und Marcuse, Kahlstorf), ferner wiederholt bestätigt bei Scharlach (Arnold, Lubarsch, Marcuse, Bingel u. a.).

Die Angabe von Th. Escherisch und Béla Schick, es sei das Vorkommen von lymphomartigen Zellanhäufungen in der Leber seit Wagner nicht nachgeprüft worden, ist irrig. Im Verlaufe des Scharlach, und zwar sehr heftiger Infektionen, kommt es übrigens auch zum Bild ausgesprochener akuter Hepatitis. Derartige Fälle wurden von Klein, Litten, Royer und Garnier (zit. nach Escherich-Schick) erwähnt; auch Verfasser hat zweimal in den Lebern jugendlicher, perakut an Scharlach verstorbener Menschen leukozytäre Infiltration der Interstitien wahrgenommen; hierbei bestand eine Begleit-Infektion mit Streptokokken, die in dem anginösen Belag, in der Milz und in bronchopneumonischen Herden festgestellt wurden.

Bei Masern sind ebenfalls lymphatische Zellanhäufungen in der Leber beobachtet worden (Arnold, Lubarsch, Marcuse, Verfasser). Lubarsch berichtet ihr Vorkommen in Influenza-Lebern, weiterhin begegnete er den Zellhaufen in der Leber von Pockenleichen, wie dies auch Wagner mitgeteilt hat. v. Hansemann hat Fälle von unklarem Charakter mit skorbutischen Veränderungen bekannt gegeben, die ebenfalls solche „Lymphome" der Leber aufwiesen. Beitzke berichtet, daß auch bei Weilscher Krankheit (= infektiösem Ikterus) diese Erscheinung beobachtet wurde, wobei allerdings noch andere Elemente (Leukozyten, besonders eosinophile) festzustellen waren. Auch bei der Pest kommen nach Duerck follikelartige Lymphozytenanhäufungen im Glissonschen Gewebe vor. Kahlstorf hat noch für Diphtherie, Dysenterie und Enteritis die Beobachtung vermerkt, daß die periportalen Infiltrate mehr oder minder leukozytenreich wären.

Es darf durchaus nicht angenommen werden, daß etwa eine Regel im Auftreten solcher Erscheinungen bei all diesen Infektionskrankheiten gegeben sei. Dafür hat schon Arnolds Arbeit Anhaltspunkte gebracht. Vor allem aber zeigte Marcuse, daß nur ein Teil der an einschlägigen Infektionskrankheiten Verstorbenen solche interazinöse Herdchen erkennen läßt. Meist sind sie dann so klein, daß man sie erst mikroskopisch entdeckt. Jedoch können sie ausnahmsweise größer sein, so daß sie schon das unbewaffnete Auge als kleinste weißliche Knötchen von runder Gestaltung wahrnehmen kann. Nie befinden sich in diesen Herdchen Nekrosen, nie lassen sich diese Herdchen losgelöst vom Gewebe der Glissonschen Kapsel feststellen. Auch wenn sie einmal anscheinend isoliert im Azinusbereich liegen, so ergibt genaue Untersuchung (evtl. auf Schnittserien), daß es sich nur um einen weit in den Azinusbereich hinein vorgeschobenen Ausläufer des periportalen Gewebes mit lymphozytärem Zellinfiltrat handelt. Nach Erfahrung des Verfassers scheinen es besonders die Lebern von Kindern zu sein, bei denen der Nachweis solcher „Lymphomherde" gelingt.

Die eben genannten „Lymphozytenanhäufungen" dürfen nicht zusammengeworfen und gleichgestellt werden mit kleinen zellreichen mehr oder weniger
knotenförmigen Lebererscheinungen, welche als spezielle **Krankheitsfolge**
bei Pseudotuberkulose, Pseudodiphtherie, gewissen Wurmerkrankungen, Rotz,
Aktinomykose, Typhus, Paratyphus, Pest, Lepra, Tuberkulose, Lues, Fleckfieber zu finden sind. Ebensowenig dürfen jedoch umschriebene kleine **nekrotische** Herderscheinungen des azinösen Lebergewebes als speziell bezeichnende
Infektionsfolgen irgendeiner bestimmten Infektionskrankheit nur allgemein

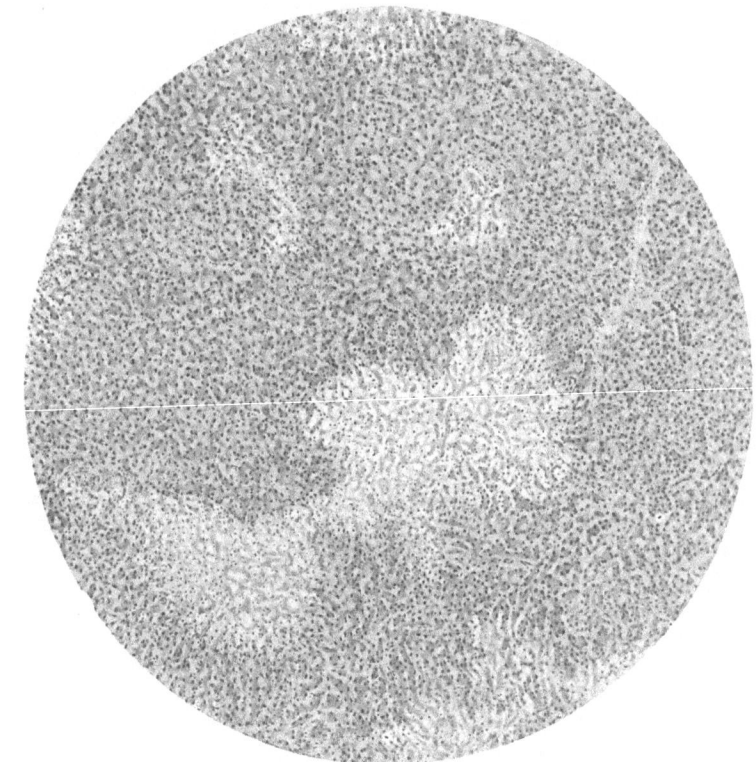

Abb. 1. Zentrale Nekrosen in der Leber einer Frau mit rekurrierender Mitralklappenentzündung.
Die Nekrosen zweier Läppchenmittelpunkte sind verbunden durch einen Streifen, der örtlich einer
sog. „Stauungsstraße" entspricht. Links ein Glissonscher Gewebsstreifen. (Nach Lüthy.)

benannt werden; denn auch solche Herdnekrosen, welche übrigens das Gebiet
eines Leberläppchens gelegentlich überschreiten können, sind für die verschiedensten Infektionen beschrieben. Abgesehen von pyämisch metastatischen,
sodann abszedierenden Nekrosen bei eitrigen Erkrankungen der Organe im
Bereich der Pfortaderwurzeln (Opie) und abgesehen von Tuberkulose, Lues,
Typhus und Paratyphus (C. Sternberg), die hierbei vielleicht eine Sonderstellung einnehmen, wurden kleine Nekrosen des Lebergewebes genannt bei
Pocken von Weigert, Roger und Garnier, bei Diphtherie von Marcuse,
Councilman[1], Mallory[1] und Piers[1], bei Scharlach von Hildebrandt[1], Marcuse, Bingel, bei Masern von Freeman[1], bei Gelbfieber und Schwarzwas-
serfieber von da Rocha Lima und Herm. Chiari bei Cholera von Schmorl[1],

---

[1] Zit. nach Jaffé: Virchows Arch. Bd. 228, S. 382. 1920.

bei WEILscher Krankheit (= infektiösem Ikterus) von PICK, bei bazillärer Ruhr von KAHLSTORF. Bei Meningokokkenmeningitis wollen BETTEN-COURT und FRANCA größere Nekrosen gesehen haben, was BUSSE, GG. B. GRUBER und KERSCHENSTEINER nicht bestätigt haben, während Gg. B. GRUBER mikroskopisch kleinen Nekroseherdchen des Leberparenchyms begegnet ist. v. PROVAZEK beobachtete zentrale Läppchennekrosen und Zelldissoziationen in der Leber von Fleckfieberkranken. Ob die von R. JAFFÉ bei exanthematischem Typhus in der Leber beobachteten „unspezifischen Infektionsknötchen" ebenfalls hierzu zu rechnen sind, läßt sich nicht ersehen. DAWYDOWSKIE teilt mit, in den Lebern von Fleckfieberkranken gelbe Parenchymnekrosen bis zur Größe von Senfkörnern gesehen zu haben; dieser Befund ist aber nicht Regel, ebensowenig wie die bei Febris exanthematica möglichen Gefäßwandschädigungen mit evtl. eintretender Thrombose, deren Folgen sich hinwiederum in Infarkten geltend machen können. EUGEN FRAENKEL sah im Verlauf einer septischen Erkrankung mit dem Bacillus pyocyaneus Nekrose des Lebergewebes auftreten. Diese war bedingt, durch Giftstoffe der Keime, welche als Häutchen im Raume der Pfortaderzweige der abgestorbenen Gewebspartien lagen. Auch bei Keuchhusten wurden gelegentlich von MC LACHLAN unter H. CHIARI im Straßburger pathologischen Institut Herde von mehr als punktförmiger konfluierender, akuter Parenchymnekrose der Leber festgestellt.

Es sind vielfach zirkulatorische oder durch Vergiftung ausgelöste, autofermentative Prozesse, welche für solche Erscheinungen verantwortlich gemacht werden. Man begegnet ihnen in der Leber auch bei chronischen Nierenerkrankungen (LUBARSCH). Vor kurzer Zeit erst hat sich LÜTHY über Lebernekrosen bei Endokarditis ausgesprochen, nachdem schon MALLORY und HEINRICHSDORFF diesen Zusammenhang bemerkt hatten. LÜTHY hat in eingehender Arbeit festgestellt, daß Endokarditiden verschiedenster bakterieller Ursache sehr häufig zur Nekrose von Zellen im Zentrum der Leberläppchen führen, wobei die Ausdehnung der Nekrosen sehr wechseln. Auch könne die Verteilung der betroffenen Azini im Leberparenchym ungleichmäßig sein. Die Nekrosen könnten so ausgedehnt erscheinen, daß eine schwere Schädigung der Leberfunktion eintreten müsse. Die Nekrosen seien wohl als Folge einer Toxinwirkung zu erklären. Ihre Örtlichkeit in der Mitte der Leberläppchen beruhe teilweise auf vorheriger Schädigung der Leberzellen durch Stauung; teilweise könne auch die von vornherein geringere Sauerstoffversorgung, gegebenenfalls jedoch sogar die entgiftende Funktion der Läppchenzentren hier eine Rolle spielen. LÜTHY fand ferner, daß die toten Zellen auf mitotischem und amitotischem Weg ersetzt würden; wenn, wie so häufig, das Kapillargerüst der Leber erhalten geblieben sei, vermöge völlige Wiederherstellung des Lebergewebes zu erfolgen. Indes könnten auch knotige Hyperplasie, Cirrhose cardiaque und vielleicht auch echte Leberzirrhose aus endokarditischen Nekrosen entstehen.

Solche örtlich regressive oder autolytische Vorgänge, welche in Nekrobiose von Läppchenanteilen übergehen können, sind in der Leber durchaus nicht selten; sie brauchen keinerlei klinische wahrnehmbare Zeichen auszulösen. Jedoch ist zu vermuten, daß mancher angedeutete Ikterus im Verlauf von Infektionskrankheiten hierdurch seine Erklärung zu finden vermag. Darüber ist weiteres zu lesen auch in dem Referat, das G. HERXHEIMER über die akute Leberatrophie gehalten hat. Ferner sei auf POSSELTs Zusammenstellung der Verhältnisse der Leber bei Infektionskrankheiten verwiesen.

HERXHEIMER benennt diese Formen der kleinen nekrotischen, reparablen Herderscheinungen in der Leber als karyorhektische, bis zum Kernzerfall, zur Kernauflösung führende unter hyaliner Plasmaveränderung verlaufende Lebernekrosen mit umschriebener Begrenzung. Solche Nekrosen fand er — abgesehen vom Typhus, ferner abgesehen von einer Leiche mit Magenulkus und von 3 Fällen perniziöser Anämie — 8mal unter septischen

Bedingungen, 3 mal bei Peritonitis, 2 mal bei Diphtherie, 3 mal bei Phthise, 1 mal bei Keuchhusten; auch bei Grippe-Bronchopneumonie konnte er sie verzeichnen; er betont, daß —
regelmäßige Leberuntersuchung vorausgesetzt — diese Herdchen noch öfter gefunden
werden könnten, worin ich ihm durchaus beipflichte, da ich selbst z. B. bei peritonitischen
und bei „lokalen‟ eitrigen Erkrankungen im weiblichen Genitalbereich solche Herdchen
öfter gefunden habe. Als Sitz der Leberveränderungen gibt HERXHEIMER die Mittelzone
und den intermediären Abschnitt der Azini an, jedoch benennt er auch als Ausnahme Fälle
mit unregelmäßigerem Sitz der fraglichen Herdchen.

Die Erforschung von Gewebsvorgängen unter bestimmten, übersehbar
angeordneten experimentellen Bedingungen spielt auch in das Gebiet der Leberveränderungen bei spezifischen Infektionen herein. Ja, wie sich aus OELLERS
und SIEGMUNDs Untersuchungen ergibt, ist die Leber ein besonders geeignetes

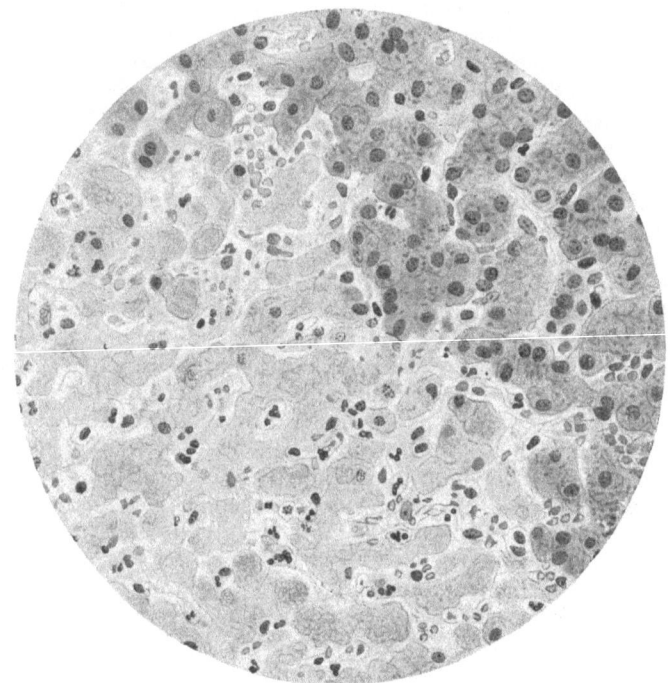

Abb. 2. Lebernekrose bei Thromboendocarditis recurrens mitralis et tricuspidalis (Immersionsvergrößerung). Grenze des nekrotischen und des erhaltenen Leberbezirkes. Zellkerne im Nekroseherd meist verschwunden, einzelne in Lösung begriffen. Verlust der basophilen Substanz des
Protoplasmas. KUPFFERsche Sternzellen erhalten; Leukozyten in den Kapillaren. (Nach LÜTHY.)

Organ um die Tragweite und Art dieser Vorgänge kennen zu lernen. Aus
DIETRICHs Referat über die Reaktionsfähigkeit des Körpers bei septischen
Erkrankungen in ihren pathologisch-anatomischen Äußerungen auf dem Wies-
badener Internistenkongreß 1925 geht hervor, wieweit sich Gewebsveränderungen im allgemeinen, besonders aber auch in der Leber, bei verschiedenen Ab-
wehrzuständen des Körpers einstellen.

Man könne, um die Fülle der Möglichkeiten zu ordnen, drei Reaktionsarten aufstellen,
nach denen die Veränderungen als Infektionsfolge verschieden ausfallen, nämlich:

1. verminderte Reaktionsfähigkeit,
2. gesteigerte Reaktionsfähigkeit,
3. erschöpfte Reaktionsfähigkeit.

Bei verminderter Reaktionsfähigkeit zeigte die Leber nach Allgemeininfektionen
eine Lockerung des Gefüges, und dadurch bewirkte Unordnung im regelmäßigen Mosaik

der Läppchen, wie DIETRICH sich ausdrückt. Die Endothelzellen seien entweder nur klein, oder sie ließen Zerfallserscheinungen erkennen; ebenso böten die Leberzellen Pyknose oder Karyolysis und körnige Trübung des Protoplasmas. In einzelnen Fällen nähmen Nekrosen der Leberzellen, z. B. bei Kolisepsis kleiner Kinder, kleinere Gruppen oder Flächen ein, die schon bei schwacher Vergrößerung erkennbar seien und völlig reaktionslos gegen die Umgebung blieben. Der Ikterus bei schwerer Sepsis sei nicht von Lebernekrosen abhängig, er sei aber doch das Zeichen einer Schädigung des für die Gallebildung wichtigen Zusammenarbeitens von Stern- und Leberzellen, wozu das erhöhte Angebot von gelöstem Blutfarbstoff aus intravaskulärer Hämolysis oder aus gesteigertem Abbau geschädigter Blutkörperchen in Milz- und Leberendothelien komme. Immerhin müsse man bei Beurteilung reaktionsloser Nekroseherde in der Leber vorsichtig sein, da man wisse, daß postmortal Bakterien im Kapillarbereich sich zu Kolonienestern vermehren könnten und — wie z. B. bei der Gasbazillensepsis — eine Umwandlung des angrenzenden Gewebes mit Verlust seiner Zellfärbbarkeit eintrete.

Unter den Umständen erhöhter Reaktionsfähigkeit des Körpers — etwa in Versuchen von SIEGMUND mit wiederholter Koliinfektion des Kaninchens— erschienen die Endothelien vergrößert, epithelähnlich. Resorptionsvakuolen wurden gebildet, es kam zur Endothelvermehrung, ja es soll zur Bildung von Zellen gekommen sein, die man als „Blutzellen" zu benennen pflegt (Granulozyten, Megalozyten). Bei weiterer Steigerung der Immunität wurden zunehmende interstitielle Zellanhäufungen vom Typus der Lymphozyten und Plasmazellen bemerkt. Entsprechende Veränderungen der Leber sah DIETRICH als Ausdruck verstärkter Abwehr bei Sepsisfällen an, z. B. bei puerperaler Streptokokkensepsis von 2 Wochen Dauer.

Die Erschöpfung der Reaktionsfähigkeit, endlich, welche in diesem Zusammenhang als Folge übersteigerter Zelleistung und Erneuerungsfähigkeit anzusehen ist, wird nicht durch auffällige Reaktionen der Leber gekennzeichnet. Im Gegenteil, die Leber läßt jene Reaktionen vermissen, die vorhin genannt worden sind. Vielleicht kommt es in ihnen mit der Dauer zu Verdichtungen des interlobulären und periazinösen Stützgewebes mit lymphozytärer Infiltration — etwa entsprechend den Versuchen von KUCZINSKY und WOLFF, welche bei Mäusen durch chronische Infektion mit einem schwach virulenten Streptokokkus Leberzirrhose erzeugt und auf eine Erschöpfung der resorptiven Leistung bezogen haben. — Diese Abschnitte aus dem Referat DIETRICHs, welche indes wohl noch mehr ein Forschungsprogramm als durchaus abgeschlossene und unverrückbare Feststellungen enthalten, sind hier am Platz, ehe in den nächsten Abschnitten auf Leberveränderungen nach mannigfachen Infektionen eingegangen wird; die oft sehr gleichartigen Folgen nach verschiedenartigen Infektionen lehren ja, daß mindestens ebenso wesentlich für die Erkenntnis der Reaktion die Leistungsart und -größe des infizierten Körpers als Art und Herkunft des angreifenden Virus ist.

Schließlich sei hier noch auf die Arbeit von MALYSCHEW hingewiesen, der in der Auswertung von Versuchen über die Rolle der KUPFFERschen Sternzellen bei aseptischer Entzündung der Leber den KUPFFERschen Zellen eine außerordentliche, vielvermögende Entwicklungs- und Wandelbarkeit zuschrieb. Abgesehen von der Möglichkeit Blutzellen der myeloisch-leukozytären Reihe aus sich hervorgehen zu lassen, seien die Sternzellen auch an der Bildung von Makrophagen, an der Aufsaugung von Zellzerfallsprodukten, an der Bildung eines Desmoblastensynzytiums mit faseriger Grundsubstanz und an der Kapillarbildung im Randbereiche der Nekrose beteiligt; ja auch die während der Entzündung intra- bzw. extravaskulär zu beobachtenden Lymphozyten erschienen hauptsächlich als Abkömmlinge der KUPFFERschen Zellen; aus diesen Lymphozyten gingen dann auch Plasmazellen hervor. —

Dieser Anschauung MALYSCHEWs wird von mancher Seite Zweifel entgegengebracht werden. Jedenfalls verdient die von ihm aufgeworfene Frage der vielfachen Bildungsfähigkeit der KUPFFERschen Zellen unbedingt aufmerksame Nachprüfung. [1]

---

[1] Anmerkung bei der Revision: Solche Nachprüfungen sind inzwischen erfolgt; sie schränkten die Ausführungen von MALYSCHEW stark ein oder lehnten sie als Fehldeutung ab. [Vgl. FISCHER-WASELS: Verh. d. dtsch. pathol. Gesellsch. in Wiesbaden 1928 und GERLACH: Virchows Arch. Bd. 270, S. 205. 1928; auch GEORGE HIGGINS und GEORGE MURPHAY, welche über die Phagozytosebefähigung der Kupfferzellen arbeiteten, verdienen in dieser Hinsicht Berücksichtigung. Anat. Record. Bd. 40, Nr. 1, Sept. 1928.

WEILsche Krankheit.   (Icterus infectiosus.)

Bei dieser allgemein septischen Erkrankung (BEITZKE) infolge Infektion mit
der Leptospira icterohaemorrhagica steht die Gelbsucht im Vordergrund des
klinischen Bildes. Jedoch kann man nicht von einer eigenartigen, allein bezeichnenden Leberveränderung beim WEILschen Krankheitsgeschehen sprechen, wie
das anscheinend beim Gelbfieber möglich ist, was allein schon die neuerdings
versuchte Erklärung der Übereinstimmung von Gelbfieber und WEILsche Gelbsucht als irrig erweisen könnte. Immerhin läßt es der Befund der Erreger
WEILscher Krankheit in der Leber gegeben erscheinen, auch im Zusammenhang
der speziellen Infektionsfolgen die geweblichen Erscheinungen an der Leber des
infektiösen Ikterus zu betrachten, zumal gerade im Versuchstier die Leberveränderungen nach Ansteckung mit dem WEIL-Erreger beträchtlich sein können.

Während HÜBENER schreibt, die Leber sei geschwollen, führt BEITZKE aus,
sie sei in der Regel wenig vergrößert, etwas fester und praller als sonst, nur
selten schlaff. Ihr Überzug sei glatt und weise oft weinrote Flecken auf. —
Je nach dem Grad der Gelbsucht — deren Stärke übrigens nicht parallel dem
Umfang und der Heftigkeit der Leberveränderungen zu sein braucht — ist das
Lebergewebe gelbbraun bis olivgrün. Die Leberläppchen sind gut zu erkennen.
Der makroskopische Befund kann ungemein gering sein; hält J. W. MILLER
doch sogar eine makroskopische Unversehrtheit der Leber für einen bezeich-
nenden Befund der WEILschen Krankheit und für eine Vorbedingung ihrer
Erkennbarkeit durch den pathologischen Anatomen.

Mikroskopisch fällt ebenfalls nicht immer stärkere Veränderung ins Auge
(LUBARSCH), jedenfalls ist sie nicht kennzeichnend; denn eine Auftreibung der
Kerne, eine Verfettung der KUPFFERschen Sternzellen, ein Gewebsödem, eine
Lockerung des Zusammenhanges der Leberzellen, eine Einstreuung infiltrie-
render Zellen, besonders herdförmig in das GLISSONsche Kapselgerüst, selbst
Nekrosen einzelner Leberzellen (MILLER) oder zentrale Läppchennekrosen
(PICK), sowie leicht leukolymphozytär umgebene, den Typhusherden ähnliche
Nekroseherdchen (BEITZKE) sind nicht für die Umreißung eines spezifischen
Leberbildes ausreichend. Das gleiche gilt für die Zellteilungs- und Zellentartungs-
befunde am Parenchym, welche HERXHEIMER, HART und OBERNDORFER (Leberriesenzellen!) gesehen haben. Bemerkenswert ist ferner, daß in etlichen Fällen
von WEILscher Krankheit die Leichenöffnung ein Bild ergab, das dem einer
akuten gelben Leberatrophie zum mindesten sehr nahe kam (FAHR, HENKE,
PICK, HART). Dies gilt um so mehr, als man heute weiß, daß das makroskopische
Bild dieser toxischen Dystrophie des Lebergewebes durchaus nicht so einheitlich ist, als man früher angenommen hat.

Nach KANEKO, der ein großes japanisches Material verarbeitet hat, sieht
man beim Ikterus, der Spirochaetosis icterohaemorrhagica keine systematisch
ausgebreiteten Nekrosen. SNIJDERS hat das für die europäische WEILsche Krankheit bestätigt; er benennt als Eigentümlichkeit der Lebererkrankung meistens
nebeneinander bestehende Degenerations- und Regenerationserscheinungen und
weist vor allem auf Mitosen der Leberzellen hin, die man selten vermisse, oft
aber in großer Zahl beobachten könne; dagegen sehe man Nekrosen der Leberzellen auffallend wenig und wohl niemals so geordnet als etwa in den Präparaten von Lebern südamerikanischen (ROCHA-LIMA) oder afrikanischen Gelbfiebers (BEEUWKE, HOFFMANN).

Viel wesentlicher als alle diese histologischen Veränderungen ist die Tatsache,
daß der Erreger der Krankheit, die Leptospira icterohaemorrhagica (INADA,
OKI, IDO und KANEKO), Spirochaeta icterogenes (UHLENHUT und FROMME),
Spirochaeta nodosa (HÜBENER und REITER), welche zwar am häufigsten in den

gewundenen Harnkanälchen der Nieren zu finden ist, von BEITZKE und von HERXHEIMER auch innerhalb von Leberzellen angetroffen worden ist. Es soll

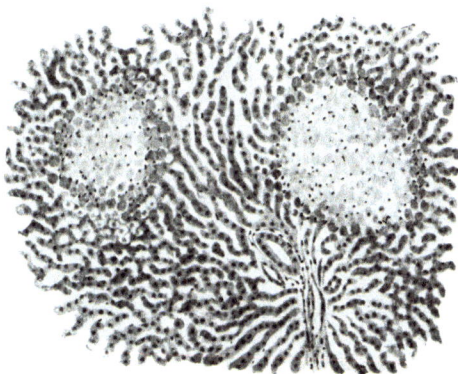

Abb. 3. Herdförmige Nekrosen in der Leber eines mit Spirochäten des Morbus Weil infizierten Meerschweinchens. Leitz. Okul.; Obj.: 4; T.L. 155 mm. (Nach CASTILLO.)

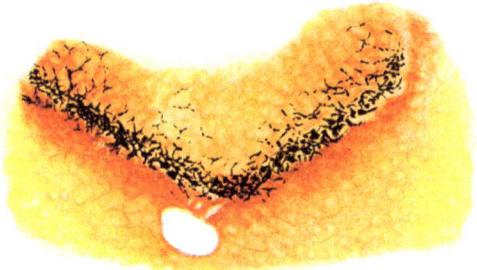

Abb. 4. Spirochäten in der Grenzzone einer Lebernekrose eines mit Morbus Weil infizierten Meerschweinchens. Leitz Okul. 3. Hom. Im. $^1/_{12}$ a. T.L. 155 mm. (Nach CASTILLO.)

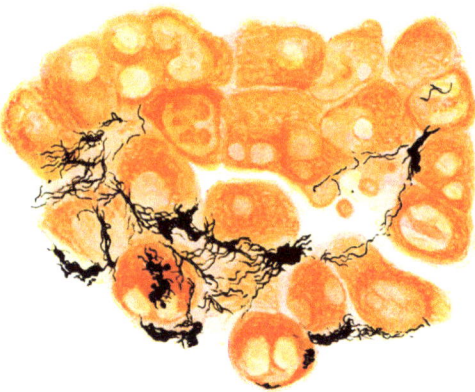

Abb. 5. Verklumpte und verknäuelte Spirochäten in der Leber eines mit Morbus Weil infizierten Meerschweinchens. Stärkste Immersionsvergrößerung. (Nach CASTILLO.)

aber nicht verschwiegen sein, daß dieser Befund eine Ausnahme darstellt, und daß nur ganz vereinzelte Exemplare bei Durchmusterung zahlreicher nach LEVADITIs Versilberungsverfahren hergestellter Präparate festzustellen waren.

Vergebens wurde in Ausstrichpräparaten, gefärbt nach Giemsa und Pröscher, von Beitzke nach dem Erreger gesucht.

Sehr interessant und für die obigen Ausführungen bedeutungsvoll ist die Tatsache, daß es Snijders, Castillo u. a. gelang, in der Meerschweinchenleber durch Infektion mit der Weilschen Krankheitsleptospira miliare Nekrosen zu erzeugen, welche, wie Pick schon vor ihm dargetan, der direkten, nachweisbaren, örtlichen Wirkung der Spirochäten zu danken sind. Die Bilder, welche Castillo von Levaditi-Präparaten seiner Versuchstiere gibt, kennzeichnen dies Verhältnis äußerst deutlich. (Abb. 4 u. 5.)

Snijders hat neuerdings wieder betont, daß die pathologische Anatomie der Leber der an Weilscher Krankheit verstorbenen Meerschweinchen dem der menschlichen Leber nach Weilscher Krankheit sehr ähnlich sei; immerhin fände man in der Meerschweinleber viel reichlichere Leptospiren; man begegne ferner der periportalen Infiltration, der Lehrzelldegeneration und -regeneration wobei Mitosen der Leberzellen oft in großer Zahl aufträten, so wie das auch bei Martin und Pettit zu lesen sei. Man sehe ferner beim Meerschwein ab und zu Nekrosen, insuläre Nekrosen [1], eine Erscheinung, die in seltenen Fällen ebenso wie die fettige Degeneration sehr intensiv sein könnte.

Hier sei noch darauf hingewiesen, daß gelegentlich Gelbfieber und Weilsche Gelbsucht im Schrifttum miteinander verwechselt oder für wesensgleich gehalten wurden (Hoffmann). Und es sind neuerdings Zweifel an der Natur der Leptospira icteroides (Noguchi) als des Erregers des Gelbfiebers aufgetaucht, worüber bei Hoffmann, Schüffner, Mochtar, Proehoeman und Honig zu lesen ist. Snijders hat sich auch zu diesem Punkt geäußert. Er verglich die Resultate der Tierversuche mit den verschiedenen Leptospiren und schreibt über den Erfolg der Ansteckung mit Leptospira icteroides am Lebergewebe des Versuchstieres: „Soweit ich bis jetzt gesehen habe, gibt es hier keine durchgreifenden Unterschiede gegenüber den Leberpräparaten der Weil-Meerschweinchen. Man beobachtet wieder periportale Infiltration (polymorphkernige und Lymphozyten), Degenerationserscheinungen der Leberzellen und daneben Proliferationen (Mitosen der Leberzellen). Es gibt wohl Nekrosen hier und dort, aber man sieht nicht das Bild der zonalen, systematischen Gelbfiebernekrose." Nach Schüffner und seinen Mitarbeitern liegt in der Tat die Annahme nahe, die irrtümlich als Gelbfiebererreger angesehene Leptospira icteroides wesensgleich mit dem Erreger der Weilschen Krankheit zu erachten.

II. Pseudotuberkulose. Pseudodiphtherie.

Zum Verständnis des Wesens der Pseudotuberkulose ist zunächst zu bemerken, daß die Wirkung im Gewebe, die makroskopisch an Knötchen erinnern mag, durchaus nicht einer kleinen Granulationsbildung, sondern einer Nekrose entspricht. So ist also schon aus diesem Grund, wie Schwarz neuerdings hervorhob, die Bezeichnung „Pseudotuberkulose" nicht richtig. Die Erreger solcher nekrotischer Erscheinungen sind in ihrem Wesen nicht ganz klar, zum mindesten nicht einheitlich. Es bestehen Widersprüche in der Auffassung der „Pseudotuberkelbazillen"; am besten geben darüber wohl die Arbeiten von Eug. Fraenkel (Zeitschr. f. Hyg. u. Infektionskrankh. Bd. 101. 1924) und von Schwarz (Virchows Arch. Bd. 255. 1925) Aufklärung. Nach Roman sollte man unter „Pseudotuberkulose" nur jene knötchenähnlichen Veränderungen zusammenfassen, welche durch nicht-säurefeste Bazillen hervorgerufen würden. Streng genommen gehören dazu auch die Keime der Typhus-Paratyphusgruppe; in der Tat hat man auch die knötchenartigen Erscheinungen in der

---

[1] Snijders macht übrigens mit Recht darauf aufmerksam, daß herdförmige Nekrosen in der Leber des Meerschweinchens stets zur Vorsicht in der Deutung veranlassen müßten, da bei diesen Tieren nicht selten eine klinisch latente Infektion mit Paratyphus-B-Bakterien, oder auch mit dem Pseudotuberkelbazillus der Nager vorläge, welche bekanntlich auch durch nekrotische Leber- und Milzherdchen ausgezeichnet seien.

Typhusleber als typhöse Pseudotuberkel bezeichnet (M. B. Schmidt). Gleichwohl ist es angängig, die Typhus- und Paratyphusknötchen gesondert zu betrachten, da ihre Morphologie eigenartig ist, und da die Erreger der typhösen und paratyphösen Allgemeinerkrankung eine wohl umschriebene biologische Sondergruppe im Heer der Bazillen bilden, eine Gruppe, welche mittels immunbiologischer Methodik sehr wohl von den als Pseudotuberkelbazillen benannten Arten zu trennen ist. Immerhin zeigt gerade die Aussprache über einen von Mönckeberg vorgezeigten Leberbefund, der hier einschlägig sein dürfte, daß eine absolute Scheidung zwischen paratyphösen Knoten und pseudotuberkulösen eindeutig durchzuführen, Schwierigkeiten bereitet, zumal, wenn man bedenkt, daß in Fällen von sekundärer Infektion das typische Bild des paratyphösen Knötchens (Joest) verwischt sein kann.

Um von Pseudotuberkulose mit dem Nachdruck auf dem ätiologischen Begriff zu sprechen, ist die bakteriologische Aufhellung einschlägiger Fälle nötig. Delbanco hat die Pseudotuberkulose für die Nagetier-Pathologie geschildert. Er meinte, daß diese Pseudotuberkulose keine Beziehung zur menschlichen Pathologie habe. Eugen Fraenkel hat kritisch zu dieser Anschauung Stellung genommen und betont, daß man auch für den Menschen mit den Pseudotuberkulosebazillen als Krankheitserregern rechnen müsse, nachdem durch Aschoff-Wrede, H. Albrecht, Lorey und Saisawa schon in einzelnen Fällen pathologische Gewebserscheinungen beim Menschen auf die Wirkung des Pseudotuberkelbazillus bezogen waren. Aber E. Fraenkel meinte, daß es sich nicht um eine Einheit dieser Art von Keimen handeln könnte, welche in den bisher bekannten Fällen wirksam befunden worden seien. Mindestens zwei Typen müsse man in Betracht ziehen, einen grampositiven und einen gramnegativen Pseudotuberkelkeim. Saisawa hat durch den gekreuzten Immunisierungsversuch dargetan, daß grampositive und gramnegative Pseudotuberkelbazillen in nächster Verwandtschaft stehen, ihre Wirkung ist identisch. Wrede hatte die Meinung vertreten, es könnten sich grampositive Pseudotuberkelkeime im Lauf der Kulturen in gramnegative umwandeln. Schwarz endlich trennt die grampositiven Keime seiner und E. Fraenkels Fälle am Säugling, sowie in Hagens und einem eigenen Fall am Erwachsenen als Pseudodiphtheriebazillen von der Gruppe gramnegativer Keime in den Fällen von Albrecht, Lorey, Saisawa und Roman ab. Diese Gruppe, welche Erwachsene betraf, hat er mikrobiologisch näher nicht gekennzeichnet. Für die Beurteilung der Leberveränderungen scheidet Albrechts Beobachtung aus, da sie nur operativ gewonnenes Material betraf.

Es ist eine Reihe von Vorkommnissen multipler, kleinster nekrotischer Herdchen in der Säuglingsleber eingehend geschildert im Schrifttum niedergelegt, vor allem von Wrede-Aschoff, E. Fraenkel und Schwarz. Fraenkel zog noch zwei Säuglingsfälle von Henle und eine Mitteilung Kaufmanns in der 7. und 8. Auflage seines Lehrbuches der Speziellen pathologischen Anatomie S. 733 als einschlägig heran. Bei den Beobachtungen von Schwarz an drei Säuglingen ließ sich nur einmal ein grampositiver Bazillus züchten, der im Tierversuch wirksam war. In seinem zweiten Fall fand Schwarz nur ganz spärliche Keime bei bakterioskopischer Betrachtung; und die dritte seiner Beobachtungen ließ nur unklare argentophile „Stäbchen" erkennen, welche Paul Schneider zuerst in den Lebernekrosen kleiner Kinder gefunden hat. Auf die Deutung dieser argentophilen Erscheinungen durch Schwarz wird im nächsten Kapitel eingegangen. Den Säuglingsfällen mit grampositiven Erregern hat Schwarz noch eine Beobachtung beim Erwachsenen von Hayem und seine eigene Beobachtung bei einer alten Frau angegliedert, und zwar nicht nur wegen des gleichen mikrobiologischen Keimverhaltens, sondern auch deshalb, weil in all diesen Fällen neben den Lebernekrosen ganz gleichartige Nebennierenveränderungen, sowie als sekundär betrachtete, ungleich starke Darmerscheinungen vorlagen. Dagegen zeigten die Erwachsenen in den Fällen von Lorey, Saisawa und Albrecht, abgesehen von gramnegativen Erregern, als meist erkrankten Körperteil den Dünndarm, sodann viel geringer und unregelmäßig beteiligt die Leber, während die Nebennieren freigeblieben zu sein schienen.

Was die makroskopische Beschaffenheit der „pseudotuberkulösen" Leber anbelangt, so gilt das Folgende: Die Leber ist durch Einlagerung von kleinsten bis erbsengroßen und größeren hellen, durch die Gewebskapsel hindurchschimmernden Knoten gekennzeichnet. E. FRAENKEL nennt sie zahlreich, hirsekorn- bis stecknadelkopfgroß, weiß bis gelbweißlich, manchmal von rotem Hof umgeben, im Zentrum etwas eingesunken. Das umgebende, knötchenfreie Lebergewebe fand er bräunlich, in der Läppchenzeichnung wohlgeordnet. Ohne daß es die Regel ist, kann die Leber vergrößert sein (ROMAN, LOREY, SCHWARZ), ihre Konsistenz ist nicht typisch verändert, ROMAN fand sie etwas erhöht. Die Größe der Knötchen hat ASCHOFF für eine Neugeborenenleber (im Fall WREDES) als den gewöhnlichen Tuberkeln entsprechend angegeben. ROMAN fand hanfkorn- bis bohnengroße, auf dem Schnitt scharf umschriebene, sich aus dem leicht zurücksinkenden Lebergewebe wohl heraushebende, grauweiße bis graugelbe, an der Oberfläche z. T. etwas eingedellte, im Zentrum manchmal erweichte und zerfallene Knoten. In SAISAWAs Fall waren die Knoten der Leber nur gering an Zahl, stecknadelkopfgroß, während LOREY das ziemlich große Organ durchsetzt fand von prominenten rundlichen, stecknadelkopf- bis kirschkerngroßen, meist etwa erbsengroßen, graugelben, rundlichen Herden ohne Nabelbildung; die größeren dieser Herde zeigten puriforme Erweichung. Ein bakteriologisch nicht sichergestellter Fall MÖNCKEBERGs, der indes ebenfalls hier einschlägig

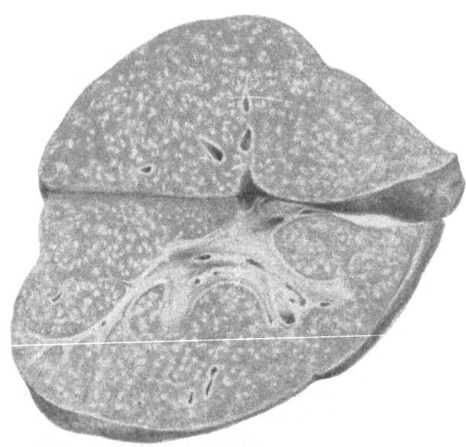

Abb. 6. Disseminierte Lebernekrosen bei einem 4 Monate alten Säugling. (Nach SCHMINCKE in BRÜNINGS und SCHWALBES Handb. d. Path. d. Kindesalters.)

sein dürfte, zeigte in der großen Leber linsen- bis erbsengroße Knoten, welche das ganze Organ durchsetzten und über die sonst glatte und hellbraune Oberfläche prominierten. Es ließen sich keine stetigen Beziehungen zu intrahepatischen Gefäßverzweigungen aufweisen. Vereinzelte miliare Knötchen fehlten. Die Knoten fühlten sich gummiartig an.

Im letzten Fall von SCHWARZ (♀ 63a) war die Leber wohl etwas vergrößert, aber in der Form kaum verändert; jedoch erschien ihre Oberfläche durchsetzt von zahlreichen, wachsgelben Herden in Stecknadel- bis Walnußgröße. Die kleineren Knoten überragten ganz im Gegensatz zu den größeren die Leberoberfläche nicht. Diese letzteren zeigten sehr grobe Körnung, waren glasartig und teilweise steinhart, so daß sie an verkalkte Abschnitte in kolloidalen Schilddrüsenkröpfen erinnerten. Viele Herde flossen deutlich zusammen, namentlich in der rechten Oberflächengegend, aber auch zahlreich in der Gegend des Gallenblasenbettes und der großen Gefäße. (Abb. 4, S. 140, HANSER, Degenerationen der Leber.) Die Schnittfläche zeigte vermehrten Blutgehalt und sehr deutliche Gefäßzeichnung. Die Herde am Rand der Leber waren durchaus größer und ließen eine fast homogene Schnittfläche und ockergelbe Farbe erkennen. Vom gesunden Lebergewebe waren sie scharf getrennt und mit unregelmäßigen, landkartenartigen Rändern versehen. Die Herde im inneren der Leber waren viel kleiner, die innersten waren am kleinsten und erinnerten an das Aussehen der miliaren Nekrosen in den Säuglingslebern, welche allerdings nicht so ausgesprochen gelb waren. — Bemerkenswert ist noch die Angabe von E. FRAENKEL, daß er in seinem dritten Säuglingsfall ein Nekroseherdchen in der Pfortaderwand an der Einmündungsstelle der Lebervene fand.

Das mikroskopische Bild ist nicht einheitlich beschrieben worden. WREDE-ASCHOFF sprechen in ihrem Fall von einem Mittelding zwischen einem Abszeß und einem Epitheloidtuberkel. Hier saßen die Herdchen ganz unregelmäßig, bald im zentralen, bald im intermediären, bald im peripheren Abschnitt der Leberläppchen. Den Grundstock bildeten degenerierende Parenchymzellen. Am Aufbau der als Knötchen bezeichneten Herde sollen unzweifelhaft fixe Gewebszellen (Endothelien der Leberkapillaren), großkernige Wanderzellen und in geringer Zahl Lymphozyten und gelapptkernige Leukozyten beteiligt gewesen sein; Plasmazellen wurden vermißt. Sehr schnell trat im Bereich solcher Herde Koagulationsnekrose auf; doch bleibe Verkäsung aus. Im Zentrum der Herde ließe sich nur ein Trümmerfeld zerbröckelter Kernmassen erkennen.

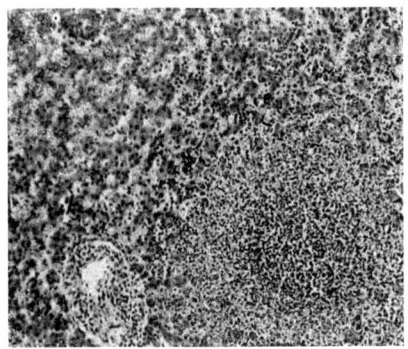

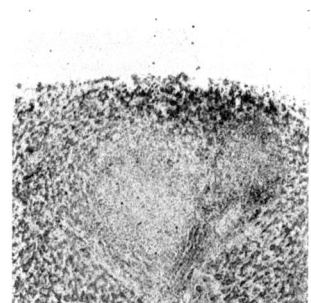

Abb. 7. Großer Pseudotuberkel in der Leber eines menschlichen Neugeborenen. DanebenBlutbildungsherde und Infiltrate in der Glissonschen Kapsel. ♂ 2 Tage alt. (Nach EUGEN FRAENKEL.)

Abb. 8. Pseudotuberkel der Leber eines Kindes. ♂ 2¹/₂ Monate alt), entstanden durch Konfluenz zweier benachbarter Herdchen mit nekrotischem Zentrum. (Nach EUGEN FRAENKEL.)

Nach EUGEN FRAENKELs eingehender Beschreibung stellt sich die Pathogenese und das histologische Bild der Herdchen folgendermaßen dar: Zuerst trete eine ganz zirkumskripte Nekrose von Parenchymzellen ein. Sodann erkenne man in der Leber anscheinend zusammengesinterte Bezirke von nebeneinanderliegenden Leberzellen, Bezirke, die geradezu einen mehr soliden klümpchenartigen Eindruck machten. Innerhalb dieser fände man einzelne Kerne und Kerntrümmer. Reaktive Veränderung der nächsten Umgebung fehlte, vielmehr gingen die nekrotischen Stellen ganz unvermittelt in die Nachbarschaft über. Das treffe auch zu, wenn die Herdchen, etwa durch Zusammenfließen einen größeren Umfang erreichten, was auch durch exzentrische Ausdehnung eines Knötchens geschehen könne. Im Nekrosebereich färbten sich dann bei Hämatoxylin-Eosinfärbung die Gewebsreste durch den größeren Reichtum an Kerntrümmern mehr graubläulich, wodurch eine entfernte Ähnlichkeit mit Rotzknötchen gegeben wäre.

Bei Gramfärbung erkannte EUGEN FRAENKEL innerhalb der Nekroseherdchen intensiv gefärbte Bakterienhaufen; diese lagen zum Teil intrazellulär; für fraglich hielt er es, ob diese Lage im Zellkörper sich auf Parenchym- oder Stützgewebszellen bezog. Auch WREDE-ASCHOFF sahen zwischen den nekrotischen

Zellmassen große Bazillenmengen, welche in ihren Tierversuchen an Mäusen primär in Leberzellen eindrangen und diese zur Auflösung brachten.

Nach L. SCHWARZ beginnt die Erscheinung mit dem Eindringen von Bakterien in die Leberzellen selbst; dort sollen sie sich vermehren und merkwürdige, geradezu an Erscheinungen bei der Lepra gemahnende Veränderungen („Leprazellen") hervorrufen[1]; Vakuolisierung der Leberzellen mit Speicherung eines lipoiden Stoffgemisches in den Vakuolen und mit dichter Bazillenansammlung um die Vakuolen herum zeichnete diese Befunde aus; die Zellen erlitten eine Kernwandhyperchromasie. Manchmal enthielten die Zellen so viele Bazillen, daß diese einer einzigen, klumpigen, strukturlosen Masse glichen, was in der Tat ein Bild ergab, das in Lepralebern ebenfalls angetroffen

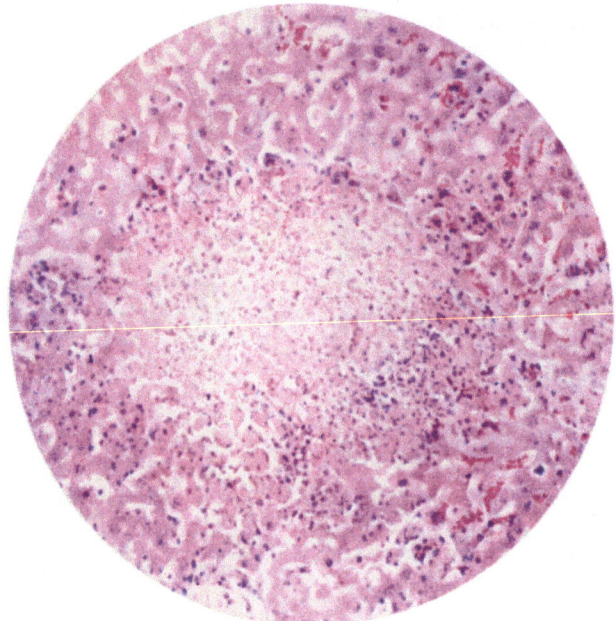

Abb. 9. Miliare Lebernekrose bei einer Maus durch Einspritzung von Pseudodiphtheriebazillen 7 Tage vor dem Tod verursacht. Der Nekroseherd ist zentral aufgehellt, weitgehend gereinigt. (Nach L. SCHWARZ.)

werden kann. Allmählich leitet sich der Untergang solcher bakterienfressenden Zellen ein. Eine Vermehrung der Zellen der Stützsubstanz dieser Herde und ihrer Umgebung hat SCHWARZ nicht festgestellt; er kam zur Annahme, daß der scharf gegen die Umgebung abgegrenzte, verhältnismäßig zellarme Nekroseherd gerade in den ältesten zentralen Partien eigenartig gelichtet aussieht und mit zunehmender Dauer seines Bestehens sich infolge des Untergangs seiner Elemente mehr und mehr als bakterienfrei, ja als steril erweisen kann. — In der Beobachtung, welche L. SCHWARZ an einer 63jährigen Frau gemacht hat, dürften fortgeschrittene Stadien vorgelegen haben; hier hatte die Entwicklung der Herde schon vor längerer Zeit angefangen; davon ist folgender histologische Befund niedergelegt worden:

---

[1] Immerhin ist beim Vergleich mit den Leprazellen zu bedenken, daß diese, wie man heute annehmen muß, als Umwandlungen von Zellen der Pfortaderkapillaren bzw. Kupfferschen Sternzellen aufzufassen sind.

Dem makroskopischen Zustand (vgl. Abb. 4, S. 140, Hanser, Degenerationen der Leber), entsprechend zeigten die histologischen Bilder ziemlich dicht nebeneinander liegende, aber ganz unregelmäßig verstreute Herde von ganz verschiedener Größe. Die Leber bot eine fortgeschrittene Stauung mit Verschmälerung der zentralen Leberzellbalken und sehr deutliche Stauungsstraßen dar. Die Herde sind unregelmäßig begrenzt mit ausgezackten Rändern und vom übrigen Lebergewebe ganz scharf getrennt. Sie zeigen bei der Sudan-Hämalaunfärbung eine diffuse und homogene orangegelbe Fettreaktion (Abb. 5, S. 141, Hanser, Degenerationen der Leber). Nur am Rand der Herde besteht ein ganz schmaler, homogener, strukturloser Saum, welcher keine Fettreaktion gab, sondern homogene, blaugraue Tönung annahm. Die Herde zeichnen sich aus durch entschiedene Reaktionslosigkeit; man findet durchwegs keine zelligen Bestandteile — weder in den Herden selbst noch am Rand der Herde. Bei Kernfärbung treten innerhalb der Herde wenig Zellen hervor, die sicherlich als zurückgebliebene Sternzellen zu deuten sind. Sie liegen überall zwischen den wie erstarrten, verfetteten Leberzellbalken. Ihre Form und Größe ist ebenfalls den Sternzellen entsprechend. Die angestellten übrigen Fettreaktionen zeitigten keine sicheren Ergebnisse; . . . . mit Wahrscheinlichkeit ist anzunehmen, daß Lipoidgemische in diesen Herden nur wenig vorhanden sein können. Die konsistenten Einlagerungen der größeren Herde erwiesen sich als Kalkmassen.

Wie Aschoff schon getan, so führte Schwarz diese ganze Erscheinung auf ein Zellschmarotzertum durch die fraglichen Bakterien zurück; diese richteten die Zellen zugrunde; dabei verfielen sie selbst dem Untergang. Allerdings, wie die Keime und Keimtrümmer aus den Nekroseherden verschwinden, ob durch Abtransport oder durch Auflösung an Ort und Stelle, das konnte Schwarz nicht klären. Die Zerfallsherdchen haben ganz bestimmt keine Ähnlichkeit mit miliaren Granulomen; am meisten seien sie etwa den Rotzknötchen vergleichbar. — Es scheint aber das Bild der Veränderungen sich nicht streng schematisieren zu lassen; immerhin hat Schwarz in Tierversuchen die wesentlichen Züge der Leberveränderungen zur Darstellung bringen können — ebenfalls im Sinne der umschriebenen Nekrose ohne aktive Reaktionen des Lebergewebes.

Zur Lage der Lebernekrosen gibt E. Fraenkel an, daß sie sich teils intra-, teils interlobulär fanden; manchmal konfluierten beide. Der gleiche Forscher konnte über die genaueren Strukturverhältnisse der die Herdchen bildenden Elemente nicht viel aussagen, wenn er auch mit den verschiedensten Färbemethoden gearbeitet hat. Die Verhältnisse erschienen ihm nicht ganz einheitlich. Man sehe kleine rundliche, mit pyknotischen Kernen versehene, an das Aussehen lymphoider Zellen erinnernde Elemente neben anderen, mehr ovoiden mit blassem, bläschenförmigem Kern; andere hätten 2—3 über- oder nebeneinanderliegende Kerne aufzuweisen, erinnerten aber keineswegs an Langhanssche oder Sternbergsche Riesenzellen. Vermutlich seien hier Abkömmlinge von Leberzellen im Spiel, während die vorher genannten Elemente dem Stützgerüst, bzw. den Zellen der Kapillarwände, auch den Kupfferschen Sternzellen entsprächen. Keinesfalls spielten leukozytäre Elemente eine irgendwie nennenswerte Rolle. Es lägen keine Granulationsknötchen, sondern Gewebsnekrosen vor.

Anders wiederum lautete die Auskunft Loreys über die histologischen Einzelheiten seines Falles; dieser ließ in den Leberknoten eine innere Schicht erkennen, die aus Resten von zerfallenen Lympho- und Leukozyten bestanden haben, mit reichlichem Gallepigment durchsetzt gewesen und eine Randzone von dicht angesammelten Leukozyten aufgewiesen haben sollen. Roman erkannte an der Leber seiner Beobachtung eine ausgedehnte Zirrhose. Die eingestreuten Knötchen schilderte er als kleine Granulationsherde, die auf den ersten Blick wie Tuberkel oder Gummen aussahen. Sie hätten aus einem Granulationsgewebe bestanden, das zum größten Teil verschiedene Grade der Nekrose zeigte. An der Peripherie, anschließend an neugebildete, junge Leberzellen und Fibroblasten, wäre eine mehr oder weniger reichliche Anzahl von kleinen Lymphozyten und Plasmazellen gefunden worden. Polymorphkernige Leukozyten seien seltener gewesen, doch hätten diese nach dem Zentrum mit der fortschreitenden Nekrose des Lebergewebes zugenommen. Außerhalb dieses Zellwalles fand ROMAN ein Durcheinander von dicht gedrängten, stark gefärbten ein- und mehrkernigen, runden Zellen, Zerfallsbröckeln und unbestimmbaren Zelleichen. Es erinnerte auch ihn der Kernzerfall direkt an die Eigentümlichkeit der Rotzknoten. Bakterienhaufen (Gram-negative) waren hier festzustellen. MÖNCKEBERG hat als das Wesentliche in den regellos im Gewebe liegenden Knötchen der von ihm gezeigten Leber eine typische Koagulationsnekrose der Lebersubstanz benannt. Im Zentrum befanden sich nur intensiv mit Hämatoxylin färbbare kleinste Körnchen und Bröckel; an den Rändern zeigte sich indes gut erhaltene Bälkchenstruktur, jedoch waren die hier geschwollenen Leberzellen kernlos, die Leberkapillaren kollabiert. Außerhalb dieser Herde nahm man eine Erweiterung der Kapillaren, entsprechend einer makroskopisch erkennbaren, roten Hofbildung wahr. Im Bereich der Knoten fehlten Leukozyten vollständig. Dagegen konnte er eine reichliche Infiltration des Glissonschen Gewebes — also außerhalb der Knoten — mit Lymphozyten und Plasmazellen wahrnehmen. Gefäßthrombosen fehlten. Die Knötchen waren von kleinen zentralen Degenerationsstellen durch periphere Vergrößerung entstanden. Gram-negative Bakterien konnten im Knotenbereich festgestellt werden.

Die Klärung solcher Fälle ist, wie gesagt, nur durch Anwendung des bakteriologischen Kulturverfahrens an Leichenmaterial und nachfolgenden Tierversuche zu erbringen, ja, SAISAWAs Erfahrung läßt auch die Prüfung der immunbiologischen Fähigkeiten der gewonnenen verdächtigen Bakterien ratsam erscheinen; das gilt auch für die Pseudodiphtheriekeime von SCHWARZ, der nur das züchtungsbiologische Verhalten herangezogen hat; es ist aber nötig im Agglutinationsversuch mit bekanntem Testserum, bzw. durch Herstellung eines Serums mit den fraglichen Bakterien und durch nachfolgende agglutinatorische Anwendung dieses neuen Serums gegen sichergestellte Bakterienstämme, die Verwandtschaft dieser Keime mit den Pseudotuberkelbazillen bzw. mit Pseudodiphtheriestäbchen darzutun. Auch die Beobachtung MÖNCKEBERGs ist in bakteriologischer Hinsicht unvollständig. Wenn nun MÖNCKEBERG selbst die Möglichkeit einer typhösen und paratyphösen Natur der Leberveränderung seines Falles aussprach und GG. B. GRUBER und DIETRICH dieser Möglichkeit zustimmten, so machte doch JOEST auf die andersartige Form der Typhusknötchen aufmerksam, welche primär nach seiner Anschauung keine Koagulationsnekrose aufwiesen. Nicht ohne Bedeutung ist KUCZYNSKYs Hinweis auf entsprechende Erfahrungen an Mäusen, welche einer ungewollten Sekundärinfektion mit Bazillen der Paratyphusgruppe im Verlauf von Streptokokkenbakteriämie erlegen waren und einschlägige Leberveränderungen zeigten. — Auf die mögliche Rolle von Mehrfachinfektionen wird später bei Erwähnung größerer und abszeßartig entwickelter Paratyphusknoten der Leber hingewiesen werden.

EUGEN FRAENKEL sprach sich auch über die klinischen Seiten der Pseudotuberkulosefälle der Säuglinge aus. Über die Krankheit an den Kindern, die schon in den ersten Lebenstagen starben, ist natürlich nichts bekannt. Die Krankheit beginnt wohl nicht in der Leber, prägt sich aber am sichtbarsten in der Leber (und in den Nebennieren) aus; keine Erscheinungen sprechen dafür, daß etwa eine diffuse Knötchenaussaat in den inneren Organen gegeben wäre. Man wird im klinischen Fall wohl nur durch Blutuntersuchung mit bakteriologischen Züchtungsmethoden Aufklärung über die vorliegende Krankheit gewinnen können. — SCHWARZ hält das Geschehen an der Leber offenbar für das Wesentliche der Krankheit. Entzündliche Darmerscheinungen seien nur ein begleitender Vorgang. Die Ansteckung der Neugeborenen und Säuglinge führen FRAENKEL und SCHWARZ auf den Geburtsakt zurück.

In den Fällen der Erwachsenen greift SCHWARZ, soweit Gram-positive, den Pseudodiphtheriekeimen entsprechende Erreger in Frage stehen, auf die bekannte Tatsache des Schmarotzertums der Keime in der Mundhöhle und auf der Haut zurück. Er hat so die Infektion im Fall der von ihm beschriebenen 63 Jahre

alten Frau erklärt, welche an einem Wangenkrebs gelitten. Völlig davon abzutrennen scheinen ihm die Vorkommnisse von knötchenartigen Lebernekrosen
mit dem Befund Gram-positiver Keime (LOREY, SAISAWA, ROMAN). Hier sei
das meist erkrankte Organ der Dünndarm; die Leber sei viel geringer und
unregelmäßiger beteiligt, die Nebennieren blieben ganz frei. Derartige Fälle
seien auch bei Säuglingen nicht bekannt geworden.

Ursächlich unsichere Herdbildungen.

Wie schon im Kapitel über die Pseudotuberkulose der Leber angedeutet
wurde, gibt es ätiologisch im Einzelfall nicht zu klärende Befunde von aller-
kleinster nekrotischer Herdbildung in der Leber. SCHWARZ hat sie mit der

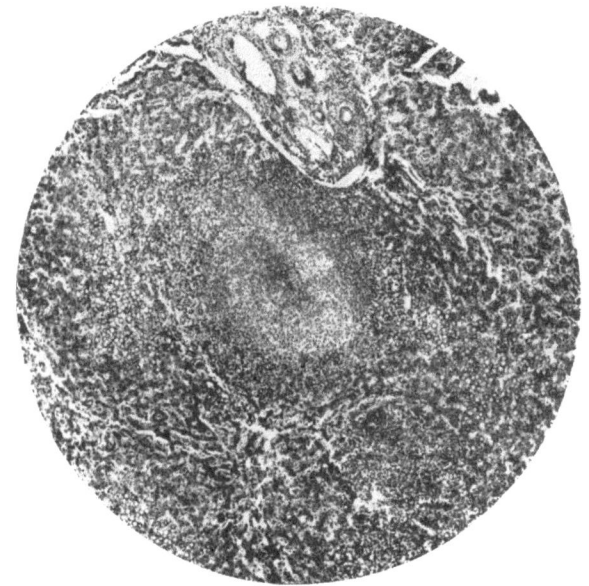

Abb. 10. Leberknötchen mit zentraler Nekrose im Fall von KANTSCHEWA. (Vom Autor zur
Verfügung gestellt.)

Pseudodiphtherie-Infektion in direkten Zusammenhang gebracht, was nachher
noch genauer dargetan werden soll.

Durch Arbeiten von P. SCHNEIDER und KANTSCHEWA wurden bei Säuglingen
miliare Lebernekrosen näher studiert, nachdem schon KAUFMANN und AMSLER
ähnliche oder vielleicht analoge Beobachtungen gemacht hatten. SCHNEIDER
fand bei einem an Ernährungsstörungen zugrunde gegangenem Säugling aus-
gestreute miliare und kleinere, nicht prominente graugelbe Flecken, die auch
vereinzelt auf dem Schnitt sichtbar waren und von ziemlich zäher Gewebshärte
schienen. Diese Herde erwiesen sich histologisch als Nekrosen des Lebergewebes mit sekundären reaktiven, exsudativ entzündlichen Veränderungen,
so daß manche Herdchen einen abszeßartigen Charakter annahmen. Proliferative Vorgänge fehlten. In diesen Herdchen ließ die Levaditische Versilberungsmethode stäbchenartige Gebilde nachweisen, während sonst in der Leber keine
ähnlichen Keimlagerungen nachweisbar waren. Nach SCHNEIDER scheint es
sich um Gram-negative Bakterien gehandelt zu haben, die wohl durch
Infektion vom Darm her in die Leber gelangt waren. — In einem zweiten Falle

SCHNEIDERs, der ein 14 Monate altes Kind mit demselben anatomischen Befund
(zentrale Nekrose und peripherer leukozytärer Infiltrationswall in Form zahlloser
miliarer Herdchen des azinösen Gewebes) betraf, ließen sich keine Bakterien
nachweisen. Das Kind war an diffuser Bronchitis und multiplen lobulären
pneumonischen Prozessen gestorben.

Analoge Leberherde hat KAUFMANN bei einem Säugling gesehen und auf eine
chronische Gastroenteritis bezogen. Es ist dies der von EUGEN FRAENKEL
mutmaßlich als Pseudotuberkulose angesprochene Fall KAUFMANNs. AMSLERs
Beobachtung ist insofern mit dem zweiten Fall SCHNEIDERs zu vergleichen, als
auch er in den fraglichen Herden keine Bakterien fand; er deutete die Leberherde als Folgen einer Ernährungsschädigung.

Die Beobachtung von KANTSCHEWA betraf einen Säugling von 8 Monaten,

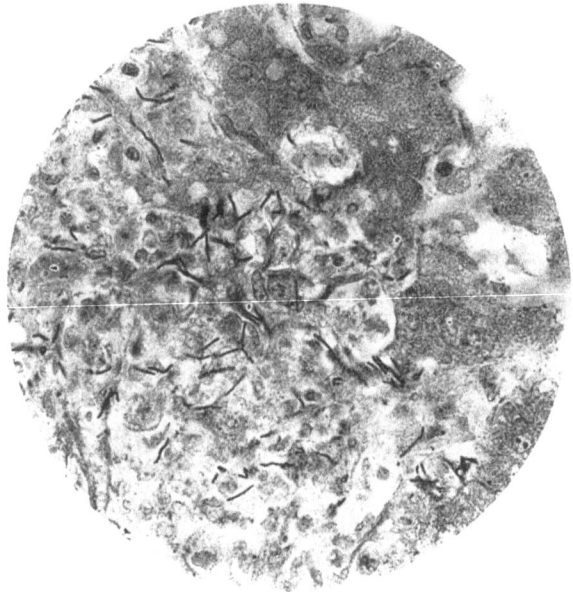

Abb. 11. Argentophile „Mikroben" in einem Leberknötchen der Beobachtung KANTSCHEWAS.
(Vom Autor zur Verfügung gestellt.)

der an Masern-Bronchopneumonie verstorben war. Seine Leber zeigte zahlreiche hirsekorngroße und kleinere, punktförmige, gleichmäßig verteilte Herde,
welche mikroskopisch als nekrotische, von Lymphozyten, polymorphkernigen
Leukozyten und gewucherten Endothelien gebildete Knötchen zu erkennen
waren (Abb. 10). Nach Anwendung von Versilberungsmethoden fanden sich
im Nekrosegebiet solcher Herde Stäbchen, die z. T. leicht S-förmig gekrümmt,
U-förmig oder schleifenförmig eingerollt waren. Diese Keime waren im intakten
Lebergewebe dagegen nicht feststellbar. Alle diese Gebilde nahmen keine Gram-
Farbe an. Ihre Einwanderung auf dem Pfortaderwege wurde für wahrschein-
lich gehalten (Abb. 11).

Die Reihe dieser von KAUFMANN, AMSLER, SCHNEIDER und KANTSCHEWA
mitgeteilten Beobachtungen — nach SCHMINCKEs Ausführungen im Handbuch
der Pathologie des Kindesalters hat auch BURMEISTER einen einschlägigen Fall
bearbeitet —, also diese ganze Reihe läßt zwar morphologische Ähnlichkeit
erkennen aber sie ist ätiologisch unklar; die Fälle können verschiedenen

Krankheiten zugehören. In diesem Sinn ist, abgesehen von den Ausführungen von L. SCHWARZ, im vorigen Abschnitt auch die Mitteilung von KONSCHEGG bemerkenswert: Er konnte in einem kürzlich veröffentlichten Fall, eine enorme „Aussaat" von miliaren und submiliaren Herdchen bemerken, welche sich als Nekrosen mit geringer leukozytärer, bzw. lymphoider, zelliger Reaktion erkennen ließen. Die bakteriologische Untersuchung und die bakteriologische Prüfung ließ den Diplococcus pneumoniae in Reinkultur feststellen, aber nicht nur in der Leber und den Leberherden, sondern auch in Milz und Nieren. KONSCHEGGs Patient hatte auch an Darmkatarrh gelitten. Einen ätiologischen Zusammenhang der Pneumokokken mit den Lebernekrosen hält KONSCHEGG nicht für gegeben; vielmehr denkt er an die Möglichkeit des Einflusses toxischer Stoffwechselprodukte, welche aus dem geschädigten Darm zur Leber usw. gelangt sein könnten. Die in ähnlichen Fällen anderer Autoren jeweils gefundenen Keime hält er wie die Pneumokokken seiner Beobachtung für sekundäre Eindringlinge; dementsprechend hat KONSCHEGG auch SCHNEIDERs argentophile Bakterien als Verursacher von miliaren Lebernekrosen abgelehnt. (Abb. 2, S. 138, HANSER, Degenerationen der Leber).

KONSCHEGGs Schluß ist gewiß beachtenswert; denn man kann auch bei nicht spezifischen Darmerkrankungen Erwachsener miliaren Lebernekrosen ohne bakterielle Feststellbarkeit begegnen. Auch sei daran erinnert, daß in zirrhotischen Lebern nicht gerade selten miliare und supermiliare Nekrosen vorkommen, die nicht vom Umbauprozeß der Leber und ihren Kreislaufstörungen abhängig sein müssen; natürlich bleibt der Einwand bestehen, daß das Unvermögen des ursächlichen mikroskopischen Nachweises nicht stichhaltig für die primäre Bakterienfreiheit des untersuchten Gewebsfeldes sei; aber schließlich werden ja auch die miliaren Knötchen und Nekrosen der Leber bei Typhus und Paratyphus letzten Endes als toxische Erscheinungen angesprochen. Immerhin kann man P. SCHNEIDERs eigenartige Beobachtung nicht einfach als Bild sekundärer mikrobieller Kolonie deuten; das müßte bewiesen werden.

Ganz anders hat sich SCHWARZ zu diesen „argentophilen Bakterien" gestellt. Er konnte für einen Fall seiner Beobachtungsreihe in der Säuglingsleber mit multiplen miliaren Lebernekrosen SCHNEIDERs Befund bestätigen. Allein Vergleichsuntersuchungen an andersartigen, durchaus unspezifischen, nekrotischen Gewebsarten, z. B. bei Niereninfarkt oder bei Lungengangrän ließen dieselben Bilder argentophiler Stäbchen- und Schleifenformen erkennen. SCHWARZ spricht also auf Grund seiner vergleichenden Untersuchungen diesen argentophilen Formungen den Charakter von Mikroben ab und nimmt an, man habe es mit Zellderivaten zu tun, welche bei der Auflösung von Gewebsteilen im Nekrosebereich zur Geltung kommen. Wie die Ausführungen im vorhergehenden Hauptstück über die Pseudotuberkulose dartun, meint SCHWARZ auf Grund seiner menschlichen und seiner vergleichenden tierexperimentellen Untersuchungen über solche Lebernekrosen, daß auch diese Fälle ohne gelungenen Bakteriennachweis, aber mit nur feststellbaren argentophilen Stäbchen, Krümelchen und Schleifen zum Heer der pseudotuberkulösen Lebererkrankungen gehören. Diejenigen Fälle von herdförmigen, multiplen Lebernekrosen, welche Bazillen nicht nachweisen ließen, hätten Kinder im Alter von 2—14 Monaten betroffen. Das alles seien also ältere Fälle; hier lägen jene Verhältnisse der Lichtung und des Bakterienschwundes in den Nekroseherdchen vor, die man auch im Tierversuche mit Pseudotuberkelkeimen in späteren Abschnitten des Infektionserfolges gewahren könne. — Erweist sich die Forschung von SCHWARZ als stichhaltig, dann müssen die oben genannten Fälle von KAUFMANN, AMSLER. P. SCHNEIDER, KANTSCHEWA und BURMEISTER, vielleicht auch derjenige

KONSCHEGGS, doch wohl vom Gesichtspunkt der Pseudotuberkulose oder der Erregung durch Pseudodiphtheriebazillen aus beurteilt werden. (AMSLERs Beobachtung zeichnete sich ja auch durch Nekroseherde in den Nebennieren aus.)

Als Anhang sei hier noch eine unklare Beobachtung von DEGENER und RUD. JAFFÉ angefügt. Es handelt sich um die Leber eines mit Zeichen der Haut- und Bauchwassersucht totgeborenen Knabens ohne Anhaltspunkte für Lues — auch ohne Spirochätengehalt. Die Leber, welche 99 g wog, ließ keine Gewebszeichnung erkennen. Statt deren fielen ausgedehnte weißliche Herde auf, die in Form von Streifen untereinander verbunden waren und sich vom rötlichen Lebergewebe sehr deutlich abhoben. Diese veränderten Partien sprangen deutlich, wenn auch wenig über die Oberfläche vor. Die Schnittfläche bot einen landkartenartigen Anblick ohne bestimmte Verteilung der bänderartigen, vielfach verästelten und zusammenhängenden grauweißen Streifen.

Die histologische Untersuchung bestätigte die Nekrosennatur der Streifen. Das Glissonsche Stützgewebe erschien verbreitert; es zog in beträchtlichen Bändern durch mehrere Gesichtsfelder und erstreckte sich auch weit ausgedehnt auf größere Strecken

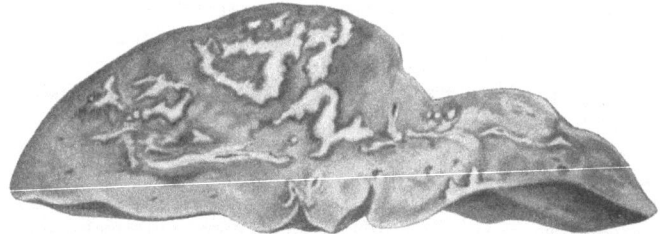

Abb. 12.--Leber eines toten Neugeborenen mit ausgedehnten Nekrosen.
(Nach DEGENER und JAFFÉ.)

hin. Im Bindegewebe, und zwar namentlich an den Randpartien fand sich starke Gallengangswucherung, zum Teil in soliden Strängen. Scharlachrotfärbung erwies in den nekrotischen Feldern zahlreiche fetthaltige Zellen, welche als kleine, längliche oder sternförmige Zellen mit kleinem, meist rundem Kern, also wohl als Kupffersche Sternzellen angesprochen wurden. An manchen Stellen gingen diese nekrotischen Bezirke in mehr oder weniger erhaltenes Lebergewebe über, und zwar so, daß zunächst wohl erhaltene kleine Gewebsinseln, dann größere zum Vorschein kamen, welche alsdann in vollständig erhaltenes Lebergewebe übergingen. In den erhaltenen Partien waren sehr reichliche Blutbildungsherde. An den Übergangsstellen sah man deutlich, daß sowohl in der Außenzone, wie im mittleren Gebiet der Läppchen Leberzellen erhalten waren, während die intermediären Zonen völlig ertötet schienen. Auch hier sah man starke Gallengangswucherung und Bindegewebsvermehrung mit kleinzelliger Infiltration. In den erhaltenen Bezirken war die Fettfärbung negativ. Ätiologisch ist dieser Befund nicht zu klären gewesen; die einzelnen im Nekrosebereich aufgefundenen Gram-positiven Kokken (Diplokokken) und hefezellähnlichen Gebilde in den Lebernekroseherden sprachen die Beschreiber als bedeutungslos an; und eine kulturelle Klärung der Frage nach dem Erreger ist nicht versucht worden. Eine luische Natur der Leberveränderung wollen DEGENER und JAFFÉ nicht ausschließen; die Mutter des Kindes entzog sich der Blutuntersuchung; aber Anamnese und der Organbefund beim Kind, vor allem der nicht gelungene Nachweis von Spirochäten, machen die Annahme einer syphilitischen Natur dieser Leberveränderung recht hinfällig.

Als Ursache einer angeborenen Wassersucht kann man solch schwere und ausgedehnte Leberveränderungen gewiß ansprechen, wie das die beiden Forscher auch getan haben.

Knötchenbildungen um Parasiteneier.

Über reaktive Gewebsherdchen der Leber um Eier von Helminthen, also über selten festgestellte, tropenmedizinisch interessante Vorkommnisse, liegen

Bekundungen von Miura und von Tsunoda vor. Miura hat bei einem 26 jährigen an der Kakkekrankheit verstorbenen Mann eine Pseudotuberkulose der serösen Leberoberfläche des Diaphragmas und des Peritoneums beschrieben. Die Knötchen waren miliar bis submiliar an Größe, fühlten sich sehr hart an und machten zunächst den Eindruck fibröser Tuberkel. Mikroskopisch ließen sich verschiedene Zonen in solch einem Knötchenbereich feststellen: Während ganz innen, in unmittelbarer Nachbarschaft von Wurmeiern einige Riesenzellen innerhalb einer feinkörnigen, strukturlosen Masse lagen, zeigte die zweite, peripher davon gelegene Zone dichte, runde oder ovale Bindegewebszellen in annähernd radiärer Richtung angeordnet. Dann fand sich eine konzentrische Bindegewebsschichte, der endlich ein Wall von Rundzellen folgte. Als Ursache dafür machte Miura eine Distomuminfektion verantwortlich.

Tsunoda hat in der Glissonschen Kapsel einer Schrumpfleber spärliche miliare Knötchen festgestellt, die als wurmeierhaltige Pseudotuberkel ohne käsige Nekrose zu identifizieren waren. Zentral lagen Eier von Schistosomum japonicum, an welche sich Epitheloidzellen oder mehrkernige Riesenzellen dicht anschlossen. Diese Zellen hatten vielfach sogar die Parasiteneier „angefressen". Nach außen folgte ein Wall von lymphoiden Zellen, während spindelige Gewebszellen und Leukozyten an Menge zurücktraten. Auch die Umgebung der Knötchen ließ noch Infiltrate wahrnehmen. Unter den Leukozyten waren solche mit eosinophiler Körnelung reichlich vertreten. Ältere Knötchen neigten zu fibröser Umwandlung. Ein zweiter Fall Tsunodas, der mikroskopisch analoge Bilder auswies, hatte makroskopisch keine Knötchen erkennen lassen. Tsunoda glaubt, daß die Wurmeier langsamer aber völliger Resorption verfallen, daß also der Leberschaden spontan ausheilen kann. Vor ihm hatte schon Tsuchiya einschlägige Befunde mitgeteilt, welche Embolie von Eiern des Schistosomum japonicum (Katsurada) in die Pfortaderäste, Gewebsreaktion in der nächsten Umgebung und narbigsklerotische Umwandlung im Pfortadergebiet mit der Bildung größerer Leberhöcker umfaßten. Auch Yamagiva hat über die parasitäre embolische Natur der durch Schistosomumeier verursachten Leberveränderung, die er Hepatitis kurzweg nennt, wiederholt berichten können. Fujinami schloß sich ihm an; Symmers hat eine „perilobuläre Zirrhose" der Leber beschrieben, welche ihre Ursache in der Anhäufung von Eiern des Schistosomum hämatobium (Bilharz) haben soll.

Wieweit der Reiz von Parasiten selbst, wieweit ein Reiz der Eier hier im Spiele ist, bedarf der Untersuchung (Tsuchyia).

(Vgl. die Ausführungen über die Leber bei Tropenkrankheiten und über Parasiten der Leber in diesem Handbuch!)

III. Aktinomykose.

Eine nicht geringe Zahl von Einzelfällen lehrt, daß die Leber nicht selten an der menschlichen Strahlenpilzerkrankung beteiligt ist. Das traf schon für die ersten am Menschen beobachteten Aktinomykosefälle zu (J. Israel). Weitere Beobachtungen über die Beteiligung der Leber liegen vor von Heller-Bargum, Zemann, Bostroem, Baumgarten, Langhans, Helb, Barth, Taylor, Leith, Grill, Habel, Koch, Abée, Aribaud, Isemer, Litten, Markus, Benda, Barth, Kimla, Samter, Hoeffner, Lubarsch, Vassiliew, Ranson, Schartau, Ullmann, Uzkow, Illich, Goodlee, Wuchworth, Fütterer, Kaschiwamura, Moodie, Zehbe, Schlagenhaufer, Diehl, Tiling, Seenger, Kohler, Roth und Grubauer, ohne daß damit alle Mitteilungen erfaßt sein dürften. Die Häufigkeit, mit der die Leber befallen ist, darf man mit GRILL und mit PONCET und BERARD auf 20% der Gesamtfälle menschlicher Aktinomykose berechnen.

Das Bild der aktinomykotischen Leberveränderung ist nicht einheitlich. Es sind kleine, nicht über stecknadelkopfgroße Herde beschrieben worden (ISRAEL); anderseits ist nicht selten von faustgroßen und größeren abszeßartig umgewandelten aktinomykotischen Veränderungen die Rede (ZEHBE, DIEHL). Die Herde kommen isoliert vor, wie das ZEMANN, LANGHANS, BARTH, TAYLOR und ISEMER von ihren Beobachtungen berichten, oder aber sie sind in vielfacher Zusammenordnung zu einem Konglomerat von Aktinomykomen verwandelt; infolge der zentralen eitrigen Einschmelzung jedes dieser Einzelherde entsteht ein wabiges Aussehen, das eine gewisse Ähnlichkeit mit der vielfächerigen Echinokokkuserkrankung der Leber zur Folge hat, worauf LANGHANS ausdrücklich hinwies und was aus den Feststellungen von ZEMAN, ZEHBE, ILLICH, DIEHL und ROTH sich ebenfalls ergibt. TILING sagt von diesem

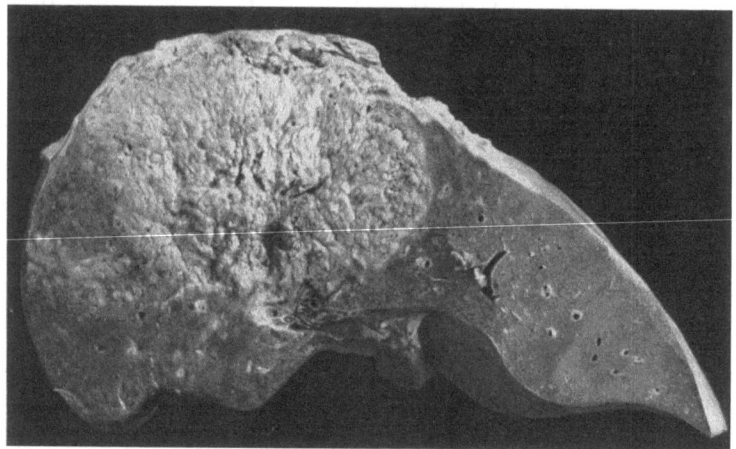

Abb. 13. Aktinomykosis der Leber. (Beobachtung von G. GRUBAUER in Innsbruck.)

wabigen Bau, je kleiner die von Septen umschlossenen Hohlräume seien, um so schärfer machten sich die Wände geltend. Die kleinsten Felder erschienen völlig homogen. Übrigens ist auch das Vorkommen von Aktinomykose und Echinokokkus in einer Leber beschrieben worden. Gelegentlich finden sich in der Umgebung mächtig großer Herde sehr kleine, wie dies DIEHL beschrieben hat (Abb. 13). Auch disseminiert können die Leberaktinomykome auftreten, wenn sie, wie im Falle von DIEHL sich dem Pfortadersystem anschließen. Im Falle KRAMERs stellt die Pfortaderverzweigung, die von eitriger Thrombose erfüllt war, selbst die bakteriologisch greifbare Bahn für die erweiterte Aktinomykoseherdentstehung in der Leber dar.

Der Form nach sind die aktinomykotischen Herde manchmal rundkugelig, was namentlich von großen Abszessen gilt (DIEHL); bald enthalten die unregelmäßigen, mit schwieligen Fortsätzen versehenen Gewebslager, die namentlich im Verwachsungsgebiet mit dem Zwerchfell gefunden wurden, typische, eitrig weiche, durch Pilzkörner ausgezeichnete Massen (TILING) oder zweifellose Abszesse (ROTH), bald handelt es sich um verzweigte Herdbildungen die entsprechend dem Gefäßverlauf sich ausdehnten (ISRAEL, ABÉE, DIEHL). Wo sie nahe der Oberfläche sitzen ragen die Herde oft halbkugelig oder höckerig über den gewöhnlichen Leberumfang vor (TILING). Was die Farbe der aktinomykotischen Veränderungen anbelangt, so sind recht auseinander gehende Berichte niedergelegt worden, was wohl auch damit zusammenhängen mag, daß die Gattung Aktinomyzes nicht einheitlich ist. Daher mag es kommen, daß LANGHANS eine Schwarzfärbung des Stromas der aktinomykotischen Leberpartien mitteilen konnte. Auch ZEHLE schrieb in einem seiner Fälle von einem wabigen Bau des aktinomykotischen Leberabszesses, dessen Septen pigmentiert waren. ASKANAZY betont das Vorkommen grünlich-schwärzlicher Aktinomyzeskörner gerade in der Leber. Im allgemeinen liest man von einem hellgelben, weißgelben, oder grauweißen Stroma, in dem grünlich schimmernde Partien, in der Tönung ähnlich der Eiterfarbe, enthalten sind. DIEHL beschreibt die Pilzkörner seiner Fälle als hellgelb. ROTH hat die Membran der aktinomykotischen

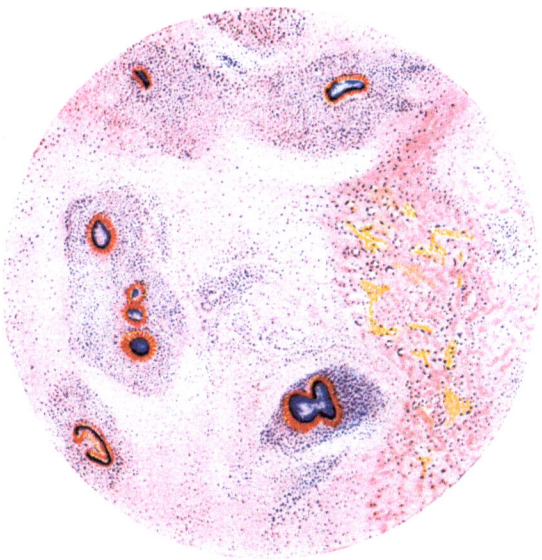

Abb. 14. Aktinomykose der Leber. (Präparat von GRUBAUER, Innsbruck.)

Leberabszesse hellgelb gefunden. TILING nennt die Septen der Leberaktinomykose grauweiß; zwischen ihnen sah er Felder die sich durch grauen bis goldgelben Inhalt auszeichneten. Ein Unterschied der Farbe kann bedingt sein dadurch, daß im einen Fall mehr das grauweißliche bis gelbliche Gewebe der aktinomykotischen Granulationsbildung vorherrscht, während im anderen die überwiegende Tendenz der eitrigen Schmelzung, der Abszeßbildung die grünlichgelbe Eiterfarbe zur Geltung bringt. Dem tastenden Finger gegenüber verhalten sich die aktinomykotischen Bildungen verschieden, je nach Art und Stadium der reaktiven Erscheinungen. Alte, schwielenreiche Veränderungen fühlen sich derb an. TILING hat den wabig gebauten konglomerierten Abszeß teigig befunden. ZEHLE nannte in einem Fall die veränderte Leberpartie „schwammig", während in ROTHs Fall die aktinomykotischen Auflagerungen der Leber als derb bezeichnet wurden. (Gute Abbildung in KAUFMANNs Lehrbuch! Siehe auch bei ROTH!)

Vom mikroskopischen Bild ist zu sagen, daß im Fall der wabenartigen konglomerierten Aktinomykose der Leber nur am äußeren Rand der Bildung

Lebergewebe zu finden ist; und auch dieses ist durchzogen von reichlich gewuchertem Granulationsgewebe. Nach der Mitte pflegt das Lebergewebe vollständig geschwunden zu sein, man sieht umschriebene Eiterherde, die meist
nicht konfluieren, sondern bindegewebig abgekapselt sind, wie DIEHL angibt.
Im Granulationsgewebe am Rand der Abszesse fand KRAMER die Zellen von
einem doppeltbrechenden lipoiden Stoff erfüllt. ROTHs Fall wies in der
Umgebung des aktinomykotischen Herdes eine feintropfige Verfettung der
Leberzellen auf. Auch die Kapillarendothelien hatten Fettröpfchen phagozytiert
(Abb. 14).

Um die Abszesse machen sich Zonen infiltrierender Plasmazellen geltend,
die zeitweise zwischen Leberzellbalken und Kapillarwand gelagert sind. Die

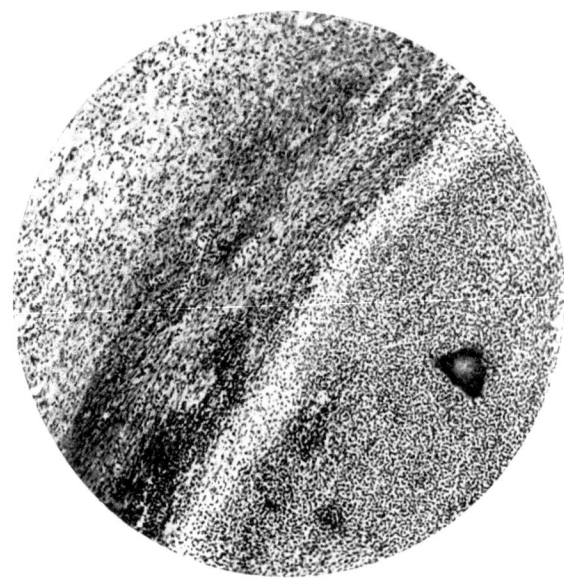

Abb. 15. Rand eines älteren aktinomykotischen Leberabszesses. (Optik: Winkel 1a, A. 3.) Fibröse
Einscheidung des Abszesses. Rechts eine Aktinomyzesdruse. (Nach einem Präparat des Münchener
pathol. Universitätsinstitutes.)

Abszeßwand läßt meist ein Granulationsgewebe mit massenhaft vorhandenen
polymorphkernigen Leukozyten erkennen. Der öfter gemachte Unterschied
zwischen ,,geschwulstartiger'' und ,,abszeßartiger'' Aktinomykose dürfte
nicht streng durchführbar sein. Es bestehen nur graduelle Unterschiede, die
von spezifischem Granulationsgewebe zur Abszedierung hinleiten. Im Granulationsgewebe, wie im Zentrum der Abszesse kann man die drusigen, für den
Aktinomyzes charakteristischen Koloniebildungen vorfinden, welche sich durch
radiäre Pilzfädenausstrahlungen um einen dichten Zentralstock auszeichnen
(Abb. 15). ROTH betont eine ältere Erfahrung, die darin besteht, daß die
kolbigen Auftreibungen und Keulenformen, die man an den Drusen sonst zu
finden gewohnt ist, in den Leberherden oft nicht zur Ausbildung gelangen.
(Eine sehr schöne Abbildung von Aktinomykosedrusen in der Leber gibt
BAUMGARTEN in seiner pathologischen Mykologie wieder.) — ZEHBE sah in dem
Bindegewebe zwischen den aktinomykotischen Herden noch Reste schmaler
Leberzellbalken. Auch fand er Gallengangswucherungen.

Der Eisennachweis im Gebiet aktinomykotischer Wucherungen läßt sich histochemisch meist unschwer erbringen.

Die Beteiligung der Leber am aktinomykotischen Krankheitsgeschehen ist nach übereinstimmender Meinung der Forscher als sekundär in dem Sinne zu betrachten, daß stets irgendwo im Körper eine primäre Reaktionsstelle gegen den eingedrungenen Pilz vorhanden sein müsse (SCHLEGEL, ROTH, ARIBAUD). Allerdings denkt LITTEN daran, daß die Tatsache einer primären Ansiedelung in der Leber möglich sei, nachdem der anderwärts an reaktionslos gebliebener Stelle eingedrungene Pilz auf der Blutbahn in die Leber geschleppt wurde. Diese Anschauung verdient Zweifel, der ihr auch von BAUMGARTEN, DIEHL und anderen entgegengebracht wurde. (Die Berufung auf BOLLINGERs bemerkenswerten Fall von Hirnaktinomyzes, der analog wie LITTENs Beobachtung im Sinne primärer Reaktion erklärt wurde, kann nicht viel bedeuten, zumal BOLLINGER in einem anderen Fall einer Fußwurzelerkrankung zeigen konnte, daß ein in den Körper gedrungener Aktinomyzes nahe der Invasionsstelle jahrzehntelang latent und unbemerkt bleiben kann, um sich endlich doch seinerseits durch die Gewebsreaktion noch zu verraten.) BAUMGARTEN wies darauf hin, daß in Fällen von sog. primärem Leberaktinomyzes die Einbruchstelle des Pilzes in narbigen, abgeheilten (oder scheinbar abgeheilten) Stellen (des Darmes) zu suchen und wohl auch zu finden sei. Hierbei dürfte die Appendix als Muttergebiet der Absiedelung eine Rolle spielen.

Die Aktinomykose der Leber entsteht vielfach auf dem Blutweg, indem Ableger eines primären Herdes des Strahlenpilzes vom Wurzelgebiet der Pfortader aus in die Blutbahn vordringen (ISRAEL, HELLER, ZEMANN, BENDA, TILING, DIEHL, KOHLER u. a.). Gelegentlich geschieht der Einbruch auf dem Wege eines ebenfalls schon sekundären Milzabszesses in das Pfortaderblut (DIEHL, KOHLER). Daß indes ein aktinomykotischer Milzabszeß die Leber nicht zu gefährden braucht, lehrt eine Beobachtung KASHIWAMURAs. ABÉE hat den merkwürdigen Fall beschrieben, daß von einer mediastinalen Erkrankung her die Vena cava inferior befallen wurde, und daß sich der Prozeß nun retrograd bis in die Verzweigungen der Venae hepaticae und in die Leber hinein fortsetzte, während BENDA und ROTH Durchbrüche der Aktinomykose von der Leber nach dem Lumen der Lebervene sahen, worauf neue Absiedlungen der Krankheit in den Lungen entstanden (BENDA). Aber auch eine arterielle Metastasierung der Aktinomykose nach der Leber scheint vorzukommen. Eine Beobachtung von MOODIE (primäre Kieferaktinomykose) spricht dafür.

Nicht minder gewöhnlich als die Verbreitung auf dem Blutweg ist für das Zustandekommen der Leberaktinomykose die Tatsache des Vorrückens der Krankheit durch die Gewebe per contiguitatem und continuitatem, also von der Lunge auf die Pleura visceralis und parietalis, auf das Zwerchfell, auf die Leberkapsel und in das Lebergewebe hinein. Dem obengenannten Weg entspricht die retroperitoneale Wucherung des Strahlenpilzes vom Wurmfortsatz zur Leber. Solche Kontiguitäts- und Kontinuitätsinfektionen der Leber lagen in zahlreichen Fällen vor, über welche BARTH, FÜTTERER, TAYLOR, HABEL, ISEMER, DIEHL, ABBÉE berichtet haben. Auch aus der Leber hinaus kann der Prozeß wuchern; so kommt es dann zu einer Peritonitis actinomycotica wie im Falle HELLERs und BARGUMs oder zu einer an der Körperoberfläche mündenden aktinomykotischen Fistel, wie sie LITTEN beobachtet hat. BARTH, KIMLA und SAMTER haben das Vorkommnis der Wucherung eines aktinomykotischen Prozesses von der Leber zur Pleura beschrieben (ILLICH).

F. GRUBAUER hat an Hand einer sehr merkwürdigen Beobachtung eines menschlichen Erkrankungsfalles die Ansicht erneut vertreten und gestützt,

daß zwischen Aktinomyzes und Streptothrix kein grundlegender Unterschied besteht. Sein Fall ließ schon im Leben die Diagnose Streptothrix
aus dem Sputum der sekundär erkrankten Lunge zu. Der Primärherd wurde
im Bereich der Appendix vermiformis gefunden. Die Leber enthielt zwei apfelgroße Abszeßhöhlen, welche von einer dicken Schwarte gegen das übrige Leber-

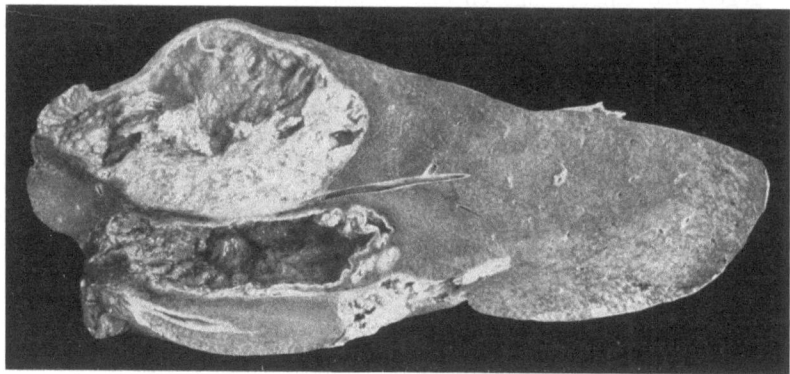

Abb. 16. Schnitt durch eine Leber mit streptothrichotischen Abszessen. (Nach F. GRUBAUER.)

gewebe abgegrenzt waren. Aus ihnen floß beim Einschneiden ein Schwall
grüngelben, rahmigen Eiters mit sehr zahlreichen weißlichgrünen Körnchen.
Die eine der beiden Höhlen zeigte einen Teil ihrer Wand umgewandelt in ein
schwieliges bis zunderartiges, vielkammeriges Gewebe. Auch entlang der

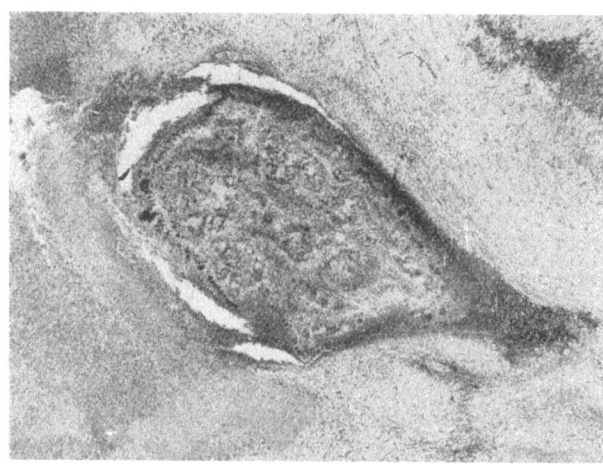

Abb. 17. Zusammengesetzte Strahlenpilzdruse in der Leber. (Nach F. GRUBAUER.)

Lebervene, ebenso im Gebiet der Pfortaderverzweigung und am Leberhilus
fanden sich entsprechende, aber kleinere Abscesse. — Die Körnchen im Eiter
erwiesen sich als Drusen eines Strahlenpilzes. In der Leber wurden solche
Drusenbildungen noch vielfach im Gewebe der Wandung des einen Abszesses
angetroffen. Sie waren nicht einheitlich aufgebaut, sondern bestanden aus
mehreren kleineren Drusenbildungen, welche durch strahliges Auswachsen der

Pilzfäden von einem gemeinsamen Mittelpunkte aus entstanden waren. Untereinander waren sie wiederum durch eine Art von Bändern verbunden, die ihrerseits aus pallisadenartig und parallel gestellten Pilzfäden zusammengesetzt waren. Der ganze Aufbau solcher Drusenbildungen erweckte den Eindruck, daß es sich um eine Zusammenordnung von mehrfachen, kleineren Pilzdrusen handelte. Um diese Drusenbildung, die den beherbergenden Hohlraum im Gewebe fast völlig ausfüllte, fand sich meist ein ganz schmaler Eiterraum, an den sich ein derbes, meist hyalinisiertes Granulationsgewebe anschloß. Die Leberstruktur ging in diesem Gebiet bis auf Gallengangsreste zugrunde. Hämosiderinschollen waren im schwieligen Gewebe festzustellen, das seinerseits wieder von zahlreichen Rundzellen und Plasmazellen durchsetzt erschien.

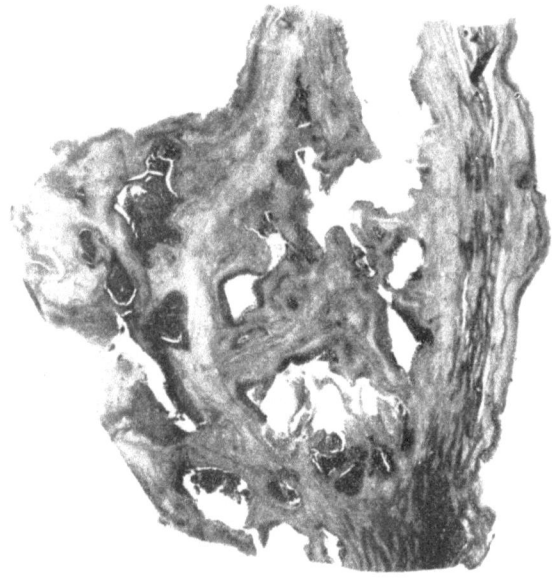

Abb. 18. Schnitt aus der Leber von zahlreichen, teils eiterhaltigen, teils leeren Gängen und Kammern durchsetzt, in denen zum Teil die hier dunkel erscheinenden Strahlenpilzdrusen liegen. $^7/_2$ mal vergr. (Nach GRUBAUER.)

Dieser Pilz zeigte keinerlei Keulenbildung — auch nicht an anderen Orten im Gewebe; ja dort, wo er in flüssiger Umgebung gedieh, wie in der Pleura-, Peritoneal- und Herzbeutelhöhle, ließ er auch alle Drusenbildungen vermissen, wies aber reichlich verzweigte Fadenbildung ohne bestimmte Lokalisation der Verzweigung auf. Aus all diesen Pilznestern konnten in ruhig gestellten, flüssigen Nährböden Kulturen in Form von radiärstrahligen Drusen gezüchtet werden. GRUBAUER hält die Unterscheidungsmerkmale zwischen Aktinomyzes (Drusenbildung) und Streptothrix (Luftsporenbildung) für nicht stichhaltig. Diese Merkmale seien bei jedem Stamm je nach Änderung der Umweltsreize als phänotypische Erscheinungen aufzufassen. Die klinische Unterscheidung von Aktinomykose und Streptothrichose bestehe zu Unrecht (GRUBAUER.)

Auch die von FR. J. LANG beschriebene infarktartige Leptothrixerkrankung der Leber, welche vom Darm her eingedrungen war, dürfte im wesentlichen unter denselben Gesichtspunkten zu beurteilen sein als die Strahlenpilzerkrankungen dieses Organs.

In jenem Fall war die Leber im ganzen etwas ikterisch, trüb geschwellt; sie zeigte durch die Kapsel hindurchscheinende graugrüne Herde, die sowohl im

Außenbereich als in der Tiefe des Gewebes zu finden waren. Dem Umfang nach erschienen sie von Hanfkorn- bis Nußgröße und waren scharf begrenzt, zum Teil keilförmig, teils mehr rundlich und unregelmäßig. Die histologische Untersuchung ergab namentlich in den Gallenwegen am Rand der befallenen Gebiete, aber auch neben ihnen, in mehr oder minder mächtiger Anhäufung teils unverzweigte Fäden, teils körnige, kokkenartige Gebilde, Anhäufungen, welche schon im gewöhnlichen Hämatoxylin-Eosinpräparat durch starke Blaufärbung auffielen. Die Gallenwege erschienen weiter als sonst, ihre Wand war verdickt.

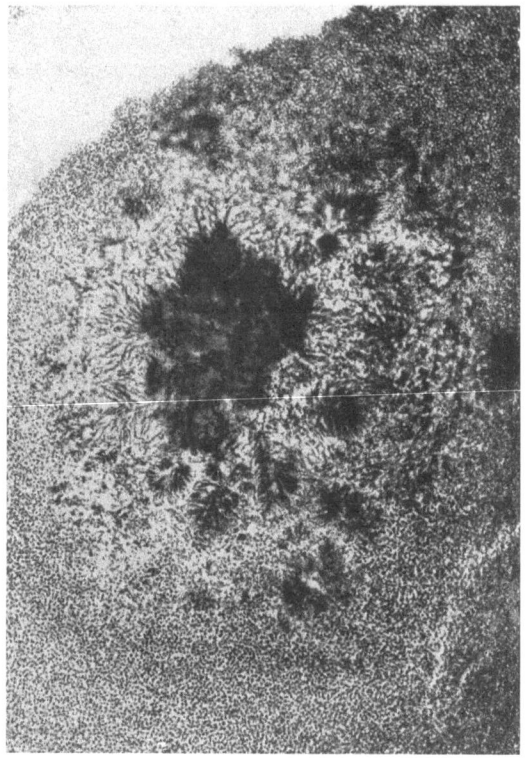

Abb. 19. Streptothrix-Druse aus der Leber bei starker Vergrößerung. Nach einem Photogramm von GRUBAUER.

Ob die kokkenartigen Gebilde Wuchsformen oder selbständige Begleitkeime (Staphylokokken) darstellten, blieb unklar; wahrscheinlicher ist die Annahme der andersartigen Wuchsform der Leptothrix aus dem Grunde, weil nur an wenigen Stellen eitrige Infiltration gegeben war. Die durchwucherten und angrenzenden Stellen der Gallengangswände waren meist nekrotisch. Dasselbe traf aber auch für die meist recht erweiterten Pfortaderäste zu, die sich ebenfalls befallen und thrombosiert erwiesen; auch benachbarte Leberarterienzweige erschienen in der Wandung völlig hyalin, ja vollkommen nekrotisch, von Thromben und von Pilzmassen erfüllt. Man erkannte ferner eine in zarte Pilzbündel auslaufende Besiedelung der Leberkapillaren, wobei angrenzende Läppchenteile des Leberparenchyms der Nekrose verfallen waren; ja, selbst zentrale Läppchenvenen wurden in Mitleidenschaft gezogen; auch sie erschienen im erkrankten Gebiet thrombosiert und verschlossen. LANG neigt zur Annahme einer sekundären metastatischen Erkrankung der Leber auf dem Blutweg, möglicherweise, was aber nicht sicher zu stellen war, aus einem Ulcus duodenale durch pylephlebitische Fortleitung; weniger wahrscheinlich dünkt ihm der aufsteigende cholangische Weg für die Leptothrixwucherung und ihre Auswirkung auf die Leber.

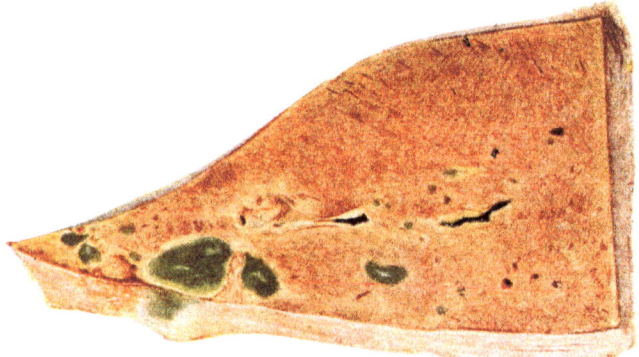

Abb. 20. Gallig verfärbte Nekrosestellen bei Leptothrichose der Leber. (Nach Fr. J. Lang.)

Ein gewisser unvollkommener Vergleich zu Langs seltener Beobachtung ist in dem Befund v. Meyenburgs gegeben, der über einen Fall von Fadenpilzgeschwür der Magenschleimhaut mit metastatischen Abszessen in der Leber

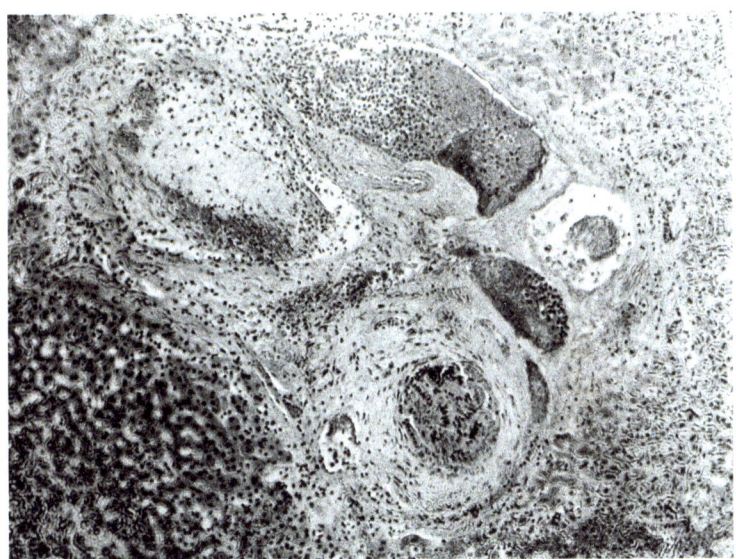

Abb. 21. Lebergerüst-Dreieck mit thrombosierten und eitrig-entzündlich verlegten Pfortaderästen. In den Wänden teilweise verdickte Gallengänge mit abgestoßenen Epithelzellen. Leptothrixwucherungen als dunkle Nester und Wolken seitlich in den Gallengängen und Pfortadern sichtbar. (Nach Fr. J. Lang.)

berichtet hat. Die Leberabszesse waren auch hier einer Fortleitung des Prozesses in der thrombosierten Pfortader zu danken; dort fand sich auch reichliche Myzelbildung des Pilzes. Nicht aber will v. Meyenburg die Lebernekrosierungen der Pilzwirkung zugeschrieben wissen. Er sprach vielmehr die Annahme aus, daß den Pilzfäden in der Blutbahn nur die Bedeutung einer Leitungsbahn zum Ort der Leberabszesse zukomme; denn in diesen Abszessen fand man keine Pilzfäden, aber sehr reichlich Kokken.

Rotzkrankheit (Malleus).

In verschiedenen Lehr- und Handbüchern (v. KORANYI, WLADIMIROFF, LOMMEL) findet man allgemein das Vorkommen rotziger Erscheinungen in der Leber des Menschen, namentlich in Form der Rotzknötchen vermerkt. Mit Recht gibt aber JOCHMANN an, daß Leberabszesse infolge Rotzinfektion selten seien, viel seltener als die typischeren Krankheitserscheinungen der Haut und der Muskulatur. Hat ja BOLLINGER bereits die Seltenheit des viszeralen Rotzes beim Menschen betont, wenn er auch sein Vorkommen in den Eingeweiden und speziell der in Leber zugab.

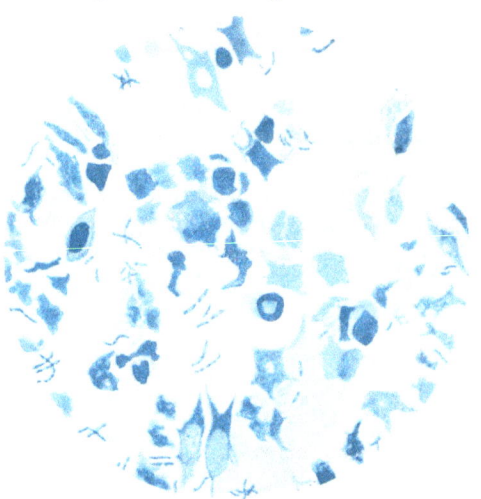

Abb. 22. Karyorhektischer Leberherd eines an Rotz verstorbenen Menschen. Zahlreiche Rotzbazillen. Gefärbt mit Methylenblau-Tannin nach LOEFFLER-NICOLLE. (Nach SPINNER.)

Im allgemeinen hat BOLLINGER nicht streng zwischen akuter und chronischer Form geschieden. Immerhin scheint Malleus der Leber beim Menschen sich nur bei akut verlaufender Rotzkrankheit zu zeigen. So ist auch die Beobachtung von SOMMERBRODT aufzufassen, welche im Anschluß an einen chronischen Rotz einen terminalen akuten Nachschub erkennen ließ. Die Leichenöffnung des betreffenden Mannes ergab eine normal große und normal geformte Leber, mit etwas getrübter und verdickter Kapsel. Durch die Leberkapsel und durch die Leberoberfläche schimmerten hanfkorn-bis erbsengroße, teils isolierte, teils in Gruppen zusammenstehende, weißgelbliche Herde durch, die sich teils von der Umgebung deutlich abgrenzten, teils von einem hellröt-

lichen, linearen Hof umgeben waren. Diese Herde entpuppten sich als Abszesse, deren Höhlen von schmieriger Eitermasse erfüllt waren. Ferner seien in der Tiefe des Lebergewebes hanfkorngroße gelbweiße Knoten vorhanden gewesen. Auch die Gallenwege scheinen von der Rotzerkrankung ergriffen gewesen zu sein, denn SOMMERBRODT spricht von einer diphtheroiden, ulzerösen, röhrenartigen Entzündung des Ductus hepaticus sinister. Die Beobachtung datiert aus einer Zeit, in der man den Rotzbazillus noch nicht kannte. In zwei von G. STRUWE und S. KOCH mitgeteilten Fällen akuten Rotzes war die Leber nur durch sog. „parenchymatöse Hepatitis" ausgezeichnet, d. h. durch ein trübes Aussehen des Gewebes bei leichter Schwellung und Schlaffheit des Organes. Dagegen scheint ein von VEROCAY und HELLY beobachteter Fall wesentlicher zu sein. Auch hier handelte es sich um akuten Rotz. Die Leber enthielt in ihrem rechten Lappen eine verzweigte eitererfüllte Abszeßhöhle. Eine Thrombophlebitis der Pfortader wurde der Nachbarschaft des Abszesses zugeschrieben, während die Pathogenese der rotzigen Gewebseiterung auf Grund der Lokalisation als arterielle Metastasenbildung erklärt werden konnte. Im Falle von FERRAVESI und GUARNIERI sollen Rotzbazillen in die Galle ausgeschieden worden sein (v. BAUMGARTEN).

In einer vor kurzer Zeit mitgeteilten Beobachtung akuter bis subakuter menschlicher Rotzerkrankung fand HERMANN SPINNER die Leber ganz wesentlich beteiligt. Es handelte sich um einen 29jährigen Bauern, dessen Leber stark vergrößert war (29 × 23 × 14 cm), graubraun und derber als gewöhnlich erschien. Im Lebergewebe bestand eine Einsaat von hanfkorngroßen, im Zentrum kaum erweichten und von einer schmalen, blutroten Zone umgebenen gelben Knötchen und Knoten, die da und dort zusammenflossen und kleeblattähnliche Figuren bildeten; auffallend dicht waren diese Knötchen unterhalb der Kapsel. Im histologischen Bild stellten sich die Knötchen als abszeßähnliche Herde dar, deren Zentrum von Leukozyten in Karyorhexis und von wohlerhaltenen farblosen Blutzellen gebildet war. Darum herum bestand ein Gürtel, der neben diesen Zellen nekrotische Leberzellbalken, einzelne Leberzellen und körnig schollige, wie auch amorphe Massen enthielt. Epitheloidzellen fehlten. Am äußeren Rand der Knötchen sah man einige wohlerhaltene Leberzellen. Die zwischen den Herden gelegenen Leberzellbalken waren reich an Fett, stellenweise in Dissoziation begriffen. Vereinzelte Lebervenen zeigten thrombotischen Verschluß.

SPINNER konnte aus seinem Fall unschwer Rotzbazillen züchten. Er hat dann im Tierversuch an Meerschweinchen die Erkrankung wieder hervorgerufen, teilweise nachdem die Tiere durch Tuscheeinspritzungen vorbehandelt waren, diese Tusche- oder Kohlevorbehandlung geschah, um Endothel- und Retikulumzellen durch Speicherung kenntlich zu machen. So ließ sich dann feststellen, daß die Rotzknötchen zunächst aus Endothel- und Retikulumzellen gebildet werden, denen Kernfragmente und einzelne Epithelien zugesellt sind. Nach 7 Tagen erscheinen polymorphkernige Leukozyten zuerst nur wenige, dann zunehmend; ein Teil von ihnen verfällt der Karyorhexis und der Chromatolyse, Erscheinungen, die in 15tägigen Knötchen vorherrschen. In der Peripherie seien aber Endothel- und Retikulumelemente wohl erhalten und nähmen am Knötchenaufbau teil. Auch Riesenzellen kämen vor, aber nicht vom LANGHANSschen Typ [1]; die Kerne dieser Riesenzellen seien oval oder nierenförmig, bläschenförmig, gleichmäßig im Zelleib verteilt. Nach 30 Tagen traten zahlreiche mononukleäre Zellen hinzu; zur selben Zeit nehme man bei geeigneter Färbung (in Giemsapräparaten oder in Schnitten mit Costa-Färbung) innerhalb der polynukleären und mononukleären Zellen, aber auch extrazellulär gelegen, und zwar im ganzen Knötchenbereich, feinste, nur mit Immersionssystemen erkennbare, leuchtend rosarote bis karminrote Granula wahr, die als Stoffwechselprodukte anzusehen seien. Nach 40 Tagen bestünden die Knötchen hauptsächlich aus Mononukleären.

Im Gegensatz zum Menschen ist Malleus der Leber in Knotenform beim Pferde nicht selten (SOMMERBRODT). JOEST besagt hierüber, daß die Infektion der Leber sowohl auf dem Weg der Pfortader als der Leberarterie erfolgen könne. Der Leberrotz erscheine in Form knötchenartiger, entzündlicher Neubildungen im subkapsulären oder interstitiellen Gewebe, komme aber auch intralobulär vor. Es handle sich um runde, miliare oder supermiliare nicht selten stecknadelkopfgroße bis hanfkorngroße graue und grauweißliche Knötchen. Frisch entstanden erwiesen sie sich als durchscheinend, unscharf, speckig glänzend auf dem Schnitte, bisweilen umgebe sie ein hyperämischer Hof. Ältere Rotzknötchen wiesen ein trockenes trüb gelbliches, käsiges Zentrum auf; doch könnten sie zentral mörtelähnlich zerfallen unter scharfer Abgrenzung der Zerfallshöhle nach der Umgebung, was durch eine reaktive Bindegewebskapsel bedingt werde. Die histologische Untersuchung ergäbe im Mittelfeld der Rotzknoten die Reste nekrobiotischer Vorgänge in Gestalt von intensiv färbbaren Kerntrümmern; außen fänden sich Fibroplasten, epitheloide Zellen [2], lymphoide Zellen und Leukozyten, sowie vereinzelte Riesenzellen. Diese beiden Zonen seien durch eine hellere Zone getrennt, in welcher die Nekrobiose des Gewebes im Beginne begriffen sei. Durch Leukozyteneinwanderung und -wirkung könne es zur Erweichung der zentralen Knötchenpartie kommen.

---

[1] SPINNER berichtet, daß ASKANAZY bei Pferderotz auch Riesenzellen nach Art der von LANGHANS beschriebenen fand, während BAUMGARTEN das Vorkommen solcher Riesenzellen bei tierischem Rotz überhaupt geleugnet hat.

[2] BAUMGARTEN hat in seiner pathologischen Mykologie ein Leberknötchen von einer rotzigen Maus sehr klar abgebildet (S. 790).

Im Anschluß an diese Ausführungen muß daran erinnert werden, daß BOLLINGER die schon VIRCHOW bekannte Tatsache noch besonders hervorgehoben hat, daß im Gegensatz zum Pferde beim Menschen der geschwulstbildende Charakter des Rotzes gegenüber der raschen Abszeßbildung in den Hintergrund tritt. In einer ganzen Reihe von Präparaten menschlichen Rotzes war es BOLLINGER nicht möglich, ein Knötchen zu finden.

IV. Typhus und Paratyphus.

Für die durch den Eberth-Gaffkyschen Typhusbazillus oder die Schottmüllerschen Paratyphusbakterien bedingten, als Typhus abdominalis und als Paratyphus bezeichneten Erkrankungen sind in der Leber abgesehen von allgemeinen Parenchymschädigungen speziellere Infektionsfolgen gefunden worden. Man hatte bisweilen bei der Obduktion in der Leber von Typhusleichen kleine, etwas opake, graue bis gelbweiße Knötchen unter Hirsekorngröße ohne bestimmte Regel der Lagerung wahrgenommen und neigte dazu, dieselben als lymphoide Knötchen anzusprechen, als lymphatische Tumoren oder miliare Lymphome, nachdem FRIEDREICH, ihr Entdecker, sie mit Knötchen verglichen, welche bei leukämischer Erkrankung in der Leber auftreten könnten. Schon aus der als grundlegend zu bezeichnenden Arbeit von E. FRAENKEL und SIMMONDS (1887) ging aber hervor, daß nicht alle bei Typhus aufzufindenden knötchenartigen Veränderungen in der Leber ,,Lymphome" in VIRCHOWS Sinne darstellen, sondern daß gewisse Herdchen zu unterscheiden sind, bei welchen regressive Prozesse, Nekrosevorgänge, eine in die Augen springende Rolle spielen. Doch erwiesen sich weiterhin auch diese ,,miliaren Nekrosen" nicht als einfach und eindeutig erklärbar, so daß über diesen Gegenstand heute ein nicht unbedeutendes Schrifttum besteht (G. B. GRUBER, JAFFÉ, FABER, CHRISTELLER), welche auch durch veterinärmedizinische Betrachtungen ausgezeichnet ist; denn entsprechende miliare Herde der Leber können auch bei Kälbern durch Infektion mit Bakterien der Paratyphus- und Gärtnergruppe entstehen (JOEST, BUGGE, DIERKS, LUDW. PICK).

Es muß unterschieden werden zwischen den lymphoiden Zellherden und den eigentlichen Typhusknötchen der Leber, welche auch als ,,typhöse Pseudotuberkel" (M. B. SCHMIDT, JOEST) bezeichnet worden sind. Ferner ist der Beziehungen zu gedenken, welche diese Knötchen zu ,,miliaren Nekrosen" haben, die ebenfalls in der Typhusleber vorkommen.

Von Lymphomen wurde namentlich im früheren Schrifttum, vor dem Erscheinen der FRAENKEL und SIMMONDschen Untersuchungen gesprochen (WAGNER, GARNIER, MARCUSE, POSSELT). A. THIERFELDER hat sie in seinem 1872 erschienenen Atlas der pathologischen Histologie abgebildet. Schon REED bezweifelte indes den wesentlichen Zusammenhang der Wagnerschen Lymphome mit dem typhösen Infektionsprozeß, und M. B. SCHMIDT machte darauf aufmerksam, daß nur die um die Gallengänge und Blutgefäße im interazinären Bindegewebe liegenden Bildungen als lymphatische Neubildungen bezeichnet werden dürften. Diese entsprechen dem von ARNOLD — namentlich für jüngere Menschen — als physiologisch festgestellten Vorkommen lymphatischen Gewebes im Gerüst der Leber. Wie dieses lymphatische Gewebe schon de norma recht wechselnd an Mächtigkeit gefunden wird, so kann seine Vermehrung beim Typhus und Paratyphus, wie bei anderen Infektionskrankheiten durchaus nicht als regelmäßig und beträchtlich bezeichnet werden. Auch darauf wies zuerst M. B. SCHMIDT hin. STERNBERG und sein Mitarbeiter MESTITZ bekunden, daß unter den ,,Lymphomen" der Typhusleber kleine Anhäufungen lymphatischer Gewebselemente im interlobulären Gerüstanteil der Leber, besonders in der Umgebung der Gallengänge und Blutgefäße zu verstehen seien, die nicht typhus-spezifisch genannt werden könnten. STERNBERG nennt das Vorkommen solcher oft streifenförmiger Anhäufungen, die gelegentlich außer Lymphozyten größere, rundkernige Zellen und Leukozyten umschließen, sehr häufig. KUCZINSKY dagegen hat betont, daß man auch in Lebern schwerst Typhuskranker nur relativ selten knötchenförmige oder ungleich dicke, streifenförmige, stets dem periportalen Bindegewebe angeschlossene, mitunter auch nur mikroskopisch erkennbare Lymphozytenherde zu finden vermöge. Dies entspricht unserer eigenen Erfahrung. Und R. H. JAFFÉ sagte ausdrücklich, daß er echte, vom periportalen Gewebe ausgehende Lymphome unter 30 untersuchten Typhuslebern niemals gefunden. Hierin scheint also Übereinstimmung zu bestehen, daß man etwaige, auch hyperplastische Lymphozytenherde in der Leber typhös Erkrankter nicht als spezifische Folge der Infektion mit Keimen der Typhus-Paratyphusgruppe erklären dürfe (H. FABER, STERNBERG).

Wesentlich eigenartiger sind jene anderen intraparenchymatischen, submiliaren und miliaren Herdchen, welche als Nekrosen und als Knötchen

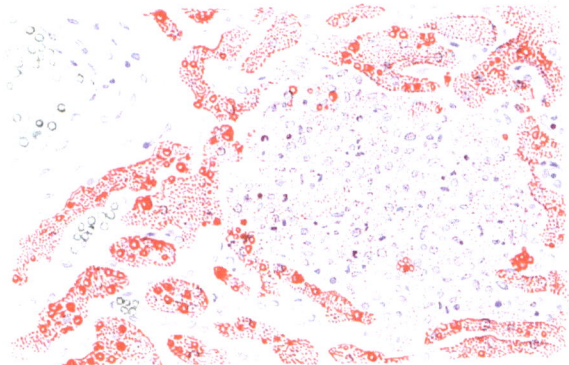

Abb. 23. Typhusknötchen der Leber. Fettfärbung. (Optik: Leitz, Obj. 6a, Ok. 1.) (Nach einem Präparat von MESTITZ.)

bezeichnet worden sind. Diese Gebilde, welche außer der von M. B. SCHMIDT betonten Kugelgestalt eine ovoide Form aufweisen können, liegen im Bereiche der Azini, bald mehr peripher, bald mehr zentral; sowohl mit dem periportalen Gewebe (JOEST) als mit der Wandung der zentralen Vene können sie in engst nachbarliche Berührung treten (M. B. SCHMIDT, R. H. JAFFÉ). Ja, sie können sich subendothelial und endothelial als knotige Endophlebitis typhosa circumscripta der zentralen Läppchenvenen entwickeln, wie ich mehrmals gesehen; CHRISTELLER hat solch ein Vorkommnis sehr klar abgebildet. FABER hat die Typhusknötchen (oder Typhome) als rundliche, etwa 400 μ im Durchmesser haltende Knötchen beschrieben, welche meist in der Peripherie der Läppchen ihren Sitz haben, jedoch, wie gesagt, auch zentral gelegen sein können. Man kann diese Knötchen manchmal mit freiem Auge wahrnehmen, in seltenen Fällen scheinen sie aber nicht oft größeren Umfang anzunehmen. Dies gilt besonders für den Paratyphus; noch fragt sich, ob in solchen Fällen nicht Komplikationen, Mischinfektionen und sekundäre Abszeßbildungen im Spiele sind (ENGELHARDT, KIRCH, SALTYKOW). Verfasser selbst hat in einer Paratyphus-B-Leber Knötchen bis zu Hanfkorngröße gesehen. Dasselbe hat PICK berichtet.

Über das gestaltliche Wesen dieser Herdchen wurden verschiedene Meinungen ausgesprochen. Nach FRAENKEL und SIMMONDS, die als erste solche Erscheinungen auch experimentell in der Kaninchenleber durch Typhusinfektion

erzeugt haben, handelt es sich um kleinste Degenerationsherde des Lebergewebes
mit sekundärer Rundzellenanhäufung. Diese Forscher haben außer lymphomatösen Herden in der Leber andere gefunden, welche durch weniger dicht
stehende Rundzellenanhäufungen ausgezeichnet waren und teilweise aus schlecht
färbbaren Leberzellresten bestanden. Ferner fielen ihnen rundliche Herde von
Koagulationsnekrose auf, deren Zerfallsstoffe keine Farbe annahmen. Diese
Formen stellten sie nebeneinander und suchten sie zu erklären als verschiedene
Erscheinungsformen am gleichen Objekt; ursprünglich handle es sich um abgegrenzte Degenerationsherde, in denen es später erst durch reaktive Vorgänge
zu einer Anhäufung von Rundzellen komme, eine Anschauung, welche im ganzen
und großen allerneuestens von H. FABER wieder vertreten wird. Für CYGNÄUS,
HANOT, OSLER, OPIE, REED, MAC CRAE und KLOTZ, LEDSCHBOR, WOODHEAD
ist die Nekrose das Charakteristische an dieser Erscheinung. Auch MAC CALLUM
und MALLORY stellten die Ne-
krose in den Vordergrund. Indes
brachte MALLORY neue Gesichtspunkte herein. Er bemerkte in
jenen Herdchen teilweise proliferative Erscheinungen an Kapillarendothelien und glaubte in
der ganzen Erscheinung die Folge
von embolisch in die Haargefäße
der Leber eingeschlepptem endothelialen und phagozytären Zellmaterial zu erkennen, das aus
den portalen Gefäßwurzeln in
Milz und Darmlymphdrüsen
stammen sollte. Durch die Embolie würde eine Ernährungsstörung der zwischen den verstopften Leberkapillaren gelegenen Leberzellen verursacht, sie
gingen also zugrunde, sie ver-

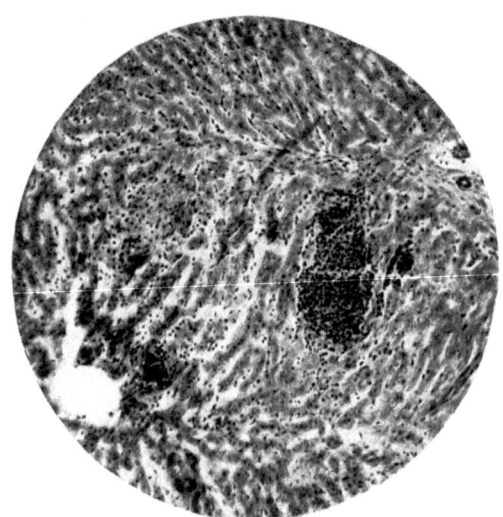

Abb. 24. Paratyphus-B-Knötchen in der Kaninchenleber
durch venöse Einimpfung abgeschwächter Erreger erzeugt.
Wucherung der Kapillar-Wandzellen. (Optik: Winkel 3a,
Ok. 3.)

schwänden. Späterhin verfielen
die Zellen des Pfropfes selbst der
Nekrose; zugleich würde Fibrinausscheidung bemerkbar. – Nach
M. B. SCHMIDT geht der Nekrose im Bereich der kleinen Herde ein zellreiches
Stadium voraus, das viele epithelähnliche eckige Zellen erkennen lasse; diese
hat er als atrophische Leberzellen, als Kapillarendothelien und vergrößerte
Sternzellen angesprochen und als stark phagozytär tätig erkannt. Ob Zellwucherungen und -vergrößerungen vorlägen, ließ sich kaum unterscheiden
(Abb. 23). Bemerkenswert war ihm auch die inzwischen öfter bestätigte Beobachtung, daß außerhalb der kleinen Herdchen in der Typhusleber die Kupfferschen Sternzellen ebenso vergrößert waren und reich erschienen an aufgenommenen Zelltrümmern. Diese Herdchen verfielen alsdann der Nekrose,
endlich wanderten Leukozyten in sie ein. Eine Behinderung der Blutzirkulation
oder der Gallensekretion schienen sie im allgemeinen nicht zu bedingen.
Manchmal aber zieht, wie M. B. SCHMIDT zeigte, ein weit zentral sitzendes
Herdchen, die Zentralvenenwand in Mitleidenschaft; es kommt dann zur Infiltration der Venenwand, ja sogar zu einer Parietalthrombose der Zentralvene.
STERNBERG und MESTITZ, CHRISTELLER und ich selbst haben einschlägige Bilder
der Beteiligung der Venenwand gesehen.

JOEST griff ursprünglich sowohl für die durch Keime der Gärtner-
bazillengruppe in der Leber „ruhrkranker" Kälber, als durch den Typhus-
keim in der Leber des Menschen bedingten Herdchen auf MALLORYs
genetische Anschauung zurück. Er sah in den Elementen dieser Herdchen
Epitheloidzellen, die als abgestoßene Pulpazellen oder als Retikulumelemente
embolisch aus der geschädigten Milz in die Leber gespült würden; doch gab
er diese Anschauung wieder auf, als CHRISTIANSEN am entmilzten Kalb und
G. B. GRUBER am entmilzten Kaninchen experimentell durch intravenöse Infektion mit Paratyphuskeimen bzw. Parakolibazillen gleichwohl entsprechende
Leberherdchen erzielten (Abb. 24). GRÄFF, der sich zu zeigen bemühte, daß beim

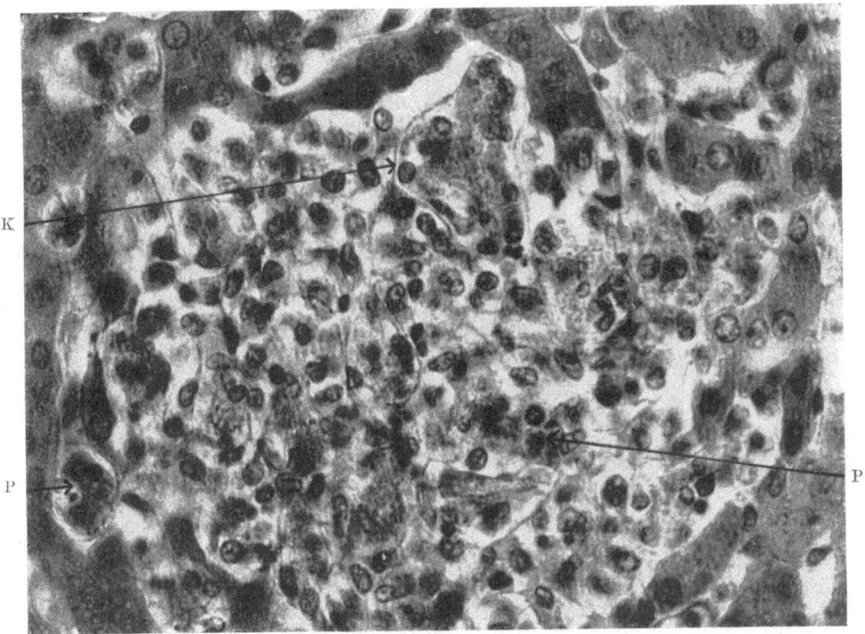

Abb. 25. Vollentwickeltes Typhusknötchen in der Leber. Erhaltene Kapillarwandzellen sind zu
erkennen (K). P = phagozytierende Sternzellen. (Optik: Zeiß, Apochromat 4 mm, Projekt. Ok. 4.
(Nach JAFFÉ.)

Typhus abdominalis den Histiozyten (der Aschoff-Kiyonoschen Nomenklatur)
für die Abwehrmaßnahmen des Organismus eine große Bedeutung zukomme,
welche augenfällig in ihrer Makrophageneigenschaft zutage trete, daß ferner
unter dem Einfluß des Typhusbazillus und seiner Gifte an Darm, mesenterialen
Lymphdrüsen, Leber, Milz, Knochenmark und auch noch anderen Organen
und Geweben der Ablauf der formalen Reaktion „grundsätzlich ein durchaus
herdförmiger" sei, spricht den Zustand der fraglichen Herdchen in der
Leber als spezifisch an. Nach ihm handelt es sich also um typhöse Leberknötchen, gebildet aus retikulo-endothelialen Elementen (Histiozyten) der
Leber, welche wie alle Typhusknötchen der Nekrose unterliegen und von
Leukozyten sekundär durchsetzt werden können. Sodann hat R. H. JAFFÉ
bei eingehender Beschäftigung mit dem Gegenstand zur Zeit der ausgeprägten
markigen Schwellung der Darmlymphdrüsen umschriebene Zellanhäufungen
festgestellt, welche von intrakapillären, protoplasmareichen, mononukleären Elementen gebildet werden und als abgelöste Kupffersche Sternzellen anzusprechen

seien. Dadurch, daß der Prozeß in benachbarten Kapillaren zugleich einsetzt, und daß die Sternzellen, wie Mitosen lehrten, wirklich wucherten, würden dazwischen liegende Leberzellbälkchen zerdrückt, Leberzellen aus ihrem Verbande gelöst, unter die endothelialen Elemente gelagert, wo sie alsdann zugrunde gingen. Voll entwickelte Knötchen seien kugelig, scharf gegen das umgebende ödematöse Lebergewebe abgesetzt, während die Leberkapillaren sich im Knötchenbereich zu einem lockeren Netz vereinten, die Form der Zellen sei unterschiedlich, die der Zellkerne ist rund, oval, geknickt, zeige Ausbuchtungen; den Nachweis der Phagozytentätigkeit könne man vielfach erbringen (Abb. 25). In größeren Herdchen, welche die Hälfte eines Azinus einnehmen könnten, käme die regressive Metamorphose zur Geltung, man vermöge dort die Zellen

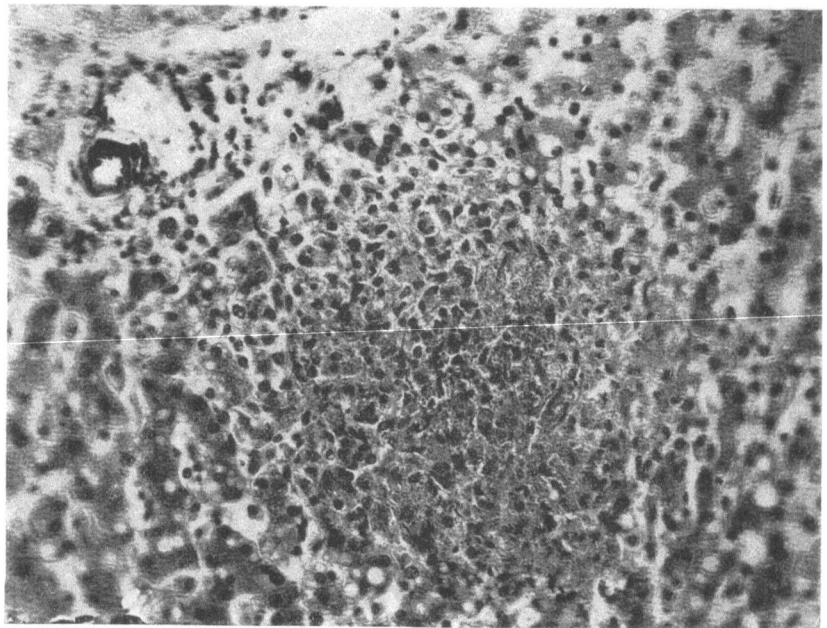

Abb. 26. Typhusknötchen mit Nekrose. (Nach JAFFÉ.)

nicht mehr zu trennen. In formloser Grundsubstanz lägen wechselnd geformte Kerne und Kernbröckel, auch rote Blutkörperchen, die z. T. noch als phagozytiert erkennbar seien (Abb. 26). Auch mehrkernige Zellen, ja Riesenzellen, ähnlich den bipolar gekernten Langhansschen Riesenzellen kämen vor. R. H. JAFFÉ hält diese geschädigten Zellen zumeist für gewucherte und zugrunde gehende Makrophagen (Histiozyten). Wie oben schon erwähnt, dringen diese Knötchen nicht gar selten in benachbartes Gewebe (Stützgewebsdreiecke, Zentralvenen) vor. JAFFÉ betont dies besonders für die portovenöse Nachbarschaft; hier könnte man meinen, die Knötchen wären aus dem periportalen Bezirken entstanden; lymphozytäre Durchsetzung mache sich dabei geltend, jedoch erkenne man auf der anderen Seite des jeweiligen Knötchens, das an das Leberparenchym angrenzt, die endotheliale Natur der Knötchenelemente um so besser. In diesem Sinne erklärte JAFFÉ auch das von STERNBERG abgebildete „typhöse Lymphom" im ASCHOFFschen Lehrbuch (V. Auflage, II. Band, Abb. 621).

Auch FABER hat zur Frage der Typhusknötchen in der Leber das Wort ergriffen. Nach seinen Untersuchungen beginnt ihre Bildung mit disseminierten, umschriebenen Leberzellnekrosen, die etwa 10 Zellen umfassen, um dann in radiärer Ausdehnung räumlich zuzunehmen. Die Leberzellen — erst noch erkennbar — schmölzen förmlich weg, ein Gerüst aus Endothelien und Gitterfasern, erfüllt mit Kern und Zelltrümmern, bliebe zurück. Schon zu dieser Zeit könne man zugewanderte Leukozyten erkennen (Oxydase-Reaktion!). Dann folgten Einwanderung und Wucherung von Histiozyten, es entstände ein Typhusknötchen, dessen folgende zentrale Nekrose abermals einen Leukozytenzuzug zur Folge hätte. Doch sei nicht immer diese Folge aller Stadien typisch. In manchen Fällen konnte FABER Fibrinbildung im fädigen Netz der beginnenden Knötchen nachweisen, Plasmazellen vermißte er, ebenso Mitosen. Die Möglichkeit an der Hand dieser Knötchen eine Stadien-Einteilung etwa wie an den verschiedenen Erscheinungsgraden der typhösen Darmveränderungen vorzunehmen, hält er für ganz unmöglich. Auch habe er entgegen JAFFÉ noch in der 7.—9. Woche der Erkrankung bei rückfallfreien Patienten Herdchen gefunden, die er als jung und frisch ansprach, neben anderen, die voll entwickelt waren. Übrigens bekundete auch JAFFÉ, die Knötchen in der Typhusleber seien nie gleich alt. Allerdings hört nach seiner Meinung mit der Reinigung der Darmgeschwüre die Knötchenbildung in der Leber auf; die dann noch vorhandenen Knötchen erschienen ihm kernarm, sie bestünden aus einem Netz kollabierter Kapillaren mit spärlichem und nekrotischem Inhalt; Lymphozyten, die zur Zeit des Zerfalls der Zellen peripher zu den Knötchen in Beziehung getreten, verschwänden mehr und mehr. Leukozyten, Plasmazellen und Fibrinausscheidung fehlten in seinen Fällen gänzlich, was im Gegensatz zu MAC CRAE und KLOTZ, RIBBERT, MALLORY FABER u. a. steht, welche eine Teilnahme von Leukozyten feststellten; übrigens hat MALLORY auch eine Fibrinbildung im Verlaufe der Knötchenbildung erwähnt.

C. STERNBERG und mit ihm MESTITZ unterscheiden zwischen Typhusknötchen (= toxischen Pseudotuberkeln) mit Nekroseerscheinungen und zellreichen, ebenfalls intralobulär gelegenen, mehr oder weniger umschriebenen Zellanhäufungen, die gleichfalls knötchenförmige Bildungen darstellen (vgl. Abb. 27). Zum Unterschied von ersteren, zeigten sie durchaus gut erhaltene Zellen, gut färbbare Kerne und ermangelten der Nekrobioseerscheinungen. Sie bestünden aus kleinen lymphozytoiden Rundzellen, hauptsächlich aber aus größeren, epithelioden Zellen, zwischen welchen sich da und dort vereinzelte Leberzellen, ab und zu auch rote Blutkörperchen und Leukozyten fänden. Verfolge man solche Knötchen in einer Serie, dann sehe man in den ersten Schnitten beträchtlich erweiterte Kapillaren mit vielen intravasalen einkernigen Zellen. Auf weiteren Schnitten werde der Zellreichtum immer beträchtlicher, es komme so das Bild eines Knötchens zustande; aber immer noch seien auch hier die erweiterten Haargefäße sichtbar. In einem Fall von Paratyphus-A ersahen die Forscher in solcher Zellanhäufung auch riesenzellartige Bildungen, die sie für beträchtlich vergrößerte Endothelien von Kapillaren ansprachen. Kernzerfall und Zellnekrose fehlten diesen Bildungen, wie gesagt, völlig. STERNBERG und MESTITZ glauben nicht, daß diese Knötchen ein Vorstadium der toxischen Pseudotuberkel mit Nekrosezentren darstellen, zumal solcherlei Herdchen nebeneinander in ein und derselben Leber vorkämen und da die zellreichen, an zweiter Stelle genannten Knötchen vielfach größer befunden würden, als die durch Nekrose ausgezeichneten. Beide Knötchen gehörten nicht zusammen, sie hätten verschiedene Genese. Bei der ersten Form handelte es sich primär um kleine umschriebene Nekrosen der Leberzellen, in welchem es durch Wucherung der erhalten gebliebenen Kupfferschen Sternzellen zu verschieden dichten Zellanhäufungen komme. Indem auch die Kerne dieser Zellen wieder zerfielen, entständen jene eigenartigen Bilder von polymorphen Zellkernen in körniger, nekrotischer Grundsubstanz. Dagegen stellte die zweite Knötchenform eine intralobuläre Wucherung der reticulo-endothelialen Zellen dar, welche den analogen Veränderungen in verschiedenen Abschnitten des lymphatischen Apparates von Typhus- und Paratyphuskranken entsprächen. Diese Bildungen könnten sich längere Zeit erhalten, ohne der Nekrose zu verfallen. — Abgesehen von diesen Knötchen haben C. Sternberg und Mestitz auch das Vorkommen fokaler Lebergewebsnekrosen von wechselnder Ausdehnung erwähnt, die manchmal, wenn sie mehrere Läppchen umfaßten, durch einen reaktiven

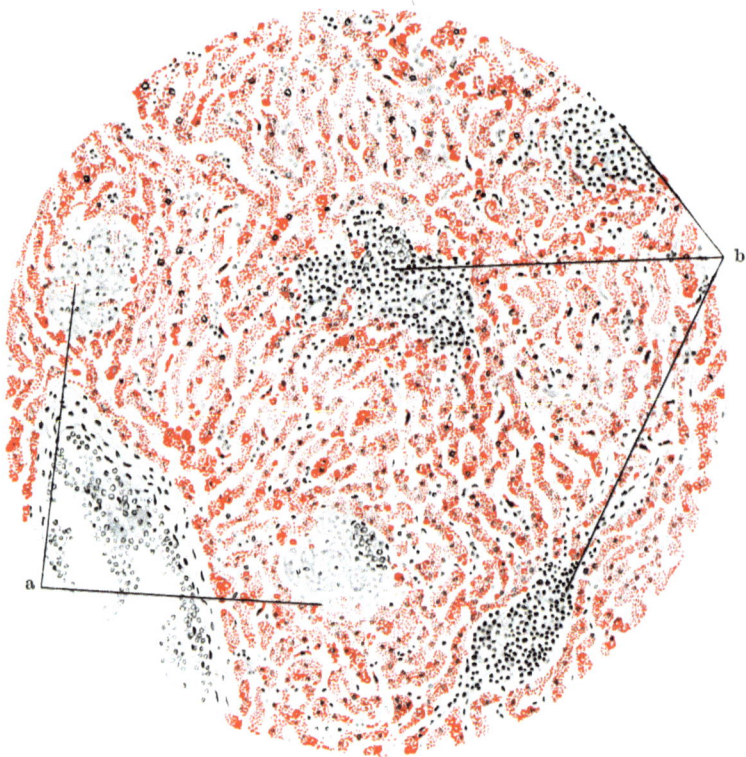

Abb. 27. Nekrotische Herdchen (a) und zellreiche Knötchen (b) in der Leber eines typhösen Menschen. Zeiß AA, Ok. 4. (Nach einem Präparat von Mestitz.)

Zellwall umgrenzt seien. In diesen Herden fanden sich manchmal kleine Blutungen. Auch ist ihnen vereinzelt eine Thrombose kleinster Pfortaderästchen mit infiltrativ-zelliger Begrenzung des anschließenden Gewebes aufgefallen. Diese Erscheinung gehöre nicht zur Regel in der Typhus-Paratyphusleber, wohl aber die beiden ausführlich beschriebenen Knötchenformen (von welchen die eine aus Leberzellnekrose, die andere aus einer Wucherung der Retikuloendothelien hervorgehe), ferner Lymphome und fokale Nekrosen wechselnder Ausdehnung.

Die Meinung des Verfassers über die Pathogenese der Typhus- und Paratyphusknötchen, welche auf Grund untersuchter Menschenlebern als einer Reihe von Tierexperimenten an Kaninchen gewonnen wurde, ist geteilt zwischen den Anhängern der primären Nekrosierungstheorie und der Anschauung derer, die in einer primären Wucherung der Kapillarendothelien den Anlaß des Geschehens erblicken. Es hängt nach ihm wesentlich von der Giftigkeit der Keimstoffe, bzw. der Empfindlichkeit der Organzellen ab, ob primär eine

Nekrose von Leberzellen mit nachfolgender Endothelwucherung eintritt, oder ob eine Alteration des Gewebes verborgen bleibt gegenüber der zuerst sichtbar werdenden Wucherung der Endothelien. Der Umstand, daß nekrobiotisch veränderte Knötchen neben zellreichen endothelial gewucherten Herdchen vorkommen in ein und derselben Leber, läßt sich nicht als Gegengrund anführen, da es von der Zahl der jeweils untergegangenen Bakterien abhängt, d. h. von dem örtlich verschiedenen Gegenspiel von frei gewordenem Toxin und Gewebsempfindlichkeit bzw. Reaktionsbereitschaft, was sich weiterhin auswirken wird. Gibt es ja auch sonst herdförmige Nekrosen in der Leber bei schwer vergiftenden Krankheiten, von denen man annehmen sollte, daß ihr Gift die Leber gleichmäßiger befiele als der Typhus, von dem immer noch die Annahme erlaubt ist, daß in loco zugrundegehende Keime die Ursache der Lebererscheinungen bilden. Daß in der Typhus- und Paratyphusleber primäre Nekrosen eine Rolle spielen können, haben die Paratyphusversuche sehr schön gezeigt. Die Möglichkeit einer sekundären zentralen Nekrose der nach primärer Lebergewebsschädigung gewucherten Retikuloendothelien gibt Verfasser zu, ebenso die Beteiligung zugewanderter farblose Elemente aus dem Blut, einschließlich polymorphkerniger Leukozyten. Die Beteiligung der letzteren dürfte nicht einheitlich sein, sondern davon abhängen, ob der Typhus unter Komplikationen, z. B. von Seite des Herzens und der Lungen, verläuft und ob nicht etwa sekundär entstandene Mischinfektionen die Reaktionsweise des ganzen Organismus änderten.

Auch KWASNIEWSKI hat die Leberveränderungen bei Typhus an Hand von 10 Fällen studiert, die er pathologisch-anatomisch und bakteriologisch untersuchte. Das morphologische Ergebnis ist nach ihm geradezu geeignet, eine gesetzmäßige Wirkung der Typhusinfektion für die Leber aufzustellen. Der Typhusbazillus wirke auf die Leberzellen degenerativ, auf das periportale Bindegewebe reizend, auf die Gallenblase proliferierend (zottenbildend). Er stellte sich damit z. T. auf den Standpunkt von ADAMI und NICHOLLS, welche die lymphoidzellige Durchsetzung des periportalen Gewebes als typische Teilerscheinung der typhösen Lebererkrankung auffassen. Gleichfalls fand auch KWASNIEWSKI, daß die Rundzellenanhäufungen im periportalen Gewebe spärlicher seien, als die Lebergewebsnekrosen; auch entbehrten sie der Typhusbazillen, die er im übrigen in seinen Lebern gefunden haben will.

Das weitere Schicksal der Typhusknötchen hat JAFFÉ bedacht. Sichere Nachweise sind darüber kaum erbracht. Während REED angab, daß sie durch narbiges Bindegewebe ersetzt würden, HÜBSCHMANN auf die ausgesprochene Regenerationskraft der Leberzellen — allerdings ohne räumliche Beziehungen zu den Nekroseherden — hinwies, glaubt JAFFÉ an eine Restitutio ad integrum durch Zunahme des Lebergewebes nach Fortspülung der Zelltrümmer aus den zellarm gewordenen Knötchen durch den Säftestrom. Schon zur Zeit der Heilung typhöser Darmulzera konnte er Leberknötchen nicht mehr nachweisen. FABER endlich vermißte bei einem 6 Monate nach typhöser Erkrankung septisch Verstorbenen jedes Residuum der Leberknötchen. Er nimmt an, daß ihre Rückbildung durch Zellabwanderung ohne Vernarbung erfolge, wobei eine lebhafte Leberzellregeneration Platz greife. In der Tat sind die Leberzellen an der Grenze der Typhusknötchen nicht wesentlich geschädigt; hier sieht man manchmal mehrkernige Leberriesenzellen, oft genug aber auch typische Mitosen, wie JAFFÉ feststellte.

Bei Ergründung der Ursache dieser eigenartigen Herdbildungen darf man heute wohl von der durch MALLORY zuerst betonten Embolieerklärung absehen, nachdem es CHRISTIANSEN und GG. B GRUBER gelang, nach Ausschaltung der Hauptemboliequelle, der Milz, durch Bazilleninjektionen in die Ohrvene oder in die Bauchhöhle beim Versuchstier Leberknötchen zu erzeugen. Die MALLORYsche Theorie hat namentlich in Amerika Widerhall gefunden. MAC CALLUM allerdings glaubte, daß die typhösen Herdchen durch Nekrosen des in den Leberkapillaren liegenden thrombotischen Materials selbst dargestellt würden. Das darf als erledigt gelten. Man stellte sich anderseits nach der Bestätigung der ätiologischen Bedeutung des Eberthschen Bazillus durch GAFFKY vor, daß direkte bazilläre Wirkung

am Ort der typhösen Leberknötchen heranzuziehen sei, zumal GAFFKY in einem
Fall zwischen den gedrängt angeordneten Kernen des Herdes vereinzelte Bazillen
nachweisen konnte, was für ENGELHARDTs Beobachtung ebenfalls zutraf. Auch
BAUMGARTEN vertritt den Standpunkt direkter bazillärer Wirkung. BENDA
denkt an Typhusbazillenembolien, welche man nur in beginnenden, nicht in
vollentwickelten Herden antreffen könnte. KWASNIEWSKI, der zwar keine stich-
haltige Befunde hat, sondern die Meinung von FRAENKEL und SIMMONDS hinsichtlich der nur postmortal in der Leber angetroffenen Typhusbazillenhäuf-
chen teilt, glaubt auch an direkte Bazillenwirkung auf das Lebergewebe.
E. FRAENKEL und SIMMONDS fanden nämlich in einem von zahlreichen Kanin-
chenversuchen innerhalb eines nekrotischen Leberknötchens bakterioskopisch
Typhusbazillen; sie lehnten aber deren direkte pathogenetische Bedeutung
für die Herdchen ab — im Gegen-
satz zu W. CYGNAEUS. In Experimenten, die von CYGNAEUS
und von GG. B. GRUBER mit
demselben Effekt wiederholt
worden sind, zeigte sich unter
anderem auch, wie die Verhältnisse der Leichenlagerung eine
Wucherung spärlicher Bazillen
im Gewebe zulassen an Stellen,
welche ganz frei von jeder vitalen
Gewebsreaktion sind. (CHRISTEL-
LER hat dies Verhalten im Bd. 4,
II. Teil des Handbuchs auf S. 565
ausgezeichnet abgebildet.) MAR-
CUSE, M. B. SCHMIDT, JOEST,
GG. B. GRUBER, R. H. JAFFÉ
und FABER haben im Bereiche
der Typhusknötchen der Leber
des Menschen vergebens nach
Typhusbazillen gefahndet; mit
EUGEN FRAENKEL und SIMMONDS
ist man daher gezwungen, toxi-

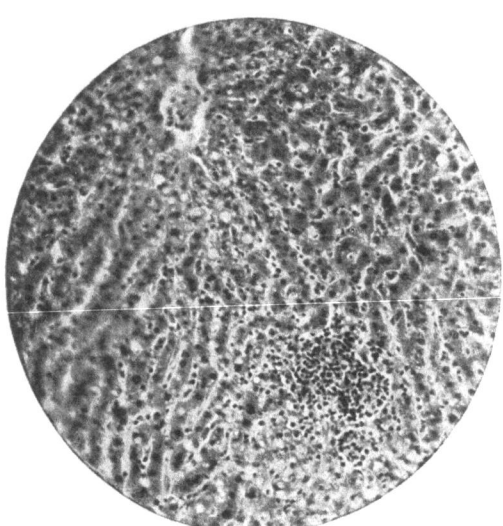

Abb. 28. Paratyphus-A-Knötchen der Leber des Menschen.
(Optik: Winkel 4a, Ok. 3.)

sche Umstände als Ursache der typhösen Knötchenbildung in der Leber anzusprechen.   Die nähere Art und Weise der Giftwirkung ist nicht bekannt,
wenn man auch annehmen muß, daß es sich um Endotoxine handelt, welche
die Sternzellen in erhöhte aktive Tätigkeit versetzen, ja zur Wucherung an-
reizen.   FABER hat dies unter Heranziehung von GRUBERs Experimental-
ergebnissen näher dargelegt.
    Die von R. H. JAFFÉ angedeutete, unter Berufung auf KRETZ angeführte eventuelle
Beziehung der Sternzellenanhäufung in der typhösen Leber zu den eigenartigen von M. B.
SCHMIDT nach Milzexstirpation bei Mäusen beobachteten, als Milzersatz gewissermaßen
in Frage kommenden intrakapilaren Sternzellwucherung in Form von Zellherden hat
SCHMIDT ausdrücklich in der Diskussion zu JOESTs Vortrag über die Leberknötchen bei
der Kälberruhr abgelehnt.   Gleichwohl muß man unseres Erachtens mit KUCZINSKY und
JAFFÉ daran denken, daß die schwere Milzbeeinträchtigung — abgesehen von dem allgemeinen, zunächst aktivierenden Einfluß des Typhusgiftes auf die genannten Retikuloendothelien — geeignet ist, in der Leber verstärkt eine Wucherung der Kapillarendothelien
und eine erhöhte Phagozytosetätigkeit dieser Zellen zu veranlassen.
    Über die Regelmäßigkeit des Auftretens von spezifischen Knöt-
chen in der Leber Typhöser und Paratyphöser ist noch auszuführen, daß man
beim klassischen Abdominaltyphus die Knötchen anscheinend nicht vermißt,
entgegen der Meinung von HOFFMANN, der dies nur für die Mehrzahl der Fälle

zuläßt und von Mac Crae und Klotz, welche die Leberknötchen nur in einem Drittel der Typhen gefunden haben. Da die Knötchen nicht immer dicht und zahlreich angeordnet sind, brauchen sie bei Durchmusterung von nur wenigen mikroskopischen Schnitten allerdings nicht zur Geltung zu kommen; aber ausgedehntere Fahndung läßt sie sicher in der Regel bestätigen. Verfasser hat in allen daraufhin untersuchten Fällen von Typhuslebern, auch im Falle einer Typhusbakteriämie ohne Darmerscheinungen die miliaren Leberknötchen gefunden. Ebenso traf dies in drei Fällen von Paratyphus-B, sowie in einem Fall von Paratyphus-A zu (vgl. die Abb. 28 u. 29), obwohl einer der Paratyphus - B - Fälle nicht den charakteristischen, Abdominaltyphus - ähnlichen Verlauf genommen, sondern der Kranke im Laufe von wenigen Tagen mit heftigen gastro-enteritischen Erscheinungen zugrunde gegangen war, so daß man an Cholera dachte. Durch bakteriologischen Nachweis von Paratyphus - B - Keimen im Darminhalt, in Milz und Gallenblase wurde die Ätiologie des Falles geklärt [1].

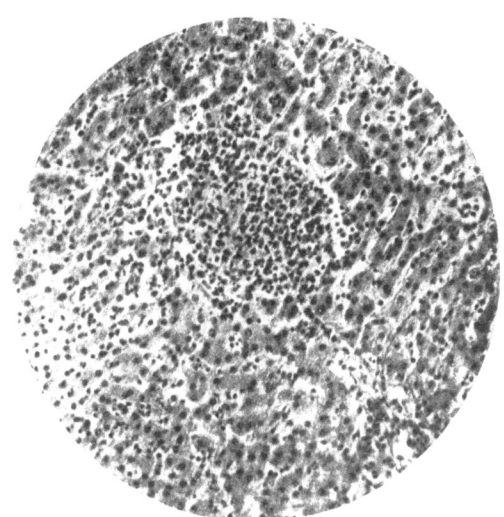

Abb. 29. Paratyphus-A-Knötchen der menschlichen Leber. (Optik: Winkel 3a, Ok. 4.)

Wie Grubers Kaninchenversuche dartaten, können Paratyphusknötchen in der Leber schon 1—2 Tage nach intravenöser Einverleibung der Keime auftreten. Es ist daher unklar, warum, wie dies R. H. Jaffé berichtet, bei einem Fall von ,,Typhus-Sepsis" (im anatomischen Sinne) ohne großzellige Wucherung im Lymphapparat des Darmes keine Leberknötchen zu finden waren. Ob die von mir geäußerte Meinung, daß in jedem Falle einer durch Keime der Typhusgruppe bedingten allgemeinen Erkrankung, also auch bei der gastrointestinalen Form des Paratyphus, Leberknötchen aufzufinden sein dürften, der Korrektur bedarf, müssen weitere Untersuchungen ergeben, die aber, wie gesagt, stets an sehr zahlreichen Leberschnitten durchgeführt werden sollen. Bisher war bei verschiedenen Autoren zu lesen, daß bei der akuten, durch Paratyphus-B-Bazillen bedingten Gastroenteritis

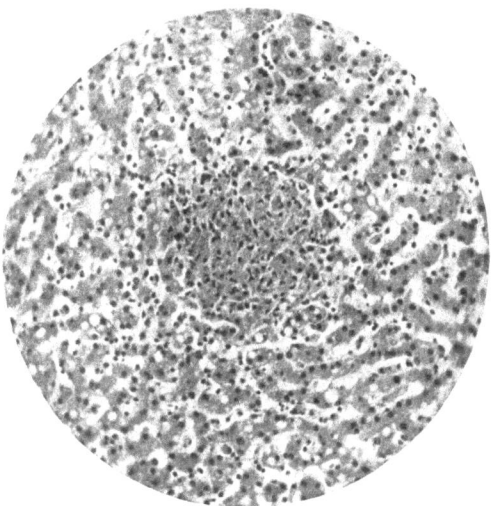

Abb. 30. Paratyphus-B-Knötchen der menschlichen Leber mit überwiegender Nekrose. (Optik: Winkel 3a, Ok. 3. Nach einem Originalpräparat von R. H. Jaffé in Wien.)

[1] Genaue Krankheitsdauer ist hierbei nicht anzugeben, da es sich um einen Soldaten handelte, der von der rumänischen Kriegsfront nach Bayern in Urlaub gefahren war; auf der Reise erkrankte er und schleppte sich heimlich nach Hause, wo er ohne sachgemäße

Leberknötchen zumeist fehlten, während sie bei der typhösen Form der Paratyphus-
infektion, beim „Paratyphus abdominalis", in der Regel vorhanden zu sein schienen
(BURKHARDT, SALTYKOW, LONGKOPE, HUEBSCHMANN, FRENZEL, BEITZKE, PICK, MAR-
CHAND, STERNBERG, JAFFÉ, v. WIESNER).

Ob außerdem noch ein Unterschied in dieser Hinsicht zwischen den Infektionen mit
Paratyphus-A und -B besteht, ist fraglich; während sich beim „Paratyphus abdominalis B"
Leberknötchen ganz vom Aussehen jener beim Typhus feststellen ließen (Abb. 29 u. 30),
konnte JAFFÉ in zwei Paratyphus-A-Fällen, von denen der eine typhusartige Darmveränderungen darbot, keine Leberknötchen finden. Nach STERNBERGS früherer Aussage sind
miliare Knötchen in der Leber bei Paratyphus-A zwar erweisbar gewesen, haben sich aber
durch reiche Beteiligung von Lymphozyten bei Mangel der charakteristischen Typhus-
zellen unterschieden. Später hat STERNBERG zusammen mit MESTITZ für Typhus, Paratyphus-A und -B die gleichen Lebererscheinungen namhaft gemacht.

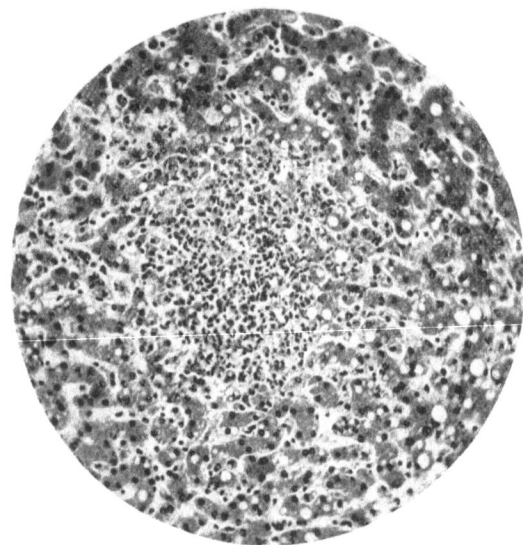

Abb. 31. Paratyphus-B-Knötchen der Leber des Menschen. Unscharf begrenzte Infiltration des
Knötchenrandes. (Optik 3a, Ok. 3.   Nach einem Originalpräparat von R. H. JAFFÉ in Wien.)

Bei Paratyphus B-Experimenten fand ich in der Kaninchenleber besonders reichliche
Leukozytenbeteiligung schon im Randbereich der nach 24—40 Stunden gefundenen herdförmigen Nekrosen, aber auch später, wenn die Wucherung der Kapillarendothelien eingesetzt, war diese Leukozytose noch mehr oder weniger durch Oxydasereaktion nachweisbar.
Vielfach ergaben sich dabei unscharfe Randverhältnisse der Leberknötchen, wie sie auch
in einem Präparat für die Menschenleber von JAFFÉ (Abb. 30) ersichtlich waren. Was den
Paratyphus-A betrifft, so sezierten wir selbst einen Soldaten, der klinisch unter dem Bild
des Abdominaltyphus gelitten und der eine schwere ulzeröse Darmbeteiligung aufwies
für den aber die bakteriologische Leichenuntersuchung (Milz- und Gallenkulturen) eine
Infektion mit Paratyphus-A sicher stellte; in seiner Leber haben sich durchaus charakteristische Knötchen vom Aussehen der Typhusknötchen gefunden (vgl. Abb. 28 u. 29).

Es ist noch ausdrücklich zu bemerken, daß gerade beim Paratyphus auch
ganz beträchtliche, mit freiem Auge wahrnehmbare spezifische Veränderungen
vorkommen können. So sah L. PICK in der Leber eines am 13. Krankheitstag
verstorbenen Mannes neben scharf begrenzten, tief dunklen, infarktähnlichen
Herden verschiedener Ausdehnung in das Lebergewebe eingesprengte, teilweise auch unter der Serosa bis zur Oberfläche reichend — eine große Zahl

_____
Behandlung sehr rasch verfiel und kurz nach der Einlieferung ins nächste Garnisons-Lazarett
verstarb. Es bestand mäßige Schwellung der mesenterialen und der abdominalen Lymphdrüsen bei akuter Gastroenteritis.

eigentümlich eckiger, an den Enden sich oft zuspitzender, teilweise förmlich verzweigter oder verästelter, opak erscheinender gelblicher Herdchen bis zu 6 mm Durchmesser von derber Gewebshärte. Sie waren zentral mitunter etwas eingesunken und dürften teilweise wohl durch Verschmelzung entstanden sein.

Schließlich ist noch ein Wort über die Benennung der Leberherdchen zu sagen: M. B. Schmidt hat sie als „toxische Pseudotuberkel" bezeichnet, Joest hat sich ihm angeschlossen. Ledschbor spricht mit anderen von „Miliarnekrosen". Gegen die Verwendung des Ausdruckes „Pseudotuberkulose" im rein morphologischen Sinne hat sich Simmonds gewendet, da man heute mit dem Worte Pseudotuberkulose einen ätiologischen Begriff verbindet. Die Bezeichnung „miliare Nekrosen" für die in Rede stehenden Leberherdchen ist so einseitig und unrichtig, wie die Bezeichnung „miliare Lymphome". Jedoch scheint nichts im Wege zu stehen, mit Gräff, Jaffé und Faber von „typhösen" oder „paratyphösen" Leberknötchen bzw. von „Typhus-" und „Paratyphusknötchen" der Leber (C. Sternberg) zu sprechen.

V. Fleckfieber (Typhus exanthematicus).

Im Verlaufe des Fleckfiebers treten in der Leber ebenfalls jene allgemeinen degenerativen Veränderungen auf, welchen die großen Parenchymorgane bei Infektionskrankheiten überhaupt unterliegen können. Daneben sind aber auch die für den exanthematischen Typhus charakteristischen Knötchenbildungen am Gefäßapparat gesehen worden (E. Fraenkel, Ceelen, R. Jaffé). Die Knötchen des Fleckfiebers sind ganz allgemein, speziell aber in der hierfür sehr ungünstigen Leber, makroskopisch kaum je sichtbar. Sie sitzen im periportalen Bindegewebe und unterliegen den morphologischen Eigentümlichkeiten eines entzündlichen Geschehens, welche die Eruptionen des Feckfiebers allgemein auszeichnen. Je nach dem Entwicklungsgrad der Krankheit findet man an ihnen vorwiegend alterative, exsudative oder produktive Vorgänge; oder es wird der Eindruck eines produktiven Geschehens allein erweckt. Es können also wohl Leukozyten in größerer Menge am spezifischen Entzündungsvorgang beteiligt sein, sie können andererseits aber auch vollständig fehlen. Plasmazellen und eosinophile Zellen sind als Elemente des Knötcheninfiltrates ebenfalls genannt worden. (Aschoff, Benda). Rud. Jaffé betont, daß es gerade in der Leber recht schwierig sei, die Fleckfieberknötchen als solche zu erkennen. Sie treten als Infiltrate im Stützgewebe auf, ihre perivaskuläre Anordnung, ebenso wie die Formen der beteiligten Zellen seien nicht so charakteristisch wie anderwärts. Plasmazellen seien hier neben lymphozytoiden Zellen häufig. — In zwei Fällen ließ die Leber außerdem, wie sich R. Jaffé ausgedrückt hat, „spärliche typische Infektionsknötchen" erkennen, „wie sie bei Abdominaltyphus so häufig gesehen werden", ohne daß aber eine das Fleckfieber komplizierende Krankheit vorgelegen habe.

Allgemein ist noch anzumerken: Kleinste Blutungen in nächster Nachbarschaft der Knötchen können vorkommen. Ob die Wandschädigung des Gefäßes dem das Knötchen jeweils aufsitzt, das primäre (Fränkel) oder sekundäre Moment im pathologischen Geschehen bildet, ist zweifelhaft. Dawydowskie erwähnt infolge der exanthematischen Gefäßschädigungen der Leber gelegentlich eingetretene Thrombosen; diese hinwiederum könnten sogar zu Leberinfarkten führen. Auch fleckförmige Lebernekrosen hat dieser Autor gesehen; sie seien aber nicht regelmäßig anzutreffen.

Periarteriitis nodosa.

Wenn sich auch über die Ätiologie der von KUSSMAUL und MAIER als Periarteriitis nodosa bezeichneten Krankheit keine Klarheit gewinnen ließ,
wenn vielmehr bezweifelt werden muß, daß hier eine Krankheitseinheit gegeben ist, und die Annahme aufgestellt wurde, daß die Periarteriitis nodosa
nur eine besondere Reaktion am Gefäßsystem im Verlauf von zwar verhältnismäßig milden und dennoch meist verderblich verlaufenden Fällen septischer Infektionen sei (GG. B. GRUBER, SIEGMUND), ist sie hier doch zu erwähnen;
denn sie macht nicht selten in der Leber recht charakteristische und tiefgreifende
Veränderungen. Nach LAMBS und meinen Feststellungen ist etwa in $^2/_3$ aller
Fälle die Leber beteiligt. VERSÉ, GULDNER, KLOTZ, GG. B. GRUBER, CAMERON

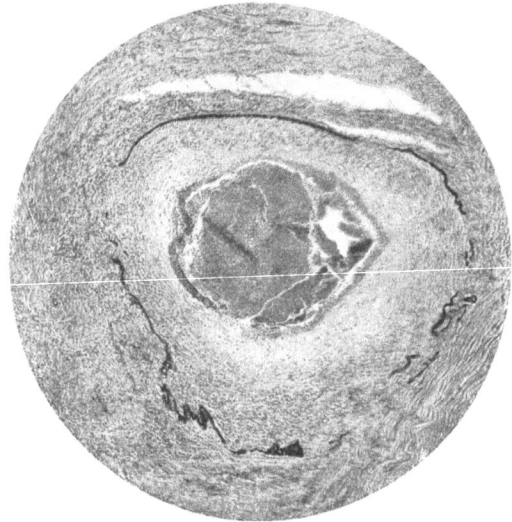

Abb. 32. Periarteriitis nodosa eines größeren Zweiges der Leberarterie. Zerstörung der Elastika.
Nach einem Präparat von GULDNER. (Optik: Zeiß, Apochromat 16 mm, Komp. Ok. 4.)

und LAIDLOW, LEMKE, BAEHR, GOHRBANDT u. a. haben die Veränderungen
an den Leberarterien gezeigt und jüngst erst hat CHRISTELLER wieder auf
die tiefgreifende Beteiligung der Leberarterien aufmerksam gemacht. Von
GULDNERs und meiner Beobachtung füge ich hier Bilder bei. Sie lassen
erkennen, daß eine primäre, schwerste Arterienwandschädigung im Media-
bereich vorliegt. Hier findet man manchmal näher der Adventitia, manchmal
allernächst der Intima eine ungleichmäßige, gequollene, hyalin aussehende,
mit Eosin schmutzig färbbare Gewebsschichte; sie ist bald schmäler, bald
breiter; manchmal betrifft sie den ganzen Mediaring, manchmal nur einen
Abschnitt desselben; im befallenen Gebiet sind die Muskelzellen schwer
ergriffen, gehen zugrunde; der elastische Wandapparat zeigt gleichfalls
stärkste Beeinträchtigung (Abb. 32), oft findet man da nur kümmerliche, ab-
gebrochene, entspannte, äußerst dürftig, krümelig und zersetzt anmutende
Reste des elastischen Gewebes ohne Regenerationszeichen. Von der Adventitia
her machen sich exsudativ-infiltrative und produktive zellige Erscheinungen
geltend — angefangen von polymorphkerniger Leukozytendurchsetzung bis
zur Granulationsgewebsbildung (Abb. 33). Diese kann auf ihrem Weg von

außen nach innen selbst die Subintima verbreitern und die Intima polster- und pilzartig in das Lumen vortreiben. Daneben spielen sich gerade an sehr kleinen Gefäßen auch örtliche sub- endotheliale proliferative Prozesse ab. Alle Wandschichten pflegen ödematös zu sein. Auch paravasal macht sich das Ödem, wie die Entzündung oft bemerkbar (Ab- bildg. 34), eine Erscheinung, auf welche besonders CHRISTELLER das Augenmerk gelenkt wissen will. Er spricht geradezu von einer Hepatitis interstitialis. In Abb. 3 seiner Arbeit (Arch. f. Verdauungs- krankh. Bd. 37, S. 256, 1926) gibt CHRISTELLER den makroskopi- schen Durchschnitt durch eine der- artige Leber, welche im Umkreis der veränderten Gefäße breite Züge der Glissonschen Kapsel, sowie Lebergewebsblutung schön wahr- nehmen läßt.

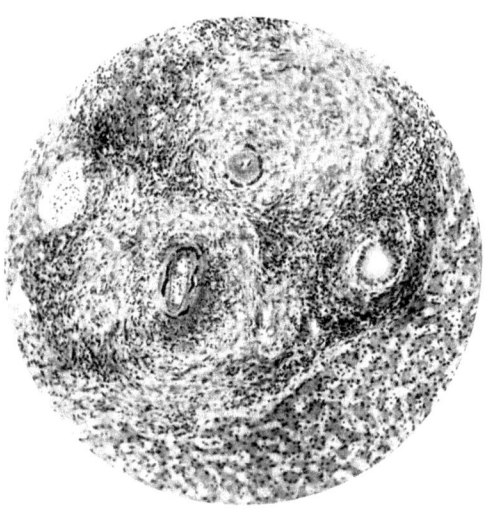

Abb. 33. Periarteriitis nodosa kleiner Zweige der Ar- teria hepatica. Media degeneriert. Elastika zerfallen. Adventitia entzündlich infiltriert. Die Mediaalteration reicht bis in das subintimale Gebiet. (Optik: Winkel 3a, Ok. 3.)

Als Folgen der schweren Wand- veränderungen gelten zunächst Thrombosen des Gefäßinhaltes

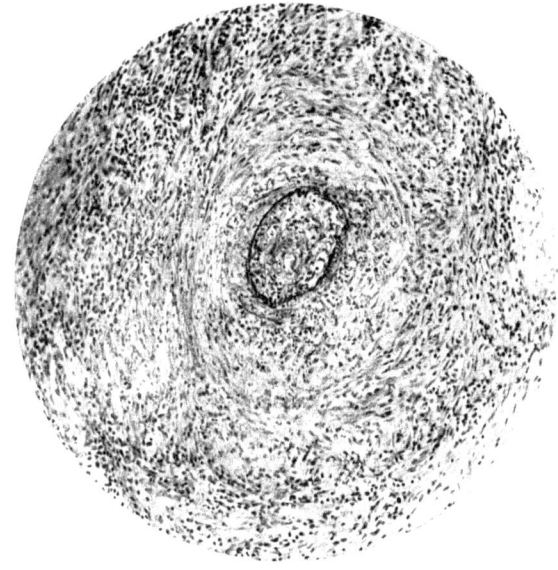

Abb. 34. Periarteriitis nodosa einer sehr kleinen Arteria des Gallenblasenbettes der Leberkapsel. Alteration der Media. Zellige Exsudation in Adventitia und Media. Proliferative Vorgänge nament- lich subintimal. Ödem aller Wandschichten. Starke paravasale Entzündung. Höchstgradige Einengung der Lichtung der Arterie. (Optik: Winkel 3 a, Ok. 2.)

und lokale aneurysmatische Erweiterungen des Gefäßrohres, weiterhin lokale Stauungszustände, Blutungen — gegebenenfalls schwere Gefäßrupturen,

anderseits Infarktbildungen in Form der anämischen Nekrosierung oder der roten
ZAHNschen Leberveränderung. KLOTZ hat durch schwere Bauchhöhlenblutung

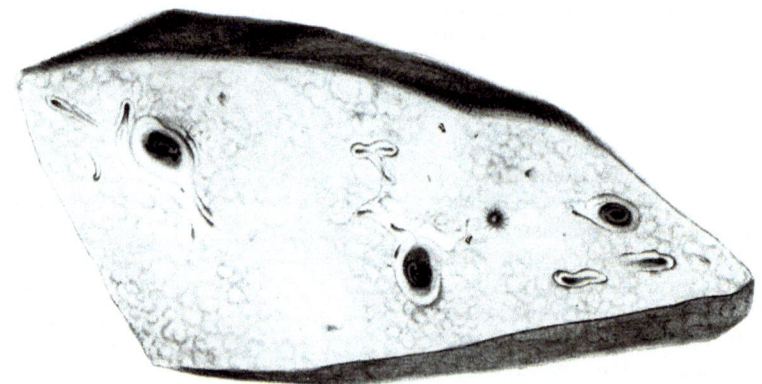

Abb. 35. Multiple Aneurysmen und Thrombosen in der Leber bei Periarteriitis nodosa
der Leberarterie. (Nach KLOTZ.)

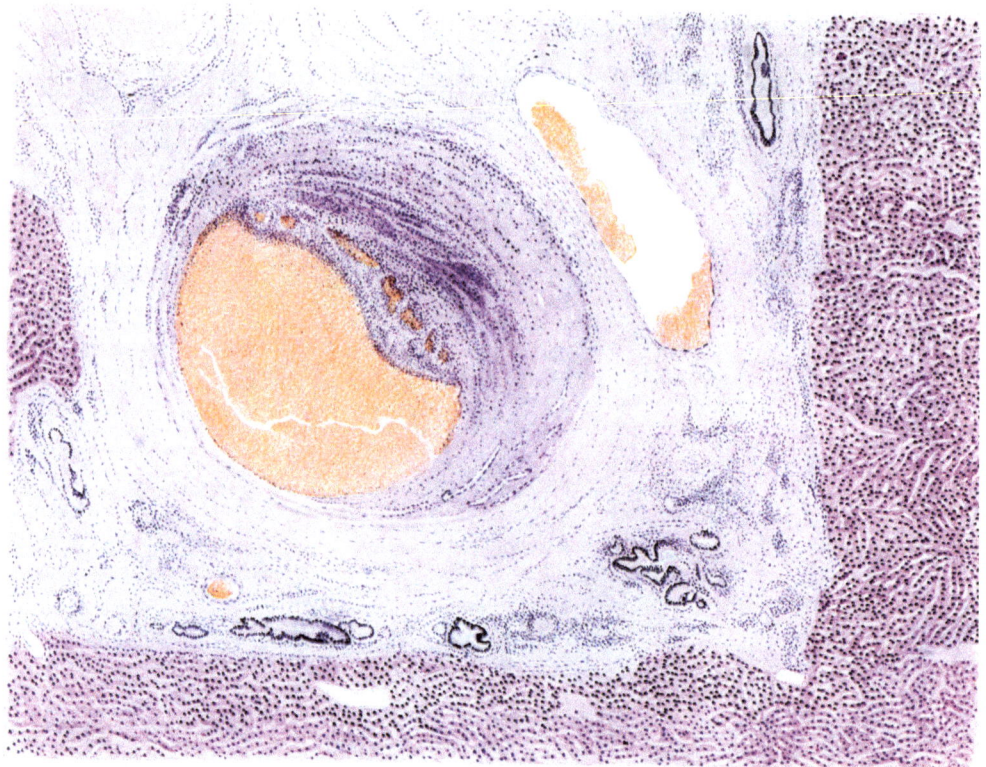

Abb. 36. Periarteriitis nodosa, Arteriae hepaticae. Thrombose und aneurysmatische Erweiterung
eines Hauptzweiges der Arteria hepatica. Zugleich Leberschwellung und Verdickung des
interstitiellen Gewebsfeldes. (Optik: Winkel 1a, Ok. 1. Präparat von GULDNER.)

aus einem periarteriitischen Leberaneurysma einen Kranken verloren. In einem
anderen Fall fand er die Leber an der Oberfläche etwas gefleckt; sie war recht

derb, das Stützgewebe erschien schwielig, die Portal- und Lebervenen waren unverändert. Es fanden sich aber auf Schnitten durch das Organ im Bereich deutlich erkennbare Gefäße, runde oder ovale, erbsengroße Blutgerinnsel innerhalb von Abschnitten hepatischer Arterienzweige (Abb. 35), die aneurysmatisch erweitert waren. KLOTZ konnte einen solchen periarteriitischen Thrombus 7 cm weit verfolgen. — Leberinfarzierung lag in den Fällen von MARCHAND-VERSÉ, v. GIERKE, BEITZKE und DATNOWSKI, OBERNDORFER und v. BOMHARD, CAMERON und LAIDLOW, sowie von KLOTZ und von CHRISTELLER vor. Nicht immer sind solche Fälle durch Leberschwellung und Gelbsucht ausgezeichnet. Gerade die

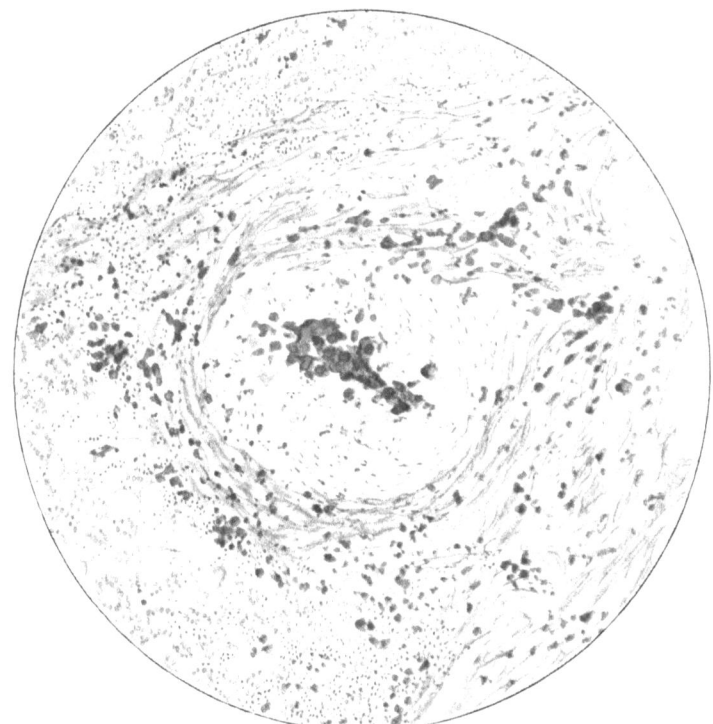

Abb. 37. Periarteriitis nodosa der Leber. Starke Hämosiderinablagerung namentlich an einer thrombosierten Arterienstelle. (Nach GOHRBANDT.)

Gelbsucht hängt wohl nicht immer von Lebergewebsschädigungen durch Zirkulationsstörungen im Arteriensystem ab; sie kann als begleitende Erscheinung — infolge der übergeordneten, gleichen infektiösen Schädigung in Frage kommen.

In einem Fall von LEMKE war die Leber, ähnlich wie bei KLOTZ, von erbsen- bis bohnengroßen Aneurysmen durchsetzt. WALTER hat für seinen Fall ein etwas zirrhoseähnliches Verhalten beschrieben; die Bindegewebszüge der Glissonschen Kapsel waren verbreitert, ihre Gefäße zum Teil thrombotisch, zum Teil ausgezackt; Granulationsgewebe und Ödem durchsetzten die Gerüstdreiecke; außerdem erhob WALTER den seltenen Befund, daß auch die Pfortaderäste an dem entzündlichen Prozeß — analog den Zweigen der Arteria hepatica beteiligt waren. Hier muß an Ausführungen von KLOTZ erinnert werden, der die Periarteriitis im Bereich von Glissonschen Dreiecken so ausgeprägt gefunden hat, daß auch Pfortaderzweige, Gallengänge und Lebervenen in das Gebiet der periarteriitischen Infiltration bezogen waren; KLOTZ hat dies als eine sekundäre Folge der eng nachbarlichen Lage dieser Gebilde bezeichnet, eine primäre Periphlebitis nodosa stellte er nicht fest. — Sehr schön fand ich einmal die fragliche Arterienerkrankung im Leberbett der Gallenblase; in einem anderen Fall mit stärkst periarteriitisch veränderter Gallenblase war die Leber absolut frei geblieben.

BAEHR stellte besonders am Leberhilus periarteriitische Aneurysmen fest, wiederum in anderen Fällen war der Hilus ganz frei (CAMERON und LAIDLOW, KLOTZ), während die intrahepatischen Arterienzweige schwerer befallen erschienen.

GOHRBANDT, der in einem seiner Fälle eine abgeheilte Periarteriitis nodosa der Leber feststellen konnte, fand in den befallenen Arterienästen ältere Thrombenbildung mit reichlichem Blutpigment und mit anschließenden Narben in der Leber. In diesem Bereich der älteren Thrombose und der Narben ergab sich eine beträchtliche Hämosiderinablagerung.

Die frühere Meinung, daß nur mittelstarke Arterien befallen werden könnten, ist falsch; es erkranken in gleicher Weise auch Arteriolen; allerdings sind die Folgen hier etwas anders. Sie lassen eher eine Organisation der verlegten Gefäßlichtung zu, sie heilen leichter aus und neigen weniger zur Aneurysmabildung. In Beobachtungen von LEMKE und von mir wurden kleine und kleinste Leberarterienzweigchen derartig erkrankt befunden. In solchen Fällen kann das makroskopische Leberbild — abgesehen von Ödem — ganz uncharakteristisch, frei von auffallenden Einzelheiten sein.

Die Annahme, daß die Periarteriitis nodosa ganz allgemein nur eine besondere Form luischer Gefäßerkrankung sei, ist hinfällig geworden und wird nicht mehr ernstlich erwogen.

Pest.

Über die Veränderungen der Leber bei Pest liegen nur wenig Mitteilungen vor, welche sich an die Namen H. ALBRECHT und GHON, AOYAMA, DUERCK, JAMAGIVA, MÜLLER und PÖCH anschließen. Im allgemeinen scheint die Pestleber etwas voluminöser zu sein; sie wurde von AOYAMA hyperämisch befunden. Nach ALBRECHT und GHON ist sie immer trüb geschwellt, vielfach auch fettig entartet. Feine subkapsuläre Blutaustritte sind nicht selten; in ihrem Bereich lassen sich Pestbazillen nachweisen. Abgesehen davon kommen in seltenen Fällen an den Gefäßbindegewebsapparat der Leber angeschlossen, zerstreute, mehr oder weniger zahlreiche, metastatisch zu erklärende Herde von unregelmäßiger Form vor. JAMAGIVA hat in einem Fall von septikämisch gewordener Beulenpest an der Unterfläche der Leber umschriebene, kleine, gelblich weiße Herdchen von markiger Beschaffenheit gesehen, die sich streng an die Pfortaderverzweigungen anschlossen. Sie entsprachen teilweise den bazillären und leukozytenreichen, lokalen Thrombosen solcher Gefäßzweige. Die Herdchen zeigten zentrale Nekrose, z. T. mit fettigem Zellzerfallsmaterial; nach außen folgten eine leukozytäre Infiltrationszone und Gruppen von Pestbazillenkolonien. Doch wurden diese auch zentral wahrgenommen. Blutungen im Bereiche solcher Herdchen kamen vor. MARCHAND demonstrierte Leberpräparate eines Falles von Pestseptikämie. Die Pfortaderzweige enthielten große Mengen von Pestbazillen, die z. T. von den Endothelzellen aufgenommen waren. DUERCK hat derartige Pestknoten der Leber als eitrige Herdchen von punktförmiger Größe bis zu $1\frac{1}{2}$ cm Durchmesser gesehen; sie waren zum Teil durch Galle grünlich verfärbt (Abb. 38). AOYAMA beschrieb Abszesse bis zu

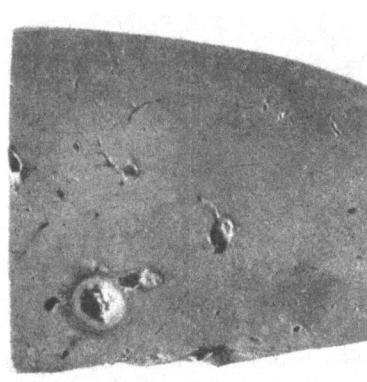

Abb. 38. Pestabszeß in der Leber eines von HERMANN DUERCK beobachteten Falles. (Nach einem Präparat des pathol. Institutes der Universität München in ³/₄ der natürl. Größe aufgenommen.)

Bohnengröße. DIEUDONNÉ und OTTO sprechen geradezu von infarktartigen Eiterherden, welche als stets sehr bazillenreiche entzündliche Pestmetastasen geschildert werden. MÜLLER und PÖCH beschrieben die Herde als unregelmäßig, mit einem Durchmesser von 1—2 cm. Ihr Zentrum sei gelegentlich trocken; sie stellten dann eine gelbliche Nekrose vor, welche von einem hyperämischen Lebergewebshof umgeben sei. DUERCK hat neben dieser zentralen Nekrose von Leberzellen die Anwesenheit von Leukozyten vermerkt, welche im abszedierenden Bereich selbst dem Absterben anheimfielen und zwischen Zelltrümmern zerstreut lägen.

Ein dem Verf. vom Münchener pathologischen Institut dankenswerter Weise zur Verfügung gestellter Schnitt durch einen derartigen haselnußgroßen, rundlichen, scharf umschriebenen Pestabszeß, der dem von H. DUERCK gesammelten Material entstammte, läßt umgeben von druckatrophischem Lebergewebe mit vereinzelten lymphoidzelligen Anhäufungen eine nekrobiotische Randzone erkennen, in der immerhin noch eine Andeutung der netzigen Struktur des Lebergewebes vorhanden ist. Gegen das Innere des Abszesses folgt sodann eine außerordentliche Anhäufung von z. T. degenerierten und in Auflösung oder Schrumpfung (Kernpyknose) befindlichen Gewebszellen und Leukozyten. Der innerste Abschnitt des Abszesses war erweicht und fiel bei der Konservierung aus. Dieser ganze Herd lehnte sich unmittelbar an größere Glissonsche Dreiecke an. In seiner nächsten Nachbarschaft werden innerhalb des angrenzenden Leberparenchyms Läppchen mit zentraler beginnender Leberzellnekrose beobachtet. Auch ist eine Kapillarerweiterung im Lebergewebe der unmittelbaren Umgebung des Abszesses unverkennbar, ebenso wie sich die Zellen der Kapillarwände sehr deutlich abheben.

Uncharakteristisch für die Lebern von Pestleichen sind die gelegentlich vorkommenden follikelähnlichen Anhäufungen lymphatischer Zellen im Glissonschen Gewebe. Ebenso uncharakteristisch sind die durch Entartungsvorgänge des Parenchyms und durch mäßige Ödembildung hervorgerufenen Auflockerungen des zelligen Zusammenhanges, jener Zustand der Gewebsbeeinträchtigung für den die Dissoziation der Parenchymzellen bezeichnend ist (OTTO, PÖCH, DIEUDONNÉ und OTTO; MÜLLER und PÖCH; GAFFKY, PFEIFFER, STICKER und DIEUDONNÉ).

Tularämie.

Im Jahre 1912 haben MC COY und CHAPIN in Erdhörnchen der kalifornischen Landschaft Tulare einen den Pestbazillen ähnlichen Mikroorganismus entdeckt, der die Tiere krank macht und tötet. Dieses Bacterium tularense wird von Tier zu Tier durch Läuse übertragen. Auch andere Nager (Zieselmäuse, Feldmäuse, Ratten, Kaninchen) sind sehr anfällig für diesen Krankheitserreger, der offenbar auch durch Stechfliegen weiter verbreitet werden kann (PERRY, E. FRANCIS).

Die Krankheit befällt den Menschen gelegentlich, namentlich Leute, die mit der Wart und Pflege von Laboratoriumstieren aus der Nagergruppe zu tun haben, oder die mit dem Abziehen und Zerlegen der Kadaver infizierter Tiere beschäftigt sind und Hautverletzungen erlitten. Da sich abgesehen von einer lokalen entzündlichen Haut- und Unterhautzellgewebsaffektion (NETHERTON) das schwere Bild einer septikämischen Erkrankung einstellen kann, wobei die Bazillen in reicher Aussaat vom Blut verschleppt werden, hat E. FRANCIS diese in Kalifornien wiederholt am Menschen beobachtete Krankheit „Tularämie" genannt.

Die Tularämie geht unter typhusähnlichem Bild mit ausgedehnten Infiltraten in der Leber einher. VERBRYCKE und RUSSEL betonten eine gewisse Ähnlichkeit des klinischen Bildes mit dem einer Cholangitis. VERBRYCKE scheint auch den ersten Sektionsfall von menschlicher Tularämie veröffentlicht zu haben. Weitere Beobachtungen an der Leiche verdanken wir FRANCIS und CALLENDER, denen Mitteilungen von BARDON und BERDEZ sowie von GOODPASTURE und HOUSE folgten. Eingehend mit der pathologisch-anatomischen und histologischen Seite der Tularämie befaßte sich endlich die Arbeit von SIMPSON, der auch obige Mitteilungen zum Teil entnommen sind.

Was die Leber eines innerhalb 5 Tagen verstorbenen Kranken anbelangt,
so fand sie SIMPSON bei der Leichenöffnung gewöhnlich groß und schwer:
ihre Kapsel war glatt und glänzend; auf Schnitten sah man eine akute Blutüberfüllung und trübe Schwellung, dabei ließ sie auch den vorgenannten Beobachter nicht die Anwesenheit kleiner herdförmiger Nekrosen feststellen. Erst
im histologischen Bild offenbarten sich allerfeinste, submiliare Herdchen ohne
Verkäsung; an Stelle der Leberzellbalken fand sich eine Vermehrung und
Schwellung der Retikuloendothelien. Im Grenzgebiete der Nekrose fiel eine
Zerbröckelung des Chromatins der Leberzellen auf. Manchmal waren die
Nekrosen in der Leber so gering an Umfang, daß sie nur 6 bis 12 Leberzellen
an Raum gleichkamen, wobei die Herdchen bald näher dem Mittelpunkt,
bald näher dem Außenrand der Läppchen lagen.

Bei Verimpfung der leicht züchtbaren Keime auf das Versuchstier (Meerschweinchen)
soll es schon im Verlauf einer Woche zu nekrotischer Lymphdrüsenerweichung, zu knötchenförmigen Milz- und Lebernekrosen kommen.

SIMPSON hat die Leber eines so behandelten Meerschweinchens abgebildet; ihr Befund
gleicht dem einer sehr feinknotigen Pseudotuberkulose.

Manche haben die Vermutung ausgesprochen, es handle sich beim Bact. tularense
um eine Mutationsform oder um eine Anpassungserscheinung des Pestbazillus; jedoch
schützt das Überstehen einer Infektion mit Bacterium tularense die Versuchstiere nicht
vor echter Pest.

VI. Lepra.

Die Leber scheint bei knotiger Lepra außerordentlich oft Sitz von spezifischen Veränderungen zu sein. Diese Häufigkeit der Leberbeteiligung geben
ausdrücklich an v. BAUMGARTEN, STICKER, BABES, v. REISSNER, SCHÄFFER
u. a. mehr, während JOSEPH, welcher einen 10 Jahre dauernden Krankheitsfall
post mortem anatomisch beurteilen konnte, die Beobachtung einer leprafreien,
normalen Leber machte, obwohl unter anderem auch die Milz hochgradig befallen war. Auch WALTER FISCHER hat, wie er dem Verfasser mitteilte, bei der
Sektion eines an Lepra maculosa erkrankten Mannes, der gleichzeitig an akuter
Miliartuberkulose litt, sicher lepröse Leberveränderungen nicht feststellen können,
wohl aber charakteristische Miliartuberkel. Übrigens wurden auch von anderer
Seite in Fällen makulöser und anästhetischer Lepra spezifische Krankheits-
herde in der Leber vermißt. Im Gegensatz zu solchen Feststellungen steht
ARNINGS Erlebnis von solitären Leberabszessen mit Wandungen, die von Lepra-
zellen durchsetzt waren. HANSEN und LOOFT haben bei 89 Fällen knotigen
Aussatzes die Leber 65mal als leprös befunden; 12mal handelte es sich um
Kombination mit Lebertuberkulose. Bei 38 dieser Lepraleichen zeichnete sich
die Leber durch Amyloid aus, das auch in Fällen vorgefunden wurde, welche
ohne lepröse Prozesse am Lebergewebe einhergingen.

Das makroskopische Aussehen der Leber kann zu Täuschungen Anlaß
geben; RICKLI, JADASSOHN und STORCH bemerken ausdrücklich, daß die
Lepraleber dem unbewaffneten Auge durchaus den Anblick eines normalen
Organes darbieten könne. Ganz entsprechend verhielt sie sich in den ausführlich beschriebenen Fällen von G. HERXHEIMER und von H. G. RIECKE.
Jedoch scheint dies nicht die Regel zu sein. Nach den Mitteilungen von NEISSER,
HANSEN, SCHÄFFER, NONNE, BABES, STICKER, D'OUTRELEPONT und WOLTERS,
JADASSOHN, STORCH und KRAUSE ist die Leber meist vergrößert, wenn auch nur
in mäßigem Grade. Oft zeigt sich eine Verdickung ihrer Kapsel, auch kann sie
sich derb anfühlen (BABES) — abgesehen von einer etwa durch Amyloidentartung
bedingten Gewebshärte, welche ja bei Leprösen nicht selten ist. (NEISSER,
HANSEN und LOOFT.)

BIEBL ermittelte im Fall einer Lepra tuberosa ein Lebergewicht von 1870 g bei einer 163 cm langen, mittelgut genährten Leiche. Die Oberfläche der Leber war glatt, das Organ weich. Durch die sehnig glänzende Kapsel schienen an einigen Stellen kleine gelbe Punkte durch; diese überragten die Oberfläche etwas. Die Farbe des Gewebes war braungelb bis braunrot; eine deutliche Azinuszeichnung war vorhanden. Dabei herrschte ein gesprenkeltes Aussehen vor, insoferne graugelbe Punkte mit roten Streifen abwechselten. Immerhin kamen einzelne Knötchen auf dem Durchschnitt nicht sicher zum Vorschein.

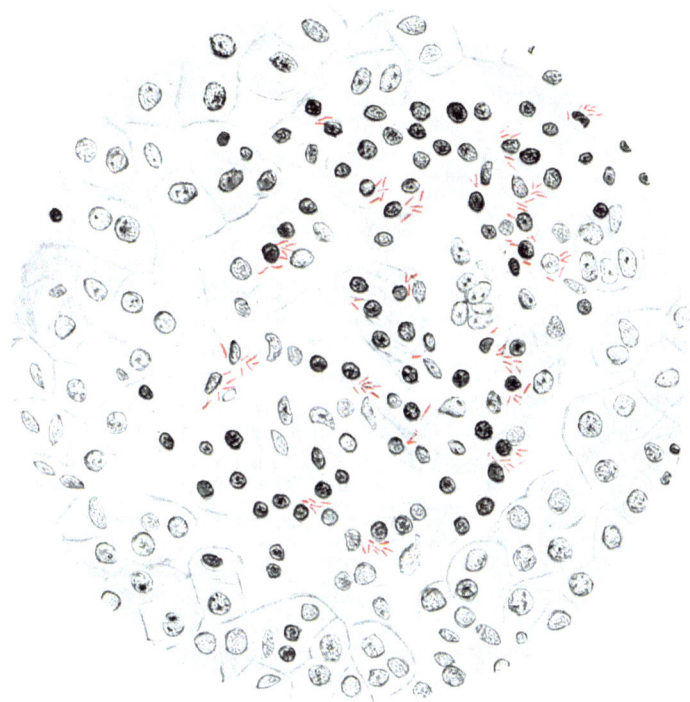

Abb. 39. Intraazinöses Leprom der Leber. Karbol-Fuchsin-Methylenblaufärbung. Optik: SEIBERT, homog. Immersion ¹/₁₂. Ok. 1. (Nach einer Zeichnung, welche Prof. VERSÉ (Marburg) nach einem Präparat von H. G. RIECKE herstellen ließ.)

Anderseits kann bei stärkerer Vermehrung des periportalen Gewebes eine an Zirrhosis erinnernde Leberinduration im Verlauf der Lepra zustande kommen (BABES, NEISSER, D'OUTRELEPONT, STORCH, UHLENHUT und WESTPHAL). — D'OUTRELEPONT und WOLTERS bezeichneten die Leber ihres Falles als recht schwer. Das Lebergewebe sei graurötlich gewesen, habe deutlich die azinöse Zeichnung erkennen lassen; jedoch seien gegen die Peripherie hin einzelne sehr kleine Fleckchen aufgefallen. Weißgelbliche Knoten nennt auch SCHÄFFER. Häufiger scheinen Verbreiterungen der GLISSONschen Kapselzüge, die als weiß-graue Züge vorleuchten, sichtbar zu sein. Nach BERGMANN findet man gelegentlich auch unter der Leberkapsel Infiltrate mit leprösem Gewebe.

Die mikroskopische Untersuchung ergibt demgemäß auch mit einiger Regelmäßigkeit interstitielle Veränderungen, welche in massigen Infiltraten bestehen können; sie kommen unter entzündlicher Wucherung des Lebergerüstes inter-, aber auch intraazinös zur Geltung (BAUMGARTEN). RIECKE sah in der Leber seines Falles schon bei schwacher Vergrößerung zellige Infiltrate im Kapselgewebe; aber auch innerhalb der Läppchen fanden sich solche. Vielfach fanden sich zwischen den Leberzellbalken verschieden große Herde, welche abgesehen von vereinzelten Leukozyten und Lymphozyten größtenteils aus Zellen mit einem runden bis ovalen Kern und einem vakuolig veränderten Protoplasmaleib bestanden. — RICKLI nennt besonders das periportale Gewebe verbreitet, ebenso NONNE und STORCH; aber auch hierbei kann die zellige Infiltration zwischen die Balken der einzelnen Leberläppchen bis knapp an die Zentralvenen heranreichen. Die Infiltrate werden meist als rundzelliger Natur bezeichnet. Jedoch herrscht keine absolute Klarheit über die Art der am Infiltrationsvorgang beteiligten Elemente. Sicher ist, daß auch Plasmazellen im Spiele sind (BABES und SION), ja vermutlich sind die von manchen Forschern einfach als Rundzellen benannten Elemente häufiger mit Plasmazellen identisch, welche ganz allgemein in leprösen Neubildungen gar nichts Seltenes sein sollen (LUBARSCH).

Sicher ist auch, daß in Lepromen vielfach großzellige interstitielle Elemente gehäuft vorkommen; ja sie wurden in Form von Wucherungen gemeldet (CORNIL, RICKLI, D'OUTRELEPONT und WOLTERS). Diese größeren Zellen scheinen nicht einheitlich zu sein. Das ihnen bisher entgegengebrachte Interesse ist mehr ihrem Inhalt und ihrer Erscheinung als ihrer Genese gewidmet gewesen. Man hat sehr große, ein- und mehrkernige, oft durch vakuolenartige Lücken ausgezeichnete, bazillenhaltige Zellen nach VIRCHOWs Vorgang als „Leprazellen" benannt. Sie kommen auch in der Leber vor (BABES).

Die Leprainfiltrate enthalten u. a. Zellzerfallsprodukte, freie Kerne; vor allem aber sind sie reich an Leprabazillen (NEISSER, BRUTZER). Und zwar finden sich die Stäbchen reichlicher in akut verlaufenden als ausgesprochen chronischen Fällen (RICKLI) — sowohl in als neben den Zellen der Infiltrate, sowohl perilobulär als intralobulär. Eine Regel ihres Auftretens scheint hier nicht ersehen werden zu können. Sie sind nicht stets diffus in gleicher Dichte innerhalb der Infiltrate verteilt. Manchmal liegen sie nach spezifischer Färbung in kleineren und größeren Haufen vorwiegend herdförmig zutage; die Haufen sind rundlich oder oval, scharf konturiert (NONNE). Über die Lagerung der Bazillen ist weiterhin zu sagen: Sie wurden häufig in den Leberzellen festgestellt (LELOIRE, RICKLI, WYNNE, BABES, D'OUTRELEPONT und WOLTERS, MUSEHOLD, UHLENHUT und WESTPHAL); ebenso wurden sie gelegentlich in den Leberzellen vermißt, so von NONNE, STORCH, SOKOLOWSKY und G. HERXHEIMER. Man sah sie in den Maschen der Leberkapsel, knapp unter der Leberoberfläche, man sah sie im Blut der Leberkapillaren (THOMA), sah sie in den Wandschichten der Lebergefäße (RICKLI, CORNIL), und zwar der Pfortader, wie der Arterien und der Lebervenen; man sah, wie sie in Wucherungen von den Zentren der Leberläppchen aus die Azini beeinträchtigten (D'OUTRELEPONT und WOLTERS), man sah sie vor allem auch in den Endothelzellen der feinen und gröberen Gefäße der Leber (BABES, MUSEHOLD), man sah sie in Lymphgefäßen und sah sie in den KUPFFERschen Sternzellen (BABES). In den Gallengängen vermißte indes NONNE die Leprabazillen. Die Einlagerung der Keime in die Zellen ist nun abermals nicht gleichmäßig sondern im Gegenteil unregelmäßig bis zum äußersten. Es können in Wandzellen, Gefäßkapillaren, vielleicht auch im thrombotischen Inhalt von feinen Gefäßen (Lymphthromben von MUSEHOLD), aber auch in Infiltrationszellen ganz riesige Erscheinungen zustande kommen, welche bedingt sind durch kolonienartige Anhäufung der Keime, die schließlich so dicht zu liegen kommen, daß sie wie Keimkugeln (sog. Globi) oder wie Zoogloea-Massen (LELOIR, WYNNE) aussehen. Wie in anderen leprös veränderten Organen nehmen auch in der Leber die zu Globi umgewandelten keimerfüllten Zellen eigenartige Formen durch Kernpression und -Verunstaltung, Mehrkernigkeit, sowie durch Keimumwallung von vakuolenartigen Räumen des Protoplasmas an. STORCH gibt eine gute Abbildung einschlägiger Verhältnisse im Gewebe der Leber.

Eine sehr eingehende Schilderung der zellulären Verhältnisse hat G. HERXHEIMER für seinen jüngst beschriebenen Leprafall gegeben und dabei manche bisher herrschende Unklarheit über die Leprazellen und Globi beseitigt. Es ergaben sich sehr merkwürdige Eigentümlichkeiten an den Leprazellen, welche lipoide Einlagerungen enthielten. Diese von HERXHEIMER zum Teil auch an Stückchen der Leber durchgeführten Untersuchungen über die Herkunft und das Wesen der Leprazellen hat ·RIECKE im wesentlichen bestätigen können. Ich lasse im nachstehenden Absatz die entsprechende Schilderung der histologischen Leberverhältnisse im HERXHEIMERschen Fall nahezu wörtlich folgen:

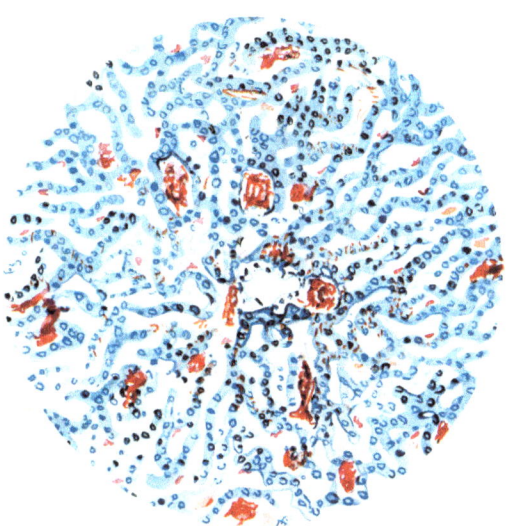

Abb. 40. Übersichtsbild der Leber eines Leprösen. Fettfärbung mit Scharlach-Rot. Kleine Herde mit lipoider Entartung zwischen den Leberzellbalken. (Beobachtung einer Abbildung von GOTTH. HERXHEIMER, Wiesbaden.)

Bei mikroskopischen Übersichtsbildern der Leber fielen kleine Häufchen und Stränge von Zellen auf, welche durch ihre Vergrößerung und Vakuolendurchsetzung heller erschienen. Teils lagen nur 3—4 solcher Zellen zusammen, teils größere Haufen. Sie fanden sich stets z w i s c h e n den Leberzellbalken, die selbst an solchen Stellen höchstens leicht komprimiert und mäßig reich an Fett und Lipochrom, sonst gänzlich unverändert waren (Abb. 40). Jene Zellen leiten sich unzweifelhaft von KUPFFERschen Sternzellen ab. Gerade hier waren die Übergänge besonders deutlich. Bei Scharlach-R.wie bei sonstigen Lipoidfärbungen trat dies deutlich zutage; ihr Zellleib erwies sich erfüllt von Lipoidgemischen (Cholesterin - GlyzerinFettsäureestergemischen mit Beigabe von freien Fettsäuren) und zeigte nicht selten auch vakuoläre Degeneration, wobei gerade der Protoplasmasaum um die Vakuolen Lipoidreaktionen recht deutlich erkennen ließ (Abb. 42) Man konnte — und zwar

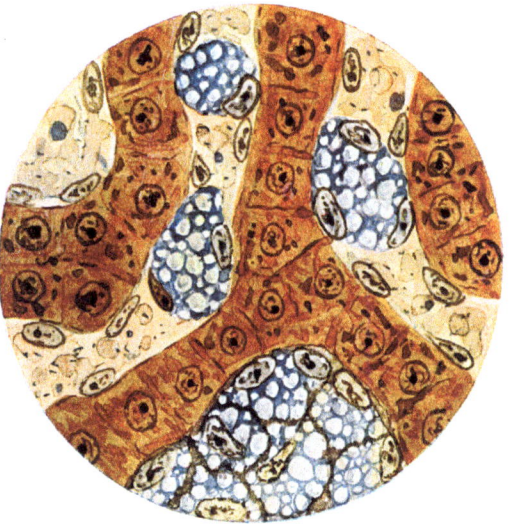

Abb. 41. Schnitt durch die Leber eines Aussätzigen mit deutlichen Leprazellen. Diese sind stark lipoid entartet und vakuolisiert. (Färbung nach SMITH-DIETRICH.) (Beobachtung und Abbildung von GOTTH. HERXHEIMER in Wiesbaden.)

vielfach und deutlich — noch einzelne, am Rand von bluterfüllten Kapillaren festsitzende Sternzellen sehen, welche einige Bazillen enthielten, vergrößert, sonst aber unverändert waren und einen großen bläschenförmigen Kern aufwiesen. Von diesen Zellen bestanden alle Übergänge zu noch größeren, welche in kleinen, dann etwas größeren Haufen zusammenlagen, und deren Zellen im Protoplasma Vakuolen aufwiesen, zum Teil in großer Zahl, während der Kern oft pyknotischen Zerfall zeigte (Abb. 42). Die Übergangsbilder der Zellen zu den Leprazellen waren nirgends besser und eindeutiger zu verfolgen als hier in der Leber. Weiterhin nun fanden sich ebensolche Zellen mit Vakuolen, Lipoid und Bazillen in dem periportalen Bindegewebe, oft besonders an dessen äußeren Rand, vielleicht von benachbarten Sternzellen ausgegangen. Hier lagen auch zahlreichere Lymphozyten, aber, wie die Oxydasereaktion zeigte, nur vereinzelte Leukozyten. Das periportale Binde- gewebe war an solchen Stellen ausgesprochen verbreitert, und da besonders hier auch in der Umgebung, angrenzend an das Gebiet des periportalen Bindegewebes, zwischen den Leberzellbalken jene hellen Zellmassen die Umgebung einnahmen, drang Binde- gewebe auch zwischen jene ein. Auch sonst unabhängig vom periportalen Bindegewebe fand sich da, wo schon etwas größere von Sternzellen ableitbare Zellhaufen und Stränge

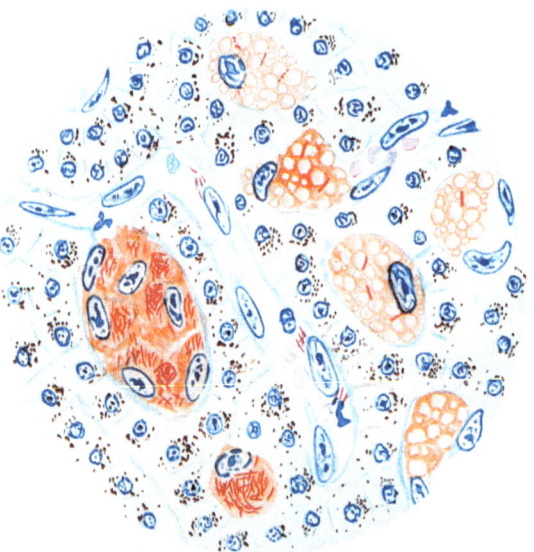

bestanden, in ihnen zwischen den Vakuolenzellen bei VAN GIESON- Färbung deutlich rot gefärbtes, feinstreifiges Bindegewebe in ver- mehrter Menge, das von den Git- terfasern abzuleiten war. So trat bei schwacher Vergrößerung an einzelnen Stellen eine beginnende, leicht fleckige oder streifige Bin- degewebsvermehrung zutage. Die Gallengänge waren nirgends ge- wuchert. Bazillen fanden sich teils mehr einzeln, wenn auch in grös- serer Zahl, besonders in den noch festsitzenden, nicht vakuolisierten oder wenigstens nicht stärker vakuolisierten Sternzellen, etwas größere Bazillenmassen auch hier und da in Zellen mit größeren Vakuolen. Aber auch hier wiesen wiederum die gänzlich vakuoli- sierten Zellen kaum mehr gut er- haltene Stäbchen auf, eher noch fuchsinrotgefärbte Trümmer.

Abgesehen von diffusen Granulationsbildungen, be- schreibt SCHÄFFER für die Lepraleber (und andere Or- gane) auch weiß-gelbliche knotenartige Bildungen, die sich durch eigentümliche wol- kige, körnig oder fädig er-

Abb. 42. Schnitt durch die Leber eines Leprösen mit aus- geprägten Leprazellen. Kombinierte Bazillen-Fettfärbung. Man sieht besonders in noch festsitzenden KUPFFERschen Sternzellen Leprabazillen; sie finden sich hier sehr zahlreich in den links gelegenen, nicht vakuolisierten Sternzellen, wäh- rend die rechts gelegenen bedeutende Vakuolisierung und wenig Bazillen erkennen lassen. (Nach einer Abbildung von GOTTH. HERXHEIMER in Wiesbaden.)

scheinende nekrotische Zonen (ähnlich den tuberkuloiden Erscheinungen der Haut) auszeichnen (cf. JADASSOHN). Diese Herde, welche sich durch epitheloide und Riesenzellen auszeichnen und spärlicheren Bazillengehalt wahrnehmen lassen, sollen oft unvermittelt im typisch leprösen Organgewebe liegen. SCHÄFFER hält auch diese Veränderungen als vermutlich leprös, kann aber ein defini- tives Urteil nicht abgeben. (Solche knotigen Veränderungen soll auch LIE bei makulo- bzw. rein anästhetischer Lepra gesehen haben.) Auch muß die Beob- achtung von RICKLI erwähnt werden, der tuberkelähnliche Herde mit zentraler Verkäsung, epitheloiden Zellen und Riesenzellen mit randständigen Kernen beschrieben hat. Immerhin ist dieser Fall von RICKLI, in dem nur Milz und Leber genauer untersucht werden konnten, nicht ganz einwandfrei; es ist bei der Häufigkeit gleichzeitiger Erkrankung an Tuberkulose nicht zu entscheiden, ob die fraglichen Knoten mit zentraler Verkäsung und mit Riesenzellen nicht einfach Tuberkel waren. Daß Lepra und Tuberkulose der Leber öfter zusammen vorkommen, zeigen auch die Tabellen von HANSEN und LOOFT. Auch BABES hat Bedenken gegen die Reinheit des Falles von RICKLI geäußert. Riesenzellen nach Art der LANGHANSschen sind ferner von SCHÄFFER für die Leprawucherungen als Vorkommnis behauptet worden; auch hat gelegentlich RAMON Y CAJAL solche Riesenzellen in einem Leprom der Wange festgestellt. D'OUTRELEPONT und WOLTERS teilen andererseits die Zweifel an der Lepranatur der fraglichen Riesenzellen, zumal sie beim Studium reiner viszeraler Lepra keine Riesenzellen vom LANGHANSschen Typus gesehen. Wenn nun gewiß bei ähnlichen Befunden, wie sie SCHÄFFER und RICKLI dartaten, an die Möglichkeit der Vermischung von Aussatz und Tuberkulose zu denken ist, schon wegen der eminenten Anfälligkeit der Leber für Tuberkelbildung bei Phthisikern, und wenn die Forderung stets zu erheben ist, durch den Impfversuch am Tier die Tuberkulose erst auszuschließen, um die lepröse Natur rein knötchenartiger Leberveränderung zu sichern, so kann heute doch das Vorkommen von LANGHANSschen Riesenzellen in Lepromen wohl als zuverlässig erkannt gelten (cf. LUBARSCH).

Die Folgeerscheinungen der leprösen Erkrankung für die Leber machen sich im Untergang von Parenchym geltend. Die amyloide Degeneration (NEISSER) wurde schon erwähnt; aber auch Atrophie mit Gallengangswucherung wurde beobachtet (NEISSER, RICKLI). Ja selbst zirrhotische Leberumwandlung ist von RICKLI genannt worden. In den sehr chronisch verlaufenden Fällen soll der Bazillengehalt der Leber gegenüber dem massenhaften Keimgehalt der akuten Leberveränderungen ganz verschwindend gering, wenn nicht aufgehoben sein. JADASSOHN zitierte in dieser Hinsicht außer NEISSER und CORNIL DE BEURMANN, GOUGEROT und LAROCHE, VINCENT und SUGAI.

VII. Tuberkulose.

Die Tuberkulose der Leber ist ein ungemein häufiger Befund für den pathologisch-anatomischen Untersucher — ganz im Gegensatz zu der ausgesprochen geringen klinischen Bedeutung, welche dieser Erscheinung im allgemeinen zukommt (B. FISCHER). Diese Tatsache, sowie die geringe Möglichkeit kaum hirsekorngroße oder noch kleinere Tuberkel im Lebergewebe mit unbewaffnetem Auge zu erkennen, führte zu der unter anderem von FOERSTER und FRERICHS gemachten Annahme, Tuberkulose der Leber sei selten (vgl. DÜRCK und OBERNDORFER, ZEHDEN). Es sind in der Tat besondere Formen der Lebertuberkulose, welche ein ärztliches Bemühen erheischen, es sind die Tuberkeleinsaaten gröberen Kalibers bis zu den seltenen riesigen Tuberkeln von geschwulstähnlichem, oft durch Zusammentritt vieler Einzelknoten entstandenem Umfang. Dagegen bleiben die ungemein zahlreichen miliaren und submiliaren Knötchen der Leber in der Regel völlig belanglos, wenn nicht etwa die Leber infolge des allgemeinen phthisischen Leidens durch Gewebsverfettung, durch Amyloid oder in späteren Stadien durch indurative Vorgänge in den klinischen Symptomenkreis eintritt (TIETZE).

a) Ausgestreute miliare und submiliare Tuberkel der Leber.

Die Häufigkeit der miliaren Lebertuberkel unterliegt heute keinem Zweifel, da man gewissermaßen nach jeder Phthisikersektion in der Lage ist, sich von ihrem Vorhandensein mikroskopisch zu überzeugen. E. WAGNER machte darauf wohl zuerst aufmerksam, nachdem RILLIEF und BARTHEZ für die Kinder schon die pathologisch anatomische Häufigkeit der Lebertuberkulose bemerkt hatten. ORTH betont, daß Knötchen in der Leber nie vermißt werden, wenn überhaupt nur wenige Organe sekundär von Tuberkulose befallen sind, während KLEBS in seiner allgemeinen Pathologie dies für jeden Fall fordert, in dem auch sonst frische miliare Tuberkelaussaaten erweislich seien. SIMMONDS hat in 82 Lebern von 160 Tuberkulösen Knötchen gefunden. SUZUKI beziffert das positive Ergebnis gleichgerichteter Untersuchungen auf 63%; ZEHDENs Zahl von 50% stimmt mit der von SIMMONDS überein, während ELLIESEN mit 40—50% etwas zurückblieb. MOUISSET und BONNAMOUR hinwiederum berechnen das Vorkommen von Lebertuberkulose bei Phthisikern auf 89%. B. FISCHER gibt an, daß miliare Lebertuberkel besonders bei Darmtuberkulose sehr häufig, ja geradezu regelmäßig seien. Diese Regelmäßigkeit möchte der Verfasser dieser Zeilen, der seit Jahren, angeregt durch die gleichlautende mündliche Äußerung von H. DUERCK, hierauf achtete, unbedingt auch für Fälle mit sehr geringer Darmtuberkulose unterstreichen. Die Knötchen werden allerdings nicht immer sofort im ersten und zweiten mikroskopierten Leberstückchen offenbar; man muß manchmal auch mikroskopisch nach den Knötchen geduldig suchen. BENEKE hat ebenfalls die Regelmäßigkeit der embolischen Lebertuberkulose infolge ulzeröser Darmphthise betont, ebenso LORENTZ.

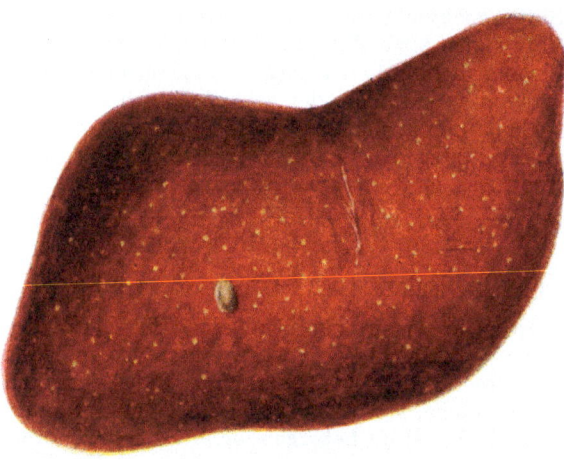

Abb. 43. Miliartuberkulose der Leber. Subkapsuläre Gallengangszyste. ♀ 13 Monate alt. (Nach SCHMINCKE in BRÜNING und SCHWALBE II.)

Wie gesagt, ist der makroskopische Eindruck der disseminierten Lebertuberkulose äußerst unsicher. Nach des Verfassers Erfahrung ist es die Regel, daß man submiliare Knötchen im Leberparenchym nicht erkennt; gehören doch, wie ORTH sagt, die Lebertuberkel zu den kleinsten, die es gibt. Selbst miliare Tuberkel sind nicht stets feststellbar. Wenn sie natürlich, z. B. bei allgemeiner Miliartuberkulose, in der äußeren Kapsel der Leber sitzen oder als subseröse Knötchen weißlich-grau durch die Kapsel durchschimmern, ist die richtige Diagnose leicht (Abb. 43). Wenn aber, wie meist eine nur beschränkte Aussaat die äußere Kapsel des Organs frei ließ, wenn man auf dem Schnitt durch die Leber Knötchen sucht, kann ihre Feststellung größte Mühe machen, was namentlich von Fettlebern gilt (ZIEGLER); jedenfalls empfiehlt sich die Zuhilfenahme einer Handlupe. Man findet dann leichter die grauen bis graugelben, opaken Knötchen die recht oft in nächster Nähe von Blutgefäßdurchschnitten also innerhalb GLISSONscher Gewebsdreiecke liegen, aber auch entfernt davon, also im Bereich der Leberläppchen vorkommen. Erleichtert wird ihre Auffindung, wenn sie infolge einer engen Lagebeziehung zum Gallenwegssystem eine grünliche Färbung angenommen haben (Abb. 44). Mikroskopisch sind diese kleinsten Lebertuberkel das Objekt eingehenden Studiums gewesen, da man gerade in der Leber relativ klare übersichtliche Gewebsverhältnisse zu haben meinte, welche die Deutung der Pathogenese des Tuberkels um so mehr zuzulassen schienen, als man bald erkannte, daß das Lebergewebe einer überstürzten Tuberkelentwicklung nicht förderlich ist, sondern im Gegenteil eine gewisse Hemmung der tuberkulösen Wucherung erkennen läßt (BAUMGARTEN, ZEHDEN, KOCKEL). Die Lage der Knötchen im Bereich der Gefäßdreiecke der GLISSONschen Kapsel, oft genug angelehnt an die Adventitia der Gefäße selbst, ließ die Deutung zu, daß es sich um Reaktionserscheinungen auf hämatogen eingeschleppte Keime handle. Bei der akuten allgemeinen miliaren Tuberkulose dringen die Keime der Lebertuberkel auf arteriellem Wege ein. PERTIK nimmt als wahrscheinlich an, daß die Mehrzahl der Lebertuberkulosen so entstehe, während wir die disseminierten submiliaren und miliaren Tuberkel, die bei chronischer Lungen- und Darmphthise latent in der Leber getragen werden, ihrer Entstehung nach einer Keimembolie auf dem Pfortaderweg mit BENEKE, QUINCKE und HOPPE-SEYLER zuschreiben möchten. Die Tatsache der portovenösen Tuberkelbazilleneinschleppung erhellt besonders aus Untersuchungen von STRAUSS, der mittels Tierversuch im Pfortaderblut von verstorbenen Darmphthisikern die Anwesenheit KOCHscher Stäbchen nachzuweisen vermochte. GLAUS beschrieb eine miliare Lebertuberkulose nach Durchbruch einer chronischen käsigen Entartung innerhalb des Pankreas-

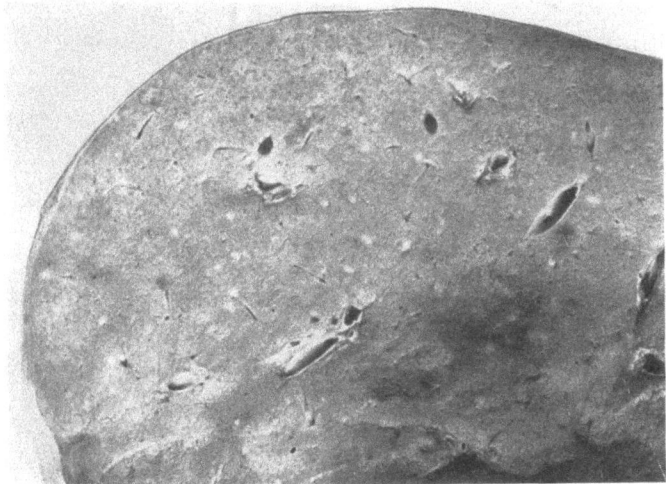

Abb. 44. Ältere Miliartuberkel der Leber. (Natürliche Größe.)

gebietes in die Vena lienalis. Ob ein Fall von MASSINI hier anzureihen ist, erscheint unsicher. Noch unentschieden ist die Frage, ob auch der Lymphweg für eine Tuberkelentstehung in der Leber in Betracht zu ziehen ist (CULP, GG. B. GRUBER); für die disseminierten miliaren und submiliaren Formen dürfte er gewiß nicht sehr wahrscheinlich sein; immerhin empfiehlt KAUFMANN, ihn auch hier nicht außer acht zu lassen.

Zumeist scheinen die Keime, die auf dem Blutweg eingeschleppt werden, dort haften zu bleiben, wo die Verzweigung in Kapillaren beginnt (KOTLAR). Merkwürdigerweise kommt es, wie ORTH betont, trotz der räumlich engen Beziehung der Tuberkel zu den Arterien und Pfortaderästen doch nur ausnahmsweise zum Verschluß größerer Zweige mit der Folge eines Infarktes.

Die Tatsache des häufigen Vorkommens von allerkleinsten Tuberkeln in der Leber, wohl auch ihre verhältnismäßig scharfe Abgrenzung vom Lebergewebe hat gerade in diesem Organ das geeignetste Material zum Studium des Werdens und Wesens der durch den KOCHschen Bazillus erzeugten Tuberkel erkennen lassen, wobei teils tierisches Material (nach Infektionsversuchen), teils menschliche Lebern von Phthisikern mit Darmtuberkulose dienten. Solche Untersuchungen über die Natur des Tuberkels, welche aber vielfach ganz natürlich auch auf die Knötchen in anderen Organen Bezug nehmen mußten, knüpfen sich an die Namen der besten pathologischen Anatomen. Wollen wir nicht vergessen, daß schon ROKITANSKY (1855) und VIRCHOW (1864) das Problem der

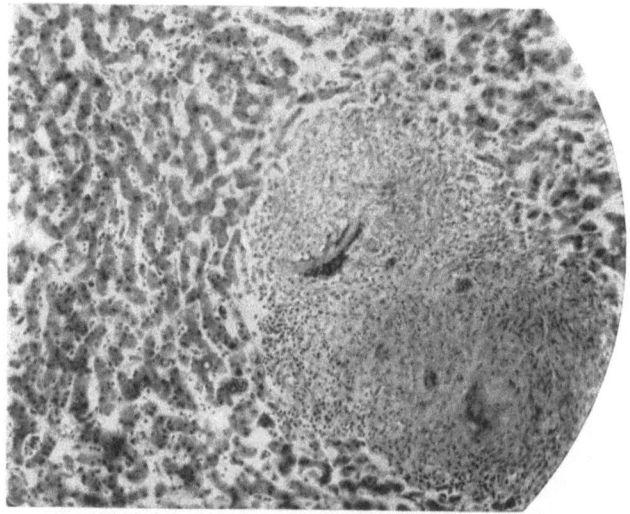

Abb. 45 a.

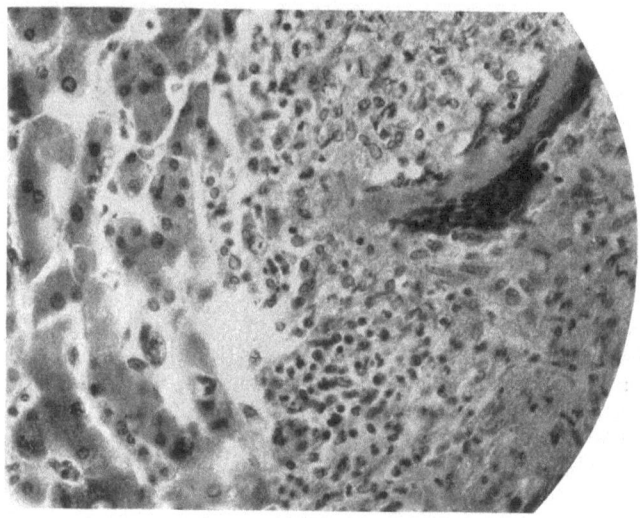

Abb. 45 b.

Abb. 45. Gefäßwandriesenzellen bei Lebertuberkulose. a Übersichtsbild; b starke Vergrößerung. [Nach einem Präparat von W. PAGEL-Sommerfeld (Osthavelland).]

Tuberkelbildung auch in Hinsicht auf die Leber bedacht haben! Nach ihnen kommen vor allem folgende Forscher in Betracht, deren Anschauungen jüngst SCHLEUSSING gelegentlich einer systematischen Untersuchung der Histogenese des Lebertuberkels zusammengestellt hat: WAGNER (1861), BUSCH (1866), SCHÜPPEL (1868), LANGHANS (1868), HERING (1873), BAUMGARTEN (1878 usw.),

LUBINNOW (1879), ARNOLD (1880 usw.), WALDSTEIN (1881), KLEBS (1884), KOCH (1884), WEIGERT (1885), METSCHNIKOFF (1885 usw.), YERSIN (1888), ZIEGLER (1892), PILLIET (1892), KOSTENITSCH und WOLKOW (1892), HANSE-MANN (1893), STRAUS (1895), KRÜCKMANN (1894), SCHMAUS und USCHINSKY (1894), BROSCH (1896), KOCKEL (1896), JUSTI (1897), MILLER (1902), WALLGREN (1908), MOREL 1908), OPPENHEIMER (1908), SCHILLING (1909), WAKABAYASHI (1911), JOEST und EMSHOF (1911), GOLDMANN (1912), KIYONO (1914), HERX-HEIMER und ROTH (1916), BORST (1922), MARCHAND (1924), RUTH und EBER (1915), PAGEL (1925) und noch andere. Neuerdings ist sodann SCHLEUSSING (1926) diesen Forschungen nachgegangen.

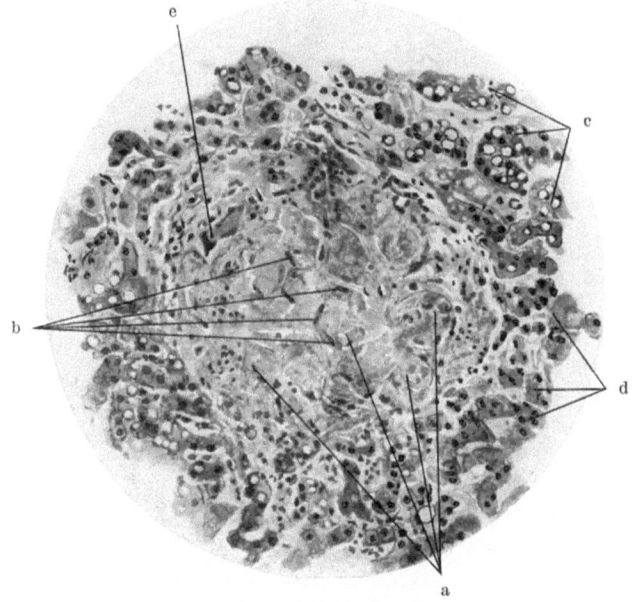

Abb. 46. Junger Miliartuberkel der Leber. Untergang der Leberzellen (a) bei erhaltenen Endothelien der Pfortaderkapillaren (b). Die erhaltenen Leberzellen (c und d) in der Umgebung des Herdes stellenweise verfettet (c). Beginnende Riesenzellbildung (e). (Zeiß, Obj. D, Ok. 2.) (Nach SCHLEUSSING.)

KAUFMANN hat über den Bau der feinen Lebertuberkel geschrieben, daß die kleinsten Knötchen oft lymphozytär aufgebaut erschienen. An größeren Knötchen erkenne man epitheloide Zellen. Miliare Knötchen ließen zentrale Nekrobiose und vielfach LANGHANSsche Riesenzellen wahrnehmen. Säßen die Tuberkel in den Leberläppchen, dann sehe es oft so aus, als hätte sich das Lebergewebe konzentrisch um sie angeordnet. PAGEL stellte freundlichst Präparat und Bilder (Abb. 45) einer Beobachtung zur Verfügung, welche im Tuberkelgebiet deutliche Beziehung der Riesenzellen zu Haargefäßwänden erkennen ließ. Aus KIYONOs Untersuchungen mittels der Karminspeicherung geht hervor, daß die den Tuberkel aufbauenden Zellen histiozytäre Elemente sind, welche teils aus dem Blut stammen, teils von dem retikulären Apparat der Leber abzuleiten sind; liegen die Knötchen nahe den Drei-ecken des GLISSONschen Lebergerüstes, so sind Fibroplasten der Gefäß-adventitia und der Leberkapsel bei der Tuberkelbildung im Spiele. Histio-zytäre Wanderzellen und Fibroplasten bilden die epitheloiden Zellen; sie können auch weiterhin zu Riesenzellen auswachsen; d. h. letztere entstehen wohl durch Verschmelzung von histiozytären Wanderzellen einerseits, andererseits durch amitotische Kernvermehrung in Epitheloidzellen. Plasmazellen und Lymphozyten treten fast stets zwischen den epitheloiden Elementen auf. Auch polynukleäre Leukozyten sind im Spiel — nach Gräff erst dann, wenn die Verkäsung schon in nennenswertem Maß statthatte, nach Miller und Herxheimer indes auch schon im initialen Stadium, was Gräff auf Grund der Oxydaseprüfung nicht bestreitet, aber als minimal und nur als Wirkung des Fremdkörperreizes (der eingeschwemmten Keime?) bezeichnet hat. Kiyono betont die phagozytierende Eigenschaft der histozytären Epitheloidzellen; das steht, wenn man die Ableitung derselben aus Retikulumzellen bedenkt, in

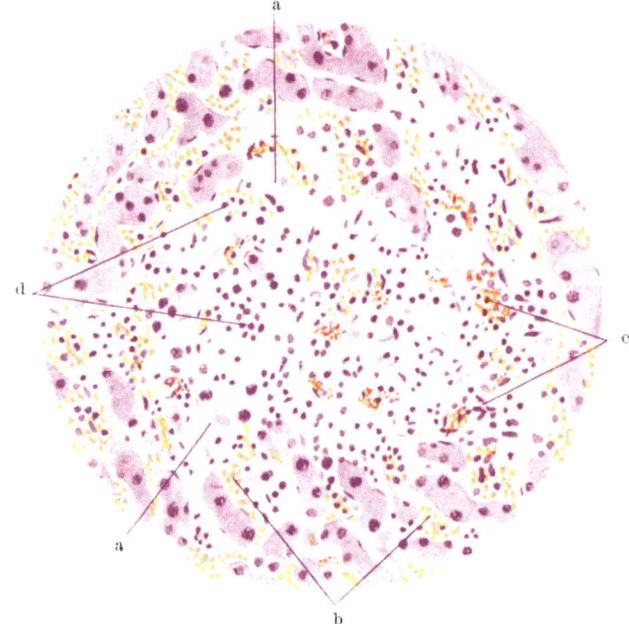

Abb. 47. Lebertuberkel in früher Entwicklung. Intraazinös gelegener Herd mit reichlich zugrunde gegangenen Leberzellen (a) und schwerer Zirkulationsstörung: Starke Blutfällung der Kapillaren (b), Ansammlung von Leukozyten (c) und Lymphozyten (d). Benzidinreaktion: Hämalaun, 225fache Vergrößerung. (Nach Schleussing.)

Übereinstimmung mit Herxheimers Beobachtung einer recht ausgedehnten phagozytären Tätigkeit der Kupfferschen Sternzellen bei einem Fall von Lebertuberkulose.

Schleussings Arbeiten haben an der vorausgehenden Forschung über die Histogenese des Lebertuberkels Kritik geübt und sind zu folgender Anschauung gekommen: Es ist auch bei der Tuberkelbildung als Reaktion auf eine mikrobielle Auswirkung zunächst eine Schädigung, eine Alteration des Gewebes am Ort der Bazillenwirkung zu suchen und zu finden. Es handelt sich um ein Zugrundegehen von Leberzellen (Stoerck). Schon Kockel, Pilliet, Leredde, W. Fischer und Pagel haben teils miliare, teils größere Lebernekrosen durch Tuberkelbazillenwirkung gesehen; Kockel hat in solchen Erscheinungen nichts Spezifisches erblicken wollen, sondern lediglich dystrophische Erscheinungen, bedingt durch mechanische Pfortaderkapillarverlegung, an der wiederum Bazillenklümpchen schuld seien. Schleussing hält diese Gewebsschädigungen für den direkten und spezifischen Ausfluß der Tuberkelbazillenwirkung, und zwar nicht nur absolute Nekrosierungen, sondern auch weniger schroffe Zellschädigungen der Epithelien, die als Degenerationszustände beschrieben worden sind; es bestünden in dieser Hinsicht alle Übergänge von eben nachweisbarer morphologischer Alteration hochentwickelter Parenchymzellen bis zu der „alle an Ort und Stelle vorhandenen Gewebselemente ergreifenden Nekrose", welche mit Verkäsung zunächst gar nichts zu tun habe.

Da den Gefäßwandzellen und bindegewebigen Elementen eine stärkere Widerstandskraft als den Leberepithelien eigne, bleibe bei frischen Tuberkeln trotz der erheblichen Alteration die Läppchenstruktur lange erhalten. Immerhin

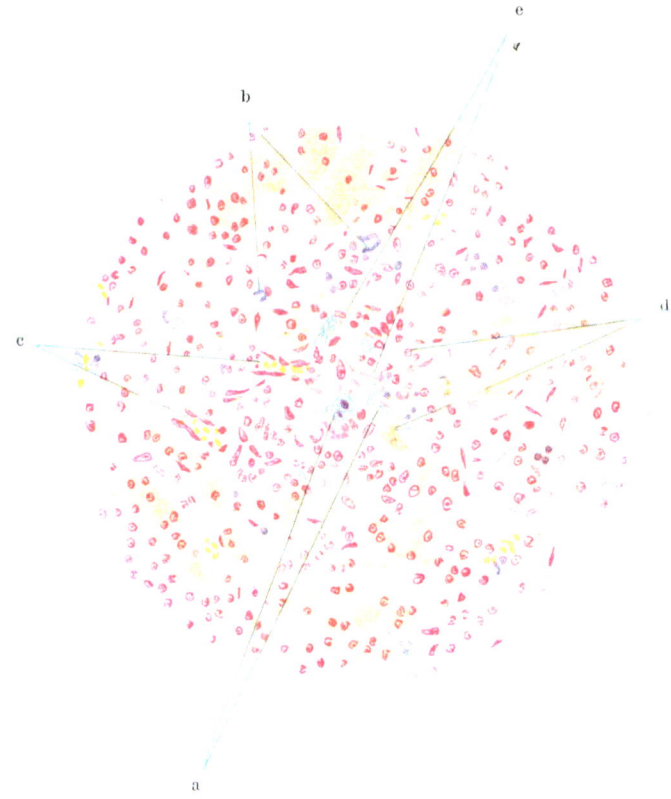

Abb. 48. Miliarer Lebertuberkel. Nach WEIGERT dargestellt, blau gefärbte Fibrinmassen (a) mit einzelnen Leukozyten (b) und roten Blutkörperchen (c). Zugrunde gegangene Leberzellen (d). Kapillarendothelien bei e. WEIGERTS-Fibrinfärbung. 236fache Vergrößerung. (Nach SCHLEUSSING.)

komme eine isolierte Gewebsschädigung, d. h. eine Schädigung ohne Verbindung mit reaktiven Gewebserscheinungen, als Folge der Tuberkelbazillenwirkung, oder wie man zu sagen pflegt, als beginnende Tuberkelbildung nur selten zu Gesicht. Setze die reaktive Komponente sehr rasch ein, etwa wie am periportalen Gewebe, wie im Bereich der GLISSONschen Scheiden, dann werde das Bild der Gewebsschädigung sehr schnell durch Ausschwitzungsfolgen kompliziert. „Hier versagen vorläufig unsere Methoden, um die vor dieser reaktiven Phase zu fordernden und sicher vorhandenen Gewebsschädigungen darzustellen" (SCHLEUSSING). Die Lehre BAUMGARTENs, daß die Wirkung der Tuberkelbazillen sofort mit einer Gewebswucherung beantwortet werde, bestehe nicht zu Recht.

Nach SCHLEUSSINGS Ausführungen schließt sich bei der Tuberkelbildung der Gewebsschädigung das reaktive Geschehen an; doch werde dabei nicht eine scharfe Grenze zwischen den beiden Erscheinungsformen gefunden. „Im Gegenteil", die Gewebsschädigung „geht, so lange die Kausa vorhanden und wirksam ist, weiter und ergreift in der Folge auch im Verlauf reaktiver Prozesse neu entstehendes Gewebe. Dabei ist sie allerdings in ihrem Effekt nicht mehr so klar erkennbar und darstellbar wie am Anfang, wo Zirkulationsstörungen und Gewebswucherungen das Bild noch nicht in dem Maß wie späterhin verwischen." Die Reaktion, welche sich der bazillären Gewebsschädigung anschließe, bestehe in einer Kapillarerweiterung zunächst dem geschädigten Herd; in diesen Kapillaren fänden sich unverhältnismäßig viele, durch Oxydase-Reaktion sichergestellte Leukozyten. Im periportalen Bindegewebe gelegene Herde ließen unter die reichlich zu beobachtenden Leukozyten gemischt auch lymphozytäre Elemente erkennen; Fibrinausscheidung würde zunächst nicht erkannt, lasse aber nicht lange auf sich warten; es liege dann in Form feiner Fäden innerhalb der Kapillaren, habe nirgends einen Zusammenhang mit Bindegewebsfasern und sei meistens auf das Zentrum des betreffenden Herdes beschränkt.

Neben den vorhin schon erwähnten Leukozyten käme es nun auch zu einem verschieden reichlichen Auftreten von Lymphozyten. Die Endothelien seien zumeist kaum verändert, doch ließen sich auch solche feststellen, welche ihre langgestreckte Zell- und Kernformen gegen eine mehr gedrungene Form vertauschten. Zur selben Zeit fielen die gleichalterigen Tuberkel des periportalen Gewebes geradezu als Lymphozytenhaufen mit spärlich nachweisbaren Tuberkelbazillen auf.

Was in den bisher beschriebenen Tuberkeln der SCHLEUSSINGschen Schilderung epithelähnlich aussah, „was bei oberflächlicher Betrachtung als Epitheloidzelle erscheinen mochte", sei heute auf geschädigte Formen von Leberzellen oder auch von leuko- bzw. lymphozytären Elementen zurückzuführen. Auf dem Wege zum völligen Untergang ließen diese Zellformen sehr wohl eine hellere Färbung von Kern und Protoplasma erkennen und nehmen auch deutlich epithelartige Formen und Lagerungen an. Doch müsse man diese Formen von den eigentlich als „epitheloid" zu bezeichnenden Zellen auseinanderhalten.

Nunmehr komme es im intraazinösen Tuberkel zu Gewebswucherungen, wobei die Zirkulationsstörung nicht etwa außer Beobachtung bleiben könne; diese sei immer vorhanden; freilich stünden leukozytäre Ansammlungen weniger im Vordergrund, wohl aber seien Lymphozyten oft in reichlicher Menge vorhanden. „Während die Leberzellen alle Stufen von Alterationserscheinungen aufweisen, treten neue ... Zellformen auf. Es handelt sich um ... „Epitheloidzellen": Zellelemente mit hellem, chromatinreichem Kern, der eine deutliche Kernmembran und mehrere Kernkörperchen erkennen läßt. Der Zelleib ist gut ausgeprägt, seine Grenzen sind nicht immer scharf. Vereinzelt läßt sich mit Sicherheit erkennen, daß Kapillaren auskleidende Zellen, was Form und Färbung von Kern und Protoplasma betrifft, von den eben geschilderten „Epitheloidzellen" nicht unterscheidbar sind, daß zwischen diesen noch im Verband liegenden Formen und anderen freiliegenden Elementen weitgehendste Übereinstimmung festzustellen ist." Diese Zellen hätten manchmal eine wohlerkennbare Haargefäßlichtung umschlossen, in der sich neben roten Blutkörperchen verschieden große Mengen lymphozytärer und leukozytärer Formelemente befänden. Ihrer Menge nach nähmen nunmehr diese epitheloiden Zellen im Tuberkel zu. Die bei der epitheloiden Zellbildung notwendige Zellvermehrung dürfte auf amitotischem Weg vor sich gehen; ein Hervorgehen epitheloider Zellen aus Leberzellen komme nicht in Frage. „Diese Zellen lassen sich einwandfrei von den Leberzellen abgrenzen." — „Vereinzelt kann auch in den jetzt in Rede stehenden

Herden von einem Erkennen der Leberbälkchenstruktur noch die Rede sein. Nur die Verhältnisse zwischen den Leberzellen und ihren Resten haben sich dann verschoben. Während bisher ... die Endothelien zwar in Form und Färbbarkeit verändert waren, in ihrer Menge aber annähernd normalen Befund erkennen ließen, erscheinen sie jetzt bedeutend vermehrt." Dicht aneinandergelagert, mehr oder weniger untermischt mit Leukozyten oder Lymphozyten, füllten sie den ehemaligen Kapillarraum völlig aus. Die Reste von Leberzellen, die sich noch trennend zwischen diese Epitheloidzellenhaufen schöben, gäben den einzigen Unterschied ab gegenüber Herden, die lediglich aus derartigen Zellelementen — abgesehen von den erwähnten lympho- und leukozytären Zellen — sich zusammensetzten. Derartige Herde, die typischen Epitheloidzelltuberkel der Autoren, bestünden also fast ausschließlich aus einer Zellart. An den Formen von Kern und Protoplasma müßten sie alles andere, nur nicht als einheitlich bezeichnet werden. Über die Herkunft der gleichen Elemente im perilobulärgelegenen Tuberkel kann SCHLEUSSING keine sicheren Angaben machen, doch erscheint auch dort ihre Herkunft aus Zellen der Gefäßwandungen wahrscheinlich.

Wichtig sind weiterhin Feststellungen über Veränderungen am Fasersystem in jungen Tuberkeln, welche SCHLEUSSING nach Silberimprägnation bzw. nach VAN GIESON-Färbung machte. Während in ganz frühen Stadien der Leberschädigung am Ort der KOCHschen Bazillen die Gitterfaserung unbehelligt zu sein scheine, könne man in späteren Stadien eine Schädigung insofern erkennen, als eine Zersplitterung oder Bruchbildung bis zum vollständigen, durch Schwund der Versilberungsfähigkeit gekennzeichneten Untergang der Fasern vorliege. SCHLEUSSING glaubt nun, daß „Herde mit totaler, alle an Ort und Stelle ergreifender Nekrose auch weiterhin frei von nachweisbaren Formelementen ..., besonders von jeder bindegewebigen Organisation" blieben. Lediglich in der Umgebung der vollständigen Nekrose, dort wo mit Silber imprägnierte Gitterfasern, wenn auch nur in Resten vorhanden seien, spielten sich später bindegewebige Umwandlungs- und Ersatzvorgänge ab. Wo das Gitterfasernetz mehr oder weniger vollständig erhalten geblieben, gehe die bindegewebige Organisation auf den Tuberkel in seiner Gesamtheit über, während es im anderen Fall nur zu einer „fibrösen Abkapselung", zu einer Einengung des völlig passiven nekrotischen Innenraums komme. Diese Befunde hat SCHLEUSSING nur an den an und für sich frei von kollagenem Gewebe sich darstellenden Tuberkeln erhoben. Während es sich beim intraazinösen Knötchen zunächst um eine Art von „kollagener Imprägnation" der Gitterfasern und von da aus um eine bindegewebige Organisation handelte, scheine in Knötchen, wo Verhältnisse wie im periportalen Bindegewebe vorherrschten, der Einscheidungs- und Reorganisationsvorgang anders zu verlaufen — und zwar insoferne als eine vorausgehende „kollagene Imprägnation" der Gitterfasern nun nicht nötig sei. Wenn SCHLEUSSING von einem Retikulum des Tuberkels spricht, so faßt er in diesem Ausdruck „heterogenste Elemente" zusammen. Was z. B. von anderen Forschern als Ausläufer epitheloider und mehrkerniger Zellelemente beschrieben sei, das könne in großen Teilen übereinstimmen mit den durch Silber imprägnierbaren Fasern. Für die Leber dürften hierbei die an und für sich engen Beziehungen zwischen den Mutterzellen der epitheloiden Zellen des intraazinösen Tuberkels, den Kapillarendothelien und den Gitterfasern zum Verständnis dienen. So faßt wenigstens SCHLEUSSING Angaben von SCHMAUS und USCHINSKY über den Tuberkelbau mit seinen Befunden zusammen, wobei er ausdrücklich betont, daß wichtige genetische Beziehungen zwischen Zellen und Fasern sehr wohl möglich seien.

Im dreiteiligen Geschehen: Gewebsschädigung-Zirkulationsstörung-Gewebswucherung ersieht SCHLEUSSING also das Gerippe der Tuberkelbildung, eine

Art von Grundverlauf, der aber oft bis zur Unkenntlichkeit verwischt sei durch
Unterschiede in der zeitlichen Dauer und in der Stärke der Prozesse innerhalb
der verschiedenen Knötchen oder dadurch, daß oft gleichzeitig mehrere zeitlich
einander nachgeordnete Reaktionsphasen im einzelnen Tuberkel Geltung ge-
wännen und im gegenseitigen Wechsel nach Dauer und Stärke der Teilvorgänge

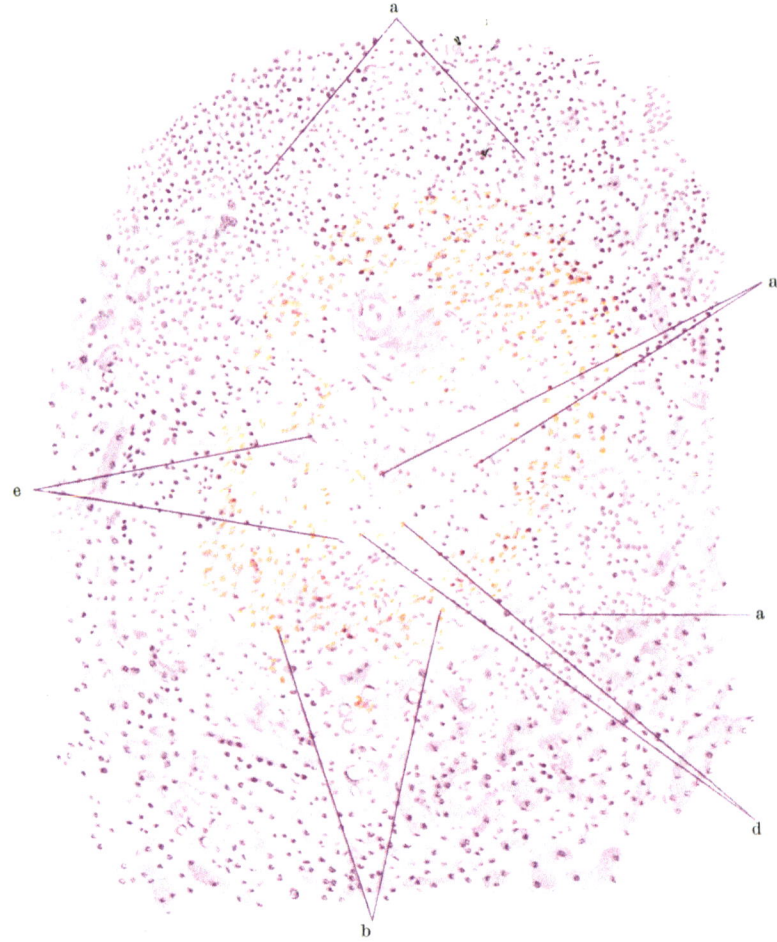

Abb. 49. Tuberkulöser Herd in der Leber; sog. Konglomerattuberkel. Ansammlung von Lymphozyten (a) und Leukozyten (b) in der Umgebung des Herdes. Im schwer geschädigten Zentrum
keine Leberzellen, nur Reste von Lymphozyten (c), Leukozyten (d) und Endothelkerne (e). Benzidinreaktion, Hämalaun. 138fache Vergrößerung. (Nach SCHLEUSSING.)

das Bild außerordentlich verwirrten. In der Leber träten gerade die Teilerschei-
nungen der Gewebswucherung stärker hervor; doch würden die entstehenden
Epitheloidtuberkel durch das Hinzukommen einer sich aufpfropfenden, neuen
entzündlichen Erkrankung (neue entzündliche Schübe) weiterhin verändert;
das sei sogar der gewöhnliche Befund.

Als besonders wichtig und enorm häufig nennt SCHLEUSSING jene Gewebsschädigung, die sich an einem Gewebskomplex abspiele, der durch den Ablauf
der Vorgänge: Gewebsschädigung-Zirkulationsstörung-Gewebswucherung schon

verändert sei, ein Vorgang, für den die Verkäsung der Knoten ein Beispiel
darstelle, welche wohl eine besondere Form des Endzustandes der Knötchen-
nekrose sei [1].

 Reichliche Mengen von Fett oder Lipoiden hätte SCHLEUSSING in keinem seiner Leberknötchen nachweisen können — abgesehen von Veränderungen um den eigentlichen Herd
herum; innerhalb des Tuberkels komme es späterhin zu Bildern, in denen deutliche
Zellen und Zellgrenzen überhaupt nicht mehr erkennbar wären oder mehr-weniger gut
erhaltene Kerne allein noch als Zeichen vorhanden gewesener Zellelemente sichtbar blieben.
Und diese Kerne verlören ebenfalls ihre Färbbarkeit, würden zu Schatten und verschwänden.
Wo Chromatinumlagerungen, Kernpyknose, Chromatorhexis, Kernzersplitterungen usw.
aufgetreten, hätte man sie auf Vorgänge an Lymphozyten und Leukozyten beziehen müssen.
Die oft reichlich erkennbaren Ansammlungen gröberer und feinerer Kerntrümmer hätten
sich nicht von Epitheloidzellen herleiten lassen.

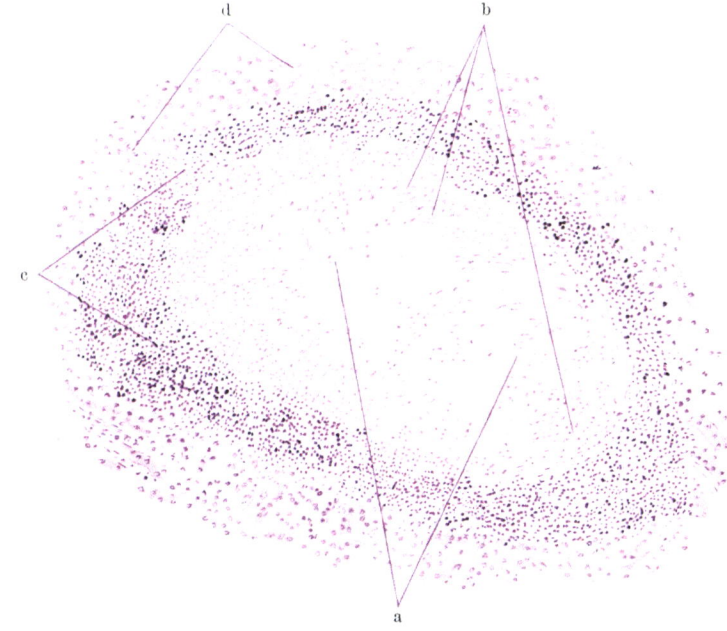

Abb. 50. Tuberkulöser Knoten (Konglomerattuberkel in der Leber eines an Lungen- und Darm-
tuberkulose verstorbenen Menschen. Nekrotisches Zentrum bei a, Epitheloidzellzone bei b, breite
Lymphozytenwall bei c, unverändertes Lebergewebe bei d. Benzidinreaktion: Hämalaun. 76fache
Vergrößerung. (Nach SCHLEUSSING.)

 „Gleichgültig, in welcher Weise der Gewebsuntergang im neugebildeten Gewebe sich
abspielt, auch dieser Gewebsschädigung folgt zeitlich, und es scheint ... auch kausal
nachgeordnet, eine erneute Zirkulationsstörung. Die Erkenntnis ihres Vorganges ist alles
andere als neu. Sie ist von jeher von fast allen Forschern beschrieben und erkannt, ... sie
ist schon von KOSTENITSCH und WOLKOW (1892) genau beschrieben und als „Stade de
leucocytose polynucleaire secondaire" bezeichnet worden. Sie unterscheidet sich in nichts
von der sonst zu beobachtenden Zirkulationsstörung: Ansammlung von roten Blutzellen
in den umliegenden Kapillaren, Erscheinen vereinzelter, feinster Fäden nach WEIGERT
darstellbaren Fibrins, Ansammlung polymorphkerniger Zellformen mit Benzidinreaktion
gebenden Granula im Protoplasma und, was eigentlich an Intensität bei weitem im Vordergrund tritt, Ansammlungen von Zellen mit rundem, chromatinreichem Kern, die entsprechend ihrem morphologischen und färberischen Verhalten als Lymphozyten anzu-

---

[1] Hier merkt SCHLEUSSING an, daß vielleicht nicht ganz einheitliche Vorgänge von ihm
einheitlich benannt worden seien und daß wegen der hierfür geringeren Eignung der Lebertuberkulose eine Scheidung der Vorgänge durch Untersuchung an anderen Organen nötig
erscheinen dürfte.

sprechen sind, sowie typische Plasmazellen. Die Ansammlung dieser Zellformen ist oft
so enorm, daß um nekrotische Gewebspartien, denen allenfalls noch ein schmaler Saum
von epitheloiden Zellelementen angelagert sein kann, sich ein dichter Wall nur oder fast
nur aus Lymphozyten bestehend erkennen läßt (Abb. 49). Die Ansammlungen der erwähnten Formelemente beschränken sich bei weitem nicht auf die Umgebung des Herdes.
Eine Zuwanderung zum mindesten in die der Nekrose anliegenden Zone konnten wir als
ständigen Befund beobachten. Es ist allerdings fraglich, inwieweit innerhalb des nekrotischen Gewebes gelegene Zellelemente dieser oder der vorhergehenden „entzündlichen
Erkrankung" zuzurechnen sind, eine Frage, deren Beantwortung ... für das Prinzip des
Vorgangs unwichtig erscheint" (SCHLEUSSING).

Nicht immer bestehen die ausgestreuten Lebertuberkel aus einem Knötchen;
wie schon bei der Wiedergabe der Untersuchungen von SCHLEUSSING gesagt

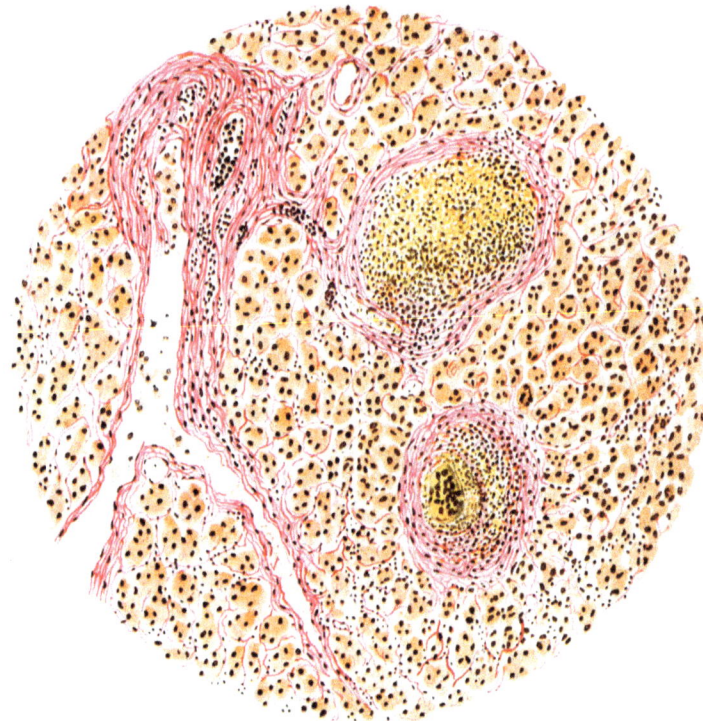

Abb. 51. Bindegewebige Umscheidung von miliaren Lebertuberkeln. (Optik: Zeiß 16,0 mm, Ok. 8.)

wurde, entpuppt die mikroskopische Betrachtung recht oft ein Konglomerat
kleinster Tuberkel zu einem miliaren oder etwas größeren Knötchen, dessen
einzelne Granulome teils zusammenhängen, teils durch kernreiche Bindegewebszüge getrennt sind. Wenn es sich um alte Knötchen handelt, was also in
ausgesprochen alten Fällen von disseminierter Lebertuberkulose zutrifft, so
wuchern mehr und mehr Fibroplasten unter reichlicher Fibrillenbildung um
die Knötchen herum (KIYONO); es kommt zu einer Art narbiger Umscheidung
der Tuberkel, zu einer Abkapselung, ja zu einer Heilung. Diese Rückbildungsvorgänge der Lebertuberkulose bezeichnet JENNY als etwas recht gewöhnliches
(Abb. 51). Es sind jene Vorkommnisse, welche unter anderem von SCHLEUSSING
genauer und in Einzelheiten erforscht und deren Anfänge oben schon erwähnt
worden sind. Es können schließlich Narben wie nach banalen Entzündungen

infolge Streptokokken und Staphylokokkenwirkung — ohne weitere Nachweismöglichkeit der Erreger vorliegen. Die zelligen Elemente des entzündlichen Vorganges sind dann zurückgetreten, die Entwicklung des Bindegewebes herrscht vor. Freilich stehen, wie Schleussing betont, rein morphologisch betrachtet umschriebene rundliche Formen des vernarbten Lebertuberkels in einem gewissen Gegensatz zu anderen, mehr diffusen Narbenbildungen, wofür die Gründe wohl in besonderen Eigenschaften der Erreger lägen.

Schleussing hat solche vernarbte Tuberkel völlig reaktionslos im Gewebe liegen gesehen; sie setzten sich aus dicht aneinandergelagerten, breiten, nach van Gieson tiefrot färbbaren Bändern zusammen. Feinere Fasern seien dabei völlig in den Hintergrund getreten; doch sei zu betonen, daß sich immer feinste, mit Säurefuchsin-Pikrinsäure rot gefärbte Fasern zwischen die umgebenden Leberzellbalken eingeschoben hätten; Fasern, von denen der Zusammenhang mit dem Bindegewebe des Herdes ganz unzweifelhaft war. Wenn in den Herden auch stellenweise eine zirkuläre Anordnung der Randfasern angedeutet erschien, sei dieser Befund nie besonders ausgeprägt erhoben worden, wie überhaupt Gesetzmäßigkeiten in Lagerung und Form der Fasern und Bänder nicht festzustellen gewesen wären. Ein Unterschied im Ausgang zwischen den abgekapselten Herden und den bindegewebig organisierten Herden scheine späterhin völlig verwischt zu werden. Doch muß einschränkend gesagt werden, daß in der Schleussingschen Untersuchung die in der Leber an und für sich selteneren größeren Tuberkel nicht eingeschlossen waren.

Bei Untersuchung vieler einschlägiger Lebern mit älterer Knötchenbesiedlung konnten Culp und der Verfasser mitunter, und zwar nicht gerade selten erkennen, daß es in der Nähe der Knötchen zu einem stärkeren Hervortreten des Bindegewebsgerüstes, zu einer Induration gekommen war. Diese entwickelt sich aus einer spezifischen oder unspezifischen Entzündung im Bereiche des Leberstützgewebes, bzw. aus einer Verbreiterung und Vermehrung des stützenden Fasernetzes heraus. An Stelle von Knötchen und spezifischem interlobulärem Granulationsgewebe macht sich ein vermehrtes und zur Sklerose neigendes Bindegewebe breit, das inter- und intraazinöse Ausläufer besitzt, Lebergewebsinseln umscheiden und isolieren kann. Eine Verdickung des Zentralvenenrands ist oft erweislich. Bilder von einem zweifellos zirrhotischem Umbau des Lebergewebes durch solche tuberkulöse Vorbedingungen hat Verfasser selbst bisher nicht gesehen; ein von Culp bearbeiteter, einschlägiger Fall ist nicht rein. Muß man die Möglichkeit der Lebersklerosierung im Verlauf und Gefolge heilender ausgestreuter Lebertuberkulose zugeben, so bleibt doch im allgemeinen die Frage der ursächlichen Beziehung zwischen Lebertuberkulose und Leberzirrhose (Stoerk) für die Mehrzahl der Fälle von Leberzirrhose vorläufig noch bestehen, wie ein Vergleich der Arbeiten von Lorentz, Schönberg und von Kirch über diesen Gegenstand lehrt (Literatur bei Kirch). Wesentlich ist der Schluß Kirchs, daß auf rein tuberkulöser Basis, also ohne Mitwirkung sonstiger ursächlicher Momente, beim Menschen wohl eine echte Leberzirrhose (mit primärer Bindegewebswucherung, sekundärem Parenchymumbau) entstehen könne; dies geschehe durch Bildung eines tuberkulösen Granulationsgewebes, das meist durch eine hämatogene, auf dem Pfortaderwege geschehene Infektion veranlaßt, in multiplen Herden auftrete, durch Konfluenz seiner Herde und Züge sich ausbreite, ausreife, und zwar in interazinös-annulärer oder in intraazinös-dissezierender Form; dieser experimentell zuerst von Stoerk und nach ihm von verschiedener Seite gemachten Feststellung an Tieren, hielten jedoch nur wenige der bisher als menschliche tuberkulöse Leberzirrhose beschriebenen Fälle Stand, am meisten noch die Beobachtungen von A. Fraenkel und von Isaak. Daß auf tuberkulöser Basis in der Leber auch ein akuter Parenchymuntergang mit knotiger Regeneration nach Art der sog. toxischen chronischen und subchronischen Leberdystrophie eintreten könne, lehrt die Beobachtung von Wegerle.

(Hier sei auch angefügt, daß Rössle in der Leber eines an käsiger Lungen-
und Drüsentuberkulose verstorbenen Kindes neben geringer interstitieller Entzündung riesenhafte, vielkernige Leberzellen sah, wie sie im übrigen wohl auch
bei kongenitaler Leberlues und nicht ganz akuter Leberdystrophie auftreten und
nur als unspezifische Zeichen einer Regeneration des Lebergewebes aufzufassen
sein dürften.) —

Es ist noch einiger Befunde zu gedenken, welche bei der ausgestreuten
Lebertuberkulose gelegentlich erhoben wurden und welche als eigenartige
Teleangiektasien bzw. als Blutungen von SCHROHE, MITTASCH, MEYER, SCHÖN-
LANK und PELTASON nachgewiesen worden sind. SCHROHE hat sie als gesonderte
Gefäßerkrankung der Pfortaderverzweigung und als Folge derselben aufgefaßt,
ohne ihre Natur klären zu können. FR. G. A. MEYER hat indes solche Blutungen
auf Venenwandzerreißungen zurückführen können, und auch SCHÖNLANK konnte

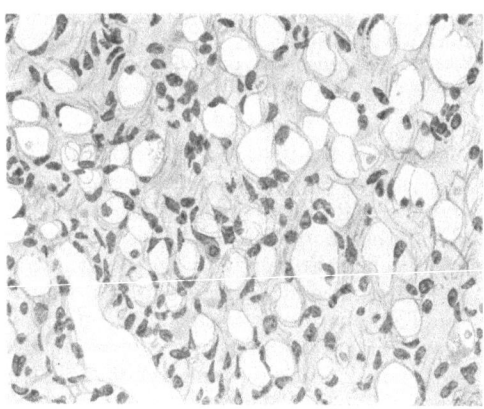

die unmittelbare Verbindung von
solch kleinen Buträumen mit der
Vena centralis dartun. MITTASCH
beschrieb kleine Blutungen in
Phthisikerlebern, ohne indes als
Quelle Gefäßrupturen nachweisen
zu können; diese Blutungsherde
seien scharf umschrieben und als
angiektatische Prozesse an Venen
bzw. Kapillaren anzusprechen,
welche streifen- und herdförmigen
Parenchymdegenerationen ihr Dasein verdankten. (Daß ganz umschriebene Herdnekrosen im Lebergewebe chronisch Phthisischer
— abgesehen von ausgestreuten
Tuberkeln — nicht gar selten
sind, kann Verfasser durchaus bestätigen; vgl. auch die Studien

Abb. 52. Lebertuberkulose beim Rind mit reichlichem
Glykogengehalt auch im tuberkulösen Gewebe. (BESTS
Karminfärbung. Vergr. 110fach. Nach H. J. ARNDT.)

von SCHLEUSSING!). PELTASON hat ebenfalls unabhängig von eingestreuten
Tuberkeln rundliche, kugelige und scharf begrenzte Blutungsherde in der
Leber zweier Schwindsüchtiger gesehen, einmal zunächst den Zentralvenen,
manchmal auch in den Randpartien der Leberläppchen, manchmal subkapsulär.
Stets fand er einen Zusammenhang mit einem größeren Blutgefäß, dessen Wan-
dung meist verdickt und infiltriert erschien; plötzliche, intermittierende Druck-
steigerungen im Venensystem der Leber hält er für mitschuldig an solchen
Leberblutungen. Fand PELTASON auch keine ursächliche Beziehungen zu
Tuberkeln selbst, so meinte er doch, daß im Blut kreisende Tuberkulose-
toxine die Gefäßwände entsprechend schädigen würden.

Anders ist das Ergebnis der Untersuchung, welche GUI-DUNG MA über die
kleinen Blutzysten in der Leber bei Tuberkulose angestellt hat. Er kam zu
dem Schluß, daß miliare Tuberkel in Beziehung zu den an und für sich durch
die tuberkulöse Noxe geschädigten Gefäßen träten. Die Tuberkelbildung zer-
störe die Gefäßwand unter Rarefizierung der elastischen Elemente. Schließlich komme es zum Einbruch in die Gefäßlichtung, so daß eine offene Verbindung
zwischen Tuberkel und Gefäß zustande komme. Der Blutstrom spüle nun das
im Tuberkel befindliche käsige Material fort, worauf sich der gebildete Hohlraum mit Blut fülle. —

Schließlich ist noch der Untersuchungen zu gedenken, welche H. J. ARNDT
über den Glykogengehalt tuberkulöser Tierlebern angestellt hat. Von drei

untersuchten Fällen fand sich in 2 Lebern nur ein sehr geringer Glykogengehalt in Form spärlicher Inseln, wobei einmal auch extraepitheliales Glykogen aufgetreten sei. Der dritte Fall, der einer generalisierten Tuberkulose entsprach, ließ äußerst reichlichen Glykogenbefund erkennen, der bemerkenswerterweise auch die Tuberkel selbst betraf. Besonders in Epitheloidzellen, aber auch in lymphozytären Zellen wurden reichlich Glykogenkörnchen festgestellt; nur in Riesenzellen vermißte sie ARNDT, während sie in den Bindegewebszellen des tuberkulösen Granulationsgewebes vorhanden waren. Nur sehr spärlich fand sich Glykogen in den ganz jungen, (sub)miliaren Tuberkeln; hochgradig nekrotisch verkäste Bezirke erwiesen sich so gut wie glykogenfrei. Beim Menschen, so meint ARNDT, dürfte ein derartig hoher Glykogengehalt nur selten festzustellen sein, wobei er sich auf LUBARSCH und DEVAUX beruft.

b) Gröbere, nodöse, sog. „lokalisierte" Lebertuberkel, einschließlich der sog. „Röhrentuberkel".

Nächst der ausgestreuten, durch kleinste Knötchen ausgezeichneten, ungenein häufigen Lebertuberkulose ist eine grobknotige noduläre Tuberkulose der Leber zu nennen, deren Knoten von Stecknadelkopf- und Hanfkorngröße

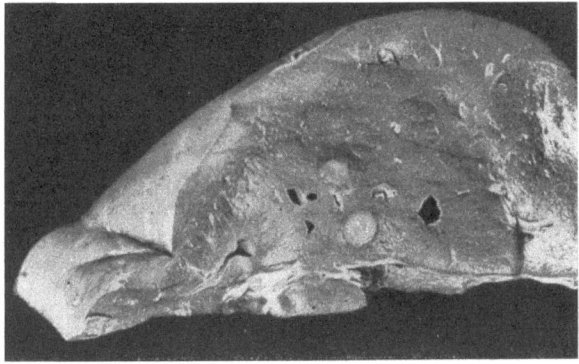

Abb. 53. Vereinzelte haselnußgroße Tuberkel in der Leber eines Senegalnegers.

bis zum Umfange von Walnüssen befunden werden. Meist liest man, sie seien erbsengroß oder etwas größer. Ein reiches Sektionsmaterial an senegalischen Negern mit vielfacher, extrapulmonaler, grober Tuberkelbildung bei subakutem bis subchronischem Verlauf der Krankheit belehrte indes den Verfasser, daß die Knoten oftmals über Erbsengröße weit hinausgehen (Abb. 53). Bald handelt es sich um viele, bald nur um wenige Knoten; zumeist aber sind sie mehrfach vorhanden, isoliert kommen sie in dieser Größe selten vor. Sie sind scharf begrenzt, meist rundlich, sitzen sowohl im Innern der Organe als nahe unter der Kapsel. Der Farbe nach sind sie weißgelblich oder graugrünlich, oder sie sind, was durchaus nicht die Regel, einzeln oder samt und sonders gallig verfärbt. Regel ist dagegen, daß alle grünen Lebertuberkel in offener Verbindung mit Gallenkanälen stehen — und zwar meist mit solchen größerer Lichtungsweite ORTH, JACOBSON).

Die Härte dieser Knoten entspricht oft einem trockenen Käse; das darf jedoch nicht als Norm gelten, da sie nicht selten zentral erweicht erscheinen und da es Fälle gibt, in denen sie bis auf einen käsigen, talgartigen Außenbezirk zerfallen erscheinen, so daß sie nunmehr gallig bespülte Lebergewebskavernen darstellen. (Gute Abbildung bei KAUFMANN.)

Da die Beziehung der Tuberkulose zur Gallenwegswand nicht nur in Knotenform, sondern nach Art einer spezifischen Wandinfiltration gegeben sein kann, spricht man auch von einer „Röhrentuberkulose der Leber“ (ORTH, HALL) (Abb. 54).

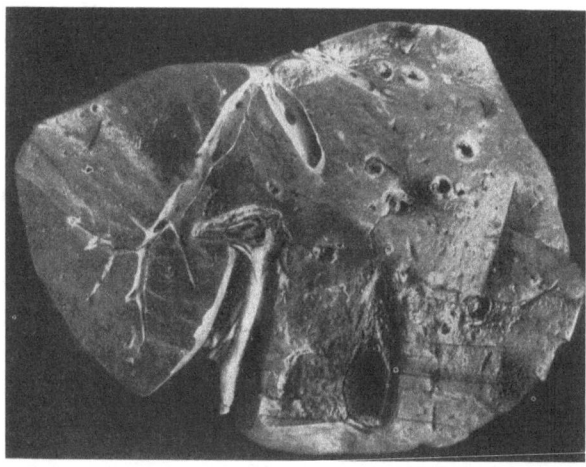

Abb. 54. Röhrenförmige, gallige Tuberkulose der Leber eines Kindes. (Rechts oben sind durchschnittene, infolge des käsigen und tuberkulösen Wandprozesses erweiterte Gallengänge gut zu erkennen.)

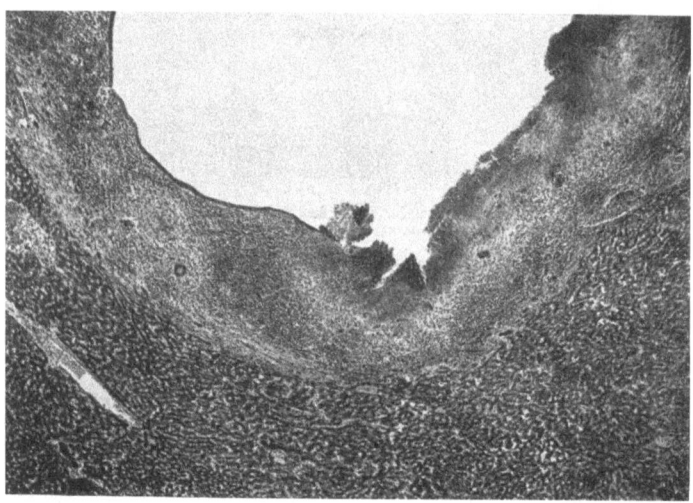

Abb. 55. Röhrentuberkulose der Leber. Tuberkulöse Infiltration und käsiger Zerfal der Wand eines größeren Gallenganges. (Optik: Winkel 1a, Ok. 2.)

Gerade diese letztgenannten Formen sind Gegenstand eingehender Betrachtung geworden. WAGNER und ARNOLD haben sie zuerst erforscht. WAGNER entdeckte im Zentrum solcher Tuberkel Gallenkonkremente. ARNOLD betonte den Befund von Streifen, Fetzen und Teilchen des Gallenepithels in ihrem Reaktionskreis.

Auch machte er die Möglichkeit der Entstehung von Riesenzellen aus Gallengangsepithelien geltend. SCHÜPPEL hat die Erscheinung der galligen Tuberkel
in Parallele mit peribronchialen, tuberkulösen Knoten, bzw. mit der infiltrierenden Wandtuberkulose der Geschlechtswege gebracht. Während CLAUDE und
HILBERT die arterielle Einschleppung von Tuberkelbazillen bis in die Wand
der Gallengänge verantwortlich machen für die Entstehung galliger Tuberkel,
hat SIMMONDS diese Erscheinung als Produkt einer Ausscheidung der Bazillen
mit der sezernierten Galle und als eine aus der Gallenwegslichtung sekundär
eintretende sozusagen rückläufige Infektion und Infektionsfolge erklärt (Abb. 55).
Diese Meinung ist aber hinfällig geworden durch das Ergebnis von Untersuchungen KOTLARs, LICHTENSTEINs, ferner JOESTs und seiner Mitarbeiter
EMSHOF und ZIEGLER, welche an einem in Serien untersuchten großen Material
von tierischer Lebertuberkulose der gleichen in Frage stehenden Anordnung
zu dem Standpunkt kamen, daß hämatogen entstandene, nahe der Gallenwegswand oder in der Gallenwegswand aufgeschossene Tuberkel, wenn sie an
Umfang zunehmen, leicht in die Gallenwege durchbrechen und evtl. ihre erweichten Käsemassen samt den umschlossenen Tuberkelbazillen in die Galle
ergießen.

c) Geschwulstähnliche, riesige, multiple oder solitäre und komglomerierte Tuberkel der Leber.

Die grobknotige, noduläre Form der Lebertuberkulose umfaßt auch eine
ganze Reihe, ja die Mehrzahl jener Beobachtungen, welche als große Konglomerattuberkel oder als Solitärtuberkel oder als lokalisierte
Tuberkel der Leber veröffentlicht worden sind. Nur in der Größe, nicht
im Wesen, ist hier ein Unterschied gegeben; alle Größenübergänge sind denkbar, ebenso wie grobe noduläre Tuberkulose und disseminierte submiliare und
miliare Tuberkulose der Leber auch gemischt vorkommen. Selten sind diese
riesigen Formen mehrfach in einer Leber gefunden worden (Abb. 56).

Alle größeren Knoten bestehen aus einem Zusammenschluß zahlreicher Einzel-
tuberkel und lassen am Rand meist junge Knötchenabsiedelungen wahrnehmen.
In der Größe gehen sie meist weit über die einer Walnuß hinaus. Wie LOTHEISENs
Arbeit ergibt, wie ferner des Verfassers zahlreiche Befunde an senegalesischen
Negersoldaten lehrten, sind grobknotige Lebertuberkulosen keine ausgesproche-
nen Raritäten (Fälle von HESCHL, WAGNER, CHVOSTEK, ASKANAZY, CLEMENT,
SIMON, ELLIESEN, JACOBSON, SIMMONDS, FLETCHER, O. M. CHIARI, ZEHDEN,
BRÜTT u. a.); selten sind aber die riesigen, apfelgroßen und noch umfang-
reicheren Tuberkel, die man als geschwulstähnlich bezeichnet hat (Abb. 57).
ROMPIANI hat sie als tuberkulöse Pseudotumoren benannt und in einem Fall
abgebildet.

Lokalisierte, mächtige Lebertuberkulosen können Anlaß zu chirur-
gischem Eingreifen geben (RAMSHOFF, ROME, BUNZL, CZERNY, JUKELSON,
KRAUSE, BRÜTT, C. FRAENKEL). Derartige mächtige Lebertuberkel haben sich
gelegentlich in erweichtem Zustand als Abszeß geltend gemacht, wofür abermals
LOTHEISEN mehrere Beispiele aus der Literatur und eigener Beobachtung mitteilt. Neuerdings hat darüber unter Beibringung einer neuen Beobachtung
WERNER GERLACH berichtet.

Von pathologisch-anatomischer Seite sind riesige geschwulstartige Lebertuberkel von ORTH, SIGG und ERNST, SIMMONDS, WALTER FISCHER und
E. FRAENKEL mitgeteilt worden.

Der Fall von ORTH, welcher in seiner tuberkulösen Natur angezweifelt worden war,
konnte durch ORTH in einer zweiten Bearbeitung nachhaltig als solcher behauptet werden.

Die geschwulstartigen Lebertuberkel werden als Knoten vom Umfang einer Billardkugel oder als faustgroße, gänseeigroße, kindskopfgroße „Geschwülste" geschildert. E. FRAENKELs Beobachtung ließ in der Leber nicht einen isolierten, sondern drei apfelgroße und mehrere

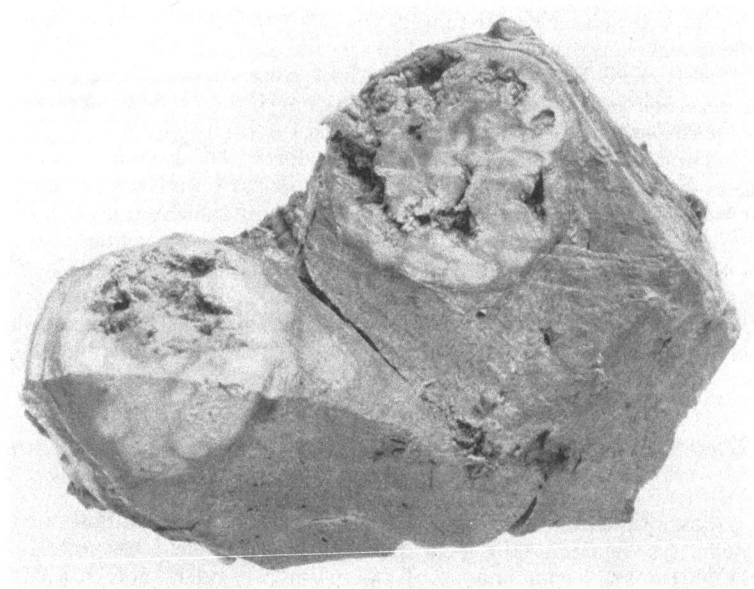

Abb. 56. Riesenhafte Konglomerattuberkel an der Leberpforte eines 38jährigen Mannes.
(Beobachtung und Bild von PAUL ERNST-Heidelberg.)

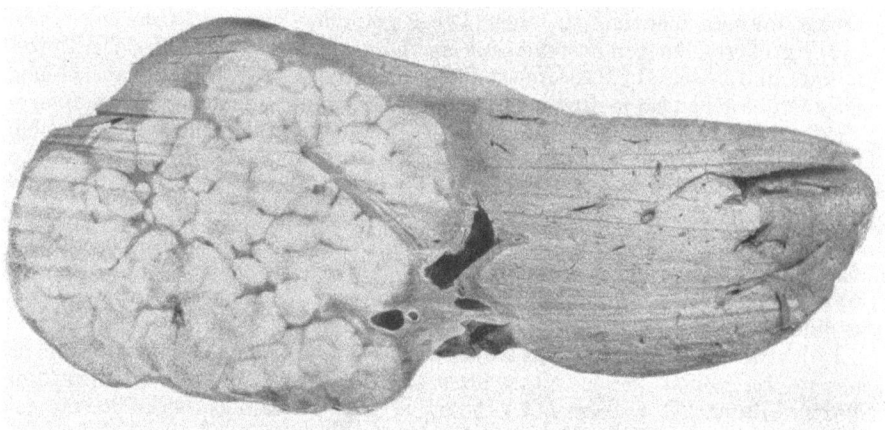

Abb. 57. Geschwulstähnlicher Konglomerattuberkel der Leberkuppe einer 59jährigen Frau.
(Beobachtung und Bild von PAUL ERNST-Heidelberg.)

kleine, aus gelben, trockenen, käsigen Massen bestehende Knoten erkennen; mikroskopisch ließen sich in den Randpartien hauptsächlich „aus gleichmäßig verkästen, durch schmale Züge an lymphatischen Zellen reichen Gewebes getrennten Massen" bestehende Stellen erkennen, in deren Peripherie fast überall echte LANGHANSsche Riesenzellen in größeren und kleineren Abständen voneinander gelegen waren. Außerdem fanden sich einzelne frischere Miliartuberkel. Tuberkelbazillen waren nachweisbar. Im Falle SIMMONDS bestand der Knoten aus derberen und weicheren Partien mit etwas gelapptem Bau und mit scharfer Abgrenzung am Rande, gegen die Umgebung hin, in der noch ein paar kleine käsige Knötchen zu sehen waren. Mikroskopisch bot der Tuberkel zentral keine Struktur, nur Trümmer von Riesenzellen ließen sich erkennen; peripher fand sich eine kleine zellige Infiltration ebenfalls mit eingestreuten Riesenzellen; hier gelang auch der Nachweis vereinzelter Tuberkelbazillen. — Im ersten der Fälle von ERNST und von SIGG konnten keine Bazillen zur Darstellung gebracht werden, wohl aber im zweiten; einmal handelte es sich hier um einen faustgroßen, 7 cm zu 10 cm messenden Knoten, einmal um einen solchen von 7 cm Durchmesser, der im Zentrum erweicht war. ORTH hat betont, daß diese großen Tuberkel fern der Gallenwegswand entstünden, LOTHEISEN weist darauf hin, daß sie den rechten Leberlappen bevorzugen, der Farbe nach sind sie hell, weißgelb bis dunkelgelbbraun und grünlich, ihre Härte kann beträchtlich sein; sie erscheinen sowohl als trockne Gebilde, können aber auch zentral zerfallen und eitrig, schmierig verflüssigt werden (DODEL), alles Umstände, welche eine klinische Abgrenzung von irgendeiner bösartigen Leberneubildung kaum zulassen. Aber auch die autoptische Diagnose kann hier recht schwierig sein, da der Bazillennachweis, wie LOTHEISEN betont, nur im 4.—5. Teil der untersuchten Fälle gelingt. Tierversuch ist also bei derartigen Befunden stets angebracht. Die Unterscheidung von einer gummösen Bildung erfordert die Berücksichtigung der ganzen makroskopischen und mikroskopischen Leberverhältnisse (BRÜTT, BOMPIANI). Gummöse Lebern pflegen oft Narben aufzuweisen, schwielige Einziehungen, welche aber ebenso fehlen können. Auch in der WASSERMANNschen Reaktion am Lebenden- oder Totenblutserum ist ein Hilfsmittel zur Diagnose gegeben.

Es ist nicht unwahrscheinlich, daß in der Pathogenese der lokalisierten, groben Lebertuberkel ein Unterschied gegenüber den disseminierten kleinen Tuberkeln besteht. Erstens sind im allgemeinen die groben Knoten, je größer sie sind, desto geringer an Zahl, jedenfalls durchschnittlich geringer als die bei submiliarer Lebertuberkulose vorhandenen Knötchen. Auffällig ist ferner, daß gröbere Leberknoten sich mit einer gewissen Vorliebe gerade bei jenen Tuberkulosen vorfinden, welche in subakuter bis subchronischer Weise verlaufen und sich durch mächtige Ausbildung käsiger Lymphdrüsenpakete im Brust- und Bauchraum auszeichnen (vgl. O. M. CHIARI), Formen welche für die europäischen Säuglinge und Kleinkinder ebenso typisch sind als für die Angehörigen solcher Naturvölker, die an und für sich nicht als durchseucht von KOCHschen Stäbchen gelten, um dann beim Eintritt in unsere Kulturkreise noch als Erwachsene jene kindliche Phthisenform unserer Breiten zu zeigen (GG. B. GRUBER). Wenn nun kaum ein Zweifel besteht, daß die klinisch latente, so ungemein häufige, disseminierte Lebertuberkulose bei chronisch Phthisischen infolge portovenöser Keimeinschleppung entsteht, so konnte GG. B. GRUBER in 20 Fällen von großknotiger Lebertuberkulose bei subchronisch verlaufender Gesamterkrankung nur einmal eine beginnende geschwürige Darmveränderung und nur zweimal käsige Gekrösedrüsen (ohne Darmwandgeschwür) feststellen. Es dürfte dies dartun, daß die grobknotigen Formen der Lebertuberkulose nicht oder nur ausnahmsweise auf dem Pfortaderweg entstehen. Gewiß kommen hier arterielle Keimembolien in Betracht, wie sie auch v. RANKE bei seiner Stadieneinteilung des tuberkulösen Leidens als ,,hämatogene Metastasen" für die zweite Periode des Krankheitsablaufes als typisch bezeichnet. Besitzt der Körper die Kraft, die Noxe in diesem Stadium allgemein zu überwinden, dann mögen hieraus jene Fälle großknotiger Lebertuberkulose resultieren, welche bei zurückgegangenen oder abgeheilten tuberkulösen Prozessen anderer Organe äußerst überraschend wirken können; gehen gar in der gleichen Leber alle Knötchen zurück, bis auf den einen oder anderen Knoten, der aus unbekannten Bedingungen sich mehr oder weniger schnell vielleicht nach jahrelanger Latenz mächtig vergrößert, so entstehen Fälle vereinzelter geschwulstartiger Lebertuberkulose, welche sich geradezu als ein ursprüngliches, selbständiges Leberleiden aufdrängen und ärztliche Maßnahmen auslösen müssen.

Es besteht noch eine Möglichkeit der Entstehung solcher mehr vereinzelter gröberer Leberknoten, nämlich die der Keimeinschwemmung, bzw. der blockierten Abflußmöglichkeit infektiösen Stoffes auf lymphatischem Weg. Diese Möglichkeit glaubte Verfasser

für jene grobknotigen Tuberkulosen der Baucheingeweide seiner Negerbeobachtungen mit-
heranziehen zu müssen, welche sich vor allem durch mächtige Ketten verkäster Lymph-
organe, angefangen vom Brustraum bis zur Gegend des Promontoriums, sowie zwischen
Milzhilus und Leberpforte auszeichneten (vgl. auch CULP). Nicht die alleinige Erklärung
soll darin gesehen werden. Aber der Bedeutung einer zweifellos vorhandenen Möglichkeit
retrograd-lymphogener Tuberkuloseausbreitung im Abdominalgebiet soll auch bei Betrachtung der Entstehung und mächtigen Ausbildung von Lebertuberkeln gedacht werden.

VIII. Lues.

Äußerst vielgestaltig ist die Wirkung der syphilitischen Infektion im Organismus. Gewohnheitsmäßig wird dabei zwischen den Reaktionsformen, welche
einer kongenitalen Infektion zum Ausdruck verhelfen und den Formen einer
nach der Geburt erworbenen Lues getrennt.

Ebenso wurden von verschiedenen Seiten, so von WAGNER, HUTINEL und
HUDELO, HOCHSINGER, ADAMI und FISCHER die infolge syphilitischer Infektion
zustande gekommenen Leberveränderungen geordnet und eingeteilt. Diese Einteilungen, die bald mehr den klinischen, bald mehr den anatomischen Gesichtspunkt berücksichtigen, haben etwas Enges und Unlogisches an sich. Sie tragen
der Tatsache zu wenig Rechnung, daß ein und derselbe Vorgang je nach dem Zustand des Trägers ein verschiedenes Gesicht zeigt, und daß man Ausheilungser-
scheinungen nicht als neue Offenbarung parallel neben einer zur Blüte entwickelten
Krankheitserscheinung nennen darf. Wir beschränken uns darauf, zu unterscheiden:

1. Fetal erworbene (kongenitale) und infantile Lues.
2. Nach der frühen Kindheit erworbene Lues.

Dabei ist zu bemerken, daß die Eigenart im Reaktionsablauf der fetalen
Syphilis sich auch noch auf das kleine Kind erstreckt. Weiterhin kann noch ein
Unterschied gemacht werden, insoferne als

1. diffus ausgebreitete Leberveränderungen,
2. örtlich umschriebene Veränderungen

in der Leber durch die Lues bedingt werden. Zum Schlusse müssen Ausgänge
und Folgen dieser verschiedenartigen Möglichkeiten Berücksichtigung finden.

a) Spirochaeta pallida in der Leber.

Gemeinsam ist allen luischen Auswirkungen als verursachender Anlaß,
die Anwesenheit von Siphilisspirochäten, der von SCHAUDINN und HOFMANN
entdeckten Keime (Spirochaeta pallida; Treponema pallidum). Eine umfangreiche Literatur, welche GOTTHOLD HERXHEIMER zusammengestellt hat, legt die
Stichhaltigkeit der Anschauung nahe, daß man hier in der Tat den Lueserreger
vor sich hat. Was die Leber betrifft, so fanden BUSCHKE und FISCHER 1905
wohl als erste im Ausstrich des Lebergewebes eines luischen Kindes die
Spirochäten, während BERTARELLI, VOLPINO und BOVERO in Leberschnittpräparaten, welche sie einer Silberimprägnation unterworfen hatten, die Erreger
darstellen konnten; das Organ stammte hierbei von einem tertiär syphilitischen
Kinde. LEVADITI hat mit SAUVAGES die von diesen italienischen Forschern
angewandte Methodik ähnlich der Technik von RAMON Y CAJAL umgeändert
und hat mehrfach schon 1905 Spirochäten in syphilitischen Kindeslebern gefunden.
Weiterhin folgten zahlreiche Bestätigungen bis zu der Überzeugung, daß der
Spirochätenbefund in der Leber bei hereditärer Lues etwas ungemein häufiges,
ja regelmäßiges sei (BRÖNUM, BEITZKE, BABES und PANEA, GIERKE, VERSÉ,
SIMMONDS, FROHWEIN, THOMSEN und CHIEWITZ, EHRMANN, HEDRÉN, DOHI,
SCHNEIDER u. a.) (Abb. 58 u. ff.).

Aus der fieberhaften Tätigkeit, welche auf diesem Gebiet entfaltet wurde, gingen Resultate hervor, die hier wesentlich sind: Es gibt Fälle von Lues, bei denen die Organe geradezu überschwemmt von Spirochäten sind; gleichwohl lassen diese Organe keine pathologische Gewebsreaktion erkennen. VERSÉ, wie SCHNEIDER betonen dies für Fälle der kongenitalen Syphilis; also hat sich die zuerst gemachte Annahme (LEVADITI, THOMSEN und CHIEWITZ), daß die Dichte der Spirochätenanhäufung der Schwere der Gewebsveränderungen gleichgeordnet sei, sehr bald als irrig erwiesen, worauf auch schon GIERKE hindeutete.

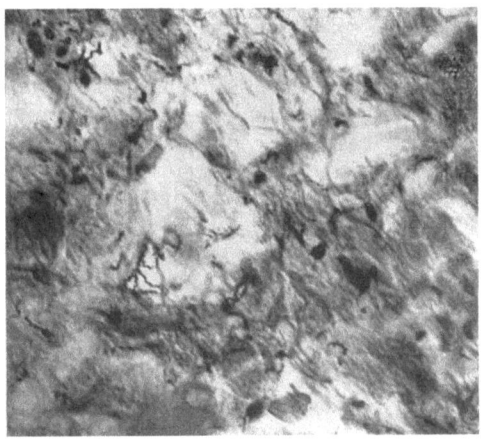

Abb. 58. Spirochäten in einer luischen Kindesleber. Mikrophotogramm. (Optik: Winkel ¹/₁₂, hom. Imm. Ok. 3.)

Die Verbreitung der Spirochäten, bzw. die Durchsetzung syphilitischer Organe mit diesen Keimen ist nicht immer gleichmäßig. Hier sind die Ergebnisse von

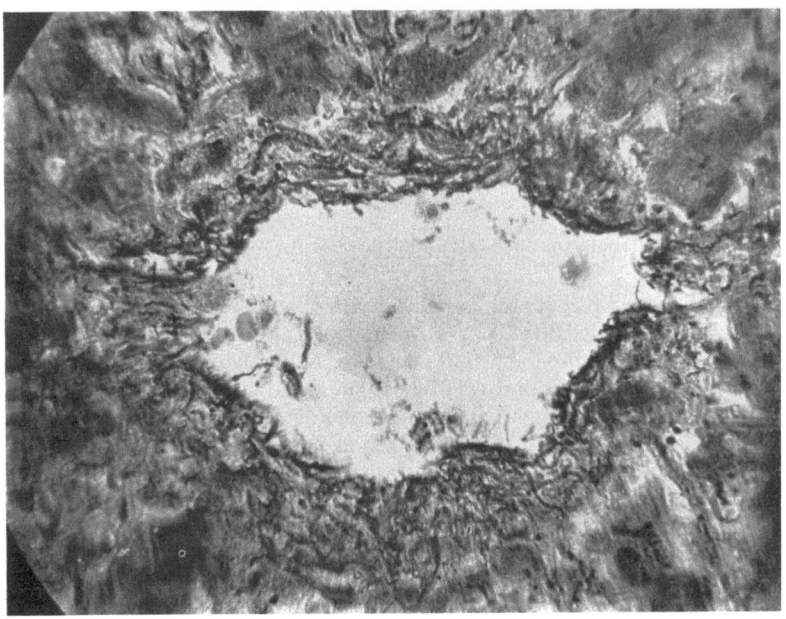

Abb. 59. Spirochätenanhäufung in der Wand der Zentralvene eines Läppchens der Leber eines kongenital luischen Kindes. Nach einem Präparat von P. SCHNEIDER. (Die zahlreichen Spirochäten sind hier nur als schattenhafte, etwas plumpe und unscharfe, gekrümmte Gebilde zu erkennen, welche vielfach parallel zur Gefäßinnenwand liegen.) (Winkel: ¹/₁₂ hom. Imm. Ok. 3.)

SCHNEIDERs Forschung von höchstem Interesse. Abgesehen davon, daß sie in der nächsten Nachbarschaft von Gefäßen, ja in der Gefäßwand dichter liegen können (Abb. 59), finden sich gar nicht selten Spirochätenknäuel, Zopfformen,

37*

Geflechte und Nester, die sich nach Art radiärer Ausstrahlungen in balkenartigen und feineren Zügen nach der Peripherie auflösen. Oft liegen sie in
netzigen Strängen so dicht, daß im versilberten Präparat die einzelnen Keime
gar nicht mehr zu isolieren sind. Dabei zeigen diese Nester und Geflechte mitunter eine gewisse, durch die Gewebsstruktur des befallenen Organs bedingte
Anordnung (Abb. 60). Der Eindruck solch nestartiger, auch netzig angeordneter
Gewebskolonien der Spirochäten kann ungemein plump, ihre Ausläufer können
balkenartig dick aussehen, so daß man nur am Rand Einzelerreger zu unterscheiden vermag.

Dichte Spirochätennester zeigen alsbald eine beginnende zentrale Entartung. Die Zentren sind körnig, riesenzellartig (MÜLLER), aber verschleiert,
unklar. Hier findet ein von
BENDA zuerst erkannter Keim-
zerfall statt, der nach der Peripherie abnimmt. Die entarteten,
körnig zerfallenen Spirochäten
verlieren mehr und mehr die
Fähigkeit der Versilberung; die
Zentren der Nester werden homo-
genisiert, wohl auch durch Phagozytose und Granulationen aus-
gemerzt.

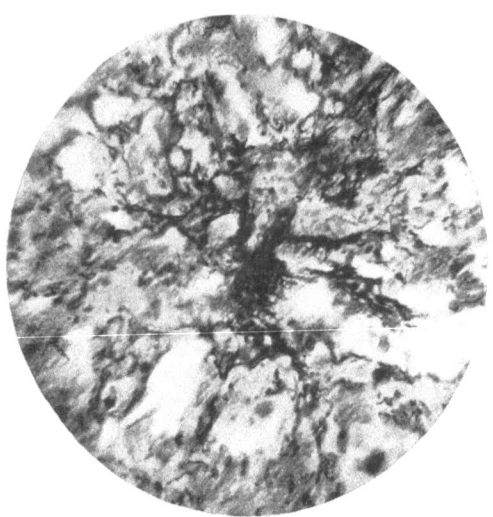

Abb. 60. Spirochätennest in einer kongenital luischen
Leber des Neugeborenen. (Optik: Winkel 7a, Ok. 3.)

Man hat für das Vorkommen
einer Organ-Überschwemmung
mit Spirochäten auch an die Möglichkeit finaler oder postmortaler Vermehrung und Ausbreitung
der Erreger gedacht (BEITZKE,
GIERKE, DOHI, v. WERDT); Versuche, welche KRATZEISEN unter
Aufsicht des Verfassers so vor-
nahm, daß er Leberstückchen
von frisch verstorbenen kongenital luischen Kindern erst auf An-
wesenheit lebender Spirochäten mit Dunkelfeldbeobachtung prüfte, dann teils in
Blut, teils in physiologischer Kochsalzlösung, teils in Galle, teils ohne Zusatz mehrere Tage bei Körpertemperatur aufbewahrte, ließen nach 24—48 Stunden, wenn
überhaupt, so nur äußerst geringe Mengenzunahme der Keime erkennen. Jedenfalls konnten keine vermehrten Zopfbildungen und Nester von Spirochäten
gesehen werden, vielmehr machte sich schon nach 48 Stunden, mehr noch nach
72 und 96 Stunden ein körniger Zerfall der Keime geltend. Daß die Spirochäten in luischen Leichenorganen, speziell in der Leber kongenital syphilitischer Kinder vollkräftig leben, lehrt ein anonymer kleiner Aufsatz von „y",
in dem angeführt ist, daß sich ein Arzt bei der Sektion eines angeborenen
luischen Kindes am Daumen infizierte, ferner daß noch im Saft einer 4 mal
24 Stunden aufbewahrten luischen Kindesleber bewegliche Lueserreger zu erkennen waren.

Nach dem Knochensystem ist die Leber frühsyphilitischer Früchte am zahl-
reichsten als Spirochätenfundort bekannt. Der Befund nimmt ab bei kurz-
lebigen Neugeborenen, noch mehr bei Säuglingen und Kleinkindern, während
die Hepatitis umgekehrt zunimmt, wie PAUL SCHNEIDERs Zusammenstellung
lehren kann, die er auf Grund von 70 Fällen selbst untersuchter kongenitaler
Lues erhielt:

	Syphil. Totgeburten	Syphil. kurzlebige Neugeborene	Syphil. Säuglinge und Kleinkinder
Spirochätenbefund in	100%	84,6%	39%
Spirochätogene Erkrankung der Leber in	20,7%	38%	46%

Andererseits weiß man, daß in sicher luischen Organen mit beträchtlichen spezifischen Veränderungen die Fahndung nach Spirochäten äußerst mühsam, ja vergeblich sein kann; dies gilt von der Syphilis der Erwachsenen, besonders in späteren Stadien vielfach; für die gummösen Knoten ist das die Regel. VERSÉ konnte schon 1906 darauf hinweisen, daß durch Zelltätigkeit des infizierten Organismus die Spirochäten vernichtet werden. So erklärt er ihr Fehlen in Infiltraten und Gummen. LEVADITI und GIERKE haben auch Bilder beschrieben, welche eine Phagozytose der Treponemen durch Leukozyten dartun. Möglicherweise spielt hier auch das Alter des Patienten, sicher aber der Erscheinungsgrad der Infektionskrankheit eine Rolle. Verfasser endlich findet auf Grund zahlreicher Untersuchungen an Lebern von spezifisch, wenn wohl auch gänzlich unzureichend behandelten kongenital oder postnatal luisch Infizierten bestätigt, daß der Spirochätennachweis durch sachgemäße ärztliche Eingriffe sofort empfindlich gestört, ja unmöglich wird. Dem Satz, den SIMMONDS aussprach, nämlich daß bei fehlender Spirochätose Lues congenita mit Wahrscheinlichkeit auszuschließen sei, kann man keine zwingende Gültigkeit zuerkennen. Gleichwohl hat man allen Grund, mit der Diagnose „Lues" im Falle vermuteter Säuglingslues vorsichtig zu sein, wenn der Nachweis des Erregers nicht gelingt und man nur auf die Beobachtung makro- oder mikroskopischer Organveränderungen sich stützen kann. Das hat besonders HEDINGER an Hand von wiederholten Beobachtungen totgeborener Kinder derselben Mutter ausgesprochen, die ebenso, wie der Vater keine Zeichen der Lues darboten, während die Kindsleichen Veränderungen erkennen ließen, die man gewöhnt ist, auf Lues zu beziehen, wie Milztumor, auffallende Persistenz von Blutbildungsherden, Hydrops ascites usw. Die fraglichen Organe versagten vollständig bei wiederholten Versuchen des Spirochätennachweises. Verfasser kennt solche Fälle ebenfalls; auch seiner Ansicht nach handelte es sich dabei nicht um Lues; mitunter liegt eine durch erhöhte Erythroblastose ausgezeichnete Leberstörung, vor welche mit Milztumor und Aszites einherging, gemäß der von SCHRIDDE näher geschilderten Form kongenitaler Wassersucht.

b) Fetal erworbene (kongenitale) und infantile Lues.

Bei 17 164 Leichenöffnungen des Innsbrucker pathol. Institutes aus den Jahren 1869 bis 1927 habe ich insgesamt 680mal die Angabe eines auf Lues zu beziehenden Befundes festgestellt (= 3,9%). Von jenen 17 164 Leichen starben 4841 vor dem 20. Lebensjahr. Von diesen 4841 Neugeborenen, Kindern und Jugendlichen, haben Zeichen der Syphilis dargeboten 304 = 6,3%. Angaben über Beteiligung der Leber am syphilitischen Befund fanden sich unter 121 Fällen, das heißt in 2,5% der 4841 Gesamtfälle, oder in 40% der als luisch angesprochenen Leichen jener Altersabschnitte. Diese Zahl ist wohl nicht zu hoch, da die niedergelegten Befunde nicht regelmäßig mikroskopisch erhoben worden sind — und da andererseits manche Neugeborenenlues mangels feinanatomischer Untersuchung der Leber nicht entsprechend gewürdigt worden sein dürfte.

Häufigkeit. Unter den Organen von angeboren luischen Früchten nimmt die Leber als Offenbarungsort der Syphilis nicht unbedingt den ersten aber doch einen hervorragenden Platz ein. CASTENS berechnete ihre Anfälligkeit auf 75,5% unter 597 einschlägigen Leichenuntersuchungen. In PAUL SCHNEIDERs großem Referat über die Organveränderungen bei der angeborenen Lues lesen wir noch folgende Angaben: „R. MÜLLER fand in 39%, BIRCH-HIRSCHFELD in 22,6%, HECKE in 22% eines gemischten anatomischen Materials Beteiligung der Leber an der kongenitalen Frühsyphilis. Unter Einbeziehung aller, auch unspezifischer Veränderungen fand THOMSEN an seinem Neugeborenenmaterial in 83,3%

die Leber ergriffen, aber nur in 37,5% handelte es sich um direkt spirochäten-
bedingte Veränderungen." SCHNEIDER macht darauf aufmerksam, daß sich an
der Leber weit seltener spezifische Befunde als am Knochensystem erheben
ließen; die auseinandergehenden Zahlen hingen vor allem davon ab, welcherlei
Leberveränderung in die statistische Zählung einbezogen worden sei.

Das pathologisch-anatomische Bild der angeborenen Lebersyphilis
ist höchst mannigfaltig. Hier seien zunächst die diffusen Leberveränderungen behandelt, wobei sogleich angemerkt sei, daß es sich nicht nur um
allgemeine Ausbreitung über die ganze Leber, sondern auch über Leberteile
handeln kann. Bei Lebern angefangen, welche makroskopisch gänzlich unverändert aussehen, bis zu stark vergrößerten und verhärteten Lebern, ja bis zu

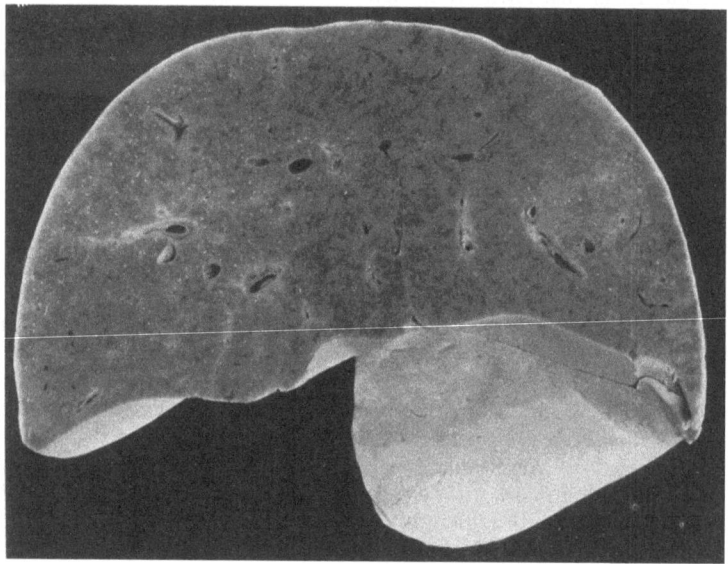

Abb. 61. Miliare Syphilome in der Leber eines kongenital luischen Mädchens von 1 Monat.
(Nach v. WERDT.)

narbigen Leberveränderungen mit dem äußeren Bild der Zirrhose bestehen alle
Möglichkeiten des Vorkommens. Meist ist das Organ vergrößert, seine Kapsel
feucht glänzend, manchmal von feinstem Faserstoffschleier bedeckt. (Diese
Schleier können Spirochäten enthalten [BOSC], ebenso wie in der Aszitesflüssigkeit solcher Früchte Treponemen vorkommen [GROUVEN].)

GUBLER, der sich als einer der ersten mit dieser Frage beschäftigte, sagt von
der Leber kongenital luischer Kinder, sie sei derb, ohne gerade immer einen sehr
bezeichnenden Härtegrad erkennen zu lassen. Eine gelbliche Färbung in den oberflächlichen Schichten des Lebergewebes, also auch entlang dem vorderen Rand,
eine mehr unbestimmte Färbung des Innern, welche zwischen Gelb und Rotbraun spiele, auch abgeschwächt sein könne, lasse die ganze Farbtönung der
Schnittfläche mit dem Aussehen eines Feuersteins (,,Foie silex") vergleichen.
HUTINEL und HUDELO erinnern im Farbvergleich an die Terra di Siena. Die
luische Leber, auch die mazerierte ist nach diesen Autoren schwerer als die
unveränderte Leber, was auf einen Ödemzustand bezogen wird. Die verschiedenen Farbskalen, welche die Autoren für die fraglichen Lebern angeben, mögen
sich mit der Lagerung der Leiche ändern. Auch graue und grünlichbraune

Töne hat Verfasser gesehen; wesentlich erscheint der unscharf fleckig glänzende und durchscheinende, meist recht feuchte Eindruck der Schnittfläche. Vom Lebergewebe sagt GUBLER ferner, es sei leicht transparent und lasse manchmal eine opake Körnelung unterscheiden. OTRH betont, daß die Läppchenzeichnung der Leber ganz verschwunden sein kann, und daß verwaschen gelbe Herdchen von unregelmäßiger Form das Gewebe durchsetzen. Diese Herdchen, welche von PARROT schon 1879 gut makroskopisch beschrieben worden sind, schwanken nach der Erfahrung der Verfassers von den kleinsten Maßen, die man eben mit freiem Auge sieht, bis zu Formen, die Erbsengröße erreichen (Abb. 64). Solch große Formen sind aber gewiß selten. Handelt es sich um große, an

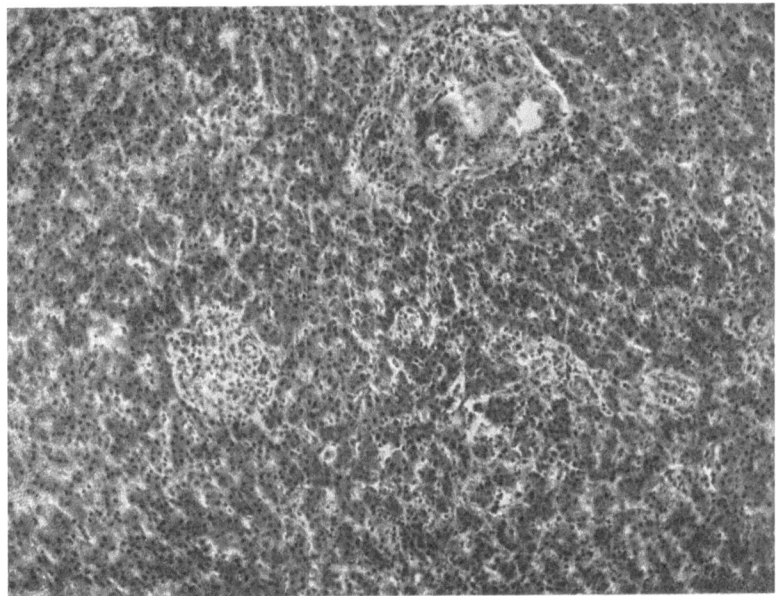

Abb. 62. Leber eines kongenitalen luischen Kindes, welche bei Versilberung unzählige Spirochäten zeigte. Trotzdem nur ganz geringe Hepatitis. (Präparat von P. SCHNEIDER. Optik: Winkel 1a, Ok.3.)

der Oberfläche manchmal vorspringende, weißgelbe Knoten, dann sind in der Regel die allgemein durchsetzenden Gewebsveränderungen nicht deutlich; solche diffuse Veränderungen betreffen dagegen gar nicht selten jene luischen Kindslebern, welche TROUSSEAU ob ihrer elastischen Härte mit Sohlleder verglichen hat und welche beim Durchschneiden mit einem leichten, nicht absolut scharfen Messer einen unreinen, harten, angeblich knirschenden Ton bilden helfen. Solche Lebern werden mehr bei etwas älteren Säuglingen als bei Neugeborenen gefunden. Ihre Farben spielen bei Beeinträchtigung der Gallenfunktion vom Braunen ins Schwarze (HUTINEL und HUDELO).

Wie oben schon erwähnt, kommen bei kongenital syphilitischen Früchten und Kindern auch Befunde von Aszites vor. Der Ascites muß indes nicht unmittelbar auf einer Leberlues, d. h. auf einer Hepatitis diffusa unter allen Umständen beruhen. PAUL SCHNEIDER macht darauf aufmerksam, daß er auch ein Zeichen portaler oder allgemeiner Stauung sein kann.

Bei der vielfachen Unsicherheit der makroskopischen Diagnose ist es unerläßlich, die Leber zu mikroskopieren. Aber auch das histologische Verhalten läßt eine ganze Reihe verschiedener Ausdrucksmöglichkeiten zu. Hier verzeichnen wir zuerst spirochäten-durchsetzte Lebern, die keine Gewebsreaktion oder nur eine leichte Quellung der Kapillarendothelien erkennen lassen, jene also makroskopisch unveränderten Organe (Abb. 62).

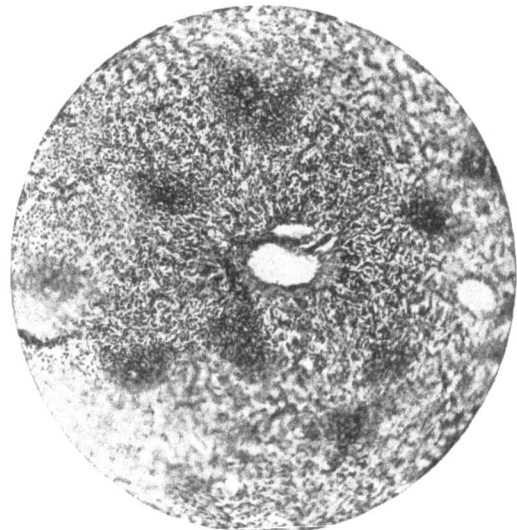

Abb. 63. Hepatitis eines kongenital luischen Kindes mit miliaren Syphilomen.
(Optik: Winkel 1a, Ok. 3.)

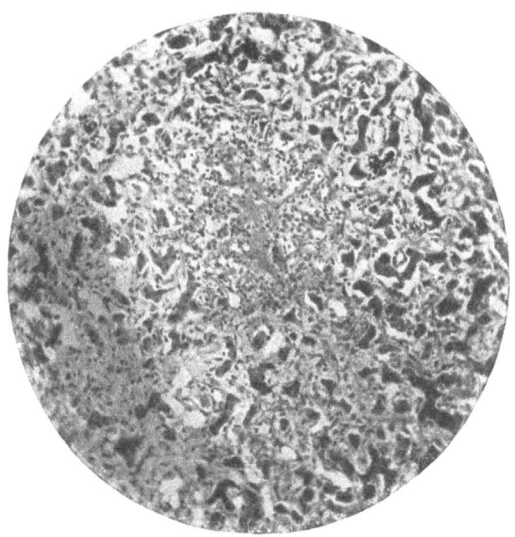

Abb. 64. Miliares Lebersyphilom eines 9 Wochen alten, kongenital luischen Kindes. Zentrales Spirochätennest in Nekrobiose. Periphere Leukozyteninfiltration. (Präparat von E. FRAENKEL, Hamburg.
Optik: Winkel 1a, Ok. 4.)

Gar nicht selten sind nun aber in ebenfalls scheinbar gesunden Lebern, wie in solchen, die mit unbewaffnetem Auge kleine Fleckchen und Stippchen in unscharfer Begrenzung und von weißgelbem bis grauem Farbton erkennen lassen, miliare Nekrosen im Parenchym. Sie finden bei HECKER, LUBARSCH, JACOB-SOHN, ORTH MARCHAND, SIMMONDS, ERDMANN, v. WERDT, ASCHOFF, C. A. MÜLLER, SCHNEIDER und GG. B. GRUBER Erwähnung (Abb. 63). Soweit es nicht möglich ist, Spirochäten in solchen Lebern festzustellen, ist das Bild nicht spezifisch für Lues. Mit der Versilberungsmethode konnte SCHNEIDER dartun, daß die Nekrosen dem Untergang ganzer Spirochätennester mit noch wohl erkennbarer Keimauswachsung und -Ausstrahlung entsprechen können, wozu noch in den Maschen dieser körperlich kugeligen Klumpen eingeschlossene Parenchymzellreste beitragen mögen. (LUBARSCH, BENDA). Man kann also mit SCHNEIDER in diesen Nekrosen die einfachste Form des miliaren Syphiloms erkennen. — Gesellt sich der Spirochätenschädigung eine Gewebsreaktion der Leber hinzu, so besteht diese oftmals in einer vom Rande der Herdchen gegen die Mitte hin erfolgenden Leukozyteninfiltration, wodurch der Eindruck kleinster Abszeßchen erweckt werden kann. Auf diese abszeßartigen Miliarsyphilome haben ASCHOFF, HAERLE TABITA und C. A. MÜLLER aufmerksam gemacht. ASCHOFF konnte den entzündlichen Charakter solcher Erscheinungen u. a. durch den Nachweis von Fibrinausscheidung im Knötchenbereich feststellen. SCHORR spricht geradezu von Eiterherden. Im Versilberungspräparate zeigen derartige Herdchen nach SCHNEIDER charakteristische strahlige Ausläufer gut erhaltener Keime,

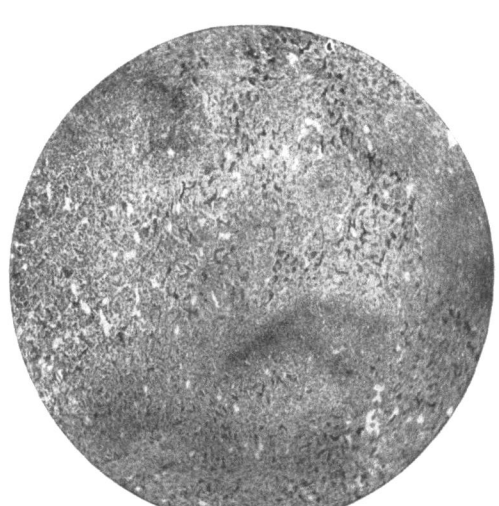

Abb. 65. Miliares Granulom in der kongenital luischen Leber eines Säuglings von 1 Monat. (Optik: Winkel 1a, Ok. 1.)

während die Zentren hinfällig und körnig erscheinen. Dieser feinkörnige Zustand der Zentren miliarer Syphilome ist schon frühzeitig bemerkt worden (v. BAERENSPRUNG) und gab gelegentlich zur Deutung als Kapillarthrombose Anlaß (CAILLÉ). Es macht sich hier übrigens bei intensiver Hämatoxylinfärbung nicht selten der Eindruck nekrobiotisch veränderter Riesenzellen geltend, was ORTH z. B. erwähnt hat. MÜLLER zog für ihre Erklärung die Möglichkeit der Anhäufung mikrokokkischer Massen heran. Erst BENDA hat die Natur der Zentren als degenerierter Spirochätenhaufen erkannt. SCHNEIDER hat eindringlich und mit guten Bildern dargetan, wie die Degeneration der Spirochätennester vom Zentrum nach außen schreitet und wie nun Granulationszellen vom Rand her ans Werk gehen, das fettig degenerierte Parenchym abbauen und zugleich mit spärlichen Leukozyten die Spirochätentrümmer in sich aufnehmen. „Hier liegt jetzt ein miliares Granulom vor", also ein miliares Gummi, das infolge des fortgeschrittenen Degenerationszustandes der Keime den falschen Eindruck erwecken kann, als seien an der Bildung von solcherlei Miliarsyphilom nur wenig Spirochäten beteiligt (Abb. 65). Im Fall einer sehr progressiven Ausdehnung von Spirochätennestern sah SCHNEIDER bei einem zweimonatigen Säugling in der schwer und wohl rückfällig erkrankten Leber ungewöhnlich große Herde, die zu mächtigen, an Aktinomyzesdrusen erinnernden Rasen herangewachsen waren. Sie umschlossen ganze nekrobiotische Leberparenchymfelder, die von bandartigen

Leukozyteninfiltraten umgeben waren und in nächster Umgebung noch abszeßartige Miliarsyphilome erkennen ließen.

Im allgemeinen findet man miliare Syphilome innerhalb der Läppchen des Lebergewebes. Dort liegen sie manchmal sehr nahe den Zentralvenen, ja es kommt vor, daß sie auf die Venenwand selbst übergreifen, daß diese bis zur Lichtung hin in den syphilitischen Reaktionsprozeß einbezogen wird, ferner, daß durch einen so entstandenen endophlebitischen Vorgang der Blutlauf gestört wird und Thrombosen entstehen. Ebenso können in den GLISSONschen Gefäßdreiecken miliare Herde gefunden werden. Nach R. MÜLLER folgen sie gern den Pfortaderverzweigungen, was ich bestätigen kann.

Über die soeben in ihrer Beziehung zu den Syphiliserregern genauer geschilderten kleinsten Syphilisknötchen kongenital erkrankter Feten und Kinder ist eine umfangreiche Literatur schon in der Zeit vor Kenntnis des Treponema

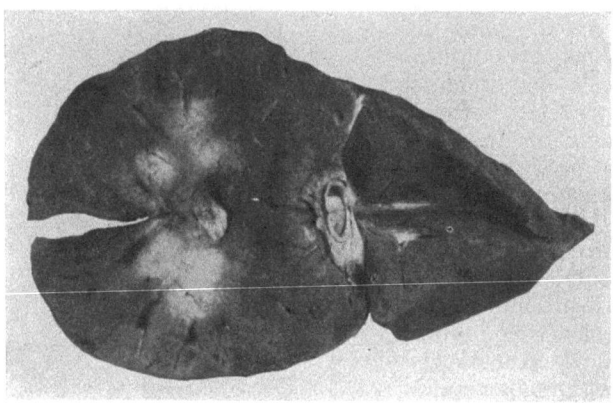

Abb. 66. Kongenitale Leberlues einer Frucht von 7¹/₂ Monaten. Granulombildung in der Leber; sie zeigte ein an Spindelzellen reiches, wucherndes Gewebe ohne Riesenzellen und ohne Verkäsung. (Beobachtung von L. PICK, Pathol. Institut des Krankenhauses Friedrichshain in Berlin.)

pallidum entstanden. GUBLER hat sie wohl zuerst gesehen und mit „grains de semoule" (= Grieskörnern) verglichen, v. BAERENSPRUNG hat sie bereits mikroskopiert; SCHOTT und VIRCHOW ersahen in ihnen miliare Gummen, während WAGNER sie als Syphilome bezeichnet wissen wollte, eine Name, auf den SCHNEIDER mit Recht zurückgegriffen hat, da sich zeigte, daß nicht alle knötchenförmigen, syphilitischen Erscheinungen als Granulome zu erklären sind (vgl. LUBARSCH, ASCHOFF, ORTH) (Abb. 67). Hier soll auch erwähnt werden, daß es neuerdings gelungen zu sein scheint, im spirochäteninfizierten Kaninchen miliare Granulome mit Tendenz zur Nekrosierung in der Leber wie beim fetal luischen Kinde zu erzielen (NEUBURGER und TERPLAN).

Die mikroskopische Erkennung der miliaren Syphilome hatte früher mit großer Schwierigkeit zu kämpfen, nämlich mit der Unterscheidung von Blutbildungsherden in der Leber. Zweifellos sind in der Anfangszeit der Erforschung von Leberknötchen vielfach Fehldiagnosen unterlaufen; denn auch fetale Blutzellherdchen der Leber können gelegentlich als makroskopisch erkennbare, unscharfe, feinste, gelbgraue Knötchen in Erscheinung treten. Abgesehen davon scheint man Lebern mit miliaren Syphilomen als tuberkulös angesprochen zu haben (MÖRK).

Die Tatsache, daß die Leber als blutbildendes Organ in Frage kommt, und die Art der Blutbildung innerhalb ihres Parenchyms ist nachhaltig erst 1874 von NEUMANN dargetan worden. Weiterhin ist hier die Arbeit von M. B. SCHMIDT „Über Blutzellen in der

Leber" maßgebend. Bei MOLLIER findet man eine zeitgemäße Darstellung der embryonalen Lebergewebsverhältnisse und der dort erfolgenden Bildung roter Blutzellen; man kann ohne Einsicht in diese Zweige der Leberforschung in der Beurteilung syphilitischer Veränderungen von Fetallebern nicht gut vorwärts kommen. Bei der Kritik der Befunde in solchen Lebern hatte schon R. D. LUCCA (1885, zit. bei HUTINEL und HUDELO) an eine „Exazerbation" der Hämopoëse gedacht. 1896 wies MARCHAND auf solche Möglichkeit im Zusammenhang mit SAXERS Forschungen hin. Auch LODER hat 1897 dem Gedanken Raum gegeben, es möchte in den Lebern syphilitischer Neugeborener die Blutbildung in ungewöhnlichem Maße beibehalten werden. Im Jahre 1900 hat sodann HECKER auf den

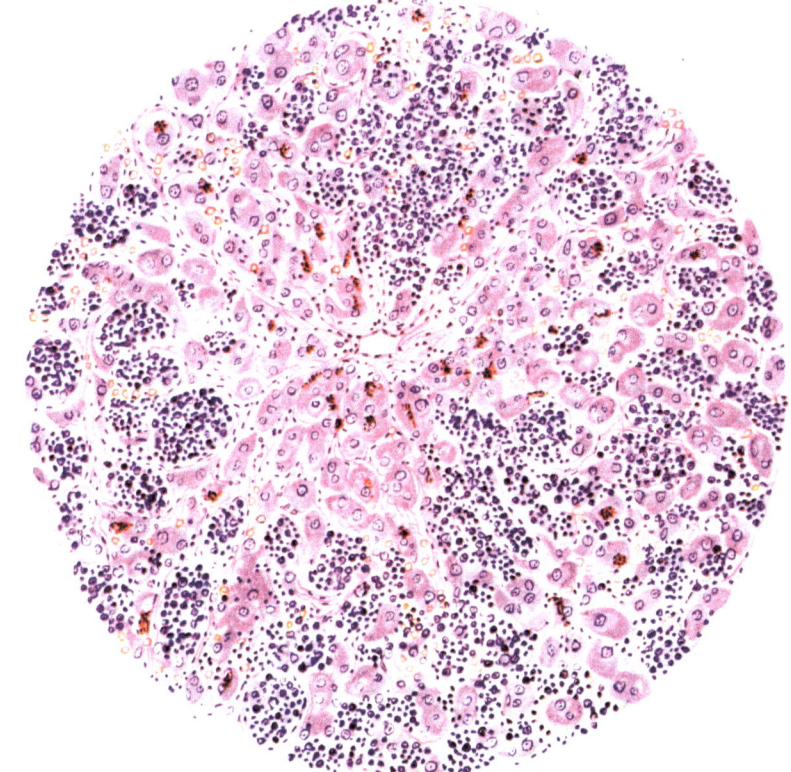

Abb. 67. Herde fetaler Blutbildung in der Leber eines luischen Neugeborenen. (Optik: Leitz 3, Ok. 4. Nach einem Präparat von LUBARSCH.)

Reichtum normaler Fetallebern an herdförmigen Blutzellanhäufungen hingewiesen und die Notwendigkeit der Trennung solcher Herde von luischen Erscheinungen dargetan. MARCHAND und LUBARSCH gaben dem bei Gelegenheit der 1. Tagung der deutschen pathologischen Gesellschaft ebenfalls Ausdruck. Weiterhin haben sich ERDMANN, KIMLA, PORCILE, v. WERDT und C. ARNIM MÜLLER mit diesem Gegenstand eingehend beschäftigt. — Es ist nach Anschauung des Verfassers, der v. WERDT hier beipflichtet, bei Kenntnis fetaler Lebergewebsverhältnisse gewiß unschwer möglich, auch an gut gefärbten Hämatoxylin-Eosinpräparaten kleinste, zellreiche Syphilome von Blutbildungsherdchen zu unterscheiden und die richtige Diagnose auch zu stellen, wenn etwa aus irgendwelchen Gründen die Spirochätendarstellung mißlingt. Man bedenke auch, daß in luischen Fetal- oder Neugeborenenlebern sich überhaupt eine Durchsetzung mit Blutbildungsherden erkennen läßt, die als ungewöhnlich zu benennen ist und von manchen als Zeichen verlangsamter Organgewebsdifferenzierung, bzw. als Persistenz fetaler Verhältnisse, ja zusammen mit der nachher zu besprechenden weiteren Erscheinung eines vermehrten interstitiellen Gewebsanteils in Anlehnung an STOERK und KARVONEN als sekundäre Vegetationsstörung oder gar als latente Hypoplasie der Leber aufgefaßt wurde (KIMLA) (Abb. 67).

Vielfach kommt, wie mir GOTTH. HERXHEIMER auf Grund eingehender Untersuchungen mitgeteilt hat, in den Lebern kongenital luischer Neugeborener und Feten Hämosiderin zur Geltung. Ich konnte diesen Befund mikrochemisch erweisbaren Eisens sowohl in Zellen des Kapillargerüstes als in Leberzellen am Rand der Stützgewebsdreiecke trotz jahrelang erfolgter Fixation des Materials in Formalin bestätigen. Diese Hämosiderose der Leber, wohl auch anderer Organe der Speicherung zerfallenden Blutes, deckt sich mit der Erfahrung über die Anämie kongenital luischer Kinder.

Frühzeitig hat man als kennzeichnend für luische Kindeslebern die elastische Härte des vergrößerten, vielleicht auch etwas gekörnten Organs bezeichnet (TROUSSEAU). Dieser als Folge einer interstitiellen Hepatitis angesprochene Gewebszustand der „Feuersteinleber" beruht auf einem unverhältnismäßig starken Überwiegen des Gerüstgewebes, das interazinös und intraazinös gewuchert ist. STRASSBURG hat für solche Lebern eine Zunahme des Gitterfasergerüstes namentlich im Bereich der GLISSONschen Kapsel gefunden, welche etwa dem Grad der Konsistenz entsprechen soll. Die diffuse Bindegewebswucherung, welche man früher als die typische Form der syphilitischen Kindsleber angesprochen hat (WILKS), macht sich derartig geltend, daß zwischen den Leberzellbälkchen und den Leberkapillaren jugendliches, zelliges Bindegewebe erscheint (STROEBE), wodurch das Strukturbild der Leber aufs stärkste verändert werden kann; im Einzelfall weiß man manchmal nicht recht, die Gewebstopographie richtig zu erkennen, so ist sie durch Infiltrations- und Proliferationsprozesse verändert (RINDFLEISCH) (vgl. Abb. 71). Am Infiltrationsvorgang sind reichlich eingestreute lymphozytoide Zellen beteiligt, unter denen auch Plasmazellen zu finden sind. Diese Zellen sind in den früheren Stadien des Prozesses reichlicher vorhanden, als in den späteren. C. A. MÜLLER konnte das an Lebern deutlich erkennen, welche alle Übergänge des noch intakten Parenchyms unter allmählicher Zunahme der interstitiellen Hepatitis bis zu schwerster Induration darboten. Dabei fand er Plasmazellen am reichlichsten in den mittleren Stadien; sie lagen meist in Einzahl, seltener zu mehreren zwischen Leberkapillaren und Parenchymzellen in dem mäßig verbreiterten interstitiellen Gewebe, ohne eine besondere Beziehung zu den Kapillarendothelien aufzuweisen; vielfach wurden sie in Lakunen des Protoplasmas der Leberzellen angetroffen, häufig in gemeinsamer Lagerung mit Blutbildungszellen; demnach leitet auch C. A. MÜLLER einen Teil dieser Infiltrationszellen, welche zur Charakterisierung des entzündlichen Leberzustandes herangezogen werden, von den fetalen Blutbildungsherdchen der Leber ab.

Diese produktive Hepatitis, welche oft genug durch Einstreuung miliarer Sypliome ausgezeichnet ist und welche SCHNEIDER als den Prototypus aller diffusen frühsyphilitischen Veränderungen überhaupt bezeichnete, hat ganz verschiedene Auffassung und Benennung gefunden. KIMLA, der in ihr eine Persistenz des embryonalen Überwiegens des Mesenchymgewebes sieht, nennt sie perizellulär und erinnert an die früheren Bezeichnungen wie „Induration fibroplastique" (GUBLER), „infiltriertes Syphilom" (WAGNER), „Cirrhosis monocellulaire" (CHARCOT), „Hepatitis peritrabecularis dissecans" (OBRZUT). Bei HUTINEL und HUDELO, HECKER, KIMLA, ORTH, v. WERDT, C. A. MÜLLER finden sich treffliche Schilderungen all dieser Verhältnisse; ihre Unterschiede können nur auf die Ungleichheit der Stärke und Zeitdauer der Reaktion der Leber gegenüber der Infektion bezogen werden. Schließlich schwindet der entzündliche Charakter mehr und mehr, bleibt das schwielige Gerüst in einer hochgradig veränderten Leber im Vordergrund bestehen; es sei in dieser Beziehung auf ORTH hingewiesen, der betont, daß die Bindegewebsentwicklung bei älteren Säuglingen häufiger sei als bei totgeborenen. In der derben großen Leber eines 5$^{1}/_{2}$ Wochen alten Kindes fand er die fibroplastische Wucherung so hochgradig, daß die Leberzellen völlig aus dem Läppchenverband gedrängt und in Reihen gestellt erschienen, als handle es sich um eine tubulöse Drüse. Dieser Eindruck wurde durch lumenartige Lückenbildung zwischen zwei Zellreihen verstärkt. Viele Leberzellen seien von dem primär wuchernden Gerüst- gewebe zum Untergang gebracht oder doch fettig degeneriert gewesen; in der gleichen Leber fand ORTH keinerlei gallige Infiltrate, auch keine Gummen, nur kleinste Nekrosen des Parenchyms, die an mangelnder Kernfärbung er- kannt wurden. PAUL SCHNEIDER ersieht in der diffusen Hepatitis der Früh- syphilitischen eine relativ spät im Embryonalleben einsetzende, entzündlich mesenchymale Neubildung, welche allerdings dem fetalen Alter und seiner ge- ringen Entzündungsfähigkeit entsprechend nur eine besonders jugendliche Mesenchymwucherung hervorzubringen imstande sei. In der Literatur seien keine Angaben vorhanden, daß diese Lebererkrankung vor dem 5. Fetalmonat festgestellt worden. THOMSEN habe sie frühestens bei einem 6monatigen Fetus gesehen.

Abgesehen von solch degenerativen Erscheinungen am Lebergewebe sind auch Regenerationserscheinungen, Kernteilungs- und Kernvermehrungs- bilder bemerkenswert. BINDER hat bei der interstitiellen Form der kongenitalen Lues vielkernige Leberriesenzellen gesehen, deren Herkunft auf das Parenchym bezogen werden muß. Vor ihm hatten schon ASKANAZY[1], HECKER und BABES über Riesenzellbildung in der luischen Leber berichtet. OPPENHEIMER be- stätigte diesen Befund; er sah Riesenleberzellen bis zu 50 Kernen und betonte, daß dies gar nicht selten sei; unter 11 Leberluesfällen gelang ihm solch ein Nachweis 6mal; spezifisch luisch ist diese Riesenzellbildung natürlich nicht. Sie kommt auch bei anderen Leberprozessen vor. LONICER hat in einem Fall hochgradiger syphilitischer Leberinduration eines 3 Monate alten Kindes Riesen- zellen gefunden, die er teils als Aussprossungen von Gallengängen gedeutet hat, teils als Leberriesenzellen im BINDERschen Sinn. Dabei war die nahezu völlige Umwandlung des restierenden Lebergewebes in solche Riesenzellen auf- fallend. Auch KAUFMANN, MÉNÉTRIER und RUBENS-DUVAL, sowie C. A. MÜLLER und G. B. GRUBER teilten das Vorkommen von epithelialen Riesenzellen mit (Abb. 68). Während BINDER und C. A. MÜLLER für deren Entstehung eine Verschmelzung mehrerer Zellen heranziehen, etwa so, daß sich Fragmente von Leberzellbalken unter ihrer Gestalt darbieten, welche durch Zusammensintern von nekrobiotischem Protoplasma entstanden wäre, ist OPPENHEIMER für eine unizelluläre Entstehung eingetreten; ihm trat LONICER mit der Deutung als Regenerationsbildung bei, ebenso schlossen sich ihm MÉNÉTRIER und RUBENS- DUVAL, sowie SEIKEL an. Verfasser mußte sich auch zu diesem Standpunkt bekennen, zumal er im Bereich solcher Riesenzellbildung auch Leberzellver- mehrung durch mitotischen Vorgang gesehen hat.

Die kongenitale Leberlues kann auch mehr örtlich beschränkt (lokali- siert) in Erscheinung treten; alle Übergänge von durchaus diffusen Veränderungen zu partieller Erkrankung des Organs sind bekannt. Das vorhin mitgeteilte ORTHsche Beispiel schwerster indurativer Bindegewebsentwicklung zeigte in einer kongenitalen Syphilisleber Stellen, die man geradezu bindegewebsfrei nennen konnte. Verfasser sah die Leber eines angeboren luischen Kindes, die nur im rechten Lappen Spirochäten und miliare Syphilome darbot; der linke Lappen erschien frei, soweit er untersucht wurde.

PAUL SCHNEIDER hat geradezu von einer „Knotenform" begrenzter konge- nitaler Leberlues gesprochen, ohne aber damit Gummibildungen zu meinen;

---

[1] Zit. nach OPPENHEIMER.

diese Bezeichnung „Gummibildung" wird freilich im Schrifttum oft genug als
irrige Benennung für die in Frage stehenden Erscheinungen verwendet. Es
handelt sich „um mehr oder minder scharf abgesetzte, walnußgroße und kleinere
Knoten für die eine besonders starke, wesentlich von den Gallengängen und
Pfortaderästen ausgehende Bindegewebswucherung unter starkem Schwund des
Lebergewebes charakteristisch ist. Es können wahrscheinlich durch die starke
Einengung der Gefäße ischämische Nekrosen in geringem Ausmaß zustande
kommen. Die übrige Leber ist unverändert und zeigt nur geringe diffuse
Hepatitis". Es käme aber auch eine Kombination mit periportalen strang-
förmigen Bindegewebswucherungen vor. Die Herde seien stets reich an
Spirochäten, welche aber im Bereich einer etwa eingetretenen Nekrose fehlten,

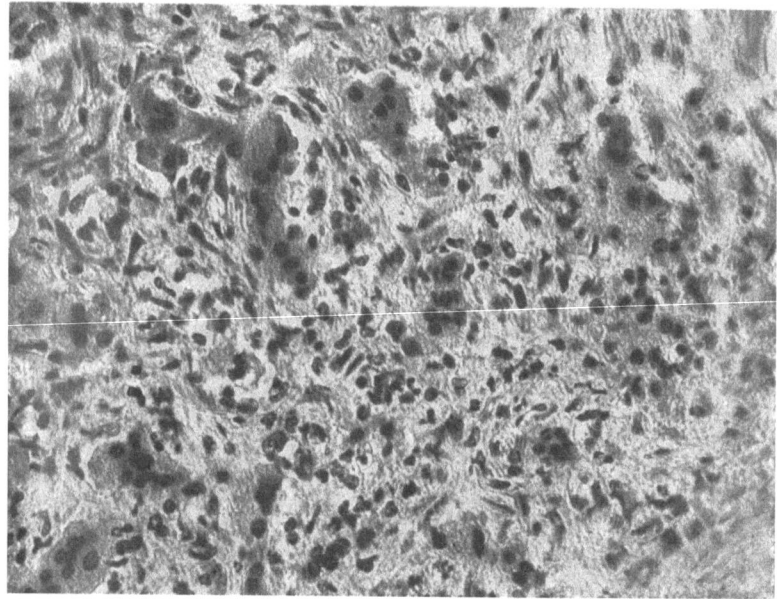

Abb. 68. Epitheliale Leberriesenzellen (= Riesenleberzellen) bei kongenitaler luischer interstitieller
Hepatitis. (Optik: Winkel 7a, Ok. 3.)

wofür SCHNEIDER sich auf ENTZ, SHAW und THOMSEN beruft. Er selbst hält
es nicht für wahrscheinlich, daß in derartigen Herden und bei der Form der
strangförmigen Bindegewebswucherung später auch ausgedehnte Nekrosen, ja
selbst Verkalkungen einträten, wodurch eine starke Annäherung an das Bild
der Gummen zustande käme. Es wäre das aber ein histogenetisch anderer
Vorgang, als man ihn dem Gumma zuschreibe, ganz abgesehen von dem
primären Spirochätenreichtum.

Interstitielle Entzündungserscheinungen machen sich gelegentlich besonders
intensiv an der Porta hepatis und von ihr aus entsprechend dem Verlauf
der großen Lebergefäße geltend. KIMLA hat solche Fälle als „Sclerosis hili
hepatis" abgesondert; sie sind jedoch kaum zu trennen von den als Peripylephlebitis productiva zu benennenden Erscheinungen, welche durchaus
nichts Ungewöhnliches in luischen Kindeslebern sind. Es handelt sich dabei
entweder um einfache bindegewebige Wucherung am Stamm der Pfortader,
wo sie in die Leber eintritt, oder aber darum, daß das entzündlich ver-

änderte, mehr oder weniger schwielige, periportale Gewebe dem Verlauf der Pfortaderzweige entsprechend in derben Strängen radiär zur Leberwölbung hin ausstrahlt (SCHOTT, MACHAT). Diese Erscheinung ist nicht selten mit allgemeiner peritrabekulärer interstitieller Hepatitis verbunden, ferner kann eine entzündliche Capsulitis externa der Leber bestehen, die ebenfalls in derbe Bindegewebsnarben auszulaufen geeignet ist. An den Gefäßzweigen vermag die Reaktion tiefer zu gehen und einen Verschluß der Lichtung durch Thrombose zur Folge zu haben (SCHÜPPEL, TOBEITZ, KIMLA, KAUFMANN, KLEMM, PFIFFERLING, G. B. GRUBER). Es kann zur Pfortaderthrombose mit ihren Folgen kommen. Weiterhin ist hier der Beobachtungen von LÜHMANN zu gedenken, der in der Umgebung venöser — auch der Venae hepaticae —, seltener arterieller Zweige

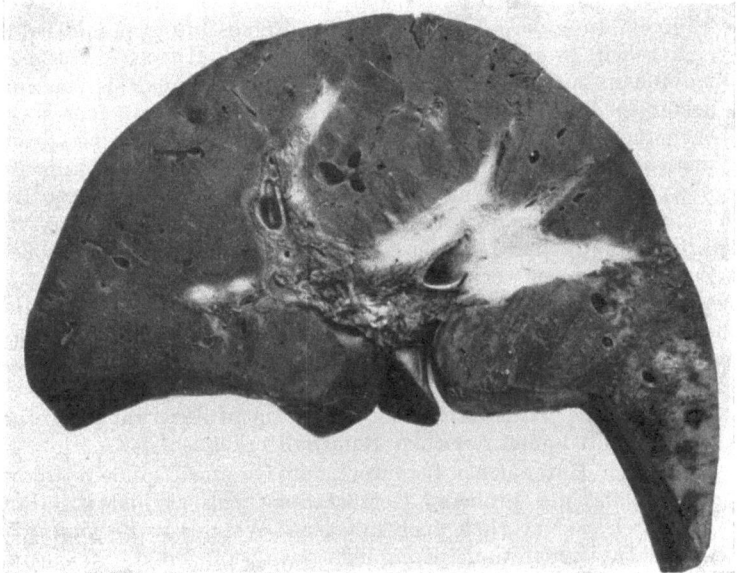

Abb. 69. Pericholangisch granulierende kongenital syphilitische Hepatitis.
(Nach einem Photogramm von P. SCHNEIDER.)

von sonst intakten, kongenital luischen Lebern weißliche Flecken fand, welche von adventitieller Gewebsverdickung herrührten und mikroskopisch eine rundzellige Infiltration, sowie neugebildetes Bindegewebe aufwiesen. Eine reichhaltige Spirochätosis durchsetzte die Gefäßwände bis zum Lumen. Gummöse Prozesse waren auszuschließen.

Entsprechend der vom Leberhilus ausgehenden Peripylephlebitis luica kommt auch noch eine sich ebenfalls baumzweigartig durch das Organ gegen die Leberwölbung hin in Form von weißlichen Schwielensträngen verbreitende pericholangische Form der Leberlues vor, die wie in SCHÜPPELs Fall mehr oder weniger wohl stets mit einer gleichsinnigen Erkrankung der großen Lebergefäße Hand in Hand geht. Ja dies dürfte wohl die Regel sein. Es handelt sich um mächtige, entzündlich gebildete, faserige Bindegewebszüge, oder auch um spezifisches Granulationsgewebe, welches entlang dem GLISSONschen Gerüst, entlang der Pfortaderverzweigung besonders auch die Gallengänge einengt (Abb. 69). Diese selbst können von den äußeren Lappenverzweigungen bis zu den Hauptgängen, ja bis über den Leberhilus hinaus

entzündlich verändert und verdickt sein. Solche Pericholangitis ist von
HANNS CHIARI, BECK, DUTSCH und mir[1] beschrieben worden, lag wohl aber
schon gewissen Beobachtungen von FRIEDRICH und v. BAERENSPRUNG zugrunde.
Je nach dem Grad der Gallenstauung und dem sonstigen Krankheitsprozeß der
Leber fand man in solchen Fällen das Organ vergrößert oder nicht vergrößert,
schlaff oder derb, gelbbraun oder braungrün, bzw. orangefarben. Auf Quer-
schnitten erscheinen die schwieligen Züge solcher Strangbildung rundlich oder
länglich und erbsen- bis kirschkerngroß; sie enthalten die mehr oder weniger
erkennbaren Lichtungen der von Granulationsgewebe eingeengten Gefäße und
Gallengänge. Die ganzen Herde können nach Eintritt nekrotischer Vorgänge
am cholangischen System auch gallig verfärbt sein.

Größere Gummibildungen treten in luischen Kindeslebern nur in
geringer Zahl auf; sie können dabei mit interstitieller Hepatitis, wie mit
miliarer Syphilombildung vergesellschaftet sein. Reine Gummen sind jedenfalls
sehr selten zu sehen, worin Verfasser HUTINEL und HUDELO, HOCHSINGER
und SCHORR durchaus zustimmen muß. Der Größe nach können sie von miliaren
Gebilden angefangen bis zum Umfang einer Erbse (R. MÜLLER), einer Haselnuß
und darüber gefunden werden (BARTHELEMY). OBERNDORFER beschrieb bei
einem 4 Monate alten Kind in der vergrößerten Leber mehrere halbkreisförmige
bis kreisrunde, weiße, derbe Einlagerungen mit rötlicher, peripherer Areola;
sie fanden sich am vorderen, hinteren und unteren Rand, ebenso an der
Leberoberfläche und an der Leberbasis, erreichten Fünfmarkstückgröße und
waren im Zentrum graurot, erweicht, während ihre Außengrenze von dicker
fibröser Kapsel umgeben erschien. Mikroskopisch konnte man im Bereich
dieser derbelastischen Knoten vielfach noch die grobe Struktur des Lebergewebes und untergegangener Gefäßanteile erkennen. Am Rand gegen das
unveränderte Lebergewebe war ein Granulationsgewebe, das seinerseits wieder
zahlreiche umschriebene kleine Knötchen mit käsigem Zentrum und einen an
karyorhektischen Zelltrümmern reichen Randwall erkennen ließ.

Schon die älteren Untersucher betonten, daß Gummen mit einer gewissen
Vorliebe in der Nähe der größeren Gefäßstämme sich ausbildeten (SCHOTT,
SCHÜPPEL), wodurch sie natürlich auch mit deren Wänden in Beziehung treten
und gegebenenfalls pylephlebitische Komplikationen bedingen könnten. Andererseits vermag auch ohne isolierte Gummiknoten die vorhin schon genannte
interstitielle, perivenöse oder pericholangische Leberlues durch Nekrosierung
zentraler Streifen und fortgesetzte Granulierung an der Grenze der Ertötungs-
zone einen echt gummösen Charakter bekommen, wie dies in den Fällen von
SCHÜPPEL, CHIARI, BECK und DUTSCH zutraf, ferner von KAUFMANN beschrieben
worden ist. (DUTSCH hat die Meinung ausgesprochen, daß es sich in solchen
Fällen wohl stets um totgeborene oder nicht lange lebensfähige Kinder handelt.
Indes hat ORTH einen Fall von gummöser Pericholangitis bei tardiver Kon-
genitallues beschrieben.)

Über die Häufigkeit der gummösen Prozesse in den kongenital luischen
Lebern besagt die Aufstellung von CASTENS, daß 588 Fällen interstitieller
Hepatitis, 6 Fälle rein gummöser Leberlues gegenüberstanden, während sechsmal
eine Kombination mit interstitieller Leberlues vorlag; in 2 Fällen wurden die
Gummen als „miliar" bezeichnet; zweimal fand sich eine spezifische Perihepatitis, siebenmal war die kongenitale Leberlues von Ikterus begleitet. Über
sonstige miliare Syphilome gibt die Aufstellung leider keine Auskunft.

Schließlich sei noch erwähnt, daß MÉNÉTRIER und RUBENS-DUVAL in der
spirochätenfreien Leber eines luischen Neugeborenen besonders starken

---

[1] GRUBER: Dermat. Wschr. 1924, Nr 36.

Glykogenreichtum fanden, auch mehrkernige Leberriesenzellen spielten
dabei eine Rolle. Amyloidbildung, so schreibt Paul Schneider, scheint
frühestens gegen Ende des 1. und 2. Lebensjahres bei der angeborenen Frühsyphilis beobachtet zu werden.

c) Postfetal erworbene Leberlues.

Die Einteilung in diffuse und in herdförmig lokalisierte luische Krankheits-
prozesse der Leber kann auch hier angewandt werden. Jedoch erscheint die
Nachweismöglichkeit der ersteren viel weniger ergebnisreich als im Fall der
kongenitalen Lues. Es ist vielfach behauptet worden, daß die postfetal erworbene
Lebersyphilis sich erst im 3. Stadium der Ricordschen klinischen Symptomregel
bemerkbar mache; daß sie sehr oft den lokalisierten Spätformen angehört,
kann wohl nicht bezweifelt werden; es liegen aber für die Beurteilung, wie weit
die Leber an den frühen allgemeinen Vorgängen der luischen Infektionskrankheit beteiligt ist, die Nachweisverhältnisse für den pathologischen Anatomen
recht ungünstig. Immerhin ist folgendes zu sagen: Hätten wir auch nicht
die Erfahrungen von Drühe und von Axel Key zur Verfügung, daß schon 3,
bzw. 6 bis 7 Monate post infectionem Hepatitis und Perihepatitis, bzw. ausgebildete Lebergummen zu finden waren, so wüßten wir heute aus der klinischen
Beobachtung des gehäuften syphilitischen Frühikterus und aus der sehr hohen
Zahl positiv ausgefallener Proben auf Urobilin im Harn während des Stadiums
der sekundären Lues, auch vor der spezifischen Behandlung (Kirch und Freundlich), daß eine frühzeitige, die allgemeine Funktion des Organs beeinträchtigende
Leberschädigung vorliegen müsse. Es entspricht dies etwa der alten Meinung
von Gubler und Leudet (zit. bei G. Herxheimer) über das frühzeitige Vorkommen von Hepatitis und Ikterus. Ob Flexner mit der Anschauung, daß
schon im Sekundärstadium Vernarbungsprozesse in der Leber vorkommen,
Dittrich mit der Einreihung der Hepatitis in die Sekundärerscheinungen,
oder Delavarenne, der die Hepatitis zwischen die 2. und 3. Ricordsche Periode
legt, das Richtige getroffen, ergeben weitere Beobachtungen.

Verfasser hat zweimal Gelegenheit gehabt, an Hand von Leichenöffnungen hierzu
Stellung zu nehmen. Der erste Fall betraf einen Mann, der, nachdem er wegen harten
Schankers einen Arzt aufgesucht, die verordneten Kuren leichtfertig unterbrochen, dann
aber doch zur Salvarsanbehandlung sich entschloß, mitten in der Behandlung mit einer
schuppenden Dermatitis erkrankte und schließlich im 8. Monat der Krankheit an Bronchopneumonie verstarb. Seine Leber war leicht geschwellt (2000 g) und ließ im Stützgewebe
eine mäßige diffuse aber ungleiche Infiltration mit lymphozytären Zellen und Plasmazellen
erkennen. Gallenwege und Gefäßwände waren frei von Infiltraten, dagegen zeigte das
Pankreas eine schwere entzündliche Infiltration seines Stützgewebes. Spirochäten ließen
sich nirgends feststellen. Der andere Fall betraf eine Frau, die mit einem frischen makulo-
papulösen Syphilid während des Frühstadiums der Sekundärperiode mit den noch erkennbaren Resten des Primäraffektes zum Arzt kam und nach Beginn der spezifischen Behandlung die Zeichen einer Hirnaffektion darbot; diese nahmen unverhältnismäßig schnell zu
und führten zum Tod, der auf ein frühzeitig entwickeltes Hypophysengumma zu beziehen
war. Die Leber (1500 g) war mit feinem faserstoffartigen Schleiern bedeckt, im übrigen
ohne Besonderheiten für das unbewaffnete Auge. Mikroskopisch wurde ein mäßiges Ödem
erkannt, ferner eine ungleich starke Infiltration des periportalen und pericholangischen
Gewebes der Gerüstdreiecke mit Lymphozyten und Plasmazellen. Kapillarsprossen und
junge Bindegewebszellen waren an der Infiltration beteiligt, die stellenweise auch noch
zwischen die Leberläppchen hinein ausstrahlte und die äußersten Zellen der Lobuli
komprimierte. Auch die äußere Kapsel der Leber war mit Lymphozyten und Plasmazellen infiltriert, etwas verdickt und ödematös. Der Spirochätennachweis versagte am
Leichenmaterial.

Diese Befunde sprechen also für eine sehr frühzeitige Geltendmachung
der diffusen Hepatitis. Sie geben zum wenigsten Dittrich Recht, vielleicht
sogar Flexner. Auch ein von Hausmann mitgeteilter Fall scheint in diesem
Sinn gedeutet werden zu müssen:

Wenige Tage nach Ausbruch einer spezifischen Roseola stirbt der Kranke aus anderer Ursache. Leber vergrößert, bedeckt mit hirse- bis erbsengroßen peritonitischen Auflagerungen. Die Schnittfläche der Leber eigentümlich marmoriert, kleinfleckig aussehend. Histologisch erwies sich das Organ durchsät von interazinär gelagerten miliaren Gummen, während die Gallengangswandungen vielfach verdickt waren.

Es scheinen ferner Mitteilungen von Stoeckenius und von C. Hart hier einschlägig zu sein. Teils sind sie, wie im Hausmannschen Fall durch miliare Syphilome, teils nur durch wenig charakteristische interstitielle Entzündung ausgezeichnet; vielleicht sind diese Erscheinungen in den Fällen von Stoeckenius und Hart nur als eine Reaktionsart besonders heftigen Grades auf die eingesetzte spezifische Behandlung zu betrachten, denn — insoferne sind sie als Beweise an diesem Platz nicht ganz einwandfrei — die Patienten von Stoeckenius und Hart starben mit Ausnahme eines einzigen nach eingesetzter Salvarsanwirkung. Auffällig sind die diffusen, exsudativen, zelligen Infiltrationen der Leber in 3 Fällen von Stoeckenius, die z. T. auch leichte Wandschädigung der Gefäße erkennen ließen. Er spricht den Befund als Syphilis in ganz akuter Ausbreitung an. Harts Fall scheint prinzipiell ebenso beschaffen gewesen zu sein, eigentümlich war ihm die massenhafte Bildung kleinster intraazinöser entzündlicher Herdchen bestehend aus Rundzellen, eosinophilen Leukozyten und Elementen spindeliger Form beladen mit braunem Pigment. Solche Herdchen zeigten vielfach das Bild kleiner Granulome mit zentralem Nekrosefeld. Sie standen oft in Beziehung zu Sublobular- und Zentralvenen, die selbst wieder ältere fibröse hyaline Wandverdickungen und Rundzellinfiltrate der Wandstrecken darboten. Granulome in der Venenwand hatten zu Blutungen im Lebergewebe geführt. Die Verteilung dieser Prozesse in der Leber sei ungleichmäßig und nicht sehr dicht gewesen. Hart deutete diese Phlebitis hepatica syphilitica als Herxheimersche Reaktion. Sei dem, wie ihm wolle, so zeigen diese Fälle deutlich, daß man im Frühstadium der Lues mit einer diffusen Krankheitsreaktion der Leber zu rechnen hat.

Weiterhin lehrt der Überblick über ein großes Sektionsmaterial folgendes: Wenn auch für Fälle mit sehr starker interstitieller entzündlicher Infiltration die Möglichkeit einer späteren bindegewebigen Sklerose der Leber zutreffen mag, so gilt doch im allgemeinen eine andere Erfahrung. Für die Mehrzahl der vorkommenden Luesfälle am erwachsenen Menschen scheint eine völlige, das heißt restlose Ausheilung des Leberprozesses ohne Rückstände der luischen Erscheinungen in Frage zu stehen. Dies muß um so mehr gelten, als man heute in den pathologischen Instituten — wenigstens unserer deutschen Länder — den Befund von eindeutig luischen Lebererkrankungen bei Erwachsenen, vor allem von nachweisbar gummösen Veränderungen als recht seltenes Vorkommnis bucht. Verfasser achtet seit Jahren auf diesen Punkt, er hat nun wohl ein paar narbig verhärtete oder schwielig durchsetzte mehr oder weniger gelappte Lebern gefunden, deren luischer Ursprung durch Nebenbefunde an anderen Organen, durch Wassermannsche Reaktion oder Katamnese zu deuten war, während der Nachweis von lokalisierten gummösen Leberveränderungen ganz und gar in den Hintergrund getreten ist. Von Fachgenossen war ähnliche Auskunft zu erhalten. So kann heute die Anschauung von Adami und Chvostek über das Vorherrschen der gummösen Leberlues wenigstens für Deutschland nicht mehr gelten.

Einer Zusammenstellung von Klemm ist folgendes über die Häufigkeit der Leberlues zu entnehmen: Nach Chvostek kommt unter den tertiär-syphilitischen Erscheinungen die Leber als beteiligtes Organ an zweiter Stelle in Betracht; sie sei nur vom Gehirn übertroffen. Lancereaux (Union med. 1869, Nr. 46) habe bei 10000 Autopsien 150mal Leberlues gefunden, also in 1,5%, Hjelt (Schmidts Jahrbücher, Bd. 161) bei 1000 Leichen 11mal = in 1,1%. Das pathologische Institut München habe von 1854—1886 unter seinen Leichen 68 Syphilitiker verzeichnet, davon 20 mit luischen Leberveränderungen, während Philips (1886) bei 4000 Leichenöffnungen 99 Fälle sicherer Syphilis, davon 35 = 0,9% von mehr oder weniger stark ausgesprochener Lebererkrankung angegeben. Eugen Albrecht habe im pathol. Institut München r. d. Isar (1902) bei 800 Sektionen nur dreimal ausgesprochene Lebersyphilis gefunden (= 0,37%), und zwar bei Frauen.

Verfasser hat in 5 Jahren (1917—1922) unter rund 3000 erwachsenen Leichen eines allgemeinen Krankenhauses in Mainz zwar keine geringe Zahl von Aortenluikern gesehen; die Syphilis der Körperschlagader überwog bei weitem die des zentralen Nervensystems (einschließlich Paralysis progressiva); Leberlues als überstandene Erkrankung ließ sich aber nur aus vier Fällen von Hepar lobatum mit Sicherheit ablesen, zweimal war die

Leber am noch floriden, sekundären Prozeß beteiligt, einmal zeigte sie miliare Eruptionen fraglich syphilitischer Art bei Aortenwandlues, einmal eine vernarbende gummöse Knotenbildung; die Leber war hiernach in rund 0,3% beteiligt.

Am pathologisch-anatomischen Institut der Universität Innsbruck wurden in den Jahren 1869—1927 bei 17168 Leichenöffnungen 680 Luiker insgesamt verzeichnet, d. h. 3,9%. Zieht man Neugeborene, Kinder und Jugendliche bis zum 20. Lebensjahr ab, so fanden sich unter 12323 Leichenöffnungberichten 376 Luiker, d. h. 3,0%. An diesen 376 Luikern war die Lebersyphilis und das Bild ihrer Folgen auffallend selten bemerkt und im Leichenöffnungsbericht verzeichnet worden, nämlich 32mal, d. h. in 0,26% der Gesamtfälle, in 8,5% der Luiker jener Lebensjahrzehnte. Dabei ist für jenes Innsbrucker Material die Häufigkeit, oder besser gesagt, Seltenheit der Leberbeteiligung am Gesamtbild der durch Sektion nachgewiesenen Syphilis so gut wie gleich geblieben.

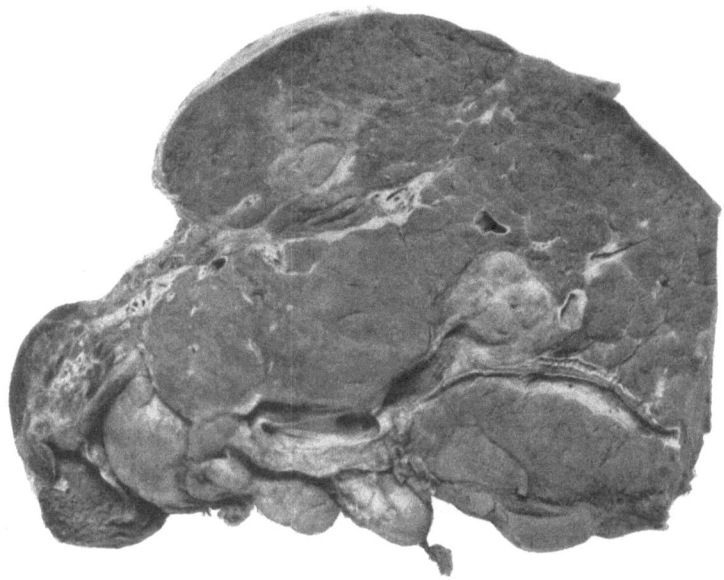

Abb. 70. Multiple Gummiknoten und Schwielen in der Leber eines 49jährigen Mannes.
(Nach einem Photogramm von EM. EMMERICH-Kiel.)

DITTRICH hat 1864 eine größere Reihe von Fällen mit Lebergummi ausführlich beschrieben. BUDD und andere haben solche Erscheinungen wohl schon früher gesehen, aber unrichtig gedeutet. Die zähen Knoten, welche tumorartig groß über einen Lederlappen hinausragen und Verwechselung mit einem Leberblastom hervorrufen können (ADAMI) — in einem Fall FLEXNERS maß das Gumma 11:5:4 cm — treten ebenso gerne vereinzelt als in Mehrzahl auf; THIERFELDER, FLEISCHL und KLOB, WAGNER, CHVOSTEK, BARTHELEMY, BOMPIANI u. a. haben Beispiele multipler, knotiger Gummibildung gesehen (Abb. 70). Gelegentlich bevorzugen die Gummiknoten einen einzigen Leberlappen, vielfach sitzen sie in der Nähe der Aufhängebänder der Leber, was VIRCHOW mit dem Gewebsdruck und -Zug, der durch die Aufhängung hier besonders zur Geltung komme, zu erklären suchte. Die Knoten sitzen sowohl in der Tiefe des Organs, z. B. innerhalb der Leberpforte, als knapp unter der Oberfläche, durch deren Kapsel sie weißgelblich hindurchscheinen. Sie sind ebensooft zackig und unregelmäßig gerändert, als rund (Abb. 71). Nicht selten bieten große Gummositäten einen landkartenähnlichen Anblick hinsichtlich der Unregelmäßigkeit ihrer Zeichnung und ihrer Farbtönung.

Was den Bau der Gummiknoten anbelangt, so gilt von ihnen all das, was allgemein über die gummöse Granulombildung bekannt ist (LUBARSCH). Um eine zentrale, uneleastische käsige Nekrose, welche meist trocken, in der

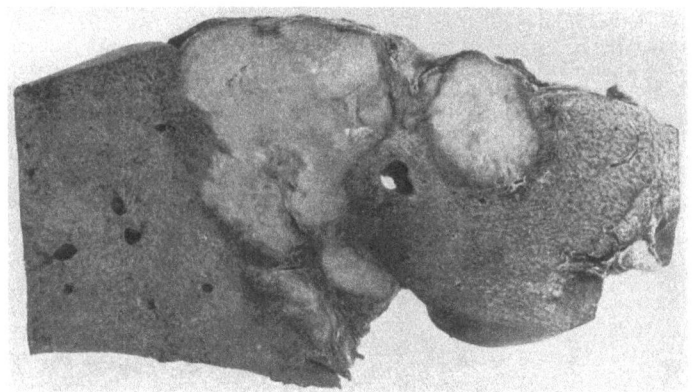

Abb. 71. Gummiknoten auf dem Leberdurchschnitt. (Nach einem Photogramm von
G. HERZOG-Gießen.)

Farbe wechselnd, je nach dem Alter des Prozesses zwischen grauroten, gelb-grauen, bräunlich gelben und bräunlichgrünen Tönen befunden wird, welche ver-kalken (DITTRICH, WAGNER), ebensogut aber erweichen kann (ZENKER, WAGNER, MOXON), befindet sich je nach der Reaktionsdauer eine verschieden starke und verschieden zusammen-gesetzte Außenzone, die sich auf dem Schnitt zurückzuziehen pflegt. In frischen Fällen folgt der Ne-krose ein nekrobiotischer, an Kerntrümmern reicher Randwall, dann sieht man epitheloide Zellen und spindelige Fibroplasten — mit der Längsachse manchmal gerade-zu senkrecht zur Außenlinie — um das Nekrosefeld dicht angeordnet; feine Gefäßzüge machen sich in dem nun folgenden Granulations-gewebe geltend, das Entzündungs-zellen, und zwar sowohl lympho-zytärer als leukozytärer Natur ent-halten kann. LANGHANSsche Rie-senzellen können sich vereinzelt oder in Haufen an der Peripherie der nekrobiotischen Zone vorfin-den (Abb. 72). MALLORY spricht solche Riesenzellen als Fremdkör-perriesenzellen an. Auch miliare, sekundäre Gummiknötchen sind

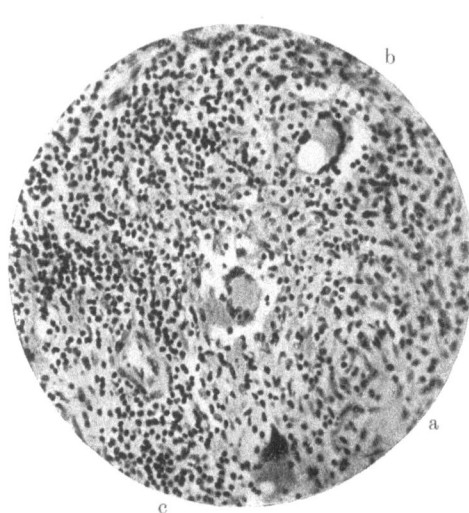

Abb. 72. Randzone eines Lebergummis.
a Nekrosezone, in welche spindelige Zellen einstrahlen.
b LANGHANSsche Riesenzellen, zum Teil vakuolisiert.
c Lymphozytenreiches Granulationsgewebe.

in engster Nachbarschaft mit größeren primären Gummiknoten befunden worden (LUBARSCH, GG. B. GRUBER) (vgl. die Abb. 73 und 74). Diese Miliar-syphilome kommen, wie LUBARSCH gegenüber v. BAUMGARTEN betonte, ebenso

vor, wie die Miliartuberkel in der Umgebung lokalisierter, großer gummen-
ähnlicher Tuberkulome. Je älter das Gummi wird, desto zäher wird seine
Außenzone; während das Zentrum mehr und mehr sich regressiv verändert,
verkäst, verkreidet, verkalkt, zerfällt, ist es nach außen bindegewebig abgekapselt. Diese Außenhülle verläuft oft strahlig mit Fortsätzen weiter ins
übrige Lebergewebe, während Tuberkel schärfer zirkulär umschrieben sind —
was aber keine absolute Unterscheidungsregel darstellen kann.

Als besondere Seltenheit kann eine Beobachtung von LENHARTZ und GURICH
gelten, die im Verlauf einer sekundären Lues ein Aneurysma des linken Astes
der Arteria hepatica, entstanden infolge hepatischer Gummibildung, nachweisen
konnten. Das Aneurysma bedingte Gallenstauung und Ikterus, weiterhin eine

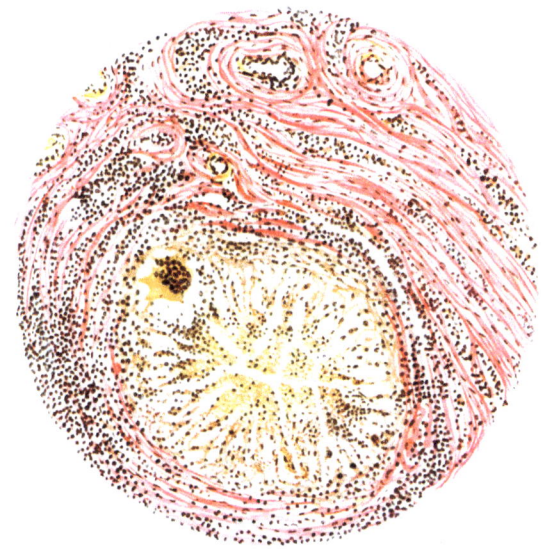

Abb. 73. Miliare Gummiknötchen (vgl. Abb. 73 rechts unten!). (Optik: Leitz 3, Ok. 3.)

partielle Leberischämie und -Nekrose, welche zur Abszeßbildung führte; der
Abszeß brach ins Abdomen durch; der Kranke ist an galliger, infektiöser
Peritonitis gestorben.

Nicht unwichtig ist die Betrachtung mikroskopischer Präparate von gummösen
Bildungen nach Darstellung der elastischen Gewebsanteile. Die Elastika des
Bindegewebes ist meist gut erhalten; ebenso häufig tritt dabei eine produktive
Gefäßwandverdickung unter Umständen sogar mit endlich erfolgter Gefäßver-
ödung auf, die sich meist an Ästen der Pfortaderverzweigung abspielt (ORTH.
GG. B. GRUBER). Auch Gallengänge fallen ins Bereich gummöser Wucherungen,
um so mehr wenn sich der Gummiknoten in der Umgebung eines Pfortader-
zweiges gebildet hat. Durch die Resorptionsvorgänge an erweichten Gummen,
sowie durch Schrumpfung des ursprünglich sehr vollsaftigen peripheren Granulationsgewebes, nehmen ältere Syphilome an Größe ab. Nach WAGNER, THIER-
FELDER u.a. können völlige Aufsaugungen des syphilitischen Produktes auftreten.
Mit Recht aber wird der Einwand gemacht, daß große, längere Zeit bestehende
Knoten wegen ihrer derb gewordenen bindegewebigen Außenzone kaum restlos
verschwinden dürften (ORTH). Sie werden zu narbiger Einziehung des Lebergewebes, ja zu tiefer Furchenbildung ihrer Oberfläche Anlaß geben, also in

deutlich gummösen Resten an der Zentralstelle solcher Narbenzüge bemerkbar bleiben. Solches Bild kann in ein und derselben Leber neben frisch ausgebildeten Gummen vorkommen (BENDA).

In seltenen Fällen spielt sich der spätluische Krankheitsprozeß innerhalb der Leber am Pfortadersystem oder am Lebervenensystem ab. HANNS CHIARI hat als selbständiges Krankheitsbild eine Endophlebitis hepatica beschrieben und verschiedene Fälle als mutmaßlich syphilitischer Natur mitgeteilt. Nach KRETZ ist die Lues hier nur ein akzidenteller Faktor; er sieht in traumatischen Rissen und Gewebsverwerfungen infolge des Zuggewichtes der aufgehängten Leber an der Stelle der Einmündung der Lebervenen in die Hohlader die Vorbedingung für die Manifestation entzündlicher, also auch luischer

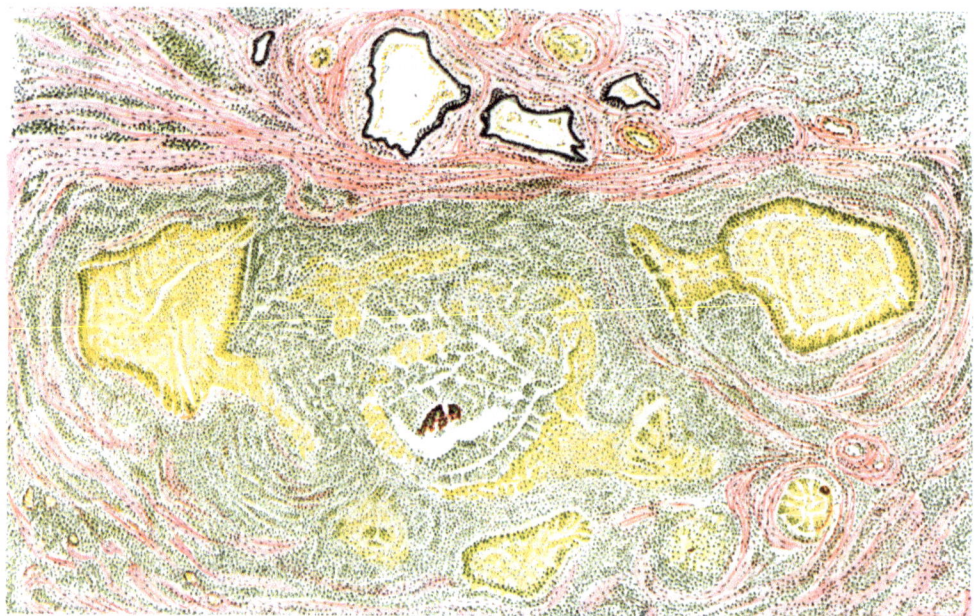

Abb. 74. Gummiknoten in unmittelbarer Nachbarschaft von Gallengängen. Rechts unten das miliare Gummiknötchen, das in Abb. 76 dargestellt ist. (Optik: Leitz 1, Ok. 1.)

Reaktionen an solchem Locus minoris resistentiae. HUEBSCHMANN und SCHMINCKE sind dieser Deutung entgegengetreten. SCHMINCKE glaubt die eigenartige Lokalisation der Gefäßwanderkrankung durch endovasale Irritationen in Form von Blutwirbeln bedingt.

Neuerdings sind durch HERMANN CHIARI, ERICH KRAFT und GÁSPÁR STEPHAN Vorkommnisse von obliterierender Lebervenenentzündung mitgeteilt worden. HERMANN CHIARI, in dessen Fall ein Leberlappen hämorrhagisch infarziert war, fand keine entzündliche Venenwanderkrankung. An Stelle des Lumens des veränderten Lebervenenabschnittes war lockeres Bindegewebe entwickelt. STEPHAN konnte zwar für seine Beobachtung die luische Ursache nicht erweisen, doch nimmt er als wahrscheinliche Veranlassung angeborene Lues in Anspruch. Die Arbeit STEPHANs ist auch durch Hinweis auf frühere Literatur (BUDAY, PENKERT, UMKREIT, GEE) wertvoll.

Ist also die syphilitische Natur der Endophlebitis hepatica obliterans umstritten, so hat anderseits mit guten Gründen SIMMONDS über eine selb-

ständige Pylephlebosklerose berichtet, deren Ursache er in einer zurück-
liegenden syphilitischen Infektion sah. Die Erkrankung sei unabhängig von
Erkrankungen der Leber; sie wirke sich, ebenso wie sekundäre Pylephlebosklerosen, wie chronische Pylephlebitiden oder wie die meisten der vorhin
genannten Endophlebitisfälle der Lebervenen mit schweren Stauungserscheinungen im Lebergebiet aus, die zur Gefäßthrombose und zur Bahnung kollateraler Blutadern führen könnten, um schließlich in Form einer Varixblutung
(Ösophagus!), eines Darminfarktes oder einer (nur durch Stauung veranlaßten)
schweren parenchymatösen Magen- Darmblutung zum Tode zu führen. Verfasser hat einen Fall berichtet, der dem SIMMONDschen Pylephlebosklerosen
gleichkommt; in anderen Fällen seiner Beobachtung war die Pylephlebo-

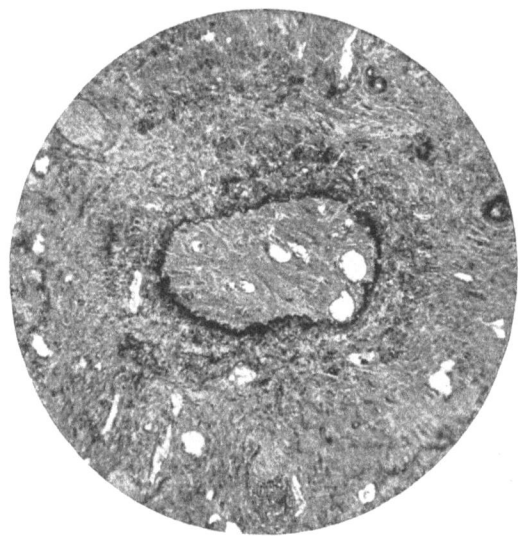

Abb. 75. Rekanalisierter Pfortaderast nach thrombotischem Verschluß infolge granulierender
Entzündung im Randgebiet eines benachbarten Lebergummis. (Optik: Winkel 1a, Ok. 1.)

thrombose, die weitgehend reorganisiert und rekanalisiert war, vom luischen
Leberprozeß abhängig (Abb. 76).

Störungen des Stoffwechsels der Leberzellen können sich infolge der allgemeinen syphilitischen Schädigung in Form der Leberverfettung oder des
Leberamyloids bekunden. Nach Bäumler kommt die Amyloidose der Leber auch
partiell vor. Neuerdings wird die Tatsache viel bemerkt, daß im Verlauf von Lues, sei
sie spezifisch behandelt oder nicht, schwere Insuffizienzerscheinungen der Leber aufzutreten
vermögen; sie können mit einem irreparablen Ikterus beginnen und bis zur Dystrophie
des Lebergewebes führen (HERXHEIMER und GERLACH, KIRCH und FREUNDLICH), sei es
in akuter Atrophie, sei es in Zelldegeneration bestimmter Abschnitte und gleichzeitig ein-
setzender vikariierender, regenerativer Hyperplasie anderer Leberanteile, so daß schließlich das Bild eines adenomartigen Umbaues des teilweise verödeten, sehr grob gehöckerten
Organs vorliegt. Eine Abhängigkeit mancher Fälle sog. akuter, gelber Leberatrophie
von syphilitischer Schädigung ist schon seit langem bekannt (BÄUMLER, RICHTER, THURN-
WALD). An der nach dem Weltkrieg in einzelnen Teilen Deutschlands aufgetretenen
Häufung der schweren dystrophischen Lebererkrankung hatte die syphilitische Noxe kaum
einen erheblicheren Anteil als andere Schädlichkeiten, welche im Ursachenkreis dieser
toxischen Hepatodystrophie überhaupt von Bedeutung sind. Und von Bedeutung sind
alle Gifte, welche die Leber zur Gegenwirkung reizen (SEYFFARTH, HERXHEIMER, UMBER,
GG. B. GRUBER), anscheinend auch die Intoxikation mit Kupfersalzen, wie MALLORY
jüngst dargetan hat.

d) Ausgang und Folgen der Leberlues.

Wird die fetal oder infantil erworbene Syphilis zunächst überstanden, so zeigt sich doch oft genug an der Leber im späteren Leben die eine oder andere Folge — sei es in Form der Vernarbung, sei es in Form der späten Entwicklung eines spezifischen, gummösen Krankheitsgeschehens nach voraufgegangener Latenz. Solche verzögerte Erscheinungen kommen als Zeichen tardiver Lues oftmals im zweiten Lebensjahrzehnt, manchmal auch erst später zur klinischen Erscheinung (BARTHELEMY, HAUSMANN, HOCHSINGER) (Abb. 76).

Die hochgradige, interstitielle Hepatitis luischer Neugeborener und Säuglinge mit ihrer mächtigen Hyperplasie des Gerüstwerkes und ihrer anfänglichen Eindämmung und Erdrückung der Parenchymzellen entwickelt sich manchmal bald in einer Weise, daß der Eindruck einer Leberzirrhose nahegelegt wird. Schon frühzeitig sollen hier sogen. Gallengangswucherungen ersehen werden können (C. A. MÜLLER, H. NEUMANN), auch scheinen die epithelialen Riesenleberzellen (BINDER, OPPENHEIMER usw.) für Regenerationsvorgänge am

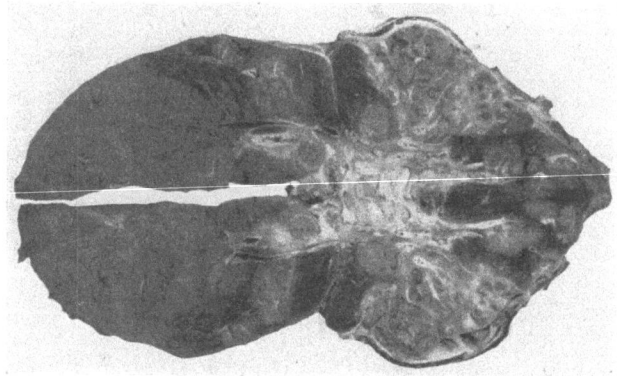

Abb. 76. Gummiknoten und Schwielen in der Leber eines 17jährigen Mannes. Die Gummiknoten waren in narbig fibröser Umwandlung begriffen. (Beobachtung und Photogramm von L. PICK, Pathol. Institut des Krankenhauses Friedrichshain in Berlin.)

Parenchym zu sprechen. Jedoch ist SIMMONDS beizupflichten: Man darf nicht kurzweg, etwa wie im Fall von THIELEN, eine hochgradig mikroskopisch veränderte „Feuersteinleber" schon als Beispiel einer „hypertrophischen Zirrhose" ansprechen. Doch mögen solche Lebern im Sinne der MARCHANDschen Ausführungen die Basis darstellen, auf der sich eine hypertrophische Zirrhose entwickeln kann. (Vgl. MARCHAND, MACHAT, SCHLICHTHORST, WINOGRADOW.) Wenn MACHAT ganz allgemein sagt, Leberzirrhose nach angeborener Leberlues sei selten, weil die luischen Kinder meist frühzeitig stürben, so darf dem doch entgegengehalten werden, daß ein nicht unbeträchtlicher Teil dieser Patienten das Kindheitsalter überlebt.

Für die „grobknotigen" Leberzirrhosen, d. h. um STERNBERGs Schilderung zu gebrauchen, für Lebern, „welche mehr oder weniger verkleinert, geschrumpft sind und an der Oberfläche, wie auf dem Durchschnitt allenthalben oder bloß in größeren Anteilen eine gleichmäßige, meist grobe Körnung und Felderung darbieten", so daß „durch ziemlich breite, derbe Bindegewsbezüge kleinere oder größere, bis kirschkerngroße oder haselnußgroße, teils fettiggelbe, teils gelbgrüne oder grüne Inseln von Lebergewebe umscheidet werden, die flach über das Niveau hervortreten", wird ebenfalls an die Möglichkeit der Herleitung von einem kongenital luisch hepatitischen Prozeß gedacht. Der Nachweis der Ursache ist aber meist nicht feststellbar (STERNBERG); es empfiehlt sich gerade in dieser Hinsicht, sehr vorsichtig mit ätiologischen Schlüssen zu sein, da man weiß, daß auch andere als syphilitisch verursachte Form von Leberatrophie das gleiche Bild eines regenerativen, wirren Leberumbaus zeigen kann.

Häufiger als zirrhotische, umbauende Veränderungen sind einfach sklerosierende, indurative Vorgänge am GLISSONschen Lebergerüst, wodurch ebenfalls eine gewisse Unebenheit und auffällige Felderung, Körnelung und Höckerung des Organs entsteht (Abb. 77).

Betraf die syphilitische Lebererkrankung Erwachsene, so bleiben sicherlich nur selten diffuse „Zirrhosen" zurück; doch sollen solche beschrieben sein. (WEBER, zit. nach HERXHEIMER.) MALLORY gibt bei Besprechung der Folgen

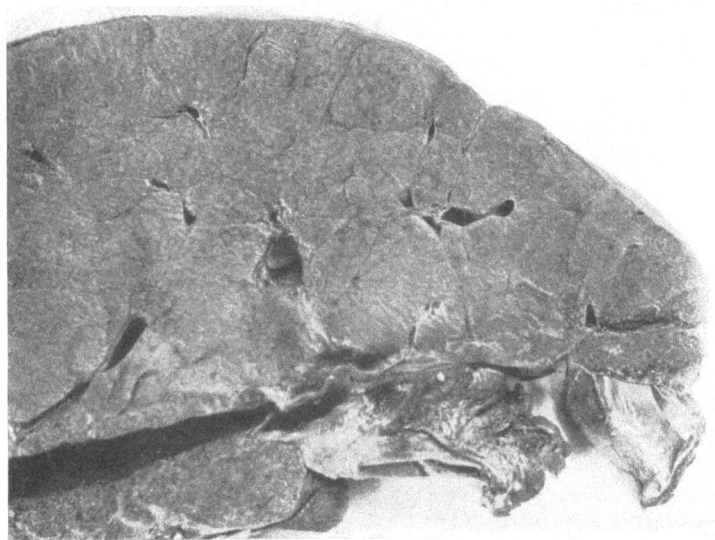

Abb. 77. Narbige Induration der Leber eines 43jährigen Paralytikers mit luischer Mesaortitis. Keine Leberzirrhose!

von Kupferintoxikation für die Leber auch das Bild einer „diffusen Lebersklerose" infolge Lues, die er bei einem Erwachsenen gefunden hat.

Partielle schwielige und schwartige Veränderungen in der Umgebung erweichter und zum Teil aufgesaugter Gummen sind für die erworbene Lues weitaus charakteristischer. Natürlich können aber auch ganz allgemein strahlennarbige Veränderungen der Leberform durch Schrumpfungsvorgänge zustande kommen, wenn es sich um Abheilung nicht zu kleiner, umschriebener gummöser Prozesse nahe der Oberfläche handelt. Ferner kann eine völlige Lappenschrumpfung der Leber eintreten, wenn der krankhafte Prozeß umfangreich gewesen und entsprechend vielfach Parenchym zerstört wurde (HAUSMANN). In einem von KRETZ berichteten Fall schrumpfte der rechte Leberlappen, der gummös war, bis auf die Größe einer Kinderfaust zusammen (vgl. HERXHEIMER!) (Abb. 78 u. 79).

Ist das Verhältnis zwischen erholungs- und erneuerungsfähigem Leberparenchym und den Faserzügen einer ausgedehnten luischen Hepatitis günstiger, etwa in jenen Fällen, welche hauptsächlich durch die Ausbildung von

Granulationsgewebe entlang den Pfortaderverzweigungen ausgezeichnet waren,
so schrumpft das Organ zu einer ungleich grob gelappten Leber; sie ähnelt in
der Form einem unachtsam, einschneidend verschnürten Warenballen und wird
als „Paketleber" bezeichnet. Da die Entstehung eines derartigen „Hepar

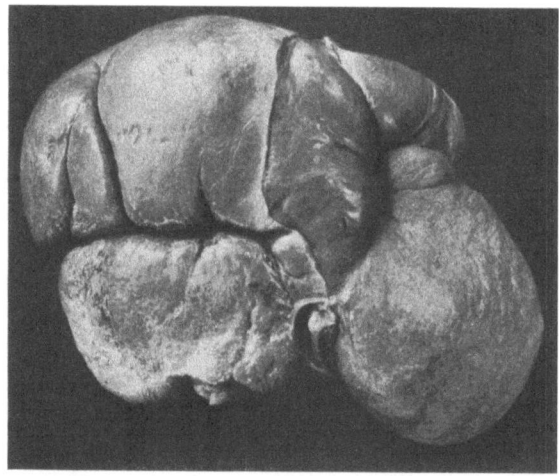

Abb. 78. Lappenleber („Paketleber") eines alten Luikers (Oberseite).

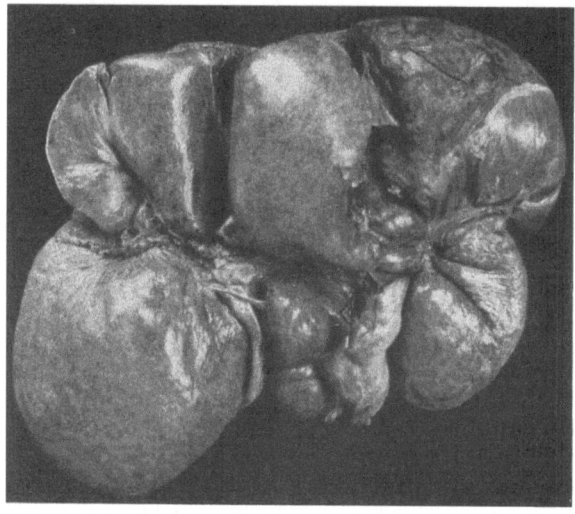

Abb. 79. Lappenleber („Paketleber") eines alten Luikers (Unterseite).

lobatum" aber auch durch Abheilung anderer zentral gelegener Krankheits-
prozesse (z. B. der Lymphogranulomatose) denkbar ist, kann man eine Lappenleber nicht kurzweg als beweisend für Lues ansehen, wenn es nicht gelingt,
im Bereich der Narbenzüge gummöse Veränderungen sicher festzustellen oder
wenn nicht durch den übrigen Organbefund (Aortenwanderkrankung, spezifisch fortschreitende Hirnrindenverödung usw.), oder auch durch die Wassermannsche Reaktion eine Handhabe für die syphilitische Natur gegeben ist.

Eine Lappenleber kann sehr ungleichmäßig sein; dieser Eindruck verstärkt sich manchmal dadurch, daß in einzelnen Lappen oder in der jenseitigen Leberhälfte hypertrophische und hyperplastische Regenerationsvorgänge stellvertretend ersetzen, was in anderen Lappen oder in der andern Leberhälfte durch gummöse

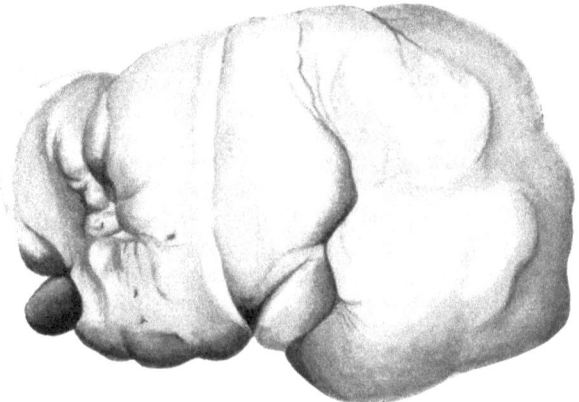

Abb. 80. Hypertrophie des rechten Leberlappens nach luischer Zerstörung des linken. (Nach D. v. HANSEMANN. — Sekt. 20. 7. 1896. ♂ 50 Jahre alt.)

oder schrumpfende Prozesse ausfiel (FRERICHS, REINECKE, HOLLEFELD, SCHORR, HAUSMANN, v. HANSEMANN). So entstehen gelegentlich durch regenerative Vorgänge hier und regressive Prozesse dort große Gegensätze in der

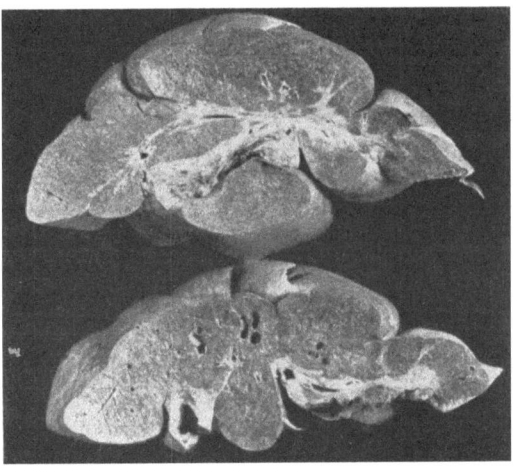

Abb. 81. Lappenleber eines alten Luikers durchschnitten. Schwielige Narbenbildung im Gebiet der Pforte und des Pfortaderverlaufes; infolge davon war es zu Pfortaderthrombose gekommen, welche durch Rekanalisation ausgeglichen worden war.

Form des gleichen Organs (KRETZ). Es können gerade in geschwulstähnlicher mächtiger Weise ersetzte Leberteile durch gänzlich schlaffe, bandartig umgewandelte geschrumpfte Organpartien von der übrigen Leber getrennt sein; unter Umständen gibt dies zu klinisch-diagnostischen Schwierigkeiten Anlaß (TRINKLER). (Vgl. Abb. 80!)

Der Durchbruch der erweichten Gummen hat schon manchmal eine erschwerende Folge der Leberlues dargestellt. WILKS meldet solch einen Durchbruch in die Bauchhöhle, MOXON in einen großen Gallengang. Auch die Durchwucherung in Blutgefäße oder die Einengung großer Gefäße bis zur Behinderung der Blutzirkulation kann verderbliche Folgen haben. SCHORR sah in einer hochgradig gummösen Leber durch Verschluß von Arterienästen reine, ausgedehnte Nekrosen. JASTROWITZ (zit. nach HERXHEIMER) bekundete, daß ein Gummiknoten bis in die Pfortader reichte, welche thrombotisch verschlossen war. Bei einem Patienten von MAC CALLUM engte die von einem gummösen Herd ausgehende Narbenstrahlung die Vena cava ein und führte ebenfalls zur Thrombose. Die luische Wanderkrankung der Pfortader in Verbindung mit der luischen Lebererkrankung ist oben schon geschildert (Abb. 81). Wie eine Mitteilung von LEDUC zeigt, kann auch diese Pfortaderschädigung — wie die selbständige, von SIMMONDS beschriebene. luische Phlebosklerose — zur Pfortaderthrombose und zum Tode führen, der gewöhnlich durch Überlastung eines varikösen Kollateralkreislaufs eintritt. Derartige Fälle von Pfortaderthrombose sind nicht gerade selten (KLEMM, PFIFFERLING, GG. B. GRUBER). Sie können ungemein langwierig verlaufen; in langen Jahren kommt es ebenso wie zu einer Umordnung des ehemals stark mitgenommenen Lebergewebes zu völliger oder zu teilweiser Reorganisation des Thrombus, bzw. mit gewisser Regelmäßigkeit zu Seitenbahnungen des portalen Blutkreislaufes; Milztumor und Leberinduration, vor allem aber eine durch Darmblutung aus dem überlasteten Kollateralkreislauf unterhaltene, wechselnde sekundäre Anämie täuschen leicht den Symptomenkomplex der BANTIschen Krankheit vor (GG. B. GRUBER). Es sei in diesem Zusammenhang auch noch daran erinnert, daß alle mit Behinderung des Pfortaderkreislaufes einhergehende Fälle von Leberlues — angeborener und erworbener — durch Aszites kompliziert sein können (PEISER).

IX. Lymphogranulomatose.

Die von PALTAUF und seiner Schule als Lymphogranulomatose (Lymphomatosis granulomatosa) bezeichnete Erkrankung stellt nach STERNBERG einen chronischen Entzündungsprozeß dar, der „höchstwahrscheinlich mit Tuberkulose, vielleicht einer abgeschwächten Form derselben" in Zusammenhang stehe, eine Anschauung der CONRADI, KRAUS, LUBARSCH u. a. nicht beipflichten, während E. FRAENKEL und MUCH eine Beziehung der MUCHschen Granula zur Lymphogranulomatose betonen, wobei sie die Annahme gestatten, daß diese Granula eine besondere Form des Tuberkulosevirus darstellten oder daß die Granula nur entfernt mit dem Tuberkulosekeim verwandt seien. Jedenfalls handelt es sich bei der HODGKINschen Krankheit, bzw. bei der PALTAUF-STERNBERGschen Lymphgranulomatosis um die chronische Auswirkung einer besonders gearteten Infektion durch einen uns noch nicht faßbaren Erreger (SEYFARTH).

Gelegentlich wird von dieser Erkrankung auch die Leber befallen oder doch das mesenchymale und lymphatische Gewebe an der Leberpforte. Schon der Kliniker hat seine Hinweise auf diese Beteiligung der Leber. Nach SEYFARTH findet man im Fall von intermittierendem Fieber bei Lymphogranulomkranken die Leber vergrößert. Recht klar und knapp hat jüngst C. CORONINI die Krankheitserscheinungen solcher Menschen im Zusammenhang mit dem post mortem erhobenen morphologischen Befund dargestellt. Auf eine Mitbeteiligung der Leber — und sei es nur im Pfortaderbereich — weisen im Leben Urobilin- und

Urobilinogenbefund im Harn und gelegentlich auch eine mehr oder weniger ausgeprägte Gelbsucht hin, ganz abgesehen von der vergrößerten Leber mit dem auch durch sie veranlaßten Gefühl der Spannung und Völle.

Was das pathologisch-anatomische Bild betrifft, so sei zunächst von jener Beteiligung der Leber ausgegangen, welche in dieser großen Drüse an der Oberfläche und tief im Gewebe kleinste, ja miliare bis haselnußgroße, weiße bis gelbliche, auch rötlichgelbe bis graue oder bräunlich gefleckte, manchmal etwas vortretende Knoten und Streifen zeigt (TERPLAN, JAKOB, PEISER,

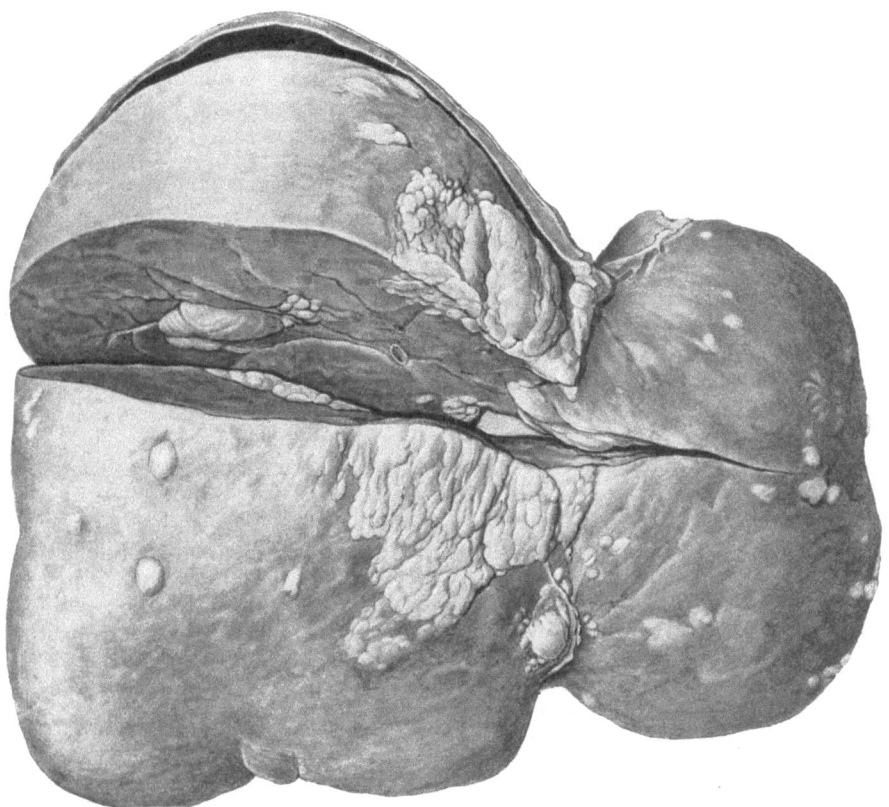

Abb. 82. Lymphogranulomatosis der Leber. Nach einem Präparat von L. PICK, Pathologisches Institut des Krankenhauses Friedrichshain in Berlin.

RUSSEL, O. MEYER, STAHR und SYNWOLT, CORONINI). Diese Knoten und Streifen können gelegentlich recht zahlreich sein. Manchmal buckeln sie die Leberkapsel mehr oder minder in Halbkugelformen oder in flachen Höckern vor, während sie anderseits auch zentrale Eindellungen veranlassen können (FABIAN, MARESCH). Nicht immer sind die fraglichen Knoten rund, gelegentlich erscheinen ihre Ränder ausgezackt, eckig (KAUFMANN, HAUCK).

C. CORONINI hat in ihrer Bearbeitung unterschieden zwischen Lymphogranulom mit Veränderungen an der Leberpforte allein, mit solchen an der Leberpforte und in der Leber, endlich mit solchen in der Leber allein. Gerade was die zweite Gruppe anlangt, so lassen sich, abgesehen von mehr oder weniger mächtigen Lymphgranulomen der Lymphdrüsen nächst dem Leberhilus, Knoten, welche geeignet sind, die Gallenleitung abzudrängen, ja einzuengen und zu knicken, Granulomknötchen entlang der Pfortader in die Leber hinein verfolgen. Sie liegen also meistens in den periportalen Feldern. Bei PEISERs Fall haben periportal angeordnete Granulome die großen Gallenwege so blockiert, bzw. umschlossen, daß eine beträchtliche Geschwulst zustande kam. O. MEYER hat eine Beobachtung gemacht, daß die Leber Knoten bis zu Walnußgröße aufwies; diese gingen vom Hilus aus; daneben aber fanden sich kleinere Granulome in Knötchen- und Streifenanordnung, welche geradezu Mäntel um die Gallengänge bildeten; ein Knoten von Bohnengröße wölbte sich in die Lichtung des großen Gallenganges vor, während der Ductus hepaticus weißgraue Verdickungen im Bereich seiner Wand, ja seiner Schleimhaut aufwies. Ähnlich hatte in einem Fall von STAHR und SYNWOLT die Granulombildung zu flachen Knoten in Gallenblasen- und Gallengangswand mit Lichtungseinengung geführt, wobei sich die Veränderung in der Gallenleitung weit in die Leber hinauf verfolgen ließ, welche von einem recht derben und größeren Knoten befallen erschien. CORONINI, welche all diese Fälle zum Vergleich heranzog, erhob einmal (Fall 10) granulomatöse Veränderungen, welche als ring- und bandförmige Einlagerungen im Hilusgewebe, der Leber die großen Gallengänge einscheideten, aber auch die kleineren Gallengänge ummantelten. Es hätten diese Wucherungen hier und da eine Breite von $1-1\frac{1}{2}$ cm erreicht und seien zuinnerst gallig durchtränkt gewesen. Und in RUSSELs Fall war es infolge intrahepatischer, cholangischer und pericholangischer Granulombildung zu weiten Ausbuchtungen der Gallengänge gekommen.

Die Gewebshärte all dieser Knoten ist verschieden, bald derb, bald weich — entsprechend der Entwicklungsphase und dem Nekrosierungsgeschehen oder der fibrösen Umwandlung der Granulome (BEITZKE). Sie lassen nicht selten zentrale Verkäsung wahrnehmen, ebenso wie anderseits schon makroskopisch bindegewebige, unregelmäßige Verzweigungen, ja narbenähnliche Verhältnisse an der Grenze zum gesunden Gewebe ersichtlich sind.

Wie schon gesagt, handelt es sich gelegentlich um sehr geringe, kaum ins Auge fallende Beteiligung der Leber am Vorgang der Lymphogranulomatose; ja, ich sah einige Fälle, die makroskopisch überhaupt nichts Charakteristisches darboten, allerdings auch mikroskopisch nicht viel mehr zeigten, als eine hyperplastische Vermehrung der lymphatischen Elemente im Stützgerüst des Organs.

WEIS und E. FRAENKEL ist es geglückt, in einem Fall von vernarbender Lymphogranulomatose eine Leber mit tiefen Einziehungen festzustellen, welche äußerlich an eine syphilitische Lappenleber erinnern mußte. Auf dem Durchschnitt zeigte diese Leber ein herdweise lokalisiertes, strahlige Ausläufer in die Umgebung entsendendes Narbengewebe, innerhalb dessen gelbbraunes Pigment abgelagert war. Vor diesen Forschern hatte bereits Verfasser einen sehr ähnlichen Fall einer Lymphogranulomleber mit nekrosierten und bindegewebig vernarbten Knoten und Zügen mitgeteilt; er hat diese Erscheinung nicht als Spontanzustand, sondern als Fernwirkung einer Bestrahlungsbehandlung gedeutet; (auch beim Patienten von WEIS und FRAENKEL waren Röntgenbestrahlungen fern der Leber angewendet worden). Die Leber, welche Verfasser beobachtet hat, erinnerte in ihrem äußeren Bild an eine abgeheilte gummöse Leber sehr stark; es wäre ohne den übrigen Sektionsbefund und die klinische Geschichte nicht möglich gewesen, die Natur der tatsächlichen Erkrankung anatomisch festzustellen. Auch SCHMORL hat in der Leber eines Falles von Lymphogranulomatosis ausgedehnte Abheilungsprozesse gesehen; seine Beobachtung ist ferner durch die eigentümliche Ausbreitung der granulomatösen Wucherungen längs der Verzweigungen der Pfortader bis in die feinsten Verästelungen bemerkenswert; dadurch entstand eine große Ähnlichkeit mit dem Bilde, wie es die Peripylephlebitis syphilitica bei angeborener Lues larbietet. SCHMORL spricht dementsprechend von einer Peripylephlebitis ymphogranulomatosa.

Was das mikroskopische Bild anlangt, so ist daran zu denken, daß je nach lem Entwicklungsgrad des Krankheitsprozesses recht verschiedene Bilder nöglich sind, welche von einer Hyperplasie der lymphatischen Gewebe ihren Ausgang nehmen, worauf mehr und mehr Granulombildung herdweise oder strichförmig auftritt. Dabei sind Nekrosezonen möglich; endlich überwiegt lie Verschwielung in diesem Prozeß. STERNBERG schildert den histologischen Befund in der Leber folgendermaßen: ,,In der Mehrzahl der Fälle kommen im interazinösen Gewebe kleinere und größere, meist unscharf begrenzte, bisweilen untereinander konfluierende Herde in verschiedener Zahl vor, die im wesentlichen denselben Aufbau zeigen, wie die (granulomatösen) Lymphdrüsen,

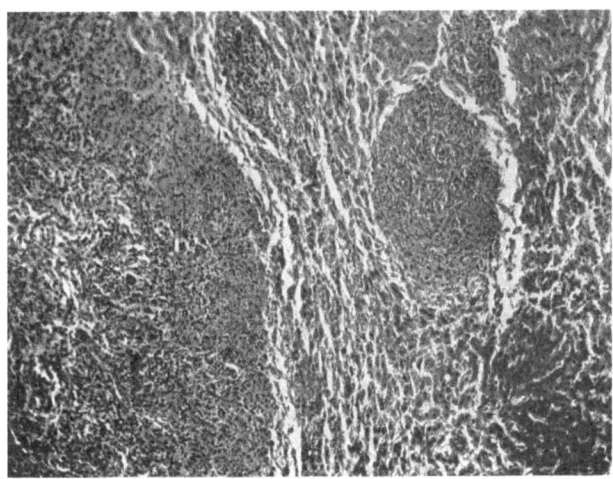

Abb. 83. Lymphogranulomatose der Leber. (Optik: Winkel 1a, Ok. 3. Präparat von LUDWIG PICK, Pathol. Institut des Krankenhauses Friedrichshain in Berlin.)

aus zellreicheren und zellärmeren, mehr fibrösen Anteilen bestehen und dieselbe wechselnde Zusammensetzung aufweisen, insbesondere jene großen groß- und vielkernigen Elemente einschließen'' (Abb. 83 u. 84).

Bedeutungsvoll sind die neuen Untersuchungen von C. CORONINI, welche sowohl in Gebiet des Darmes als der Leber den ersten Wucherungsvorgängen nachgespürt hat. Während man in den periportalen Granulomfeldern den Bildungsnachweis von Granulomzellen aus Kapillarendothelien nur schwerlich führen könne, weil eben dort die stärksten Veränderungen, d. h. recht fortgeschrittene Erscheinungen vorzuliegen pflegten, sei der Umbau, der sich in den benachbarten Leberläppchen abspiele besonders geeignet, die fraglichen Vorgänge erkennen zu lassen. ,,Solcher Art finden sich'', wie CORONINI schreibt, ,,in den intraazinösen Kapillaren stellenweise geschwellte KUPFFER-Zellen, die in die Gefäßlichtung hineinragen, sowie solche, die sich ablösen und wieder andere, lie bereits vollkommen frei in der Lichtung anzutreffen sind. Ist erst einmal eine derartige Zellveränderung angebahnt, so treten auch schon vereinzelte Rundzellen und eosinophile Leukozyten auf, die sich im Verein mit den abgestoßenen, in die ,,großen Einkernigen'' umgewandelten Endothelien in der erweiterten Kapillare zu einem kleinen Zellhäufchen vereinen. Daß diese Ansammlungen tatsächlich innerhalb des Gefäßes zustande kommen, beweisen

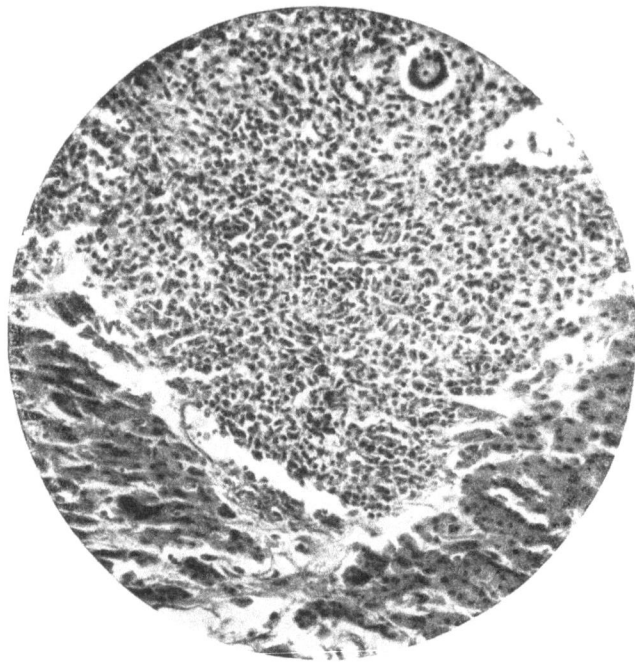

Abb. 84. Lymphogranulomatosis der Leber. (Optik: Winkel 3a, Ok. 5. Präparat von Ludwig Pick, Pathol. Institut des Krankenhauses Friedrichshain in Berlin.)

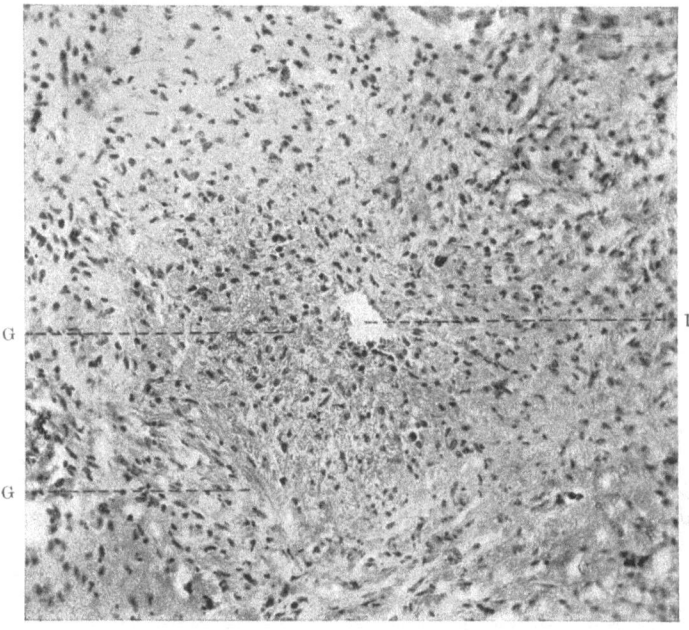

Abb. 85. Kleine intrakapilläre Granulomknoten in der Leber. Gitterfaserfärbung nach Hortega. G Gitterfasern an ursprünglicher Stelle; F Fasern von abgehenden Kapillaren mit beginnender Endothelwucherung. (Nach C. Coronini.)

Gitterfaserfärbungen der Leber, eine Methode, bei der die Kapillarfibrillen durch die Anhäufung der geschilderten Elemente an die benachbarten Leberzellen angepreßt erscheinen, während die Einlagerung selbst frei von Fasern ist. Finden sich dennoch solche zwischen den einzelnen Formen, so ist zu erkennen, daß sie von sich gabelnden Gefäßen herrühren, in welche die Zelleinlagerungen vordringen. Auf die geschilderte Weise wird die Kapillarlichtung bis zur vollständigen Unwegsamkeit eingeengt, während die angrenzenden Leberzellen, von der Blutzufuhr abgesperrt zugrunde gehen" (Abb. 85).

„Neben diesen mehr herdförmigen Ansammlungen", so fährt CORONINI fort, „kann es auch in einem größeren Läppchenabschnitt in verschiedenen

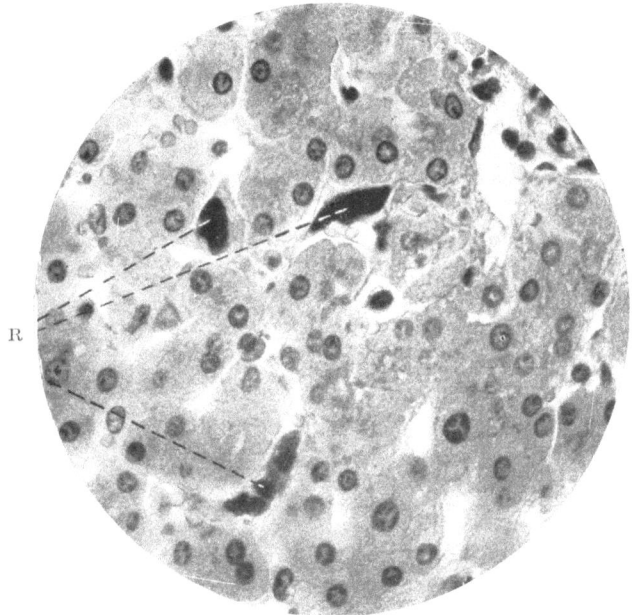

Abb. 86. Lymphogranulomatose der Leber. R Riesenzellbildung KUPFERschen Sternzellen.
(Nach C. CORONINI.)

Kapillaren gleichzeitig zur Entwicklung vereinzelter Granulomzellen, ja sogar von Riesenzellen kommen, deren Kerne eine vielfach eingeschnürte, große dunkle Chromatinmasse darstellen (Abb. 86) und entweder noch im Verband der Kapillarwand oder bereits in der Lichtung anzutreffen sind. Diese Elemente stimmen mit den von PRIESEL und WINKELBAUER in der Leber ihres hereditären Lymphogranuloms nachgewiesenen intrakapillären KUPFFER-Zellen überein."

Auch zur Endophlebitis granulomatosa kann es nach CORONINIs Beobachtungen in Venen der Portalfelder kommen; freilich seien diese Wucherungen selten — wenigstens in Frühfällen, welche eben vor allem an den Kapillaren außerhalb und innerhalb der Läppchen den Granulationsvorgang darböten. In späteren Stadien jedoch, bei deutlichem Umsichgreifen der Herde, mache sich ein allerdings zumeist ringförmig fortschreitender Verschluß der Pfortaderäste bemerkbar, der durch Vorwachsen von Granulomelementen unter der zwar unversehrten, aber zellreichen, ähnlich wie in Lymphgefäßen veränderten Endothellage zustande komme. Gleichzeitig mit diesen Wucherungen erfolge auch von außen her ein Eindringen des Granulationsgewebes in die Gefäßwand,

das an mehr oder weniger deutlichen, zumeist jedoch eng umschriebenen
Aufsplitterungen der Elastika deutlich sei. Gleichwohl, so meint CORONINI,
verdanke der Verschluß der Lichtung vor allem sein Entstehen den endothelialen
Wucherungen. Im selben Maß, wie die Verengerung der Gefäßlichtung fort-
schreite, würden die der ursprünglichen Gefäßwand näher liegenden Abschnitte
der Verschlußmassen nekrotisch, während sich unter dem Endothel oft bis
zur vollständigen Verödung noch wohlerhaltene Zellen fänden. Sei dann endlich das Lumen aufgehoben, so gemahne des öfteren nichts mehr an das Gefäß,
es sei denn, daß man an der Form der Nekrose, welche in der Mitte die best-
erhaltenen Zellen zeige, an ein solches erinnert werde. In entsprechend gefärbten

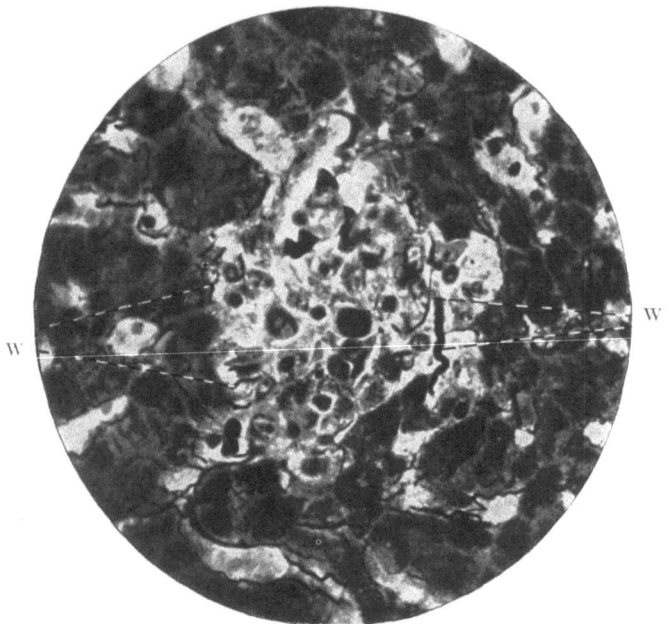

Abb. 87. Lymphogranulom der Leber. Bis auf ein kapilläres Lumen durch spezifisches Granulationsgewebe verschlossene Vene in einem Periportalfeld. W andeutungsweise erkennbare Reste
der ursprünglichen Venenwand. (Nach C. CORONINI.)

Schnitten sei das elastische Gewebe zumeist noch kenntlich, verschwinde jedoch
mit der Zeit vollständig (Abb. 87).   Auch die großen Gefäße in der Leberpforte
ließen neben dem von außen eindringenden Granulomgewebe unter ihrem
Endothel ringförmig in Schichten angeordnete Granulomwucherungen, vor
allem große Einkernige, aber auch vereinzelte Riesenzellen erkennen. Manchmal
seien sie durch Fibrinnetze umspannt und verklebt, welche offenbar im Gefolge
geringfügiger Endothelverletzungen aufträten.

Es sei noch angemerkt, daß auch BENDA über Fibrinnetze berichtet, die
er in jungen Lymphogranulomknoten gefunden hat.

BEITZKE berichtet über eine Lymphogranulomatose der Leber, in der die
Wucherungen mehr Lymphozyten, Plasmazellen und Fibroplasten erkennen
ließen, während die Knoten anderer Organe durch ungewöhnlichen Reichtum
an Riesenzellen ausgezeichnet waren. In MARESCHs Fall bestanden die Leberknoten durchweg aus Plasmazellen. Die zentralen Knotenanteile zeichneten
sich hier auch noch durch hyaline Umwandlung des Bindegewebes der Gerüst-
substanz aus.

Gelegentlich enthält die Leber neben Lymphogranulomknoten auch Tuberkel. Über dieses Vorkommen einer Kombination von Lymphogranulomatose und Tuberkulose in der Leber macht KAUFMANN bei Abb. 116 seines Lehrbuches (7. Aufl., 1. Bd.) eine Bemerkung. Ferner erwähnte BORST dem Verfasser gegenüber mündlich eine eigenartige Beobachtung des makroskopisch erkennbaren Nebeneinanders von Lymphogranulomatose und Tuberkulose der Leber vor einiger Zeit.

Neuestens sind eigenartige agranulozytäre oder monozytäre Syndrome anginöser Erkrankungen mit fraglichen Retikulosen in verschiedenen Organen, so auch gelegentlich in der Leber beschrieben worden. Sie gaben mitunter zu überlegen, ob nicht ungewöhnliche Formen einer Lymphogranulomatosis vorlägen. Darüber wird im nächsten Hauptstück im Absatz „Retikulosen" berichtet.

Mycosis fungoides.

Nach RICHARD PALTAUF und LEO V. ZUMBUSCH hat man unter der Mycosis fungoides eine gewöhnlich in der Haut lokalisierte Allgemeinerkrankung zu ersehen, welche unter dem Bild von eigenartigen entzündlichen Granulationsgeschwülsten spezifischer Art verläuft. Die Ursache für die Bildung dieser Granulationsgeschwülste ist nicht bekannt. Abgesehen von der Haut scheinen häufiger als man früher angenommen die Lymphdrüsen und Schleimhäute, in allerdings sehr seltenen Fällen auch Lungen, Milz, Leber, Niere, Serosa, Knochen, Schilddrüse kurzum die verschiedensten Organe erkranken zu können, wobei sich überall dieselben umschriebenen, chronisch entzündlichen Vorgänge mit Bildung von eigenartiger Granulationsgeschwülsten abspielen (ZUMBUSCH-PALTAUF).

Über die strittige Auffassung mancher zur Mycosis fungoides gerechneten Erscheinungen, die möglicherweise andersartig zu beurteilen wären und die auf Grund umfänglicher „Metastasierung" in innere Organe den Anlaß zur Deutung als Blastoma fungoides gegeben haben, wird an dieser Stelle nicht näher eingegangen; vielmehr handelt es sich hier nur darum, auf die in wenigen, ganz zweifellosen Fällen festgestellte Beteiligung der Leber hinzuweisen.

In einem von CARL STERNBERG sezierten Fall, den PALTAUF und ZUMBUSCH genau beschrieben haben, fanden sich folgende Verhältnisse der Leber: Das Organ maß 25 : 18 : 9 cm; seine Oberfläche war glatt, seine Kapsel gespannt, stellenweise milchig getrübt und verdickt; da und dort schimmerten durch dieselbe größere, hirse- bis linsengroße, etwas derber sich anfühlende Herde durch, zwischen welchen verstreut kleinere und größere blaßrote Flecken zu sehen waren. Am Durchschnitt (Abb. 88) fanden sich allenthalben im Parenchym verstreut kleinste, etwa stecknadelkopfgroße, sowie größere, hirse- bis hanfkorngroße, ja vereinzelt kirschkerngroße Knoten, von welchen die kleineren mattweiß, die größeren grauweiß oder gelblichweiß und im Zentrum eingesunken waren. Alle diese Knötchen und Knoten waren mehr weniger scharf begrenzt und fast durchwegs mit einem schmalen, hellroten Saum gegen das umgebende Lebergewebe abgesetzt. Die Herde fanden sich in großer Zahl, ohne bestimmte Anordnung in dem Leberparenchym eingelagert; nur vereinzelt fanden sich größere Knoten in der Umgebung von Pfortaderästen und deren Verzweigungen.

Bei der eingehenden histologischen Untersuchung, welche auch durch Bilder belegt wurde, kamen die Forscher zu folgender Schilderung: „An einer Stelle mit einem größeren Knoten zeigt sich das Lebergewebe auf schmale Bänder und Spangen reduziert, indem dasselbe von größeren und kleineren 2—3 mm im Durchmesser haltenden rundlichen Herden eines Granulationsgewebes dicht durchsetzt ist. Dieses Gewebe erscheint bald zellreicher, bald zellärmer, entwickelt sich und folgt teilweise dem interlobulären Bindegewebe, ist stellenweise von mäßig zahlreichen verzweigten Gallengängen durchsetzt, wächst aber auch in die Azini bis an die Venulae centrales hinein, umscheidet Lebervenenäste,

wie sich denn auch in den größeren Herden bei Fehlen von Lebergewebe noch
Äste von Lebervenen finden. In größeren Knötchen sieht man ferner in den
zentralen Teilen mit Eosin stärker gefärbte Stellen, die feinnetzig, wenig zellreich,
aus kleineren dichteren, krümligen Ballen zusammengesetzt, auch mit Blutungen
untermengt sind, als beginnende Nekrosen erscheinen. Schon bei derselben
schwachen Vergrößerung erkennt man ein feines Netzwerk, namentlich an den
zellärmeren Knötchen oder den peripheren Teilen, das sich bei stärkerer Vergrößerung in zarte Fasern auflöst, zwischen welche Zellen eingelagert sind. Die

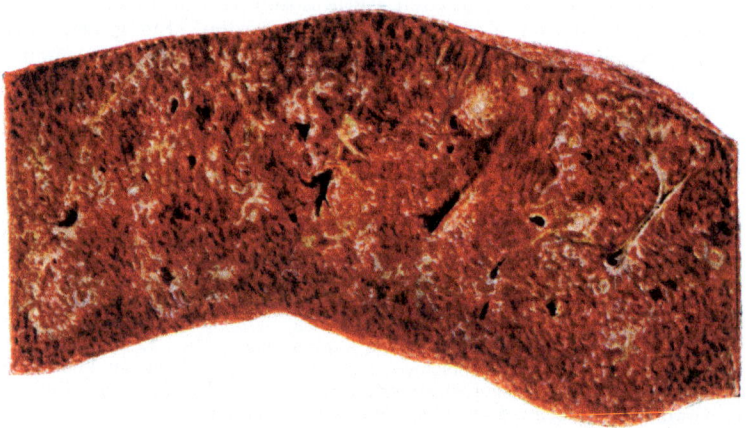

Abb. 88. Leber mit Mycosis fungoides. ⁴/₅ natürl. Größe. Verschieden große Knötchen und Knoten,
deren Säume am frischen Präparat hellrot waren. (Nach R. PALTAUF und L. v. ZUMBUSCH.)

Räume des Netzwerkes sind an den zellreichen Anteilen ganz mit den verschiedenen Zellen des mykosiden Granulationsgewebes erfüllt; wenn auch, wie
bereits erwähnt, die Zellen nicht sehr gut erhalten sind, so lassen sich doch die
großen Zellen und Lymphozyten soweit differenzieren, ebenso Plasmazellen
noch nachweisen. An der Grenze zum erhaltenen Leber-

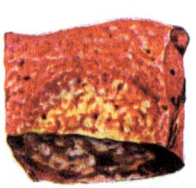

Abb. 89. Stückchen einer
menschlichen Leber mit
Veränderungen der Myco-
sis fungoides i. natürlicher
Größe. (Nach einem Prä-
parat von BRÜNAUER.)

gewebe, wo das Gewebe häufig zellärmer ist, sieht man
das alveolare Netz in Verbindung mit den Leberkapillaren. Die Färbung nach BIELSCHOFSKY zeigt auch deutlich, daß dasselbe in die die Kapillaren umspinnenden
Gitterfasern übergeht. Durch die Einlagerung von Zellen
werden die Fasern auseinandergedrängt und bilden das
sehr deutliche, zarte Retikulum des Granulationsgewebes.
Doch häufen sich in den Räumen die Zellen reichlicher
an. Andererseits sind in jenen durch stärkere Eosinfärbung hervortretenden nekrosierenden Anteilen die
Räume des alveolaren Netzwerkes mit krümeligen, wohl
aus der Nekrose der Zelle hervorgegangenen, auch etwas
fädig-netzigen Massen erfüllt, wodurch die nicht scharf begrenzten, wie wol-
kigen und sich diffus färbenden Massen entstehen. An der Grenze des Lebergewebes sieht man ferner Gallengängen ähnliche Kanäle aus mehr platten oder
spindeligen Elementen zusammengesetzt mit Leberzellbalken in direkter Verbindung, wobei es fraglich erscheint, ob dieselben wirklich neugebildete Gallengänge oder Reste atrophischer Leberzellbalken sind. Die Wand der Portal-
venen erscheint nicht selten bis auf die Innenschichten infiltriert und an
Ästen der Arteria hepatica findet sich eine Wucherung der Intima". —

Ein anderer Kranker ZUMBUSCHs mit ausgedehnter Bildung von mykosiden
Veränderungen der Eingeweideorgane zeigte bei der Leichenöffnung eine etwas
kleinere, oberflächlich glatte Leber mit zarter durchsichtiger Kapsel und braun-
gelbem, nach Art der Muskatnuß gezeichnetem Gewebe; außer zwei hanfkorngroßen, grauweißen, scharf umschriebenen Knötchen unter der Kapsel der
Unterseite des rechten Lappens, war keine Einlagerung bemerkbar. Über den
histologischen Befund dieses Kranken haben PALTAUF und ZUMBUSCH nichts
ausgesagt.

GOEDEL vermerkte für seine Beobachtung, daß das Lebergewebe abgesehen
von zahlreichen kleinen, in Herden bestehenden Verfettungen keine Besonderheit erwiesen habe. Immerhin benannte er aber im periportalen Bindegewebe
zellige Infiltrate, welche neben den gewöhnlichen Rundzellen auch größere
Zellelemente mit zum Teil massigen, dunklen Kernen enthielten. Wo diese
Zellen in den Maschen des deutlich retikulierten Gewebes periportaler Gewebsdreiecke gelegen seien, dort habe man förmlich knötchenartige Bildungen feststellen können, welche den mykosiden Herden der Milz zweifellos sehr ähnlich
gewesen seien.

Ferner sei auf eine Beobachtung von LEREDDE und WEIL hingewiesen,
welche berichten, in mykosiden Leberknötchen Anhäufung von Plasmazellen,
eosinophilen Zellen, Lymphozyten und veränderten Spindelzellen gefunden
zu haben, eine Zusammensetzung, die auch in Knoten anderer Organe aufgefallen war.

Einer Beobachtung von BRÜNAUER über Granuloma fungoides der Haut
und der inneren Organe ist die Abb. 90 zu verdanken. Die Patientin BRÜNAUERs
(eine 27jährige Frau) war 7 Jahre lang an ihrem Leiden krank. Über die bei
der Sektion festgestellten Leberveränderungen ist folgendes aufgezeichnet
worden:

Die Leber war vergrößert, ihr Gewicht erhöht, ihre Oberfläche gewölbt, leicht unregelmäßig und höckerig, ihre Kapsel war zart, gelblichgrau. Azinöse Struktur zum Teil
völlig aufgehoben; an der Oberfläche fanden sich zahlreiche, stecknadelkopf- bis hanfkorngroße, zum Teil leicht eingesunkene, dunkel graurote, unregelmäßig begrenzte Herde,
außerdem unregelmäßige, landkartenförmig begrenzte, erbsen- bis zwanzighellerstückgroße,
gelblichweiße Herdchen, die etwas vorragten und eine leicht hämorrhagische Randzone
zeigten, teilweise auch von Blutungen durchsetzt waren. Von einem dieser Herde strahlten
radiär Kapselfalten aus. Auf der Schnittfläche sah man unregelmäßige, landkartenartig
umgrenzte, flach vorgetriebene, gelblichgraue und trockene käsige Herdchen von blut-
farbenem Rand umgeben. An einzelnen Stellen war die Zeichnung deutlich, an anderen
waren gut erkennbare Azini von gelbgrauen Außenzonen umgeben (Abb. 88), an wieder
anderen war das Bild verwischt. Dort waren die Azini von einem gelbgrauen Gewebe förmlich infiltriert. Einmal schloß sich ein Knoten direkt einem periportalen Bindegewebs-
feld an.

Bei schwacher Vergrößerung bot die Leber ein eigentümliches, buntes Bild: Neben
ausgebreiteten Erscheinungen von Fetteinlagerung sah man das Leberparenchym von zahlreichen, teils kleineren, teils größeren Herden eines granulierenden Gewebes dicht durchsetzt,
welches bald den Verästelungen der Lebervenen folgte und bald wieder um eine Zentralvene gelagert erschien, die vielfach nurmehr den Rest eines Leberläppchens darstellte.
Dieses Granulationsgewebe (Abb. 90) ließ bei stärkerer Vergrößerung ein zartes Faserwerk
erkennen, zwischen dessen Maschen die verschiedenen Zellarten des mykosiden Granuloms
in großer Zahl wahrnehmbar waren, nämlich Lymphozyten, Plasmazellen, eosinophile
Zellen, Bindegewebszellen, vor allem aber große einkernige Elemente. Stellenweise zeigten
sich in den Herdchen, und zwar in deren zentralen Anteilen die Kerne blaß, schlecht
gefärbt; an diesen Stellen konnte man auch Blutungen wahrnehmen, also Zeichen beginnender Nekrose. An anderen Stellen waren die nekrobiotischen Folgen schon ausgesprochener und durch Kernkrümel und zelligen Detritus charakterisiert. Hin und wieder
konnte man auch an der Grenze des Lebergewebes den Gallengängen ähnliche, jedoch mit
mehr platten Epithelien ausgekleidete Kanäle wahrnehmen. Auch in der Nähe der großen
Gefäße und der Gallengänge fand sich das geschilderte, polymorphe Granulationsgewebe.

Wichtig erscheint an BRÜNAUERs Untersuchung, daß es ihm gelungen
ist, durch Verimpfung von Milzteilchen auf Meerschweinchen das mykoside

Granulom wieder zu erhalten. In Milz, Leber und Sternum des Versuchstieres entstanden ähnliche Knoten. Jedoch sind Kulturversuche aus solchem Material vollkommen fehlgeschlagen.

Eine von NIENHUIS veröffentlichte Beobachtung einer ,,Mycosis fungoides d'emblée`` zeigte Wucherungen an der Nase, im Dickdarm und Dünndarm; diese waren geschwürig verändert. Abgesehen davon bestanden mykoside Veränderungen in den zervikalen, axillaren, inguinalen und mesenterialen Lymphdrüsen, Knoten in den Lungen, im Pankreas und in der Leber; die letzteren stellten sich als grauweiße Herde dar. Infolge Peritonitis ausgehend von einem mykosiden Darmgeschwür trat der Tod ein.

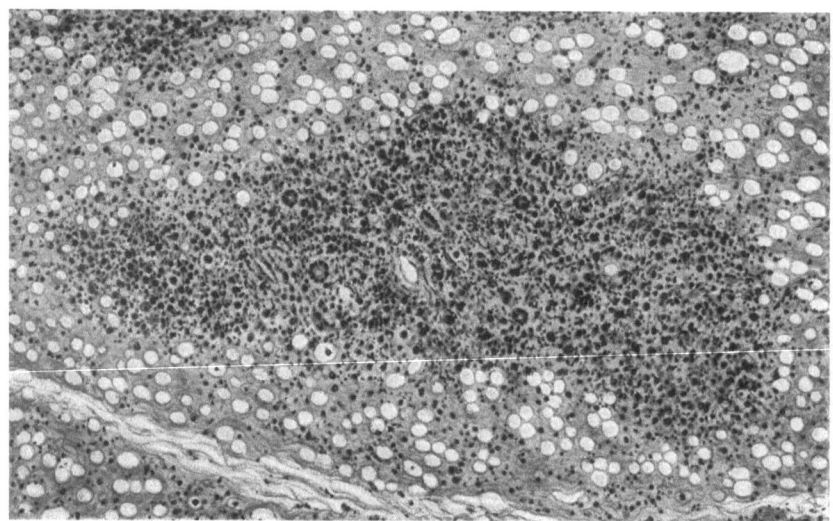

Abb. 90. Lebergewebsveränderung bei Granuloma fungoides. Vergrößerung $^{85}/_1$. (Nach BRÜNAUER.)

Endlich hat LIECHTI zwei Fälle von Mycosis fungoides mit ,,Tumoren`` innerer Organe beschrieben.

In beiden Fällen war die Leber geschwellt und derb. Während aber das einemal nur eine uncharakteristische Infiltration der GLISSONschen Scheide mit Lymphozyten, Plasmazellen und einigen Leukozyten bestand, war beim zweiten Fall an der Leber ein viel greifbarerer Befund zu erheben; hier war das Organ (2900 g) an der Oberfläche glatt, glänzend und wies durchschimmernde rötliche, konfluierende Flecken auf. Die Schnittfläche erschien graugelb, stark trübe. Die Läppchenzeichnung war undeutlich, die Zentren klein. Im übrigen wurde das Lebergewebe als durchgehend gelb, stellenweise etwas braunrot befunden, die GLISSONschen Scheiden seien nicht verbreitert, die periportalen Lymphdrüsen vergrößert und auf der Schnittfläche graurot gewesen. Bei der histologischen Durchmusterung zeigten sich nun gerade in den GLISSONschen Geweben sehr verschieden mächtige Infiltrate, die sich auch im Lebergewebe, ja in manchen Läppchen bis zur Zentralvene erstreckten und periphere Leberläppchen zur Atrophie gebracht hatten. Mitunter verloren sich auf diese Weise vereinzelte atrophische Epithelzellen im Infiltrat, das nicht anders aufgebaut war, als die Hauttumoren des gleichen Falles. Es war ein sehr verschiedener Chromatingehalt der runden Zellen des Infiltrates ausgeprägt. Mitosen waren selten. Riesenzellen mit 2—3 ovalen, bläschenförmigen Kernen fehlten nie; meist lagen sie in der Nähe von Gefäßen, selten in den Teilen des Infiltrates, welche zwischen die Leberzellbalken vordrangen. Deshalb lag die Annahme nahe, sie als Abkömmlinge der Adventitiazellen und der Bindegewebszellen des GLISSONschen Gewebes anzusprechen. Seltener seien pyknotische und verklumpte Kerne aufgefallen. Die Leberzellen waren oft stark verfettet, enthielten auch feinkörniges, abgelagertes Lipofuszin. Weiterhin breitete sich dies Infiltrat in den Zwischenräumen der Leberzellbalken derart aus, daß das Kapillarendothel meist nicht deutlich erkennbar blieb. Wo es noch festzustellen war, konnte man eine teils intrakapilläre, teils extrakapilläre Lagerung der Infiltratzellen wahrnehmen; die extrakapilläre Lagerung überwog. Da und dort hatten sich neben den Infiltratzellen KUPFFERsche Sternzellen erhalten, welche meistens von den Leberzellbalken stark abgehoben waren. Die Infiltratzellen lagen in den Maschen eines äußerst feinen Retikulums, das sich in die Adventitia der Gefäße und in die Wand der Gallengänge hinein fortsetzte.

In der kritischen Besprechung der mykosiden Veränderungen der inneren Organe, also auch der soeben genauer beschriebenen Leberinfiltrate, weist LIECHTI darauf hin, daß es sich um diffuse, das autochthone Gewebe verdrängende Wucherungen von Zellelementen handelt, welche an Lymphoblasten erinnerten.

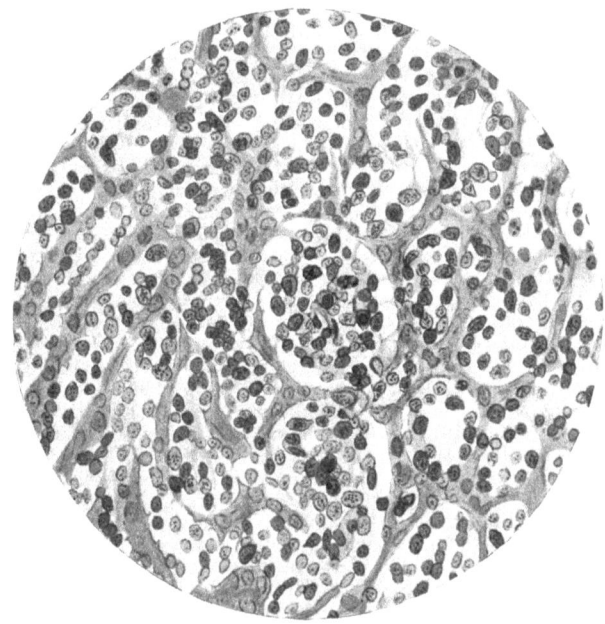

Abb. 91. Mykosides Infiltrat in der Leber. Große Ähnlichkeit mit einem Lymphosarkom. 2. Beobachtung von LIECHTI. Optik: Leitz. Obj. 7; Ok. 4. (Nach LIECHTI.)

Der entzündliche Charakter trat dabei ganz in den Hintergrund. Fibroplasten und Plasmazellen habe man viel seltener als in den Hautinfiltraten gefunden. Infolgedessen sei eine morphologische Abgrenzung gegen lymphatische Leukämie und Pseudoleukämie schwierig gewesen; doch habe der Blutbefund des Kranken gegen Leukämie gesprochen, auch sei bei leukämischer Lymphose keine derartig diffuse Läppchendurchwucherung zu finden, wie hier. Sehr groß sei die Ähnlichkeit des Leberbefundes mit dem eines Lymphosarkoms; ja, LIECHTI hat wohl irrigerweise seine hier als Abb. 91 wiedergegebene Abbildung in der Originalarbeit unterzeichnet „Lymphosarkomatose der Leber"; im Wortlaut der epikritischen Betrachtung sagte er aber, daß er in diesem Fall eine Mycosis fungoides ersehe, und zwar von der Abart, wie sie durch BESNIER und HALLOPEAU beschrieben worden sei; er habe sich nicht entschließen können, ein primäres Lymphosarkom der Haut mit Metastasen in den inneren Organen anzunehmen. Freilich hätte sich der Granulomcharakter der Hautinfiltrate in den Metastasen recht diffus im Sinne eines Lymphosarkoms, bzw. einer Lymphosarkomatosis verändert.

Schrifttum.

I. Lymphatische Zellanhäufungen und Nekroseherde in der Leber bei verschiedenen Infektionskrankheiten. Gelbfieber und WEILsche Krankheit.

ARNOLD, JUL.: Über Lebertuberkulose. VIRCHOWS Arch. f. pathol. Anat. u. Physiol. Bd. 82, S. 377. 1880. — BEEUWKE: Zit. nach SNIJDERS. — BETTENCOURT und FRANC: Über die Meningitis cerebrospinalis epidemica und ihre spezifischen Erreger. Zeitschr. f. Hyg. u. Infektionskrankh. Bd. 46, S. 461. 1904. — BEITZKE, H.: WEILsche Krankheit. Handb. d. ärztl. Erfahrung im Weltkrieg 1914—1918. Bd. 8, S. 155. 1920. — BINGEL: Über Leberzirrhose im Kindesalter nach Skarlatina. Jahrb. f. Kinderheilk. Bd. 65. H. 4. 1907. — BUSSE, O.: Die übertragbare Genickstarre. Klin. Jahrb. Bd. 23. 1910. — CARROL: Gelbfieber. MENSES Handb. d. Tropenkrankheiten. 1. Aufl. Bd. 2, S. 109. 1905. — CASTILLO: Über die pathologisch-anatomischen Befunde und das Verhalten der Spirochäten beim experimentellen Morbus Weil des Meerschweinchens. VIRCHOWS Arch. f. pathol. Anat. u. Physiol. Bd. 247, S. 520. 1924. — CHIARI, HERMANN: Leberveränderungen bei Gelbfieber. Beitr. z. pathol. Anat. u. allg. Pathol. Bd. 73, S. 377. 1925. — COUNCILMAN, MALLORY und PEARCE: Diphtherie. Boston 1901. — DAWYDOWSKIE: Fleckfieber. LUBARSCH-OSTERTAGS Ergebn. d. Pathol. u. d. pathol. Anat. Bd. 20, S. 682. 1924. — DIETRICH: Die Reaktionsfähigkeit des Körpers bei septischen Erkrankungen. Verhandl. d. dtsch. Ges. f. inn. Med. Wiesbaden 1925. 37. Kongreß S. 180. — DUERK, HERM.: Beitrag zur pathologischen Anatomie der Pest. Beitr. z. pathol. Anat. u. z. allg. Pathol. Suppl.-Bd. 6. — ESCHERICH, THEOD. und BÉLA SCHICK: Scharlach. Spezielle Pathologie und Therapie, begründet von NOTHNAGEL, fortgesetzt von FRANKL-HOCHWART. Bd. 2, Ser. 2. Wien-Leipzg 1912. — FAHR: Diskussion zu BEITZKES Demonstration von WEILscher Krankheit. Bericht über die kriegspathol. Tagung in Berlin 1916. S. 10. Jena: Fischer 1916. — FISCHER, B.: Aussprache zum Vortrag VON DA ROCHA-LIMA (Gelbfieber). Verhandl. d. dtsch. pathol. Ges. 15. Tagung Straßburg. S. 181. 1912. — FRIEDRICH: Ein neuer Fall von Leukämie. VIRCHOWS Arch. f. pathol. Anat. u. Physiol. Bd. 12, S. 53. 1857. — GRANIER: Die lymphatischen Neubildungen in der Leber. Inaug.-Diss. Berlin 1868. — GRUBER, G. B.: Über Herzmuskelentzündung bei der Meningokokkenmeningitis. Beitr. z. pathol. Anat. u. z. allg. Pathol. Bd. 61, S. 236. 1915. — DERSELBE: Über die Meningokokken und die Meningokokkenerkrankungen. Bibliothek von COLER und SCHJERING. Bd. 40, S. 36. 1918. — DERSELBE und KERSCHENSTEIN, F.: Die Meningokokkenmeningitis. Ergebn. d. inn. Med. Bd. 15, S. 462 u. 475. 1917. — HART: Kurze Bemerkungen über die pathologische Anatomie der WEILschen Krankheit. Berl. klin. Wochenschr. Nr. 12. 1917. — v. HANSEMANN: Über anatomische Befunde beim Skorbut. Verhandl. d. dtsch. pathol. Gesellsch. 1. Tagung Düsseldorf. S. 143. 1898. — HEINRICHSDORFF: Über Form und Ursachen der Leberentartung bei gleichzeitiger Stauung. Beitr. z. allg. Pathol. u. z. pathol. Anat. Bd. 58, S. 635. — HENKE: Diskussion zu BEITZKES Demonstration. Kriegspathol. Tagung in Berlin. S. 11. 1916. — HERXHEIMER, GOTTHOLD: Kurzer Beitrag zur Pathologie der WEILschen Krankheit. Berl. klin. Wochenschr. Nr. 19. 1916. — HILDEBRANDT, WILH.: Das klinische Verhalten der Leber bei Scharlach. Münch. med. Wochenschr. Bd. 48, S. 2522. 1910. — HOFFMANN, W. H.: Zur Epidemiologie der WEILschen Krankheit. — DERSELBE: Leptospira icteroides. Journ. of trop. med. a. hyg. Vol. 25, p. 353. 1922. — HOFFMANN, W.: Die pathologische Anatomie des Gelbfiebers. Klin. Wochenschr. 1925. S. 632. — HÜBENER: Über WEILsche Krankheit. Ergebn. d. inn. Med., Bd. 15. 1917. S. 1 ff. — INADA, IDO, KANEKO, ITO usw.: Kurze Mitteilung über die Entdeckung der Erreger der sog. WEILschen Krankheit usw. Korrespbl. f. Schweizer Ärzte. S. 993. 1916. — JAFFÉ, R. H.: Zur Histogenese der typhösen Leberveränderungen. VIRCHOWS Arch. f. pathol. Anat. u. Physiol. Bd. 228, S. 366. 1920. — JAFFÉ, RUD.: Zur pathologischen Anatomie des Fleckfiebers. Med. Klinik Nr. 22 u. 23. 1918. — KAHLSTORF: Untersuchungen über Infiltrate im periportalen Bindegewebe der Leber. Beitr. z. pathol. Anat. u. z. allg. Pathol. Bd. 78, S. 512. 1927. — KANEKO: Über die pathologische Anatomie der Spirochaetosis icterohaemorrhagica INADA. Rikola-Verlag. Wien 1922. — KUCZINSKY und WOLFF: Streptokokkenstudien. Berlin. klin. Wochenschr. 1920. Nr. 33. 1921. Nr. 29. Zeitschr. f. Hyg. u. Infektionskrankh. Bd. 92. 1921. — LITTEN: Klinische Beobachtungen und anatomische Untersuchungen. I. Beitrag zur Lehre von der Skarlatina. Berl. Charitè-Annalen Bd. 7. — LÖWENSTEIN: Über Veränderungen des Gehirns und Rückenmarks bei der Meningitis cerebrospinalis epidemica. Beitr. z. pathol. Anat. u. z. allg. Pathol. 4. Jg., S. 282. 1910. — LÜTHY: F.: Über Lebernekrosen bei Endokarditis. VIRCHOWS Arch. f. pathol. Anat. u. Physiol. Bd. 254, S. 849. 1925. — LUBARSCH: Aussprache zum Vortrag v. HANSEMANN „Über anatomische Befunde beim Skorbut". Verhandl. d. dtsch. pathol. Ges. I. Tagung Düsseldorf. S. 148. — DERSELBE: Pathologie der WEILschen Krankheit. Ergebn. d. allg. Pathol. u. pathol. Anat. Bd. 19, I., S. 560. 1919. MALLORY: Journ. of med. research. Vol. 6, p. 264. 1901. — MALYSCHEW, B.: Über die

Rolle der KUPFFERschen Zellen bei aseptischer Entzündung der Leber. Beitr. z. pathol. Anat. u. z. allg. Pathol. Bd. 78, S. 1. 1927. — MARCUSE: Über Leber-Lymphome bei Infektionskrankheiten. VIRCHOWS Arch. f. pathol. Anat. u. Physiol. Bd. 160, S. 186. 1900. — MARTIN, K. et PETTIT: Spirochétose ictérohémorrhagique (erwähnt nach SNIJDERS). — MILLER: Über die WEILsche Krankheit und die Eintrittspforte ihrer Erreger. Zeitschr. f. Hyg. u. Infektionskrankh. Bd. 86, S. 161. — NOGUCHI: Researches on yellow fever. Lancet Vol. 202. p. 1185. 1922. — OELLER, H.: Dtsch. med. Wochenschr 1923. Nr. 21. — DERSELBE: Experimentelle Studien zur pathologischen Physiologie des Menschen. Krankheitsforschung Bd. 1, S. 28. 1925. — OPIE: Zonal necrocis of liver. Journ. of med. research. Vol. 12. 1904. — OERTEL: Die Pathogenese der epidemischen Diphtherie. Leipzig 1887. — OTTO, M.: Gelbfieber. MENSES Handb. d. Tropenkrankheiten. 2. Aufl. Bd. 3, S. 582. 1914 u. KOLLE-WASSERMANNs Handbuch der pathogenen Mikroorganismen. 2. Aufl. Bd. 8, S. 523. 1913. — PERRIN: The hepatic lesions of experimental yellow fever. Americ. journ. of trop. med. Vol. 3. 1923. — PICK, L.: Zur Pathologie des infektiösen Ikterus. Berl. klin. Wochenschr. Nr. 19 u. 20. 1917. — DERSELBE: Zur Histologie des experimentellen Morbus Weil. Zentralbl. f. allg. Pathol. u. pathol. Anat. Bd. 33, S. 178. 1923. — POSSELT: Beziehungen zwischen Leber, Gallenwegen und Infektionskrankheiten. Erg. d. allg. Pathol. u. pathol. Anat. 17. Jg. 2. Abt. 1913 u. 19. Jg. 1. Abt. 1919. — v. PROWAZEK: Ätiologische Untersuchungen über das Fleckfieber in Serbien 1913 und Hamburg 1914. Beitr. z. Klin. d. Infektionskrankh. u. z. Immunitätsforsch. Bd. 4, H. 1. 1916. — PRYM: Aussprache zum Vortrag von DA ROCHA-LIMA (Gelbfieber). Verhandl. d. dtsch. pathol. Ges. 15. Tagung Straßburg. S. 181. 1912. — DA ROCHA-LIMA: Zur Pathologie des Gelbfiebers. Verhandl. d. dtsch. pathol. Ges. 15. Tagung Straßburg S. 163. 1912 u. Zur pathologischen und anatomischen Diagnose des Gelbfiebers. Verhandl. d. dtsch. tropenmed. Ges. 1911. Arch. f. Schiffs- u. Tropenhyg. Bd. 16, Beiheft 1, S. 192. 1912. — DERSELBE: Da importancia practica des lesões do figado na febre amarella. Rev. méd. de Hamburgo. Anno 2, No. 11, p. 336. 1921. — ROGER et GARNIER: Lebernekrosen und Hepatitis. Presse méd. p. 181. 1899. Ferner: Les modifications anatomique du foie dans la scarlatine. Rev. de méd. Tome 20, p. 262. 1900 und Arch. de méd. experim. et d'anat. pathol. Tome 13, p. 5. 1901. — ROTER: Lymphatische Wucherungen nach Diphtherie. VIRCHOWS Arch. f. pathol. Anat. u. Physiol. Bd. 54. 1872. — SCHÜFFNER, MOCHTAR, PROEHOEMAN und HONIG: Weitere Beiträge zur Ätiologie des Gelbfiebers und der Bedeutung der Leptospira NOGUCHI. Hamburg. Universitäts-Abhandl. a. d. Geb. d. Auslandskunde. Bd. 26, D; Med. u. Veterinärkunde Bd. 2, S. 500. — SIEGMUND, H.: Untersuchungen über Immunität und Entzündung. Verhandl. d. dtsch. pathol. Ges. Bd. 19. Göttingen. S. 114. 1923. — DERSELBE: Gefäßveränderungen bei chronischer Streptokokkensepsis. Zentralbl. f. allg. Pathol. u. pathol. Anat. Bd. 35, S. 276. 1924. Ferner Münch. med. Wochenschr. 1925. Nr. 16. — SNIJDERS, E. P.: Zur pathologischen Anatomie der Leber bei Gelbfieber und WEILscher Krankheit. Hamburg. Universitäts-Abhandl. Bd. 26, D; Med. u. Veterinärkunde Bd. 2, S. 539. — DERSELBE: Geneesk. Tijdschr. v. Nederlandsch Ind. Bd. 63, S. 496. 1923. — DERSELBE: Transact. 5th. Congr. Far East. Assoc. trop. Med. Singapore 1925. p. 793. — SODRÉ und COUTO: Das Gelbfieber. Spez. Pathol. u. Therapie von NOTHNAGEL. Bd. 5, 2. S. 118. — STERNBERG: Report of the etiology and prevention of yellow fever. Washington 1890. — TOWLER und WALKER: WEILsche Krankheit. Journ. of the Americ. med. assoc. Vol. 89, p. 86. 1927. — WAGNER: Beitrag zur pathologischen Anatomie bei Abdominaltyphus. Arch. f. Heilk. Bd. 1, S. 322. 1860. — WEIGERT, CARL: Lebernekrosen bei Pocken. Berl. klin. Wochenschr. S. 558. 1874.

II. Pseudotuberkulose. Pseudodiphtherie. Ätiologisch unsichere Knötchenbildungen. Knötchen um Parasiteneier.

ALBRECHT, H. (zit. nach ROMAN): Wien. klin. Wochenschr. 1910. — AMSLER: Eigentümliche Nekrosen in der Leber und in der Rinde der Nebennieren bei einem nicht ausgetragenen Kind. Zentralbl. f. allg. Pathol. u. pathol. Anat. Bd. 23, S. 817. 1912. — ASCHOFF: Ein Fall von Pseudotuberkulose beim Neugeborenen und ihr Erreger. Verhandl. d. dtsch. pathol. Ges. 15. Tagung Hamburg. S. 178. 1901. — DEGENER und JAFFÉ, RUD.: Ausgedehnte Lebernekrosen bei einem Säugling. Zentralbl. f. allg. Pathol. u. pathol. Anat. Bd. 35, S. 556. 1925. — DIETRICH: Aussprache zum Vortrag MÖNCKEBERG über Demonstration zur Leberpathologie. Verhandl. d. dtsch. pathol. Ges. 18. Tagung Jena. S. 268. 1921. — FRAENKEL, EUGEN: Über Pseudotuberkulose des Menschen. Zeitschr. f. Hyg. u. Infektionskrankh. Bd. 101, H. 4, S. 406. 1924. — FUGINAMI: Weitere Mitteilungen über die pathologische Anatomie der sog. Katayamakrankheit und der Krankheitserreger derselben. Kyoto Igaku Zassi. Vol. 1, p. 3. 1904 (nach M. KOCH zit.). — GRUBER, GG. B.: Aussprache zur Demonstration MÖNCKEBERGS zur Pathologie der Leber. Verhandl. d. dtsch. pathol. Ges. 18. Tagung. S. 268. 1921. — HAYEM: Semaine méd. 1891. Nr. 35, S. 285. — JOEST: Aussprache zu MÖNCKEBERGs Demonstrationen zur Leberpathologie. Verhandl. d. dtsch. pathol. Ges. 18. Tagung Jena. S. 269. 1921. —

KANTSCHEWA, MARIA: Ein neuer Fall von Lebernekrose durch spirochätenähnliche Bakterien. Inaug.-Diss. Heidelberg 1922. — KAUFMANN: Lehrbuch der speziellen Pathologie. 6. Aufl. S. 60. 1911. — KOCH, M.: Höhere tierische Parasiten. Ergebn. d. allg. Pathol. u. pathol. Anat. Bd. 14, I. Teil, S. 41. 1910. — KONSCHEGG: Zur Kenntnis miliarer Lebernekrosen. VIRCHOWS Arch. f. pathol. Anat. u. Physiol. Bd. 241, S. 383. 1923. — KUCZINSKY: Aussprache zur Demonstration MÖNCKEBERGS zur Leberpathologie. Verhandl. d. dtsch. pathol. Ges. 18. Tagung Jena. S. 270. 1921. — LOREY (zit. nach ROMAN): Zeitschr. f. Hyg. u. Infektionskrankh. Bd. 68. 1911. — MIURA, M.: Fibröse Tuberkel, verursacht durch Parasiteneier. VIRCHOWS Arch. f. pathol. Anat. u. Physiol. Bd. 116, S. 310. 1889. — MÖNCKEBERG, J. G.: Demonstration zur Pathologie der Leber. Verhandl. d. dtsch. pathol. Ges. 18. Tagung Jena. S. 239. 1921. — POPPE: Pseudotuberkulose. KOLLE-WASSERMANNS Handb. d. pathogenen Mikroorganismen. 2. Aufl. Bd. 5, S. 755. — ROMAN, B.: Über einen Fall von bazillärer Pseudotuberkulose beim Menschen. VIRCHOWS Arch. f. pathol. Anat. u. Physiol. Bd. 222, S. 53. 1916. — SAISAWA (zit. nach ROMAN): Zeitschr. f. Hyg. u. Infektionskrankh. Bd. 73. 1913. — SCHMORL: Aussprache zur Demonstration MÖNCKEBERGS zur Leberpathologie. Verhandl. d. dtsch. pathol. Ges. 18. Tagung Jena. S. 268. 1921. — SCHNEIDER, PAUL: Über disseminierte miliare, nicht syphilitische Lebernekrose bei Kindern mit eigenartigen argentophilen Bakterien. VIRCHOWS Arch. f. pathol. Anat. u. Physiol. Bd. 219, S. 74. 1915. — SCHWARZ: Anatomisches und Experimentelles über Miliarnekrosen der Leber von Säuglingen. VIRCHOWS Arch. f. pathol. Anat. u. Physiol. Bd. 254, S. 203. 1924. — DERSELBE: Über herdförmige Nekrosen in der Leber und den Nebennieren einer erwachsenen Frau. VIRCHOWS Arch. f. pathol. Anat. u. Physiol. Bd. 255, S. 360. 1925. — SYMMERS, W. ST.: Note of a new form of liver cirrhosis due to the presence of the ova of Bilharzia haematobia. Journ. of pathol. a. bacteriol. Vol. 9, p. 237. 1903. — TSUNODA: Über tuberkelähnliche Knötchenbildungen, verursacht durch Eier von Schistosomum japonicum. VIRCHOWS Arch. f. pathol. Anat. u. Physiol. Bd. 197, S. 425. 1909. — TSUCHCHIYA, J.: Über eine neue parasitäre Krankheit (Schistosomiasis japonica) usw. VIRCHOWS Arch. f. pathol. Anat. u. Physiol. Bd. 193, S. 323. — WREDE: Über Pseudotuberkelbazillen beim Menschen. Beitr. z. pathol. Anat. u. z. allg. Pathol. Bd. 32, S. 526. 1902. — YAMAGIVA, H.: Rückblick auf die historische Entwicklung über die Hepatitis parasitaria (Schistosomum haematobium). Mitt. d. med. Fak. d. kais. Univ. zu Tokio. Bd. 6, Nr. 3. 1905 (zit. nach M. KOCH).

III. Aktinomykose. Rotzkrankheit.

ABÉE: 3 Fälle tödlich verlaufener Aktinomykose. Beitr. z. pathol. Anat. u. z. allg. Pathol. Bd. 22, S. 132. 1897. — ARIBAUD: De l'actinomycose du foie. Thèse de Lyon. 1897. Ferner: The hepatic localizations of actinomycosis. Internat. Clinic. Vol. 3, Ser. 31, p. 50. 1921. — ASKANAZY: Aktinomyces. ASCHOFFS Lehrb. d. pathol. Anat. Bd. 1, 3. Aufl., S. 198. 1913. — BARGUM: Ein Fall von Actinomycosis hominis unter dem Bild einer akuten Infektionskrankheit verlaufend. Inaug.-Diss. Kiel 1884 (vgl. HELLER). — BARTH: Über Bauchaktinomykose. Dtsch. med. Wochenschr. Bd. 16, S. 742. 1890 u. in der Freien Vereinigung der Chirurgen Berlins am 4. Jan. 1889. Berl. klin. Wochenschr. Nr. 6. 1889. — BAUMGARTEN: Aktinomyzes. Lehrbuch der pathologischen Mykologie. S. 878. 1890. Ferner: Über Aktinomycosis hominis. Berl. klin. Wochenschr. Nr. 41. 1884. — DERSELBE: Lehrbuch der pathologischen Mikroorganismen. S. 790 1911. (Rotzkrankheit). — BENDA: Zwei Fälle von metastasischer Aktinomykose. Münch. med. Wochenschr. S. 372. 1900. — BERARD et PONCET: Traité clinique de l'actinomycose humaine. Paris 1898. — BEREZIN: Materialien zur pathologischen Anatomie des Rotzes. Arch. f. Veterinärwesen St. Petersburg. 1881 (zit. nach STRUBE). — BODAMER, GEO. A.: The pathology of Aktinomycosis etc. The journ. of comparat med. a. surg. Vol. 10. April 1898. — BOLLINGER: Über primäre Aktinomykose der Fußwurzelknochen. Münch. med. Wochenschr. Bd. 50, S. 2. 1903. Ferner: Über primäre Aktinomykose des Gehirns. Münch. med. Wochenschr. Nr. 41. 1887. — DERSELBE: Zoonosen (Rotz, Malleus humidus). ZIEMSSENS Handb. d. spez. Pathol. Bd. 3, S. 438. 1876. — BOSTROEM: Untersuchungen über Aktinomykose. Beitr. z. pathol. Anat. u. z. allg. Pathol. Bd. 9, S. 1. — BRUNNER: Tuberkulose, Aktinomykose, Syphilis des Magen-Darm-Kanals. Dtsch. Chirurg. Liefg. 46. — DIEHL: Über Aktinomykose der Leber. Mitt. a. d. Grenzgeb. d. Med. u. Chirurg. Bd. 22, S. 135. 1911. — FERRAVESI e GUARNIERI: Sopra un caso di morva nell' uomo. Atti della R. Acad. di Roma. Anno 13, Vol. 3, Ser. 2. 1886/87 (zit. nach BAUMGARTEN). — FÜTTERER: Ein Fall von Aktinomykose der Lunge, Leber und des Herzens beim Menschen. VIRCHOWS Arch. f. pathol. Anat. u. Physiol. Bd. 171, S. 278. 1903. — GEISSLER: Ein Fall von Aktinomykose des Bauches. Inaug.-Diss. Berlin 1898. — GODLEE, I.-RICHMANN, A.: Serie of cases of actinomycose. The Lancet. 5. Jan. 1901. — GRILL: Über Aktinomykose des Magens und Darmes beim Menschen. BRUNS Beitr. z. klin. Chirurg. Bd. 13, S. 551. 1895. — GRUBAUER: Beitrag zur Kenntnis der Leberaktinomykose. VIRCHOWS Arch. f. pathol. Anat. u. Physiol. Bd. 247, S. 216. 1923. — DERSELBE: Diagnose der Strahlenpilze und der Strahlenpilzkrankheit.

VIRCHOWS Arch. f. Pathol. Anat. u. Physiol. Bd. 256, S. 437. 1925. — HABEL: Über Aktinomykose. VIRCHOWS Arch. f. pathol. Anat. u. Physiol. Bd. 146, S. 1. 1896. — HELB: A case of actinomycosis hominis. Brit. med. Journ. Vol. 1, p. 331. 1887. — HELLER: Ein Fall von Aktinomykose unter dem Bild einer akuten Infektionskrankheit verlaufend. Dtsch. Arch. f. klin. Med. Bd. 37, S. 372 (vgl. BARGUM: Inaug.-Diss. Kiel 1884). — HELLY: Demonstration der Präparate eines Falles von Rotzinfektion. Prag. med. Wochenschr. Bd. 32, S. 424. 1907. — HOEFFNER: Zit. nach ILLICH. — ILLICH: Beitrag zur Klinik der Aktinomykose. Wien: Safar 1892. — ISEMER: Zwei Fälle von Blinddarmentzündung, hervorgerufen durch Aktinomyzes. Inaug.-Diss. Greifswald 1898. — ISRAEL, J.: Neue Beobachtungen auf dem Gebiet der Mykosen des Menschen. VIRCHOWS Arch. f. pathol. Anat. u. Physiol. Bd. 74, S. 15. 1878 u. Bd. 78, S. 421. 1879. — JOCHMANN: Rotz. Lehrbuch der Infektionskrankheiten S. 919. 1914. Ferner: Aktinomykose. Lehrbuch der Infektionskrankheiten. S. 926. 1914. — JOEST, ERNST: Spezielle pathologische Anatomie der Haustiere. Bd. 2, 1. Hälfte, S. 175. Berlin: R. Schoetz 1920. — KASHIWAMURA, S.: Vier Fälle von primärer Aktinomykose. VIRCHOWS Arch. f. pathol. Anat. u. Physiol. Bd. 171, S. 257. 1903. — KAUFMANN, E.: Lehrbuch der speziellen pathologischen Anatomie. 7. Aufl. Bd. 1, S. 739. (Basler Fall von Leberaktinomykose. Gute Abbildung:) — KIMLA: Eine aktinomyköse Erkrankung der Leber usw. Casopis lekaruv ceskych. Nr. 25. 1892 (zit. nach ILLICH). — KOCH, C.: Weitere Fälle von Aktinomycosis hominis. Münch. med. Wochenschr. Nr. 8. 1894. — KOCH, J.: Zur Diagnose des akuten Rotzes beim Menschen. LANGENBECKS Arch. f. klin. Chirurg. Bd. 65, S. 37. 1902. — KOHLER: Aktinomykose des Bauchfells. Frankfurt. Zeitschr. f. Pathol. Bd. 15, H. 1, S. 146. 1914 (Abbildungen). — v. KORANYI: Zoonosen (Rotz). NOTHNAGELS Handbuch der speziellen Pathologie und Therapie. Bd. 5, 1., S. 60. 1901. — KRAMER, JULIUS: Über fortgeleitete aktinomykotische Thrombose der Vena lienalis und der Pfortader. Inaug.-Diss. München 1911. — LANG, FR. J.: Durch Leptothrix-Infektion bedingte Leberinfarzierung. VIRCHOWS Arch. f. pathol. Anat. u. Physiol. Bd. 234, S. 376. 1921. — LANGHANS: Drei Fälle von Aktinomykose. Korrespbl. f. Schweiz. Ärzte. Nr. 11 u. 12. 1888. — LEITH: Actinomycosis of the liver etc. Edinburgh Hospit. Rep. Vol. 2. May 1894. — LITTEN: Ein Fall von aktinomykotischem Leberabszeß. Dtsch. med. Wochenschr. S. 3. 1900. — LOMMEL, F.: Rotz. Handb. d. inn. Med. von MOHR und STAEHELIN. Bd. 1, S. 1020. 1911. — LUBARSCH: In der Ges. d. Ärzte in Zürich am 17. Jan. 1891. Korrespbl. f. Schweiz. Ärzte. Bd. 21, Nr. 8. 1891. — MARKUS, H. H.: Beitrag zur Kasuistik und Pathologie der Aktinomykose des Menschen. Inaug.-Diss. München 1899. — MOODIE: Large actinomycosis of the liver secundary to a circums cribed actinomycosis of the upper jaw. Journ. of pathol. a. bacteriol. Vol. 8. — PARTSCH: Die Aktinomykose des Menschen. VOLKMANNS Samml. klin. Vortr. Nr. 306—307, Ser. 11. 1888. — PONCET et BERARD: Traité clinique de l'actinomycose humaine. Paris 1898. — PONFICK: Die Aktinomykose des Menschen, eine neue Infektionskrankheit. Berlin: Hirschwald 1882. — RANSON: Zit. nach ILLICH. — ROTH, HANS: Ein Fall von aktinomykotischem Leberabszeß nach Appendizitis. Zentralbl. f. allg. Pathol. u. pathol. Anat. Bd. 31, S. 341. 1921. — SAMTER: Ein Beitrag zu der Lehre von der Aktinomykose. LANGENBECKS Arch. f. klin. Chirurg. Bd. 34, H. 2. 1892. — SCHARTAU: Ein Beitrag zur Kenntnis der Aktinomykose. Inaug.-Diss. Kiel 1890. — SCHLAGENHAUFER: Beitrag z. pathol. Anat. d. Aktinomykose beim Menschen. VIRCHOWS Arch. f. pathol. Anat. u. Physiol. Bd. 184, S. 491. 1906. — SCHLEGEL: Aktinomyzes. KOLLE-WASSERMANNS Handbuch der Mikroorganismen Bd. 5,2, S. 332. 1913. — SEENGER, I. C.: Über Aktinomykose der Leber. VIRCHOWS Arch. f. pathol. Anat. u. Physiol. Bd. 213, S. 522. 1913. — SOMMERBRODT: Ein Fall von Rotzkrankheit beim Menschen. VIRCHOWS Arch. f. pathol. Anat. u. Physiol. Bd. 31, S. 463. 1864. — SPINNER, HERMANN: Zur Kenntnis der pathologischen Histologie des Rotzes. Frankfurt. Zeitschr. f. Pathol. Bd. 33, S. 327. 1926. — STRUBE, GG.: Über die Rotzkrankheit beim Menschen. Arch. f. klin. Chirurg. Bd. 61, S. 376. 1900. — DERSELBE: Klinik und Anatomie über einen Fall von akutem Rotz beim Menschen. Charitèe-Annalen Bd. 22. 1897. — SYMS: Parker Aktinomycosis Annales of Surgery. 1897. — TAYLOR: A case of actinomycose of the liver and lungs. GUYS hosp. rep. Vol. 48. 1892 (zit. nach DIEHL). — TILING: Beitrag zur Aktinomykose des Bauchfells. VIRCHOWS Arch. f. pathol. Anat. u. Physiol. Bd. 207, S. 86. 1912. — ULLMANN: Beitrag zur Lehre von der Aktinomykose. Wien. med. Presse. Nr. 49 ff. 1888. — UZKOW: In der Ges. d. St. Petersburger Marine-Ärzte am 11. Jan 1888. St. Petersburger med. Wochenschrift Nr. 10. 1888. — VASSILJEW: Russki Wratsch. Nr. 52. 1887 (zit. nach ILLICH). — VIRCHOW, R.: Geschwülste. Bd. 2, S. 543 ff. „Rotzkrankheit". Ferner: Spezielle Pathologie und Therapie. Bd. 2, S. 408. — WLADIMIROFF: Malleus. KOLLE-WASSERMANNS Handbuch der allgemeinen Mikroorganismen. 2. Aufl. Bd. 5, S. 1063 ff. 1913. — WUCHWORTH: A case of acuta actinomycose. Brit. med. Journ. 1900. — ZEHLE: Beitrag zur pathologischen Anatomie der Aktinomykose des Menschen. Inaug.-Diss. Leipzig 1906. — ZEMANN: Über die Aktinomykose des Bauchfells und der Baucheingeweide beim Menschen. Med. Jahrb., herausgeg. v. d. k. k. Ges. d. Ärzte in Wien. S. 477. 1883.

IV. Typhus und Paratyphus.

ADAMI and NICHOLLS: The priciples of Pathol. 2. Ed. 1911 (zit. nach FABER). — ARNOLD, JULIUS: Beitrag zur Anatomie des miliaren Tuberkels. I. Über Lebertuberkulose. VIRCHOWS Arch. f. pathol. Anat. u. Physiol. Bd. 82, S. 377. 1880. — ASKANAZY, M.: Äußere Krankheitsursachen. ASCHOFFS Lehrbuch der pathologischen Anatomie. 5. Aufl. Bd. 1, S. 183. — V. BAUMGARTEN: Lehrbuch der pathologischen Mykologie. S. 515 u. Lehrbuch der pathologischen Mikroorganismen. S. 610 f. 1911. — BEITZKE: Zur pathologischen Anatomie der Paratyphus B-Erkrankungen. Berl. klin. Wochenschr. Nr. 27. 1918. — BENDA: Aussprache zum Vortrag JOEST über die durch Bakterien der Gärtnergruppe in der Leber des Kalbes usw. bedingten Pseudotukerkel. Verhandl. d. dtsch. pathol. Ges. 17. Tagung München. S. 260. 1914. — BENEKE, R.: Die Embolie. KREHL-MARCHANDs Handb. d. allg. Pathol. Bd. 2, 2. S. 345. — BUGGE und DIERKS: Über akute Durchfälle bei Rindern infolge Paratyphus B (Enteritis Gärtner). Zeitschr. f. Fleisch- u. Milchhyg. Bd. 32, S. 3. 1921. — BURKHARDT: Über den anatomischen Befund bei typhusartig verlaufendem Paratyphus. Zentralbl. f. allg. Pathol. u. pathol. Anat. Nr. 2, S. 49. 1912. — CHRISTELLER, ERWIN: Der Typhus abdominalis. Handb. d. spez. pathol. Anat. u. Histol. von HENKE und LUBARSCH Bd. 4, II. Teil. 1928. — CHRISTIANSEN, M.: Paracolibacillose hos Kvaeget. Maanedsskrift for Dyrlaeger. Vol. 26. 1915. — CYGNAEUS, WALTHER: Studien über Typhusbazillus. Beitr. z. pathol. Anat. u. z. allg. Pathol. Bd. 7. 1890. — ENGELHARDT: Über multiple Nekrosen in der Leber bei Typhus abdominalis. Münch. med. Wochenschr. S. 765. 1898. — FABER, HELMUTH: Die typhösen Knötchen in Leber, Milz und Knoche mark. Zeitschr. f. pathol. Anat. u. z. allg. Pathol. Bd. 68, S. 458. 1921. — FRAENKEL und SIMMONDS: Die ätiologische Bedeutung der Typhusbazillen. Hamburg 1886—1887. — FRENZEL: Atypischer Paratyphus A mit letalem Ausgang. Dtsch. med. Wochenschr. S. 974. 1916. — FRIEDREICH: Ein neuer Fall von Leukämie. VIRCHOWS Arch. f. pathol. Anat. u. Physiol. Bd. 12, S. 53. 1857. — GAFFKY: Med.-statist. Mitt. a. d. Kais. Gesundheitsamt. Bd. 2, S. 383. — DERSELBE: Zur Ätiologie des Abdominaltyphus. Breslauer ärztl. Zeitschr. Bd. 6, S. 163. 1884. — GRÄFF, SIEGFRIED: Pathologisch-anatomische Beiträge zur Pathogenese des Typhus abdominalis (EBERTH). Dtsch. Arch. f. klin. Med. Bd. 125, S. 352 u. Bd. 126, S. 1. 1918. — GRANIER: Die lymphatischen Neubildungen in der Leber. Inaug.-Diss. Berlin 1868. — GRUBER, GG. B.: Über die durch Infektion mit Bakterien der Typhusgruppe in der Leber bedingten knötchenförmigen Nekroseherde (sog. ,,miliaren Lymphome"). Zentralbl. f. Bakteriol., Parasitenk. u. Infektionskrankh., Abt. I, Orig.-Bd. 77, S. 301. 1916. Literaturhinweise. — DERSELBE: Über die toxischen Pseudotuberkel der Leber bei Typhus und Paratyphus. Zentralbl. f. allg. Pathol. u. pathol. Anat. Festband f. M. B. SCHMIDT. Sonderband zu Bd. 33. 1923. — DERSELBE: Aussprache zum Vortrag v. MÖNCKEBERG. Verhandl. d. dtsch. pathol. Ges. 18. Tagung Jena. S. 268. 1921. — HANOT (zit. nach JAFFÉ): Progr. méd. Tome 44, p. 303. 1893 — HOFFMANN, C. E. E.: Veränderungen der Organe beim Abdominaltyphus. Leipzig 1869. — HÜBSCHMANN: Über Leberregeneration bei Typhus und Pocken. Beitr. z. pathol. Anat. u. z. allg. Pathol. Bd. 48, S. 540. 1910. — DERSELBE: Die pathologische Anatomie und Pathogenese der gastrointestinalen Paratyphus-Erkrankungen. Beitr. z. pathol. Anat. u. z. allg. Pathol. Bd. 56, S. 514. 1913. — JAFFÉ, HERMANN: Zur Histogenese der typhösen Leberveränderungen. VIRCHOWS Arch. f. pathol. Anat. u. Physiol. Bd. 228, S. 366. 1920. (Viele Literaturhinweise.) — JOEST: Spezielle pathologische Anatomie der Haustiere. S. 115 (II., 1). Berlin: Schoetz 1920. — DERSELBE: Vergleichende Untersuchungen über die durch Bakterien der Gärtnergruppe in der Leber des Kalbes und die durch Typhusbazillen in der Leber des Menschen bedingten Pseudotuberkel. Verhandl. d. dtsch. pathol. Ges. 17. Tagung München. S. 238. 1914. Zeitschr. f. Infektionskrankh., parasit. Krankh. u. Hyg. d. Haustiere. Bd. 15, S. 307. 1914. — KAUFMANN: Lehrbuch der speziellen Pathologie. 6. Aufl. S. 602. 1909. — KIRCH, E.: Über experimentelle Pseudotuberkulose durch eine Varietät des Bacillus paratyphi B. Arch. f. Hyg. Bd. 78, S. 327. 1913. — KRETZ: Pathologie der Leber. Ergebn. d. allg. Pathol. u. pathol. Anat. Bd. 8, 2., S. 569. — DERSELBE: Aussprache zum Vortrage von M. B. SCHMIDT über ,,Eisenstoffwechsel nach Milzausschaltung". Verhandl. d. dtsch. pathol. Ges. 17. Tagung München. S. 164. 1914. — KUCZINSKY: Beobachtungen über die Beziehungen von Milz und Leber bei gesteigertem Blutzerfall unter kombinierter toxisch infektiöser Einwirkung. Beitr. z. pathol. Anat. u. z. allg. Pathol. Bd. 65, S. 315. 1919. — KWASNIEWSKI: Über die Ansiedlung des Typhusbazillus in der Gallenblase und Leber usw. Zeitschr. f. Hyg. u. Infektionskrankh. Bd. 93, S. 253. 1921. — LEDSCHBOR, H.: Der Paratyphusbazillus B bei geschlachteten Kälbern als Erreger miliarer Organnekrosen. Zeitschr. f. Infektionskrankh., parasit. Krankh. u. Hyg. d. Haustiere. Bd. 6, S. 380. 1909. — LONCOPE (zit. HÜBSCHMANN): Americ. Journ. of the med. sciences. Vol. 124, p. 209. 1902. — MAC CALLUM: A Textbook of Pathology. Vol. 7. Ed. 1920 (zit. nach FABER). — MAC CRAE and KLOTZ: Necroses of the liver. Journ. of pathol. a. bacteriol. Vol. 12.

1908. — MALLORY: The principles of pathol. Histol. 1914. — DERSELBE: Necroses of the liver. Journ. of the med. research. Boston. Vol. 6, Tl. 1, S. 264. 1901. — MALLORY, F. B.: A histological Study of Typhoid Fever. Journ. of exp. med. Vol. 3, p. 611. 1898. — MARCHAND, FELIX: Präparate von Paratyphus B-Infektion mit typhusähnlichem Befund. Münch. med. Wochenschr. S. 442. 1918. — MARCUSE, BERNHARD: Über Leberlymphome bei Infektionskrankheiten. VIRCHOWS Arch. f. pathol. Anat. u. Physiol. Bd. 160, S. 186. 1900. — MESTITZ vgl. STERNBERG. — OPIE (zit. nach JAFFÉ): Journ. of med. rev. Nr. 12. 1904. — OSLER: Hepatic complications of typhoid fever. Edinburgh med. Journ. Nov. 1897 (zit. nach KRETZ). — PICK: Über die pathologische Anatomie des Paratyphus abdominalis. Berl. klin. Wochenschr. S. 673. 1918. — PICK, LUDWIG: Der Paratyphus. Handb. d. spez. pathol. Anat. u. Histol. von HENKE und LUBARSCH Bd. 4, 2. Teil. 1928. — POSSELT: Atypische Thyphusinfektion usw. Ergebn. d. allg. Pathol. u. pathol. Anat. Jg. 16, 1. Abt. 1912. — REED, W.: An investigation into the so called lymphoid nodules of the liver in abdominal typhus. Americ. Journ. of the med. sciences. 1895; zit. nach VIRCHOW-HIRSCHs Jahresber. 1895. — SALTYKOW: Zur pathologischen Anatomie des Paratyphus. VIRCHOWS Arch. f. pathol. Anat. u. Physiol. Bd. 211, H. 3, S. 467. 1913. — SCHMIDT, M. B.: Der Eisenstoffwechsel nach Milzausschaltung. Verhandl. d. dtsch. pathol. Ges. 17. Tagung München. S. 156. 1914. — DERSELBE: Über Typhus abdominalis. Zentralbl. f. allg. Pathol. u. pathol. Anat. Bd. 18, S. 593. 1907. — DERSELBE: Aussprache zum Vortrag von JOEST „Über die durch Bakterien der Gärtnergruppe in der Leber des Kalbes usw. bedingten Pseudotuberkel". Verhandl. d. dtsch. pathol. Ges. 17. Tagung München. S. 260. 1914. — SIMMONDS: Aussprache zum Vortrage von JOEST „Über die durch Bakterien der Gärtnergruppe in der Leber des Kalbes usw. bedingten Pseudotuberkel". Verhandl. d. dtsch. pathol. Ges. 17. Tagung München. S. 260. 1914. — STERNBERG, C.: Leber. ASCHOFFs Lehrbuch der pathologischen Anatomie. 5. Aufl. Bd. 2, S. 919 ff. (Fig. 621 u. 622). 1921. — DERSBLEE: Zur pathologischen Anatomie des Paratyphus. Beitr. z. pathol. Anat. u. z. allg. Pathol. Bd. 64, S. 278. 1918. — DERSELBE: Über Leberveränderung bei Typhus und Paratyphus, auf Grund von Untersuchungen durch MESTITZ. Vortrag vor der Sektion f. pathol. Anatomie der 87. Vers. d. Ges. dtsch. Naturforsch. u. Ärzte in Leipzig. 1922. (Ref. Zentralbl. f. allg. Pathol. u. pathol. Anat. Bd. 33.) Vgl. die Arbeit von MESTITZ: WALTER: Zur Frage der Leberveränderungen bei Typhus und Paratyphus. VIRCHOWs Arch. f. pathol. Anat. u. Physiol. Bd. 244. 1923. — THIERFELDER, A.: Abbildung von Lymphomen der Leber bei Abdominaltyphus. Atlas d. pathol. Histologie. Tafel XVII, Fig. 1. Leipzig 1872. — VIRCHOW, R.: Geschwülste. Bd. 2, S. 557 (Lymphom). — WAGNER: Beitrag zur pathologischen Anatomie der Leber bei Abdominaltyphus. Arch. f. Heilk. Bd. 1, S. 322. 1860. — v. WIESNER, RICHARD: Paratyphus. Handbuch de ärztlichen Erfahrungen im Weltkriege. Bd. 8, S. 97. 1914—18. — WOOD-HEAD, G. S.: Practical Pathology. 3. Ed. 1892 (zit. nach FABER).

V. Fleckfieber (Typhus exanthematicus), Periarteriitis nodosa, Pest, Tularämie.

ALBRECHT, H. und GHON: Über die Beulenpest in Bombey. II. Pathologisch-anatomische Untersuchungen mit Einschluß der pathologischen Histologie und Bakteriologie. Denkschr. d. math.-naturw. Kl. d. K. Akad. d. Wiss. Bd. 66. Wien 1898 u. 1900. — AOYAMA: Über die Pest in Hongkong 1894. Mitt. a. d. med. Fak. d. kais. jap. Univ. Tokio. Bd. 3. S. 18, 182. 1897. — ASCHOFF: Über anatomische Befunde bei Fleckfieber. Med. Klinik. Nr. 29. 1915. Verhandl. d. kriegspathol. Tagung in Berlin 1916 (zu CEELENs Vortrag). — BAEHR: Periarteriit. nod. Proc. New York pathol. soc. 1919. S. 131. (Oct.-Dez.) — BEITZKE: Über einen Fall von Periarteriitis nodosa. VIRHCOWS Arch. Bd. 199, S. 214. 1910. BARDON and BERDEZ: Tularemia; report of a fetal case with postmortem observations. Journ. of the Americ. med. assoc. Vol. 90, p. 1369. 1928. — BENDA: Zur Histologie der petechialen Exantheme. Verhandl. d. kriegspathol. Tagung Berlin. S. 43. Jena: G. Fischer 1916. — v. BOMHARD: Periarteriitis nodosa. VIRCHOWs Arch. f. pathol. Anat. u. Physiol. Bd. 192, S. 305. 1908. — CAMERON and LAIDLOW: A case of periarteriit. nod. Guys hosp. reports. Vol. 69, Vol. 54 der 3. Serie, p. 159. 1918. — CEELEN: Histologische Befunde bei Fleckfieber. Berl. klin. Wochenschr. Bd. 53, S. 530. 1916. Ferner in den Verhandl. d. Kriegspathologentagung in Berlin 1916. — DERSELBE: Die pathologische Anatomie des Fleckfiebers. Ergebn. d. allg. Pathol. u. pathol. Anat. Bd. 19, 1., S. 307. 1919. — CHRISTELLER: Über die Lokalisation der Periarteriitis nodosa, besonders in den Bauchorganen. Arch. f. Verdauungskrankh. Bd. 37, S. 249. 1926. — DATNOWSKI: Über Periarteriitis nodosa. Inaug.-Diss. Berlin 1909 u. Wien. klin. Rundschau 1911. S. 469. — DAWYDOWSKI: Fleckfieber. LUBARSCH-OSTERTAG: Ergebn. d. allg. Pathol. u. pathol. Anat. Bd. 20, S. 682. 1924. — DICKSON, CARNEGIE W. E.: Polyarteriitis nodosa acuta and Periarteriitis nodosa. Journ. of pathol. a. bacteriol. Vol. 12, S. 31. 1907. — DIETER: A case of tularemia in a laboratory worker. Public health reports. Vol. 41. — DIEUDONNÉ und OTTO: Pest. KOLLE-WASSERMANNs Handbuch der pathogenen Mikroorganismen. 2. Aufl., Bd. 4, S. 211. 1912. — DUERCK, HERMANN: Beitrag zur pathologischen Anatomie der Pest. Beitr. z. pathol. Anat. u. z. allg. Pathol. Suppl. Bd. 6. 1904. — FRAENKEL, EUGEN: Zur Fleckfieber-Diagnose. Münch. med. Wochenschr. Nr. 24. 1915. Zeitschr. f. Hyg. u. Infektionskrankh. Bd. 76. 1914. Münch. med. Wochenschr. Nr. 40. 1917. — FRANCIS and CALLENDER: Tularemia the microscop. changes of the lesions in man. Arch. of Pathol. Vol. 3, p. 577. 1927. — FRANCIS, E.: (Tularämie). Journ. Americ. med. assoc. Chicago 1922. Nr. 14. — FRANCIS and EVANS: (Agglutinationsverhältnisse bei Tularämie). Public health reports. Vol. 41. — FREESE: (Tularämie). Public health reports. 26. II. 26. — GAFFKY, PFEIFFER, STRICKER, DIEUDONNÉ: Bericht über die Tätigkeit der zur Erforschung der Pest im Jahre 1897 nach Indien entsandten Kommission. Arb. d. Kais. Gesundheitsamtes. Bd. 16. 1899. — v. GIERKE: Verhandl. d. dtsch. pathol. Ges., 10. Tag. 1906. S. 149. — GOHRBANDT: Beitrag zur Pathologie der Periarteriitis nodosa. VIRCHOWs Arch. f. pathol. Anat. u. Physiol. Bd. 263, S. 246. 1927. — GOODPOSTURE and HOUSE: The pathol. Anatomy of tularemia in man. Americ. journ. of pathol. Vol. 4, p. 213. 1928. — GRUBER, G. B.: Über die Pathologie der Periarteriitis nodosa. Zentralbl. f. Herz- u. Gefäßkrankh. Bd. 9, S. 45. 1917. — DERSELBE: Zur pathologischen Anatomie der Periarteriitis nodosa. VIRCHOWs Arch. f. pathol. Anat. u. Physiol. Bd. 245. 1923. — DERSELBE: Neuer Beitrag zur Pathologie der Periarteriitis nodosa. VIRCHOWs Arch. f. pathol. Anat. u. Physiol. Bd. 258. 1925. — GRUBER, GG. B.: Kasuistik und Kritik der Periarteriitis nodosa. Zentralbl. f. Herz- u. Gefäßkrankh. Bd. 18. H. 8—14. 1926. — GULDNER: Zwei neue Beobachtungen von Periarteriitis nodosa. VIRCHOWs Arch. f. pathol. Anat. u. Physiol. Bd. 219, S. 366. 1915. — JAFFÉ, RUD.: Zur pathologischen Anatomie des Fleckfiebers. Med. Klinik Nr. 22 u. 23. 1918. — JAMAGIVA: Über die Bubonenpest. VIRCHOWs Arch. f. pathol. Anat. u. Physiol. Bd. 149, Suppl.-Bd. 1897. — KLOTZ: Periarteriitis nodosa. Journ. of med. research. Vol. 37, p. 1. 1917. — LAMB: Periarteriitis nodosa: Arch. of internal med. Vol. 14, p. 481. 1914. — LEMKE: RUDOLF: Ein Beitrag zur Frage der Periarteriitis nodosa. VIRCHOWs Arch. f. pathol. Anat. u. Physiol. Bd. 240, S. 30. 1922. — MC COY and CHAPIN: Further observations on a plague:like disease of rodents wit a preliminary note on the causative agent, bacterium tularense. Journ. of infect. diseases. Vol. 10, Nr. 1, p. 62. 1912. — MARCHAND: Demonstration mikroskopischer Präparate der Leber eines Falles von Pestseptikämie. Verhandl. d. dtsch. pathol. Ges. 6. Tagung Kassel. S. 253. 1903. — MARCHAND: Verhandl. d. dtsch. pathol. Ges. Bd. 10, S. 149. 1906. — MÜLLER, H. F. und PÖCH: Pest. NOTHNAGELs Spez. Pathol. u. Therapie. Bd. 5, 1., S. 43. 1901. — NETHERTON: Tularemia, with reference to its cutaneous manifestations. Arch. of dermatol. a. syphilis. Vol. 16, p. 170. 1927. — PARKER and SPENCER: Six additional cases of laboratory infection of tularemia in man. Public health reports. Vol. 41. — PERMAR and WEIL: The histopathology of the cubeutaneous lesions in tularemia in man. Americ. journ. of pathol. Vol. 2, p. 263. 1926. — PERRY (Tularämie). Public health reports. Vol. 43, Nr. 5. 1928. — PÖCH, R.: Die Pest. MENSES Handbuch der Tropenkrankheiten. 2. Aufl. Bd. 3, S. 128.1914. — v. PROWAZEK: Ätiologische Untersuchungen über den Flecktyphus in Serbien 1913 und Hamburg 1914. Beitr. z. Klin. d. Infektionskrankh. u. z. Immunitätsforsch. Bd. 4, H. 1. 1916. — „R" (Referat über Tularämie). Münch. med. Wochenschr. 1926. Nr. 19, S. 806. — SIMPSON, WALTER M.: Tularemia, study of rapidly fatal case. Arch. of Pathol. Vol. 6, p. 553. 1928. — SIMPSON, W. M.: Tularemia (Francis disease): A clinical an pathol. study of forty eight nonfatal cases and one rapidly fatal case with autopsy, occurring in Dayton, Ohio. Americ. of int. med. Vol. 1, p. 1007. 1928. — VERBRYCKE: Tularemia with report of a fatal case, simulating cholange itis. Journ. of the Americ. med. assoc. Vol. 82, p. 1577. 1924. — VERSÉ: Über Periarteriitis nodosa. Münch. med. Wochenschr. 1905. S. 1809. — DERSELBE: Periarteriitis nodosa usw. Beitr. z. pathol. Anat. u. z. allg. Pathol. Bd. 40, S. 407. 1907. — WALTER: Beitrag zur Histopathogenese der Periarteriitis nodosa. Frankfurt. Zeitschr. f. Pathol. Bd. 25, S. 306. 1921.

VI. Lepra.

ARNING: Zur Frage der viszeralen Lepra. Arch. f. Dermatol. u. Syphilis. Bd. 29, S. 147. 1884. — BABES: Untersuchungen über die Leprabazillen und die Histologie der Lepra. Berlin: Karger 1898. — BABES, V. und SION, V.: Lepra. NOTHNAGELs Handb. d. spez. Pathol. u. Therapie. Bd. 24, II., S. 152. — v. BAUMGARTEN: Leprabazillus. Lehrbuch der pathologischen Mikroorganismen. S. 759. 1911. — BERGMANN, v.: Die Lepra. Dtsch. Zeitschr. f. Chirurg. Bd. 106. 1897. — BRUTZER: Sektionsergebnisse aus dem Leprosorium in Riga. Dermatol. Zeitschr. Bd. 5, 6., S. 750. 1898. — CORNIL et SUCHARD: Note sur le siége des parasites de la lèpre. Ann. de dermatol. et de syphiligr. Tome 4, p. 653. 1881. — D'OUTRELEPONT und WOLTERS: Viszeralveränderungen bei Lepra. Arch. f. Dermatol. u. Syphilis. Bd. 34, S. 55. 1896. — HANSEN, A.: Die Anatomie und Pathologie der Lepra. Vierteljahrsschr. f. Dermatol. S. 317. 1884. — HANSEN, G. A. und LOOFT, C.:

Die Lepra von klinischem und pathologischem Standpunkt. Bibliotheca med. D. II. Bd. 2. 1894. — HERXHEIMER: G.: Über die Leprazellen. VIRCHOWS Arch. f. pathol. Anat. u. Physiol. Bd. 245, S. 403. 1923. — JADASSOHN: Lepra. KOLLE-WASSERMANNS Handbuch der pathogenen Mikroorganismen. Bd. 5, S. 881. 1913. — JOSEPH: Über viszerale Lepra. Arch. f. Dermatol. u. Syphilis. Bd. 43, S. 359. 1898. — KRAUSE, P.: Lepra. MOHR-STAEHELINS Handbuch der inneren Med. 1. Aufl. S. 892. 1911. — LELOIR: Études complètes sur le lèpre. Cpt. rend. hebdom. des sèances de l'acad. des sciences. Tome 101, Nr. 5. Ref. MÜLLER im Zentralbl. d. dtsch. med. Wiss. S. 138. 1886. — LIE: Zit. bei JADASSOHN. — LUBARSCH: Die leprösen Neubildungen. ASCHOFFS Lehrbuch der pathologischen Anatomie. 5. Aufl. I. Teil, S. 604. 1921. — MUSEHOLD: Lepra in Leber und Milz. Arb. a. d. Reichs-Gesundheitsamte. Bd. 14, S. 71. — NEISSER: Weitere Beiträge zur Anatomie der Lepra. VIRCHOWS Arch. f. pathol. Anat. u. Physiol. Bd. 84, S. 514. 1881. Ferner: Histologische und bakteriologische Leprauntersuchungen. VIRCHOWS Arch. f. pathol. Anat. u. Physiol. Bd. 103, S. 355. 1886. — NONNE, M.: Klinische und anatomische Untersuchungen eines Falles von generalisierter tuberöser Lepra. Jahrb. d. Hamburger Staatskrankenanstalten. Jg. 3. 1891/94. — RAMON Y CAJAL: Sobre las celulas gigantes de la lepra etc. Gaceta sanit. de Bercelona 1890. Ref. SENTINON im Zentralbl. f. Bakteriol. Nr. 7. 1891. — v. REISSNER: Das lepröse und tuberkulöse Darmgeschwür der Lepra. Monatsschr. f. prakt. Dermatol. Bd. 22, S. 225. 1896. — RICKLI: Beitrag zur allgemeinen pathologischen Anatomie der Lepra. VIRCHOWS Arch. f. pathol. Anat. u. Physiol. Bd. 129, S. 110. 1892. — RIECKE, G. H.: Über einen Fall von Lepra tuberosa usw. Beitr. z. pathol. Anat. u. z. allg. Pathol. Bd. 80, S. 201. 1928; vgl. auch Arch. f. Dermatol. u. Syphilis. Bd. 148. 1925. — SCHÄFFER: Demonstration von mikroskopischen Leprapräparaten. Arch. f. Dermatol. u. Syphilis. Bd. 29, S. 147. 1894. — DERSELBE: Bd. 43 u. 44 (zit. nach JADASSOHN). — SOKOLOWSKY: Beitrag zur pathologischen Anatomie der Lepra. VIRCHOWS Arch. f. pathol. Anat. u. Physiol. Bd. 159, S. 521. 1900. — STICKER, G.: Aussatz oder Lepra. MENSES Handb. d. Tropenkrankheiten. 2. Aufl. Bd. 3, S. 21. 1914. — STORCH: Über den anatomischen Befund bei einem in Deutschland endogenen Fall von Lepra tuberosa. VIRCHOWS Arch. f. pathol. Anat. u. Physiol. Bd. 141, S. 418. 1897. — THOMA: Beitrag zur pathologischen Anatomie der Lepra arabum. VIRCHOWS Arch. f. pathol. Anat. u. Physiol. Bd. 57, S. 455. 1873. — THOMA, R.: Anatomie über die Lepra. Dtsch. Arch. f. klin. Med. Bd. 47, S. 407. 1891. — UHLENHUT und WESTPHAL: Lepra. Bd. 2, S. 117. Ref. Zentralbl. f. Bakteriol., Parasitenk. u. Infektionskrankh. Bd. 29, Nr. 6. — WYNNE: On the distribution of the leprosy bacillus. Lancet. 4. Jan. 1890. Ref. von GOLDMANN, Zentralbl. f. allg. Pathol. u. pathol. Anat. Bd. 2, H. 2. 1891.

VII. Tuberkulose.

ARNDT: (Glykogengehalt tuberkulöser Lebern.) VIRCHOWS Arch. f. pathol. Anat. u. Physiol. Bd. 254, S. 280. — ARNOLD, JULIUS: Beiträge zur Anatomie des miliaren Tuberkels. 1. Über Lebertuberkulose. VIRCHOWS Arch. f. pathol. Anat. u. Physiol. Bd. 82, S. 377. 1880; Bd. 83. 1881; Bd. 87. 1882; Bd. 88. 1882. — ASKANAZY: Lokalisierte Leber-tuberkulose. Zeitschr. f. klin. Med. Bd. 32. — BARTHEZ et RILLIET: Maladies des enfants. Tome 3, p. 847. — v. BAUMGARTEN: Lehrbuch der pathologischen Mykologie. Bd. 2, S. 585. 1890. Zeitschr. f. klin. Med. Bd. 9 u. 10. — DERSELBE: Histologie und Histogenese des Tuberkels. Berlin 1885. — DERSELBE: Experimentelle und pathologisch-anatomische Untersuchung über Tuberkulose. Zeitschr. f. klin. Med. Bd. 9. 1885; Bd. 10. 1886. — DER-SELBE: Über die pathologisch-histologische Wirkung und Wirksamkeit des Tuberkel-bazillus. Verhandl. d. dtsch. pathol. Ges. 1902. — BENEKE: Embolie. KREHL-MARCHANDS Handbuch der allgemeinen Pathologie. Bd. 2,2, S, 345. 1913. — BOMPIANI: Bulletino e atti d. reale accademia medica di Roma. Anno L. Fasc. 3, p. 139. 1923—1924. — BORST, M.: Pathologische Histologie. Leipzig 1922. — BROSCH: Zur Frage der Entstehung der Riesenzellen aus Endothelien. VIRCHOWS Arch. f. pathol. Anat. u. Physiol. Bd. 144. 1896. — BRÜTT: Zur Kenntnis der Behandlung der geschwulstartigen Lebertuberkulose. Beitr. z. klin. Chirurg. Bd. 118. 1919. — BUNZL: Über einen durch Operation geheilten Fall von großknotiger Lebertuberkulose. Münch. med. Wochenschr. 1908. — CHIARI, O. M.: Über ausgedehnte Lymphdrüsentuberkulose usw. Wien. klin. Wochenschr. Bd. 24, Nr. 15. 1911. — CHVOSTEK: Zur Kasuistik der Leberkrankheiten. Wien. klin. Wochenschr. 1863/64. — CLEMENT: Über seltenere Arten der Kombination von Krebs und Tuberkulose. VIRCHOWs Arch. f. pathol. Anat. u. Physiol. Bd. 139, S. 35. 1895. — COHNHEIM: Vorlesungen über allgemeine Pathologie. 2. Aufl. Bd. 1. 1882. — CORNIL: Etude exp. sur la tuberculose. Journ. de connaiss. méd. 1888. — CULP: Über großknotige Lebertuberkulose usw. Beitr. z. Klin. d. Tuberkul. Bd. 46, S. 223. 1921. — CZERNY: Ein nach Probelaparotomie geheilter Lebertumor. Zeitschr. f. Krebsforsch. Bd. 7, S. 1. — DEVAUX: Beiträge zur Glykogenfrage. Beitr. z. pathol. Anat. u. z. allg. Pathol. Bd. 41, S. 596. 1907. — DODEL, FRANZ XAVER: Ein Fall von Konglomerattuberkulose der Leber. Inaug.-Diss. München 1908. — DUERCK und OBERNDORFER: Tuberkulose. Ergebn. d. allg. Pathol. u. pathol. Anat. Bd. 6, S. 372. 1901. — EBER, RUTH: Beitrag zur Histologie und Histogenese der spontanen Lebertuberkulose des Huhns. Zeitschr. f. Infektionskrankh., parasitäre Krankh. u. Hyg. d. Haustiere. Bd. 28, H. 2. 1925. — ELLIESEN: Über multiple solitäre Tuberkulose in der Leber. Inaug.-Diss. Erlangen 1900. — ERNST, PAUL: Isolierte Konglomerattuberkulose der Leber (vgl. SIGG). Verhandl. d. dtsch. pathol. Ges. Bd. 4, S. 235. Hamburg 1901. — FELLERBAUM: Massive tuberculosis of the liver. New York med. journ. Vol. 96, p. 481. 1912. — FISCHER, BERNHARD: Die Bedeutung der Darminfektion für die Lungentuberkulose. Frankfurt. Zeitschr. f. Pathol. Bd. 5, S. 395. 1910. — FISCHER, WALTER: Über großknotige tumorähnliche Tuberkulose der Leber, wahrscheinlich kombiniert mit Syphilis. VIRCHOWs Arch. f. pathol. Anat. u. Physiol. Bd. 188. S. 21. 1907. — FLETCHER, H. M.: Tuberkulosus cavities in the liver. Journ. of pathol. a. bacteriol. Vol. 6, p. 146. 1899. — FRAENKEL, A.: Klinische Mitteilungen über Lebertuberkulose. Zeitschr. f. klin. Med. Bd. 13, S. 174. 1888. — FRAENKEL, E.: Über geschwulstartige Lebertuberkulose. Zeitschr. f. Tuberkul. Bd. 27. 1917. — FRANK: Primary tuberculosis of the liver. Americ. Journ. of the med. sciences. Nr. 4, S. 630. 1902. — FRERICHS: Klinik der Leberkrankheiten. Bd. 2, S. 214. 1861. — GERLACH, WERNER: Über den tuberkulösen Abszeß der Leber. Zeitschr. f. Tuberkulose Bd. 38, H. 3. 1923. — GILBERT et CLAUDE: Variétés de la tubercul. hépat. suivant la voie d'apport. XIII. Congr. internat. de mèdicine. Paris 1900. — GILBERT et WEIL: Études anat. pathol. comparat de la tubercul. du foie et du pancreas. Arch. de méd. exp. Tome 14, Nr. 6. 1902. — GLAUS, A.: Isolierte Miliartuberkulose der Leber bei Tuberkulose des Pankreas und der Vena lienalis. Berl. klin. Wochenschrift Nr. 23. 1919. — GOLDMANN: Untersuchungen über die äußere und innere Sekretion des gesunden und kranken Organismus. Tübingen 1912. — GRÄFF: Pathologisch-anatomische Beiträge zur Pathogenese des Typhus abdominalis. Dtsch. Arch. f. klin. Med. Bd. (125 u.) 126, S. 24. 1918. — GRUBER, GG. B.: Bemerkungen über Phthise bei Senegalnegern. Zeitschr. f. Tuberkul. Bd. 33, H. 1. 1919. — DERSELBE: Altes und Neues über die Tuberkulose. S. 25, 26 u. 44. Berlin: Hirschwald 1920. — DERSELBE: Zur Frage der kindlichen Lungen- und Lymphdrüsenphthise auf Grund von Beobachtungen an Negern. Zeitschr. f. Kinderheilk. Bd. 28, S. 243. 1921. — GUI-DANG Ma: Über kleine Blutzysten in der Leber bei Tuberkulose. Med. Inaug.-Diss. Würzburg 1928. — HALL: Ein Fall von Röhrentuberkulose der Leber, wahrscheinlich mit Syphilis kombiniert. VIRCHOWs Arch. f. pathol. Anat. u. Physiol. Bd. 206, S. 167. 1911. — HANOT et GILBERT: Sur les formes de la tuberculose hépatique. Arch. gén. de méd. Tome 29. 1909. — HANSEMANN, V.: Studien über die Spezifität, den Altruismus und die Anaplasie der Zellen. Berlin 1893. — HERING: Histologische und experimentelle Studien über Tuberkulose. Berlin 1873. — HERXHEIMER, GOTTHOLD: Zur Biologie der Lymphozyten. Verhandl. d. 84. Vers. dtsch. Naturforsch. u. Ärzte Münster i. Westph. 1912. Bd. 2, 2, S. 19. 1913. — HERXHEIMER und ROTH: Zur feineren Struktur und Genese der Epitheloidzellen und Riesenzellen des Tuberkels. Beitr. z. pathol. Anat. u. z. allg. Pathol. Bd. 61. 1916. — HESCHL: Allgemeine und spezielle Pathologie. S. 423. Wien 1855. — ISAAC: Zur Frage der tuberkulösen Leberzirrhose. Frankfurt. Zeitschr. f. Pathol. Bd. 2, S. 125. 1908. — JACOBSON, GREGOIRE: Sur les tubercles et cavernes biliaires chez l'enfant. Thèse de Paris 1897/98. — JAKOBSON: Nouv. contrib. à l'étude des tubercles et cavernes biliaires chez l'enfant. Rev. mens. des malad. de l'enfant. 16. Oct. 1898. — JENNY: Über die Abkapselung von tuberkulösen Herden in der Leber des Menschen. VIRCHOWs Arch. f. pathol. Anat. u. Physiol. Bd. 213. 1913. — JOEST und EMSHOFF: Untersuchungen über den Tuberkelbazillengehalt der Galle bei tuberkulösen Tieren. Zeitschr. f. Infektionskrankh., parasit. Krankh. u. Hyg. d. Haustiere. Bd. 10, H. 4. 1911. — JOEST und ZIEGLER: Über die Ausscheidung der Tuberkelbazillen mit der Galle. Verhandl. d. dtsch. pathol. Ges. 16. Tagung Marburg. S. 178. 1913. — JUBELSON: Fall von Resektion des linken Leberlappens. Praktschenski Wratsch. 1910. Ref. Zentralbl. f. Chirurg. 1910; zit. bei LOTHEISEN. — KAUFMANN, ED.: Lehrbuch der speziellen pathologischen Anatomie. 7. Aufl. Bd. 1, S. 731. Berlin 1922. — KIRCH: Über tuberkulöse Leberzirrhose usw. VIRCHOWs Arch. f. pathol. Anat. u. Physiol. Bd. 219. S. 130. 1918. (Reichliche Literaturangaben.) — KIYONO, K.: Die vitale Karminspeicherung. S. 181, Abb. 27. Jena 1914. — KLEBS: Die allgemeine Pathologie. Tl. 1, S. 239. Jena 1887. — DERSELBE: Über die kausale Behandlung der Tuberkulose. Hamburg 1894. — KOCH: Die Ätiologie der Tuberkulose. Mitt. a. d. Kais. Gesundheitsamt Bd. 2. 1884. — KOCKEL: Beitrag zur Histogenese des miliaren Tuberkels. VIRCHOWs Arch. f. pathol. Anat. u. Physiol. Bd. 143. 1896. — KOSTENITSCH und WOLKOW: Recherches sur le devéloppement du tubercule expérim. Arch. de méd. expérim. et d'anat. pathol. 1892. — KOTLAR: Über die Pathogenese der sog. Gallengangstuberkel in der Leber des Menschen. Zeitschr. f. Heilk. Bd. 15. 1894. — KRAUSE: Leberresektion wegen geschwulstartiger Lebertuberkulose. Berl. klin. Wochenschr. Nr. 15. 1912. — KRÜCKMANN: Über Fremdkörpertuberkulose. VIRCHOWs Arch. f. pathol. Anat. u. Physiol. Bd. 138. Suppl. 1894. — LANGHANS: Über

Riesenzellen usw. VIRCHOWs Arch. f. pathol. Anat. u. Physiol. Bd. 42. 1868. — LEREDDE: Nécroses viscérales multiples etc. Arch. de méd. expérim. 1895. — LICHTENSTEIN: Sind die Gallengangstuberkel in der Leber das Resultat einer Ausscheidungstuberkulose? Beitr. z. Klin. d. Tuberkul. Bd. 25, S. 53—59. 1912. — LODYSCHENSKAJA: Großknotige Lebertuberkulose. Bericht über die Sitzungen der russ. pathol. Ges. Zentralbl. f. allg. Pathol. u. pathol. Anat. Bd. 23. 1912. — LORENTZ, FR. H.: Die Leber in ihrem Verhalten zur Tuberkulose mit Zirrhose. Zeitschr. f. Tuberkul. Bd. 20, S. 232. 1913. — LOTHEISEN: Über Lebertuberkulose und deren chirurgische Behandlung. BRUNS Beitr. z. klin. Chir. Bd. 81, S. 1. 1912. LUBARSCH: Über die Bedeutung der pathologischen Glykogenablagerungen. VIRCHOWs Arch. f. pathol. Anat. u. Physiol. Bd. 183, S. 188. 1906. — DERSELBE: VIRCHOWs Arch. Bd. 213. — LUBIMOW: Zur Frage über die Histogenese der Riesenzellen. VIRCHOWs Arch. f. pathol. Anat. u. Physiol. Bd. 75. 1879. — MARCHAND: Die örtlichen reaktiven Vorgänge. KREHL-MARCHAND, Handbuch d. allg. Pathol. Bd. 4, Abt. 1. 1924. — MASSINI: Isolierte Miliartuberkulose der Leber. Schweiz. med. Wochenschr. Bd. 51, S. 181. 1921. — METSCHNIKOFF: Über die phagozytäre Rolle der Tuberkelriesenzellen. VIRCHOWs Arch. f. pathol. Anat. u. Physiol. Bd. 113. 1888; Leçons sur la pathologie comparée de l'inflammation. Paris 1892. — MEYER, FR. G. A.: Über eigentliche Leberblutungen. VIRCHOWs Arch. f. pathol. Anat. u. Physiol. Bd. 194, S. 212. 1908. — MILLER: Die Histologie des hämatogenen Tuberkels in der Leber des Kaninchens. Beitr. z. pathol. Anat. u. z. allg. Pathol. Bd. 31, S. 347. 1902. — MITTASCH: Über Leberblutungen bei Lungentuberkulose. VIRCHOWs Arch. Bd. 228, S. 476. 1920. — MOREL, CH.: Histogenèse du tubercule hépatique. Memoiren des med. Kongresses vom Montpellier. S. 101. 1908. — MOUISSET et BONNAMOUR: Du foie des tuberculeux. Rev. de méd. Mai 1904. — OPPENHEIMER: Experimentelle Beiträge zur Histogenese des miliaren Tuberkels. VIRCHOWs Arch. f. pathol. Anat. u. Physiol. Bd. 194. 1908. — ORTH, JOH.: Über lokalisierte Tuberkulose der Leber. VIRCHOWs Arch. f. pathol. Anat. u. Physiol. Bd. 66, S. 113. 1876 u. Bd. 188, S. 21. 1907. — DERSELBE: Pathologisch-anatomische Diagnostik. 8. Aufl. S. 632. Berlin 1917. — PAGEL: Die Gewebsreaktionen des Meerschweines bei der experimentellen Infektion mit Tuberkelbazillen. Beitr. z. Klin. d. Tuberkul. Bd. 61. 1925. — PEL: Die Krankheiten der Leber und der Gallenwege. S. 241. Haarlem u. Jena 1909. — PELTASON: Über multiple Leberblutungen bei Miliartuberkulose. VIRCHOWs Arch. f. pathol. Anat. u. Physiol. Bd. 230, S. 230. 1921. — PERTIK, O.: Pathologie der Tuberkulose. Ergebn. d. allg. Pathol. u. pathol. Anat. Bd. 8, II., S. 279 ff. — PILLIET: Etudes sur la tubercul. expérim. et spontanée du foie. Thèse de Paris 1892. — QUINCKE und HOPPE-SEYLER: Die Krankheiten der Leber. S. 526. Wien u. Leipzig: Hölder 1912. — RAMSHOFF: Hepatectomy for tuberculoma of the liver. Med. News. 1904. — v. RANKE: Primäre, sekundäre und tertiäre Stadien der Lungentuberkulose. Dtsch. Arch. f. klin. Med. Bd. 119. 1916. — ROKITANSKY: Lehrbuch d. pathol. Anat. Bd. 1. Wien 1855. — ROME: Excision of tuberculose masse from the liver. Ann. of surg. Jan. 1904. — RÖSSLE: Epitheliale Riesenzellen bei Tuberkulose der Leber. Verhandl. d. dtsch. pathol. Ges. Bd. 11. Dresden 1907. — SABOURIN: Le foie des tuberculeux. Arch. de physiol. norm. et pathol. Tome 2. 1883. — SCHILLING: Zur Morphologie, Biologie und Pathologie der v. KUPFERschen Sternzellen. VIRCHOWs Arch. f. pathol. Anat. u. Physiol. Bd. 196. 1909. — SCHLEUSSING: Beitrag zur Histogenese des Lebertuberkels. Beitr. z. Klin. d. Tuberkul. Bd. 63. 1926. DERSELBE: Über die reaktiven Vorgänge bei der Entstehung des miliaren Tuberkels. Beitr. z. Klin. d. Tuberkul. Bd. 65, S. 521. 1926. — SCHMAUS und USCHINSKY: Über den Verlauf der Impftuberkulose. VIRCHOWs Arch. f. pathol. Anat. u. Physiol. Bd. 144. Suppl. 1896. — SCHOENLANK: Ein Fall von Peliosis hepatis. VIRCHOWs Arch. f. pathol. Anat. u. Physiol. Bd. 222, S. 358. 1916. — SCHROHE: Teleangiektasien der Leber. VIRCHOWs Arch. f. pathol. Anat. u. Physiol. Bd. 156, S. 37. 1899. — SCHÜPPEL: Histogenese der Lebertuberkulose. Arch. f. Heilk. S. 524 ff. 1868. — SIGG, ERNST: Über Konglomerattuberkel in der Leber. Inaug.-Diss. Zürich 1901. — SIMMONDS, G.: Beiträge zur Statistik und Anatomie der Lebertuberkulose. Dtsch. Arch. f. klin. Med. Bd. 27. 1880. — DERSELBE: Über lokalisierte Tuberkulose der Leber. Zentralbl. f. allg. Pathol. u. pathol. Anat. Bd. 9, S. 865. 1898. — SIMON: Kombination von Syphilis und Tuberkulose der Leber. Inaug.-Diss. Würzburg 1897. — STOERK: Über experimentelle Leberzirrhose auf tuberkulöser Basis. Wien. klin. Wochenschr. S. 847. 1907. — STRAUS: L'histogénèse du tubercle. Rev. de la tubercul. 1893. — STRAUSS: Über die Resorption der Tuberkelbazillen aus dem Darm. Frankfurt. Zeitschr. f. Pathol. Bd. 5, S. 447. 1910. — STSCHASTNY: Über Beziehungen der Tuberkelbazillen zu den Zellen. VIRCHOWs Arch. f. pathol. Anat. u. Physiol. Bd. 115. 1889. — SUZUKI: Über Lebertuberkulose bei Tuberkulose anderer Organe. Inaug.-Diss. Würzburg 1899. — TIETZE, ALEXANDER: Zwei Fälle von Lebertuberkulose. Berl. klin. Wochenschr. Bd. 51, S. 780. 1914. -- ULLOM: The liver in tuberculosis. Americ. Journ. of the med. sciences. Vol. 87. 1909. — VIRCHOW, R.: Geschwulstlehre. Bd. 2, S. 641. — WAGNER: Arch. f. Heilk. Bd. 2, S. 33. 1861. — WAGNER, E.: Die akute miliare Tuberkulose der Leber. Dtsch. Arch. f. klin. Med. Bd. 34, S. 534. 1884. — WAKUBAYASHI:

Über die feinere Struktur der tuberkulösen Riesenzellen. Virchows Arch. f. pathol. Anat. u. Physiol. Bd. 204. 1911. — Waldstein: Tuberkulöse Erkrankungen des Hodens. Virchows Arch. f. pathol. Anat. u. Physiol. Bd. 85. 1881. — Wallgren: Beitrag zur Kenntnis der Pathogenese und Histologie der experimentellen Lebertuberkulose. Arb. a. d. pathol. Inst. Helsingfors. Bd. 3. Berlin: Karger 1911. Zentralbl. f. allg. Pathol. u. pathol. Anat. Bd. 23, S. 479. 1912. Dsgl. Bd. 19, S. 479. 1908. — Wegerle, Otto: Subakute Leberatrophie mit knotiger Hyperplasie auf tuberkulöser Grundlage usw. Frankfurt. Zeitschr. f. Pathol. Bd. 15, S. 89. 1914. — Yersin: Etude sur la devéloppement du tubercule expérim. Ann. de l'inst. Pasteur. Tom. 2. 1888. — Zehden, G.: Über Tuberkulose der Leber. Zentralbl. f. allg. Pathol. u. pathol. Anat. Bd. 8, S. 468. 1897. — Derselbe: Beitr. z. Lehre von der Tuberkulose der Leber. Inaug.-Diss. Berlin 1897. — Ziegler: Lehrbuch der speziellen pathologischen Anatomie. 10. Aufl. S. 637. 1902. — Derselbe: Herkunft der Tuberkelelemente. Würzburg 1875.

VIII. Lues.

Aschoff, L.: Über akute entzündliche Erscheinungen an Leber und Nebennieren bei kongenitaler Syphilis. Verhandl. d. dtsch. pathol. Ges. 6. Tagung Kassel. S. 205. 1903. — Adami: Syphilis and the liver. New York med. Journ. Vol. 69, p. 549. 1899. Ref. von Klotz im Arch. f. Dermatol. u. Syphilis. Bd. 53, S. 141. — Babes und Panea: Über pathologische Veränderungen und Spirochaeta pallida bei kongenitaler Syphilis. Berl. klin. Wochenschr. Nr. 28 u. 48. 1905. — Babes und Mironescu: Berl. klin. Wochenschr. 1906. S. 1119. — v. Baerensprung: Die hereditäre Syphilis. Berlin 1864. — v. Baumgarten: Aussprache zu Aschoffs Vortrag über akute Entzündungserscheinungen an Leber und Nebenniere bei kongenitaler Syphilis. Verhandl. d. dtsch. pathol. Ges. 6. Tagung Kassel. S. 205. 1903. — Bäumler: Syphilis. Ziemssens Handbuch der speziellen Pathologie und Therapie. 2. Aufl. Bd. 3, S. 188. 1876. — v. Baumgarten: Ein Fall von kongenitaler Miliarsyphilis der Leber. Virchows Arch. f. pathol. Anat. u. Physiol. Bd. 97, S. 21. 1884. — Beck: Kongenitale luetische Erkrankung der Gallenblase und der großen Gallenwege. Prag. med. Wochenschr. Nr. 26. 1884. — Beitzke: Spirochätenbefund. Berl. klin. Wochenschr. Nr. 32, 1905. — Benda: Spirochätennester. Berl. klin. Wochenschr. S. 428. 1906. — Derselbe: Syphilis der Leber. Berl. klin. Wochenschr. Nr. 36, S. 199. 1899. — Bergstrand: Acta paediatr. Bd. 2, S. 400. 1923. — Bertarelli, Volpino et Bovero: Spirochaeta pallida. Riv. d'Igiene et san. publ. Nr. 16, p. 561. Zit. nach Herxheimer. — Binder: Über Riesenzellenbildung bei kongenitaler Lues. Virchows Arch. f. pathol. Anat. u. Physiol. Bd. 177, S. 44. 1904. — Birch-Hirschfeld: Spezielle pathologische Anatomie (Gumma und Tuberkel). Bd. 2, 2. Hälfte, S. 732. 1894. — Bompiani: Bull. e atti d. reale accad. med. di Roma. Anno L, Fasc. 3, p. 139. 1923. — Bosc: Cpt. rend. des séances de la soc. de biol. Tome 60, p. 338. 1906. — Brönum: Spirochätenbefund. Münch. med. Wochenschr. Nr. 43, S. 2093. 1905. — Buday: zit. bei Gáspár Stephan. — Buschke und Fischer: Lues-Spirochäten. Dtsch. med. Wochenschr. Nr. 20, S. 791. 1905. — Caillé: Zur pathologischen Anatomie der kongenitalen Lebersyphilis. Inaug.-Diss. Würzburg 1877. — Budd: Diseasse of the liver. 2. Ausg. 1857. — Castens: Beitrag zur pathologischen Anatomie und Statistik der Syphilitica congenita. Inaug.-Diss. Kiel 1898. — Chiari, Hanns: Selbständige Phlebitis obliterans der Hauptstämme der Venae hepaticae als Todesursache. Verhandl. d. dtsch. pathol. Ges. 1. Tagung. Düsseldorf. S. 18. 1898. — Derselbe: Lues heredit. mit gummöser Erkrankung des galleleitenden Apparates und des Magens. Prager med. Wochenschr. S. 461. 1885. — Chiari, Hermann: Endophlebitis oblit. der Venae hepatica. Wien. klin. Wochenschr. 1927. S. 957. — Chvostek, F.: Ein Fall von Syphilis der Nebenniere, des Pankreas, der Leber usw. Wien. med. Wochenschr. Bd. 27, S. 793. 1877. — Cohn, Michael, Eine ungewohnte Form der angeborenen Lebersyphilis. Virchows Arch. f. pathol. Anat. u. Physiol. Bd. 146, S. 468. — Delavarenne: Essay sur la Syphil. du foie chez l'adulte. Thèse de Paris. 1879. — Dittrich, P.: Der syphilitische Krankheitsprozeß in der Leber. Prager Vierteljahrsschr. Bd. 21, Jg. 6, S. 1. 1849 und Bd. 26, Jg. 7, S. 33. 1850. — Dohi: Über das Vorkommen von Spirochaeta pallida usw. Zentralbl. f. Bakteriol. usw., Abbt. I. Orig.-Bd. 44, S. 246. — Drühe, Zwei Fälle von maligner Lebersyphilis. Inaug.-Diss. München. — Dutsch, Pericholangitis gummosa usw. Inaug.-Diss. Heidelberg 1915 und Virchows Arch. f. pathol. Anat. u. Physiol. Bd. 219. 1915. — Ehrmann: Über Spirochätenbefund in den syphilitischen Geweben. Wien. med. Wochenschr. Bd. 56, S. 1905. 1906. — Entz: (Spirochäten.) Arch. f. Dermatol. u. Syphilis Bd. 81, S. 79. 1906. — Erdmann: Beitrag zur Kenntnis der kongenitalen Syphilis der Leber. Dtsch. Arch. f. klin. Med. Bd. 74, S. 458. 1902. — Fischer, Otto: Einiges über die Lebersyphilis beim Erwachsenen. Wien. med. Blätter Nr. 46 und 47, S. 733. 1900. — Flexner: Concerning hepatic syphilis. New York med. journ. Bd. 75. 18. Januar 1902. — Frerichs: Klinik der Leberkrankheiten. Braunschweig 1861; S. 203. — Friedreich: Gallenwegs-Lues. Ziemssens Handbuch der speziellen Pathologie und Therapie. Bd. 8, II. Teil, S. 270. 1878. — Frohwein: (Spirochätenbefund.) Med. Klinik Nr. 17, S. 439. 1906. — Gee, Samuel: Compl. Obliteration of the hepat. Veins. St. Barthol. Hospit. Report. Vol 7. 1871. — Gierke: (Spirochätenbefund.) Münch. med. Wochenschr. Nr. 9. 1906. — Grouven: Zentralbl. f. Gynäkol. Bd. 32, S. 581. 1908. — Gruber, Gg. B.: Die pathologische Anatomie der Lebersyphilis. Arch. f. Dermatol. u. Syphilis. Bd. 143, S. 79, 1923. — Derselbe: Beitrag zur Pathologie der dauernden Pfortaderverstopfung (nebst Bemerkungen über die Bantische Krankheit). Dtsch. Arch. f. klin. Med. Bd. 122, S. 319. 1917. — Derselbe: Zur Frage der toxischen Leberdystrophie. Münch. med. Wochenschr. Nr. 33. 1922. — Derselbe: Kurze Beiträge zur pathologischen Anatomie der angeborenen Lebersyphilis, speziell der Cholangitis luetica. Dermatol. Wochenschr. 1924. Nr. 36, S. 1029. — Gubler: Mém. sur une nouv. affect. du foie lizé à la syphil. hered. etc. Gaz. méd. de Paris. Nr. 17—22. 1852. — Derselbe: Hépatite hérédo-syphilitique. Communication à la Soc. anatom. et à la Soc. de biol. 1847. — Haerle, Tabitha: Über die Bedeutung akut entzündlicher Prozesse in den Organen bei kongenitaler Syphilis. Jahrb. f. Kinderheilk. Bd. 78, S. 125. 1913. — Hart, C.: Über Phlebitis hepatica syphilitica. Virchows Arch. f. pathol. Anat. u. Physiol. Bd. 237, S. 44. 1922. — Hausmann, Th.: Die luetischen Erkrankungen der Bauchorgane. Samml. zwangl. Abh. a. d. Geb. d. Verdauungs- u. Stoffwechselkrankh. Bd. 4, H. 5. S. 43. — Hecker, Rudolf: Beiträge zur Histologie und Pathologie der kongenitalen Syphilis. Habilit. Schrift. München 1898. Naumburg a. S.: Lippert. Zugl. im Dtsch. Arch. f. klin. Med. 1898. — Hecker: Die Erkennung der fötalen Syphilis. Dtsch. med. Wochenschr. Nr. 45 u. 46. 1902. — Derselbe: Neueres zur Pathologie der kongenitalen Syphilis. Jahrb. d. Kinderheilk. 1900. — Hecker: Zwei seltene Fälle von Syphilis congenita. Virchows Arch. f. pathol. Anat. u. Physiol. Bd. 17, S. 190. 1859. — Hedinger: Die Bedeutung des anatomischen Nachweises der Syphilis congenita. Zieglers Beitr. z. pathol. Anat. u. z. allg. Pathol. Bd. 69, S. 66. 1921. — Hedrén: Untersuchungen über die Spirochaeta pallida bei kongenitaler Syphilis. Zentralbl. f. Bakt riol., Parasitenk. u. Infektionskrankh., Abt. I, Orig. Bd. 46, H. 3, S. 232. 1908. — Herxheimer, Gotthold: Zur Ätiologie und pathologischen Anatomie der Syphilis. Ergebn. d. allg. Pathol. u. pathol. Anat. Bd. 11, I, S. 276. 1906. — Derselbe: Über die pathologische Anatomie der kongenitalen Lues. Med. Klinik 1907. Nr. 51. — Derselbe: Zur pathologischen Anatomie der kongenitalen Syphilis. Ergebn. d. allg. Pathol. u. pathol. Anat. Bd. 12, S. 499. 1908. — Derselbe: Referat über akute Leberatrophie. Vorgetragen vor der südwestdeutschen Pathologen-Tagung. Mannheim 1922. Klin. Wochenschr. 1922. — Derselbe und Gerlach: Über Leberatrophie und ihr Verhältnis zu Syphilis und Salvarsan. Beitr. z. pathol. Anat. u. z. allg. Pathol. Bd. 68, S. 93. 1921. — Hochsinger: Syphilis. Pfaundler-Schlossmann, Handb. d. Kinderheilk. Bd. 1, 2. Hälfte, S. 894. 1906. — Derselbe: Studien zur hereditären Syphilis. Beiträge zur Kinderheilkunde aus der öffentlichen Kinderkrankenanstalt in Wien. Neue Folge V. 1898 u. 1904. — Hollefeld: Beitrag zur Kasuistik der kompensatorischen Leberatrophie. Inaug.-Diss. Göttingen 1896. — Huebschmann: Endophlebitis hepatica obliterans. Abhandl. d. M. Leopold-Carol. dtsch. Naturforsch. Bd. 97, Nr. 16, Halle 1912. — Hutinel und Hudelo: Etude sur les Lesions syphil. du foie chez les Fetus et les Nouveau-Nés. Arch. de méd. exp. I. Sér. T. 2. S 507. 1890. — Jacobsohn: Ein Beitrag zur kongenitalen Lues. Inaug.-Diss. Würzburg 1900. — Jastrowitz: Dtsch. med. Wochenschr. H. 3. 1883. — J(esionek): Vorsicht vor syphilitischer Infektion. Korrespbl. d. ärztl. Vereine in Hessen Bd. 29, S. 42. 1919. — Karvonen: Die Nieren-Syphilis. Berlin 1901. — Kaufmann: Lehrbuch der speziellen pathologischen Anatomie. 7. u. 8. Aufl., Bd. 1, S. 376. 1922. — Key, Axel: Gummöse Syphilis der Leber. Hygiea Bd. 35, S. 370. 1873. Ref. in Schmidts Jahrbüchern Bd. 161, S. 142. 1874. — Kimla, Rudolf: Kongenital latente Hypoplasie der drüsigen Organe bei kongenitaler Syphilis. Wien. med. Wochenschr. Nr. 31. 1905. — Kirch und Freundlich: Zur Frage der Leberschädigung bei Lues und Salvarsantherapie. Arch. f. Dermatol. u. Syphilis. Bd. 136, S. 107. 1921. — Klemm: Pfortaderthrombose bei Lebersyphilis. Inaug.-Diss. München 1905. — Kraft, Erich: Über die Endophlebitis hepatica obliterans. Frankfurt. Zeitschr. f. Pathol. Bd. 29, H. 1/2, S. 148—172. 1923. — Kretz, R.: Pathologie der Leber. Ergebn. d. allg. Pathol. u. pathol. Anat. Bd. 8. II. 1902. — Leduc: Cirrhose hepatique d'origine syphilitique. Bull. de la soc. anatom. Bd. 55, S. 636. 1880. — Lenhartz und Gurich: Aneurysma und Gummibildung in der Leber usw. Virchows Arch. f. pathol. Anat. u. Physiol. Bd. 262, S. 416. 1926. — Levaditi: L'histologie pathologique de la Syphilis héréditaire dans ses rapporte avec la Spirochaeta pallida. Ann. d. l'inst. Pasteur. Bd. 25, S. 41. 1906. — Derselbe: (Spirochätennachweis.) Cpt. rend. des séances de la soc. de biol. Tome 8, p. 342, 345, 846. La presse méd. Nr. 43, p. 337. 1905. — Levaditi et Roché: La Syphilis. S. 326. — Loder: Lues congenita in Leber, Lunge und Nieren. Inaug.-Diss. Würzburg 1897. — Lonicer: Riesenzellbildung in der Leber bei Lues congenita. Beitr. z. pathol. Anat. u. z. allg. Pathol. Bd. 39, S. 539. 1906. — Lubarsch: Über die Bedeutung der sog. miliaren Lebergummata. Ber. über die Tagung der

Gesellsch. dtsch. Naturforsch. u. Ärzte in Aachen. Bd. 2, H. 2, S. 13. 1900. — Derselbe: Die syphilitischen Neubildungen. Aschoffs Lehrbuch d. pathol. Anat. Bd. 1, 5. Aufl., S. 601. 1921. — Lühmann: Eine neue Art von Gefäßerkrankung der Leber bei kongenitaler Lues. Inaug.-Diss. München 1911. — Mac Callum: Gummata of liver. Bull. of Johns Hopkins hosp. Vol. 24, p. 88. 1903. — Machat: Über kongenitale Leberlues. Inaug.-Diss. Würzburg 1896. — Mallory: Haemochromatosis and chronic poisoning with copper. Arch. of internal med. Vol. 37, Nr. 3, p. 336. 1926. — Marchand: Fall eines Kindes mit intrahepatischer Pfortaderverstopfung. Verhandl. d. dtsch. pathol. Ges. Düsseldorf. Bd. 1, S. 20. 1898. — Derselbe: Aussprache zu Aschoffs Vortrag: Über akute entzündliche Erscheinungen an Leber und Nebennieren bei kongenitaler Syphilis. Verhandl. d. dtsch. pathol. Ges. 6. Tagung. Cassel. S. 205. 1903. — Derselbe: Aussprache zu Lubarschs Vortrag: Über die diagnostische Bedeutung der sog. miliaren Lebergummata. Bericht über die Tagung der Gesellschaft dtsch. Naturforsch. u. Ärzte in Aachen 1900. Bd. 2, 2, S. 13. — Derselbe: Über kongenitale Leberzirrhose bei Syphilis. Zentralbl. f. allg. Pathol. u. pathol. Anat. Bd. 7, S. 273. 1896. — Ménétrier und Rubens-Duval: Lésions histologiques du foie dans un cas d'ictère syphilitique du nouveau né. Arch. de méd. exp. Tome 19, p. 108. — Mörk: Beitrag zur pathologischen Anatomie der kongenitalen Syphilis. Inaug.-Diss. Kiel 1888. — Mollier: Die Blutbildung in der embryonalen Leber des Menschen und der Säugetiere. (Gute Abbildungen.) Arch. f. mikroskop. Anat. u. Entwicklungsgeschichte. Bd. 74, S. 474. 1909. — Moxon: Syphilitic disease of the liver suppurating and opening a bile duct. Transact. of Path. Soc. 23, S. 153. 1872. — Müller, Carl Arnim: Über die Blutbildungszellen in der Leber bei Syphilis congenita usw. Dtsch. Arch. f. klin. Med. Bd. 116, S. 506. 1914. — Müller, R.: Beitrag zur pathologischen Anatomie der Syphilis heredit. der Neugeborenen. Virchows Arch. f. pathol. Anat. u. Physiol. Bd. 92, H. 3. 1883. — Neubürger und Terplan: Über histologische Befunde an inneren Organen bei experimenteller Kaninchensyphilis. Virchows Arch. f. pathol. Anat. u. Physiol. Bd. 247, S. 530. 1924. — Neumann, H.: Ein Fall von angeborener Leberzirrhose. Berl. klin. Wochenschr. 1893. — Neuman: Bedeutung der Leber für die Blutbildung des Embryo. Arch. f. Heilk. Bd. 15, S. 447. 1874. — Oberndorfer: Beitrag zur Kasuistik der Lebersyphilis. Zentralbl. f. allg. Pathol. u. pathol. Anat. Bd. 11, S. 145. 1900. — Oberndorfer, S.: Über die viszerale Form der kongenitalen Syphilis usw. Virchows Arch. f. pathol. Anat. u. Physiol. Bd. 159, S. 179. 1900. — Oppenheimer: Riesenleberzellen bei angeborener Syphilis. Virchows Arch. f. pathol. Anat. u. Physiol. Bd. 182, S. 237. 1905. — Orth: Cholangitis gummosa bei Syphilis congenita tarda. Charité Annalen. Bd. 37, S. 186. Berlin. (Jahresbericht des pathologischen Instituts.) — Derselbe: Demonstration von kongenital-syphilitischen Präparaten. Deutsche Naturforscher- und Ärzteversammlung in Königsberg. Zentralbl. f. allg. Pathol. u. pathol. Anat. Bd. 21, S. 1000. 1910. — Derselbe: Pathologisch-anatomische Diagnostik. 8. Aufl., S. 631. 1917. Berlin: August Hirschwald. — Derselbe: Ein Beitrag zur kongenitalen Syphilis. Dermatolog. Studien. Bd. 20, H. 1. 1910. (Unna Festschrift.) — Parrot: Progrès med. 1879; S. 377. (Zit. nach Schneider). — Derselbe: L syphilis héréditaire et la Rhachitis. Paris. 1886. Zit. nach Hecker, Habilitationsschrift. — Peiser: Ein Beitrag zur Kenntnis der Lebersyphilis. Inaug.-Diss. Leipzig 1886. — Penkert: Über idiopathische Stauungsleber. (Verschluß der Vena hepatica.) Virchows Arch. f. pathol. Anat. u. Physiol. Bd. 169, S. 337. 1902. — Pfifferling: Über einen Fall von Lebersyphilis mit Pfortaderthrombose. Inaug.-Diss. München 1902. — Pleischl und Klob: Beitrag zur Pathologie der konstitutionellen Syphilis. Wien. med. Wochenschr. Bd. 10, S. 113, 129, 147. 1860. — Reinecke: Kompensatorische Leberhypertrophie bei Syphilis usw. Beitr. z. pathol. Anat. u. z. allg. Pathol. Bd. 23, S. 238. 1898. — Richter: Syphilis und akute gelbe Leberatrophie. Charité-Annalen. Bd. 23, S. 365. Berlin 1898. — Rindfleisch: Lehrbuch der pathologischen Gewebslehre. S. 491. 1886. — Schlichthorst: P.: Über Leberzirrhose im kindlichen und jugendlichen Alter. Inaug.-Diss. Marburg 1897. — Schlimpert: Spirochätenbefunde in den Organen kongenital-syphilitischer Neugeborener. Dtsch. med. Wochenschr. S. 1037 u. 1942. 1906. — Schmidt, M. B.: Über Blutbildung in Leber und Milz. Beitr. z. pathol. Anat. u. z. allg. Pathol. Bd. 11, S. 199. — Schmincke: Zur Lehre der Endophlebitis hepatica obliterans. Zentralbl. f. allg. Pathol. u. pathol. Anat. Bd. 25, S. 49. 1914. — Schneider, Paul: (Spirochätenbefund.) Naturhistorisch-medizinischer Verein in Heidelberg. 8. Mai 1906. Dtsch. med. Wochenschr. Nr. 33. 1906. — Derselbe: Der Übergang der Syphilis auf den Nachwuchs. Med. Habilit. Vortrag. Heidelberg 1921. Med. Klinik 1921. Nr. 14/15. — Derselbe: Zur pathogenetischen Einheitlichkeit der Miliarsyphilome. Verhandl. d. dtsch. pathol. Gesellsch. Bd. 18, S. 135. Jena 1921. — Derselbe: Über die Organveränderungen bei der angeborenen Frühsyphilis. Verhandl. d. dtsch. pathol. Ges. in Wiesbaden 1928. Referat. — Schorr: Seltene mächtige regeneratorische Hyperplasie des linken Leberlappens bei syphilitischer Verschrumpfung des rechten Leberlappens. Beitr. z. path. Anat. u. z. allg. Pathol. Bd. 42, H. 1, S. 179. 1907. — Derselbe: Eine seltene Form der Leberveränderung bei Lues hereditaria.

Bericht über die Sitzungen der russisch-pathologischen Gesellschaft im akademischen Jahr 1910/11. Zentralbl. f. allg. Pathol. u. pathol. Anat. Bd. 23, S. 87. 1912. — SCHOTT: Jahrbuch der Kinderheilkunde. Bd. 4. 1861. Jahrb. d. Gesellsch. d. Berl. Ärzte. H. 2. 1862. — SCHÜPPEL: Über Peripylephlebitis syphilitica bei Neugeborenen. WAGNERs Arch. f. Heilkunde. Bd. 11, S. 74. 1870. — SEIKEL: Ependymitis ulcerosa und Riesenzellenleber bei Lues congenita. Zentralbl. f. allg. Pathol. u. pathol. Anat. Bd. 33, S. 337. 1923. — SEYFFARTH: Verhandl. d. dtsch. pathol. Ges. Bd. 17. Jena 1921. — SIMMONDS: Über chronische, interstitielle Erkrankung der Leber. Dtsch. Arch. f. klin. Med. Bd. 27, S. 52. 1880. — DERSELBE: Über Pfortadersklerose. VIRCHOWs Arch. f. pathol. Anat. u. Physiol. Bd. 207, S. 360. 1912. — DERSELBE: Über den diagnostischen Wert des Spirochätenbefundes bei Syphilis congenita. Münch. med. Wochenschr. Nr. 19, S. 939. 1906. — STEINDL: Ein Fall von hereditärer Lebersyphilis. Inaug.-Diss. München 1896. — STERNBERG: Leber. ASCHOFFs Lehrbuch der pathologischen Anatomie. 5. Aufl. 2. Bd., S. 917. 1921. — STOECKENIUS: Beobachtungen an Todesfällen bei frischer Syphilis. Beitr. z. pathol. Anat. u. z. allg. Pathol. Bd. 68, S. 185. 1921. — DERSELBE: Über akute Ausbreitung frischer Syphilis im Körper des Erwachsenen. Arch. f. Dermatol. u. Syphilis. Bd. 135, S. 377. 1921. — STOERCK, O.: Über Nierenveränderung bei Lues congenita. Wien. klin. Wochenschr. Bd. 14, S. 958. 1901. — STRASSBURG, B.: Die Gitterfasern bei kongenitaler Syphilis. Beitr. z. pathol. Anat. u. z. allg. Pathol. Bd. 58. 1914. — STROEBE: Zur Histologie der kongenitalen Nieren- und Lungensyphilis. Zentralbl. f. allg. Pathol. u. pathol. Anat. 1891. Nr. 24. — THIELEN: Über Leberzirrhose bei Kindern. Inaug.-Diss. Kiel 1894. — THIERFELDER, TH.: Lebererkrankungen. Syphil. hepatitis usw. ZIEMSSENs Handb. d. spez. Pathol. u. Therap. Bd. 8, I, S. 198, 2. Aufl. 1878. — THOMSEN und CHIEWITZ: (Spirochätenbefund.) Bibliothek f. Laegerw. April 1906. Zitiert nach HERXHEIMER. — THURWALD: Ein Fall von akuter Leberatrophie im Frühstadium der Syphilis. Wien. med. Wochenschr. S. 1382. 1901. — TOBEITZ: Ein Beitrag zur Kasuistik der Syphilis hereditaria. Arch. f. Kinderheilk. Bd. 16, S. 45. 1893. — TRINKLER, N.: Über Syphilis visceralis und deren Manifestation in Form von chirurgischen Erkrankungen. Mitt. a. d. Grenzgeb. d. Med. u. Chirurg. Bd. 10, H. 5. 1902. — TROUSSEAU: Leçons sur la syph. congén. Union med. 1857. — DERSELBE et LASÉGUE: De la syphil. constitut. des enfants du prem. âge. Arch. gen. de Med. 4. Serie XV. 1847. — UMBER: Über akute Leberatrophie. Vortrag auf der südwestdeutschen Pathologen-Tagung. Mannheim 1922. Klin. Wochenschr. 1922. — UMBREIT: (Lebervenen.-Obliteration.) VIRCHOWs Arch. f. pathol. Anat. u. Physiol. Bd. 183, S. 102. 1906. (Dort ältere Literatur.) — VERSÉ: (Spirochätenbefund.) Med. Klinik. Nr. 24, 25, 26, S. 626, 653, 682. 1906. — VIRCHOW, RUD.: Aussprache zu LUBARSCHs Vortrag: Über die diagnostische Bedeutung der sog. miliaren Lebergummata. Bericht über die Tagung der Gesellschaft deutscher Naturforscher und Ärzte in Aachen Bd. 2, 2, S. 13. 1900. — DERSELBE: Über die Geschwülste. Bd. 2. S. 429 ff. WAGNER: Das Syphilom. WAGNERs Arch. d. Heilk. Bd. 4, S. 347 u. 440; Bd. 5, S. 121. 1864. — v. WERDT: Zur Histologie und Genese der miliaren Lebergummen. Frankf. Zeitschr. f. Pathol. 1913. — WILK: Über syphilitische Erkrankung innerer Organe. Guys hosp. rep. 3. Ser., Bd. 9, S. 1. 1863. — WINOGRADOW: Zur Frage über die pathologisch-anatomischen Veränderungen an Leber, Magen und Darm bei angeborener Syphilis der Säuglinge. Inaug.-Diss. St. Peterburg 1898. — ZENKER: Erweichtes Lebergumma. Jahresschrift d. Ges. f. Natur- u. Heilk. in Dresden 1851 und 1852. S. 15. — Vgl. BÄUMLER: Syphilis in ZIEMSSENs Handb. d. spez. Pathol. 2. Aufl. 3. Bd., S. 189. 1876.

IX. Lymphogranulomatosis. — Mycosis fungoides.

BENDA: Zur Histologie der pseudoleukämischen Geschwülste. Verhandl. d. dtsch. pathol. Gesellsch. Bd. 7, S. 123. 1904. — BEITZKE: Demonstration von Präparaten eines multiplen megakaryozytischen Granuloms. Verhandl. d. dtsch. pathol. Gesellsch. Bd. 13, S. 224. Leipzig 1909. — BRÜNAUER, STEPHAN: Über Granuloma fungoides der Haut und der inneren Organe. Acta dermatovenerologica. Bd. 6, S. 207. 1925. — CONRADI: Beitrag zur Pathogenese und Ätiologie der Lymphogranulomatosis maligna. Festschrift zur Feier des 10jährigen Bestehens der Akademie für praktische Medizin in Köln. S. 594. Bonn 1915. — CORONINI, C.: Über das PALTAUF-STERNBERGsche Lymphogranulom usw. Beitr. z. pathol. Anat. u. z. allg. Pathol. Bd. 80, S. 405. 1928. — EICHLER und ROTTMANN: Zur Frage des Wesens der „Metastasen" bei Mycosis fungoides. Arch. f. Dermatol. u. Syphilis. Bd. 154, S. 300. 1928. — FABIAN: Die Lymphogranulomatosis (PALTAUF-STERNBERG). Zentralbl. f. allg. Pathol. u. pathol. Anat. Bd. 22, S. 145. 1911. — DERSELBE: Zur Kenntnis des malignen Granuloms. Arch. f. klin. Chir. Bd. 91. 1909. — FRAENKEL und MUCH: Über Lymphogranulomatose. Berl. klin. Wochenschr. Nr. 41, S. 971. 1918. Vgl. auch Zeitschr. f. Hyg. u. Infektionskrankh. Bd. 67. — GOEDEL, A.: Zur pathologischen Anatomie der Mycosis fungoides. Arch. f. Dermatol. u. Syphilis. Bd. 130, S. 172. — GRUBER, GG. B.: Lymphogranulomatose und Bestrahlungswirkung.

Dtsch. mil.-ärztl. Zeitschr. 1916. S. 411. — HAUCK: Ein Beitrag zur Kenntnis der Lympho-granulomatose. Zentralbl. f. allg. Pathol. u. pathol. Anat. Bd. 29, S. 225. 1918. — JAKSCH: (Lymphogranulom.) Dtsch. Arch. f. klin. Med. Bd. 103, S. 503. 1913. — KAUF-MANN: Lehrbuch der speziellen pathologischen Anatomie. 7. Aufl., 1. Bd., S. 205. 1922. — KRAUS: Lymphogranulomatose. Berl. klin. Wochenschr. 1918. Nr. 30. — LEREDDE et WEIL: Étûde histolgique de trois cas de mycosis fungoides. Arch. de méd. expér. Tome 10. 1898. — LIECHTI, E.: Über Tumoren innerer Organe bei Mycosis fungoides. Arch. f. Dermatol. u. Syphilis. Bd. 154, S. 246. 1928. — LUBARSCH: Über Lymphogranulomatose. Berl. klin. Wochenschr. 1918. Nr. 30. — MARESCH: Über ein plasmazelluläres Lympho-granulom. Verhandl. d. dtsch. pathol. Gesellsch. Bd. 13, S. 257. Leipzig 1909. — MEYER: (Lymphogranulom). Frankfurt. Zeitschr. f. Pathol. Bd. 8, S. 343. 1911. — NIENHUIS, J. H.: Granuloma fungoide. Proefschrift. Groningen 1926. — PALTAUF, RICHARD: Mycosis fungoides im Handb. d. Hautkrankh. von MRAČEK. Bd. 4, 2. Teil, S. 693. 1909. Verlag von Hölder, Wien u. Leipzig. — DERSELBE und v. ZUMBUSCH, LEO: Mycosis fungoides der Haut und inneren Organe. Arch. f. Dermatol. u. Syphilis. Bd. 108, S. 699. 1914. — PEISER: (Lymphogranulom). Med. Klinik 1913. Nr. 42, S. 1719. — PRIESEL und WINKELBAUER: (Lymphogranulom). VIRCHOWs Arch. f. pathol. Anat. u. Physiol. Bd. 262, S. 749. 1927 — PURITZ: Über Sarkom mit sog. chronischem Rückfall-fieber. VIRCHOWs Arch. f. pathol. Anat. u. Physiol. Bd. 126, S. 312. — RUSSEL: (Lympho-granulom). Beitr. z. pathol. Anat. u. z. allg. Pathol. Bd. 58, S. 516. 1914. — SCHMORL: Leber bei Lymphogranulomatose. Münch. med. Wochenschr. Bd. 69, S. 908. 1922. — SEYFARTH: Über HODGKINsche Krankheit (Lymphogranulom) mit periodischen Fieber-steigerungen. Hamburg. Universitäts-Abhandl. a. d. Geb. d. Auslandskunde. Bd. 26, Reihe D. Medizin u. Veterinärkunde. Bd. 2, S. 524 — STAHR und SYWOLT: (Lympho-granulomatose insbesonders an den großen Gallengängen.) Med. Klin. 1921. Nr. 13. — STERNBERG, C.: Über sogen. Pseudo-Leukämie. Verhandl. d. dtsch. pathol. Ges. Straßburg. Bd. 15, S. 31. 1912. — STERNBERG: Primärerkrankungen des lymphatischen und hämato-poetischen Apparates; normale und pathologische Morphologie des Blutes. Ergebn. d. allg. Pathol. u. pathol. Anat. Bd. 9, II, S. 502, 1905. (Eigenartige unter dem Bild der Pseudoleukämie verlaufende Tuberkulose des lymphatischen Apparates.) — TERPLAN: Über die intestinale Form der Lymphogranulomatose. VIRCHOWs Arch. Bd. 237, S. 241. 1922. — WEIS, WILLY und FRAENKEL, E.: Über vernarbende Lymphogranulomatose. Münch. med. Wochenschr. Bd. 68, S. 296. 1921. — ZIEGLER, KURT: Das maligne Lymphom. Ergebn. d. Chirurg. u. Orthop. Bd. 3, S. 59. 1911.

Abgeschlossen am 26. August 1928.

Einsicht, daß von allen Organen die Leber während des größten Teils der intrauterinen Entwicklung Hauptstätte der Blutbildung ist. Über den genaueren Gewebsort dieser Blutzellbildung sprachen sich indes die Anschauungen der verschiedenen Autoren recht verschieden aus.

Bei ASKANAZY und bei MOLLIER finden sich übersichtliche Zusammenstellungen der einschlägigen Darlegungen. NEUMANN ließ die Blutzellen aus Kapillarendothelien entstehen; VAN DER STRICHT ersah „das Wesen des blutbildenden Vorganges in der Leber der Säugetiere in einer raschen Entwicklung eines neuen Kapillarnetzes, das aus soliden Zellsträngen hervorgeht. Diese Blutinseln wandeln sich, wie die Blutinseln auf dem Dotter, dadurch zu Gefäßen um, daß die oberflächlichen Zellen zur Gefäßwand, die umschlossenen zu Blutzellen werden". v. KOSTANECKI dagegen erklärt die Blutbildung wiederum ausschließlich als intravaskulären Vorgang. Jedenfalls rechnet die Auffassung VAN DER STRICHTs und KOSTANECKIs mit Erythroblasten im Blutstrom, von denen die weitere Blutbildung ausgeht. Für MARTIN B. SCHMIDT dagegen sind die Blutzellherde Abkömmlinge des Kapillarendothels, wobei die Teilung der Endothelzellen in Zellsprossen vom Kapillarlumen hinweg gegen die Leberzellbalken hin erfolgt; durch die fortgesetzte Teilung der Tochterzellen entstehe an der Kapillarwand ein Zellherd, der die Gestalt der nachbarlich gelegenen Leberzellen natürlich beeinflussen müsse. Neben dieser Möglichkeit bestehe aber auch eine andere, nämlich Blutzellbildung vom Endothel fertiger Kapillaren aus, was durch jene Zellherde klar werde, die in buchtartigen, kugeligen Erweiterungen der mit deutlicher Wandung versehenen, zum mindesten von Endothel begrenzten Blutbahn lägen. SAXER wich von dieser Anschauung M. B. SCHMIDTs ab. Er griff auf eine gemeinsame Gefäß- und Blutanlage zurück, aus der Wanderzellen entständen, welche als Bildungszellen des Blutes aufzufassen seien; diese wanderten unter anderem auch in die Leber ein und würden dort außerhalb und unabhängig von der Gefäßwand Blutbildungsherde aus sich hervorbringen. Von SCHRIDDE hinwiederum ist die Anschauung verfochten worden, daß Gefäßwandzellen als Mutterzellen der Blutelemente zu gelten hätten: In frühen Entwicklungswochen sei die Blutzellbildung des Embryo ein intravaskulärer Vorgang, später geselle sich die extravaskuläre Hämopoese in der Leber hinzu. Dies gelte auch für gelegentliche Vorkommnisse des späteren Lebens; sie setze aber den undifferenzierten Fortbestand oder die dauernde Quelle undifferenzierter Gefäßwandzellen als Wiege der Hämopoese voraus. Dagegen trete die Möglichkeit der Bluterneuerung aus Blutzellen selbst ganz zurück. So hat SCHRIDDE etwas die von M. B. SCHMIDT geäußerten Deutungen bestätigt und erweitert. Dasselbe gilt von LOBENHOFFER, der gerade die extrakapilläre Entstehungsmöglichkeit der Blutzellherde näher beleuchtete. Abgesehen davon, daß im Lebergewebe Herdchen junger Blutzellen außerhalb der Pfortader-Kapillarwandung, also innerhalb des Parenchymläppchens getroffen werden, welche schließlich unter Zerreißung der Gefäßwand in den Blutstrom der Gefäßlichtung gelangen könnten, machte er auch auf Blutbildungsherde im periportalen Gerüst- und Gefäßgewebe der Leber aufmerksam; die Elemente dieser Herde hat er in Übereinstimmung mit NEUMANN und M. B. SCHMIDT ebenfalls von den Gefäßzellen abgeleitet.

Nach NAEGELIs Deutung werden die Bildungszellen für die Gefäßanlagen einesteils Wiege der Gefäßwandzellen, andernteils der roten Blutzellen; diese beiden Elemente seien nicht im Sinn von Eltern und Abkömmlingen, sondern von Geschwistern miteinander verwandt; sie seien weiter differenziert als jene ersten Bildungsquellen. HEINRICH FISCHER erklärte die embryonale und fetale Blutbildung in der Leber, die er intra- und extrakapillär, sowie in den Binde-

6. Die Leber bei Erkrankungen des blut- und lymphbildenden Gewebs-Apparates.

Von

Georg B. Gruber - Göttingen.

Mit 36 Abbildungen.

1. Blutbildung in der embryonalen und fetalen Leber.

Für die Beurteilung der Rolle, welche die Leber bei Erkrankungen des Blutes und des blutbereitenden Systems spielt, ist es nötig, sich der Leberentwicklung zu erinnern. Nach LEWIS findet man schon bei einem 7,5 mm langen Embryo Anfänge der Blutbildung im Bereich der Kapillaren, allerdings läßt dieser Forscher die Frage offen, ob es sich hier nicht um eingeschwemmte, unreife Zellen des fließenden Blutes handle. Dem entspricht SCHRIDDES Bekundung, der bei einem Embryo von 8 mm Länge noch keine, bei Embryonen von 12,5 und 13 mm Länge kleinere und größere Herde in der Leberanlage fand, die er in Beziehung zur Blutbildung gebracht hat. Durch MINOT wurde diese Angabe bestätigt. Zeichen der zelligen Blutbildung in der Leber finden sich dann während der ganzen Fetalzeit, allerdings nicht im gleichen Maß und nicht in stets gleicher Zusammensetzung. NEUMANN hat sie bei Feten im Alter von 8 und von 9 Monate beschrieben und LOBENHOFFER gibt für die Neugeborenen-leber an, man könne fast in jedem Gesichtsfeld eines histologischen Schnittes „wenigstens ein Paar Blutbildungsherde" feststellen. Nach eigenen Unter-suchungen kann ich das im ganzen und großen bestätigen, doch fand ich Neu-geborene, die vielleicht überreif waren (Kinder von 50—54 cm Länge), in deren Leberschnittpräparaten man nach Blutzellbildungsherden geduldig suchen mußte. Jene Lebern mit reichlichen Blutbildungsherden entstammen entweder zu früh geborenen oder kranken Kindern. Auch NAEGELI drückt sich in diesem Sinn aus. Er sagt, die Leber behalte weit über die Mitte der Embryonalzeit im größten Umfang hämopoetische Funktionen bei; später nehme die Blutbildung langsam und offenbar individuell verschieden schnell ab; zur Zeit der Geburt, oder bald nachher sei die Erythropoese der Leber — normale Verhältnisse voraus-gesetzt — erloschen.

Daß in der Leber Blutbildung vorkommt, ist zuerst von PRÉVOST und DUMAS (1824), später von FAHRNER (1845) und von KOELLIKER (1846) gemeldet worden. NEUMANN hat sodann in eigenartigen Nestern größeren und kleineren Umfanges zwischen den Leberzellsäulen liegende Zellherde beschrieben und eigenartige Buchten dargetan, die erfüllt von solchen Herdchen in die Leberzellen vor-springen können. Er ersah eine Blutzellenbildung, die mit der fortschreitenden Neuentwicklung feiner Gefäße Hand in Hand ginge. Ihm verdanken wir die gewebsspalten des GLISSONSCHEN Dreiecks sich abspielen gesehen, als Aussprossung indifferenter mesenchymaler Elemente, welche bei der Auswachsung der epithelialen Leberanlage (aus der vorderen Darmwand in das ventrale Mesenterium hinein) zwischen den Leberbälkchen liegen blieben und zur Quelle von Blutzellen, Gefäßwandzellen und Bindegewebszellen würden.

MAXIMOW erschloß aus seinen Befunden eine extravaskuläre Herkunft der Blutzellen aus dem Mesenchym, sowie aus lymphoiden Wanderzellen. Aus dem Entoderm wachsen bei der Leberbildung epitheliale Zellstränge in das mesenchymale Septum transversum; es finden sich dann zwischen dem Endothel der Blutgefäße des Septum transversum Herde der Blutbildung; aber außerdem

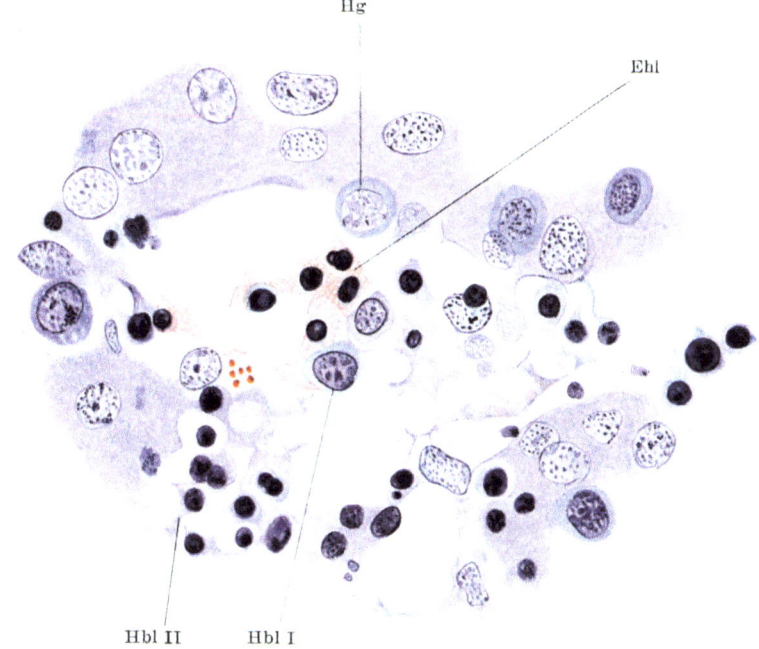

Abb. 1. Blutbildung in der Leber eines menschlichen Embryos von 4 cm Länge. Retikulum mehrfach der Fläche nach angeschnitten. Hg Hämogonie. Hbl Hämoblast; Ehl Erythroblast. (Nach MOLLIER.)

würden aus Blutzellen innerhalb der Kapillaren ebenfalls Blutbildungsherde hervorgehen. Die extravaskuläre Blutbildung in der embryonalen Leber spielt sich nach MAXIMOW wenigstens zum Teil autochthon ab aus dort lokal entstandenen lymphozytoiden Zellen, während er die intrakapilläre Hämopoese von eingeschwemmten Blutbildungsherden ableitet.

ASKANAZY hat die ersten Blutbildungsherde in der Leber bei einem 11 mm langen Embryo mit Sicherheit als extravaskulär erkannt. In der Scheidefrist des zweiten Embryonalmonats jedoch gebe es zwischen intra- und extravaskulärer Hämopoese keine scharfe Grenze, da sich die Blutkörperchenbildung im strömenden Blut und in Kapillardivertikel der Leber noch weiter vollziehe. Deutliche Anhaltspunkte für eine endotheliale Hämopoese in der Leber fand er nicht; er hält deshalb eine endotheliale Genese der Blutzellen nicht für sichergestellt; auch glaubt ASKANAZY gegenüber SCHRIDDE nicht, daß etwa beim Menschen die Hämopoese der Leber sich anders abspiele als bei allen anderen Säugetieren. ASKANAZY hält die Anschauung von SAXER bzw. von MAXIMOW für berechtigt, daß sich aus dem Blut, bzw. dem Mesenchym entstammende Wanderzellen (Maximows lymphozytoide Zellen) infolge besonderer chemischer Anziehungskraft der Leber für Körperzellen im Lebergewebe festsetzten und zur Quelle einer Blutzellbildung würden, wie ja auch E. Neumann mit der Möglichkeit gerechnet habe (Virchows Arch. Bd. 119), daß die Blutzellen in der Leber aus der ursprünglichen Bildungsstätte im Gefäßhof stammten. Askanazy ist zu dem Schluß gekommen, daß die sog. myeloischen Elemente, bzw. ihre Vorstufen schon im frühen Fetalleben ein nomadenhaftes Dasein führten und sich in gewissen, dafür geeigneten Organen einnisteten, seßhaft machten,

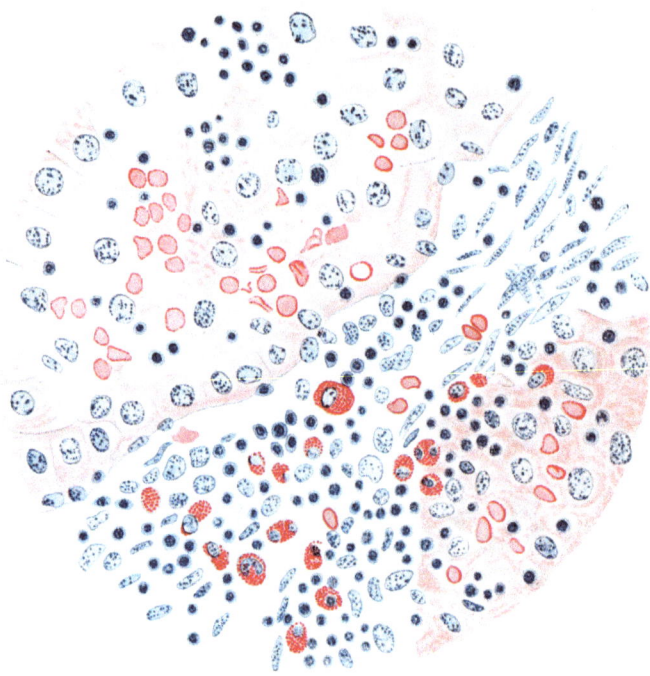

Abb. 2. Embryonale Menschen-Leber. 7. Fetalmonat. Periportale Anhäufung von lymphozytenähnlichen Zellen und großen einkernigen, eosinophilgekörnten Leukozyten. (Nach Meyer und Heineke.)

um dann vorübergehend oder dauernd als Quelle von Blutzellen zu funktionieren. Freilich konnte dieser sehr kritische Untersucher die Beteiligung der Gefäßwandzellen an der Blutbildung nie ganz ausschließen; das geht aus seinem Schlußsatz hervor: „Wie lange die Endothelien an der Bildung der fetalen Blutzellen mitarbeiten, bleibt eine weiter zu prüfende Frage."

Besondere Beachtung verdient die auf Untersuchung von menschlichen und tierischen Embryonen beruhende, mit ausgezeichneten Abbildungen versehene Arbeit von S. Mollier, welche weitgehende Klarheit, wenigstens in die Frage der hepatischen Erythrozytopoese gebracht hat. Mollier, dem ich auch bei der eben gegebenen Darstellung hauptsächlich folgte, hat in einer klaren Übersicht all die verschiedenen Meinungen über die hepatische Blutbildung geordnet; aus seiner Aufzeichnung ist zu ersehen, daß alle Autoren das Vorkommen einer Erythrozytopoese in der fetalen Leber anerkannt haben, daß dagegen die Frage, ob die Leber ein myeloides Organ, also ein Organ, geeignet zur Bildung auch leukozytärer Elemente sei, nicht durchweg mit „ja" beantwortet ist; zustimmig verhielten sich hier NAEGELI, SCHRIDDE, MAXIMOW und auch LOBENHOFFER.

MOLLIER hat, wie gesagt, selbst die Erythrozytenbildung in der Leber sehr eingehend untersucht. Diese Zellbildung geht von einem indifferenten Zellenmaterial aus, nämlich einem retikulären Gewebe, d. h. einem mesenchymalen, zelligen Netzwerk vom Aussehen des ersten embryonalen „Bindegewebes", nur mit dem Unterschied, daß dies Retikulum kräftigere und gröbere Verbindungsfäden seiner Zellen aufweist. Dies indifferente Zellmaterial differenziert sich einerseits zu Blutzellen, andererseits zu Gefäßendothel, das anfangs in offener Form mit Lücken angelegt wird. Die Blutzellbildung erfolgt außerhalb der Gefäßlichtung im Retikulum, durch dessen offene Maschen die Blutzellen in die Kapillaren gelangen können. Bis zur Geburt wiederholt das Retikulum in periodischen Schüben die Lieferung von Blutzellen, um sich dann zur geschlossenen Endothelröhre zu verdichten. Die Leber ist mit dem ersten Beginn der Blutbildung entschieden ein myeloides Organ. Es entstehen in ihr Leukozyten, und zwar vor allem eosinophil gekörnte Leukozyten; ob die Leber auch lymphatisches Organ ist, ließ MOLLIER offen, setzte aber hinzu, daß ihm dies nicht wahrscheinlich sei. Die leukozytäre Zellentwicklung stehe in Beziehung zur Bildung des Leberstützgewebes.

Auch NAEGELI und HEINRICH FISCHER hoben die myeloische, d. h. die leukozytopoetische Tätigkeit der embryonalen Leber stark hervor. Schon bei 2,7 cm langen Feten, also vor Anlage von Milz und Knochenmark, konnte NAEGELI diese Bildungen feststellen, welche als perivaskuläre Herde in der Umgebung der größeren Blutgefäße sich fänden; sie zeigten granulierte Zellen, entsprechend den Myelozyten, während solche Zellen intravaskulär noch recht spärlich seien. Lymphgewebe mit Follikelbildung kommt in der normalen Leber nicht vor. Dagegen muß man mit Anhäufungen lymphoider oder lymphozytoider Zellen schon in der embryonalen Leber rechnen; diese treten aber erst nach Offenbarung der myeloiden Bildungen auf (NAEGELI), und zwar in engster Nachbarschaft des Gerüstgewebes.

2. Fortdauer der embryonalen Blutbildung in der Leber über die Geburt hinaus.

Unter der Wirkung von ungewöhnlichen Beanspruchungen des Stoffwechsels, wie sie durch mikrobielle Gifte gegeben sein können, kommen Störungen des Abschlusses der fetalen Leberentwicklung zustande; d. h. die Blutbildung der Leber dauert länger an, als es die Regel ist, ihre Rückbildung verzögert sich, wird gehemmt. NATTAN-LARRIER konnte in diesem Sinn bei Embryonen nach infektiösen Erkrankungen des Muttertieres Feststellungen machen (NAEGELI). Durchaus geläufig ist uns heute bei luischen Neugeborenen der Befund einer auffallend wenig zurückgebildeten Hämopoese in der Leber; allein, es ist hier doch zu bedenken, daß kongenital-luische Früchte nicht selten vor dem 10. Lunarmonat geboren werden. Und es ist anderseits nicht zu vergessen, daß auch an und für sich gesunde, jedoch nicht ausgetragene Kinder, also Frühgeburten aus dem 7., 8. und 9. Lunarmonat normalerweise mehr oder weniger Blutbildungsherde in der Leber darbieten müssen. Sterben aus irgendeinem Grunde solche Kinder intrauterin ab und werden alsdann ausgestoßen, so spricht der Befund vielfacher Blutzellherde in der Leber allein durchaus nicht für Lues. Im übrigen sei wegen des Verhältnisses der fetalen Lues zur Morphologie der Leber auf das einschlägige Kapitel im vorausgehenden Hauptstück verwiesen, vor allem auch auf die entsprechende Abb. 69, S. 595.

Bemerkenswert ist eine Mitteilung von HANS SCHLEUSSING, der ein neugeborenes Kind mit klinisch nachgewiesener Anämie sezieren konnte. Dieses Kind hatte 4 Tage gelebt. Seine Leber erwies sich rotbraun. Sie enthielt ebenso wie Milz und Knochenmark, ferner wie der Gefäßbindegewebsapparat von Nieren, Lungen, Pankreas, Nebennieren usw. auffallend reichliche Zellanhäufungen, welche als Blutbildungsherde anzusprechen waren. Der Befund solcher Leberherde ging weit über die beim Neugeborenen öfter beobachteten kleinen Blutbildungsherde hinaus, so daß sich große, innerhalb der Leberläppchen gelegene Zellanhäufungen durch mehr oder weniger unterbrochene Zellketten neben den mehr diffusen Zellansammlungen im periportalen Binde-

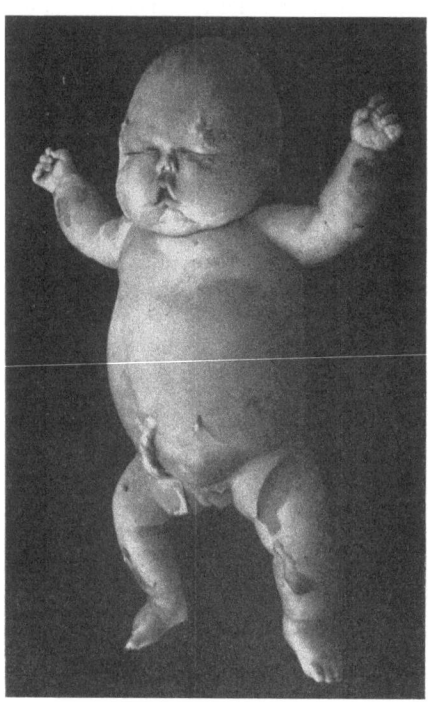

Abb. 3. Photogramm eines Kindes mit fetaler Wassersucht. Nach KRATZEISEN u. BALLHORN. (Eigene Beobachtung, vergl. Abb. 5.)

gewebe fanden, wo sich vor allem auch reichliche Elemente der myeloischen Reihe nachweisen ließen. Die Leberzellen enthielten dabei nennenswerte Ablagerungen eisenhaltigen Pigmentes. Zum Wesen dieser Erscheinung nimmt SCHLEUSSING folgendermaßen Stellung: Wenn der Blutbefund (2 060 000 Erythrozyten, 2600 Leukozyten, 45 °/₀ Hgl nach AUTENRIETH) auch an den der Anämie eines erwachsenen Menschen erinnerte, so gebe doch das Vorkommnis beim Neugeborenen und die weitgehende Verbreitung der blutbildenden Herde im Körper der ganzen Erscheinung ein besonderes Gepräge, nämlich das einer Entwicklungshemmung des ganzen blutbildenden Gewebes. Ähnliche Fälle angeborener Anämie seien von ECHLIN, DOUALLY und von SÜSSTRUNK beobachtet worden, von denen die Kinder der beiden erstgenannten Beobachter am Leben blieben. Auch für den SÜSSTRUNKschen Fall nimmt SCHLEUSSING eine Entwicklungshemmung als Ursache an.

Besondere Berücksichtigung verdient in diesem Zusammenhang jene eigenartige Form der angeborenen kindlichen Wassersucht, die mit erheblicher Erythroblastose der Leber einhergeht. Eine zusammenfassende Darstellung dieses Gegenstandes im Rahmen der Behandlung des Oedema placentae universale findet sich bei HINSELMANN im 6. Band des HALBAN-SEITZschen Handbuches der Biologie und Pathologie des Weibes. SCHRIDDE hat auf das nicht allzuseltene und wesentliche Vorkommen der Leberbeteiligung zuerst nachhaltig aufmerksam gemacht, nachdem eine Vergrößerung von Leber und Milz, sowie eine ungewöhnliche Zellansammlung in diesen Organen, wie auch in den Nieren schon vorher bekannt war (JAKESCH, KLEBS und EPPINGER, SÄNGER). [Lit. bei BROCKHUIZEN, CROZIER, CAPON, SCHMIDT und MÖNCH, CHIARI und LAHM!) Namentlich in der Leber, aber wohl auch in den anderen blutbildenden Organen erscheint hier eine Fortdauer der Hämopoese. Diese drängt sich in der vergrößerten ödematösen Leber mit dem meist braunroten Farbton der durch

grauweiße Herdchen oder Strichelungen ausgezeichneten Schnittfläche dem
Betrachter so eindrucksvoll auf, und der Blutbefund der Kinder ist so eigenartig, daß RAUTMANN als bessere Bezeichnung für das Zustandsbild den Namen
„angeborene Erythroblastose“ vorschlug.

HINSELMANN, der nach LAHS ein sehr eindrucksvolles Bild der makro-
skopischen Bauchsitusverhältnisse bei Hydrops fetus mit extramedullärer
Blutbildung wiedergegeben hat, geht auf diese abnorme Ausdehnung der
Blutbildung näher ein, welche auch von SANGER und von FISCHER illustriert
worden ist. Er wendet sich allerdings gegen die von RAUTMANN und später von
H. CHIARI zu sehr in den Mittelpunkt gestellte Auffassung der Erscheinung als

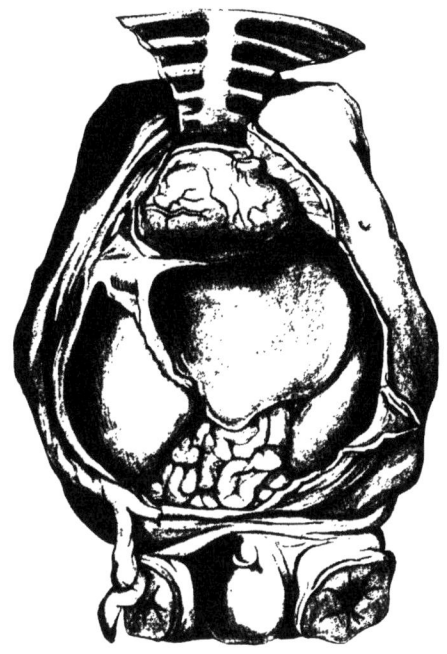

Abb. 4. Vergrößerung der Leber und Milz infolge extramedullärer Hämatopoesis bei fetaler Wassersucht.
(Nach LAHS aus HINSELMANNS Abschnitt im Handbuch der Biologie und Pathologie des Weibes.
Herausgeg. von HALBAN und SEITZ, Bd. 6.)

Ausdruck einer Erythroblastose. Nach WIENSKOWITZ, ferner nach FLEISCHMANN
und WOLFF läge auch eine Störung der Leukopoese vor. Nun muß man aber
wohl bedenken, daß im Blut von Feten und Neugeborenen unreife Leukozyten
und Myelozyten auch ohne Blutkrankheiten auftreten; dieser Einwand gilt
dem von FLEISCHMANN und WOLFF erhobenen Blutbefund, der durch Beteiligung von Ödemwasser am untersuchten Material getrübt war, der aber
immerhin reichlich Normoblasten, Myelozyten und Poikilozyten erkennen ließ.

Auch auf die Arbeit von KRATZEISEN und BALLHORN, sowie auf die Behandlung dieses Gegenstandes von HIRSCHFELD im SCHITTENHELMschen Handbuch
sei verwiesen. Manchmal wurde die angeborene Wassersucht auch als „fetale
Leukämie“ bezeichnet, was aber als irrige Benennung gelten muß. Dagegen
läßt sich die Anschauung von SCHRIDDE, LOTH und WIENSKOWITZ, daß eine
Anämie vorliege, sehr wohl in Betracht ziehen, ohne daß die Feststellung der
nur als Reaktion aufzufassenden „Erythroblastose“ darunter Einbuße erleiden

müßte. Ja, es läßt sich dabei verstehen, daß auch leukopoetische Herde auftreten können, wie das bei den Gewebsfolgen schwerer Anämien auch im Fall
des Erwachsenen vorkommt.

KRATZEISEN und BALLHORN haben mehrere Kindsleichen mit fetaler Wassersucht durch-
mustert und in der Leber starke Hämopoese im Gegensatz zu anderen Organen gefunden,
welche bis zu einem gewissen Grad ebenfalls der fetalen Blutbildung zu dienen pflegen.
Immerhin möchte ich mich trotz dieser Befunde nicht zu der Annahme entschließen, daß
hier gerade nur eine eigenartige, primäre Entwicklungs- und Stoffwechselstörung der
Leber vorliegt, etwa in dem Sinn, wie EICHELBAUM hier lediglich eine Hemmungsbildung
sieht. Eingehende, weitere Untersuchungen erscheinen nötig, Untersuchungen, welche das
gesamte Blutbildungssystem betreffen; man hat doch die Milz, ja auch die Niere in solchen
Fällen ebenso mehr oder weniger am Blutbildungsvorgang beteiligt gefunden. Ferner ist

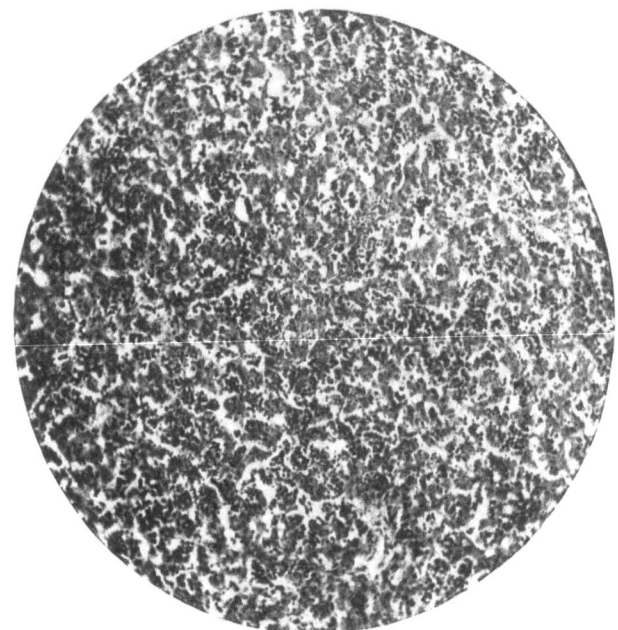

Abb. 5. Mikrophotogramm eines Leberschnittes. (Beobachtung von KRATZEISEN und BALLHORN.)

daran zu erinnern, daß SIMMONDS im Fall von Zystenhygromen bei fetal wassersüchtigen
Früchten Blutbildungsherde auch in den ödematischen Hautpartien der Zystensäcke,
also fern der Leber gefunden hat. Es ließe sich denken, daß eine eigenartige Reaktion
des hämopoetischen Systems, besonders der Leber und Milz infolge bestimmter Beeinträchtigung ihres Stoffwechsels mit darauffolgender Reaktion vorläge — etwa in
ähnlichem Sinn, als man die Leber junger Versuchstiere nach Behandlung mit Blutgiften
durch sog. myeloide Umwandlung reagieren sah (v. DOMARUS, MORRIS, F. ALBRECHT u. a.).
Allerdings ist in den Fällen der menschlichen kongenitalen Wassersucht die Natur solcher
Stoffe durchaus fraglich. Freilich wurde gelegentlich bei den Müttern solcher Kinder ein
Hydramnion gefunden (KRATZEISEN und BALLHORN). Verschiedene Autoren wollten in einer
Nephritis oder doch „Schwangerschaftsniere" der Mutter den ersten Anlaß zur kindlichen
Stoffwechsel- und Blutbildungsstörung ersehen (LOBENHOFFER, SWART, BROCKHUIZEN,
KOEGEL); SCHRIDDE ist solcher Deutung ebenfalls nicht abgeneigt. Von den 8 Fällen, deren
Untersuchung ich in Mainz mitbeobachten konnte, boten zweimal die Mütter geringe Zeichen
einer Nephropathia gravidarum; von einer Nephritis war da aber keine Rede, es fanden
sich weder Zylinder, noch war der Blutdruck vermehrt; auch bei der Beobachtung von
HANS CHIARI kam Nephritis nicht in Frage. Selbstredend muß Lues des Kindes mit sicheren
Mitteln (Spirochätennachweis in der Leber und in anderen Organen) ausgeschlossen werden

können. Sehr auffallend ist, daß sich die eingehend untersuchten Fälle meist auf neugeborene Mädchen beziehen; das ist schon CAPON aufgefallen und wurde von KRATZEISEN und BALLHORN bestätigt. Immerhin ist die Gesamtzahl der Fälle zu klein, als daß mit einiger Sicherheit hier auf eine geschlechtsgebundene Erscheinung geschlossen werden könnte, zumal sich z. B. bei LOBENHOFFER und bei KOEGEL Beobachtungen an neugeborenen Knaben finden. — Weitere Beobachtungen zu dieser Frage sind bei EDWARD SCHUMACHER tabellarisch zusammengestellt, den auch HINSELMANN ausführlich, unter Wiedergabe seiner Listen, anführt. Leider ist dort über die feineren Veränderungen der Organe nichts zu ersehen.

Die Leber ist bei kongenitaler kindlicher Wassersucht meist vergrößert, ebenso wie die Milz, ziemlich fest anzufühlen, uncharakteristisch braunrot bis braungrün, manchmal mehr blaurot gefärbt. LOBENHOFFER schildert in seinem Fall eines neugeborenen Knaben, der 550 ccm klarer, gelber Aszitesflüssigkeit im Leibe trug, die Leber als glatt; durch ihre Kapsel schienen die Azini durch. Sie ließen im Zentrum jeweils einen kleinen roten Punkt durchschimmern, während die Peripherie aus einem schmutzig graugelben Ring bestand. Zugleich sah man die Azini getrennt durch deutlich hervortretende Zonen grauen Gewebes. Diese Zeichnung trat auf der Schnittfläche weniger hervor; hier bot sich mehr ein brauner Ton dar, das Gewebe war fest. Meist liegt die Leber hoch im Hypochondrium unter dem emporgedrängten Zwerchfell, reicht aber gleichwohl weit in den Bauch hinein. Die Gallenblase ist gewöhnlich in ihrer Wand ödematös, und dieses Ödem setzt sich auf die angrenzenden Gewebe beim Leberhilus fort. Ich habe in solchen Fällen die Leber äußerlich zwar groß, aber sonst recht uncharakteristisch gefunden. Auf dem Schnitt kann das Organ sehr feucht glänzen, seine Blutverteilung ist oftmals ungleich, die Schnittfläche vermag einer Feuersteinleber ähnlich zu sehen — ohne daß Lues nachweisbar ist. Das Gewebe um die Hauptäste der Pfortader ist oft gedunsen. Gelegentlich hebt sich das GLISSONsche Gewebe als feines grauweißliches Netz oder als streifige Textur aus dem übrigen, dunkleren Gewebe ab.

Makroskopisch läßt sich mit einiger Sicherheit die Diagnose des Leberzustandes durchaus nicht geben. Erst die histologische Prüfung enthüllt die Erythroblastosis der Leber, ein Verhalten wie es aus Abb. 5 erhellt. Daß man früher leicht geneigt war, hier an Leukämie zu denken, das lehrt der Anblick der histologischen Leberpräparate bei Verwendung schwacher Vergrößerungen: Das Lebergewebe wird fast erdrückt von den äußerst zahlreichen Blutbildungsherden zwischen den Leberzellsäulen. Aber stärkere Vergrößerungen lehren, daß hier die Erythroblastose überwiegt, wenn schon auch reichliche Myeloblastose nachgewiesen werden kann. Spärlicher sind ausgereifte Leukozyten vorhanden. Hämosiderose der Leber kann vorhanden sein. In dem von HANS CHIARI untersuchten Fall ist es nicht gelungen den mikrochemischen Eisennachweis im Schnitt zu erheben. EICHELBAUM brachte die Erythroblastose der Leber zum Ikterus der Neugeborenen in Beziehung; denn er konnte in den intraazinösen und periportalen Gallengängen zylindrische Gallenmassen feststellen; diese Gallenstauung nimmt er als Hinweis auf vermehrten Blutkörperchenzerfall, eine Annahme, gegen welche der negative Befund im Fall CHIARIs sprechen müßte, sollte EICHELBAUMs Deutung verallgemeinert werden.

Die klinische Bedeutung der fetalen Wassersucht ist in der Behinderung des kindlichen Durchtritts durch die Engen des mütterlichen Geburtskanals zu ersehen. Manchmal überleben aber solche hydropische Kinder die Geburt; dies extrauterine Leben pflegt aber nicht lange anzudauern. Die umfangreichen Bauchorgane und der Aszites hemmen die Zwerchfellsexkursionen, so daß bald wegen Atmungsbehinderung das Leben erlöschen muß (HINSELMANN).

3. Wiederauftreten der Blutbildung in der Leber.
(„Myeloide Metaplasie" der Leber.)

1891 wurde der Blutzellbefund in der Leber bei Leukämie von H. F. Müller als eine wesensgleiche Erscheinung mit der Funktion der fetalen, blutbildenden Leber verglichen. M. B. Schmidt hat die Ähnlichkeit des Leberbefundes bei Leukämischen mit dem embryonalen, blutbildenden Zustand der Leber ebenfalls festgestellt; er faßte diese Erscheinung, wie Ehrlich und wie Engel nach ihm, als eine Rückkehr zur fetalen Hämopoese auf, während Rindfleisch, Cornil und Ranvier, sowie Ziegler in ihren Lehrbüchern, endlich Löwit von lymphadenoiden Herden der Leber als Ablagerungen und Ansammlung der im Blut vermehrt kreisenden Zellelemente sprachen. Bizzozero, der sich ebenfalls mit der Natur dieser „sekundären" leukämischen Bildungen befaßt hatte, vertrat

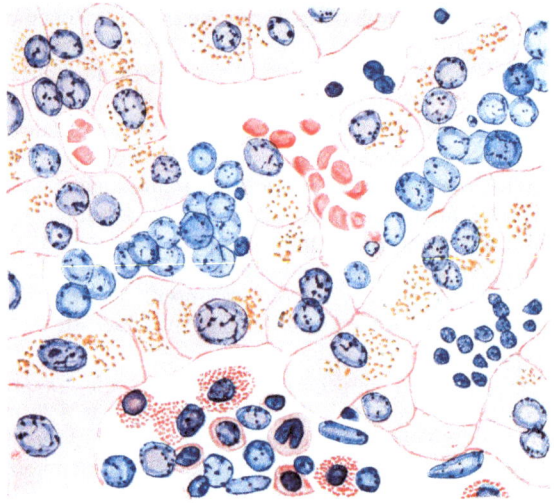

Abb. 6. Myelozytenhaufen in der Leber bei Krebsanämie. (Nach M. Bürger in „Handbuch der Krankheiten des Blutes und der blutbildenden Organe" II. Herausgeg. von A. Schittenhelm. Berlin: Julius Springer 1925.)

den Standpunkt, daß sich die Blutzellen aus sich selbst heraus vermehrten. Auf Zellvermehrung im Blut hat auch v. Recklinghausen geschlossen; immerhin war auffällig, daß man aus den Schnitten der Leber seiner Beobachtung die fraglichen Zellen nicht gleich dem Blut auspinseln konnte. So bedeuteten die Ansichten von H. F. Müller und von M. B. Schmidt gewiß eine neue Anregung. Askanazy hat ihre Befunde auch als zwar beachtenswert erklärt, aber für die Annahme einer Neuaufnahme der Blutbildung im Lebergewebe als wenig beweiskräftig, weil bei der Myeloblasten- und Myelozytenleukämie die Blutbildung eben überall im Blute und also auch dort vor sich gehe, wo das Blut hingelange; damit stand Askanazy auf dem älteren Bizzozeroschen Standpunkt. Er dachte im Fall der genannten Leukämien vor allem deshalb so, weil in den befallenen Lebern Pfortaderkapillarerweiterungen bestanden; er meinte, daß dort eine Zelleinlagerung aus dem Blut und eine Zellvermehrung um so stärker zum Ausdruck gelangen könne, wo Stagnation in weiten Kapillarbahnen bei geschwächter Herzkraft sich besonders geltend machte. Das letztere trifft nun in der Tat für die Leber leicht zu. Damit wollte Askanazy aber nicht die

Eignung der postfetalen Leber zur Blutbildung absolut leugnen, sondern nur kritisieren. Er hat sodann 1904 selbst aufmerksam gemacht, daß unter den pathologischen Umständen der Anämie „die Leber neuerdings zum Schauplatz hämopoetischer Leistungen werden kann, welche sie unter gewöhnlichen Bedingungen seit der Geburt ganz verloren zu haben schien"; es war ihm erstmals 1899 in einem von FRESE genauer geschilderten Fall, dann 1903 bei zweiter Gelegenheit (vgl. auch KURPYUWEIT, Dtsch. Arch. f. klin. Med. Bd. 77!) eine auffallende Blutzellbildung in der Leber bei Krebsanämie, später bei sog. osteosklerotischer

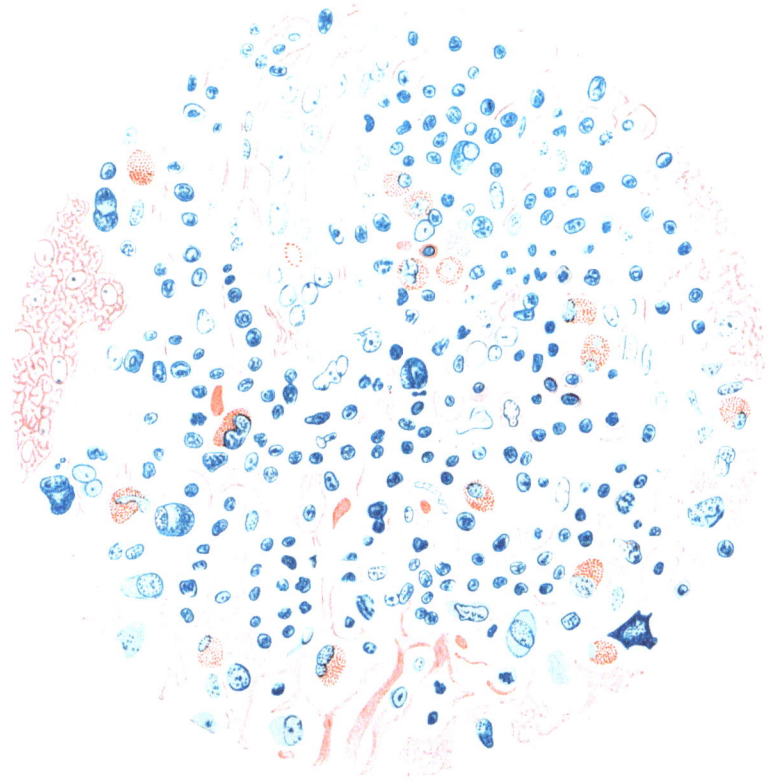

Abb. 7. Leber bei schwerer septischer Anämie. Periportale Blutzellbildung. Eosinophile, neutrophile Myelozyten, Mastzellen, Plasmazellen und kleine Lymphozyten. ¹/₁₂ Öl-Immersion; Okular 2; Tubuslänge 160 mm. (Nach BUTTERFIELD.)

Anämie (ASSMANN) begegnet. (Auch KAST hatte schon 1903 über den Befund hyper- und metaplastischer Blutbildung bei universeller Krebserkrankung Mitteilung gemacht; dort ist aber im wesentlichen die Milz als Stätte der Erythrozytopoese berücksichtigt worden.) Neuerdings haben SEEMANN und KRASNOPOLSKI das Vorkommnis einer akuten Leukanämie mit sehr starker extramedullärer Blutbildung — besonders in der Leber — als Folge ausgedehnter Knochenmarksverdrängung durch Metastasen eines Magenkrebses beschrieben. Die Blutbildungsherde in Leber und Milz waren nach Art einer myeloischen leukämischen Erscheinung entwickelt. ASKANAZY schilderte für seine Beobachtungen die extrauterine, reaktive, hepatische Blutbildung in ihren wesentlichen Zügen folgendermaßen:

1. „Die Blutkapillaren zwischen den Leberbalken sind auffallend erweitert, bilden zuweilen geradezu buchtige Divertikel oder Sinus.

2. In diesen Blutgefäßen finden sich kernhaltige Zellen, die vereinzelt oder in lockeren Haufen beisammen liegen oder geradezu das Kapillarlumen ausstopfen.

3. Diese Zellen sind in der Mehrzahl größer als die gewöhnlichen farblosen Blutkörperchen, sie besitzen ein ausgesprochen basophiles Protoplasma, einen runden, manchmal in Mitose anzutreffenden Kern. Außer ihnen zeigen sich multinukleäre Leukozyten, und als besonders wichtige Formen Megakaryozyten, endlich Normoblasten. Daneben wurden ähnliche Befunde, bei denen

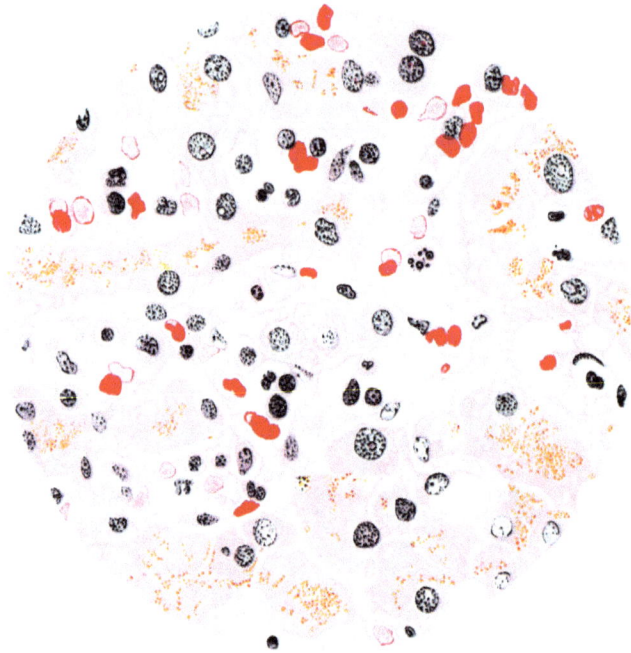

Abb. 8. Leber bei perniziöser Anämie, Verhalten der intralobulären Kapillarräume und ihrer Buchten zu den Leberbälkchen. In den weiten Kapillaren viele Zellen; Normoblasten und „lymphozytenähnliche" Zellen. (Nach MEYER und HEINEKE.)

die Blutzellnester aber extravaskulär lagen, in einem Fall von osteoklerotischer Anämie festgelegt, in welchem die myeloide Gewebsneubildung eine fast geschwulstartige Proliferationsenergie zur Schau trug, wie die Leukämie."

Als Abbildung diene hier ein zeichnerischer Beleg BÜRGERs (Abb. 6), der ebenfalls eine Blutbildung in der Leber bei Anämie infolge eines Magenkrebses erkennen ließ. BÜRGER gibt auch an, daß man in solchen Lebern Hämosiderin finde.

Vor allem verdient in der Frage der postfetalen hepatischen Blutbildung die Arbeit von E. MEYER und ALB. HEINEKE Beachtung, die nach ASKANAZYs Aussage höchst sorgfältig und von größter Kritik getragen erscheint. Diese beiden Forscher haben in 7 Fällen tödlicher Anämie, von denen 4 als perniziöse Anämie bezeichnet sind, Elemente der Blutbildung als intra- und extravaskuläre Herde in der Leber gefunden, wobei häufiger die Kapillaren frei und das GLISSONsche Gewebe von solchen Zellherden befallen erschien. Sie benennen diese Erscheinung, die ihnen übrigens nicht bei allen Vorkommnissen perniziöser Anämie begegnete und die auch bei schweren sekundären Anämien anzutreffen war, als „myeloide Metaplasie" (= „myeloide Umwandlung") und setzen das Aussehen und die Funktion der so veränderten Organe ihrem embryonalen Verhalten gleich — ebenso wie dies ENGEL und BLOCH taten, wobei allerdings ENGEL den richtigen Zusatz machte, daß man nicht ein embryonales, gleichmäßiges Blutbildungsgeschehen sich vorstellen dürfe, sondern recht verschiedene Erscheinungen der Intensität und Qualität der Blutbildung zu verschiedenen Zeiten des fetalen Lebens. Noch ein anderer Zusatz ist nötig, nämlich daß mit dem Ausdruck der Rückkehr zur fetalen Funktion nur die Qualität der Zellbildung, nicht der Umfang und die Tragweite der Funktion gemeint ist. Denn die „myeloide Umwandlung" ist gegenüber der embryonalen hepatischen Blutbildung äußerst kümmerlich und kann nur als Teilversuch

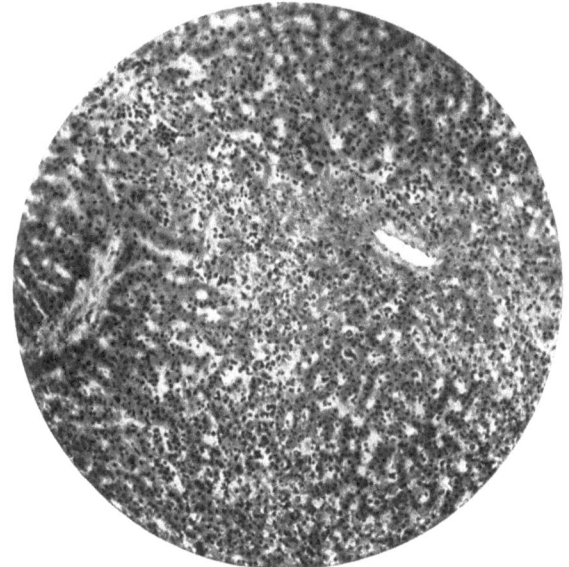

Abb. 9. Blutbildungsherde in der Leber bei perniziöser Anämie.

oder Teilerscheinung der gesamten reparativen Vorgänge am Blutbildungsapparat zur Ergänzung des Blutverlustes betrachtet werden, als eine Teilerscheinung, die so gut wie nie genügt.

MEYER und HEINEKE, deren Befunde bei manchen — nicht allen Fällen — von perniziöser Anämie offenbar wurden, haben teils Bestätigung, teils Widerspruch gefunden. ENGEL, NAEGELI, SEYDERHELM, WERZBERG, ELLERMANN und LENAZ traten für dieses Vorkommnis ein, das ich selbst auch bestätigen kann (Abb. 9 und 10), ebenso wie E. EMMERICH[1]. SCHAUMAN und SALTZMAN haben neuerdings im SCHITTENHELMschen Handbuch der Blutkrankheiten geschrieben, daß man solche myeloide Herde in der Leber von perniziös Anämischen oft finde, und zwar entweder in den Azini oder im periportalen Gewebe. ASKANAZY dagegen betonte 1911, es sei ihm bisher nie gelungen, bei typischer perniziöser Anämie sichere Blutregeneration in der Leber zu erkennen; ebenso äußerte sich STERNBERG wiederholt, auch PAPPENHEIM, SCHRIDDE und HELLY taten dies. E. GRAWITZ hat sich über Blutbildungsvorgänge in der perniziös-anämischen Leber ausgeschwiegen.

---

[1] Nach brieflicher Mitteilung.

Trotz dieser Einwände vermag man den Befunden von MEYER und HEINEKE, deren Fälle klinisch einwandfrei untersucht sind und deren Präparate ich seinerzeit in zahlreichen Schnitten ebenso wie BUTTERFIELD nachuntersuchen oder doch einsehen konnte, vollaus gerecht zu werden. Man kann mit diesen Forschern in der hepatischen extrauterinen Blutzellbildung einen reaktiven Vorgang, eine Ausgleichserscheinung des Körpers gegen primäre Blutschädigung ersehen, wenn auch nicht eine einigermaßen ausreichende Reaktion. Eine Blutschädigung, d. h. ein vielleicht nur zeitweise gesteigerter Blutzerfall, gilt heute auch bei perniziöser Anämie als primärer formal-pathogenetischer Vorgang am Blutapparat (MORAWITZ, MEYERSTEIN, ELLERMANN, EPPINGER, SCHAUMAN und SALTZMAN); es ist naheliegend, daß reaktive ausgleichende Vorgänge im Anschluß an die Blutschädigung nicht immer, ja vielleicht nur selten in starkem Ausmaß auftreten, so daß der Befund der sog. myeloiden Metaplasie bei perniziöser Anämie mit Berechtigung als ein Ausnahmebefund oder doch als ein schwierig zu behebender Befund gelten kann, schwierig

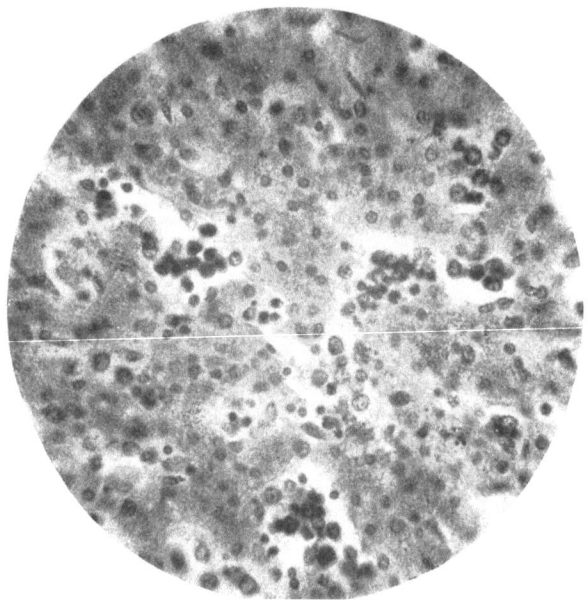

Abb. 10. Blutbildungsherde in der Leber eines perniziös Anämischen.

dehalb, weil der Umfang der Reaktion in der Leber meist gering ist, und weil bei unzureichender Mikrotechnik die Erscheinung gerade im GLISSONschen Gewebe, wo sie noch am öftesten vorkommt, verborgen bleibt.

ERICH MEYER hat erfolgreich die Bahn des Tierversuches beschritten, um die Erscheinung von hepatischen Blutbildungsherden in seinem Sinn zu erklären. Darauf einzugehen, setzt die Kenntnis anderer Meinungen über das Wesen der sog. myeloiden Metaplasie voraus; teilweise ist dieser Meinung oben schon gedacht worden:

EHRLICH stellte sich wie auch NEUMANN vor, daß solche Blutbildung am extramedullären Ort metastatisch nach Einschwemmung und Einnistung (,,Innidation") bildungsfähiger Blutelemente in abgelegene Gefäßbahnen erfolgte. Im gleichen Sinn sprach HELLY von einer ,,Kolonisation" oder ,,inneren Transplantation"; auch durch Blutungen könnte solch innere Transplantation vom Knochenmark her geschehen (,,Myelokinesis") und zu einer extravaskulären heterotopen Blutzellbildung Anlaß geben (NEUMANN, E. GRAWITZ, KURT ZIEGLER, W. SCHULTZE). M. ZIEGLER spricht die myeloischen Herde in Leber und Milz als ,,intravaskuläre, lymphoide Leukostasen" an. Von der Theorie der myeloischen Einlagerungen als Erscheinung geschwulstechter Metastasen (BANTI, RIBBERT) sei hier weiter nicht die Rede; HEINRICH FISCHER sagt mit Recht, daß diese Auffassung sofort ungenügend sei, wenn damit an extramedulläre Blutbildungsbefunde bei Infektionskrankheiten und

Anämien herangetreten werde. Gegenüber jenen Theorien steht die Auffassung der orts-
ungewöhnlichen, lokalen sog. „autochthonen" Entstehung der extramedullären Blutbildungsherde. Sie wird von NAEGELI, MEYER und HEINEKE, SCHRIDDE, LOBENHOFFER,
PAPPENHEIM, MARCHAND, G. HERZOG, SCHATILOFF, FABIAN, HEINRICH FISCHER, V. DOMA-
RUS, BUTTERFIELD, F. ALBRECHT, GG. B. GRUBER, WERZBERG, SEYDERHELM, PETRI, SCHAU-
MAN und SALTZMAN u. a. vertreten. Auch DOMINICI steht dieser Auffassung nahe, wenn
er die Erscheinung von extramedullären Blutbildungsherden im postfetalen Leben nach
Infektionen und bei Anämien als ein Wiederaufleben fetal vorhandener Zellkomplexe
deutet, wie HEINRICH FISCHER sich ausdrückt; BESANCON und LABBÉ schlossen 1904 sich
in ihrem „Traité d'hématologie" DOMINICI an. ASKANAZYs Stellung erscheint mir geteilt;
dies gilt gewiß auch von STERNBERG, der zwar in den Versuchen der E. MEYERschen Schule
den Nachweis einer myeloischen Umwandlung infolge Blutgiftanämisierung der Tiere

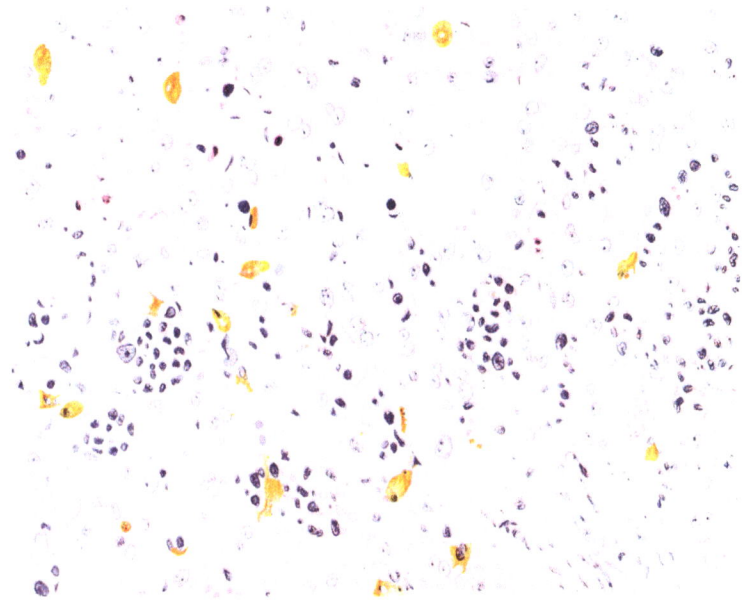

Abb. 11. Blutbildungsherde in der Leber eines entmilzten Kaninchens. Erweiterung der Kapillaren
zu eigenartiger Lakunenbildung; in den Lakunen zeigt sich dort, wo die Zellen bei der Präparation
ausfielen, ein feines Retikulum. Ansammlung myeloischer Zellen (= Myelozyten, Erythroblasten),
einige davon in Kernteilung. (Optik Zeiß DD; Okular 2; Tubuslänge 135 mm.) (Nach FANNY
ALBRECHT.)

nicht als gelungen anerkennt, aber zulassen will, daß es neben einer metastatischen Inni-
dationsform der heterotopen Blutbildungsherde eine autochthone, extramedulläre myeloische
Zellherdbildung gebe. Solche Bedenken beruhen manchmal vielleicht mehr auf formalen
Gründen, als daß sie zu absoluter Abweisung führen könnten, insoferne getadelt wird,
daß das Wort „myeloide Metaplasie" auch dort in Verwendung komme, wo die Gewebs-
schnitte nicht ein der medullären Mannigfaltigkeit ähnliches Bild von Zellherden der Leuko-
zyto- und Erythrozytopoese, sondern nur der einen oder anderen Art allein erkennen ließen.
In der Tat sieht man beide Komponenten der Zellbildung nicht stets vermischt — was
übrigens in beschränktem Maß sogar für Stellen des normalen Knochenmarks zutreffen
kann; ja E. MEYER und HEINEKE gaben für die Leber an, sie hätten bei ihren Anämikern
in der Leber intravaskulär gelegene Blutzellherde mehr als erythrozytopoetisch, extravaskuläre mehr als leukozytopoetisch festgestellt.

Bedeutungsvoll ist sicher, daß es v. DOMARUS, MORRIS und F. ALBRECHT
gelungen ist, in bestimmt angeordneten Tierversuchen durch systematische
Anwendung von Blutgiften unter Einschaltung bestimmter Regenerations-
pausen Blutbildungsherde in der Leber zu erzielen; allerdings nicht gleichmäßig in allen Versuchen; manche Experimente versagten das erwartete

Ergebnis; so ist auch STERNBERG lediglich ein sehr geringer Erfolg zuteil geworden. Er fand bei den durch Blutgifte anämisierten Kaninchen „myeloide Elemente in Leber und Milz inkonstant und dann nur in geringer Menge". Dadurch werden aber die positiven Ergebnisse anderer Forscher nicht bedeutungslos. In den Versuchen von F. ALBRECHT war die Milz entfernt worden, damit der Einwand wegfiele, die fraglichen Zellen seien aus der Milz eingeschwemmt worden. — Allerneuestens liegen von F. J. LANG experimentelle Untersuchungen über die Histogenese der extramedullären Myelopoese vor; LANG arbeitete mit der vitalen Farbstoffspeicherung an Kaninchen, welchen durch Injektion von Kolibazillen oder Kolivakzine, von Sapotoxin oder Phenylhydrazin Anämien beigebracht wurden. Für die Orte mit extramedullärer Blutbildung ergab sich — und zwar besonders für die Leber und die Nebennieren — eine Entstehung von myeloiden Herden einerseits durch Kolonisation hämatogen zugeführter Hämozytoblasten, andererseits örtlich durch Bildung von Hämozytoblasten aus Mesenchymzellen. Eine Beteiligung endothelialer Zellen an der Bildung der Blutelemente konnte LANG nicht nachweisen. (Vgl. Nachtrag S. 682.)

Von den übrigen Autoren, welche sich mit Vergiftungsanämien im Tierversuch zum Zweck der Erforschung der Blutneuerung abgaben, wurde meist nur die Milz als Ort myeloider Zelleinlagerungen oder myeloider Umwandlung studiert (HEINZ, BLUMENTHAL und MORAWITZ, MORAWITZ und REHN, ITAMI, MASING, ISAAK und MÖCKEL, HERZ). Die Bedingungen solcher Reaktion sind selbst bei klarer Versuchsanordnung verwickelt genug, wie aus Untersuchungen von MORAWITZ, RITZ, REUSCH und ITAMI hervorging. Bis heute durchschaut man jene Umstände nicht völlig und muß sich daran gewöhnen, daß ebensowenig wie in der menschlichen Pathologie, im Tierversuch gleichmäßige Ergebnisse einer myeloiden Metaplasie bei scheinbar gleichen Vorbedingungen zu finden sind. Für die Leber scheint das noch viel mehr zu gelten als für die Milz. Auf solcher Unregelmäßigkeit basiert zumeist auch STERNBERGS Widerstand gegen die Annahme einer autochthonen extramedullären Blutbildung in der Leber, speziell bei perniziöser Anämie. Nach RECKZEH reagieren junge Tiere leichter als ältere; das mag sein Analogon in der gewaltigen splenischen und hepatischen Reaktion der Kinder bei Bluterkrankungen haben (Anaemia splenica und Anaemia pseudoleucaemica infantum!). Andererseits fanden MORAWITZ und seine Mitarbeiter zunächst im Verlauf von experimentellen Blutungsanämien keine extramedullären Blutbildungsherde. Erst wenn die Erholungspausen zwischen den fortgesetzten Aderlässen entsprechend lang gewählt werden, scheinen auch hier myeloide Metaplasievorgänge möglich zu sein (STERNJAKOFF), ebenso, wenn durch gleichzeitige Einverleibung von gelöstem Blut in die Bauchhöhle Verhältnisse geschaffen werden, welche den Bedingungen des Blutzerfalles im Organismus mehr gleichen als dies beim einfachen äußeren Blutverlust der Fall ist (MORAWITZ und REHN, ITAMI). Nach LEPINOW sollen Einverleibungen von Blutschatten, also von Lipoiden zur Anregung der heterotopen Blutbildung in anämisch gemachten Tieren genügen. Auch Ernährungseinflüsse bestimmen den reaktionslosen, schweren Charakter einer experimentellen Blutungsanämie (MORAWITZ).

Von besonderer Wichtigkeit erscheint ferner, daß man durch Infektion — besonders an anämischen Tieren — solche Blutzellbildung außerhalb des Markes hervorrufen konnte, wofür NAEGELI sich auf DOMINICI, BEZANÇON und LABBÉ, NATTAN-LARRIER, sowie auf HERTZ beruft. Ich habe gelegentlich nach Einverleibung abgeschwächten Paratyphustoxins beim ausgewachsenen Kaninchen retikuläre Aktivierung und Blutzellbildung in der Leber erreicht. In diesem Zusammenhang ist auch der Versuche SIEGMUNDs mit Streptokokkeneinverleibung nach entsprechender Sensibilisierung des Versuchstieres zu gedenken, welche zu einer ausgesprochenen Reaktion des endothelialen und retikulären Apparates, darunter angeblich auch zur Blutzellbildung in der Leber führt; allerdings ist diese Blutzellbildung von anderer Seite bestritten worden; namentlich gibt LANG an, eine Bildung von Granulozyten aus den karminspeichernden und auch Resorptionsvakuolen führenden Kupfferzellen niemals beobachtet zu haben; dagegen seien ihm die Bilder phagozytierter Leukozyten begegnet; sie möchten wohl den Eindruck einer Entstehung von Granulozyten vorgetäuscht haben. WERZBERG ist es gelungen, durch Zytotoxine, Myelotoxine und Splenotoxine, die er sich herzustellen vermochte, ganz analoge Erscheinungen wie im Verlauf der experimentellen Blutgiftanämien in der Leber zu erzeugen. Er konnte Blutbildungsherde hervorrufen, die direkt proportional in Abhängigkeit zu der Heftigkeit der Giftwirkung sich entwickelten. Bei diesem Geschehen reagierten zunächst die Milz, dann die Lymphknoten und erst bei stärkster Vergiftung die Leber. Die so entstandenen Blutbildungsherde seien keine Metastasen, sondern autochthone Wachstumserscheinungen reaktiver Art. Per exclusionem nimmt WERZBERG als Muttergewebe dieser Bildungen das „Bindegewebe", bzw. die Adventitiazellen der Gefäße in Anspruch. (Vgl. Nachtrag S. 682!)

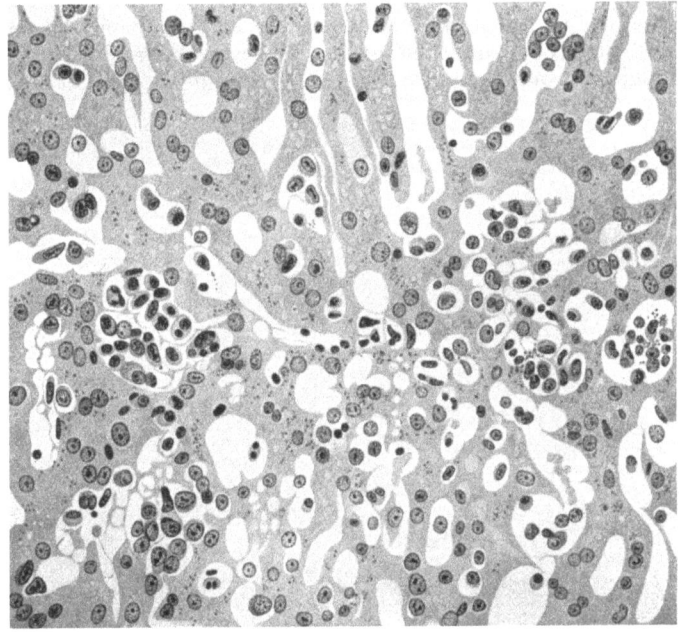

Abb. 12. Leber eines Kaninchens mit ausgeprägter myeloider Metaplasie nach Vergiftung des Tieres mit wiederholten Gaben von Auszügen aus Östruslarven. (Nach SEYDERHELM.)

In Verfolgung der Natur einer schweren und zum Tode führenden Anämie der Pferde, der sog. „perniziösen, epizootischen Anämie" („stationären Anämie" M. ZIEGLERs, „progressiven Anämie" STROHs) konnte RICHARD SEYDERHELM ebenfalls Leberveränderungen feststellen, die er im Sinn myeloider Metaplasie gedeutet hat; er vermochte die Krankheit von den kranken auf gesunde Tiere zu übertragen und dort ebenso die Leberveränderungen festzustellen. Auch STADLER hat diese Myelose der Pferdeleber beschrieben; ZIEGLER faßte sie im Gegensatz zu SEYDERHELM nicht als autochthon, sondern als Ablagerungskolonisation im Sinne von ASKANAZY auf.

Von Interesse ist, daß im weiteren Ausbau seiner Arbeiten R. SEYDERHELM aus Magen-Darmparasiten hier der Menschen, dort der Pferde (Bothriozephalus, Tänien, Anoplocephala perfoliata, Askariden) toxisch wirkende Substanzen gewonnen hat, die zwar in vitro keine Hämolyse bewirkten, sich aber im Kaninchenversuch als schwere Blutgifte erwiesen und hämolytische Blutarmut hervorriefen. Auch aus den menschlichen Fäzes bzw. aus Darmbakterien konnten solche giftige Stoffe erhalten werden, nämlich aus dem Bacterium coli, Bacterium alcaligenes, Bact. typhi, Streptokokkus, während reine Saprophyten (B. subtilis und Hefen) versagten. Im Tierversuch äußerte sich die Wirkung dieser Stoffe unter dem

Symptomenbild der sog. perniziösen Anämie; der Sektionsbefund der Versuchstiere war unter Umständen, also auch hier nicht immer, durch myeloide Umwandlung in Milz und Leber ausgezeichnet.

Schließlich sei hier noch angemerkt, daß es mir gelungen ist — ebenfalls nicht regelmäßig — nach schwerer Knochenmarksschädigung durch Röntgenbestrahlung des entmilzten Versuchstieres unter Einschaltung von Erholungspausen, ebenfalls kleine Blutbildungsherde in der Leber aufzudecken. K. ZIEGLER hat andererseits nach lymphatischer Verödung der Milz durch X-Strahlenwirkung das Auftreten myeloischer Zellherde dortselbst festgestellt.

Die Gesamtheit all dieser Versuche zeigt, daß das Auftreten von Blutzellbildungsherden überhaupt und damit gelegentlich auch in der Leber ganz wesentlich von der allgemeinen Reaktionslage oder Befähigung des Organismus abhängig ist; diese Befähigung ist nicht stereotyp, sondern scheint wiederum durch mannigfache, noch undurchsichtige Umstände beeinflußt zu sein. So

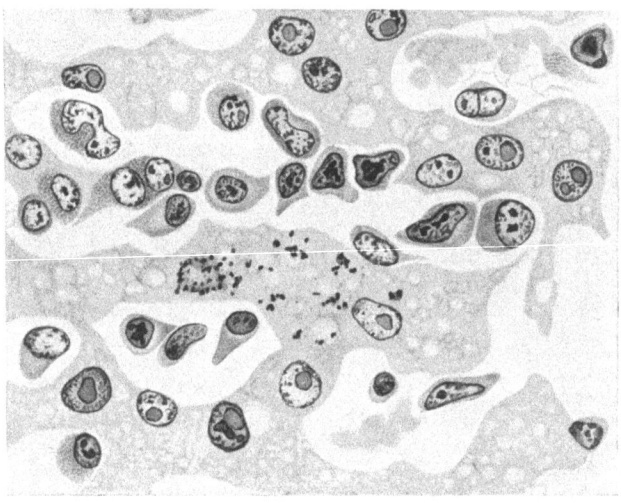

Abb. 13. Leber eines Kaninchens mit ausgeprägter myeloider Metaplasie nach Vergiftung mit wiederholten Gaben von Auszügen aus Östruslarven. (Nach SEYDERHELM.)

kann man sich wohl einigermaßen damit abfinden, daß die Reaktionsbilder der Leber in Form mehr oder weniger eindrucksvoller Einlagerung von Blutzellherden bei den verschiedenen Anämien, ja selbst bei leukämischen Zuständen wechselnd sind, ja daß sie gelegentlich, und zwar speziell bei Vorkommnissen schwerster Anämie völlig ausbleiben. —

Myeloide Metaplasie der Leber kann also beim Menschen gefunden werden in Fällen schwerer, lang hingezogener, durch Regenerationsschübe ausgezeichnete Anämie, sei sie nun zweifellos sekundärer, vor allem septischer Art, oder sei sie in ihrer Ursache ungeklärt, wie die BIERMERsche perniziöse Anämie; die Ausbildung myeloider Leberherde kann sich vermutlich im Verlauf aller möglichen Infektionskrankheiten, z. B. des Scharlachs, einstellen, namentlich wenn es sich um jugendliche Patienten handelt. In dieser Hinsicht liegt indessen noch wenig Untersuchungsmaterial vor; es betrifft zumeist Kinder, deren pseudoleukämische Anämie hier einschlägig ist. Gelegentlich tritt die myeloide Umwandlung der Leber in Erscheinung bei Krebskranken mit mehr oder weniger starker Metastasierung; jedoch kann auch schwerste sekundäre Karzinose des

Skelettes ohne alle Blutregeneration, also auch ohne myeloide Leberherde bleiben, wie SCHMORL und OBERNDORFER betont haben; sie ist andererseits gesehen worden bei Zuständen von Ostosklerose. Am ausgesprochensten und regelmäßigsten wird sie gefunden bei der leukämischen Myelose. (Vgl. Nachtrag!)

4. Veränderungen der Leber im Rahmen der Polyzythämien, Anämien, Leukämien und Agranulozytosen.

a) Polyzythämien.

Sowohl bei der wahren Polyzythämie (Plethora vera) als bei der symptomatischen Polyglobulie (Erythrozythämie, Erythrämie) pflegt die Leber infolge

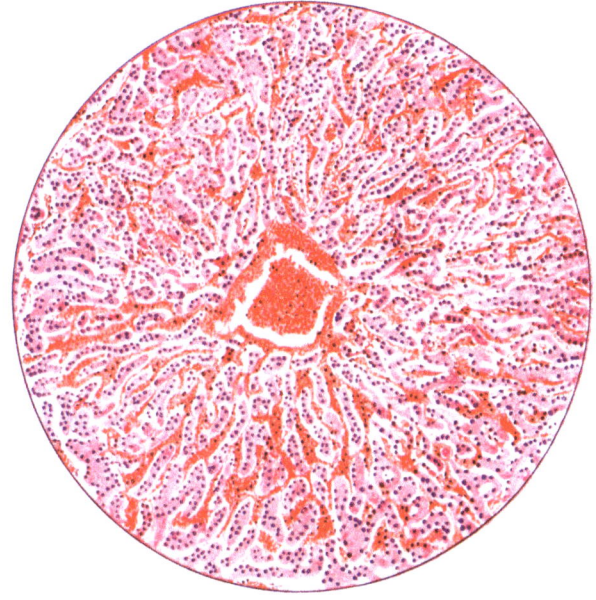

Abb. 14. Mikroskopisches Schnittbild der Leber im Fall einer Polyzythämie. (Nach H. HIRSCHFELD in „Handbuch der Krankheiten des Blutes und der blutbildenden Organe" II. Herausg. von A. SCHITTENHELM. Berlin: Julius Springer 1925.)

erhöhter Blutfülle vergrößert zu sein. Wir sahen in einem einschlägigen Fall die Leberzeichnung deutlicher, sonst nicht wesentlich verändert. Obgleich man den Nachweis einer erhöhten Knochenmarkstätigkeit und gelegentlich auch einer myeloisch-erythrozytopoetischen Umwandlung von Milzanteilen in einigen einschlägigen Fällen wahrgenommen (HIRSCHFELD, HUTCHINSON, ZYPKIN, HAMILTON und MORSE, PETRI) sind entsprechende Befunde in der Leber anscheinend bisher nur andeutungsweise bei dem Kranken von MINOT-BECKMANN feststellbar gewesen. Auch Hämosiderose ist nicht immer gemeldet; mag sein, daß darauf auch nicht genügend untersucht wurde. Im Fall von E. PETRI wurde in den Stern- und Parenchymzellen eine minimale diffuse Hämosiderinreaktion wahrgenommen. Ich habe sie in einem Fall wahrer Polyzythämie vermißt; auch SCHNEIDER nennt sie nicht. EPPINGER konnte sogar in zwei Fällen der hypertonischen Polyzythämie (GAISBÖCK) auffallend geringen Bluteisengehalt der Leber bestimmen, ebenso der Milz. ZYPKIN fand bei Erythrämie

die Leberzellbalken komprimiert und atrophisch; das kann als einfache Stauungsfolge aufzufassen sein; denn, wie Hirschfeld ausführt und abbildet,
zeigt sich überall in den Gewebsschnitten eine gewaltige Blutfüllung. Türck
hat bei Polyzythämikern zirrhotisch-adenomatöse Leberveränderungen festgestellt; einer seiner Kranken ließ folgenden Befund am Leichentisch erheben:
„Zirrhose der Leber mit Atrophie des linken Lappens und sekundärer Vergrößerung des rechten, durch regenerative Hypertrophie (multiple Adenombildung)...
Konsistenz der Leber derb lederartig. Auf der graublauen Schnittfläche wölben
sich im Bereich des rechten Lappens zahlreiche licht-olivgrüne bis kirsch-
große Knoten vor. Lebergewicht 1600 g". Ähnliche Fälle sind von Tel
Axel Blad, Hamilton und Morse, sowie von Mosse veröffentlicht worden.
Auch in Paul Schneiders Fall war die Leber mit unregelmäßigen, narbigen
Einziehungen versehen, aber nicht gekörnt. Ein von Mosse beobachteter
Kranker bot außerdem den Befund einer Pylethrombophlebitis mit schwerer
Pfortaderstauung und Caput medusae dar; bei der Leichenöffnung stellte
Benda eine großknotige Leberzirrhose fest. Ernst Levi hat die Frage der
Leberzirrhose bei Polyzythämie bearbeitet und sich für die Wahrscheinlichkeit
ausgesprochen, daß ein vermehrter Blutuntergang an diesen Leberzirrhosen
schuld sei.

Beeinträchtigung des Pfortaderkreislaufes durch Thrombose ist zusammen
mit Polyzythämie schon wiederholt gesehen worden (Mosse). Kratzeisen, der sich
an Hand einer neuen Beobachtung mit der Fragestellung „Polyzythämie und Pfortaderthrombose" befaßt hat, nannte in dieser Beziehung Arbeiten von Hart, Lommel, Versé u. a.
(irrigerweise sind daneben auch Beobachtungen zitiert, die mit Polyzythämie nichts zu tun
haben). Eine Wahrscheinlichkeit des Bestehens beider Symptome boten Fälle von Emmerich und von Brie. Die Leber kann unter solchen Umständen Zeichen der Zirrhose darbieten, sie kann sich aber auch ganz gewöhnlich verhalten. Kratzeisen sieht die Polyzythämie als übergeordnetes Leiden an, aus dessen Wirkungen sich die Pfortaderthrombose
entwickeln kann. Diese Ansicht stimmt mit der Meinung jener überein, welche die bei Polyzythämie mitunter gesehene Leberzirrhose ebenfalls als sekundäre Erscheinung betrachten.
Es soll aber nicht verschwiegen sein, daß andere Forscher umgekehrt dazu neigen, die Hyperglobulie von der gestörten Leberfunktion abzuleiten (Hess und Saxl, Türk. Vgl. die
Literatur bei Mosse, Gaisböck und Hirschfeld!).

b) Anämien.

Abgesehen von der durch Blutarmut bedingten Blässe und hohen Feuchtigkeit des Lebergewebes, Zeichen, die sich nach erheblichen Einbußen an Blut
aller Art finden, haben progressive Anämien nicht selten weitere Gewebs-
eigentümlichkeiten der Leber zur Folge. In dieser Hinsicht ist die eigentlichste
der progressiven oder „essentiellen" Anämien Addisons, die sog. „perniziöse
Anämie" Biermers sehr charakteristisch, d. h. jene mit Erhöhung des Färbe-
index der Erythrozyten einhergehende — manchmal unter langfristigen Remis-
sionen — zum Tode führende Blutarmut, deren Ursache bis heute durch die
Klinik und die Leichenöffnung nicht feststellbar ist.

Für das unbewaffnete Auge sieht die Leber bei perniziöser Anämie vor
allem in der Farbe verändert aus. Von einem lehmähnlichen, blaß-gelbbraunen
Ton, der etwas ins rötliche spielt, zu ausgesprochen rotgelben und rotbraunen
Tönen kann in verschiedenen Stufen die Grundfarbe abgestimmt sein. Die
Zeichnung ist meist sehr gut zu erkennen, da in der Regel gewebsreiche feine
gelbe Pünktchen entsprechend den Azinuszentren die gelbrote Tönung beleben.
Die Feuchtigkeit des Gewebes pflegt erheblich zu sein, seine Festigkeit ist wenig
oder nicht verändert.

Das histologische Bild läßt die erwähnten hellen Stippchen und Pünktchen
als die zentralen Teile der Leberläppchen erkennen; ihre Zellen sind erfüllt
von meist kleinen, selten größeren Fettröpfchen; man spricht geradezu von

einer zentralen Läppchenverfettung der Leber schwer Anämischer und hat die
Vorstellung, daß hier infolge toxischer Schädigung eine degenerative Schwä-
chung des Protoplasmas vorliegt; auf Grund dieser Leistungsminderung der
Zellen bleibe das aus dem Säftestrom aufgenommene Fett liegen, könne nicht
verarbeitet und nur ungenügend weitergegeben werden. Einer anderen Stoffwechselstörung liegt der eigentümliche Stich der Lebertönung ins Rötliche, Rost-
farbene zugrunde. Bei Behandlung mit Reagenzien, welche locker gebundenes
oder freigewordenes Eisen in den Geweben nachweisen lassen [Schwefel-Am-
moniumprobe (Abb. 15), Berliner Blau- oder Turnbullblaureaktion], zeigt die
Leber bei perniziöser Anämie (ebenso wie bei länger dauernder hämolytischer Anämie bestimmbarer Entstehung) das Bild der Hämosiderosis. Diese Hämosiderosis
dient als Argument für die hämolytische Natur der perniziösen Anämie (E. MEYER

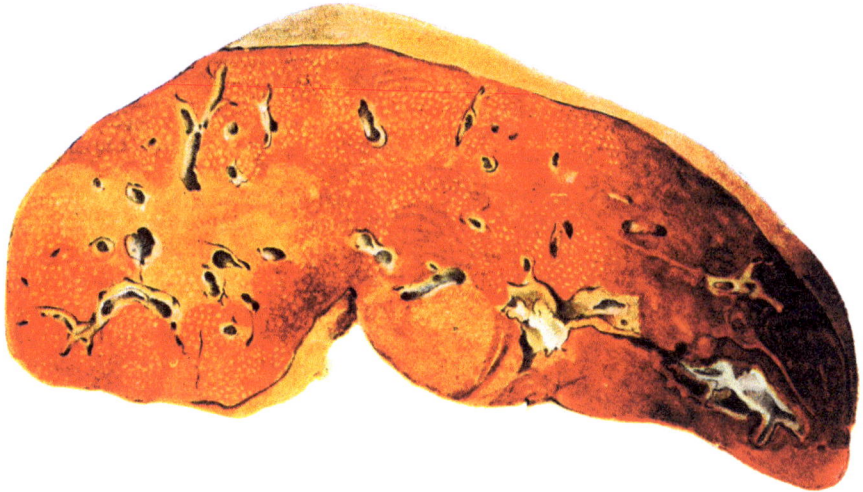

Abb. 15. Leber bei perniziöser Anämie. Hämosiderosis: Das dunkle, rot- bis schwärzlichbraune
Aussehen rechts wurde durch Beeinflussung mit Schwefelammonium künstlich herbeigeführt.
(Präparat des pathologisch-anatomischen Instituts in Innsbruck.)

und A. HEINEKE, MEYERSTEIN, MORAWITZ, BUTTERFIELD, v. DOMARUS,
EPPINGER). BUTTERFIELD überlegte, wie weit man diese Hämosiderosis als
Unterscheidungsmerkmal atypischer Leukämien und Anämien mit myeloider
Umwandlung verwenden könne, und machte aufmerksam, daß man auch bei
myeloischer Leukämie ausnahmsweise Hämosiderinablagerung finden könne. Die
Hämosiderose der perniziös-anämischen Leber kann wesentlich die als KUPFFER-
sche Sternzellen benannten Vorposten des Leberretikulums, sowie die Pfortaderkapillarendothelien betreffen; sie kann aber auch mehr diffus in den Zellen
der Lebergewebsbalken sich ausdrücken. Gewöhnlich findet man sie peripher,
wo die Läppchen aneinandergrenzen am erheblichsten. Die durch Hämosiderin-
einlagerung bedingte dunklere Färbung gegenüber dem helleren Ton der zentralen, verfetteten Azinusabschnitte, ist für die meist gute Gewebszeichnung
der ungefärbten und ohne Lupe betrachteten Leberschnitte verantwortlich.
SCHAUMAN und SALTZMAN geben eine Tabelle von APPELBERG wieder, aus der
zu ersehen ist, daß häufig eine erhebliche Eisenvermehrung der Leber, nie aber
eine Herabsetzung ihres Eisengehaltes zu finden ist. Die Lebersiderose steht
dabei nicht in einem geraden Verhältnis zur Milzsiderose, sondern übertrifft diese.
Eine mikroskopische Analyse des Inhalts der Leberkapillaren läßt hier auch

freie Wanderzellen mit bräunlichen Pigmentkörnchen wahrnehmen, welche ebenfalls die Ferrozyankali-Salzsäurereprobe mit Blaufärbung beantworten und sich dadurch als siderofere Zellen darstellen lassen. Globulifere Zellen, d. h. solche, welche phagozytierte Blutkörperchen oder Trümmer derselben nach der Leber schleppen, habe ich in meinen Leberpräparaten von perniziös-anämischen Menschen nicht gesehen. Jedoch halte ich auch ihr gelegentliches Vorkommen durchaus für möglich (vgl. RÖSSLE, LUBARSCH!). EPPINGER gibt sogar an, daß für die perniziöse Anämie gegenüber dem hämolytischen Ikterus eine Aufnahme von Erythrozyten und ihren Zerfallstrümmern in Pfortader-kapillarendothelien recht charakteristisch sei.

Hier sei eingeschaltet, daß bei bestimmten, schweren und gerne als „perniziös" bezeichneten Anämieformen der Pferde, abgesehen von erheblicher Hämosiderose der Kapillarwandzellen auch Wanderzellen und auffallend große Phagozyten im Leberblut mit gespeichertem Hämosiderin in großartiger Ausbildung gefunden wurden, sog. „Siderozyten" (M. ZIEGLER), ebenso wie dort geradezu monströse Freßzellen auftreten können, welche mehr oder weniger geschädigte Blutkörperchen in sich aufgenommen haben.

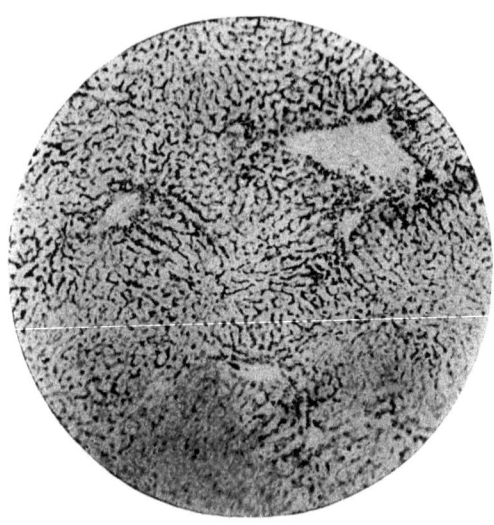

Abb. 16. Leber bei perniziöser Anämie. Eisenfärbung. Hier sind die Leberzellbälkchen nur durch den gefärbten Eisensalz-Niederschlag zur Anschauung gebracht. (Sehr schwache Vergrößerung.)

In seltenen Fällen von BIERMERscher perniziöser Anämie, ebenso aber bei atypischer bzw. septischer Anämie fanden sich in der Leber Zeichen der Blutregeneration, sei es, daß in den Kapillaren Ansammlungen myelokinetisch eingeschwemmter unreifer Knochenmarkselemente vorlagen, sei es, daß autochthon in der Leber neue Blutbildungsherde zustande gekommen waren, eine Anschauung, über die im vorigen Abschnitt ausführlich gehandelt worden ist. Durch die Unregelmäßigkeit und Seltenheit dieser Erscheinung wird es erklärt, daß manchen Forschern derartige Bilder nicht unterlaufen sind (SCHRIDDE, STERNBERG, PAPPENHEIM u. a.), während andere sich mit Bestimmtheit für ihr Vorkommen einsetzen konnten (ERICH MEYER und ALB. HEINEKE, NAEGELI, BUTTERFIELD, ELLERMANN, SEYDERHELM). Ich selbst kann ihre Wahrnehmung bestätigen (Abb. 9 u. 10).

Bei künstlich erzeugter Anämie zeigte es sich, daß junge Tiere am meisten Gewähr für eine kräftige reparatorische Reaktion aller blutbildenden Gewebsarten darboten (RECKZEH). Es entspricht dieser Feststellung der Befund bei schweren — im letzten Sinn aber nicht perniziösen — Anämien der Kleinkinder, die mit starker Milzvergrößerung und Knochenmarkshyperplasie einhergehen, deren Blutbild demnach auch Anklänge leukotischer Natur aufweist, ja so leukämie-ähnlich sein kann, daß die Erkrankung (Anaemia splenica infantum pseudoleucaemica) von einigen als eine kindliche Form der Leukämie aufgefaßt worden ist. An der allgemeinen reparatorisch-hämopoetischen Reaktion nehmen auch die lymphatischen Organe und vor allem die Leber teil (LUZET). Diese erweist sich dementsprechend in der Regel als stark vergrößert, ja zu mächtigem Umfang angeschwollen (NAEGELI, FURRER, BORRISOWA, HIRSCHFELD).

Diese Zunahme des Umfangs ist auf mächtige myeloide Herdbildungen im Lebergewebe zurückzuführen (FABIAN, NAEGELI und SCHATTILOFF), welche FURRER unter Zurücktreten der Leukozytopoese, vor allem als Bildungsherde roter Blutzellen bestimmt hat.

TANAKA fand bei einem $1^1/_4$jährigen Knaben die Leber groß ohne deutliche Azinuszeichnung (Gewicht 330 g). Mikroskopisch zeigten die Leberzellbalken nichts Besonderes; nur lagen, wie schon schwache Vergrößerungen erkennen ließen, da und dort zwischen den Zellbalken kleine Häufchen und Züge von Zellen; namentlich in der Nähe der Leberoberfläche wurden sie gefunden; bei starker Vergrößerung konnte man konstatieren, daß sie aus innerhalb der erweiterten Kapillaren gelegenen Erythroblasten und Myeloblasten bestanden; ein ähnlicher Befund ergab sich im periportalen Bindegewebe. — Im Fall eines

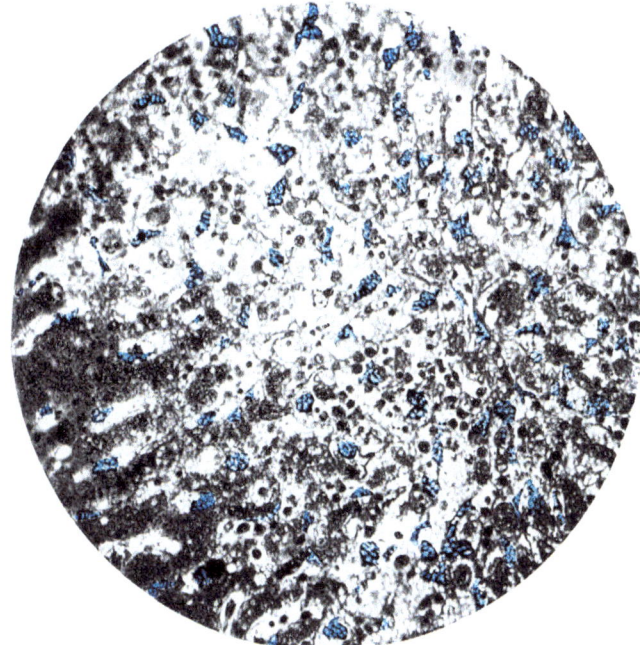

Abb. 17. Leber bei perniziöser Anämie. Eisenfärbung. Durch Ferrozyankali-Salzsäurebehandlung sind Zellen des Leberretikulums mit Einlagerung blau gefärbter Eisensalze zur Darstellung gebracht. (Starke Vergrößerung.)

2 Jahre alten Mädchens war die Leber sehr groß, glatt, gelbrot; ihr Gewebe sprang auf dem Schnitt vor, war undeutlich gezeichnet. Der histologische Leberbefund entsprach in etwas geringerem Ausmaß der vorausgehenden Schilderung. TANAKA faßte diese Erscheinung als Kolonisation eingeschwemmter unreifer Blutelemente aus dem Knochenmark auf.

Als „Sichelzellanämie" haben amerikanische Pathologen, u. a. JAFFÉ eine eigenartige Erkrankung der farbigen Bevölkerung beschrieben, eine Art hämolytischer Anämie, welche in mancher Hinsicht dem familiären hämolytischen Ikterus nahesteht, mit dem sie das anfallsweise Auftreten, die Erblichkeit und das Zeichen der Gelbsucht gemeinsam habe, während sie wieder durch Kleinheit der Milz und eigenartige Sichelgestalt der roten Blutzellen von jener Krankheit unterschieden sei. Den Leberbefund bei dieser eigenartigen Krankheit schilderte JAFFÉ an Hand zweier Fälle folgendermaßen: Die Pfortaderkapillaren seien mit großen, runden, ovalen und unregelmäßigen Zellen angefüllt. Diese Zellen seien vollgestopft mit sichelförmigen Erythrozyten, die sich knäuelförmig durchflöchten und oft so dünn beisammen lägen, daß nur ein dünner Protoplasmaraum am

Rand zu erkennen sei. Die Zahl der eingeschlossenen Erythrozyten betrage oft über dreißig. Manche von ihnen seien kernhaltig. Die Makrophagenkerne erschienen an die Wand gedrückt. Die Entwicklung der Erythrozytophagen aus Kupfferzellen lasse sich gut verfolgen. Die Zellen, welche nur wenig Blutzellen enthielten, seien noch mit der Kapillarwand verbunden. Freie rote Blutzellen finde man nur wenig zwischen den Leberzellen. Die Kupfferzellen wären frei von Pigment. Außerdem seien in den Leberkapillaren vereinzelte Leukozyten, Lymphozyten und Knochenmarksriesenzellen. Die Gitter-

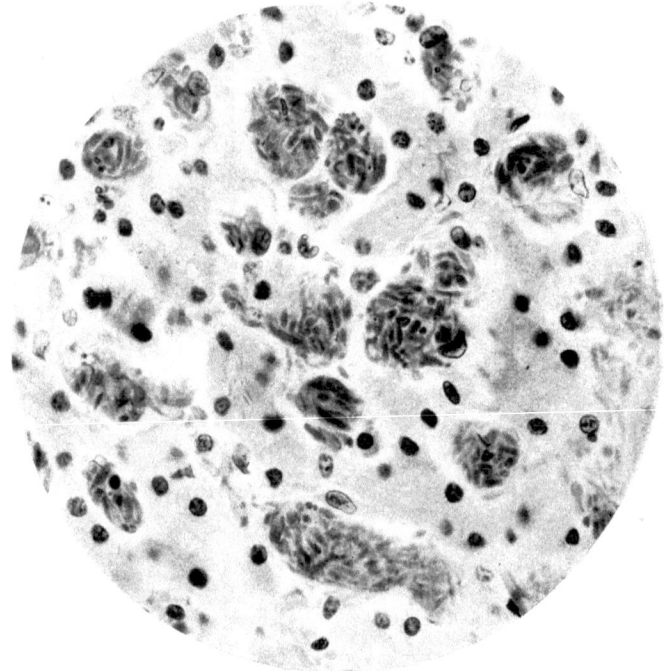

Abb. 18. Formol-Gefrierschnitt der Leber eines achtjährigen Menschen mit Sichelzellanämie. Große KUPFFERsche Sternzellen angefüllt mit sichelförmigen roten Blutzellen. Kern der Zelle jeweils an der Peripherie des Erythrozytenknäuels. (Nach JAFFÉ.)

fasern um die Kapillaren erschienen diffus vermehrt. — In einem anderen Fall, der ein Kind betraf, waren auch Myelozyten in den Leberkapillaren, ebenso wie dort die Kupfferschen Sternzellen Eisenpigment — abgesehen von phagozytierten Sichelzellen — enthielten. (Vgl. Nachtrag, S. 683 dieses Handbuches!)

Was die Leber bei der sog. Leukanämie anbelangt, so sind besondere Hinweise unnötig, da es sich hier nur um Verhältnisse bei atypischen Anämien mit leukämieähnlichem Blutbefund — etwa im Verlauf einer verschleppten septischen Infektion — handelt (v. DOMARUS). (Vgl. Nachtrag, S. 685 und 686!)

c) Leukämien.

1. Chronische Leukämieformen.

A. Chronische leukämische Myelose.

Die Leber zeichnet sich bei chronischer leukämischer Myelose durch Größenzunahme aus. Der Kliniker stellt ihren unteren Rand nicht selten handbreit unter dem Rippenbogen fest; man kann das Organ, dessen Gewebshärte vermehrt, dessen Rand abgestumpft ist, meist leicht durch die Bauchdecken tasten; dann fühlt sich ihre Oberfläche glatt an, wenn nicht, wie in seltenen Fällen auch zirrhotische Veränderungen vorliegen. Die anatomische Untersuchung chronisch-myeloisch-leukämisch veränderter Lebern ergab bei nur geringer Abänderung der Formverhältnisse eine erhebliche Raumzunahme, dementsprechend eine Erhöhung des Organgewichtes, das nach v. DOMARUS, dem auch obige Angaben entnommen sind, bis zu 10 kg ansteigen kann. Die meist glatte Oberfläche der Leber läßt manchmal bindegewebige Kapselverdickungen wahrnehmen. Auf dem Schnitt erscheint die Zeichnung schlecht, man sieht keine Knötchen oder eingelagerten Züge von ungewöhnlicher Farbe; die Azini sind als solche nicht zu erkennen — oder, wie NAEGELI ausführt, nur deutlich, wenn auch Fettmetamorphose der Leberzellen vorliegt (vgl. HINDENBURG, WALDEYER, FABIAN, NAEGELI und SCHATILOFF, v. DOMARUS). Hinzufügen möchte ich, daß manchmal durch Ödem die Bindegewebsscheiden um die Verzweigung der Pfortader verbreitert sind und daß in dem besonderen Fall einer chloromatösen Veränderung dieses perivaskuläre Gewebe, d. h. die großen GLISSONschen Gerüstbalken ebenso wie das Hilusgewebe grün erscheinen können. Ist die Leukämie mit starkem Mangel roter Blutelemente verknüpft, etwa wenn es infolge hämorrhagischer Diathese zu Blutverlusten kam, dann findet man die Leberfarbe mehr fahl braungelb als braunrot.

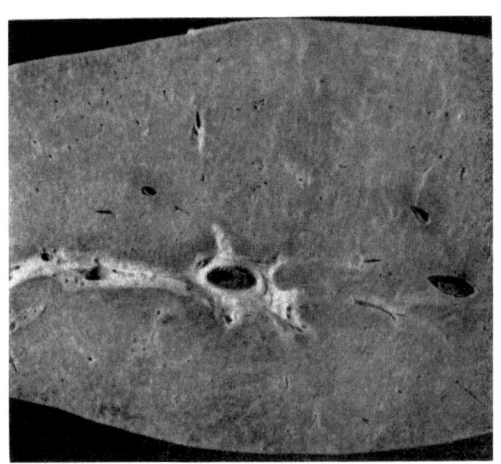

Abb. 19. Myeloisch leukämische Leber (makroskopisch).

Äußerst charakteristisch nennen die Autoren (NAEGELI, MEYER und HEINEKE, v. DOMARUS, HIRSCHFELD u. a.) das mikroskopische Bild der Leber. Im Gegensatz zum Bild der leukämischen Lymphose der Leber besteht hier eine diffuse Infiltration mit myeloiden Zellen; interstitielle Infiltrate können ganz fehlen (NAEGELI), sie liegen aber oft auch als streifenförmige Züge um die Gefäße des GLISSONschen Gewebes herum. Ausgedehnte myeloide Zellansammlungen im periazinären Gewebe sind selten; wenn sie dennoch ausgebildet sind, wie dies z. B. von E. MEYER und A. HEINEKE gemeldet und abgebildet wurde (Abb. 20), oder wie wir es in einem Fall von myeloischer Chloroleukämie fanden, dann kann ein zirrhoseähnlicher Eindruck erweckt werden durch Verbreiterung des Gerüstgewebes und durch seine netzartige, weite Ausdehnung, wobei die schärfer umschrieben hervortretenden Läppchen geradezu abgegrenzt und eingeengt erscheinen durch das übermäßige, infolge myeloider Bildung verdickte GLISSONsche Gerüst. Über die myeloiden Einlagerungen in die Azini der Leber bei leukämischer Myelose ist hier wenig zu sagen (vgl. darüber den Abschnitt über die sog. myeloide Metaplasie!).

Es sei kurz auf den Befund hingewiesen, den E. MEYER und A. HEINEKE in ihrem 4. Fall (Dtsch. Arch. f. klin. Med. Bd. 88) erhoben. In der Leber war nichts von Lymphombildung zu finden, dagegen waren die Leberzellbalken im gesamten Anteil der Azini hochgradig verschmälert und die Räume zwischen den Leberzellbalken durch massenhafte Zellanhäufung vollgepropft; wo sich diese Haufen zu größeren Gebilden angeordnet fanden,

sah man an ihnen ein deutliches retikuläres Grundgewebe — ähnlich, wie man es im lymphadenoiden Gewebe findet. Dieser Befund veranlaßte MEYER und HEINEKE auf die schon
1891 von H. F. MÜLLER gegebene zutreffende Schilderung und Deutung solcher Erscheinung hinzuweisen, ebenso auf M. B. SCHMIDTS Ausführungen und seinen Vergleich mit der
embryonalen Blutbildung der Leber. — In den Leberkapillaren jenes Falles haben MEYER
und HEINEKE auch Riesenzellbildungen festgestellt. Sie deuteten diese als Einschleppungen
aus der Milz.

Die myeloiden Herde in den Fällen solch chronisch-leukämischer Lebern
machen nicht den Eindruck umschriebener Lymphome. Das gilt auch von den

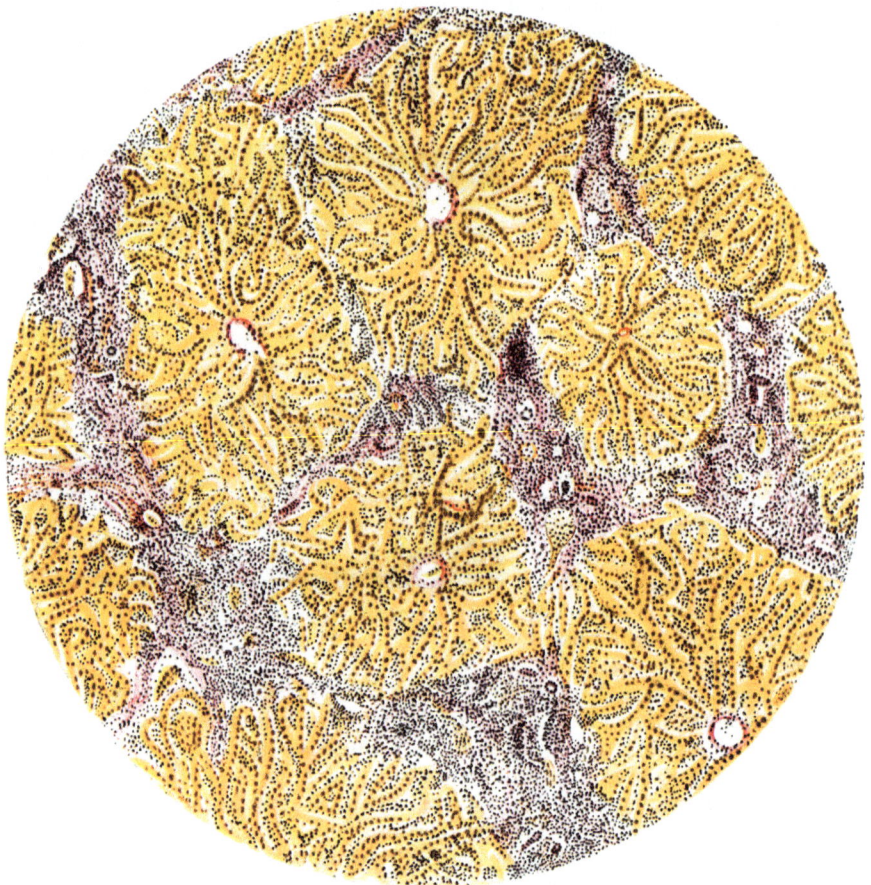

Abb. 20. Leber bei myeloischer Leukämie eines Kindes. Periazinöse, miteinander konfluierende
„Leukomherde". Das ganze Bild ist viel diffuser (ähnlich der Leberzirrhose), als das der lymphatischen
Leukämie, bei der sich einzelne rundliche Lymphomknoten im periportalen Gewebe finden.
(Aus MEYER u. HEINEKE, Dtsch. Arch. f. klin. Med. Bd. 88.)

gelegentlich vorhandenen zahlreichen, knötchenähnlichen Anhäufungen myeloischer Elemente in den perilobulären, besser in den periportalen Bezirken, wie
dies z. B. von v. MÜLLERN und GROSSMANN gemeldet wird. Im allgemeinen
ist die tumorartige Wucherung des heterotopen myeloiden Gewebes überhaupt
selten; allerdings kann sie — muß aber nicht (v. DOMARUS) — beim myeloisch
leukämischen Chlorom erheblicher werden; ja sie kann so in die Augen fallen,
daß z. B. ASKANAZY von „Leukämie mit grünen Tumoren" spricht; diese
Tumoren pflegen allerdings nicht die Leber mit Vorliebe auszuzeichnen.

ASKANAZY sah in seinem 1916 veröffentlichten Fall im braunen Gewebsgrund der Leber nur einige kleine, weißliche Fleckchen und Streifen, gibt aber in derselben Arbeit an, daß unter 96 Chloromfällen, die sein Schüler KCHINOWLOGUER aus der Literatur gesammelt hat und welche neben den selteneren chronisch verlaufenen Fällen von Chloroleukämie auch die akuten umfaßten, die Leber 19mal der Sitz chloromatöser Knoten und Knötchen war. Diese Knötchen zeigten nicht stets gelbgrüne oder ausgesprochen gleichmäßige grüne Farbe, wie z. B. die Beobachtung von FABIAN erwies, in dessen Fall zwar stark vergrößerte Lymphdrüsen der Leberpforte grau und glasig, bis gelbgrünlich aussahen, während die 2100 g schwere Leber völlig durchsetzt war von kirsch- bis walnußgroßen Knoten, die aber derb, auf dem Schnitt etwas hyalin, manchmal rosettenartig begrenzt waren und graugelbe, nahezu käsige, trockene Innenzonen aufwiesen. FABIAN zitiert für das Vorkommen von Knotenbildungen in Milz und Leber Chloroleukämischer die Beobachtungen von BEHRING und WICHERKIEWIECZ, GADE, PAVIOT und GALLOIS, HICHENS und

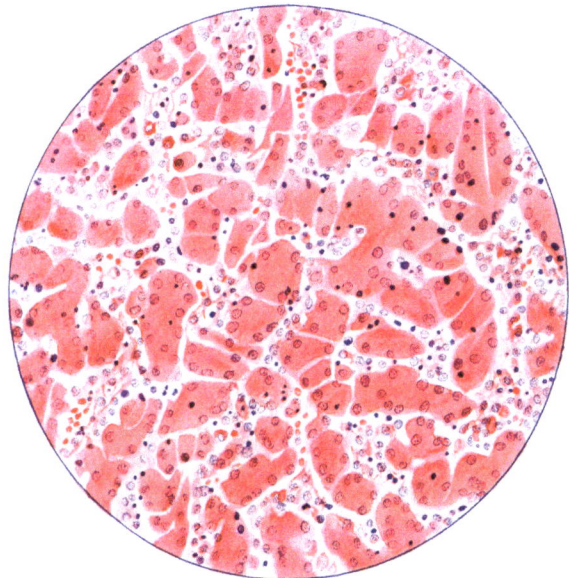

Abb. 21. Schnittbild aus der Leber bei chronischer Myelose. (Optik Leitz. Objekt. 6. Ok. 1.)
(Nach v. DOMARUS im Handb. von KRAUS u. BRUGSCH, Bd. 8.)

PFEIFFER. Freilich ist nicht gesagt, wie weit hier sicher myelozytäre bzw. myeloblastische, wie weit lymphoblastische Chloromknoten vorlagen. Immerhin beschreibt FABIAN für seinen 2. Fall die myeloischen Knoten, was die Anordnung und das nachbarliche Verhältnis zu den Gebilden des Leberinterstitiums anbelangt so, wieder Befund auch bei der akuten lymphatischen Leukämie in der Leber erhoben werden kann. (Vgl. weiter unten die Ausführungen über lymphatische Chloroleukämie!). Und auch in jenem ersten Fall von Chloroleukämie, den BUTTERFIELD mitgeteilt [vgl. auch BAUER (1)], fand sich, obwohl er zweifellos myeloischer Natur war, in der kaum vergrößerten Leber (1580 g), die sehr deutliche Azini mit heller Außenzone und braun gefärbter Innenzone aufwies, ein etwas ungewöhnlicher Befund der Anordnung der leukämischen Leberherde: Diese waren in enormer Ausbildung periportal gelagert. In den Herden erkannte BUTTERFIELD viele große ungranulierte und spärliche neutrophil granulierte Zellen mit einem eigentümlichen Kernkonvolut; sehr wenig vertreten waren eosinophile Zellen. In den Kapillaren waren verhältnismäßig wenig Blutzellen mit Kernkonvolut, wohl aber zahlreiche pigmenthaltige Phagozyten entsprechend der starken Hämosiderose der Leber. Die Zellen mit dem eigenartigen Kernverhalten sprach BUTTERFIELD als „entdifferenzierte", in der Entwicklung gestörte Zellen der neutrophilen Reihe an.

Die von FABIAN, BUTTERFIELD und von ASKANAZY für die Chloroleukämie gemeldete Hämosiderose der Leber kann auch bei leukämischen Myelosen ohne Grünfärbung auftreten, wenn sie nach meiner Erfahrung auch nicht erheblich zu sein braucht. Nach HIRSCHFELD kann die Hämosiderose bei chronischer Leukämie sehr stark sein; ebenso erleben wir aber Fälle, in denen der mikrochemische Eisennachweis im Leberschnittpräparat gänzlich mißlingt. BUTTER-FIELD gibt an, daß im Gegensatz zur perniziösen Anämie die Hämosiderose bei der leukämischen Myelose — vor allem bei der akuten Verlaufsform — meist fehlt; aber schon für BUTTERFIELDs eigene Chlorommitteilungen trifft diese Scheidung nicht zu; die Lebern jener Fälle wiesen starke Hämosiderose auf. Es läßt sich offenbar hier kein Gesetz des Hämosiderinauftretens erstellen.

HIRSCHFELD dürfte recht haben, wenn er darüber sagt, daß hier zwei Faktoren bedingend in Frage kämen; von ihrer mehr oder weniger starken Betonung im Einzelfall hängt es ab, ob und wie stark eine Eisenabspaltung vom Hämoglobin erfolgt; diese Faktoren hat er folgendermaßen gekennzeichnet: „Einmal ist es begreiflich, daß bei den engen, genetischen Beziehungen zwischen farblosen und gefärbten Elementen eine tiefgreifende Störung in der Bildung der einen Zellart auch auf die andere einwirken kann. Außerdem aber ist es naheliegend, daß eine stark gesteigerte Leukoblastenwucherung rein mechanisch auf die erythroblastischen Anteile der hämopoetischen Organe einwirken muß."

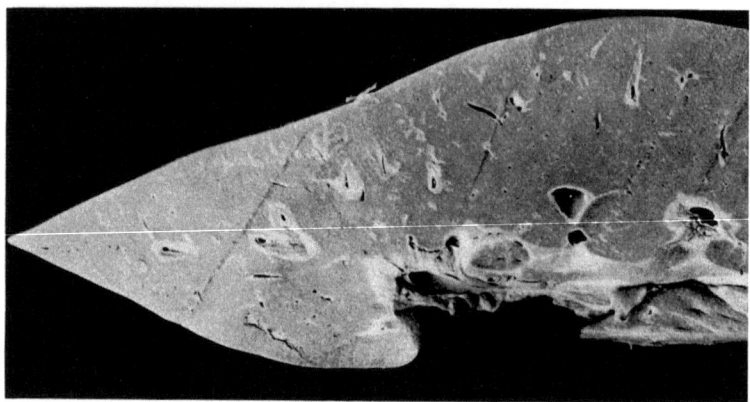

Abb. 22. Makroskopisches Bild einer Leberschnittfläche bei lymphatischer Leukämie.

Der eigenartige Leberbefund der chronischen leukämischen Myelose ist nicht unbedingt gebunden an einen sehr ausgesprochenen leukämischen Blutbefund. Ja, in Fällen eines klinisch nicht so leicht und sicher zu fassenden aleukämischen (oder pseudoleukämischen) Krankheitsbildes kann die spätere pathologisch-histologische Organuntersuchung, und zwar speziell die der myeloid umgewandelten Leber zur endgültigen Diagnose der Myelosenatur des Leidens führen.

B. Chronisch leukämische Lymphadenose.

In Fällen chronischer lymphatischer Leukämie wird meist schon bei der klinischen Palpation und Perkussion der Kranken eine Lebervergrößerung festgestellt; sie bleibt aber in der Regel hinter derjenigen der chronischen Myelose zurück, wenn auch v. DOMARUS im Einzelfall die untere Grenze der Leber bis zum Darmbeinkamm reichen sah. Selten ist die Leberoberfläche infolge tumorartiger Lymphombildung oder Leberzirrhose höckerig.

Der pathologische Anatom findet die Leber vergrößert, durch auffallend deutliche Läppchenzeichnung ausgezeichnet, insoferne als jeweils „in der Peripherie des Azinus gelegene graue Knötchen und Züge jedes Läppchens gleichsam herausheben" (NAEGELI). Das portale Bindegewebe ist verbreitert, weißgrau. Die Lymphdrüsen an der Leberpforte sind meist vergrößert, oft in derbe

Lymphome verwandelt. v. DOMARUS nennt sie für solche Fälle erbsen- bis bohnen-groß; manchmal sind weißlichgraue Lymphomherde unregelmäßig in der Leber

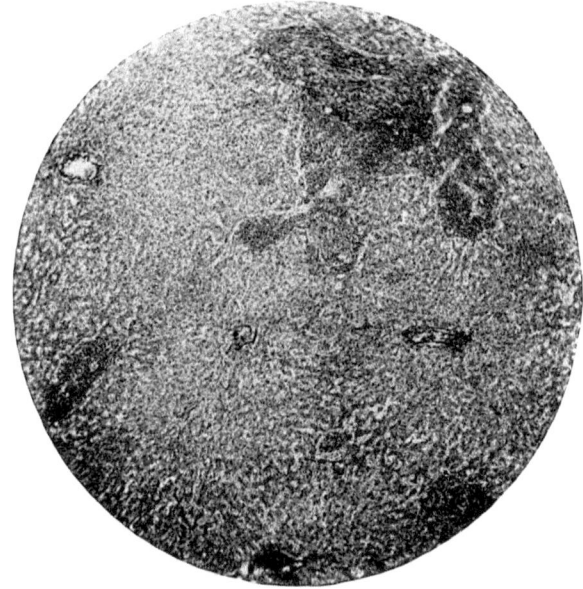

Abb. 23. Leber bei lymphatischer Leukämie. Optik: Winkel 1a, Okular 1.

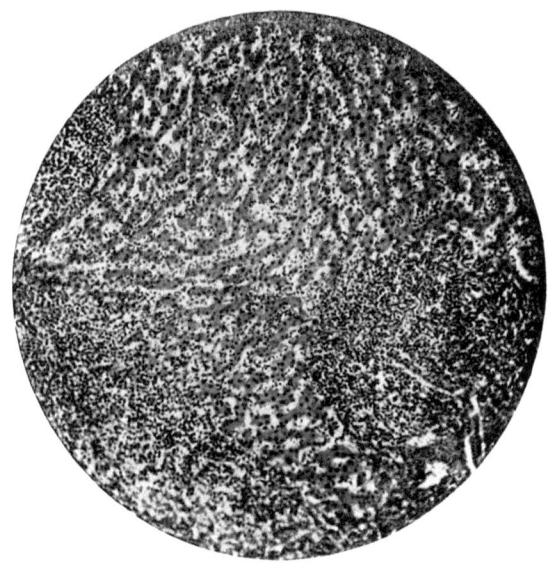

Abb. 24. Leber bei lymphatischer Leukämie. Optik: Winkel 1a, Okular 4.

verteilt. Auch kleinere Gewebs- und Kapselblutungen zeichnen diese Lebern manchmal aus. Durch Lymphombildungen können die Gallenwege komprimiert und kann Organikterus hervorgerufen werden.

42*

Im histologischen Bild der Leber ist das charakteristische Merkmal der leukämischen Lymphadenose, die Vielzahl rundlicher oder ovaler, scharf umschriebener knotiger Anhäufungen lymphoider Zellen (der sog. Lymphome). Sozusagen jedes GLISSONsche Dreieck zeigt eine Belagerung von solchen Lymphzellen-Herden. Gallengänge und Lebergefäße werden von ihnen umwallt; bald sind sie scharf von den Rändern der Azini abgetrennt, bald laufen die Lymphozytenansammlungen streifenartig in die Kapillarräume der Leberläppchen hinaus, in denen sie sich verlieren. Die lymphatischen Herde stehen vielfach miteinander in Verbindung; auch um die Zentralvenen herum können sich solche Lymphzellenherde finden; in den nicht stark erweiterten Kapillaren pflegen reichlich Lymphozyten vorhanden zu sein, während unreife myeloische

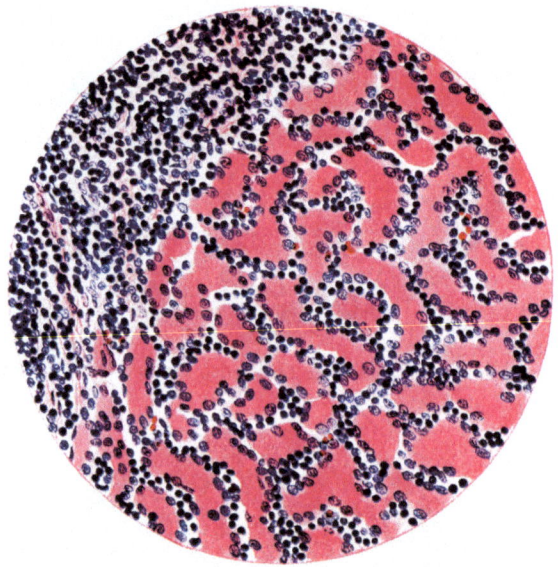

Abb. 25. Chronische Lymphadenose der Leber. (Starke Vergrößerung.) Rechts oben Teil eines periportalen Lymphomherdes; alle Kapillaren strotzend mit Lymphozyten erfüllt, da der Kranke 1 Million farbloser Blutzellen in 1 ccm Blut führte. (Nach H. HIRSCHFELD in „Handbuch der Krankheiten des Blutes und der blutbildenden Organe" I. Herausg. von A. SCHITTENHELM. Berlin: Julius Springer 1925.)

Elemente in typischen Fällen vergebens gesucht werden, gelapptkernige Leukozyten stark in den Hintergrund treten (NAEGELI, MEYER und HEINEKE, v. DOMARUS).

Von MEYER und HEINEKE ist ein Fall gemeldet worden, dessen Leberkapillaren abnorm weit erschienen, weiter als der Lymphozytenfüllung entsprach; in den Kapillarröhrchen lagen außerdem einzelne eosinophile Zellen mit chromatinärmeren Kernen; die Natur dieser Zellen vermochten die Forscher nicht festzustellen. Zwischen Kapillarwand und Leberzellbalken sahen MEYER und HEINEKE ein feines Fasernetz und auch in ihm einzelne lymphozytäre Elemente; im periportalen Gewebe fielen eosinophile Myelozyten, nirgends aber kernhaltige Blutkörperchen auf.

Diese Leberveränderungen pflegen in gleicher Weise bei der aleukämischen Lymphadenose (= lymphatischen Pseudoleukämie) aufzutreten; im klinischen Bild mag hier allerdings in der Anfangsfrist der Krankheit der Lebertumor fehlen; wenn im chronischen Verlauf das tödliche Ende kommt, wird er aber bemerkbar und bietet schließlich dem Histologen eine gute Stütze zur nachträglichen Sicherung der Diagnose (v. DOMARUS).

2. Akute Leukämieformen.

A. Akute leukämische Myelose (Myeloblastenleukämie).

Diese Fälle wurden früher vielfach zum Heer der lymphatischen Leukämien gerechnet. Für ihre Absonderung und richtigen Betrachtung war die Einführung der Oxydasereaktion in die Mikrotechnik (W. H. SCHULTZE) von Wichtigkeit, wenn auch bereits vor ihrer Anwendung die Erkenntnis des Vorkommens akuter Myeloblastenleukämie angebahnt war (vgl. darüber NAEGELI, Blutkrankheiten und Blutdiagnostik 1923. S. 392). Freilich muß man heute dem Ausfall der Oxydasereaktionen und ihrer Deutung skeptisch gegenüberstehen. Denn GRÄFF, der sich viel mit dem Wesen und der Anwendbarkeit von Oxydasereaktionen beschäftigt hat, kam zu dem Resultat, daß es nicht angehe, „Blutzellen auf Grund ihres Oxydasegehaltes diagnostisch und genetisch" zu bestimmen.

Die Leber ist bei akuter leukämischer Myelose vergrößert, sie zeigt eine meist ganz enorme intraazinäre Zellanhäufung, in der Anordnung entsprechend der chronischen Myelose, allerdings anders in der zelligen Erscheinung; denn da liegt oft ein geradezu einförmiger „großlymphoider" Zelltypus zutage, die ungranulierte Vorstufe der Myelozyten; sie sind durch positive Indophenolblausynthese ausgezeichnet, wenn sie nicht einem Fermentschwund verfielen (NAEGELI). Abgesehen davon finden sich in der Leber keinerlei Lymphombildungen, was also im Gegensatz zur lymphatischen Leukämie steht. Auch können Einlagerungen ins interstitielle Gewebe ganz fehlen (MEYER und HEINEKE, ZIEGLER und JOCHMANN, PORT). In anderen Fällen waren kleine Herde im periportalen Gewebe aufzufinden; sie bestanden aus großen ungranulierten Zellen. Auch vereinzelte Formen vom Aussehen der Plasmazellen können auffallen, ebenso Mastzellen, endlich rundkernige eosinophile und neutrophile Myelozyten (SCHULTZE, NAEGELI, MEYER und HEINEKE, BUTTERFIELD). Bei einem Teil der von ihm untersuchten akuten Myelosen hat BUTTERFIELD Hämosiderose der Leber gefunden, bei anderen versagte ihr Nachweis vollständig.

SEEMANN hat einen eigentümlichen Fall von Mikromyeloblastenleukämie mit gutartiger Wucherung beschrieben. Er ließ in der Leber starke Verfettung der Leberzellen erkennen; die intralobulären Kapillaren enthielten „lymphoide" Zellen mit fein strukturierten Kernen. Die GLISSONschen Scheiden waren verbreitert, durchsetzt von runden, kleinen und mittelgroßen Zellen von lymphoidem Typus. In den Kapillaren der Leber waren nur wenig oxydasehaltige Zellen; völlig negativ verlief die Oxydasereaktion für die intralobulär und interlobulär im Gewebe liegenden lymphoiden Zellen, während in einer geschwulstartigen Wucherung des Mittelfelles reichlich positiv reagierende, im übrigen gleichartige Zellen vorkamen. SEEMANN ersieht in den oxydasehaltigen Zellen nur weiter differenzierte, also reifere Vertreter von Myeloblasten; die so reichlich in der Leber angetroffenen lymphoiden Zellen könnte man als Promyeloblasten auffassen. (In dieser Arbeit verweist der Verfasser auf den Befund ungewöhnlicher myeloischer Wucherung in der Leber durch PAPPENHEIM (Fol. haematol. Bd. 16, S. 164, 1913) und durch KRASNIEWSKI (Dtsch. Arch. f. klin. Med. Bd. 138, S. 355. 1922.)

In einer kleinen Anzahl der Fälle akuter Bluterkrankung sah man bei der klinischen Blutuntersuchung eine hochgradige Vermehrung der reifen mononukleären Zellen (Monozyten). NAEGELI zitiert dafür als Gewährsmänner RESCHAD und SCHILLING, FLEISCHMANN, BINGEL, ferner eine Beobachtung HÖSSLINs und eigene Fälle. Der anatomische und histologische Organbefund, darunter die vergrößerte Leber mit myeloischer Wucherung veranlaßt ihn, diese seltenen Fälle unter den Begriff der akuten leukämischen Myelose einzureihen.

Nicht selten verläuft die akute Myelose unter den Zeichen einer septischen Affektion. Sternberg hat deshalb in der Myeloblastenleukämie nur eine leukämoide Reaktion infolge Infektion ersehen wollen. Naegeli stellt in seinem Buch über die Blutkrankheiten dieser

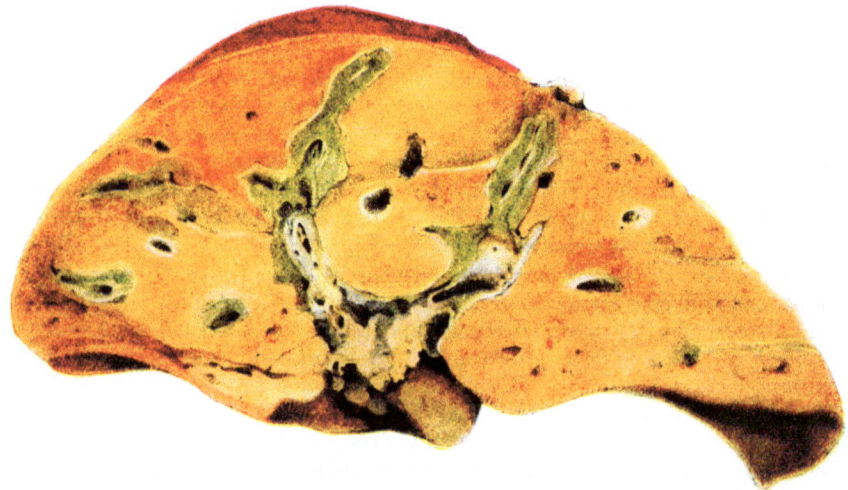

Abb. 26. Leber bei akuter Chloroleukämie. (Nach einem Präparat des pathologisch-anatomischen Institutes in Innsbruck.)

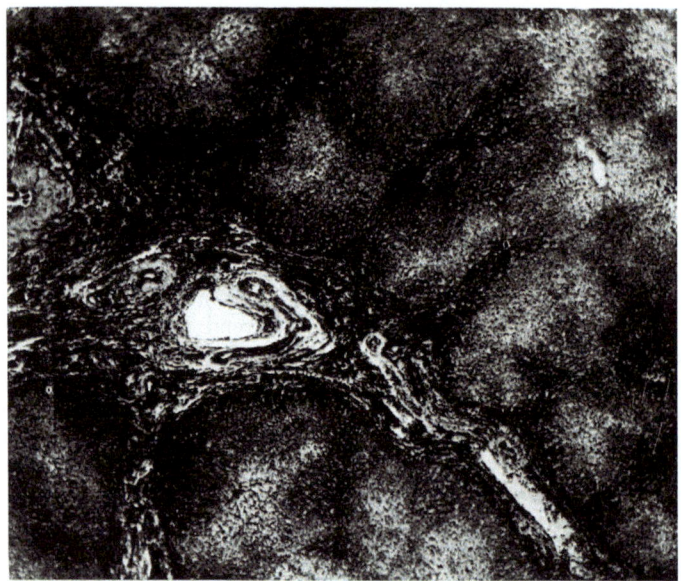

Abb. 27. Leber bei myeloischer Chloroleukämie. Optik: Winkel 00, Okular 3.

Anschauung, die für manche Vorkommnisse geringer myeloischer Reaktion richtig sein möge, die Erfahrungen einer Reihe von Autoren und eigene Befunde gegenüber, die geeignet sind, Sternbergs Anschauung zu entkräften.

Unter die Reihe der akuten und subakuten leukämischen Myelosen fallen auch die meisten Befunde von Chlorom, über die teilweise schon im Abschnitt von den chronischen Myelosen gehandelt wurde. Als Beispiel für ein akutes myeloblastisches Chlorom könnte vielleicht der erste Fall von FABIAN angesehen werden (v. DOMARUS); aber, wie bei der Besprechung der lymphadenotischen Chlorome im nächsten Abschnitt gezeigt wird, gehen hier die Meinungen der Forscher auseinander. Eher kann man die Beobachtung von DOCH und WARTHIN hier anführen; die Leber dieses Falles zeigte sehr wechselnde zelluläre Infiltration der GLISSONschen Kapsel, „große Lymphozyten und eosinophile Zellen". BUTTERFIELD hat einen Chloromfall mit dem Befund der akuten leukämischen Myelose und der Hämosiderose in der stark vergrößerten Leber

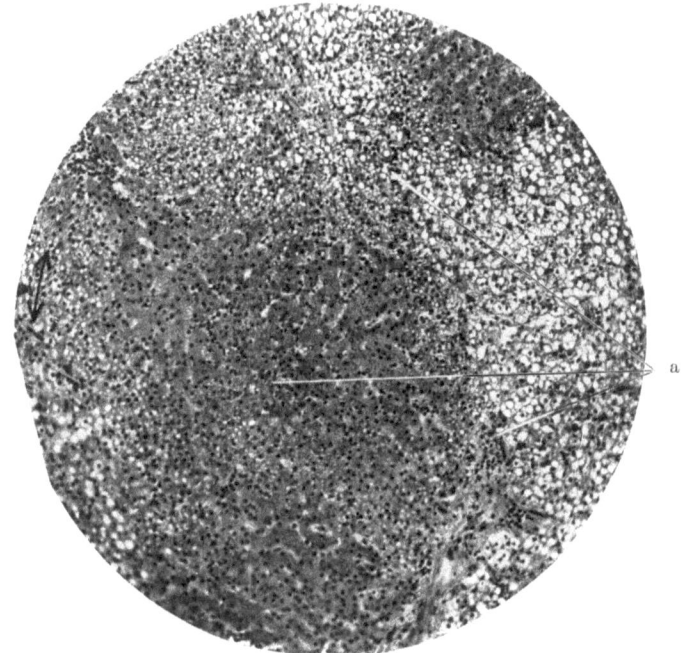

Abb. 28. Leber bei leukämischer Chloromyelose. Neben Fetteinlagerung in die peripheren Azinuszonen ist deutlich die Einlagerung myeloischer Zellen (a) in die Läppchen, teilweise auch in das Stützgewebe erkennbar.

beschrieben, wobei als Besonderheit noch die Nichtbeteiligung des Knochenmarks aufgefallen ist. H. W. MÜLLER hat einen Fall von chloroleukämischer Myeloblastosis behandelt, der einen 3 jährigen Knaben betraf. Fast alle Organe waren durchsetzt mit den leukämischen Zellwucherungen, auch die Leber, zwischen deren Bälkchen sich zahlreiche oxydase-positive Zellen eingestreut fanden.

Die hier beigegebenen Abbildungen 25—27 stammen von einem 3 jährigen Knaben, der an akuter myeloischer Leukämie gelitten hat. Die Leichenöffnung ergab eine Chloromyelomatosis, an der auch die Leber beteiligt war, wie das Bild 26 zeigt. Die Leber war wenig vergrößert, ihre Kapsel glatt; es schimmerten kleine Blutungsherde hindurch. Auf dem Durchschnitt war sie ziemlich blaß, gelbbraun. Die Anordnung des Leberhilusgewebes und der Pfortaderverzweigung fiel besonders deutlich in die Augen durch bis zu $1/2$ cm breite mantelartige Einscheidung mit einem mesenchymalen Gewebe von auffallend grünlicher Farbe; diese trat im linken Leberlappen mehr als im rechten hervor. Die histologische Untersuchung ergab vor allem eine starke Einlagerung myeloischer Zellelemente in das GLISSONsche Kapselgewebe, so daß geradezu eine Umgrenzung der Läppchen, besonders nahe den Gerüstdreiecken, durch die myeloischen Züge gegeben war und ein zirrhoseähnlicher Eindruck erweckt wurde (Abb. 27). Bei starker Vergrößerung wurde indes auch eine Erfüllung mancher Kapillarräume in den Läppchen mit Häufchen und Herden myeloischer Zellen wahrgenommen. Zugleich bestand zentrale Leberverfettung und Hämosiderose — entsprechend der schon klinisch erkannten, nebenherlaufenden Anämie.

B. Akute leukämische Lymphadenose.
(Akute lymphatische Leukämie.)

Von dieser, der häufigsten leukämischen Erkrankung hat WILHELM EBSTEIN gesagt, sie sei mit höchster Wahrscheinlichkeit Ausdruck einer Infektionswirkung — eine Anschauung, welche NAEGELI für ebenso unhaltbar ansieht, als die Auffassung, daß infiltrativ wachsende hyperplastische Produkte leukämischer Krankheiten eine sarkomatöse Natur der fraglichen Leukämien beweisen könnten (STERNBERG, PALTAUF, teilweise auch ASKANAZY). Die akute Lymphadenose kommt meist bei Kindern, weniger oft bei Erwachsenen vor und ist nicht selten durch unreife Lymphozytenformen im Blut und in den Organen ausgezeichnet; auch kann sie perakut und aleukämisch verlaufen.

Für die Leber gibt NAEGELI an, daß sie gewöhnlich an Umfang etwas zunehme und fast immer von lymphatischen Infiltraten befallen sei, welche manchmal bis zu tumorähnlichem Umfang ausgedehnt sein können. In sehr akuten Fällen könnten Leberlymphome auch völlig fehlen oder kaum angedeutet sein. Geringe Zellansammlungen myeloiden Charakters als auch myeloide Bildungen in der Adventitia der Gefäßorte seien möglich.

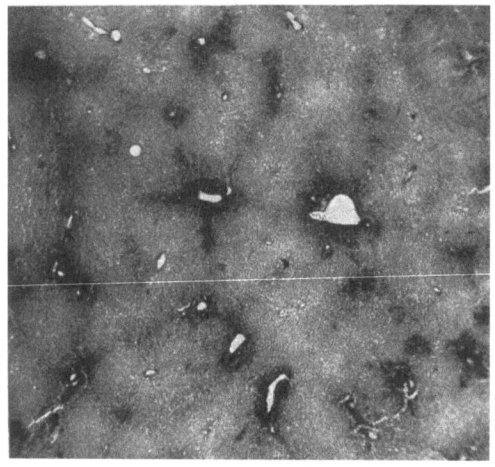

Abb. 29. Akute leukämische Lymphadenose. Leberschnitt bei Lupenvergrößerung (Winkel 00, Okular 1). Interstitielle Anordnung von Lymphomen.

In einem Fall von MEYER und HEINEKE erwies sich die Leber von massenhaften, kleinen, meist periazinös gelegenen Lymphomen durchsetzt, ganz vereinzelte Knoten fanden sich auch mitten in den Azini. Alle Knoten waren scharf gegen die Umgebung, die nicht infiltriert war, abgesetzt. Die Zellen der Knötchen waren Rundzellen vom Typus der sonst in den Organen vorhandenen lymphozytoiden Elemente, hie und da fanden sich zwischen ihnen einzelne, oft um Gefäße gruppierte, eosinophile Zellen. Die Leberkapillaren waren verbreitert und stellenweise voll lymphozytärer Elemente. (Reichliche Literaturangaben bei NAEGELI; vgl. auch die Beschreibungen des Leberverhaltens in den Fällen von FABIAN, NAEGELI und SCHATILOFF!).

In dem Fall, welcher den Abbildungen 29 und 30 zugrunde lag, handelte es sich um einen Knaben von 2³/₄ Jahren. Sein Blutbild hatte bei 48 000 farblosen und 1 000 000 roten Blutzellen in 1 cmm Blutes ein Vorherrschen der lymphozytären und größerer, ungranulierter, einkerniger, basophiler Zellen erkennen lassen. Bei der Leichenöffnung erwies sich die Leber gewöhnlich groß, teils geschwellt, ihr Rand war abgestumpft, eine geringe Verfettung war makroskopisch schon erkennbar. Leberfarbe hell, braungelblich. Die mikroskopische Besichtigung ergab eine Ausbildung von lymphomartigen Mänteln um die Gefäße und Gallengänge der GLISSONschen Dreiecke, aber auch da und dort kleine Lymphome in den Azini, und zwar an den Grenzen der Läppchen. Zugleich bestand Hämosiderose.

Das lymphatische Chlorom bzw. die Chlorolymphadenose (LEHNDORFF) wird heute als wesentliche Erscheinung angezweifelt. „Wahrscheinlich gehören viele hier erwähnte Beobachtungen zur Chloromyelose" schreibt NAEGELI. Sein Verlauf ist meist sehr akut; gewöhnlich sind jugendliche Personen befallen. Im ersten Fall FABIANs lag ein Zellbefund vor, der einesteils an eine lymphatische, andernteils an eine myeloische Bildung denken lassen kann. FABIAN hat ihn als akute lymphatische Chloroleukämie aufgefaßt, ebenso NAEGELI. Allerdings v. DOMARUS scheint nach seinen Ausführungen (in Fol. haematol. Orig. Bd. 13) in diesem Fall FABIANs die Äußerung einer Myeloblasten-Chloroleukämie ersehen zu wollen. Ja, dieser Forscher denkt daran, daß auch die Chlorome mit klein-zellig-lymphatischem Blutbild entsprechend der Mitteilung von ISAAC und COBLINER über mikrolymphozytäre Typen akuter myeloischer Leukämien nichts anderes sind als Mikromyeloblastenchlorome. NAEGELI hat aber wohl recht, wenn er sagt, der histologische Befund der Leber, z. B. auch im Fall 1 von FABIAN sei entscheidend; gerade was diesen Fall anbelangt, so kennt er wohl die Präparate seines mehrfachen Mitarbeiters FABIAN persönlich und kann sich an Hand des Leberbefundes, den FABIAN weniger nachdrücklich nieder-gelegt hat, so bestimmt für Lymphadenose aussprechen. — Wenn also schon lymphatische Chlorome vorkommen, und da man andererseits früher zwischen lymphatischen und myeloischen Chloromen nicht genügend unterscheiden konnte, dann ist nicht gesagt, daß die im Abschnitt der Chloromyelose er-wähnten 19 Leberfälle mit chloromati-schen Knoten und Knötchen, welche KCHINOWLOGUER gezählt hat, wirk-lich alle als myeloide Wucherungen gelten können; das gleiche gilt von den Leberbefunden BEHRINGs und WICKERKIEWICZs, GODEs, PAVIOTs und GALLOIS, HICHENs und PFEIF-FERs, welche FABIAN zitiert hat.

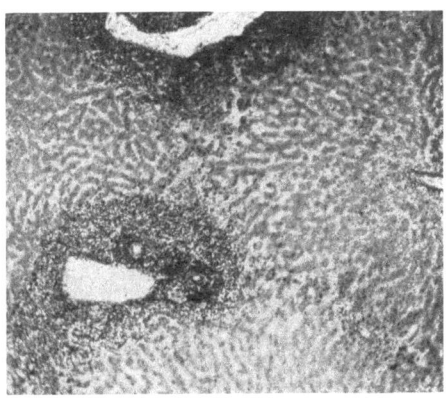

Abb. 30. Leberschnitt bei stärkerer Vergrößerung. (Winkel 1a, Okular 3.) Lymphatische Zellmäntel im Bereich von GLISSONSCHEN Dreiecken.)

3. Sog. Agranulozytosen.

Durch WERNER SCHULTZ ist 1922 eine anginöse Krankheit als „Agranulo-zytose" gezeichnet worden, die u. a. durch isolierte Granulozytenschädi-gung bei fehlender oder geringfügiger Erythrozyten- und Blutplättchenbeeinträchtigung auffallen soll; Lympho- und Monozyten seien verringert, aber doch noch in größerer Zahl vorhanden. Die Krankheit befalle Menschen, namentlich Frauen, im mittleren Lebensalter ohne vorausgehende Herabsetzung des Ernährungszustandes; sie beginne mit Fieber, schwerem Krankheitsgefühl, verlaufe unter infiltrativen ulzerösen und gangränösen, bzw. diphtheroid-nekrotischen Erscheinungen in Mund, Pharynx und Larynx, evtl. auch an Genitalien oder Haut, ohne allgemeine hämorrhagische Diathese, stets mit Ikterus. Klinisch seien manchmal Milz und Leber ver-größert. Die Gesamtleukozytenzahl böte Verminderung auf einige Hundert dar, wobei vor allem polymorphkernige Neutrophile und Basophile ganz ausfallen könnten. ROTTER, der nach SCHULTZ und LEON diese Beschreibung gab, zitiert weiterhin: „Was die hämopoetischen Organe betraf, so lieferten Milz, Leber und Lymphknoten nur uncharakteristische Befunde" im Gegensatz zum Knochen-mark. Analoge Beobachtungen machten FRIEDEMANN, BANTZ, LAUTER, ELKELES, PETRI, LOWETT und EHRMANN. PETRI fand in der Leber keine pathologischen Befunde.

ROTTER teilte selbst 6 Beobachtungen entsprechender Art mit. Über die Leber gibt er zweimal an, sie sei etwas geschwellt gewesen; einmal heißt es, ihre Gewebshärte sei teigig befunden worden; in diesem Fall war die Schnittfläche graugelb, die Läppchenzeichnung schlecht erhalten. Von den mikroskopischen Leberbefunden sind zu erwähnen: Viermal aus kleinen Lymphozyten bestehende Infiltrate im periportalen Bindegewebe, bald periphere, bald zentrale Verfettung der Leberzellen, einmal kleine Lebernekrosen ohne bestimmte Lokalisation mit nur geringer Zellreaktion im Randgebiet der Nekrosen, fünfmal starke Schwellung der KUPFFERschen Sternzellen; in einem Fall hatten die Sternzellen rote Blutkörperchen oder Bakterien phagozytiert, Bakterienembolien lagen in den Pfortaderkapillaren; der letzte Fall — jener mit den Lebernekrosen — zeigte Hämosiderose der Leberzellen und der KUPFFERschen Sternzellen. In zwei neueren Beobachtungen von ZADEK ist das Vorkommen myeloider Metaplasie in der Milz gesehen worden.

Bemerkenswert ist auch eine Mitteilung von BALTZER, der im Fall eines 18jährigen Mädchens mit nekrosierender, ulzerierender Pharyngitis und Tonsillitis an der Leber keinen ungewöhnlichen Befund erhob, während bei einem 82jährigen Mann mit Agranulozytose sich in der Leber vereinzelte, diffus verstreute, peripher in den Läppchen gelegene Nekrosen fanden. Im Bereich solcher Nekrosen, die auch in den Tonsillen und Lungen gefunden wurden, waren die Gefäße mit hyalinen und fibrinhaltigen Thromben erfüllt.

Die Krankheit soll primär in einer ätiologisch unklaren Schädigung des leukomyeloischen Apparates bestehen, wodurch der Körper widerstandslos gegen eindringende Keime werde und schließlich septisch untergehe. Analogien der Agranulozytose liegen vielleicht in Fällen von Benzol- und Thoriumwirkungen vor.

Da ROTTER für seine Fälle, wenn überhaupt örtliche Reaktionsvorgänge in ihrem Gewebe zu sehen waren, polymorphkernige Leukozyten vermißte, schließt er auf die alleinige Möglichkeit einer medullären Granulozytopoëse, bzw. auf eine Unwahrscheinlichkeit der histogenen Entstehung von Leukozyten, also auf eine Unwahrscheinlichkeit des Vorkommens „myeloider Metaplasie". Es liegt auf der Hand, daß dieser Schluß nicht zwingend ist, wenn man bedenkt, daß in seinen Fällen die Erythrozytopoëse des Knochenmarks nicht gehemmt war. In jenen Agranulozytosen ist nicht eine Hemmung des Knochemarks, sondern der gesamten mesenchymalen Gewebsreserve speziell in ihrer Eignung für die Granulozytenbildung, also auch für die histogene Leukozytengenese gegeben, will mir scheinen; darum auch die geringe örtliche leukozytäre Reaktion auf entzündlichen Reiz hin. Im übrigen weist sowohl der relativ große Monozytenbefund im Blut solcher Kranker, wie auch der Befund reichlich geschwellter Retikulumzellen in ihren Lebern darauf hin, daß hier vielleicht Verhältnisse vorliegen, die Beziehungen zu gewissen Beobachtungen von sog. Endotheliosen oder Retikulosen haben dürften; auch deren Träger scheinen zum Teil wenigstens septischen Umständen zum Opfer zu fallen; (vgl. den nächsten Abschnitt, ferner SCHITTENHELMs Ausführungen über die SCHULTZsche Monozytenangina usw.).

4. Sogenannte Retikulosen und Endotheliosen der Leber.

Man hat das retikuläre Gewebe der Leber mit seinen Sternzellen als ein äußerst vielvermögendes, mesenchymales Muttergewebe aufzufassen, aus dem Blutbildung heraus erwachsen kann, aus dem sich die Kapillarendothelien differenzieren, das als intermediäres, vorübergehendes Speichergewebe dem Stoffwechsel dient und das zur Matrix kollagenen Bindegewebes und noch weiter komplizierter Stützgewebe in pathologischen Fällen werden kann. Retikulum und Endothel stehen sich sehr nahe und scheinen in mancher Hinsicht wie eine funktionelle Einheit aufzutreten; ob sie sich geradezu vertreten können, ist recht fraglich; eine solche Annahme beruht meist auf den optischen Eindruck der Einheit eines Retikuloendothels; das dürfte indes streng genommen doch nur eine optische Täuschung sein; dies leuchtet ein, wenn man bedenkt, daß die Endothelwand der Pfortaderkapillaren zu Zeiten der Entwicklung keine seitlich geschlossene Röhre darstellt, sondern von einer offenen Wand nach Art eines Netzes begrenzt wird, durch dessen Maschen auch die Retikulumzellen in Berührung mit dem vorbeiströmenden Blut stehen (MOLLIER). Es ist anzunehmen — der Forschungsnachweis ist dafür systematisch noch nicht erbracht —, daß das Verhältnis der offenen Kapillarwand nur eine funktionelle Erscheinung ist, die unter bestimmten pathologischen, wie physiologischen Voraussetzungen zur Geltung kommen kann, so daß also dann retikuläre Elemente auch in postfetaler Zeit vom Blutstrom benetzt zu werden vermögen. PRATT freilich hat neuerdings die offene Kapillarwand bestritten. Nach seinen Ausführungen haben die Kapillaren der Leber deutlich geschlossene Wandungen, welche von ziemlich nahe beieinander liegenden Endothelzellen in Form eines zusammenhängenden Häutchens gebildet und nach außen von feinen Bindegewebsfäserchen und Gitterfasern umkleidet sind. Sie erwiesen sich selbst

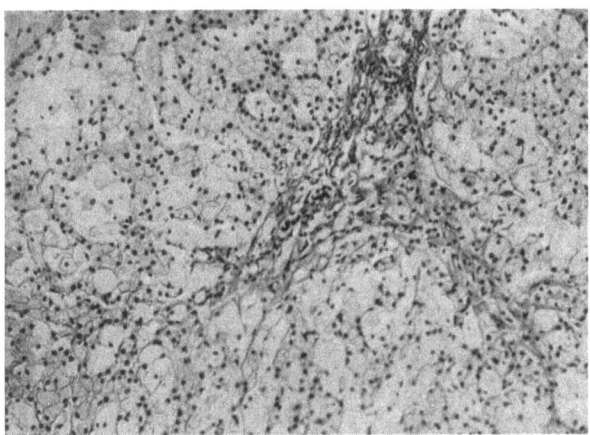

Abb. 31. Lipoidzellhyperplasie der Leber. (Nach SIEGMUND. Verhandl. d. dtsch. pathol. Ges. Bd. 18.)

gegenüber höherem Druck für gröber disperse kolloidale Lösungen undurchlässig. Zwischen Endothelzellen und Leberzellen befinde sich ein deutlicher Spaltraum, der als Lymphscheide aufzufassen sei. Die KUPFFERschen Sternzellen lägen der inneren Kapillarwandung mit breiter Basis dicht auf.

Die enge Berührung und die nahe Verwandtschaft der fraglichen Gewebsteile, vor allem aber die für unser Auge manchmal kaum zu scheidende Gleichheit und Ähnlichkeit der biologischen Reaktionen beider Anteile der Wand, der Endothelien und der Retikulumzellen, ließ den auch hier einschlägigen ASCHOFFschen Ausdruck des „retikuloendothelialen Gewebsapparates" schnell Boden gewinnen. Gleichwohl ist es wünschenswert, nach Möglichkeit die histologisch unterscheidbaren Anteile, Retikulum oder Endothel als verschiedene Reaktionsorte zu trennen (MARESCH) und nicht zu vergessen, daß auch andere Abschnitte des mesenchymalen Gewebsapparates — beispielsweise Adventitiazellen der Gefäße — ganz ähnliche Leistungen, ja zum Teil dieselbe Reaktionsfähigkeit erkennen lassen (LUBARSCH). LETTERER macht für den Fall der Leber allerdings auf die oft übergroße Schwierigkeit für die Durchführung der Absicht aufmerksam, zu scheiden, was als Reaktionsanteil dem Retikulum, was den Kapillarendothelien zukomme. Nach PENTMANN ist es mit Hilfe der Gitterfaserdarstellungen jedoch nicht ausgeschlossen, auch hierüber ins Klare zu kommen (vgl. auch DE JOSSELIN DE JONG, SIEGENBECK VAN HEUKELOM, sowie MALLORY und PARKER!).

Als „Retikulose" wird von einigen benannt das Hervortreten der endothelialen oder retikulären Zellelemente im Verlauf oder infolge von Lipoid-
speicherungen, wie sie im Experiment nach Fütterung mit einem Cholesterin-
fettgemisch auftreten (ANITSCHKOW). Im wesentlichen kennt man beim Menschen
solche retikuläre Speicherung von Lipoiden in der Milz lipämischer Diabetiker
(SCHULTZE, LUTZ). FAHR und STAMM haben diese Erscheinung auch für die
Leber gemeldet.

SIEGMUND hat eine eigenartige Lipoidzellhyperplasie beschrieben, welche
Milz und Leberretikulum betraf; er brachte sie mit der nach GAUCHER benannten
Krankheit in Zusammenhang, fand damit aber keinen Anklang (PETRI, LU-
BARSCH, SCHNEIDER). PICK führte SIEGMUNDS Beobachtungen auf das 1914
von NIEMANN entdeckte „unbekannte Krankheitsbild" zurück, das weiterhin
von KNOX, WAHL und SCHMEISSER ebenfalls gesehen wurde, eine klinisch und
pathologisch-anatomisch fest umrissene Einheit, welche kleine Kinder im
1. und 2. Lebensjahr betrifft und unter Milz- und Leberschwellung zum Tode
führt, ein Symptomenbild das in der Literatur als „PICKs lipoidzellige Splenomegalie (Typus NIEMANN)" bezeichnet wird (SCHITTENHELM).

Abgesehen von der schwer veränderten Milz ist die Leber stark vergrößert, gelb bis
graugelb, nach NIEMANN einer Phosphorleber nicht unähnlich. Die Leber ist teils hart
(SIEGMUND), teils weicher, „glaserkittähnlich" in der Gewebsfestigkeit befunden worden.
Mikroskopisch liegt eine Wucherung der Retikulumzellen (und wohl auch der Endothelien),
ebenso der Zellen in den GLISSONschen Gerüstteilen vor. Die Leberzellen sind komprimiert,
atrophisch. Die gewucherten Zellen enthalten Fettstoffe, Lipoide; ihr Leib erscheint wachs-
artig, durchscheinend, ihr Kern ist klein, rund; manchmal sieht man mehrere Kerne in einer
Zelle. CHRISTELLER hat wie PICK betont, daß die vergrößerten und gewucherten Retikulumzellen bei der sog. GAUCHERschen Krankheit weder Lipoidreaktionen noch Markscheidenfärbung zulassen, sich also von der lipoidhaltigen Retikulose NIEMANNs und SIEGMUNDs
unterscheiden. P. SCHNEIDER teilte den Befund einer auch die Leber betreffenden Retikulose mit, welche zwar Markscheidenfärbung der vergrößerten Zellen, aber keinen Lipoid-
nachweis durchführen ließ. Jedenfalls handelt es sich in all diesen Fällen um den Ausdruck
von Störungen des Gewebsstoffwechsels und um Speicherung von Durchgangsprodukten
in retikulären bzw. mesenchymalen Depotzellen.

WILLIAM BLOOM hat in einer Abhandlung über die Milzvergrößerung dem
Typus GAUCHER die Lipoidhistiozytosis NIEMANNs gegenübergestellt. Er
konnte 3 Beobachtungen der NIEMANNschen Krankheit untersuchen, zweimal
handelte es sich um kleine jüdische Mädchen von 14 und 16 Monaten, einmal
um einen jüdischen Knaben von 7 Monaten. In diesen Fällen fand sich eine
ausgesprochene und verbreitete Erfüllung der Retikulumzellen der Milz, der
Lymphknoten, des Thymus, der Klasmatozyten des Bindegewebes, sowie
großer Zellen in der Alveolenwand der Lungen und im perivaskulären Lungengewebe mit lipoidem Zellmaterial; auch in den Zweigen der Pankreasgefäße
kamen diese großen Zellen vor. Im Gegensatz zu den eigenartigen Zellen der
GAUCHERschen Krankheit ließen sie sich mit den Farbmitteln für lipoide Stoffe
darstellen; sie enthielten kein Eisen und waren nach Alkoholbehandlung
vakuolisiert. (Vgl. auch den Nachtrag, S. 682 dieses Buches.)

Am bekanntesten unter den Retikulosen der Milz und Leber ist die von
GAUCHER entdeckte und nach ihm benannte, mit erheblicher Splenomegalie
einhergehende Stoffwechselstörung; sie wird geradezu als retikuläre Systemerkrankung aufgefaßt. SCHLAGENHAUFER, RISEL, PICK, DE JOSSELIN DE JONG
und SIEGENBECK VAN HEUKELOM, MANDLEBAUM, sowie MANDLEBAUM und
DOWNEY und andere haben sie eingehend bearbeitet.

PICK führt über die einschlägigen formalgenetischen Anschauungen der Forscher folgendes aus: „BOVAIRD, COLLIER, später DOWNEY, WILSON, ERDMANN und MORHEAD vertreten die Abstammung der Gaucherzellen von den Endothelien. SCHLAGENHAUFER, RUSCA,
E. I. KRAUS, auch FOOT und LADD leiten diese von den Elementen des retikulären Stützgewebes her. BRILL, MANDLEBAUM und LIBMANN nahmen die gleichzeitige retikulum-

zellige und endotheliale Genese an. De Jong und van Heukelom, Marchand-Risel und Mandlebaum-Downey wollen letztere wenigstens nicht ausschließen. Neuerdings wird (Eppinger, Barat, H. Jaffé, Waugh, Mac Intosh und Epstein) der Morbus Gaucher als Beispiel einer Erkrankung des retikulo-endothelialen Systems charakterisiert." Ludwig Pick berücksichtigt, wie mir scheint, am meisten die ungeheuere plastische Potenz des mesenchymalen Reservegewebes im Organismus und betont, daß man den Morbus Gaucher nicht einfach und einseitig als retikuläre oder retikulo-endotheliale Erkrankung in Anspruch nehmen dürfe. Er sei auch nicht nur eine Affektion des Histiozytenapparates in Milz, Leber, Lymphknoten und Knochenmark, sondern befalle vorwiegend die Retikulumzellen, in zweiter Linie aber auch „bindegewebige" Adventitiazellen oder überhaupt „Bindegewebs- zellen" (Klasmatozyten") unter Ausschluß von Endothelien. Eine Retikulose der blut- bildenden Gewebe zeichnet die Gauchersche Krankheit also doch vorwiegend aus — und wenn wir bedenken, daß heute von so manchem Forscher die Möglichkeit autochthoner Blutzellbildung aus der Matrix adventitieller Zellen anerkannt wird, dann kann man unter dem Morbus Gaucher sich wohl eine Systemerkrankung vorstellen, bei der die Milz als

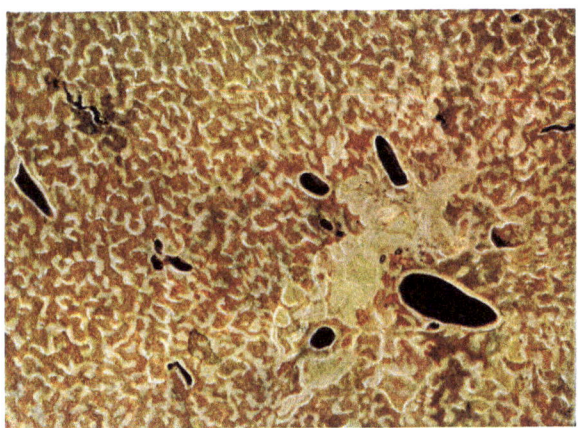

Abb. 32. Leberdurchschnitt bei Morbus Gaucher. Fall L. Picks (1924) ♂ 56a. Charakteristische, weißlichgraue Äderung des Leberparenchyms durch Gaucherzellgewebe. Umschriebener, umfänglicher inselförmiger Zusammenfluß der zackigen Streifen. (Nach L. Pick, Krankenhaus Berlin-Friedrichshain in „Ergebnisse der inneren Medizin und Kinderheilkunde. Bd. 29. Berlin: Julius Springer 1926.)

meist befallenes Organ symptomatisch die Führung zu haben pflegt, bei der aber gewöhn- lich die Vierzahl der Organe: Milz, Leber, Knochenmark, Lymphdrüsen nicht über- schritten wird (Pick).

Die Leber der Gaucher-Kranken ist vergrößert, wenn auch nicht im selben Verhältnis als die Milz; im Fall von Brill-Mandlebaum-Libmann habe die Leber 4800 g, die Milz 5800 g gewogen. Bloom fand bei einem 6jährigen Knaben jüdischer Abkunft die Leber stark vergrößert, an der Außenfläche unregelmäßig, im ganzen graubraun gefärbt. Das Durchschnittsgewicht der Leber der Gaucher-Leichen berechnete Pick, dem ich in der weiteren Schilderung folge, auf 3200 g, jedoch sei gelegentlich die Leber kaum vergrößert befunden worden; ihr Gewebe sei fest und zäh, die Ränder abgestumpft. die Kapsel manchmal an der Oberfläche rauh und unregelmäßig, weißlichgrau. Sonst sei die Leberoberfläche bräunlichrot oder graulichbraun, glatt, bei Jugendlichen und Säuglingen von gelblich-rosaroter oder gelblicher Farbe und undeutlicher Läppchenzeichnung. Die Schnittfläche wurde auch schon schokoladebraun oder zuweilen mehr gelb befunden. Verästelte Strang- und Netzzeichnungen in der Leber, sowie leichte Granulierung der Schnittfläche wurden gelegentlich gesehen und erinnerten an Leberzirrhose. Pick benennt eine charakteristische, weißlichgraue Äderung des Leberparenchyms durch Gaucherzellgewebe; dadurch ergäben sich umschriebene, manchmal umfängliche, inselförmige Felder, welche aus dem Zusammenfluß zackiger Streifen entstünden (Abb. 32). Auch Blutungen im Gewebe und unter der Kapsel, ferner graugelbe trockene Herde im Gerüstgewebe, ferner unscharf begrenzte, leicht erhabene Flecke von koagulationsnekrotischen Gaucherzellherden (Mandlebaum) wurden gemeldet. Kombination mit verkästen Konglomerattuberkeln beschrieb Epstein.

Von den mikroskopischen Wahrnehmungen an solchen Lebern nennt Pick die Zirrhose ein inkonstantes Vorkommnis. Wesentlich ist die Einlagerung oder Wucherung der Gaucherzellen, d. h. bestimmter voluminöser Zellen, die spezifisch sein sollen, sowohl in der Eigenart ihrer Plasmastruktur, als auch des im Zelleib eingelagerten Körpers, der die besondere morphologische Erscheinung dieser

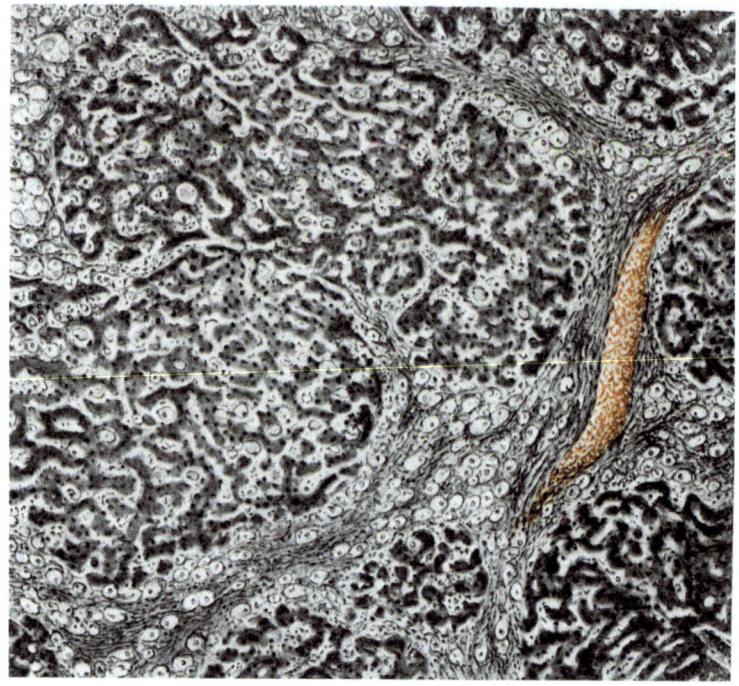

Abb. 33. Übersichtsbild einer Leber bei Gaucherscher Krankheit. 85fache Vergrößerung.
(Nach Epstein.)

Zellen bedinge. Epstein hat die Chemie dieser Zellmassen bearbeitet, welche nach der mikrochemischen Reaktion dem Amyloid oder dem Hyalin nahe zu stehen scheinen.

Bloom bildete von einem seiner Fälle die Leber ab; sie ließ sowohl zentral in manchen Läppchengebieten, als auch im periportalen Bindegewebe große mesenchymale Zonen finden, welche „nicht mit den Kupfferschen Sternzellen" — [das soll wohl heißen: nicht mit den Pfortaderkapillaren] — in Verbindung standen, eher aber mit dem Außengewebe der Lebervenen. Diese Zellen versagten die Reaktion auf Lipoidstoffe; mit Mallorys Anilinblau behandelt, zeigten sie aber in ihrem Protoplasma eine feine fädige Struktur, einen Befund, welcher ganz im Gegensatz zu den Zellen der Splenomegalie des Niemannschen Typus stehen soll.

Nach Epsteins und Liebs Untersuchungen ist der Zellinhalt der Gaucherzellen, die sog. Gauchersubstanz ein Stoffkomplex von sehr verwickelter Zusammensetzung; darunter spielt ein zu den Zerebrosiden (Sphingogalaktosiden) gehöriger, kristallisierbarer, stark quellender, zerebrinähnlicher Körper, das Kerasin, eine wichtige Rolle. Auch dürften alkohollösliche, ätherunlösliche Phosphatide im Spiele sein, während Cholesterin und seine Ester, sowie ätherlösliche Lezithine nicht in Frage kämen.

Die GAUCHERzellen haben in der Leber verschiedene Örtlichkeiten der Einlagerung erkennen lassen. In Fällen mit mangelnder Zirrhose fand sich nur eine Erfüllung der Blutkapillaren besonders nahe den Zentralvenen mit solchen Zellen; das betrifft namentlich Säuglinge, wenn auch, wie PICK ausführt, selbst bei Erwachsenen GAUCHERzellen stets mehr oder minder reichlich in den Läppchenkapillaren zu finden seien; aber hier bevorzugten sie mehr die peripheren Bezirke der Lobuli und könnten bei stärkerer Anhäufung wohl auch

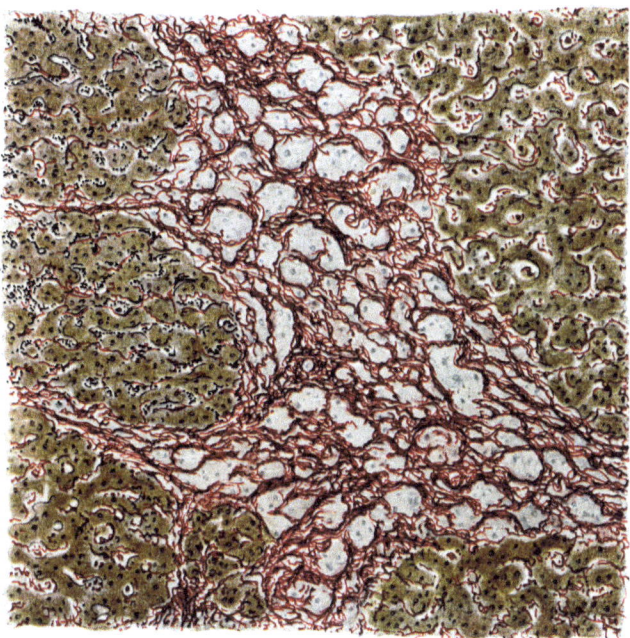

Abb. 34. Morbus Gaucher; Leber. Anordnung der Gaucherzellen im interazinösen Bindegewebe. Silberimprägnation nach BIELSCHOWSKY-MARESCH. 140fach vergrößert. (Nach EPSTEIN.)

eine Atrophie der Leberzellsäulen hervorrufen. Mittels der Malloryfärbung ließen sie sich von den Leberzellen gut unterscheiden, was sonst zuweilen schwierig sein könnte. Auch die Adventitia der Zentralvenen könne von GAUCHERzellen erfüllt sein. — Außerordentlich stark ist manchmal die Gewebsverdickung des GLISSONschen Gerüstes der Leber; jedoch handelt es sich hier nicht um eine fibröse Sklerose oder Zirrhose; vielmehr rührt die Verdickung von einem Auftreten der Gaucherzellen, sei es in einzelner Lage, sei es in alveolenähnlicher Zusammenordnung her, die, wie PICK sagt, manchmal den Hauptteil der Verbreiterung der interlobulären Bindegewebssepten ausmachten. Die Zellen neigen zu einer strang- und netzartigen Anordnung, sie umgeben die Pfortaderäste, finden sich aber auch in deren Media, ja gelangen, wenn auch seltener, selbst in das Gefäßlumen (RISEL). Durch solche Zelleinlagerungen, ebenso wie durch bindegewebige Wucherung kann das in seiner Anlage und Abgrenzung so wohlgeordnete Lebergewebe durchfurcht und zu unregelmäßiger Inselbildung des Parenchyms gezwungen werden, wodurch der Eindruck einer

Zirrhose („Pseudozirrhose") entsteht. Nach EPSTEIN kann man in solchen Gaucherlebern auch Zeichen der Blutbildung feststellen; das dürfte indes nicht häufig sein. Dagegen gelingt der Nachweis von Hämosiderin in den Endothelien, sowie im GLISSONschen Gewebe, ferner auch in den Leberzellen selbst unschwer — meist aber nicht auch in den Gaucherzellen. Nur EPSTEIN berichtet vom Befund gelösten oder körnigen, ja selbst scholligen Eisenpigments in den Gaucherzellen, die außerdem eisenfreie gelbe Schollen und Tröpfchen erkennen ließen. KRAUS fand bei einem Gaucherkranken Säugling Hämosiderin nur spärlich in den Leberzellen, dagegen erheblich in den KUPFFERschen Sternzellen. Im allgemeinen nimmt nach PICK die Hämosiderose der Leber, wie die der Milz mit der Dauer der Erkrankung zu.

Die ehemals von JOSSELIN DE JONG und SIEGENBECK VAN HEUKELOM, ferner von RISEL vertretene Anschauung, die Gaucherzellen der Leber seien lienalen Ursprungs und stellten nur metastatische Innidationen in der Leber vor, ist heute verlassen. Nach L. PICK bleibt auch die endotheliale Abstammung der Gaucherzellen bis heute unerwiesen. Es handle sich um ein ausgezeichnetes Beispiel einer anatomisch umschriebenen Veränderung einer spezifischen Zellgruppe (MANDLEBAUM und DOWNEY), um eine Form von Histiozyten- oder Makrophagenkrankheit mit vorwiegender Beteiligung von Retikulumzellen und Klasmatozyten(PICK). Wer die Gemeinsamkeit des zellbildungs- und regenerationskräftigen mesenchymalen Gewebes in Form des retikulären Synzytiums und der lockeren Gefäßwandzellen überhaupt anerkennt, für den ist die Auffassung des Morbus Gaucher als einer spezifischen Erkrankung dieses Gewebssystems, das unter geeigneten Umständen auch der Blutbildung dienen kann, nicht so schwierig, meine ich.

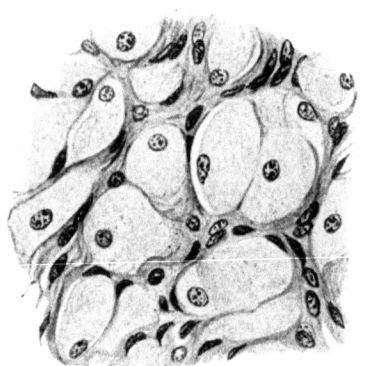

Abb. 35. Lagerung der Gaucherzellen im interlobulären Leberbindegewebe, dessen Stränge netzartig auseinander gedrängt sind. 380 fach vergrößert. (Nach EPSTEIN.)

Unbekannt ist jedoch der Bedingungskreis, der zu solch spezifischer Zellwucherung führt. —

Was die Endothelhyperplasien der Leber anbelangt, muß zunächst an jene zweiffellos reaktiven Herdbildungen mit mehr oder weniger weitgehenden zentralen Nekrosen hingewiesen werden, die sich im Verlauf verschiedener bakteriämischer Erkrankungen finden. Es ist davon im Kapitel über die speziellen Infektionsfolgen der Leber gehandelt worden. Durch Arbeiten der neuesten Zeit (KUCZINSKY, OELLER, SIEGMUND) ist eine sog. Endothelaktivierung im Verlauf bestimmter allgemeiner Abwehrreaktionen des Körpers gegen Infektionen oder Intoxikationen der Blutbahn näher gekennzeichnet worden. Die bei den typhösen Erkrankungen, ferner bei verschiedenartigsten Peritonitiden, sowie bei den Streptokokkämien gesehenen Fleckungen im Lebergewebe, welche sich als Parenchymdystrophien mit parallel gehender örtlicher Endothelhyperplasie kennzeichnen, sind als solche Abwehrvorgänge bestimmten Grades aufgefaßt worden. Immerhin handelt es sich dabei um ein inselartiges, oft nur submiliares multiples Auftreten der „Endotheliose". Allgemeinere Retikuloendotheliosen oder Endotheliosen sollen den folgenden Mitteilungen zugrunde gelegen sein.

GOLDSCHMIDT und ISAAC sowie PENTMANN-HEDINGER, LETTERER und RYUICHI AKIBA beschrieben Erkrankungen des hämatopoetischen Apparates, also auch der Leber, mit Hyperplasie des endothelialen bzw. retikulären und endothelialen

Gewebes. Letzterer beruft sich für die Anschauung, daß diese beiden Gewebsanteile betroffen sind, auf das Zeugnis von MANDLEBAUM und DOWNEY, die ja
auch für den Morbus Gaucher die Mitbeteiligung der Endothelien erkannt
haben wollen. In den fraglichen Fällen war die Leber unfangreich, meist anämisch,
nicht verhärtet; im Fall LETTERERs ließ sie auf dem Schnitt deutlich die
Zentralvenen der Läppchen erkennen; ebenso verhielt es sich bei PENTMANNs
Beobachtung. Hier erwiesen sich die Parenchymsäulen in den inneren Azinusabschnitten schmal, in den äußeren Zonen waren sie breiter, ziemlich trübe.
Die GLISSONschen Scheiden waren nicht verbreitert; aber die endothelialen
Wandzellen der Pfortaderkapillaren erschienen vergrößert und vermehrt;
auch waren sie nicht selten abgelöst und in die Lichtung der Blutbahn ab-
gestoßen oder übergetreten. Die Leber, welche LETTERER untersuchte, war

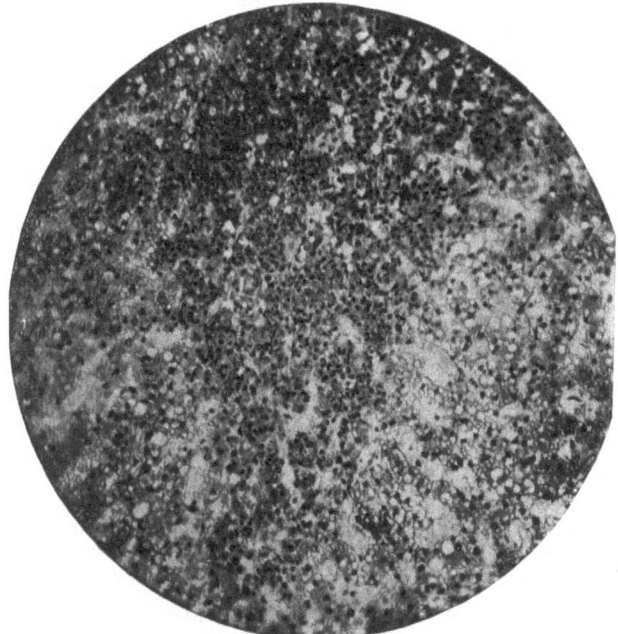

Abb. 36. Herdförmige, reaktive Endotheliose der Leber bei Streptokokkämie im Verlauf einer
Endokarditis.

durch großtropfige Verfettung des Parenchyms ausgezeichnet, das Leberbindegewebe war nicht vermehrt, stellenweise machte sich eine großzellige
Infiltration in den breiten Abschnitten der bindegewebigen Anteile geltend.
In den Pfortaderkapillaren fanden sich — abgesehen vom gewöhnlichen Gehalt
an roten und polymorphkernigen farblosen Blutzellen — große protoplasma-
reiche Zellen mit längsovalem, ganz hellem und unregelmäßig konturiertem
Kern. LETTERER meinte, daß sie teilweise dem Einstrom aus der Milz zu
danken gewesen seien; andererseits zeigten aber die Sternzellen an vielen Stellen
eine ganz auffallende Größe — oft derartig, daß sie bei engen Kapillaren das
Lumen versperrten. Das Protoplasma dieser Zellen war heller als das der leicht
gekörnten Leberzellen. Manchmal lagen die Sternzellen nicht mit der ganzen
Zellwand dem Gefäßrohr an, sondern es ragte einer ihrer spitz ausgezogenen
Fortsätze frei ins Lumen hinein, während sie mit dem anderen Teil noch fest-
hafteten. Die Oxydasereaktion dieser Zellen war negativ. Manche davon

waren auch mehrkernig; gelegentlich hatten sie Erythrozyten in sich aufgenommen. Solche Erythrozytophagie fand sich auch in abgestoßenen analog erklärten Zellen der Leberblutbahn. Die Endothelzellen der größeren Lebergefäße
zeigten keine Veränderungen; dagegen gingen aus Pfortaderkapillarendothelien
Riesenzellbildungen hervor. Die im Bindegewebe der GLISSONschen Kapsel festgestellte Zellwucherung wurde auf die Adventitia als Entstehungsort zurückgeführt.

Im Fall von RYUICHI AKIBA war die Leber hochgradig verfettet; nur in der
Umgebung der Zentralvene fanden sich oft noch guterhaltene Leberzellen;
ganz vereinzelt stellte man kleine, unscharf begrenzte, knötchenförmige Herde
fest, welche fast ganz nekrotisch waren und ein ziemlich ähnliches Bild aufwiesen wie Knötchen, die sich in Milz und Lymphknoten desselben Leichnams
fanden. Die Leberkapillaren waren eng, die KUPFFERschen Sternzellen spindelförmig ausgezogen. Wie im Fall von LETTERER habe eine Wucherung der
Retikulumzellen vorgelegen.

Bei der Diskussion dieser Befunde wird auch ein Fall von EWALD, ferner der obengenannte von BORISSOWA herangezogen, welch letzteren PENTMANN für identisch mit seiner
Beobachtung als eine dysontogenetische Endotheliose, d. h. als eine Hamartie erklärt hat.
Durch EWALD, LETTERER, STERNBERG und RYUICHI AKIBA kam im Anschluß an die ASCHOFF-
KIYONOsche Histiozytenlehre und an die Ausführungen von SCHILLING und HOLLER ein ganz
anderer Gesichtspunkt, nämlich der einer reaktiven Erscheinung zur Überlegung; dazu
kann weiterhin noch folgendes bemerkt werden: Beobachtungen von SCHULTZ, WERMBTER
und PUHL, sowie von SACHS und WOHLWILL betreffen Vorkommnisse, welche auf der
Grenze einer Systemerkrankung des retikulo-endothelialen Apparates und einer Granulo-
matose standen. Die Lebern dieser Fälle zeigten teils kleine helle Stippchen, teils grauweiße
kleine Knoten mit deutlich geschwollenem Zellaparat des Retikulums. Während SACHS
und WOHLWILL in den Kapillaren keine fremden Zellen fanden, gaben SCHULTZ, WERMBTER
und PUHL an, alle Kapillaren seien dicht erfüllt gewesen mit hyperplastischen Endothelien.
RYUICHI AKIBA hat übrigens auch für die Beobachtung von GOLDSCHMID und ISAAK betont,
daß sie der Lymphogranulomatose nahe stünde, und neuerdings haben SCHULTZ und MIRISCH
allgemeiner zur Frage der Anginen mit reaktiver Vermehrung lymphoider Zellen ausgeführt,
es liege im Fall solchen Vorkommnisses eine spezifische Reizung vor, die zu ungewöhnlicher
Wucherung im lymphatischen Apparat und zu einer abnormen Ablösung von Zellen und
Einschwemmung in die Blutbahn führe. Wie dem immer auch sein mag, so scheint mir
hier noch nicht genügende Klarheit vorzuliegen.

Wie so häufig, wenn es sich im Leberbereich um Endothelien der Pfortader hier,
Gitterfaserwerk dort, KUPFFERsche Sternzellen da handelt, scheint mir auch hier die
auseinandergehende allgemeine Auffassung und Benennung dieser Elemente die pathologische Deutung zu erschweren und Mißverständnisse zu veranlassen. Gleichwohl dürfte
es nicht schwierig sein, wenn man an die verschiedene Differenzierungsfähigkeit der retiku-
lären-mesenchymalen Gewebsreserve denkt, diesen Beobachtungen gerecht zu werden, auch
ohne dem von einzelnen beliebten, unbedingten Trialismus in der Auffassung von der
Bildung der farblosen Blutzellelemente zu huldigen. Die Gewebsreserve ist je nach den
Bedingungen, denen sie ausgesetzt ist, in der Lage reparativ und regenerativ alle Blutelemente — ebenso wie ein Granulationsgewebe, wie ein fibröses Bindegewebe, ebenso wie
Knorpel oder Knochen neu zu bilden; freilich entwickelt sich aus dem Mutterboden, den
diese Gewebsreserve darstellt, immer etwas, das jeweils nur in einer Richtung differenziert
werden kann, im Fall der Blutbildung entweder im Sinn der Erythrozytopoese, der Leukozytopoese, der Lymphozytopoese oder der Histiozytopoese; was an und für sich nicht ausschließt, daß auf engem Ort nebeneinander aus mesenchymalem Muttergewebe verschiedene
Tochterdifferenzierungen hervorgehen, wie das physiologisch etwa auch im Knochenmark
der Fall ist. All diese verschiedenen Elemente des Gewebes und des Blutes wechseln, wenn
sie einmal ihre Entwicklungsrichtung eingeschlagen haben, nicht mehr den Zellcharakter,
obwohl sie eine gemeinsame Matrix, die pluripotenten Retikulumzellen, haben. In diesem
Punkt könnten sich unitarische bis trialistische Anschauungen der farblosen Blutbildung
vereinigen. Allerdings muß man hier speziell die Vorfrage der Möglichkeit extramedullärer
Blutzellbildung durch autochthones Wachstum aus der mesenchymalen, polypotenten
Gewebsreserve heraus unter postembryonalen Verhältnissen anerkennen, was nicht alle
Forscher tun, wie weiter oben schon ausgeführt worden ist.

Alles in allem muß man sagen: Das Wesen jener vielfach anginösen Erkrankungen mit einer aktiven Erscheinung am Retikulum, also auch zumeist der
Leber, ist noch nicht geklärt. Vermutlich ist es recht willkürlich, sie unter

dem Hinweis auf eine ihrer Besonderheiten, auf eine „Retikulosis" oder „Endotheliosis" schlagwortartig zu vereinen. Da es nun unklar ist, ob man in der Bluterscheinung und in der Veränderung der retikulo-endothelialen Gewebe das wesentliche und Hauptsymptom ersehen darf, kann erst recht keine Sicherheit darüber bestehen, ob man die als „Endotheliosen" oder „Retikuloendotheliosen" bezeichneten Erkrankungen nach Art von Krankheiten, die im Anschluß an Infektionen oder doch kompliziert mit Infektionsvorgängen auftraten, als „leukämoide", reaktive Erscheinungen oder als „aleukämische Histiozytosen" oder kurzweg als „Retikulosen" auffaßt — und damit den Leukämien gleichstellen soll oder ob man das hervorragendste Zeichen in einer „Agranulozytosis" erblicken muß, gewissermaßen in einer passiven Erscheinung von Erschöpfung und Abwehr-Unfähigkeit eines Gewebssystems (vgl. STERNBERG, EWALD, SCHILLING, HOLLER, EPSTEIN, R. M. JAFFÉ, JAGIC, PASCHKIS); aber das ist alles vielleicht nicht so bedeutungsvoll, wenn man den Gedanken vertritt, daß auch die leukämischen Erkrankungen nur gewebssystematische Reaktionen auf irgendwelche, vielleicht verzettelte und verallgemeinerte, ursprünglich exogen-infektiöse oder toxische Einflüsse darstellen, deren Wesen durch Besonderheiten der allgemeinen Reaktionsfähigkeit — und zwar der angeborenen ebensogut, als der erworbenen Reaktionsfähigkeit — eine besondere Note erhält; (vgl. auch SIEGMUND, DIETRICH!).

Siehe den Nachtrag auf Seite 682.

Schrifttum.

ALBRECHT, FANNY: Zur Entstehung der myeloiden Metaplasie bei experimentellen Blutgiftanämien. Frankfurt. Zeitschr. f. Pathol. Bd. 12, S. 239. 1913. — APPELBERG: Om carcinomanemiens natur. Akad. Afhandl. Helsingfors 1919 (zit. nach SCHAUNMAN und SALTZMAN). — ASCHOFF-KIYONO: Zur Frage der großen Mononukleären. Fol. haematol. Vol. 16. 1913. — ASKANAZY, M. (1): Der Ursprung und die Schicksale der farblosen Blutzellen. Münch. med. Wochenschr. 1904. Nr. 44 und 45. — ASKANAZY, M. (2): Über extrauterine Bildung von Blutzellen in der Leber. Verhandl. d. dtsch. pathol. Ges. 7. Tagung 1904. S. 58. Berlin. — ASKANAZY, M. (3): Über die physiologische und pathologische Blutregeneration in der Leber. Virchows Arch. Bd. 205, S. 346. 1911. — ASKANAZY, M. (4): Einiges zum Verständnis der Chlorome. Beitr. z. pathol. Anat. u. z. allg. Pathol. Bd. 63, S. 23. 1916. — ASSMANN, H.: Beiträge zur osteosklerotischen Anämie. Beitr. z. pathol. Anat. u. z. allg. Pathol. Bd. 41, S. 565. 1907.

BALTZER, HANS: Zur Kenntnis der Agranulozytose. Virch. Arch. Bd. 262, S. 681. 1926. — BANTI: Die Leukämien. Zentralbl. f. allg. Pathol. u. pathol. Anatomie. Bd. 15. 1904. — BANTZ: Leukämieartige Zustandsbilder mit dem Blutbefund einer extremen Leukämie. Med. Klinik. Bd. 19, S. 1705. 1923. — v. BAUER, JOS.: Chlorom. Münch. med. Wochenschr. 1907. S. 1962. Ärztl. Verein vom 26. 6. 1907. — BEHRING und WICHERKIEWICZ: Chloroleukämie. Berl. klin. Wochenschr. 1882 (zit. nach FABIAN). — BINGEL und BETGE: Myeloblasten- und Monozytenleukämie. Frankfurt. Zeitschr. f. Pathol. Bd. 4. — BIZZOZERO (1): Über die Natur der sekundären, leukämischen Bildungen. Virchows Arch. Bd. 99. 1885. — BIZOZZERO (2): Über die Entstehung der roten Blutkörperchen im extrauterinen Leben. MOLESCHOTTS Untersuchungen. Bd. 13. — BLOCH, ERNST: Über die Bedeutung der Megaloblasten und Megalozyten. Beitr. z. pathol. Anat. u. z. allg. Pathol. Bd. 34, S. 331. 1903. — BLOOM, WILLIAM: Splenomegaly (Type Gaucher) and Lipoidhistiocytosis (Type Niemann). Americ. journ. of pathol. Vol. 1, Nr. 6, Nov. 1925. — BLUMENTHAL und MORAWITZ: Experimentelle Untersuchungen über posthämorrhagische Anämien usw. Dtsch. Arch. f. klin. Med. Bd. 92. 1908. — BORISSOWA: Beiträge zur Kenntnis der Bantischen Krankheit usw. Virchows Arch. Bd. 172, S. 108. 1903. — BOVAIRD (1): Primary splenomegaly. Americ. journ. of the med. sciences. Vol. 120, p. 377. Okt. 1900. — BOVAIRD (2): Primary splenomegaly. Studies from the department of pathology of the college of physicians and surgeons. Columbia University New York. Vol. 7, Nr. 12. 1899—1900. — BRIE: Über die Thrombose der Pfortader. Inaug.-Diss. Leipzig 1914. — BRILL: Primary splenomegaly. Americ. journ. of the med. sciences. Vol. 121, Nr. 4, p. 377. 1901. — BRILL, MANDLEBAUM und LIBMAN: Primary splenomegaly-Gaucher type. Americ. journ. of the med. sciences. Vol. 129, Nr. 3, p. 491. 1905. — BROCKHUIZEN: Hydrops foetus universalis. Inaug.-Diss. Groningen 1908. — BUTTERFIELD, E. E.: Über die ungranulierten Vorstufen der Myelozyten und ihre Bildung in Milz, Leber und Lymphdrüsen. Dtsch. Arch. f. klin. Med. Bd. 92, S. 336. 1908. — BUTTERFIELD, E. E.: Beiträge zur Morphologie der Chloromzellen. Folia haematol., (Orig.) Vol. 8, p. 179. 1909.

CAPON, NORMAN B.: General oedema of the fetus. Journ. of obstetr. a. gynecol. of the Brit. Empire. Bd. 29, Nr. 2. 1922. — CHIARI, HANS: Erythroblastosis congenita. Jahrb. f. Kinderheilk. Bd. 80, 3. Folge Bd. 30, H. 6. 1914. — CHRISTELLER: Diskussion (Morbus Gaucher): Verhandl. d. dtsch. pathol. Ges. 18. Tag. Jena 1921. S. 69. — CROZIER: Contribution à l'étude de l'oedeme généralisé du fœtus. Thèse de Lyon. 1913.

DIETRICH: Über die Reaktionsfähigkeit des Körpers· bei septischen Erkrankungen. 37. Kongr. d. Ges. f. inn. Med. Wiesbaden 1925. — DOCK: Chloroma and its relation to leucaemia. Americ. Journ. of the med. sciences. Vol. 106, p. 152. 1893. — DOCK und WARTHIN: A new case of chloroma with leucaemia. Med. news 26. 12. 1904. Nr. 19, p. 971. Transact. of the assoc. of Americ. physicians 1904. p. 64. — v. DOMARUS (1): Über Blutbildung in Milz und Leber bei experimentellen Anämien. Arch. f. experim. Pathol. u. Pharmakol. Bd. 58, S. 289. 1908. — v. DOMARUS (2): Über die Beziehungen der Leukämien zu den malignen Neoplasmen. Folia haematol. 1. Teil, Vol. 13, p. 384. 1912. — v. DOMARUS (3): Die Leukämien. Spez. Pathol. u. Therapie inn. Krankh. v. KRAUS und BRUGSCH. Bd. 8, S. 343. — DOMINICI (1): Cpt. rend. de la soc. de biol. des sciences. 1899. — DOMINICI (2): Sur l'histol. de la rate. Arch. de méd. exp. et d'anat. pathol. Tome 12, p. 563, 733. 1900; Tome 13, p. 1. 1901. — DOMINICI (3): Sur le plan de structure du système hématopoétique des mammifères. Arch. génér. de méd. 1906. Nr. 11.

EBSTEIN, WILHELM: Pathologie und Therapie der Leukämie. Stuttgart: Ferd. Enke 1909. — EHRLICH und LAZARUS: Die Anämie. Nothnagels Handb. der speziellen Pathol. u. Therap.· Bd. 8, Teil 1, H. 1. Wien 1898. — EICHELBAUM, H.: Über die Erythroblastose (Hydrops congenit.) der Neugeborenen und ihre Beziehung zum Icterus neonatorum. Arch. f. Gynäkol. Bd. 119, S. 149. 1913. — ELKELES: Beitrag zu dem Krankheitsbild der „Angina agranulocytotica". Med. Klinik. Bd. 20, S. 1628. 1924. — ELLERMANN, V.: Untersuchungen über die Histologie der perniziösen Anämie. Virchows Arch. Bd. 228, S. 247. 1920. — EMMERICH: Die kavernöse Umwandlung der Pfortader. Frankfurt. Zeitschr. f. Pathol. Bd. 10, S..392. — ENGEL, C. S. (1): Ist die progressive perniziöse Anämie als Rückschlag in die embryonale Blutbildung aufzufassen? Virchows Arch. Bd. 153, S. 537. 1898. — ENGEL, C. S. (2): Die Entwicklung der roten Blutkörperchen bei den Wirbeltieren. (Referat gelegentlich des 13. med. Kongresses in Paris.) Münch. med. Wochenschr. 1900. S. 1598. — ENGEL, C. S. (3): Über regenerative und blastomatöse Gewebsbildung. Virchows Arch. Bd. 205, S. 1. 1911. — ENGEL, C. S. (4): Arch. f. mikroskop. Anat. Bd. 86. 1915. — EPPINGER (1): Die Milz als Stoffwechselorgan. Verhandl. d. dtsch. pathol. Ges. 18. Tagung Jena 1921. S. 33. — EPPINGER (2): Die hepato-lienalen Erkrankungen. Berlin: Julius Springer 1920. — EPSTEIN, EMIL (1): Die generalisierten Affektionen des histiozytären Zellensystems (Histiozytomatosen). Med. Klinik 1925. Nr. 40—41. — EPSTEIN, EMIL (2): Pathologie, Chemie und Systematik der GAUCHERschen Krankheit. Wien. klin. Wochenschr. 1924. Nr. 46. — EPSTEIN, EMIL (3): Zur Chemie der GAUCHERschen Krankheit und zur Frage der sog. Lipoidzellenhyperplasie. Klin. Wochenschr. Bd. 3, S. 2491, Nr. 48. 1924. — EPSTEIN, EMIL (4): Beiträge zur Pathologie, Chemie und zur Systematik der Gaucherschen Krankheit. Virchows Arch. Bd. 253, S. 157. 1925. — EPSTEIN, EMIL (5): Diskussion zu STERNBERG. Wien. klin. Wochenschr. 1925. S. 1223. — EWALD: Leukämische Retikuloendotheliose. Dtsch. Arch. f. klin. Med. Bd. 142. 1923.

FABIAN: Über lymphatische und myeloische Chloroleukämie. Beitr. z. pathol. Anat. u. z. allg. Pathol. Bd. 43, S. 172. 1908. — FAHR und STAMM (1): Zur Frage der sog. Lipoidzellenhyperplasie. Klin. Wochenschr. 1924. S. 1206. — FAHR und STAMM (2): Kurzer Beitrag zur Frage der Splenomegalie Typus Gaucher. Monatsschr. f. Kinderheilk. Bd. 26, S. 169. 1923. — FAHRNER, J. C.: De globulorum sanguinis in mammalium embryonibus et adultis origine. Inaug.-Diss. Zürich 1845. — FISCHER, HEINRICH (1): Myeloische Metaplasie. Inaug.-Diss. Zürich 1909. — FISCHER, HEINRICH (2): Myeloische Metaplasie und fetale Blutbildung. Berlin: Jul. Springer 1909. — FISCHER, W.: Die angeborene allgemeine Wassersucht. Dtsch. med. Wochenschr. 1912. S. 410 (cf. dortselbst ältere Literatur!). — FLEISCHMANN: Monozytenleukämie. Folia haematol. (Orig.) Vol. 20, p. 17. 1915. — FLEISCHMANN und WOLFF: Angeborene Wassersucht. Arch. f. Kinderheilk. Bd. 62, S. 75. 1913. — FRESE: Über schwerere Anämie bei metastatischer Knochenkarzinose und über eine myeloide ·Umwandlung der Milz. Dtsch. Arch. f. klin. Med. Bd. 68, S. 387. — FRIEDEMANN: Über Angina agranulocytotica. Med. Klinik Bd. 19, S. 1385. 1923. — FURNER: Anaemia pseudoleucaemica infantum. Inaug.-Diss. Zürich 1907. (Literaturangaben!)

GADE: Bidrag til kundkabens ven klorom. Nord. med. Ark. Vol. 16, Nr. 9. 1884. — GAISBÖCK: Die Polyzythämie. Ergebnisse d. inn. Med. Bd. 21. 1922. — GAUCHER, E. (1): De l'hypertrophie idiopathique de la rate sans leucémie. Semaine méd. 1892. p. 331. La France méd. 1892. — GAUCHER, E. (2): De l'épithelioma primitif de la rate, hypertrophie idiopathique de la rate sans leucémie. Thèse de Paris 1882. — GOLDSCHMID und ISAAC:

Dtsch. Arch. f. klin. Med. Bd. 138, S. 291. — Gräff, S.: Der kolorimetrische Nachweis von Zelloxydase unter optimalen Bedingungen. Zentralbl. f. allg. Pathol. u. pathol. Anat. Bd. 35, S. 481. 1925. — Gruber, Gg. B.: Über die Beziehung von Milz und Knochenmark zu einander, ein Beitrag zur Bedeutung der Milz bei Leukämie. Arch. f. experim. Pathol. u. Pharmakol. Bd. 58, S. 289. 1908. — Graetz: Anaemia splenica. Zentralbl. f. allg. Pathol. u. pathol. Anat. Bd 20. S, 289. 1909. — Grawitz: Klinische Pathologie des Blutes. 1906. Hamilton und Morse: Erythrozythämie. Boston med. journ. 1912. p. 963. — Hart (1): Über die kavernöse Umwandlung der Pfortader. Berlin. klin. Wochenschr. 1913. S. 2231. — Hart (2): Über die Bedeutung der Pfortadersklerose. Arch. f. klin. Chirurg. 1921. — Helly, K. (1): Die hämopoetischen Organe in ihren Beziehungen zur Pathologie des Blutes. Nothnagels spez. Pathol. u. Therapie. Bd. 8, 1. Teil, 2. Aufl., 1. Abtg. Wien 1906. — Helly, K. (2): Diskussion zu Marchands Referat über die Lymphozytenfrage. Verhandl. d. dtsch. pathol. Ges. 16. Tagung in Marburg 1913. S. 122. — Hertz (1): Beitrag zur Lehre von der experimentellen myeloischen Milzmetaplasie. Folia haematol. Vol. 18, S. 219. 1914. — Hertz (2): Zur Frage der experimentellen myeloischen Milzmetaplasie. Zeitschr. f. klin. Med. Bd. 71, H. 5/6. — Herz, A.: Zur Kenntnis der aplastischen Anämie. Wien. klin. Wochenschr. 1908. Nr. 39. — Herzog, Gg. (1): Experimentelle Untersuchungen über die Einheilung von Fremdkörpern. Beitr. z. pathol. Anat. u. z. allg. Pathol. Bd. 61, S. 325. 1916. — Herzog, Gg. (2): Über adventitielle Zellen und über die Entstehung von granulierten Elementen. Verhandl. d. dtsch. pathol. Ges. 17. Tagung in München 1914. S. 562. — Hess und Saal: Über den Abbau des Hämoglobins. Dtsch. Arch. f. klin. Med. Bd. 108, S. 180. 1912. — Hichens: Chloroleukämie. Brit. med. Journ. 1903. (zit. nach Fabian). — Hindenburg: Zur Kenntnis der Organveränderungen bei Leukämie. Dtsch. Arch. f. klin. Med. Bd. 54, S. 209. 1895. — Hinselmann: Normales und pathologisches Verhalten der Plazenta und des Fruchtwassers. Halban und Seitz, Biol. u. Pathol. d. Weibes. Bd. 6, S. 539. 1925. — Hirschfeld, H. (1): Zur pathologischen Anatomie der Plethora vera. Med. Klinik. Bd. 2, S. 588. 1906. — Hirschfeld, H. (2): Weiteres zur Kenntnis der myeloischen Umwandlung. Berlin. klin. Wochenschr. 1906. Nr. 32. — Hirschfeld, H. (3): Erythrämie und Erythrozytose. Berlin. klin. Wochenschr. 1907. S. 1302. — Hirschfeld (4): Polyzythämie und Plethora. Sammlg. zwangl. Abhandlg. Bd. 4, H. 2. Halle 1912. — Hirschfeld (5): Zur Frage der Beziehungen zwischen Erythrämie und Leukämie. Folia haematolog. Vol. 26, p. 108. 1920. — Hirschfeld (6): Die Polyzythämie. Handbuch d. Blutkrankheiten usw. von Schittenhelm. Bd. 2, S. 259. Berlin 1925. — Hirschfeld, H. (7): Leukämie und verwandte Zustände. Im Handbuch der Krankheiten des Blutes usw. von Schittenhelm. Berlin: Jul. Springer. 1925. — Holler (1): Monozyten, Leukämien, Leukozytosen Wien. Arch. f. inn. Med. Bd. 5, S. 357. 1923; Folia haematol. Vol. 29, p. 84. 1923; Wien. med. Wochenschr. Bd. 28, S. 1279. 1923. — Holler (2): Diskussion zu Sternberg. Wien. klin. Wochenschr. 1925. S. 1222. — Hutchinson und Miller: Polyzythämie und Leberzirrhose. Lancet 17. 3. 1906.
Isaac und Cobliner: Über mikrolymphozytäre Typen akuter myeloischer Leukämien. Fol. haematol. Vol. 10. 1910. — Isaak und Möckel: Über experimentelle, schwere Anämien durch Saponinsubstanzen. 27. Kongreß f. inn. Med. Wiesbaden 1910. — Itami (1): Experimentelle Beiträge zur Lehre von der extramedullären Blutbildung bei Anämien. Arch. f. exp. Pathol. u. Pharmakol. Bd. 60, S. 76. 1908. — Itami (2): Blutregeneration. Arch. f. exp. Pathol. u. Pharmakol. Bd. 62, S. 93 und 104. 1909. — Itami und Morawitz: Untersuchungen über die Blutregeneration. Dtsch. Arch. f. klin. Med. Bd. 100. 1910.
Jaffé, R. H.: Die Sichelzellenanämie. Virch. Arch. Bd. 265, S. 425. 1927. — Jaffé, R. H.: Agranulozytärer Symptomkomplex beim Hodgkinschen Granulom. Münch. med. Wochenschr. Bd. 74, Nr. 48, S. 2012. 1926. — Jagic: Diskussion zu Sternberg. Wien. klin. Wochenschr. 1925. S. 1222. — Jakesch: Hydrops congenitus. Zentralbl. f. Gynäkol. 1878. Nr. 26, S. 610. — de Josselin de Jong und Siegenbeck van Heukelom: Beiträge zur Kenntnis großzelliger Splenomegalie (Typus Gaucher). Beitr. z. pathol. Anat. u. z. allg. Pathol. Bd. 48.
Kahn: Zur Kenntnis der akuten myeloischen Leukämie. Frankfurter Zeitschr. f. Pathol. Bd. 9, S. 258. 1911. — Kast: Hyper- und metaplastische Hämatopoese bei universeller Karzinose. Dtsch. Arch. f. klin. Med. Bd. 77. 1903. — Kaufmann: Lehrb. d. spez. pathol. Anat. 7. Aufl. 1922. S. 145. — Kchinowlouger: Le chlorome une tumeur maligne. Inaug.-Diss. Genf. 1915. — Kepinow: Über den Einfluß der Blutkörperchenlipoide auf die Blutbildung. Biochem. Zeitschr. Bd. 30, S. 160. 1910. — Kerschensteiner, Hermann: Zur Leukämiefrage. Münch. med. Wochenschr. Bd. 52, S. 991. Nr. 21. 1905. — Kiyono: Die vitale Karminspeicherung. Jena: Gust. Fischer 1914. — Klebs und Eppinger: Prager med. Wochenschr. 1878. Nr. 49—52. — Koegel, Otto: Kongenitale Wassersucht. Schweiz. med. Wochenschr. 1922. Nr. 10 u. 11. — Koelliker: Über die Blutkörperchen eines menschlichen Embryos und die Entwicklung der Blutkörperchen bei Säugetieren. Zeitschr. f. rationelle Med. Bd. 6. 1846. — Kostanecki, K. v.: Die embryonale Leber in ihrer Beziehung zur Blutbildung. Anat. Hefte Bd. 1. 1892. — Kratzeisen: Polyzythämie und

Pfortaderthrombose. Virchows Arch. Bd. 244, S. 467. 1923. — Kratzeisen und Ballhorn: Über angeborene Erythroblastose der Leber, Beiträge zur Frage der angeborenen kindlichen Wassersucht. Zeitschr. f. Kinderheilk. Bd. 39, S. 314. 1925. — Kuczynski: Vergleichende Pathologie der Abwehrleistungen. Virchows Arch. Bd. 234, S. 300. 1921. — Kuczynski und Wolff: Beiträge zur Pathologie der experimentellen Streptokokkeninfektion der Maus. Verhandl. d. dtsch. pathol. Ges. 18. Tagung Jena 1925. S. 47. — Kurpjuweit (1): Über letale Anämie im Greisenalter. Dtsch. Arch. f. klin. Med. Bd. 82, S. 423. — Kurpjuweit (2): Zur Diagnose von Knochenmarksmetastasen usw. (Über myel. Umwandlung von Milz, Leber und Lymphdrüsen.) Dtsch. Arch. f. klin. Med. Bd. 77. 1903.
    Lahm: Zur Frage des Hydrops universal. congenitus. Arch. f. Gynäkol. Bd. 102 1914. — Lahs: Über leukämische Erkrankung des Fetus unter dem Bilde des allgemeinen Hydrops. Inaug.-Diss. Kiel 1898. — Lang, Fr. J.: Experimentelle Untersuchungen über die Histogenese der extramedullären Myelopoese. Zeitschr. f. mikr. anat. Forschung. Bd. 4, S. 417. 1926. — Lauter: Zur Frage der mit Agranulozytose einhergehenden Fälle von septischer Angina. Med. Klinik. Bd. 20, S. 1326. 1924. — Lehndorff (1): Lymphozytenleukämie im Kindesalter. Wien. med. Wochenschr. 1906. Nr. 7. — Lehndorff (2): Zur Kenntnis des Chloroms. Jahrb. f. Kinderheilk. Bd. 72, S. 53. 1910 und Folia haematol. Vol. 9. 1910. — Lehndorff (3): Chlorom. Ergebn. d. inn. Med. Bd. 6, S. 221. 1910. — Lenaz: Über die embrynale Blutbildung und ihre Bedeutung für die Pathologie der perniziösen Anämie. Beitr. z. pathol. Anat. u. z. allg. Pathol. Bd. 71, S. 316. 1923. — Levi, Leon: Agranulozytose, zit. bei Petri. Dtsch. Arch. f. klin. Med. 1923. S. 118. — Ernst: Über die Ursache der Leberzirrhose bei Polyzythämie. Zeitschr. f. klin. Med. Bd. 100, S. 777. 1924. — Lewis: Die Entwicklung der Leber. Handbuch d. Entwicklungsgeschichte von Keibel und Mall. Bd. 2, S. 391. 1911. — Lieb: Zerebrosidspeicherung bei Splenomegalie Type Gaucher. Hoppe-Seylers Zeitschr. f. physiol. Chemie. Bd. 140. 1924. — Lobenhoffer: Über extravaskuläre Erythropoese in der Leber unter pathologischen und normalen Verhältnissen. Beitr. z. pathol. Anat. u. z. allg. Pathol. Bd. 43, S. 124. 1908. — Loeb: Über zwei bemerkenswerte Fälle von Pfortaderthrombose. Inaug.-Diss. Bonn 1909. — Lommel: Über Polyzythämie und Milztumor. Arch. f. klin. Med. Bd. 87, S. 315. 1906. — Loth: Die Lehre von der Schriddeschen allgemeinen, angeborenen Wassersucht. Dtsch. med. Wochenschr. 1912. Nr. 34, S. 1672. — Lowett: zit. nach Rotter. Lubarsch (1): Zur Kenntnis des Makrophagen- (retikulo-endothelialen) Systems. Verhandl. d. dtsch. pathol. Ges. 18. Tagung Jena 1921. S. 63. — Lubarsch (2): Diskussion zu Roessles Vortrag. Verhandl. d. dtsch. pathol. Ges. 10. Tagung in Stuttgart 1906. S. 166. Ludwig, E.: Zur Lehre der allgemeinen, angeborenen Wassersucht. Korresp.-Bl. f. Schweiz. Ärzte. Bd. 42, Nr. 25. 1912. — Lutz (1): Zur Lehre der allgemeinen Wassersucht der Neugeborenen. Korresp.-Bl. f. Schweiz. Ärzte. Bd. 44, S. 330. 1914. — Lutz (2): Über großzellige Hyperplasie der Milzpulpa bei diabetischer Lipämie. Beitr. z. pathol. Anat. u. z. allg. Pathol. Bd. 58, S. 273. 1914. — Lutzet: Anaemia pseudoleucaemica infantum. Thèse de Paris 1891 (zit. nach Naegeli).
    Mallory and Parker: Reticulum. Americ. journ. of pathol. Vol. 3, p. 515. 1927. — Mandlebaum: A contribution to the pathology of primary splenomegaly (Gauchertype) etc. Journ. of exp. med. Vol. 16. 1912. — Mandlebaum and Downey: The histopathology and biologie of Gauchers disease. Fol. haematol. Vol. 20. 1916. — Marchand (1): Über die Herkunft der Lymphozyten und ihre Schicksale bei der Entzündung. Verhandl. d. dtsch. pathol. Ges. 16. Tagung, Marburg 1913. S. 5. — Marchand (2): Über die bei Entzündungen in der Bauchhöhle auftretenden Zellformen. Verhandl. d. dtsch. pathol. Ges. 1. Tagung in Düsseldorf 1898. S. 63. — Maresch: Retikulum und Endothel. Wien. klin. Wochenschr. 1925. S. 1223. — Martelli, Carlo: Über die Leukämie. Virchows Arch. Bd. 216, S. 224. 1914. — Masing: Zur Frage der Regeneration der roten Blutkörperchen bei experimentellen Anämien. Inaug.-Diss. Dorpat 1908. (Russisch.) — Maximow, A. (1): Über embryonale Blutbildung. Zentralbl. f. allg. Pathol. u. pathol. Anat. Bd. 20, S. 145 u. 817. 1909. — Maximow, A. (2): Über Entwicklung von Blut- und Bindegewebszellen beim Säugetierembryo. Fol. haematol. Vol. 4. 1907. — Maximow, A. (3): Postfetale Histogenese des myeloiden Gewebes. Beitr. z. pathol. Anat. u. z. allg. Pathol. Bd. 41, S. 122. 1907. — Maximow, A. (4): Über embryonale Entwicklung der Blut- und Bindegewebszellen bei den Säugetieren. Verhandl. d. anat. Ges. 22. Versamml. in Berlin 1908. — Maximow, A. (5): Untersuchungen über Blut und Bindegewebe. Arch. f. mikroskop. Anat. Bd. 73, S. 443. 1909. — Maximow (6): Der Lymphozyt als gemeinsame Stammzelle der verschiedenen Blutelemente usw. Folia haematol. Vol. 8, S. 125. 1909. — Maximow, A. (7): Untersuchungen über Blut und Bindegewebe. Arch. f. mikroskop. Anat. Bd. 76. 1910. — Meyer, Erich und Albert Heineke (1): Über Blutbildung in Milz und Leber bei schweren Anämien. Verhandl. d. dtsch. pathol. Ges. 9. Tagung Meran 1905. S. 224. — Meyer, Erich und Albert Heineke (2): Über Blutbildung bei schweren Anämien und Leukämien. Dtsch. Arch. f. klin. Med. Bd. 88, S. 435. 1906. — Meyer, Erich: Weitere Untersuchungen über extrauterine Blutbildung. Münch. med. Wochenschr. 1908. Nr. 22. — Meyer, Oskar: Zwei

Fälle akuter Myeloblastenleukämie, ein Beitrag zur Frage der sog. Leukämie. Frankfurt. Zeitschr. f. Pathol. Bd. 15, S. 40. 1914. — Meyerstein, W.: Über pathologischen Blutzerfall. Ergebn. d. inn. Med. Bd. 12, S. 499. 1913. — Minot: Die Entstehung des Angioblastes und die Entwicklung des Blutes. Handbuch d. Entwicklungsgeschichte d. Menschen von Keibel und Mall. Bd. 2, S. 483. 1911. — Minot und Beckmann: Erythrämie. Americ. journ. of the med. sciences. 1923. p. 469. — Mollier, Siegfried: Die Blutbildung in der embryonalen Leber des Menschen und der Säugetiere. Arch. f. mikrosk. Anat. u. Entwicklungsgeschichte. Bd. 74, S. 473. 1909. — Morawitz: Neue Anschauungen über Blutregeneration. Ergebn. d. inn. Med. u. Kinderheilk. Bd. 11, S. 277. 1913. — Morawitz und Rehn: Über einige Wechselbeziehungen der Gewebe in den blutbildenden Organen. Dtsch. Arch. f. klin. Med. Bd. 92, S. 109. 1907. — Morris, Roger S.: Blood formation in the liver and spleen in experimental anaemia. Johns Hopkins hosp. bulletin. Vol. 18, p. 200. June-July 1907. — Mosse (1): Polyglobulie und Lebererkrankung. Zeitschr. f. klin. Med. Bd. 79, S. 438. 1914. — Mosse (2): Die Polyglobulien im Handbuch d. spez. Pathol. u. Therapie von Kraus und Brugsch Bd. 8, S. 821. 1920. — Müller, H. F.: Zur Leukämiefrage. Dtsch. Arch. f. klin. Med. Bd. 48, S. 86. 1891. — Müller, H. W.: Ein Fall von Chlorom bei Myeloblastenleukämie. Frankfurt. Zeitschr. f. Pathol. Bd. 34, H. 3. 1926. — v. Müllen und Grossmann: Beiträge zur Kenntnis der Primärerkrankungen der hämopoetischen Organe. Beitr. z. pathol. Anat. u. z. allg. Pathol. Bd. 52, S. 276. 1912.

Naegeli: Blutkrankheiten und Blutdiagnostik. 4. Aufl. Berlin: Jul. Springer 1923. — Nattan-Larrier: La tissu myéloide du foie. Arch. de méd. expérim. Tome 16. 1904. — Neumann, E. (1): Neue Beiträge zur Kenntnis der Blutbildung. Arch. f. Heilkunde. Bd. 15, S. 1874. — Neumann, E. (2): Über die Entwicklung roter Blutkörperchen in neugebildetem Knochenmark. Virchows Arch. Bd. 119, S. 383. — Neumann, E. (3): Diskussion zu Sternberg. Wien. klin. Wochenschr. 1925. S. 1223.

Oeller: Experimentelle Studien zur pathologischen Physiologie des Mesenchyms usw. Krankheitsforschung. Bd. 1, S. 28. 1925.

Pappenheim (1): Demonstration von Blut- und Schnittpräparaten zweier Fälle von akuter makrolymphozytärer Leukämie. Dtsch. pathol. Ges. 11. Tagung in Dresden 1907. S. 366. — Pappenheim (2): Über die Stellung der akuten großzellig-lymphozytären Leukämie im nosologischen System der Leukämien usw. Fol. haematol. Vol. 4, Nr. 2. 1907. — Pappenheim (3): Die Stellung der Chlorome und Myelome usw. Folia haematol. Vol. 7, p. 439. 1909. — Paschkis: Diskussion zu Sternberg. Wien. klin. Wochenschr. 1925. S. 1223. — Paviot et Gallois: Chloroleukämie. Gaz. hebdomad. 1897 et Lyon méd. 1896 (zit. nach Fabian). — Pentmann: Zur Lehre der Splenomegalie; diffuse Kapillarendothelwucherung in Milz und Leber usw. Frankfurter Zeitschr. f. Pathol. Bd. 18, S. 121. 1916. — Petri (1): Über schwere Veränderungen des gesamten Verdauungstraktus bei der sog. Agranulozytose. Dtsch. med. Wochenschr. 1924. Nr. 30, S. 1017. — Petri (2): Diskussion zu Epsteins Vortrag auf der Innsbrucker Naturforscherversammlung. Zentralbl. f. allg. Pathol. u. pathol. Anat. Bd. 35, S. 257. 1924/25. — Petri (3): Extramedulläre Blutbildung bei Polyzythämia vera. Zentralbl. f. allg. Pathol. u. pathol. Anat. Bd. 35, S. 520. 1924. — Pfeiffer: Cloroleukämie. Münch. med. Wochenschr. 1906. Nr. 39, S. 1909. — Pick, Ludwig (1): Über den Morbus Gaucher. Monographie (Sonderdruck a. d. Med. Klinik 1924). Berlin u. Wien: Urban u. Schwarzenberg 1925. — Pick, Ludwig (2): Zur Histogenese der Gaucherzellen in der Milz. Virchows Arch. Bd. 254, S. 782. 1925. — Pick, Ludwig (3): Morbus Gaucher. Ergebn. d. inn. Med. Bd. 29, S. 541. 1926. — Port: Myeloblastenleukämie. Dtsch. Arch. f. klin. Med. Bd. 96, S. 236. 1909. — Port und Schütz: Zur Kenntnis des Chloroms. Dtsch. Arch. f. klin. Med. Bd. 91, S. 588. 1907. — Pratt, David: Experimentelle Untersuchungen über die Kapillarwände der Leber usw. Beitr. z. pathol. Anat. u. z. allg. Pathol. Bd. 78, S. 544. 1927. — Prévost und Dumas: Developpement du coeur et formation du sang. Ann. scienc. nat. Tome 3, p. 97, pl. 4. 1824 (zit. nach Minot).

Rautmann: Über Blutbildung bei fetaler allgemeiner Wassersucht. Beitr. z. pathol. Anat. u. z. allg. Pathol. Bd. 54, S. 333. 1912. — v. Recklinghausen: Fall von Leukämie. Virchows Arch. Bd. 30, S. 370. 1864. — Reckzeh: Über die durch das Altern der Organismen bedingten Verschiedenheiten der experimentell erzeugten Blutgiftanämien. Zeitschr. f. klin. Med. Bd. 54, S. 167. 1904. — Reschad und Schilling: Über eine neue Leukämie (Splenozytenleukämie). Münch. med. Wochenschr. 1913. Nr. 60, S. 1981. — Reusch: Blutbildung und Sauerstoffmangel. Inaug.-Diss. Freiburg 1911. — Ribbert: Geschwulstlehre. Bonn 1914. — Risel (1): Zur Kenntnis der Chlorome. Dtsch. Arch. f. klin. Med. Bd. 72, S. 31. 1902. — Risel (2): Über die großzellige Splenomegalie (Typus Gaucher). Beitr. z. pathol. Anat. u. z. allg. Pathol. Bd. 46, S. 241. 1909. — Ritz: Studien über Blutregeneration bei experimentellen Anämien. Folia haematol. Vol. 8, p. 186. — Rössle: Über die verschiedenen Formen der Eisenablagerung in der Leber. Verhandl. d. dtsch. pathol. Ges. 10. Tagung in Stuttgart 1906. S. 157. — Rosenblath: Chlorome und

Leukämie. Dtsch. Arch. f. klin. Med. Bd. 72, S. 1. 1902. — Rotter: Beiträge zur pathologischen Anatomie der agranulozytären Erkrankungen. Virchows Arch. Bd. 258, S. 17.
1925. — Ryuichi, Akiba: Über die Wucherung der Retikulo-Endothelien in Milz und
Lymphknoten und ihre Beziehung zu den leukämischen Erkrankungen. Virchows Arch.
Bd. 260, S. 262. 1926.
    Sachs und Wohlwill: Systemerkrankungen des retikulo-endothelialen Apparates und
Lymphogranulomatose. Virchows Arch. Bd. 264, S. 640. 1927. — Sänger: Über Leuk-
ämie bei Schwangeren und angeborene Leukämie. Arch. f. Gynäkol. 1888. Nr. 33. S. 198. —
Saltykow: Beiträge zur Kenntnis des myeloischen Chloroms. Verhandl. d. dtsch. pathol.
Gesellsch. 13. Tagung in Leipzig 1909. S. 241. — Saxer: Über die Entwicklung und den
Bau der normalen Lymphdrüsen und die Entstehung der roten und weißen Blutkörperchen.
Anatom. Hefte 1896. Bd. 6. — Schatiloff, P.: Über die histolog. Veränderungen der blut-
bildenden Organe bei perniziöser Anämie. Münch. med. Wochenschr. 1908. S. 1164. —
Schauman u. Saltzman: Die perniziöse Anämie im Handbuch d. Blutkrankheiten von
Schittenhelm. Bd. 2, S. 100. Berlin 1925 (Literatur). — Schilling: Über hochgradige
Monozytosen. Zeitschr. f. klin. Med. Bd. 88. 1919. — Schittenhelm (1): Handbuch d.
Krankheiten d. Blutes u. d. blutbildenden Organe. Berlin 1925. — Schittenhelm (2):
Klinik des retikulo-endothelialen Systems. Handbuch d. Blutkrankheiten von Schitten-
helm. Bd. 2, S. 540. 1925. — Schlagenhaufer: Über meist familiär vorkommende histo-
logisch-charakteristische Splenomegalien (Typus Gaucher). Virchows Arch. Bd. 187, H. 1,
S. 125. 1907 und Verhandl. d. dtsch. pathol. Ges. 10. Tagung in Stuttgart 1906. S. 77. —
Schleussing, Hans: Beitrag zu den sog. Anämien der Neugeborenen. Verhandl. d. dtsch.
pathol. Ges. Bd. 21, S. 371. 1926. — Schmidt, Martin B.: Über Blutbildung in Leber und
Milz. Beitr. z. pathol. Anat. u. z. allg. Pathol. Bd. 11, S. 199. 1892. — Schmidt und Mönch:
Zur Ätiologie der angeborenen allgemeinen Wassersucht. Monatsschr. f. Geburtsh. u. Gynäkol. 1918. Nr. 47, S. 389. — Schmorl: Diskussion zu Sternberg (Myeloische Metaplasie.) Verhandl. d. dtsch. pathol. Ges. 13. Tagung in Leipzig 1909. S. 232. — Schneider,
Paul (1): Gauchersche Krankheit. Diskussion zu Epstein. Zentralbl. f. allg. Pathol. u.
pathol. Anat. Bd. 35, S. 257. 1924/25. — Schneider, Paul (2): Sektionsbefunde bei Poly-
zythämien. Münch. med. Wochenschr. 1918. Nr. 25, S. 689. — Schreiber, L. und E. Neumann: Klasmatozyten, Mastzellen und primäre Wanderzellen. Festschr. f. M. Jaffé.
1901. S. 142. Braunschweig: Vieweg. — Schridde, H. (1): Über extravaskuläre Blutbildung
bei angeborener Lymphozytämie und kongenitaler Syphilis. Verhandl. d. dtsch. pathol.
Ges. 9. Tagung 1905 in Meran. S. 220. — Schridde, H. (2): Die Entstehung der ersten
embryonalen Blutzellen des Menschen. Verhandl. d. dtsch. pathol. Ges. 11. Tagung in
Dresden 1907. S. 1361 und Folia haematol. Vol. 4, Supplementband. S. 157. 1907. —
Schridde, H. (3): Über Regeneration des Blutes unter normalen und krankhaften Ver-
hältnissen. (Literatur!) Zentralbl. f. allg. Pathol. u. pathol. Anat. Bd. 19, S. 865. 1908. —
Schridde, H. (4): Die angeborene allgemeine Wassersucht. Münch. med. Wochenschr. 1910.
Nr. 88, S. 398. — Schridde, H. (5): Angeborene Wassersucht. Dtsch. med. Wochenschr.
1911. S. 432. — Schridde, H. (6): Anat. Anzeiger 1912. S. 514. — Schridde, H. (7):
Diskussion zu Seyderhelm. Verhandl. d. dtsch. pathol. Ges. 17. Tagung in München 1914.
S. 459. — Schumann, Edward: A study of hydrops universalis fetus, which the report
of a case. Amerci. journ. of obstetr. a. gynecol. Vol. 72, p. 975. 1915. — Schultz: Erkrankungen der Gaumenmandeln. Monographie. Berlin: Julius Springer 1925. — Schultz,
Werner (1): Monozytenangina. Klin. Wochenschr. 1922. S. 1495. — Schultz, Werner (2):
Gangränisierende Prozesse und Defekte des Granulozytensystems. Dtsch. med. Wochenschr.
1922. S. 1495. — Schultz, Wermbter und Puhl: Eigentümliche, granulomartige Systemerkrankung des hämatopoetischen Apparates. (Hyperplasie des retikulo-endothelialen Apparates.) Virchows Arch. Bd. 252. S. 519. 1924. — Schultz und Mirisch: Zur Frage der
Anginen mit relativer Vermehrung lymphoider Zellen im Blut. Virchows Arch. Bd. 264.
1927. — Schultze, W. (1): Ein Beitrag zur Kenntnis der akuten Leukämie. Beitr. z.
pathol. Anat. u. z. allg. Pathol. Bd. 39, S. 252. 1906. — Schultze, W. (2): Über großzellige Hyperplasie der Milz bei Lipoidämie. Verhandl. d. dtsch. pathol. Ges. Bd. 15. 1912.
Schultze, W. H. (1): Indophenolblau-Synthese. Münch. med. Wochenschr. 1909. Nr. 4. —
Schultze, W. H. (2): Die Oxydasereaktion an Gewebsschnitten und ihre Bedeutung für
die Pathologie. Beitr. z. allg. Pathol. u. z. pathol. Anat. Bd. 45. 1909. — Scott and
Telling: A case of splenic anaemia. Lancet 1905. — Selling: Benzol als Leukotoxin.
Beitr. z. pathol. Anat. u. z. allg. Pathol. Bd. 51, S. 576. 1911. — Seemann: Ein eigen-
tümlicher Fall von mikromyeloblast. Leukämie mit geschwulstartiger Wucherung. Virchows
Arch. Bd. 261, S. 533. 1926. — Seemann und Krasnopolski: Akute Leukanämie mit
starker, extremadullärer Blutbildung als Folge ausgedehnter Knochenmarksverdrängung
durch Magenkrebsmetastasen. Virchows Arch. Bd. 262, S. 697. 1926. — Seyderhelm,
Richard (1): Über die Eigenschaften u. Wirkungen des Östrins und seine Beziehungen zur
perniziösen Anämie der Pferde. Arch. f. exp. Pathol. u. Pharmakol. Bd. 82, S. 253. 1918. —
Seyderhelm, Richard (2): Zur Pathogenese der perniziösen Anämie. Dtsch. Arch. f. klin.

Med. Bd. 126, S. 95. 1918. — SEYDERHELM, RICHARD (3): Über die perniziöse Anämie der Pferde. Inaug.-Diss. Straßburg 1913, ferner: Beitr. z. pathol. Anat. u. z. allg. Pathol. Bd. 58, S. 285. 1914. — SEYDERHELM, RICHARD (4): Über echte Blutgifte in Parasiten usw. Münch. tierärztl. Wochenschr. Bd. 68, Nr. 29. 1917. — SEYDERHELM, K. R. und SEYDERHELM, R.: Die Ursache der perniziösen Anämie der Pferde. Arch. f. exp. Pathol. u. Pharmakol. Bd. 76, S. 149. 1914. — SIEGMUND (1): Lipoidzellenhyperplasie der Milz und Splenomegalie Gaucher. Verhandl. d. dtsch. pathol. Ges. 18. Tagung. Jena 1921. S. 59. — SIEGMUND (2): Über Immunität und Entzündung. Verhandl. d. dtsch. pathol. Ges. Bd. 19, S. 114. 1923. — SIEGMUND (3): Gefäßveränderungen bei chronischer Streptokokkensepsis (Sepsis lenta). Zentralbl. f. allg. Pathol. u. pathol. Anat. Bd. 35, S. 276. 1924. — SIEGMUND (4): Diskussion zu EPSTEIN. Zentralbl. f. allg. Pathol. u. pathol. Anat. Bd. 35, S. 257. 1924/25. — SIEGMUND (5): Über einige Reaktionen der Gefäßwände usw. Verhandl. d. dtsch. pathol. Ges. 20. Tagung in Würzburg 1925. S. 260. — SIMMONDS, M.: Über das Vorkommen von Zystenhygromen bei Hydrops fetalis. Zentralbl. f. allg. Pathol. u. pathol. Anat. 1923. Sonderbd. z. Bd. 33. (Festschr. f. M. B. SCHMIDT) S. 90. — SKORNJAKOFF: Zur Frage der extramedullären Blutbildung bei posthämorrhagischen Anämien. Dtsch. Arch. f. klin. Med. Bd. 101, S. 251. 1910. — SOROCHOWITSCH: Über einen Fall von tödlicher Kinderanämie (perniziöser Anämie) mit Erythropoese und myeloider Umwandlung der Milz undL ymphdrüsen. Inaug.-Diss. Zürich 1904 (zit. nach NAEGELI). — STADLER, T.: Undersökningar över infektiös anaemie hos häst i Sverge. Skandinav. vet. tidschr. Vol. 7, p. 55. 1917. — STERNBERG, CARL (1): Pathologie der Primärerkrankungen des lymphatischen und hämatopoetischen Apparates. Ergebn. d. allg. Pathol. u. d. pathol. Anat. Bd. 9, Abtl. 2. 1903. — STERNBERG, CARL (2): Zur Kenntnis des Chloroms. Beitr. z. pathol. Anat. u. allg. Pathol. Bd. 37, S. 437. 1904. — STERNBERG, CARL (3): Primärerkrankungen des lymphatischen Apparates. Wiesbaden: J. F. Bergmann 1905. — STERNBERG, CARL (4): Über perniziöse Anämie. Dtsch. pathol. Ges. 10. Tagung in Stuttgart 1906. S. 114. — STERNBERG, CARL (5): Experimentelle Untersuchungen über die Entstehung der myeloischen Metaplasie. Beitr. z. pathol. Anatomie u. z. allg. Pathol. Bd. 46, S. 586. 1909. — STERNBERG, CARL (6): Leukosarkomatose und Myeloblastenleukämie. Beitr. z. pathol. Anatomie u. z. allg. Pathol. Bd. 61, S. 75. 1916. — STERNBERG, CARL (7): Zur Frage der aleukämischen Retikulose. Wien. klin. Wochenschr. 1925. S. 1222. — STROH: Über eine in Südbayern stationäre, chronische progressive Anämie bei Pferden und deren vermutlicher Zusammenhang mit der Schweinsberger Krankheit. Münch. tierärztl. Wochenschr. 1917. Nr. 47—52. SWART, G.: Vier Fälle von pathologischer Blutbildung bei Kindern. Virchows Arch. Bd. 182, S. 419. 1905.

TALLQUIST: Über experimentelle Blutgiftanämien. Helsingfors 1899. — TEL AXEL BLAD: zit. nach LEVI. — TÜRCK (1): Akute myeloische Leukämie mit Grünfärbung des Knochenmarks. Mitt. d. Ges. f. inn. Med. u. Kinderheilkunde 1903. S. 93. — TÜRCK (2): Polyzythämie. Wien. klin. Wochenschr. Bd. 15, S. 372. 1902 und Wien. klin. Wochenschr. 1904. Nr. 6 u. 7.

VAN DER STRICHT (1): Le developpement du sang dans le foie embryonnaire. Arch. de biol. Tome 11. 1891. — VAN DER STRICHT (2): Nouvelles recherches de la genèse des globules rouges etc. Arch. de biol. Tome 12. 1892. — VERSÉ (1): Über die kavernöse Umwandlung des periportalen Gewebes bei alter Pfortaderthrombose. Beitr. z. pathol. Anat. u. z. allg. Pathol. Bd. 48, S. 526. 1910. — VERSÉ (2): Agranulozytose. Dtsch. med. Wochenschr. 1922. S. 1496.

WAIN: Über die Bildung roter und weißer embryonaler Blutzellen in der Leber. Inaug.-Diss. Zürich 1906. — WALDEYER: Zur pathologisch-anatomischen Kasuistik. Virchows Arch. Bd. 35, S. 214. 1866. — WEIDENREICH (1): Die roten Blutkörperchen. Ergebn. d. allg. Pathol. u. pathol. Anat. Bd. 14. 1904. — WEIDENREICH (2): Zur Frage der embryonalen Blutbildung. Zentralbl. f. allg. Pathol. u. pathol. Anat. Bd. 20, S. 827. 1909. — WERZBERG, A.: Neue experimentelle Beiträge zur Frage der myeloiden Metaplasie. Virchows Arch. Bd. 204, S. 272. 1911. — WETTER, MARY: Zur Kenntnis des Chloroms. Frankfurt. Zeitschr. f. Pathol. Bd. 3, S. 541. 1909. — WIENSKOWITZ: Über die angeborene Wassersucht. Berlin. klin. Wochenschr. 1914. S. 1725.

ZADEK: Agranulozytose. Med. Klinik 1925. S. 688. — ZIEGLER, K. (1): Über Morphologie und Blutbereitung bei der perniziösen Anämie. Dtsch. Arch. f. klin. Med. Bd. 99, S. 431. 1910. — ZIEGLER, K. (2): Experimentelle und klinische Untersuchungen über die Histogenese der myeloiden Leukämie. Jena 1906. — ZIEGLER, M.: Vergleichende histologische Untersuchungen über die infektiöse, perniziöse und chronische progressive Anämie des Pferdes. Zeitschr. f. Inf.-Krankh., parasitäre Krankh. u. Hygiene d. Haustiere. Bd. 25, S. 242. 1922. — ZIEGLER und JOCHMANN: Zur Kenntnis der akuten myeloischen Leukämie. Dtsch. med. Wochenschr. 1907. S. 749. — ZYPKIN: Über die Pathogenese der Erythrämien. Virchows Arch. Bd. 239, S. 153. 1922[1]. (Vgl. den Nachtrag auf S. 682.)

Nachtrag.

Hier sei noch einiger Mitteilungen gedacht, welche erst nach der Druck-
legung des vorausgehenden ·Hauptstückes erschienen sind und deshalb nicht
mehr im Zug der dortigen Ausführungen erscheinen konnten.

Da in der Erforschung der Frage, ob am ungewöhnlichen Ort eine Blutbildung erfolgen könne, ja ob gewisse Organgewebe in der Leber zur Wiege
von myeloiden Herden werden können, in der letzten Zeit lebhaftere Bewegung
zu erkennen ist, und man hier weitgehend auf Tierversuche angewiesen ist,
erscheint ein Hinweis von GERLACH sehr gerechtfertigt, der zur vorsichtigen
Beachtung der morphologischen Besonderheiten unserer gebräuchlichen Versuchstiere mahnt. Maus und Meerschwein reagierten in zellulärer Beziehung
verschieden. Die Kaninchenleber sei stets sehr zellreich, man könne ihre Bilder
nur mit großer Vorsicht verwenden; es wechsle hier der Zellgehalt der GLISSON-
chen Kapsel stark, zumal sich — und zwar insbesondere bei mit Parasiten
behafteten Tieren — lymphoide Knötchen außerhalb der GLISSONschen Kapsel
fänden. Auch kämen so beim Kaninchen gelegentlich postfetal Hämopoese
und Granulozytopoese unter nicht zu durchschauenden Umständen vor. Im
Gegensatz dazu sei die Meerschweinchenleber sehr zellarm; hier fänden sich
niemals Knötchen, niemals postfetale Granulozytenbildungen. Besonders
deutlich träten an der Meerschweinchenleber die chromatinreichen ausgebreiteten
und ausgespannten KUPFFERschen Sternzellen hervor, welche sich morphologisch
weitgehend von den gewöhnlichen Kapillar-Endothelien der Leber unterschieden.

Eine Umwandlung von KUPFFERschen Sternzellen in Leukozyten
hat GERLACH in Nachuntersuchung einer von MALYSCHEW gemachten Aussage
an der Meerschweinchenleber nicht bestätigen können. Auch betonte GERLACH,
daß MALYSCHEWs Versuchsanordnung kaum geeignet sei, die Frage einer autochthonen Blutzellentstehung oder einer Blutbildung durch Kolonisation (Innidation)
zu lösen. (MALYSCHEW hatte die Leber mit dem Glüheisen verletzt, nachdem
die Versuchstiere zum Teil vorher einer Trypanblau-Speicherung unterworfen
worden waren.)

Auch BÜNGELER und WALD haben in Nachprüfung der Versuche von
MALYSCHEW niemals eine auch nur vorübergehende Bildung von Myelozyten
und von Megakaryozyten aus Sternzellen beobachten können. Die KUPFFER-
schen Sternzellen seien hochdifferenzierte Zellen, welche nicht mehr fähig
erschienen, Zellen anderer Gewebsspezifizierung zu bilden. Wenn sie sich unter
dem Reiz aseptischer Entzündung vergrößerten und isolierten, könnten sie
in die Kapillarlichtung abgestoßen werden; sie bildeten sich dabei in große
einkernige, runde Zellen um, welche alle morphologischen und funktionellen
Eigenschaften der Blutmonozyten aufwiesen. Eine weitere Entwicklung solcher
Monozyten zu gelapptkernigen Leukozyten finde nicht statt. Das Auftreten
von pseudoeosinophilen Granula und von oxydasepositiven Körnchen in solchen
runden Zellen ließe sich durch vorausgegangene Phagozytose zerfallener Leukozyten leicht erklären.

Mit Art und phagozytischer Leistungsfähigkeit der KUPFFERschen
Sternzellen haben sich auch HIGGINS und MURPHY befaßt. An Hand von
Tierversuchen konnten sie gerade durch das hohe Speicherungsvermögen der
Sternzellen einen Unterschied gegenüber den Endothelzellen erkennen; diese
phagozytierenden Elemente ließen sich in den Schnittpräparaten, welche HIGGINS
und MURPHY an ihrem Versuchsmaterial gewonnen haben, niemals sicher in
genetische Verbindung mit Leukozyten bringen. Es seien vielmehr die Sternzellen spezialisierte Zellelemente mitten im endothelialen Zellbelag. Die
Meinung von HAVET, es lägen die KUPFFERschen Zellen zwischen dem Endothel

und den Epithelbälkchen der Leber, konnten HIGGINS und MURPHY nicht bestätigen, vielmehr stimmten sie SCHILLING und ZIMMERMANN zu, daß es sich um wesentliche Elemente des Gefäßendothels handle, welche geradezu in die Lichtung besonders vorragten.

In einer gewissen Beziehung zu dem eben gekennzeichneten Fragenkreis steht auch die Beobachtung von Blutbildung im Bereich von Blutgefäß- geschwülsten der Leber. Es sei in dieser Hinsicht auf eine Arbeit von GERHARD ORZECHOWSKI verwiesen, welche auch das Schrifttum über früher erfolgte einschlägige Beobachtungen mitteilt. —

Über die Befunde an der Leber bei der sog. „Sichelzellanämie" ist im vorausgehenden Kapitel an Hand einer Arbeit von JAFFÉ kurz berichtet worden. Ich möchte hier noch auf eine Mitteilung von JOSEPH LEVY aufmerksam machen, der nicht nur reichliche Hinweise auf ältere Feststellungen der Sichel- gestalt roter Blutkörperchen bei den verschiedensten Anämien, nicht geklärten Fiebern und der eigentlichen „Sichelzellanämie" HERRICKs bringt, sondern dem Ursprung und dem Schicksal dieser halbmondförmigen roten Blutzellen nachgeht. Es handelt sich beim Auftreten sichelförmiger Blutzellen um eine Verwirrung der roten Blutbildung, insofern unreife Blutzellen in den Kreislauf gelangten, welche bei überstürzter Kernzerteilung oder Kernausstoßung solche unregelmäßige Gestalt annähmen. Erhöhte Körpertemperatur begünstigte diese Unregelmäßigkeit, Kälte stünde ihr entgegen. Nach gewissen Perioden solcher Zellbildung würden etliche der ungewöhnlichen roten Blutzellen zur gewöhnlichen Form zurückkehren, während andere die Sichelgestalt dauernd bewahrten. Wenn man Blut mit Sichelzellen bei 0^0 Celsius behandle, kehrten die Halbmondformen vielfach zur·Scheibengestalt zurück. — —

Unter dem Titel „Retikulose als eine Systemerkrankung der blut- bildenden Organe" haben TSCHISTOWITSCH und BYKOWA eine Beobachtung veröffentlicht, welche sie als „reine Hyperplasie des retikulo-endothelialen Systems in sämtlichen hämopoetischen Organen" und „ohne jegliche Anteil- nahme ihrer parenchymatösen, hämoblastischen Elemente" ansprachen. Es handelte sich um einen 63 jährigen Mann mit Blausucht, Ikterus, Ödem der Beine, vergrößerten tastbaren Lymphknoten, vergrößerter Leber und uncharak- teristischem anämischen Blutbefund. Der Mann starb und seine Leichenöffnung ergab ein Bild, das man zunächst als aleukämische Lymphadenose deutete. Die Leber schien dabei lymphomatös verändert; jedoch ergab hier die mikro- skopische Betrachtung, daß die GLISSONschen Gerüstzüge mächtig verbreitert waren durch dicke, die Gefäße einhüllende Zellmäntel, welche analog gewissen Befunden in Milz und Lymphknoten aus Retikulumzellen bestanden, die zu Synzytien verbunden waren und in ihren Maschen Raum für spärliche Blut- zellen ließen. Solche Bildungen waren auch in der Tiefe der Leber, teils intra- lobulär, teils interazinös angeordnet [1]. Nach Anschauung der Verfasser habe man im Bereich solcher Bildungen besonders deutlich eine Beteiligung der KUPFFERschen Zellen am Aufbau des retikulären Netzes zu erkennen ver- mocht. Eine Reihe von Übergangsformen habe auch die Vermutung einer Ent- stehung von Lymphoblasten aus Retikulumzellen nahegelegt. Im Grenzgebiet der „Retikulome" erlag das Lebergewebe der Druckatrophie. TSCHISTOWITSCH und BYKOWA deuteten schließlich ihre Beobachtung als „aleukämische Retikulo- endotheliosis".

---

[1] Vgl. dazu auch die Bemerkung von WITOLD KOMOCKI in Virchows Arch. **269**, 663 (1929), ferner den in Virchows Arch. **250**, H. 3 veröffentlichten Aufsatz des gleichen Ver- fassers über eine Geschwulst von eigenartigem Bau (Retikuloma oder Adenoidoma, in dem ähnliche Leberbefunde geschildert werden!).

Einen morphologisch sehr ähnlichen Befund haben TERPLAN und MITTEL-BACH erhoben und in ihrer Arbeit „Beiträge zur Lymphogranulomatose" als Fall 22 veröffentlicht. Diese beiden Forscher sehen aber im Gegensatz zu TSCHISTOWITSCH und BYKOWA eine Beziehung der Veränderung, die auch hier besonders in der Leber in die Augen sprang, zur Lymphogranulomatosis oder doch zu einer spezifisch entzündlichen Natur der Erscheinung. Auch in den Fällen von LETTERER und AKIBA habe es sich um eigenartige akut entzündliche Erscheinungen gehandelt. Wenn nun sowohl LETTERER als TSCHISTOWITSCH-BYKOWA von „aleukämischer Retikulose" sprächen und wenn, wie es aus der Schilderung dieser Forscher hervorgehe, zwei ganz verschiedene Krankheiten vorgelegen, so zeige dies, wie berechtigt STERNBERGs[1] Kritik sei, der den Ausdruck „Retikulose" vermieden haben wolle. Für ihren eigenen Fall wissen TERPLAN und MITTELBACH nicht, ob sie einem selbständigen, entzündlich hyperplastischen Vorgang als einer echten Systemerkrankung gegenüberstünden; das müsse noch durch weitere Erfahrung geklärt werden.

Übrigens wollten TSCHISTOWITSCH und BYKOWA ihren Fall in nahe Beziehung zur GAUCHERschen Krankheit gesetzt wissen; zwar hatten im Fall ihrer Beobachtung die gewucherten Retikulumzellen nur untergehende Lymphozyten und Erythrozyten gespeichert; doch dürfte die Hyperplasie der Retikuloendothelien von einer Reizung irgendwelcher im Körper entstandener kolloidaler Stoffe bedingt worden sein, wie sie meinen.

Zur NIEMANN-PICKschen Krankheit hat WILLIAM BLOOM kürzlich einen weiteren interessanten Beitrag geliefert; er nennt die Erkrankung „essentielle Lipoidhistiozytosis". Seine Arbeit berücksichtigt das neueste Schrifttum dieser Angelegenheit und ihres Grenzgebietes weitgehend (ABT und BLOOM, HENSCHEN, SCHIFF, HAMBURGER, CORCAN-OBERLING-DIENST, KRAMER, DIENST und HAMPERL, BERMAN, BRAHM und PICK, LIEB u. a.), befaßt sich mit einer kurzen klinischen Schilderung und geht dann über zur morphologischen Beschreibung der Organveränderungen in einer Reihe von 4 Fällen unter Wiedergabe von außerordentlich sprechenden Bildern. Er konnte in nicht zu weit fortgeschrittenen Stadien feststellen, daß die Entwicklung durch Bläschenbildung im Protoplasma zu „Schaumzellen" sowohl Elemente des Gerüstgewebes als des Leberepithels befiel; zuerst vergrößerten sich die KUPFFERschen Sternzellen, ihre Vakuolen wurden mächtiger, wenn sie auch in Sitz und Anordnung wechselten; ihnen folgten die Kapillarendothelien, dann die Leberzellen, die in der Nachbarschaft der Gallenkapillaren mit der Vakuolisierung einsetzten bis schließlich ihr ganzes Protoplasma von Bläschen erfüllt war; an den Leberzellen fand man diese Vakuolisierung noch viel unregelmäßiger als an den Sternzellen. Im Gegensatz zu den Sternzellen und Endothelien vergrößerten sich aber die Leberzellen nicht so stark. Auch ergab sich ein Unterschied im Ergebnis der Lipoidfärbungen; denn die Tropfeneinlagerung in die Leberepithelien war zum großen Teil nicht durch Lipoide, sondern wahrscheinlich durch eine Anhäufung von Glykogen bedingt — ganz im Gegensatz zum Inhalt der übrigen schaumartig veränderten Zellelemente. BLOOM hat weiterhin auch der chemischen Natur der Lipoide seiner Fälle einige Zeilen gewidmet. Es sei hier nur auf seine Arbeit mit KERN verwiesen. Er stimmt EPSTEIN und LIEB bei, wonach die in den Zellen der GAUCHERschen Krankheit gespeicherten Stoffe ein Kerasin darstellen, welches keine positive Lipoidfärbung zuläßt, wie die Einlagerung in den Schaumzellen der NIEMANN-PICKschen Krankheit, die sich durch Lecithinanreicherung

---

[1] STERNBERG, C.: Blutkrankheiten (Handb. d. speziellen pathologischen Anatomie und Histologie. Herausgegeben von F. HENKE und O. LUBARSCH. Band I, Teil 1. Berlin: Julius Springer 1926.

in Milz und Leber auszeichne, wobei besonders auf Untersuchungen von WAHL
und RICHARDSON sowie von CORCAN, OBERLING und DIENST verwiesen wird [1].

Die Frage, welche OBERLING aufwarf, nämlich ob die GAUCHERsche Krankheit des Säuglings pathologisch-anatomisch von jener des Erwachsenen Unterschiede darböte, hat HAMPERL bejaht. Neben der Besprechung, welche sich
auf Säuglingsfälle von REBER, RUSCA, J. E. KRAUS, OBERLING und WORINGER
bezieht, auf Vorkommnisse, welche alle eine Leberbeteiligung aufwiesen, beschreibt er selbst eine Beobachtung an einem 3jährigen Mädchen mit der
klinischen Diagnose einer Splenomegalie. Bei der Leichenöffnung zeigte sich
eine Leber von 14 × 8 × 4,5 cm Größe und 225 g Gewicht mit glatter leicht
gelblich gefärbter Oberfläche und verwaschener Parenchymzeichnung auf der
Schnittfläche. Histologisch fanden sich in der Leber reichlich GAUCHER-Zellen,
die fast ausschließlich im Zentrum der Azini lagen; nur die Außenteile der Leberläppchen zeigten normal große vieleckige Leberzellen. Die fraglichen großen
blassen Zellen schoben sich zwischen Kapillarlichtung und Leberzellen ein,
sie engten teils die Pfortaderkapillaren ein, teils bedrängten sie die Leberzellbalken. Hier und da sah man, daß eine dünne, ganz feine Endothelwand die
Gefäßlichtung von den GAUCHERzellen trennte, ein Verhalten, das auch OBER-
LING betont hat. HAMPERL zieht den Schluß, daß die GAUCHERzellen nicht
aus dem Endothel der Kapillaren und nicht aus den KUPFFERschen Sternzellen
entstehen müßten, wie manche annehmen; ihre Mutterzellen seien im adventitiellen Bereich zu suchen („Perizyten"). Wenn sie stark vergrößert hier die
Leberzellen, dort die Gefäßwandzellen verdrängten oder durch Druck zum
Schwund brächten, könnten sie durch die geschädigte Kapillarwand in die
Gefäßlichtung einragen. Zu solchem Zeitpunkt ließe sich die Entstehungs-
geschichte der GAUCHERzellen kaum mehr aus den Schnittbildern ablesen. —
Was das abweichende Verhalten der Säuglingsfälle vom typischen, durch PICK
klassifizierten Bild der GAUCHERkrankheit anbetrifft, so fand HAMPERL nicht
nur Milz, Lymphknoten, Leber und Knochenmark, sondern auch andere Organe
an der Zellwucherung und -speicherung beteiligt, nämlich Thymus, Tonsillen,
Nebennieren, Lunge und Dünndarm. Die Diagnose einer GAUCHERschen Krankheit wurde durch den Kerasin- und Cerebronnachweis in der formalinisierten
Milz dieses Kindes durch EPSTEIN und LIEB nahegelegt, indes sieht HAMPERL
sich auf Grund der chemischen Untersuchung frischer Milzstückchen veranlaßt,
seine Beobachtung als Zwischenglied zwischen dem Typus GAUCHER und dem
Typus NIEMANN-PICK anzusprechen und sie den Fällen von REHER und RUSCA
anzureihen, welche PICK als fragliche oder als nicht ganz klare Vorkommnisse
von GAUCHERscher Erkrankung auffaßte. HAMPERL meint, es läge hier nicht
eine Verschiedenheit des Stoffwechsels vor, sondern eine Änderung der phagozytären Leistungsfähigkeit der Bindegewebs- und Retikulumzellen, die gegen
Ende des ersten Lebensjahres eintrete. —

Nach Untersuchungen von HELENE HERZENBERG kann bei akuten Infektionskrankheiten extramedulläre myeloide Blutbildung vorkommen, wobei die
Leber hinter Lymphdrüsen und Milz als Ort solcher Reaktion zu ordnen ist.
SIEBKE hat zwei Beobachtungen beschrieben, welche Zeichen der akuten
myeloischen Leukämie und der BIERMERschen perniziösen Anämie

---

[1] Auf eine von HELENE HERZENBERG mitgeteilte Beobachtung, die sie als NIEMANN-
PICKsche Krankheit ansprach, sei nur kurz verwiesen! [Virchows Arch. **269**, 14 (1929)]
Der Befund war an den inneren Organen, auch an der Leber unerheblich, am Skelettsystem
recht eigenartig, so daß LUBARSCH die Diagnose einer NIEMANN-PICKschen Krankheit hier
bezweifelte. Es könnte sich um eine Systemerkrankung nach Art der multiplen Myelome,
jedenfalls aber um eine in erster Linie das Skelett ergreifende Krankheit mit eigenartiger
Störung des Fett- und Lipoidstoffwechsels gehandelt haben (Virchows Arch. **269**, 823).

gleichzeitig darboten; es sind in beiden Fällen Streptokokken gezüchtet worden; in beiden Fällen zeigte sich eine auch auf die Leber zu beziehende starke extramedulläre myeloide Blutzellbildung als reaktive, gesteigerte Tätigkeit mesenchymaler Gewebsreserven auf die toxische Wirkung des Infektes hin. Siebke beschrieb diese Beobachtungen unter dem Kennwort der Leukanämie.

Schrifttum.

Abt und Bloom: Essential lipoid histiocytosis (Type Niemann-Pick). J. amer. med. Assoc. **90**, 2076 (1928).

Berman, S.: A case of lipoid. histiocytosis. Amer. J. Dis. Childr. **36**, 102 (1928). — Bloom, W. und Kern: Spleens from Gauchers disease and lipoid histiocytosis; the chemical analysis. Arch. int. Med. **39**, 456 (1927). — Brahm und L. Pick: Zur chemischen Organanalyse bei der lipoidzelligen Splenohepatomegalie Typus Niemann-Pick. Klin. Wschr. **6**, 267 (1927). — Büngeeler und Wald: Beiträge zur Herkunft der polymorphkernigen Leukozyten. V. Mitteilung: Die Bedeutung der Kupfferschen Sternzellen bei der Entzündung. Virchows Arch. **270**, 150 (1928).

Corcan, Oberling und Dienst: La maladie de Niemann-Pick. Rev. franç. Pédiatr. **3**, 789 (1927).

Dienst und Hamperl: Lipoidzellige Splenohepatomegalie (Typus Niemann-Pick). Wien. klin. Wschr. **77**, 1432 (1927).

Epstein: Aussprache nach dem Milzreferat von Hueck, Naegeli und Lubarsch auf der Tag. dtsch. path. Ges. Wiesbaden **23** (1928).

Gerlach: (a) Retikulo-Endothel und Leukozyten. Virchows Arch. **270**, 205 (1928). (b) Verh. dtsch. path. Ges. 23. Tag. Wiesbaden **1928**,

Hamperl: (a) Aussprache nach dem Milzreferat von Hueck, Naegeli und Lubarsch auf der Tagg. dtsch. path. Ges. Wiesbaden **23** (1928). (b) Über die pathologisch-anatomischen Veränderungen bei Morbus Gaucher im Säuglingsalter. Virchows Arch. **271**, 147 (1929). — Havet, J.: La cellule de Kupffer. Cellule **35** (1925). — Henschen: Contribution à l'étude de la maladie de Gaucher. Compt. rend. du XII Congrès de médecine des pays du Nord. Acta med. scand. (Stockh.) **16**, 593 (1925). — Herrick, J. B.: Peculiar elongated and sickle shaped red blood corpuscles in a case of severe anemia. Arch. int. Med. **6**, 517 (1910). — Herzenberg, Helene: Zur Frage der extramedullären Granulo- und Erythropoëse. Beitr. path. Anat. **73**, 55 (1925). — Higgins und Murphy: The phagocytic cells (v. Kupffer) in the liver of common laboratory animals. Anat. Rec. **40**, Nr 1 (1928, Sept.).

Kramer, B.: Lipoidcell splenohepatomegaly, Niemann-Pick-Type; A clinical analysis of 9 cases with report of one additional case. Med. Clin. N. Amer. **11**, 905 (1928). — Kraus, J. E.: Zur Kenntnis der Splenomegalie Gaucher, insbesondere der Histogenese der großzelligen Wucherung. Z. angew. Anat. **7** (1921).

Letterer: Aleukämische Retikulose. Frankf. Z. Path. **30**, 377 (1925). — Levy, Joseph: The origin and fata of sickle-shaped red blood cells. Arch. of Path. **7**, 820 (1929). — Lieb: Cerchrosidspeicherung bei Morbus Gaucher. Z. phys. Chem. **140**, 305 (1924) u. **170**, 60 (1927).

Malyschew: Über die Rolle der Kupfferschen Zellen bei aseptischer Entzündung. der Leber. Beitr. path. Anat. **78** (1927).

Oberling und Woringer: La maladie de Gaucher chez le nourrison. Rev. franç. Pédiatr. **3** (1927). — Orzechowski, Gerhard: Über die primären blutbildenden Hämangioendotheliome der Leber. Virchows Arch. **267**, 63 (1929).

Pick, L.: Über die lipoidzellige Splenohepatomegalie, Typus Niemann-Pick als Stoffwechselerkrankung. Med. Klin. **39**, 1 (1927).

Reher: Zur Splenomegalie Gaucher im Säuglingsalter. Jb. Kinderheilk. **105** (1924). — Rusca: Sul morbo di Gaucher. Haematologica. Arch. ital. **2** (1921).

Schiff, E.: Im Leben diagnostizierte lipoidzellige Splenohepatomegale (Typus Niemann-Pick) bei einem 17 Monate alten Knaben. Jb. Kinderheilk. **112**, 1 (1926). — Schilling, Viktor: Zur Morphologie, Biologie und Pathologie der Kupfferschen Sternzellen, besonders der menschlichen Leber. Virchows Arch. **196**, 1 (1909). — Siebke, Harald: Zur Pathologie dee Leukanämie. Krkh.forschg **4**, 120 (1929).

Terplan und Mittelbach: Beiträge zur Lymphogranulomatose. Virchows Arch. **271**, 759 (1929). — Tschistowitsch und Bykowa: Retikulose als eine Systemerkrankung der blutbildenden Organe. Virchows Arch. **267**, 91 (1928).

Wahl und Richardson: A study of the Lipin content of a case of Gauchers Disease in an infant. Arch. int. Med. **17**, 238 (1916).

Zimmermann, K. W.: Der feinere Bau der Blutkapillaren. München: J. F. Bergmann 1923.

7. Die tropischen Infektionen der Leber.

Von

Walther Fischer-Rostock.

Mit 6 Abbildungen.

I. Tropenleber.

Der Begriff der Tropenleber hat früher eine recht große Rolle gespielt, doch es fehlte durchaus die anatomische Unterlage zur Rechtfertigung dieses Begriffs. Die Anschauungen gingen meistens dahin, daß für die Tropenleber charakteristisch Stauungszustände dieses Organs seien. Früher hat man angenommen, das Klima als solches rufe eine erheblichere Blutfüllung der Leber hervor. Diese Ansicht wird heute nicht mehr aufrecht erhalten. Sollte die Tatsache feststehen, daß beim Europäer in den Tropen Stauungserscheinungen in der Leber häufiger vorkämen, als bei den Eingeborenen, so könnte das an verschiedenen Umständen liegen, wobei sicher eine unzweckmäßige Lebensweise und manchmal wohl auch unzweckmäßige Kleidung eine Rolle spielen. Ganz sicher kommen aber solche Schädigungen in Frage, die zunächst den Darm und mittelbar die Leber beeinflussen (vgl. Ausführungen bei LE DANTEC, JUSTI, REYNAUD). Es ist kein Zweifel, daß in warmen Ländern solche Schädlichkeiten, die vom Magendarmschlauch aus schließlich die Leber treffen, vergleichsweise viel häufiger sind, als bei uns zu Lande. Schädigungen durch unzweckmäßige Ernährung — wozu übrigens auch der Alkohol zu rechnen ist — sind im Durchschnitt bei Europäern viel häufiger als bei Eingeborenen. Andererseits aber gibt es eine große Anzahl vorzugsweise infektiöser Schädigungen, denen der Europäer durch bessere Hygiene und Verhütung weniger ausgesetzt ist, als der Eingeborene. Seit wir solche Dinge auch ätiologisch und pathologisch-anatomisch etwas genauer kennen, haben wir eher eine Vorstellung davon, wie verschiedenartige Dinge unter dem Sammelbegriff der Tropenleber zusammengefaßt worden sind. Wir müssen hier denken an Schädigungen, die die Leber erfährt bei Infektion mit Typhus, Bazillen-Ruhr, Gelbfieber, oder auch Malaria; bei parasitären Infektionen, wie durch Schistosomen und Clonorchis, vor allem auch durch die Infektion mit den Amöben. Es ist gar kein Zweifel, daß ein sehr großer Anteil an dem Begriff der Tropenleber tatsächlich auf die Amöbiasis der Leber fällt und wohl die Hauptsache ausmacht von dem was früher so bezeichnet wurde. Wir haben hier die einzelnen Erkrankungen nach ihrer Ursache getrennt zu besprechen.

II. Amöbiasis der Leber.

Die schweren Formen der Amöbiasis der Leber, die sogenannten tropischen oder endemischen Leberabszesse, sind schon lange bekannt. Daß sie mit Darmerkrankungen und besonders mit der „Dysenterie" zusammenhängen, war auch schon lange von vielen Forschern angenommen, von anderen aber auch ebenso bestimmt abgelehnt worden, dies sogar noch zu einer Zeit, da man Darmamöben als pathogene Mikroorganismen erkannt hatte. Aufs Nachhaltigste hat erst ROGERS sich für den Zusammenhang der Leberabszesse mit der Amöbenruhr eingesetzt, als er nachwies, daß in der Wand solcher Leber-„Abszesse" fast regelmäßig Amöben gleicher Art wie im Darm nachgewiesen werden konnten. Einen unfreiwilligen Beweis für die Richtigkeit dieser Annahme brachten zwei Laboratoriumsinfektionen im Pathologischen Institut Westend unter LÖHLEIN 1914, wo sich zwei Assistenten, die mit der Untersuchung des Inhalts solcher Leberabszesse beschäftigt waren, eine Amöbeninfektion des Darmes zuzogen. Wichtige klinische Hinweise auf die Häufigkeit der Amöbeninfektion der Leber brachte die seit 1912 eingeführte „spezifische" Emetinbehandlung, unter der nicht nur die Amöbeninfektion des Darmes aufs günstigste beeinflußt wird, sondern auch mehr oder weniger deutlich ausgesprochene Symptome einer Lebererkrankung; ja man sah sogar durch diagnostische Punktion sichergestellte Amöbenherde, Amöben„abszesse", unter Emetinbehandlung völlig ausheilen. Die schweren Amöbeninfektionen der Leber mit ausgedehnter Gewebseinschmelzung sind seit Einführung dieser Behandlung sehr viel seltener geworden. Andererseits haben auch die histologischen Untersuchungen die frühen, früher meist verkannten Stadien besser kennen gelehrt. Das klinische Krankheitsbild der Amöbenhepatitis hat neuerdings OTTO FISCHER genauer geschildert.

Amöbiasis der Leber kommt überall vor, wo Ruhramöben (Entamoeba histolytica) vorkommen; vorzugsweise in den warmen Ländern. Doch ist ja auch in der gemäßigten Zone eine Amöbiasis des Darmes gar nichts so Seltenes, wie man früher annahm, und es sind denn auch „endemische" Fälle von Amöbiasis der Leber in verschiedenen Ländern der gemäßigten Zone gefunden worden (bei Leuten, die niemals in den Tropen waren); so in Deutschland (eigene Beobachtung), in der Schweiz (GIRARD), in Frankreich (z. B. GARIN), im nördlichen und südlichen Italien (BOERI, IZAR u. a.), in England, im Norden der Vereinigten Staaten Amerikas.

Es könnte angenommen werden, daß in der gemäßigten Zone die Infektion der Leber als Sekundärerscheinung einer primären Darminfektion verhältnismäßig seltener auftritt als in den Tropen, wo — besonders bei Europäern — die „Belastung" der Leber größer ist. Aber andererseits ist zu bedenken, daß gerade in Europa die Kenntnis und damit die Behandlung der Darmamöbiasis noch vielfach recht im Argen liegt, so daß es dementsprechend häufiger zu Sekundärinfektionen kommt, denen in den Tropen durch bessere Diagnose und Behandlung viel mehr vorgebeugt wird.

Die Häufigkeit der Leberamöbiasis wird von den Forschern recht verschieden angegeben; begreiflich genug, wenn man überlegt, wie verschiedenartig das Beobachtungsmaterial war. Man hat früher in manchen Ländern bei „Dysenterie" die Häufigkeit der Leberkomplikationen auf etwa 50% angegeben — so etwa ANNESLEY in Indien vor gerade 100 Jahren, — Ende des Jahrhunderts KARTULIS für Ägypten 58%, französische Forscher für Tonkin sogar 74%. Aber solche Zahlen gelten heutigentags keineswegs mehr. JUSTI berechnet die Häufigkeit der Leberkomplikationen zu etwa 20%. SITSEN zu 10%; unter 208 endemischen Fällen in Frankreich trat diese Komplikation nur 6mal, also in 3% auf (GARIN). Die tatsächliche Infektion der Leber wird aber doch etwas häufiger sein, als die letztangebenenen Zahlen lehren, denn die beziehen sich nur auf die ausgebildeten „Abszesse". Leichtere, ganz von selbst oder doch unter spezifischer Behandlung zurückgehende Infektionen sind nach unserer Auffassung viel häufiger (gleiche Ansicht vertritt auch BOYERS u. GEHRCKE).

Aus den Angaben der Forscher ist immer wieder zu ersehen, daß die Europäer im Vergleich zu den Eingeborenen viel häufiger diese Komplikation der

Darmamöbiasis bekommen. In Tonkin z. B. sollen, um nur einen Untersucher anzuführen, nach GAIDE Europäer 10mal so häufig erkranken wie Eingeborene; aber die Zahlen, die die verschiedenen Forscher angeben, sind aus mancherlei Gründen kaum miteinander zu vergleichen. Es scheint auch, als ob unter den farbigen Rassen in Hinsicht auf die Häufigkeit der Leberamöbiasis bei Amöbenruhr erhebliche Unterschiede bestehen (eigene Beobachtung, JUSTI).

Man hat von jeher dem Alkohol eine veranlagende Rolle zugeschrieben; mit Recht insofern, als Alkohol in den Tropen unter allen Umständen die Gesundheit gefährdet; mit Unrecht insofern, als Alkohol jedenfalls nicht die prädisponierende Ursache ist. Denn bei ganz enthaltsam lebenden Völkern (Farbigen) und bei sicher abstinent lebenden Europäern sind doch Fälle genug beobachtet; wieweit andere konstitutionelle Einflüsse eine Rolle spielen, ist noch ungenügend bekannt. Nach den Zahlen der Statistiken erkrankt das weibliche Geschlecht sehr viel seltener, z. B. nach einer großen Zusammenstellung bei JUSTI in nur $4^0/_0$. Das könnte liegen an einer geringeren Exposition des weiblichen Geschlechts, an dem geringeren Vorkommen von Alkoholismus, mag aber auch ganz andere, innere Ursachen haben. Übrigens sind auch die Angaben der einzelnen Forscher hierin recht verschieden. Das zahlenmäßige Erkrankungsverhältnis der beiden Geschlechter wird angegeben zu 1:6 (RUGE, MÜHLENS, ZUR VEHRT) bis zu 1:24.

Die meisten Fälle sieht man im Alter von 20—40 Jahren, allerdings vorzugsweise bei Europäern, die in den warmen Ländern in diesen Jahresklassen auch ganz überwiegend vertreten sind. So standen z. B. in LUDLOWS Material $^3/_4$ der Fälle von 21—40 Jahren.

Bei Kindern ist die Amöbiasis der Leber recht selten (wird übrigens auch viel schwerer diagnostisch erkannt), doch hat man schon bei einem 10monatlichen Kind einen Amöbenabszeß der Leber gesehen (CARREAU), und öfters bei Kindern unter 10 Jahren; aber auch das hohe Alter bleibt nicht verschont (z. B. Fall eines 74jährigen Mannes bei Testolin).

Wir sagten schon, daß die Amöbiasis der Leber stets eine sekundäre Lokalisation der Infektion darstellt; die primäre Infektion sitzt stets im Darmkanal. Nun versagt in Fällen von Leberamöbiasis die Vorgeschichte bezüglich einer dysenterischen Darminfektion manchmal, z. B. in 14 von 40 Fällen MANSON-BAHRS, doch lehrt die bei Obduktionsfällen vorgenommene genaue anatomische Untersuchung, daß kaum je die Spuren einer noch bestehenden oder schon abgelaufenen Darmamöbiasis vermißt werden. IZAR hatte unter seinen Fällen bei genauester Untersuchung nur in etwas über $2^0/_0$ ganz negative Befunde. In mindestens der Hälfte aller Fälle ist der Zusammenhang des Leberleidens mit der des Darmes nach dem klinischen Verlauf schon klar genug, und die Stuhluntersuchung deckt bei Fällen von Leberamöbiasis in über der Hälfte der Fälle (MANSON-BAHR in $57^0/_0$) die noch bestehende Amöbeninfektion auf. Es ist verständlich, daß bei verhältnismäßig uncharakteristisch oder sehr milde verlaufenden Darminfektionen infolge ungenügender Behandlung die Komplikation der Leberinfektion häufig ist, aber gerade deswegen der Zusammenhang mit der Darmerkrankung verkannt wird.

Die Amöbiasis der Leber kann sich sehr rasch zu der bestehenden Darmerkrankung hinzugesellen. Das ist frühestens nach 5 Tagen beobachtet worden. Doch das ist eine große Ausnahme. In der Regel erscheinen die Anzeichen der Leberinfektion erst Wochen und Monate, selbst Jahre später. Das Höchste stellt wohl eine Latenz von 30 Jahren in dem Fall von MALLORY dar. Wir dürfen allerdings mit Sicherheit sagen, daß auch in diesen Fällen dauernd eine Infektion bestanden hat, nur waren die Veränderungen so unbedeutend, daß sie nicht zu deutlichen klinischen Symptomen führten.

Wenn wir von den kleinen, nur mikroskopisch erkennbaren Herden absehen und uns zunächst auf die mit bloßem Auge leicht erkennbaren größeren Herde mit deutlicher Gewebseinschmelzung, die sogenannten Abszesse, beschränken, so wäre über den Sitz solcher Herde zu sagen, daß man sie ganz überwiegend im rechten Leberlappen findet. Ich berechne aus mehreren großen Statistiken mit einigen 1000 Fällen, daß auf den linken Leberlappen nur etwa 10% der Fälle kommen; aus kleineren Statistiken ergeben sich allerdings etwas höhere Werte, bis zu 18%. Im Lobus quadratus kommen sie ganz selten vor, unter 1%, im Lobus caudatus (SPIGELscher Lappen) etwas häufiger. Die hinteren Abschnitte der Leber sind etwas häufiger betroffen als die andern, im Verhältnis von 55:45, die Konvexität etwa doppelt so häufig wie die Unterfläche.

Für den Amöbenabszeß der Leber ist im Gegensatz zu Abszessen anderer Entstehung charakteristisch, daß er sehr häufig nur in der Einzahl auftritt. Die Forscher rechnen, daß solitäre Abszesse in 25—40% (JUSTI), 42% (CLARK), 51% (ROGERS) oder gar 63% (ROUIS) auftreten. Mehr als 4 Herde findet man in 10—20% der Fälle. Sehr selten ist es, daß die ganze Leber von Herden durchsetzt ist, und in solchen Fällen sollte man erst genau prüfen, ob dabei außer Amöbiasis nicht noch eine andere Komplikation vorliegt. Ich habe das in einem Fall von multiplen Amöbenherden gesehen, wo gleichzeitig noch viel zahlreichere Abszesse mit Ruhrbazillen in der Leber vorhanden waren.

Bei den größeren Herden kann es zu sehr erheblicher Einschmelzung von Gewebe kommen, so daß dann Höhlen mit mehreren Litern eiterartigen Inhalts entstehen. LUDLOW rechnet, daß bei den Fällen, die zur Operation kommen (teils nur Aspiration von Inhalt, teils offene chirurgische Behandlung) durchschnittlich etwa ein Liter Inhalt aus den Eiterhöhlen entfernt wird. Es sind aber noch sehr viel größere Abszesse gesehen worden. ROUIS fand in einer 10300 g schweren Leber etwas über 7 Liter Eiter und LAVIGERIE sogar $8^1/_2$ Liter. Herde mit 2 bis 4 Litern Inhalt sah man früher in den warmen Ländern häufig auf dem Operations- und Sektionstisch. GAIDE fand z. B. in Indochina in etwa 10% seiner Fälle über 4 Liter. Heute muß es geradezu als Kunstfehler angesehen werden, wenn es ein Arzt zu solchen Abszessen kommen läßt.

Die Infektion der Leber erfolgt auf dem Blutwege, und zwar mit dem Pfortaderblut; der Befund von Amöben in den kleinen Venen der Darmwand kann bei Amöbiasis oft genug erhoben werden und lehrt, auf welchem Wege die Verschleppung erfolgt. SITSEN bringt einige Anhaltspunkte dafür, daß auch auf dem Lymphwege die Leber vom Darm aus infiziert werden kann. Ähnliche Ansichten hatte ROGERS schon früher vertreten. Doch scheinen uns die hierfür vorgebrachten Gründe sehr wenig beweisend zu sein. Die direkte Infektion der Leber vom Darm her, etwa vom Colon ascendens und Quercolon aus (was die Bevorzugung des rechten Leberlappens erklären sollte), hatten COUNCILMAN und LAFLEUR angenommen; doch ist dieser Weg der Infektion, wenn auch theoretisch möglich, praktisch fast niemals vorhanden. Ebensowenig liegen irgendwelche Beobachtungen dafür vor, daß die Infektion auf dem Wege der Gallengänge erfolgen könnte.

Sind Amöben auf dem Wege der Pfortader in die Leber gelangt, so scheint dieses Eindringen oftmals zunächst eine sehr erhebliche Hyperämie und damit Schwellung des Organs zu veranlassen, wie aus guten klinischen Beobachtungen hervorgeht. In diesem Stadium kann auch eine Probepunktion der Leber lebensgefährlich sein, wie sich aus Mitteilungen von ROGERS ergibt.

Die Amöben machen in der Leber zunächst lediglich kleine Gewebsnekrosen. Man findet in blutreicher Umgebung einen kleinen, etwas trüben und vielleicht schon leicht gelblich gefärbten Herd. In dessen Mitte ist das Gewebe zunächst etwas krümelig, bald aber erweicht es und schmilzt zuletzt zu einer sirupösen bis fast eitrigen Masse ein. Ganz kleine Herde können der Aufmerksamkeit sehr leicht entgehen, man findet sie aber bei systematischem Durchsuchen der Leber in Fällen von Amöbenruhr nicht ganz selten. Durch den charakteristischen Befund von vegetativen Amöben sind sie von Nekrosen anderer Genese unschwer zu unterscheiden.

Ist der Herd größer geworden, so wird allmählich mehr Gewebe eingeschmolzen. Diese nekrotische Masse bekommt meistens eine schokoladen- oder pflaumenmusartige Farbe, sieht auch bisweilen mehr milchkaffeeartig aus. Jedenfalls haben diese Herde nicht Farbe und Aussehen von eigentlich eitrigen Herden.

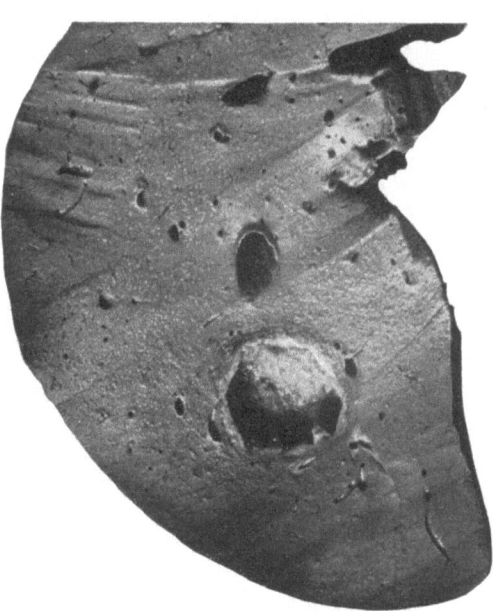

Abb. 1. Amöbiasis der Leber. Präparat der kriegspathologischen Sammlung Berlin.

Bei der mikroskopischen Untersuchung findet man hier teils Vorgänge von schaligem Zerfall der Zellen, teils auch Kolliquationsnekrose; den Gewebstrümmern pflegt in geringer Menge Fibrin beigemischt zu sein. Ferner findet man in wechselnden Mengen rote Blutzellen, diese oft nicht sehr gut erhalten, auch gelegentlich neutrophile Leukozyten und Lymphozyten, Cholesterinkristalle und manchmal auch Charcot - Neumannsche Kristalle , in größeren Herden Fettsäurenadeln, Stücke von Bindegewebsfibrillen und Gallepigment. In der verflüssigten Masse trifft man nur recht selten Amöben an, die morphologisch als solche mit Sicherheit zu erkennen sind. Bakterien fehlen, sofern nicht von vornherein eine Komplikation vorlag oder etwa der Herd schon operativ eröffnet war. Am Rande des zerfallenen Gewebes kann man an den Leberzellen alle möglichen degenerativen Veränderungen nachweisen, nämlich stärkeren Fettgehalt, eigenartige hyaline und schollige Umwandlung des Zelleibs, der sich dann ausgesprochen mit Eosin färbt, Pyknose der Kerne, Undeutlichwerden der Zellgrenzen und eine leichte ödematöse Durchtränkung. Die Kapillaren in diesem Bezirk sind meist erheblich erweitert. Vereinzelt kann man auch phagozytierende, mit Fett und Trümmern beladene Wanderzellen nachweisen. Am Rande des zerfallenden Gewebes kann man, oft deutlich in kleinen Herden oder reihenweise in einem kleinen Gefäß liegend und in diesem einen Pfropf bildend, die Ruhramöben finden, und zwar vegetative Formen, meistens ziemlich abgerundet, häufig stark vakuolisiert und oft mit roten Blutzellen beladen.

Wenn man aus einem Leberherd den krümeligen bis breiigen Inhalt ausdrückt, dann bleibt oft ein poröses oder schaumartiges Gewebe zurück, eben das noch nicht eingeschmolzene Lebergewebe.

Größere Herde unterscheiden sich nicht grundsätzlich von den eben geschilderten kleinen, nur pflegt sich mit der Zeit immer deutlicher im Innern der Höhle eine pyogene Membran auszubilden, die bei kleineren Herden noch mehr graurot und gefäßreich ist, bei älteren, größeren derber, fibröser wird und bei

44*

den größten ganz erkleckliche Dicke annehmen kann. Bei einem über mannsfaustgroßen Herd, den ich untersucht habe, betrug die Dicke der Wand an der dicksten Stelle etwas über 1 cm.

In solchen mehr abgekapselten Herden sind die Gefäße in der Kapsel oft erheblich verdickt, und man kann hier auch bisweilen ausgesprochene Gallengangswucherungen finden, gelegentlich sogar fast adenomartige Bildungen. Die innerste Schicht solcher größeren Herde pflegt stets schmierig gelblichweiß, gelegentlich auch mehr gallig gefärbt zu sein. Die Höhlen sind keineswegs immer ganz glatt, vielmehr häufig einigermaßen buchtig. Reste des periportalen Gewebes samt den Gefäßen und Gallengängen können, ganz ähnlich wie in tuberkulösen Lungenkavernen, trabekelartig in der Wand vorspringen. Es kann ferner auch zu kleinen Sequestrationen von Gewebe kommen, so daß in der Wand da und dort kleinere Gewebsfetzchen in die Höhle hineinragen. Sind zahlreichere kleine Herde in näherer Nachbarschaft voneinander gelegen, so kann die Leber ein einigermaßen wurmstichiges Aussehen bekommen. Bei recht alten Herden trocknet der Inhalt allmählich etwas ein, wird dann mehr mörtelartig und kreidig; die umgebende hyalinbindegewebige Kapsel kann auch verkalken, doch sind derartige Umwandlungen recht ungewöhnlich. Kleinere Herde hingegen können vom Rande schließlich völlig organisiert werden, so daß später nur eine völlig uncharakteristische Narbe bleibt.

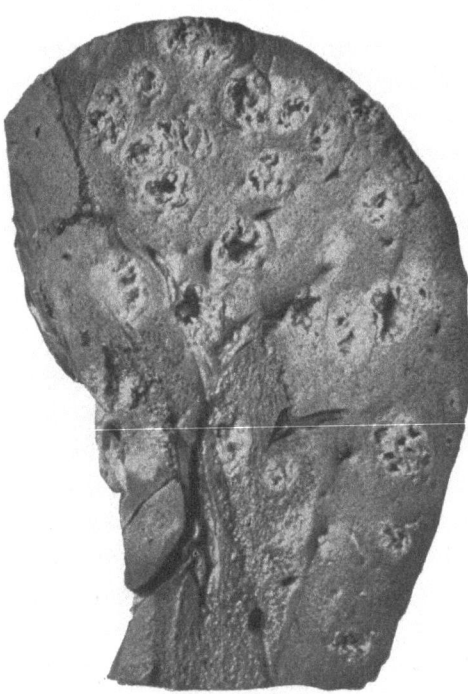

Abb. 2. Zahlreiche Amöbenherde der Leber. Präparat der kriegspathologischen Sammlung Berlin. (Aus: KOLLE-WASSERMANN Handbuch, 3. Aufl.

Je größer der Herd, um so mehr werden sich an dem umgebendem Lebergewebe Verdrängungs- und Kompressionserscheinungen bemerkbar machen. Davon abgesehen findet man aber noch weiter alle möglichen reaktiven Erscheinungen, oft sehr erhebliche hyperplastische und hypertrophische Vorgänge am Lebergewebe, sowie auch Gallengangswucherungen. Eine typische diffuse Zirrhose, wie manche Forscher wollen (ACHARD und FOIX, siehe bei PAISSEAU), bildet sich aber in der Folge niemals aus, wohl aber kann ein lokaler erheblicher Umbau der Leber die Folge sein.

Wir sagten, daß man die Amöben im „Eiter" der Herde nicht finde, oder doch nur sehr selten und dann in degenerierten und daher schwer erkennbaren Exemplaren. Im Punktat von Amöbenherden hat z. B. MANSON-BAHR nur in 2 von 40 Fällen Amöben gefunden. Dagegen wird man in der Wand der Herde nicht vergeblich nach ihnen suchen, solange noch keine allzu starke fibröse Reaktion dort eingesetzt hat. Aber selbst dann kann man im Granulationsgewebe zwischen den Bindegewebsfasern Amöben, einzeln oder in kleinen Gruppen, doch noch nachweisen, wie ich das zum Beispiel an einem autochthonen Fall in Deutschland auch so getroffen habe. Die Regel ist, daß man vegetative

Formen findet, doch sind auch schon Zysten gefunden worden. So haben z. B. Françon und Hutinel in 46 Fällen 10mal Zysten gefunden und 2mal Zysten neben vegetativen Formen; 4mal erst Zysten und später vegetative Formen, 6mal erst vegetative Formen und dann Zysten. Positive Zystenbefunde geben auch Mayer und einige andere Autoren an, während Manson-Bahr sagt, daß man nie Zysten finde.

Vom Amöbengehalt abgesehen, sind die Herde häufiger frei von anderen Mikroorganismen als infiziert. Falls sich bakterielle Infektion findet, so handelt es sich am häufigsten um Infektion mit Bact. coli, demnächst mit Strepto- und Staphylokokken, selten mit anderen Keimen, z. B. mit Ruhrbazillen (Chantemesse, eigene Beobachtung), mit Pyozyaneus, mit Typhus und einmal sogar mit Tuberkulose (Bonnefay u. Maille). Auch Lamblien hat man schon in Amöbenherden angetroffen. Äußerst selten kommt es auch zu einer Infektion der Gallenblase. Einige Untersucher haben Entzündung der Gallenblase mit lebenden Amöben gefunden (z. B. Crowe, Rogers, Trabaud). Es kann sich dabei um eine sekundäre Infektion von einem Leberherd aus handeln und anscheinend war es in allen bisher beobachteten derartigen Fällen so. Eine sichere Beobachtung von isolierter Infektion der Gallenwege auf dem Wege des Ductus cysticus oder auf dem Blutwege ist unseres Wissens bis jetzt nicht bekannt.

Bei großen Herden in der Leber selbst, wenn sie nicht bakteriell infiziert sein sollten, ist als Reaktion auf den Gewebszerfall doch immer eine mehr oder minder große Anzahl von Leukozyten — meist neutrophilen — und auch von Lympho- und Plasmazellen im verflüssigten Inhalt und am Rande der Herde zu finden. Erscheinungen von Resorption und Phagozytose sind an diesen Zellen morphologisch deutlich zu erkennen.

Da die Herde ja mit Vorliebe an der Oberfläche der Leber sitzen, so wird, besonders bei größeren Herden, leicht auch die Kapsel der Leber und die Umgebung in einen Reizzustand versetzt. Es kommt dann zu Perihepatitis, zu Verklebung der Leber mit dem Zwerchfell, zu Pleuritis diaphragmatica. Dann kann bei weiterer Vergrößerung des Herdes ein Durchbruch durch die Kapsel der Leber in die Umgebung erfolgen, was früher kein allzu seltenes Ereignis war; man rechnete in fast $^1/_5$ der Fälle damit. Am häufigsten, etwa in der Hälfte aller Fälle, erfolgt der Durchbruch in die Lunge und Bronchien, sei es mit größerer, sei es mit kleinerer fistulöser Öffnung. Nächstfolgend am häufigsten ist der Durchbruch in die Pleurahöhle (etwa in $^1/_4$ der Fälle), dann in den Darm, in die freie Bauchhöhle, in Magen und Duodenum, in den Herzbeutel; ganz selten durch die Bauchdecken nach außen, oder in die Vena cava oder in ein anderes Gefäß, oder in die Niere, Harnblase oder Gallenblase. Beim Durchbruch kann es zu einer erheblichen, selbst tödlichen Blutung kommen. Aber andererseits führt der Durchbruch gar nicht so selten eine Heilung herbei, wie man das besonders beim Durchbruch in die Bronchien beobachten kann. Ich selbst habe einen derartigen Fall in meiner Behandlung gehabt. Selten kommt es zu spontaner Blutung in größeren, nicht durchbrechenden Herden, dagegen nicht so ganz selten zu einer tödlichen Blutung bei Anlaß einer Probepunktion oder Operation.

III. Gelbfieber.

Bei Gelbfieber sind Leberveränderungen stets vorhanden. Wenn auch die einzelnen Veränderungen für sich nicht unbedingt charakteristisch sind, so ist doch der Gesamtbefund derart, daß er als typisch für Gelbfieber gelten kann und daß diese Merkmale fast die wichtigsten zur Differentialdiagnose dieser

Erkrankung sind (HOFFMANN). Voraussetzung ist allerdings, daß man frische und nicht stärker kadaverös veränderte Lebern zur Untersuchung bekommt (KLOTZ).

Der makroskopische Befund bei den Lebern ist häufig gar nicht so ausgesprochen, daß man daraufhin eine Diagnose stellen dürfte; die mikroskopischen Veränderungen sind vielfach zu wenig bekannt, und so erklärt es sich, daß sehr häufig nach anatomischen und histologischen Befunden fälschlicherweise die Diagnose auf Gelbfieber gestellt worden ist, wo ganz andere Erkrankungen vorlagen (ROCHA-LIMA).

Wenn ein Mensch der Gelbfieberinfektion nach wenigen Tagen (in der Regel zwischen 3 und 6 Tagen) erliegt, ist der Befund dieser: die Leber hat ihre normale Größe, kann sogar ganz wenig vergrößert sein, ist aber fast nie verkleinert (OTTO, ROCHA-LIMA, SODRÉ; vgl. jedoch auch die Angaben weiter unten).

Die Konsistenz ist nicht in typischer Weise verändert, die meisten Untersucher geben an, daß sie jedenfalls nicht wesentlich vermindert ist.

Die Farbe ist einigermaßen wechselnd und vor allem vom Fettgehalt der Leber abhängig. Da der Blutgehalt des Organes regelmäßig gering, oft auffallend gering ist (OTTO, SODRÉ), tritt mehr die Eigenfarbe der Leber hervor, die wiederum durch Verfettung oder Ikterus in ihrem Farbton verändert sein kann. So ist der Befund bald der einer anämischen Fettleber, bald mehr der einer Safranleber. Dunklere gelbe und braune Töne sind viel häufiger als etwa grüne. Gelegentlich findet man eine feine hämorrhagische Fleckung.

Das Organ läßt sich gut schneiden, am Messer bleibt regelmäßig eine, oft erhebliche, Fettschicht. Die azinöse Zeichnung der Leber ist deutlich, die Randabschnitte der Läppchen sind in der Regel heller als die Mitte. In einigen Fällen ist das makroskopische Bild durch strichförmige Hyperämie, gelegentlich auch durch kleine Blutungen etwas kompliziert („hämorrhagische Stichelung"). Das Aussehen kann dann an das Bild einer Leber bei Phosphor- oder Arsenvergiftung erinnern.

Die Gallenblase pflegt wenig gefüllt oder leer zu sein (OTTO, SODRÉ; nach ROCHA-LIMA jedoch auch gefüllt). Die Galle ist dunkelbraun, nach ROCHA-LIMA farblos.

Die mikroskopische Untersuchung ergibt zwei hauptsächliche Veränderungen, nämlich 1. Verfettung, 2. eigenartige Nekrosen.

Die Verfettung betrifft die Leberzellen und ist regelmäßig vorhanden, immer erheblich, oft so hochgradig, wie man sie etwa bei Phosphorvergiftungen zu finden pflegt. Die Verfettung befällt immer die ganzen Läppchen ziemlich gleichmäßig, sie ist jedenfalls nie ausgesprochen peripher oder zentral. Die Fetttröpfchen in den regelmäßig etwas vergrößerten Zellen sind von mittlerer oder erheblicher Größe; in den Fällen (Material aus Westafrika, von HOFFMANN-Cuba mir freundlichst überlassen), die ich untersuchen konnte, waren es jedenfalls nie sehr feine. Bei Alkoholpräparaten sieht man in den jetzt eigenartig wabigen Zellen die Kerne ganz an den Rand gedrückt. Das Fett erweist sich als Neutralfett. Soweit wir sehen, treten die stärksten Fettablagerungen in den Fällen auf, bei denen das Infektionsgift nicht allzu heftig einwirkte und wohl auch die Widerstandsfähigkeit des Körpers größer war. Die Sternzellen der Kapillaren sind ebenfalls häufig mit Fett beladen.

Neben der Verfettung ist als zweiter wesentlicher Befund die Nekrose der Leberzellen anzusprechen, die ganz riesige Ausmaße erreichen kann; in den rasch zum Tode führenden Fällen können über die Hälfte, ja bis zu 80% der Leberzellen nekrotisch sein (CHIARI). Diese Nekrosen bieten nun viel Eigenartiges.

Zunächst ihre Anordnung in der Leber. ROCHA-LIMA hat zuerst darauf hingewiesen, daß sie vorwiegend eine intermediäre Zone der Läppchen beträfe;

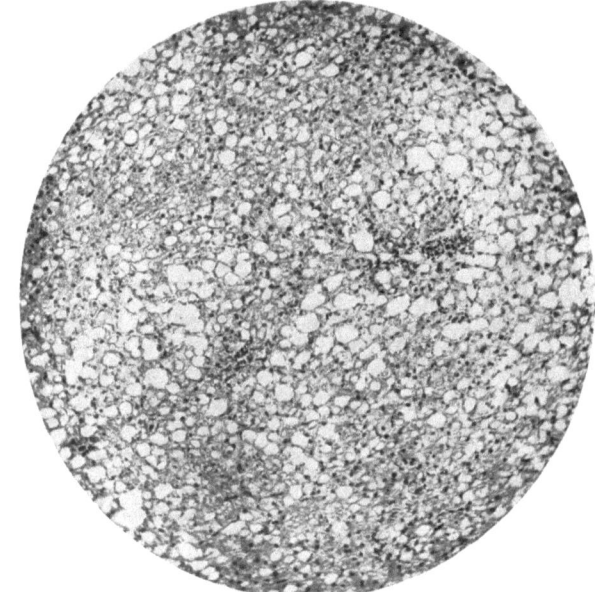

Abb. 3. Verfettung der Leber bei Gelbfieber. (Material aus Westafrika von Prof. HOFFMANN, Cuba.) Apochr. 16, Comp. Ok. 4. Vergrößerung 98 fach.

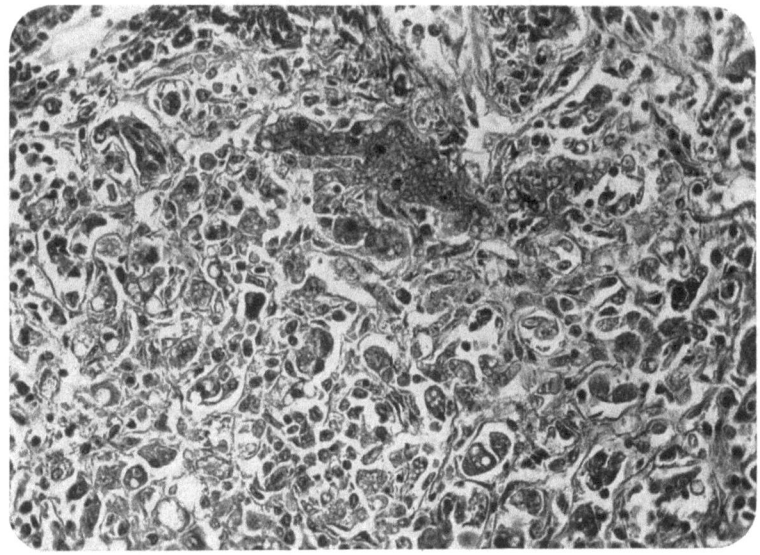

Abb. 4. Leber bei Gelbfieber. (Material aus Westafrika von Prof. HOFFMANN, Cuba.) Apochrom. 8, Comp. Ok. 4. Vergrößerung 230 fach.

aber diese Zone ist nie ganz scharf gegen Zentrum und Peripherie abgegrenzt, nie echt ringförmig, vielmehr ist es geradezu charakteristisch, daß sich auch regelmäßig „versprengte" Nekrosen finden. In besonders schweren Fällen kann man (wie auch Abb. 4 zeigt) die Nekrosen fast bis zum Rand eines Läppchens reichen sehen, wo dann nur noch wenige dunkler erscheinende Leberzellen in ihren Verbänden erhalten sind und eigentlich ganz unvermittelt neben den nekrotischen Zellen erscheinen. Die nekrotischen Zellen können auch unmittelbar neben und zwischen stark verfetteten aber noch kernhaltigen Zellen liegen. Nach HOFFMANN ist dieses Nebeneinander von Nekrose und Verfettung geradezu charakteristisch; und vor allem auch, wie ich an den von mir histologisch untersuchten Fällen feststellte, daß man eigentliche Übergänge von dem einen zum anderen gar nicht findet. Die nekrotischen Zellen behalten zunächst ihre Kontur auffallend deutlich. Die Zellen erscheinen etwas vergrößert und anfangs noch in ihrem gewöhnlichen Zusammenhang miteinander zu stehen. Im gefärbten Präparat — besonders gut bei Hämatoxylineosinfärbung, viel weniger deutlich bei van Gieson-Färbung zu sehen — ist der recht helle homogene Farbton dieser Zellen auffallend. Sie färben sich fast genau so wie die roten Blutzellen. Ist die Nekrose etwas weiter fortgeschritten, so bekommt das Protoplasma ein ganz homogen „hyalines" Aussehen. Von einem Kern, auch von Kerntrümmern, ist dann gar nichts mehr zu sehen, während man in früheren Stadien Karyorhexis und Pyknose der Kerne feststellen kann (TERRAS). Der Zusammenhang der Zelle lockert sich, die Zelle liegt nun einzeln für sich, ist aber immer noch als ein Ganzes zu erkennen. Zu Anfang sieht man in den nekrotischen Zellen auch ganz feine Fetttröpfchen (ROCHA-LIMA, eigene Beobachtung), bei zunehmender Hyalinisierung des Protoplasmas aber nicht mehr, dagegen läßt sich „fetthaltiges" Pigment stets in erheblicher Menge in den zentralen Abschnitten der Leberläppchen, aber auch in nekrotischen Zellen und in Sternzellen nachweisen.

An den Blutkapillaren sind wenig Veränderungen nachzuweisen; sie sind häufig zusammengepreßt und leer, vor allem da, wo vorzugsweise starke Verfettung vorliegt; können aber auch stellenweise erweitert sein, sind aber dann meist nicht stark mit Blut gefüllt. Außerhalb der Gefäßwand findet man öfters etwas serösen Erguß, nur ganz selten Durchtritt von einzelnen roten Blutkörperchen oder größere Blutansammlungen (MÜLLER).

Daß man ganze „Blutseen" anträfe (OTTO, MARCHOUX, SIMOND) ist sicher eine Ausnahme. Es sei hierbei bemerkt, daß die hyalin veränderten und etwas stärker geschrumpften Zellen manchmal recht schwer von roten Blutzellen zu unterscheiden sind.

Die Sternzellen sind manchmal etwas vergrößert, auch mit Fett beladen. Man trifft in ihnen öfter etwas Detritus (KLOTZ) oder auch rote Blutzellen (HOFFMANN, KLOTZ); ob indes die Phagozytose roter Blutzellen immer irgendwie mit Gelbfieber etwas zu tun hat, wie KLOTZ will, scheint mir recht fraglich (so auch HOFFMANN). Stärkere Wucherungen der Kapillarendothelien werden nicht beschrieben, waren in meinen Präparaten jedenfalls nicht zu sehen. An den Venen und Arterien der Leber trifft man keine typischen Veränderungen an; nach PERRIN wäre allerdings Hyperämie der Pfortader charakteristisch. Rundzelleninfiltrate werden im periportalen Gewebe gelegentlich angetroffen, haben aber mit dem Gelbfieber selbst nichts zu tun. Einzelne neutrophile, gelegentlich auch eosinophile, Leukozyten und Makrophagen mit Pigment und Fett kann man im periportalen Gewebe finden, doch nie in größerer Menge (ROCHA-LIMA, eigene Beobachtung). Von Gallengangswucherungen ist in den rasch tödlich verlaufenden Fällen nichts zu bemerken.

Nach THOMAS und OTTO sollen die Gallengänge vielfach veröden. Das erscheint mir recht fraglich, vielmehr wird nach ROCHA-LIMA im Bereich der nekrotischen Abschnitte das Gallenkapillarensystem stellenweise eröffnet.

Das feinere Verhalten müßte jedoch neuerdings nochmals untersucht werden; das mir zur Verfügung stehende histologische Material reichte nicht aus, um über das Zustandekommen des Ikterus bei Gelbfieber sichere Anhaltspunkte zu gewinnen. Nach KLOTZ wäre der Ikterus bei Gelbfieber abhängig von dem Verhalten der Sternzellen, und zwar träte bei geringerer Schädigung der Sternzellen mehr Ikterus auf. Doch scheint uns, als ob das Verhalten der Leberzellen und Gallenkapillaren nicht so vernachlässigt werden darf, wie KLOTZ will.

Wo man neutrophile Leukozyten in größerer Menge zwischen nekrotischen Leberzellen auffindet, liegt nach ROCHA-LIMA sekundäre Infektion mit anderweitigen Keimen vor, und anscheinend sind die meisten solcher Fälle längere Zeit krank gewesen. Auch CHIARI findet bei Fällen mit längerer Krankheitsdauer überwiegend Neutrophile und Makrophagen, weniger Lymphozyten.

Irgendwelche regenerativen Veränderungen am Parenchym trifft man bei früh erfolgten Tode überhaupt nicht an. Trat der Tod erst nach längerer Krankheitsdauer ein, so findet man solche, anscheinend ausgehend von verschont gebliebenen oder auch verfetteten Leberzellen (MÜLLER, HOFFMANN). Auch Gallengangswucherungen fehlen dann nicht (HOFFMANN). Bei nicht tödlich verlaufenden Fällen erfolgt der Ersatz des untergegangenen Gewebes offenbar in recht vollkommener Weise; wenigstens sind bei solchen Fällen gar keine Folgezustände in der Leber bekannt. Der Ersatz erfolgt anscheinend deshalb so gut, weil das Stützgewebe und Kapillargerüst der Leber so wenig betroffen war. Nur recht selten scheint die Schädigung der Leber so hochgradig zu sein, daß ganz wie bei der akuten gelben Atrophie eine rasche Verkleinerung eintritt. Nach Angabe von HOFFMANN soll LUTZ in etwa 10 % solche Fälle gesehen haben, bei denen dann das Lebergewicht nur 700—750 g betrug. Bei anderen Untersuchern finden sich keinerlei derartige Befunde.

Das eigenartige Nebeneinander von Verfettung und Nekrose, die Lokalisation und die Eigenart der Nekrose, diese Befunde zusammengenommen, erlauben mit größter Sicherheit die Diagnose auf Gelbfieber zu stellen. Bei anderen Spirochätenaffektionen, z. B. WEILscher Krankheit, sind die Nekrosen nie so ausgedehnt (SNIJDERS). Bei Phosphorvergiftung, die von SEIDELIN mit Gelbfieber verglichen worden ist, fehlt die Nekrose; auch die akute gelbe Leberatrophie wird sich makroskopisch und mikroskopisch wohl stets von Gelbfieber unterscheiden lassen, und ein gleiches gilt auch für andere Infektionskrankheiten und Vergiftungen. Von diesen käme für die Tropen besonders der bei der Wurmbekämpfung verwandte Tetrachlorkohlenstoff differentialdiagnostisch in Frage.

Erwähnt sei, daß die Befunde bei experimentell auf Tiere übertragenem Gelbfieber nach den Angaben der Forscher zum Teil von dem Gelbfieber beim Menschen stark abweichen (Angaben hierüber bei HOFFMANN, NOGUCHI, PERRIN, STOKES). Beim Hunde sind die Befunde denen bei menschlichem Gelbfieber noch am ähnlichsten, während bei Meerschweinchen, vor allem in bezug auf Nekrosen, die Befunde viel mehr denen der WEILschen Krankheit gleichen (GUITERAS, HOFFMANN, zahlreiche Literaturangaben bei PERRIN). PERRIN ist der Ansicht, daß auch die mit Leptospira icteroides geimpften Meerschweinchen ganz die gleichen Befunde gezeigt hätten, wie bei menschlichem Gelbfieber. Nun ist neuestens mit Sicherheit dargetan, daß die von NOGUCHI für den Erreger des Gelbfiebers gehaltene Leptospira icteroides nicht der Erreger des Gelbfiebers ist, sondern übereinstimmend mit der Spirochaeta ictero-haemorrhagica (neuestes Schrifttum siehe bei REGENDANZ). Nach KUCZYNSKI wäre der Erreger der von ihm als Bacillus hepatadystrophicans bezeichnete Bazillus — über dessen pathogene Bedeutung wohl noch weitere Untersuchungen abzuwarten sind.

IV. Kala-Azar.

Bei der Infektion mit der Leishmania Donovani, der Kala-Azar genannten Infektionskrankheit, die vor allem in Asien, aber auch in den Mittelmeerländern verbreitet ist, ist die Leber regelmäßig verändert.

Gewöhnlich ist das Organ vergrößert, dennoch scheinen bei den verschiedenen Rassen Unterschiede zu bestehen (ROGERS). BRAHMACHARI erwähnt Lebervergrößerungen bis zu einem Gewicht von 3000 g und auch gelegentliche Perihepatitis. Die Leberkonsistenz ist meistens leicht vermehrt, die Läppchenzeichnung auf der Schnittfläche recht deutlich, mit dunklen Zentren und mehr gelblicher Peripherie. Charakteristisch ist im mikroskopischen Bild die Anwesenheit von Leishmanien. Man findet sie häufig in großen mononukleären Zellen, die in den erweiterten interlobulären Kapillaren liegen, aber auch in Gefäßendothelien und hier oft sehr zahlreich, seltener frei im Lumen von Gefäßen (NICOLLE). Auch im Innern von Leberzellen sind sie gefunden worden (z. B. von MELENEY). Die von dem Parasiten befallenen Zellen können sehr erheblich vergrößert sein, da man bisweilen bis zu 50 Parasiten in einer Zelle gesehen hat. Um die Gefäße finden sich, doch nicht regelmäßig, strich- und fleckweise Rund- und Plasmazelleninfiltrate; besonders in Fällen von längerer Dauer ist das periportale Bindegewebe oftmals vermehrt. An den Leberzellen findet man teils atrophische Vorgänge, teils etwas Verfettung und in wechselnder Stärke Ablagerungen von Blutpigment und anderen Pigmenten.

Bei langer Dauer der Krankheit sind auch stärkere zirrhotische Veränderungen beschrieben. Nach ROGERS soll die Zirrhose ziemlich gleichmäßig interlobär angeordnet und die Oberfläche glatt sein. Ein stärkerer Umbau fand demnach nicht statt. Nach BRAHMACHARI werden bei Kala-Azar auch Infarkte beobachtet, doch wird nicht angegeben, welcher Art diese sein sollen. Stärkere fettige Degeneration wird häufig beobachtet (BRAHMACHARI und MELENEY).

V. Histoplasmosis.

Diese eigenartige, noch keineswegs genügend erforschte Infektionskrankheit, hervorgerufen durch den als Histoplasma capsulatum bezeichneten Organismus, ist zuerst durch DARLING beschrieben worden, der insgesamt 3 Fälle (2 von Negern aus Martinique und einen bei einem Chinesen in Panama) beobachtet hat. Dazu kommt noch eine Beobachtung von RILEY bei einer Weißen; und endlich ein Fall (PHELPS und MALLORY) bei einem 24jährigen Mann aus Honduras, bei dem allerdings die Infektion nur die Lunge betraf und die Leber frei war.

Es handelt sich bei dieser Infektion um die Anwesenheit kleiner, den Leishmanien recht ähnlichen Parasiten. Man findet sie ganz typisch in großen einkernigen Zellen und überhaupt in Uferzellen der Gefäße. Es bilden sich kleine Granulome im interstitiellen Gewebe, ganz ähnlich, wie man sie auch bei experimentellen Infektionen mit Leishmanien bei Tieren findet (MELENEY). Aber auch frei zwischen den Gewebszellen kann man die Parasiten finden; es handelt sich um $1-2-4\,\mu$ große Gebilde, deren Kerne mit den gewöhnlichen Färbungen nicht immer gut darstellbar sind und oft etwas halbmondförmig erscheinen. Bei geeigneter Färbung, am besten mit Anilinblau, findet man die Mikroorganismen von einer deutlichen, verhältnismäßig dicken Kapsel umgeben, was dem Parasiten ja auch seinen Namen gegeben hat. Die Parasiten sind gram-positiv; über ihre Natur wissen wir nichts Zuverlässiges. Um Leishmanien handelt es sich sicher nicht. ROCHA-LIMA hielt die Parasiten für Blastomyzeten und brachte sie mit

Kryptococcus farciminosus in Verbindung. Doch ist diese Ansicht wohl abzulehnen, zumal da in allen den beobachteten Fällen eine Infektion vom Tier her nicht nachgewiesen werden konnte (PHELPS, MALLORY). RILEY und WATSON möchten die Parasiten zu den Hyphomyzeten, Genus Grubyella, rechnen.

Außer diesen kleinen Granulomen findet sich auch hyaline Umwandlung von Lebergewebe und Nekrose, schließlich auch geringe Vermehrung des interstitiellen Bindegewebes.

VI. Malaria.

Für Malaria charakteristisch ist in der Leber lediglich die Ablagerung des spezifischen Malariapigmentes, des sogenannten Malaria-„Melanins", des „Hämozoins" der Engländer, und die Anwesenheit der Malariaplasmodien. Alle andern in Malarialebern anzutreffenden Veränderungen sind für die Malaria nicht unbedingt charakteristisch.

Bei Todesfällen nach akuter Malariainfektion, wie man solche bisweilen bei Infektion mit den Tropikaparasiten zu sehen bekommt und nur ganz zufällig einmal bei Tertiana- und Quartanainfektion, findet man die Leber meist etwas vergrößert, mit einem Gewicht von 18—1900 g (ENRIQUEZ und GUTMANN; TORRES und PENNA DE AZEVEDO finden bei 15 akuten Fällen ein Durchschnittsgewicht von 1896 g). Die Konsistenz ist eher weich als hart, die Farbe wechselnd, je nach dem Fettgehalt, doch ist charakteristischerweise ein braungrauer Farbton beigemischt, so daß die Leberfarbe als schokoladenbraun, manchmal auch mehr als graubraun bezeichnet werden muß. Sehr häufig besteht auch ein geringer Grad ikterischer Verfärbung. Die Kapsel ist dünn und gespannt. Beim Durchschnitt erweist sich das Organ meist hyperämisch. Die Läppchenzeichnung ist bei stärkerem Fettgehalt oft recht deutlich, sonst aber eher verwischt.

Bei der mikroskopischen Untersuchung sind charakteristischerweise das Malariapigment und die Malariaparasiten nachzuweisen. Die Malariaparasiten, die Plasmodien, findet man in der Regel nicht sehr zahlreich in den oft erheblich erweiterten Kapillaren liegen. Das Malariapigment findet sich typisch in den Sternzellen, die dadurch häufig vergrößert erscheinen und auch zum Teil tatsächlich vergrößert sind. Durch ihren Pigmentgehalt heben sie sich bei geeigneter Färbung, z. B. mit Alaunkarmin oder in Methylenblaupräparaten, deutlich hervor. Neben dem Malariapigment kann man in den Sternzellen auch Plasmodien, gelegentlich auch rote Blutkörperchen phagozytiert finden.

Hat die Infektion etwas länger angedauert, so ist in den Leberzellen regelmäßig auch eisenhaltiges Pigment enthalten, nämlich Hämosiderin, und zwar oft in recht erheblicher Menge. Abgesehen von diesem Hämosiderin, aber ohne Differentialfärbung schwer davon zu unterscheiden, findet sich oft reichlich fetthaltiges und gelegentlich auch Gallepigment.

Stärkere feintropfige Verfettung der Leberzellen, parenchymatöse Trübung und bisweilen auch (meist zentral gelegene) Nekrosen sind Befunde, die man bei Malarialeichen öfters erheben kann (KLOTZ fand in 8 Fällen 3mal ausgesprochene Nekroseherde); es ist aber sehr schwer zu entscheiden, ob sie irgend etwas mit der Malaria selbst zu tun haben (Wirkung von Malariagiften, Folge des Fiebers?), oder ob irgendwelche andere Ursachen da mitspielen (vgl. NOCHT). Die Nekrosen sind jedenfalls nie sehr ausgedehnt und systematisiert, sondern betreffen nur einzelne Zellen (CASTELLANI). Die Gallenblase pflegt prall mit dunkler Galle angefüllt zu sein. Bei vergleichenden Messungen fanden TORRES und PENNA DE AZEVEDO, daß bei akuter Malaria die einzelnen Läppchen größer sind als in der Norm oder bei chronischer Stauung.

Liegt chronische Malaria vor oder die Malariaanfälle schon längere Zeit zurück, so ist der Befund an der Leber oft wesentlich anders. In der Regel

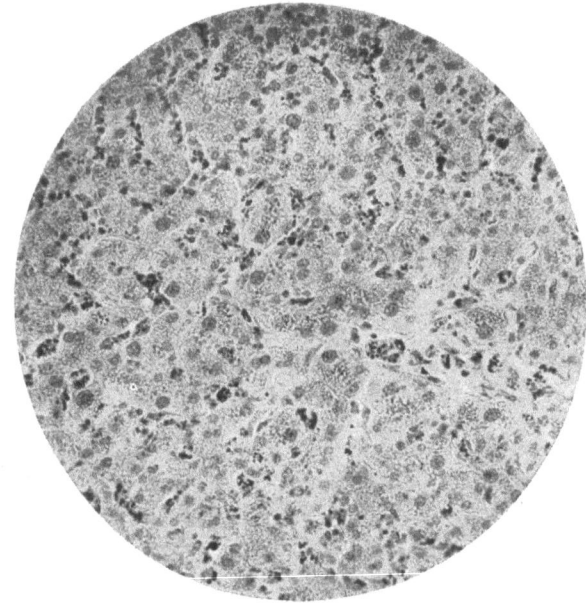

Abb. 5. Leber bei Malaria tropica. Malariapigment in den Sternzellen, Hämosiderose der Leberzellen.
Vergrößerung 213 mal.

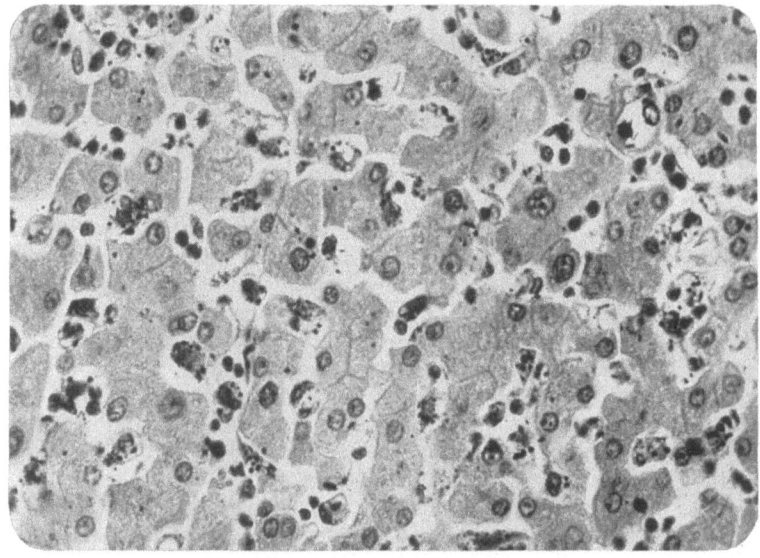

Abb. 6. Leber bei Malaria tropica. Malariapigment in den Sternzellen. Karminfärbung.
Vergrößerung 380 mal.

ist die Leber größer und dann auch stets derber als in der Norm. Die Kapsel ist verdickt, und gewöhnlich hat man die Befunde einer gewissen chronischen

Stauung. Die Farbe der Leber hängt ab von der Menge des Bluts und der Pigmente, die beide in verschiedenem Maße vorhanden sein können. Hat es sich um chronische und schwere Malaria gehandelt, so pflegen der Farbe stets braune und schwarze Töne beigemischt zu sein. Der vermehrten Konsistenz entspricht mikroskopisch eine gewisse Vermehrung des interstitiellen Bindegewebes, in dem sich Rundzelleninfiltrate meist nicht finden; das Malariapigment findet man vorzugsweise in den Sternzellen. Mit Parasiten beladene Makrophagen sind jetzt spärlich oder fehlen ganz. Der Hämosideringehalt der Leber pflegt stärker zu sein, als bei akuten Fällen. An den Leberzellen selbst sieht man häufig hypertrophische und auch hyperplastische Veränderungen, indes, ohne irgendwie erheblichen Umbau des Leberläppchens, das Fasergerüst, zumal um die Zentralvenen, etwas verdickt zu sein pflegt (CABRED). Liegen die Malariaanfälle schon länger zurück, so kann das spezifische Malariapigment stark vermindert oder auch ganz aus der Leber verschwunden sein (CASTELLANI, ZIEMANN).

Gelegentlich wird im Schrifttum berichtet über stärkere Atrophie der Leber nach Malaria. Doch ist nach den uns bis jetzt vorliegenden Arbeiten darüber nicht mit Sicherheit auszumachen, wieweit die Malaria daran schuld ist. Bemerkenswert ist jedenfalls, daß sowohl SEYFAHRT neben Zirrhosen über Atrophien und ebenso CASTELLANI über Atrophie berichtet, daß dabei aber in beiden Fällen gleichzeitig Pfortaderthrombose bestand.

Äußerst umstritten ist die Frage, ob es eine durch Malaria hervorgerufene Zirrhose der Leber gibt und ob diese anderen Zirrhosen gegenüber irgendwie spezifisch ist.

Der Begriff der „Cirrhose paludéenne" ist von KELSCH und KIENER aufgestellt worden. Manche Forscher haben sich dem angeschlossen, während viele andere diesen Begriff durchaus ablehnen. Von vornherein kann man sagen: Die Wahrscheinlichkeit ist nicht groß, daß die Malaria als solche zu einer stärkeren Zirrhose der Leber führen kann, denn wir kennen keine typische Nekrosen der Leber, die den Ausgangspunkt für den zirrhotischen Narbenprozeß bilden müßten. Vielleicht könnte man daran denken, daß die starke Pigmentablagerung in der Leber in Analogie mit der Pigmentzirrhose zu stellen sei. Das könnte aber wohl nur für das Hämosiderin zutreffen. OUDENDAL vertritt eine derartige Ansicht, wonach manche Zirrhose auf hämolytischen Vorgängen in der Leber mit nachfolgender Hämosiderose zurückgeführt werden. Für das Malariapigment selbst wird es doch weniger zutreffen, da dies ja mit der Zeit aus der Leber zu verschwinden pflegt. Nun kommen in den Ländern, in denen Malaria endemisch ist, aber noch eine Fülle anderer Schädlichkeiten in Frage, die zu chronischen oder in Schüben erfolgenden Leberveränderungen führen können, so daß man also neben der Malaria häufig eine Zirrhose wird erwarten können. Jedenfalls ist bis heute meines Erachtens noch nicht mit Sicherheit entschieden, daß die Malaria an der Entstehung der zirrhotischen Prozesse irgendeinen nennenswerten Anteil hat. Von einer spezifischen Malariazirrhose kann man daher auch nicht sprechen; es ist auch bezeichnend genug, daß die verschiedenen Forscher ganz verschiedene Typen von Zirrhose als Malariazirrhose bezeichnet haben. Man findet die Angaben, es handele sich teils um eine „annuläre", teils um eine „insuläre" Zirrhose, zum Teil auch um Zirrhose vom LAENNEC-Typus (KELSCH und KIENER). Wieder nach anderen soll für chronische Malaria typisch sein die „hépatite parenchymateuse nodulaire", mit miliaren, bis erbsgroßen Granulis (ENRIQEUZ und GUTMAN) und gleichzeitiger Perihepatitis (LAFFITTE). CHAUFFARD kennt eine Zirrhose mit Aszites und großer Milz, die sich von der BANTIschen Krankheit unterscheide (ENRIQUEZ und GUTMAN, ähnlich JONESCO). Nach NICHOLLS wiederum wäre die Malariazirrhose eine typische biliäre Zirrhose mit stark verdickter Kapsel. Die Gallenwege wären dabei eng, schwer sondierbar, mit starker Vermehrung des Bindegewebes, und ähnliche Verdickungen bestünden auch in der Gallenblasenwand. Vermutlich nichts mit der Malaria zu tun haben die Zirrhosefälle bei Kindern, die TUCKER aus Indien beschreibt. Hier handelt es sich um oberflächlich feingranulierte Lebern mit Perihepatitis und eigenartigen strangförmigen Verwachsungen, oft mit wenig Bauchwassersucht und riesiger Milz; mikroskopisch findet sich im Gewebe Fibrose, viele Gallengangswucherungen, und oft finden sich gleichzeitig Nierenerkrankungen. Aus den der Arbeit beigegebenen Abbildungen läßt sich leider wenig herauslesen.

Bei dem Schwarzwasserfieber, bei dem ja ursächlich so gut wie immer Malaria mitspielt, pflegt die Leber etwas vergrößert und ikterisch zu sein, dabei blutreich und eher etwas weich. Die Gewichte der Leber liegen meist um 2000 g herum (z. B. WHIPPLE); je weniger Malariapigment vorhanden ist, desto deutlicher tritt die ikterische Färbung hervor. Die mikroskopischen Befunde sind recht ähnlich wie bei akuter Malaria; degenerative Veränderungen, vor allem Verfettung und auch Nekrosen sind hier aber viel eher zu finden, besonders in den Zentren der Läppchen (FLETCHER, ZIEMANN). Die Blutkapillaren pflegen erweitert zu sein; nach CASTELLANI kommen auch kleine Thromben in den sublobulären Venen vor. Malariapigment ist in einigen Fällen vermißt worden (MANSON-BAHR). Hämosiderin ist reichlich vorhanden. Charakteristisch ist die pralle Füllung der Gallenblase mit dunkler, eingedickter Galle.

VII. Venerisches Granulom.

Leberabszesse bei venerischem Granulom sind von HOFFMANN, KUHN und THIERFELDER berichtet worden; es hat sich dabei jeweils um metastatische Eiterungen auch in anderen Organen (z. B. Lungen, Milz) nach primärer Genitalaffektion gehandelt. Genauere histologische Untersuchungen liegen nicht vor.

Schrifttum.

Tropenleber und Amöbiasis.

ACHARD und FOIX: Deux cas d'amibiase hépatique. Arch. Méd. exper. 26 (1914). — ANNESLEY: Zitiert bei JUSTI.

BABLET: Ref. Trop. Dis. Bull. 1925, 737. — BOERI: Zitiert bei IZAR. — BOYERS, KOFOID und SWEZY: J. amer. med. Assoc. 85, 1441 (1925).

CARREAU: Zitiert bei JUSTI. — CHANTEMESSE: Ebenda. — CLARK, HERBERT: The distribution and complications of amebic lesions found in 186 post mortem examinations. Amer. J. trop. Med. 5, 157 (1925). — COUNCILMAN and LAFLEUR: Amoebic dysentery. Hopkins Hosp. Rep. 2 (1891). — CROWE: Zitiert bei JZAR.

FISCHER, W.: (a) Die Amöbenruhr, in KOLLE-WASSERMANNS Handbuch der pathogenen Mikroorganismen, 3. Aufl., Bd. 8. 1927. (b) Die Amöbiasis beim Menschen. Erg. inn. Med. 18 (1919). — FISCHER, OTTO: Über Amöbenhepatitis. Münch. med. Wschr. 1927, 1739.

GARIN et LEPINE: Étude de 208 cas d'amibiase recueuillis dans la region Lyonnaise. Presse méd. 32, 27 (1924). — GEHRCKE: Die Amöbenerkrankungen des Menschen, insbesondere die des Verdauungstraktus. Med. Klin. 1927, 637 ff. — GERLACH: Histopathologischer Beitrag zur Kenntnis der Leber und Darmerkrankung durch Ruhramöben. Arch. Schiffs- u. Tropenhyg. 23, Beih. (1919). — GIRARD: Ref. Arch. Schiffs- u. Tropenhyg. 17, 539 (1913).

HUTINEL: Zitiert bei IZAR.

IZAR, G.: (a) Amebiasi. Catania 1922. (b) Le metastasi amebiche. Catania 1925. Hier umfassende Literaturangaben und Kasuistik.

JUSTI: Die Amöbenerkrankungen der Leber usw. in MENSES Handbuch der Tropenkrankheiten, 3. Aufl. Bd. 4. 1926. Daselbst ausgedehnte Literaturangaben.

KARTULIS: In KOLLE-WASSERMANNS Handbuch der pathogenen Mikroorganismen 2. Aufl., Bd. 7. 1913.

LAVIGERIE: Zitiert bei JUSTI. — LÖHLEIN: Über Amöbenenteritis und Leberabszeß. Verh. dtsch. path. Ges. 17, 261 (1914). — LUDLOW: (a) Liver abscess. report of one hundred operations. Surg. etc. 36, 706 (1923). (b) Ref. Trop. Dis. Bull. 1927, 355.

Mac Neal: Amebic abscess of the liver. Amer. J. trop. Med. 5, 339 (1925). — Mallory: Solitary ascess of the liver. J. amer. med. Assoc. 75, 1774 (1920). — Manson-Bahr: Ref. Trop. Dis. Bull. 24, 775 (1927). (b) Lancet 22. Sept. 1923. (c) Tropical diseases, 8. Aufl. London 1925. — Mayer, Mart: Exotische Krankheiten. Berlin: Julius Springer 1924. Paisseau: Les hépatites amibiennes non suppurées. Paris méd. 11, 277 (1921). — Peyre: Ref. Trop. Dis. Bull. 24, 783 (1927). Reynaud: Ref. Trop. Dis. Bull. 24, 69 (1927). — Rogers: Recent advances in tropical medicine. London 1928. — Rouis: Zitiert bei Izar. — Ruge, Mühlens, zur Verth: Krankheiten und Hygiene der warmen Länder, 2. Aufl. Leipzig 1925. Sitsen: Die Komplikationen der Darmamöbiasis. Arch. Schiffs- und Tropenhyg. 1927, 101. Testolin und Barralt: Ref. Trop. Dis. Bull. 24, 782 (1927). — Thurston: Liver abscess. a series of 64 cases. Lancet 1924, 1008. — Trabaud: Amoebic cholecystitis. Ref. J. amer. med. Assoc. 88, Nr 1937 (1927).

Gelbfieber.

Blanc, le: Studies of yellow fever in Vera cruz. J. trop. Med. 28, 169 (1925). Chiari, H.: Über Leberveränderungen bei Gelbfieber. Beitr. Path. 73, 377 (1925). Enriquez und Gutman: Fièvre jaune. Nouveau traité de pathol. interne Tome 1. 1926. Hoffmann, W. H.: (a) Die Leber beim afrikanischen Gelbfieber. Virchows Arch. 266, 769 (1928). (b) The anatomical diagnosis of yellow fever. J. trop. Med. 2. Jan. 1928. (c) La fiebre amarilla africana. Sci. Med. 5 (1927). (d) The histopathology of yellow fever. J. trop. Med., 1. Sept. 1924. (e) Die pathologische Anatomie des Gelbfiebers. Klin. Wschr. 4, Nr 14 (1925). Klotz, O.: Jaundice and the liver lesions in West African yellow fever. Amer. J. trop. Med. 7, 271 (1927). Muller, H. R. and B. Blaisdell: Studies of the yellow fever epidemic in Salvador. J. trop. Med. 28, 277 (1925). Noguchi: (a) Symptomatology and patholog. findings in animals experimentally in fected. J. exper. Med. 29, 585 (1919). (b) Researches on yellow fever. Lancet, 17. Juni 1922. Otto: (a) Gelbfieber, in Kolle-Wassermanns Handbuch der pathologischen Mikro-organismen. 2. Aufl., Bd. 8. 1913. (b) In Menses Handbuch der Tropenkrankheiten, 2. Aufl., 3. Bd. 1914. Perrin: The hepatic lesions of experimental yellow fever. Amer. J. trop. Med. 3, 27 (1923). Regendanz, P.: Neuere Ergebnisse der Gelbfieberforschung. Arch. Schiffs- u. Tropen-hyg. 33, 225 (1929). — Rocha-Lima: (a) Zur pathologisch-anatomischen Diagnose des Gelbfiebers. Arch. Schiffs- u. Tropenhyg. 16, Beih., 192 (1912). (b) Verh. dtsch. path. Ges. 15. Tagg 1912, 163. Seidelin: Ref. Zbl. f. Bakter. Ref. 53, 120 (1912). — Snijders: Zur pathologischen Anatomie der Leber bei Gelbfieber und Weilscher Krankheit. Festschrift für Nocht, S. 639. Hamburg 1927. — Sodré und Couto: Das Gelbfieber. In Nothnagels Spez. Pathologie und Therapie, 2. Aufl. 1901. — Stokes, Bauer, Hudson: The transmission of yellow fever to macacus rhesus. J. amer. Med. Assoc. 90, 253 (1928). Torres: Ref. Trop. Dis. Bull. 24, 106 (1927).

Kala-Aazar.

Brahmachari, Kala-Azar: In Menses Handbuch der Tropenkrankheiten 3, Bd. 4. 1926. Marchand und Ledingham: Zur Frage der Trypanosoma Infektion beim Menschen. Zbl. Bakter. Orig. 35, 594 (1904). — Mayer, Mart.: Leishmanien. In Kolle-Wasser-manns Handbuch der pathogenen Mikroorganismen, 2. Aufl., Bd. 7. 1913. — Meleney: The histopathology of kala azar in the hamster, monkey, and man. Amer. J. Path. 1, 147 (1925). Nicolle: La kala azar infantile. Ann. Inst. Pasteur. 23, 361 (1909). Rogers: (a) Kala azar. Brit. med. J. 1907, 490. (b) lectures on kala azar. Lancet 1907, 486 ff.

Histoplasmosis.

Darling: Siehe bei Phelps und Mallory. Meleney: The histopathology of kala azar. Amer. J. Path. 1, 147 (1925). Phelps and Mallory: Toxic cirrhosis and primary cell carcinoma complicated by histoplasmosis of the lung. United fruit Co, Medical Department. 1926, 115.

RILEY and WATSON: Histoplasmosis of Darling. Amer. J. trop. Med. **6**, 271 (1926). —
ROCHA-LIMA: Beitrag zur Kenntnis der Blastomykosen. Zbl. Bakter. Orig. **67**, 233 (1913).

Malaria und Schwarzwasserfieber.

BUSINCO und FOLTZ: Ref. Trop. Dis. Bull. **1925**, 43.
CABRED: Ref. ebenda **1927**, 259. — CASTELLANI: Manual of tropical medicine, 2. Aufl.
1913. — CHAUFFARD: Zitiert bei ZIEMANN.
ENRIQUEZ und GUTMANN: Paludisme. Nouveau traité de pathologie interne. Tome 1.
1926.
JONESCO und POPPER: Ref. Trop. Dis. Bull. **1925**, 812.
KELSCH und KIENER: Zitiert bei ZIEMANN. — KLOTZ: Necrosis of lion in malaria.
Amer. J. trop. Med. **9**, 241 (1929).
LAFFITTE und CARRIÉ: Nouveau traité de pathologie interne. Tome 2. 1928.
NICHOLLS: Cirrhosis of the liver of malarial origin. J. trop. Med. **16**, 164 (1913). —
NOCHT und M. MAYER: Die Malaria. Berlin 1918.
OUDENDAL: Über Eisenhaushalt und Hämoglobin in den Tropen. Krankheitsforsch.
6, 1 (1928).
SEYFARTH: (a) Milzvergrößerungen in Südbulgarien. Arch. Schiffs- u. Tropenhyg.
1918, 305. (b) Erfahrungen über tropische Malaria. Dtsch. Arch. Med. **134**, 298 (1920).
TORRES und PENNA DE AZEVEDO: Sur l'hépatomégalie dans le paludisme. C. r. Soc.
Biol. Paris **97**, 1358 (1927). — TUCKER: Malarial cirrhosis of the liver. Lancet, 23. Mai
1908, 1474.
WHIPPLE: The pathology of blackwater fever. Amer. J. trop. Med. **7**, 1 (1927).
ZIEMANN: Malaria und Schwarzwasserfieber, in MENSE: Handbuch der Tropenkrank-
heiten, 3. Aufl. Bd. 3. 1924. Daselbst zahlreiche Literaturangaben.

Venerisches Granulom.

Literaturangaben siehe bei: FISCHER, WALTHER und von GUSNAR: Zur Kenntnis des
venerischen Granuloms. Beiträge path. Anat. z. allg. Path. **81**, 309 (1928).

8. Tierische Parasiten der Leber und Gallenblase.

Von

Walther Fischer-Rostock.

Mit 52 Abbildungen.

I. Protozoen.

a) Kokzidien.

Im Schrifttum finden sich einige Angaben über Kokzidienbefunde in der Leber und zwar stammen diese Angaben alle aus älterer Zeit, vor 1890. Es handelt sich um folgende Fälle:

1. Fall GUBLER (1858). Bei einem 45jährigen Manne wurden in der stark vergrößerten Leber gegen 20 „Geschwulst"-Knoten von der Größe einer Kastanie bis zu der eines Hühnereis gefunden. Einer der Knoten maß sogar 12:15 cm. Die Knoten waren abgekapselt und enthielten eine dicke, eiterartige, graubraune Flüssigkeit mit Zellresten, Blutkörperchen und eiförmigen Gebilden, die von GUBLER für Distomeneier gehalten wurden, nach Ansicht erfahrener Forscher aber tatsächlich Kokzidien waren.

2. Fall DRESSLER, Prag: 3 hirsekorn- bis erbsgroße Knoten in der Leber mit Zysten von etwa 20 μ Größe.

3. und 4. Zwei weitere von LEUCKART mitgeteilte Fälle, nämlich ein Fall von SATTLER und ein Fall aus der Sammlung von SÖMMERING.

5. Fall von SILCOCK bei einer 50jährigen Frau (1890). Die Leber war vergrößert und enthielt zahlreiche Gruppen käsiger Herde mit eiförmigen Gebilden. Kokzidien wurden im Endothel der Gallengänge und in den Leberzellen gefunden. Auch in der Milz fanden sich ähnliche Herde.

Falls das überhaupt noch entschieden werden kann, so müßten die aufgefundenen Kokzidien zu der Gattung der Eimeria Stiedae gerechnet werden. Seit 1890 sind unseres Wissens keine Kokzidienbefunde in der menschlichen Leber mehr mitgeteilt worden.

b) Lamblien.

Die im Darm gar nicht so selten angetroffenen Lamblien (Lamblia intestinalis) (Syn: Giardia) gelangen gelegentlich auch in die Gallenwege und Gallenblase, wie zuerst von KNIGHTON dargetan wurde.

Bei Duodenalsondierungen hat man die Lamblien neuerdings öfter in der Blasengalle gefunden: So LABBÉ in 8%, FELSENREICH sogar in 8 von 32 Fällen, ferner auch PAPPALARDO, und SCHILL. Es hat sich dabei natürlich immer um Kranke mit Gallen- oder Darmbeschwerden gehandelt. Bei 30 „Normal"-Kranken fanden WESTPHAL und GEORGI nie Lamblien im Duodenalsaft, hingegen fanden diese Forscher Lamblien in 3 Fällen von Ikterus und in 3 Fällen von Cholezystitis ohne Ikterus im Duodenalsaft; bei einer 33jährigen Frau, die operiert wurde, fanden sich die Lamblien im Gallenblasensediment, dagegen nicht in der Gallenblasenwand. Auch v. REHREN hat bei Cholangitis und Cholezystitis Lamblien bei der Duodenalsondierung gefunden.

Die Autoren nehmen fast alle an, daß die Lamblien in den Gallenwegen keine pathogene Bedeutung haben, und jedenfalls ist eine solche durch histologische Untersuchungen noch nicht dargetan. Ich selbst habe in 100 Operationsfällen von akuter und chronischer Cholezystitis (fast nur Steinblasen) vergeblich auf Lamblien in der Schleimhaut gefahndet. Dagegen wird angenommen, daß entzündliche und vielleicht auch abnorme funktionelle Zustände der Gallenwege — wie es ähnlich sicher auch für den Darmkanal zutrifft — die Ansiedlung der Lamblien begünstigen. WEYLER schreibt den Lamblien doch eine gewisse Bedeutung für Stauungszustände und Krampfbereitschaft der Gallenwege zu. BÖCK weist auch darauf hin, daß man Lamblien ja vorzugsweise bei Kindern, Cholezystitiden aber bei Erwachsenen findet, und, da überhaupt erst einmal die Lamblien in einer Gallenblase gefunden worden sind, ihre pathogene Bedeutung äußerst fraglich sei.

II. Trematoden.

a) Clonorchis sinensis (COBBOLD 1875).

Dieser Wurm ist gleich mit Distomum sinense, Distomum spatulatum (1879 LEUCKART); mit Distomum hepatis innocuum und Distomum hepatis endemicum (BÄLZ 1883) und Distomum japonicum (BLANCHARD 1886).

Die Trennung in eine größere und eine kleinere Spezies wird heute nicht mehr aufrecht erhalten. Es ist aber richtig, daß man im wesentlichen entweder bloß kleinere, oder bloß größere Exemplare antrifft, und zwar meistens die kleinen Exemplare bei sehr reichlicher Infektion. Die kleineren Würmer pflegen meist stärker pigmentiert zu sein, als die größeren.

Der Egel mißt (8) 10—20 mm in der Länge (die durchschnittlichen Maße liegen um 13 herum) und 2—4 mm in der Breite. Er hat meistens eine etwas schmutzige, weißlich-rötliche oder bräunliche Farbe und ist vorn etwas breiter als hinten. Die Hoden liegen im hinteren Drittel des Körpers mit 4—5 verzweigten Ästen. Der vordere Saugnapf hat einen Durchmesser von etwa 600 μ; der um $^1/_4$ der Körperlänge vom Mundsaugnapf entfernte Bauchsaugnapf ist etwas kleiner und mißt etwa 470 μ. Die Maße der etwas dunklen Eier sind 26—30:15—17 μ; in zahlreichen eigenen Messungen fand ich als Durchschnitt 29,6:15,4 mit Extremen von 22,6—33,8:13,3—16,9. Die Eier sind manchmal etwas asymmetrisch und haben eine kleine Ausbuchtung da, wo der Deckel aufsitzt. Dieser ist etwas stärker gewölbt als bei den sehr ähnlichen Eiern von Opisthorchis felineus. Das Ei sieht etwas mehr birnenförmig aus.

Die Infektion ist in Ostasien, und zwar von Japan über China bis Indochina weit verbreitet. In manchen Bezirken Japans ist über die Hälfte der Bevölkerung infiziert, z. B. in Okayama 56—67 $^0/_0$, in Yahata 72 $^0/_0$ (KATSURADA). In China ist die Infektion weit verbreitet, im Süden — soweit ich sehe — mehr als im Norden. Die Infektionsziffern die z. B. in der Provinz Kwantung gefunden wurden, schwanken zwischen 25 und fast 100 $^0/_0$ (Zahlen bei FAUST, PANG und M. MAYER). In Tonking ist nach LEGER etwa die Hälfte der Bevölkerung infiziert. Durch Chinesen ist, trotz sehr genauer Überprüfung, die Infektion vielfach auch in die Vereinigten Staaten von Amerika eingeschleppt, was allerdings für die Bevölkerung dort keine Infektionsgefahr bedeutet.

Der Sitz der Parasiten, wie er bei der Sektion festgestellt wird, sind die intrahepatischen Gallenwege, und zwar findet man die Würmer nach der Peripherie zu meistens reichlicher. Man findet sie auch gelegentlich in der Gallenblase, weniger im Pankreas (KATSURADA). Da die Würmer sehr häufig, wenn abgestorben, schmutzig-gelb-grünbraun gefärbt sind, empfiehlt sich eine sehr genaue Betrachtung des Inhalts der Gallenwege und vorsichtiges Auspressen der Galle von der Peripherie der Leber her, besonders auch im linken Leberlappen. Die Zahl der Parasiten beträgt immer einige oder auch ein paar Dutzende, selten über 1000. KATSURADA hat in einem Falle sogar 4261 gezählt, und in einem Falle aus Tonking sollen es über 20000 gewesen sein.

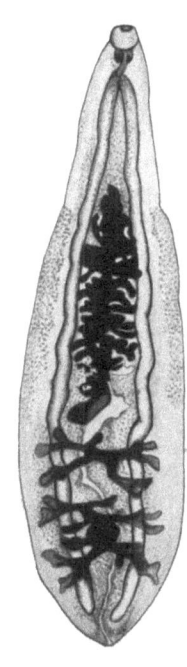

Selbst bei starker Infektion ist häufig an der Leber und an den Gallenwegen nichts oder fast nichts Krankhaftes zu entdecken, und in der Mehrzahl der Infektionsfälle fehlen irgendwelche klinische Erscheinungen, wie ich bei der Untersuchung einer großen Anzahl infizierter chinesischer Studenten feststellen konnte. In einem Teil der Fälle sind aber doch erhebliche krankhafte Befunde vorhanden. Man findet dann Verdickung der meist erweiterten Gallengänge, an deren Schleimhaut keinerlei geschwürige Veränderungen festzustellen sind. Bei der mikroskopischen Untersuchung

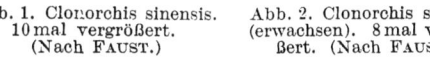

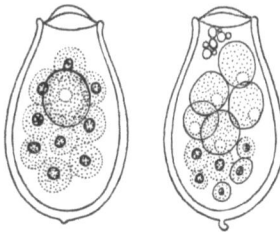

Abb. 1. Clonorchis sinensis. 10mal vergrößert. (Nach FAUST.)

Abb. 2. Clonorchis sinensis (erwachsen). 8mal vergrößert. (Nach FAUST.)

Abb. 3. Eier von Clonorchis sinensis (aus dem Uterus). Vergrößerung 840fach. (Nach FAUST.)

findet man aber stärkeres Wachstum der Epithelkrypten, eine Vermehrung des periportalen Bindegewebes mit Rundzellinfiltration und gelegentlich auch stärkere Gallengangswucherungen. Auch kann die Wand der Lebervenen verdickt sein (MEBIUS).

In älteren Fällen fand KATSURADA Hyalinisierung des Bindegewebes und Verödung der Arterien und Venen. Durch die bindegewebigen Wucherungen kommt es schließlich zu einem manchmal nicht unerheblichen Grad von Zirrhose mit Aszites und Milzschwellung. Die Leber verkleinert sich (es sind Gewichte herab bis zu 530 g beschrieben), pflegt aber an der Oberfläche meist ziemlich glatt zu bleiben. In solchen Fällen erheblicher Zirrhose findet man dann auch Abschnürung von Leberzellen, stärkere atrophische Prozesse, Pfortaderstauung, doch keine erhebliche Verfettung. Perihepatitis ist nicht ganz selten.

Gelegentlich findet man die Parasiten auch in der Blase selbst (eigene Beobachtung, KERMORGANT), und viel häufiger noch die Eier in der Gallenblase. Gallensteine hat KATSURADA bei 76 Fällen 2mal gefunden. Steinbildung neben Parasiten und auch abgestorbene Würmer wird bei MIYAKE als verhältnismäßig häufig, und auch bei OPPENHEIM erwähnt. KATSURADA hat in seinen 76 Fällen auch 2mal primäre Lebergewächse gesehen, nämlich 1mal ein Gallengangskarzinom und 1mal ein Sarkom. KABESHIMA teilt ein Adenokarzinom bei einem 41jährigen Koreaner mit starker Infektion (500 Würmer) mit. Ein solides alveoläres Karzinom, das zentral den Typ des hepatozellularen Karzinoms aufwies, sahen NAUCK und LIANG im rechten Leberlappen eines etwa 30jährigen Chinesen mit Clonorchisinfektion. Demnach liegen die Verhältnisse hier ganz so, wie bei der Gewächsbildung bei der Infektion mit Opisthorchis.

Der Entwicklungsgang der Parasiten ist jetzt einigermaßen bekannt. Das aus dem Ei sich entwickelnde Miracidium, etwa $32:17\,\mu$ groß, mit $16\,\mu$ langen Wimpern, gelangt in Süßwasserschnecken, wo es sich zu Sporozysten (etwa $90:65\,\mu$ groß) weiter entwickelt. Diese Süßwasserschnecken sind: In Japan Parafossarulus striatulus var. japonica (dasselbe wie Bithynia), in China: Bithynia fuchsiana und Bithynia hongkongensis. In diesen Süßwasserschnecken entwickeln sich die (gabelschwänzigen) Zerkarien mit pigmentiertem Augenfleck; sie messen etwa $270:60$—$90\,\mu$, der Schwanz 650 bis $750\,\mu$. Die Schnecken finden sich je nach Jahreszeit, in $1,2$—$4,2\,^0/_0$ infiziert (JTA). Die Zerkarien gelangen in Fische, in denen sie sich innerhalb von 24 Stunden enzystieren (NAGANO). Von Fischarten kommen in Frage etwa 15, nämlich: Carassius, Pseudogobio, Hemiculter, Pseudorasbora, Leucogobio, Ctenopharyngodon und andere. Der Mensch infiziert sich

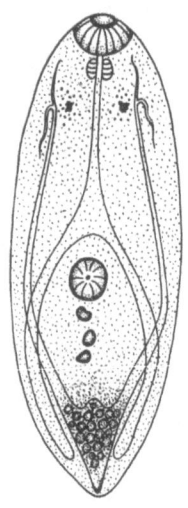

Abb. 4. Enzystierte Larve von Clonorchis. Vergrößerg. 250fach. (Nach FAUST.)

durch den Genuß von rohem oder ungenügend gekochtem infiziertem Fischfleisch. Ein großer Teil der Zysten geht im Magen zugrunde, nur ein kleiner Teil entwickelt sich weiter und wandert vom Duodenum aufwärts in die Gallenwege (MUKOYAMA). Der Wurm entwickelt sich rasch. 16 Tage nach experimenteller Infektion mißt er schon 3 mm, nach 25 Tagen doppelt so viel (KOBAYASHI). Nach NAGANO soll die Infektion jedoch auch durch Trinken verseuchten Wassers erfolgen können.

b) Opisthorchis.

Opisthorchis felineus (RIVOLTA 1885), gleich dem Distomum felineum und Distomum sibiricum (WINOGRADOFF). Dieser Egel, der Katzenleberegel, ist ein blasser, fast durchscheinender, etwas gelblichrot gefärbter, 7—12 mm langer, 2—2,5 mm breiter Egel, der leicht übersehen werden kann. Die seitlichen Darmschenkel sind etwas schwärzlich, die gelappten weißlichen Hoden liegen im Hinterkörper. Der Mundsaugnapf hat einen Durchmesser von $^1/_4$ mm, der Bauchsaugnapf ist um ein Viertel der Körperlänge vom Mundsaugnapf getrennt. In seiner Höhe findet sich eine seichte Einschnürung des Leibes. Die ovalen Eier mit scharf abgesetztem Deckel messen 25—26—30—$35\,\mu$ in der Länge und 10—$15\,\mu$ in der Breite. Die durchschnittlichen Maße sind $30:11\,\mu$.

Die Infektion mit diesem Egel sind vorzugsweise in Sibirien gefunden worden, in Tomsk bei Sektionen in über $6\,^0/_0$.

In Ostpreußen haben vor allem Askanazy und später Rindfleisch über Infektionen berichtet. In Königsberg wurden in 10 Jahren 40 Fälle (meist aus dem Bezirk Heydekrug stammend) gezählt.

Die Zahl dieser Egel, die in den Gallenwegen leben, ist oft sehr groß, es sind bis zu einige Tausend gefunden worden, die oft aufgerollt in Klumpen liegen. Häufig ist allerdings diese Infektion klinisch bedeutungslos; so hat Rindfleisch unter 40 Fällen diese Infektion 25mal lediglich als Nebenbefund gebucht; 10mal fanden sich leichtere Veränderungen, und 5mal allerdings sehr schwere, nämlich Krebse der Gallenwege. Bei der Anwesenheit der Egel in den Gallenwegen hat man zunächst Cholangitis gefunden und im Exsudat zahlreiche eosinophile Leukozyten. Späterhin Erweiterung der Gallengänge mit Verdickung und Fibrose der Wand, Infiltrate von Lymphozyten und Neutrophilen, besonders aber auch Eosinophilen in der Wand und mäßige Zirrhose der Leber. Besonders wichtig aber sind die typischen und schließlich atypischen Gallengangsepithelwucherungen, die Askanazy genauer erforscht hat und die er auch bei experimenteller Infektion bei Kaninchen erzeugen konnte. Aus solchen Wucherungen des Gallengangsepithels sind in einigen Fällen auch schließlich Krebse hervorgegangen. Der erste derartige Fall wurde bei einem 55jährigen Mann gefunden mit Gallertkrebs der Leber. Es fanden sich Hohlräume mit schwärzlich-schmierigem breiigem Inhalt und mikroskopisch Wurmeier, Eosinophile und Pigment. Soweit ich sehe, sind bis jetzt 5 derartige Fälle von Leberkrebsen bei Opisthorchisinfektion aus Ostpreußen mitgeteilt, bei Leuten im Alter von 43—59 Jahren. Ferner berichtet Ruditzky über ein aus den Gallengängen entwickeltes Carcinoma cylindrocellulare, bei Opisthorchis-Infektion (56jährige Frau). Der Entwicklungsgang des Parasiten ist zum Teil noch unaufgeklärt. Die Infektionsquelle für den Menschen sind Fische, die ungekocht verzehrt werden, und zwar der Aland, Tapare (= Idus melanotus) und dann die Plötze (Leuciscus rutilus).

Selten ist Infektion mit Opisthorchis noverca (Braun), gleich dem Distomum conjunctum (Lewis und Cunningham). Der Parasit ist 9,5 bis 12,7 mm lang und 2,5 mm breit, ähnlich wie Opisthorchis felineus, aber bestachelt; der Mundsaugnapf ist größer, der Bauchsaugnapf liegt entfernter. Eier messen $34 : 19 \mu$. Der Wurm ist 1876 von Mc. Connell in den verdickten und erweiterten Gallengängen gefunden worden.

Opisthorchis viverrini, Poirier 1886, 6 : 2 mm größer, fein bestachelter Egel, sonst ähnlich wie Opisthorchis felineus. Eier $26 : 13 \mu$. Dieser Parasit ist in Siam häufig gefunden worden, bei Stuhluntersuchungen von Gefangenen im nördlichen Siam in 15%. Von Kerr ist er 2mal bei Sektionen von Siamesen in der Gallenblase, in den Gallenwegen und im Darm gefunden worden.

c) Schistosomiasis.

Die Infektionen der Leber mit den 3 Schistosomenarten, nämlich: Schistosomum haematobium (sogenannte Bilharzia), Schistosomum mansoni und Schistosomum japonicum können hier gemeinsam besprochen werden, denn die Veränderungen der Leber sind durchaus gleichartig und nur dem Grade nach verschieden. Die Parasiten selbst machen als solche, soweit wir wissen, keine oder keine erheblichen Schädigungen der Leber; wieweit etwa giftige Produkte der Würmer, wenn sie in der Pfortader sich aufhalten, die Leber schädigen können, wissen wir noch nicht. Alle 3 Wurmarten kommen in dem Pfortadergebiet vor, auch Schistosomum haematobium, das ja für gewöhnlich vorwiegend in dem Venensystem der Harnblase angetroffen wird. Die Eier dieser

Parasiten gelangen nun mit dem Pfortaderblut in die Leberkapillaren, und diese Ablagerung setzt die oft sehr schweren Veränderungen der Leber.

Im großen und ganzen findet man bei Schistosomum Mansoni schwerere Leberveränderungen als bei Schistosomum haematobium (so vor allem HUT-CHINSON), selbst wenn nur verhältnis-mäßig wenig Eier in der Leber vor-handen sind. Es scheint, als wenn beim Zerfall dieser Eier ein stärker giftiger Stoff abgeschieden wird (FAIRLEY). Doppelinfektionen mit Schistosomum haematobium und Schistosomum Man-soni kommen vor (CAWSTON, KHALIL). Man trifft die Schistosomen in den Pfortaderästen, auch noch in den intra-hepatischen Ästen, oftmals in Copula an, und diese Gefäße weisen bei der Anwesenheit der Würmer manchmal Veränderungen auf. So sah schon KAT-SURADA Thromben der Pfortader bei Infektion mit Schistosomum japonicum, TSUCHIJA Phlebitis an den Gekröse-venen; ähnliche Befunde berichten FLU und OPPENHEIM. ASKANAZY berichtet über Endophlebitis, aber auch über ähnliche Veränderungen an den Arterien. HUTCHINSON berichtet von Pfortader-thrombose bei Schistosomum haema-tobium und Mansoni. Die Gallenwege trifft man bei diesen Infektionen fast

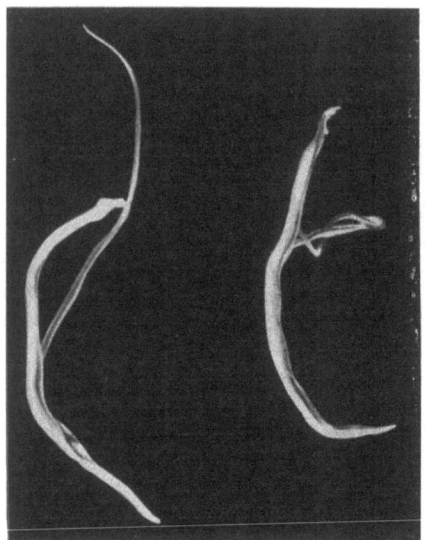

Abb. 5. Schistosomum japonicum. 2 Pärchen in Copula. 6 mal vergrößert. (Nach FAUST-MELENEY.)

immer unverändert. OPPENHEIM hat bei Infektion mit Schistosomum japo-nicum Erweiterung der Gallenwege gefunden, auch Eier in der Galle und sogar zapfenförmige Epithelwucherungen in den Gallenwegen. Immerhin wird man hier fragen müssen, ob diese letzteren nicht auf eine Clonorchisinfektion zu beziehen sind. Die Gallenblase fand OPPENHEIM in einem Teil seiner Fälle erweitert.

Da 6 Wochen nach erfolgter Infektion schon geschlechtsreife Würmer in der Pfortader nach-weisbar sind, können von dieser Zeit ab die Eier in die Leber gelangen und dort Veränderungen setzen. Diese Leberveränderungen sind nun recht verschieden, und abhängig natürlich von der Schwere der Infektion und der Menge der abgelegten Eier, aber auch von dem Zeitmaß der Eiablagerung. In frühen Stadien trifft man die Leber meistens nur wenig vergrößert (eigene Beobachtung, OPPENHEIM), in späteren ist sie in der Regel verkleinert, doch nicht sehr erheb-lich. Das makroskopische Bild ist dann auch

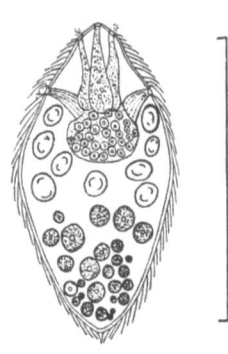

Abb. 6. Miracidium von Schisto-somum japonicum. (Nach FAUST-MELENEY.)

durchaus nicht einheitlich, soweit ich gesehen habe, und nicht unbedingt so typisch, daß man eine „Cirrhosis parasitaria" immer ohne weiteres von einer an-derweitig bedingten Zirrhose unterscheiden könnte. Es kommt hinzu, daß gerade in Gegenden, wo Schistosomiasis häufig ist, auch alle möglichen anderen zu zirrhotischen Prozessen führenden Schädigungen häufig sind. Charakteristisch ist allemal dabei die Vermehrung des Bindegewebes um die Äste der Pfortader herum. Wenn es nicht allzu sehr vermehrt ist, so bietet die Leber auf der Schnittfläche eine ausgesprochen netzförmige Zeichnung. Die Vermehrung des periportalen Gewebes kann auf kleinere Strecken hin recht erheblich sein; HUTCHINSON berichtet von einer Verdickung bis zu 2 und 3 cm, ASKANAZY sah bis 7 mm

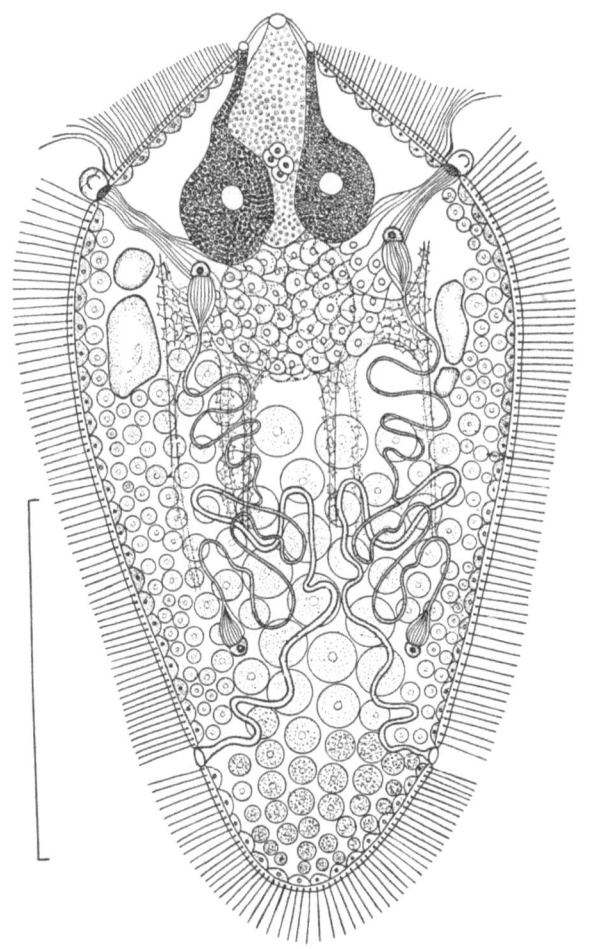

Abb. 7. Miracidium von Schistosomum japonicum. (Nach FAUST-MELENEY.)

breite Bindegewebsstränge. Die fibröse Kapsel der Leber pflegt meistens auch etwas verdickt zu sein (GÖBEL), bis zu 4 mm (ASKANAZY), und nicht selten sieht man Verwachsungen am Zwerchfell (TSUCHIJA). Die Kapselverdickung ist dabei oft fleckförmig. Man sieht dann kleinere und größere weißlichgraue, leicht an der Oberfläche sich vorwölbende Herdchen. Dazwischen wieder kleine, stärker ausgesprochen narbige Einziehungen, so daß eine gewisse Höckerung der Leber wie bei manchen atrophischen Zirrhosen die Folge sein kann. Der linke Lappen ist dabei häufig stärker verändert als der rechte. Häufig sind, wie auch bei der experimentellen Infektion von Affen und Hunden, tuberkelartige graue Herde, etwas größer als miliare Tuberkel, unter der Kapsel zu sehen, über denen, nach OPPENHEIM, faserige, bastartige Anhängsel zu finden sind. Ikterus fehlt in der Regel. Die Farbe der Leber ist meist auch nicht so gelbbraun wie bei der atrophischen Leberzirrhose, auch findet man keinen erheblichen Umbau.

Bei der histologischen Untersuchung finden sich nun in den kleinsten venösen Gefäßen, aber auch im periportalen Gewebe der Leber, die Eier der Parasiten abgelagert, sei es einzeln, sei es, wie häufig, in größeren Haufen beieinander. Um diese Eier herum erfolgt nun eine Reaktion des Gewebes, die zur Bildung von Fremdkörpertuberkel führt.

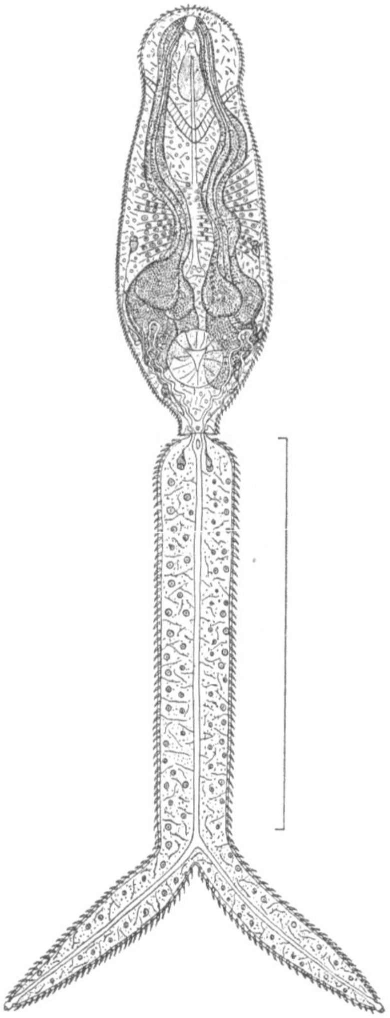

In solchen Knötchen findet man die Eier (eines, gelegentlich auch mehrere) mehr oder weniger gut erhalten und um sie herum ein Granulationsgewebe, in dem zunächst neutrophile und eosinophile Zellen vorherrschen, später mehr mononukleäre Zellen und Fibroblasten; in wesentlich älteren Knötchen ist dann eine stärkere Ausbildung von Bindegewebe und oft auch Hyalinisierung desselben zu verzeichnen. Oft findet man in den Knötchen Riesenzellen, und zwar charakteristische Fremdkörperriesenzellen, in der Umgebung der Eier, die dann meistens schon erhebliche Veränderungen eingegangen sind. Ihre Form kann verändert sein, häufig sind sie da und dort eingebuchtet, die Schalen bräunlich (SCHWEIZER) ein Teil oder auch der ganze Inhalt samt Schale verkalkt. In den Riesenzellen kann man oft deutliche Resorptionsvorgänge nachweisen. Die Eier können schließlich sehr stark zerstört werden, so daß nur noch etwas Detritus, vielleicht mit kleinen Resten von Eischalen, übrig bleibt. Eosinophile Zellen pflegen in frischen Knötchen, in denen noch guterhaltene Eier vorhanden sind, zahlreich zu sein. Je älter die Knötchen sind, je mehr die Eier verkalken, desto spärlicher werden sie. Nicht um alle Eier bilden sich solche Pseudotuberkel; man kann auch in dem hyperplastischen periportalen Binde-

Abb. 8. Gabelschwänzige Zerkarie von Schistosomum japonicum. (Nach FAUST-MELENEY.)

gewebe der Leber manchmal Eier ohne stärkere Reaktion in deren Umgebung finden. An den Leberzellen kann man atrophische und auch wieder hypertrophisch-hyperplastische Prozesse nachweisen, doch meistens nicht in allzu erheblichem Umfang. Häufig besteht eine nicht erhebliche Hämosiderose (OPPENHEIM). In den Sternzellen und in den Makrophagen findet sich auch (besonders bei experimenteller Infektion nachgewiesen) ein Pigment, das keine Eisenreaktion gibt (FAIRLEY), und von FAUST und MELENEY als „Hämatin" beschrieben worden ist. In der Pfortader findet man neben

Würmern und Eiern bisweilen krümelige Massen solchen Pigments. Auch in der Wand der Gallenblase sind Eier von Schistosomen schon gefunden worden (FLU). Dagegen ist mir nicht bekannt, daß die Wurmeier schon als Kerne von Steinen nachgewiesen worden wären.

OPPENHEIM fand in einem Fall von Schistosomiasis einen stark verfetteten anämischen Infarkt, an dessen Spitze ein organisierter Thrombus der Pfortader saß.

Erwähnt muß noch werden das gleichzeitige Vorkommen von Geschwülsten bei Schistosomiasis der Leber. Aus Südafrika, wo Schistosomiasis ja weit

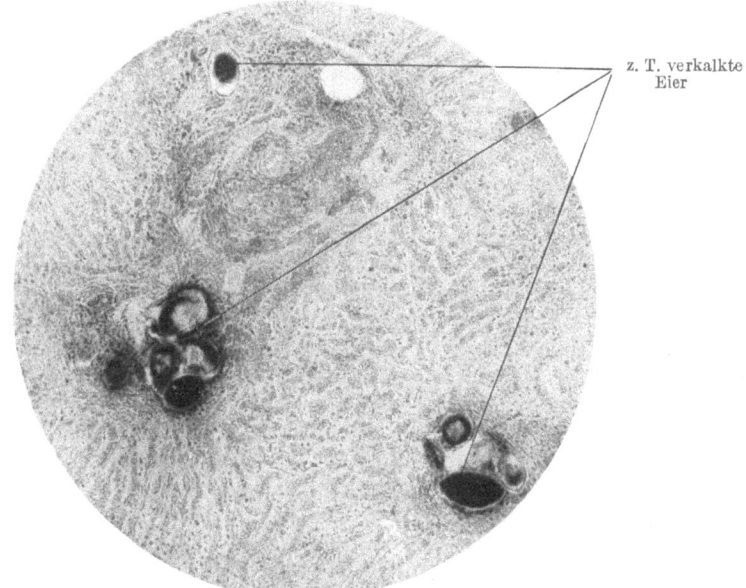

z. T. verkalkte Eier

Abb. 9. Leber mit Eiern von Schistosomum japonicum. Färbung: Hämatoxylin-Eosin.

verbreitet ist, erwähnt das PIRIE. Er hat unter 36 Fällen von primärem Leberkarzinom 10 Fälle von gleichzeitiger Schistosomiasis der Leber gesehen. Auch ROGERS erwähnt neuerdings Leberkrebs als häufige Komplikation bei Infektion mit Schistosomum japonicum und Schistosomum Mansoni in China und Ägypten. TSUCHIJA hat bei einem 56jährigen Mann mit grobhöckeriger interstitieller Hepatitis durch Schistosomen außer Gallensteinen noch ein Leberkarzinom angetroffen. KATATA hat neuerdings auf die auch tatsächlich zu erfassende Beziehung zwischen Krebs und Schistosomiasis hingewiesen besonders in der Präfektur YAMANASHI, wo Leberkrebs (primär) sogar $12,6^0/_0$ aller Krebse ausmache. Hier ist bei der Landbevölkerung Schistosomiasis und Leberkrebs auffallend häufig. Daß die Bildung solcher primärer Leberzellkrebse durch chronische Entzündung und Regenerationsprozesse in der Leber infolge der Infektion ausgelöst werden kann, wird unbedingt angenommen werden dürfen.

d) Fasciola hepatica (L. 1758)

dasselbe wie Distomum hepaticum (Retzius 1786); französisch: la grande douve.

Der Parasit ist ein blattförmiger Egel von 20—30 mm Länge und 8:3 mm Breite, stark abgeplattet, weißlich mit schwarzen Rändern. In den Gallenwegen sieht er oft gräulichgelb und, falls abgestorben, gallig imbibiert aus. Nicht mit Unrecht ist das Aussehen dieser Egel mit einem gefalteten dunklen Laubblatt verglichen worden. Der Kopf ist 4—5 mm lang, der Mundsaugnapf liegt vorn, mißt etwa 1 mm im Durchmesser; 3—5 mm entfernt davon der Bauchsaugnapf, der etwa um die Hälfte größer ist. Die Gabelung des Darmes erfolgt schon im Kopfanteil des Wurmes. Die Eier sind gelblich, gedeckelt, messen 130—140 μ in der Länge, 70—90 μ in der Breite. Dieser über die ganze Welt bei vielen Tierarten, vor allem Schaf, Rind, Schwein, verbreitete Egel ist gelegentlich auch beim Menschen gefunden worden. Im Schrifttum ist bis jetzt über einige 50 Fälle berichtet worden, darunter allein aus Süd-Amerika 12 Fälle von RISQUEZ. Während des Weltkrieges sind nicht ganz wenige Fälle (durch Stuhluntersuchungen) festgestellt worden, und zwar in verschiedenen Gegenden Europas. In Indochina soll der Parasit weit verbreitet sein.

Die erwachsenen Egel liegen in den Gallengängen und sind hier beim Menschen sowohl in den intra- wie in den extrahepatischen Gängen angetroffen worden, und auch in der Gallenblase (VON EUTZ). Bisweilen trifft man nur einen einzigen (eigene Beobachtung), bisweilen größere Mengen (z. B. 26, ORTH, 50 Stück, DUFFEK). Meistens sind diese Würmer nur als zufällige Befunde entdeckt worden, ohne daß sie klinische Beschwerden oder anatomische Veränderungen verursacht hätten. In anderen Fällen kam ihnen aber sicher eine krankmachende Bedeutung zu, genau so wie bei der Egelseuche der Tiere. Man fand nämlich akute und chronische Cholangitis mit Erweiterung und Verdickung der Gallengänge, ja selbst Bildung kleiner intrahepatischer Abszesse. In manchen Fällen ist auch eine mehr oder weniger ausgesprochene biliäre Zirrhose mit Verdickung des interstitiellen Bindegewebes und erheblicher Infiltration desselben mit Lymphozyten, Plasmazellen und Eosinophilen, weniger mit neutrophilen Leukozyten, die Folge gewesen. Auch hat man vereinzelt nekrotische Prozesse und Nekrosen im Lebergewebe beobachtet (VON EUTZ). Die Leber bot in solchen schweren Fällen von außen ein etwas höckeriges Aussehen mit hirse- bis hanfkorngroßen Herden (VON FRIEDRICH). Am Epithel der Gallenwege sind teils kleine Ulzerationen, teils aber auch stärkere Regenerationsprozesse, bis zu ganz atypischen Wucherungen (BOSTRÖM) festgestellt worden. In einem Fall von DUFFEK fand sich eitrige Cholezystitis mit Egeln in der Gallenblase.

Die krankhaften Veränderungen sind weniger durch die mechanischen Wirkungen des Egels hervorgerufen, als vielmehr durch giftige Ausscheidungsprodukte, bei denen die Buttersäure eine größere Rolle spielt (FLURY), wozu sich dann noch die Wirkung des Gewebszerfalls gesellt. In älteren Herden hat man keine Egel mehr gefunden, vielmehr nur um zerfallenes Gewebe herum produktive Gewebsbildungen mit Cholesterin und CHARCOT-NEUMANNschen Kristallen (PAUL). Durch die Verlegung der Gallengänge ist in manchen Fällen Ikterus eingetreten, ferner wurde bisweilen eine mäßige oder gar erhebliche Anämie — in einem Fall von BIEHLMEYER Hämoglobingehalt von nur 26% — und meistens ziemlich typische Eosinophile des Blutes (bis zu 54%, GUIART) beobachtet. Einige im alten Schrifttum mitgeteilte Fälle von Egelinfektion der Leber sollen sogar zum Tode geführt haben (Angaben bei DE GOUVÉA). Der Nachweis der Infektion ist sehr leicht durch den Nachweis der sehr charakteristischen Eier im Stuhl zu führen.

Die Entwicklung des Egels ist recht verwickelt. Aus den Eiern entwickeln sich im Wasser die Miracidien. Diese dringen in Süßwasserschnecken (Limnäa truncatula) ein; dort erfolgt die Umwandlung in Sporozysten, Redien und Zerkarien. Etwa nach 45—70 Tagen findet man reife Zerkarien. Diese gelangen ins Freie, an Gräser und Wasserpflanzen und ähnliches, wo sie sich enzystieren. Die Infektion erfolgt durch Wasser mit solchen Zysten. Im Menschen gelangen die aus den Zysten ausschlüpfenden Würmer durch die Darmwand in die Bauchhöhle, und von da bohren sie sich in die Leber ein (Näheres bei SHIRAI). Nach anderen erfolgt die Infektion mit dem Pfortaderblut. Der Entwicklungszyklus dauert etwa 3 Monate. Gelegentlich verirren sich die Egel auch. So sind von ONORATO 2 Exemplare von Fasc. hepatica in einem Abszeß der Wurmfortsatzgegend gefunden worden.

Bei Genuß von roher Leber von Rind oder Schaf, die stark mit Egeln infiziert ist, können die Egel in die Mundhöhle geraten und hier nun am Gaumen, an den Mandeln, im Nasenrachenraum, an der Tuba Eustachii und im Larynx sich festsetzen und Ödem oder auch Blutungen und Entzündungen hervorrufen. Dies wird als ganz charakteristische Erkrankung der Bewohner des Libanon berichtet (BRUMPT, KHOURI). Die Krankheit wird dort Halzun (arabisch = Schnecke) genannt und geht in der französischen Literatur als „distomatose bucco-pharyngée.

e) Dicrocoelium lanceolatum (DIJOT 1845)

identisch mit Distomum lanceolatum, MEHLIS 1825, französisch: la petite douve.

Der Parasit ist ein lanzettförmiger, also vorn und hinten ziemlich zugespitzter, 8—10: 5—12 mm langer, $1^1/_2$—$2^1/_2$ mm breiter, ziemlich durchsichtiger Egel. Der etwas größere Bauchsaugnapf ist vom Mundsaugnapf etwa um $^1/_5$ der Körperlänge entfernt. Die etwas gelblichbraunen Eier sind dickschalig, 38—45: 22—30 Mikren groß. Der Egel ist nicht so verbreitet wie Fasciola hepatica, doch sind auch bei Europäern über ein Dutzend Fälle bekannt. Man fand ihn in den Gallenwegen, auch in der Gallenblase, hier in einem Fall 47 Stück (ZSCHOKKE). In einigen Fällen wurde er auch aus dem Darm entleert. In den meisten Fällen hat man lediglich die Eier dieses Parasiten im Kot festgestellt. ZOTTA berichtet über einen Sektionsfall, bei dem Eier in der Galle und Parasiten in der Leber gefunden wurden. ASCHOFF hat in einem Falle in den erweiterten Gallengängen, die geringfügig entzündet waren, diesen Egel mikroskopisch nachgewiesen. Bei schwerer Infektion dürften die Befunde voraussichtlich die gleichen sein wie bei Infektion mit Fasciolahepatica.

III. Rundwürmer.

Spulwürmer.

Eindringen von Spulwürmern, Ascaris lumbricoides, in Gallenwege und Leber ist ein nicht so ganz seltenes Ereignis, wie früher wohl angenommen wurde. Wenn man bei einer Sektion Askariden in den Gallenwegen und in der Leber antrifft, so beweist das allerdings keineswegs, daß sie hier schon während des Lebens verweilt haben. Wir wissen, wie häufig sie erst nach dem Tode den Darmkanal verlassen. Aber es sind doch Fälle genug bekannt, bei denen durch Operation die Anwesenheit lebender oder toter Askariden in den Gallenwegen festgestellt werden konnte, und in solchen Fällen ist die Reaktion auf die Anwesenheit der Würmer niemals ausgeblieben. Allein die Zahl der im Schrifttum mitgeteilten Fälle von Askariden in den Gallenwegen und in der Leber geht schon weit über 100 hinaus.

Man trifft die Askariden am häufigsten im Choledochus, schon etwas seltener im Hepatikus und in den intrahepatischen Gallengängen. Schon ein einziger

Wurm kann durch Verlegung der Gallengänge und die durch diesen hervorgerufene Entzündung Anlaß zu operativem Eingriff geben. In der Regel sind es aber mehrere Exemplare, und Fälle, wo 10 und mehr Spulwürmer operativ entfernt wurden, sind gar nicht so ganz selten. Das Höchste stellt wohl eine Beobachtung von KARTULIS mit gegen 80 Askariden dar. Die Würmer finden sich teils gestreckt, bisweilen auch schlingenförmig umgelegt (NEUGEBAUER) in den Gängen; einige Male wurden sogar ganze Knäuel von Würmern beobachtet. Das Kopfende der Würmer ist in der Regel leberwärts gerichtet, doch hat man auch schon das Umgekehrte beobachtet.

Bei den Würmern hat es sich häufig um nicht ganz ausgewachsene Exemplare, männliche und weibliche, gehandelt; seltener schon findet man Exemplare von über 15, ja über 25 cm Länge. In der Regel sind die Gallengänge dann erweitert, und zwar oft ganz erheblich. Die Erweiterung kann sehr wohl durch das Eindringen des Wurmes hervorgerufen sein, aber wohl noch häufiger liegt die Sache so, daß die Spulwürmer in vorher schon erweiterte Gallenwege (etwa bei Cholelithiasis usw.) eingedrungen sind (vgl. FISCHER). An der Gallenblase findet man dann öfters eine eitrige, ganz selten eine jauchige Cholezystitis und etwas Ödem in der Umgebung. Nur selten sind die Veränderungen an extrahepatischen Gallenwegen sehr erheblich, eher schon an den intrahepatischen, wo man gelegentlich kleine Geschwüre in der Wand und Blutungen, bei längerer Anwesenheit der Würmer auch entzündliche Neubildungen und selbst adenomartige Wucherungen des Epithels der Gallenwege beobachtet hat. Da die Spulwürmer auch oft genug innerhalb der Gallenwege absterben, können zu den mechanischen Veränderungen, die sie im ganzen nur im beschränktem Umfange hervorrufen, sich auch noch die toxischen Wirkungen durch den Zerfall der Leibessubstanz hinzugesellen.

Eindringen der Spulwürmer in den Ductus cysticus und in die Gallenblase wird viel seltener gefunden, doch sind schon über ein Dutzend Fälle von Spulwürmern in der Gallenblase mitgeteilt. Hierher gehören die Beobachtungen von BUTT (15 cm langer lebender Wurm), DIECKMANN (Empyem der Gallenblase), EBERLE, KAISER, KARTULIS, LANDGRAF, LOBSTEIN, MIYAKE, NEUGEBAUER, PRIBRAM (Wurm im Ductus cysticus), ROKITANSKY, v. SAAR, THIERY, TSUJIMURA, VIOLA, YAMAUCHI. In diesen Fällen hat es sich bald um einen, bald um mehrere Würmer gehandelt — im Fall EBERLE um 6, im Fall von YAMAUCHI gar um 110 Spulwürmer. Einige Male waren die Würmer noch lebend, häufiger aber schon abgestorben und mehr oder weniger mazeriert und inkrustiert.

Die Gallenblase befand sich entweder im Zustand einer mehr eitrigen oder dem einer chronischen Entzündung mit Verdickung der Wand. Im Fall von KAISER handelt es sich um eine Schrumpfblase. Recht oft sind gleichzeitig mit den Askariden in den Gallenwegen oder in der Gallenblase auch Gallensteine gefunden worden. So fanden sich nach den Angaben von BRANDER in 73 Operationsfällen nur 18mal keine Steine. Ähnliche Angaben auch bei THIERY (Steine in 6 von 9 Fällen), TSUJIMURA (in 25 unter 30 Fällen). Abgestorbene Askariden oder Teile von solchen als Kerne von Gallensteinen sind ferner beschrieben worden von LOBSTEIN und BUISSON, von THENELIUS, von LIEBERMEISTER, SICK, LOTZ und vor allem von MIYAKE, der in 56 Fällen von Gallensteinleiden in Japan nicht weniger als 10mal Askariden als Kerne von Pigmentsteinen fand. Weiche Konkretionen in den intrahepatischen Gallengängen bei Anwesenheit von Spulwürmern werden erwähnt bei MOTTA. Die Steine im Falle von LOTZ waren erdige, bröcklige Pigmentkalksteine, mit feiner Lamellierung und Facetten, können also als Übergangsformen von Gallengangs- zu Gallenblasensteinen angesehen werden. Spulwurmeier als Kerne von Gallensteinen sind von GENERSICH gefunden worden.

In den Gallenwegen gelangen die Spulwürmer nun häufig genug bis zur Peripherie der Leber, wobei natürlich die Gallenwege ausgeweitet werden. An der Oberfläche bietet ihnen die Kapsel halt. Immerhin kommt es doch gelegentlich vor, daß diese noch durchbohrt wird: Man hat z. B. bei Operationen gesehen (LANDGRAF, MORGENSTERN), wie die Würmer aus einem Loch in der Kapsel aus der Leber ein Stück weit in die freie Bauchhöhle hineinragten. Das sind aber Ausnahmen. Für gewöhnlich erscheinen diejenigen Leberstellen unter der Oberfläche, wo die Würmer sitzen, als Knoten und Stränge, und sehr häufig machen diese Herde ganz den Eindruck einer Geschwulst, sind auch gelegentlich schon mit dieser Diagnose operiert worden. Diese Herde sehen meistens schmutziggelb bis graugelb aus, sind bisweilen auch etwas hämorrhagisch.

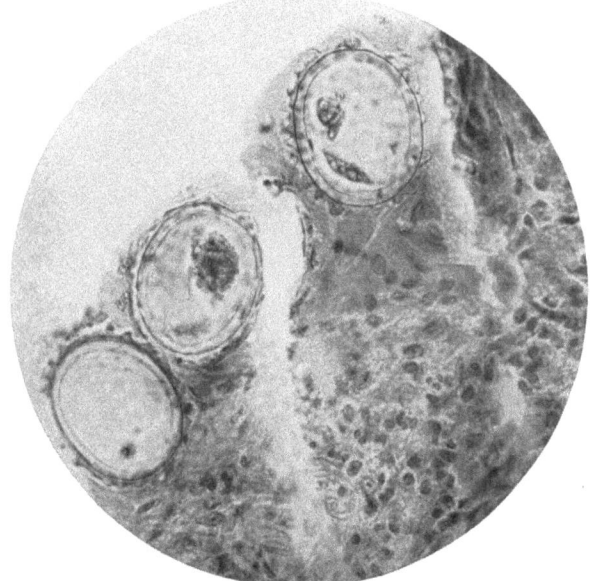

Abb. 10. Leberabszeß mit Askarideneiern. Apochrom. 4 mm, Komp. Ok. 4. Vergr. 333.
Path. Inst. Rostock 249/27.

Man findet sie häufiger im linken als im rechten Leberlappen (offenbar wegen des gestreckteren Verlaufs des linken Ductus hepaticus) und anscheinend etwas häufiger an der Unterfläche der Leber.

Zieht man die Würmer aus den Gängen und Herden heraus, so entleert sich dabei gleichzeitig mehr oder weniger eiterartige Substanz oder auch breiiger Detritus; der Eiter ist dann auch oft gallig gefärbt (PRIBRAM). Größere Einschmelzungsherde sind selten. Die Größe einer Pflaume oder eines Taubeneis wird ab und zu erreicht, orange- bis kindkopfgroße Herde sah SASSE. Ganz ungewöhnlich ist ein $1^1/_2$ Liter Eiter enthaltender Abszeß im Falle von DUNKEL.

Man findet die Wurmherde oder die Wurmabszesse entweder einzeln oder in der Mehrzahl (so DIECKMANN, SCHEUTHAUER). Die Herde beherbergen in der Regel nur einen Wurm, gelegentlich auch mehr. Über ein Dutzend sah PELLIZARI, ebenso FÜLLEBORN; YAMAUCHI zählt gegen 30, in einem Falle von FISCHER sind einige 60 gefunden worden. Die Würmer in solchen Leberherden waren teils lebend, teils tot, und dann zum Teil inkrustiert. Ziemlich häufig sind verhältnismäßig kleine Würmer von einigen Zentimeter Länge gefunden worden, selten Exemplare über 25 cm. Reife Eier kann man im Eiter und Detritus häufig antreffen.

Der histologische Befund solcher Wurmherde in der Leber ist je nach der Länge des Verweilens der Würmer und dem Vorhandensein oder Fehlen einer bakteriologischen Infektion ziemlich verschieden. Allerdings sind bis jetzt solche Herde selten genauer untersucht worden. Bei frischen Fällen fand man neben Nekrosen von Lebergewebe, die Abszeßwandungen mit neutrophilen und einzelnen eosinophilen Zellen durchsetzt. Weiter nach außen trifft man dann, vor allem bei den älteren Fällen, Wucherungsvorgänge mit Bindegewebswucherungen. Hier hat man sogar erhebliche adenomatöse Wucherungen von Gallengängen festgestellt. Im Falle von Makai war stärkere Homogenisierung

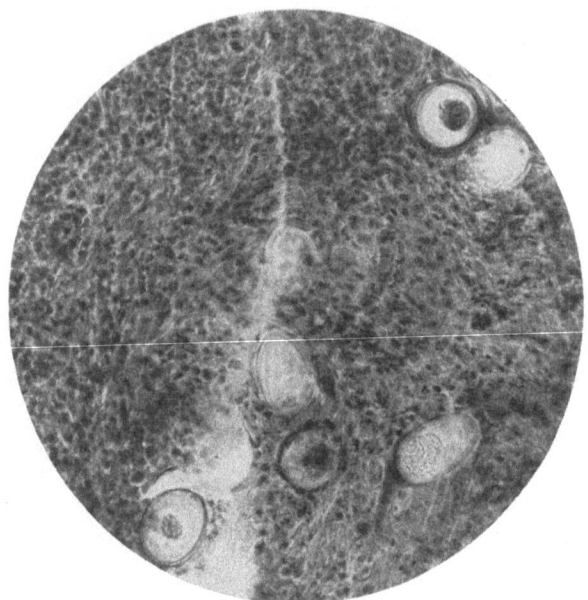

Abb. 11. Leberabszeß mit Askarideneiern. Apochrom. 4 mm, Periplan. Okul. 4. Vergrößerung 180.
Path. Inst. Rostock 248/27.

des Bindegewebes vorhanden. Auch Riesenzellbildung ist beobachtet worden (z. B. von Saar). Die Parasiten können in diesen Herden auch ganz absterben und zu einem Detritus zerfallen. In solchen Fällen findet man, genau so wie um die Eier von Spulwürmern, kleine Fremdkörpertuberkel mit Riesenzellen ausgebildet. Auch eine Epithelisierung der abgekapselten Höhlen kann stattfinden, und zwar mit mehrschichtigem Zylinderepithel, wie Hosemann in einem Falle gesehen hat. Stärkere adenomatöse Epithelwucherung hat Reich beschrieben. Dagegen ist mir über die Bildung von Krebsen auf dem Boden solcher Wucherungen nichts bekannt. Ein Durchbruch von Würmern in der Leber in die Bauchhöhle ist in einigen Fällen beschrieben worden (Konjetzny, Sick). Nicht so ganz selten sind die Herde bakteriell infiziert, was schon beim Eindringen der Würmer in die Gallenwege oder auch später erfolgen kann. Meistens hat man Bact. coli und Staphylokokken gefunden, seltener andere Keime, z. B. Streptokokken, bei Erb auch Pneumokokken. Allgemeine Pyämie von solchen Abszessen ausgehend haben Köhler und Vierordt beschrieben. Durch die Verlegung der Gallenwege durch die Würmer entsteht in einem Teil

der Fälle, doch durchaus nicht immer, Ikterus; als weitere Folge sind beschrieben: kleine Nekrosen auch außerhalb der Wurmherde in der Leber. Einen roten Infarkt durch Thrombose der Vena hepatica sah SALTYKOW.

Eigenartig ist ein Fall von TOBIZYK: Ein Spulwurm gelangte in den Pankreasgang, durchbrach ihn und kam schließlich in die Pfortader; es trat Pylephlebitis, Leberabszesse und schließlich der Tod ein.

Infektion der Gallenwege mit Askariden hat man schon ziemlich in jedem Lebensalter beobachtet. Ganz entsprechend der Häufigkeit der Spulwürmer bei Kindern sind solche Leberherde bei Kindern auch besonders häufig beschrieben worden, schon bei 2 oder 3jährigen Kindern (Fälle von FRANKE und HABERER). Im mittleren Lebensalter findet sich dann eine gewisse Häufung solcher Fälle besonders beim weiblichen Geschlecht, was offenbar mit der häufigeren Cholelithiasis zusammenhängt.

Wir haben bis jetzt vorausgesetzt, daß die Würmer vom Darm aus in die Gallenwege einwandern, und zwar mehr oder weniger ausgereifte Würmer. Daß die weiblichen Spulwürmer dann in den Gallengängen oder in der Leber ihre Eier ablegen können, geht aus zahlreichen Beobachtungen hervor.

Es wäre aber noch zu fragen, ob nicht auch Askaridenlarven sich in die Leber verirren und dort heranwachsen können. Das wäre theoretisch schon möglich. Doch scheint es nach den Untersuchungen besonders von FÜLLEBORN, viel wahrscheinlicher, daß solche „verirrte" Larven abgekapselt werden und absterben. Ähnliches wird auch gelten für die Larven, die sich aus den in der Leber abgelegten Eiern entwickeln. Wenn man also nicht erwachsene Spulwurmexemplare in den Gallenwegen und der Leber findet, so wird man zunächst immer annehmen müssen, daß sie vom Darm aus hierher gewandert sind.

Noch ist zu erwähnen der Befund einer Schnürfurche, wie er an einem Spulwurm, der durch Arzneimittel abgetrieben war, von EBSTEIN im Falle MERTENS beobachtet worden ist. Es handelt sich um eine 3 mm lange, mit zirkulären Querriffelungen versehene Schnürfurche hinter dem Kopfe. Da dieser Befund auch von einem erfahrenen Zoologen kontrolliert wurde, kann hier wohl keine Verwechslung mit den Einschnürungen vorgekommen sein, wie sie normalerweise z. B. bei Ascaris megalocephala vorhanden sind. EBSTEIN faßt diese Furche als durch Kompression in den Gallenwegen entstanden auf.

Es sei noch bemerkt, daß Spulwürmer sehr wohl auch sekundär in cholangitische Abszesse einwandern können; der Befund von Askariden in Leberabszessen muß kein Beweis dafür sein, daß die Würmer die Abszesse hervorgerufen hätten (ALTMANN).

Hier angeschlossen seien die Befunde von Hepaticola hepatica, einem Rattenparasit in der menschlichen Leber. DÉVÉ, LAFRENAIS et MAC ARTHUR sahen die fibrös eingekapselten Eier in der Nähe zahlreicher Abszesse in der Leber eines 20jährigen Soldaten; in Schnitten fanden sich auch Durchschnitte durch die erwachsenen Würmer.

IV. Bandwürmer.

a) Reife Tänien.

Der Befund von Bandwürmern in der Leber und in der Gallenblase ist ganz ungewöhnlich.

Sieht man von den, übrigens auch recht seltenen Fällen ab, wo nach dem Tode eine Tänie in einen stärker erweiterten Gallengang hineingelangt, so bleiben nur einige wenige, bei denen die Tänien noch während des Lebens in Leber oder Gallenwege gelangt sind.

Parenchymschicht   Zystenlumen

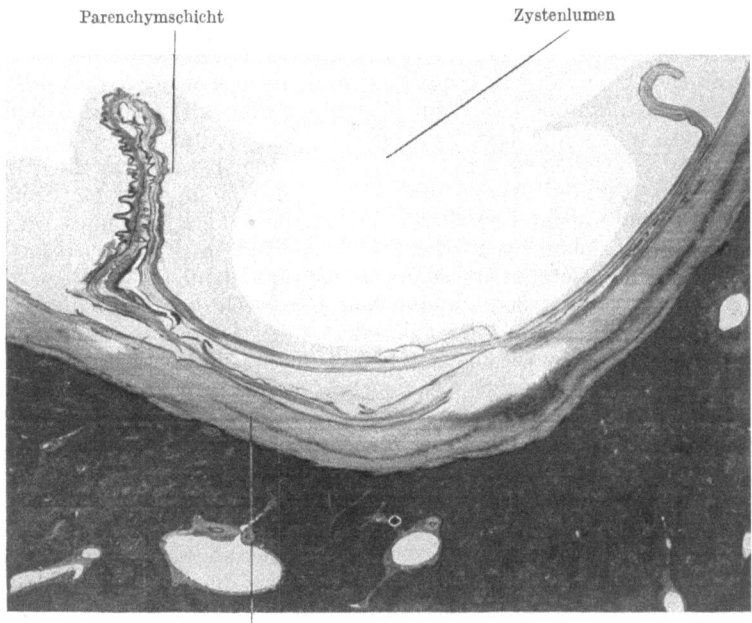

Kutikularschicht

Abb. 12. Wand eines zystischen Echinokokkus der Leber. 6 fach vergrößert. Path. Inst. Rostock.

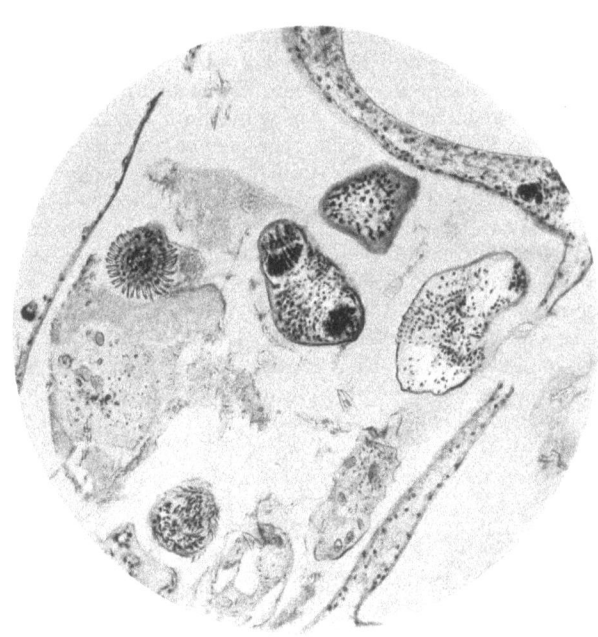

Abb. 13. Skolices und Häkchen aus einer Tochterblase eines zystischen Echinokokkus der menschlichen
Leber. Apochrom. 8, Ok. 4. Vergrößerung 208. Path. Inst. Rostock 253/27.

LANGERHANS sah einen lebenden Bandwurm (Taenia saginata) durch den Ductus choledochus noch weit in einen Leberlappen hineinragen. Da kein Ikterus bestand und auch keinerlei Reaktionserscheinungen aufzufinden waren, wird angenommen, daß der Bandwurm erst kurz vor dem Tode eingedrungen sei.

EUGEN FRÄNKEL sah eine Taenia saginata mit dem Kopf durch die Papilla Vateri in den Choledochus hineinragen. Etwa 1 cm des Bandwurms lag im Lumen des Ganges, der Kopf lag im Schleimhautgewebe und war dabei verdickt, nur die unmittelbar angrenzenden kurzen Glieder waren sichtbar.

In der Gallenblase ist von BENEDIKT bei einem 74jährigen Mann mit den Erscheinungen einer fieberhaften Cholezystitis in der Gallenblase blutiger

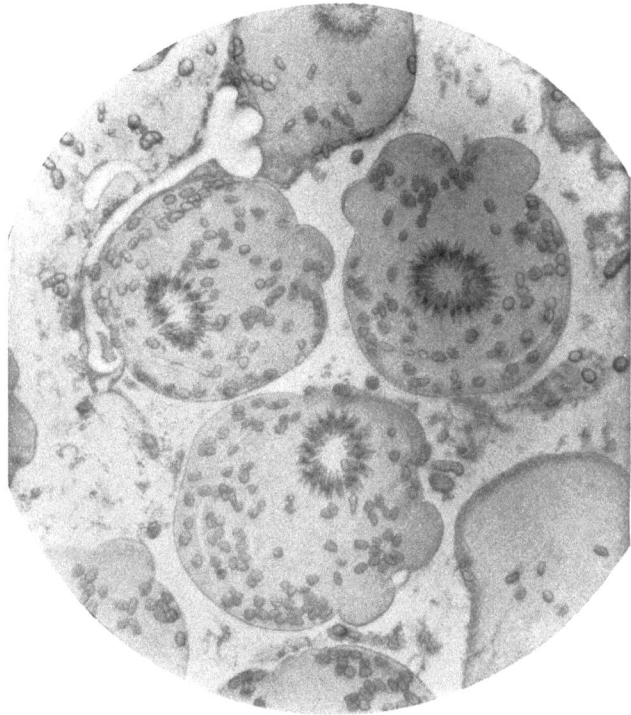

Abb. 14. Skolices aus einem pleomorphen Echinokokkus der Schweineleber.   Photo Prof. GRUBER.

Inhalt und eine über 3 m lange Taenia saginata und daneben drei kleine facettierte Gallensteine gefunden worden.

Weitere Beobachtungen habe ich im Schrifttum nicht finden können.

b) Bandwurmfinnen.

Die Finne der Taenia echinococcus, eines beim Hunde, auch bei Wolf und Schakal vorkommenden Bandwurms, ist bei Menschen ein verhältnismäßig häufiger Parasit der Leber. Diese eigenartigen Blasenwürmer hat man schon im Altertum als Hydatiden gekannt, aber ihre zoologische Natur wurde erst im 18. Jahrhundert klar gestellt.

Der reife Bandwurm, Taenia echinococcus, ein typischer Schmarotzer des Hundes, ist beim Menschen noch nie beobachtet worden. Die reife Tänie

ist 5—6 mm lang, sie hat 3 Glieder, deren letztes 2 : 0,5—0,6 mm mißt. Der
Kopf ist 0,3 mm breit. Er trägt ein vorstülpbares sogenanntes Rostellum,
mit 2 Reihen von Häckchen, deren Gesamtzahl meist 36—38 beträgt. Die Häkchen der ersten Reihe sind ungefähr 40 μ lang, die der zweiten Reihe etwas
kleiner. Am Kopf 4 Saugnäpfe von 0,13 mm Durchmesser. Im zweiten Gliede
befinden sich die Geschlechtsorgane, die in dem letzten Gliede schon atrophisch
sind. Hier finden sich in großer Zahl die fast kugeligen, 30 : 27 μ großen Eier.
Die Embryonalschale ist radiär gestreift, die äußere helle Eihaut weit abstehend.

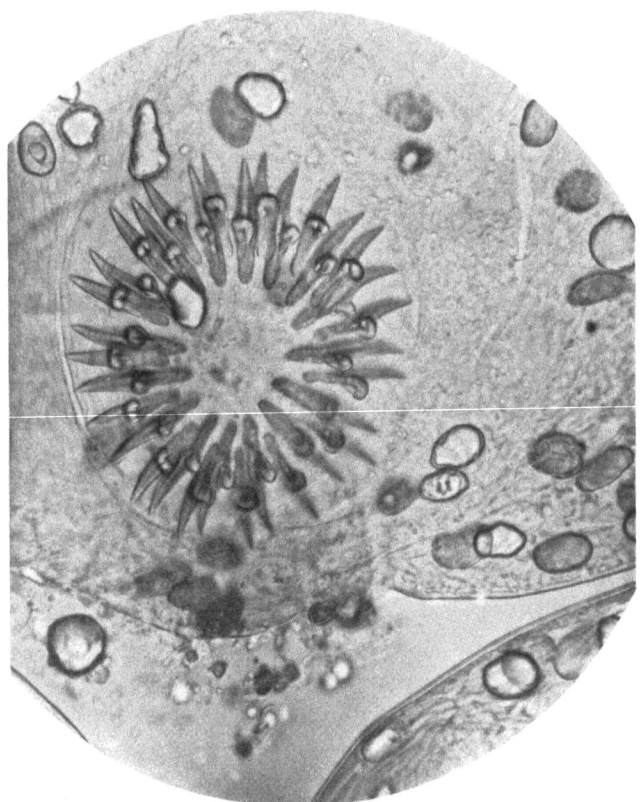

Abb. 15. Hakenkranz eines Skolex. Aus einem pleomorphen Echinokokkus der Schweineleber.
Photo Prof. GRUBER.

Im Darm des Menschen gelangen die wimperlosen Embryonen, die mit
3 Hakenpärchen versehen sind (daher im Französischen als „hexakanthe"
Embryonen bezeichnet) aus den Eihüllen heraus und dringen in die Venen der
Darmwand ein. Mit dem Pfortaderblut gelangen die einige 20 μ großen Embryonen in die Leber; nach Versuchen am Schwein, sind sie nach 8 Stunden in
der Pfortader, nach 12 in der Leber nachweisbar (DEW). Sicher gehen bei dieser
Infektion viele der Embryonen zugrunde. In der Leber entwickeln sich die
Embryonen, wie später noch zu schildern sein wird, zu Blasen heran. Nach
4 Wochen, wie man aus Tierversuchen schließen darf, sind sie erst etwa $^1/_3$ mm
groß und noch fast solid, nach 8 Wochen jedoch hat sich schon eine 1—3 mm
große Zyste gebildet, an der man schon eine Parenchymschicht und eine äußere

Kutikula (Chitinschicht) unterscheiden kann. Nach 3 Monaten ist die Zyste 4—5 mm groß, nach 4 Monaten 10—18, nach 5 Monaten 15—20 mm.

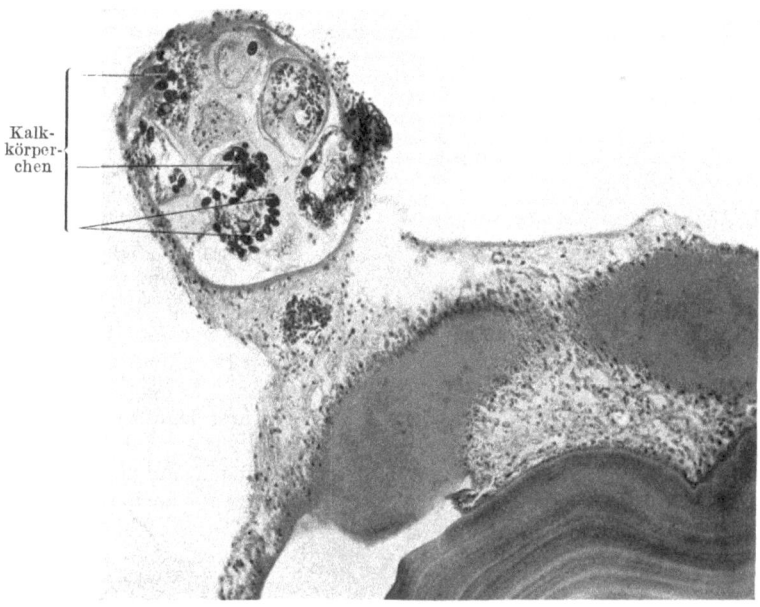

Abb. 16. Wand eines zystischen Echinokokkus mit Brutkapsel. Unten rechts die Kutikularschicht. Apochrom. 8 mm, Ok. 4, Vergrößeruug 171. Path. Inst. Rostock 254/27.

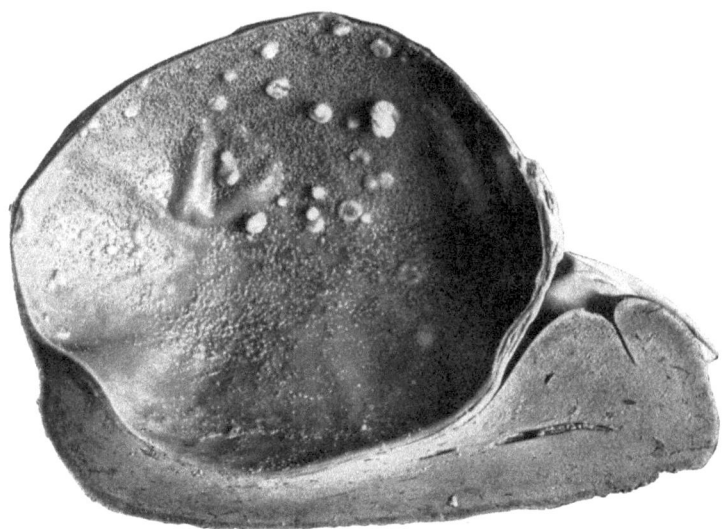

Abb. 17. Großer zystischer Echinokokkus der Leber mit zahllosen Skoleces und Brutkapseln. Path. Inst. Rostock 139/27.

Etwa in dem Stadium, wenn die Zyste Haselnußgröße erreicht hat und ihre Wand etwa 1 mm dick ist, beginnen an ihrer Innenwand eigenartige Sprossungsvorgänge. Es bilden sich solide Zapfen, die sich dann allmählich aushöhlen:

das was man Brutkapselbildung nennt. Die äußere Schicht dieser Brutkapseln wird von der granulären Parenchymschicht gebildet, die innere von
der chitinösen Kutikula. Wenn der Zapfen ausgehöhlt ist, bilden sich dann
allmählich die Kopfanlagen aus, die sich dann ihrerseits wieder einstülpen
können. Da die Basis strang-
artig ausgezogen wird, sitzen
nun diese Skoleces an einem
dünnen Stiel. In einer solchen
Brutkapsel bilden sich meistens ein halbes Dutzend, oft
auch noch mehr, bis zu 20
Köpfchen. Solche Brutkap-
seln, die im allgemeinen nicht
vor dem fünften Monat an-
gelegt werden, haben meist
einen Durchmesser von $1/3$ bis
$1/2$ mm, können aber bis zu
$1^1/_2$ mm Durchmesser erlangen. Die Haken an den
Köpfchen sind meistens etwas
kleiner, als bei der ausgewachsenen Tänie. Platzt die Wand
einer solchen dünnen Brutkapsel, so gelangt der aus
Trümmern von Brutkapseln,
abgestoßenen Köpfchen und
Häkchen bestehende Inhalt,
der sogenannte Hydatiden-
sand, in die Höhle der Zyste.

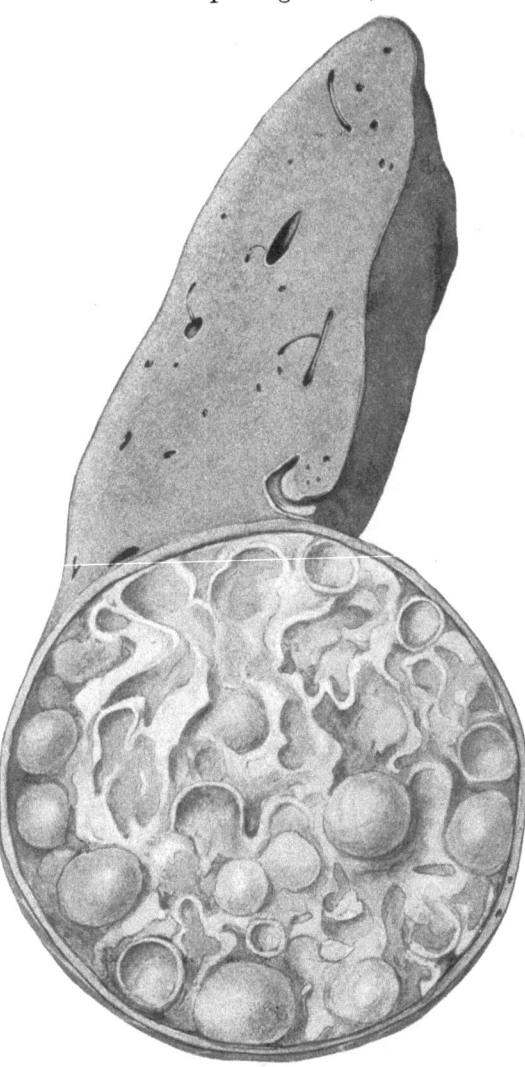

Abb. 18. Zystischer Echinokokkus der Leber mit zahlreichen
Tochterblasen. Path. Inst. Rostock 94 (912).
$1/2$ natürl. Größe.

Solche Brutkapseln werden
vor allem beim Schaf oder
beim Schwein gebildet. Solche
Echinokokken haben auch die
Bezeichnung: E. veterino-
rum, E. fertilis, E. scole-
cipariens oder E. granu-
losus erhalten.

Bei Menschen ist besonders
häufig eine andere Art von
Vermehrung, nämlich die Bildung von sogenannten Tochterblasen (E. altricipa-
riens). Diese Tochterblasen
sind an sich genau wie die
Mutterblase gestaltet, haben
also außen eine Kutikula und
innen eine Parenchymschicht. Die Bildung solcher Blasen geht an irgendeiner
Stelle der Zyste, anscheinend immer von der Parenchymschicht aus. Die sich bil-
dende Tochterblase wölbt sich in der Mutterblasenwand zunächst vor, und zwar
nach dem Innern der Zyste (endogene Blasenbildung). Eine Vorwölbung und
schließliche Abschnürung nach außen (exogene Blasenbildung) hat man früher
für möglich und häufig gehalten, was aber heute von den meisten Forschern als
außerordentlich selten oder gar nicht vorkommend angenommen wird.

Es können aber Tochterblasen auch auf ganz andere Weise entstehen, nämlich 1. durch zystische Umwandlung von Köpfchen, wie das schon NAUNYN angenommen hat; ein offenbar häufiges Ereignis, und 2. durch Umwandlung aus Brutkapseln.

Bis sich Tochterblasen bilden, bedarf es offenbar immer längerer Zeit. Selten findet man sie bei Leuten unter 15 Jahren. Die Zahl der Tochterblasen kann erheblich sein, 20 und 30 Stück sind nichts Seltenes, man hat aber auch schon mehrere Hundert gefunden.

a) Infektionsquelle und Verbreitung.

Die Infektionsquelle für den Menschen ist fast ausnahmslos der Hund. Besonders sind solche Menschen, die in sehr inniger Gemeinschaft mit Hunden leben und nach Berühren von Hunden die Hände nicht genügend säubern. Die Häufigkeit der Infektion hängt natürlich wesentlich davon ab, wie häufig und wie schwer die Hunde infiziert sind. Das ist nun allenthalben recht verschieden. In Mecklenburg z. B. finden sich Hunde nach Ausweis der Sektionen etwa zu 4 % infiziert (BECKER, PFEIFFER). Für Friesland gibt SNAPPER etwa 12 % an, für Island KRABBE 28 %; für Uruguay wird eine Zahl von 30 %, für Australien Zahlen zwischen 18 und 32 %, für Tunis und Marokko 14 % angegeben. Ungewöhnlich hoch ist die Zahl von 80 % in Montpellier (BRUMPT).

Da die Hunde sich wiederum vorzugsweise in Schlachthöfen durch Genuß finnigen Fleisches von Schaf, Schwein, Rind usw. infizieren, spielt natürlich die Verseuchung des Schlachtviehs eine große Rolle. Für Mecklenburg, das unter den deutschen Ländern am meisten infiziert ist, ergeben sich folgende Ziffern (nach POPPE):

beim Schaf   6,5 % (deutsches Reich Durchschnitt 1,7 %),
beim Rind   3,7 % (,,   ,,   ,,   0,9 %),
beim Schwein 0,8 % (,,   ,,   ,,   1,0 %),

doch beziehen sich diese Zahlen lediglich auf das in den Schlachthöfen beanstandete Fleisch. Die tatsächliche Infektion wird aber zu veranschlagen sein auf etwa 40 % beim Schaf und etwa 11 % bei Schwein und Rind.

Für Australien wird angegeben, daß etwa ein Drittel der Rinder und Schafe infiziert sind; für Südjapan nur etwa 2 % der Haustiere.

Beim Menschen beträgt die Häufigkeit der Infektion nach Ausweis der Sektionsstatistiken in Rostock für die Jahre von 1884—1905 1,8 %, für 1906 bis 1922 nur noch 0,57 %, und ist seit 1922 noch geringer geworden, nämlich nur noch 0,3 %. Ähnliche Abnahme findet sich auch für andere Orte, z. B. Greifswald 1862 — 94: 1,5 %; 1906 — 22: 0,4 %; Jena 1866 — 87: 0,84 %, 1906 — 22: 0,24 %; Freiburg 1899 — 99: 0,13 %, 1906 — 22: 0,01 %.

In andern Ländern, vor allem wo sehr ausgedehnte Schafzucht getrieben wird, sind die Zahlen zum Teil wesentlich größer. So findet sich z. B. in Transkaukasien bei Sektionen 1,19 %, in Odessa 0,78 % (TER-NERSESSOW). Ähnlich verschiedene Zahlen liefern auch die Beobachtungen der Krankenhäuser und Ärzte. So rechnet man in Rostock für die Jahre 1884—1905 einen Echinokokkuspatienten auf 1620 Einwohner; in Holländisch-Friesland (GRONINGEN) ist die Morbidität sogar 0,81 %. Für Island werden sogar Zahlen von 1: 7 bis 1: 60, für Victoria (Australien) 1: 39 angegeben. In Tiflis erfolgen 1,2 % aller Operationen wegen Echinokokken.

Ein Unterschied in der Infektionshäufigkeit der beiden Geschlechter besteht tatsächlich wohl nicht; doch es scheint nach der Statistik das weibliche Geschlecht wenigstens im Alter von 20—40 Jahren etwas häufiger befallen zu sein.

Fälle von Echinokokken beim Menschen sind in jedem Lebensalter beobachtet. Da der Echinokokkus aber doch recht langsam heranwächst und meist erst bei einer etwas erheblicheren Größe klinische Beschwerden macht, so findet man natürlich viel mehr Fälle bei Erwachsenen als bei Kindern. Man hat schon bei Kindern von 2 Jahren Echinokokken gefunden. Die angeblichen Fälle von angeborener Infektion müssen als unbewiesen ausscheiden. NEISSER rechnet, daß beinahe 6% aller Fälle auf das Alter bis zu 10 Jahren fallen, PEIPER fast 10%; in Südamerika wären nach DUPRAT beinahe ein Viertel aller Fälle im Alter bis zu 15 Jahren.

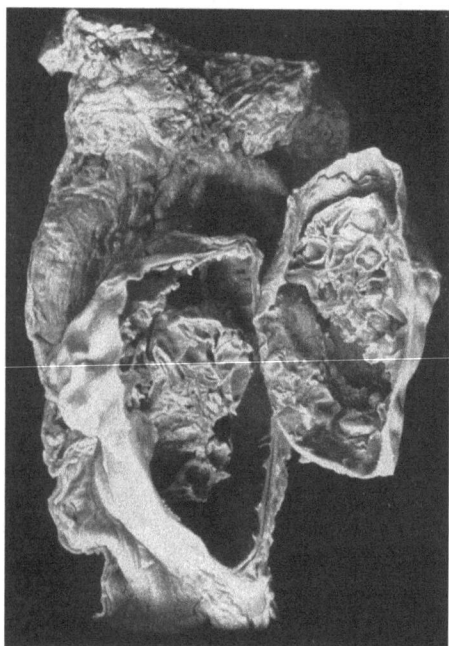

Abb. 19. Echinoccocus hydatidosus, im retroperitonealen Gewebe hinter dem Mastdarm. Präparat von Prof. GRUBER aus Innsbruck.

Von allen Organen des menschlichen Körpers ist die Leber am häufigsten der Sitz der Echinokokken. Nach verschiedenen Statistiken finden sie sich in der Leber in 46—76%. Die Zahl von 72% wird man etwa als Durchschnittszahl annehmen dürfen (LEHMANN).

Man findet die Echinokokken in der Einzahl oder in der Mehrzahl, und zwar sind multiple Echinokokken wesentlich häufiger als gemeinhin angegeben wird. Man wird wohl sagen dürfen, daß man etwa in der Hälfte aller Fälle mehr als einen, und in einem Fünftel der Fälle mehr als zwei Echinokokken findet. Mehr als ein Dutzend sind allerdings sehr selten, doch ist schon die Zahl von 40 und sogar von 67 beobachtet worden. Die Blasenwürmer können in allen Abschnitten der Leber sitzen, aber im rechten Leberlappen findet man sie doch viel häufiger als im linken. Sie sitzen auch meistens mehr in der Peripherie als im Zentrum. Auch im Lobus caudatus und im Lobus quadratus sind schon Echinokokken gefunden worden. Man kann sie in allen Größen finden. Walnuß-, pflaumen- und mandarinengroße sind häufig, Blasen von etwa Kindskopfgröße auch nicht so ganz ungewöhnlich, ja man hat schon Blasen mit einem Inhalt von 15 Litern (MICHOUX), ja sogar von 48 Litern (THÖLE-SSUDAKOFF) gefunden.

Das Maximum stellt dar ein Fall von BARNETT. Bei einem 39jährigen Mann mit einem Leibesumfang von 144 cm wurden bei der Laparotomie 50 Liter (11 Gallonen) abgelassen und einiges ging dabei noch verloren. Der Mann wog nach der Operation 52 Kilo weniger als vorher.

Das Gewicht der Leber ist natürlich bei den großen Blasen auch entsprechend vergrößert (z. B. 6,8 Kilo in einem Fall von MARCHAND, $14^1/_2$ Kilo in einem Fall von LE GENDRE). Besonders auffallend ist die Vergrößerung des linken Lappens, wenn er von Echinkokken befallen ist. In einer Beobachtung von OSTERROTH waren seine Maße $26:18:7^1/_2$ cm, die des Lobus Spigelii $10:6:4$ cm. Auch durch ausgleichende Vergrößerung bei Sitz der Echinokokken im rechten Leberlappen ist erhebliche Hypertrophie des linken gesehen worden (REINECKE).

In MARCHANDs Fall (4,3 Kilo schwerer Echinokokkus) waren die Maße des kompensatorisch vergrößerten linken Leberlappen: 18 cm Breite und 29 cm Dicke. In solchen Fällen wird auch gelegentlich Verdrängung des Herzens nach links beobachtet (LE GENDRE). Selbst bei Kindern können die Echinokokken schon sehr erhebliche Größe erreichen, z. B. mannskopfgroße Zyste bei einem 16jährigen Jungen (JENCKEL); in einem Fall von KELEMANN bei einem 6jährigen Mädchen reichte die vergrößerte Leber bis zum Nabel.

Haben wir mehrfach Echinokokken in der Leber, so können ganz verschiedene Dinge vorliegen: 1. Es kann sich handeln um primäre Multiplizität, es sind dann also von Anfang der Infektion an mehrere Embryonen in die Leber eingedrungen und haben sich hier entwickelt. Dabei können sich die verschiedenen Blasen in der gleichen Leber verschieden rasch entwickeln. 2. Die Mul-tiplizität ist sekundär; aus der primären Blase haben sich neue gebildet und anderweitig in der Leber angesiedelt. Dies kann erfolgen a) wenn die Mutterblase platzt und ihren Inhalt entleert. Sowohl etwa in dem Inhalt vor-handene Tochterblasen wie auch abgelöste Skolezes, ja selbst nur einzelne Stückchen aus der Wand selbst können sich, wie wir aus zahlreichen entsprechenden Ver-suchen gelernt haben, zu neuen Blasen entwickeln (vgl. DÉVÉ, HOSEMANN u. a.). b) Wäre es möglich durch sogenannte exo-gene Sprossung von Brutkapseln. Diese exogene Blasenbildung ist früher für recht häufig gehalten worden, aber je genauer die Ver-hältnisse untersucht worden sind, desto weniger Beweise hat man für ihr Vorkommen gefunden. Manche Forscher, wie DÉVÉ und

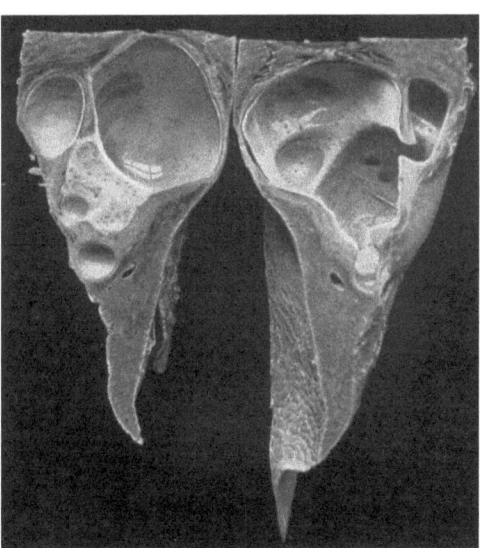

Abb. 20. Echinokokkus der Schweineleber mit endo-genen Tochterblasen. Photo Prof. GRUBER.

MITA, lehnen diese exogene Blasenbildung überhaupt ab. Allermindestens läßt sich sagen, daß sie eine ganz untergeordnete Rolle spielt. c) Schließlich könnte noch in Frage kommen eine sekundäre Ansiedlung eines primär außerhalb der Leber angesiedelten Echinokokken. Das kommt offenbar äußerst selten vor, kann aber einmal durch einen operativen Eingriff unfreiwillig veranlaßt sein. Sicher ist es ein häufiges Vorkommnis, daß durch Platzen einer Blase die sekun-däre Aussaat stattfindet, und dieses Platzen folgt sehr häufig auf Anlaß von irgendwelchen Traumen. Darüber liegen, vor allem aus dem chirurgischen Schrift-tum eine große Menge von Beobachtungen vor. Oft genug ist durch ein Trauma der Echinokokkus erst klinisch in die Erscheinung getreten.

Die „Keimaussaat" wird nun ganz verschieden ausfallen, je nach dem Sitz der Blasen in der Leber. Sitzt die Blase an der Oberfläche der Leber, so kommt es zu einer Keimaussaat auf dem Bauchfell, Ansiedelung im Netz, im DOUGLAS-schen Raum, im Ovarium oder an beliebigen Stellen in der Bauchhöhle. Solche intraperitoneale Aussaat ist ganz häufig, in etwa 14 % (DÉVÉ) bis etwa 18 % (MILLS); nach BECKER und anderen machen die multiplen Echinokokken der Bauchhöhle etwa 9 % der Fälle aus. Seltener erfolgt eine sekundäre Keimaussaat

in die Pleurahöhle, ganz selten in die Gallenblase (z. B. ein zehnpfennig-
stückgroßer Durchbruch bei WIEDHOPF). (Weitere Fälle von Ansiedlung in
der Gallenblase bei DÉVÉ, FLESCH, GAVIN, LEHMANN, RIEDEL, SANDVOSS.)
Viel häufiger ist die Verschleppung von Tochterblasen in die Gallengänge selbst.
Und von hier aus können sie in den Darm und mit dem Stuhl nach außen

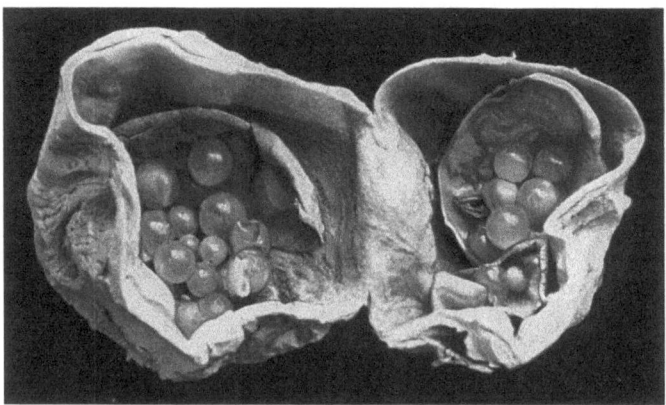

Abb. 21a. Echinococcus hydatidosus der Leber. Path. Museum Innsbruck. Photo Prof. GRUBER.

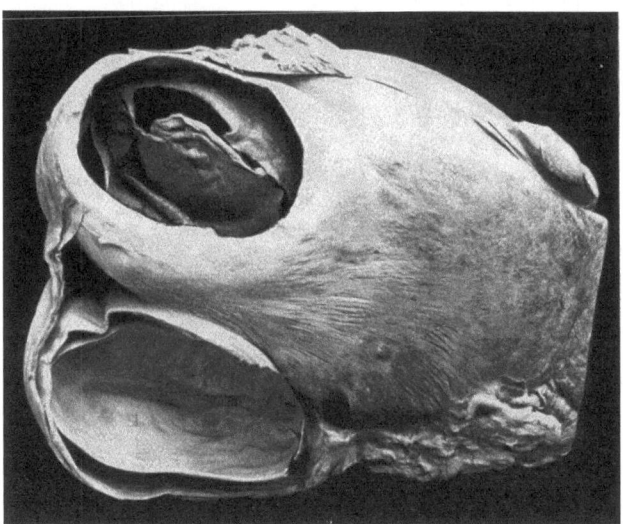

Abb. 21b. Echinococcus hydatidosus der Leber. Präparat von Prof. GRUBER.

gelangen, ein Ereignis, das gelegentlich überhaupt erst die klinische Diagnose
auf Echinokokken zu stellen erlaubt (ALTHAUS, eigene Beobachtung). Bei
Einbruch in die Gallenwege kann eine solche Blase sehr wohl nun die größeren
Gallenwege verlegen und dadurch Ikterus veranlassen. Man beobachtet etwa
bei einem Siebentel aller Echinokokkenfälle in der Leber Ikterus, der natürlich
auch häufig durch den Druck der Mutterblase auf die Gallenwege verursacht ist.
Bei Operationen von Fällen mit sekundärem Einbruch in die Gallenwege wird
die primäre Blase in der Leber häufig entdeckt (vgl. BACHLECHNER, B. FISCHER,

KINGREN, PRAT). Brechen solche mit den Gallenwegen in Verbindung stehende Echinokokken weiterhin durch, z. B. durch Pleura und Zwerchfell hindurch in die Lunge, so können sich Hepatikobronchialfisteln bilden, und so können schließlich Blasen aus der Leber tatsächlich ausgehustet werden. Manche solcher Fälle sind sogar ohne weiteren chirurgischen Eingriff geheilt (vgl. KAPPIS, LJUBARSKI). Recht häufig ist Durchbruch in den Ductus hepaticus, demnächst in Gallenblase und Zystikus, dann in den Ductus choledochus (PRAT und PI-QUEREZ). Weiterhin ist möglich Einbruch in die Lebervenen mit Embolisierung in Kava, rechtes Herz und Lungen. Seltenheiten sind Durchbruch in das Perikard (WUNDERLICH), in die Harnblase (SCHMALFUSS, GÜTERBOCK) und in den Magen (GRATSCHADOW).

Die Blasen in den Gallenwegen können sich, wenn abgestorben, mit Gallenfarbstoff färben, während die lebenden Blasen diesen Farbstoff nicht annehmen.

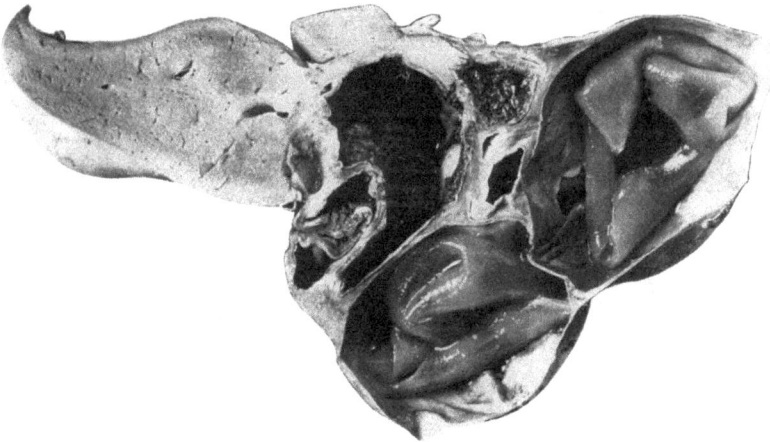

Abb. 22. Leber mit mehreren zystischen Echinokokken. Path. Inst. Rostock.

Bei Hepatobronchialfisteln ist nach LJUBARSKI in mehr als in der Hälfte aller Fälle auch noch gleichzeitig das Vorhandensein von kleinen Konkrementen, und zwar vom Typus der Hepatikussteine beobachtet worden. Echinokokkenmembranen als Kern eigentlicher Gallenblasensteine erwähnt DÉVÉ. Natürlich können Steinbildung in der Leber und Echinokokkus ganz unabhängig von einander bestehen. Aber in recht vielen Fällen von Leberechinokokken, wo sich gleichzeitig Gallensteine fanden, besteht doch wohl eine ursächliche Beziehung zwischen beiden, sei es durch Druck der Echinokokken und so veranlaßte Stauung, sei es durch Infektion, oder durch Kombination von beiden. Beispiele für Echinokokkus der Leber und Steinblase sind Fälle von LÄWEN und MARIANTSCHIK.

Von weiteren Veränderungen in der Leber bei Anwesenheit von Blasenwürmern ist anschließend zu berichten. Da, zumal bei großen Blasen, starke Zusammenpressung und Atrophie des umgebenden Lebergewebes eintreten kann, findet man ganz gewöhnlich zum Ausgleich hypertrophische und hyperplastische Vorgänge am übrigen Lebergewebe, und diese sind oft so erheblich, daß mindestens das Zerstörte ersetzt, wenn nicht sogar überkompensiert wird. Als charakteristische Beispiele können etwa gelten die Fälle von MARCHAND, und vor allem der von OSTERROTH, wo bei einem Echinokokkus in der rechten Leber

der linke Leberlappen 26 cm hoch, 18 cm breit und $7^1/_2$ cm dick war, der SPIGEL-
sche Lappen 10:6:4 cm maß, und die Läppchen auf das drei- und vierfache
der Norm vergrößert waren. Als regenerativ zu deutende Wucherungen findet
man häufig. ZIEGLER hat verschiedene Fälle daraufhin eingehender untersucht
und festgestellt, wie alle möglichen Übergänge von regenerativen Prozessen
der Leberzellen bis zu adenomartigen Bildungen, ja selbst atypische Wucherungen
vorkommen. Auf diese wird später noch einzugehen sein.

Die Druckwirkung der Echinokokkusblasen kann natürlich auch die venösen
Gefäße betreffen. So sah z. B. GÖTZ bei allmählicher Kompression der Kava
bei einem 12jährigen Kinde eine Atrophie der Leber im stärksten Grade und
Bildung eines sehr ausgesprochenen Kollateralkreislaufs. Über Kompression
der Pfortader mit Atrophie der Leber und Bildung eigenartiger pseudozystischer

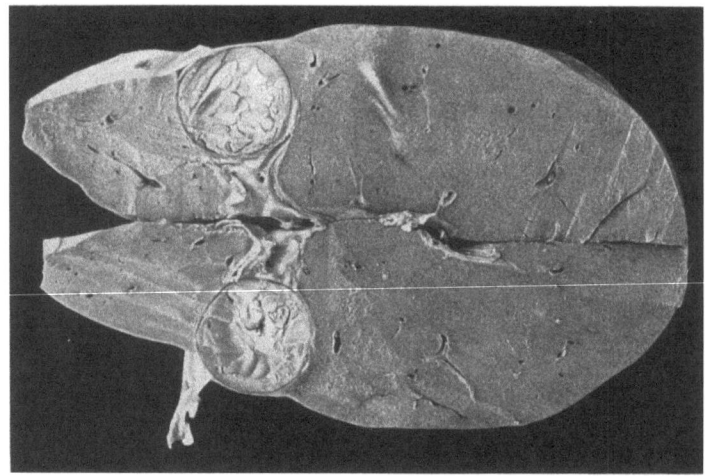

Abb. 23. Alter gelatinöser zystischer Echinokokkus der menschlichen Leber. Präparat Prof. GRUBER.

Höhlen berichtet TAROZZI. Über stärkste Atrophie des Leberandes bei einem
30:26 cm großen zystischen Echinokokkus mit 5 Litern Inhalt und Kompression und völliger Verödung der Vena cava auf eine Strecke von 3 cm, samt
Verschluß größerer Lebervenenäste hat BENEKE berichtet.

Sehr selten kommt es bei Echinokokken zur Annagung der größeren Gefäße
und tödlicher Blutung. Gelegentlich erfolgt eine solche bei Anlaß von Operationen.

Durch Verschleppung der Blasen in die Kava, in Herz und Lunge, beim
Durchbruch eines Echinokokkus in die Lunge direkt kann es durch die Überschwemmung mit Blasen und Flüssigkeit zum plötzlichen Tode kommen. Der
Durchbruch in die Bauchhöhle kann ebenfalls tödliche Folgen haben, und zwar
durch eitrige Peritonitis bei Durchbruch vereiterter Blasen. In vielen Fällen
aber führt der Durchbruch in die Bauchhöhle zur Keimaussaat und zur Keim-
ansiedlung, oder auch bei partieller Resorption zum Bilde der Fremdkörpertuberkulose. Andererseits kann aber auch beim Übertreten und Resorption der
Echinokokkenflüssigkeit in der Bauchhöhle der Symptomenkomplex des
schwersten und oft tödlichen anaphylaktischen Shocks auftreten (z. B. Fall
von BENEKE, zahlreiche Beobachtungen bei LEHMANN). Früher, als Probe-
punktionen verdächtiger Fälle öfters ausgeführt wurden, trat dies Ereignis

auch häufiger ein. LEHMANN berechnet, daß in etwa einem Drittel der Fälle der Durchbruch in die freie Bauchhöhle zum tödlichen Ende führt.

Häufig vereitern die Echinokokkenblasen. Die Ursache ist bei Operation und Sektion nicht immer klar nachzuweisen, weil dann häufig schon lange Zeit seit dem Beginn der Vereiterung vergangen ist. Man rechnet, daß in der Leber $20^0/_0$ (MILLS), einige $30^0/_0$ (MAKKAS) oder mehr (LEHMANN $40-45^0/_0$) der Blasen vereitern, und zwar kommt das häufiger bei unfruchtbaren als bei fruchtbaren Blasen vor. In manchen Fällen erfolgt die Vereiterung im Anschluß an eine Infektionskrankheit: so nach Typhus (ANREICH, in dem Eiter wurden Typhusbazillen gefunden; ferner HESSE). Auch nach Fleckfieber hat HESSE in Rußland das häufig gesehen. Die Infektion der Leber und von da aus der Blase kann hämatogen oder direkt fortgeleitet, auch auf dem Weg der Gallengänge, erfolgen. Lebende wie tote Echinokokken können vereitern. Bei Menschen

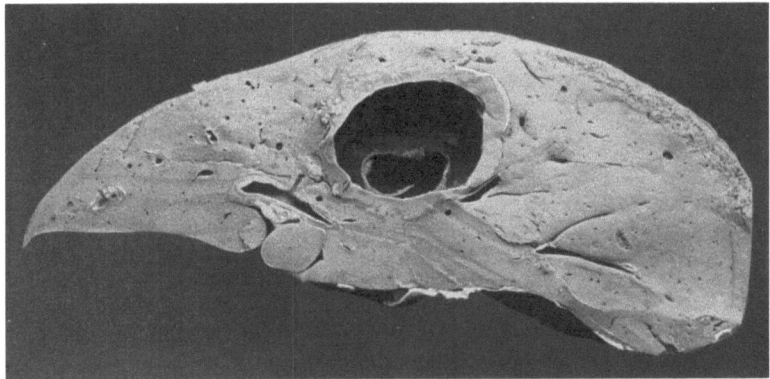

Abb. 24. Zystischer Echinokokkus der Leber. Präparat Prof. GRUBER.

findet man vorzugsweise in den vereiterten Blasen Bact. coli und Staphylokokken, gelegentlich Streptokokken. Typhusbazillen wurden schon erwähnt. Auch Infektion mit gasbildenden Spaltpilzen ist beobachtet, so daß dem eitrigen Zysteninhalt Gas beigemischt sein kann (REICHEL). Die Art der im Eiter gefundenen Mikroorganismen lehrt in vielen Fällen, auf welchem Wege die Infektion zustande gekommen ist. Es kommt vor, daß bei multiplen Echinokokken nur eine Blase vereitert ist, und die andern Herde in der Leber es nicht sind. In sehr vielen Fällen ist die Infektion sicher auf dem Blutwege zustande gekommen. Dafür spricht z. B. der Umstand, daß die Wirtskapsel einer Blase infiziert gefunden werden kann, der Inhalt der Zyste dagegen keimfrei. Daß beim Übergreifen der Infektion von der Wirtskapsel auf den Parasiten selbst durch Eiterungen die Schichten voneinander gelöst werden können und die Parasiten dann absterben, ist einleuchtend. Durch die Eiterung kann die Blase so weitgehend zerstört werden, daß, wie in einem Falle von LEHMANN, schließlich nur noch die Wirtskapsel übrigbleibt. Bei Kindern sieht man die Vereiterungen seltener als bei Erwachsenen. Die Bakteriologie des Zysteninhalts bei Tieren hat MEHLHOSE näher bearbeitet. Bei den meisten Blasen bei Tieren finden sich Mikroorganismen, meist Staphylokokken, oft auch Tetragenus und Bact. coli.

Nicht alle vereiterten Echinokokken erweisen sich auch als infiziert. Denn auch aus andern Gründen kann es zu Zerfall und Vereiterung der Blasen kommen. Solche Eiterungs- und anschließenden Resorptionsprozesse können zum Absterben und Zerfall der Parasiten führen. Der Detritus kann eindicken, durch

Aufnahme von Kalksalzen verkreiden und bei Bildung einer derben, schließlich hyalinisierten oder auch verkalkten, ja sogar verknöcherten (ROKITANSKY) Kapsel um den Herd kann dann praktisch Heilung eintreten.

Bisweilen gibt ein Trauma den Anlaß zum Absterben des Parasiten; ferner kann in diesem Sinne wirken das Eindringen von Galle. Die unverletzte gesunde Echinokokkenmembran ist, wie gegen das Eindringen anderer Einflüsse, so auch gegen das Eindringen von Galle äußerst widerstandsfähig, dagegen die abgestorbene Blase durchlässig. Doch liegt es keineswegs so, daß ein Eindringen von Galle in die Zystenwand diese unbedingt abtöten müßte. Wie Versuche gezeigt haben, waren gallig durchtränkte Blasen noch mit Erfolg zu verpflanzen, ebenso wie auch „Sand" aus Blasen mit leicht eitrigem Inhalt (HOSEMANN).

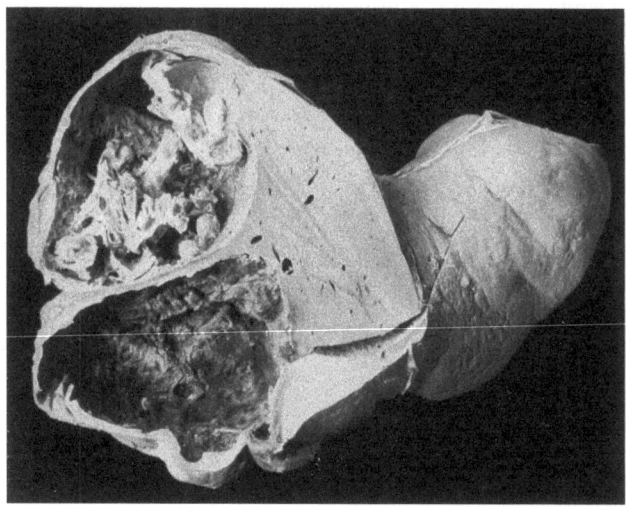

Abb. 25. Echinococcus hydatidosus der Leber. Präparat Prof. GRUBER.

Ja, es scheint sogar das Eindringen von Galle ein Reiz auf die Parenchymschicht zu sein, nach DEW gäbe gerade das Eindringen von Galle bei älteren Blasen den Anlaß zu Bildung von Tochterblasen.

Degenerative Veränderungen an Echinokokken sind sehr häufig; man beobachtet sie schon vom 5. Monat ab. Man sieht sie z. B. in der Parenchymschicht in der Form von Trübungen bis schließlich zum Zerfall der Schicht und Bildung strukturloser Massen. Es kommt dann zur Resorption der Flüssigkeit und dann wiederum zur Fältelung der Membran, wie man sie bei älteren Echinokokken ja häufiger sieht. Stücke der Kutikula, ja die ganze Kutikula kann schließlich eingeschmolzen und resorbiert werden. Das führt dann zur Bildung von breiigen, honig- oder mörtelartigen Massen, die oft dann auch verkalken. Bei solchen alten verkalkten Herden ist der Nachweis, daß es sich tatsächlich um Echinokokken gehandelt hat, nur dann zu führen, wenn man noch irgendwelche Reste der Kutikula (parallel gestreifte Membranen), und vor allem die schwer angreifbaren eigentlichen Chitinbestandteile, die Häkchen, findet. Als sonstiger Inhalt alter abgestorbener Zysten sind fettiger Detritus und Cholesterinkristalle zu finden.

Die Häufigkeit solcher Spontanheilung wird verschieden angegeben: 30% THÖLE, 50% KAUFMANN.

Die Lebensdauer eines Echinokokkus kann sehr beträchtlich sein, wie wir aus zuverlässigen klinischen Angaben wissen: Mit Sicherheit über 20 Jahre (JENCKEL u. a.), wobei zu berücksichtigen ist, daß in solchen Fällen oft mehrere Generationen der Blasen (Tochter- und evtl. Enkelblasen) vorhanden sind. Im Schrifttum wird eine Lebensdauer bis zu 45 Jahren angegeben.

Von Komplikationen des Leberechinokokkus wäre zu nennen die durch Amöbiasis, die nach TER-NERSESSOW in Südrußland häufig sein soll. DE CRESPIGNY und CLELAND erwähnen eine Kombination mit Tuberkulose. In diesem Fall wurden merkwürdigerweise sonst keine tuberkulösen Veränderungen im Körper nachgewiesen, und eine Infektion vom Darm her angenommen.

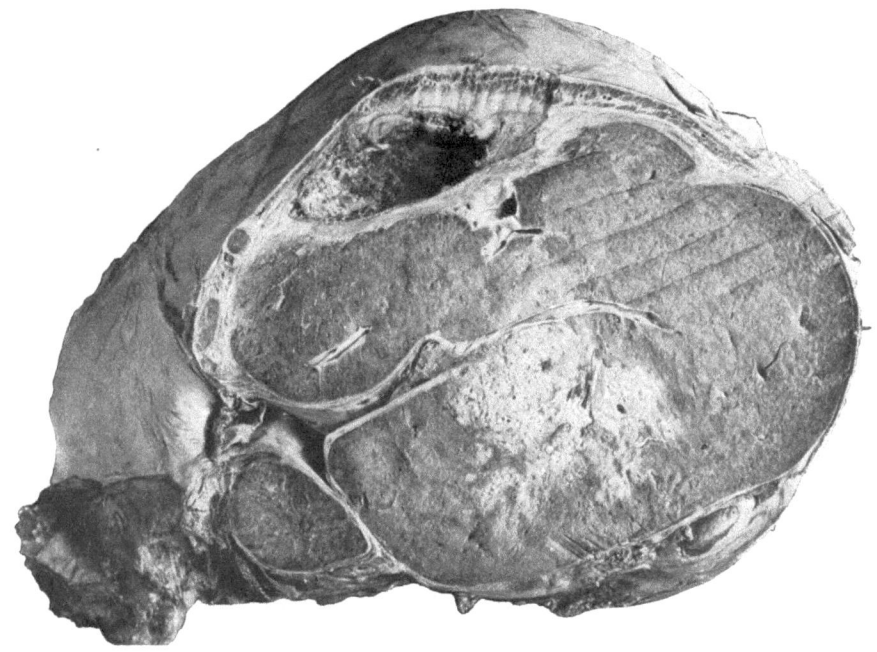

Abb. 26. Leber mit zystischen (mehrmals operierten) Echinokokken und Aktinomykose. Die Höhle oben = Echinokokkuszyste; in der Mitte und unten helle Herde = Aktinomykose. Path. Inst. Rostock.

Einzigartig dürfte ein im hiesigen Rostocker Institut sezierter Fall sein, der an anderem Orte (von LEHMANN und KAHLSTORF) noch genauer mitgeteilt worden ist. Es handelte sich um einen 36jährigen Mann, der mehrmals wegen Echinokokken der Leber und der Bauchdecken operiert worden war. Bei der Sektion fanden sich in der Leber noch zwei Echinokokkenherde, darunter ein ganz veröderter, ferner sehr ausgedehnte, zum Teil zentral zerfallene Nekroseherde, die sich histologisch als ganz charakteristische Aktinomykoseherde erwiesen.

Kombination von Echinokokkus der Leber und Gewächsbildung ist mehrmals gesehen worden. Adenombildung und Angiosarkom z. B. wird erwähnt. KOHN sah neben einem Leberechinokokkus ein kleinfaustgroßes Sarkom. E. ZIEGLER berichtet über Krebs in der Wand eines Echinokokkus bei einem 77jährigen Mann. Das Karzinom ist offensichtlich aus Gallengangswucherungen hervorgegangen. In einem weiteren Fall ZIEGLERs findet sich ein Echinokokkus an der Leberunterfläche neben einem kleinen Gallenblasenkrebs. In einem dritten

Falle fand sich ein teilweise verkalkter Leberechinokokkus von Krebsmassen umgeben. GRAWITZ berichtet über einen Zylinderepithelkrebs (Gallertkrebs), der die Wand einer faustgroßen Leber Echinokokkusblase bei einem 83jährigen Manne infiltrierte. (Ganz ähnlich, wenn nicht identisch mit diesem Fall ist der von DIBBELT beschriebene.) BAMBERG sah in der rechten Leber, in der eine kindskopfgroße Zyste saß, einen kleinfaustgroßen offenbar multizentrisch entstandenen Leberzellkrebs. NECKER fand in einer zirrhotischen Leber im rechten Lappen zwei Echinokokkusblasen und in ihrer Umgebung Geschwulstknoten, die teils als Spindelzellensarkom, teils als gallertiges Adenokarzinom beschrieben werden. Endlich hat LÖHLEIN zwischen zwei Echinokokkussäcken Entwicklung von Geschwulst gesehen und diese im Sinne atypischer Regeneration gedeutet. Für die meisten der mitgeteilten Fälle darf man den ursächlichen Zusammenhang zwischen Echinokokkus und Gewächs für recht wahrscheinlich halten, ganz so, wie das ja auch bei der Geschwulstbildung anderer Leberparasiten, z. B. Opisthorchis felineus und Schistosomen zutrifft.

β) Histologie.

Die jungen Echinokokken entwickeln sich meistens in der Peripherie eines Leberläppchens. Das Lebergewebe reagiert auf die Anwesenheit der Parasiten schon gleich zu Anfang durch exsudative und produktive Vorgänge. Schon nach 3 Tagen ist ein Herd mit etwa 200 μ Durchmesser gebildet, in Umgebung des Parasiten finden sich gewucherte Fibroblasten und Lymphozyten. Nach 11 Tagen kann man um den Parasiten schon deutlich 3 Schichten von Gewebe erkennen, nämlich eine innere Schicht vorwiegend mit Riesenzellen und auch zahlreichen eosinophilen Zellen; dann folgt eine Schicht mit Fibroblasten, und zuäußerst eine Schicht mit Lymphozyten.

Ist die Zyste etwas größer geworden, so hat sich durch die reaktiven Vorgänge im umgebenden Gewebe eine „Kapsel" gebildet, die gemeinhin als Wirtskapsel, besser als Finnenbalg (HOSEMANN), bezeichnet wird. Die Bezeichnung Wirtsmembran ist besser aufzugeben. Der Balg besteht von innen aus gerechnet aus einem an die Kutikula des Blasenwurms angrenzenden innersten Schicht von mehr oder weniger gefäßreichem Granulationsgewebe, mit meistens radiär zur Zyste angeordneten, spindligen Fibroblasten. Sehr zahlreich pflegen hier Riesenzellen vom Bau der Fremdkörperriesenzellen zu sein, mit zahlreichen und meistens chromatinreichen Kernen. Hier finden sich ferner eosinophile Leukozyten, einzeln oder in größeren Ansammlungen, manchmal deutlich perivaskulär. Auch CHARCOT-NEUMANNsche Kristalle werden hier gelegentlich angetroffen; z. B. ORTH, in großer Zahl bei einem zerfallenen Echinokokkus eines Kindes. Nekrosen und stellenweise degenerative Prozesse sind in der innersten Schicht nicht selten. Die Zellen der innersten Schicht sind reich an Glykogen und ferner an Lipoiden; es handelt sich um komplizierte Gemische, in denen Cholesterinester reichlich vertreten sind (ARNDT). Auf die innere Schicht folgt eine mittlere oder intermediäre, mit spärlicheren oder fehlenden Riesenzellen, dagegen mehr Fibroblasten und Rundzellen, aber oft auch noch recht zahlreichen Eosinophilen. Endlich folgt nach außen eine allmählich zellärmer und faserreicher werdende Schicht, die gegen das Lebergewebe durch einen manchmal deutlicher, manchmal undeutlicher ausgesprochenen Wall von Lymphozyten und Plasmazellen abgegrenzt ist. Hämosiderinbefund ist, vor allem in der äußeren Schicht, etwas gewöhnliches.

Die Menge von Riesenzellen und von eosinophilen Zellen ist in den einzelnen Fällen etwas wechselnd. Im großen und ganzen sind Riesenzellen und auch eosinophile Zellen meistens zahlreicher bei abgestorbenen, unfruchtbaren Echinokokken als bei fruchtbaren (so auch beim Tier, vgl. GASSE). Bei größeren und älteren Zysten kann der Wirtsbalg einigermaßen derb und dick werden, doch selten mehr als 5 mm. Die Bindegewebsausbildung pflegt bei fertilen Blasen erheblicher zu sein als bei unfruchtbaren. Ist die Blase abgestorben und der Inhalt eingedickt, so kommt es auch im Wirtsbalg meistens zu stärkerer Hyalinisierung des Bindegewebes und Kalkablagerung. Am äußeren Rande des Finnenbalgs ist häufig eine gewisse Gallengangswucherung und manchmal auch Ausbildung etwas größerer Gefäße festzustellen.

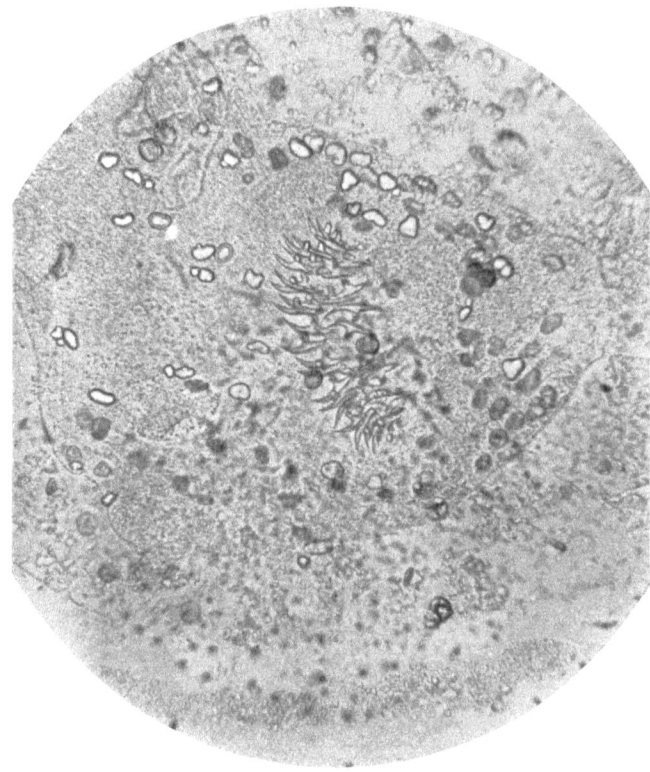

Abb. 27. Häkchen eines gequetschten Skolex aus einem Alveolärechinokokkus der menschlichen Leber. Ungefärbt. Präparat Prof. GRUBER.

Zwischen dem Finnenbalg und der Zyste selbst findet sich ein mit Lymphe angefüllter meist sehr feiner Spalt, der sogenannte perizystische Lymphspalt, der bei stärkerer entzündlicher Reaktion wesentlich ausgedehnt werden kann.

Die Außenschicht der Zyste selbst, die Kutikula, welche dem bloßen Auge als eine weißliche, etwa gekochtem Eiweiß vergleichbare Schicht erscheint, hat je nach ihrem Alter eine wechselnde Dicke, die meistens um $^1/_3$ mm herumliegt. Der äußere Teil dieser Kutikula ist durchsichtiger als der innere. Histologisch erweist sich die Kutikula als ein System von Lamellen, die sogenannte parallel gestreifte Membran. Zwischen den Lamellen verlaufen ganz feine Porenkanäle. Die Kutikula färbt sich mit der BESTschen Karminfärbung. Nach neueren Untersuchungen besteht sie aus einer chitinartigen Substanz (ARNDT, MITA). Auf die Kutikula folgt nach innen zunächst eine ganz feine homogene Membran, auf der dann die 15—30 μ dicke Parenchymschicht aufsitzt. Die Zellen dieser Parenchymschicht liegen meistens in zwei Reihen, sind ziemlich klein, die Kerne sind 5—8; das Protoplasma ist wabig oder fein-körnig. Mit den gewöhnlichen Färbemethoden sind die Zellen nicht sehr deut-lich darzustellen. Die Parenchymschicht ist reich an Glykogen, enthält auch Fette und Lipoide, ferner spärliche Muskelfasern, und in ihrer äußeren Schicht auch Kalkkörnchen.

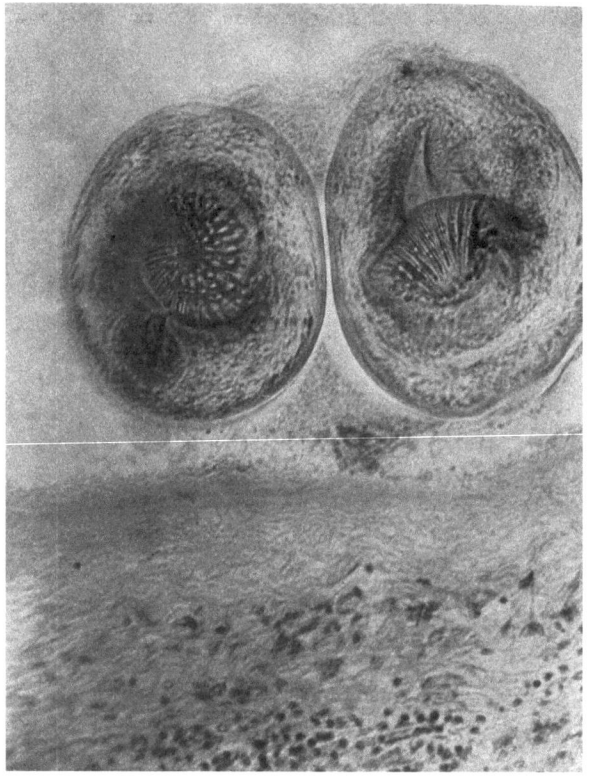

Abb. 28. Skoleces aus menschlichem Alveolarechinokokkus der Leber. Präparat Prof. POSSELT-LANG.

Wird eine Echinokokkenblase angeschnitten, so rollt sie sich leicht auf, derart, daß die Innenschicht nach außen vorgestülpt wird. Degenerative Ver-änderungen an den Blasen sind häufig, oft nur umschrieben, wie z. B. POMMER solche ausführlich beschrieben hat. Er fand kleine, trüb aussehende, manch-mal brombeerartig gehöckert, an deren Kuppe die Parenchymschicht abgestorben war. Dann fanden sich sklerosierende Prozesse, die zum Untergang der recht kompliziert angeordneten Porenkanälchen in der Zystenwand führen. Die feineren histologischen Verhältnisse der Zystenwände, sowohl bei der normalen Entwicklung wie auch unter pathologischen Verhältnissen, bedürfen noch dringend einer systematischen Untersuchung. Viele bemerkenswerte und nicht immer leicht zu deutende Befunde finden sich bei MITA angegeben.

Über die Zystenflüssigkeit sind noch einige Angaben zu machen. Es handelt sich um eine wässerig klare, nicht selten auch etwas gallig gefärbte Flüssig-keit von einem spezifischen Gewicht von 1009—1015. An Salzen enthält sie vor allem Kochsalz (etwa $0,75^0/_0$) ferner Inosit, Bernsteinsäure (nicht ständig), auch Leuzin, Tyrosin, Cholesterin. Eiweiß ist nur in recht geringen Mengen vorhanden, in ältern, zum Teil abgestorbenen Zysten mehr; in normale Blasen pflegt Eiweiß, ähnlich wie Traubenzucker, nicht überzutreten (HOSE-MANN). Toxine lassen sich in der Zystenflüssigkeit nicht nachweisen. Im ganzen gilt, daß die normale Zystenwand sehr wenig durchlässig ist, daß sich das aber bei Degeneration und Absterben ändert, und sie nun durchlässig wird. Daß vom Parasiten gebildete Stoffe durch seine unversehrte Kutikula durchtreten

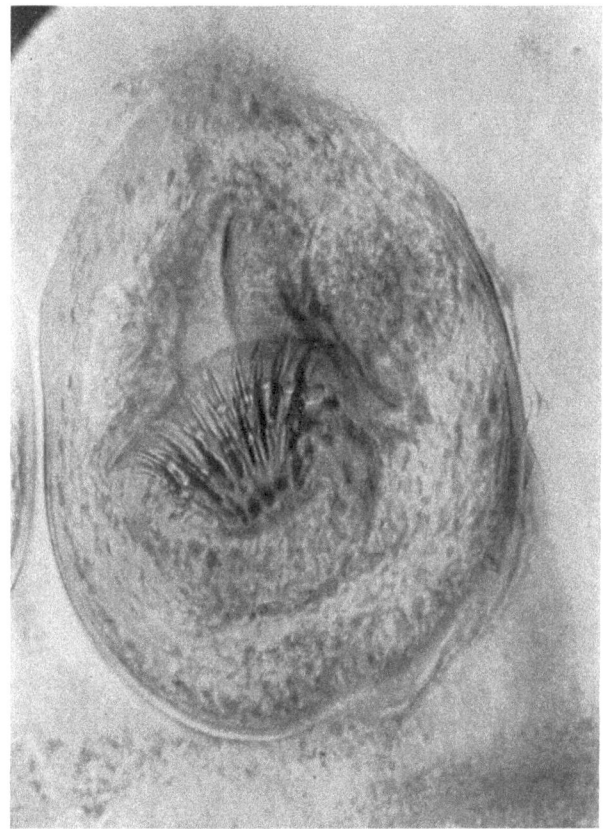

Abb. 29. Skolex von Alveolarechinokokkus der menschlichen Leber. Präparat Prof. POSSELT, Photo LANG.

und vom Wirtskörper resorbiert werden, geht aus der charakteristischen Eosino-philie des Blutes bei Echinokokken und vor allem aus serologischen Reaktionen hervor (Komplementsbindungsreaktion); vielleicht noch deutlicher aus der anaphylaktischen Shockwirkung beim Platzen einer Zyste.

Recht selten ist beim Menschen die sogenannte massive Entwicklung des Echinokokkus, die ein ganz geschwulstartiges Aussehen hat. Es handelt sich dabei um ganz pathologisch entwickelte, vielfach degenerierte Echinokokken, bei denen eigentliche Zysten kaum ausgebildet werden, und statt dessen eigentümlich gefaltete lamellöse Chitinmassen und homogenen klumpig geballte Parenchym-massen sich vorfinden. CIGNOZZI berichtet über einen derartigen Fall bei einer

20jährigen Frau, der bei der Operation für ein Sarkom gehalten wurde und nach Injektion geheilt sein soll.

γ) Alveolar-Echinokokkus.

Gesondert zu besprechen ist die Echinokokkenart, die als Alveolarechino-kokkus bezeichnet wird. Ein anderer Name dafür ist Echinococcus multi-ocularis, eine Bezeichnung, die zu mancherlei Verwechslung Veranlassung

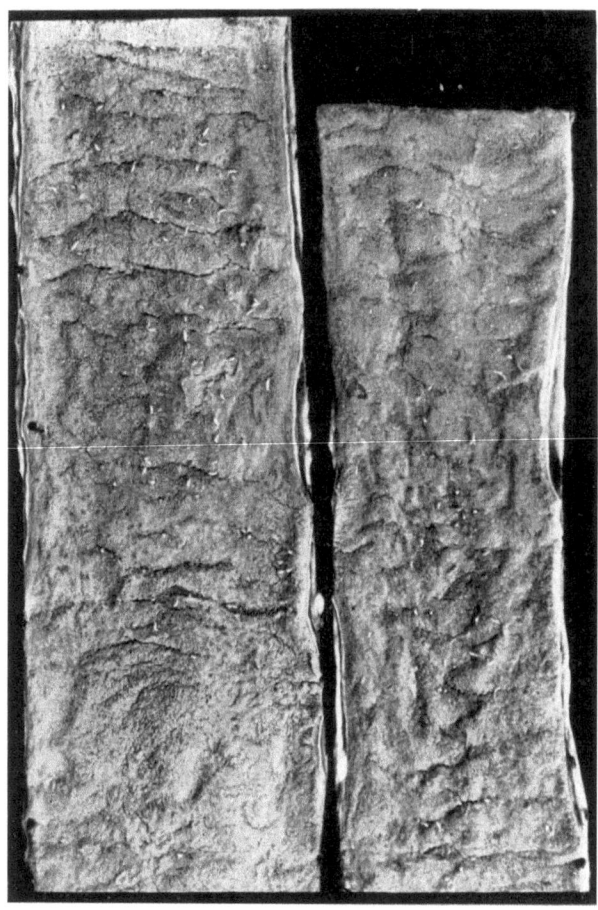

Abb. 30. Echinokokken im Darm. 2 Stücke vom Ileum des Hundes, der mit menschlichem Alveolar-echinokokkus gefüttert war (Versuch von POSSELT). Der Hund erlag der Täniosis. Photo Prof. GRUBER.

gegeben hat und deshalb besser aufgegeben wird. In Frankreich wird diese Form auch als die „forme bavaro-tyrolienne" bezeichnet, nach der geographi-schen Verbreitung dieser Echinokokkenform, wobei allerdings nur einige der Hauptgebiete gekennzeichnet sind. Die meisten Forscher nehmen heute an, daß der Alveolarechinokokkus durch eine besondere Taenie verursacht sei, und nicht etwa nur eine besondere Wachstumsform des zystischen Echinokokkus darstelle. Eine Reihe von Gründen sprechen für diese Abtrennung. Nur die allerwichtigsten seien hier angeführt. Das ist vor allem die geographische Ver-breitung dieser Form. Der Alveolarechinokokkus findet sich nämlich in folgenden

Gebieten: In Süddeutschland, nämlich in Bayern, Württemberg und Baden, in der Schweiz, vorwiegend in der Nordschweiz (Zentrum etwa das Thurgau), dann in Tirol; ein weiteres großes Verbreitungsgebiet ist Rußland. Nach POSSELT sind 1928 insgesamt 600 Fälle mitgeteilt, und zwar aus Bayern 89, Schweiz 164, Württemberg 53, Baden 11, Tirol 77; aus Mitteldeutschland 14, einer aus dem pathologischen Institut Rostock; aus Rußland 209. In Japan scheint nach einem neuestens erschienenen Bericht von KATSURASHIMA der Alveolarechinokokkus beim Menschen ebenfalls vorzukommen (2 Fälle mitgeteilt). In den Ländern, in denen der zystische Echinokokkus ganz besonders verbreitet ist, wie in Island, Australien, Argentinien, sind bis jetzt noch keine Fälle von Alveolarechinokokkus beim Menschen beschrieben; nur aus Island jüngst ein einziger

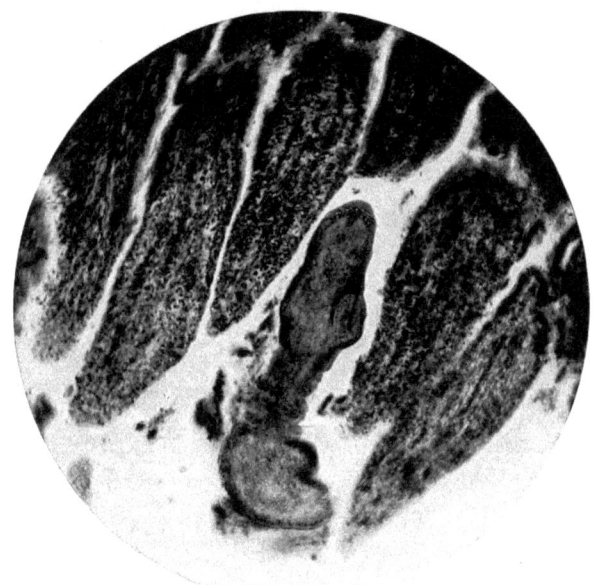

Abb. 31. Darmschleimhaut mit Taenia echinococcus alveolaris beim Hund. (Fütterungsversuch von POSSELT). Photo Prof. GRUBER.

Fall beim Rinde (FREUDENTAL). Es besteht also in diesen Ländern ein gewisses Ausschließungsverhältnis zwischen diesen beiden Formen. Doch trifft das nicht ganz zu für Süddeutschland, und noch weniger für die Schweiz, wo im Gegenteil eine gewisse Mischung festzustellen ist (DARDEL).

Abgesehen von der ganz anderen Wachstumsform sind auch noch weitere morphologische Gründe für die Abtrennung des Alveolarechinokokkus beigebracht. Die Zahl der Häkchen ist meist etwas kleiner als beim Echinococcus cysticus, durchschnittlich etwa 30 Stück, doch sind schon bis zu 42 Stück beobachtet worden. Die Häkchen sind lang und schmal, weniger gekrümmt, mit dünnem, oft auffallend langem Wurzelfortsatz. Das Verhältnis von der Basis der Haken zur Länge ist anders als beim Echinococcus cyst. (DÉVÉ). Auch nach den neuesten Untersuchungen DARDELS bestehen charakteristische morphologische Unterschiede in der Hakenform. Das Verhältnis des Wurzelfortsatzes: Gesamtlänge der Hacken ist beim zystischen Echinokokkus 1:4,7, beim alveolären 1:2,5 (POSSELT).

Der experimentelle zoologische Beweis für die Sonderstellung des Alveolarechinokokkus durch Züchtung einer typischen Tänie ist noch nicht so ganz einwandfrei erbracht worden. Die Züchtungsversuche sind meistens negativ verlaufen, und einige gelungene Versuche waren nicht unbedingt beweiskräftig. POSSELT hat 1901 aus einem Alveolarechinokokkus der menschlichen Leber durch Verfütterung an einen eben entwöhnten Hund nach

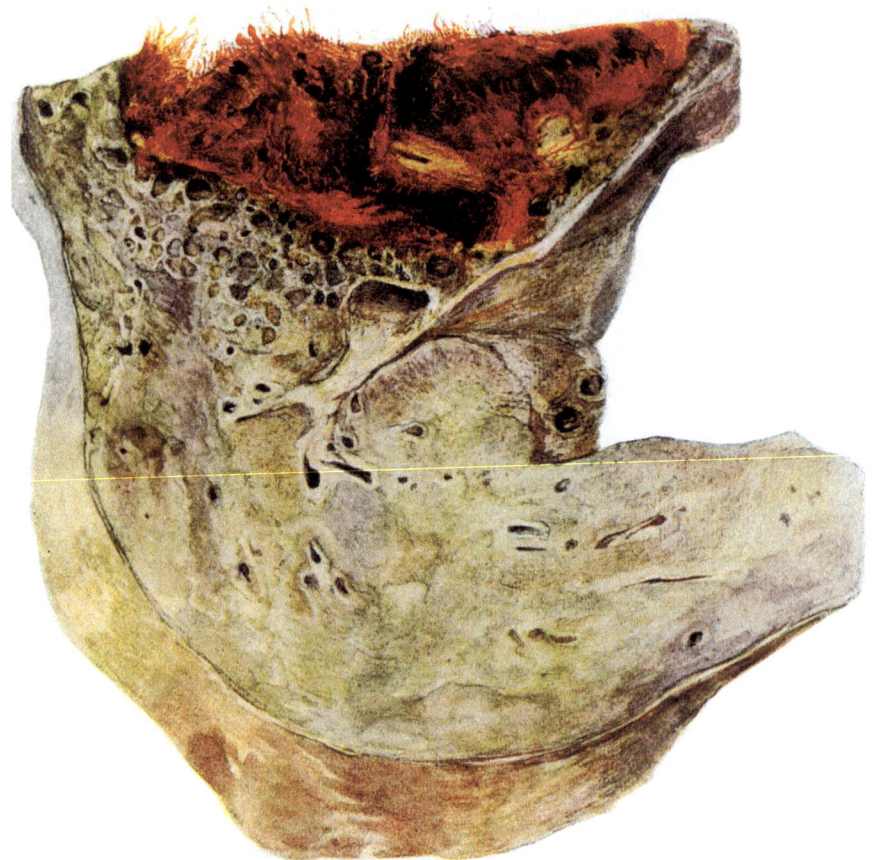

Abb. 32. Alveolarechinokokkus der menschlichen Leber. Prof. GRUBER.

49 Tagen in dessen Darm zahllose Echinokokkentänien gefunden. Der Rückzüchtungsversuch ist allerdings nicht geglückt. Verfütterungsversuche mit zystischen Echinokokken haben nie zur Bildung eines Alveolarechinokokkus geführt. Die biologische Reaktion ergibt zwar bei den beiden Echinokokkenarten bisweilen etwas Unterschiede, aber auch diese Befunde sind noch nicht einwandfrei. Trotzdem wird man die Trennung der beiden Arten mit gutem Grunde behaupten dürfen. Wie beim zystischen Echinokokkus die Infektion des Schafes für die Verbreitung der Krankheit das maßgebende ist, so beim Alveolarechinokokkus die Infektion des Rindes. Nach DARDEL darf man wohl annehmen, daß der Parasit des zystischen Echinokokkus ursprünglich aus Island stammt, der des Alveolärechinokokkus aus Rußland oder

Sibirien, und daß er sich offenbar immer noch weiter nach Westen verbreitet. Ein isolierter Fall ist kürzlich in Nordfrankreich festgestellt worden (DESOIL).

Der Alveolarechinokokkus ist bis jetzt bei Kindern noch nicht festgestellt worden. Die Mehrzahl der Fälle stand im Alter von 30—50 Jahren, der jüngste

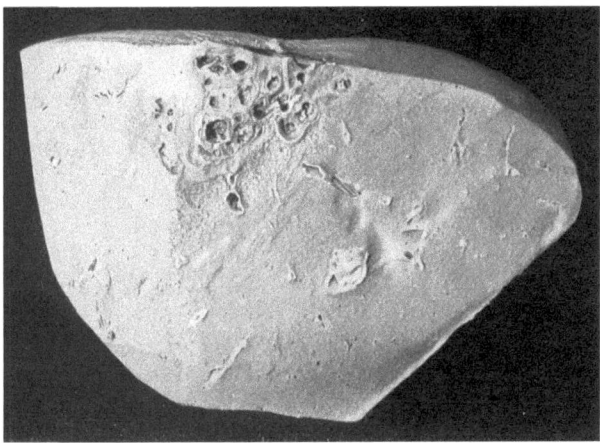

Abb. 33. Echinococcus alveolaris der Leber. Altes Museumspräparat Innsbruck. Prof. GRUBER.

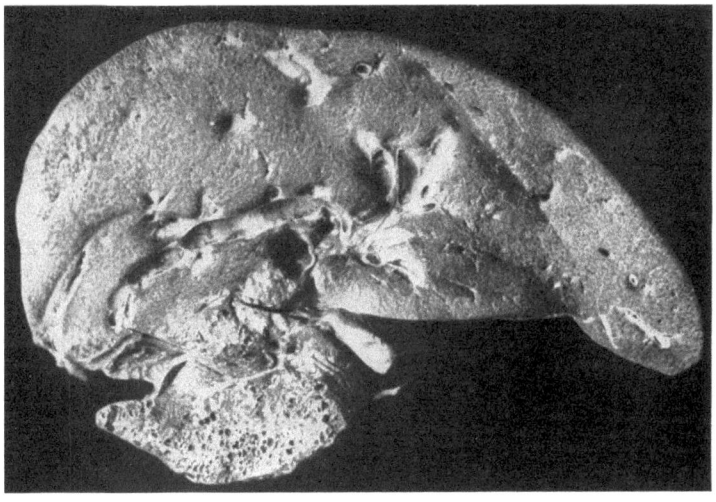

Abb. 34. Alveolarechinokokkus der Leber. Erweiterte Gallengänge. 38 jähr. ♂. Präparat Prof· GRUBER.

mitgeteilte Fall war 14, (Fall von THOREL, angef. bei POSSELT), der älteste 88. Das männliche Geschlecht ist etwa $1^{1}/_{2}$ mal so oft betroffen wie das weibliche.

Das makroskopische Bild des Alveolarechinokokkus der Leber ist so wesentlich von dem des zystischen verschieden, daß gelegentlich auch erfahrene Pathologen bei der Sektion die Diagnose verkannt und auf Gewächs gestellt haben. VIRCHOW erkannte im Jahre 1856 die Echinokokkennatur dieses „Alveolar- kolloids". Im Unterschied zum zystischen Echinokokkus finden sich beim alveolären viel mehr solide als zystische Bildungen. Das Ganze ist nicht so

scharf abgesetzt, vielmehr wächst der Alveolarechinokokkus wie eine bösartige
Geschwulst oder manche infektiöse Granulome infiltrierend in das Lebergewebe.

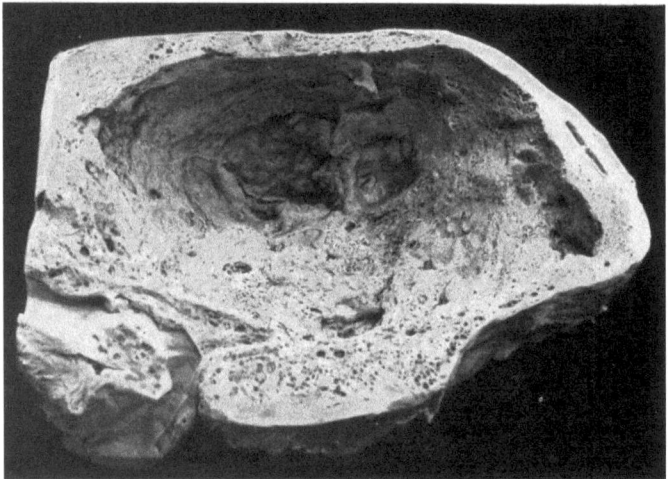

Abb. 35. Zerfallshöhle eines Alveolarechinokokkus der Leber. Photo Prof. GRUBER.

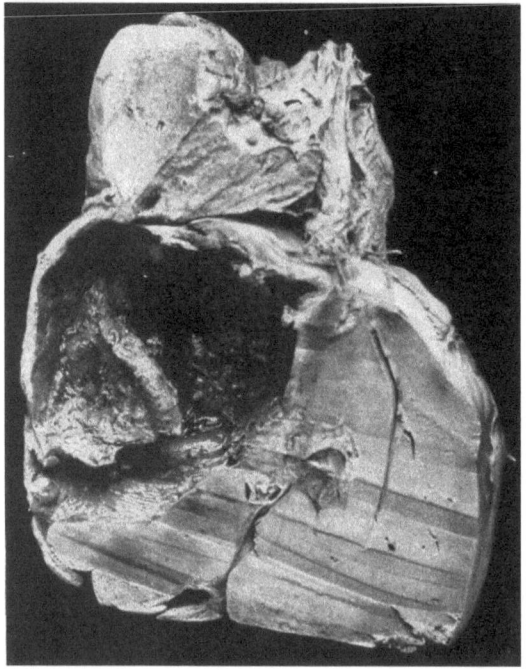

Abb. 36. Alveolarechinokokkus der Leber, durch Zwerchfell in die Lunge durchgebrochen.
Photo Prof. GRUBER.

Die zystischen Bildungen im Alveolärechinokokkus werden nie so groß, wie
beim Echinococcus cysticus.

Je nach dem Alter und je nach Vorhandensein von degenerativen Veränderungen kann das Aussehen der parasitären Gebilde recht verschieden sein. Es kann durchaus an ein Gewächs, z. B. an ein Gallertkarzinom, in anderen Fällen sehr an eine Aktinomykose erinnern (KAUFMANN). In einem Fall von LIEBERMEISTER ist der Vergleich mit induriertem Fettgewebe gebraucht. Sind mehrere Zysten vorhanden, und, wie meistens, auch Zerfall und Nekrose, so bekommt das Ganze wenigstens in den zentralen Teilen ein wabenartiges oder auch ein eigenartig wurmstichiges Ansehen. FRIEDREICH hat in einem Fall den Vergleich mit getrocknetem Schwarzbrot gezogen, CÄSAR den mit einem Badeschwamm.

In den Waben finden sich kleine bald gallertartige Tröpfchen, bald ein mehr trüber, breiig, körniger oder fettiger Inhalt. Sind in den kleinsten Zysten Skolezes

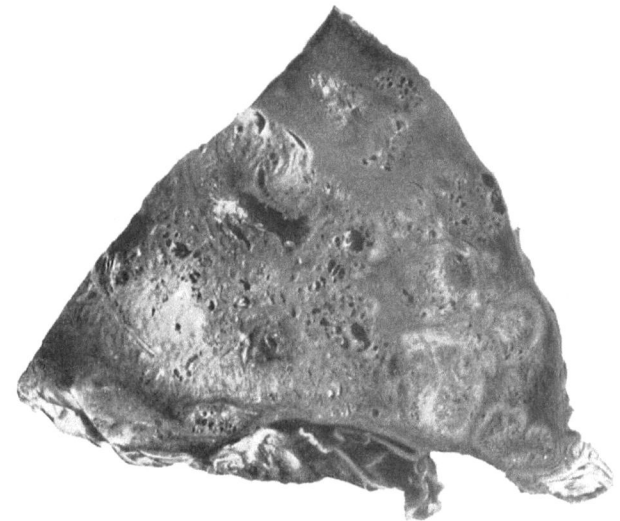

Abb. 37. Alveolarechinokokkus der menschlichen Leber. Path. Inst. Rostock.

in sehr großer Menge vorhanden, so ähnelt das Bild dem vom feinsten Fischlaich. Da wo größere Zerfallshöhlen vorhanden sind, ist das die Wand auskleidende Gewebe häufig stark gallig gefärbt. Recht häufig findet sich hier auch anderes Pigment abgelagert, und zwar braunrotes oder auch zinnoberrotes Pigment. Die chemische Untersuchung dieses Pigmentes ergibt, daß es sich häufig um verschiedene Gallenpigmente (Bilifuszin, Choleprasin MALIWA), bald um Bilirubin (CÄSAR) oder verwandte Pigmente oder auch um orange bis gelbrotes Hämatoidin handelt. An den Randteilen setzt sich der Herd meist in einer zackigen Linie mit einem mehr sulzigen, opak-gräulichen Gewebe gegen das Lebergewebe ab. Eine scharfe Begrenzung des Herdes durch eine bindegewebige Kapsel wird regelmäßig vermißt. Die Echinokokkengeschwulst erreicht beim Alveolarechinokokkus niemals so erhebliche Größe wie beim zystischen Echinokokkus. Ziemlich häufig sind Herde mit einem Durchmesser von etwa 10—12 cm, aber es sind auch schon größere gesehen worden. Von CÄSAR ein Herd von 15:25:30 cm, kindskopfgroße Herde von JENCKEL und von ZSCHENTZSCH. Bei MELNIKOW-RASWEDENKOW sind ebenfalls mehrere bis kindskopfgroße Herde in Lebern mit einem Gewicht von 5 und 6 Kilo angeführt. In einem Fall saß im rechten Leberlappen ein 30:23 cm großer Herd,

die Leber wog ohne diesen noch 4200 g. Je größer der Herd, desto ausgedehnter
pflegt sein Zerfall besonders in den zentralen Abschnitten zu sein. Es entstehen
dann außerordentlich buchtige Höhlen, deren Wände wie angenagt aussehen

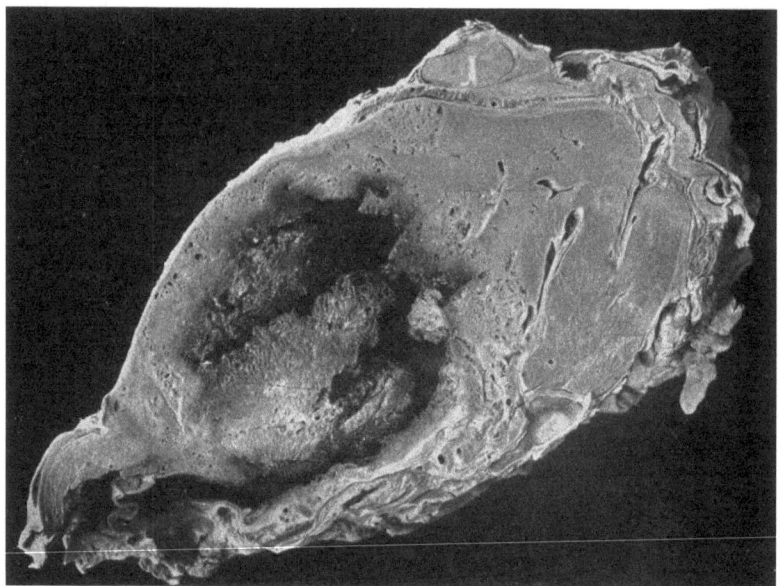

Abb. 38. Großer Alveolarechinokokkus der Leber, mit großer Zerfallshöhle. Path. Inst. Rostock.

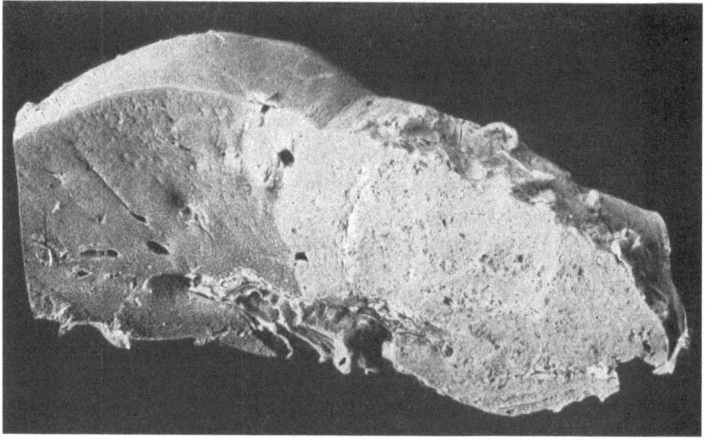

Abb. 39. Großer Alveolarechinokokkus der Leber. Präparat Prof. GRUBER.

können. Mehr oder weniger nekrotische und häufig gallig durchtränkte Gewebsfetzen können in die Höhle hineinragen, und oft entsteht dann ein Bild, daß
dem einer größeren Kaverne der Lunge ganz ähnlich sein kann.

Der Alveolarechinokokkus sitzt häufiger im rechten als im linken Leberlappen,
und meistens ziemlich nahe der Peripherie, so daß dadurch die Leberoberfläche

höckerig und gewächsartig vorgebuckelt sein kann. Der Leberrand pflegt zwar meistens verschont zu sein, doch ist eine Kapselverdickung recht häufig vorhanden. Ganz selten findet man Alveolarechinokokkus in der Gallenblase. HUBER teilt einen solchen Fall mit. Der Herd war orangegroß, die Wand bis 1 cm dick, im Innern fanden sich Echinokokkusmembranen und ein kirschgroßer radiärer,

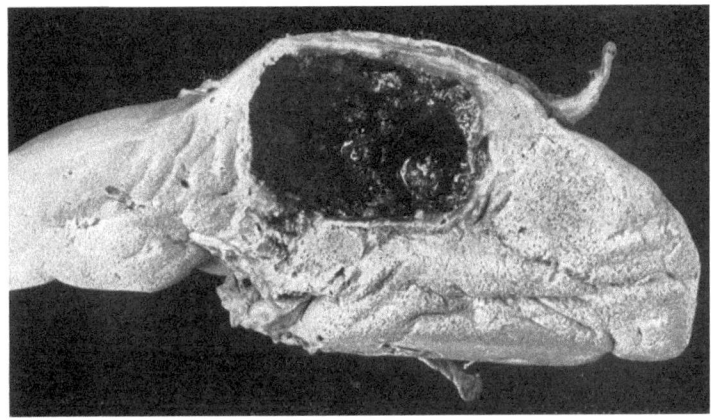

Abb. 40. Zerfallshöhle eines Alveolarechinokokkus der Leber. Zugleich Schaumleber.
Präparat Prof. GRUBER.

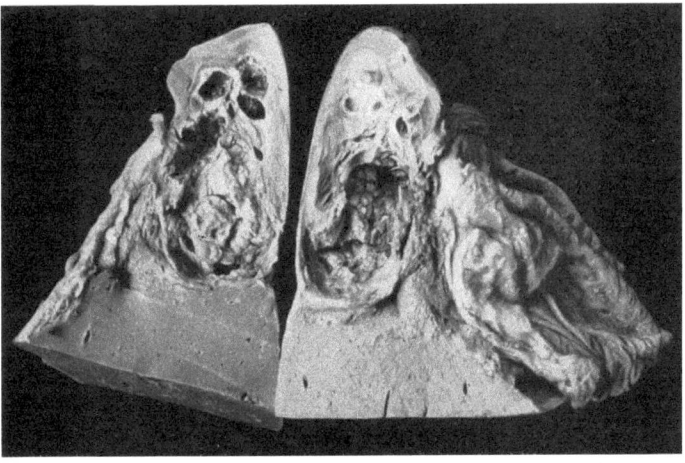

Abb. 41. Echinococcus alveolaris der menschlichen Leber. Altes Museumspräparat Innsbruck.
Prof. GRUBER.

sowie 8 facettierte Gallensteine. Sekundäres Übergreifen auf die Gallenblase ist einigemale beobachtet worden.

Im Gegensatz zu Echinococcus hydatidosus ist beim Alveolarechinokokkus der Zerfall der parasitären Bildungen viel hochgradiger und vor allem auch die Nekrose des zwischen den parasitären Gebilden liegenden Stromas.

Die Folgen und Komplikationen können ganz die gleichen sein wie beim zystischen Echinokokkus, nämlich Verdrängung von Lebergewebe, Kompression

von Gefäßen, Einbruch der parasitären Massen in Gefäße mit folgender Embolisierung und sekundärer Ansiedlung in anderen Organen, vor allem in der Lunge.
Ein Durchbruch der Herde erfolgt allerdings viel seltener als beim zystischen

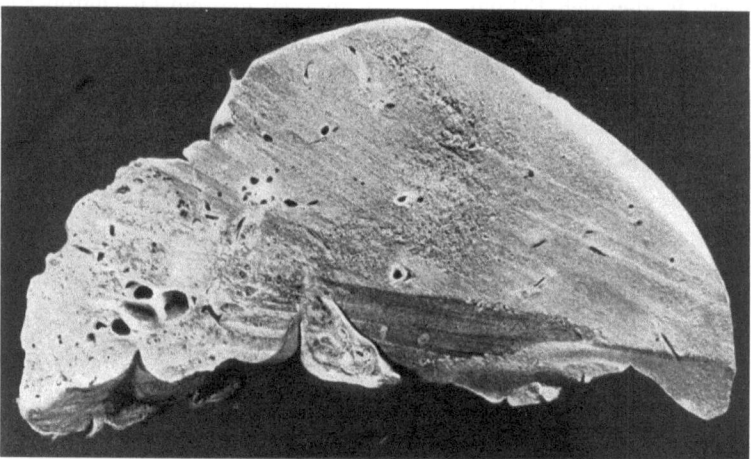

Abb. 42. Alveolarechinokokkus der menschlichen Leber. 26 jähr. ♂. Präparat Prof. GRUBER.

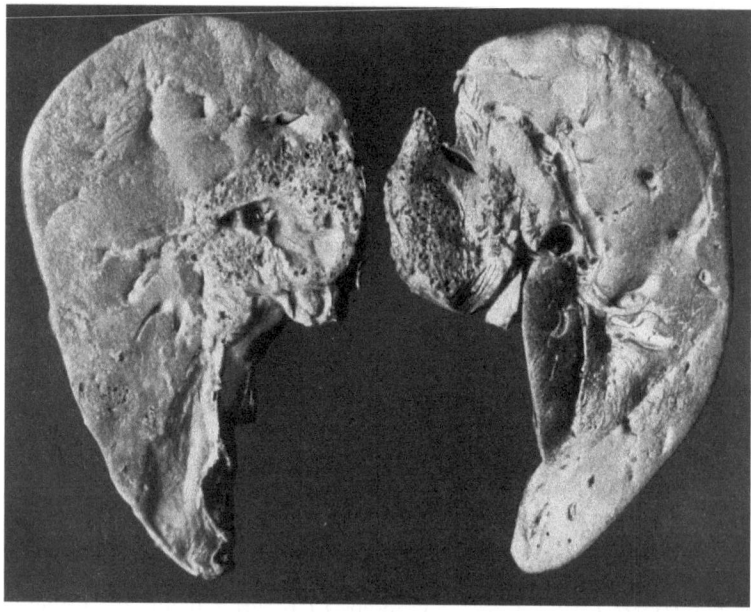

Abb. 43. Alveolarechinokokkus der Leber. 38 jähr. ♂. Prof. GRUBER.

Echinokokkus; doch sind Durchbrüche in die Bauchhöhle, in den Magen, in den
Darm, in die Gallenblase, in die Vena cava und in die Pfortader gesehen worden.
Erhebliche kompensatorische Hypertrophie und Hyperplasie des nicht betrof-
fenen Lebergewebes wird häufig vermerkt (Lebergewichte bis über 6 Kilo).

Sehr viel häufiger als beim zystischen Echinokokkus tritt Ikterus der Leber auf, ohne daß es dabei gleichzeitig zu Cholämie käme (POSSELT). Gleichzeitiges Vorkommen von Echinococcus cysticus und alveolaris in der menschlichen Leber ist schon beobachtet. ZEMANN sah einen kindskopfgroßen zystischen

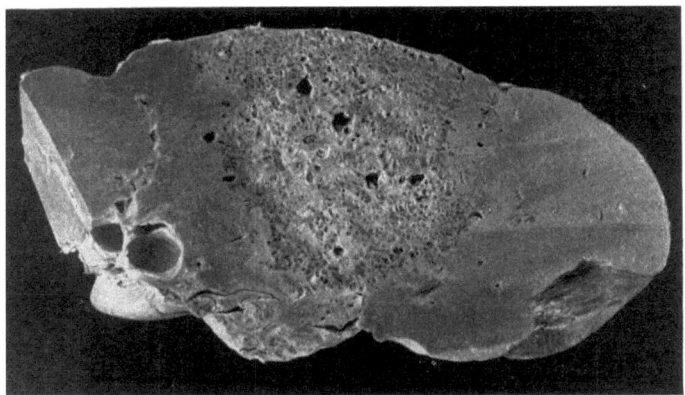

Abb. 44. Alveolarechinokokkus der Leber. 43 jähr. ♂. Präparat Prof. GRUBER.

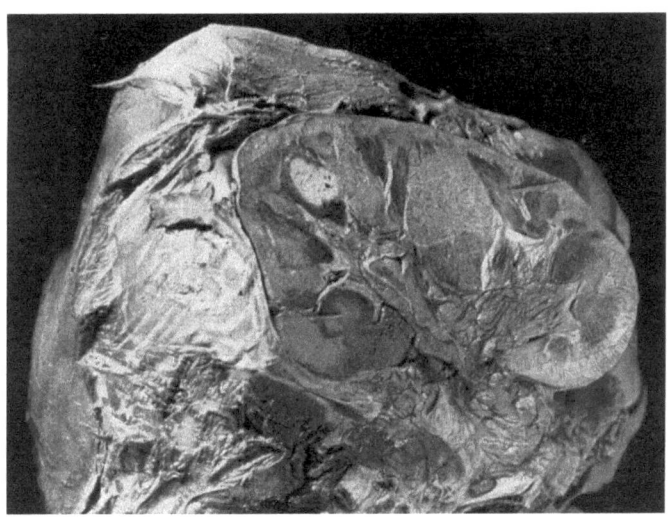

Abb. 45. Nebenniere und Niere mit fortgeleitetem Echinococcus alveolaris. Fall von MALIWA irrtümlich als primärer Nebennierenechinokokkus aufgeführt. (Vgl. Disk. zu HELLYs Verhandl. Path. Gesell. Freiburg 1926.)

Echinokokkus im rechten Leberlappen und einen alveolären im SPIGELschen Lappen.

ELENEVSKY und MELNIKOW-RASWELENKOW haben häufigere Komplikationen des Alveolarechinokokkus mit Tuberkulose ·angegeben, dieser bis zu 20%. Hierbei ist allerdings zu bemerken, daß die in der Leber auftretenden Gewebsreaktionen auf die Anwesenheit des Parasiten so täuschend ähnlich wie tuberkulöse Bildungen aussehen können, daß hier leicht eine

Verwechslung vorkommen kann.   Vergleiche hierüber die Ausführungen von
JAHN. Nach POSSELT wäre die Komplikation durch Tuberkulose viel seltener,
etwa in 5%.

Die histologische Untersuchung ergibt beim Alveolarechinokokkus
meist recht charakteristische Befunde.   Charakteristisch sind hier die rundlichen und auch buchtigen in Gruppen, manchmal kleeblattförmig angeordneten
Hohlräume, die „Alveolen" mit ihrem Inhalt. In diesen wabigen Räumen, die
einen Durchmesser bis zu 2 mm erreichen, findet man verhältnismäßig selten,
noch nicht in einem Drittel, fertile Parasiten mit deutlichen $50-200\,\mu$ großen

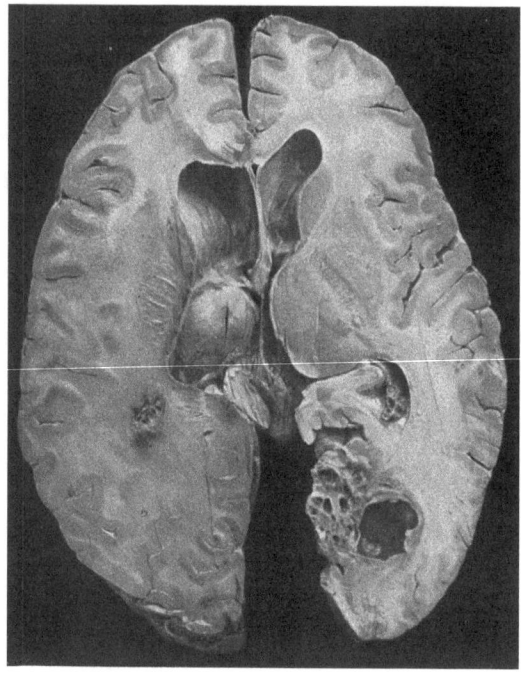

Abb. 46. Alveolärer Echinokokkus des Großhirns. (Von HIBLER, 56 jähr. Frau, S. 8333.)
Photo Prof. GRUBER.

Skolezes und Häkchen.   Sehr häufig scheinen die Skolezes aber gar nicht ordentlich ausdifferenziert zu sein, sondern sie degenerieren und zerfallen oder sind
in oft eigenartiger Form pathologisch verändert. Charakteristisch trifft man
in den Waben eigentümlich geballte, gefältete Chitinknäuel oder nur Trümmer
von Echinokokkenmembranen, und auch, doch keineswegs regelmäßig eine granuläre Parenchymschicht. In solchen Kutikularmassen trifft man konzentrisch
geschichtete, oft in Reihen dicht zusammenliegende Kalk- oder Chitinkörper-
chen.   Die Deutung dieser recht eigenartigen Befunde ist nicht immer leicht.
MELNIKOW-RASWEDENKOW hatte insbesondere Gebilde als Jugendformen des
Parasiten beschrieben, die von den meisten Forschern heute ganz anders, nämlich als degenerative Prozesse gedeutet werden. Auch bei stärkerer Nekrose
des Stromas lassen sich die Kutikularmembranen meist recht gut erkennen;
sie pflegen den Protoplasmafarbstoff gut anzunehmen, wenn sie sich auch
nicht immer ganz homogen, sondern bisweilen mehr streifig damit färben.

Sehr charakteristisch ist nun die Reaktion des Wirtsgewebes auf die parasitären Gebilde. Man findet hier vor allem, und zwar meistens sehr viel deutlicher ausgesprochen als beim zystischen Echinokokkus Fremdkörperriesenzellen von der gewöhnlichen Form, oft aber auch ganz langgestreckte und bizarre Formen solcher Riesenzellen, in denen auch nicht selten Kutikulartrümmer aufgenommen sind. Es fehlt auch nicht eine zellige Reaktion mit

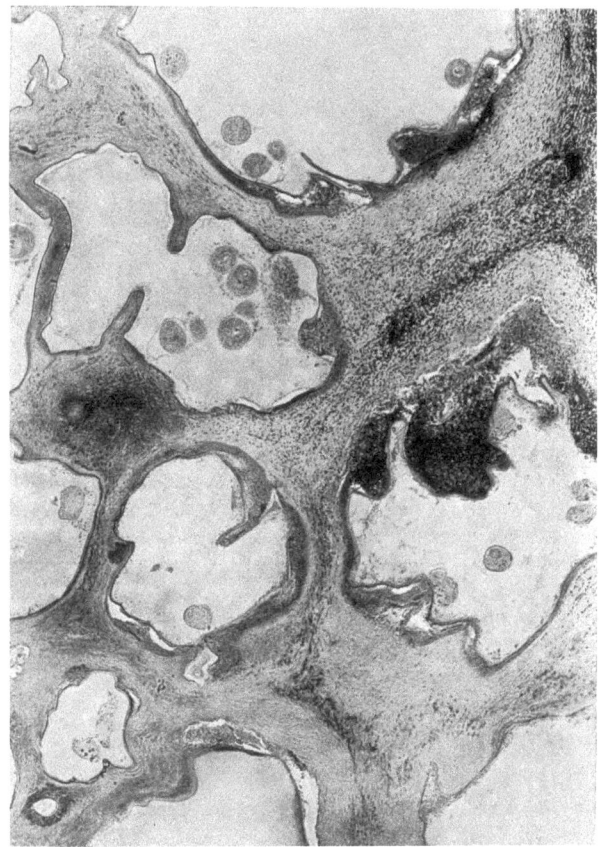

Abb. 47. Alveolarechinokokkus der Leber. Präparat Prof. POSSELT-LANG.

(eosinophilen und neutrophilen) Leukozyten, mit Lymph- und Plasmazellen, und weiter nach außen folgt eine oft verhältnismäßig mächtig entwickelte bindegewebige Schicht, deren Fasern hyalinisieren und verkalken können. Ferner werden ganz charakteristischerweise kleine Fremdkörpertuberkel gebildet, die späterhin völlig nekrotisch werden und verkäsen können. Eine gallige und ödematöse Durchtränkung des die parasitären Gebilde umgebenden Gewebes ist ganz gewöhnlich, und ebenso eine Nekrose dieses Gewebes, die oft sehr große Ausdehnung annehmen kann. Diese Nekrose wird wohl der Hauptsache nach bedingt durch giftige Stoffe, die der Parasit liefert und wohl unterstützt durch die verhältnismäßig schlechte Gefäßversorgung des Stromas. In dem nekrotischen Gewebe sind oft noch Kerntrümmer und einzelne Leukozyten zu erkennen.

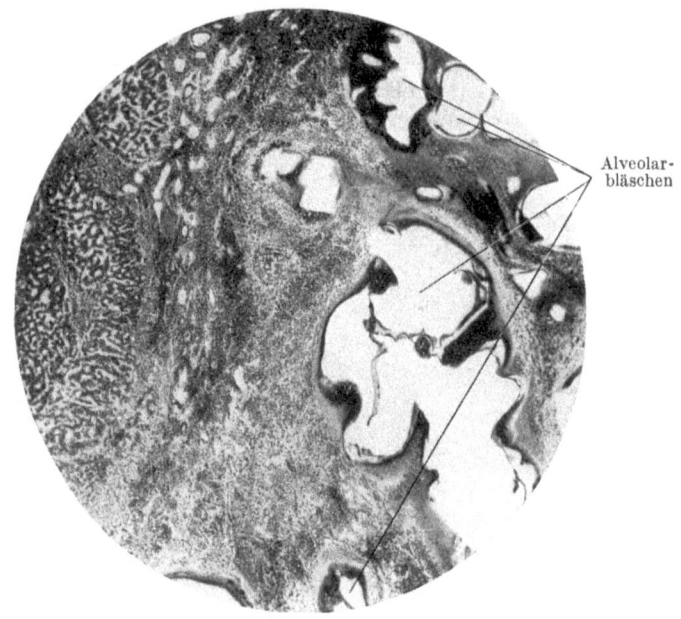

Abb. 48. Alveolarechinokokkus der menschlichen Leber. Vergrößerung 21 mal. Path. Inst. Rostock.

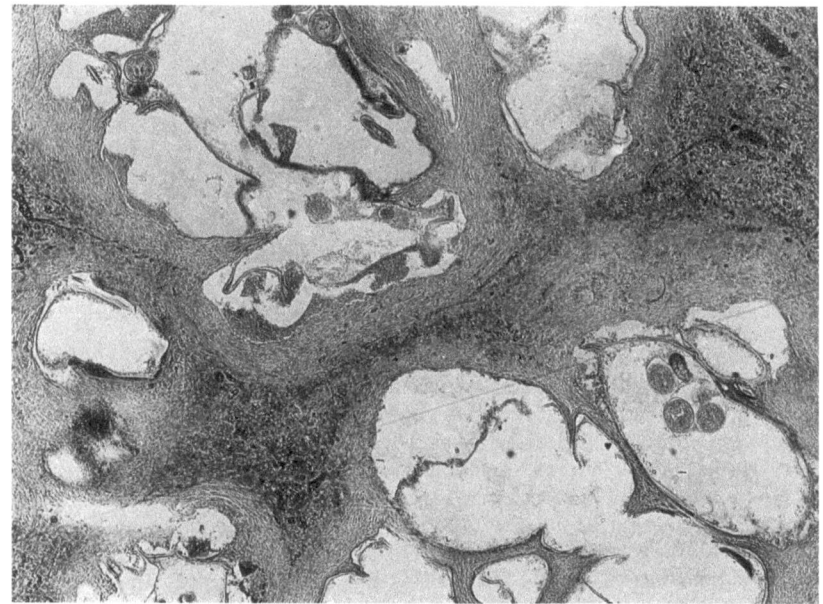

Abb. 49. Alveolarechinokokkus der menschlichen Leber. Innsbruck. Prof. POSSELT. Photo LANG.

Der Alveolarechinokokkus wächst durch Ausstülpungen der Kutikularwand nach außen, und von einer solchen kugeligen Ausstülpung können nun wieder sekundäre Ausstülpungen nach verschiedenen Richtungen hin erfolgen. Diese ausgestülpten Blasen liegen dann oft dicht beisammen, und wenn die sie noch trennende Wand zerstört wird, so können sie miteinander in Verbindung treten. Durch diese besondere Form des Wachstums ergibt sich der eigenartige alveoläre Bau. Das Wachstum schreitet hier also infiltrativ fort, und zwar entsprechend Lymph- und Blutbahnen, manchmal auch in den Gallenwegen, im Gegensatz zum expansiven beim zystischen Echinokokkus. MELNIKOW-RASWEDENKOW und MITA hatten angenommen, daß der Alveolarechinokokkus auch eine äußere

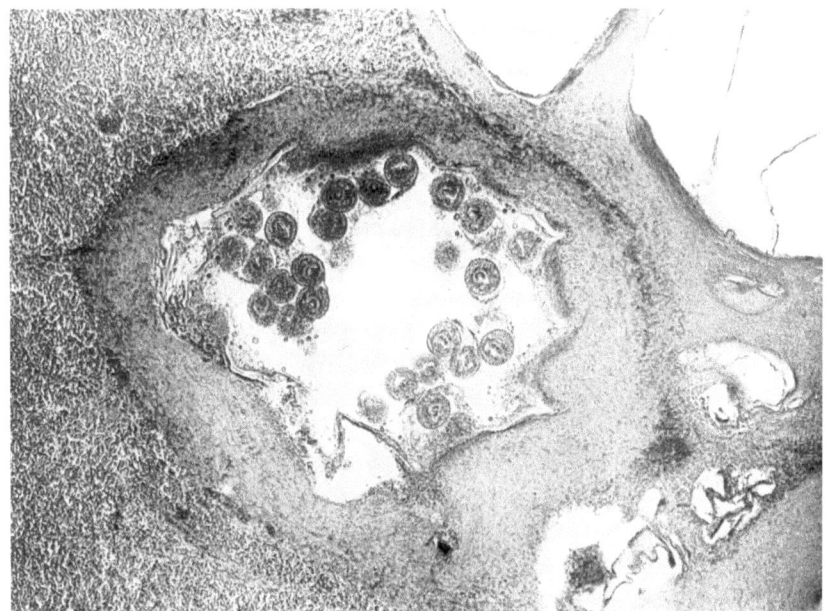

Abb. 50. Alveolarechinokokkus der menschlichen Leber. Präparat Prof. POSSELT. Photo LANG.

Parenchymschicht besitze. Nach den Ausführungen von JAHN sind aber diese Ausführungen abzulehnen. Vielmehr handelt es sich dabei um eine Zone von neutrophilen und eosinophilen, bald auch wieder zerfallenden Leukozyten; gerade um die jüngsten Ausstülpungen des Parasiten finden sich regelmäßig ziemlich reichlich Leukozyten und weiter nach außen dann mehr Rundzellen. Bei älteren Parasiten schwinden die Neutrophilen und Lymphzellen mehr und mehr, während die Riesenzellen erhalten bleiben.

c) Zystizerken.

Zystizerken werden in der menschlichen Leber neuerdings recht selten angetroffen. HAUGG hatte in Erlangen 1890 sie viermal angetroffen, und zwar dreimal solitär und einmal verkalkt. Er erwähnt, daß bei 1812 Sektinen überhaupt 25 mal Zystizerken vermerkt seien. In der Leber sind sie von verschiedenen Forschern wie ROKITANSKY, STICH, ORTH (größere Anzahl in den intrahepatischen Gallengängen bei einem Geisteskranken) erwähnt, aber es hat sich dabei immer um Nebenbefunde gehandelt und irgendeine besondere pathologische Bedeutung kommt den Zystizerken beim Sitz in der Leber nicht zu. Neuerdings scheinen sie allgemein viel seltener zu werden, und jedenfalls habe ich in Rostock bei ungefähr 3000 Sektionen noch keinen Zystizerkus in der Leber entdecken können.

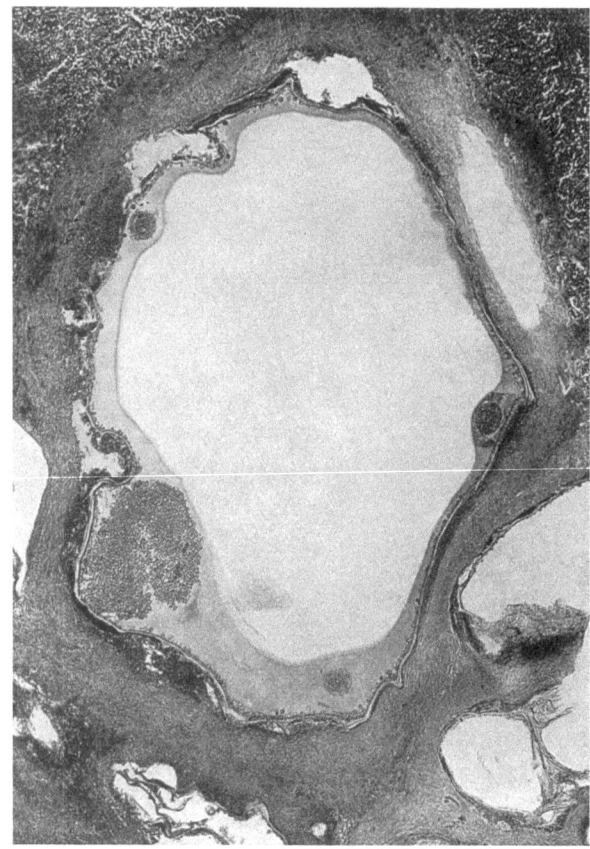

Abb. 51. Alveolarechinokokkus der Leber. Präparat Prof. POSSELT Innsbruck. Photo LANG.

V. Insekten.

Linguatuliden (Pentastomen).

Die Larve (und zwar das sogenannte 1. Larvenstadium, benannt Pentastomum taenioides), des „Zungenwurms", Linguatula rhinaria (PILGER 1802), (dasselbe wie Linguatula serrata, FRÖHLICH 1789, und Pentostomum taenioides Rud., 1819) zu der Klasse der Arachnoiden gehörig, wird nicht ganz selten in der Leber angetroffen. Der Mensch ist für diese Parasiten ein Zwischenwirt, der reife Parasit lebt vorzugsweise im Hunde.

Die Bezeichnung „Pentastomum" ist eigentlich etwas irreführend; denn es finden sich nicht etwa 5 Mundöffnungen, Stomata, vielmehr eine Mundöffnung und 4 in Gruben zurückziehbare Krallen.

ZENKER hatte Pentastomen in Dresden (1852—1862) in 4,7%, in Erlangen (1862—1873) nur in 1,4% gefunden; WAGNER in Leipzig dagegen in 10%, und HESCHL in Wien gar in 20%; dagegen KLEBS in Bern und ZÄSLIN in Basel nur in 0,1%. MAX KOCH fand sie in den Jahren 1904—1905 in Berlin bei 400 Sektionen Erwachsener 47mal, also in etwa 12%, nie bei Leuten unter 18 Jahren. LÄNGNER hatte 1906 in Berlin nur 3% gefunden, davon in der Leber nur 1,5%: und SONOBE neuerdings in Berlin (Material des Urbankrankenhauses) in 2,3% in der Leber, und zwar stets abgekapselt und abgestorben. Es ist wohl kein Zweifel, daß diese Parasiten neuerdings, auch wenn man genau darauf achtet, seltener geworden sind als früher; ich habe hier in Rostock bei den letzten 300 Sektionen kein einziges Mal Pentastomen gefunden, obschon ich genau darauf achtete und verschiedene Knötchen, die einigermaßen verdächtig auf Pentastomen erschienen, histologisch untersucht habe. Man findet die Parasiten immer eingekapselt, vorzugsweise dicht unter der Leberkapsel, und zwar nach SONOBE viel häufiger im linken als im rechten Leberlappen; so auch WAGNER und ZENKER (KOCH gibt allerdings das Umgekehrte an). Fast immer findet man nur eine Larve in den Knötchen, seltener zwei oder mehr; KOCH hat einmal 10 Stück gefunden. Diese eingekapselten Parasiten erscheinen dem bloßen Auge als gelbliche oder gelblichbräunliche Knötchen von 2—4 mm Durchmesser. Der Parasit ist in der Regel C-artig gekrümmt, völlig verkalkt und von derber, fibröser Kapsel umgeben, die an der konvexen Seite des Parasiten, in der Mitte und am hinteren Ende ihrerseits Kalkeinlagerungen aufweisen kann. An der konkaven Seite des Parasiten findet sich ein zapfenförmiger Vorsprung, der sogenannte Ernährungshöcker; hier kann gelegentlich der Nachweis von Häuten der Larve glücken. Selten trifft es sich, daß die Larve in Schnittpräparaten als solche noch einigermaßen kenntlich ist. Es empfiehlt sich am meisten, das entkalkte Material frisch bei Säurezusatz zu untersuchen. Man kann dann noch meistens deutlich die Haken und den Zähnchenbesatz der Haut nachweisen. Viel seltener gelingt es, Segmente oder die Stigmen zu erkennen. Solche abgekapselten und verkalkten Pentastomen können recht leicht verwechselt werden, etwa mit umschriebenen Kapselverdickungen oder kleinen Fibromen der Kapsel, mit anderen verkalkten Parasiten (Echinokokken, Zystizerken); mit alten Tuberkeln, mit Adenomen (vgl. KOCH, SONOBE).

Eine pathogene Bedeutung kommt diesem Parasiten nicht im geringsten zu. Lebend sind sie beim Menschen bis jetzt überhaupt nicht beobachtet worden, sondern sie fanden sich immer schon abgestorben. Der Mensch infiziert sich durch Aufnahme der von einer Gallerthülle umgebenen Eier, bei Berührung mit Hunden, gelegentlich auch durch beschmutztes Gemüse, an dem eierhaltiger Kot verhanden war. Im Darm wandern die Larven rasch aus und gelangen durch die Darmwand in die Lymph- und Blutgefäße des Darmes und mit dem venösen Blut in die Gefäße der Leber.

Von andern Linguatuliden sind im ganzen selten, in tropischen Gegenden, Larven von Porozephalus in der menschlichen Leber gefunden worden. Zwei Arten kommen hier in Frage: 1. Porocephalus moniliformis, der dreimal gefunden worden ist. Einmal von SALM in Sumatra und einmal von HERZOG in Manila. Endlich fand FAUST in der Leber eines an Miliartuberkulose gestorbenen Tibetaners ein 2:1,2 mm messendes Knötchen mit einer unreifen Larve von Porocephalus moniliformis. Die Nymphe war nicht ausgebildet, $\frac{1}{3}$ mm breit, 1,5 mm lang; die Spinae maßen etwa 50 μ, die Klauen etwa 20:18 μ. 2. Häufiger sind im tropischen Afrika die Larven von Porocephalus armillatus gefunden worden. NOGUE und NOC fanden bei Negern der Elfenbeinküste sehr erhebliche Infektionen mit 150—200 enzystierten Larven in Peritoneum, Leber und Lunge; bei einem anderen Neger wurden 20 Stück in der

Leber gefunden. SCHÄFER fand die Larven 12mal in der Lunge von Kamerunnegern; weitere Befunde erwähnt RIDING bei einem Sudanesen. Die Zahl der eingekapselten Larven kann hier recht erheblich sein, KIRNEY fand z. B. auch über 2 Dtzd. in der Leber. Dieser Parasit ist nicht so ganz harmlos. Wenigstens hat man auch freie Larven dieser Parasiten in der Bauchhöhle gefunden, und in der Leber anzutreffende Larven vermögen bisweilen die Kapsel zu durchbrechen und in die freie Bauchhöhle zu gelangen. Die Infektion des Menschen erfolgt wohl durch verunreinigtes Wasser. Die ausgewachsenen Parasiten finden sich bei afrikanischen Riesenschlangen.

Anhangsweise sei erwähnt, daß man gar nicht selten unter der Leberkapsel kleine verkalkte Herde antrifft, die man meist für verkalkte Pentastomen

Nekrotische und verkalkte Massen   Derbe bindegewebige Kapsel

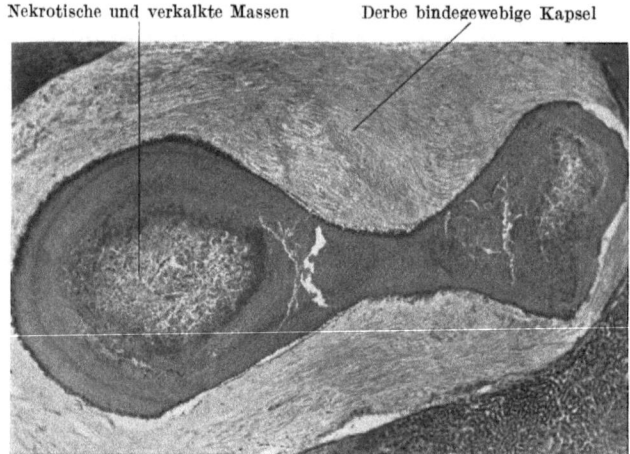

Abb. 52. Verkalkter Leberparasit. Vergrößerung 21 mal.

ansieht, bei deren mikroskopischer Untersuchung (vor allem auch bei frischer Untersuchung, mit Säurezusatz, vgl. auch M. KOCH) man nicht die geringsten mit Sicherheit identifizierbaren Trümmer des Parasiten antrifft. Auch die Untersuchung an Schnittpräparaten und nach Entkalkung ergibt oft gar kein sicheres Resultat. Man wird daher in manchen Fällen nur vermutungsweise sagen dürfen, daß es sich hier um irgendeinen abgestorbenen Parasiten handeln könnte. Gelegentlich ergibt allerdings eine solche Untersuchung auch eine Überraschung. So habe ich in einem 4 mm großen Knötchen die Reste eines unbekannten, sicher tierischen Parasiten (vielleicht ein Gastrotriche?) aufgefunden. Findet man in der bindegewebigen Kapsel um den nekrotischen und verkreideten Herd zahlreiche eosinophile Zellen, so kann das ein Hinweis sein, daß es sich um einen Parasiten gehandelt hat.

Schrifttum.

Zusammenfassende Darstellungen

bei ASKANAZY: In ASCHOFFs pathologische Anatomie. 7. Aufl., Bd. 1. 1928.

BRAUN: Die tierischen Parasiten des Menschen, 6. Aufl., 1. Teil. 1925. — BRUMPT: Précis de parasitologie, 3. Aufl. Paris 1922.

FANTHAM, STEPHENS, THEOBALD: The animal parasites of man. London 1916.

KAUFMANN: Lehrbuch der speziellen pathologischen Anatomie, 7. u. 8. Aufl. 1922. — KEHL: Die durch tierische Parasiten hervorgerufenen chirurgischen Erkrankungen der Bauchhöhle. Halle: Marhold 1922.

Looss: Würmer und die von ihnen hervorgerufenen Erkrankungen. In Menses Handbuch der Tropenkrankheiten, 2. Aufl., Bd. 2. 1914.

Neumann und Mayer: Atlas und Lehrbuch wichtiger tierischer Parasiten und ihrer Überträger. München: J. F. Lehmann 1914.

Rivas: Human parasitology. Philadelphia 1920.

Seifert: Klinik und Therapie der tierischen Parasiten des Menschen, 2. Aufl. Leipzig 1920.

Verdun und Mandoul: Précis de parasitologie humaine, 3. Aufl. Paris 1924.

Kokzidien.

Jollos: In Kolle-Wassermanns Handbuch der pathologischen Mikroorganismen, 2. Aufl., Bd. 7. 1913.

Reichenow: Die Kokzidien, in Handbuch der pathogenetischen Protozoen. 8. Lief. 1921.

Lamblien.

Boeck: Giardiasis in man. Arch. int. Med. 39, 134 (1927).

Felsenreich und Satke: Über Cholangitis durch Lamblia intestinalis. Arch. f. path. Anat. 245, 364 (1923).

Labbé, Nepveux und Gavrila: Ref. J. amer. med. Assoc. 86, 380 (1926).

Pappalardo: Ref. J. amer. med. Assoc. 86, 518 (1926).

Rehren, von: Beitrag zur Frage der Pathogenität der Lamblia intestinalis bei Erkrankungen der Gallenwege und Leber. Klin. Wschr. 1924, 1079.

Westphal und Georgi: Über die Beziehungen der Lamblia intestinalis zu Erkrankungen der Gallenwege und Leber. Münch. med. Wschr. 1923, 1080. — Weyler: Über Lamblia intestinalis und ihre Bedeutung für die menschliche Pathologie. Arch. Verdgskrkh. 40, 18 (1927). — Winkler: Lamblia intestinalis und Cholezystitis. Med. Klin. 1926, 1340.

Clonorchis.

Faust: The epidemiology of clonorchis infections in China. Far Eastern Assoc. os trop. Med. 6. Kongre. Tokio 1925. — Faust und Khaw: Studies on clonorchis sinensif Cobbold. Amer. J. Hyg., monogr. series. 1927, Nr 8. (Umfassende monographische Darstellung). — Fischer, W.: Über Infekt on mit Clonorchis. Arch. path. Anat. 236, 307 (1921).

Jto: Biologische Studie über die Zerkarien der Clonorchis sinensis. Verh. jap. path. Ges. 16, 100 (1926).

Kabeshima: Ein Fall von primärem Gallengangskrebs in der Leber mit zahlreichen Leberdistomen. Gann (jap.) 21, 28 (1927). — Katsurada: Beitrag zur Kenntnis des Distomum spathulatum. Beitr. Path. 28, 497 (1900). — Kermorgant: Ref. Zbl. Path. 17, 64 (1906). — Kobayashi: On the life history and morphology of clonorchis sinensis. Zbl. Bakter. Orig. 75, 299 (1915). — Kusama: Die pathologische Anatomie der Distomiasis hepatis bei Versuchstieren. Verh. jap. path. Ges. 1914, 32.

Mayer: Über die Verbreitung von Clonorchis sinensis usw. Arch. Schiffs- u. Tropenhyg. 20, 209 (1916). — Mebius: Clonorchiosis hepatis, cirrhosis parasitaria und typisches Wachstum de~ Gallengangsepithels. Arch. path. Anat. 233, 96 (1921). — Miyake: Arch. klin. Chir. 101 (1913). — Mukoyama: (a) Jap. J. med. Sci., Trans. II 3 (1925). (b) Experimentelle Untersuchungen über die Einwanderungswege von Clonorchis sinensis in dem Endwirt. Verh. jap. path. Ges. 11, 124 (1921).

Nagano: Studies on the problems of clonorchis sinensis. Far Eastern Assoc. of trop. Med. 6. Kongr. Tokio 1925.

Oppenheim: Über die Häufigkeit einzelner Befunde bei 100 in Shanghai ausgeführten Chinesensektionen. Tung Chi med. Mschr. 1925, Nr 3.

Pang: Fecal examination of Kwantung students in Peking for clonorchis sin. Nat. med. J. China 2, 41 (1925).

Shattuck: Ref. J. amer. med. Assoc. 81, 1049 (1923).

Opisthorchis.

Askanazy: (a) Distomum felineum beim Menschen in Ostpreußen. Verh. dtsch. path. Ges. 3, 72. (b) Über Infektion des Menschen mit Distomum felineum in Ostpreußen und ihren Zusammenhang mit Leberkrebs. Zbl. Bakter. 28, 491 (1900). (c) Die Ätiologie und Pathologie der Katzenegelerkrankung des Menschen. Dtsch. med. Wschr. 1904, 699. (d) Festschrift für M. Braun, 1924.

Kerr: Zitiert bei Brumpt.

Mac Conell: On the Distoma conjunctum as a human entozoon. Lancet 1, 343 (1876).

Rindfleisch: Über die Infektion des Menschen mit Distomum felineum. Z. klin. Med. 69, 1 (1910).

Schistosomen.

CAWSTON: Ref. J. amer. med. Assoc. **76**, 1615 u. **77**, 1371 (1921).
DAY: The etiology of egyptian splenomegaly and hepatic cirrhosis. Trans. roy. Soc. trop. Med. Lond. **18**, 121 (1924).
FAIRLEY: A comparative study of experimental bilharziosis in monkeys. J. Path. **23**, 289 (1920). — FAUST and MELENEY: Studies on schistosomiais japonica. Amer. J. Hyg., monogr. series **1924**, Nr 3. (Umfassende monographische Darstellung). — FLU: Beitrag zur Lösung der Frage: Ist Schist. Mansoni identisch mit Schist. haematobium. Zbl. Bakter. Orig. **61**, 389 (1912).
GOEBEL: (a) Pathologisch-anatomische und klinische Bemerkungen über Bilharzia-krankheit. Arch. Schiffs- u. Tropenhyg. **7**, 107 (1903). (b) Zur pathologischen Anatomie der Bilharziakrankheit. Arch. Schiffs- u. Tropenhyg. **10**, 1 (1906). (c) Die pathologische Anatomie der Bilharziakrankheit. Berl. klin. Wschr. **1909**, 1245.
KARTULIS: Weitere Beiträge zur pathologischen Anatomie der Bilharzia. Arch. path. Anat. **152** (1898). — KATATA: Geographical statistics of malignant tumors in Yamanashi Prefectures and the relation between cancer and schistosomiasis japonica. Verh. jap. path. Ges. **16**, 271 (1926). — KATSURADA: (a) Beitrag zur Kenntnis des Distomum Westeri manni. Beitr. Path. **28**, 506 (1900). (b) Schistosomiasis japonica. Zbl. Bakter. Orig. **72**, 363 (1914).
MIURA: Fibröse Tuberkel verursacht durch Parasiteneier. Arch. path. Anat. **116**, 310 (1889). — MIYAGAWA: Über den Wanderungsweg des Schistosomum japonicum durch Vermittlung des Lymphgefäßsystems des Wirtes. Zbl. Bakter. Orig. **68**, 204 (1913). — MIYAGAWA und TAKEMOTO: The mode of infection of schistosomum japonicum. J. Path. **24**, 168 (1921).
NARABAYASHI: Beiträge zur Frage der kongenitalen Invasion von Schistosomum ja-ponicum. Verh. jap. path. Ges. **4**, 123 (1914). — NAUCK: Zur Ätiologie der Leberzirrhose. Tung Chi med. Mschr. **1927**, Nr 8.
OPPENHEIM: Über die Häufigkeit einzelner Befunde bei 100 in Shanghai ausgeführten Chinesensektionen. Tung Chi med. Mschr. **1925**, Nr 3.
PIRIE (a) Bilharzial appendicitis. Trans, roy. Soc. trop. Med. Lond. **18**, 210 (1924). (b) Hepatic carcinoma in natives and its frequent association with schistosomiasis. Med. J. S. Africa **17**, 87 (1921).
ROGERS: Recent advances in tropical medicine. London 1928.
TSUCHIJA: Über eine neue parasitäre Krankheit, Schistosomiasis japonica. Arch. path. Anat. **193**, 323 (1908). — TSUNODA: Über tuberkelähnliche Knötchen verursacht durch Eier von Schistosomum japonicum. Arch. path. Anat. **197**, 425 (1909).

Fasciola hepatica.

BIHLMEYER: Distomum hepaticum beim Kind. Mschr. Kinderheilk. **22**, 587 (1922). — BOSTRÖM: Über Distoma hepatis beim Menschen. Dtsch. Arch. klin. Med. **33**, 557 (1883).
DUGE: Ref. Arch. Schiffs- u. Tropenhyg. **30**, 139. — DUFFEK: Zitiert bei SEIFERT.
EUTZ, VON: Leberegelkrankheit des Menschen mit biliärer Zirrhose. Zbl. Path. **1917**, 497.
FLURY und LOEB: Zur Chemie und Toxikologie der Distomen. Klin. Wschr. **1926**, 2054. —
FRIEDREICH, v.: Durch Distomen entstandene Leberentzündung. Wien. klin. Wschr. **1917**, Nr 51.
GOUVÉA, DE: La distomatose pulmonaire. Thèse de Paris **1895**. — GUIART: Ref. Zbl. Path. **32**, 416 (1921).
KÖGEL: Die Leberegelkrankheit. Erg. Hyg. 8, 266 (1926).
MAURY und PEKISSIER: Presse méd. 8. März 1924.
ONORATO: Ref. Trop. Dis. Bull. **1927**, 513. — ORTH: Lehrbuch der speziellen pathologischen Anatomie Bd. 1. 1887.
PAUL: Distomiasis hepatica (Leberegelseuche) beim Menschen. Med. Klin. **1927**, 829.
RISQUEZ: Ref. Arch. Schiffs- u. Tropenhyg. **26**, 18 (1922).
SHIRAI: On the intermediate hoste of fasciola hepatica in Japan. Sci. Rep. Gov. Inst. inf. Dis. **4**, 441 (1925).

Dicrocoelium lanceolatum.

ASCHOFF: Ein Fall von Distomum lanceolatum in der menschlichen Leber. Arch. path. Anat. **130**, 493 (1892).
ORTH: Lehrbuch der speziellen pathologischen Anatomie. Bd. 1. 1887.
ZSCHOKKE: Distomum lanceolatum Mehlis. Zbl. Bakter. **12**, 500 (1892).

Spulwürmer.

BORGER: Über das Einwandern von Ascaris lumbricoides aus dem Darm. Med. Inaug.-Diss. München 1891. — BRANDER: Med. Inaug.-Diss. Würzburg 1923. — BUTT: Round worm in gall bladder. Surg. etc. **35**, 215 (1922).

Dieckmann: Operative Eingriffe bei Darmparasiten. Bruns Beitr. **131**, 373 (1924). — Dunkel: Ein Fall von Leberabszeß. Inaug.-Diss. Greifswald 1897. — Eberle: Zur Askarideneinwanderung in die Leber. Schweiz. med. Wschr. **1920**, 1110. — Ebstein: Die Strangulationsmarke beim Spulwurm in ihrer diagnotischen Bedeutung. Dtsch. Arch. klin. Med. **81**, 543 (1904). — Erb: Zur operativen Behandlung von Spulwurmherden der Leber. Dtsch. Z. Chir. **190**, 316 (1925). — Fischer: Askaridiasis der Gallenwege. Zbl. Chir. **1921**, 680. — Franke: Der Spulwurm in den Gallengängen. Med. Klin. **1922**, 1271. — Fülleborn: Über Askariden in der Leber. Arch Schiffs- u. Tropenhyg. **1908**, 638. — Genersich: Zitiert bei Miyake. — Haberer: Ref. Münch. med. Wschr. **1926**. 471. — Hartmann und Keppel: L'ascaridiase du foie et des voies biliaires. J. Chir. **21**, 157 (1923). — Höhler: Ein Fall von Leberabszessen mit tödlichem Ausgang, verursacht durch einen Spulwurm. Inaug.-Diss. Greifswald 1895. — Hörhammer: Zur Askaridenerkrankung der Gallenwege. Münch. med. Wschr. **1919**, 319. — Hortolomei: Ref. Z. org. Chir. **26**, 167 (1924). — Hosemann: Die Chirurgie der parasitären Erkrankungen. Chirurg. **2**, 1 (1927). — Kaiser: Askariden in den Gallenwegen. Berl. klin. Wschr. **1921**, 1032. — Kartulis: Über einen Fall von Auswanderung einer großen Zahl von Askariden in die Gallenwege und die Leber. Zbl. Bakter. Orig. **1**, 1 (1887). — Konjetzny: Erg. Path. **14** (1910). — Landgraf: Noch ein Beitrag zur Askaridenerkrankung der Gallenwege. Münch. med. Wschr. **1919**, 907. — Leick: Leberabszeß durch Ascaris lumbricoides. Dtsch. med. Wschr. **1898**. — Lobstein: Zitiert bei Miyake. — Ludlow: Surgical aspects of ascaris lumbricoides. China med. J. **41**, 134 (1927). — Makai: Über Spulwurmabszesse der Leber. Dtsch. Z. Chir. **169**, 297 (1922). — Matsubara: Organveränderungen bei der experimentellen Askarisinfektion. Verh. jap. path. Ges. **15**, 253 (1925). — Miyake: (a) Über die Askaridenerkrankung in der Chirurgie. Arch. klin. Chir. **85**, 325 (1908). (b) Studien zur Ätiologie der Gallensteine. Arch. klin. Chir. **101**, 54 (1913). — Morgenstern: Inaug.-Diss. Heidelberg 1923. — Motta: Ascariasis of intrahepatic ducts. J. amer. med. Assoc. **82** (1924). — Müssig: Schwere Formen von Askaridiasis. Münch. med. Wschr. **1921**, 1395. — Neugebauer: (a) Ascaris im ductus choledochus. Arch. klin. Chir. **70**, 584 (1903). (b) Über Askaridiasis der Gallenwege. Beitr. klin. Chir. **140**, 332 (1927). — Nowicki: Zur Kasuistik der durch einen Spulwurm hervorgerufenen Leberabzesse. Zbl. Path. **1913**, 295. — Pflugradt: Askariden in den Gallenwegen. Dtsch. med. Wschr. **1914**, 227. — Pribram: Ein Beitrag zur Erkrankung der Gallenwege durch Askariden. Dtsch. med. Wschr. **1919**, Nr 24. — Rabold: Spulwurmerkrankung. Med. Inaug.-Diss. Heidelberg 1917. — Reich: Ref. Münch. med. Wschr. **1921**, 1571. — Rokitansky: Lehrbuch der pathologischen Anatomie, 3. Aufl. 1861. — Rosenberger: Wie gelangen Askariden in die freie Bauchhöhle? Med. Klin. **1923**, 872. — Saar, von: Demonstration einer Ascaridosis hepatis. Verh. dtsch. path. Ges. **7**, 189 (1904). — Saltykow: Zur Kenntnis der Ascaridosis hepatis. Z. Heilk. **21** (1900). — Scheuthauer: Jb. Kinderheilk., N. F. **13**, 63 (1878). — Schlössmann: Neue Beobachtungen und Erfahrungen über schwere Spulwurmerkrankungen der Bauchorgane. Mitt. Grenzgeb. Med. u. Chir. **34**, 1 (1922). — Sick: Über Spulwürmer in den Gallenwegen. Inaug.-Diss. Tübingen 1901. — Themelius: Zitiert bei Miyake. — Thiery: Über das Vorkommen von Ascaris lumbricoides in den Gallenwegen. Inaug.-Diss. Bonn 1920. — Tobiczyk: Ein Fall von Eindringen des Ascaris lumbricoides in die Pfortader und Milzvene. Zbl. Path. **36**, 6 (1926). — Tsujimura: Über die Askaridiasis der Gallenwege. Dtsch. Z. Chir. **171**, 398 (1922). — Viola: Ref. Zbl. Path. **8**, 344 (1897). — Vierordt: Tödliche Askaridiasis mit Leber- und Pankreasabszessen. Münch. med. Wschr. **1903**, 443. — Yamauchi: Granulationsgeschwülste durch Askariden. Mitt. Grenzgeb. Med. u. Chir. **37**, 469 (1924).

Bandwürmer.

Benedict: Taenia saginata in the gallbladder. J. amer. med. Assoc. **87**, Nr 23 (1926). — Fraenkel: Ref. Dtsch. med. Wschr. **1920**, 355. — Langerhans: Diskussionsbemerkung. Verh. dtsch. path. Ges. **3**, 82 (1901).

Echinokokken. a) Echinococcus cysticus.

Umfassende monographische Darstellung: G. Hosemann, E. Schwarz, J. C. Lehmann, A. Posselt: Die Echinokokkenkrankheit. Neue Deutsche Chirurgie. (**40**, 1928) — Althaus: Ein Fall von Leberechinokokkus mit Durchbruch in die Gallenwege. Münch. med. Wschr. **1900**, 1135. — Amreich: Vereiterung eines Leberechinokokkus nach Typhus abdominalis. Mitt. Grenzgeb. Med. u. Chir. **34**, 334 (1922). — Arndt: (a) Zur Pathomorphologie zooparasitärer Leberveränderungen. Z. Inf.krkh. Haustiere **29**, 100 (1926). (b)

Verh. dtsch. path. Ges. **1926**. (c) Über die Echinokokkose der Haustierleber. Arch. path. Anat. **257**, 512 (1925).

BACHLECHNER: Choledochusverschluß durch Leberechinokokkus. Zbl. Chir. **1923**, 1753. — BAMBERG: Beiträge zur Lehre vom primären Leberkarzinom. Inaug.-Diss. Leipzig 1901. — BARNETT: Colossal hydatid cysts. Med. J. Austral. 24. Dez. **1927**, 878. — BECKER: Die Verbreitung der Echinokokkenkrankheit in Mecklenburg. Beitr. klin. Chir. **56**, 1 (1908). — BENEKE: Weitere Beobachtungen über wachsige Muskeldegeneration. Beitr. Path. **63**, 633 (1917).

CAMERON und FITZPATRICK: The hydatid cyst. Amer. J. Path. **1**, 277 (1925). — CAVAZZANI: Ref. Zbl. Path. **8**, 343 (1897). — CHIARI: Zur Frage der Entwicklung des Leberechinokokkus innerhalb der Gallenwege. Verh. dtsch. path. Ges. **13**, 306. — CIGNOZZI: Istogenesi, evoluzione ed esiti dell echinococco epatico Sperimentale **79**, No 5 (1925). — DE CRESPIGNY und CLELAND: Ref. J. amer. med. Assoc. **80**, 1104 (1923).

DARDEL: Das Blasenwurmleiden in der Schweiz. Bern 1927. — DÉVÉ: (a) Echinococcose alvéolaire et échinococcose hydatique. 1. Congr. internat. Path. comparée Paris **1912**. (b) Il n'existe pas de kystes hydatiques primitives de la vesicule biliaire. C. r. Soc. Biol. Paris **85**, 632 (1921). (c) De l'échinococcose secondaire. Paris société d'éditions scientifiques 1901. (d) Enquête étiologique sur l'échinococcose en Tunis. Arch. Inst. Pasteur Tunis 12. Dez. **1923**, 353. (e) (M. BOPPE) l'échinococcose pulmonaire metastatique. Paris 1916. — DEW: (a) Ref. Trop. Dis. Bull. **1924**, 209; **1925**, 480 u. **1926**, 250. (b) Observations on hydatid disease etc. Med. J. Austral. **1926**, 301. — DIBBELT: Über Hyperplasie, Adenom und Primärkrebs der Leber. Inaug.-Dis. Greifswald 1903.

FISCHER, B.: Ref. Münch. med. Wschr. **1912**, 223. — FRAENKEL: Ref. Zbl. Path. **4**, 802 (1893).

GASSE: Ein Beitrag zur Kenntnis der lokalen Reaktion des Tierkörpers bei Einwanderung von Echinokokken und Finnen. Zbl. Bakter. Orig. **55**, 30 (1910). — GAVIN: Zitiert bei HOSEMANN-LEHMANN (Monographie). — GENDRE, LE: Ref. Zbl. Path. **9**, 650 (1898). — GÖTZ: Multiple Echinokokken des Unterleibs etc. Jb. Kinderheilk. **17**, 223 (1881). — GRATSCHADOW: Zitiert bei HOSEMANN-LEHMANN(Monographie). — GRAWITZ: Anleitung zum Selbststudium der pathologischen Anatomie. Greifswald 1919. — GÜTERBOCK: Zitiert bei HOSEMANN-LEHMANN (Monographie).

HESSE und MAJANZ: Über Vereiterung von Echinokokken nach Fleckfieber. Beitr. klin. Chir. **130**, 446 (1924). — HOSEMANN: (a) Über die Echinokokkenflüssigkeit. Klin. Wschr. **1927**, Nr 6. (b) Experimentelle Erzeugung des Echinokokkus durch Keimpfropfung.

JENCKEL: (a) Beiträge zur Chirurgie der Leber und Gallenwege. Dtsch. Z. Chir. **96**, 338 (1908). (b) Ref. Münch. med. Wschr. **1918**, 547.

KAPPIS: Leberechinokokkus mit Vereiterung und Perforation in die rechte Lunge. Arb. path.-anat. Inst. Tübingen **6** (1908). — KATSURASHIMA: Über die Echinokokkose beim Menschen. Verh. jap. path. Ges. **16**, 112 (1926). — KELEMAN: Leberechinokokkus bei einem Kinde. Arch. Kinderheilk. **21**, 18 (1905). — KINGGREEN: (a) Verschluß des Choledochus durch Echinokokkenblasen. Dtsch. Z. Chir. **182**, 404 (1923). (b) Zur Röntgendiagnostik der Echinokokken. Dtsch. Z. Chir. **197**, 83 (1926). — KOHN: Ref. Zbl. Path. **11**, 252 (1900).

LÄWEN: Resektion der Leber im Zusammenhang mit der Gallenblase bei Echinococcus multilocularis. Beitr. klin. Chir. **131**, 261 (1924). — LEHMANN: (a) Behandlung des Echinococcus cysticus. Chirurg. **2** (1927). LEHMANN, J. C. und KAHLSTORF: Über gleichzeitiges Vorkommen von Echinokokkus und Aktinomykose in der Leber. Dtsch. Z. Chir. **211** (1928). (b) Dtsch. Z. Chir. **197** (1926). — LEHNE: Über seltenere Lokalisationen des unilokulären Echinokokkus beim Menschen. Inaug.-Diss. Rostock 1896. — LJUBARSKI: 2 Fälle von Hepatikobronchialfisteln infolge von Echinokokkus. Arch. klin. Chir. **143**, 718 (1926). — LÖHLEIN: 3 Fälle von primärem Leberkarzinom. Beitr. Path. **42**, 531 (1907).

MAKKAS: Der Lungenechinokokkus und seine chirurgische Behandlung. Beitr. klin. Chir. **141** (1927). — MARCHAND: (a) Die belebten Krankheitsursachen, in KREHL-MARCHANDs Handbuch der allgemeinen Pathologie. Bd. 1. 1908. (b) Ref. Münch. med. Wschr. **1919**, 1335. — MARIANTSCHIK: Ein Fall von Leberechinokokkenverkalkung im Zusammenhang mit Gallensteinerkrankung. Zbl. Chir. **1926**, 9. — MEHLHOSE: Über das Vorkommen von Bakterien in den Echinokokken und Zystizerken usw. Zbl. Bakter. **52**, 43 (1909). — MICHAUX: Ref. Zbl. Path. **3**, 171 (1892). — MILLS: Hydatid cysts of the liver. Surg. etc. **44**, 577 (1927).— MITA: Beiträge zur Kenntnis des Echinokokkus mit besonderer Berücksichtigung des Alveolarechinokokkus. Mitt. med. Fak. Kyushu, Fukuoka. **4**, 2 (1918). — MOSLER und PEIPER: Tierische Parasiten in NOTHNAGELs Handbuch der speziellen Pathologie und Therapie, 2. Aufl., Bd. 6. 1904.

NAUNYN: Zitiert bei HOSEMANN. — NECKER: Zitiert bei LÖHLEIN.

OEHLECKER: Zur Frage der Entstehung des multiplen hydatidosen Echinokokkus der Bauchhöhle. Zbl. Chir. **1910**, 1185. — ORTH: Lehrbuch der speziellen pathologischen Anatomie. Bd. 1. 1887. — OSTEROTH: Ausgedehnte vikariierende Hyperplasie des linken

Leberlappens infolge mehrerer Echinokokkussäcke im rechten Lappen. Inaug.-Diss. Rostock 1908. — Palugyay: Beitrag zur Kenntnis des Echinokokkus beim Menschen. Dtsch. Z. Chir. **180**, 356 (1923). — Parlavecchio: Beitrag zur Kenntnis und Kasuistik der sekundären abdominalen und thorakoabdominalen Echinokokkenkrankheit. Dtsch. Z. Chir. **101**, 205 (1909). — Peiper: (a) Tierische Parasiten. Erg. Path. **9**, 2, 182 ff. (1905). (b) Parasiten im Kindesalter. Brüning-Schwalbes Handbuch der Pathologie des Kindesalters. Bd. 1. S. 1. 1912. — Pfeiffer: Zitiert bei Hosemann-Lehmann. — Pommer: Über die Kutikularbefunde eines Großhirnechinokokkus. Zbl. Bakter. **83**, 171 (1919). — Poppe und Thielkow: Verbreitung der Echinokokken bei den Schlachttieren in Mecklenburg. Z. Inf.krkh. Haustiere. **29**, 245 (1926). — Prat und Piquerez: Ref. J. amer. med. Assoc. **85**, 935 (1925). — Reichel: Ref. Münch. med. Wschr. **1919**, 884. — Reinecke: Kompensatorische Leberhypertrophie bei Syphilis und bei Echinokokkus der Leber. Beitr. Path. **23**, 238 (1898). — Riedel: Zitiert bei Hosemann-Lehmann. — Rokitansky: Lehrbuch der pathologischen Anatomie, 3. Aufl. 1881. — Rosenstein: Ein Fall von Leberechinokokkus. Zbl. Chir. **1904**, 302. — Ross: Ref. Trop. Dis. Bull. **1925**, 875.

Sandvoss: Ungewöhnliche Lokalisationen des Echinokkus. Inaug.-Diss. Heidelberg 1907. — Sasse: Über den Verschluß des Ductus choledochus durch Echinokokkusblase. Arch. klin. Chir. **74**, 956 (1904). — Schmalfuss: Zitiert bei Lehmann, in Hosemann-Lehmann (Monographie). — Snapper: Beitrag zum Wesen der Verbreitung der Echinokokkenkrankheit dargestellt nach den Erfahrungen der Ausbreitung dieser Krankheit in den nördlichen Provinzen Hollands. Krankh.forschg **2**, 87 (1926).

Tarozzi: Ref. Zbl. Path. **21**, 965 (1910). — Ter-Nersessow: Der gegenwärtige Stand der Frage der Echinokokkenerkrankung und ihre operative Behandlung. Dtsch. Z. Chir. **206**, 377 (1927). — Thöle-Ssudakoff: Zitiert bei Hosemann-Lehmann.

Weber: Zur Frage der multiplen Echinokokken der Bauchhöhle. Dtsch. Z. Chir. **104**, 408 (1910). — Wiedhopf: Ref. Klin. Wschr. **1928**, 380. — Wunderlich: Zitiert bei Hosemann-Lehmann.

Ziegler: Über Zusammentreffen von Echinokokken und Karzinom und ihre Beziehungen zu einander. Z. Krebsforschg. **24**, 425 (1927).

Alveolarechinokokkus.

Abée: Über multilokulären Echinokokkus der Leber. Arch. path. Anat. **157**, 519 (1899). — Biber: Über einen metastasierenden Echinococcus multilocularis. Zbl. Path. **22**, 480 (1911). — Caesar: Über Riesenzellenbildung bei Echinococcus multilocularis. Inaug.-Diss. Tübingen 1901. — Clerc: Zur Kenntnis des Echinococcus multilocularis. Korresp.bl. Schweiz. Ärzte **1912**, Nr 32, 1209.

Dardel: Das Blasenwurmleiden in der Schweiz. Bern 1927 (mit kurzer Kasuistik sämtlicher Schweizer Fälle). — Desoil: Présentation d'un cas d'échinococcose alvéolaire du foie observée chez l'homme dans le Nord de la France. C. r. Soc. Biol. **91**, 570 (1924). — Dévé: Échinococcose alvéolaire et échinococcose hydatique. 1. Congr. internat. Path. comparée. Paris **1912**.

Élenevsky: Zur pathologischen Anatomie des multilokulären Echinokokkus beim Menschen. Arch. klin. Chir. **82**, 393 (1907).

Freudenthal: Échinococcose alvéolaire bovine observée pour la première fois en Islande. Acta path. scand. (København) **4** (1927). — Friedreich: Beiträge zur Pathologie der Leber und Milz. Arch. path. Anat. **33**, 16 (1865).

Guillebeau: (a) Helminthologische Beiträge. Arch. path. Anat. **119**, 106 (1890). (b) Zur Histologie des multilokulären Echinokokkus. Arch. path. Anat. **119**, 108 (1890).

Hosemann: Monographie. — Huber: Ein Fall von Echinococcus multilocularis der Gallenblase. Dtsch. Arch. klin. Med. **48**, 432 (1891).

Jahn: Über den Wachstumstypus des Echinococcus alveolaris und die durch ihn bedingten Reaktionsformen des Wirtsgewebes. Beitr. Path. **76**, 1 (1926). — Jenckel: Beitrag zur Pathologie des Alveolarechinokokkus. Dtsch. Z. Chir. **87**, 94 (1907).

Kaufmann: Lehrbuch der speziellen pathologischen Anatomie, 7. u. 8. Aufl. 1922.

Liebermeister: Beitrag zur Kasuistik des multilokulären Echinokokkus. Inaug.-Diss. Tübingen 1902.

Maliwa: Ein seltener Sputumbefund bei einem in die Lunge durchgebrochenen Leberechinokokkus. Münch. med. Wschr. **1914**. — Melnikow-Raswedenkow: Studien über den Echinococcus alveolaris. Beitr. Path. **4**, Suppl. (1901) (Monographische Darstellung und ausgedehnte Kasuistik). — Mita: Beiträge zur Kenntnis des Echinokokkus mit besonderer Berücksichtigung des Alveolarechinokokkus. Mitt. med. Fak. Kyushu, Fukuoka **4**, 2 (1918).

Posselt: (a) Über Klinik und Pathologie des Alveolarechinokokkus der Leber usw. Schweiz. med. Wschr. **1925**, 593. (b) Vorwort zu Dardel.

SCHWARZ: Ein Fall von Echinococcus multilocularis hepatis. Dtsch. Arch. klin. Med. **51**, 617 (1893). — STEMMLER: Ein Fall von Echinococcus alveolaris hepatis. Inaug.-Diss. Marburg 1912.

ZEMANN: Zitiert bei MELNIKOW-RASWEDENKOW. — ZSCHENTZSCH: 5 Fälle von Echinococcus multilocularis der Leber. Inaug.-Diss. Zürich 1910.

Zystizerken.

HAUGG: Über den Cysticercus cellulosae des Menschen. Inaug.-Diss. Erlangen 1890.

MOSLER und PEIPER: Tierische Parasiten, in NOTHNAGELS spez. Pathologie und Therapie, 2. Aufl., Bd. 6. 1904.

ORTH: Lehrbuch der speziellen pathologischen Anatomie. Bd. 1. 1887.

ROKITANSKY: Zitiert bei MOSLER-PEIPER.

STICH: Zitiert bei MOSLER-PEIPER.

Linguatuliden.

FAUST: Linguatulids from man and other hosts in China. Amer. J. trop. Med. Lond. **7**, 311 (1927). — FÜLLEBRON: Über die Entwicklung von Porozephalus und dessen pathologische Bedeutung. Arch. Schiffs- u. Tropenhyg. **23**, Beih. 1 (1919).

HERZOG: Zitiert bei FAUST.

KLEBS: Zitiert bei KOCH. — KOCH, M.: (a) Zur Kenntnis des Parasitismus der Pentastomen. Verh. dtsch. path. Ges. **10**, 265 (1906). (b) Zur Kenntnis des Parasitismus der Pentastomen. Arb. path. Inst. Berlin **1906**, 288.

LAENGNER: Über Pentastomum denticulatum beim Menschen. Zbl. Bakter. **40**, 368 (1906).

NOC und NOGUE: Note sur un cas de porocéphalose. Bull. Soc. méd.-chir. franç. Ouest-Africa. **1919**.

RIDING: Ann. trop. Med. **20**, 143 (1926).

SALM: Zitiert bei FAUST. — SCHÄFER: Über das Vorkommen von Porocephalus moniliformis in Kamerun. Arch. Schiffs- u. Tropengyh. **1912**, 109. — SONOBE: Über Linguatuliden Larvenknötchen (sog. Pentastomenknötchen) in der Leber des Menschen. Arch. path. Anat. **263**, 753 (1927).

WAGNER: Zitiert bei KOCH und bei BRAUN.

ZÄSLIN: Zitiert bei KOCH und bei BRAUN. — ZENKER: Zitiert bei Koch und bei BRAUN.

Anhang:

FISCHER, WALTHER: Ein unbekannter Parasit der Leber. Arch. path. Anat. **269**, 162 (1928).

9. Die Zusammenhangstrennungen der Leber.

Von

Ernst Roesner - Breslau.

Mit 14 Abbildungen.

Zusammenhangstrennungen der Leber gehören zu den häufigen Organverletzungen. Ungefähr ein Drittel aller stumpfen Bauchverletzungen sind Leberverletzungen (REICHLE), und bei den durch stumpfe Gewalt entstandenen Zerreißungen innerer Organe überhaupt ist die Leber am häufigsten beteiligt (EDLER, STRASSMANN, GEILL, TOVO). Auch die meisten Bauchschüsse treffen nächst dem Magen- und Darmschlauch die Leber. Nach LIEK sind ein Sechstel aller perforierenden Bauchschüsse solche der Leber und da nach JAFFÉ und STERNBERG 25% aller Kriegsschußverletzungen Bauchverletzungen sind, so wird auch die Anzahl der Leberschüsse eine recht erhebliche sein.

Die Leber bietet schon durch ihre Größe eine ausgedehnte Angriffsfläche dar. Daher hält EDLER die Häufigkeitszahl der Verletzungen der einzelnen parenchymatösen Bauchorgane für entsprechend ihrer Größe. Teilweise aus demselben Grunde mag der rechte Leberlappen, der drei Viertel der ganzen Lebermasse ausmacht, bei Quetschungen sechsmal häufiger der Sitz der Risse sein, als der linke, und die konvexe Leberoberfläche, die der von außen einwirkenden Gewalt unmittelbar ausgesetzt ist, wird doppelt häufiger verletzt als die konkave (KEHR). Stich- und Schußverletzungen sind häufiger am linken Leberlappen darum, weil dieser getroffen werden kann, wenn die Hand des Gegners oder des Selbstmörders nach der Herzgegend zielt (THÖLE).

Andererseits scheint aber das Verhalten der Leber stumpfen Gewalteinwirkungen gegenüber zu beweisen, daß sie nicht nur ganz allgemein sehr leicht verletzlich ist — BORST nennt sie an dritter Stelle unter den besonders verletzlichen Organen — sondern daß außerdem noch mechanische Bedingungen ihr ganz eigentümlich sind, die den an ihr zu beobachtenden Zusammenhangstrennungen ein nach Anordnung und Beschaffenheit kennzeichnendes Gepräge verleihen.

Unsere Kenntnisse über die pathologische Anatomie der Leberverletzungen verdanken wir hauptsächlich der Unfall- und Kriegschirurgie und der gerichtlichen Medizin. Unter gerichtsärztlichen Gesichtspunkten ist versucht worden, den Entstehungsmechanismus der Zusammenhangstrennungen mit Hilfe des Versuches zu erforschen, so daß fast eine „Frakturlehre" der Leber entstanden ist (GEILL, WALZ und HOLLE, KROGIUS u. a.). Wenn THÖLE sagt: „Die Art der Verletzung ist von vielen Faktoren abhängig, die in der Beschaffenheit des Traumas wie in der Beschaffenheit der Leber liegen", so kennzeichnet er damit die verwickelten Entstehungsbedingungen der Leberverletzungen.

Schon dadurch werden ganz verschiedene Bedingungen gegeben sein, ob als veranlassendes Trauma eine scharfe Waffe, Geschoß oder stumpfe Gewalt in Frage kommt, und ob offene oder subkutane Verletzungen entstanden sind.

Scharfe Waffen und schneidende oder reißende Gegenstände geben wohl die einfachsten mechanischen Verhältnisse. Nur Schärfe und Gestaltung der Waffe und die Wucht, mit der sie geführt wird, werden Art und Ausdehnung der Wunden beeinflussen. Im allgemeinen werden sich Schnitt- und Hiebwunden durch eine glatte Beschaffenheit ihrer Ränder auszeichnen und gerade dadurch an der Leber von Bedeutung sein. Sie können auch größer sein als die Wunde in der Bauchdecke, oder die Leber ist mehrfach verletzt, wenn die Waffe in der sich bei der Atmung bewegenden Leber stecken bleibt (Thöle). Es wird auch immer mit der Möglichkeit zu rechnen sein, daß Stichverletzungen die ganze Leber durchbohren. Stumpfere Gegenstände verlangen eine große Gewalt, um Gewebszertrennungen herbeizuführen, sie werden also immer schwere Wunden mit ausgedehnten Zerreißungen schaffen.

Mannigfachere mechanische Möglichkeiten bieten allein schon durch ihre größere Verschiedenheit die Geschosse. Neben der Beschaffenheit und Art des Geschosses selbst, ob Gewehrgeschoß (Querschläger, Dum-Dum), Schrapnellkugel, Granat- oder Minensplitter, und seiner Größe ist vor allem seine lebendige Energie ausschlaggebend. Diese steigt in demselben Maße wie das Gewicht des Geschosses und mit dem Quadrate seiner Geschwindigkeit (Schum). Kleinste Bombensplitter mit höchster lebendiger Kraft können daher umfangreiche Zertrümmerungen veranlassen. Da die Wirkung eines jeden Projektils im Ziel nicht nur in der Richtung der Vorwärtsbewegung, sondern auch nach den Seiten einen Stoß darstellt, so ist neben der unmittelbaren Stoßwirkung in der Flugrichtung des Geschosses auch ein Seitenstoß zu unterscheiden (Borst). Und gerade die sehr große lebendige Energie der modernen Geschosse bedingt eine sehr starke Seitenwirkung, die, wie Cranz und Koch in Schießversuchen zeigen konnten, um so größer ist, je weniger sich die Geschoßenergie in der Überwindung der Festigkeit des getroffenen Körpers verbrauchen muß. „Die Seitenwirkung ist weiterhin um so stärker, je mehr Teile eines Körpers von dem Geschoß direkt getroffen werden" (Cranz und Koch). Es wird also einen beträchtlichen Unterschied ausmachen können, ob ein Körper wie die Leber von vorne nach hinten oder der ganzen Quere nach durchschossen wird (Borst). Dietrich sah dagegen, abgesehen von den Leberrandschüssen, die geringsten Zerstörungen gerade bei den Durchschüssen im queren Durchmesser.

„Auf dieser Seitenwirkung der Geschosse beruhen die explosionsartigen Geschoßleistungen" (Borst), die vorzugsweise in Geweben mit hohem Wassergehalt zustande kommen. Dazu bietet die Leber mit ihrem außerordentlich hohen Flüssigkeitsgehalt die denkbar günstigsten Möglichkeiten und hierauf beruhen die oft großartigen Zertrümmerungen des ganzen Organs. Nach Borst u. a. sollen infolgedessen glatte Lochschüsse an der Leber überhaupt nicht vorkommen und mehr oder weniger umfangreiche Zerreißungen überwiegen. Burckhardt und Landois bezeichnen diese auch im allgemeinen als die Regel, sie weisen jedoch auf die große Verschiedenheit der Zerstörungen des Lebergewebes durch Schüsse hin, bei denen auch manchmal glatte Durchschüsse zu beobachten sind. Im Gegensatz zu Thöle hält Liek glattere Durchbohrungen der Leber für häufiger, als sie angenommen werden, und v. Oettingen gibt an, daß „bei Entfernungen über 800 m das Mantelgeschoß eines Infanteriegewehres einen ganz engen Kanal bohrt". Ist also der Seitenstoß gering, entweder bei Geschossen von geringerer Energie wie bei Revolverkugeln oder bei aus größerer Entfernung abgefeuerten und darum abgeschwächten Geschossen, und sind die Geschosse verhältnismäßig klein (Infanteriegeschosse, kleine Granatsplitter), so werden doch wohl glattere Durchschüsse zustande kommen können (vgl. Körte).

Beachtenswerterweise kommen aber bei Nahschüssen, die für gewöhnlich sich durch besonders starke Sprengwirkungen auszeichnen, Ausnahmen vor, indem in gewissen Nahzonen die Sprengwirkung ausbleibt (BORST). Als Beispiele seien hier zwei Fälle angeführt: Der eine wurde von MATHIAS im Pathologischen Institut des Allerheiligenhospitals Breslau beobachtet:

Brust-Bauchschuß bei einem 32jährigen Manne mit einer 7,6 mm Parabellumpistole aus einer Entfernung von ungefähr 10 m. Der rechte Leberlappen ist von oben nach unten durchschlagen. Außer an dem kleinen Einschuß und dem etwas größeren, von radiären Kapseleinrissen umgebenen Ausschuß ist der Schußverlauf nur an einem Streifen hämorrhagisch und gallig durchtränkten, nekrotischen Gewebes erkennbar. Der Schußkanal ist „plombiert" (DIETRICH); (s. Abb. 1).

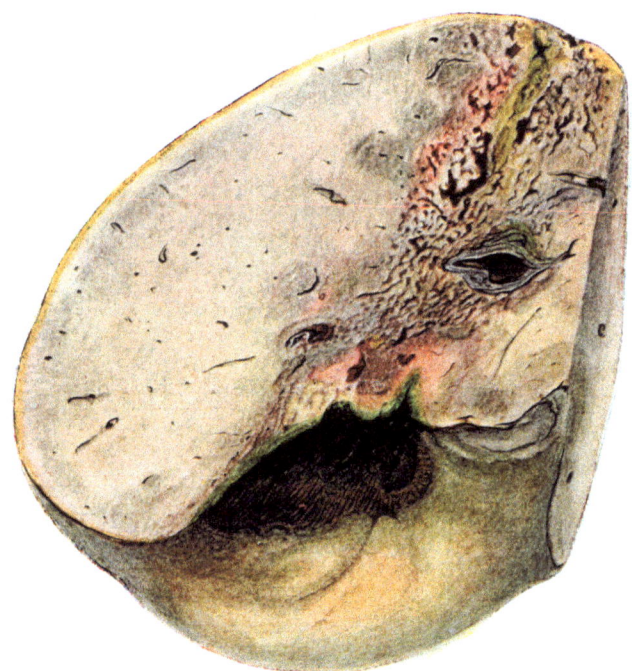

Abb. 1. Durchschuß der Leber von oben nach unten. „Plombierung" des Schußkanals. Blutige und gallige Durchtränkung des zertrümmerten Gewebes. Stärkere gallige Durchtränkung im Umkreis der Ausschußöffnung an der Unterseite der Leber.

Von dem anderen Fall befindet sich ein Präparat in der Sammlung des gerichtsärztlichen Instituts in Breslau.

Es stammt von einem 18jährigen Mann, der mit dem Infanteriegewehr Modell 98 aus ungefähr 8 m Entfernung standrechtlich erschossen wurde. Gröbere Zerstörungen der Leber sind auch hier ausgeblieben, allerdings handelt es sich um einen randnahen Durchschuß des rechten Leberlappens. Der Einschuß ist von radiären Rissen umgeben, so daß eine sehr charakteristische Sternform entsteht (Abb. 2).

Der Ausschuß übertrifft in allen Fällen den Einschuß an Größe und Ausdehnung der Zerstörungen bedeutend. Bei tangentialen Schüssen (Rinnenschüsse) gehen von den Durchfurchungen der Leberoberfläche senkrechte Seitenrisse aus (BORST, DIETRICH); (Abb. 3). Bei Durchschüssen ist der Schußkanal im allgemeinen von ausgedehnten radiär verlaufenden Parenchymrissen umgrenzt, die ihn unregelmäßig und buchtig gestalten. Alle diese Risse sind als Auswirkungen der Stoßkraft des Geschosses zu betrachten. Größere Zerreißungen mögen manchmal dadurch verhindert werden, daß die Elastizität der Leberkapsel bedeutende Stöße aufzufangen vermag, ohne zu zerreißen (BORST).

Ausschlaggebend ist dabei ihr Spannungszustand im Augenblick der Verletzung. Die Dehnungsfähigkeit der Kapsel führt bei Durchschüssen aber auch gerade zu subkapsulär lokalisierten, stärkeren Verletzungen (BORST).

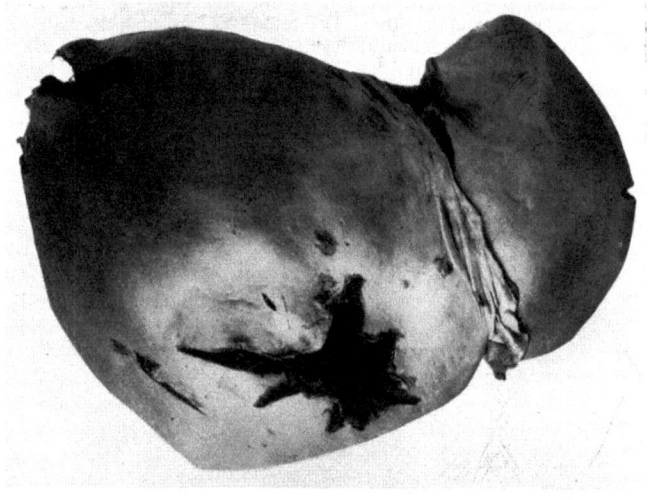

Abb. 2. Randnaher Durchschuß des rechten Leberlappens. Typische Sternform der Einschuß-öffnung. Nahschuß aus 8 m Entfernung ohne stärkere Sprengwirkung. (Aus der Sammlung des gerichtsärztlichen Instituts Breslau).

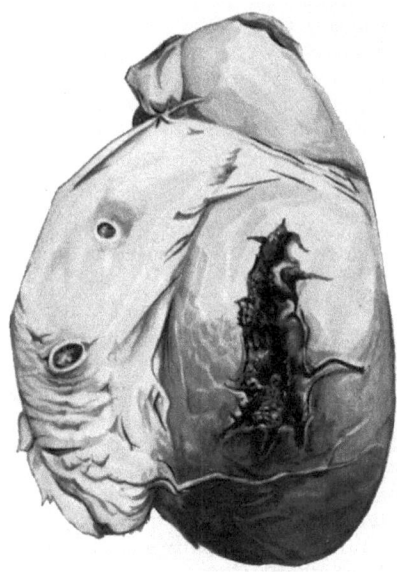

Abb. 3. Leberrinnenschuß mit Zwerchfell-durchschuß. Revolverschuß mit Spreng-wirkung. (Nach DIETRICH.)

Steckschüsse werden besonders bei Schrapnellkugeln ziemlich häufig in der Leber beobachtet. SCHMIEDEN nennt daher die Leber einen „Kugelfang". Um diese steckengebliebenen Geschosse finden sich größere Zertrümmerungs-bezirke. Nach FRANZ geht in solchen Fällen, in welchen die Vorwärtsbewe-gung des Geschosses erloschen ist, die Drehung um seine Längsachse weiter, nur ist der Unterstützungspunkt für die Kreiselbewegung nicht mehr der Geschoßschwerpunkt, sondern der vorne liegende Teil (Spitze oder Boden) des Geschosses. Das weiter kreiselnde Ge-schoß bringt so an der Stelle seines Steckenbleibens Verletzungen in grö-ßerem Umfange zustande (BORST).

Auch ein Geschoß, das in einiger Entfernung an der Leber vorbeigegangen ist, kann durch Seitenwirkung in die Ferne, durch Fernwirkung, die Leber verletzen. Diese Seitenstöße oder Prel-lungen entstehen bei Durchschüssen benachbarter Organe, nach KLEBERGER auch bei Bauchschüssen in der weiteren Umgebung der Leber, bei Tangentialschüssen des unteren Teiles des Brust-korbes ohne und mit Rippenbrüchen und dann bei Brustschüssen ohne per-

forierende Zwerchfellverlet-
zungen. Bei den Brustwand-
schüssen wäre noch nach
KLEBERGER und DIETRICH die
federnde Wirkung des Rip-
penrandes zu berücksichtigen. Weiter kommen Bauch-
deckenschüsse oder auch
stumpfe Prellungen der Bauchdecken durch Sprengstücke,
direkte und indirekte Ge-
schosse in Frage. Sogar bei
einem rechtsseitigen Hüft-
gelenkschuß fand KAYSER
einen tiefgehenden, sternförmigen Riß der konvexen
Leberoberfläche.

Bei diesen Prellungen
kann die Kapsel einreißen oder
erhalten bleiben. Unter der
erhaltenen Kapsel finden sich
Zertrümmerungen, Nekroti-
sierungen und Durchblutungen des Gewebes, die sich
verhältnismäßig nur wenig in
die Tiefe erstrecken können.
Bei Einreißen der Kapsel
haben diese Prellverletzungen
ein einigermaßen charakteri-

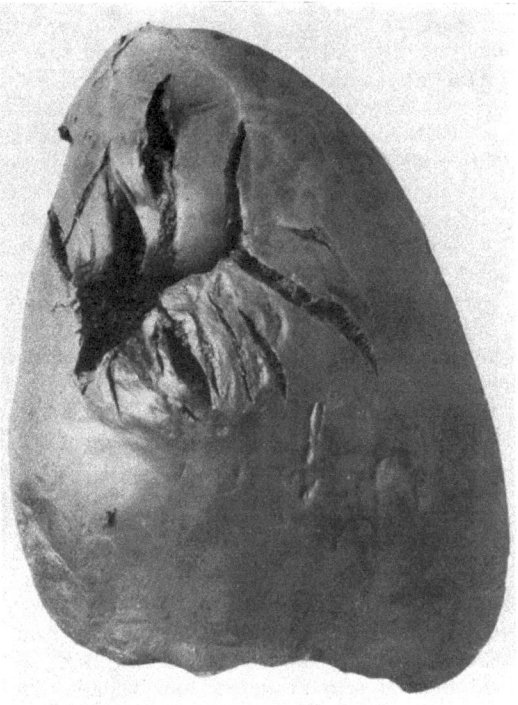

Abb. 4. „Sternförmige" Prellungszerreißung nach
Bauchprellung durch Sprengstück einer explodierten
Sauerstofflasche.

stisches Aussehen dadurch, daß die Risse der
Leberkapsel eine strahlige oder ringförmige
Anordnung haben (Abb. 4 u. 5). In ihrem
Aussehen sind sie Kontusionsrissen durch
andere stumpfe Gewalten ganz ähnlich.

Einer besonderen Erwähnung bedarf
noch das Verhalten der größeren Gefäße bei
Leberschüssen. Sie können offenbar ebenso
wie in anderen Körpergeweben durch das
Geschoß bei Seite gedrängt werden, unverletzt bleiben und erklären damit die bei
manchen Leberschüssen auffallend geringe
Blutung (LÄWEN). Die Zerreißung erfolgt
gerade zwischen den Gefäßen (BURCKHARDT
und LANDOIS). Besonders bemerkenswert
sind die erhaltenen Gefäße in den Zertrümmerungshöhlen der Steckschüsse, die sie
als Stränge durchziehen (BURCKHARDT und
LANDOIS). Doch können andererseits Gefäßwandschädigungen entstehen, die entweder infolge Einreißens der inneren Wandschichten zu thrombotischen Verschlüssen
führen oder die spätere Bildung von Aneurysmen veranlassen.

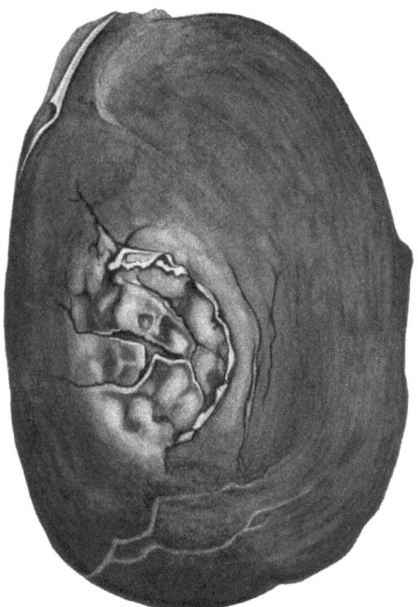

Abb. 5. Strahlig und ringförmig angeordnete
Risse nach Leberprellung durch die
Bauchdecken. (Nach DIETRICH.)

Den Einwirkungen der Geschosse gegenüber sind es also neben der Zerreißlichkeit des mit Flüssigkeit mehr oder weniger prall angefüllten Gewebes die
Widerstandsfähigkeit der elastischen Hülle und der Gefäße, welche den entstandenen Verletzungen ein besonderes Aussehen verleihen können.

Während Schuß- und Stichwunden offene Wunden sind und auch als solche
ihre besonderen Verhältnisse aufweisen, sind die Quetschungen und Zerreißungen,
die ohne Zusammenhangstrennungen der Körperhüllen stattgefunden haben,
als subkutane Verletzungen zu bezeichnen.

Die hier in Frage kommenden stumpfen Gewalteinwirkungen zeigen den
mannigfachsten Wechsel in ihrem Verhalten. Schon ihre Stärke unterliegt
weitesten Abstufungen. Genügt in dem einen Falle ein leichter Druck oder Stoß,
ja eine plötzliche Bewegung, um Verletzungen hervorzurufen, so sind es in einem
anderen Gewalten, die nicht nur die Leber schwer zerquetschen, sondern auch die
nähere oder weitere Umgebung beteiligen und ähnlich wie bei schweren Schußverletzungen mit ausgedehnten Zerquetschungen und Zerreißungen der Körperwandungen und benachbarter Organe, mit Rippen- und Wirbelsäulenbrüchen
einhergehen.

Meistens werden über das stumpfe Trauma als veranlassende Gewalt nur
ganz allgemeine Angaben zu erhalten sein wie Hufschlag, Schlag, Stoß, Fall,
Quetschung, Pufferung, Überfahrung, Absturz u. ähnl. Immerhin wird sich
die Stärke des Traumas mehr oder weniger annähernd schätzen lassen. Über
seine Richtung und die Stelle, wo es Bauch- oder untere Brustwand getroffen
hat, kann auch deshalb Unsicherheit bestehen, weil an den elastischen Be-
deckungen besonders bei Kindern (GEILL, KUGEL) keine Verletzungsspuren entstanden zu sein brauchen und andererseits das Trauma eine Leberverletzung
hervorrufen kann, ohne die Lebergegend selbst getroffen zu haben.

Aber alle diese Punkte sind mitbestimmend für die Art und den Umfang
der entstehenden Verletzungen. Für die Wirkung der Gewalt ist es ganz wesentlich, ob sie langsam oder plötzlich zur Geltung kommt. Denn ,,die Festigkeit
eines Körpers ist einem plötzlichen mechanischen Faktor gegenüber immer
kleiner als einem allmählich zum gleichen energetischen Wert zunehmenden
Faktor" (TENDELOO). Ebenso wie beim Geschoß ist also auch hier die lebendige
Energie der einwirkenden Gewalt vielfach ausschlaggebend.

Es wird weiterhin deren schließliche Wirkung weitgehend beeinflussen, ob
sie an eng umschriebener Stelle oder breit flächenhaft und die ganze Leber
mehr oder weniger umfassend angreifen kann. THÖLE gibt an, daß gerade breit
auftreffende Gewalt für die Unterleibsdrüsen, umschriebene dagegen am meisten
für den Darm eine Gefährdung bedeutet.

Auch ist zu berücksichtigen, daß eine unmittelbare Gewalt nicht nur an einer
Stelle und von einer Seite her, sondern an zwei oder mehreren Stellen und von
verschiedenen Seiten die Leber treffen, auch über sie hinwandern kann und nun
aus verschiedenen Richtungen zur Entfaltung gelangt. Ihre Stärke wird dabei
schon vielfach dadurch ungleich sein, daß teils die weichen Bauchdecken, teils
die schützenden Rippen getroffen werden. Eine plötzliche umschriebene Gewalt
kann auch auf das ganze Organ eine Schleuderwirkung ausüben, oder die Bewe-
gungsenergie trifft den ganzen Körper wie das bei Sturz aus größerer Höhe der
Fall ist. Je nachdem, welcher Körperteil zuerst aufschlägt, wird die Übertragung
der Bewegung auf die Leber verschieden sein. Hierher gehören auch Verletzungen,
die nach plötzlichem Zusammensinken oder plötzlichen ruckartigen Bewegungen
des Körpers beobachtet worden sind. Hier scheint ausschlaggebend zu sein,
daß bei gehemmter Bewegung die Leber infolge ihrer großen Masse eine besondere
Beschleunigung aufweist, oder aus demselben Grunde bei plötzlichen Bewegungen des Körpers infolge ihrer Beharrung nicht folgt und auf diese Weise an

ihr Kräfte zur Entwicklung gelangen, die zu Zusammenhangstrennungen führen können.

Aber so wechselnd auch die veranlassenden Kräfte sein mögen, eine Reihe von immer wiederkehrenden Eigentümlichkeiten der Leberverletzungen legen die Annahme nahe, daß weniger die Verschiedenheit der Gewalteinwirkung als bestimmte Eigenschaften der Leber und ihres Gewebes selbst hierbei eine ausschlaggebende Rolle spielen.

BAUER unterscheidet vier Hauptarten der subkutanen Leberzerreißungen:

1. Die Zerreißungen, die bei unversehrter Kapsel nur die zwischen Kapsel und Lebergewebe liegenden freien Gefäße betreffen und mit einer sekundären Abhebung der Kapsel verbunden sind: „die subkapsulären Hämatome".

2. Die mehr oder minder tiefen Einrisse in Kapsel und Lebergewebe: „die Leberrisse".

3. Die Zerreißungen, die Kapsel und Gewebe völlig durchtrennen und zu Abreißungen ganzer Teile führen können: „die totalen Leberrupturen".

4. Einzelne Risse und Höhlen, die meist mit Blut gefüllt, ringsum abgeschlossen, in der Mitte des Lebergewebes liegen: „die sog. zentralen Leberrupturen".

FINSTERER unterscheidet nur zwei Arten, nämlich penetrierende Leberzerreißungen, bei denen die Leberkapsel zerrissen ist, und subkapsuläre Zerreißungen mit erhaltener Leberkapsel.

In Anlehnung an GARRÉ und KEHR lassen sich wohl am zweckmäßigsten drei Formen der subkutanen Leberverletzungen unterscheiden, und zwar in folgender Reihenfolge:

1. Die Ablösungen der Kapsel von der Lebersubstanz durch ein subkapsuläres Hämatom bei einfacher subkapsulärer Gefäßzerreißung oder durch umschriebene Zertrümmerung subkapsulären Gewebes.

2. Die zentralen Zerreißungen.

3. Die eigentlichen offenen Zerreißungen, Einreißungen der Leberkapsel und Risse oder Zerreißungen des Lebergewebes, die auch sekundär aus den beiden ersten Formen hervorgehen können.

ANDERSSON will als eine besondere Gruppe der subkutanen traumatischen Leberverletzungen die Gefäßverletzungen, die ein intrahepatisches Aneurysma herbeiführen, abgrenzen.

Um nun zu einer Erklärung des Entstehungsmechanismus dieser verschiedenen Typen von Leberverletzungen zu gelangen, versuchte man sie zu der veranlassenden Gewalt in Beziehung zu bringen. BECK und GEILL unterscheiden wohl mit Recht „bei Läsionen innerer Organe durch stumpfe Gewalt zwischen Quetschung und eigentlicher Ruptur, indem die Zusammenhangstrennung entweder direkt durch Druck, also auf dem Wege der Quetschung oder mehr indirekt durch allzu große Dehnung, Zerrung und Streckung der Gewebselemente hervorgerufen werden kann, wobei die Spannkraft derselben infolge des Mißverhältnisses zwischen Kraft und Widerstand vernichtet wird".

Die durch einen unmittelbaren Druck hervorgerufene Quetschung wird den am wenigsten verwickelten Mechanismus haben. Seine örtliche Beschränkung wird im allgemeinen auch an der Leber eine örtlich beschränkte Wirkung haben (TENDELOO). Daher entwickeln unmittelbar die Leber treffende Stöße ähnliche begrenzte Wirkungen wie ein Geschoß mit geringerer lebendiger Kraft. Es entstehen in weitgehender Übereinstimmung mit den sternförmigen Einschüssen und manchen Geschoßprellungen die sog. Sternbrüche. Darum sagt TOVO: „Sternbrüche sehen wir nur bei Stößen auf beschränkte Abschnitte der Oberfläche". Doch auch einfache geradlinige Risse werden dabei beobachtet (KROGIUS).

Ebenso begrenzt wie die Flächenausdehnung dieser Risse ist gewöhnlich auch ihre Tiefenausdehnung, und es wird sich aus so beschaffenen Verletzungen auf die Beschaffenheit der Gewalteinwirkung mit einiger Sicherheit schließen lassen.

Durch Fortpflanzung der Stoßkraft findet sich mitunter die Verletzung nicht an der getroffenen Leberoberfläche, sondern an der abgekehrten Seite. Man spricht bei derartigen Verletzungen von Gegenstoßwirkungen. Sie haben meistens eine deutliche Lagebeziehung zur Wirbelsäule.

Zu den eindeutigen Befunden rechnen WALZ und HOLLE noch die Quetschzerreißungen. Der Entstehungsmechanismus bedarf kaum einer Erklärung,

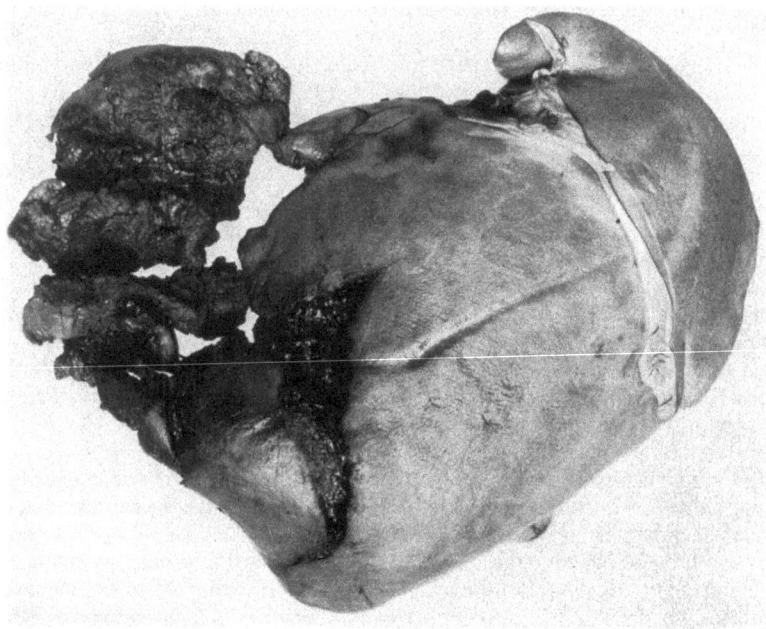

Abb. 6. Zerquetschung des lateralen Teiles des rechten Leberlappens mit Lostrennung fetziger Gewebsbrocken. Quetschung der rechten Brust- und Bauchgegend bei Zusammenstoß zweier Förderzüge.

wenn wir ausgedehnten Zerquetschungen und Zertrümmerungen der Leber oder ihrer Teile begegnen. Besonders sind es die Stückbrüche der Leber, bei denen sich mehr oder weniger vollständig abgetrennte Leberstücke finden oft unter starker Verlagerung im Bauchraum (CHIARI, KLOB, TILLMANNS). Hier handelt es sich um die deutlichen Folgen einer außerordentlich starken Krafteinwirkung. Abb. 6 zeigt die Leber von einem 22jährigen Fördermann, der bei einem Zugzusammenstoß unter Tage in der rechten Brust- und Bauchgegend gequetscht wurde. Es fanden sich außerdem mehrfache Brüche der 4. bis 6. Rippe rechts und eine Zerreißung des rechten Lungenunterlappens. Auch ein Befund wie er in Abb. 7 wiedergegeben ist, läßt wohl den Schluß zu, daß ein starker, wälzender Druck, es handelte sich um eine Kraftwagenüberfahrung, eingewirkt hat. Das zerquetschte Parenchym hängt noch an den zum Teil freigelegten Gefäßen, von denen es abgestreift ist, auch die Einrollung und Umkrempelung der Kapsel am Rande des Wundgebietes erscheint charakteristisch.

Andere Verletzungsformen lassen sich nicht in gleich sicherer Weise deuten.

Es ist schon immer aufgefallen, daß die Rißlinien an der Konvexität des rechten Leberlappens besonders häufig in sagittaler Richtung verlaufen (WEIL, CASPER, STRASSMANN, GEILL, WALZ und HOLLE). Dabei können die veranlassenden Gewalten ganz verschiedenartig sein. Von neun Sagittalrupturen des rechten Leberlappens, die WALZ und HOLLE beobachteten, waren zwei durch Überfahren, drei durch Zusammendrücken, drei durch Stöße gegen den Bauch (Hufschlag, Deichselstoß), eine durch Herabstürzen entstanden.

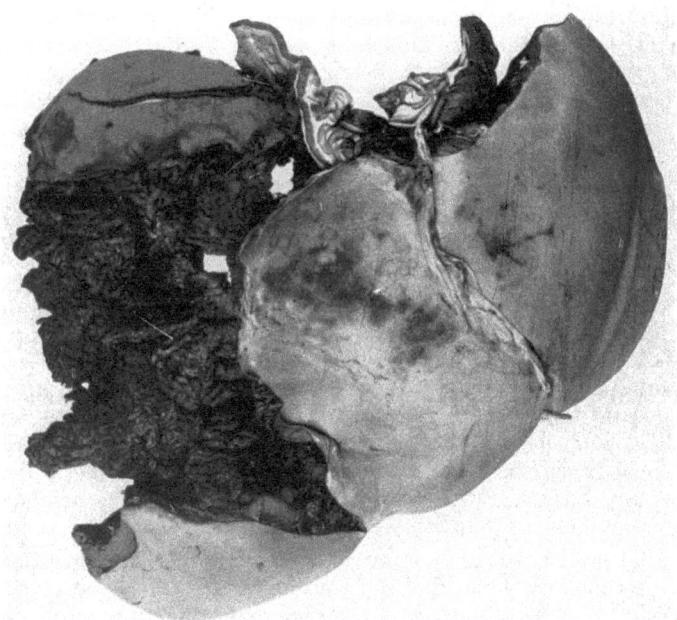

Abb. 7. Zerquetschung des rechten Leberlappens nach Kraftwagenüberfahrung. Einwirkung eines „wälzenden Druckes". Zerquetschtes Gewebe in Zusammenhang mit den noch erhaltenen Gefäßen.

Um so mehr glaubte man die hierzu führenden Bedingungen in mechanischen Verhältnissen der Leber suchen zu müssen. KATAYAMA versuchte die Sagittalrupturen mit einer vom Gefäßverlauf abhängigen Spaltbarkeit der Lebersubstanz in Zusammenhang zu bringen, ohne daß diese Ansicht Anklang und Bestätigung erfahren hätte (GEILL, WALZ und HOLLE).

Auch die sog. Aufhängebänder der Leber sollten einen Teil dieser Zerreißungen veranlassen, „indem das Ligamentum suspensorium die Konvexitätsrupturen an der Grenze zwischen den Leberlappen, das Ligamentum teres die Rupturen in der linken Leberfurche erzeugen sollte" (STRASSMANN, FISCHER, TOVO). Dabei geht die Vorstellung dahin, daß besonders bei Sturz aus der Höhe „die Leber nach dem Aufschlagen des Körpers sich noch weiter nach abwärts bewegt und nun an ihren Aufhängebändern einreißt" (STRASSMANN). Aber auch bei Sturz aus der Höhe auf den Kopf oder die Seiten können ebenfalls sagittale Zerreißungen entstehen (WALZ und HOLLE), wobei eine Anspannung der „Aufhängebänder" wohl kaum vorstellbar ist. Welche Rolle diese Bänder immerhin spielen können, wird noch später im Zusammenhang zu besprechen sein.

Ein anderer Teil dieser sagittalen Zusammenhangstrennungen, und zwar diejenigen, welche den Mittelteil der Leber betreffen, die vollständigen

Durchtrennungen in zwei Hälften und die Risse oder subkapsulären Zertrümmerungsherde der Unterfläche, vor allem im Bereiche des Lobus quadratus und caudatus mögen doch „durch stumpfen Druck von vorn gegen die Wirbelsäule" (WALZ und HOLLE) entstanden sein, sind also Zerquetschungen und vielfach Gegenstoßwirkungen. Risse durch Schleuderung der Leber gegen die Wirbelsäule beobachtete RUSCA im Tierversuch. So wird die Wirbelsäule der Leber zum Verderben (BAUER), um so eher, als gerade dieser der Wirbelsäule unmittelbar vorgelagerte Teil im epigastrischen Winkel ziemlich ungeschützt liegt und der Mittelteil der Leber ganz verschiedene Massigkeit aufweisen kann. Die Verbindung zwischen rechtem und linkem Lappen schwankt nach CHIARI in einer Größe zwischen 19—42 qcm im Querschnitt, manchmal ist die Verbindung auch nur häutig. Je größer aber der Querschnitt, desto größer muß die Verletzlichkeit dieses Leberabschnittes sein. Auf diese Weise wird wohl die sagittal verlaufende Grenze zwischen rechtem und linkem Leberlappen gewissermaßen zur „präformierten Rupturlinie" (BLOCH).

Diese Erklärungen kommen jedoch nicht in Frage für die Zerreißungen an den nicht besonders befestigten Stellen der Organoberfläche, an der Konvexität und dem Rande des rechten Leberlappens (BORST), für die also auch keine unmittelbaren Lagebeziehungen zur Wirbelsäule bestehen.

Die Arbeiten über den Entstehungsmechanismus der subkutanen Leberrupturen beschäftigen sich eingehend mit der Deutung der hier lokalisierten sagittalen Zerreißungen Der größte Teil der Untersucher bemühte sich durch Versuche an Leichenlebern in situ und an herausgenommenen zur Lösung zu gelangen. Dabei mußte die Erfahrung gemacht werden, daß es an der Leiche so gut wie nie gelang, selbst durch stärkste Schläge auf die Lebergegend mit einem Balken, einem Maurerhammer oder dergleichen irgendwelche Wirkung zu erzielen (CASPER, LIMAN). Auch die herausgenommene Leber, scheinbar besonders die Leber von Kindern (GEILL), erwies sich als äußerst widerstandsfähig.

Sicherlich besitzt totes Gewebe ganz andere mechanische Eigenschaften als lebendes, schon dadurch, daß die Gerinnung des Gewebseiweißes nach dem Tode die Widerstandskraft der Gewebe ganz wesentlich vermehrt. Wir wissen, daß lebender Knochen leichter bricht als toter. Das beruht nach ZUPPINGER einmal auf dem durch die Blutzufuhr erzeugten Binnendruck des Knochens und dann auf dem äußeren, durch die Muskeln erzeugten Zug. Also die innere Spannung des lebenden Gewebes und die durch die Umgebung gegebenen mechanischen Verhältnisse bedingen diesen Unterschied.

Auch der Leichenleber fehlt der durch den Blut- und Saftgehalt erzeugte Turgor vitalis und ebenso fallen bei dem herausgenommenen Organ die mechanischen Einflüsse der Umgebung fort. KROGIUS u. a. konnten infolgedessen bei ihren Versuchen nur dann Zerreißungen erzielen, wenn sie die Leber bis zur Erreichung eines Turgors mit Flüssigkeit angefüllt hatten.

GEILL spricht den an den herausgenommenen und entblößten Organen angestellten Untersuchungen auch darum wesentliche Bedeutung ab, weil sie ihrer schützenden Hülle, ihrer Aufhängungsapparate und der mehr oder weniger nachgiebigen Nachbarteile beraubt sind. Die Körperwandungen und die Einfügung des Organes in seine Umgebung sind schon deshalb bei der Entstehung der Zusammenhangstrennungen zu berücksichtigen, weil ja praktisch stumpfe Gewalten nie unmittelbar an der Leber angreifen, sondern immer nur an Brust- und Bauchwand unter Überwindung des von ihnen ausgehenden Widerstandes. An herausgenommenen Lebern wird Druck und Gegendruck gesetzt, der in jeweilig gewählter Ausdehnung angreift, oder die Lebern werden in irgendeiner Weise gebogen, man läßt sie aus verschiedenen Höhen herabfallen und damit sind zweifellos sehr einfache und leicht übersichtliche mechanische Verhältnisse geschaffen (vgl. GEILL, KROGIUS). Ganz anders in lebender Wirklichkeit.

Hier liegen die Verhältnisse, wie wir schon gesehen haben, nur dann deutlich, wenn die einwirkende Gewalt örtlich beschränkt oder so stark ist, daß irgendwelche Widerstände der Körperwandungen, irgendwelche Festigkeitseigenschaften der Leber kaum in Frage kommen und die Kraft sich ungehemmt auswirkt. Je größer der Umfang, in dem die Gewalt auf die Körperoberfläche wirkt, um so unübersichtlicher werden im allgemeinen die schließlich an der Leber selbst angreifenden Kräfte. Und Gewalten, die flächenhaft mehr oder weniger das ganze Organ beanspruchen und dabei auch zu verschieben versuchen, werden immer auch die Körperwandungen und die Nachbarorgane in der unmittelbaren oder weiteren Umgebung der Leber eindrücken und verschieben.

Damit gewinnen die Körperwandungen Einfluß auf den schließlichen Erfolg des Traumas an der Leber. Ihre Beschaffenheit kann die Gewalt des Traumas abschwächen oder abändern, ja auch wirksamer werden lassen. So ist die individuell verschiedene Dicke der Bauchwand, ihr allgemeiner Zustand wie Schlaffheit oder Muskelstraffheit bei Bauchkontusionen von größter Wichtigkeit (VON ANGERER, BORST). Bei Kindern mit ihrem elastischen Knochensystem sind Leberverletzungen weniger von Rippenbrüchen begleitet als bei Erwachsenen, bei denen die starren Rippen wohl einen größeren Schutz darstellen, dann aber wieder bei Frakturierungen ihrerseits die Leber durch Anspießung verletzen können. DIETRICH hält die federnde Wirkung des Rippenrandes für eine der häufigsten Veranlassungen indirekter Leberverletzungen.

Abgesehen von den Teilen der Leber, die gegen die Wirbelsäule gepreßt werden können, läßt sich über den Gegendruck, den das Organ innerhalb des Körpers erfährt, völlig Genaues nicht sagen, weil nicht alle Teile der Umgebung fest und unnachgiebig sind, der Gegendruck der Umgebung also in ganz verschiedener Weise sich geltend macht.

Die Körperlage, in der die Einwirkung des Traumas auf die Leber stattfindet, beeinflußt die Lage der Baucheingeweide und damit vielleicht auch die Auswirkung des Traumas. Ist der Mensch dabei in Rückenlage, so drängen die Baucheingeweide und besonders die Leber den vorderen Teil des Zwerchfells kopfwärts, damit tritt der vordere Teil der Leber mehr unter den Rippenbogen. Auch bei Links- oder Rechtslage nimmt die Leber infolge ihrer Schwere eine bestimmte Lage ein. Bei Rechtslage drängt sie wieder stark kopfwärts und liegt so in größerer Ausdehnung der äußeren Brustwand an als in Linkslage, in der dann wieder die Berührung mit der Wirbelsäule inniger ist (BRAUS). Damit ist vielleicht auch eine größere Möglichkeit zu Verletzungen durch Druck der Wirbelsäule gegeben.

Doch lassen sich vielleicht gewisse Anhaltspunkte gewinnen, wenn wir davon ausgehen, daß schon physiologischerweise Formänderungen und Bewegungen der Leber von Raumänderungen und Bewegungen der Umgebung abhängig sind.

Bei der Atmung führt die Leber völlig gleichzeitig und gleichsinnig mit Brustwand und Zwerchfell eine Bewegung aus. Wie ein Guß die Form, sagt BAUER, füllt die Leber die rechte obere Kuppel der Bauchhöhle aus, und so müssen zu einer Formänderung der Leber geringe Formänderungen der umschließenden Wandungen genügen. Dieses Mitgehen der Leber dient einem bestimmten physiologischen Zweck. Die Bewegung der Blut- und Gallenflüssigkeit innerhalb der Leber wird dadurch unterhalten (HASSE, WALZ), einer Entleerung durch Kompression der Lebersubstanz wird ein Einströmen des Blutes folgen. Sicherlich sind die plastischen Veränderungen der Leberform auf Änderungen der Blutfülle größerer oder kleinerer Teile des Organs zurückzuführen (FLESCH).

Die genaue Einfügung der Leber in ihre Umgebung hat weiter darin ihre Bedeutung, daß die Leber mit ihrer Oberfläche dem Zwerchfell anliegend „darin haftet wie ein Gelenkkopf in der Pfanne und wesentlich dadurch getragen wird", während sie mit ihrer Unterseite auf den benachbarten Eingeweiden „wie auf einem elastischen Kissen ruht" (Braus). Die Leber haftet so fest in der Zwerchfellkuppel, daß nach Faure ein Zug von 35—40 kg notwendig wäre, um sie aus ihrer Lage am Zwerchfell loszureißen. Bewirkt dies die kapillare Adhäsion, so erlaubt sie jedoch sehr leicht eine gleitende Verschiebung.

Praktisch erscheint also eine Loslösung der Leber von Zwerchfell ausgeschlossen. Ein Tiefertreten der ganzen Leber ist nur zusammen mit dem Zwerchfell und unter Herabdrängung der ihrer konkaven Fläche anliegenden Baucheingeweide möglich. Um so leichter kommen seitliche Verschiebungen der Leber gegen das Zwerchfell zustande. Demnach kommen die Ligamente als Haltebänder kaum in Frage, wozu sie als einfache Bauchfellduplikaturen auch kaum dienen könnten, wohl aber, und das erscheint sehr wichtig, vermögen sie seitliche Verschiebungen der Leber zu hemmen (Hoppe-Seyler). Wie die Leber auch nur durch enge Anlagerung ihrer Nachbarorgane in Form gehalten wird, beweist deutlich die aus der Leiche herausgenommene Leber, die „in sich so nachgiebig ist, daß sie der Schwere ihrer Teile folgend platter wird als sie in situ ist" (Braus). Diese der Lebersubstanz eigentümliche „Nachgiebigkeit in sich", ihre innere Verschieblichkeit, ihre Plastizität ist die Voraussetzung für die vollkommene Raumanpassung, sie muß als Folge haben eine weitgehende Beeinflussungsmöglichkeit durch jede räumliche Veränderung der Umgebung.

Nun ist die umschließende „Form" nach verschiedenen Richtungen ganz verschieden beweglich. Auf der einen Seite fest und starr die Wirbelsäule und der spinale Teil der Rippen, die in den Rippenbogen übergehend immer nachgiebiger und beweglicher werden. In Übereinstimmung damit nehmen die Bewegungen der peripheren Zwerchfellteile zu. Je beweglicher die Hüllen sind, desto beweglicher müssen also auch die ihnen anliegenden Leberteile sein. Daraus folgt, daß die Beweglichkeit der Leber, bzw. ihres rechten Lappens von hinten nach vorn und von der Mitte nach rechts zunehmen muß. Das zeigt sich auch an der Verschiebung des unteren Leberrandes, die nach Hasse bei der Einatmung in der Brustbeinlinie 0,7 cm, in der Achsellinie 0,5 cm, in der Brustwarzenlinie dagegen 2 cm beträgt.

Die Einmündungsstelle der Lebervenen in die untere Hohlvene entspricht dem unbeweglichsten Teil der ganzen Lebermasse, auch an den Ansatzstellen der Bänder ist sie mehr oder weniger befestigt, während die Nachbarschaft der Bänder als Übergangszonen der beweglicheren Teile der Leber in weniger bewegliche anzusehen sind.

Mit jedem Atemzuge ändert sich in stetem Wechsel die Gestalt der Leber, sie wölbt und flacht sich zusammen mit dem Zwerchfell ab und ihr unterer Rand verschiebt sich um so stärker, je mehr der Rippenbogen sich hebt und senkt. Dabei ist eine Art Biegung des rechten Leberlappens um eine mit der Fossa sagittalis dextra als der physiologisch schwächsten Stelle verlaufende Achse, wie sie Walz annimmt, durchaus denkbar.

Wie schon erwähnt brachten Hasse und Walz diese Formänderungen, die ja nicht nur äußere sind, sondern bei der Plastizität des Lebergewebes sich auch in seinem Inneren auswirken, mit der physiologischen Flüssigkeitsbewegung in Zusammenhang. Die Abgabe des venösen Blutes und wohl auch die Aufnahme des Pfortaderblutes sind also an die Atmungsphasen gebunden, vor allem haben wir uns die Entleerung des Blutes durch die Lebervenen durch eine Zusammenpressung der Leber vorzustellen, die unterstützt sein mag von einer ebenfalls respiratorisch bedingten Ansaugung in die Vena cava inferior. Von dieser Ausdrückbarkeit des Blutes ist die Zusammendrückbarkeit der Leber abhängig und ihr proportional.

Wird nun durch irgendeine Gewalt mit den umgebenden Hüllen auch die Leber zusammengedrückt, so wird sie nicht nur infolge ihrer Plastizität ihre Form ändern, sondern auch dem Drucke auszuweichen versuchen, soweit ihr beides möglich ist.

Im allgemeinen wird man annehmen können, daß ausweichende Bewegungen nur nach oben oder unten erfolgen werden, da seitliche Verschiebungen vor allem des rechten Leberlappens bei seiner Fixierung zwischen Rippen und Wirbelsäule nicht möglich sind. Die Richtung der Kraft wird von vornherein die

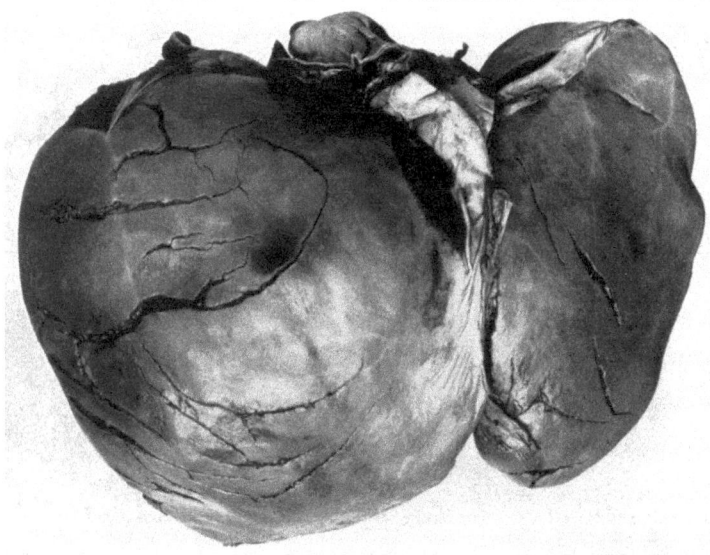

Abb. 8. Dehnungs- oder Spannungsrisse der Konvexität des rechten und linken Leberlappens nach Sturz in einen 250 m tiefen Grubenschacht. Zerreißung der rechten Zwerchfellhälfte, teilweiser Vorfall des rechten Leberlappens in die rechte Pleurahöhle. Ausgedehnte Risse um die Leberpforte.

Richtung bestimmen, nach der die Leber versuchen wird auszuweichen. Eine direkt von vorn wirkende Kraft wird die Leber an Rippen und Wirbelsäule anpressen. Es entstehen so die einfachen Zerquetschungen oder Kompressionszerreißungen und da, wie KROGIUS meint, die meisten Gewalten die vordere Bauchwand treffen und infolgedessen eine Zusammendrückung der Leber in sagittaler Richtung bewirken, so haben auch die meisten Leberrupturen als Zusammendrückungs- oder Kompressionszerreißungen einen sagittalen Verlauf.

Aber nicht alle Einwirkungen, die sagittale Zerreißungen veranlassen, treffen, wie erwähnt wurde, die vordere Bauchwand.

Läßt die einwirkende Gewalt der Leber überhaupt die Möglichkeit auszuweichen, so geschieht das nach oben oder unten, um so eher, wenn die Gewalt mehr kranial- oder kaudalwärts gerichtet ist. Je höher die Leber in den Brustraum hineingepreßt wird, desto mehr muß mit der Dehnung des Zwerchfells nach oben die Spannung der konvexen Leberoberfläche zunehmen bis die Widerstandskraft des Gewebes überschritten ist, so werden mehr oder weniger konzentrisch um die Kuppe des rechten Leberlappens angeordnete oder parallel verlaufende Dehnungs- oder Spannungsrisse entstehen, wie Abb. 8 sie zeigt. Hier handelt es sich um die Leber eines 26jährigen Schlossers, der sich in den Schacht einer Grube gestürzt hatte, wo er auf der 250 m tiefen Sohle zerschmettert aufgefunden wurde. Die völlige Zertrümmerung des Schädels und andere schwerste Verletzungen lassen die Annahme zu, daß er mit dem Schädel zuerst aufgeschlagen ist. Dafür spricht auch der Befund, daß das Zwerchfell an seinem hinteren Umfang abgerissen und ein Teil des rechten Leberlappens in die rechte Pleurahöhle vorgefallen war. In anderen Fällen wird bei Hineinpressen der Leber in den Brustraum eine biegende Wirkung nach der Auffassung von Walz eintreten und die Dehnungsrisse infolgedessen mehr einen sagittalen Verlauf annehmen. Die Risse werden hierbei die Kapsel durchtrennen und sich mehr oder weniger tief ins Parenchym erstrecken.

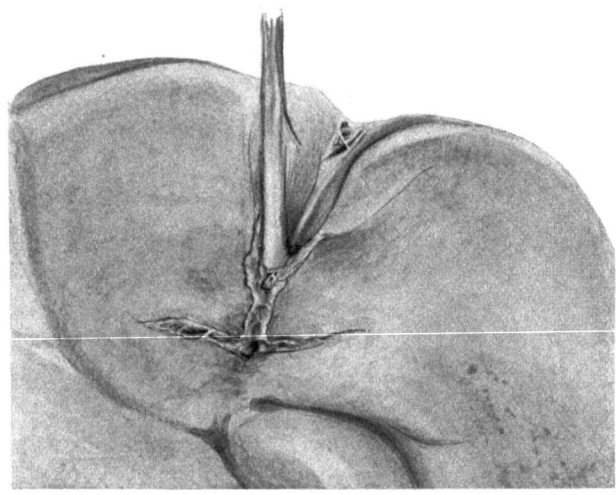

Abb. 9. Leberrandrisse um die Ansatzstelle des Ligamentum teres nach Kraftwagenüberfahrung.

Wird nun die Leber irgendwie nach unten gedrängt, so ist diese ausweichende Bewegung sicher sehr verwickelt. Die Leber kann nicht einfach stempelartig im ganzen nach unten verschoben werden. Hier muß vielmehr zur Geltung kommen, daß sie bei allgemeiner geringer Beweglichkeit in ihren Teilen ganz verschieden beweglich ist. So werden die weniger befestigten und infolge der inneren Verschieblichkeit auch leichter beweglichen Teile der Leber, vor allem also der vordere seitliche Teil des rechten Leberlappens dem Drucke eher nachgeben. Dazu mag noch kommen, daß die keilförmige rechte Kante weniger Widerstand findet als die breite Unterfläche und ein Ausweichen gerade für die rechte Kante noch dadurch begünstigt wird, daß die seitliche Bauchwand (Weiche) intraabdominalem Druck weniger Widerstand entgegensetzt als die vordere (Braus), und so die rechte Leberkante zwischen Bauchwand und Colon ascendens leichter sich vorschieben kann.

Das kaudalwärts gerichtete „Weiterfallen" oder „Weiterschnellen" der Leber beim Auffallen des Körpers dürfte wohl am rechten Leberlappen eine derartige Drehbewegung nach rechts unten sein.

Eine Folge der leichteren und stärkeren Tieferbewegung des seitlichen Teiles des rechten Leberlappens muß weiterhin eine Zusammenbiegung der Leber um eine sagittale Achse sein. Zerreißungen an der Konvexität werden daher in sagittaler Richtung verlaufen. Es handelt sich also hier um Zerreißungen durch

Dehnung, der gegenüber gerade die oberflächlichen Parenchymschichten weniger widerstandsfähig sind.

Im Bereiche der Leberbänder sind, wie wir uns ausdrückten, die Übergangszonen beweglicherer Teile der Lebermasse in weniger bewegliche. „Durch die gewaltsame Verschiebung und Zerrung des Organes kommt es gerade an solchen Stellen stärkeren Widerstandes gegen die einwirkende Gewalt zu Zerreißungen" (Borst). Daher finden sich Risse in diesen Übergangszonen mitunter ausgesprochen parallel zu den Bändern. Engel berichtet von einem 10 cm langen Riß, der in einer Entfernung von 3 cm dem Ligamentum coronarium parallel lief und der nach einem plötzlichen Rückwärtswerfen des Oberkörpers mit starker Rechtsdrehung entstanden war, wobei die Leber eine außerordentliche Pressung durch eine bedeutende Verengerung der rechten oberen Hälfte der Bauchhöhle, bei Straffung der Bauchdecken und des Zwerchfelles erlitten haben soll. In anderen Fällen wird zugleich mit dem Band die Kapsel in großer Ausdehnung abgezogen (Noetzel).

Lehrreich werden zur Beurteilung des Entstehungsmechanismus immer Fälle sein, die noch den Beginn des Risses erkennen lassen. Abb. 9 zeigt deutlich, daß die Leber vom Ligamentum teres weg nach oben gedrängt worden ist. Am oberen Rande der Incisura umbilicalis findet sich nur ein kleiner Riß in Kapsel und Parenchym, während die Zerreißung an der Ansatzstelle des Ligamentum teres bereits größeren Umfang angenommen hat. Der sich hieran anschließende querverlaufende Riß spricht meiner Ansicht nach ebenfalls für eine Umbiegung oder Verschiebung des Leberrandes nach oben. Das veranlassende Trauma war in diesem Falle eine Kraftwagenüberfahrung, die Brust und Oberbauch in schräger Richtung von links oben nach rechts unten getroffen hatte. Die Leberrandrisse mögen vielfach durch derartige Umbiegungen des dünnen Leberrandes nach oben oder unten entstehen.

Müssen wir also die Tatsache, daß neben stärker befestigten Teilen der Leber freier bewegliche vorhanden sind, in Betracht ziehen, um zu einer Erklärung der Entstehung der sagittalen Zerreißungen an der Leberkonvexität zu gelangen, so sind die nächst ihnen für die Leber so charakteristischen zentralen Zerreißungen und subkapsulären Hämatome wohl auch hauptsächlich durch die Gewebsverhältnisse bedingt. Es kann kein Zweifel sein, daß zentrale Rupturen sich fast ausschließlich in Organen mit stärkerer innerer Verschieblichkeit ihres Gewebes finden, also neben der Leber in der Milz, dann aber noch in der Lunge.

In der Lunge haben die zentralen, mit Blutungen einhergehenden Gewebszerreißungen nach Wegelin eine ausgesprochene Lokalisation um die kleinen Bronchien und Arterien. Wegelin sieht den Grund dazu in dem wenig homogenen Bau des Lungengewebes. Bei Zusammenpressungen des Brustkorbes wird das leicht zusammendrückbare Lungengewebe an den verhältnismäßig starren Bronchien und Arterien verschoben und von deren Außenwand abgerissen. Rusca machte die ganz gleiche experimentelle Beobachtung. Er fand bei Kaninchen, die er der Wirkung von Explosionen ausgesetzt hatte, innere Zerreißungen in den Lungen im Hilusgebiet und um die größeren Bronchialäste lokalisiert. Denn „je homogener ein Organ gebaut ist und je mehr seine Teile in ihren physikalischen Eigenschaften einander ähnlich sind, desto weniger werden bei plötzlicher Kompression Kontinuitätstrennungen eintreten, da eben die nebeneinanderliegenden Teile annähernd gleichzeitig in Bewegung gesetzt werden" (Rusca). Auch Tendeloo stellt fest, daß die Festigkeit eines Gewebes um so größer ist, je gleichmäßiger es in seiner geweblichen Zusammensetzung ist. Bei einem Nebeneinander von Gewebsarten verschiedener Elastizität und Festigkeit sind die Vereinigungsstellen dieser Gewebsarten von geringerer Widerstandsfähigkeit mechanischen Einwirkungen gegenüber. Das sind in der

Leber die Grenzzonen zwischen Parenchym einerseits und Gefäßen und Kapsel andererseits.

BAUER hält die zentralen Zerreißungen für verhältnismäßig häufig, er fand sie in einem Viertel seiner Fälle. Vielfach entstehen aus ihnen vollständige Rupturen (KROGIUS). Die einmal eingetretene zentrale Zusammenhangstrennung begünstigt vor allem bei fortbestehender Wirkung der veranlassenden Gewalt ein Weiterreißen bis zur Oberfläche des Organs. Wir sehen dann von den zentralen Zerreißungen bis zur Oberfläche radiäre Risse auslaufen. KROGIUS hat wohl recht, daß sich bei diesen zentralen Rupturen, Kompression und Biegung verbinden. Diesen Mechanismus finden wir wohl bei einem Falle, den Abb. 10 wiedergibt.

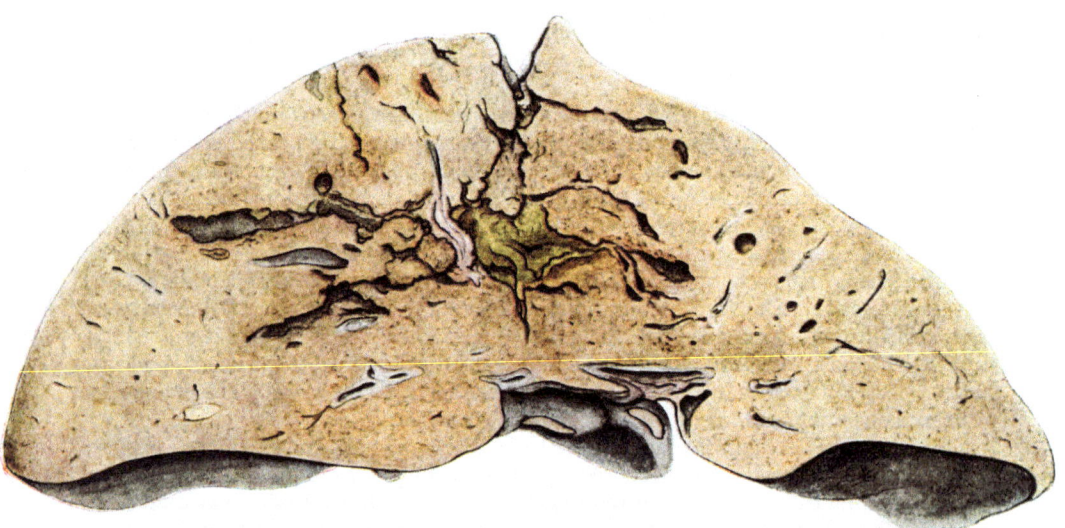

Abb. 10. Radiäre, die Leberoberfläche zum Teil erreichende Leberrisse, die von einem zentralen, gallig gefärbten Zertrümmerungsherd ausstrahlen. Quetschung der rechten Brustseite durch 16 Ztr. schweren Maschinenteil. Sagittalschnitt des rechten Leberlappens.

Es handelte sich dabei um einen 23 jährigen Arbeiter, dem durch einen 16 Zentner schweren langsam abgleitenden Maschinenteil die rechte Brustseite in ventrodorsaler Richtung zusammengedrückt wurde. Die zweite bis elfte Rippe rechts zeigte komplizierte Brüche, der Unterlappen der rechten Lunge war zerrissen, ebenso die Wandung des rechten Vorhofes. Auf dem Durchschnitt der Leber zeigen sich neben dem zentralen, gallig durchtränkten Zertrümmerungsgebiet die von ihm strahlig auslaufenden Risse, von denen einer an der Konvexität die Leberoberfläche erreicht. Es sei auch darauf hingewiesen, daß die Risse überhaupt mehr nach der Konvexität hin gerichtet sind, was dafür spricht, daß eine Zusammenbiegung über die Unterseite der Leber stattgefunden hat.

Auch dieser Fall lehrt, daß bei Zusammendrückungen der Leber der Druck nicht nur in der Tiefe zwischen beiden Druckpolen am stärksten ist, sondern daß hier auch die plastische Lebermasse sich durchbiegen und seitlich dem Drucke auszuweichen suchen wird. Diese Vorstellung ist bei der Plastizität und inneren Verschieblichkeit des Lebergewebes tatsächlich gegeben und damit im Zusammenhang läßt sich auch die Feststellung von BAUER verstehen, daß zentrale Zerreißungen eine gewisse größere Masse des betreffenden Organs voraussetzen und dann nur in an sich gesunden Lebern erfolgen.

Bei einer Zusammenpressung müssen also im Innern der Leber Schub- oder Scherwirkungen auftreten, um so mehr noch, wenn die veranlassende Gewalt selbst wandert und damit einen wälzenden Druck ausübt. Diese Schubkräfte werden sich um die Gefäße bemerkbar machen, denn „wir müssen im allgemeinen da, wo im tierischen Organismus festes mit lockerem Gewebe zusammenhängt, eher Schubwirkungen erwarten als in einem gleichmäßig elastischen Gewebe" (TENDELOO). Das Parenchym wird von den widerstandsfähigen Geweben, also hier den Gefäßen, einfach abgestreift (HOLM), so erklärt es sich auch, warum in Zertrümmerungsbezirken des Parenchyms die Gefäße vielfach erhalten sind. WILMS ist wohl der erste, dem Sprünge in der Tiefe der Lebersubstanz im Anschluß an größere Venenstämme auffielen. Auch wir fanden bei einem 16jährigen Bäckerlehrling, der sich aus dem drit-

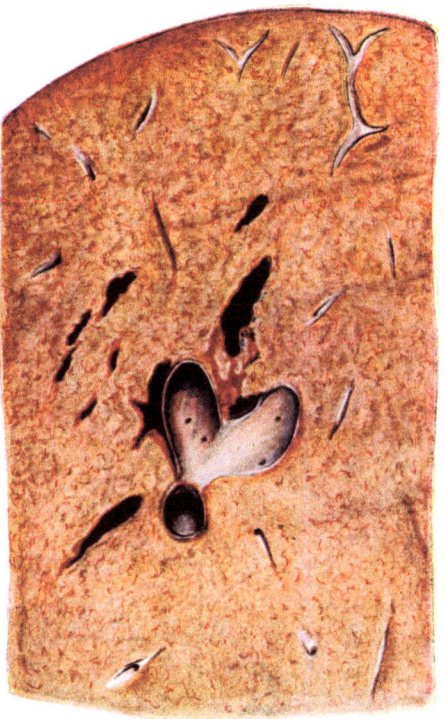

ten Stockwerk gestürzt hatte, neben einem sagittalen, 1,5 cm langen Riß an der Unterfläche des linken Lappens in der Tiefe des rechten Leberlappens diese typischen Risse (Abb. 11).

Jedenfalls ist die Gewebszerreißung das Primäre bei den zentralen Zerreißungen. WILMS hat das zuerst ausgesprochen und mit der Bezeichnung „zentrale Rupturen" ist er der alten Auffassung entgegengetreten, die in dieser Erscheinungsform der Leberverletzungen mit MAYER nichts anderes als „zentrale Apoplexien" sah, also die Folge von Blutungen bei primären Gefäßzerreißungen. Das vielfache Vorhandensein von Lebergewebstrümmern in den zentralen Rupturen spricht nach BAUER dafür, daß die Leberzertrümmerung das Primäre ist, der die Blutung folgen kann. Ein Fall BAUERs scheint das auch zu bestätigen. Bei einem Fliegerabsturz mit sofortigem Tod fanden sich zentrale Leberrisse ohne jegliche Blutung in den Rißspalt oder in dessen Umgebung.

Bei den zentralen Zerreißungen und den aus ihnen entstehenden zentralen Hämatomen kommt die Zerreißung größerer Gefäße nur insofern in Frage, als die Masse des in das

Abb. 11. Zentrale Leberrisse zum Teil im Anschluß an größere Venenstämme. Sturz aus dem dritten Stockwerk. Stück von einem Frontalschnitt des rechten Leberlappens.

Zertrümmerungsgebiet einströmenden Blutes dieses vergrößern kann und damit auch die Größe des Hämatoms bestimmen wird.

Bei Durchschüssen können infolge Mitverletzung eines Gefäßes in der Tiefe der Lebersubstanz größere Blutansammlungen auftreten, doch wird die dabei vorhandene Substanzzertrümmerung hauptsächlich den Raum dazu schaffen. Sonst wird im allgemeinen ein kugeliger Blutherd zustande kommen, da der Druck der Flüssigkeit nach allen Seiten hin der gleiche ist und auch das umgebende Parenchym ihm überall ungefähr gleichen Widerstand entgegensetzen wird (Abb. 12). Bisweilen ist auch der zentrale Zertrümmerungsherd mit Galle durchsetzt (Abb. 10).

Fraglich erscheint mir die Entstehung zentraler Hämatome aus Pfortaderrissen wie BORST sie annimmt, und zwar darum, weil der Druck im Pfortadersystem wohl kaum so gesteigert werden kann, daß Zerreißungen von

Pfortarderästen denkbar wären, ohne daß mit der Einengung des Bauchraumes und der Erhöhung des intraabdominalen Druckes auch die ganze Leber zusammengepreßt würde und schon deshalb zerreißen könnte. Eine Druckerhöhung im Pfortardersystem würde das Blut in erster Linie in das so aufnahmefähige Kapillarsystem des Parenchyms hineinpressen (Leber als „Ausweichreservoir", THÖLE), so daß hier der stärkste Druck anzunehmen wäre.

Doch kann mit entsprechend hohem Drucke austretendes Blut genau wie im Gehirn auch in der Leber zu ausgedehnten Gewebszertrümmerungen führen, das beweisen die nach Platzen eines intrahepatischen Leberarterienaneurysmas beschriebenen Leberzerreißungen (WALZ, WÄTZOLD, ANDERSSON u. a.). Die Zerreißungsblutung kann dabei auch durch den Gallengang in den Darm erfolgen (KÄDING, s. a. THÖLE).

Die gleichen Bedingungen wie bei den zentralen Zerreißungen kommen auch bei der Entstehung der subkapsulären Hämatome in Frage, und zwar Schubkräfte und neben der örtlichen Gewebsveranlagung der Blutdruck. GROLL

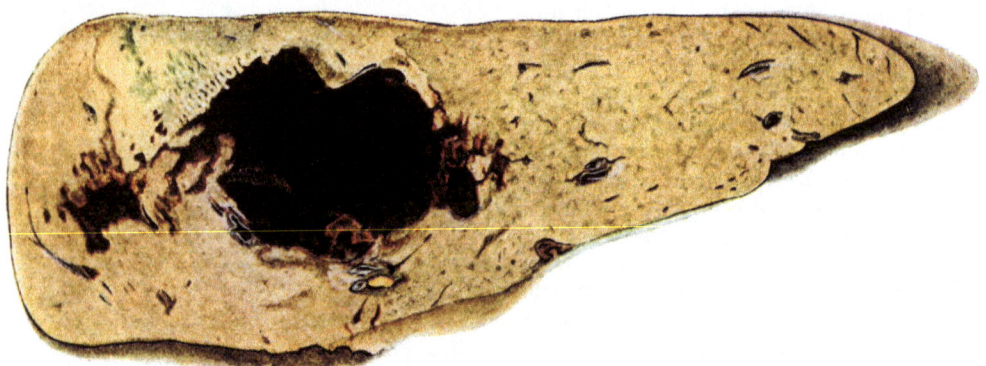

Abb. 12. Zentrales Hämatom. Gallig gefärbte anämische Gewebsnekrosen in seiner Umgebung. Sagittalschnitt aus dem rechten Leberlappen. Überfahrung durch einen Wagen. (Aus der Sammlung des gerichtsärztlichen Instituts Breslau.)

fand bei Abstürzen aus der Luft entweder nur isolierte Zerreißungen im Zentrum des rechten Lappens oder oberflächliche umschriebene Ablösungen der Kapsel mit Hämatombildung.

Abgesehen von den verschiedenen elastischen Eigenschaften der bindegewebigen Kapsel und des Parenchyms wird die Ablösung der Kapsel noch dadurch begünstigt, daß zwischen ihr und dem Parenchym sich ein lockeres Netz von Blut- und Lymphkapillaren befindet, darunter Verzweigungen der Rami subcapsulares der Leberarterie.

Eine gewisse Verschieblichkeit der Kapsel gegen das Parenchym, die hierdurch wohl gegeben ist, dürfte physiologisch notwendig sein. Bei den verschiedenen zum Teil hochgradig wechselnden physiologischen Schwellungszuständen der Leber wird die elastische Nachgiebigkeit der Kapsel allein nicht ausreichen. Möglicherweise werden die Bauchfellduplikaturen durch Entfaltung als Reserve beansprucht, ebenso wie die leichte Einfaltung der Kapsel in der Furche um die Gallenblase mit dazu dient, die Kapsel den verschiedenen Füllungszuständen der Gallenblase sich anpassen zu lassen. An diesen Stellen wird man stärkere Spannungen und Verschiebungen der Kapsel erwarten dürfen, die bei außerdem noch vorhandener Schädigung der Gefäße zu gerade hier lokalisierten Blutungen führen können.

Vielleicht erklären sich so die mitunter geradezu hämatomartigen Blutungen, die in charakteristischer Weise bei der Eklampsie hauptsächlich entlang dem Ansatz des Ligamentum coronarium weniger des Ligamentum suspensorium und rings um die Gallenblase auftreten. Daß auf diese Weise nach Einreißen der Kapsel selbst tödliche Blutungen bei der Eklampsie zustande kommen können, beweist ein Fall von Herz.

Auch traumatische Kapselhämatome sind in auffallender Weise im Bereiche der Ligamente lokalisiert unter Bevorzugung der Vereinigungsstelle vom Ligamentum coronarium und Ligamentum falciforme (vgl. S. 775).

Eine Blutüberfüllung der subkapsulären Gefäße begünstigt offenbar an sich schon Blutungen aus ihnen, denn die mitunter bei asphyktischen Totgeborenen

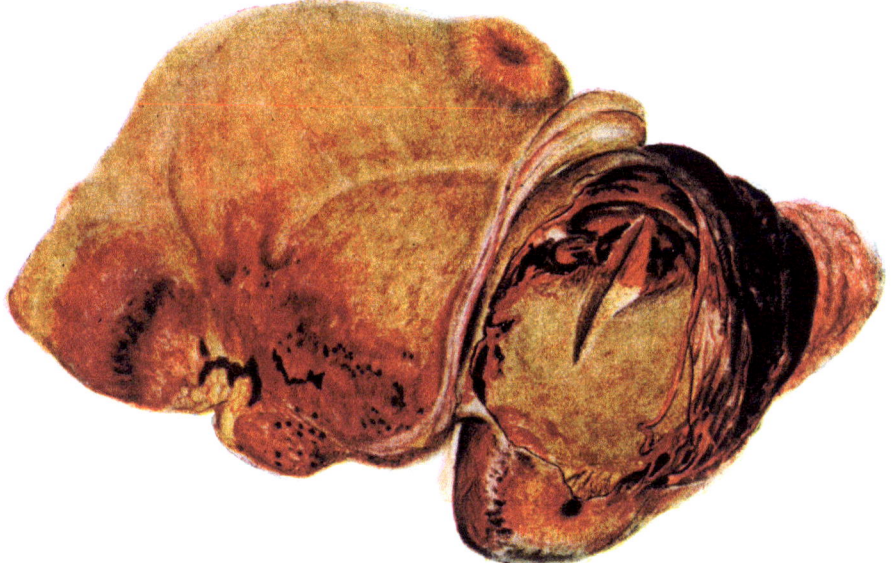

Abb. 13. Subkapsuläre Blutungen mit sekundärem Kapselriß bei Metastasen eines medullären Magenkarzinoms in der Leber.

vorhandenen Kapselhämatome sollen nach Fahr nicht nur mechanisch bedingt sein, sondern allein durch die Asphyxie hervorgerufen werden können, ähnlich anderen subserösen asphyktischen Blutungen. An dieser Stelle ist ein außergewöhnlicher Fall zu erwähnen, den ich kürzlich beobachtete (Abb. 13).

Ein 37jähriger Mann kommt in die hiesige medizinische Universitätspoliklinik und wird dort noch vor der ärztlichen Untersuchung im Abort in einem schweren Krankheitszustande mit den Anzeichen einer abdominalen Blutung aufgefunden. Bei der sofort vorgenommenen Operation wird ein ungefähr 7 cm langer, blutender, sagittalverlaufender Kapselriß über dem linken Leberlappen festgestellt. Tod nach 2 Tagen. Bei der Sektion finden sich Metastasen eines medullären Magenkarzinoms in der Leber. Über dem linken Leberlappen ist die Kapsel eingerissen, beiseite geschoben und noch in weiterem Umfange durch Blutansammlungen abgehoben. Über einer Karzinommetastase nahe dem oberen Winkel des Kapselrisses liegen dicke Blutgerinnsel. Der Einschnitt zeigt, daß der Krebsknoten in seiner Tiefe hämorrhagisch infarziert ist. Über den anderen Metastasen, besonders derjenigen in der Gallenblasengegend, zahlreiche kleinere und größere subkapsuläre Blutungen oder ein dichtes Netz strotzend mit Blut gefüllter Gefäßchen. Aus ihnen muß bei der Erhöhung des Blutdruckes durch die Bauchpresse die von dem Kapselriß gefolgte subkapsuläre Blutung eingetreten sein. Ähnliche Fälle s. bei Bressler[1].

---

[1] Bressler, Frankf. Z. Path. **25**, 277 (1921).

Neben solchen auf der Zerreißung von subkapsulären Gefäßen beruhenden Hämatomen kommen andere zur Beobachtung, die entweder auf umschriebenen subkapsulären Parenchymzertrümmerungen beruhen, oder auf ausgedehnteren Zerreißungen, über denen die Kapsel erhalten geblieben ist.

Bei derartigen Zufällen wird die Blutung recht massig sein können und die Rupturen verbinden sich mit großen subkapsulären Hämatomen, die eine ballonartige Auftreibung der Kapsel über große Gebiete verursachen können (ANDERSSON); (vgl. Abb. 13). Selbst bei ausgedehnten Parenchymrissen und einer Blutansammlung von mehr als 1000 ccm kann die Kapsel darüber unversehrt bleiben (RAMMSTEDT).

Wieder sind es in erster Linie tangentialwirkende Kräfte, die zu einer Ablösung der Kapsel führen (LANGENBUCH). „Die Druckwirkung einer äußeren Gewalt löst offenbar walzenartig Leber und Kapsel" (BLOCH). Ein derartiger Mechanismus ist leicht vorstellbar bei Neugeborenen, die asphyktisch den engen Geburtskanal durchlaufen, und bei denen die große, blutüberfüllte Leber weit über den schützenden Rippenbogen herausragend den eindrückbaren und verschieblichen Bauchdecken in großer Ausdehnung anliegt, um so mehr als „beim Fetus und Neugeborenen der seröse Überzug der Leber nur äußerst locker der Unterlage aufsitzt und sich sehr leicht abheben läßt" (FAHR).

Die gewebliche Zusammensetzung der Leber, die Zusammenfügung einer bindegewebigen elastischen Kapsel und der Blutgefäße mit einem jeglicher Stützsubstanz so gut wie ganz entbehrenden Parenchym sind es nicht allein, welche die Zerreißlichkeit des Lebergewebes bestimmen, in weit höherem Maße geschieht das noch durch den Blutgehalt. Man hat die Wichtigkeit des Blutgehaltes in dieser mechanischen Hinsicht vor allem auch in den Versuchen an Leichenlebern kennengelernt, bei denen sich herausstellte, daß ein Bersten der Leber erst dann eintrat, wenn man das Leichenorgan soweit mit Flüssigkeit füllte, bis ein gewisser Turgor wiederhergestellt war (GEILL, KROGIUS u. a.).

Wir hatten bereits gesehen, daß die sog. Sprengwirkung von Schüssen auf dem Flüssigkeitsgehalt des Gewebes beruht. Je höher die lebendige Energie des Geschosses, um so größer die Sprengwirkung. Je plötzlicher die mechanische Einwirkung stattfindet, desto weniger ist die Leber elastisch nachgiebig, desto weniger ist sie zusammendrückbar, desto mehr nähert sie sich in ihren physikalischen Eigenschaften einem festen Körper und das nur, weil die plötzliche Gewalt das Blut nicht aus den Maschenräumen des Parenchyms verdrängen kann. Mit der Steigerung der lebendigen Energie einer einwirkenden Gewalt — sei es Schuß oder Stoß — und der Zunahme des Blutgehaltes der Leber müssen sich daher auch die Erfolge, die Ausdehnung und Schwere der Zerreißungen, vergrößern.

Der physiologische Blutgehalt der Leber ist ein wechselnder. An sich ist er schon recht bedeutend, da er durchschnittlich einem Drittel des Lebergewichtes und nach RANKE einem Viertel der gesamten Blutmenge entspricht. Durch die große Aufnahmefähigkeit der Bluträume wird die Leber zu einem Blutbehälter und einem Regeler der Blutverteilung. Bei allgemeiner Überfüllung des Gefäßsystems, so auch infolge von Infusionen von Flüssigkeit, zeigt sich nach TIGERSTEDT die Leber groß, prall und bretthart. Dann wird ein gehemmter Abfluß oder ein vermehrter Zufluß sich durch verstärkte Blutfülle in der Leber bemerkbar machen. Das muß bei allen Stauungszuständen, also bei gehemmtem Blutabfluß durch die Vena cava inferior eintreten, wie auch bei vermehrtem Zufluß, wobei für uns der Weg über die Pfortader zuerst in Betracht kommt. Beide Zustände können nun durch das Trauma selbst geschaffen werden. Eine Stauungshyperämie muß eintreten, wenn „bei diffuser Kompression der unteren Brustgegend die Vena cava zwischen Leber und Wirbelsäule gepreßt wird"

(HOPPE-SEYLER), und ein übermäßiger Zufluß erfolgt durch Zusammendrückung des ganzen Pfortadergebietes, wie z. B. bei Verschüttungen (BORST).

Wie hochgradig bei Stauungen die Blutansammlung in der Leber sein kann, zeigen Untersuchungen von SCHÜTZ, der dabei feststellte, daß die Leber bis das Doppelte ihres eigenen Parenchymgewichtes an Blut aufnehmen kann.

TENDELOO meint nun, daß die einzelnen Teile der Leber in ganz verschiedenem Maße befähigt sind, Blut aufzunehmen. Diese ungleichmäßige Füllungsmöglichkeit des Lebergewebes könnte auch noch lokale Spannungsunterschiede hervorrufen, die zu seiner Zerreißlichkeit beitragen. Nicht nur die verschiedene Entwicklung des bindegewebigen Gerüstes mit den Gallengängen und Gefäßen in den einzelnen Leberteilen beeinflußt also die Elastizität, sondern auch die Masse des Parenchyms mit seiner Speicherungsmöglichkeit von Blut. Je starrer nun das Parenchym durch Stauung ist, je weniger die Möglichkeit zu einer Verdrängung des Blutes besteht, je geringer also seine einzig hierauf beruhende Zusammendrückbarkeit, desto zerreißlicher ist es.

Eine Beeinflussung des Blutgehaltes der Leber erfolgt auch durch die Atembewegungen. Störungen hierbei werden infolgedessen eine Blutanhäufung fördern. Außerdem kann eine vorübergehende Hyperämie der Leber dadurch hervorgerufen werden, daß bei jeder körperlichen Arbeit der Druck des Blutes in der unteren Hohlvene vorübergehend erheblich steigt, und damit der Abfluß aus den Lebervenen verlangsamt wird.

So kann man je nach ihrem wechselnden Blutgehalt die Leber auch als „leeres" oder „volles" Organ bezeichnen, und sie verhält sich demnach mechanisch wie jedes andere Hohlorgan je nach seinem Füllungszustand.

Eine Begünstigung durch diese Verhältnisse muß man vermuten bei einem Falle, in dem ein Schmied während seiner Arbeit bewußtlos zusammenstürzte und wo sich ein großer, klaffender Riß im rechten Leberlappen fand (FINSTERER). Die Leberzerreißungen bei Kindern, die ohne Kunsthilfe geboren wurden (HEDRÉN u. a.), sind wohl hauptsächlich durch die bei Neugeborenen vorhandene besondere Blutfülle des Organs bedingt. Ein von LAKSCHEWITZ beschriebener Fall verlief unter den klinischen Erscheinungen einer Gallengangsaplasie. Ein umfangreiches Leberhämatom nahm zwei Drittel der ganzen Leber ein und drückte die großen Gallengänge zusammen. Leberverletzungen bei asphyktischen Neugeborenen, deren Lebern durch die Stauung noch zerreißlicher geworden sind, werden auch den SCHULTZEschen Schwingungen zur Last gelegt (vgl. DITTRICH und FAHR).

Da tätige Organe reichlicher durchblutet werden als ruhende, so haben wir auch mit einer funktionellen Hyperämie zu rechnen. Mit ihr geht eine gesteigerte Absonderung von Galle einher, so daß ebenfalls dadurch der Flüssigkeitsgehalt gesteigert wird.

RÖSSLE hat auf die bemerkenswerte Tatsache hingewiesen, daß schwer arbeitende und körperlich ausgiebig tätige Menschen eine besonders große Leber haben, vor allem hat er das bei den Soldaten im Felde gefunden. Er nimmt an, daß das stark beanspruchte Stoffwechselorgan als Speicherungsorgan für das vielgebrauchte Glykogen seine Masse vermehrt, also eine Arbeitshypertrophie zeigt, mit der eine stärkere aktive Durchblutung einhergeht.

Daß tatsächlich der Blutgehalt und damit die Verletzungsblutung weitgehend von dem Funktionszustand abhängig ist, zeigt die Feststellung VON PODWYSSOZKIs im Tierversuch. Schnittwunden in Lebern von Hungertieren bluten kaum.

Die Seltenheit der Zerreißungen bei alten Leuten, die GARRÉ darauf zurückführt, daß die Lebern bei diesen kleiner und darum weniger brüchig sind, könnte eher mit den eben gezeichneten Verhältnissen zusammenhängen. Mit dem

Schwunde des Parenchyms bei der Altersatrophie ist eine Vermehrung des Bindegewebes verbunden. Diese vermindert die Zerreißlichkeit der Leber, was wir auch daran sehen, daß zirrhotische Lebern kaum zerreißen.

Außer durch den Blutgehalt kann die Zerreißlichkeit des Parenchyms noch durch Veränderungen der Leberzellen selbst beeinflußt werden, da deren Beschaffenheit ebenso wie der Blutgehalt des ganzen Organes mit der Funktion wechselt. Im Hungerzustande ist nicht nur der Blutgehalt gering, sondern wie die ganze Leber ist auch die einzelne Zelle kleiner. Während der Verdauung ändert sich mit dem zunehmenden Blutgehalt das Aussehen der Leber wie der einzelnen Zelle, und zwar je nach der Art der zugeführten Nahrung in verschiedener Weise. Nach Fütterung mit Albuminaten wird die Leber blutreicher, bleibt aber dabei derb und widerstandsfähig, während Fütterung mit Kohlehydraten die Leber mehr vergrößert, zugleich wird sie weich, mürbe, die Kapillaren werden durch die starke Vergrößerung der Leberzellen verengt (HOPPE-SEYLER).

Diese Angaben bilden eine Ergänzung der Befunde von RÖSSLE und eine Bestätigung seiner Annahme, daß die Glykogenspeicherung die Leber vergrößern kann.

Auch pathologische Zustände führen durch die Art der Parenchymschädigung zu Änderungen der Leberkonsistenz wie vor allem die fettige und amyloide Degeneration. Derartige Lebern sind verhältnismäßig blutarm, schon dadurch wenig zusammendrückbar und vor allem sehr brüchig, dazu kommt noch die zugleich vorhandene Vergrößerung.

Bei Infektionskrankheiten sind nicht nur Vermehrung der Blutfülle, sondern auch Parenchymveränderungen wie trübe Schwellung und Verfettung geeignet, die Resistenz der Leber herabzusetzen. Ferner können Karzinommetastasen, Kavernome und Echinokokkusblasen die Brüchigkeit der Leber erhöhen.

Gegenüber dieser gesteigerten Zerreißungsbereitschaft wird ein ganz geringfügiges Trauma genügen, um eine Zerreißung eintreten zu lassen. Die Fettleber eines Tuberkulösen reißt bei einer plötzlichen Körperbewegung (ENGEL). Ein Alkoholdelirant fällt aus dem Bett und zieht sich dadurch eine mehrfache Zerreißung seiner Fettleber mit tödlicher Blutung zu (KAUFMANN), ein Pneumoniekranker wendet sich im Bett um und erleidet eine Leberruptur (HEINZELMANN), bei einer karzinomatösen Leber genügt ebenfalls Umwenden des Patienten im Bett (CHIARI). Bei einer Schwangeren wird eine Nephrektomie vorgenommen; unter dem bei der Operation ausgeübten Druck zerreißt die Leber. Im Vergleich zu der Geringfügigkeit des Traumas sieht HULST die Ursache in der erheblichen parenchymatösen Degeneration des Lebergewebes infolge der chronischen Nephritis und vielleicht auch der bestehenden Schwangerschaft.

Derartige Beobachtungen sind gerichtsärztlich wichtig, weil sie zeigen, daß auch ohne fremde Gewalt Leberzerreißungen infolge einer außerordentlichen Steigerung der schon physiologisch vorhandenen Berstungsbereitschaft entstehen.

Abgesehen vom Shock, der nach stumpfen Traumen häufiger als nach Schuß- und Stichverletzungen beobachtet wird, ist die Blutung die unmittelbarste und schwerwiegendste der Verletzungsfolgen. Ihre Stärke entscheidet bald über das Schicksal des Verletzten. Die so verschieden angegebene Prognose der Leberverletzungen im Frieden und im Kriege, wobei in den Friedensstatistiken die Sterblichkeit eine viel höhere ist als in den Kriegsstatistiken, erklärt LIEK damit, daß die Friedensverletzungen so gut wie alle in ärztliche Behandlung kommen und damit vermerkt werden, während die meisten der im Kriege schwer Verletzten schon vorher sterben. So gelten die Angaben von NOETZEL daß von den Leberzerreißungen etwas mehr als die Hälfte, von den Schnitt-Stichwunden etwa drei Viertel, von den Schußverletzungen etwa zwei Drittel durch Operation durchschnittlich gerettet werden, nur für die Fälle, die überhaupt zur Operation kommen.

Da die natürliche Blutfülle oder eine Blutüberfüllung der Leber eine Voraussetzung für alle Zusammenhangstrennungen bedeutet oder sie doch mindestens begünstigt, so folgt im allgemeinen jeder Verletzung, die mit einem Riß der Kapsel einhergeht, eine verhältnismäßig starke Blutung. Bei den subkutanen Verletzungen erfolgt eine innere Blutung in den Bauchfellraum, während bei den offenen Wunden eine äußere Blutung zustande kommt, die sich aber auch mit einer inneren Blutung vereinigen kann.

Trotz des geringen Druckes im Pfortadersystem blutet es bei der Masse der eröffneten Bluträume wie aus einem angeschnittenen Angiom (BURCKHARDT). Infolge ihrer festen Einfügung in das Parenchym klaffen die durchtrennten Lebervenen. Glatte Durchtrennungen des Gewebes und der Gefäße, wie sie bei Schnitt- und Stichverletzungen vorkommen, sind infolgedessen von einer anhaltenden Blutung gefolgt, während es aus Quetschungs- oder Rißwunden und auch aus Schußwunden vielfach geringer bluten wird. Im Gegensatz zu den glatten Wunden wird hier durch die Gewebszertrümmerung die Blutung eingeschränkt und zum Stehen gebracht, auch können gerade bei diesen Arten der Leberverletzungen die größeren Gefäße erhalten bleiben.

Wie die Vorhersage so bestimmt der Grad der Blutung im allgemeinen auch das klinische Bild. Bei geringer Blutung und fehlenden äußeren Merkmalen eines Traumas der Lebergegend können klinische Hinweise auf eine Leberverletzung vermißt werden. Bei zentralen Zerreißungen werden Anzeichen einer Blutung fehlen, doch auch stärkere peritoneale Blutergüsse machen mitunter auffallend geringe Erscheinungen. Bei großen Blutergüssen werden die abdominalen Anzeichen jedoch wohl eindeutig sein, aber auch geringe können gelegentlich schwere Erscheinungen vortäuschen (SCHMIEDEN).

Die Menge des ergossenen Blutes kann außerordentlich groß sein, so daß es zu einer völligen Verblutung in den Bauchraum kommt. TIETZE stellte bei einem bald verstorbenen Verletzten fünf Liter fest, also fast die gesamte Blutmenge des Körpers. In einem von OTT mitgeteilten Fall erfolgte der Verblutungstod durch ein intrahepatisches und subkapsuläres Hämatom. Neben dem Umfang der Verletzung ist für die Blutung vor allem auch die Mitverletzung größerer Blutgefäße ausschlaggebend, dabei spielt der Sitz der Verletzung eine Rolle. Weniger bluten Oberflächenrisse in den Randgebieten und an der Konvexität, je tiefer die Risse aber in die Leber eindringen, um so mehr können große Gefäße eröffnet werden. An der konkaven Leberseite, besonders in der Nähe der Leberpforte, wo große Gefäße dicht nebeneinander oberflächlich verlaufen, wird das auch leicht geschehen. An der Einmündungsstelle der Lebervenen kann die Vena cava inferior eingerissen werden (SCHMORL). Auch die zufällige Verletzung eines größeren Gefäßes durch eine Punktionsnadel kann zu einer tödlichen Blutung führen. THÖLE führt eine Reihe derartiger Fälle an.

Bei geschlossenen Verletzungen wird eine rein venöse Blutung bald durch Selbsttamponade stehen, während bei Beteiligung arterieller Gefäße eine Neigung zu allmählich fortschreitender Vergrößerung vorhanden ist, so daß mit steigendem Druck der Blutansammlung ein sekundäres Platzen möglich wird. Subkapsuläre Hämatome werden dadurch größeren Umfang annehmen können, daß die locker aufsitzende Kapsel dem andrängenden Blut nachgibt und so mehr und mehr vom Parenchym abgehoben wird. Auch hier wird die allmählich überdehnte Kapsel sekundär platzen.

Abgesehen von der starken Quetschung des Gewebes und Verschonung
größerer Gefäße kann eine geringe Blutung auch durch pathologisch geringen
Blutgehalt der Leber bedingt sein bei Hungerzuständen (von Podwyssozki),
fettiger oder amyloider Degeneration. Auch Sinken des Blutdruckes durch
mangelhafte Herzaktion infolge eines bestehenden Shockzustandes kann die
Blutung einschränken (Graser), oder der durch den Bluterguß und die reflektorische Bauchdeckenspannung gesteigerte intraabdominale Druck und eine
Anlagerung benachbarter Baucheingeweide führen eine Art Tamponade der
Leberwunde herbei. Wie der Fall Wakasugi beweist, kann bei Verletzungen
an der Konvexität das dicht anliegende Zwerchfell die Blutung nicht nur hemmen,
sondern überhaupt im subphrenischen Raum zurückhalten. Das Blut fließt
infolgedessen kaum in die freie Bauchhöhle, dabei schlägt sich das Netz nach
oben, verklebt am Leberrande und sichert noch den Abschluß des subphrenischen
Raumes. Bei gleichzeitiger Zwerchfellverletzung kann die Blutung aus einer
Wunde der Leberkonvexität durch die ansaugende Wirkung des Pleuraraumes
nicht nur, wie Mertens annimmt, unterhalten und vermehrt werden, sondern
das Blut wird dadurch auch so vollständig in diesen abfließen, daß die Erscheinungen eines Hämatothorax im Vordergrunde stehen und jegliche Anzeichen
einer Bauch- bzw. Leberverletzung fehlen. Burckhardt und Landois machten
bei Zwerchfell-Leberschüssen stets die Beobachtung, daß alles Blut in die Brusthöhle läuft. Auch ist die Beobachtung beachtenswert, daß aus der Milz stammende Blutungen sich bald im kleinen Becken ansammeln, während Blutergüsse der Leber, gewissermaßen durch das Gekröse und durch den Blinddarm
gehemmt, in der rechten Fossa iliaca halt machen können und nicht bis in das
Becken hinabsteigen (Malgaigne-Bloch, Otis-Edler). Das ergossene Blut
bleibt gewöhnlich flüssig, zum Teil wohl durch die Wirkung der beigemengten
Galle. Nur in seltenen Fällen wird von Blutgerinnseln berichtet. Ältere Blutergüsse haben ein teerartiges Aussehen.

Bleibt der Bluterguß nach spontanem Stillstand der Blutung sich selbst
überlassen und keimfrei, so kann er im günstigsten Falle aufgesaugt werden
oder er kapselt sich ab und es entsteht so eine Pseudozyste. Besonders neigen
zur Abkapselung Blutansammlungen im subphrenischen Raum und in der
Bursa omentalis, wozu das Netz mit Verklebungen noch besonders beitragen
kann (Edler, Wakasugi). Der peritoneale Bluterguß kann nach Thöle zu
Darmlähmung und durch Hochdrängung des Zwerchfells zu Behinderung der
Atmung und Herztätigkeit und damit zu Herzlähmung führen.

Kommt es zu einer immer drohenden Infektion, dann stehen die Erscheinungen einer diffusen Bauchfellentzündung bald im Vordergrunde des Krankheitsbildes. Aber auch ohne infektiöse Bauchfellentzündung können peritonitische Erscheinungen auftreten. Die Infektion des Blutergusses ist auf verschiedenen Wegen möglich. Bei subkutanen Zerreißungen braucht es zu gröberen
Darmverletzungen gar nicht gekommen zu sein, eine Quetschung des Darmes
oder eine dem Trauma folgende Darmlähmung gibt Anlaß zu einer Durchwanderungsperitonitis. Oder der Bluterguß wird auf dem Wege über die Leber infiziert.

Gegenüber der Massigkeit der Blutungen treten die wohl immer vorhandenen
galligen Beimengungen mehr zurück. Sie scheinen dazu beitragen zu können,
das Blut flüssig zu erhalten, und werden dadurch insofern gefährlich, als die
Blutung länger andauert oder überhaupt nicht zum Stillstand kommt. Stärkere
gallige Beimengungen werden kaum bei Rissen an der Konvexität beobachtet
werden, eher schon, wenn bei Verletzungen der Unterseite in Hilusnähe größere
Gallengänge eröffnet werden. Auch die Umgebung von Rissen oder Schuß-
öffnungen an der Unterseite der Leber zeigt infolgedessen stärkere gallige
Durchtränkung (vgl. Abb. 1). Nur bei Verletzungen der Gallenblase oder

extrahepatischer Gallengänge wie des Ductus choledochus, bei Einrissen oder Zerquetschungen des Ligamentum hepatoduodenale werden reine Gallenergüsse in den Bauchraum beobachtet. Die so entstehenden oft massenhaften Ansammlungen von Flüssigkeit, als Cholaskos von LANDAU bezeichnet, rufen ein eigenartiges Krankheitsbild hervor, das durch eine hochgradige Kachexie gekennzeichnet wird (KÜTTNER). Diese scheint durch den toxischen Einfluß resorbierter Gallenbestandteile hervorgerufen zu werden (SCHLATTER, VON GAZA), so daß man wohl von einer cholotoxischen Kachexie sprechen kann. FINSTERER hat auch auf eine mitunter dabei zu beobachtende Bradykardie hingewiesen, die auf einer Reizung des Vagus durch gallensaure Salze beruht bei dem massenhaften Übertritt von Galle ins Blut durch die eröffneten Lebergefäße oder durch Resorption aus der Bauchhöhle.

Es muß immerhin auffallen, daß Infektionen der Gallenergüsse selten sind. Selbst wochenlange Ansammlungen in der Bauchhöhle können vom Bauchfell reaktionslos ertragen werden, Fibrinabscheidungen und Verwachsungen fehlen völlig. Mitunter wird jedoch die Abscheidung stärkerer Fibrinmassen veranlaßt. Es entsteht unter dem toxischen Reiz der Galle eine plastische Peritonitis, die den zuerst vorhandenen Ikterus durch fortschreitende Hemmung der Resorption zum Verschwinden bringt. Gewöhnlich bewirkt aber die Galle nur eine schwächere Form der Exsudation (LÖFFLER). Eitrige Formen der Bauchfellentzündung sind dabei immer durch sekundäre Infektion bedingt.

Bei Leber-Zwerchfellschüssen kann mit der Ansammlung von Galle im Brustfellraum ein Cholothorax entstehen. Der Reiz der Galle ruft hier eine seröse Gallenpleuritis hervor mit Abscheidung wesentlich größerer Flüssigkeitsmengen als das im Bauchfell der Fall zu sein scheint. Auch beim Cholothorax entwickelt sich eine fortschreitende Kachexie als deren Ursache von GAZA neben dem außerordentlichen Flüssigkeitsverlust ebenfalls die schädigende Wirkung aufgesaugter Gallenbestandteile und den toxischen Einfluß autolytischer Leberzerfallsstoffe ansieht. Durch fibrinöse Verklebungen herbeigeführte Absackungen des Galleergusses im Brust- oder Bauchfellraum werden als Cholozele bezeichnet (L. PICK, V. GAZA).

An der Leber selbst sind außer den Zusammenhangstrennungen noch die Ernährungsstörungen des Gewebes als unmittelbare oder mittelbare Verletzungsfolgen zu betrachten. Die Ränder jeder Leberwunde, auch der einfachsten Stich- oder Schnittwunde zeigen Gewebsnekrose (ORTH), die primäre traumatische Nekrose (STERN). Je größer die Gewalt des Traumas um so umfangreicher sind die Nekrosen. Am umfangreichsten werden sie bei schweren Quetschungen und Schußverletzungen gefunden. Die primäre traumatische Nekrose beruht einmal auf der unmittelbaren mechanischen Zertrümmerung oder Quetschung des Gewebes, auf der direkten „traumatischen Ertötung des Leberparenchyms" (ORTH). Diese prägt sich bei Schußwunden in verschiedenen Schädigungszonen aus, sie ist also eine vom Zentrum des Schußkanals aus sich abstufende Erschütterungsnekrose, die im Radius ihrer Ausdehnung von der Stärke des Seitenstoßes des Geschosses abhängig ist (Zonen der traumatischen Nekrose und molekularen Erschütterung s. BORST). Das nekrotische Gewebe wird mehr oder weniger mit Blut und Galle durchtränkt und erhält so ein charakteristisches buntes Aussehen. Enge Schußkanäle können durch Blut und Gewebstrümmer vollkommen verschlossen, „plombiert" werden (DIETRICH); (vgl. Abb. 1).

Zum Gebiete der primären traumatischen Nekrose gehören auch noch die mehr oder weniger aus dem Zusammenhang gerissenen Leberteile und die ganz abgerissenen Leberstückchen, die im Netz oder im kleinen Becken liegend gefunden werden können. Selbst der ganze linke Leberlappen kann abgequetscht werden und völlig nekrotisch im Bauchraum liegen (CHIARI). Die Durchtränkung des Gewebes mit Blut und Galle wird seine mechanische Abtötung noch vervollständigen oder auch weniger unmittelbar geschädigte Gewebsteile noch sekundär abtöten können. Neuere Anschauungen schreiben der Galle die Möglichkeit zu, Nekrose von Lebergewebe hervorzubringen, indem die Galle als Reizstoff am Strombahnnervensystem angreifend Stase erzeugt (LÖFFLER). Diese sekundären traumatischen Nekrosen entstehen im allgemeinen dadurch, daß die hier in Betracht kommenden Gefäße, Arterien- und Pfortaderäste, zerreißen oder thrombosiert werden. Da die Leberarterienäste funktionelle Endarterien darstellen, so verfallen die der Ernährung beraubten Leberteile der anämischen Nekrose, es entsteht der traumatische,

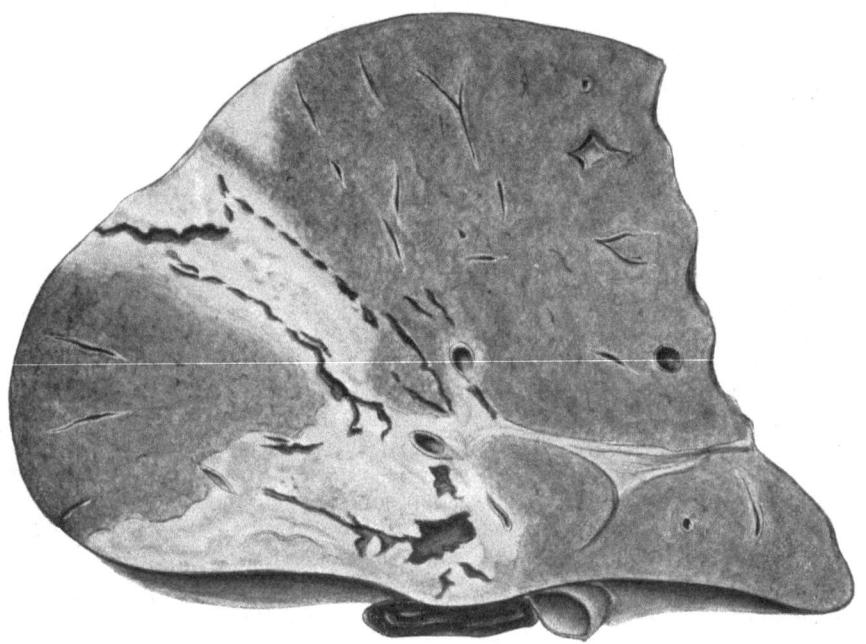

Abb. 14. Leberruptur mit keilförmiger anämischer Nekrose. Stück vom Horizontalschnitt des rechten Lappens. Überfahrung durch einen Wagen. (Nach KAUFMANN.)

anämische Leberinfarkt, ein gelbweißer manchmal gallig gefärbter, meistens scharf abgegrenzter und keilförmiger Bezirk, der die Verletzung umgibt oder von ihr ausgeht und sich nach der Leberoberfläche erstreckt (WAKASUGI); (vgl. Abb. 12 und Abb. 14). Einer Absperrung des Pfortaderblutes folgt der hämorrhagische Infarkt.

Das nekrotische Gewebe kann nur ausgestoßen oder aufgesaugt werden. Bei offenen Wunden wird sich die Sequestrierung des nekrotischen Gewebes dadurch bemerkbar machen, daß in der Wunde der Austritt von Gewebsfetzen und -bröckeln erfolgt oder daß sich ein „hellbrauner Leberbrei" entleert (LÄWEN, SCHMIEDEN). BAUER nimmt an, daß die Galle eine verdauende Wirkung auf die Gerinnselmassen und die Gewebstrümmer ausübt und damit die Verflüssigung des Inhaltes der Schädigungsbezirke und die Abstoßung von Gewebssequestern begünstigt. Auch LÖFFLER schreibt der Galle eine auflösende Wirkung auf nekrotisiertes Gewebe zu. Die Ablösung des nekrotischen Gewebes wird die Weite der Schußkanäle um den Umfang dieser traumatischen Nekrosen vergrößern, so entsteht der sekundäre Schußkanal (BORST). Weiterhin besteht dabei die Gefahr, daß mit Lösung der nekrotischen Schorfe erneute und wiederholte Blutungen zustande kommen. THIEMANN berichtet einen Fall, in dem eine am 13. Tage nach Quetschung des Bauches zwischen zwei Wagen einsetzende heftige Nachblutung aus einem größeren Lebergefäß überhaupt erst zur Operation zwang, nachdem bis dahin keinerlei charakteristische Anzeichen für eine Leberzerreißung bestanden hatten. Auch genähte Leberwunden können wochenlang nachbluten (BLOCH). Diese Nach- und Spätblutungen können unter Umständen noch zum Tode führen.

Verschiedene Untersucher beobachteten bei operierten und durch Tamponade behandelten subkutanen Leberzerreißungen eine wesentliche über Wochen und Monate sich hinziehende Verzögerung der Heilung durch die langsame Sequestrierung und Ausstoßung nekrotischer Leberteile (BIERNATH, FERTIG, GRASER).

Bei Schuß- und Stichwunden entleert sich mitunter unmittelbar nach der Verwundung oder einige Tage nachher aus der Wunde Galle. Das bedeutet vor allem insofern eine Verwicklung, als die Galle nicht wie das Blut zum Stehen kommt, sondern unaufhörlich weiter abgesondert wird, Stich- und Schußkanäle und Zertrümmerungshöhlen ausfüllt und damit eine Heilung hinauszieht (FLÖRCKEN) oder verhindert und die Bildung von Fistelgängen und Zysten veranlaßt. Schon KLEBS ist bei seinen Beobachtungen im Kriege 1870/71 diese Neigung zur Bildung von Gallenfisteln bei Leberschüssen aufgefallen. Bei gleichzeitiger Verletzung der Pleura entstehen Gallenpleurafisteln, bei Körperlängsschüssen beobachtete v. GAZA eine Leber-Bronchusfistel, durch die Galle ausgehustet wurde und LIEK sah aus einem Einschuß am Halse sich noch wochenlang Galle entleeren. Tritt bei einer zentralen Zerreißung durch Eröffnung größerer Gallengänge eine stärkere Gallenansammlung ein, so entstehen traumatische Gallenzysten (BAUER, SAUERBRUCH). MARKWALD fand sogar in einer Gallenzyste typische Gallensteine.

Für den Übergang intrahepatischer Hämatome in Zysten liegen nach BAUER noch keine unzweideutigen Beweise vor. Dagegen werden steckengebliebene Geschosse zystisch eingekapselt, wie ein Fall HAGEDORNs beweist, in dem ein Geschoß in einer Zyste lag, die derbwandig abgegrenzt und mit blutig serösem Inhalt angefüllt war.

Eine weitere Komplikation bildet die Infektion der Leberwunde. Die meisten Zerreißungen und Quetschungen der Leber, soweit sie überhaupt heilbar sind, heilen ohne Eiterbildung.

Bei allen offenen Leberverletzungen ist die Gefahr der primären Infektion dadurch gegeben, daß das verletzende Instrument oder das Geschoß der Träger der Keime ist. Oder die Infektion erfolgt sekundär von der Körperoberfläche aus durch den Wundkanal. THÖLE hält Stichverletzungen in dieser Beziehung für gefährlicher als Schußverletzungen. Unsere heutigen Erfahrungen widersprechen dieser Ansicht. Fast alle Geschosse sind keimhaltig (MARWEDEL, SCHMIEDEN). Und gerade die im modernen Kriege so weit überwiegenden Granatsplitterverletzungen führen, wenn nicht der Verblutungstod ihre unmittelbare Folge ist, durch schwerste Infektion in kürzester Zeit zum Tode. Es kommt zur akuten septischen Entzündung der Leber, die mit den zertrümmerten und in ihrer Ernährung gestörten Gewebsteilen der Infektion den günstigsten Boden bietet. Durch eine gleichzeitige Darmwandschädigung gelangen Darmbakterien in stärkerem Maße in das Pfortaderblut, das unter normalen Verhältnissen keimfrei sein soll. Da die Leber im Organismus auch die Aufgabe eines Bakterienfilters zu erfüllen hat, so bietet sie allen in den Kreislauf gelangten Erregern an sich schon eine besondere Haftmöglichkeit. Bei zufällig anderweitig vorhandenen lokalen Infekten können

auch mit dem Arterienblut Erreger zugeführt werden. Außer auf dem Lymphwege wird noch eine rückläufige Infektion durch die Lebervenen von der Vena
cava inferior her bei dem hier sehr wechselnden Blutdruck und möglichen Rück-
strömungen angenommen.

Als hauptsächlichster Weg der Infektion wird der Gallenweg angesehen
(WILMS, THÖLE, KEHR). Hier bereits bestehende Entzündungen werden auf
das geschädigte Lebergewebe übergreifen. Oder das Trauma kann insofern
auch zur Ursache einer Infektion der Gallenwege werden, als infolge der Leberwunde der Sekretionsdruck der Galle nachläßt oder ihr Abfluß sonstwie gehemmt
ist und nun durch vom Darm her aufsteigende Bakterien die Gallenwege sich
infizieren. Dieser Infektionsweg wird auch deutlich durch einen Fall, den
SCHMIDT berichtet: Bruststeckschuß durch Granatsplitter, Rippenresektion,
Sekundärinfektion durch Koli, aufsteigend durch die mitverletzte Leber. In
der Brustwunde erscheint auch ein Askaris, der nur durch die Gallengänge hin-
durchgewandert sein kann.

Wie WOHLLEBEN meint, läßt die Farbe des Eiters einen in den meisten Fällen
untrüglichen Schluß über den Infektionsweg zu. Eine grünlichgelbe Farbe des
Eiters soll auf den Gallenweg, reingelber Eiter dagegen auf den Blutweg als
Infektionspforte hinweisen.

Neben den gewöhnlichen Eitererregern, die primär oder sekundär in die Leberwunde gelangt sind, werden entsprechend dem Gallenweg, als dem häufigsten
Wege der Infektion, in erster Linie Kolibazillen und andere aus dem Darm
stammende Erreger angetroffen. Auch ein Fall von Typhusinfektion ist beschrieben worden. Bei Schußverletzungen sind einige Fälle von Tetanus und
Gasbrand beobachtet worden (DIETRICH, BORST, KÖRTE). Echter Gasbrand
ist von der Fäulnisschaumleber zu unterscheiden (DIETRICH).

Während im allgemeinen der Eintritt auch einer sekundären Infektion sich
bald klinisch bemerkbar machen wird, sehen wir in anderen Fällen eine mehr
oder weniger lange Latenz. So machen die mit Hämatombildung einhergehenden zentralen Zerreißungen, die anfangs völlig ohne klinische Anzeichen
bleiben können, sich mitunter erst durch sekundäre Vereiterung bemerkbar.
Die „optimalen Verhältnisse", die gerade die zentralen Zerreißungen für Abszeßbildung bieten (BAUER), beruhen wohl auf Bedingungen, wie sie die völlige
Abgeschlossenheit des Zertrümmerungsgebietes herbeiführen mag. BAUER nimmt
auch die Entstehung vieler sogenannter idiopathischer Leberabszesse aus latenten
Hämatomen oder Zerreißungen an. Auch bei den abgeschlossenen Zertrümmerungshöhlen der Steckschüsse besteht die ausgesprochene Neigung zur sekundären Vereiterung und ebenso bei den im Anschluß an Leberverletzungen entstandenen, abgeschlossenen, extrahepatischen oder retroperitonealen Hämatomen
(BORST). GRASER fand in einem derartigen subphrenischen Abszeß bei der
Operation größere Parenchymsequester. Doch ist im allgemeinen der Abszeß
keine häufige Folge von Lebertraumen (HOPPE-SEYLER), wie auch zwischen der
Größe des einwirkenden Traumas und dem Vorkommen sekundärer Infektion
keine Beziehung besteht (STERN). Aber je geringer die akuten Erscheinungen,
desto eher scheinen Spätfolgen auftreten zu können.

In der Entwicklung der Spätabszesse zeigt die Leber große Ähnlichkeit mit
dem Gehirn (LÄWEN). Auffallend ist ihre bisweilen lange Latenz, die in manchen
Fällen Jahre gedauert hat (s. STERN und THÖLE). Andererseits konnte HÄSPEL
(s. bei LANGENBUCH) einen außerordentlich schnellen Verlauf bei einem Soldaten
beobachten, der eine starke Quetschung des rechten Hypochondriums erlitten
hatte und schon nach 11 Tagen an Leberabszeß zugrunde ging. Die Abszesse
können durch Durchbruch in die freie Bauchhöhle mit folgender Peritonitis in
Erscheinung treten. Nach DIETRICH brechen oberflächliche Abszesse der Leber

vor allem häufig nach dem subphrenischen Raum durch. Doch sind auch Spontanheilungen bei Durchbruch in den Darm oder in die Lunge beobachtet worden. Eine Allgemeinsepsis tritt bei den traumatischen Leberabszessen nicht ein (WOHLLEBEN) oder scheint mindestens selten zu sein (DIETRICH).

Nach WILMS entwickelt sich beim traumatischen Leberabszeß meist nur ein solitärer Herd, wie auch die operierten Abszesse meistens solitär waren (THÖLE). Bei Schußverletzungen können sie manchmal multipel den Geschoßweg kettenförmig andeuten (SCHMIEDEN), oder der ganze Schußkanal ist vereitert (BORST). Mitunter zeigen die Abszesse Fortschritte, indem sie anfangs multipel sind und erst später zusammenfließen (EDLER), oder es entstehen von ihnen aus sekundäre Abszesse innerhalb der Leber. Durch Fortschreiten der Einschmelzung kann die Leber beinahe vollständig ausgehöhlt und in einen Eitersack verwandelt werden (KLEBS-MEYER, DIETRICH).

Bleibt eine Eiterung aus, so ist immer noch die Möglichkeit einer interstitiellen Hepatitis dadurch gegeben, daß im interstitiellen Bindegewebe der Leber resorptive Entzündungserscheinungen durch die giftigen Zerfallsprodukte des zertrümmerten Lebergewebes hervorgerufen werden (LUBARSCH, KÖNIG). Darüber hinaus haben diese Zerfallsstoffe eine allgemeine, den ganzen Organismus ergreifende Giftwirkung (v. GAZA). Schließlich kann sich aus der toxischen eine chronische interstitielle Hepatitis mit Bindegewebsvermehrung entwickeln und zur traumatischen Leberzirrhose·führen (STERN).

Eine weitere unmittelbare Folge eines Traumas dürfte eine bald auftretende und wieder vorübergehende Schwellung der Leber sein, die als aktive Zuflußblutüberfüllung gedeutet wird (THIERFELDER, EICHHORST s. bei STERN). THIERFELDER dachte schon an eine paralytische Erweiterung der Lebergefäße. Neuerdings ist auch BORST der Ansicht, daß Stoßwirkungen bei Schüssen und Kontusionen am Gefäßsystem der Leber vor allem in vasomotorischen Störungen in Erscheinung treten, die nicht nur in Spasmen oder Paralysen, Stasen und kollateralen Wellungen bestehen, sondern sich auch bis zu Blutungen und Infarkten sowie Ernährungsstörungen steigern können. Thrombosen sollen bei Quetschungsverletzungen nur eine gelegentliche Folgeerscheinung sein. Wie weit umfangreichere anämische Infarkte mehr durch direkte oder indirekte Gefäßschädigungen bedingt sind, sei dahingestellt. Nach LÖFFLER ließe sich annehmen, daß die in das Gewebe ausgetretene Galle neben und mit den Kapillarstasen ausgedehntere Kreislaufstörungen veranlaßt. Weiter ist eine traumatische Beeinflussung des Splanchnikus und damit des Pfortadersystems möglich (MALL-TIGERSTEDT). Doch könnte auch eine durch das Trauma bedingte Beeinträchtigung und Abschwächung der Atembewegungen „eine Verlangsamung des Leberblutstromes und wahrscheinlich auch Blutanhäufung in dem portalen und arteriellen Teil des Kapillargebietes zur Folge haben" (HOPPE-SEYLER).

Auch akute gelbe Leberatrophie soll sich nach Trauma entwickeln können. STERN erwähnt ASCARELLI, der in zwei Fällen „akute gelbe Leberatrophie mit vorangegangenen Traumen in dem Sinne in Zusammenhang gebracht hat, daß das Trauma die Infektion der Leber begünstigt haben solle". In einem Falle CURSCHMANNs handelte es sich um ein 2jähriges Kind, das ein wiederholtes stumpfes Bauchtrauma erlitten hatte. HANSER sieht in dem Trauma ein unterstützendes Moment der Schädlichkeit, die zur akuten Leberatrophie führt, und auch STOEKENIUS beschreibt eine durch Betriebsunfall verschlimmerte Leberatrophie. Es liegt vielleicht nahe, das „unterstützende Moment" in den eben erwähnten Kreislaufstörungen zu suchen (vgl. HOPPE-SEYLER).

Die engen Beziehungen der Leber zu ihrer Umgebung beeinflussen, wie wir gesehen haben, nicht nur weitgehend die mechanischen Auswirkungen von Gewalten auf die Leber selbst, sondern geben auch Anlaß dazu, daß zugleich

mit den Leberverletzungen noch Nebenverletzungen unmittelbar benachbarter
Organe vorkommen. Dabei handelt es sich teils um unmittelbare Nebenver-
letzungen, teils um mittelbare durch Fernwirkung von Geschossen und Prellungen
(KLEBERGER, BORST). Diese bestehen in Blutaustritten in das Gewebe oder in
Zusammenhangstrennungen.

Je stärker die Gewalteinwirkung ist, desto größer ist auch die Gefahr der
Nebenverletzung. Stich- und Schnittverletzungen führen nur so weit zu Nebenverletzungen als bei den vorhandenen Organüberlagerungen und der Lokalisation
der Verletzung die rechte Lunge, das Zwerchfell oder der Magen zugleich mit-
getroffen werden. Mitverletzungen des Magens werden am häufigsten verzeichnet, und zwar in 14% der Fälle, auch die Beteiligung des Zwerchfells ist
häufig. Bei subkutanen Leberverletzungen infolge von stumpfen Gewalten sind
Rippenbrüche ganz besonders häufig, wobei der schon erwähnte Unterschied
zwischen Kindern und Erwachsenen besteht. Die Rippenbrüche können ihrerseits
wieder weitere Komplikationen dadurch herbeiführen, daß die Frakturenden der
Rippen, und zwar hauptsächlich die spinalen, Zwerchfell und Leber anspießen.

Die Organüberlagerungen und die Lage der Leber in der sogenannten „Zwei-
höhlenzone" (SCHMIEDEN) bringen es mit sich, daß isolierte Leberschüsse ohne
Verletzungen anderer Bauchorgane und besonders des Zwerchfells und der Rippen
äußerst selten sind (rechtsseitige Zwerchfellschüsse — LÄWEN). Bei Schußverletzungen können diese Nebenverletzungen so zahlreich und mannigfach und oftmals umfangreicher als die Beschädigung der Leber selbst sein, daß sie ihrerseits
das klinische Bild und die Voraussage bestimmen. MAKIUS und WIETING nehmen
an, daß 30 bzw. 15% aller Bauchschüsse kombinierte Brust-Bauchschüsse sind.
Die ungünstige Voraussage der Brust-Bauchschüsse stellen THÖLE, SAUERBRUCH-
LÄWEN und JAFFÉ-STERNBERG fest. Auch im Frieden sollen nach der Meinung
NEUMANNs die meisten Leberschußverletzungen transpleural zustande kommen.
Von GAZA berichtet einen extraperitonealen Leberschuß, der die Leber zwischen
den Blättern des Ligamentum coronarium getroffen hatte und bei dem infolgedessen nur klinische Anzeichen von seiten der Pleura, allerdings als Gallenpleuritis,
vorhanden waren. Auch LIEK hebt hervor, daß Schüsse, die den Unterlappen
der rechten Lunge treffen, zwar häufig genug die Leberkuppe mitverletzen, daß
jedoch diese Leberwunde ganz von den Erscheinungen der Lungen- und Pleurave-
letzungen verdeckt wird. Besonders bei den hohen Leberkuppenschüssen kommt
es zu einer raschen Verblutung in die Brusthöhle, oder das Bild des Hämatothorax läßt die Erscheinungen einer Leberverletzung klinisch zurücktreten.

Als Spätfolgen von bereits glatt verheilten Leberschüssen beobachteten
JAFFÉ und STERNBERG Entzündungen des rechten Brustfelles, die sich auch
ohne grobe Verletzungen des Zwerchfells als Durchwanderungspleuritis auf dem
Wege über die zahlreichen Lymphgefäßverbindungen erklären lassen (THÖLE).
Weiter fand LÄWEN galligen Erguß in der Pleura, einen subphrenischen und
intraperitonealen Abszeß, wobei zwischen der Pleurahöhle und den Abszessen
keine Verbindung mehr bestand.

Bei ausgedehnten Zwerchfellzerreißungen durch Schüsse, insbesondere bei
Granatsplitterverletzungen, oder durch stumpfe Gewalt wird ein Vorfall der
Leber und auch benachbarter Organe in den Pleuraraum erfolgen können.
Nicht nur in die Pleura, auch in das Perikard können mindestens Teile der Leber
durch grobe Zwerchfellrisse vorfallen. In einem Falle von EDLER war der größte
Teil des Colon transversum, der halbe Magen und ein Stück der Leber in den
Herzbeutel eingedrungen. Flieger- und andere schwere Abstürze lassen derartige
Verletzungen zur Beobachtung gelangen. So war bei dem Selbstmörder, der sich
in den 250 m tiefen Grubenschacht gestürzt hatte (S. 774), die rechte Zwerchfell-
hälfte an der Wirbelsäule und den hinteren Rippenteilen abgerissen und der

größte Teil des rechten Leberlappens ragte in die rechte Pleurahöhle hinein, in der außerdem die aus ihrem Bett herausgerissene rechte Niere und Trümmer der rechten Nebenniere lagen. Bei schweren Granatsplitterwunden, insbesondere bei Tangentialschüssen der rechten Seite, erfolgt mitunter durch die umfangreiche Ausschußöffnung ein Vorfall von Leberteilen.

Wieweit durch Zerreißung der Bänder eine traumatische Wanderleber entstehen kann, ist nicht ganz sichergestellt (STERN).

Verletzungen, die zu Zerquetschungen des Mittelteils der Leber an der Wirbelsäule führen, können zugleich Duodenum und Ligamentum hepatoduodenale zerquetschen und zerreißen.

Ist der rechte Leberlappen betroffen, so vergesellschaften sich besonders häufig Verletzungen der Flexura coli hepatica und der rechten Niere, bei Verletzungen des linken Leberlappens solche des Magens und der Milz. LÄWEN, BURCKHARDT und LANDOIS bezeichnen die gleichzeitige Verletzung der Leber und der rechten Niere manchmal mit Eröffnung des Kolon in der Gegend der Flexura coli dextra als geradezu typische Schußverletzung. Magen und Milz finden sich besonders häufig bei Selbstmord mitverletzt wie überhaupt der Magen allgemein häufig bei Schußverletzungen. Dabei handelt es sich oft um Durchblutungen der Magen- und Darmschleimhaut als Fernwirkung von Tangential- oder Durchschüssen, die auch nach Bauchprellungen beobachtet werden. Nach DIETRICH kommen sie auf vasomotorischer Basis zustande. Aus ihnen können sich Magen- oder Darmgeschwüre entwickeln (STERN, DIETRICH). BORST spricht geradezu von Kontusionsgeschwüren. Schußfernwirkung wie anderen stumpfen Traumen gegenüber ist der Füllungszustand der benachbarten Hohlorgane, Magen und Darm, von Bedeutung. Je praller sie gefüllt sind, desto leichter werden Kreislaufstörungen oder Zerreißungen eintreten. CHIARI beobachtete ein Magengeschwür nach Abquetschung des linken Leberlappens. Seine unmittelbar traumatische Entstehung ist wohl doch wahrscheinlicher als die Annahme einer embolischen (BAUER). Quetschungsschädigungen der Magen- und Darmwandungen können zu einer Durchwanderungsperitonitis Anlaß geben. Bei gleichzeitiger Darmverletzung herrscht durchaus diese und ihre Folge, die diffuse Peritonitis, vor (LIEK).

BORST verzeichnet Milzveränderungen nach Leberschüssen in Gestalt von undeutlich abgegrenzten multiplen hämorrhagischen Infarkten. Da Thrombosen in Milzgefäßen dabei vermißt werden, so denkt BORST an rückläufige durch den Leberschuß ausgelöste Strombewegungen in der Vena lienalis.

Die mechanisch-funktionelle Koppelung von Leber und Zwerchfell hat unter Umständen bei schwerer Verletzung der Leber eine Behinderung der Zwerchfellatmung zur Folge. Es entstehen dadurch die häufig beschriebenen Atmungsbeschwerden, sowie „tussis hepatica", es entstehen auch Pneumonien, die als traumatische durch Kontusion unmittelbar bedingte anzusehen sind, oder ähnlich den Pneumonien nach operativen Eingriffen im Oberbauch ebenfalls durch die mangelhafte Funktion des Zwerchfells hervorgerufen werden. So erklären sich wohl die überwiegend rechtsseitigen Pneumonien bei Leberzerreißungen (EICHEL, WIKERHAUSER, ZEIDLER, TRENDELENBURG, FRAENKEL). Die bei Leberverletzten besonders nach subkutanen Leberrupturen sehr häufigen Lungenerscheinungen (TIETZE) können noch auf andere Weise entstehen.

Die mechanischen Einwirkungen auf das Lebergewebe führen mit seiner Zertrümmerung und der Ablösung der Leberzellen aus dem Gewebsverbande zu der Möglichkeit ihrer Verschleppung im Blutkreislauf, zur Leberzellembolie.

Wie die Lebervenen infolge ihrer Einfügung in das Lebergewebe nach Durchtrennung nicht zusammenfallen, sondern weit klaffend eine anhaltende Blutung veranlassen, so wird umgekehrt dadurch eine Einschwemmung von Leberzellen in die Lebervenen ermöglicht.

HESS stellte Leberzellen in den Venen an der Rißstelle und in den Lungengefäßen fest. In den Lungen veranlassen sie hämorrhagische Infiltrate und Infarkte (BORCHARD). Fast alle Rupturfälle TIETZES waren durch Lungeninfarkte verwickelt. Auch nach einer Stichverletzung der Leber zeigten sich embolische Lungenprozesse wie blutiger Auswurf, Fieber und Pleuraexsudat (HAMMER). Bei Schußverletzungen scheinen sie jedoch meistens zu fehlen, BORCHARD berichtet davon. Im Falle von ZENKERs mag die Durchreißung der Vena cava inferior die Leberzellembolie nach Schußverletzung begünstigt haben. Die Lungenerscheinungen und -entzündungen nach Leberverletzungen werden vielfach als Folge von Embolien erklärt.

Häufiger noch sollen Fettembolien der Lunge nach Leberzerreißung sein (THÖLE). Der Fall ENGEL zeigt, daß ihr Eintreten durch Bestehen einer Fettleber begünstigt wird, jedoch berichtet THÖLE auch nach Zerreißung einer normalen Kinderleber von Fettembolie der Lunge.

Die Meinung von BAUER, daß die mechanischen Bedingungen für die Entstehung von Embolien bei den zentralen Zerreißungen mit geschlossenen Höhlungen günstiger sein müßten als bei den offenen Zerreißungen, lehnt ANDERSSON mit dem Hinweis darauf ab, daß im allgemeinen gerade bei den zentralen Leberzerreißungen Embolien fehlen. Wenn LUBARSCH bei sehr ausgedehnten Leberzerreißungen nur in den Lebervenen Zellen finden konnte, dagegen in einigen Fällen von sehr geringfügigen Leberverletzungen ausgedehntere Verschleppungen, so mag die Schwere der Verletzung gleichbedeutend mit schnellem Tod sein. Die Zellen brauchen nicht nur Zeit, um verschleppt zu werden (WILKE), sondern auch einen noch einigermaßen kräftigen Blutstrom. Bei toxischen und infektiösen Parenchymschädigungen der Leber werden jedoch auch Leberzellembolien beobachtet (LUBARSCH).

In einigen Fällen sind größere Leberstückchen bis ins Herz oder in die Lungenschlagader gelangt. Voraussetzung dafür ist wohl die Eröffnung weiter Venenstämme, insbesondere der Vena cava inferior selbst. In SCHMORLs Falle bestand ein querer Riß im vorderen Umfang der Vena cava inferior, wodurch eine direkte Ansaugung eines 3,5 cm langen, 3 cm breiten und 2 cm dicken Leberstückes möglich wurde, das im rechten Vorhof lag. MARSHALL fand in seinem Falle ein konisches, 4 g schweres Leberstück in der Lungenschlagader und WILMS im rechten Vorhof ein 20 g schweres, in der rechten Herzkammer ein bohnengroßes Leberstück. Rückläufige Verschleppung von Leberzellen in die Pfortaderwurzeln nach Trauma ohne Leberzerreißung teilt WOLOSCHIN mit.

Die von TIETZE bei Leberzerreißungen beobachteten Veränderungen am Augenhintergrund bestehen aus Blutungen und weißen Flecken der Retina. Da im ersten Falle von TIETZE Ekchymosen im Gesicht, im zweiten nur unter der Konjunktiva vorhanden waren, glaubt THÖHLE, daß die Netzhautveränderungen bei Leberzerreißungen so aufzufassen sind, wie die bei sogenannter Druckstauung nach Rumpfkompression beobachteten. TIETZE hält die Retinaveränderungen für Lymphorrhagien, während UHTHOFF darin eine Folge der durch die Leberzerreißung bedingten schweren Anämie sieht. Auch THÖLE hält diesen Zusammenhang für möglich, während Leberzellembolien in der Netzhaut erst nachgewiesen werden müßten. Weiter entnehme ich den Angaben von THÖLE, daß auch ohne sichtbare Veränderung des Augenhintergrundes vorübergehende Amaurosen vorkommen, bei denen es sich um bald ausgeglichene Kreislaufstörungen am Sehnerven handeln dürfte.

Gelegentlich auch ohne direkte Verletzung der Nieren bei Leberzerreißungen vorkommende Albuminurie bzw. Hämaturie beruht wohl auf traumatischer

Kreislaufstörung in den Nieren, bzw. in der rechten Niere. NEUBÜRGER beschreibt anämische Infarkte der rechten Niere nach Leberzerreißung, er nimmt an, daß es sich dabei um eine spastische Ischämie nach traumatisch-mechanischer Reizung der Nierenarterie gehandelt hat. Eine diffuse Rindennekrose beider Nieren nach Leberzerreißung hält FURTWÄNGLER ebenfalls für angiospastisch bedingt, da sich keine anatomische Ursache für die Nekrose finden ließ. Den Gefäßkrampf führt er zurück auf einen chemisch toxisch wirkenden Stoff, der bei den Abbauvorgängen des untergehenden Lebergewebes frei werden soll (vgl. KOSTLIVÝ).

Nach einigen Untersuchern veranlassen in seltenen Fällen die Leberverletzungen eine Glykosurie. THOMEYER bezieht diesen Befund nicht auf die Verletzung der Leber selbst, sondern auf die durch das Trauma gleichzeitig hervorgerufenen Veränderungen des Bauchsympathikus bzw. des Pankreas.

KOSTLIVÝ hat nach einer Schußwunde und einer subkutanen Zerreißung der Leber Adrenalin im Blutserum nachgewiesen und bringt dies mit einer traumatischen Funktionsstörung der Leber in Zusammenhang. HOPPE-SEYLER führt bei den Beziehungen des Adrenalins zum Glykogenumsatz diesen Übertritt in das Blut auf seine nicht genügende Bindung in der Leber zurück.

Als hervorstechendes Allgemeinsymptom nach Leberverletzungen ist noch der Ikterus zu erwähnen. STERN unterscheidet einen primären oder Frühikterus und einen sekundären oder Spätikterus. Der meist schon in den ersten Tagen auftretende Frühikterus ist in erster Linie ein Resorptionsikterus, indem die in die Leberwunde oder in die Bauchhöhle ergossene Galle aufgesaugt wird. Um einen Stauungsikterus kann es sich handeln, wenn die ableitenden Gallenwege durch das Trauma selbst verlegt werden infolge von Quetschung, oder durch Blutgerinnsel oder Leberzellklümpchen verstopft werden (LANGENBUCH). Auch eine Verlegung durch einen intrahepatischen Bluterguß kommt nach LÖWENSTEIN in Frage (vgl. LAKSCHEWITZ). Doch auch der peritoneale Bluterguß wird den Ikterus veranlassen. In ihm gehen die roten Blutkörperchen zugrunde (LÖWENSTEIN) und das in Lösung gehende Hämoglobin wird der Leber mit dem Blut wieder zugeführt und hier zu Bilirubin verarbeitet. Der Ikterus nach derartigen Blutaustritten ist also ein Icterus pleiochromicus (HOPPE-SEYLER).

Eine aufsteigende Infektion der Gallenwege und ein sich entwickelnder Leberabszeß führt zum Spätikterus. Oder zentrale Leberzerreißungen vergrößern sich durch Spätblutungen und erschweren ebenso wie Blutungen aus einem traumatischen Leberarterienaneurysma den Gallenabfluß (STERN). Auch durch das Trauma veranlaßte und ihm folgende narbige Verengerungen oder Abknickungen der großen Gallengänge bei peritonealen Verwachsungen können den Spätikterus veranlassen.

Nach ORTH sind kleinere, unregelmäßige narbige Einziehungen der Leberoberfläche, die als geheilte Risse aufzufassen sind, häufiger zu finden, als man erwarten sollte. CHIARI hält kleinere Zerreißungen für recht häufig, die abheilen, ohne je Symptome gemacht zu haben. KLOB fand in drei Fällen bei der Sektion Jahre nach der Verletzung alte tiefeingezogene Narben der Leber. „Nach BAUER sollen zentrale Rupturen leichter heilen als offene, weil bei ersteren die Bruchstücke besser aneinander befestigt sind. Er hält es für wahrscheinlich, daß die Narbenbildungen, die in der Leber angetroffen werden und ihren Grund in Lues oder „lokaler Zirrhose" haben sollen, in der Tat Überbleibsel nach latent gebliebenen Rupturen sind" (ANDERSSON). Kleinere Stichverletzungen werden rasch abheilen. LIEK ist der Meinung, daß auch sehr viele leichte Schußverletzungen zur Ausheilung gelangen. JAFFÉ-STERNBERG berichten über schon recht frühzeitig nach Schußverwundungen auftretende Heilungsvorgänge mit Bildung sternförmiger Narben. BORST erwähnt sehr bedeutende narbige Retraktion bei glatt geheilten Durchschüssen. Abgestorbene Gewebsmassen größeren

Umfanges können liegen bleiben, bindegewebig eingekapselt werden und verkalken (DIETRICH).

Auch Verwachsungen mit der Umgebung werden beobachtet. Im Falle MARKWALD war das Zwerchfell tief in die Lebernarbe hineingezogen, Atembehinderung kann die Folge davon sein. KOENIG betont die Gefahr späterer Verwachsungen nach Aufsaugung des Blutergusses. Bei Leberzerreißungen, die durch Tamponade behandelt wurden, mag in erhöhtem Maße Anlaß hierzu gegeben sein (THÖLE).

Die Heilung erfolgt vorzugsweise oder ausschließlich durch Bindegewebsbildung. Größere Substanzverluste können durch eine Neubildung von Lebergewebe, wie vor allem durch eine außerordentlich starke ausgleichende Vergrößerung und Hyperplasie des Leberrestes — PONFICKs Rekreation — ersetzt werden.

Schrifttum.

ANDERSSON, L.: (a) Kasuistischer Beitrag zur Kenntnis der subkutanen Leber- und Gallengangsverletzungen. Acta chir. scand. (Stockh.) **59**, 380 (1926). (b) Über zentrale Leberrupturen und ihre Komplikationen, vorzugsweise Abszesse. Bruns' Beitr. **135**, 696 (1926). — v. ANGERER: Über subkutane Darmruptur und ihre operative Behandlung. Verh. dtsch. Ges. Chir. 29. Kongr. **1900**, 51. — ASCARELLI: s. bei STERN.

BAUER, H.: Die zentrale Leberruptur und ihre Folgen. Vjschr. gerichtl. Med., III. F. **56**, 33 (1918). — BECK, s. bei GEILL. — BIERNATH: Über subkutane Leberruptur mit späterer Ausstoßung größerer Lebersequester und deren Behandlung. Arch. klin. Chir. **90**, 73 (1909). — BLOCH: Über Ruptur der Leber. Diss. München 1913. — BORCHARD: s. bei MERKEL: Die Schuß- usw. Verletzungen der Brustorgane. Handbuch der ärztlichen Erfahrungen im Weltkriege 1914/1918. Bd 8, Pathologische Anatomie, S. 427. Leipzig 1921. — BORST: (a) Einwirkung der Schußverwundung und sonstiger Kriegsbeschädigungen auf die einzelnen Körpergewebe. Lehrbuch der Kriegschirurgie von BORCHARD-SCHMIEDEN, Kap. II, S. 61. Leipzig 1917. (b) Allgemeines über die Wirkung der Geschoße, Waffen usw. Handbuch der ärztlichen Erfahrungen im Weltkriege 1914/1918. Bd. 8, Pathologische Anatomie, S. 206. Leipzig 1921. — BRAUS: Anatomie des Menschen. Bd. 2. Berlin 1924. — BURCKHARDT: Beitrag zur Behandlung der Leberverletzung. Zbl. Chir. **15**, 88 (1887) — BURCKHARDT und LANDOIS: (a) Die Tangentialschüsse des knöchernen Thorax und die durch sie erzeugten Veränderungen innerer Organe. Münch. med. Wschr. **1915**, Nr 31, 1057. (b) Die pathologische Anatomie und Behandlung der Bauchschüsse. Bruns' Beitr. **103**, 60 (1916).

CHIARI: (a) s. bei STERN. (b) Über eine in Spontanheilung begriffene totale Abreißung des linken Leberlappens. Berl. klin. Wschr. **1908**, Nr 36, 1629. — CRANZ und KOCH: s. bei BORST, Handbuch. — CURSCHMANN: Akute gelbe Leberatrophie (nach Unfall?). Münch. med. Wschr. **1915**, Nr 52, 1783.

DIETRICH: (a) Die Kontusionsverletzungen innerer Organe. Med. Klin. **1916**, H. 50, 1303. (b) Die Schußverletzungen der Bauch- und Beckenhöhle. Handbuch der ärztlichen Erfahrungen im Weltkriege 1914/1918. Bd. 8, Pathologische Anatomie, S. 478. Leipzig 1921. — DITTRICH: Über Geburtsverletzungen des Neugeborenen und deren forensische Bedeutung. Vjschr. gerichtl. Med., III. F., **9**, 203 (1895).

EDLER: Die traumatischen Verletzungen der parenchymatösen Unterleibsorgane. Arch. klin. Chir. **34**, 173 (1887). — EICHEL: Über subkutane traumatische Bauchblutungen. Münch. med. Wschr. **1901**, Nr 41, 1598 u. Nr 42, 1659. — EICHHORST: s. bei STERN. — ENGEL: Fettembolie einer tuberkulösen Lunge infolge von Leberruptur. Münch. med. Wschr. **1901**, Nr 26, 1046.

FAHR: Über die Entstehung und Bedeutung der Ekchymosen beim Neugeborenen und beim Fetus. Vjschr. gerichtl. Med. III. F. **40**, 1 (1910). — FAURE: s. bei HOPPE-SEYLER. — FERTIG: Traumatische Leberrupturen mit späterer Ausstoßung großer Lebersequester. Dtsch. Z. Chir. **87**, 87 (1907). — FINSTERER: (a) Über Leberverletzungen. Dtsch. Z. Chir. **118**, 1 (1912). (b) Zur Diagnose und Therapie der Leberverletzungen. Bruns' Beitr. **119**, 598 (1920). — FISCHER: Über den Tod durch Sturz aus der Höhe (Leberruptur, Einfluß der Bänder). Diss. Berlin 1904, s. bei GEILL. — FLESCH: Plastizität der Lebersubstanz. Münch. med. Wschr. **1909**, Nr 6, 286. — FLÖRCKEN: Ausgedehnte Leberruptur mit Cholaskos und Narbenstenose des Ductus choledochus. Bruns' Beitr. **119**, 191 (1920). — FRAENKEL: Über die subkutane Leberruptur und deren Behandlung durch primäre Laparotomie. Bruns' Beitr. **30**, 418 (1901). — FRANZ: s. bei BORST: Handbuch. — FURTWÄNGLER: Diffuse Rindennekrose beider Nieren nach Leberruptur. Krkh.forschg **4**, 349 (1927).

GARRÉ: Die Chirurgie der Leber. VIII. Abschnitt, S. 686. Handbuch der praktischen Chirurgie von GARRÉ-KÜTTNER-LEXER. Stuttgart 1923. — v. GAZA: Über Lungen-Leberschüsse. Dtsch. med. Wschr. **1916**, Nr 21, 632. — GEILL: Die Ruptur innerer Organe durch stumpfe Gewalt. Vjschr. gerichtl. Med., III. F. **18**, 205 (1899). — GRASER: Über traumatische Leberruptur mit späterer Ausstoßung großer Lebersequester. Arch. klin. Chir. **74**, 533 (1904). — GROLL: Direkte Kriegserkrankungen durch gröbere physikalische Einwirkungen. Handbuch der ärztlichen Erfahrungen im Weltkriege 1914/1918. Bd. 8, Pathologische Anatomie, S. 509. Leipzig 1921.

HAGEDORN: s. bei LÄWEN 1918. — HALLBAUER: Regenerationserscheinungen an der Leber bei Trauma, akuter gelber Atrophie und Zirrhose. Ref. Zbl. Path. **24**, 569 (1913). — HAMMER: Zur Kasuistik der Leberverletzungen mit Beteiligung großer Gallenwege. Bruns' Beitr. **31**, 616 (1901). — HANSER: Zur Frage der akuten bzw. subakuten Leberatrophie. Virchows Arch. **233**, 150 (1921). — HASSE: Über die Bewegungen des Zwerchfells und über den Einfluß desselben auf die Unterleibsorgane. Arch. f. Anat. **1886**, 185. — HASPEL: s. bei LANGENBUCH. — HÄSSNER: Pathologische Anatomie im Felde. Virchows Arch. **221**, 309 (1916). — HEDRÉN: Ruptur der Leber und Milz Neugeborener besonders bei spontaner Geburt. Vjschr. gerichtl. Med. **54**, 230 (1917). — HEILE: Über einen traumatischen, anämisch nekrotischen Leberinfarkt mit ausgedehnten Regenerationserscheinungen. Beitr. path. Anat. **28**, 443 (1900). — HEINZELMANN: Ein seltener Fall von tödlicher Leberruptur. Diss. München 1886 s. bei THÖLE. — HELLER: Heilbarkeit von Leberwunden und über den Ersatz von untergegangenem Lebergewebe. Münch. med. Wschr. **1906**, Nr 8, 382. — HERZ: Ein Fall von tödlicher intraabdomineller Blutung aus der Leber bei Eklampsie während der Schwangerschaft. Zbl. Gynäk. **34**, 572 (1918). — HESS: Zur Lehre von den traumatischen Leberrupturen. Virchows Arch. **121**, 154 (1890). — HOLM: Zur Kenntnis der zentralen Leberruptur. Diss. Berlin 1914. — HOPPE-SEYLER: Die Krankheiten der Leber. Wien und Leipzig 1912. — HULST: Ein seltener Fall von Leberriß. Ref. Berl. klin. Wschr. **1908**, Nr 34, 1581.

JAFFÉ u. STERNBERG: Kriegspathologische Erfahrungen. Virchows Arch. **231**, 346(1921). KÄDING: Ein geheilter Fall von intrahepatischem Aneurysma mit besonderer Berücksichtigung der traumatischen Leberarterienaneurysmen. Dtsch. Z. Chir. **150**, 82 (1919). — KATAYAMA: Über Stichwunden in gerichtlich-medizinischer Beziehung. Vjschr. gerichtl. Med., N. F. **46**, 1 (1887). — KAUFMANN: (a) s. bei THÖLE. (b) Lehrbuch der speziellen pathologischen Anatomie. Berlin-Leipzig 1922. — KAYSER, F. F. O.: Indirekte Gewalteinwirkungen. Handbuch der ärztlichen Erfahrungen im Weltkriege 1914/1918, Bd. 1, Chirurgie, 1. Teil S. 27. Leipzig 1922. — KEHR: Die Verletzungen und chirurgischen Erkrankungen der Leber usw. VIII. Abschnitt, S. 616. Handbuch der praktischen Chirurgie von BERGMANN-BRUNS-MIKULICZ, Stuttgart 1907. — KLEBERGER: Fernwirkungen mechanischer Gewalten im Körper. Virchows Arch. **228**, 1 (1920). — KLEBS: Beiträge zur pathologischen Anatomie der Schußwunden. Leipzig 1872. — KLOB (a) s. bei THÖLE. (b) s. bei FINSTERER. (c) s. bei KEHR. — KÖNIG, FRITZ: Über gleichzeitige Schußverletzung der Brust- und Bauchhöhle. Berl. klin. Wschr. **1900**, Nr 2, 29. — KÖRTE: Kriegsverletzungen der Leber. Handbuch der ärztlichen Erfahrungen im Weltkriege 1914/1918, Bd. 2, Chir. 2. Teil S. 70. Leipzig 1922. — KOSTLIVÝ: Leber- und Pankreasläsionen in ihren Beziehungen zum chromaffinen System. Mitt. Grenzgeb. Med. u. Chir. **19**, 617 (1909). — KROGIUS: Untersuchungen über den Mechanismus der traumatischen Organrupturen. Acta chir. scand. (Stockh.) **52**, 299 (1919) — KUGEL: Ein Beitrag aus der gerichtsärztlichen Praxis. Prag. med. Wschr. **1901**, Nr 46, 555. — KÜTTNER: Über Hepatargie, chron. Cholaskos usw. Dtsch. med. Wschr. **1923**, Nr 36, 1176.

LAKSCHEWITZ: Geburtsverletzung der Leber unter dem klinischen Bilde der Gallengangsaplasie verlaufend. Mschr. Kinderheilk. **36**, 358 (1927). — LANDAU: Cholaskos nach Schuß durch die Leber. Berl. klin. Wschr. **1915**, Nr 4, 69. — LANGENBUCH: Chirurgie der Leber und Gallenblase. Dtsch. Chir. Lief. 45c, 1. Teil 1894, 2. Teil 1897. — LÄWEN: (a) Geheilte Fälle von Leberruptur. Münch. med. Wschr. **1909**, Nr 9, 478. (b) Die Schußverletzungen des Bauches und der Nieren. Erg. Chir. **10**, 611 (1918). — LIEK: (a) Über Bauchschüsse, insbesondere über Schußverletzungen der Leber. Arch. klin. Chir. **107**, 509 (1916). (b) Über Schußverletzungen der Leber. Dtsch. med. Wschr. **1916**, Nr 31, 944. — LIMAN: s. bei GEILL. — LÖFFLER: Leberstudien. Virchows Arch. **265**, 55 (1927). — LÖWENSTEIN: Über Erkrankungen der Leber und Milz infolge von Unterleibskontusionen. Diss. Breslau 1897. — LUBARSCH: (a) Über Parenchymzellenembolie. Fortschr. Med. **1893**, 801. (b) Die allgemeine Pathologie. Bd. 1, Abtlg. 1, S. 249 u. 250. Wiesbaden 1905.

MAKIUS: s. bei J. E. SCHMIDT. — MALGAIGNE: s. bei BLOCH. — MALL: s. bei TIGERSTEDT. — MARKWALD: Präparat einer traumatischen ausgeheilten Ruptur der Leber. Münch. med. Wschr. **1909**, Nr 32, 1666. — MARSHALL: s. bei FINSTERER 1912. — MARWEDEL: Das steckengebliebene Geschoß, Kap. 5, S. 138. Lehrbuch der Kriegschirurgie BORCHARD-SCHMIEDEN. Leipzig 1917. — MAYER, L.: Die Wunden der Leber und Gallenblase. München 1872. — MEKUS: Ein Fall von Leberschwund nach Trauma usw. Münch. med. Wschr. **1907**, Nr 2, 73. — MERTENS: s. bei LÄWEN 1918.

NEUBÜRGER: Über angiospastische nicht embolische Entstehung von Niereninfarkten und von Extremitätengangrän. Virchows Arch. **265**, 789 (1927). — NÖTZEL (a): Über die Operation der Leberverletzungen. Bruns' Beitr. **48**, 337 (1906). (b) Beitrag zur Diagnostik, Prognose und Therapie der Verletzungen der Bauchhöhle durch stumpfe Gewalt usw. Bruns' Beitr. **61**, 215 (1909).

ODDO: Der Leberabszeß durch stumpfe Verletzung im Kindesalter. Ref. Münch. med. Wschr. **1901**, Nr 17, 686. — v. OETTINGEN: s. bei LIEK 1916. — ORTH: Über traumatische nekrotisch anämische Infarkte der Leber. Verh. dtsch. path. Ges. **3**, 82 (1901). — OTIS: s. bei EDLER. — OTT, A.: Über zwei ungewöhnliche Fälle von Leberrupturen. Ref. Zentralorgan f. d. ges. Chir. **20**, 25 (1923).

PICK, L.: s. bei LANDAU. — v. PODWYSSOZKI: Experimentelle Untersuchungen über die Regeneration der Drüsengewebe. 1. Teil Regeneration des Lebergewebes. Beitr. path. Anat. **1**, 259 (1886). — PONFICK: Experimentelle Beiträge zur Pathologie der Leber. Virchows Arch. **118**, 209 (1889) u. **119**, 193 (1890).

RAMMSTEDT: Über Leberzerreißungen. Arch. klin. Chir. **75**, 985 (1905) — REICHLE: Beitrag zur Chirurgie der Leberverletzungen. Bruns' Beitr. **126**, 601 (1922). — REICHMANN: Ein Fall von Aneurysma der Arteria hep. propr. mit Zystenbildung in der Leber. Virchows Arch. **194**, 71 (1908). — RÖSSLE: (a) Über die Metaplasie von Gitterfasern bei wahrer Hypertrophie der Leber. Verh. dtsch. path. Ges. **12**, 249 (1908). (b) Kriegsärztliche Demonstrationen. Münch. med. Wschr. **1916**, Nr 17, 610. — RUSCA: Experimentelle Untersuchungen über die traumatischen Druckwirkungen der Explosionen. Dtsch. Z. Chir. **132**, 315 (1915).

SAUERBRUCH: s. bei LÄWEN 1918. — SCHLATTER: Die Behandlung der traumatischen Leberverletzungen. Bruns' Beitr. **15**, 531 (1896). — SCHMIEDEN: Bauch, Kap. 9, S. 700. Lehrbuch der Kriegschirurgie BORCHARD-SCHMIEDEN. Leipzig 1917. — SCHMIDT, J. E.: Über einige Zwerchfellschußverletzungen. Münch. med. Wschr. **1917**, Nr 2, 62. — SCHMORL: Zwei Fälle von Leberruptur mit embolischer Verschleppung von Lebergewebe. Dtsch. Arch. klin. Med. **42**, 499 (1888). — SCHNITZLER: s. bei FINSTERER 1912. — SCHUM: Pathologisch-anatomische Kriegserfahrungen. Jena 1924. — SCHÜTZ: Experimentelle Untersuchungen über den Blutgehalt der Leichenleber mit besonderer Berücksichtigung der Stauungsleber. Virchows Arch. **259**, 349 (1926). — STERN: Über traumatische Entstehung innerer Krankheiten. Jena 1913. — STOEKENIUS: Durch Betriebsunfall verschlimmerte Leberatrophie. Med. Klin. **1926**, H. 5, 179. — STRASSMANN: s. bei GEILL.

TENDELOO: Allgemeine Pathologie 2. Aufl. Berlin 1925. — THIEM: Handbuch der Unfallerkrankungen Bd. 2, Teil 2, Kap. 14. Stuttgart 1910. — THIEMANN: Leberruptur. Münch. med. Wschr. **1909**, Nr 25, 1305. — THIERFELDER: s. bei STERN. — THÖLE: Die Verletzungen der Leber und der Gallenwege. Neue dtsch. Chir. **4**. Stuttgart 1912. — THOMEYER: s. bei STERN. — TIETZE: (a) Veränderungen am Augenhintergrund bei Fällen von Leberruptur. Arch. klin. Chir. **95**, 369 (1911). (b) s. bei THÖLE. — TIGERSTEDT: Lehrbuch der Physiologie des Menschen. Leipzig 1907. — TILLMANNS: s. bei THÖLE. — TRENDELENBURG: s. bei EICHEL. — TOVO: Über den Tod durch Sturz aus der Höhe. Vjschr. gerichtl. Med. **35**, 280 (1908).

UHTHOFF: s. bei TIETZE.

WALZ: (a) Über die normale „respiratorische Leberbiegung" und die Genese der sog. Exspirationsfurchen der Leber. Münch. med. Wschr. **1900**, Nr 30, 1029. (b) Über die Beeinflussung der Leber durch das Zwerchfell und über Lebermassage. Münch. med. Wschr. **1902**, Nr 19, 785. (c) Über multiple Aneurysmen mit Leberruptur und über den Entstehungsmechanismus der letzteren. Verh. dtsch. path. Ges. **18**, 142 (1921). — WALZ und HOLLE: Über den Entstehungsmechanismus der Leberrupturen durch stumpfe Gewalten. Vjschr. gericht. Med. III. F., **40**, 215 (1910). — WAKASUGI: Zur pathologischen Anatomie der Stichverletzungen der Leber. Berl. klin. Wschr. **1910**, Nr. 17, 770. — WÄTZOLD: Leberruptur mit tödlicher Blutung infolge Berstens eines oberflächlichen Aneurysmas. Münch. med. Wschr. **1906**, Nr 43, 2107. — WEGELIN: Über Kommotionsblutungen im Lungengewebe. s. bei MERKEL, Handbuch der ärztlichen Erfahrungen 8. — WEIL: s. bei GEILL. — WESTENHÖFER: Spontanruptur der Leber bei Karzinommetastase. Münch. med. Wschr. **1904**, Nr 1, 41. — WIETING: s. bei J. E. SCHMIDT. — WIKERHAUSER: Leberruptur nach Hufschlag. Zbl. Chir. **1897**, H. 13, 397. — WILKE: Traumatische Lebergewebsembolie. Münch. med. Wschr. **1910**, Nr 34, 1809. — WILMS: (a) Zur Behandlung der Leberrupturen. Dtsch. med. Wschr. **1901**, Nr 34, 569. (b) Über Leberrupturen. Münch. med. Wschr. **1901**, Nr 82, 215. (c) Operative Behandlung multipler durch Cholangitis und Cholezystitis entstandener Leberabszesse. Münch. med. Wschr. **1902**, Nr 13, 520. — WOHLLEBEN: Zur Kasuistik multipler Leberabszesse im Kindesalter. Diss. München 1914. — WOLOSCHIN: Zur Frage von der Embolie durch parenchym. (Leber-)Zellen. Ref. Zbl. Chir. **1910**, 2, 67.

ZEIDLER: Drei Fälle von traumatischer Leberverletzung. Dtsch. med. Wschr. **1894**, Nr 37, 723. — v. ZENKER: Ein Fall von Schußverletzung der Leber mit embolischer Verschleppung von Lebergewebe. Dtsch. Arch. klin. Med. **42**, 505 (1888). — ZUPPINGER: s. bei HELFERICH: Atlas und Grundriß der traumatischen Frakturen und Luxationen. München 1910.

10. Lebergewächse.

Von

G. Herxheimer-Wiesbaden.

Mit 36 Abbildungen.

Einleitung.

In dem ausgedehnten Schrifttum über Lebergeschwülste, wie auch in allen Einzelerfahrungen, sehen wir den alten von VIRCHOW geprägten Satz zu Recht bestehen, daß diejenigen Organe, welche besonders häufig Sitz sekundärer Gewächse sind, von primären bösartigen Geschwülsten nur selten heimgesucht werden. Es bezog sich dies ja auch gerade auf die Leber. Diese, so überaus häufig Sitz von Karzinommetastasen auf Grund ihrer besonderen Lage und ihrer Gefäßversorgung, zeigt primären Krebs nur verhältnismäßig selten. Ist ein solcher aber vorhanden, so bietet er doch meist ein dem bloßen Auge überaus auffallendes Bild und mikroskopisch liegen gewöhnlich besondere, sehr interessante Verhältnisse vor, und so ist es wohl zu erklären, daß die an sich verhältnismäßig seltenen primären Leberkrebse zum großen Teil ausführlich mitgeteilt wurden und somit die Kasuistik über solche doch eine sehr ausgedehnte ist. Aber nicht nur die Karzinome, sondern auch die anderen primären epithelialen — gutartigen — Geschwülste der Leber sind verhältnismäßig selten; es sind dies die sog. Adenome der Leber. Die (gutartigen und bösartigen) in der Leber primär entstehenden epithelialen Geschwülste haben nun eine über das Kasuistische weit hinausgehende Bedeutung.

Sie sind, wie unten im einzelnen ausgeführt werden wird, zu allermeist an vorangegangene Veränderungen der Leber selbst geknüpft, besonders an Leberzirrhosen. Zum Bilde der letzteren, wie auch anderer zunächst eine Atrophie usw. der Leberzellen bewirkender Vorgänge (akute gelbe Leberatrophie u. dgl.) gehören die ausgedehnten Regenerationsbilder von Lebergewebe in Analogie zu dem vor allem vom Tierversuch her über die überaus große Regenerationsfähigkeit dieses Organes bekannten. Keineswegs selten nun sieht man die Regenerationsherde bei diesen Erkrankungen in Gestalt mehr abgesetzter geschwulstartiger Knoten auftreten, die wir als knotige Hypertrophie oder knotige Hyperplasie bezeichnen, und welche ja vor allem bei der Leberzirrhose und in älteren Stadien von Leberatrophien bekannt sind. Gewinnen derartige geschwulstartige Bildungen eine größere Selbständigkeit und fallen sie hierdurch dem bloßen Auge auf, während sie mikroskopisch vom Lebergewebe abweichende Struktur, mehr „autonomes" Verhalten und Wachstum aufweisen, so pflegen derartige Bildungen zu den Geschwülsten selbst gerechnet und, soweit sie gutartig sind, als Adenome bezeichnet zu werden. In einer großen Reihe von Fällen sehen wir, daß die solche Lebergewächse bildenden Zellen auch in die Gefäße, vor allem die Pfortaderäste, eindringen und hier oft sehr zahlreiche und ausgedehnte Geschwulstthromben bilden, und in einigen, wenn auch nicht sehr häufigen, Fällen finden sich im Anschluß hieran auch Metastasen, sei es nur in den regionären Lymphknoten, sei es in anderen Organen, besonders der Lunge. Derartige Geschwülste werden dann häufig — aber wenig gut — als „maligne Adenome" der Leber bezeichnet. Von ihnen aber führt eine Linie ohne Unterbrechung zu den auch dem histologischen Bau nach ausgesprochenen primären Leberkarzinomen und auch von diesen ist es ja bekannt, daß sie sich in einem geradezu auffallenden Hundertsatz der Fälle im Anschluß an vorangegangene Veränderungen der Leber, insbesondere Leberzirrhose, finden. Aus dieser kurzen Skizzierung sehen wir schon, daß die wohl zuerst von Schüppel betonte auffällige Tatsache zu Recht besteht, die auch v. Hansemann und seither viele Forscher (s. u.) hervorheben, daß von der knotigen Leberhyperplasie als vikariierender Regenerationserscheinung nach Leberzirrhose u. dgl. eine fortlaufende Linie sich ziehen läßt durch die Adenome zu den primären Krebsen der Leber. Und offenbar betrifft diese Linie auch die Genese aller dieser Bildungen. Hierin liegt nun aber ein wichtiges prinzipielles Interesse, indem wir gerade hier in der Leber verfolgen können, wie auf Grund von Regeneration und Superregeneration ganz im Weigertschen Sinne des „über das Ziel Schießens" Bildungen entstehen, welche unbedingt zu den Geschwülsten gehören und deren Endglieder ausgesprochene Krebse darstellen. Hierdurch erlangen die primären epithelialen Geschwülste der Leber besonderes Interesse für die Genese der Gewächse überhaupt. Aber allerdings drängt sich zugleich die Frage auf, warum nur in einem verhältnismäßig bescheidenen Hundertsatz der Leberzirrhosen und anderer Lebererkrankungen derartige Geschwülste zur Ausbildung gelangen. Es muß hier eben noch ein anderes Moment hinzukommen, und dies ist ja das überhaupt in der Geschwulstentstehung noch unbekannte x. Die einen sehen letzteres im Zusammentreffen der Leberregeneration mit besonderen Eigentümlichkeiten individueller Natur, welche von ihnen dann häufig als angeboren, in Gestalt einer etwa auch auf Entwicklungsentgleisung beruhenden Disposition gewisser Gruppen von Leberelementen aufgefaßt werden; andere glauben, daß ein zu besonderem blastomatösem Wachstum führender „Reiz" aus nicht näher bestimmbaren Gründen nur in einem Teil der Fälle Tumor bewirke. Beweise für die eine oder andere Auffassung lassen sich kaum im Einzelfalle, am wenigsten aber allgemein erbringen, und somit hängt hier wie bei den Geschwülsten überhaupt alles vom allgemeinen dieser Frage gegenüber eingenommenen Standpunkt ab. Dies beeinträchtigt den Wert aber nicht, welchen in beiden Fällen die der Geschwulstbildung gerade in der Leber vorangegangene Veränderung und die hierdurch bewirkte Regeneration von Leberzellelementen zum mindesten als Auslösungsursache für die Geschwulstentstehung in diesem Organ beanspruchen darf.

Wir sehen aus dieser kurzen Betrachtung schon, wie überaus schwer es bei den epithelialen Neubildungen der Leber ist, eine Grenze zwischen den knotigen Hyperplasien und den Adenomen, von denen ja nur letztere in unser Thema hinein gehören, zu ziehen und wie es auch weiterhin schwer ist, die letzteren, d. h. also gutartige epitheliale Tumoren der Leber, gegen die bösartigen, also Karzinome, hin scharf zu begrenzen. Es haftet damit der Einreihung unter die Adenome einerseits, unter die Krebse andererseits wohl manches Subjektive an; es müssen aber unbedingt die gutartigen von den bösartigen epithelialen Gewächsen getrennt und so eine derartige Einteilung vorgenommen werden. Das Genauere wird sich unten ergeben. Und eine zweite Schwierigkeit besteht bei diesen epithelialen Neubildungen der Leber. Betrachten wir zunächst rein theoretisch ihren Ausgangspunkt, so kann dieser naturgemäß nach der heutigen Auffassung (von seltenen versprengten Keimen abgesehen) nur in epithelialen Elementen der Leber selbst liegen; hier stehen aber zwei Epithelarten gewissermaßen in ideeller Konkurrenz nebeneinander.

Es sind dies einerseits die Leberzellen selbst, andererseits die Epithelien der Gallengänge. Zu entscheiden, von welcher dieser beiden Epithelarten sich die Geschwülste ableiten, kann Schwierigkeiten bereiten, zumal sie sich entwicklungsgeschichtlich nud bis zu einem gewissen Grade auch morphologisch nahe stehen. Dies zeigt sich schon bei einfacher Regeneration bei Leberzirrhosen, Leberatrophien usw., und hier wie bei den Geschwülsten erhöht sich die Schwierigkeit durch das Auftreten von Bildungen, die, als Zellschläuche, Tubuli, Pseudogallengänge bezeichnet, teils mehr Leberzellbalken, teils Gallengängen ähneln und deren Ableitung und ebenso prospektive Potenz strittig ist (genaueres s. u.). Ich habe diese Gebiete bei den erstgenannten Vorgängen als Leberzellbalken mit zentraler Gallenkapillare, die nichts mit echten Gallengängen zu tun haben, verfolgt, und dieselbe Auffassung scheint mir für ihr Erscheinen in Geschwülsten richtig. Rechnen wir sie zu den Leberzellformationen, so scheint auf jeden Fall festzustehen, daß sich beide Zellarten — Leberzellen wie Gallengangsepithelien — an den Wucherungsvorgängen und so auch hier den Geschwulstbildungen gutartiger wie bösartiger Natur gesondert beteiligen können, daß aber die Entscheidung, welche Zellart den Ausgangspunkt bildete, schwer sein kann, so daß in Einzelfällen auch angenommen wurde, daß beide gleichzeitig nebeneinander im selben Falle geschwulstmäßig wucherten, was in der Regel sehr unwahrscheinlich klingt.

Hier erscheint nun ein kurzer Ausblick auf die entwicklungsgeschichtliche Anlage von Belang. Aber gerade hier besteht keine sichere Übereinstimmung. Nach einer älteren Anschauung sollten die Gallengangsepithelien direkt in die Leberzellen übergehen, und in diesem Falle hätte die ganze Frage für pathologische Vorgänge mehr morphologisches als genetisches Interesse; bei der Neubildung von Leberzellen bzw. aus solchen bestehenden Geschwülsten von Gallengangsepithelien aus könnte man eine Fortentwicklung im Sinne embryonaler Richtung annehmen, im umgekehrten Falle an einen „Rückschlag" denken. Das „Auseinander" schiene auf jeden Fall begründet. Dies erscheint aber, wie gesagt, sowohl bei den regeneratorischen Vorgängen wie bei den Geschwülsten nicht so zu liegen, vielmehr sich beide Zellarten weit schärfer getrennt zu verhalten, und dies entspricht auch der jetzigen entwicklungsgeschichtlichen Auffassung, nach der die Bildungsverhältnisse doch weit verwickelter liegen. Nach der Darstellung von Lewis geht von der Entodermwucherung des Vorderdarmes aus getrennt einmal die Entwicklung der kaudalen Pars cystica vor sich, die zu den zuerst soliden, dann Lichtungen erhaltenden Gallenblase, Ductus choledochus, Ductus cysticus wird, andererseits die der kranialen Pars hepatica, aus der die Leberzelltrabekel entstehen. Aus diesen letzteren selbst sollen sich aber, wie dies Kölliker schon 1852 annahm, durch Ausbildung von Lichtungen die periportalen Gallengänge der Leber bilden. Also auch hier noch — worauf es hier ankommt — eine, wenn auch in umgekehrter Richtung der Ausbildung verlaufender, engster genetischer Zusammenhang zwischen Leberzellen und intrahepatischen Gallengangsepithelien, eine Auffassung, die auch noch Aron sowie Braus vertreten. Andererseits läßt aber neuerdings Hammar von der einheitlichen Anlage am entodermalen Vorderdarm aus von der primären Gallengangsplatte die Gallengänge und über die sekundären Gallengangsplatten auch die nichtkapillären interlobulären Gallengänge der Leber entstehen, gänzlich getrennt von der Leberzellanlage, wie dies auch Minot schon schilderte; erst sekundär erlangen die intrahepatischen Gallengänge den Anschluß an die — nach allgemeiner Meinung von den Lebertrabekeln gebildeten, also zu den Leberzellen gehörenden — Gallenkapillaren. Nach dieser Darstellung sind also die Leberzellen und Gallengangsepithelien genetisch doch schärfer zu trennen, und dies scheint mir auch für die Betrachtung pathologischer Wucherungsvorgänge beider, welche auch bei regeneratorischer Neubildung wie bei der Geschwulstentstehung getrennt verlaufen, maßgebend; ebenso stimmt die Auffassung jener mit Gallenkapillaren versehenen „Pseudotubuli" als Leberzellbalken, welche nur Gallengänge vortäuschen, aber weder solche sind, noch in sie übergehen, mit der jetzigen Auffassung der embryonalen Entwicklung gut überein. Auch ein Hinweis darauf, wie wenig Beweiskraft die in vielen Einzelfällen beschriebenen „Übergänge" haben, scheint mir hier schon angebracht. Daß Leberzell- und Gallengangsepithel-Wucherungsprodukte sich sehr ähneln können, daß dann zuweilen auch eine sichere Entscheidung über den Ausgangsort nicht mehr möglich erscheint — wie dies auch Marchand gelegentlich hervorhob — ist nach der nahen Verwandtschaft beider aus demselben entodermalen Ausgangsmaterial, wie sie sich aus jeder entwicklungsgeschichtlichen Verfolgung ergab, verständlich. Noch erwähnt sei, daß bei der dualistischen Auffassung der Leber-Gallenwegsentwicklung im Sinne von Lewis u. a., sowohl wie im Sinne Hammars — nur der Trennungsstrich wird ja an anderer Stelle gezogen — eine sekundäre Verbindung von Elementen bzw. Hohlräumen Voraussetzung ist, was, wie wir sehen werden, bei der Erklärung der Zystenbildungen der Leber eine Rolle spielt.

Die nicht epithelialen primären Geschwülste der Leber haben weniger Interesse und Bedeutung. Unter den gutartigen Geschwülsten entsprechenden Bildungen sind insbesondere die Kavernome zu nennen, welche überaus häufig sind; doch stehen sie durchaus an der Grenze zwischen Mißbildung und Geschwulst und sind ihrem ganzen Wesen nach mehr zu den ersteren zu rechnen, welche allerdings dadurch Beziehungen zu den Geschwülsten erlangen, daß aus ihnen echte Blastome hervorgehen können. Doch ist dies hier in der Leber im Gegensatz zu anderen Orten überaus selten. Wichtig sind maligne primäre Tumoren der Leber, welche von Bindesubstanzen u. dgl. ausgehen, hier in der Leber also vom Bindegewebe, d. h. Sarkome. Sie sind aber immerhin seltener und haben meist mehr kasuistisches Interesse. Endlich zu nennen wären noch die seltenen Mischgeschwülste u. dgl., welche sich wie anderwärts so auch in der Leber finden können.

Überschauen wir die Geschwülste der Leber, und zwar diejenigen primärer Natur, so sehen wir, daß sie gerade in diesem Organ in außerordentlich nahen Beziehungen stehen zu Gewebsmißbildungen und zu entzündlich-regeneratorischen Vorgängen, so daß es oft schwer ist, sie gegen derartige Vorgänge scharf zu begrenzen.

Das Adenom.

Wie schon in der Einleitung ausgeführt, ist das Adenom nur mehr künstlich, wenn wir so sagen dürfen, gegen links und rechts bzw. gegen unten und oben, also gegenüber den sog. knotigen Hyperplasien oder Hypertrophien der Leber einerseits, gegenüber Karzinomen im Sinne der sog. „malignen Adenome" andererseits, abgrenzbar. Betrachten wir zunächst die Beziehungen zu den knotigen Hyperplasien. Diese und ebenso auch die Adenome sind zu allermeist Folgeerscheinungen regeneratorischer Vorgänge nach Leberzelldegenerationen. Die sich in der Leber abspielenden regeneratorischen Vorgänge, die an anderer Stelle Darstellung finden, müssen daher hier kurz gestreift werden. Sie sind hauptsächlich an der Hand von Leberzirrhosen und von älteren sog. akuten gelben Leberatrophien bzw. Folgezuständen solcher verfolgt worden. Andererseits waren hier die Tierversuche vor allem Podwyssozkis, Ponficks, v. Meisters u. a. von grundlegender Bedeutung. Es ergibt sich aus einer Gesamtüberschau des Schrifttums und aus eigenen

Untersuchungen, daß, wenn regeneratorische und kompensatorische Erscheinungen Platz greifen, sich sowohl an den Leberzellen wie an den Gallengängen proliferative Prozesse feststellen lassen. Besonders wichtig ist aber die Frage, welche dieser zu wirklicher Neubildung von Lebergewebe führen. Forscher wie v. MEISTER, PONFICK, TIZZONI, KRETZ, OPPEL, SCHMIEDEN, HÜBSCHMANN, REINECKE, RIBBERT, BARBACCI, CARRARO, STEINHAUS, JORES, PALTAUF, SEVERIN und HEINRICHSDORFF u. a. leiten neugebildetes Lebergewebe nur von erhalten gebliebenen Leberzellen ab. Andererseits betonen ACKERMANN, WALDEYER, ZENKER, PORZILE u. a. ganz besonders die Gallengänge als den Ausgangspunkt neuer Leberzellen. Hierbei werden die an Gallengänge wenigstens morphologisch erinnernden schlauch- artigen Bildungen von manchen Beschreibern wie WAGNER, BRIEGER, SIEGEN- BEEK VAN HEUKELOM, ORTH, ROCHS, RIBBERT, CARRARO, BARBACCI von atrophierenden Leberzellbalken, dagegen von anderen Forschern wie ACKER- MANN, PODWYSSOZKI, DINKLER, WALDEYER, ZENKER, v. WINIWARTER, MEDER, MARCHAND, STRÖBE, MC PHEDRAN, MC CALLUM, ADLER, YAMASAKI, IBRAHIM, SCHÖPPLER von Gallengängen abgeleitet. Zahlreiche Forscher nehmen unab- hängig von der Auffassung, ob die schlauchartigen Bildungen von Leberzellen oder von alten Gallengängen stammen, an, daß diese Schläuche wieder ihrer- seits Leberzellen neubilden und ein Teil der Autoren glaubt dies unmittelbar verfolgt zu haben (so z. B. PODWYSSOZKI, PORZILE, ADLER, BINGEL, HIRSCH- BERG, MEDER, MARCHAND, STRÖBE, YAMASAKI, IBRAHIM und SCHÖPPLER). Von anderen Forschern, so von RIBBERT und CARRARO, wird dies geleugnet. Ein großer Teil der Forscher macht weiterhin sowohl stehengebliebenes Lebergewebe wie gewucherte Gallengänge für die regeneratorische Neubildung von Lebergewebe verantwortlich, so PODWYSSOZKI, LEWICKI und BRODOWSKI, v. WINIWARTER, CANALIS, BRUS, HIRSCHBERG, MARCHAND, MEDER, HEILE, HESS, HEITZMANN, FRASER, BINGEL, ADLER, STRÖBE, YAMASAKI, IBRAHIM, SCHÖPPLER u. a. Auf Grund eigener Untersuchungen zusammen mit GERLACH und sodann BLUM habe ich (auch besonders bei Zuhilfenahme der EPPINGER- schen Färbungsmethode für Gallenkapillaren) die Überzeugung, insbesondere an der Hand von Regenerationserscheinungen bei Leberatrophien (sog. akuter gelber Leberatrophie) gewonnen, daß jene schlauchartigen Bildungen aus erhaltengebliebenen Leberzellen hervorgehen und von den an sich oft auch gewucherten Gallengängen zu trennen sind; weiter- hin, daß diese Zellschläuche kaum Leberzellen neu bilden, vielmehr daß die ausgedehnte kompensatorische Neubildung von Leberzellen von größeren Herden erhaltenen Lebergewebes ausgeht, und zwar durch kompensatorische Hypertrophie und Hyperplasie. Daß diese Befunde vorzüg- lich mit der neueren Darstellung der entwicklungsgeschichtlichen Vorgänge, nach welcher Leberzellen und Gallengänge nicht auseinander, sondern getrennt entstehen (s. in der Einleitung) übereinstimmen, bzw. durch sie eine festere Stütze erhalten, sei nur nochmals gestreift. Zwei Punkte scheinen nun aus dieser Verfolgung der regeneratorischen Vorgänge in der Leber für die uns be- schäftigende Frage von Bedeutung: nämlich daß proliferative Vorgänge sowohl an den Leberzellen wie an den Gallengangsepithelien getrennt Platz greifen können und sodann, daß hierbei und insbesondere bei dem wirklichen Zu- standekommen neugebildeter Leberzellen die alten Leberzellen selbst die aus- schlaggebende Rolle spielen. Es ist hiernach ohne weiteres verständlich, daß, wenn bei den kompensatorischen Vorgängen bei Leberzirrhose, Leberatrophien usw. die proliferativen Prozesse in stärkerer Weise und örtlich mehr geschwulst- artig in den Vordergrund treten, derartige Knoten gerade aus Leberzellen, hauptsächlich kompensatorisch-hypertrophisch und -hyperplastisch gewucherten, bestehen. Es sind dies die unter dem Namen der „knotigen" Hypertrophien oder zumeist ihrer Entstehungsart nach Hyperplasien bezeichneten Bildungen. Solche sind wohl des genaueren zuerst in einem Falle von Zirrhose von Friedreich 1865 — von dem auch die Benennung rührt — hervorgehoben worden. Unter den zahlreichen Beschreibern derselben erwähne ich nur noch Hoffmann, Kelsch und Kiener, Sabourin, Mahomed, Orth, Kretz, Kaufmann, Bartel, Yamagiwa, Fabris u. a., aus neuester Zeit z. B. noch Rochs und Klotz. Sie finden sich bekanntlich ganz besonders häufig bei Leberzirrhosen — Hanot spricht direkt von hépatite parenchymateuse nodulaire — und insbesondere bei mehr subakut oder chronisch verlaufenden Formen der sog. akuten gelben Leberatrophie. Besonders bekannt sind für die regeneratorischen Zelleistungen bei letzterer die eingehenden Beschreibungen von Marchand, Meder, Barbacci, Jores, Ströbe sowie Steinhaus. Die hyperplastischen Bildungen finden sich hier ganz besonders in Fällen auf syphilitischer Basis, welche eben einen mehr subakuten Verlauf zu nehmen pflegen; hier habe ich auch Gelegenheit gehabt sie mit Gerlach zusammen in 6 Fällen genauer verfolgen zu können. Aber auch unter anderen Bedingungen, unter welchen Lebergewebe zugrunde gegangen ist, treten derartige knotige Hyperplasien in die Erscheinung; so in Schnürlebern oder bei Stauungsatrophie der Leber, wo sie z. B. Yamagiwa sowie Waetzold beschrieben, oder bei Thrombosen und Embolien von Lebergefäßen; Marchand sah sie nach toxischer oder infektiöser Leberzellvernichtung, ähnlich Yamasaki nach wohl septisch-toxischem Leberschwund, Fabris nach Druck auf die Leber durch hochgradigste Kyphose u. dgl. mehr. Nur kurz anzuführen wären die weniger knotigen als mehr diffusen Hypertrophien ganzer Leberlappen oder größerer Teile solcher, besonders bei Schnürleber, oder bei Bestehen von Gummata, Echinokokken, oder anderen zerstörenden Vorgängen in der Leber (s. z. B. Orth, Lubarsch, Rochs). Erwähnt seien kurz auch noch die knotigen Leberhyperplasien zusammen mit Gehirnveränderungen bei der sog. Wilsonschen Krankheit. [1]

Von den so häufigen „knotigen Hyperplasien" ist nur ein Schritt zu unter ähnlichen Bedingungen auftretenden multiplen Adenomen der Leber. Rendu bezeichnet erstere dementsprechend direkt als „Pseudoadenome". Es kommt nun darauf an, was wir hier unter einem „Adenom" verstehen sollen. Mit Recht betonte vor allem Lubarsch wiederholt, daß unter diesem Namen das verschiedenste von hyperplastischen Wucherungen bis zu destruierenden Geschwülsten bezeichnet worden ist. Gerade für die Leber trifft dies zu; ich verweise als einziges Beispiel auf die alte Arbeit von Mahomed. Borst definiert als Adenom eine autonome Neubildung, die nach dem Typus des Drüsengewebes gebaut ist und der die Eigenschaften destruierenden Wachstums abgehen. Theoretisch können wir uns sehr gut an diese Begriffsbestimmung auch hier in der Leber halten. Aber praktisch zeigen sich doch erhebliche Schwierigkeiten. Betrachten wir hier zunächst nur die Begrenzung nach den Hyperplasien hin (von der Grenze gegen das Karzinom wird unten noch die Rede sein), so liegt die Grenze in den Worten „autonome Neubildung" betont. Woran sollen wir aber gerade in der Leber, wo erfahrungsgemäß die sog. Adenome — vor allem die multiplen — auch zu allermeist in schon veränderten Lebern gefunden werden und als durch regeneratorische Neubildung von Leberzellen wenigstens angeregt aufzufassen sind, das „autonome" Wachstum histologisch erkennen können? Es ist dies in der Tat ganz unmöglich, denn mikroskopische Kennzeichen lassen hier oft genug im Stich. Ins Praktische übersetzt heißt dies, daß wir in den Grenzfällen die knotigen Hyperplasien

---

[1] S. auch Yokoyama und Fischer, Virchows Arch. f. pathol. Anat. u. Physiol. 1913, Bd. 24, S. 305.

der Leber von ihren Adenomen nicht scharf scheiden können. Bei einer kurzen
Überschau über das Schrifttum sehen wir, daß dies in der Tat die Ansicht
zahlreicher Forscher ist, welche sich mit dieser Frage beschäftigten.

Daß SCHÜPPEL wohl zuerst den Übergang ohne scharfe Grenze betonte,
ist schon erwähnt. Ihm schließt sich auch später z. B. v. HANSEMANN an, wenn
er hervorhebt, daß die großzelligen Adenome mit den knotigen Hyperplasien
eine so außerordentliche Ähnlichkeit haben können, daß manchmal eine Unterscheidung schlechterdings nicht mehr möglich ist. ORTH bemerkt, daß von
manchen Untersuchern die hyperplastische Neubildung schon zu den Adenomen
hinzugerechnet wird; er möchte sie dann aber wenigstens als hyperplastische
Adenome von den eigentlichen oder tubulösen Adenomen trennen, nimmt
also doch immerhin eine Unterscheidung an. In der Abteilung für Pathologie
der 66. Naturforscherversammlung 1894 entwickelte sich im Anschluß an eine
Vorzeigung KRETZs von Beispielen knotiger Hyperplasie der Leber eine
Aussprache über diese Frage. Während PONFICK die Hyperplasien und Adenome trennt und dies auch EPPINGER und ebenso MARCKWALD sowie RIND-
FLEISCH ferner auch THOMA und BENEKE tun, und insbesondere WEICHSEL-
BAUM die histologische Unterscheidung zwischen Adenom und Hyperplasie
betont, sehen wir auf der anderen Seite, daß besonders LUBARSCH und CHIARI
darauf hinweisen, daß wir hier nicht in der Lage sind regenerative Neubildung und echte Geschwülste zu unterscheiden; insbesondere CHIARI betont, daß eine scharfe Grenze zwischen lokaler Hyperplasie und Adenombildung kaum zu ziehen sei. KRETZ kommt in einer zusammenfassenden Abhandlung über die Pathologie der Leber in den Lubarsch-Ostertagschen Ergebnissen 1904 auf diese Frage zurück. Er lehnt es hier auch ab, eine scharfe
Grenze zwischen den knotigen Hyperplasien und wirklichen Neubildungen im
Geschwulstsinne zu ziehen. Die Schwierigkeiten, die hier auftauchen, hängen
seiner Meinung nach damit zusammen, daß die Erkenntnis, das neugebildete
Lebergewebe sei eine Folge der Zellzerstörung und die anatomischen Formen
ließen daher morphologisch keine Trennung zwischen Regenerationsknoten
und Adenomen erkennen, vielen Pathologen unbehaglich sei, weil die VIRCHOW-
sche Ansicht von der Autonomie des Neoplasmas noch allgemein so herrsche,
daß vielfach versucht werde „durch eine terminologische Definition die regenerativen Gewebsneubildungen von den ‚autonomen' zu trennen". KRETZ
selbst hält dieses Vorgehen für vergeblich und zieht daraus, daß man Regenerationsherde in der Leber, wenn sie abgekapselt seien, als Adenome bezeichnet und sie dann auch alle Kennzeichen des Adenoms besäßen, den folge-
richtigen Schluß, daß man die „Autonomie" als allgemeines Kennzeichen der
„Geschwulst" streichen müsse. Er stellt dementsprechend den Satz als morphologisch unanfechtbar hin „die Gewebsneubildung nach degenerativer Leber-
zerstörung führt auch zur Bildung von Lebergewebsadenomen". WAETZOLD
schließt sich den KRETZschen Ausführungen vollkommen an, während RIND-
FLEISCH noch 1901 für die Adenome ein autonomes Wachstum verlangt. Mit
den gleitenden Unterschieden zwischen knotigen Hyperplasien und Adenomen
der Leber hängt es naturgemäß auch zusammen, daß genau dieselben Bilder
von manchen Beschreibern unter der Bezeichnung knotige Hyperplasie, von
anderen unter der Benennung Adenom geschildert wurden, und ferner daß
manche unter einer dieser Bezeichnungen mitgeteilten Fälle von anderen
Forschern in die andere Gruppe gerechnet werden. So werden die von FRIED-
REICH unter der Bezeichnung „knotige Hyperplasie" veröffentlichten Fälle
von anderen zu den Adenomen gerechnet; ebenso geht es mit den schon
erwähnten von KRETZ vorgezeigten Fällen von knotiger Hyperplasie, bei
denen EPPINGER und ähnlich auch PONFICK auch an Adenome dachten.

So rechnet auch z. B. ENGELHARDT den von SIMMONDS als knotige Hyperplasie veröffentlichten Fall zu den Adenomen.

Was nun die einzelnen Unterschiede betrifft, welche zwischen den Hyperplasien und den echten Adenomen angeführt werden, so sind es hauptsächlich folgende: RINDFLEISCH, welcher ja zu den ersten Beschreibern des Adenoms (s. u.) gehört, betonte insbesondere die „Metatypie" in dem Sinne, daß das Lebergewebe in den echten Adenomen seine Struktur dahin ändere, daß drüsenförmige Tubuli entständen. Auch KELSCH und KIENER betonen als für die echten Adenome kennzeichnend die zylinderförmige Anordnung der Zellen nach Art glandulärer Tubuli. Desgleichen weist SIMMONDS bei seiner Einteilung darauf hin, daß wir den Namen „Adenom" für diejenigen Gebilde aufzusparen haben, welche ausgesprochen drüsenartigen Bau aufweisen. Diese Merkmale treffen ja sicher für die große Mehrzahl der Adenome, auch wenn sie von Leberzellen abgeleitet werden, zu. Wir dürfen aber nicht vergessen, daß dieselben Bildungen auch in den knotigen Hyperplasien, wenn auch seltener, vorkommen, ja daß wir eine derartige Umwandlung von Leberzellen zu meist unregelmäßigen Tubuli ja auch bei der einfachen Regeneration in den Leberzirrhosen usw. finden, denn die oben schon erwähnten dabei auftretenden schlauchartigen Gebilde, welche als Pseudotubuli u. dgl. bezeichnet werden, und welche ja nach unserer Auffassung wie nach der einer großen Reihe von Forschern (s. oben) von den veränderten Leberzellen abzuleiten sind, gehören ja schon vollständig hierher. Auf der anderen Seite sind nun aber eine ganze Reihe von Bildungen, besonders auch im Hinblick auf ihre scharfe Begrenzung, als Adenome beschrieben, welche diese Veränderungen der Leberzellen in tubulösem Sinne nicht aufwiesen, sondern mehr trabekulären Bau, wenn auch nicht im Sinne der regelmäßigen Anordnung zu Azini, zeigten (z. B. SABOURIN). In dem histologischen Befund der tubuliartigen Anordnung der Zellen können wir also einen durchgreifenden Unterschied zwischen Hyperplasie und Adenom nicht sehen, wenn ihr besonders zahlreiches Auftreten auch mehr im Sinne des Adenoms spricht.

Neben solchen Unterschieden im Aufbau zieht KRETZ insbesondere die Anaplasie der Zellen heran, doch betrifft dies ja mehr die aus den Adenomen hervorgehenden Krebse als die eigentlichen Adenome, deren Zellen dem Mutterboden sehr gleichen können.

Ein weiterer Punkt, welcher — und zwar ganz besonders häufig — als Unterscheidungsmerkmal zwischen knotigen Hyperplasien und Adenomen angeführt wird, ist der, daß letztere durch eine eigene Bindegewebskapsel scharf gegen die Nachbarschaft abgegrenzt sein sollen. Hierauf legte schon RINDFLEISCH großes Gewicht und wiederholt diesen Punkt auch in der schon erwähnten Aussprache zur Vorweisung von KRETZ. Auch PONFICK betonte in derselben das Umschriebene der Adenome und ähnlich WEICHSELBAUM sowie für seine dritte Gruppe, die echten Adenome, LUBARSCH. Ähnliche Angaben finden wir auch sonst vielfach, so z. B. bei SABOURIN oder WITWICKI. Ein durchgreifender Unterschied ist aber auch hier kaum zu finden. Denn sehen wir ganz ab von WAETZOLD, welcher eine deutlich ausgebildete Kapsel in 5 seiner 6 Leberzelladenome vermißte oder BARTEL, welcher auch seine Gewächse trotz fehlender Kapsel als Adenome auffaßt, so finden wir doch auch bei knotigen Hyperplasien keineswegs selten bindegewebige Abkapselung (z. B. in den Fällen SCHUSTLERs), und zwar auf Grund des schon zuvor bestehenden zirrhotischen Vorganges. So vertritt WAETZOLD überhaupt die Auffassung, daß die Kapselbildung keine Eigentümlichkeit des Adenoms darstelle, sondern überhaupt nur durch die Zirrhose bedingt sei und dementsprechend, wenn eine solche bestände, vorhanden sei, sonst aber fehle.

Seltener wurden folgende nur kurz zu erwähnenden Gesichtspunkte zu einer Unterscheidung herangezogen: Zunächst der Befund von Gallengängen im Bindegewebe, welcher gegen echtes Adenom spräche. Hierauf stützt sich insbesondere SALTYKOW, indem er seinen Fall gerade wegen des Fehlens der Gallengänge im Bindegewebe als Adenom bezeichnet und umgekehrt faßt YOKOYAMA, welcher solche Gallengänge fand, zum Teil deswegen einen Fall als umschriebene Leberregeneration, die allerdings als „tumorförmige" bezeichnet wird, auf. Es läßt sich nun aber keineswegs bestreiten, daß auch in knotigen Hyperplasien im Bindegewebe Gallengänge, wie es in der Natur der Sache liegt, außerordentlich häufig fehlen, und andererseits finden sich solche auch im Bindegewebe bei als Adenomen beschriebenen Fällen (z. B. schon HOFFMANN oder WILLIGK. zuletzt TRENKEL). Auch das Fortbestehen einer physiologischen Funktion, also in diesem Falle von Sekretion von Galle, kann nicht als unterscheidendes Merkmal herangezogen werden, denn auch in den Adenomen wurde vielfach die Bildung von Galle verfolgt, so von GREENISH. Es kann dies nicht wundernehmen, da wir heute wissen, daß ja auch in primären Leberkrebsen (s. u.) und selbst in den Metastasen solcher die Gallebildung keineswegs selten fortbesteht und wir ja jetzt, ganz allgemein gesagt, die Erkenntnis gewonnen haben, daß auch in Geschwülsten, auch malignen, keineswegs selten die Funktion bis zu einem hohen Grade erhalten bleibt. Was endlich den Punkt angeht, daß die Adenome auf das Nachbargewebe durch Druck einwirkten, die Hyperplasien hingegen nicht, wie dies BENEKE, ferner DIBBELT, BARTEL, denen sich KAUFMANN anschließt, hervorhoben, so ist auch hierin wohl kein unterscheidendes Merkmal zu finden, da dies ja nur eine rein mechanische Folge ist, welche von der Größe und dem Wachstum der betreffenden Bildungen abhängt und auch bei knotigen Hyperplasien vorkommt und beschrieben wurde, wenn diese eben eine gewisse Größe erreicht haben.

Zusammenfassend können wir somit sagen, daß zwischen hyperplastischen Vorgängen in der Leber, besonders soweit sie mehr umschrieben in Knotenform auftreten, und wirklicher Adenombildung zwar theoretisch Grenzen zu ziehen sind, welche in der allgemeinen Begriffsbestimmung „Tumor" liegen, daß diese Grenzen sich aber in praxi so vollständig verwischen können, daß eine Unterscheidung in manchem Einzelfalle nicht möglich ist. Es nimmt dies ja auch nicht wunder, wenn wir dieselbe Unmöglichkeit eine scharfe Grenze zu ziehen in anderen Organen sehen, so z. B. in der Schilddrüse oder den Epithelkörperchen oder in der Prostata, wo ja auch die Vergrößerung der Organe, die auch zum Teil in Knotenform auftritt, teils als Hypertrophie, bzw. Hyperplasie gedeutet, teils zu den echten Geschwülsten (Adenomen) gerechnet wird. Als typisches Beispiel können wir hier die Prostata-„hypertrophie" anführen, welche zumeist ja als Adenom aufgefaßt wird, nach Untersuchungen SIMMONDS aber auch als hyperplastischer Vorgang nach atrophischen Prozessen im Organ gedeutet wird. Und so sehen wir denn auch, daß mit Recht von einer großen Anzahl von Forschern, die zum Teil schon erwähnt sind, in der Leber eine unmittelbare Linie von einfachregeneratorischen Vorgängen über die sog. knotigen Hyperplasien zu den Adenomen gezogen wird. Wir nennen hier z. B. noch KELSCH und KIENER, SABOURIN, FRASER, JAMAGIWA, SCHMIEDEN usw. usw.

Gehen wir nun zur Begrenzung des Adenoms nach der anderen Seite, d. h. nach dem Karzinom, über, so können wir auch hier an die oben wiedergegebene Begriffsbestimmung BORSTs anschließen, der betont, daß ein Adenom eine gutartige Geschwulstform darstellt, d. h. daß ihm zerstörendes Wachstum und Metastasierungsfähigkeit abgehen. Hiermit ist die nötige scharfe Grenze gegen bösartige epitheliale Geschwülste, d. h. eben gegen Krebse, gezogen. Man hat ja oft genug gewissermaßen eine Mittelform hergestellt, indem man Geschwülste, die dem Baue nach einfachen Adenomen mehr oder weniger glichen, welche aber doch durch Einbruch in Gefäße oder gar Metastasen ihre Bösartigkeit erwiesen, als „maligne Adenome" bezeichnete. Dies ist auch ganz besonders bei den entsprechenden Geschwülsten der Leber (wenn wir von der Gynäkologie, wo diese Benennung ja am meisten gebräuchlich ist, absehen) geschehen. Insofern aber können wir hier unter den Forschern zwei Gruppen unterscheiden, als eine Reihe vor allem neuerer Forscher die hier in Frage stehenden Geschwülste zwar mit Recht zu den Krebsen stellt, trotzdem aber nicht nur den Namen malignes Adenom verwendet, sondern zum Teil sogar an der Bezeichnung „Adenom" festhält, während andere Forscher, so vor allem Sabourin (im Gegensatz zu Lancereaux, der schon die richtige Auffassung hatte), die Geschwülste trotz Einbrüchen in Gefäße für gutartige einfache Adenome halten und sie so völlig von den Krebsen trennen. Handelt es sich im ersten Fall mehr um eine Bezeichnungsverschiedenheit denn um eine solche der Auffassung, so liegt im zweiten Fall eine Ansicht vor, die nicht haltbar und auch heute kaum mehr vertreten ist. Einbrüche in Gefäße, ob mit oder ohne Metastasen — auch die „echten" Leberkrebse neigen, wie wir sehen werden, weniger zu Metastasen —, beweisen eben destruierendes Wachstum und derartige Geschwülste sind somit nach der Begriffsfassung des Adenoms scharf von diesem zu trennen und unbedingt als Krebse aufzufassen. Trotzdem finden wir, wie erwähnt, die einfache Bezeichnung „Adenom" in einer großen Reihe von Arbeiten, deren Verfasser selbst auf die Bösartigkeit ihrer Geschwülste hinweisen. So schreibt Marckwald noch 1896: „Das „multiple Adenom der Leber" ist zu den malignen Geschwülsten zu rechnen." Cloin spricht gar 1901 noch von „metastasierenden Adenomen". Demgegenüber sagt Waetzold sicher mit Recht: „Im Wesen des Adenoms liegt es, daß es keine Metastasen setzt und nicht in Gefäße durchbricht." Von Adenomen dürfen wir also in solchen Fällen ganz gewiß nicht reden. Aber auch die vielfach gebrauchte Bezeichnung „malignes Adenom" ist, weil sie eben den Unterschied gegen das Adenom nicht genügend zum Ausdruck bringt, wenig glücklich. Ich komme darauf unten bei Besprechung der Karzinome zurück. Im Einzelfall kann allerdings die Unterscheidung, also das Ziehen einer scharfen Grenze, histologisch äußerst schwierig sein. Dies ist auch gerade hier in der Leber der Fall. Der histologische Bau eines Adenoms und eines Karzinoms kann ganz der gleiche sein, letzteres braucht nur aus den Gefäßeinbrüchen zu erkennen zu sein. Sind daher derartige Fälle nicht genügend untersucht, so ist eine Unterscheidung nicht möglich und ist dies der Fall, oder die Beschreibung des Falles eine ungenügende, so ist eine Einreihung desselben unmöglich. So mag mancher Fall eigentlich aus der Gruppe der Adenome auszuscheiden und zu den Krebsen zu rechnen sein. Ein Nichterkennen der Einbrüche wird allerdings dadurch in der Regel verhindert, daß dieselben meist recht zahlreich sind, und daß sich oft auch in großen Ästen, besonders der Pfortader, schon für das bloße Auge erkennbare und erkannte Geschwulstthromben vorfinden. Da alle solche Fälle also unbedingt von den einfachen Adenomen abzutrennen sind, habe ich sie, auch wenn sie sich im Schrifttum unter dieser Bezeichnung finden, nicht zu ihnen gerechnet, sondern zu den Krebsen gestellt, bei denen ich sie an erster Stelle besprechen werde.

Eine andere Frage ist es, ob ein Adenom nicht in einen Krebs übergehen kann, was natürlich die Abgrenzung insofern erschweren kann, als an manchen Stellen histologisch ganz genau das Bild des gewöhnlichen Adenoms vorliegen, die Einbrüche in Venen oder gegebenenfalls Änderung des Baues und infiltratives Wachstum an anderen Stellen, wie in den Fällen SCHMIEDENs oder WAETZOLDs, aber doch beweisen könnten, daß eben aus einem Adenom ein Krebs geworden sei. Und eine große Reihe gut beschriebener Fälle — ich erwähne z. B. BIRCH-HIRSCHFELD, SABOURIN, WAETZOLD, SCHMIEDEN — zeigt in der Tat wie verhältnismäßig häufig dies gerade in der Leber der Fall ist. Auch in der übergroßen Mehrzahl dieser Fälle liegt eine vorangegangene Erkrankung der Leber mit Atrophie von Leberzellen — zumeist Leberzirrhose — zugrunde, und so müssen wir den Schluß ziehen, daß auch hier eine Re-generation nach Leberdegenerationen einsetzte, daß aber diese Regeneration zu geschwulstartigem Wachstum und dann sogar zu malignem solchen geführt hat. Es läßt sich hier in der Tat eine ununterbrochene Linie von der einfachen Regeneration durch die knotigen Hyperplasien und Adenome bis zum Adeno-karzinom ziehen. Dieser Werdegang ist wohl in keinem Organ so deutlich, die Kette so unmittelbar aneinanderreihbar, wie in der Leber, und darin liegt gerade das für das Verständnis der Geschwülste überhaupt grundsätzlich Wichtige der primären epithelialen Lebergeschwülste. So sehen wir denn auch wie diese Linie von der vikariierenden Regeneration bis zum primären Leberkrebs von einer größeren Reihe von Beschreibern gezogen wird. Ich er-wähne nur SCHÜPPEL, KLEBS, LANCEREAUX, KIENER und KELSCH, SABOURIN, KAUFMANN, MERKLEN, SIEGENBEEK VAN HEUKELOM, KRETZ, ORTH, RIBBERT, HELLER, LUBARSCH, SCHMIEDEN, CLOIN, DIBBELT, LÖHLEIN, DELAFIELD und PRUDDEN, WALTER FISCHER, YOKOYAMA, WINTERNITZ, PALTAUF, NECKER, THOREL, TSCHISTOWITSCH, HERXHEIMER, HUGUENIN, JAMAGIWA, KIKA u. a. Sehr gut ausgedrückt finden wir dies schon im Jahre 1878 bei SCHÜPPEL, wenn er schreibt, „daß demnach die genannten Zustände (nämlich die multiplen knotigen Hyperplasien und die eigentlichen Adenome der Leber) ihrem inneren Wesen nach identisch sind, und daß sie nur in untergeordneten, äußerlichen Punkten voneinander mehr oder weniger abweichen" und weiterhin „das Adenom ist gleichsam eine histologische Vorstufe für den primären Krebs. Die Neubildung kann auf dieser Stufe für immer, für längere oder kürzere Zeit verharren, sie kann aber auch früher oder später in Krebs übergehen".

Es ist gerade aus dieser durchgehenden Linie heraus zu verstehen, wenn ältere Forscher, so früher CORNIL et RANVIER, für das Adenom der Leber über-haupt keinen Platz fanden, alle jenseits der knotigen Hyperplasien liegenden Fälle als Krebs auffaßten und das Adenom ganz streichen wollten. Heute ist dieser Standpunkt, wie aus der Kasuistik hervorgeht, nicht mehr aufrecht zu erhalten. Immerhin geht aus allen Darlegungen von selbst hervor, wie zahl-reiche als „Adenome" beschriebene Fälle nicht hierher gerechnet werden dürfen. Ich mußte diese Ausführungen voransetzen, um meine Auswahl der Kasuistik — obwohl keine kritische Beurteilung jedes Einzelfalles, zumal dies den Beschrei-bungen nach oft gar nicht möglich, beabsichtigt ist — zu erklären. Alle diese Darlegungen beziehen sich, wie wir sehen werden, weit mehr auf die multiplen als auf die solitären Adenome.

Die Bezeichnung „Adenom" ist in der Leber wohl zuerst von FÖRSTER in seinem Lehrbuche verwandt worden. Bald darauf finden wir auch den von GRIESINGER vorgeschlagenen Namen „Adenoid". Auch im französischen Schrifttum, z. B. bei DUBRAC, ist oft von „tumeur adenoide" und auch im englischen, z. B. bei SALTER, von „adenoid" die Rede. Jetzt kann die nichts-sagende Bezeichnung „adenoid" als aufgegeben betrachtet werden.

Die ersten Fälle veröffentlichte schon 1859 ROKITANSKY. Es folgen E. WAGNER, GRIESINGER-RINDFLEISCH, BIRCH-HIRSCHFELD, KLOB, ROBERTS, HOFFMANN, EBERTH (welcher den GRIESINGER-RINDFLEISCHschen Fall nochmals zu untersuchen Gelegenheit hatte), Salter in den 60er Jahren, sodann Willigk, Dubrac, Thierfelder (in seinem Atlas), Quinquaud, Kelsch und Kiener, Wulff, Hilton Fagge, Mahomed, Perls, Dubar, Dreschfeld in den 70er Jahren, Laveran, Brigidi e Banti, Sabourin, Sevestre (unsicherer Fall), Greenish, Rovighi, Mercklen, Dérignac, Malibran et Mathieu, Pawlowski und Simmonds bis zum Jahre 1884. Hatte zuvor schon Sabourin das Schrifttum bis zum Jahre 1881 zusammengestellt und insbesondere betont, daß unter allen von ihm zu den Adenomen gerechneten Fällen (auch die von Lancereaux, die dieser Forscher mit Recht als Karzinome aufgefaßt, rechnet er hierher) mit einziger Ausnahme des von Hoffmann veröffentlichten stets Zirrhose bestanden hatte, so können wir die Arbeit von Simmonds insofern als grundlegend ansehen, als er zuerst die veröffentlichten Fälle kritisch prüfte und eine Einteilung, welche auch heute noch durchführbar erscheint, aufstellte. Über diese siehe unten. Es folgen Arbeiten von Blocq, Paul, Staats, Prus, Girandeau et Legrand, Homann, Bonome, Rodais, Mosny (ohne eigenen Fall) bis zum Jahre 1890, in welchem Jahre auch v. Hansemann in seiner Arbeit „über den primären Krebs der Leber" das Adenomschrifttum zusammenstellte und in der Literatur 23 Fälle auffand. Aus den 90er Jahren stammen Mitteilungen insbesondere von Beneke, v. Hippel, Pilliet, Wiese, Burger, Frohmann, Siegenbeek van Heukelom, Marckwald, Russ, Pennato, Sokolow, Witwicky und Engelhardt. Vor allem bei Burger, Frohmann und Marckwald finden sich wiederum größere Zusammenstellungen des Schrifttums. Eine sehr gute Abhandlung aus dem Jahre 1900 stammt von Schmieden aus dem Orthschen Institute. Weitere Arbeiten verdanken wir aus den nächsten Jahren Bonome, Fraser, Caminiti, Jona, Grassmann, Kielleuthner, Jamagiwa, Pepere und vor allem Barbacci, der das gesamte Schrifttum bis dahin vorzüglich zusammenstellte. Aus der folgenden Zeit seien erwähnt Fälle von: Dibbelt, Hoppeler, Merkel, Bartel, Nazari, Wegelin, Schöppler, Waetzold, Muir, Yokoyama, Nicotra, v. Meyenburg; und aus den letzten Jahren von: Bersch, Trenkel, Kudlich. Doch sind die erwähnten Fälle untereinander sehr ungleich, wie wir sehen werden, wenn wir nunmehr zu einer Einteilung derselben übergehen.

Klob hatte zuerst hervorgehoben, daß ein Teil der sog. Adenome auf angeborenen Mißbildungen beruhe und als Nebenlebern aufzufassen sei. Seine Fälle liegen im bzw. neben dem Ligamentum suspensorium. Auch trennte er Fälle ab, in welchen „Leberadenome" durch stehenbleibende Leberzellinseln bei akuter gelber Leberatrophie nur vorgetäuscht werden. Ähnliche Fälle wurden auch von Biermer, Schustler und Simmonds, welche auch auf eine derartige Verwechslungsmöglichkeit hinwiesen, mitgeteilt. Hoffmann trennt 2 Gruppen ähnlich wie Klob ab und teilt dann die eigentlichen Adenome wiederum in 2 Gruppen ein, deren eine der Leberstruktur gleichende Gewächse zusammenfassen soll, welche aber nach heutiger Auffassung den sog. knotigen Hyperplasien entsprechen, während die andere Geschwülste umfaßt, welche zwar vom Leberparenchym abstammen, aber abweichenden Bau aufweisen. Mahomed teilte die „Adenome" in 4 Gruppen ein, eine Einteilung, die aber daran leidet, daß es sich einerseits um knotige Hyperplasien, andererseits um Karzinome handelt, ohne daß er die einen wie anderen klar vom Adenom trennte. Die erste brauchbare Einteilung stammt, wie schon erwähnt, von Simmonds. Er teilt ein in:

1. Solitäre knotige Hyperplasien.
2. Multiple knotige Hyperplasien.
3. Multiple Adenome.
4. Solitäre Adenome.

Diese Einteilung krankt nur daran, daß es nach dem oben Dargelegten oft überaus schwer ist, eine derartig scharfe Grenze zwischen den knotigen Hyperplasien und den Adenomen festzulegen; und in der Tat sehen wir denn auch, daß SIMMONDS manche Fälle anders einrechnet als andere Forscher vor ihm und nach ihm. Als Adenome läßt er nur diejenigen Fälle gelten, welche einen ausgesprochen drüsigen, d. h. tubulären Bau aufweisen. Von den bis dahin veröffentlichten Fällen rechnet er zu den multiplen Adenomen außer einem von ihm selbst beschriebenen Fall eines 75jährigen Mannes mit Zirrhose diejenigen von GRIESINGER, LANCEREAUX, GREENFIELD, KIENER und KELSCH, MAHOMED, THIERFELDER, BIRCH-HIRSCHFELD, SABOURIN, BRIGIDI, JUNGMANN, SEVESTRE, MERCKLEN. So stellt SIMMONDS 15 Fälle aus dem Schrifttum zusammen und sagt (ähnlich wie oben schon bei SABOURIN bemerkt), daß er unter 15 Fällen in 14 eine Angabe gefunden habe, daß Zirrhose vorlag, während er nur bei THIERFELDER eine entsprechende Mitteilung vermißte. Ein Teil der Fälle ist oben nicht mit aufgeführt, weil sie keine Adenome, sondern Karzinome darstellen, die SIMMONDS seiner eigenen Angabe nach nicht abtrennte, da man das multiple Adenom vom Karzinom nicht scharf scheiden könne. Zu den solitären Adenomen rechnet er die Fälle von WAGNER, SALTER, SABOURIN (Fall DELAUNAY) und GREENISH. SIMMONDS betont, daß sich im Gegensatz zu den multiplen Leberadenomen diese solitären Formen stets in normalen Lebern fanden mit einziger Ausnahme des Falles DELAUNAY-SABOURIN, in dem Zirrhose vorlag

Hatte SIMMONDS in seiner Einteilung keine Unterscheidung nach dem Gesichtspunkt aufgenommen, ob sich die Geschwülste von Leberzellen oder Gallengangsepithelien ableiteten, so war eine derartige Einteilung schon zuvor in einer unter der Leitung von CHIARI angefertigten Arbeit von GREENISH gegeben worden. Er unterschied, abgesehen von den knotigen Hyperplasien, die er nicht scharf von den Leberzelladenomen trennt und als typische Leberzelladenome bezeichnet, einmal noch die atypischen Leberzelladenome und sodann die Gallengangsadenome. Ihm schließt sich in dieser Dreiteilung BENEKE an und fügt als 4. Gruppe noch eine solche hinzu, in welcher Gallengangsadenome eine teilweise Umwandlung zu Leberzellen erfahren. Er schildert dann einen eigenen Fall, den er in dieser Weise auffaßt. PAWLOWSKI teilte ein in 1. Hyperplasien, 2. angeborene Nebenlebern, 3. Adenome und diese wieder in a) Hepatoadenom, von Leberzellen abzuleiten, und b) Adenoma tubulosum cylindrocellulare, von den Grillengängen ausgehend. Er teilt selbst einen Fall der letzten Art mit. SCHMIEDEN schließt sich der SIMMONDSschen Gruppierung an. BURGER hingegen teilt wieder ganz in derselben Art wie GREENISH ein. Auch FROHMANN hält dies für das zweckmäßigste. WITWICKY hält sich später ebenfalls an eine ähnliche Einteilung, und zwar in:

1. echtes Leberadenom, Hepatoadenoma proprium; die Knoten sind vereinzelt oder multipel und bestehen aus einfachen hyperplastischen oder aus säulenförmig angeordneten Zellen.

2. Adenoma hepaticum cylindrocellulare, ebenfalls solitär oder multipel, vom Gallengangsepithel ausgehend und

3. gemischte Leberadenome mit gleichzeitiger Proliferation der Leberzellen und der Gallengangsepithelien.

Wir sehen also hier Einteilungen nach 2 verschiedenen, an sich sicher wichtigen Momenten. Einmal die von SIMMONDS gegebene in solitäre und in multiple Adenome. Diese Einteilung erscheint deswegen wichtig, weil, wie schon SIMMONDS betont, beide entstehungsmäßig etwas Verschiedenes darstellen, was daraus hervorgeht, daß die solitären Adenome fast ausnahmslos in unveränderten Lebern gefunden werden, die multiplen hingegen in veränderten, besonders in zirrhotischen, was auf einen Zusammenhang hinweist (genaueres s. unten). Auf

der anderen Seite sehen wir die Greenishsche Einteilung hauptsächlich nach
dem Ausgangspunkt, einmal von Leberzellen und sodann von Gallengangsepithelien. Am zweckmäßigsten scheint es mir die beiden Einteilungen zu vereinigen und zu unterscheiden in:

      1. solitäre Leberadenome,
         a) Leberzelladenome,
         b) Gallengangsadenome,
      2. multiple Leberadenome,
         a) Leberzelladenome,
         b) Gallengangsadenome.

Doch sei keineswegs verschwiegen, daß auch diese Einteilung sich nicht
stets durchführen läßt, so daß ihr ähnliche Mängel wie der Simmondsschen
einerseits, der Greenishschen andererseits anhaften. So sehen wir einmal
zwischen den solitären Adenomen und den eigentlichen multiplen d. h. viel-
knotigen Formen Fälle, in denen gewissermaßen das Bindeglied gegeben ist
in Gestalt von zwei oder drei Knoten, wie zum Beispiel im Falle Waetzold,
oder einem großen und mehreren kleineren in der Umgebung, wie in einem Falle
von Sabourin oder in dem von Salter. Und andererseits ist es nicht stets
mit Bestimmtheit festzustellen, ob ein Adenom von Gallengangsepithelien
oder von Leberzellen abstammt, eine Schwierigkeit, die ja auch aus der von
Beneke aufgestellten morphologischen Zwischenform ebenso erhellt wie aus der
Tatsache, daß mehrere Forscher (Birch-Hirschfeld, Beneke, Fraser, Waetzold), der Gruppe 3 Witwickys (s. o.) entsprechend, Geschwülste gleichzeitig
von Gallengangsepithelien und Leberzellen ableiteten. Aus den eingangs
dargelegten Punkten, welche vor allem die Regeneration der Leber betrafen,
sowie aus der nahen Verwandtschaft beider Zellarten erscheint die Schwierigkeit der Unterscheidung sehr begreiflich.

1. Solitäre Leberadenome.

a) Leberzelladenome.

Die ersten hierher gehörigen Fälle sind die ersten, welche überhaupt vom
Leberadenom mitgeteilt wurden, nämlich zwei Fälle von Rokitansky. Es ist
bemerkenswert, daß sich das Adenom in dem einen Fall bei einem 5jährigen
Kinde fand. Des weiteren wurden von E. Wagner Fälle beschrieben, doch
handelt es sich hier, da die gewächsartigen Knoten im Ligamentum suspensorium saßen, nicht um eigentliche Adenome der Leber, sondern um sog. Nebenlebern. Auch zwei von Klob mitgeteilte Fälle von solitären Adenomen der
Leber selbst werden von ihm als „Nebenlebern", wenn auch in der Leber
selbst gelegen, d. h. in letzter Linie als angeborene Mißbildung, aufgefaßt.
Eine große einzelne Geschwulst des rechten Lappens wird von Hoffmann
als Adenom beschrieben. Der nächste Fall ist wohl der von Salter von einem
17jährigen Jungen; auch hier fand sich eine sehr große Geschwulst, welche
den ganzen linken und die linke Hälfte des rechten Lappens einnahm; daneben bestanden allerdings auch kleinere Knoten. Das als „adenoid" bezeichnete und auch als zystisch beschriebene Gewächs ist in der ganzen Schilderung so unklar, daß es kaum möglich ist, ein Urteil zu gewinnen. Besser
beschrieben ist der erste Fall von Mahomed, welcher ein solitäres aber kleines
Adenom der Leber betrifft. Dasselbe ist aus Zellen zusammengesetzt, welche
Leberzellen gleichen,, aber sehr verschieden groß und sehr unregelmäßig angeordnet sind. In den Knoten hinein ziehen bindegewebige Scheidewände,
welche reich an Zellen sind; die ganze Geschwulst ist von einer bindegewebigen Kapsel abgegrenzt. Die übrige Leber zeigte Stauung, war aber sonst

unverändert. Des weiteren gehört hierher ein von GREENISH beschriebener Fall. Eine Zusammenstellung der Fälle findet sich sodann in der schon öfters erwähnten Arbeit von SIMMONDS. Er trennt die solitäre knotige Hyperplasie von dem solitären Adenom der Leber ab, doch dürfte gerade hier eine solche Unterscheidung nur sehr schwer durchführbar sein. SIMMONDS rechnet denn auch in der Tat die Fälle von ROKITANSKY, KLOB und MAHOMED zu den solitären Hyperplasien, nicht Adenomen, wie dies die Beschreiber selbst getan hatten und unter welcher Bezeichnung die Fälle auch sonst, so z. B. in der gleich zu erwähnenden Zusammenstellung von ENGELHARDT, weiterhin aufgeführt zu werden pflegen. Hierher gehört auch ein von SIMMONDS selbst mitgeteilter Fall einer taubeneigroßen, weichen Geschwulst im linken Lappen der sonst normal gebauten Leber eines Mannes. Als solitäre Adenome läßt SIMMONDS nur die Fälle von WAGNER, SALTER, DELAUNAY (SABOURIN), — der aber als Karzinom aufzufassen ist (s. u.) — und GREENISH gelten. Vielleicht gehört hierher noch ein Fall von SOKOLOW, der mir im Original nicht zugänglich ist. Eine Besprechung der bis dahin im Schrifttum niedergelegten Erfahrungen stammt aus dem Jahre 1898 von ENGELHARDT. Er rechnet hierher die Fälle von ROKITANSKY, KLOB, SALTER, DELAUNAY, MAHOMED, GREENISH und SIMMONDS. ENGELHARDT selbst beschreibt zwei Fälle recht genau. Im einen Fall fand sich das Adenom von den Leberzellen ausgehend und mit regressiven Metamorphosen im linken Lappen eines 23jährigen Mannes. Die Geschwulstzellen waren zum Teil azinusartig gelagert, zum Teil in Form von Tubuli; das Gesamtgewächs, welcher die Größe einer Kegelkugel hatte, war bindegewebig eingekapselt. Die übrige Leber war unverändert, insbesondere bestand keine Zirrhose. Bemerkenswert ist, daß an derselben Leber der Lobus quadratus vollständig fehlte und Ligamentum teres und Gallenblase verlagert waren. Noch lehrreicher ist ein zweiter von ENGELHARDT mitgeteilter Fall von einem gänseeigroßen, solitären, von Leberzellen ausgehenden Adenom im linken Lappen einer sonst unveränderten Leber deswegen, weil dieses bei einem 2½jährigen Jungen gefunden wurde. Ähnlich wird in mancher Hinsicht der Fall von PEPERE gedeutet insofern als hier — bei einem 21jährigen Menschen — gleichzeitig eine Mißbildung bestanden haben soll in Gestalt zahlreicher Nebenlebern, die über Peritoneum, Zwerchfell, Mesenterium ausgestreut waren. Doch scheint mir diese Erklärung sehr gezwungen; ich hatte beim Lesen der Abhandlung den Eindruck, daß es sich um einen Krebs mit Metastasen handelte. KIELLEUTHNER beschreibt ein solitäres walnußgroßes Adenom in der sonst im ganzen unveränderten Leber eines 15jährigen Menschen. Noch anzuführen wären zwei von CAMINITI mitgeteilte Adenome, die er auch als solitär und angeboren bezeichnet, die aber KRETZ, da es sich um zirrhotische Lebern handelte, wohl mit Recht als „anaplastisch veränderte Regenerationsherde" auffaßt und die offenbar nicht hierher gehören. Ähnlich lag wohl der von JONES mitgeteilte Fall. Weiterhin wäre eine neuere Arbeit von WAETZOLD zu erwähnen. Unter den von ihm mitgeteilten 14 Fällen gehören die Fälle 6, 8 und 9 hierher. Im erstgenannten Fall fanden sich dicht nebeneinander ein erbsengroßer und ein halb so großer Knoten im rechten Lappen dicht unter der Kapsel der Zwerchfellfläche. Die Leber selbst zeigte geringe Stauung, war sonst aber unverändert. Der zweite Fall WAETZOLDs zeigte einen kirschkerngroßen, gelbgefärbten Herd im linken Lappen, zudem mehrere kleine Kavernome. Die Geschwulst bestand, von einer Bindegewebskapsel umgeben, aus soliden Schläuchen von Zellsträngen. Die Adenomzellen waren, was die gelbe Farbe erklärt, hochgradig verfettet, die übrige Leber bis auf Stauung wiederum unverändert. Interessant ist der 9. Fall WAETZOLDs insofern als sich hier in derselben Leber je ein von Leberzellen und von den Gallengangsepithelien abgeleitetes Adenom, während sonst wiederum nur Stauung bestand, vorfand. Nicotra beschrieb ein kirschgroßes solitäres Leberzellenadenom in der sonst unveränderten Leber eines 37jährigen Mannes und faßt das Gebilde als Entwicklungsstörung auf. Bersch fand ein faustgroßes solitäres Leberzellenadenom im linken Lappen der sonst unveränderten Leber eines 63jährigen Mannes. Auch er nimmt einen versprengten oder bei der embryonalen Entwicklung unverbraucht gebliebenen Keim als Grundlage an. Trenkel beschreibt bei einem 66jährigen Manne eine 7: 6 cm messende Geschwulst an der Unterseite des linken Leberlappens, welche zum Teil auch im Ligamentum hepatogastricum lag. Es handelte sich um ein Leberzellenadenom mit Nekrose und Blutungen, und ein Blutungsdurchbruch in die Bauchhöhle hatte zum Tode geführt (s. auch die Beobachtungen Pawlowskis sowie Grassmanns weiter unten). Dicht neben dem Adenom lag ein kleines Kavernom. Die Lage der Geschwulst zusammen mit dem Befund des Kavernoms veranlaßten Trenkel im Anschluß an die Auffassung Ludwigs, von der noch unter „Kavernom" die Rede sein wird, die Rückbildungsvorgänge, wie sie sich postembryonal am Lebergewebe in dieser Gegend abspielen und in Gestalt der Vasa aberrantia äußern (in der Kapsel des Adenoms fanden sich Gefäße und Gallengänge), als der Adenombildung durch Isolation von Lebergewebe zugrunde liegend aufzufassen. Er nimmt also einen nicht embryonal, sondern bei extrauterinen Entwicklungsvorgängen ausgeschalteten Keim als grundlegend an. Gerade eben teilt endlich Kudlich aus dem Ghonschen Institut ein bei einem 2jährigen Knaben gefundenes, dem linken atrophischen Leberlappen aufsitzendes Gewächs mit, das als eine Art Adenom mit Auftreten mit Galle gefüllter „Rosetten" (s. später) aufzufassen ist, aber noch kein fertig ausgebildetes, sondern eine Fehlbildung an der Grenze zur selbständigen organartigen Wucherung, wie Kudlich sagt eine Hamartie mit Übergang in Hamartom darstellt. Endlich sei erwähnt, daß mehr nebenbei v. Meyenburg in seiner Abhandlung über Zystenlebern ein in einer derartigen Leber (Fall 9) gefundenes kleines solitäres Leberzellenadenom, in seiner Arbeit über die Krebse Muir ein Leberzellenadenom bei einem 9jährigen Mädchen und Merkel ein solches neben einem Kavernom beschrieben.

Dies sind alle Fälle von solitären von den Leberzellen abgeleiteten Adenomen, welche ich im Schrifttum auffinden konnte. Den öfters miterwähnten Fall von Delaunay bzw. Sabourin (dessen Fall 4), habe ich hier nicht mitgerechnet, weil es sich um Einbrüche in Gefäße und somit um Karzinom handelt. Überschauen wir die Fälle, so ist durchaus bemerkenswert, daß, im Gegensatz zu dem, was wir bei den multiplen Leberadenomen sehen werden, hier in keinem einzigen Fall Zirrhose bestand, wie dies auch schon Simmonds (mit Ausnahme des Falles Delaunay, den er hierher rechnete) betonte. Die Fälle von Caminiti sind offenbar mit Kretz nicht hierher zu stellen. Es ist infolgedessen wohl zu verstehen, daß gerade für diese solitären Leberadenome der Gedanke auftauchte sie von angeborenen Anlagen abzuleiten, wie dies ja Klob schon tat. Auch Payne und Greenfield vertraten in ihrem Referat über den Fall Mahomed für diesen eine solche Auffassung; ähnlich äußert sich auch Simmonds für diese Bildungen, und insbesondere wurde dies von Engelhardt betont. Er kann sich dabei mit Recht darauf stützen, daß sich diese solitären Adenome in zwei Fällen schon im frühen Kindesalter fanden, nämlich im einen Falle Rokitanskys bei einem 5jährigen Kind und in einem seiner eigenen bei einem 2½ jährigen Jungen. Auch das jugendliche Alter in den Fällen Kudlich (2 Jahre), Muir (9 Jahre), Salter (17 Jahre) wären in demselben Sinne noch anzuführen. Insbesondere aber weist zur Begründung Engelhardt auf seinen Fall hin, in welchem die Leber gleichzeitig zwei Mißbildungen aufwies, nämlich das Fehlen des Lobus quadratus und einen Lagewechsel des Ligamentum teres und der Gallenblase. Er erklärt dies Zusammentreffen so, daß das embryonale Auftreten der Geschwulst im linken Leberlappen auf einer Abschnürung desselben in der ersten Anlage beruhte, und daß hierdurch einmal die Bildung des Lobus quadratus gehemmt worden, sodann aber aus mechanischen Gründen statt der rechten Nabelvene die linke verschwunden und so der Lagewechsel des Ligamentum teres zu verstehen sei. ENGELHARDT schließt daher, daß die solitären, scharf abgegrenzten, zufällige Befunde in annähernd normalen Lebern darstellenden Adenome, welche aus Leberzellen, die den Bau des Muttergewebes nachahmen, bestehen, angeborene Bildungen sind. In diesen Zusammenhang gehört auch das von v. MEYENBURG mitgeteilte Adenom in einer Zystenleber, die als entwicklungsgeschichtlich bedingt gedeutet wird. Auch die Kavernombefunde von MERKEL und TRENKEL neben den Adenomen wären hier zu erwähnen. Daß alle neueren Beschreiber ihre Adenome von embryonal bzw. postembryonal ausgeschalteten Keimen ableiten, ist oben bei den einzelnen Fällen schon besprochen.

Ob die Erklärung, daß diese aus Leberzellen entstehenden solitären Leberadenome angeboren sind bzw. auf einer Gewebsmißbildung beruhen, für alle Fälle zutrifft, läßt sich nicht sicher aussagen. Immerhin hat diese übrigens auch von KRETZ vertretene Anschauung nach obiger Darstellung sehr viel für sich und auf jeden Fall läßt sich so viel sagen, daß diese Bildungen unabhängig von sonstigen Veränderungen der Leber, insbesondere Zirrhose, sind, und daß sie somit nicht als vikariierend-regenerative Vorgänge aufzufassen und daher von den noch zu besprechenden multiplen Leberadenomen genetisch scharf zu scheiden sind. Auch handelt es sich fast stets um Sektionsbefunde, ohne daß Krankheitszeichen bestanden hätten. Diese Geschwülste besitzen daher kaum klinische Bedeutung. Eine Ausnahme stellt der Fall TRENKEL mit Blutungsdurchbruch in die Bauchhöhle dar.

b) Gallengangsadenome.

Hier können wir uns kurz fassen; es sind nur wenige Fälle im Schrifttum niedergelegt, in welchen solitäre Leberadenome von Gallengängen abgeleitet wurden. Ich erwähne als ersten solchen Fall einen von WAGNER; weiterhin zwei von GREENISH, einen Fall, den BENEKE sowohl von Leberzellen wie gleichzeitig von den Gallengängen ableitet, einen Fall von PAWLOWSKI mit freier Blutung in die Bauchhöhle, den schon erwähnten Fall WAETZOLDS (seinen Fall 9), in welchem nebeneinander je ein von Leberzellen und von den Gallengängen abgeleitetes Adenom bestand, sowie die Fälle Nr. 3 und 4 derselben Arbeit, in welchen sich ebenfalls kleine Knötchen fanden, welche aus Bindegewebe und gewucherten Gallengängen bestanden und endlich eine von RIBBERT erwähnte Leber mit einem Gallengangsadenom und einem Kavernom dicht nebeneinander. Bemerkenswert ist, daß auch in diesen Fällen mit Ausnahme eines Falles von WAETZOLD niemals Zirrhose bestand, daß die Lebern auch sonst meist ziemlich unverändert waren, und wir somit auch bei diesen von Gallengängen ableitbaren solitären Leberadenomen kaum an vikariierende Bildungen denken können.

Hierher gehören nun noch solche Fälle, welche, mit Zystenbildung einhergehend, als Kystadenome der Gallengänge aufgefaßt werden, teils solitärer, teils multipler Natur; sie sollen aus äußeren Gründen erst unten bei den Zysten der Leber Besprechung finden.

Weiterhin ist erwähnenswert, daß sich in der Leber auch zuweilen kleine Knötchen von weißer oder weißgrauer Farbe finden, welche nur rein äußerlich einen geschwulstartigen Eindruck machen und mikroskopisch zwar auch aus

Bindegewebe und gewucherten Gallengängen bestehen, aber keineswegs zu den Geschwülsten und somit auch nicht zu den Adenomen sensu strictiori zu rechnen sind, sondern offenbar nur kleine Herde reparatorischer Natur dar-stellen, nachdem aus irgendeinem Grunde örtlich Lebergewebe zugrunde gegangen ist. Es finden sich solche kleinen Herde an der Stelle ausgeheilter Gummiknoten u. dgl., und hierher gehören auch ähnliche Knötchen im An-schluß an Parasiten, wobei es aber öfters zu multiplen Knötchen kommt (s. u.). Hier einzureihen sind auch nicht sehr seltene subkapsulär gelegene Knötchen, welche aber offenbar als Gewebsmißbildungen aufzufassen sind. Albrecht [1] erwähnt sie unter den „Hamartomen" und sein Schüler Genewein hat sie genauer beschrieben. Zu eigentlichen Geschwülsten „Hamartoblastomen" führen sie kaum.

2. Multiple Leberadenome.

a) Leberzelladenome.

Zu den multiplen von Leberzellen abgeleiteten Leberadenomen gehört die große Mehrzahl aller Fälle, welche als Adenome der Leber beschrieben sind. Es ist daher nicht recht einzusehen, wieso Yamagiwa äußert, daß im Gegensatz zu den von den Gallengangsepithelien abgeleiteten Adenomen „bisher (d. h. bis 1901) relativ sehr wenige Fälle von dem Leberadenom aus den Leberzellen mitgeteilt" seien. Ich will die einzelnen Fälle hier nicht aufführen, zumal sich gerade hier eine scharfe Grenze gegenüber den knotigen Hyperplasien nur sehr schwer ziehen läßt (s. o.). Nur so viel sei kurz bemerkt, daß ich diese Geschwülste im Schrifttum in etwa 40—50 Fällen beschrieben fand. Dabei sind, wie oben schon auseinandergesetzt, die häufig als „Adenome" bezeichneten Geschwülste mit zer-störendem Wachstum, welche ich also zu den Kebsen rechne, nicht mitgezählt.

Die Geschwülste sind in sehr verschiedener Zahl vorhanden, von 3 oder 4 bis zu hunderten, ja tausenden. Auch besitzen sie sehr verschiedene Größe, auch im selben Falle oft, zumeist wird Stecknadelkopf- bis Walnußgröße angegeben; größere Knoten sind selten. Sie sind im allgemeinen rund und schon für das bloße Auge deutlich abgekapselt. In der Mitte können nabelartige Einziehungen, wie bei sekundären Leberkrebsen, bestehen. Ihre Farbe ist recht verschieden, sie erscheinen bräunlich, rötlich, graurot, grauweiß, oft auch gelb. Sie sind meist weich, und man erkennt an den großen Gewächsen schon mit bloßem Auge eine Zusammensetzung aus durch Bindegewebe getrennten unregelmäßigeren kleineren Herden. Das Nachbargewebe erscheint oft zusammengedrückt. Die Leber ist im ganzen, vor allem wenn zahlreiche Knoten vorhanden sind, stark vergrößert. Grassmann beschrieb Leberadenome einer zirrhotischen Leber (anatomische Unter-suchung von E. Albrecht), von denen eines, welches im Lobus Spigelii saß, zu Durchbruch und ausgedehnter Blutung in die Bursa omentalis geführt hatte.

Von besonderer Bedeutung ist nun, daß die multiplen Leberadenome nur äußerst selten in sonst unveränderten Lebern — wie dies Kaufmann z. B. für einen Fall an-gibt — gefunden werden. Zu allermeist ist die Leber auch sonst diffus-hochgradig verändert und hier steht ohne jeden Vergleich an erster Stelle die Leberzirrhose. Gerade für diese Fälle gilt alles oben Angeführte, nämlich daß sich die Bildungen unmittelbar an die knotigen Hyperplasien anschließen, von diesen nicht scharf zu trennen, und, wie sie, als die Folge vikariierender Leber-zellregeneration nach Leberzellschädigung, ganz besonders bei Leberzirrhose, aufzufassen sind. Das Zusammentreffen von Leberzirrhose und multiplen Adenomen ist schon frühzeitig aufgefallen. Ich führe nur von älteren Forschern besonders Sabourin an, welcher in den von ihm gesammelten Fällen mit einer

---

[1] Dtsch. pathol. Ges. 1904, S. 155.

Ausnahme stets Zirrhose fand, und ferner SIMMONDS, welcher unter 15 zusammengestellten Fällen 14mal Zirrhose feststellte, während nur in dem von THIERFELDER kurz erwähnten Falle eine entsprechende Mitteilung fehlte. Von den späteren Forschern, welche sich mit dem Adenom der Leber beschäftigten, wird dies Zusammentreffen fast ausnahmslos betont, so daß es sich erübrigt, die einzelnen Beschreiber und die einzelnen Fälle hier aufzuführen. Anders aber steht es mit der jeweiligen Anschauung über das Zeitliche und Bedingende des Zusammenhanges zwischen der Zirrhose und den multiplen Leberzelladenomen. Hier hatten viele ältere Beschreiber ja schon deutlich die Zirrhose als das Erstere und genetisch Grundlegende, die Hyperplasien bis zu den Adenomen als vikariierende Folgeerscheinung gekennzeichnet, so z. B. in seinen oben wiedergegebenen Bemerkungen besonders deutlich schon SCHÜPPEL. Auch SABOURIN betont diesen Punkt aufs schärfste. ORTH schreibt in seinem Lehrbuch, daß zwar die gegenseitige Beziehung der Zirrhose und Adenombildung noch nicht ganz klar sei, daß man aber doch unwillkürlich zu der Frage angeregt werde ,,ob nicht etwa hier eine aus irgendeiner leider unbekannten Ursache entstandene vikariierende Hypertrophie über das Ziel hinausgehe und durch atypisches Wachstum zu einer Geschwulstbildung führe". Auch in der unter ORTHs Leitung ausgeführten Dissertation von JUNGMANN hieß es schon: ,,vielleicht, daß der indurative Prozeß überhaupt die erste Ursache war, und daß er, während er hier funktionierendes Lebergewebe zugrunde richtete, dort anderes zu kollateraler, vikariierender Tätigkeit anregte und so den Anstoß zu der zu Adenom und Karzinom werdenden Wucherung gab". Daß die Zirrhose das dem Alter nach Primäre ist, wird auch von allen anderen Forschern fast ausnahmslos zugegeben. Daß das Nebeneinander reiner Zufall sei, wie früher hie und da angenommen worden war, wird späterhin nach der großen auf diesem Gebiete vorliegenden Kasuistik kaum mehr von irgendeiner Seite behauptet. NAZARI z. B. schreibt mit Recht, daß die Häufigkeitsbefunde genügen um jede Zufälligkeit oder Unabhängigkeit auszuschließen. Er selbst konnte auch z. B. einen Fall beschreiben, in dem einerseits ganz beginnende Adenombildung, andererseits schon ausgedehnte Zirrhose bestand, um einwandfrei zu zeigen, daß die Zirrhose das ältere ist. Aber trotz alledem ist hier in der Tat auch das Gegenteil behauptet worden. So besonders von MARCKWALD und vorher schon von ROVIGHI; allerdings kann MARCKWALDs Begründung als höchst lückenhaft und zum Teil von irrtümlichen Voraussetzungen ausgehend angesehen werden, wie z. B. schon KRETZ MARCKWALD erwiderte, daß er, wenn er sich insbesondere auf die von PONFICK bei seinen bekannten Versuchen gefundenen Bilder berufe, übersehe, daß die Regeneration des normalen und des umgebauten Leberparenchyms verschiedene Bilder erzeuge. KRETZ wendet mit Recht gegen die Auffassung MARCKWALDs u. a. auch ein, daß man eben auch bei ausgedehnter Krebsmetastasierung in die Leber keine sekundäre Zirrhose in die Erscheinung treten sehe. Ist eine solche Anschauung, welche die Zirrhose als zweite Krankheit ansehen möchte, leicht zu widerlegen, so gehen einige andere Forscher wie HANOT et GILBERT oder ENGELHARDT (s. auch später) zwar nicht ganz so weit, nehmen aber immerhin an, daß Zirrhose und Adenom Folgen derselben Ursachen seien. Aber auch diese Ansicht kann durch das zeitliche Nacheinander als ohne weiteres widerlegt betrachtet werden. Sieht man somit die Zirrhose nicht nur als das Primäre, sondern auch als das genetisch Grundlegende an — SIEGENBEEK VAN HEUKELOM hatte in seiner bekannten Arbeit das erstere zwar auch angenommen, sich über das Kausale aber noch höchst unsicher geäußert —, so kann man ohne weiteres dem beistimmen, was SCHMIEDEN schon 1900 in die Worte kleidete: ,,die diffuse ältere Veränderung wird zum ätiologischen Momente". Wie stellt man sich nun aber den inneren Zusammenhang zwischen beiden

Erkrankungen vor? Fast allgemein findet man früher bei denjenigen Forschern, welche sich für einen solchen Zusammenhang aussprachen, die Ansicht vertreten, daß die Zirrhose einen entzündlichen „Reiz" darstelle, welcher die Wucherung bewirke. Nun dürfen wir aber keineswegs vergessen, daß die Zirrhose zwar zu allermeist beim Leberadenom als grundlegendes Moment gefunden wird, aber doch nicht ausnahmslos. SABOURIN ist seinerzeit entschieden etwas zu weit gegangen, wenn er schrieb: „l'adénôme n'est qu'un accident dans l'histoire d'une cirrhose hépatique". Es sind auch andere Erkrankungen der Leber, welche, wenn auch in seltenen Fällen, zum Adenom Veranlassung geben. So hat WAETZOLD an der Hand der von ihm beschriebenen Adenome insbesondere Stauungsleber mit mehr oder weniger ausgesprochenen Erscheinungen der Atrophie der Leberzellen betont. Auch im Falle RUSS lag Stauung mit zyanotischer Verhärtung vor. Sehen wir aber auch bei der Zirrhose von dem etwas mysteriösen entzündlichen „Reiz" ab, und stellen uns vielmehr auf den wohl sicher richtigeren Standpunkt, daß auch bei der Leberzirrhose die Zerstörung von Lebergewebe bzw. der Verlust an solchem das Moment ist, welches nicht nur die Regeneration einleitet, sondern auch die Superregeneration bis zur Adenombildung bewirkt, so gelangen wir zu einer viel einheitlicheren Auffassung. Es entspricht dies der bekannten WEIGERTschen Anschauung vom Freiwerden der „bioplastischen Energie" nach „katabiotischen Vorgängen" und dem über das Ziel schießen bei der Regeneration. Und mit Recht konnte so schon 1904 KRETZ die Tumoren der zirrhotischen Lebern für in der Geschwulstlehre prinzipiell wichtig und für eine „wesentliche Stütze der WEIGERTschen Hypothese von den Ursachen und Erscheinungen der erworbenen Zellneubildung" ansehen. Bei dieser Betrachtungsweise sind nicht nur auch die wenigen Fälle, in denen bei Adenomen die Leber hochgradig verändert war, ohne daß Zirrhose vorlag, im selben Sinne des Zusammenhanges wie bei der Zirrhose zu erklären — SIMMONDS hatte sich seinerzeit schon mit Recht vorsichtig dahin ausgesprochen, daß sich die multiplen Adenome (und knotigen Hyperplasien) in vorher veränderten Lebern fänden, wobei auch er in erster Linie die Zirrhose betont —, sondern es werden auch einige Punkte, welche gegen den ursächlichen Zusammenhang zwischen Zirrhose und Adenom von einzelnen Untersuchern angeführt worden waren, ohne weiteres geklärt. So ist es mehrfach aufgefallen und als dagegen sprechend hervorgehoben worden, daß die stärkste Ausbreitung der Zirrhose und die Adenomentwicklung örtlich nicht zusammenträfen. Dies würde natürlich gegen einen entzündlichen „Reiz" sprechen, ist aber bei der richtigen Auffassung der Adenombildung als vikariierender Zelleistung ohne weiteres verständlich. Ebenso, wenn MARCKWALD dafür, daß die Zirrhose das Sekundäre sei, anführt, daß von einer Wucherung des Bindegewebes in den Adenomen nichts zu bemerken sei, solange die Gewächse noch intraazinös liegen. Es sind ja eben die noch besser erhaltenen Leberzellen, welche zunächst von der Zirrhose verschont, ins Wuchern kommen; daß also die zirrhotische beginnende Adenombildung noch kein Bindegewebe aufweist, ist ohne weiteres verständlich und spricht in nichts dafür, die Zirrhose der Leber überhaupt, wie dies MARCKWALD tut, als sekundär aufzufassen. Von besonderem Interesse ist nun, wie dies KRETZ mit Recht betont, daß es vor allem SIEGENBEEK VAN HEUKELOM gelungen ist, die allerersten Zellveränderungen bei der Adenombildung in zirrhotischen Lebern zu verfolgen und daß er wie RINDFLEISCH (s. auch die Dissertation von STAATS) das multiple Auftreten der ersten Veränderungen des Zellcharakters nachweisen konnten. Auch andere Forscher, wie insbesondere SCHMIEDEN, konnten zeigen, daß es schon bei der Regeneration neu- und vielfach umgebaute Zellen sind, welche zunächst Zellatypien wie Riesenzellbildung u. dgl. aufweisen, und welche erst dann zur Bildung der Herde mit Adenombau führen.

Fassen wir kurz zusammen, so ergibt sich für die multiplen Leberzelladenome, daß dieselben im unmittelbaren Anschluß an die sog. knotigen Hyperplasien das atypische Endglied einfach vikariierend-regeneratorischer und superregeneratorischer Vorgänge darstellen, welche in Lebern nach hochgradigen atrophischen Vorgängen, zu allermeist bei Leberzirrhosen, auftreten. So wird das fast regelmäßige Zusammentreffen der Adenome mit Leberzirrhose eindeutig erklärt.

Was den mikroskopischen Bau dieser Adenome betrifft, so wird in fast sämtlichen Arbeiten angegeben, daß die die Adenome aufbauenden Zellen zunächst im allgemeinen betrachtet den Leberzellen sehr ähneln, und es werden von sehr vielen Beschreibern Angaben gemacht, daß sie Leberzellen, etwa schon bei der Zirrhose hypertrophische, direkt in beginnende Adenomknötchen hätten übergehen „sehen". Es wird zumeist angegeben, daß an irgendeiner Stelle des Azinus ein solcher Beginn des Adenoms vor sich gehen kann. Die einzelnen Zellen des Adenoms sind in der Regel größer als die Leberzellen, doch werden auch oft kleinere Zellen, wie dies u. a. WIESE und WAETZOLD beschreiben, gefunden. Der Zellteil wird zumeist als körnig bezeichnet, von WAETZOLD als grobkörnig, er färbt sich gerne dunkler, zuweilen auch heller als die Leberzellen. Auch Pigment wird in den Zellen des Adenoms nicht selten gefunden. Die Kerne sind im allgemeinen groß, zuweilen sehr groß und zeigen deutliche Kernkörperchen. Auch sie färben sich häufig dunkel; oft besitzen die Zellen zwei bis drei Kerne. Während WAETZOLD die Zellgrenzen in den Adenomen sehr deutlich fand, schreiben andere Untersucher, daß die einzelnen Zellen oft sehr schwer abzugrenzen seien, zumal die Zellen, infolge ihrer starken Wucherung auf engem Raum zusammengedrückt, oft sehr dicht aneinander liegen. Vielfach wurden auch Riesenzellen beobachtet, so von FROHMANN, SCHMIEDEN, WEGELIN und insbesondere NAZARI, welcher sie sowie synzytiale Zellbildungen auch gut abbildet. Solche Zellen können bis 30 und 40 Kerne haben; FROHMANN spricht auch von deren 50. Von vielen Schilderern wird angegeben, daß sie in den Zellen auch mehr oder weniger zahlreiche Mitosen auffanden. Wichtig ist nun die Anordnung dieser Zellen, denn sie ist niemals die gleiche wie im normalen Leberazinus. Es ist dies weder im Hinblick auf die Gesamtanordnung um eine Zentralvene herum der Fall, noch in der Lagerung der Zellen gegeneinander. Diese liegen strangförmig meist viel dichter aneinander, doch finden sich auch noch Kapillaren in mehr oder weniger großer Zahl dazwischen. Teilweise erinnern die Zellen in ihrer Zusammenfügung aber noch insofern an den gewöhnlichen Leberbau, als sie retikuläre Stränge bilden. Diese Schläuche sind dann aber meist recht unregelmäßig gelagert, die sie zusammensetzenden Zellen haben vieleckige Form. Während sich zuweilen nur derartige Zellstränge finden, wird das Bild aber zumeist neben solchen oder auch allein beherrscht von tubulusförmigen Anordnungen der Zellen. Die Tubuli selbst aber sind sehr unregelmäßig; es finden sich häufig sich gegenseitig kreuzende Schläuche. Eine eigene Membrana propria besitzen die Schläuche nicht, worauf z. B. SABOURIN und v. HANSEMANN hinweisen. In diesen Tubuli zeigen die Zellen dann mehr Kegelform oder auch ausgesprochen zylindrisches Verhalten, und in der Mitte treten unregelmäßig begrenzte lichte Räume auf. Hierdurch wird ein mehr an Gallengänge, wenn auch unregelmäßige, erinnerndes Bild hervorgerufen. Die Lichtungen sind mit zerfallenden Zellen und zumeist mit Galle gefüllt. Diese tubulären Formen wurden zuerst von RINDFLEISCH beschrieben, besonders eingehend verfolgte sie auch SABOURIN, und manche Forscher — wie RINDFLEISCH, KLEBS, BIRCH-HIRSCHFELD — bezeichnen nur, wenn diese Tubuli vorhanden sind, die Bildungen als Adenome. Hie und da fehlen auch alle Lichtungen,

wie im Falle von Wiese. Kiener und Kelsch unterscheiden nach dem Vorhandensein oder Fehlen dieser Tubuli Adenomformen „sans déviation aucune du
type" und solche, deren „cellules se groupent en cylindres". Waetzold fand
im Zentrum des Adenoms eine mehr strahlige Anordnung der Stränge und
Schläuche, während diese an der Peripherie stark miteinander anastomosierten.
Einmal ausgebildete Adenome wachsen, wie Frohmann u. a. hervorheben, nur
aus sich selbst weiter. Die Masse des Bindegewebes wechselt sehr, doch ist dasselbe in größeren Adenomen ziemlich zahlreich vertreten, einzelne Zellgruppen
auseinandertrennend; solche Adenomknoten werden auch von einer bindegewebigen Kapsel allseitig abgegrenzt. Im Bindegewebe der Geschwulstknoten
finden sich im allgemeinen keine Gallengänge. Zwischen den Geschwulstzellen
liegen Blutkapillaren mit deutlichen Endothelien. Zumeist sind die Geschwülste
ziemlich arm an Gefäßen, wie dies z. B. Kiener und Kelsch sowie Marckwald angeben. Sie werden als anämisch bezeichnet, und auf die Blutarmut
die gleich zu erwähnenden regressiven Metamorphosen zurückgeführt. Häufiger
finden sich auch Blutungen, welche mehr oder weniger ausgedehnt sein und
auch die Zellen des Adenoms vernichten und seine Stelle einnehmen können,
wie dies besonders Delaunay und Sabourin beschrieben. Auch Erweiterungen
der Kapillaren werden öfters geschildert, häufiger allerdings in der Umgebung
der Adenome, wo endothelbesetzte „Biträume" entstehen können (Siegenbeek van Heukelom, Sokolow, Waetzold). Es handelt sich hier offenbar
um Druckwirkung, wie das auch v. Hansemann beschreibt. In den größeren
Adenomen finden sich oft ausgedehnte regressive Metamorphosen, oft werden
sie auch vermißt. Kiener und Kelsch, Birch-Hirschfeld, Sabourin, Darier,
Dérignac, Wiese, Waetzold u. a. betonen starken Fettgehalt bzw. fettigen
Zerfall der Zellen der Adenomknoten; Kiener und Kelsch sowie Sabourin
sprechen auch von einer „kolloiden" Degeneration; von einigen Untersuchern (z. B.
Schmieden) werden auch Nekrosen, selten ausgedehnte, beschrieben. Infolge
des expansiven Wachstums der Adenome — im Gegensatz zum infiltrativen,
wenn sich aus ihnen Krebse entwickeln — zeigen die Leberzellen der Umgebung mehr oder weniger konzentrisch alle Zeichen starker Druckatrophie.
Die übrige Leber weist natürlich das Bild der Leberzirrhose mit allen regeneratorischen usw. Erscheinungen dieser auf. Gute histologische Beschreibungen
aller Einzelheiten geben z. B. Sabourin, Schmieden, Nazari.

Nur ganz kurz erwähnt sei, daß häufig Ikterus besteht, der sich auch in der
Leber und den Adenomen zeigt, deren Zellen auch meist diffus ikterisch gefärbt
sind. Ferner daß Aszites und Milzhyperplasie zu bestehen pflegen, wie sich
ja schon aus der Zirrhose ergibt. Im Gegensatz zu den solitären Adenomen
können die multiplen auch klinisches Interesse haben und auch schon diagnostiziert werden, doch ist es hierbei natürlich sehr schwierig sie den Krankheitszeichen und Erscheinungen nach von der Leberzirrhose abzugrenzen; die im
Leben erkannten Fälle mit großen Knoten u. dgl. stellen im allgemeinen keine
Adenome, sondern Karzinome dar. Hier klinisch eine Grenze zu ziehen, wenn
— wie sehr oft — Metastasen nicht bestehen, ist naturgemäß ganz unmöglich.
Die Dauer der Adenome ist ebenso wie die der grundlegenden Zirrhose offenbar
eine sehr wechselnde. Marckwald glaubt, daß sie selten mehr als einige Monate
betrage.

b) Gallengangsadenome.

Von multiplen Leberadenomen, die von den Gallengängen hergeleitet
werden, finden sich in dem Schrifttum nur wenige Beispiele vermerkt. Ich finde
derartige Fälle beschrieben bei Brigidi e Banti, Rovighi, Homann, Bonome,
Pawlowski, Nazari, Waetzold und Vorpahl. Ferner wären hierher noch

zu rechnen die sehr seltenen Fälle, in welchen multiple Adenome sowohl von Leberzellen wie auch von den Gallengängen abgeleitet werden, so von FRASER. Es ist ja hier aber an die oben schon berührte Schwierigkeit zu erinnern, zu entscheiden, ob die an Gallengänge erinnernden Bildungen („Pseudogallengänge" SIEGENBEEK VAN HEUKELOM), wie sie eben als das Bild der multiplen Leberzelladenome beherrschend geschildert wurden, im Einzelfall von Leberzellen oder von Gallengängen abzuleiten sind. Wir sahen, daß derartig gebaute Adenome von den Forschern fast ausnahmslos auf die Leberzellen bezogen werden. Es ist dies im Hinblick auf die offenbar entsprechenden schlauchartigen Bildungen, welche sich in einfachen Regenerationsbildern der Leber (Zirrhose, Leberatrophien) so häufig finden, beachtenswert, denn dort wurden diese Bildungen sehr häufig von den Gallengängen abgeleitet. Meines Erachtens entstammen sie auch dort den Leberzellen (s. o.) und ihre Auffassung in den Leberadenomen kann als ein starker Hinweis hierfür angesehen werden. Die Adenome werden also nur dann von den Gallengängen abgeleitet, wenn, über jene Bildungen hinausgehend, mehr regelmäßigen Gallengängen entsprechende Schläuche, in Bindegewebe eingelagert, Adenome bilden. KAUFMANN weist dabei mit Recht darauf hin, daß Stellen mit außerordentlich reicher Gallengangswucherung in zirrhotischen Lebern schwer von derartigen Gallengangsadenomen abgrenzbar sein können, also ein Parallelfall der unscharfen Grenze zwischen multiplen knotigen Hyperplasien und multiplen Leberzelladenomen.

Auch die Gallengangsadenome werden zumeist in veränderten Lebern gefunden und auch hier handelt es sich offenbar um aus regenerativen Vorgängen entstehende Bildungen; so fand sich in zwei Fällen von NAZARI sowie in den Fällen von BRIGIDI und BANTI sowie ROVIGHI Leberzirrhose. WAETZOLD, welcher drei hierher gehörige Fälle schildert, fand in zwei Fällen Stauung; in einem dieser Fälle und in einem weiteren war zugleich das Bindegewebe vermehrt. Er beschreibt die Leber eines Japaners, in welcher Zirrhose bestand und Gallengangswucherungen bis zur Ausbildung von Adenomen auf das in Japan häufige Distomum spathulatum bezogen werden. Auch im Falle HOMANN handelte es sich um eine schwer veränderte Leber. Der von VORPAHL erwähnte Fall betraf eine unveränderte Leber; er deutet die Adenome als aus der Fötalzeit stammend und nicht weiter gewachsen.

Eine genauere mikroskopische Schilderung dieser seltenen Fälle erübrigt sich; es sei nur erwähnt, daß NAZARI im Gegensatz zu seinen aus Leberzellen entstehenden Adenomen wenige Mitosen und keine Riesenzellen auffand.

Auch hier schließen sich an die Gallengangsadenome die von diesen abzuleitenden Adenokystome, die unten besprochen werden sollen, unmittelbar an.

Noch kurz erwähnt werden sollen einige Fälle von Leberadenom, deren Diagnose insofern im Leben gestellt wurde, als es sich um Operation solcher Geschwülste handelte. THÖLE (Chirurgie der Lebergeschwülste) stellt 6 solche operierte Fälle zusammen und zwar die von LIUS, TRICOMI, HOCHENEGG, SALVIA, ANSCHÜTZ und KAUSCH. Ihnen schließt sich noch der von ÖHLECKER mitgeteilte Fall an. Zumeist fanden die Operationen auf Grund anderer diagnostischer Annahmen statt. Im Falle ÖHLECKER (und in einigen anderen) hing das Adenom an der Leber mit Drehung des Stieles (infolgedessen Blutungen und Nekrosen). Die mikroskopische Diagnose sicherte FAHR. THÖLE rät jedes Leberadenom wie eine bösartige Geschwulst anzugreifen, da die Grenzen gegen das Karzinom ja gleitend seien. Über den gleichfalls operierten Fall von v. BERGMANN, der in der Tat an der Grenze eines Krebses stand, s. u. Ähnlich liegt auch der operierte Fall von WENDLER von einem sehr großen solitären Adenom, das aber wahrscheinlich auch als Karzinom zu deuten ist, wie es WENDLER auch andeutet.

Zum Schlusse der Schilderung des Adenoms soll noch kurz erwähnt werden, daß Leberadenome auch bei Tieren vorkommen; so beschrieb Eberth schon ein solches bei einem Hund, Simmonds erwähnt eines ebenfalls vom Hund (allerdings unter der Bezeichnung einer solitären knotigen Hyperplasie) und Waetzold eines vom Rind. Weitere Fälle sind (nach Schöppler) beschrieben von Kitt, v. Bollinger, Martin, Siedamgrotzky, Johne, Mc. Fadyan, Baumann, Dietrich und Casper, ferner Nissen, Keller, Wyssmann (Fälle mit Distomatosis) und ein weiterer aus neuerer Zeit von Heitzmann. Fölger führt noch Fälle von Stephan, Vallillo, Petit-Germain an. Neuerdings geben Slye, Hommes und Wells an, bei der Sektion von 10000 Mäusen 28mal Leberzelladenome gefunden zu haben zum Teil mit Übergängen in Bösartigkeit, welche in einem Fall, in dem Lungenmetastasen bestanden, sicher war. Auch Joest bespricht das Leberadenom der Tiere eingehender. Das gleiche gilt, wie hier vorweggenommen sei, für das primäre Leberkarzinom bei Tieren.

Der Krebs.

Die erste Form des Leberkrebses schließt sich an das besprochene Adenom unmittelbar an. Es handelt sich um Geschwülste, welche vollständig den dort beschriebenen Bau besitzen und auch fast ausnahmslos im Schrifttum als Adenome, zuweilen als maligne Adenome, bezeichnet werden, bei denen aber die Art des Wachstums, vor allem Einbrüche in Venen, beweisen, daß es sich um bösartige Geschwülste, also um Krebse handelt. Es ist oben schon geschildert, daß diese offenbar unmittelbar aus den Adenomen hervorgehen, und daß eine scharfe Grenze zu ziehen überaus schwer, wohl oft auch unmöglich ist, worauf auch z. B. Kretz hinweist. Ich habe es aber doch vorgezogen alle diejenigen Fälle, in welchen trotz ganz adenomartigen Baues der Geschwülste die Wachstumsart Kennzeichen des bösartigen trägt, dort auszuscheiden und sie hierher zu rechnen, betone aber nochmals das ganz Gleitende in der Grenze zwischen Adenom und Karzinom der Leber.

Sehr interessant sind hier zunächst die Beobachtungen von Homann, Schmieden, Waetzold und Saltykow. Diese schließen sich unmittelbar an das Adenom an. Der Fall Homanns ist oben unter den multiplen Gallengangsadenomen schon mitbesprochen. Es fanden sich in dieser Beobachtung auch keine Bösartigkeit beweisenden Gefäßeinbrüche, aber an einigen Stellen glaubt der Beschreiber aus einer außerordentlich starken Wucherung der Zellen, welche ihre ausgesprochene Zylinderform verlieren, keine Lichtung mehr erkennen lassen und zum Schluß die schlauchartige Anordnung ganz aufgeben, den Schluß ziehen zu können, daß hier wahrscheinlich Übergang in Karzinom vorlag. Saltykow erwähnt einen Fall mit 6 Leberadenomen, welche atypische Zellbilder aufwiesen, so daß ein Krebs anzunehmen, aber nicht ganz sicher zu stellen war. Schmieden beschreibt in seinen sonst allenthalben einfachen Leberzelladenomen ganz vereinzeltes schrankenloses Vordringen in zirrhotisches Bindegewebe und an einer einzigen Stelle Geschwulstzellen in einem kleinen Gefäß. Auch er sieht hier den Übergang zum Krebs. Man erkennt wie gering der Unterschied sein kann und wie er sich erst genauester Untersuchung zu offenbaren braucht. Endlich nimmt auch Nazari in seinem letzten Fall von multiplem Adenom mit Zirrhose auf Grund vielgestaltigen und atypischen Verhaltens der Zellen und ihres Vordringens ins umliegende Gewebe Übergang zu Karzinom an. Ähnliches auch schon Jungmann.

In zahlreichen anderen Fällen fanden sich also Einbrüche vor allem in Pfortaderäste, und oft zeigten auch große Äste dieses Gefäßes schon dem bloßen

Auge Blockierung mit Geschwulstthromben. Auch Einbrüche in Lebervenen werden geschildert.

Ich zähle hierher Fälle, welche z. B. von folgenden Beschreibern mitgeteilt wurden: in älterer Zeit von VULPIAN, LANCEREAUX, DUBRAC, GREENFIELD, DELAUNAY, WULFF, MAHOMED, WILLIAMS, JUNGMANN, SABOURIN, MERKLEN, PAUL, DÉRIGNAC et GILBERT, POTOCKI et HIRSCHMANN (PRUS), VIDAL, RODAIS, v. HIPPEL, FROHMANN, BURGER, BRISSAUD, später von MARCKWALD, ENGELHARDT, LINDNER, FABRIS, CLOIN, RUNTE, DIBBELT, TSCHISTOWITSCH, WEGELIN, BLUMBERG, RIBBERT so wie dessen Schüler LESSER. Auch der Fall PEPERE (s. o.) gehört wohl hierher. Die Gefäßeinbrüche führen allerdings nur selten zu Metastasen, doch werden solche z. B. von GREENFIELD, FROHMANN und CLOIN (in den Lungen), keineswegs selten auch Geschwulstbildungen in benachbarten Lymphknoten geschildert (s. z. B. LANCEREAUX). FROHMANN verfolgte außer Einbrüchen in Pfortaderäste und Zentralvenen auch solche in Lymphwege. Erwähnenswert ist auch, daß in diesen zu den Krebsen zu rechnenden Fällen im Gegensatz zu den einfachen Adenomen, oft wenigstens, größere Geschwulstknoten gefunden werden; so sprechen HOMANN und JUNGMANN von Knoten von der Größe eines Apfels und FROHMANN gar von einer kindskopfgroßen Geschwulst.

Bemerkenswert ist, daß auch bei diesen zu den Krebsen zu zählenden Geschwülsten stets oder fast stets alte Leberzirrhose bestand. Mit Ausnahme von drei Fällen, in denen ich die Beschreibung daraufhin nicht nachprüfen konnte, fand ich dies ausnahmslos in der Schilderung der Fälle gekennzeichnet. Diese Fälle schließen sich ja unmittelbar an die Adenome an und wir müssen, wie oben auseinandergesetzt, annehmen, daß auch diese Karzinome also in gerader Linie von ursprünglich regeneratorischen Vorgängen ihren Ausgang nehmen. Diese Art von Geschwülsten wird fast ausnahmslos von den Leberzellen bzw. aus ihnen hervorgegangenen Adenomen abgeleitet. In den Fällen v. HIPPELs, sowie BRISSAUDs ging die Neubildung von den Gallengängen aus (s. darüber noch unten).

Es ist nun die Frage, wie wir diese Geschwülste bezeichnen wollen. Einfach als Adenome nach allem Auseinandergesetzten sicher nicht. Vielfach ist für sie die Bezeichnung ,,malignes Adenom" üblich. Wir finden sie ja auch sonst bei entsprechenden Geschwülsten in manchen anderen Organen öfters verwandt. Ich halte nun diese Benennung für wenig glücklich und schließe mich hier Ausführungen von LUBARSCH, KAUFMANN u. a. an. Ich komme unten im Zusammenhang auf diese Frage zurück.

Mit der bisherigen kurzen Besprechung der sich morphologisch unmittelbar an das Adenom anschließenden, aber durch ihre Wachstumsart als Krebse erweisenden Tumoren stehen wir nun schon mitten in dem großen Gebiete der primären Leberkarzinome überhaupt. Ich habe obige Gruppe nur kurz vorweggenommen um an Beispielen zu zeigen, daß eine scharfe Grenze zwischen ,,Adenom" und ,,Karzinom" gerade in der Leber schwer oder gar nicht ziehbar ist, daß sie sich vor allem morphologisch unmittelbar aneinander anschließen. Oben habe ich aber nur solche Fälle erwähnt, und auch diese nicht volständig, welche dies ganz besonders deutlich zeigen. Viele andere Fälle wieder schließen sich an diese an, welche aber auch in der Morphologie der Lebergewächse schon deutlicher karzinomatöses Verhalten zeigen. Auch hier ist irgendeine Grenze nicht ziehbar. Wir müssen daher jetzt das Karzinom gemeinsam im allgemeinen besprechen, wobei wir die schon erwähnten Fälle in die allgemeine Betrachtung mit einbeziehen.

Was die Häufigkeit des primären Leberkarzinoms im allgemeinen angeht, so kann das ältere Schrifttum hier kaum herangezogen werden, und zwar aus zwei Gründen. Einmal war ja bis zur scharfen Scheidung durch Bayle 1812,[1]) wirksam aber erst durch Virchow und darüber hinaus, die Abtrennung der Gewächse besonders von den infektiösen Granulationen keine hinreichend scharfe — so ist manches als „Krebs" der Leber im älteren Schrifttum zu finden was wohl als Gummiknoten aufzufassen ist —, und auch unter den Geschwülsten wurde noch nicht scharf genug zwischen Karzinom und Sarkom geschieden. Es tritt dies besonders im älteren englischen Schrifttum hervor und Eggel beginnt daher seine große Zusammenstellung erst mit dem Jahre 1865 (große Krebsarbeit von Thiersch) und scheidet mit Recht auch noch den von Roberts veröffentlichten Fall als Sarkom aus. Gilt dies für die Stellung der Krebse im allgemeinen, so kommt hier in der Leber der zweite wichtige Punkt hinzu, daß ehedem nicht scharf zwischen primärem und sekundärem Karzinom geschieden, ja bei Vorhandensein mehrerer Krebse der der Leber ganz gewöhnlich als primär angenommen wurde. So hielt Förster z.B. noch den Leberkrebs für meist primär, Rokitansky macht auch noch keine scharfe Scheidung und v. Hansemann betont mit Recht, daß man im älteren Schrifttum den Beschreibungen nach nicht beurteilen kann, ob primärer Leberkrebs vorlag oder nicht und „bald alles Vertrauen auch zu den scheinbar zuverlässigen Fällen verliert". Erst Virchow brachte Ordnung in dies Durcheinander. Er deckte einmal mit Sicherheit die Entstehung sekundärer Karzinome auf Grund metastatischer Krebszellenversprengung auf und zeigte andererseits, wie gerade die Leber infolge ihrer Gefäßverteilung zu Krebsmetastasen bei primärem, oft auch nur kleinem, Karzinom irgendeines anderen Organes veranlagt ist. So lehrte erst Virchow die scharfe Scheidung zwischen primärem und sekundärem Karzinom der Leber und die verhältnismäßige Seltenheit jenes kennen. Aber auch von Virchow wurden — so auch in der unter seiner Leitung ausgeführten Dissertation von Riesenfeld aus dem Jahre 1868 — die von der Gallenblase oder den großen Gallenwegen auf die Leber übergreifenden Karzinome noch zu den primären Leberkrebsen gerechnet. Ja andere wirklich primäre Leberkrebse wurden damals überhaupt geleugnet. So schreibt Riesenfeld: „Betrachten wir aber die Gallenwege und die Gallenblase als zur Leber gehörig, und das müssen wir tun, so wird niemand leugnen können, daß es einen primären Leberkrebs gibt; nur insofern gibt es in der Tat keinen primären Krebs der Leber, als er nie von den Leberzellen selbst ausgeht." Allein die in beiden Sätzen ausgedrückten Ansichten konnten sich nicht lange halten. Unzweifelhaft gibt es — viele zweifelsfreie Fälle zeigten das bald — einen echten primären Leberkrebs. Und dabei rechnen wir seit langer Zeit die von der Gallenblase und den großen Gallenwegen ausgehenden Karzinome, welche auf die Leber übergreifen, dem primären Leberkrebs nicht mehr zu. Da aber die Karzinome der Gallenblase häufig, auch die der großen Gallengänge keineswegs selten (wenn auch anscheinend in regionärer Ausbreitung sehr verschieden häufig) sind, so ist dadurch der primäre Krebs der Leber in unserem heutigen Sinne allerdings wesentlich zu beschränken.

Was nun die Häufigkeit des primären Leberkarzinoms, berechnet auf die Gesamtzahl der Sektionen, angeht, so findet sich weit verbreitet im Schrifttum eine Zusammenfassung der Riesenfeldschen Statistik, nach der Leberkrebse (primäre + sekundäre) 2,65% der Sektionen darstellen, und der ebenfalls aus dem Berliner pathologischen Institut stammenden Zusammenstellung v. Hansemanns, nach der die primären Leberkarzinome 2,3% der sekundären ausmachen sollen, in dem Sinne, daß also die primären Leberkrebse etwa $\frac{1}{2}$°/$_{00}$ aller Sektionen darstellten. Eine Zusammenstellung Maus kam zu

---

[1] Dictionn. des sciences médicales article Cancer, Paris 1812.

ähnlichem Ergebnis; er fand unter 8587 Sektionen in Hamburg-St. Georg
4 primäre Leberkarzinome, also $0{,}47^0/_{00}$. In der soeben von VIGI, DAGNINI und
PANCOTTO für Bologna gegebenen Statistik (aber nur kleine Zahlen) sind nur
$0{,}33^0/_{00}$ primäre Leberkrebse vermerkt. Die meisten anderen Statistiken aber
errechneten etwas höhere Werte. So fand BRIESE unter 12971 Sektionen (im
Chemnitzer pathologischen Institut) 9 primäre Leberkarzinome = etwa $0{,}7^0/_{00}$
zu demselben Hundertsatz kommt v. MILIECKI (nach den Sektionen im Rudolf-
Virchow-Krankenhaus) da er unter 7186 Sektionen 5 primäre Leberkrebse verzeichnet fand. B. FISCHER-WASELS fand in Bonn unter 800 Sektionen 3 primäre
Leberkrebse, SALTYKOW in St. Gallen unter 2800 Sektionen deren 6, GOLD-
ZIEHER und v. BÓKAY in Budapest unter 6000 Sektionen in 5 Jahren 18
primäre Krebse der Leber und NOBILING unter 1371 Sektionen des Krankenhauses rechts der Isar in München gar 6. Hier schwanken also die Hundertzahlen von 2 bis über $4^0/_{00}$. Ich selbst habe 7370 im pathologischen Institut
zu Wiesbaden vorgenommene Sektionen daraufhin zusammengestellt und unter
ihnen 6 primäre Leberkarzinome gefunden, d. h. also $0{,}8^0/_{00}$. Die großen Zahlen
der Sammelforschung des Deutschen Komitees für Krebsforschung 1921/22
verdanke ich der Güte von Herrn Geheimrat LUBARSCH; hiernach entfielen auf
97 819 Leichenöffnungen 117 primäre Leberkrebse = $1{,}2^0/_{00}$[1].

Eine ganze Reihe Statistiken über die Zahl der Leberkrebse, bezogen auf
die Sektionszahl, liegt von amerikanischer Seite vor; auch hier große Häufig-
keitsunterschiede. WINTERNITZ gibt $0{,}081^0/_0$, CLAWSON-CABOT $0{,}019^0/_0$, v. GLAHN-
LAMB $0{,}33^0/_0$, FRIED $0{,}33^0/_0$, COUNSELLER-MC. INDOE $0{,}083^0/_0$, FOX-BARTELS
$0{,}13^0/_0$ als die von ihnen gefundenen Zahlen an. Die letztgenannten Bearbeiter
der Frage stellten auch aus ihren und einer großen Zahl von Zusammenstellungen des (meist amerikanischen) Schrifttums 29 215 Sektionen zusammen,
auf die 39 Fälle primären Leberkrebses kommen, also auch $0{,}13^0/_0$. COUNSELLER-
MC. INDOE berechnen zusammengestellt auf 42 276 Sektionen 62 primäre
Leberkrebse, also einen Hundertsatz von 0,14. TORLAND fand auch einen
Hundertsatz von 0,1. In England fanden ACLAND und DODGEON, welche unter
11500 in 24 Jahren in GUYS Hospital ausgeführten Sektionen 11 primäre Leberkrebse auffanden, einen Hundertsatz von $0{,}1^0/_0$; HALL WHITE ebenfalls einen
Hundertsatz von 0,1 und WHEELER von 0,287. Dagegen ist die von SMITH in
den Philippinen gefundene Zahl von $1{,}3^0/_0$ erstaunlich hoch.

Auf die Krebse im allgemeinen bezogen finden wir über die Häufig-
keit des primären Leberkarzinoms folgende Zahlen. Die kleinste stammt von
ORTH, welcher unter 713 Karzinomen nur 2 primäre der Leber fand = 0,28%.
MAU berechnet die Zahl auf 0,5%, BRIESE auf 0,7%, v. MILIECKI nach der
Statistik des Rudolf-Virchow-Krankenhauses auf 0,9%, für Basel JASNOGRODSKY
dieselbe auf 1,4% (15 : 1078); etwa auf dieselbe Zahl kam FEILCHENFELD
bei einer statistischen Zusammenstellung der 1895—1900 im pathologischen
Institut des städtischen Krankenhauses am Urban zu Berlin ausgeführten
Sektionen und später REDLICH. DANIELSEN berechnet nach den Kieler Sektionen
1873—1887 einen Hundertsatz von 1,66 (4 : 240), SALTYKOW für St. Gallen
einen solchen von 2,2 (6 : 272), VIGI, DAGNINI und PANCOTTO für Bologna von 2,7,
NOBILING für München die Zahl von 2,8% (6 : 212), BUDAY für Kolosszvár
$2{,}19^0/_0$, (doch sind hier die Sektionen älterer Jahrgänge mit zugrunde gelegt).

---

[1] Anmerkung bei der Korrektur. In einer soeben mitgeteilten großen Krebsstatistik aus
dem SCHMORLschen Institut in Dresden von JUNGHANNS (Z. Krebsforschg **29**, 623 (1929) finden
sich (die von ihm gemachten, durchaus interessanten Unterscheidungen in im Krankenhaus und in der Heil- und Pflegeanstalt Gestorbene und nach Geschlechtern hier beiseite
gelassen) bei 31 777 Leichenöffnungen — von Leuten über 20 Jahre — 39 primäre Leberkrebse = $0{,}123^0/_0$, was mit den Zahlen der deutschen Sammelforschung ganz übereinstimmt.

Ich selbst fand unter 607 Karzinomen 6 primäre der Leber, also etwa 1%. Auch hier verdanke ich wieder die Zahlen der großen Sammelforschung des Komitees für Krebsforschung Herrn Geheimrat Lubarsch. Hiernach kommen auf 9829 Krebse 117 primäre der Leber, d. h. 1,2%[1].

Von Interesse ist ferner das Zahlenverhältnis des primären Leberkarzinoms zu dem sekundären desselben Organes, sowie die Häufigkeit primärer Leberkrebse im Vergleiche zu denen der nächstgelegenen Organe, welche die Leber meist in Mitleidenschaft ziehen, d. h. der Gallenblase und großen Gallengänge. Was den letzteren Punkt angeht, so fand v. Hansemann gegenüber 25 Gallenblasen- und 2 Gallengangskarzinomen 4 sichere primäre Leberkrebse, Friedheim nach Hamburger Material gegenüber 22 Gallenblasen- und 2 Choledochuskrebsen nur 1 Leberkarzinom, Nobiling nach seiner Münchener Statistik dagegen gegenüber 9 Gallenblasen- und 5 Gallengangskarzinomen 6 primäre der Leber und ganz dieselbe Zahl Saltykow für sein St. Gallener Sektionsmaterial. Unter meinen Sektionen kommen auf 53 Karzinome der Gallenblase und 14 der großen Gallengänge 6 primäre Leberkrebse.

Ebenso schwanken die Zahlen, welche das Verhältnis des primären zum sekundären Krebs der Leber selbst zum Ausdruck bringen. Von älteren Statistiken muß aus den oben genannten Gründen ganz abgesehen werden, da sie aus diesen das primäre Karzinom für viel zu häufig halten. So stellte G. Meyer in seiner Dissertation 8 solche Statistiken, Jasnogrodsky später deren 18 zusammen, welche aber auch noch meist älterer Herkunft sind und so keine richtigen Zahlen mit scharfer Scheidung des wirklich primären Leberkrebses erkennen lassen. Nahm Pemberton doch z. B. an, daß auf 33 sekundäre Leberkrebse 14 primäre kämen. Die Statistiken von Riesenfeld sowie Burhenne sind ebenfalls noch kaum heranziehbar, da sie die Karzinome der Gallenblase und großen Gallengänge noch zu den primären Leberkrebsen hinzurechnen. Auch die Berechnung von Siegrist (1888), welcher angibt, daß die primären Leberkarzinome 18% der sekundären betrügen und die in Eulenburgs Realenzyklopädie angegebene Zahl von höchstens 12% sind wohl entschieden noch zu hoch berechnet. v. Hansemann und ebenso Mau gelangen zu einer Zahl von 1,5—2,5%, Counseller und Mc. Indoe zu 2,3%, Acland and Dudgeon zu 4%, Jasnogrodsky nud fast ebenso Pleitner (Münch. pathol. Inst. 1888—1898) zu etwa 5%, ich nach meiner Statistik zu etwas über 3%. Erwähnenswert ist noch, daß der primäre Leberkrebs in Japan weit häufiger als in Europa zu sein scheint. Besonders Yamane betont dies nach den Feststellungen der pathologischen Institute in Tokio, Kioto und ganz besonders Fukuoka. Die aus dem letztgenannten Institut von Yamane angegebenen Ziffern, nach denen der primäre Leberkrebs etwa 38% aller Leberkarzinome darstellen soll, sind sehr auffallend.

Auf jeden Fall ergibt sich aus alledem, trotz der sehr schwankenden Einzelzahlen, die verhältnismäßige Seltenheit des primären Leberkrebses. Gerade seine besonderen Verhältnisse, nämlich einmal das bei der Sektion meist

---

[1] Anmerkung bei der Korrektur. Junghanns (s. oben) fand (auch hier die von ihm gemachten Unterscheidungen beiseite gelassen) unter 4186 Krebsen 39 primäre Leberkrebse = 0,93%, was etwas unter den Zahlen der deutschen Sammelforschung, sowie den von mir errechneten bleibt. Er stellte noch folgende Zahlen aus dem Schrifttum zusammen: Bei Männern fanden Rieck (München) 5,31%, Buday (Koloszvár) 2,82%, Riechelmann, Feilchenfeld, Redlich, Bejach (Berlin) 0,3, 0,2, 1,1, 2,2%; Steinhaus (Brüssel) 1,55%; Gruber (Innsbruck) 1,58%; Eichengrün, Esser (Köln) 0,8, 1,0, 1,1%; Bilz (Jena) 0,45%; Schamoni (Dortmund) 1,8, 7,2%; bei Frauen dieselben Forscher 3,67%; 1,58%; 0,6, 0,8, 0,9, 1,1%; 2,8%; 1,5%; 1,1, 0,6%; 0,39%; 7,3, 5,0% berechnet auf die Krebse überhaupt (wo bei denselben Forschern mehrere Zahlen angegeben sind, solche aus verschiedenen Jahrgängen).

sehr in die Augen springende Bild desselben, sodann die besonders bemerkenswerten histologischen Verhältnisse und die hierbei auftauchenden, noch keineswegs restlos geklärten Streitfragen, besonders auch was die Ursache und Entstehungsweise des Leberkarzinoms betrifft, bringen es nun aber mit sich, daß trotzdem die Zahl der veröffentlichten Fälle von primärem Leberkrebs eine überaus große, das Schrifttum ein äußerst ausgebreitetes ist, so daß STROMEYER recht hat, wenn er es als „fast unübersehbar" bezeichnet.

Aus den 60er und 70er Jahren sind größtenteils Einzelfälle von primärem Leberkrebs kasuistisch mitgeteilt. Aus den 80er Jahren finden wir in der Dissertation von SABOURIN mehrere Fälle und dann vor allem 1888 in dem zusammenfassenden Werke von HANOT et GILBERT eine ganze Reihe von solchen genauer dargestellt. Im Jahre 1890 stellte v. HANSEMANN unter Betonung der Seltenheit des primären Leberkarzinoms 23 Fälle, die er als sicher bezeichnet, aus dem Schrifttum zusammen. Sodann ist die große Arbeit von SIEGENBEEK VAN HEUKELOM aus dem Jahre 1894 zu nennen. Er berichtet übersichtlich über 31 Fälle des Schrifttums und fügt ihnen 3 eigene histologisch und vor allem histogenetisch sehr genau verfolgte Fälle an. Einen gewissen literarischen Abschluß bedeutet sodann EGGELS Abhandlung aus dem Jahre 1901. In überaus fleißiger Weise hat er fast die gesamte Kasuistik des primären Leberkrebses zwischen 1865 und 1900 gesammelt und in übersichtlichen Tabellen ausführlich zusammengestellt. Alle späteren Bearbeitungen dieses Gebietes fußen denn auch bibliographisch auf EGGEL. Die Zahl der von ihm gesammelten Fälle beträgt 163, von welchen allerdings nur 117 einer mikroskopischen Untersuchung unterzogen worden waren. Ich habe in meine Betrachtung diese Fälle bis zum Jahre 1900 zwar mit aufgenommen, führe sie hier aber nicht einzeln an. Sie sind in der beigefügten Schrifttumsübersicht zu finden. In einem Anhang zu seiner Arbeit erwähnt EGGEL noch die Fälle von BURGER, LINDNER, SCHMIEDEN, GOUCHET und SOKOLOFF. Nicht bei EGGEL erwähnt gefunden habe ich noch z. B. die folgenden älteren Arbeiten bzw. Fälle: VULPIAN (1866), WHIPHAM (1871), GEE, DUBRAC (1872), AFFLECK (1878), MEISSNER (1879), TESTI e CECI (1880), BOLT (1883), Fall aus dem Wiener St. Joseph Kinderhospital (1883), WHITE (1886, sehr fraglicher Fall), HENSCHEN, REBOUL, VIDAL, POTOCKI-HIRSCHMANN, PRUS (1887), TISON-DESCOINGS, ST. GERMAIN (1889), ADAMI, MONTGOMERY, WESTPHALEN, BRAZZOLA, BRUNELLE, ZUBER, v. HIPPEL, JACOBSON, PILLIET, DESFOURNIER, HENNECART, FUSSELL, COPLIN, SENNA, v. FERRO, TESTI, DICKINSON, BEZANÇON, PHILIPPE, GALVAGNI, KANTHACK-LLOID, SCHMORL, PENNATO, BEADLES, ACHERT, MILIAN, HÖLKER, v. RÜTZ, POIRÉE, ACHARD, SEGOUD und FABRIS (aus den 90er Jahren). Aus dem Schrifttum seit 1900 habe ich etwa 353 Fälle sammeln können. Sie finden sich hauptsächlich in folgenden Arbeiten, von denen mir nur wenige nicht im Original zugänglich waren: CIECHANOWSKI, DAMMANN, ENGELHARDT, HARRIS, JONA, WEBER, TOUCHE, H. MEYER (1900); D'ALLOCO, BATTINO, BAMBERG, CLOIN, MACKENZIE, RAUPP, RINDFLEISCH, ROLLESTON, SCHWALBE, RUNTE, STÖLZEL, TURNAUER, ZINNO, THOMSON, LANDRIEUX (1901); ACLAND-DUDGEON, BONNET, FABOZZI, FRIEBEN, GLOY, HERXHEIMER, JUMP-STEELE, MARCHAND, MAU, PEPERE, PLUGNIEUX RIBBERT, SCHEEL, SCHLESINGER, SOTTI, TRAVIS, WEISS (1902); DIBBELT, B. FISCHER, HÄRTEL, PERUTZ, PETERSEN, ROHDE, STEFFEN, MILNE, THOMPSON, BURT (1903); ADLER, BRUNK, FRIEDHEIM, FUHRHANS, GRAWITZ, HELLER, TROTTER, MARTINI, PEABODY, PEUGNIEZ, SMITH-BURT, GILBERT-LEREBOULLET, TRITTELVITZ (1904); BRUCE-BAYS, CHENEY, GIRARD, MATTIROLI, NECKER, ÖRTEL, VOLAH-DANIELS, RISICATO, RYAN, STOEGER, WEGELIN (1905); BRAMWELL, FITZGERALD, HERXHEIMER, CADE PALLASSE, JORISSEN, REDLICH, LUBARSCH, PLAUT (1906); BUDAY, EWING,

FABYAN, GARBARINI, JASNOGRADSKY, JEVERS, LANDSTEINER, LÖHLEIN, PARSONS, PORTER, KÖNIGER, ZNINIEVICZ (1907); HERXHEIMER, MUIR, BENNECKI, COUR-MONTZ-CRÉMIEN, PETRONE, THEODOROW, WOOD (1908); BABES, BASCHO, CONTI, DOMINICI-MERLE, FULCI, MÉNÉTRIER, PFANNENSTILL-SJÖVALL, RIBBERT, WHEELER (1909); GOLDZIEHER, LISSAUER, GERAUDEL-MONIER-VINARD, RÉNON, F. PARKES WEBER (1910); AMLINGER, ABBE, BLUMBERG, DREEMAN, GOLD-ZIEHER-v. BÓKAY, HUGUENIN, BEATTIE, KASTNER, NOBILING, LESSER, RIBBERT, GLYNN, TSCHISTOWITSCH, YAMAGIWA (1911); DAVIDSOHN, FUJI, KLEMM, LA PAGE, MARICONDA, MIROLUBOW, NOBILING, PEIPER, PRYM, SALTYKOW, STROMEYER, v. MILIECKI, MAIR, WATANABE, PORCELLIER-FROMAGE, WINTERNITZ (1912); ADELHEIM, SCHLIMPERT, BEATTIE-DONALDSON, IDZUMI (1913); HACH-FELD, FREEMAN, CASTLE, LAYMAN, SALTYKOW, REGGIANI (1914); L'ESPERANCE, HEDINGER, ONG, YEOMANS, F. PARKES WEBER (1915); GEIGER, HONECKER, WINTERNITZ (1916); YÜ TSCHANG-TSCHING, HARBITZ-PLATOU (1917); GRIFFITH, HERZOG, SCHIWOFF, WIEST (1918); W. FISCHER, F. G. MEYER, WOLLSTEIN-MIXSELL, JAMANE (1919); HENKE, MIERREMET, GESTRING (1920); PIRIE (1921); HELVESTINE, LICHTY-RICHEY, KIENSBERGER, FORSYTH, DANSIE (1922); ROESCH, CLAWSON-CABOT (1923), FREEMAN, FRIEDENWALD und FRIED, BERSCH, v. GLAHN-LAMB, JAFFE, FRIED, WILLIAMSON, JOHNSON (1924); BRIDEL, DIJKSTRA, DUSCHL (1925); CHAJUTIN, MC. INDOE-COUNSELLER, LANGLEY, ROSENBUSCH, ROWEN-MALLORY, ROSENBUSCH, SCHLISLER-MORFIT, SMITH (1926); HOFFMANN, GOLDZIEHER, FOX-BARTELS, VIGI-DAGNINI-PANCOTTO (1928). Ferner seien erwähnt in einigen Lehrbüchern kurz mitgeteilte Fälle, so in demjenigen von KAUFMANN, endlich die nach YAMAGIWA zitierten Arbeiten aus der japanischen Krebszeitschrift (GANN) von: IMAURA, KIKA, KUSAMA, NAKAMURA, NAKA-MURA und DOBASHI, MOTEGA, NAGAYO, YAMAGIWA, sowie die von IDZUMI angeführten japanischen Arbeiten von MIURA und UTUMI.

Ich habe nun keineswegs den Ehrgeiz damit jeden mitgeteilten oder irgendwo vorgezeigten Fall gesammelt zu haben, hoffe aber daß mir keine der Hauptabhandlungen über diesen Gegenstand entgangen ist. Einige der Arbeiten sind dadurch besonders bemerkenswert, daß über eine größere Zahl eigener Fälle berichtet wird. In dieser glücklichen Lage waren vor allem folgende Beschreiber: YAMAGIWA (11 Fälle), WHEELER (15 Fälle), GOLD-ZIEHER und v. BÓKAY (21 Fälle), YAMANE (23 Fälle), KIKA (31 Fälle), LAND-STEINER (34 Fälle). Ferner sind von besonderem Interesse die wenigen Fälle, in welchen ganz beginnende Krebse untersucht werden konnten: vor allem von HERXHEIMER, SALTYKOW, GOLDZIEHER und v. BÓKAY sowie LANDSTEINER. Ein Teil gerade der neueren Arbeiten bespricht auch in vorzüglicher Weise alle einschlägigen mehr theoretischen Gesichtspunkte, vor allem auch solche, welche sich auf die Entstehung des primären Leberkrebses beziehen. Unter ihnen seien genannt vor allem diejenigen von: B. FISCHER, WEGELIN, SALTYKOW, WINTERNITZ, MIROLUBOW, GOLDZIEHER und v. BÓKAY, LÖHLEIN, LANDSTEINER, YAMAGIWA.

Überschaue ich die Gesamtheit der mir zur Kenntnis gelangten Fälle von primärem Leberkrebs — in gegen 40 Fällen habe ich die Originalarbeiten nicht einsehen noch weitere Einzelheiten sammeln können — so beträgt ihre Zahl unter Einrechnung von 6 neuen Fällen aus meinem Material, die ich bei den statistischen Zusammenstellungen mitverwende, gegen 600. Es handelt sich nun darum, diese zahlreichen Fälle, die untereinander naturgemäß sehr ver-schieden zu bewerten sind, weiterhin einzuteilen. Zunächst sind Ein-teilungen nach makroskopischen Gesichtspunkten versucht worden. Grundlegend war hier zunächst diejenige von HANOT et GILBERT, nachdem man zuvor schon in knotige und diffuse Formen, die man auch (vor allem in

England) Tubera circumscripta und Tubera disseminata nannte, geschieden hatte. HANOT et GILBERT teilen ein in:

1. Cancer nodulaire,
2. Cancer massif und
3. Cancer avec cirrhose.

Diese Einteilung ergab sich den Forschern nicht nur aus anatomischen, sondern auch aus klinischen Gesichtspunkten. Sie läßt sich aber, wie EGGEL mit Recht bemerkt, weder anatomisch noch klinisch (nach dem Vorhandensein oder Nichtvorhandensein von Ikterus und Aszites) durchführen und wird auch in der eigenen Zusammenstellung der französischen Forscher nicht streng eingehalten. Findet sich doch auch Zirrhose oft genug in den beiden ersten Gruppen, die von HANOT und GILBERT aufgestellt werden, und bestehen doch überhaupt für das bloße Auge (und mikroskopisch) ganz gleich erscheinende Fälle zumeist mit Zirrhose, selten aber auch ohne solche, so daß irgendeine Scheidung in Gruppen nach diesem Gesichtspunkt überhaupt unmöglich erscheint. Wenn HANOT und GILBERT auch histologische Gesichtspunkte insofern heranziehen, als ihre ,,Cancers avec cirrhose'' den sog. ,,épithéliomes trabéculaires'', d. h. also in unsere Sprache übersezt den mehr adenomartigen Formen entsprechen sollen, so haben auch SIEGENBEEK VAN HEUKELOM und ebenso EGGEL schon mit Recht betont, daß ein ausnahmsloses Zusammentreffen dieser histologischen Form und nur dieser mit Zirrhose keineswegs zu Recht besteht. ZIEGLER hat wie zahlreiche Andere die Einteilung von HANOT et GILBERT angenommen und noch eine vierte Form angefügt, bei der die Leber von dem Verlauf der Pfortader folgenden, weißen, auf das Lebergewebe mehr oder weniger übergreifenden Knoten durchsetzt sein soll. EGGEL konnte in seiner Zusammenstellung einen dementsprechenden Fall nicht auffinden, und wenn auch späterhin auf diese Form ZIEGLERs zurückgegriffen wurde (WINTERNITZ), so scheint ihre besondere Abgliederung doch kaum gerechtfertigt. EGGEL selbst stellt bei seiner Einteilung zwar das mikroskopische Einteilungsprinzip in den Vordergrund (s. u.), nimmt aber im übrigen nach makroskopischen Gesichtspunkten eine Gruppenteilung in 3 Hauptformen vor:

1. die knotige Form,
2. die massive Form, wobei eine große Geschwulst unscharf in das Lebergewebe übergeht und sich zudem noch metastatische kleinere Knoten finden können
3. die diffuse Form, bei der die Leber öfters erst mit Hilfe des Mikroskops von einer rein zirrhotischen zu unterscheiden ist.

In den EGGELschen Zusammenstellungen findet sich die knotige Form 104mal = 64,6%, die massive Form 37mal = 23% und die diffuse Form 20mal = 12,4% vertreten. Ich habe ebenfalls versucht dieser Einteilung folgend eine Zusammenstellung zu machen und habe im ganzen unter 416 Fällen, welche unter diesem Gesichtspunkte beurteilbar schienen, 269mal die Knotenform also in 65% der Fälle, 118mal die massive Form, also in 28% der Fälle, 29mal die diffuse Form, also in 7% vertreten gefunden. Die Hundertsätze weichen also nicht sehr wesentlich von denen EGGELs ab, wenn ich auch die massive Form etwas häufiger, die diffuse etwas seltener fand. Auf jeden Fall ergibt sich, daß die knotige Form die bei weitem häufigste, fast in $2/3$ aller Fälle vorkommende, die diffuse Form dagegen selten ist. So diffuse Formen von primärer Leberkarzinose, und zwar wohl ausnahmslos bei bestehender Zirrhose, daß für das Auge ohne Hervortreten einzelner Geschwulstknoten die gesamte Leber von dem typischen Bilde einer hypertrophischen Leberzirrhose nicht unterscheidbar ist, sind auf jeden Fall ganz außerordentlich selten. Ich habe selbst zwei sehr typische derartige Lebern beschreiben können. Wenn ich nun auch in der eben genannten Einteilung

nach makroskopischen Formen Eggel gefolgt bin, so hat sich mir bei Durcharbeitung des Schrifttums doch immer wieder der Gedanke aufgedrängt, daß
eine derartige Einteilung einerseits kaum wirklich durchführbar, andererseits
auch nicht zweckdienlich ist.

Aus sehr vielen Beschreibungen ist vor allem nicht zu ersehen, ob man den betreffenden Fall besser in die massive oder knotige Form einreiht. Hier sind alle
Übergänge ohne scharfe Grenze gegeben, vor allem auch in denjenigen Fällen, in
welchen die Leber mehrere oder gar eine ganze Reihe fast gleich großer Knoten aufweist. Auch der Begriff des „diffusen" wird ganz verschieden begrenzt. Mirolubow
betont, daß sein zweiter Fall eine Mischung aller 3 Formen Eggels darstellt
und führt mehrere Fälle von Goldzieher und v. Bókay im selben Sinne
an. Er schließt daraus, „daß die Geschwulstknoten in solchen Kombinationen
auftreten können, die in die Eggelsche Klassifikation nicht hineinpassen".
Die Unterscheidung verliert noch mehr an Wert, wenn man dem von Ribbert
betonten Standpunkt beitritt, daß überhaupt nur e in primäres Karzinom in
der Leber entsteht, und alle anderen Knoten Metastasen in der Leber selbst
darstellen und ferner, daß hierbei Metastasen schneller wachsen und somit eine bedeutendere Größe erreichen können, als der primäre Herd.
Auf jeden Fall ist in der Tat die Begrenzung der genannten Formen eine derartig subjektive, daß ihr kein großer Wert beizumessen ist. Auch Eggel, welcher
ja das Hauptgewicht auf die mikroskopische und vor allem histogenetische
Einteilung legt, scheint seine makroskopische Scheidung nur deswegen vorgenommen zu haben, um auch diejenigen Fälle, welche mikroskopisch nicht
untersucht oder wenigstens nicht in ihrem histologischen Endergebnis mitgeteilt sind (und das sind in seiner Zusammenstellung immerhin 46, d. h. über
$^{1}/_{4}$ seiner Fälle) mit unterbringen zu können. Saltykow hält allerdings im
Gegensatz zu Wegelin, Mirolubow u. a. Forschern die Eggelsche Einteilung
für sehr zweckmäßig, spricht aber dann auch von Übergangs- und Kombinations-
formen und verfügt selbst über „manche atypische Fälle".

Auch Kaufmann unterscheidet in seinem Lehrbuch ähnlich wie Eggel bzw.
Hanot et Gilbert, und teilt so ein, daß er 1. das Leberkarzinom in Gestalt
eines großen massiven Knotens und 2. in der zirrhotischen Leber vorkommend
a) das Karzinom in Gestalt multipler Knoten, b) in Gestalt eines diffusen
Geschwulstinfiltrates und c) in der einer Kombination von Knoten und Infiltraten unterscheidet. Da aber auch hier das Vorhandensein oder Nichtvorhandensein der Zirrhose kaum ein durchgreifendes Merkmal zur Unterscheidung
abzugeben scheint, möchte ich mich auch dieser Einteilung, welche immerhin
gegenüber Hanot et Gilbert eine Verbesserung darstellt, indem sie Zusammen-
gehörendes mehr zusammenfaßt, kaum anschließen. Auch bestehen gegen sie
dieselben Einwände, wie gegen die Eggelsche Einteilung. Einfacher ist die
Unterscheidung Huguenins, der auch Mirolubow folgt, in eine voluminöse
Geschwulstform etwa mit kleineren Tochterknoten, und in multiple, annähernd gleichgroße, in der ganzen Leber zerstreute Knoten. Aber auch hier
gibt es noch, wie erwähnt, allerhand Zwischenstufen. Aus alledem möchte ich
den Schluß ziehen, daß eine Einteilung nach makroskopischen Gesichtspunkten für die Gesamtheit der Fälle wenig Wert hat,
wenn man auch bei Beschreibung des Einzelfalles im Sektions-
protokoll gewissermaßen von selbst das mehr Massive, Knotige
oder Diffuse im Auftreten der Geschwulst schildern wird.

Wir wollen nun in kurzen Zügen das Bild des primären Leberkrebses, wie es sich dem bloßen Auge darbietet, zeichnen. Zu
allermeist ist die Leber im ganzen vergrößert. Auch in der Eggelschen
Statistik ist dies in weitaus den meisten Fällen zu erkennen. Die Größe

kann dabei allerdings sehr schwanken; dies zeigt sich deutlich unter den 21 Fällen von GOLDZIEHER und v. BÓKAY. Während hier z. B. in Fall 9 die Leber „etwas vergrößert" ist, wird in drei anderen Fällen berichtet, daß die Leber auf das Doppelte vergrößert sei, in einem anderen, daß sie das Dreifache und wieder in einem anderen, daß sie gar das Vierfache der normalen Lebergröße betragen habe. Dementsprechend ist auch das Gewicht der Leber ein erhöhtes, aber in den einzelnen Fällen sehr unterschiedlich, zuweilen bis zu ganz ungeheuren Gewichtszunahmen. So geben GOLDZIEHER und v. BÓKAY in einem Fall $5^1/_2$ kg an, ebenso in zwei Fällen MIROLUBOW; in einem anderen Falle GOLDZIEHERs und v. BÓKAYs betrug das Gewicht über $6^1/_2$ kg, in 4 Fällen der EGGELschen Statistik über 7 kg, in einem Falle HANOT et GILBERTs 9 kg und in den älteren Fällen von BRUZELIUS und SCHWINK soll das Gewicht gar $12^1/_2$ bzw. 14 kg betragen haben. Im ersten Falle WEGELINs wog die Leber

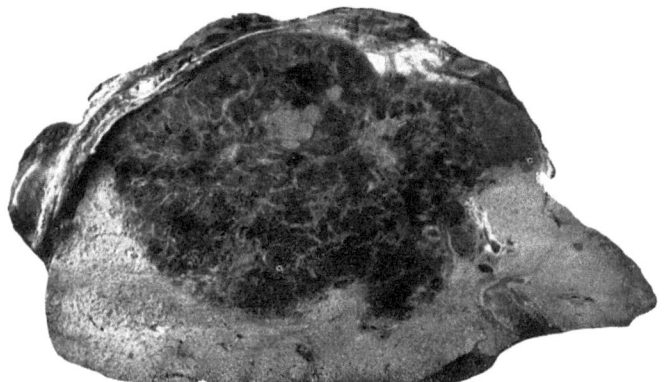

Abb. 1. Massiver primärer Leberkrebs.

eines $5^1/_2$ Jahre alten Knabens $2^1/_2$ kg. In anderen Fällen aber entspricht trotz des oder der Gewächse die Gesamtgröße der Leber etwa der Norm. EGGEL gibt dies für 7 Fälle an; es findet sich das gleiche z. B. auch im ersten Falle MIRO-LUBOWS, im Falle BLUMBERGs oder im zweiten Falle GOLDZIEHERs und v. BÓKAYs. Ja die Leber kann in ihrer Gesamtheit sogar verkleinert sein. EGGEL berechnet dies für 11 Fälle seiner Zusammenstellungen, und das gleiche ist seitdem z. B. von BAMBERG (3 Fälle), BRUNK, LISSAUER und von GOLDZIEHER und v. BÓKAY, von letzteren in 3 ihrer Fälle, beschrieben worden. Ferner von LANDSTEINER in seinem Fall 32 und ebenso in einem Falle von ADELHEIM, in welchem trotz mehrerer großer Knoten die Leber sehr klein war und nur 850 g wog. H. MEYER berichtet über eine Leber, welche auf etwa die Hälfte ihres Volumens verkleinert war, aber trotzdem 1200 g wog. Diese Verkleinerung der Leber ist natürlich auf die gleichzeitig vorhandene Zirrhose zu beziehen. Und so findet sich denn auch in allen diesen Fällen ausgesprochene atrophische Zirrhose (mit Ausnahme der zwei alten Fälle von WALDEYER, in welchen hierüber keine Angaben vorliegen).

Die Leber zeigt im ganzen, der fast stets vorhandenen Zirrhose entsprechend, die Veränderungen dieser; die Oberfläche wird höckerig, es treten auf der Schnittfläche die unregelmäßige Leberinseln abteilenden Bindegewebszüge hervor usw. Auch entstehen nicht selten, wie dies z. B. GOLDZIEHER und v. BÓKAY für ihren 11. Fall angeben, Verwachsungen mit dem Zwerchfell und Organen der Nachbarschaft.

Der Leberkrebs selbst stellt sich in Form mehr oder weniger runder Knoten dar. Wie schon aus obigen makroskopischen Einteilungsversuchen hervorgeht, handelt es sich teils um einen, oft sehr großen, mehr massiven Knoten

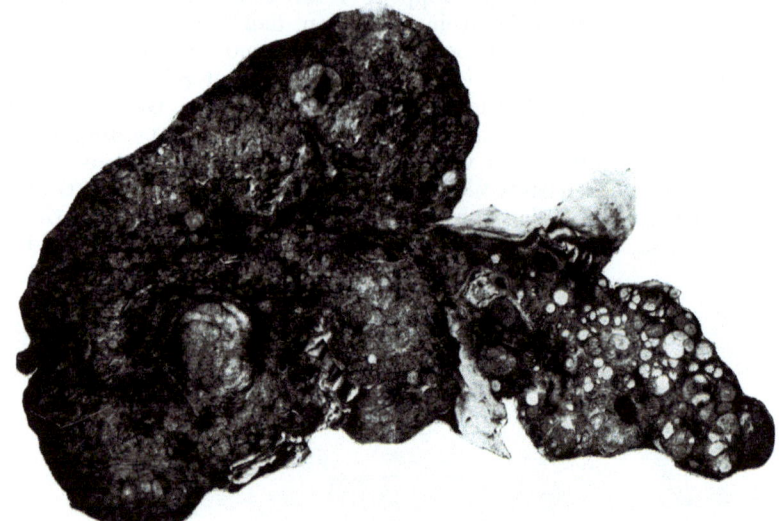

Abb. 2. Knotiger primärer Krebs einer zirrhotischen Leber.

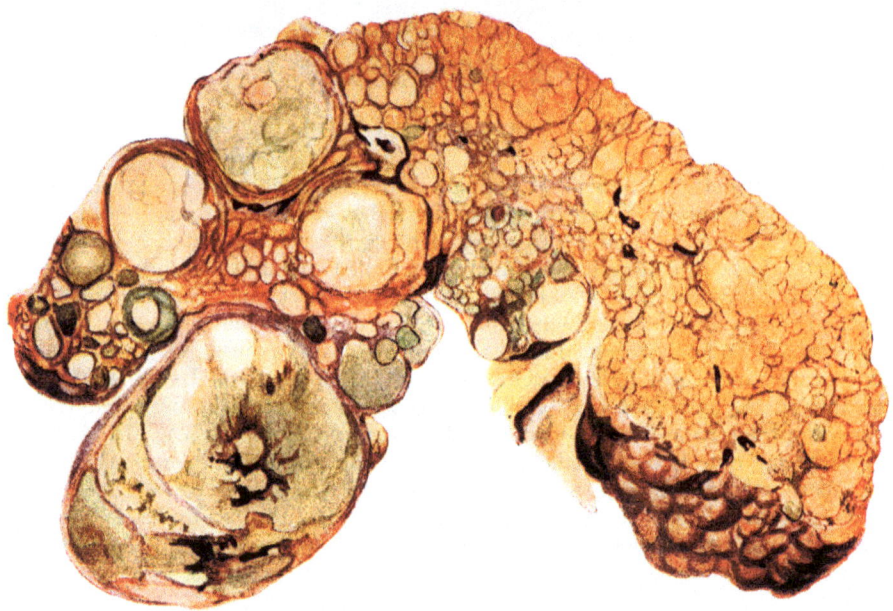

Abb. 3. Knotiger primärer Krebs einer zirrhotischen Leber.

(s. Abb. 1), öfters auch um mehrere, mehr oder weniger gleichgroße solche, zusammen meist mit Aussaat kleinerer Knoten besonders in die Umgebung. In anderen Fällen ist die Leber von einer größeren Zahl kleinerer Knoten durchsetzt (s. Abb. 2 u. 3) und ihre Zahl kann eine ganz außergewöhnlich große sein.

Selten sind, wie erwähnt, diejenigen Fälle, in welchen fast das ganze nichtzirrhotische Gewebe durch größere und kleinere Knoten ersetzt ist. Die Größe der Geschwulstmassen wechselt hierbei sehr. So sprechen z. B. GILBERT et CLAUDE und ebenso CHAUVEL, ferner auch FROHMANN von kindskopfgroßen Geschwülsten, WEIGERT bezeichnet den seinen als über kindskopfgroß. Öfters kehrt die Angabe wieder, daß fast ein ganzer Lappen oder auch darüber hinaus von Geschwulstgewebe eingenommen gewesen sei, so z. B. in Fällen von HANOT und GILBERT oder CHUQUET. Besonders in denjenigen Fällen, welche weniger in Gestalt einzelner großer als sehr zahlreicher Knoten das Karzinom darbieten, werden derartige Größenverhältnisse in der Regel nicht erreicht. Aber auch hier wechseln die Größen der einzelnen Knoten auch im Einzelfalle sehr. v. HANSEMANN z. B. bezeichnet die seinen als linsen- bis faustgroß, GOLDZIEHER und v. BÓKAY sprechen von Stecknadelkopf- bis Haselnußgröße, oder Erbsen- bis Bohnen- oder Nußgröße, in anderen Fällen aber von Nuß- bis Apfelgröße. Von den Knoten, besonders auch von den großen, wird in der Regel der rechte Lappen bevorzugt, oft ist auch die ganze Leber mehr oder weniger gleichmäßig von den Knoten durchsetzt. Seltener ist der linke Lappen Vorzugssitz. EGGEL gibt dies für 9 Fälle seiner Zusammenstellung an; ich finde dies aber auch in 4 weiteren Fällen seiner Tabellen. Seltener handelt es sich hierbei um eine den linken Lappen bevorzugende Verbreitung in Gestalt vieler kleinerer Knoten, wie in den älteren Fällen von FETZER oder BIRCH-HIRSCHFELD, etwas häufiger darum, daß gerade der linke Lappen von einem großen Geschwulstknoten eingenommen wird, so in Fällen von ZAHN, WULFF, DALLEMAGNE, BRISSAUD, SCHMIDT, EDWARD, HANOT und GILBERT, GOLDZIEHER und v. BÓKAY (Fall 6 und 10), BRUNK (Fall 2), SALTYKOW (Fall 9), LANDSTEINER (Fall 6), MAU (in 3 von 4 Fällen).

Die Knoten fallen zumeist durch ihre Farbe ins Auge. Diese kann allerdings selbst in den einzelnen Knoten desselben Falles sehr verschieden sein; sie wird zu allermeist als gelb, gelbgrünlich oder grün (Galle) bezeichnet, zum Teil aber auch als rötlich; grünliche und rötliche Knoten fanden sich nebeneinander z. B. in Fällen von HUGUENIN, GOLDZIEHER und v. BÓKAY, oder von LISSAUER. Seltener sind sowohl die Knoten wie auch die übrige Leber von gleich starker ikterischer Färbung, so im 3. Falle MIROLUBOWS. RIBBERT betont als geradezu kennzeichnend, daß das zirrhotische Gewebe nicht oder nicht auffallend gallig gefärbt ist, die Farbe der Geschwulstknoten also nicht vom allgemeinen durch die Lebererkrankung bedingten Ikterus, sondern von der in den Krebsknoten selbst erzeugten und gestauten Galle abhänge. In anderen Fällen werden die Knoten alle, oder öfters nur zum Teil, als weiß oder weißgrau bezeichnet, und es hängt dies auch von dem Bindegewebsgehalt der Geschwülste ab. Ebenso die Konsistenz der Knoten. Im allgemeinen sind die kleinen Knoten derber als die großen. Diese sind oft, vor allem infolge zentraler Nekrosen, sehr weich, werden als breiig oder gar völlig zerfließlich geschildert. Als Beispiele seien z. B. von MIROLUBOW oder GOLDZIEHER und v. BÓKAY beschriebene Fälle genannt, oder aus dem älteren Schrifttum solche von HAYEM und GILBERT, HANOT und GILBERT, SIEGENBEEK VAN HEUKELOM usw. usw. Doch sei erwähnt, daß die Nekrose und der Ersatz derselben durch Bindegewebe fast nie so weit geht, daß es zu den bekannten nabelartigen Einziehungen sekundärer Karzinomknoten der Leber käme. Betont sei hier schon, daß die von den Gallengängen ausgehenden Krebse infolge größeren Gehaltes an Bindegewebe und mangels Gallenbildung öfters härtere Konsistenz und weißliche Farbe aufweisen. Einzelne Gallengangskarzinome schließen sich auch bei Betrachtung mit dem bloßen Auge schon deutlich an einen größeren Gallengang an (RIBBERT, FISCHER, SALTYKOW, KIKA) und sitzen mit Vorliebe in der Gegend des Hilus (RIBBERT, FISCHER, KIKA).

Was die Begrenzung der Knoten betrifft, so kann diese eine scharfe sein, in zahlreichen Fällen aber ist sie infolge infiltrierenden in das Lebergewebe eindringenden Wachtums auch dem bloßen Auge eine weniger scharfe. Zumeist sind besonders die größeren Knoten von Bindegewebe eingekapselt, doch braucht dies, wie es z. B. LISSAUER und MIROLUBOW beschreiben, nicht oder nicht am ganzen Umfang der Knoten der Fall zu sein. MIROLUBOW betont hierbei für einen Teil der Knoten, in welchen die Kapseln ungleichmäßig und nicht überall die Geschwulstknoten umgeben, einen Zusammenhang des abgrenzenden Bindegewebes mit dem zirrhotischen Leber. Außerordentlich häufig erscheinen vor allem kleinere und vielfach zerstreute Geschwulstknoten der Leber dadurch scharf abgesetzt — und lassen sich bei leichtem Druck aus den Kapseln ganz auslösen —, daß die Geschwulstknoten hier in Venenästen, besonders der Pfortader, gelegen sind, worauf unten noch zurückzukommen sein wird.

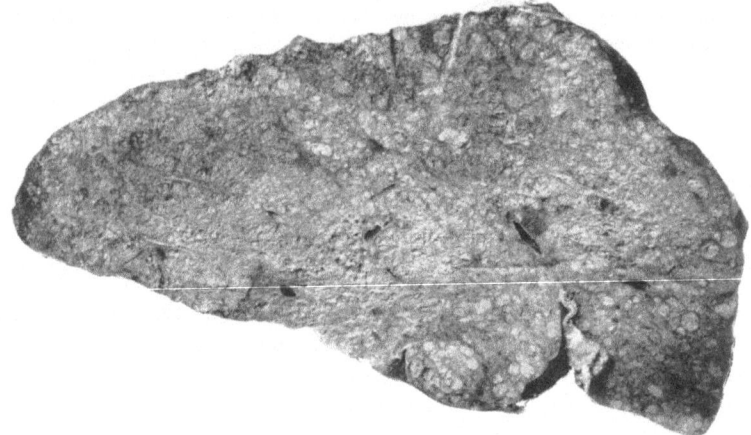

Abb. 4. Diffuser primärer Krebs einer zirrhotischen Leber.

Als Beispiele sollen einige Leberbeshreibungen kurz wiedergegeben werden. So schildern GOLDZIEHER und v. BÓKAY die Leber ihres 5. Falles folgendermaßen: „die Leber ist um etwa das Doppelte vergrößert. Ihre Oberfläche ist unregelmäßig höckerig durch die Anwesenheit zahlloser haselnuß bisapfelgroßer, derber, rötlich gelb durchscheinender Geschwulstknoten, die von der Oberfläche flach prominieren. Auf der Schnittfläche sind die meist scharf umschriebenen und von transparentem, grauweißen Bindegewebe abgekapselten Knoten von graugelblicher Farbe, gesprenkelt mit kleinen, hellen, schwefelgelben, körnigen, nekrotischen Fleckchen. Die Lebersubstanz selbst ist von mittlerer Konsistenz, die grünlich braune Schnittfläche zeigt eine deutliche azinöse Zeichnung".

Oder für größere Geschwülste sei folgende kurze Beschreibung derselben Forscher wiedergegeben. „Auf der Schnittfläche findet sich ein fast den ganzen linken Lappen einnehmender kindskopfgroßer Tumor sowie zwei anstoßende, über faustgroße Tumoren. Diese sind alle drei von ganz ähnlichem Aussehen, d. h. von gelblich roter Farbe und feiner, läppchenartiger Zeichnung, sowie von geringer Konsistenz. Über ihre ganze Schnittfläche sind opake, hellgelbe, unregelmäßig geformte nekrotische Fleckchen zerstreut."

Als Beispiel einer ganz diffus von Karzinom durchsetzten zirrhotischen Leber (s. Abb. 4) gebe ich die Beschreibung meines 1906 veröffentlichten Falles wieder. „Schon beim Eröffnen der Bauchhöhle fällt sofort die Leber mit zahllosen Einziehungen und Knoten besetzt auf, da sie den unteren Rippenbogen mit ihrem rechten Lappen um zwei Handbreiten überragt, so daß der untere Rand der Leber hier bis zwei Finger breit unter Nabelhöhe hinabreicht. Die Leber ist, wie hieraus hervorgeht, und zwar hauptsächlich durch Verlängerung ihres Längsdurchmessers (weit weniger ihres Höhen- oder Breitendurchmessers) in außerordentlicher Weise vergrößert. An dieser Vergrößerung hat der rechte Leberlappen weit mehr Teil als der linke. Die ganze Leber ist übersät von Knötchen, welche, von mehr oder weniger runder Gestalt, zwar verschiedene Größen aufweisen, aber sich doch in den Grenzen von Erbsen- bis Kirschengröße halten, also im ganzen ziemlich gleichmäßig gestaltet erscheinen. Diese Knoten sind sehr weich, quellen deutlich hervor und sind von gelber bis gelbgrünlicher Farbe. Abgegrenzt werden sie durch dazwischenliegende, deutlich eingesunkene, graudurchscheinende Streifen und Bänder. Irgendwie größere Knoten, welche als sichere Tumorknoten imponieren und mit irgendwelcher besonderen Struktur, Farbe oder Nekrose fallen nicht auf. Dadurch daß eine Reihe der oben beschriebenen Knötchen in ihrer Gesamtheit durch breitere graue Massen abgegrenzt sind, werden einige etwas größere Knoten vorgetäuscht: bei genauem Zusehen erkennt man aber auch noch ihre Abgrenzung in durch feine graue Streifen geschiedene kleine Knötchen. Am oberen Rand des Leberrandes fallen einige sagittal verlaufende, nicht sehr tiefe, kleine Serosaverdickungen aufweisende, Furchen auf (Emphysem). Auf dem Durchschnitt zeigt die Leber ein der Oberfläche durchaus entsprechendes Bild. Auch hier erscheint sie in ganz gleichmäßiger Weise in kleine gelbe und grünliche, sehr weiche, beim Schneiden hervorquellende Knötchen und dazwischenliegende eingesunkene derbe graue Züge und Streifen verwandelt. Indem manche kleine Stellen auch sehr blutreich, dunkelrot, erscheinen, bietet somit die Schnittfläche der Leber ein sehr buntes Bild. Irgendwelche größeren zirkumskripten Tumorknoten lassen sich auch auf ihr nicht erkennen. Die großen Gefäße der Leber sind frei von Thromben oder dgl."

Ganz eigenartig liegt ein von STROMEYER veröffentlichter Fall. Hier handelt es sich um eine beinahe mannskopfgroße, blaurote Geschwulst, welche auf der Oberfläche zahlreiche pflaumen- bis kleinapfelgroße Höcker aufwies; mit einem Fortsatz steht diese Geschwulst durch einen 4 cm langen Stiel mit dem scharfen Rand des linken Leberlappens in Verbindung. Die das Gewächs überkleidende Serosa ging unmittelbar in die Leberkapsel über. Die histologische Untersuchung der Geschwulst, welche in der anliegenden Leber in Venenästen dieser Metastasen gesetzt hatte, ergab, daß es sich um einen vom Lebergewebe ausgehenden Tumor handelte. Der Beschreiber des Falles nimmt an, daß sich das Karzinom in einem abgeschnürten und vor der Geschwulstentwicklung schon zirrhotischen Lappen der linken Leberhälfte entwickelt habe, wodurch seine eigenartige außerhalb der eigentlichen Leber befindliche Lagerung zu erklären ist. Kurz erwähnt sei, daß SALTYKOW ein für das bloße Auge genau so gelagertes Lebersarkom beschrieben, aber hinsichtlich der Entstehung anders gedeutet hat (s. dort).

Bemerkenswert erscheint noch, daß sich in den Knoten des Leberkrebses, besonders in größeren, nicht selten Blutungen einstellen. Kleinere solche werden z. B. von PFANNENSTILL und SJÖVALL sowie ADELHEIM geschildert. Dieser spricht auch von einzelnen mächtigen Hämorrhagien, die das Gewebe vollständig zertrümmerten. Derartige Blutungen aus unter der Leberoberfläche gelegenen Geschwulstknoten können nun aber auch zu einem großen Bluterguß in die Bauchhöhle führen und so in einem Teil der Fälle den Tod bedingen, wie das auch MARICONDA erwähnt. Solches ist z. B. in dem älteren Schrifttum von MURCHISON sowie HILTON FAGGE, in dem neueren von TRAVIS, LISSAUER, KINSBERGER, BERSCH, FOURQUES, WEGELIN, HUGUENIN und LANDSTEINER mitgeteilt worden. Brunk berichtet über dasselbe und bezieht die Blutung mit Wahrscheinlichkeit auf eine stattgehabte Punktion, d. h. auf die so bewirkte Druckveränderung. Landsteiner beschreibt auch ein nekrotisches, in die Bauchhöhle durchgebrochenes Leberkarzinom, das so Peritonitis herbeiführte.

An diese makroskopische Kennzeichnung des primären Leberkrebses wollen wir eine kurze Schilderung des mikroskopischen Verhaltens desselben anschließen. Wir können uns hier kurz fassen, weil sich trotz vielfacher Unterschiede in Einzelheiten die Fälle doch im allgemeinen recht ähnlich verhalten und auf manche einzelnen Punkte unten bei Besprechung besonderer grundsätzlich wichtiger Fragen noch zurückzukommen sein wird. Fast alle neueren Arbeiten geben sehr genaue Schilderungen ihrer histologischen Befunde wieder, so z. B. v. Hansemann, Siegenbeek van Heukelom, Eggel, Fischer, Travis, Wegelin, Löhlein, Landsteiner, Yamagiwa, Goldzieher und v. Bókay, Blumberg, Winternitz, Mirolubow, Adelheim, Hachfeld, Saltykow u. a. Auf diese Arbeiten kann wegen aller Einzelheiten hingewiesen werden. Finden sich doch auch z. B. bei Siegenbeek van Heukelom, Travis, Wegelin, Landsteiner, Goldzieher und v. Bókay, Blumberg und Muir recht gute Abbildungen.

Die Geschwulstknoten bestehen zunächst aus zusammenhängenden Epithelzellmassen, welche sich an das unter der Bezeichnung „Adenom" beschriebene Bild eng anschließen. Die Zellen hängen in soliden Zellmassen in Form von Nestern oder Strängen zusammen. Die einzelnen Zellen sind von vieleckiger Form; sie liegen dicht aneinander und platten sich dabei offenbar ab. Im großen ganzen ähneln diese Zellen den Leberzellen sehr. Was zunächst ihre Größe betrifft, so sind die Zellen zum Teil größer als die Leberzellen, werden aber zumeist als kleiner geschildert; oft ist auch verschiedenes Verhalten dicht nebeneinander wahrzunehmen, oder einzelne Knoten zeigen größere, andere kleinere Zellen. Insbesondere bemerkenswert ist also die weit größere Unregelmäßigkeit der Größenverhältnisse der Zellen, verglichen mit gewöhnlichen Leberzellen. Goldzieher und v. Bókay weisen darauf hin, daß sowohl die kleineren wie die größeren Zellen in Leberzellen solcher Lebern, welche hyperplastische Wucherungen bei Leberzirrhose usw. aufweisen, ihr Analogon besitzen. Wie wechselnd die Größe auch im einzelnen Knoten sein kann, zeigt der Vergleich der Beschreibung von Wegelin, nach welcher die meisten Zellen sich in der Richtung zur Mitte eines Knötchens hin vergrößerten, mit den Angaben Goldziehers und v. Bókays sowie Mirolubows, nach welchen sich die Leberzellen nach dem Inneren der Knoten zu öfters sogar verkleinerten. Lissauer betont in mehreren Fällen, daß die Geschwulstzellen bedeutend größer waren als die benachbarten Leberzellen. Auch Blumberg hebt die Größe der von ihm untersuchten Geschwulstzellen hervor, während z. B. Wegelin, Saltykow oder Travis dieselben kleiner als Leberzellen fanden. Dieser bezieht dies auch auf die enge Zusammenlagerung der Zellen im Gewächs. Das Protoplasma wird oft als heller als das der Leberzellen beschrieben; es ist zum Teil gekörnt, zum Teil wird die Körnelung vermißt; nach manchen Beschreibungen soll sich in den Zellen Gallenpigment finden, wie dies von neueren Beobachtern z. B. Goldzieher und v. Bókay, Lissauer und Sjövall angeben, andere fanden kein solches. Häufig sind die Zellen diffus gallig gefärbt. Ziemlich übereinstimmend wird von vielen Beschreibern ein Unterschied des Protoplasmas der Geschwulstzellen im Gegensatz zu dem der Leberzellen in bezug auf Färbbarkeit hervorgehoben. Die Zellen erscheinen nämlich bei Färbungen dunkler gefärbt, indem das Protoplasma sich mit Kernfarbstoffen, insbesondere Hämatoxylin, färbt. Dies hebt z. B. Winternitz hervor und insbesondere Goldzieher und v. Bókay, welche von einer stufenweise zunehmenden Verwandtschaft zu den basischen Kernfärbungsstoffen sprechen. Siegenbeek van Heukelom und Wegelin war dies schon aufgefallen, und Mirolubow betont das gleiche. Auch LANDSTEINER und BLUMBERG z. B. heben die vermehrte Basophilie hervor. Ebenso LISSAUER, der das gleiche in mehreren Fällen beobachtete, in einem weiteren Fall aber umgekehrt hellere Färbung des Zellprotoplasmas wahrnahm. Andererseits weist MIROLUBOW darauf hin, daß sich an anderen Stellen bei den Geschwulstzellen auch mehr azidophile Eigenschaften geltend machen sollen. HEUSSI fand, daß sie sich mit Orange G heller als die Leberzellen färbten und er glaubte mit dieser Methode die sog. Übergänge zwischen Leberzellen und Geschwulstzellen (s.u.) widerlegen zu können. WEGELIN konnte dies zwar in einem Falle an manchen Knoten bestätigen, an anderen aber nicht, ebenso weist u. a. auch MIROLUBOW auf die Unregelmäßigkeit

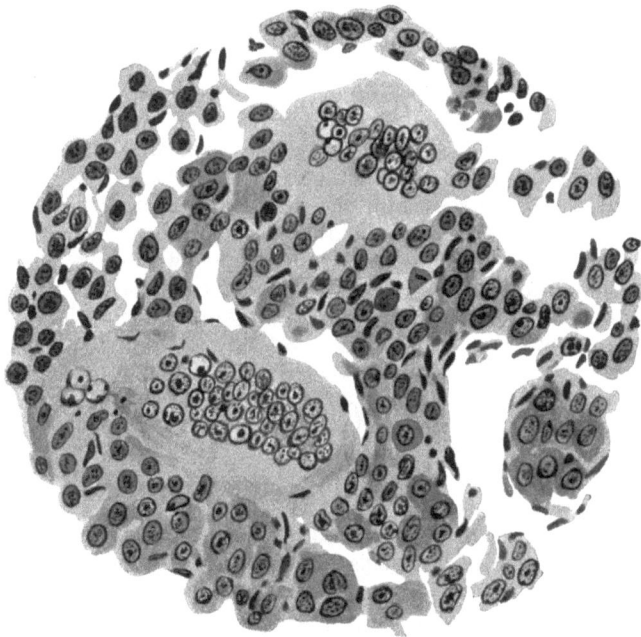

Abb. 5. Carcinoma hepatocellulare. Epithel-Synzytium, durch Fusion epithelialer Tumorelemente entstanden. Aus NAZARI: Contributo allo studio delle neoformazioni epiteliali associate a cirrosi del fegato. Il Policlinico 1905. Vol. XII.

dieser Färbung hin. Aus allen diesen Färbungsverschiedenheiten zieht der letztgenannte Forscher den Schluß, daß die Geschwulstzellen eine Veränderung ihrer chemischen Eigenschaften erfahren haben, muß aber selbst hinzusetzen, daß wir das Wesen dieser Veränderung nicht kennen. Interessant ist in diesem Zusammenhang, daß ADLER die von ihm bei verschiedenen Vorgängen betonten „hellen Zellen" (bei Härtung im ALTMANNschen Gemisch), die er als jugendliche Leberzellen auffaßt, auch in primären Leberkarzinomen nachweisen konnte und somit diese färberische Eigentümlichkeit der Geschwulstzellen hier auch auf ihre Jugend bezieht, wobei es mir allerdings ebenso wie B. FISCHER[1], zweifelhaft erscheint, ob die hellen Zellen im Krebs dasselbe bedeuten, wie die sonst von ADLER beschriebenen. Auch zuvor war schon in zahlreichen Fällen Helligkeit der Geschwulstzellen verglichen mit Leberzellen aufgefallen (s. o.). WEGELIN hat sich ADLER angeschlossen und eine Stütze dessen Ansicht darin gesehen, daß gerade die kleineren jüngeren

B. FISCHER, Frankfurt. Zeitschr. f. Pathol. 1922, Bd. 28, S. 333.

Geschwulstknoten aus hellen Zellen zusammengesetzt sind. Ähnlich Mandel-
baum. Die Umrisse der Einzelzellen sind in der Regel scharf zu erkennen,
vielfach aber auch lassen sich, wie ich dies in einem meiner Fälle betont
habe, die einzelnen Zellen nur undeutlich von einander abgrenzen. Es führt
dies zu synzytial zusammenhängenden Zellverbänden (s. Abb. 5), wie auch Rénon,
Géraudel und Monier-Vinard von plasmodialen Zellmassen sprechen, ähnlich
Schultze. Auch wenn die Zellen nicht vergrößert sind, verglichen mit Leberzellen, so ist dies doch fast allgemein mit ihren Kernen der Fall. Schon Siegenbeek van Heukelom, Eggel u.a., so Adelheim, Wegelin, Lissauer, Mirolubow,
weisen darauf hin, und das gleiche habe ich auch in den von mir beobachteten
Fällen feststellen können. Im allgemeinen zeigen die großen Kerne eine schöne
runde oder ovale Form, zuweilen sind sie auch unregelmäßiger. Dabei sind die
Kerne außerordentlich chromatinreich und färben sich meist recht dunkel
oder lassen, wenn sie im ganzen heller erscheinen, eine sehr deutliche Struktur
erkennen. Meist sind manche Kerne ganz außergewöhnlich groß, so daß
Huguenin von „Gigantenkernen" spricht. Der Chromatinreichtum wird auch z.B.
von Goldzieher und v. Bókay, Stromeyer, Eggel, Mirolubow usw. betont.
Auch die Kernkörperchen, die auch zu zweit oder zu dritt in den Kernen
vorhanden sind, sind dabei sehr groß und deutlich, wie dies auch Wegelin und
Eggel hervorheben; letzterer vergleicht ihre Größe mit der roter Blutkörperchen.
Zwischen solchen Zellen fallen vereinzelt andere auf, welche selbst und ebenso ihre
Kerne geradezu auffallende Größen erreichen — Stromeyer spricht von der
5—6fachen Größe, Znieniwicz von der 8fachen Größe der übrigen Geschwulst-
zellen —, und des weiteren große Zellen mit zwei oder drei der beschriebenen
Kerne bis zu solchen, welche eine größere Reihe solcher enthalten und die als
Riesenzellen und, da die Kerne mehr unregelmäßig in der Mitte gedrängt liegen,
als solche vom Knochenmarkstypus bezeichnet werden. Solche finden sich in
fast allen Beschreibungen; erwähnt seien nur z. B. Eggel, Travis, Lissauer
(der in solchen Zellen bis 30 Kerne zählte), Rénon, Géraudel und Monier-
Vinard, ferner Goldzieher und v. Bókay und Landsteiner. Dieser betont
sie als einen kennzeichnenden Bestandteil vieler Leberkrebse und fand sie hie
und da selbst als einen das histologische Bild beherrschenden Bestandteil. Er
weist darauf hin, daß dies nicht wundernehmen kann, wenn man das Vorkommen
mehrfacher Kerne schon gewöhnlich in den Leberzellen und die Bildung von
Riesenzellen bei der Regeneration des Organes, wobei er auf die Untersuchungen
Reinkes verweist, in Betracht zieht. Landsteiner betrachtet aber diese
Riesenzellen nicht nur als ein Zeichen besonders ausgesprochener Wucherung,
sondern auch als Ergebnis regressiver Beeinflussung der Geschwulstzellen unter
Berufung auf Babes, und es spricht nach ihm in diesem Sinne, daß er
die Riesenzellen in großer Zahl nicht gerade in Geschwülsten mit sehr starkem
Wachstum bzw. nicht gerade in besonders atypischen Teilen der Gewächse
fand. Hervorgehoben sei, daß Goldzieher und v. Bókay die Riesenzellen unter
14 von ihnen von Leberzellen abgeleiteten Leberkrebsen 12 mal, in den 7 von
ihnen auf die Gallengänge bezogenen Leberkrebsen niemals fanden. Noch
erwähnt sei, daß die Geschwulstzellen fast stets zahlreiche Mitosen, darunter
auch asymmetrische, aufweisen.
    Die so in ihrer allgemeinen Erscheinungsart beschriebenen Geschwulstzellen
sind, wie erwähnt, zunächst in Nestern bzw. soliden Strängen zusammengeordnet.
Sie gleichen in ihrer Anordnung in mancher Hinsicht der der Leberzellen, jedoch
ist ihre Zusammenfügung eine viel unregelmäßigere und läßt niemals einen
Bau erkennen, welcher Ähnlichkeit mit dem eines Leberläppchens hätte. Die
einzelnen Nester bzw. Balken setzen sich aus 2 oder häufiger, wie dies Huguenin
z. B. angibt, 3—5 Reihen von Zellen, welche dicht aneinander liegen, zusammen.

Auch hierdurch unterscheiden sie sich durchaus von den einfachen Zellsträngen der Leber. Zwischen den zusammenliegenden Zellmassen findet sich nun in diesen einfachsten Formen kaum Bindegewebe, dagegen fast stets Kapillaren,

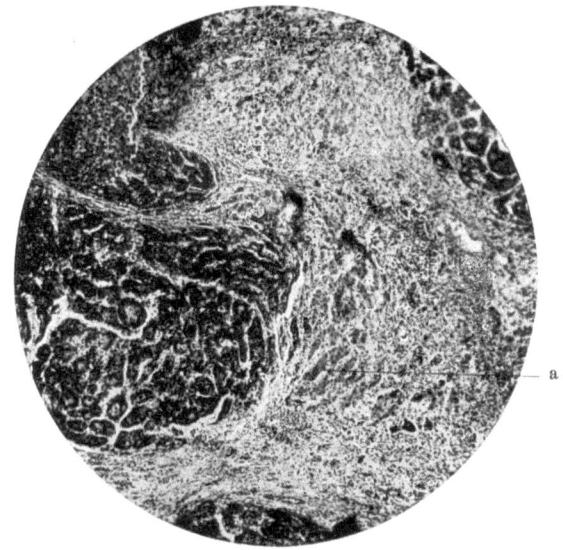

Abb. 6. Primärer Leberzellenkrebs im ganzen soliden Baues mit einigen Tubulusbildungen in einer zirrhotischen Leber. Bei a Reste atrophischer Leberzellen.

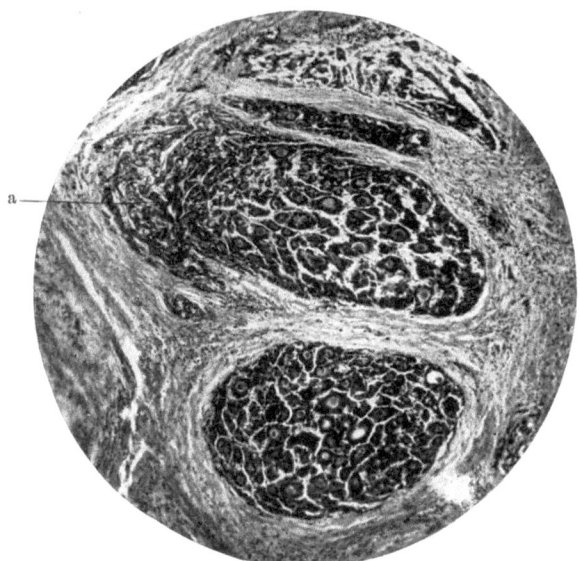

Abb. 7. Primärer Leberzellenkrebs in einer zirrhotischen Leber. Teils solide, teils mit Lichtungen und Gallenmasse versehene Geschwulstzellbalken, dazwischen Kapillaren. Bei a Reste von Leberzellen.

deren Endothelwand direkt den Geschwulstzellen anliegt. Das Verhältnis der Zellmassen zu den Kapillaren ist zumeist so, daß jene weit mächtiger, die Kapillaren hingegen enger und blutärmer als im gewöhnlichen Lebergewebe erscheinen, manchmal sind sie aber auch sehr weit. An anderen Stellen bzw. in anderen Fällen kann aber auch, meist aber wenig, Bindegewebe in Form feiner Stränge zwischen den Geschwulstzellmassen gefunden werden. Hie und da finden sich auch weit mächtigere aus Geschwulstzellen bestehende solide Zellbalken, welche Adelheim als von hirnwindungsähnlicher Anordnung bezeichnet.

Die beschriebenen Zellstränge anastomosieren miteinander, und man kann für das bisher beschriebene Bild mit Goldzieher und v. Bókay von einem trabekulären Typus des Aufbaues sprechen. Sie unterscheiden von diesem Typus einen zweiten, wobei die Zellstränge ihre Balkenform aufgeben und in unförmigere, miteinander zusammenfließende Zellinseln übergehen, einen Typus, den sie als medullär bezeichnen, und fernerhin, wenn solide Gewächszellmassen

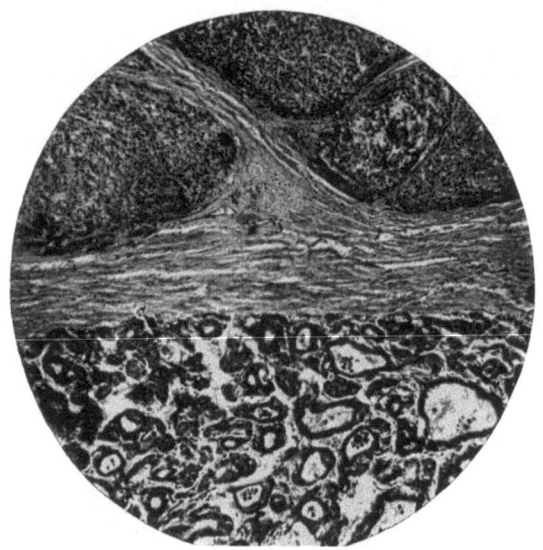

Abb. 8. Primärer Leberzellenkrebs. Nach oben vom zirrhotischen Bindegewebe solide Geschwulstzellmassen, nach unten solche aus Tubuli bestehend.

in einem bindegewebigen Stroma liegen, einen alveolären Typus. Sie betonen, daß sich diese 3 Typen in denselben Fällen und oft in unmittelbarem Nebeneinander finden.

Diese einfachste und besonders in ihren ersten Stadien durchaus an Leberzellanordnung erinnernde Form des Aufbaues der Leberkrebsknoten wird nun dadurch weit verwickelter, daß andere Bildungen auftreten (Abb. 6, 7, 8), wobei es sich nicht mehr um solide Zellstränge handelt, sondern zunächst um ähnliche Gebilde, wie sie schon beim Adenom beschrieben wurden, indem durch das Auftreten von Lichtungen aufweisenden Zellmassen Zellschläuche entstehen. Die Lichtung ist zunächst meist durchaus klein und unregelmäßig begrenzt. Um dieselbe herum liegen zumeist kleinere, mehr oder weniger kubische Zellen, gewöhnlich in mehrfacher Lage. Die Lichtung braucht in diesen Zellmassen nicht gerade in der Mitte zu liegen. An anderen Stellen aber liegen wenigstens an einem Teil der Peripherie um die Lichtung Zellen, welche höher erscheinen. Oft nehmen dieselben Zylinderform an und umgeben zuweilen wenn auch mehr unregelmäßig und nur an einzelnen Stellen des Umfanges nur einschichtig die Lichtung. In noch soliden Zellbalken oder in solchen mit einer höchstens spaltförmigen sehr kleinen Lichtung mehr oder weniger in der Mitte nehmen auch häufiger gerade die äußersten Zellschichten mehr Palisadenform an. Diese sind ja aber den Kapillaren benachbart und dadurch kommen Anordnungen zustande, welche vielfach, so von STROMEYER, GOLDZIEHER-v. BÓKAY oder ADELHEIM als peritheliomartig beschrieben worden sind. Alle diese Bilder finden sich dicht nebeneinander, insbesondere auch die soliden Zellbalken und die mit einer feineren oder auch einer größeren und mehr regelmäßigen Lichtung versehenen Gebilde. Die Verteilung ist eine durchaus ungleiche. Es sind zahlreiche Fälle beschrieben, in welchen sämtliche Knoten nur aus den soliden Zellbalken bestehen.

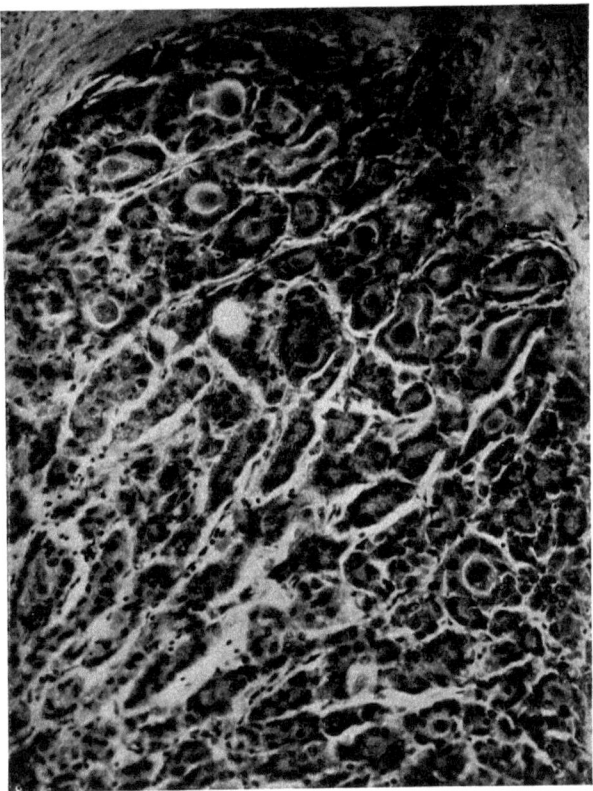

Abb. 9. Primärer Leberkrebs. Teils solide Geschwulstzellmassen, teils Tubuli mit Gallenmassen in den Lichtungen. Zwischen den Geschwulstzellbalken das Endothel der Kapillaren. Zirrhose. Stärkere Vergrößerung.

Außerordentlich häufig finden sich aber solche Fälle, in welchen sich neben Knoten dieses Aufbaues andere fanden, welche teils ebenso gebaut waren, teils aber auch schlauchförmige Bildungen mit Lichtungen aufwiesen. Und häufig bestehen alle Knoten zugleich aus beiden Bildungen. Hierbei ist das gegenseitige Mengenverhältnis ein durchaus wechselndes. Es können die soliden Zellhaufen ganz überwiegen und daneben nur wenige schlauchartige Bildungen erscheinen, oder diese sind in weit größerer Menge vorhanden, bis zu Knoten, welche fast nur aus ihnen bestehen. Die beiden Arten finden sich nicht nur dicht nebeneinander und bunt zusammengewürfelt im selben Knoten, sondern aus dem ganzen Aussehen der sie zusammensetzenden Zellen geht auch hervor, daß sie offenbar zusammengehören und auseinander hervorgegangen sind. Die Lichtungen können ganz klein, spaltförmig sein, wie dies Goldzieher und v. Bókay z. B. für ihren Fall 21 angeben, oder sie können mehr ausgesprochen rund und größer

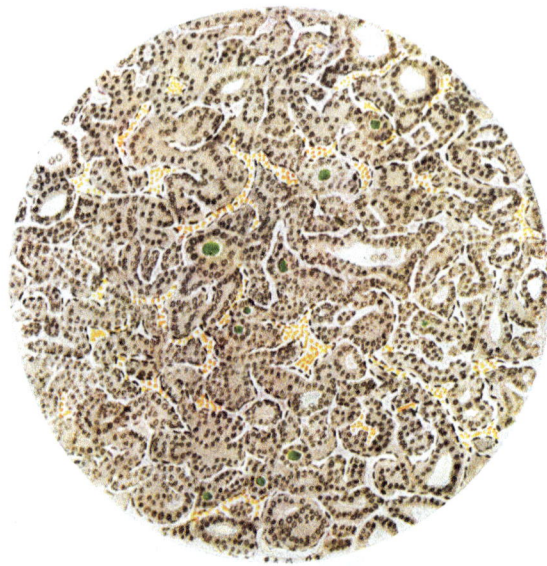

Abb. 10. Primärer Leberzellenkrebs. Solide Geschwulstzellmassen und Tubuli mit einzelnen Gallen-massen in den Lichtungen. Zwischen den Geschwulstzellbalken Kapillaren mit ihrem Endothel und mit Blut gefüllt, kein Bindegewebe.

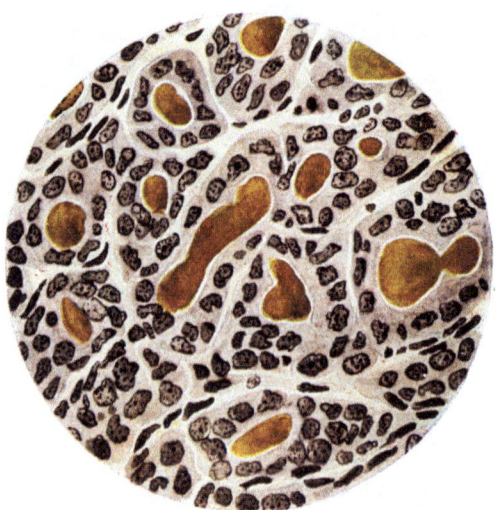

Abb. 11. Primärer Leberzellenkrebs. Tubuli mit Gallenmassen, am Rande die Endothelien der zusammengefallenen Kapillaren. Starke Vergrößerung.

sein, bis zur Ausbildung mikroskopischer Zysten, wie in den Fällen 9 und 13 derselben Beschreiber. Sind zumeist die die Lichtungen umgebenden Zellen, wie bisher geschildert, in mehrfachen Lagen angeordnet und teils mehr kubisch, zum

Teil auch mehr zylinderförmig, so finden sich in unmittelbarem Übergang andere Bildungen, in welchen die Lichtungen nur von einer Schicht noch mehr an Zylinderzellen erinnernder Epithelien umgeben sind, oder es liegt, wenn die Lichtungen sehr weit sind, nur eine Schicht aber abgeplatteter Zellen um dieselben. So entstehen Bildungen, welche noch weit mehr einen tubulusartigen an Ausführungsgänge erinnernden Eindruck machen. Aber es muß doch betont werden, daß sich Bildungen, in welchen schön ausgebildete Zylinderzellen in einfacher Lage und regelmäßig gebaut überall um die Lichtung herumständen, kaum finden. Noch erwähnt sei, daß auch diese schlauchförmigen Bildungen, ebenso wie die soliden Zellstränge, ziemlich dicht aneinander liegen und zumeist nur durch Kapillaren voneinander getrennt sind (Abb. 8, 9, 10, 11), seltener und meist nur stellenweise durch mehr streifiges Bindegewebe, ganz wie oben geschildert. In den Lichtungen findet sich nun in der Regel eine gelb gefärbte als gestaute Galle zu bezeichnende Masse. In anderen Lichtungen aber, und zwar vor allem in solchen, welche mehr unregelmäßig und nicht scharf begrenzt erscheinen, finden sich degenerierte und abgestoßene Zellen, bzw. ein Detritus von solchen. Noch sei erwähnt, daß die Zellen der soliden wie der schlauchförmigen Massen Fett in größeren oder kleineren Tropfen enthalten können und daß öfters betont wird, daß die Geschwulstzellen mehr Fett enthielten wie das übrige Lebergewebe, oft aber auch das Umgekehrte (z. B. ADLER), was ihre Unabhängigkeit auch in dieser Beziehung vom übrigen Lebergewebe beweist.

Um die Geschwulstknoten herum findet sich dem schon makroskopisch Beschriebenen entsprechend oft eine ausgesprochene bindegewebige Kapsel, oft fehlt diese aber auch mehr oder weniger, oder ist nur an einigen Stellen des Knotenumfanges vorhanden. Die Leberzellen in der Umgebung der Knoten sind in der bekannten Weise abgeplattet und konzentrisch geschichtet, so daß sie sich ja in ihrer Form so verändern, daß WAGNER seinerzeit an eine Bindegewebsumwandlung derselben dachte. An Stellen, wo keine begrenzende Bindegewebskapsel vorhanden ist, dringen die Geschwulstzellmassen in unregelmäßiger Weise auch in das umliegende Lebergewebe ein, dieses auseinander drängend und Atrophie und Nekrose dessen verursachend. Oft findet sich auch in der Umgebung besondere Weite der Kapillaren mit Atrophie der Leberzellen, so daß ganz kavernomartige Bilder entstehen (z. B. WINTERNITZ oder WEISS). Solches beschrieb auch inmitten nekrotischen Geschwulstgebietes z. B. BASCHO und bezog es auf eine Begleiterscheinung des in das nekrotische Gebiet eindringenden ersatzwuchernden Bindegewebes zusammen mit Stauung (an Stellen wo der Erweiterung der Gefäße kein festes Gewebe Widerstand leistete). Hierauf soll nicht weiter eingegangen werden, ebensowenig auf die Veränderungen der übrigen Leber, welche ja oft in Stauungserscheinungen bestehen und zumeist die bekannten Bilder der allgemeinen Zirrhose zeigen, über deren Zusammentreffen und Zusammenhang mit dem primären Leberkrebs noch weiter unten die Rede sein wird. Dagegen sei hier schon darauf hingewiesen, daß sich innerhalb der Knoten und ganz besonders an deren Randteilen Geschwulstmassen innerhalb der Kapillaren vorfinden und ebenso innerhalb größerer Venen, ein Punkt, der natürlich für die Metastasierung des Leberkarzinoms in der Leber selbst und außerhalb von ihr von äußerster Wichtigkeit ist, und von dem noch bei dieser Frage die Rede sein wird. GOLDZIEHER und v. BÓKAY geben z. B. an, daß sie den Einbruch der Geschwulst in die Kapillaren in keinem einzigen ihrer hier einschlägigen 14 Fälle vermißt haben. Ebenso zahlreiche andere Beschreiber.

Die bisherige mikroskopische Schilderung entspricht trotz allen Wechsels der Bilder einem zusammengehörigen Typus. Die soliden Zellstränge und die mit mehr oder weniger regelmäßigen Lichtungen versehenen gehören zusammen und gehen unmittelbar ineinander über. Es handelt sich nur um die Frage, in welcher Richtung und damit um die Frage, ob diese Bildungen von Leberzellen oder wenigstens teilweise von Gallengängen abzuleiten sind. Hier sollte zunächst nur das Morphologische geschildert werden. Die Ableitung und Erklärung wird weiter unten gegeben werden.

Von diesem Typus des mikroskopischen Bildes eines primären Leberkrebses ist ein anderer zu scheiden, zu dessen Schilderung wenige Worte genügen. Hier finden sich ausgesprochen drüsige Bilder in Form vielfach verzweigter und anastomosierender Tubuli, welche von gut ausgebildetem, ausgesprochen hohen Zylinderepithel mit einer scharf umgrenzten zentralen Lichtung gebildet werden. Sie entsprechen vollständig wuchernden Gallengängen. Daneben finden sich aber andere Tubuli mit mehr unregelmäßig gewuchertem Epithel, welches in mehrfacher Schichtung die Lichtung umgibt und nicht mehr die regelmäßige Form von Zylinderepithelien aufweist bis zur Ausbildung solider Zellhaufen. Sowohl die letzteren, wie auch die erstgeschilderten Tubuli liegen inmitten eines stark entwickelten derben Bindegewebes, welches die einzelnen Bildungen mehr oder weniger weit auseinanderdrängt. Das Eindringen in das umgebende Lebergewebe ist das gleiche wie beim erstgeschilderten Typus.

Für beide Formen des primären Leberkrebses sei noch angeführt, daß sich vor allem zentral, und besonders in den großen Knoten, häufig die verschiedenen Formen regressiver Metamorphose auch mikroskopisch verfolgen lassen, in Gestalt von Verfettung, Kern- und Protoplasmazerfall bis zur völligen Nekrose. Doch hält diese sich meist in mäßigen Grenzen.

Nach dieser Schilderung des makroskopischen und mikroskopischen allgemeinen Verhaltens der primären Leberkrebse kehren wir nun zu der Frage ihrer Einteilung zurück. Wir haben gesehen, daß eine solche nach der Erscheinung für das bloße Auge uns wenig gefördert hat. Wichtiger erscheint eine Gliederung nach histologischen Gesichtspunkten, und zwar zunächst nach morphologischen solchen. Wir finden hier in Kaufmanns Lehrbuch eine Dreiteilung, und zwar:

1. Alveolartypus. Die Karzinomzellen finden sich hier in Form von Bindegewebe umgebener, solider Zapfen.

2. Karzinom mit Balken- und Schlauchtypus. Die Zellen sind in breiten, soliden Balken angeordnet, oder zeigen mehr oder weniger reichliche, engere oder weitere Lichtungen mit Galle oder Gallenpigment. Balken und Schläuche sind von Kapillaren umgeben.

Beide Formen gehen von Leberzellen aus.

3. Adenokarzinome im gewöhnlichen Sinne in Gestalt verästelter Zapfen meist mit drüsenartiger Lichtung, wahrscheinlich ausgehend von gewucherten Gallengangsepithelien.

Wir sehen hier den Versuch einer kombinierten Einteilung nach morphologisch-histologischen Gesichtspunkten einerseits, histogenetischen andererseits.

Eggel teilt seine große Statistik zunächst in zwei große Abteilungen:

1. Primäres Karzinom der Leberzellen und

2. primäres Karzinom der Gallenkanälchen, und jede von beiden Abteilungen wieder in:

a) Carcinoma solidum,

b) Carcinoma adenomatosum.

Er faßt unter letzterem alle diejenigen Formen zusammen „die entweder überwiegend oder vollständig adenomatösen Bau aufweisen". Unter den Leberzellkarzinomen fand er seine solide Form 58 mal, die adenomatöse 42 mal vertreten. Andererseits unter den Gallenkanälchenkarzinomen die solide Form nur 4 mal, die adenomatöse, die hier also ausgesprochen tubulös ist, 13 mal.

Wir sehen also auch bei Eggel eine Einteilung nach morphologisch-histologischen Gesichtspunkten einerseits, nach histogenetischen andererseits, aber beides getrennt von einander, unter das letztere untergeordnet.

Gegen die Eggelsche Einteilung in Carcinoma solidum und Carcinoma adenomatosum ist nun, wie mir scheinen will mit vollem Recht, vielfach angekämpft worden. So schreibt Wegelin, daß diese Einteilung nicht ganz befriedige. Er teilt vielmehr ein in ein Carcinoma alveolare, nach ihm der „gewöhnliche primäre Leberkrebs", wobei der alveoläre Bau durch ein bindegewebiges Stroma zustandekommt, und ein Carcinoma adenomatosum, wobei die Karzinomzellen nach Art des Lebergewebes nur durch Kapillaren getrennt sind. Wegelin stellt also zur Unterscheidung die Beschaffenheit des zwischenliegenden Gewebes in den Vordergrund, sieht dagegen von einer Betonung der Anordnung der Krebszellen in solide Massen oder in Schlauchform ab; auf die Bedeutung des erstgenannten Gesichtspunktes kommen wir noch in anderem Zusammenhang ausführlich zu sprechen.

Ich habe zunächst einen Teil der von mir gesammelten Fälle, wenn ich so sagen darf, rein äußerlich morphologisch nach dem Gesichtspunkt, ob die Krebszellen mehr solide Massen oder adenomatöse Bildungen aufwiesen, geschieden. Nach dieser Einteilung habe ich in 158 Fällen des Schrifttums mehr die solide Zusammensetzung der Zellhaufen, in 101 mehr die adenomatöse vertreten gefunden. Aber auch hier habe ich bei der Zusammenstellung des Schrifttums immer wieder gesehen, wie unzulänglich und nichtssagend eine derartige mehr äußerlich morphologische Unterscheidung ist. In außerordentlich vielen Fällen überwiegen in verschiedenen Knoten mehr die soliden oder mehr die schlauchförmigen Bildungen und ebenso verschieden können sich im Verhältnis zur Primärgeschwulst die in die Venen durchgebrochenen Knoten, sowie auch die Metastasen verhalten. Ganz gewöhnlich finden sich auch beide Anordnungen nebeneinander in unmittelbarem Zusammenhang und offenbar auch in genetischer Zusammengehörigkeit, alles wie es oben geschildert wurde. Irgendeine Scheidung nach derartigen Gesichtspunkten erscheint mir daher völlig unzulänglich und jede Trennung gekünstelt. Es nimmt dies auch keineswegs wunder, wenn wir uns die Frage mehr theoretisch überlegen, wie das eine und wie das andere zustande kommen kann. Gehen wir von den gutartigen Adenomen, die, aus Leberzellen hervorgegangen, sich direkt an die knotigen Hyperplasien anlehnen, aus, so sahen wir ja auch dort, daß sowohl solide Leberzellhaufen wie bei den knotigen Hyperplasien, als andererseits auch mehr tubulöse Bildungen ebenfalls aus Leberzellen entstanden. Und andererseits gehen wir von den aus Gallengängen hervorgegangenen Adenomen aus, so fanden wir hier in der Regel ausgesprochene Tubulusbildungen. In letzter Linie hängt dies ja, wie dort auseinandergesetzt, von der Auffassung der entsprechenden Bilder ab, die wir schon bei den einfach regeneratorischen Vorgängen der Leber, vor allem bei Leberzirrhose und nach Leberatrophien finden. Und da haben wir uns auf den Standpunkt gestellt, daß die hierbei auftretenden schlauchförmigen Gebilde, welche auch als „Pseudogallengänge" erscheinen, von den Leberzellen abzuleiten sind. Wenn nun aber, wie oben auseinandergesetzt, die Adenome unmittelbar zu Krebsen überleiten können, so kann es kaum wunder nehmen, daß auch hier bei von den Leberzellen ausgehenden Krebsen einerseits mehr solide Zellhaufen, andererseits Schlauchbildungen und beides nebeneinander und in unmittelbarem Zusammenhang auftreten kann. Bei solchen Krebsen aber, welche von Gallengängen ausgehen, werden naturgemäß die mehr ausgesprochen tubulösen Bilder überwiegen. Beim Karzinom kommt nun aber hinzu, daß auch hier wie anderwärts mit Lichtungen versehene Schlauchbildungen infolge atypischer Wucherungen der Krebszellen

zu soliden Zellhaufen werden, welche keine Lichtung mehr aufweisen und
in dieser Form infiltrierend weiterwachsen. So können naturgemäß auch wie
bei anderen Zylinderepithelkrebsen von den Gallengängen ausgehende Krebse
in Gestalt reiner alveolär angeordneter solider Krebszellmassen auftreten. Es
ergibt sich aus diesen Überlegungen, daß eine rein morphologische Einteilung nach dem soliden oder mehr tubulösen Bau und der Anordnung der Krebszellen keinen Wert hat, und daß ein derartiges Einteilungsprinzip nicht zum Ziele führt. Die Sichtung der
im Schrifttum niedergelegten Fälle hat dies vollständig bestätigt.

Ich befinde mich hier in völliger Übereinstimmung mit einer größeren Reihe
neuerer Bearbeiter des Leberkrebses. So schreiben z. B. Goldzieher und
v. Bókay mit Recht, ,,eine weitere Sonderung an der Hand unbeständiger
Struktureigenheiten kann nur zu Verwirrung der Begriffe beitragen". Auch
Saltykow hält eine Einteilung nach mikroskopischen Abarten hier für über-
flüssig und angesichts der Baueigentümlichkeiten dieser Krebse kaum für durchführbar.

Hierbei ist nun noch ein Punkt zu betonen, daß nämlich die in ganz verschiedenem Sinne gebrauchte Anwendung des Wortes ,,adeno-
matosum" oder auch ,,Adenokarzinom" sehr viel zur Verwirrung
beigetragen hat. Fischer sowie Goldzieher und v. Bókay betonen mit
Recht, daß die Bezeichnung Adenokarzinom ,,unwillkürlich die Vorstellung
eines drüsenartig gebauten, Lumina enthaltenden, Tumors erweckt". Dies
ist sicher zutreffend, und in der Tat ist ja gerade in solchen Fällen, in
welchen Schlauchbildungen überwogen, einerlei ob sie von Leberzellen oder
von Gallengängen abzuleiten sind, von einem adenomatösen Bau vielfach die
Rede gewesen. Andererseits wird aber gerade diejenige Form des Leber- bzw.
Leberzellenkarzinoms, welche sich mehr unmittelbar an die Adenome anschließt,
also zunächst vielfach aus leberzellähnlichen Balken fast ohne Lichtungen besteht,
zumeist als malignes Adenom, teils auch als Adenokarzinom bezeichnet, z. B.
von Siegenbeek van Heukelom oder Wegelin. Ich möchte mich im Gegensatz hierzu eher denjenigen anschließen, die, wie Kaufmann und Goldzieher
und v. Bókay, den Namen Adenokarzinom für diejenigen Leberkrebse verwenden, welche ,,zierliche Drüsenimitationen" (Kaufmann) bilden, und
welche, wie dies dieselben Forscher betonen, von Gallengangsepithelien abzuleiten sind. Da nun aber hier in der Leber von ,,Adenokarzinom" von
den einzelnen Beschreibern in ganz verschiedenem Sinne gesprochen wird, ist es
wohl am besten die Bezeichnung hier ganz aufzugeben. Im übrigen komme ich
auf die Benennung im allgemeinen und insbesondere auch auf die Bezeichnung
,,malignes Adenom", von der ich schon angeführt habe, daß ich sie ebenfalls
nicht für glücklich halte, unten noch zurück.

Es ergibt sich also aus alledem, daß eine Einteilung nach rein histo-
logisch-morphologischen Gesichtspunkten im Sinne Siegenbeek
van Heukeloms, u. a., mangels durchgreifender Kennzeichen der Unterschiede
unzulänglich ist. Um so wichtiger erscheint nun das einzig noch
übrig bleibende Moment, nach dem eine Einordnung der primären
Leberkrebse vorzunehmen ist, nämlich das histogenetische; d. h.
also eine Einteilung nach den beiden in der Regel einzig in Betracht kommenden Epithelien, von denen der Krebs abzuleiten
wäre, also den Leberzellen einerseits, den Gallengangsepithelien
andererseits. Ich schließe mich hierin einer Reihe moderner Forscher,
die dies betonen, wie Goldzieher und v. Bókay, Saltykow, Ribbert,
Yamagiwa, Landsteiner vollständig an. Hierbei erhebt sich nun die Hauptfrage, ob eine derartige Einteilung insofern durchführbar ist, als wir im Einzelfalle

die Ableitung des Karzinoms von Leberzellen einerseits, von Gallengängen andererseits nachweisen können. Es ergeben sich hier in der Tat außerordentlich große Schwierigkeiten. Untersuchung von Fällen mit einheitlich gegensätzlichem Verhalten wird in der Regel leicht zum Ziele führen. Besteht ein Krebs nur aus soliden Zellhaufen und zeigt nirgends irgend etwas von Lichtungen oder von Zylinderepithelien, so liegt zwar auch eine Ableitung von Gallengängen nicht außerhalb des Bereiches der Möglichkeit, man wird dann aber viel eher an Leberzellen denken und mit dieser Ableitung auch fast ausnahmslos das Rechte treffen. Und umgekehrt, wenn das Karzinom zu allermeist aus mehr oder weniger regelmäßig gebildeten um eine Lichtung stehenden Zylinderepithelien besteht, so daß rein morphologisch der Eindruck von Ausführungsgängen erweckt wird — wie dies oben schon als Typus für sich geschildert wurde —, wird man einen derartigen Krebs sicher mit Recht auf die Gallengänge beziehen dürfen. Wie steht es nun aber mit denjenigen Krebsen, in welchen sich solide Zellmassen und daneben zahlreiche unregelmäßige, meist mit Galle gefüllte, an Drüsen erinnernde Schlauchbildungen vorfinden? Und gerade solche Formen stellen ja den größten Anteil der Gesamtfälle dar. Hier stößt in der Tat die Beurteilung auf große Schwierigkeiten. Wir sehen, daß die Auffassung zu verschiedenen Zeiten eine ganz verschiedene war und der weite Spielraum, der hier subjektiver Beurteilung gelassen ist, geht daraus hervor, daß ganz gleich gebaute Krebse in der Tat von dem einen Beschreiber von den Leberzellen, von dem anderen von den Gallengangsepithelien abgeleitet worden sind. Ursprünglich wurde Abstammung der Leberkrebse gerade von den Gallengängen angenommen, so von NAUNYN, WALDEYER, WEIGERT. Besonders PERLS aber betonte die Ableitung von den Leberzellen, und ihm folgte dann die Mehrzahl der Forscher. Finden wir doch in Arbeiten wie denen von DELKESKAMP, v. HANSEMANN, POIRÉE von Gallengängen abgeleitete Leberkrebse nicht zugelassen. Die Leberzellen als Ausgang der Geschwülste gewann vollständig die Oberhand, als SIEGENBEEK VAN HEUKELOM an der Hand von ihm so aufgefaßter „Übergänge" die unmittelbare Entstehung der Krebse aus Leberzellen nachgewiesen zu haben glaubte. Nachdem auch diese „Übergänge" wieder unsicher geworden waren (s. u.), haben dann besonders FISCHER und ich den Versuch gemacht, einen größeren Teil der Leberkrebse mit ausgesprochen tubulösen Bildungen von den Gallengängen abzuleiten. Naturgemäß konnte hier — ich habe es wenigstens nur in diesem Sinne gemeint — nur von solchen Karzinomen die Rede sein, in welchen an Gallengänge erinnernde Schlauchbildungen das Krebsbild beherrschten und ich sprach aus, daß vielleicht etwa 50 Fälle des Schrifttums in diesem Sinne aufzufassen sein möchten. Im Gegensatz hierzu ist dann von einer größeren Reihe von Bearbeitern dieses Themas aus den nächsten Jahren, so von WEGELIN, GOLDZIEHER und v. BÓKAY und zahlreichen anderen, die Ableitung dieser Krebse von Leberzellen wieder betont und in den Vordergrund gestellt worden. Es will mir nun scheinen, daß seitdem wir, wenn auch wohl in etwas zu weit gehendem Maße, die Gallengänge als Ausgangspunkt des Leberkrebses wieder betont haben, eine weit größere Reihe von Forschern ihr Augenmerk hierauf gerichtet hat und eine viel größere Zahl von sicheren Gallengangskrebsen beschrieben worden ist als früher. Ich brauche zum Beweis dessen nur darauf hinzuweisen, daß EGGEL unter 117 bis dahin dem Schrifttum angehörigen Fällen nur 17 von Gallengängen abgeleitet fand, also kaum 15%, ich hingegen unter seitdem veröffentlichten 300 Fällen, in welchen ich entsprechende Angaben fand, 95, d. h. über 30%, und ferner daß KIKA allein z. B. 13 Gallengangskrebse gegenüber 17 von den Leberzellen abzuleitenden beschrieb, GOLDZIEHER und v. BÓKAY deren 7 gegenüber 14 von Leberzellen abgeleiteten,

Jamane 5 gegenüber 18. Andererseits aber muß unbedingt zugegeben werden, daß es in der Tat nicht möglich ist, die Schlauchbildungen der Krebse etwa im Sinne ihrer Ableitung von Gallengängen in dem Maße, wie ich es früher glaubte, heranzuziehen. Es sind eben, worauf ich schon mehrfach hingewiesen habe, die einfach regeneratorischen Neubildungen von Zellen in der Leber, welche hier als Unterlage dienen müssen, und da habe ich mich an der Hand eigener Untersuchungen überzeugt, daß hierbei die Leberzellen zu tubulösen Bildungen werden können. Diesen entsprechen aber, in blastomatöser Weise fortentwickelt, offenbar die unregelmäßigen drüsenähnlichen Bilder der Leberkrebse zum großen Teil. Bei der Schwierigkeit morphologischen Erkennens der Entstehungsweise dieser Bildungen in den Leberkrebsen ist es nicht zu verwundern, daß manche Forscher auch gleichzeitiges Entstehen aus Leberzellen und Gallengangsepithelien annehmen, so aus dem älteren Schrifttum Birch-Hirschfeld, Fraser, Thorel, in neuerer Zeit noch Weber, Härtel, Polak-Daniels und Zniniewicz. An sich hat dies wenig Wahrscheinlichkeit für sich. Aber ebenso wie ich haben auch z. B. Necker, Landsteiner, Polak-Daniels, Theodorow betont, daß, da die Leberkarzinome offenbar aus regenerierendem Parenchym hervorgehen und hierbei die beiden Zellarten sich schwer scheiden lassen, ja sogar Umbildung der einen in die andere angenommen wird — so fand z. B. Bersch in der Metastase eines sicheren Gallengangskrebses ganz leberzelligen Typus daneben — eine Unterscheidung zwischen Gallengangs- und Leberzellkrebsen nicht immer möglich sein mag. Berücksichtigen wir aber die Punkte, die, erst im neuesten Schrifttum richtig betont, nunmehr zu besprechen sind, so wird sich der Kreis solcher Fälle doch stark einengen.

Es gibt nämlich neben diesen mehr theoretischen Folgerungen morphologische Gesichtspunkte, welche uns nach den neuesten Untersuchungen doch gestatten mehr wie es früher geschah das subjektive Moment der Beurteilung auszuschalten und eine Entscheidung zu treffen, ob es sich um ein primäres Leberkarzinom handelt, das von den Leberzellen oder von den Gallengängen ausgeht. Ich will nun nicht das Für und Wider wiedergeben, welches, teils mehr für die Einzelfälle, teils mehr allgemein beurteilt, in zahlreichen Arbeiten der letzten 20 Jahre einen besonders breiten Raum einnimmt, sondern die Punkte betonen, welche uns hier doch eine objektive Scheidung und Einordnung des Einzelfalles gestatten. Hier handelt es sich um folgende Fragestellungen:

1. Gibt es Übergangsbilder, welche hier beweisend sind? Wir werden sehen, daß dieser Weg nicht mit Sicherheit zum Ziele führt.

2. Spricht das funktionelle Verhalten der Zellen in diesem oder jenem Sinne?

3. Läßt der Gesamtbau, insbesondere das Verhältnis zu Zwischengewebe und Kapillaren, eine Beurteilung zu?

4. Sind ganz beginnende Krebse beweiskräftig heranzuziehen?

Die stärkere Betonung dieser letzten Punkte ist in der Tat imstande, wie wir sehen werden, fast in allen Fällen eine Unterscheidung zu ermöglichen. Was zunächst die Frage der Übergänge betrifft, so waren solche von den ersten Beschreibern der von Gallengängen abgeleiteten Karzinome, so von Naunyn usw., zwischen Gallengängen und den Geschwulstzellmassen angenommen worden. Später, als die Ableitung von Leberzellen in den Vordergrund trat, wurde auf Übergänge solcher zu Geschwulstzellen besonders gefahndet. Siegenbeek van Heukelom glaubte sie auf Grund seiner überaus sorgfältigen histologischen Untersuchungen und genauen Beschreibungen in verschiedenster Weise und Umfang unzweifelhaft erwiesen zu haben. Dem ist nun Ribbert entgegengetreten, indem er jene Übergänge für Trugbilder erklärte, und insbesondere sein Schüler HEUSSI hat mittels einer eigenen Färbemethode, der schon erwähnten Organe G-Färbung, den Beweis dafür zu erbringen gesucht, daß zwischen Leber- und Geschwulstgewebe wirkliche Übergänge nicht zu Recht bestehen. Er schließt dies ebensowohl aus der Untersuchung eines eigenen Falles, in dem er jeden Übergang der Leberzellen in Geschwulstzellen vermißte, wie auch aus den Abbildungen SIEGENBEEK VAN HEUKELOMs selbst. RIBBERT wie HEUSSI erinnern daran, daß sich veränderte Leberzellen, welche SIEGENBEEK im Sinne sich in Geschwulstzellen umbildender Zellen aufgefaßt hatte, auch in der Umgebung metastatischer Knoten, wo hiervon doch nicht die Rede sein kann, finden. Es handelt sich vielmehr darum, daß die Geschwulstzellen in strangförmiger Anordnung zwischen die Leberzellen hineinwachsen und sie allmählich verdrängen, wodurch Trugbilder entstehen. HEUSSI betont, unter Anlehnung an RIBBERT, daß auch der Leberkrebs, wie andere Geschwülste, nur aus sich wächst und keine infizierenden Eigenschaften auf die umliegenden Zellen entfaltet, und daß infolgedessen aus den Randteilen unter keinen Umständen auf die Entstehung der Geschwulst geschlossen werden darf. Diesen Gesichtspunkten habe ich mich später auf Grund der von mir untersuchten Fälle, in welchen ich auch nirgends irgendwelche einwandfreien Übergänge zu Geschwulstbestandteilen nachweisen konnte, vollständig angeschlossen. Ebenso B. FISCHER-WASELS. Dem sind weiterhin in der Folgezeit eine Reihe von Untersuchern insofern gefolgt, als sie für ihre Fälle wenigstens ebenfalls betonen, daß sie sichere wirkliche Übergänge nicht feststellen konnten, z. B. WEGELIN oder LISSAUER. Andere Forscher glaubten aber doch trotz aller Vorsicht und unter Berücksichtigung der Gegengründe solche mit Sicherheit nachgewiesen zu haben. Ich will nicht die einzelnen Forscher aufzählen, welche sich dafür oder dawider entschieden haben, denn das hätte nur Wert unter Wiedergabe genauester histologischer Einzelheiten der Einzeldarstellung und dies ist hier nicht angängig. Im allgemeinen hat man den Eindruck, daß fast alle Beschreiber auf jeden Fall nach der RIBBERTschen Warnung vorsichtiger an ein Urteil herangehen als früher und auch mehr in Betracht ziehen, daß Übergangsbilder nicht wirklichen Übergängen zu entsprechen brauchen.

Wir müssen hier nun meines Erachtens bei diesen sog. Übergängen zwischen zwei ganz verschiedenen Bedingungen scharf scheiden. Einmal die sog. Übergänge, wie sie am Rande schon ausgebildeter Geschwulstknoten zwischen den Geschwulstzellen und benachbarten Leberzellen beschrieben werden, und sodann Umwandlungen von Leberzellen an solchen Stellen inmitten eines Läppchens, wo frische Geschwulstknoten gewissermaßen in statu nascendi überrascht worden sein sollen. Was die erste Frage angeht, so ist offenbar der HEUSSIschen Darstellung im Gegensatz zu derjenigen SIEGENBEEK VAN HEUKELOMs und auch mancher neuerer Untersucher durchaus beizustimmen. Ich habe auch in den Arbeiten der letzten Jahre nirgends den Beweis erbracht gesehen, daß tatsächlich am Rande von Leberkarzinom benachbarte Leberzellen zu Geschwulstzellen gewissermaßen infiziert würden. Auch die innigsten Beziehungen benachbarter Zellen ohne morphologisch sicher durchführbare Scheidung können noch lange nicht einen Zusammenhang im Sinne des Auseinanderentstehens beweisen. Hier handelt es sich allzu leicht um Trugschlüsse. WEGELIN hat darauf hingewiesen, daß sich auch inmitten von Krebsknoten noch Zellen — offenbar Geschwulstzellen — vorfinden können, welche den Ausgangszellen (Leberzellen) ganz täuschend gleichen und SALTYKOW fand inmitten von Geschwülsten noch Zellen, die offenbar Leberzellen darstellen, die er aber als stehengebliebene anspricht. Daß aber die Geschwulstzellen und

die benachbarten Leberzellen außergewöhnlich große Ähnlichkeit haben können,
so daß sich die Grenzen verwischen können, hat ja gar nichts Verwunderliches. Ähneln doch die von Leberzellen abgeleiteten Geschwülste, wie aus
der ganzen Schilderung hervorgeht, ihrem Mutterboden vielfach ganz außerordentlich stark. So ist die fast völlige Gleichheit an dieser oder jener Stelle
sehr leicht zu verstehen. Dasselbe sehen wir ja auch in vielen anderen
Organen und müssen uns auch hier vor weiteren Schlüssen, wie sie früher
vielfach gezogen wurden, hüten. Ganz besonders ist dies hier in der Leber
der Fall, wo die Anordnung der Zellmassen auch in den Geschwülsten, wie
schon oben kurz geschildert und wie unten noch weiter ausgeführt werden
muß, auch dadurch dem Mutterboden sehr ähnelt, daß sie noch die gleichen
Beziehungen zu den dazwischen liegenden Kapillaren aufweisen und auch
noch Galle hervorbringen. Hierdurch können naturgemäß sehr leicht Bilder
zustande kommen, welche einen Übergang vortäuschen. Aber auch bei von
Gallengängen abzuleitenden Geschwülsten haben bei der so nahen entstehungsgeschichtlichen Beziehung der Gallengangsepithelien und der Leberzellen ver-
meintliche Übergangsbilder, wie dies Fischer und ich schon früher betonten,
gar nichts Verwunderliches. So habe ich in meinem 1908 mitgeteilten und
unten noch zu erwähnenden, ganz beginnenden, sicher von Gallengängen ausgehenden kleinen Leberkrebs am Rand alle scheinbaren „Übergänge" dieses
zu Leberzellen verfolgen können. Zellstränge setzten sich hier unmittelbar
miteinander in Verbindung und auch die Morphologie der Zellen in den Randgebieten war eine so ähnliche, daß alle Zwischenstufen gegeben schienen. Aus
diesen Bildern auf einen wirklichen Übergang zu schließen, wäre bei der sicher
festgestellten Ableitung der Geschwulst ja zweifelsohne ein Trugschluß gewesen,
und es zeigte sich dies bei genauerer Untersuchung in der Tat durch ein Merkmal
bestätigt, welches trotz allem eine scharfe Grenze zwischen Geschwulstteilen
und benachbarten Leberzellen errichtete. Jene nämlich enthielten naturgemäß
kein Gallenpigment, diese aber ja. Fällt nun dieses Unterscheidungsmerkmal bei
von Leberzellen ausgehenden Leberkrebsen weg, so können völlig täuschende,
anscheinende Übergangsbilder entstehen. Lissauer u. a. betonten auch mit
Recht, daß an Neubildungen angrenzende Leberzellen auch progressive Veränderungen eingehen und so Übergänge in blastomatöses Wachstum vortäuschen
können. Sehen wir doch das gleiche selbst am Rande von Krebsmetastasen
der Leber keineswegs selten. Nach alledem glaube ich also, daß wir aus
anscheinenden Übergangsbildern am Rande von Leberkrebsen
keinerlei Schlüsse auf die Entstehung ziehen dürfen.

Anders liegen nun die Verhältnisse in dem zweiten Falle, wenn nämlich in
einer Leber mit Krebsknoten an anderen Stellen Veränderungen von Leberzellen aufgefunden werden, welche ein gerade beginnendes Karzinom darzustellen scheinen. Es ist dies in zirrhotischen Lebern, welche ja die
Krebsknoten meist in großer Menge zerstreut aufweisen, vielfach verfolgt
worden und wird meist in dem Sinne gedeutet, daß hier dieselben zu Krebs
führenden Bedingungen an verschiedensten Stellen der Leber gegeben sind,
so daß es zu verstehen ist, wenn an einzelnen Stellen gerade die erste
Umwandlung von meist schon hyperplastisch oder adenomatös gewucherten
Leberzellen zu Krebs verfolgt werden kann. Hier wären wirkliche Über-
gangsbefunde an sich ja viel leichter zu verstehen und hätten nichts mit der
vorher gestreiften Frage des Überganges von Nachbarzellen in Geschwulstzellen gewissermaßen durch Infektion zu tun. Doch hängt die Beurteilung
dieses Punktes so eng mit der Frage der uni- oder multizentrischen Entstehungsweise des Leberkrebses zusammen, daß wir beide Fragen hier
im Zusammenhang betrachten müssen.

Daß der Leberkrebs zu allermeist in Gestalt zahlreicher Knoten, wenn auch oft von ganz verschiedener Größe und offenbar sehr unterschiedlichem Alter, auftritt, wurde oben bei der makroskopischen Schilderung schon betont. Die weitere Tatsache, daß der Leberkrebs — ebenso wie für das Adenom auseinandergesetzt — zu allermeist in Zusammenhang mit Zirrhose und insbesondere mit bei dieser auftretender regeneratorisch-hyerplastischer Zellneubildung steht (Genaueres s. u.), ist hier weiterhin von Wichtigkeit. Hiernach wäre ein gleichzeitiges bzw. nacheinander erfolgendes multiples Entstehen selbständiger Krebsknoten an verschiedenen Stellen der Leber theoretisch sehr gut zu verstehen und wird auch von sehr zahlreichen Forschern angenommen. Demgegenüber hat nun RIBBERT allgemein den Standpunkt vertreten, daß auch in der Leber der Krebs unizentrisch entsteht, d. h. daß sich immer zunächst nur ein primärer Knoten bildet, von dem aus die Verbreitung in die übrige Leber stattfindet, „und zwar entweder durch kontinuierliches Wachstum in den Gefäßen oder durch Metastasierung auf dem Wege der Pfortader". Daß der Leberkrebs ganz gewöhnlich in die Blutkapillaren eindringt und daß sich besonders in den Pfortaderästen und unter Umständen dem Hauptstamm der Vena portarum kleinere oder größere Geschwulstthromben in einem sehr großen Hundertsatz aller Fälle finden, ist oben schon gestreift und muß unten bei der Frage der Metastasierung noch genauer dargelegt werden. Dabei kann sich die Geschwulst in der Pfortader mit dem Blutstrom in die Leber hinein oder auch gegen ihn in den Hauptstamm der Pfortader ausbreiten, wie dies in vielen Fällen verfolgt wurde. RIBBERT gelang es mehrfach „die Tumormasse so aus dem Verzweigungsgebiet der Pfortader auszuspülen, daß weitaus der größte Teil der Geschwulst entfernt wurde". Dies konnte auch sonst verfolgt werden. **Es steht also außer Frage, daß ein überaus großer Teil der zahlreichen Knoten auch in der Leber selbst als durch Weiterwachsen in Gefäßen oder metastatisch entstanden aufzufassen ist.** Ob dies nun aber im Sinne RIBBERTs stets und mit allen Knoten außer der primären Geschwulst der Fall ist, oder ob in dem oben gekennzeichneten Sinne außerdem auch an verschiedenen Stellen der Leber, den gleichen Bedingungen entsprechend, primär mehrere Krebse auftreten können — also multizentrische bzw. plurizentrische Entstehung derselben — ist eine Frage, mit der sich eine Reihe von Forschern auch der letzten Jahrzehnte beschäftigt hat, ohne zu einem übereinstimmenden Urteil zu gelangen. Hiervon muß infolgedessen noch kurz die Rede sein.

Auf den Standpunkt von RIBBERT haben sich z. B. WEGELIN oder LISSAUER gestellt, welche niemals Umwandlung von Leber- in Krebszellen, vielmehr in ihren Fällen stets Gefäßgeschwulstthromben fanden und daher eine multizentrische Entstehung keineswegs für erwiesen ansehen. Ebenso hat WINTERNITZ auf Grund der Untersuchung seiner Fälle in sehr klaren Auseinandersetzungen dargelegt, daß der Krebs bei ihm stets unizentrisch war und daß dies auf jeden Fall für gewöhnlich auch allgemein gelte. Auch ich wie SALTYKOW haben auf die Bedeutung von Gefäßeinbrüchen schon bei ganz kleinen Krebsen hingewiesen, die auch GOLDZIEHER und v. BÓKAY verfolgen konnten, wodurch die sehr frühzeitige Weiterverbreitung in der Leber im Sinne von Metastasen erklärt wird. Mit Recht schreibt SALTYKOW: „somit muß die früher angenommene Häufigkeit der Multizentrizität des Leberkarzinoms sehr reduziert werden". Er fügt aber sogleich hinzu „immerhin gibt es Fälle, in denen sowohl nach den makroskopischen als den mikroskopischen Befunden sich diese Annahme einem mit Gewalt aufdrängt". Und an einer solchen Auffassung primär multipel entstehender Geschwülste halten denn in der Tat eine ganze Reihe auch neuer Untersucher fest. Ich erwähne in diesem Sinne TRAVIS, LÖHLEIN (für einen Fall), OERTEL, dessen Darlegungen aber wenig überzeugend sind, Landsteiner, Yamagiwa, Kika, Huguenin, Goldzieher und v. Bókay, Mirolubow, Nagayo, Fuji, Adelheim, Smith, Mc. Indoe-Counseller. Ein Teil von ihnen geht hierbei mehr von theoretischen Gesichtspunkten aus, die nicht immer unbedingt überzeugend sind, immerhin läßt sich aber nicht leugnen, daß einige Untersucher auch auf Grund sehr genauer histologischer Forschung zu diesem Ergebnis gelangt sind. Dies gilt vornehmlich für Landsteiner sowie Goldzieher und v. Bókay, welche dies an der Hand von 3 Fällen erläutern und sich hierbei ganz besonders auf ihren Fall 20 stützen können, in welchem sie mit Hilfe von Serienschnitten feststellten, daß neben einer Geschwulst eine weiterere kleine solche aus Leberzellen entstand, welche nirgends Zusammenhang mit der größeren Geschwulst aufwies, auch ohne daß beide irgendwie durch eine Kapillarembolie verbunden gewesen wären. Da aber gerade Goldzieher und v. Bókay in allen ihren einschlägigen Fällen das Vorhandensein von Kapillarembolien überhaupt nachweisen konnten, ist doch auch der Einwand nicht von der Hand zu weisen, daß es sich auch hier um die Versprengung ganz weniger Geschwulstzellen gehandelt haben konnte, die dann durch das Wuchern des kleinen Karzinoms (nicht in, sondern zwischen den Kapillaren) verdeckt wurde. Auch Kika glaubt multiples Entstehen wenigstens in zwei seiner zahlreichen Fälle mit Bestimmtheit nachgewiesen zu haben. Mehrfach wird, so auch von Travis oder Goldzieher und v. Bókay, betont, daß nicht nur die Leberzellen unmittelbar in Krebs übergegangen seien, sondern auch die Kapillaren zwischen beiden unmittelbar zusammenhingen, so daß also auch ein durch Kapillarembolie von Geschwulstzellen vorgetäuschter Übergang auszuschließen sei, was aber auch nicht ganz einwandfrei ist (s. o.). Von mehreren Untersuchern werden dabei die Veränderungen, welche bei der Umwandlung von Leberzellen in Krebszellen vor sich gehen sollen, ganz genau geschildert. So schreibt Landsteiner zusammenfassend: ,,am regelmäßigsten tritt eine vermehrte Färbbarkeit des Protoplasmas mit Kernfarben (Hämalaun) ein, daneben Verdichtung oder auch Rarifizierung des Zelleibes, Veränderungen der Zellgröße, nicht selten Verkleinerung, häufig Vergrößerung der Kerne und Vermehrung ihrer färbbaren Substanz. Dabei scheinen die Veränderungen des Zellhabitus, wenn auch nicht in allen Fällen, bis zu einem gewissen Grade sprunghaft zu erfolgen, etwa den als Mutation bezeichneten Umwandlungen vergleichbar". Der letzte Satz würde eigentlich den sonst so gewöhnlich betonten allmählichen ,,Übergängen" widersprechen, stände aber in Einklang mit der Abb. 10 von Goldzieher und v. Bókay. Bei allen diesen Schilderungen von Bildern, welche unabhängig von einem oder mehreren anderen Krebsknoten der Leber eine örtliche Entstehung von Krebs im allerersten Beginn und somit eine Multiplizität der Krebsentstehung beweisen sollen, ließe sich nun — selbst wenn mittels Serien der Beweis erbracht ist, daß es sich nicht im Sinne Ribberts um thrombotische oder embolische Verbreitung handeln kann — der Einwand erheben, daß ganz streng genommen zwar der Beweis unmittelbarer Umwandlung von Leberzellen zu Adenombildung, nicht aber zu Krebsbildung erbracht ist, denn an diesen allerbeginnendsten Stellen ließe sich der Beweis einer schon bösartigen Geschwulstbildung schwer erbringen. Daß aber in derartigen zirrhotischen Lebern die Adenombildung multipel vor sich geht und sich auch neben Karzinomen multiple Adenome, von denen jene ja abgeleitet werden, finden können, ist schon dargelegt.

Mag so auch der überaus schwierige ganz lückenlose Beweis für multizentrische Entstehung von Leberkrebsen nicht erbracht sein und ist im allgemeinen wohl auch an der Ribbertschen Auffassung festzuhalten und die multizentrische Entstehung von Krebsknoten in der Leber nur als Ausnahme zu betrachten, so scheinen mir doch die sehr genau durchgeführten zuletzt erwähnten histologischen Untersuchungen, welche von den früher so gerne angenommenen Übergangsbildern dem Rande großer Krebsknoten durchaus verschieden sind, gestützt auf die Annahme, daß bei bestehender Leberzirrhose ebenso wie für die multipel entstehenden knotigen Hyperplasien und gutartigen Adenome auch für die Krebsentstehung die besonderen Bedingungen an mehreren Stellen gegeben sein könnten, dafür zu sprechen, daß eine primär multizentrische Entstehung von Krebsknoten in der Leber vorkommt. Dagegen daß, wie dies RIBBERT vor allem scharf betont hat, die Geschwülste — im allgemeinen wenigstens — aus sich, nicht appositionell, wachsen, spricht dies natürlich in keiner Weise. Können doch auch Geschwülsten benachbarte Zellen unter denselben Bedingungen wie der erste Zellkomplex wieder zu Geschwulstzellen werden, wie dies GOLDZIEHER neuerdings wieder hervorhebt, was zwar einer Art von appositionellem Wachstum, keineswegs aber einem solchen durch „Infektion" entspräche.

Kehren wir zu dem Ausgangspunkt unserer Fragestellung, die wir mit der vielumstrittenen Frage des Vorkommens multizentrischen Entstehens verquicken mußten, zurück, so sehen wir, daß die Verfolgung histologischer Einzelheiten, in Gestalt von Übergangsbildern an gerade neu entstehenden Krebsknoten neben einem alten, in sehr seltenen Fällen wohl auf eine Entstehung gewisser Krebsformen, welche, wenigstens stellenweise, mit Bildung der oben beschriebenen schlauchartigen Formationen einhergehen, aus Leberzellen hinweisen könnte, daß wir auf diese Weise aber auch allgemeine sichere Anhaltspunkte nicht gewinnen können, um im Einzelfalle mit Bestimmtheit zu entscheiden, ob Leberzellen oder Gallengänge den ursprünglichen Ausgangspunkt der Geschwulstbildung darstellen.

Wir kommen somit zur zweiten oben aufgestellten Frage, ob uns hier das funktionelle Verhalten der Zellen weiter hilft. Es bezieht sich dies auf die gallenbildende Tätigkeit der Leberzellen und auf die sehr bemerkenswerte Erscheinung, daß wir auch in den Geschwulstknoten Gallebildung und Gallestauung auftreten sehen. Daß sich überhaupt in den Geschwulstbildungen Galle findet, geht schon aus ihrer gelben oder gelbgrünen Farbe mit Sicherheit hervor. Ebenso ist ja die Ausfüllung der Lichtungen der Schläuche mit galligem Inhalt oben geschildert. Es handelt sich nun darum zu entscheiden, ob die Galle in den Geschwülsten nur zurückgehalten, oder ob sie auch hier gebildet wird.

Das Vorhandensein von Galle in den Geschwülsten ist an sich naturgemäß noch kein Beweis dafür, daß sie von den Geschwulstzellen selbst gebildet wurde. Soll doch mehrfach der Zusammenhang von Geschwulstmassen mit außerhalb gelegenen Gallengängen gelungen sein (HUGUENIN). Auch LÖHLEIN erinnert daran, daß vielleicht nicht die Geschwulstzellen, sondern die umliegenden Leberzellen die Galle lieferten. Allerdings der von RIBBERT betonte Gesichtspunkt, daß gerade die Geschwulstknoten die gallige Farbe aufweisen, die übrige Leber nicht, und ferner die Tatsache, daß sich nebeneinander grüne und weißliche Knoten finden können, oder daß selbst, wie in SALTYKOWs Beobachtung Nr. 10, derselbe Knoten teils diese, teils jene Farbe aufweist, sprechen dagegen die ikterische Farbe mit der allgemeinen die Leber betreffenden Krankheit, meist Zirrhose, in Zusammenhang zu bringen. Immerhin wäre hier aber noch die Vorstellung einer Stauung außerhalb der Geschwulst gebildeter Galle in den Geschwulstknoten infolge örtlicher Stauungsbedingungen gegeben. Eine Reihe von Hinweisen spricht aber doch entschieden dafür, daß der RIBBERTsche Satz zu Recht besteht: „sie (sc. die Farbe der Tumoren) ist vielmehr allein abhängig von der durch die Tumorzellen selbst erzeugten Galle, die sich vorwiegend in drüsen-kanalähnlichen Lumina angehäuft findet". Es geht dies zunächst hervor aus dem Befunde von Gallenpigment in den Geschwulstzellen selbst. Wurde ein solcher Befund auch von zahlreichen Untersuchern vermißt, so ist er doch von anderen mit Sicherheit nachgewiesen worden, und zwar zumeist in noch jüngeren bzw. weniger hochgradige Anaplasie aufweisenden Geschwulstknoten. Dies beschrieben z. B. schon früher (zit. nach Eggel): Dreschfeld, Hesseling, Hanot und Gilbert, Kelsch und Kiener, Paul, Marckwald und in jüngerer Zeit z. B. Rohde (der auch die diesbezüglichen Literaturangaben anführt), Landsteiner, Lissauer, Sjövall, Goldzieher-v. Bókay, Prym. Kaufmann fand auch die Gallenkapillaren zwischen den Krebszellen strotzend mit Galle gefüllt, Ribbert, Mirolubow, Saltykow geben an, Gallenklumpen nicht nur in den Lichtungen, sondern auch intrazellulär in Geschwulstzellen nachgewiesen zu haben. Besonders beweisend in dieser Hinsicht aber scheint der Befund von Gallenbildung und -Stauung in den Schläuchen auch in extrahepatischen Meta-stasen. Hier kann die Galle naturgemäß nur örtlich von den Geschwulstzellen selbst gebildet worden sein. Derartige Gallenbildung in Metastasen wurde wohl zuerst von Naunyn und Perls, Jungmann sowie Bock, später von Hanot-Gilbert, v. Hansemann, Heller, Cheney, Schmorl, Saltykow, Marckwald, M. B. Schmidt, Engelhardt, Ciechianowski, Cloin, Ribbert, Wegelin, Theodorow, Lissauer, Blumberg, Prym, Mair, Mirolubow, Saltykow, Wollstein-Mixsell, Clawson-Cabot, Schiwoff, Fried, Dijkstra, Hoffmann, Fox-Bartels beobachtet, welch letzterer jüngst 18 derartige Fälle, bei denen einige der soeben genannten nicht mit aufgezählt sind, zusammenstellte. Zumeist handelt es sich hier um Lungenmetastasen, zum Teil auch um solche des Knochens oder der Lymphknoten, so bei der Angabe Schmorls um solche in den an der Porta hepatis gelegenen Lymphknoten, bei M. B. Schmidt um eine Sternum-metastase usw. Gewissermaßen als Vermittlung hierzu kann man die zahl-reichen Fälle bezeichnen, in welchen auch die, besonders in der Pfortader oder in Lebervenenästen bzw. der Vena cava gelegenen, Geschwulstthromben noch Galle sezernieren. Ich habe auch einen Fall seziert, in welchem ein derartiger bis ins Herz reichender Geschwulstthrombus noch stark gallig gefärbt war. Auch in den Metastasen wurden zwischen den Geschwulstzellen Gallenkapil-laren mit Galle beobachtet, so von Cloin und M. B. Schmidt.

Für die uns beschäftigende Frage müssen wir in der Tatsache, daß die Geschwulstzellen selbst Galle bilden, einen starken Hinweis dafür sehen, daß diese Geschwülste von Leberzellen ausgehen. Es ist dies nach allem Gesagten gerade für die Fälle mit unregelmäßigen Schlauch-bildungen, welche ja in ihren Lichtungen zumeist Galle aufweisen, anzunehmen. Hierin liegt also ein wichtiger Gesichtspunkt, die von den Leberzellen ausgehenden Krebse morphologisch von den von den Gallengängen ausgehenden zu trennen, wenngleich der Gallenbefund natürlich nur in einem Teil der Fälle zu erheben ist.

Das soeben über die Gallenbildung der Leberkarzinome und selbst ihrer Meta-stasen Gesagte verdient naturgemäß auch sehr große allgemeine Beachtung. Es zeigt bis zu welch hohem Grade Krebse die Funktion ihres Mutterbodens übernehmen können. Hierauf hat ja schon vor längerer Zeit v. Hansemann mehr allgemein (Pankreaskarzinome usw.) besonderes Ge-wicht gelegt, und die Frage ist neben den Geschwülsten der Schilddrüse gerade auch an der Hand der uns hier beschäftigenden Lebergeschwülste vor allem von M. B. Schmidt genauer verfolgt und hervorgehoben worden. Die Verhält-nisse liegen in der Tat gerade bei den Leberkrebsen infolge der an der Farbe leicht erkennbaren funktionellen Tätigkeit der Zellen auch in den Metastasen besonders klar zutage. Die Beibehaltung der spezifisch funktionellen Tätigkeit der Leberzellen in bezug auf ihre äußere Sekretion, d. h. Gallenbildung, steht hier außer Frage. Es wird vielfach darauf hingewiesen, daß sich dies hier in der Leber gerade in solchen Krebsen findet, welche sich in ihrem Bau noch mehr an die Leberzelladenome anschließen. Daß es sich allerdings um eine normale Galle handelt, ist, wie vielfach betont wird, nicht sichergestellt. Es ist dies sogar wohl mit Sicherheit nicht anzunehmen. Vielmehr scheint den in den Schlauchlichtungen gefundenen gelben Massen nach offenbar eine sehr eiweißreiche, also abnorme Galle vorzuliegen, ähnlich wie bei den Gallenzylindern in den Gallenkapilaren bei Gallenstauung in der Leber nach Schädigung der Leberzellen zugleich mit Bestehen von Ikterus. BERSCH vermißt noch den Nachweis, daß es sich um einen der Galle gleichartigen chemischen Körper handelt, wenngleich er zugibt, daß nach den histologischen Befunden der Schluß, daß es sich um Galle handeln könne oder müsse, naheliegend erscheine, weist aber gleichzeitig auch auf den Fall BOCK hin. Hier lag eine Geschwulst der Chorioidea vor, welche BOCK als primär betrachtete, während sie nach M. B. SCHMIDTs Darstellung, der sich RIBBERT anschloß, die gallebildende Augenmetastase eines primären Leberkrebses darstellt. In diesem Falle wurden nun von BOCK chemisch große Massen von Biliverdin in der Augengeschwulst nachgewiesen. Und ganz neuerdings berichtet HOFFMANN, daß in dem von ihm aus dem pathologischen Institut in Braunschweig mitgeteilten Falle von primärem Leberkrebs SCHULTZE in dem frischen Material einer Achselhöhlenmetastase Gallenfarbstoffe nachwies. Die Gallebildung in Metastasen primärer Leberkrebse ist auch, wie hier nur gestreift werden kann, bei der neuerlichen Erörterung, ob die Leberzellen die Galle bilden, oder nur (nach Bildung in Endothelien) ausscheiden, herangezogen worden, indem LUBARSCH gerade die Gallebildung in Metastasen primärer Leberzellkrebse als Beweis für die Fähigkeit der Leberzellen zur Gallenfarbstoffbildung anspricht, wogegen ASCHOFF erwidert, daß dies nichts beweise, da die Leberkarzinomzellen der Metastasen, wenn sie nicht zu sehr verändert seien, den schon im Blute vorhandenen Gallenfarbstoff ebenso ausscheiden müßten wie die gewöhnlichen Leberzellen. Hiergegen wendete ganz neuerdings HOFFMANN ein, daß in einer Reihe der Fälle von gallebildenden Metastasen, wie in seinem eigenen, kein Ikterus bestand, also keine größeren Mengen von Gallenfarbstoffen im Blute kreisten, und schließt sich in der Bewertung der gallebildenden Metastasen als für die Gallebildungsfähigkeit der Leberzellen sprechend LUARSCH an. Diese funktionelle Leistung der Geschwulstzellen kann natürlich schon in den Lebergeschwülsten kaum und erst recht in den Metastasen nicht dem Körper zugute kommen. In diesem Rahmen soll nun auch noch eine besonders lehrreiche Beobachtung GOLDZIEHERs, die er ganz jüngst mitteilte, Erwähnung finden. Er fand bei einem primären hepatozellulären Karzinom inmitten krebsiger Venenthromben, die sonst meist solid gebaute Krebszellnester aufwiesen, tubuläre Gebilde, die nicht etwa den Pseudotubuli od. dgl. entsprachen, was ja etwas ganz Gewöhnliches ist, sondern die, wie er sagt und durch Mikrophotographien zeigt, „echten Gallengängen vollkommen gleichen". Sie weisen hohes, regelmäßiges, einschichtiges Zylinderepithel auf. Haben sich hier von Leberzellen stammende Krebszellen eine Art von „Ausführungsgängen" gebildet?

Man hat auch andere Befunde in den von Leberzellen stammenden Geschwulstzellen im Sinne besonderer funktioneller Tätigkeit gedeutet. So nahm dies SCHWALBE für hier gefundenes Eisenpigment an, aber er fand das gleiche auch in metastatischen Leberkrebsen und deutet dies recht gezwungen im Sinne der Übernahme der eisenspeichernden Funktion der Leberzellen durch die fremden Geschwulstelemente. Auch BERSCH fand in seinen primären Leberkrebsen in den Zellen öfters Eisen gespeichert. Auch die Frage des Glykogenaufbaues in den

Geschwulstzellen ist verfolgt worden; Bersch fand Glykogen nur in einem Falle; man muß hier aber auch an die Unsicherheit des Nachweises bei Sektionsmaterial denken. Und endlich wurde vorhandenes Fett im Sinne besonderer Fettspeicherung nach Art der Leberzellen gedeutet. So fand Prym in der Schädelmetastase eines primären Leberkrebses — neben Gallebildung — Fett ganz in der gleichen Lagerung wie sonst in Leberzellen und schließt, daß diese Fähigkeit zur Fettinfiltration, eine primäre Eigenschaft der Leberzellen, in diesem Falle von den ihnen gleichwertigen Geschwulstzellen übernommen sei. Auch Bersch stellte in den Geschwulstzellen seiner primären Leberkrebse öfters Lipoide fest. Herr Geheimrat Lubarsch teilte mir liebenswürdigerweise mit, daß Untersuchungen in seinem Institut ergaben, daß bei Adenomen und primären Krebsen, besonders Leberzellenkrebsen, die Zellen der Geschwulst außerordentlich reich an Glykogen waren, aber zumeist sehr wenig Lipoid (außer im zentral zerfallenden Gebieten) und mäßig viel Hämosiderin aufwiesen, während die Leberzellen der übrigen Leber sehr wenig Glykogen, dagegen reichlich Lipoid und Eisenpigment enthielten. Alle diese histochemischen Befunde, besonders auch der Glykogennachweis, sind für das funktionelle Verhalten der Geschwulstzellen interessant, aber wenig kennzeichnend — wobei Bersch auch betont, daß es sich weniger um spezifisch speichernde Vorgänge, als um Ablagerungen in den Geschwulstzellen, abhängig von zirkulatorischen und metabolischen Schädigungen handele — und in spezifisch-funktionellem Sinne natürlich weit weniger beweisend als die Bildung von Galle. Bersch glaubt für die von Leberzellen abstammenden Krebse einen Gang der Entdifferenzierung festlegen zu können, bei dem er die „chemische Entdifferenzierung" in folgender Reihenfolge gibt. „Es schwindet zunächst die Galleproduktion, dann die Pigmentbildung oder die Glykogenbildung oder der Fettstoffwechsel, Eisenstoffwechsel, Eiweißstoffwechsel." Das ist etwas gar willkürlich, denn einen ganzen Teil dieser Partialstoffwechsel können wir an den Geschwulstzellen noch gar nicht beurteilen; gerade die Fähigkeit zur Bildung von Galle bzw. Gallenfarbstoffen bleibt aber bei der Entdifferenzierung oft erstaunlich lange bestehen, wie auch Hoffmann gegen Bersch betont, daß er in seinem Falle von hepatozellulärem Leberkrebs die Fähigkeit der Geschwulstzellen zur Eisenspeicherung verloren, zur Fettspeicherung gering, zur Gallebildung aber erhalten fand.

Wir kommen nunmehr zu der nächsten oben aufgeworfenen Frage und diese scheint in der Tat für die Genese bzw. Ableitung der Geschwülste von Leberzellen einerseits, Gallengängen andererseits besonders wichtig und beweisend. Von besonderer Bedeutung ist nämlich das zwischen den Epithelzellmassen gelegene Zwischengewebe. Wir können hier zunächst 2 Typen ziemlich scharf scheiden. In dem einen Fall, in welchem sich zu allermeist lange Gänge mit schön geordnetem hohen Zylinderepithel finden, wenn auch in Übergang zu unregelmäßigeren und dann soliden Zellhaufen, werden die Tubuli bzw. die soliden Zellmassen durch derbes Bindegewebe geschieden. Dieses findet sich meist in ziemlicher Menge besonders auch in der Mitte der Geschwulstknoten. Hier handelt es sich um Geschwülste, welche heute allgemein von den Gallengängen abgeleitet werden. Wie steht es nun aber mit den strittigeren Fällen, in welchen an Leberzellen erinnernde Zellbalken, sodann aber auch in unmittelbarem Übergang jene mit Lichtungen versehenen schlauchförmigen Bildungen zu finden sind? Als Grundtyp kann hier zunächst festgestellt werden, daß zwischen den Zellmassen in der bei weitem größten Mehrzahl der Fälle kaum eigentliches Bindegewebe oder solches nur in geringster Masse gelegen ist, daß dagegen die Räume zwischen den Krebszellmassen eingenommen werden von mehr oder weniger gefüllten Kapillaren, deren Endothel unmittelbar an die äußeren Zellen der Zellhaufen bzw. Zellstränge angrenzt. Dies ist zunächst, ohne als besonderes Unterscheidungsmerkmal gebührend hervorgehoben zu werden, in außerordentlich zahlreichen histologischen Befunden bis auf ältere Zeiten zurückreichend genau beschrieben. Außer HANOT und GILBERT hat dies vor allem SIEGENBEEK VAN HEUKELOM scharf betont, und zwar in dem Sinne, daß das ganze Stroma der Geschwulst von meist verödeten Kapillaren gebildet werde. In den späteren Untersuchungen findet sich dieser Punkt sodann fast immer hervorgehoben, so von HUGUENIN, RÉNON, GÉRAUDEL und MONIER-VIDAR, WINTERNITZ, BLUMBERG, LISSAUER und zahlreichen anderen. Als geradezu grundsätzlich wichtig betont wurde dies Verhalten aber ganz besonders von WEGELIN einerseits, YAMAGIWA-KIKA andererseits. WEGELIN schreibt, daß das von ihm sog. ,,Adenokarzinom" der Leberzellen gekennzeichnet ist durch ein Stroma, das entsprechend demjenigen des Lebergewebes nur aus Kapillaren besteht. Die andere Form des Karzinoms dagegen besitze ein Stroma aus faserigem Bindegewebe ,,und erhält dadurch einen alveolären Bau, wie er für das ausgebildete Karzinom als typisch gilt". Am schärfsten aber hat sich YAMAGIWA über diese Verhältnisse als typisches Unterscheidungsmerkmal der von den Leberzellen und der von den Gallengängen abzuleitenden primären Leberkrebse ausgesprochen. Hatte er schon auf die nahen Beziehungen zwischen den Geschwulstzellen und den Kapillarnetzen in seiner ersten Arbeit 1901 mit Nachdruck hingewiesen und diesen Punkt zur Unterscheidung des Leberzellkrebses vom Gallengangskrebs in seiner praktischen Bedeutung vollauf gewürdigt, so hat er später diese Frage weiter verfolgt, bzw. durch seine Schüler verfolgen lassen. Dies Verhalten hängt offenbar auch mit einer Art funktioneller Betätigung der von Leberzellen abzuleitenden Krebszellmassen zusammen, die als eine angioplastische bezeichnet worden ist. YAMAGIWA betont, daß das von den Leberzellen abgeleitete Leberkarzinom unter den Eigenschaften seines Muttergewebes, der Leberzellen, das innige Verhältnis zu den Kapillargefäßen auch nach Verlust der Gallensekretion am längsten bewahrt. Er berichtet, daß vor allem IMAMURA die Fähigkeit der Geschwulstzellen die Neubildung der Kapillaren anzuregen gerade beim Leberzellkrebs auf das eindeutigste nachgewiesen habe. Ganz besonders hat er das Gesetzmäßige dieser Neubildung nach dem Typus des Muttergewebes betont. Dies ist auch insofern von biologischem Interesse, als diese Zusammenhänge mit den Kapillaren in besonderer Anordnung offenbar auch eine Bedeutung für die Gallebildung haben. Stimmt dies doch ausgezeichnet zu der Beobachtung SCHMIDTs, daß nur diejenigen Geschwulstzellen Galle zu bilden vermöchten, welche unmittelbar von den Kapillaren umgeben sind, während diese Fähigkeit da fehle, wo Bindegewebe zwischen den Geschwulstzellen liegt. Die Bedeutung des Verhältnisses zu den Kapillaren zur Erkennung des Leberzellkrebses hat besonders scharf fernerhin ein Schüler YAMAGIWAs, KIKA, betont. Auch er hat in allen seinen (17) Fällen von Leberkarzinom, welche auf die Leberzellen zu beziehen waren, das Kapillarnetz als Stroma feststellen können, in seinen 13 Fällen von Gallengangskarzinom hingegen ein faseriges Bindegewebe als Stroma. GOLDZIEHER und v. BÓKAY konnten auch in ihren Fällen das Kapillarstroma im primären Leberkrebs bestätigen, wenn sie — und ebenso MIROLUBOW — auch auf das Verhalten des Stromas bzw. der Kapillaren zur Unterscheidung weniger Gewicht legen als WEGELIN und YAMAGIWA-KIKA. Es gibt ja allerdings unzweifelhaft Fälle, in welchen die Unterscheidung nicht so einfach ist. Auch im Leberzellenkrebs, wenn derselbe hochgradig anaplastisch wird, tritt die an Lebergewebe erinnernde Anordnung der Zellmassen zurück und an die Stelle der Kapillaren tritt zwischen den Geschwulstzellen derbes

Bindegewebe, aber doch eben erst sehr spät, wie auch neuerdings Bersch
hervorhebt. Es kann sich dann beides nebeneinander finden, wie z. B. auch in
den Fällen von Jungmann, Schmidt oder Mirolubow. Kika gibt dies auch zu
und bezeichnet dies als atypische Fälle von Leberzellkrebs. Er fand ein solches
Verhalten in 4 seiner 17 Fälle. Trotzdem glaubt er auch in diesen Fällen eine
Unterscheidung treffen zu können, weil an der einen oder anderen Stelle dann
doch noch das Kapillarnetz zwischen den Geschwulstzellen gefunden wird, während
dies bei dem von den Gallengängen entstehenden Krebs nicht der Fall ist. Dies
trifft in der Tat in der Regel zu und deswegen scheint auch mir die Beachtung
des Zwischengewebes, also insbesondere das Verhältnis zu den Kapillaren, ein
wichtiges Merkmal, ja wohl das wichtigste zur genetischen Unterscheidung der
primären Leberkarzinome in die 2 großen Gruppen der von den Leberzellen
und den Gallengangsepithelien ausgehenden Krebse. Natürlich ist Saltykow,
welcher dies Verhalten auch im ganzen bestätigen konnte, zuzustimmen, daß
es neben dieser morphologischen Eigentümlichkeit auch noch andere Merkmale in Betracht zu ziehen gilt, um die Geschwülste in diese beiden Gruppen zu
teilen; unter dieser Voraussetzung findet aber auch er, ,,daß das Auseinanderhalten der beiden Karzinomformen mit seltenen Ausnahmen leicht durchführbar
ist''. Auch Adelheim hat sich den Wegelinschen bzw. Yamagiwaschen
Gesichtspunkten angeschlossen.

Die Ähnlichkeit der von Leberzellen stammenden Krebse mit dem Bau
des Lebergewebes im Hinblick auf die Kapillaren äußert sich aber nun noch
in einem weiteren Schritte, indem aus den zugehörigen Kapillarendothelien Zellen entstehen können, welche vollständig Kupfferschen
Sternzellen entsprechen. Es ist dies wohl zuerst Wegelin aufgefallen,
dann vor allem Mirolubow, und beide betonen auch, daß sie derartige Bildung
von Kupfferschen Sternzellen sogar in entfernten Metastasen beobachteten
(während Hoffmann neuerdings hervorhebt, daß er Sternzellen weder im
Ursprungsgewächs noch in den Metastasen finden konnte[1]. Die beiden erstgenannten Forscher denken daran, daß hier auch Stromateile mit den Krebszellen verschleppt worden sein möchten. Ich möchte Adelheim vollständig beistimmen, wenn er unter Berufung darauf, daß die Kupfferschen Sternzellen
nichts anderes als besondere Endothelien der Leberkapillaren, welche mit bestimmten Funktionszuständen der Endothelien zusammenhängen, sind, obige
Vermutung, daß diese mit verschleppt sein müßten, nicht für nötig erachtet.
Er sagt mit Recht, daß die Bildung dieser Zellen auch in den Metastasen mit
dem Problem der ,,angioplastischen Tätigkeit'' der Lebergeschwulstzellen zu-
sammenfällt. Müssen wir also den von den Leberepithelien abstammenden
Krebszellen am Mutterboden eine derartig hochgradige der normalen Leberzelle entsprechende angioplastische Fähigkeit zusprechen, warum dann nicht
auch in den Metastasen? Kennzeichnend ist auch, daß sich solche Kupfferschen Sternzellen entsprechende Endothelien nur in solchen Gebieten der Geschwülste finden, in welchen die Krebszellen noch an Leberepithelien erinnern
und nicht allzu hochgradig anaplastisch sind. Dasselbe ist ja, wie wir sahen,
auch mit der gallebildenden Tätigkeit der Geschwulstzellen der Fall.

Und ebenso wie die Sternzellen kann sich noch ein anderes Element, welches
in nahen Beziehungen zu den Kapillaren der Leber steht, auch in von Leberzellen
ausgehenden Geschwülsten finden. Es sind dies die Gitterfasern. In zwei aus
der Prosektur Oberndorfers hervorgegangenen Arbeiten wird dies besonders
betont. Sowohl Stromeyer wie Adelheim konnten mittels der Bielschowsky-
Methode ein ausgesprochenes Gerüst feststellen, welches nach Anordnung und

---

[1] Anmerkung bei der Korrektur: Ähnlich in seiner gerade erschienenen Arbeit Holmer
[Frankf. Z. Path. **37,** 51 (1929)].

Bau größte Ähnlichkeit mit Gitterfasern hatte. ADELHEIM legt hierauf besonderes Gewicht, wenn er schreibt: „das Vorhandensein von Kapillaren mit der typischen Anordnung der Gitterfasern als Stroma scheint mir ein äußerst wichtiges diagnostisches Merkmal für das primäre Leberzellkarzinom zu sein, so daß der positive oder negative Befund wohl in Zukunft stets bei Beschreibung von Leberkarzinomen vermerkt werden sollte."

Auch diese Befunde sind von grundsätzlicher Wichtigkeit. Einerseits sind auch sie ebenso wie die oben besprochene sekretorische Tätigkeit von besonderem Interesse im Hinblick auf funktionelle Fähigkeiten von Geschwulstzellen. Andererseits haben gerade diese

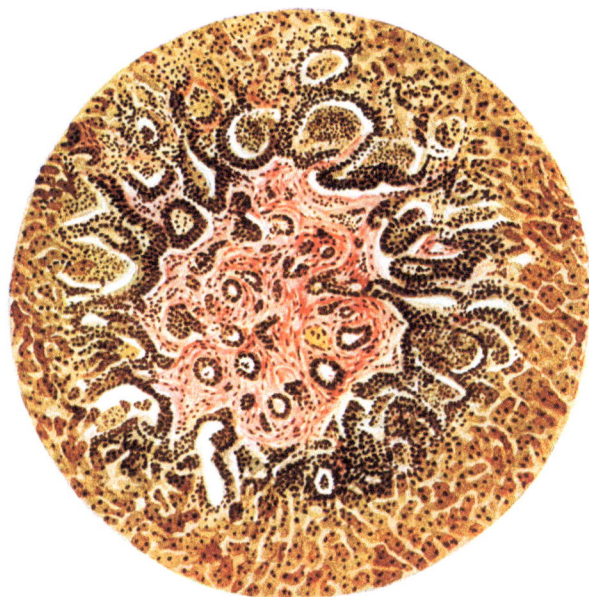

Abb. 12. Ganz beginnender Gallengangskrebs. In der Mitte hamartomartige Bildung.

das Stroma bzw. die Kapillaren betreffenden Untersuchungen uns gezeigt, wie wichtig es ist, unter den primären Leberkarzinomen jene zwei Hauptformen zu unterscheiden und uns gleichzeitig die Mittel an die Hand gegeben, dies wohl auch so ziemlich stets durchführen zu können. Der innige Zusammenhang morphologischer Gesichtspunkte und funktionell-biologischer Schlüsse bietet hier besonderes Interesse.

Gewissermaßen der Schlußstein zu dieser Unterscheidung mußte gelegt werden, wenn es gelang ganz beginnende Krebse beider Arten, deren Abstammung noch nicht fraglich sein konnte, aufzufinden. Solche waren früher, wie dies LUBARSCH und andere betonten, unbekannt. In den letzten Jahren ist es aber gelungen mehrere derartige glückliche Befunde zu erheben. Es ist dies die oben von mir aufgeworfene letzte Fragestellung, welche zur Unterscheidung des Leberzellen- und des Gallengangskarzinoms, allgemein betrachtet, führen kann. Derartige noch ganz kleine primäre Leberkrebse sind beobachtet von mir, ferner von GOLDZIEHER und v. BÓKAY sowie von SALTYKOW.

Der von mir beschriebene Fall (s. Abb. 12) betraf die Leber eines 80jährigen Mannes. Es lag keine Zirrhose vor, auch sonst keine wesentliche Veränderung der

Gesamtleber. Ein etwa erbsengroßes graues Knötchen stellte sich bei der mikroskopischen Untersuchung als Primärkrebs der Leber heraus. Dasselbe besteht
aus derbem alten Bindegewebe und in dieses eingestreut regellos angeordneten,
langen, drüsenförmigen Bildungen. Diese zeigen eine weite Lichtung, welche
zum Teil von typischem einschichtigen, schön ausgebildeten Zylinderepithel
umrahmt ist; an anderen Stellen stellen die Epithelien mehrere Lagen dar,
zum Teil von mehr unregelmäßiger Form. Daß es sich hier um Gallengänge,
welche gewuchert waren, handelte, zeigte der ganze Bau; nirgends die geringste Andeutung von Leberzellähnlichkeit, auch nirgends Beziehungen zu
Kapillaren od. dgl. wie oben geschildert. Daß aber nicht etwa nur ein einfaches Adenom vorlag, sondern ein Krebs, ging hervor aus dem Eindringen

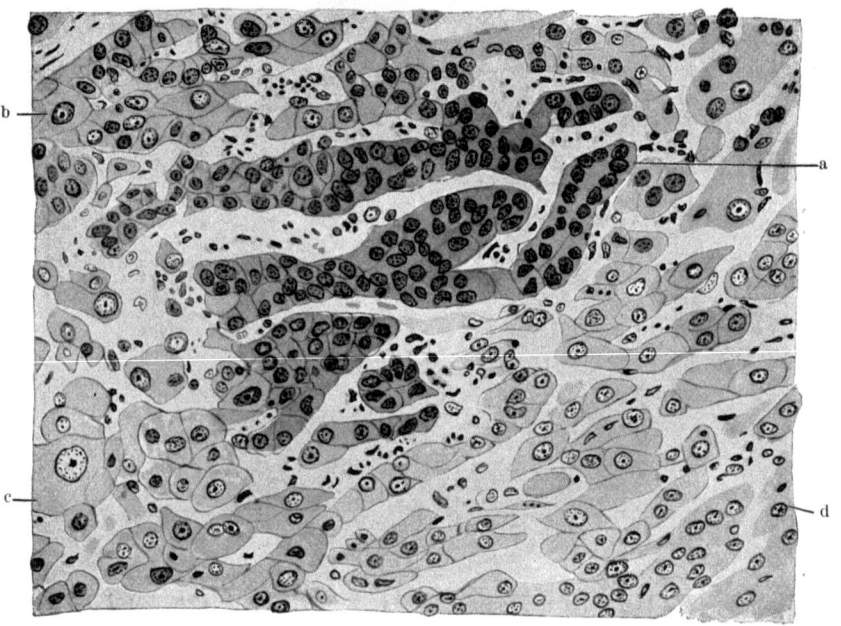

Abb. 13. Vergr. Leitz, Obj. 6, Okul. 1. a Normales Lebergewebe. b Geringe Hyperplasie der Leberzellbalken. c Hypertrophische Leberzelle. d Karzinombälkchen. Aus Goldzieher und v. Bókay,
Der primäre Leberkrebs. Virchows Arch. 203, 75 (1911).

der drüsenförmig angeordneten Epithelmassen über das ganze Gebilde hinaus
in zerstörendem Wachstum in Kapillaren des Nachbargewebes hinein. Hier
finden sie sich auch mehr in Form solider Zellmassen gewuchert. Bemerkenswert war noch, daß vor allem in der Mitte des kleinen Knötchens die Karzinom-
tubuli spärlich, dagegen sehr viel altes, derbes Bindegewebe vorhanden war. Es
ließ sich schließen, daß das Bindegewebe hier wohl älter als das Karzinom war
und nicht etwa neugebildetes Stroma des letzteren darstellte. Es entsprach
in seinem Bau ganz der Glissonschen Kapsel und trug auch unabhängig
von dem Gallengangskrebs noch normal erhaltene gewucherte Gallengänge.
Aus alledem konnte geschlossen werden, daß es sich hier um Gallengangs-
krebsentwicklung in einem zuvor bestehenden fibrösen Knötchen handelte,
welches den offenbar entwicklungsgeschichtlich bedingten von Albrecht sog.
Hamartomen entspricht. Es ist dies wichtig beim Fehlen der allgemeinen
Zirrhose, worauf unten noch zurückzukommen sein wird.

Ebenfalls ein beginnender Gallengangskrebs wurde von SALTYKOW beobachtet. Hier zeigte die nichtzirrhotische, aber im Zustande brauner Atrophie befindliche Leber ebenfalls eines alten Mannes ein Knötchen von $1 : 1^1/_2$ cm Ausmaß. Auch hier lagen in reichlich fibrösem Bindegewebe vor allem Tubuli, welche von einschichtigem zylindrischem oder kubischem Epithel bekleidet waren, während die Lichtungen zum Teil sogar kleinzystisch erweitert waren. Daneben fanden sich auch mehr solide oder mit engen Lichtungen versehene lange Stränge, welche an hochgradig gewucherte, neugebildete Gallengänge bei Zirrhose erinnerten und endlich, besonders am Rande, fanden sich ähnliche Stränge aus größeren Zellen mit großen Kernen mit zahlreichen Mitosen bestehend. Auch hier drangen diese Massen in das umliegende Lebergewebe vor und auch hier konnte in der beginnenden Geschwulst noch periportales Bindegewebe mit Gefäßen und Gallengängen nachgewiesen werden. Ein großer Gallengang trat, wie makroskopisch erkenntlich war, in die Geschwulst ein, wie dies für Gallengangskrebse RIBBERT und B. FISCHER-WASELS schon hervorgehoben hatten. Auch SALTYKOW leitet diesen ganz beginnenden Gallengangskrebs von einem Gallengangsadenom bzw. Hamartom ab, zumal er in nächster Nähe ein noch kleineres aus Gallengängen bestehendes Knötchen, ohne daß hier Krebs vorlag, auffand. Lehrreich ist, daß auch in beiden Fällen bei den noch so kleinen Krebsen schon ein Eindringen in Kapillaren der Umgebung nachweisbar war.

Auf der anderen Seite sind auch 2 bzw. 3 ganz beginnende von Leberzellen abzuleitende primäre Karzinome im jüngsten Schrifttum verzeichnet. Der erste Fall stammt von GOLDZIEHER und v. BÓKAY, und zwar ist es ihr Fall 20 (Abb. 13). Hier fand sich in der zirrhotischen Leber eines 64jährigen Mannes im rechten Lappen ein Knoten von Kirschgröße. Derselbe war schon durch Bindegewebe und junges Granulationsgewebe abgekapselt. Die äußeren Teile der kleinen Geschwulst bestanden aus deutlich leberparenchymartigen, balkig angeordneten Geschwulstzellen. Zwischen den Bälkchen fanden sich stellenweise nur Kapillaren, die zum Teil weit waren (in einer Abbildung gut wiedergegeben), so daß die Verfasser sagen, der Bau erinnere hier dermaßen an Lebergewebe, daß nur die fremdartige Struktur der Umgebung und die polymorphen Zellkerne den Unterschied gewahren ließen; die zentralen Teile der Geschwulst hingegen zeigten nur unregelmäßig geformte große Zellnester von Bindegewebe abgegrenzt; hier lag schon beginnende Nekrose vor. Am Rande des Knötchens drangen unter Durchbrechung der Kapsel die Geschwulstzellen auch schon in die Kapillarräume des anstoßenden Lebergewebes vor. Die Verfasser betonen, daß hier die trabekuläre Form schon in die alveoläre überging, wobei auch das Zwischengewebe, welches bei jener aus trennenden Kapillaren besteht, sich in massenhaftes Bindegewebe umwandelte.

Ein beginnender Leberzellenkrebs wurde des weiteren wiederum von SALTYKOW beschrieben. Auch hier wies die Leber eines älteren Mannes Zirrhose auf und wiederum im rechten Lappen fand sich ein Knötchen von etwa 16 : 9 mm. Die Beschreibung ist ganz ähnlich wie bei GOLDZIEHER und v. BÓKAY. Auch hier erinnerten die äußeren Teile des Knötchens in Gestalt der Geschwulstzellbalken sehr an die Anordnung normalen Lebergewebes, besonders solches im Zustande knotiger Hyperplasie. Gegen die Mitte des kleinen Knötchens aber traten andere Bildungen auf, und zwar, was besonders betont werden muß, kleine mit Lichtungen, in denen Galle lag, versehene Schläuche, welche mehr unregelmäßige, zum Teil auch höhere, Zellen zeigten, also Gebilde, welche ganz den bei den großen Krebsen so lebhaft umstrittenen schlauchförmigen Bildungen entsprechen. Ein Teil der Zellen zeigte auffallend reichliche Mengen von Gallepigment. Zwischen den Zellnestern befand sich als Gerüst stellenweise nur das

Kapillarnetz, zwischen anderen Zellnestern dagegen ein verschieden stark ausgebildetes bindegewebiges Gerüst. Daß es sich um Krebs handelte, zeigte das
zerstörende Vordringen der Geschwulst, die nicht allseitig fest abgekapselt
war, in die Umgebung. Saltykow schließt auf die Umbildung eines gutartigen
Adenoms bei Leberzirrhose in Krebs. Interessant ist, daß, wie sowohl er, als auch
Goldzieher und v. Bókay in diesen ganz beginnenden Karzinomen verfolgen
konnten, die älteren Gebiete die Mitte einnahmen; ferner im Hinblick auf die
Ausbreitung des Gewächses, daß auch in diesen kleinsten Leberzellkrebsen Goldzieher und v. Bókay sowie Saltykow schon kleinste Gefäßeinbrüche feststellen konnten. Auch ein weiterer von Saltykow beschriebener und von ihm
zu den beginnenden Leberkrebsen gerechneter Fall sei noch erwähnt. Auch
hier fand sich in einer zirrhotischen Leber, und zwar außer einem Sarkom, das
unter dieser Geschwulstart noch erwähnt werden soll, eine etwa 3 cm im Durchmesser messende, teils weiße, teils grünliche Geschwulst, die Saltykow als ein
Leberzelladenom mit Übergang in Krebs betrachtet. Diese Geschwulst ist immerhin schon etwas größer und nicht so genau beschrieben, daß sich Schlüsse aus
ihr ziehen ließen.

Diese allerkleinsten Leberkrebse erheischen besondere Beachtung — und sie sind deswegen etwas genauer geschildert worden —, weil sie
uns die beiden oben aufgestellten Typen und auch die zur Unterscheidung wichtigen Kennzeichen äußerst klar darbieten. Die
beiden Formen sind in diesen Anfangsstadien in der Tat ganz scharf geschieden
und geben ganz verschiedene Bilder. Wichtig ist auch im Hinblick auf die
unten zu besprechende Metastasenfrage, daß auch in allen 4 kleinsten Karzinomen schon Gefäßeinbrüche zu verfolgen waren. Daß auch für die Entstehung
wichtige Gesichtspunkte aus ihnen abzuleiten sind, soll noch unten im Zusammenhang erwähnt werden.

Nach allen Schilderungen sind wir also in der Lage nach morphologischen
Gesichtspunkten, welche histogenetischen entsprechen, den primären Leberkrebs in die 2 großen Gruppen einzuteilen, nämlich
in das Leberzellenkarzinom einerseits (von dem schon eine Reihe von
Abbildungen oben gegeben wurden), das Gallengangsepithelkarzinom
andererseits (Abb. 14). Es hat sich gezeigt, daß im Gegensatz zu makroskopischen Einteilungsversuchen oder auch rein morphologischen, nur die
Geschwulstzellen selbst betreffenden, diese Einteilung die best begründete ist;
gleichzeitig haben wir gesehen, daß unter Berücksichtigung aller, vor allem
auch mancher erst in dem jüngsten Schrifttum genügend betonter Gesichtspunkte, insbesondere auch unter Beachtung des zwischen den Geschwulstzellen gelegenen Zwischengewebes und gegebenenfalls von Funktionszuständen
der Zellen, eine derartige Einteilung und Zurechnung des Einzelfalles möglich und durchführbar ist. Die Verfolgung jüngster Krebse hat die Richtigkeit der Schlußfolgerungen erhärtet. Es wird also heute gelingen bei genauer
Verfolgung aller histologischen Einzelheiten wohl fast ausnahmslos die Herkunft eines Leberkrebses richtig zu erkennen. Nur in den ganz seltenen Ausnahmen, in denen sich jüngere Gebiete nirgends mehr finden und nur noch
indifferente Krebszellmassen in rein bindegewebigem Stroma vorliegen, also
nur der allgemeine Typus des sog. indifferenten Karzinoms (Cancer, Orth)
feststellbar ist, wird eine weitere Einteilung oder Schlußfolgerung über die
Entstehung nicht mehr möglich sein. Hier sind wir dann aber nicht schlechter
daran als in allen anderen Organen, in denen wir auch in dem gleichen
Falle nur die Tatsache, daß Krebs vorliegt, festlegen können, weitere Schlußfolgerungen über seine Abstammung aber unmöglich sind. Derartige Fälle sind
hier in der Leber aber offenbar äußerst selten, und so ist es denn bezeichnend,

daß gerade diejenigen Forscher der letzten Zeit, welche eine größere Reihe primärer Leberkrebse zu sehen in der Lage waren, diese mit ziemlicher Bestimmtheit in je eine der beiden großen Gruppen einreihen konnten. So vor allem Yamagiwa-Kika, Landsteiner, Goldzieher und v. Bókay. Gleichzeitig ergibt sich aber auch aus allen Darlegungen, daß dies nur bei Berücksichtigung aller erst in der letzten Zeit genügend gewürdigten Umstände möglich ist, und daß darum bei den Beschreibungen und Einteilungen der älteren Beschreiber manches Subjektive hervortritt. Wenigstens gilt dies für die Grenzfälle, in welchen die Entscheidung nur unter besonderer Berücksichtigung des Gerüsts usw. möglich ist. Für diejenigen Fälle hingegen, in welchen die Krebszellen

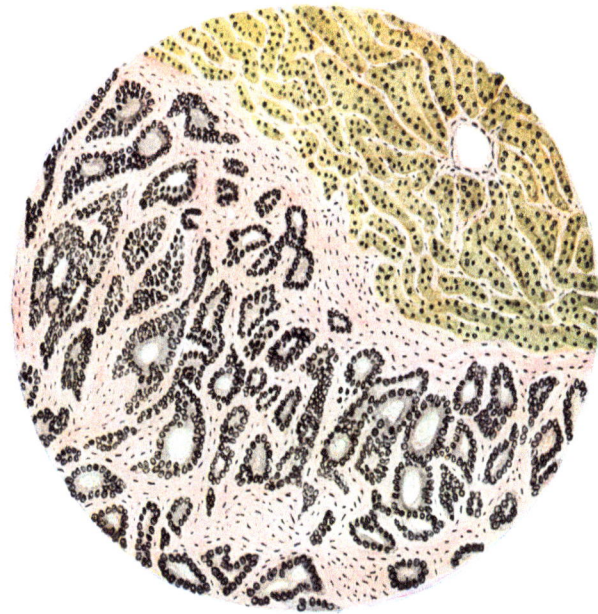

Abb. 14. Primärer Krebs der Leber, ausgehend von den Epithelien der kleinen Gallengänge (Carcinoma cholangocellulare). Rein adenokarzinomatöser Bau. Rechts unverändertes Lebergewebe.

und ihre Anordnung ihre Abstammung von Leberzellen einerseits, von Gallengängen andererseits deutlich aufwiesen, bestehen ja auch die Schlußfolgerungen der älteren Beschreiber sicher zu Recht.

Es hat sich gezeigt, daß die gallehaltigen schlauchförmigen Bildungen dem Leberzellkrebs zuzurechnen sind. Es handelt sich hier nicht um ausgesprochene lange Tubuli, welche vielfach unzweideutig schön ausgebildetes Zylinderepithel aufweisen und in ein bindegewebiges Stroma eingebettet sind, Fälle, welche nach wie vor in der Regel sicher Gallengangskrebse darstellen; vielmehr spreche ich hier von den unregelmäßigeren, mit soliden Trabekeln zusammenhängenden, aber mit mehr oder weniger regelmäßigen Lichtungen versehenen Bildungen, welche in diesen Galle enthalten und wobei die dieselben umgebenden Zellen meist mehrschichtig sind, zuweilen aber auch, wenigstens stellenweise, einschichtig sein und höhere zylindrische Formen annehmen können. Diese Bildungen entsprechen vollständig den als Schläuche oder Tubuli oder Pseudogallengänge usw. beschriebenen bei regeneratorischen Vorgängen der Leber, besonders bei sog. gelber Leberatrophie oder Zirrhose. Wir haben schon

des öfteren darauf hingewiesen, daß diese wichtigen und dort wie hier umstrittenen Bildungen auch bei den regeneratorischen Vorgängen von Leberzellen
abzuleiten sind; noch klarer scheint dies nach allem Gesagten hier bei den
primären Krebsen zu liegen. In einem neuerdings mitgeteilten Fall hat Goldzieher in einem leberzelligen Karzinom sogar in einem Gebiete mit vollaus-
gebildetem „schlauchförmigen Adenokarzinomtypus" Bilder gefunden, wo sie
sonst nur dem von den Gallengängen abzuleitenden Krebs entsprechen. Dies
wäre also eine Entwicklung über jene unregelmäßigeren Schlauchformen hinaus, aber dieser Fall steht, wie auch Goldzieher sagt, bisher einzig da und
eine rechte Erkennung und Ableitung von Leberzellen war selbst in diesem Falle
durch das sonst bestehende unzweifelhafte Leberzellkarzinom und die Zusammenhänge von schlauchartigen Bildungen in diesem mit jenen rein tubulösen Gebieten möglich. Goldzieher sagt somit mit Recht, daß für diese
die Bezeichnung „hepatozellulär" nicht beschreibend, wohl aber entstehungsgeschichtlich gilt. Nochmals sei betont, daß im übrigen ja Leberzellen
und Gallengangsepithelien nahe verwandten Ursprung haben und daß es
daher ohne weiteres verständlich ist, wieviele Ähnlichkeiten bzw. Berührungspunkte ihre Wucherungen, sei es bei Leberregeneration, sei es bei
Gewächsbildung, haben müssen bzw. haben können, wovon ja oben schon
eingehend die Rede war. Ich sehe hier davon ab, daß man ja auch Krebse
von embryonalen indifferenteren Vorstufen sowohl der Leberzellen wie der
Gallengangsepithelien ableiten könnte. Generell ist dergleichen nicht nachweisbar, darauf aber daß solches besonders auch in Einzelfällen angenommen
wurde, komme ich bei Besprechung der genetischen Gesichtspunkte noch zurück.

Haben wir also die schlauchförmigen Bildungen in dem oben gekennzeichneten Sinne von den Leberzellen abzuleiten und sehen ihr Auftreten bei
den Leberzellkrebsen und können für ihre Entstehung nicht die früher in
ausgedehnterem Maße von Fischer und mir betonte Ableitung von Gallengängen
heranziehen, so handelt es sich noch darum, diese Bildungen, d. h. die Entstehung der Lichtungen, bei Ableitung von Leberzellengewebe
zu erklären.

Aber auch dies ist gut möglich. Zunächst handelt es sich nicht um so lange
Gänge wie etwa bei den aus den Gallengängen entstehenden typischen drüsenförmigen Bildungen. Die Schläuche erscheinen weit kürzer und es wird von
manchen Seiten, wie z. B. Adelheim, betont, daß wir fast immer Quer-
schnitte, aber keine Längsschnitte sehen, so daß er annimmt, daß es sich
um kugelförmige Gebilde handele, welche Adelheim mit der blastomatösen
Wucherung insofern in Zusammenhang bringt, als durch Auseinanderweichen
von Zellen größerer oder kleinerer fester Zellhaufen Hohlkugeln entstehen
sollen. Dem entspricht es wohl auch, wenn diese Bildungen von Yamagiwa
u. a. als „Rosetten" bezeichnet werden. Doch kommen immerhin auch
längere Gebilde vor, wie ich dies auch beobachten konnte, so daß auch
von Schläuchen oder Schnüren u. dgl. mit Recht die Rede ist. Mirolubow bezieht diese Bildungen einfach auf die blastomatöse Wucherung
an sich; so schreibt er: „die Schnüre sind eine Nachahmung der Balken der
normalen Leber". Es soll sich um das gewöhnliche Bestreben von Drüsen-
epithelien besonders zu Beginn einer karzinomatösen Wucherung solcher
handeln, den Bau von Drüsen wiederzuspiegeln. Die Lichtungen sollen dann
durch zentrale Nekrosen entstehen. Richtiger erscheint mir die Auffassung
anderer, welche annehmen, daß es sich um Gallenkapillaren handelt,
welche zwischen den von Leberzellen stammenden Geschwulstzellen gelegen sind. Da ja in diesen Krebsen, wie geschildert, funktionelle
Zustände bis zu einem hohen Grade erhalten bleiben und auch Blutkapillaren

nach Art ihrer Verteilung im Lebergewebe gebildet werden, steht nichts der Annahme entgegen, daß sich hier auch noch Gallengangskapillaren finden bzw. bilden. Selbst bei zunehmender Anaplasie, wenn Galle nicht mehr gebildet wird, können die Zellen, wie dies ADELHEIM ausführt, das Bestreben Gallenkapillaren zu bilden beibehalten, wenn auch jetzt in mehr atypischer Weise. Da nun die, wenigstens anfänglich, in den Geschwulstknoten gebildete Galle sich in den Gallenkapillaren staut, werden diese erweitert und mit Galle gefüllt gefunden; dem entsprechen dann auch noch mehr spaltförmige Öffnungen, die auch zum Teil kolbige Anschwellungen zeigen und offenbar Gallenkapillaren, wie sie sonst bei Stauungsikterus gefunden werden, entsprechen, wie dies u. a. ADELHEIM schildert. Aus ihnen gehen dann durch Erweiterung die größeren Lichtungen hervor. KIKA spricht daher auch von diesen als einer Art von Retentionszysten und YAMAGIWA von ,,erweiterten intraazinösen interzellulären" Gallenwegen. Aus seinem Institut haben auch NAGAYO, KUSUMA, IMAMURA und KIKA die Bildungen ebenso dargestellt. Andererseits wird auch vielfach daran erinnert, daß diese Schläuche eine Art Entdifferenzierung von Leberzellen in dem Sinne einer Bildung weniger hochorganisierter Ausführungsgänge darstellten, doch entspricht dies der heutigen Auffassung der Entwicklungsgeschichte nicht mehr (s. o.). So sind sie von SIEGENBEEK VAN HEUKELOM und anderen, z. B. WEGELIN, für Nachahmungen von Gallengängen erklärt worden. Dem schließt sich neuerdings auch YAMAGIWA an und sieht in ihnen einen Rückschlag zu embryonalen Zuständen in dem Sinne, daß die Leberzellen bei der Geschwulstbildung zu dem einmal bei ihrer Differenzierung und Entwicklung durchlaufenen embryonalen Zustande wieder zurückkehren könnten. Ich habe bei den schlauchförmigen Bildungen, den Pseudotubuli, besonders bei älteren Fällen von Leberatrophie nachweisen können (s. auch die Arbeit meines Schülers BLUM), daß es sich hier um Leberzellenreihen handelt, welche zentral eine Gallenkapillare, mit der EPPINGERschen Methode gut nachweisbar, aufweisen, welche hie und da auch erweitert ist. Ich zweifle nicht daran, daß es sich bei den entsprechenden, mit Lichtungen versehenen Bildungen der Leberzellkrebse um ganz Entsprechendes handelt — ROSENBUSCH spricht jüngst hier auch von einem Versuch Gallenkapillaren zu bilden —, wenn ich auch leider kein geeignetes Material habe, um dies mit Hilfe der EPPINGERschen Methode zu verfolgen (altes Material ist dazu ungeeignet)[1], und daß das Entstehen dieser Bildungen aus Leberzellen sich so am einfachsten und ungezwungensten erklärt. Der darin gegebene Unterschied, daß wir dort die ,,Pseudotubuli" oft längsgestreckt finden, hier im Leberzellkrebs die in Frage stehenden Bildungen kürzer und meist quergetroffen sind, könnte gut mit Formabweichungen bei der Gewichtsbildung zu erklären sein. Daß wir in jenen ,,Pseudotubuli" keine Gallenbildung finden. ist bei ihrer ganz isolierten Lage in derbem Bindegewebe, so daß die Leberzellen keine Galle mehr bilden, leicht zu erklären, während diese Funktion hier bei der krebsigen Wucherung in größeren Verbänden, die noch die Nachbarschaft zu den Kapillaren beibehalten, zunächst erhalten ist. In jenen Gebilden fehlt daher die Erweiterung der Gallenkapillaren oder ist nur angedeutet, hier bei der blastomatösen Wucherung dagegen mit erhaltener Gallebildung muß es, da ja keine Verbindung mit weiteren Abfuhrwegen besteht, zu Liegenbleiben der Galle und Erweiterung

---

[1] Anmerkung bei der Korrektur: In seiner gerade erschienenen Abhandlung gibt HOLMER [Frankf. Z. Path. **37**, 51 (1929)] an, daß er mittels seiner Gallenkapillardarstellungsmethode in den Zellmassen primärer Leberzellenkrebse deutliche, wenn auch vom normalen Verhalten naturgemäß etwas abweichend sich verhaltende, Gallenkapillaren nachweisen konnte, in einem Falle auch solche, welche erweitert und mit Gallenthromben gefüllt waren, was also ganz den hier in diesem Sinne besprochenen Bildungen entspricht.

der Lichtungen (Gallenkapillaren) kommen, wobei zu jenem auch die Eindickung einer abnorm eiweißhaltigen Galle — ähnlich wie bei den Gallenzylindern bei Zuständen von Gallenstauung in der Leber — beitragen mag.

Andererseits entstehen weniger glatt abgesetzte und unregelmäßig
begrenzte, nicht mit Galle, sondern mit, etwa auch gallig durchtränktem, Zelltrümmern angefüllte kleine zentrale Hohlräume in den Zellsträngen wohl
sicher auch durch Nekrose, also nach Art kleinster Erweichungs-
zysten. Die Verallgemeinerung, daß die Lichtungen vorzugsweise auf diese
Weise entständen (Mirolubow), scheint mir nicht richtig, sondern ich stimme
Adelheim bei, daß so entstandene Hohlräume von den zuerst beschriebenen
Lichtungen zu unterscheiden und zu trennen sind. Daß auch diese kleinsten
Nekrosen gerade zentral auftreten, hängt nach allgemeiner Meinung offenbar

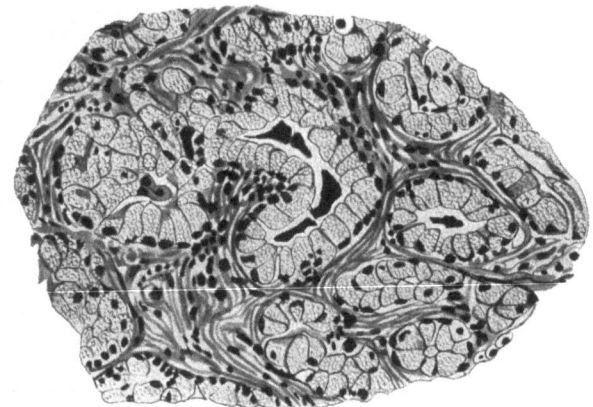

Abb. 15. Schleimartige Massen (Vakuolen) in einem primären Leberkarzinom (wahrscheinlich von
den kleinen Gallengängen ausgehend). (Aus Landsteiner l. c.)

damit zusammen, daß hier die Ernährung am schlechtesten ist, da ja diese
Zellen von den umspinnenden Kapillaren am weitesten entfernt liegen. Adelheim
hat wohl auch recht, wenn er in diesem Zusammenhang darauf hinweist, daß,
da die Leberzellen in besonders engem Zusammenhang mit Kapillaren stehen,
auch wohl von Leberzellen stammende Geschwulstzellen, wenn sie eben nicht
Kapillaren anliegen, leichter zugrunde gehen mögen, als Geschwulstzellen anderer
Herkunft.

Es sollen nun noch einzelne histologische Besonderheiten kurz erwähnt werden, welche nicht dem typischen Leberzellen- oder Gallengangskrebs
zukommen, sondern in einzelnen Fällen geschildert wurden. So haben Goldzieher und v. Bókay 3 Fälle von Gallengangskarzinom beschrieben, welche sie
ihrem ganzen Bau nach als Krompechersche Basalzellenkrebse bezeichnen.
Sie denken daran, daß sie vielleicht von den mittelgroßen Gallengängen abzuleiten sind (im Gegensatz zu den kleinsten), wofür das Vorkommen entsprechender basalzelliger Krebse an den großen Gallengängen (Ductus choledochus) spräche. Doch hängt dies ja mit der allgemeinen Frage zusammen,
ob man überhaupt morphologisch ähnlich erscheinende Krebse an Zylinderepithel tragenden Schleimhäuten bzw. Ausführungsgängen mit den von Krom-
pecher genauestens geschilderten eigenartigen Krebsen der Haut und platten-
epitheltragender Schleimhäute auf eine Stufe stellen will, oder ob es sich hier

nur um morphologische Ähnlichkeiten handelt. Die anderen Gallengangskarzinome teilen GOLDZIEHER und v. BÓKAY noch ein in „Adenokarzinom" und „Carcinoma simplex cubocellulare". Dieses wäre also das mit der höchsten Anaplasie der Geschwulstzellen.

In einigen Fällen sind Krebszellen beschrieben, welche Schleim bildeten und so sehr an Becherzellen erinnerten. Ein derartiger Fall wurde 1902 von BONNET mitgeteilt; hier bildeten sowohl die Zellen eines Leberkrebses wie auch diejenigen von Metastasen im Gehirn und in der Schilddrüse Schleim. Der Beschreiber der Geschwulst erinnert als Erklärung dafür daran, daß es sich um Atavismus handeln könne „indem ja die Leberzellen vom Darmdrüsenblatt stammen, dessen Elemente Schleim lieferten". Die histologische Schilderung BONNETS ist so dürftig, daß nicht zu beurteilen ist, um welche Art von Leberkrebs es sich handelt, wie auch LANDSTEINER mit Recht bemerkt, daß sie kaum eine genügende Beurteilung zuließe. LANDSTEINER selbst konnte auch in mehreren Fällen in Geschwulstzellen Vakuolen nachweisen, welche sich bei geeigneten Färbungen (Muzhämatein, Muzikarmin) als mit schleimartigem Inhalt versehen erwiesen. Die Zellen glichen dementsprechend Becherzellen sehr; LANDSTEINER bildet sie auch gut ab (s. Abb. 15). Handelt es sich hier auch dem Färbungsverhalten nach nicht um echten Schleim, so doch sicher um einen Stoff, welcher Schleimstoffen durchaus nahe steht. Die beiden hier in Frage stehenden Fälle sondert LANDSTEINER von seinen sonstigen zu einer eigenen Gruppe ab, bezeichnet sie als „tubuläre Karzinome mit eigenartiger Zelldegeneration" und faßt sie mit großer Wahrscheinlichkeit, wenn es auch in diesen Fällen nicht sicher erweislich war, als Gallengangskarzinome auf. Er erinnert dabei daran, daß die Epithelien der normalen Gallengänge und ihrer Drüsen schleimartige Stoffe bilden können, wie solche vor allem auch in den großen Gallenwegen öfters gefunden wurden. Außerdem fand LANDSTEINER in zwei Leberzellkrebsen in den Lichtungen von tubulösen Bildungen ebenfalls Schleim. Er bezeichnet es selbst als überraschend, daß ein aus Leberzellen hervorgegangenes Protoplasma schleimartiges Sekret hervorbringt, hält dies aber doch für möglich in Rücksicht darauf, daß bei der Regeneration aus Leberzellen gallengangsähnliche Bildungen entständen und derartige Umbildungen unter Verhältnissen der Geschwulstbildung noch weiter gehen könnten (vgl. die oben wiedergegebene Anschauung der Entdifferenzierung von Leberzellen bei der Karzinombildung) „es kommt hinzu, daß eigenartige vom Mutterboden gewöhnlich nicht gelieferte Sekrete oder Zellprodukte in Neubildungen nicht selten vorkommen (Sekret der Ovarialkystome, Schleimkrebs der Mamma, der Harnblase, Zylindrome)". Immerhin ist zu bemerken, daß auch in diesen Fällen die Schleimbildung nur in Krebsmassen vor sich ging, welche ausgesprochen drüsigen Bau aufwiesen mit fibrösem Zwischengewebe und daß es darum nicht unmöglich ist — gerade auch dem Verhalten des Stromas nach —, daß es sich auch hier um Gallengangskarzinome handelte, obwohl in dem einen Fall in der zirrhotischen Leber daneben auch Leberzelladenome, vielleicht mit Übergang zu Krebs, bestanden. Schleim in einem von den Gallengängen ausgehenden Krebs beschrieb auch FISCHER, desgleichen neuerdings BERSCH auch in Metastasen eines solchen; DIBBELT erwähnt ebenfalls Schleimbefund in Zellen primären Leberkrebses und denkt daher auch an einen Ursprung aus Gallengangsepithelien; Schleim fand auch SJÖVALL, welcher hervorhebt, daß hier dieselben Zellen Schleim und Galle bilden könnten und dies auf jugendliche Zellen bezieht, welche gleichzeitig Kennzeichen der Leberzellen und der Gallengangsepithelien besäßen. Eine wässerige Sekretion vor allem in Rippenmetastasen eines von den Gallengängen abgeleiteten „Kystadenokarzinoms" beschrieb BASCHO.

Ganz für sich steht ein von SOKOLOFF beschriebener primärer Leberkrebs, in welchem Tubuli auftraten, welche sowohl im Ursprungsgewächs wie in den Metastasen um Lichtungen ein einschichtiges Flimmerepithel aufwiesen. Wohl mit Recht, der histologischen Beschreibung nach, hält SOKOLOFF dieses Karzinom für ein von den Gallengängen abzuleitendes. Den auffallenden Befund von Flimmerepithel setzt er zunächst in Vergleich zu den in einem späteren Abschnitt noch zu erwähnenden mit Flimmerepithel ausgekleideten Zysten von FRIEDREICH, EBERTH, v. RECKLINGHAUSEN usw., deren er auch selbst eine untersuchen konnte; diese wiesen aber stets einen typischen Sitz, nämlich am Ligamentum suspensorium, auf. SOKOLOFF glaubt daher, daß es sich hier mehr um eine Umbildung von Zylinderepithel in Flimmerepithel in der Geschwulst selbst handele, wie dies in Eierstockskystomen vorkomme, die auf Keimepithel bezogen würden (ORTH), oder wie dies auch von BUDAY in Brustdrüsenkrebsen beobachtet sei. Einen Bürstenbesatz an den Zellen eines Leberkrebses hat weiterhin HÄRTEL beschrieben. Es ist nicht ausgeschlossen, daß das Flimmerepithel bzw. der

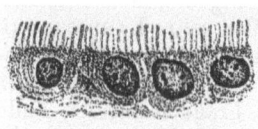

Abb. 16. Epithelien eines primären Leberkarzinoms mit einem gestrichelten Saum, an einen Flimmerbesatz erinnernd. Aus LANDSTEINER: Über das Karzinom der Leber. Sitzungsber. d. Akad. Wien, Math.-naturw. Kl. III, 1907, Bd. 116, H. 3.

Bürstenbesatz dieser Fälle nur vorgetäuscht war, wie dies LANDSTEINER in einem seiner Leberkrebse beschreibt, in welchem die die Lichtung tubulöser Bildungen umgebenden Epithelien einen gestrichelten Saum von oft beträchtlicher Breite aufwiesen. Hierdurch wurde, wie auch aus 2 Abbildungen LANDSTEINERs hervorgeht, ein Bild hervorgerufen, welches von dem einer Flimmerbildung nur schwer zu unterscheiden war (s. Abb. 16). LANDSTEINER (welcher dasselbe, wenn auch weniger deutlich, auch noch in einem anderen Falle beobachtete) hält dieses Karzinom zwar für ein von Leberzellen ausgehendes, es ist aber derselbe Fall (mit Schleimbildung) für den mir eine Ableitung von Gallengängen (s. o.) keineswegs ausgeschlossen erscheint. Schreibt doch LANDSTEINER selbst, daß der von ihm beobachtete Saum eine streifige Kutikulabildung darzustellen scheint, „ein Vorkommen, das sich der Beobachtung von kutikularen Membranen an normalen Gallengangsepithelien vergleichen läßt".

Daß das Bindegewebe stark entwickelt ist, so daß dem gegenüber die Epithelien mehr zurücktreten, kommt, wie in den Krebsen anderer Gebiete, naturgemäß auch in den Leberkrebsen vor. Derartige Fälle sind vor allem im älteren Schrifttum, und insbesondere dem englischen, als „Szirrhen" vielfach vertreten. Es kann sich aber auch sekundär, wenn die Nekrose Geschwulstzellen vernichtet, Bindegewebe an deren Stelle setzen und so ein Krebs sehr bindegewebsreich werden. Ein primärer Leberkrebs, in dem dies sehr ausgesprochen war, ist von KLEMM beschrieben worden. Er weist aber mit Recht darauf hin, daß man bei dem Weitervordringen der Geschwülste hier nicht von einer teilweisen Heilung sprechen kann.

Wenn oben darauf hingewiesen wurde, daß eine gleichzeitige Ableitung eines primären Leberkrebses sowohl von Leberzellen wie von Gallengangsepithelien, wie dies mehrfach geschehen ist, recht unwahrscheinlich erscheint, so ist andererseits doch der Gedanke nicht von der Hand zu weisen, daß vielleicht in seltenen Ausnahmefällen auf Grund derselben Entstehungsbedingungen (Zirrhose) unabhängig voneinander in derselben Leber sowohl Leberzellen- wie Gallengangsgeschwülste entstehen könnten. So hat DAVIDSOHN einen Fall beschrieben, in welchem in einer zirrhotischen Leber neben Gallengangsadenom ein Leberzellenkrebs bestand und in welchem sich höchst eigenartige Bilder dadurch ergaben, daß das Karzinom auch in die adenomatös veränderten

Stellen hineinwuchs. In weiterer Entwicklung eines solchen Falles liegt es durchaus im Bereich der Möglichkeit, daß in ähnlicher Weise auch in derselben Leber von beiden Elementen ausgehende und wohl auch gleichbedingte, aber voneinander unabhängige Krebse primär entstehen könnten. Solche Fälle (2) sind nun neuerdings in der Tat beschrieben, und zwar von F. G. MEYER in seiner Greifswalder Dissertation, und es wird in dieser Darstellung angenommen, daß dies häufiger vorkomme. Dies erscheint aber sehr zweifelhaft. Völlig überzeugend für die Doppelnatur des Krebses sind auch die Beschreibungen und Abbildungen bei MEYER nicht. Bei einer Vermischung solcher 2 verschiedener Karzinomkomponenten könnten aber höchst verwickelte und kaum enträtselbare Bilder hervortreten. Vielleicht ließen sich auf diese Weise einige sonst äußerst schwer verständliche und einreihbare Fälle erklären, so vielleicht auch der oben mehrfach erwähnte Fall LANDSTEINERs.

Kleinere Blutungen finden sich häufig. Es kommen aber auch das Bild ganz beherrschende Blutungen in primären Leberkrebsen vor. Einen solchen Fall beschrieb L'ESPERANCE bei einer 75 jährigen Frau. In diesem Fall waren weiter ganz „peritheliomartige" Stellen auffallend, die sich aber doch als Karzinom erwiesen. L'ESPERANCE geht so weit auch die im Schrifttum beschriebenen Fälle von Endotheliom zu leugnen und für Leberzellenkrebse zu erklären. Ebenso will er die ektopischen sog. primären Chorionepitheliome der Leber, den Fall FISCHER usw. (s. später), nicht als solche anerkennen, sondern faßt sie als Krebs mit chorionepitheliomartigen Bildern auf, wie er diese in seinem Falle auch sah, ebenso CRUIKSHANK-TEACHER u. a. L'ESPERANCE bezeichnet seinen Fall als „atypisches hämorrhagisches malignes Hepatom".

Wenden wir uns nun der allgemeinen Frage nach der Entstehung des Leberkrebses, zunächst gemeinsam für dessen verschiedene Formen, zu, so sehen wir hier so regelmäßige, deutliche Anhaltspunkte für Abhängigkeiten von schon zuvor bestehenden Leberveränderungen, daß gerade diese Beziehungen den Krebs der Leber in allgemein-biologischer Hinsicht so lehrreich gestalten. Es ist dies zunächst das überaus häufige und stets aufgefallene Zusammentreffen mit der Leberzirrhose, wie es schon 1867 unter von RECKLINGHAUSENs Leitung ROSENBLATT betonte. Hervorgehoben wurde das gleiche bereits bei dem Adenom und wir können uns daher hier kürzer fassen. Die Auffassung KELSCHs und KIENERs, FROMANNs und anderer früherer Forscher, daß die Vorgänge unabhängig voneinander seien und ebenso diejenige MARCKWALDs sowie FABOZZIs, daß die Zirrhose erst das Sekundäre darstelle, teilt heute niemand. Wenn auch zuzugeben ist, daß sich auch, wie dies FISCHER oder WEGELIN, COUNSELLER-MC. INDOE, WINTERNITZ u. a. ausführen, Bindegewebsentwicklung örtlich an die Geschwülste anschließen kann, so ist die allgemeine Zirrhose doch auf diese Weise nicht zu erklären, und wenn seinerzeit HANOT und GILBERT Zirrhose und Krebs auf dieselbe Ursache bezogen, so ist auch eine derartige Theorie nicht haltbar. ENGELHARDT, D'ALLOCO und bis zu einem gewissen Grade SJÖVALL vertreten allerdings noch eine ähnliche Ansicht. Aber die „Parenchymreizung" des letztgenannten Forschers ist doch ein allzu unbestimmter Begriff, und seine Fälle lassen sich viel leichter in den Rahmen des unten über die Entstehung des Krebses im Anschluß an regenerative Vorgänge zu Sagenden einfügen. Und wenn ENGELHARDT — und ähnlich D'ALLOCO — meinen, sowohl die Zirrhose wie das Adenom seien auf eine Reizung durch Alkohol zu beziehen, so sagt LUBARSCH sehr mit Recht, daß der Alkohol unmittelbar weder eine Zirrhose noch eine Geschwulst hervorbringe. Die Auffassung, welche neben vielen anderen von SABOURIN und BRISSAUD, ORTH und SCHMIEDEN vertreten wurde, tritt in allen neueren Arbeiten als die beherrschende hervor und ist sicher richtig. **Die Zirrhose ist das Primäre, der Krebs die Folge und steht in ursächlichem Zusammenhang mit jener.** Wurde dies schon für das Adenom betont, so ist es hier noch viel deutlicher. Die zur Verfügung stehenden Zahlen sind weit größer. In vielen Fällen ist auch die klinische Beobachtung beweisend, welche eine schon lange bestehende Zirrhose erkennen ließ, während ja gerade der Krebs eine nicht allzulange Lebensdauer duldet und somit verhältnismäßig jungen Datums zu sein pflegt. Unter den vielen anderen Punkten, welche ebenfalls in demselben Sinne sprechen, seien nur die ganz diffusen Krebse erwähnt, in denen, wie ich dies früher an der Hand solcher Fälle betonte, das Wachstum des Krebses in den vorhandenen Bahnen einen deutlichen Hinweis darauf gibt, daß die Zirrhose zuvor bestanden. Und endlich sozusagen als Schluß der Beweiskette sei an die geschilderten ganz kleinen, beginnenden Leberzellkrebse von Saltykow sowie Goldzieher und v. Bókay erinnert, in denen bereits ausgebreitete Zirrhose bestand. Dieser Zusammenhang hat auch zu der alten Bezeichnung „Cirrhosis carcinomatosa" Veranlassung gegeben, und am kürzesten sprechen die Italiener von „Cancrocirrosi".

Lassen wir zunächst für das Zusammentreffen von Zirrhose und Krebs die allgemeinen Zahlen sprechen. Aus Eggels Statistik geht hervor, daß er unter 82 Fällen in 70, d. h. in 85,4% der Fälle Zirrhose vermerkt fand. Auch Torland gibt 86% an. Ich habe unter diesem Gesichtspunkt 452 Fälle zusammenstellen können und unter diesen fand ich 373 mit Zirrhose gepaart, also einen Hundertsatz von über 82, welcher sehr gut mit dem von Eggel errechneten übereinstimmt. Etwa dieselbe Zahl finde ich auch, wenn ich nur die seit Eggel veröffentlichten Fälle allein in Betracht ziehe.

Es ist nun von besonderem Interesse, und die Zahlen werden noch einleuchtender, wenn wir, wie dies Yamagiwa-Kika besonders betonen, **die beiden Gruppen von Leberkrebsen gesondert betrachten.**

Befassen wir uns zunächst mit dem **Leberzellenkrebs.** Eggel fand unter 66 zusammengestellten Fällen dieses 57mal Zirrhose angegeben, d. h. einen Hundertsatz von 86,4, Yamagiwa gibt 74,75, Ewing einen solchen von 85 an. Ich habe unter 197 entsprechenden Fällen in 177 Zirrhose angegeben gefunden, d. h. einen Hundertsatz von fast 90. Ein noch etwas höherer Hundertsatz ergibt sich, wenn wir nur die Fälle der jüngsten Mitteilungen berechnen, welche über eine größere Zahl von Karzinomen verfügen und die Unterscheidung in Leberzell- und Gallengangskrebse schon völlig durchführen. Lassen wir aber bei der Berechnung zunächst die Krebsfälle von Kindern bzw. ganz jugendlichen Leuten, welche etwas anders liegen und von denen unten noch die Rede sein soll, weg, so ergibt sich ein noch höherer Hundertsatz. Erwähnt sei noch, daß Rowen-Mallory unter 8 eigenen Leberzellenkrebsen 6mal Zirrhose fanden.

Es sind dies alles also Zahlen, welche jenseits jeder Deutbarkeit von Statistiken eine so beredte Sprache führen, daß ihre Bedeutung klar zutage liegt. Hinzugefügt werden soll noch, daß mancher Fall noch hierher gehören mag, der vor allem früher nicht als Zirrhose geschildert wurde, in dem aber doch bei noch geringeren Veränderungen des Zwischengewebes der Umbau der Leber mit regenerativen Vorgängen ausgesprochen war, d. h. Erscheinungen, die wir seit Kretz als kennzeichnend für Zirrhose betrachten. Dies hat Landsteiner besonders betont. In manchen Fällen, in welchen allgemeine Zirrhose fehlte, mag auch ein örtlicher zirrhotischer Vorgang als Grundlage des Krebses anzunehmen sein. Solches hat Stromeyer für seinen schon besprochenen Fall von Karzinom in einem abgeschnürten Stück

Leber wahrscheinlich gemacht, und auch Blumberg z. B. nimmt das gleiche in seinem Falle an. Zugrunde gelegen haben soll hier wahrscheinlich ein Gummiknoten, eine sichere Beweisführung war allerdings nicht möglich. Jorissen beschrieb einen Krebs auf Grund einer syphilitischen Narbe bei einem 47jährigen Manne.

Das Vermittelnde zwischen Zirrhose und primärer Krebsbildung wird zuallermeist und sicher mit Recht in regeneratorischen Vorgängen der Leberzellen bzw. in adenomatösen Vorstufen der zirrhotischen Leber gesehen. Hierauf komme ich sofort zurück. Da sich solche aber nicht nur bei Leberzirrhose, sondern auch bei anderen krankhaften Veränderungen der Leber, wenn auch seltener, finden, so ist es nur natürlich, daß auch unter solchen Bedingungen, wenn auch naturgemäß in einem unendlich viel kleineren Hundertsatz, primäre Leberkarzinome zur Beobachtung kommen. Wir können diese Fälle, da ja grundsätzlich ganz das gleiche zugrunde liegt, den Zirrhosen ohne weiteres anschließen. Hier kommen zunächst hochgradige Stauungszustände der Leber, zumeist mit Stauungsverhärtung derselben, in Betracht. Dies hat Kika besonders betont, welcher unter 17 Fällen 2 entsprechende fand. Ferner Yamagiwa, welcher mitteilte, daß unter 10 in seinem Institut zur Beobachtung gekommenen, von Nagayo beschriebenen, Fällen von Endophlebitis obliterans der Venae hepaticae mit hierdurch bedingter hochgradiger zyanotischer Induration in nicht weniger als 3 Fällen auf dem Umwege über knotige Hyperplasien primärer Leberzellenkrebs auftrat. Stauung höheren Grades ist auch sonst öfters, z. B. von Theodorow, in Lebern mit Krebs beschrieben, nur ist es hier in den meisten Fällen schwer zu entscheiden, ob dieselbe wirklich primär oder erst die Folge des Karzinoms ist, wie ja von Geschwulstknoten abhängig Stauungen bis zur Ausbildung geradezu angiomartiger Bilder entstehen können (s. z. B. Winternitz oder Bascho). Ein derartiger Einwand fällt in den Fällen Yamagiwas natürlich weg und hier ist der Ursachenzusammenhang eindeutig. Weiterhin kommen syphilitische Vorgänge der Leber in Betracht. Kika hat z. B. zwei hierhergehörige Fälle beschrieben und die hochgradigen Regenerationen in Lebern mit Gummiknoten sind ja bekannt. Des weiteren erwähnt Yamagiwa noch durch die Malaria bedingte Veränderungen. Auch eine von Tschistowitsch beschriebene maligne Leberzellwucherung aus einer regeneratorischen Hyperplasie auf dem Boden eines Lebergewebsunterganges nach Milz- und Bluterkrankung ist hier erwähnenswert.

Beachtenswert sind auch noch diejenigen Fälle, in welchen Zirrhose auf besondere parasitäre Ursache bezogen werden konnte; so haben Kika und Kusama zwei Fälle mitgeteilt, in welchen Embolien von Eiern des Schistosomum japonicum die Ursache von interstitieller Hepatitis abgaben, an die sich Leberzellkrebs anschloß. Pirie fand in Westafrika sogar 28 primäre Leberzellenkrebse und stets Zirrhose, davon 10 zusammen mit Schistosomiasis, diese schien auch in einem andern Teil der Fälle möglich und war nur 2 mal sicher auszuschließen. Ähnlich erklärt es sich wohl auch, wenn v. Hansemann angibt, daß in unseren afrikanischen Kolonien auf 21 Karzinome bei Eingeborenen die verhältnismäßig hohe Zahl von 4 primären Leberkrebsen kam. Bemerkenswert ist auch der Befund von primärem Leberkrebs im Sinne der Leberzellableitung in Zirrhosefällen mit Hämochromatose; solche Fälle sind mitgeteilt von Runte, Brunk, Löhlein, Landsteiner (2 Fälle), Sjövall sowie Rowen-Mallory. Ist zumeist in diesen Fällen die Zirrhose schon eine ganz ausgesprochene — wobei wir das Ursächliche im Zusammenhang zwischen Hämochromatose und Zirrhose hier naturgemäß nicht zu erörtern haben — so waren in dem Falle Sjövalls die interstitiellen

Vorgänge noch sehr unbedeutend. Der Umbau des Lebergewebes und die regenerativen Erscheinungen waren aber schon so ausgesprochen, daß sich das Karzinom unschwer hiervon ableiten läßt, und daß der Schluß Sjövalls (s. o.) auf eine „Parenchymreizung", welche ein ursächliches Moment gleichzeitig für den Krebs und für die zirrhotische Umwandlung der Leber abgeben sollte, keineswegs nötig ist.

Besonders interessant sind auch diejenigen Fälle, in welchen primäres Leberkarzinom in unmittelbarem Anschluß an Echinokokken aufgefunden wurde, denn auch hier ist das Hervorgehen des Krebses aus regeneratorisch-hyperplastischen Vorgängen der Leberzellen deutlich, ja hier sogar besonders einleuchtend. Derartige Fälle sind beschrieben von Dibbelt, Bamberg (Fall Kohn), Löhlein (Fall 3), wo sich zwischen 2 Echinokokkensäcken ein massives Leberkarzinom vorfand, sowie von Necker; in letzterem Falle allerdings in ideeller Konkurrenz mit gleichzeitig bestehender Zirrhose. Nebenbei sei erwähnt, daß auch ein Gallengangsadenom neben Echinokokkus von Lehne beschrieben wurde und daß er zugleich je ein Leberzellenadenom und ein Angiosarkom in nächster Nähe von Echinokokken, welche Lubarsch beobachtete, erwähnt.

Haben wir somit das ungemein häufige Zusammentreffen des Leberzellkrebses mit der Zirrhose und, wenn auch vereinzelter, mit anderen leberzellzerstörenden Vorgängen dargestellt, so geht hieraus schon als gemeinsames Bindeglied für die Entstehung des Krebses das Moment der regeneratorischen Leberzellneubildung hervor. Wir können aber noch einen Schritt weiter gehen und als Zwischenstufe besonders bei der Zirrhose knotige Hyperplasien und Leberzelladenome annehmen. Es liegt dies vollständig in der Linie, welche beim Leberadenom und in unmittelbarer Überleitung bei Beginn unserer Besprechung des Krebses betont wurde. Haben wir dort doch dargestellt, daß nach Ansicht zahlloser Forscher, denen wir uns vollständig anschließen müssen, von den regeneratorischen Lebervorgängen, zumeist bei Zirrhose, über die knotigen Hyperplasien zum Adenom und über dieses zum Krebs eine ununterbrochene Linie führt, in welcher an verschiedenen Stellen scharfe Grenzen überhaupt nicht gezogen werden können. Hierin liegt ja das so überaus Lehrreiche gerade des Leberkrebses. Das Entstehen des Leberkrebses auf Grund von Adenomen bzw. knotigen Hyperplasien wird denn auch — schon von Schüppel (Wulff) betont — von fast allen neueren Forschern angenommen. Erwähnt seien z. B. Muir, Kaufmann, Bamberg, Brunk, Goldzieher und v. Bókay, Adelheim, Saltykow, Huguenin, Kika-Yamagiwa, F. G. Meyer usw. usw. Zum Teil handelt es sich hierbei mehr um Schlüsse, zum Teil wurden aber auch, wie z. B. von Huguenin, multiple Adenome und multiple Leberzellkrebse nebeneinander in derselben Leber gefunden. Yamagiwa stellt die Gründe, welche für einen derartigen Zusammenhang sprechen, in 8 Punkten übersichtlich zusammen. Ganz besonders beweisend erscheinen hier die seltenen Fälle, in welchen ganz beginnende Leberzellkrebse auf dem Boden von Leberadenomen gefunden wurden. In diesem Sinne und wohl nur in diesem sind ja wohl auch die sog. Übergänge von Leberzellen zu Karzinomzellen zu deuten und gerade von diesem Standpunkt aus ist ja auch die sog. plurizentrische Entstehung des primären Krebses annehmbar, wie genauer besprochen. Gibt doch auch selbst Ribbert eine Entstehung des Krebses aus knotiger Hyperplasie bzw. Adenom als möglich zu. Einige Pathologen gehen sogar so weit anzunehmen, daß sich der Leberkrebs überhaupt nur aus zuvor adenomatös bzw. knotig-hyperplastisch veränderten Lebergebieten entwickele. So schreibt Yamagiwa: „das parenchymatöse Leberkarzinom entsteht jedesmal erst als adenomatöses

Gebilde und wandelt sich allmählich in Adenokarzinom, typisches und endlich atypisches Karzinom um". Und KIKA schreibt, etwas weniger verallgemeinernd, daß die knotige Hyperplasie fast stets die Matrix für die Entstehung dieses Leberkarzinoms bilde.

Betrachten wir nun den von den Gallengängen ausgehenden Krebs. Auch hier findet sich vorangegangene Zirrhose äußerst häufig, aber doch immerhin nicht so regelmäßig als beim Leberzellkrebs. EGGEL fand hier Zirrhose 5mal als vorhanden, 3mal als fehlend verzeichnet, d. h. sie bestand in einem Hundertsatz von gut 62. Ich habe 70 Fälle zusammenstellen können und fand hier ein ähnliches Verhältnis wie EGGEL, nämlich einen Hundertsatz von 57. Im Gegensatz hierzu gibt YAMAGIWA auf Grund seiner und KIKAS Fällen einen geringeren Hundertsatz, nämlich 46,7, an. Zu ungefähr derselben Zahl kommt KIKA selbst, indem er unter 13 Fällen von Gallengangskrebs in 7 Fällen zirrhotische Veränderungen fand und ähnlich gibt EWING $50^0/_0$ an. Daß allgemeine Zirrhose als Grundlage für die Gallengangskarzinome seltener ist als solche für die Leberzellkarzinome ist leicht zu verstehen, wenn wir in Betracht ziehen, daß auch die regeneratorischen Bestrebungen bei der Zirrhose und verwandten Lebererkrankungen ganz überwiegend von den Leberzellen ausgehen, wie schon öfters erwähnt. Mit Recht erinnert in demselben Zusammenhange auch WINTERNITZ daran, daß die Leberzellen bei der Regeneration viel tätiger als die Gallengänge seien, und daß man daher schließen könne, ,,daß sie eine größere proliferative Fähigkeit haben und demzufolge häufiger zu vegetativem Wachstum oder Krebsbildung angeregt werden". Aber auch beim Gallengangskrebs finden wir als Vorstufe ausgesprochene Leberveränderungen, welche das Auftreten des Krebses gerade von seiten der Gallengänge erklären. So außer der gewöhnlichen atrophischen Leberzirrhose häufiger die sog. biliäre Form der Zirrhose; ferner ebenfalls auch hier syphilitische Leberveränderungen, in Einzelfällen auch an intrahepatische Gallengangssteine sich anschließende Leberprozesse, und endlich betonen KIKA-YAMAGIWA ganz besonders Angiocholitis und Periangiocholitis proliferans als Grundlage von Gallengangskrebsen, Veränderungen, die sie fast in der Hälfte ihrer Fälle fanden. Hierbei können auch wieder Parasiten die Veranlassung zu den sich an den Gallengängen abspielenden proliferativen Vorgängen bieten und so in mittelbarem Zusammenhang mit der Entstehung des Krebses stehen. Es ist hier das Distomum, um das es sich handelt, und solche Fälle sind von WATANABE und KIKA-YAMAGIWA, zum Teil gleichzeitig mit Bestehen von Schistosomiasis japonica, mitgeteilt worden. In diesem Zusammenhang ist auch der Hinweis WALTER FISCHERS auf durch Opistorchis (Distomum) felineus bewirkte biliäre Zirrhose mit Entwicklung bösartiger epithelialer Geschwülste an größeren Gallengängen beachtenswert und seine Vermutung, daß für die anscheinend in China nicht so seltenen primären Leberadenome und -krebse ähnliche Parasiten in Frage kommen könnten. Übrigens ist in einem Falle auch ein von den Gallengängen abgeleitetes Leberkarzinom im Anschluß an Echinokokkus der Leber beobachtet worden, nämlich von v. RÜTHE.

Von besonderem Interesse sind des weiteren auch hier wieder die beiden von SALTYKOW und mir beobachteten ganz beginnenden Gallengangskrebse. In beiden Fällen lag keine allgemeine Zirrhose vor, aber das Karzinom ließ sich deutlich von zuvor bestehenden Gallengangsadenomen ableiten. Dies war in meinem Falle besonders eindeutig und ich nahm als Grundlage ein sog. Hamartom (ALBRECHT) an, welches eine kleine entwicklungsgeschichtliche Anomalie darstellt, und leitete somit den Krebs von einer solchen ab. Ähnlich SALTYKOW.

Dies leitet über zu der Frage nach dem Zusammenhang des Leberkrebses überhaupt mit auf Entwicklungsirrung zu beziehenden
Vorbedingungen. Denn wenn wir auch alle oben genannten Veränderungen
der Leber, insbesondere die Zirrhose, unbedingt als echte präkanzeröse
Leberveränderung im Sinne Orths zusammenfassen und betonen müssen,
so bleibt doch noch die Frage ungeklärt, warum unter den so häufigen Leberzirrhosen und auch den oft zu findenden solchen mit knotigen Hyperplasien
nur so verhältnismäßig selten Krebse entstehen. Dies ist allerdings am schwierigsten zu erklären. Kika nimmt an, daß diese Seltenheit darin begründet sei,
daß 3 Faktoren zusammentreffen müßten, nämlich 1. Regenerationsfähigkeit
der Leberzellen bzw. Gallengangsepithelien, 2. genügende Nährsaftzufuhr
und 3. — als äußere Ursache — regeneratorische Reize. Aber auch hierin, besonders in dem ganz unbestimmten 3. Punkt, liegt ja nur eine Umschreibung,
keine Beantwortung der Frage. Ich habe früher die Vermutung ausgesprochen,
der sich neuerdings Rosenbusch nahe anschließt, daß unter den genannten
präkanzerösen Bedingungen als Auslösungsursache gerade solche Zellen in
blastomatöses Wuchern übergehen, welche, wie in den Schaper-Cohenschen
Wachstumszentren oder auf Grund unregelmäßig gelegener embryonaler Unterentwicklung, besondere Wucherungsfähigkeit in sich tragen. Es bedeutete dies
also eine Ableitung der Geschwülste von Zellen einer mehr indifferenten Entwicklungsstufe. Auch Ribbert stellt es als möglich hin, daß im Embryonalleben mehr oder weniger weitgehend ausgeschaltete Bezirke auf Grund entzündlicher und dergleichen Einwirkungen erst zu Geschwülsten werden. Auch
er will damit erklären, weshalb die Karzinome (von ihm sogenannte maligne
Adenome) gegenüber der Häufigkeit der Zirrhose so sehr selten sind und zugleich
weshalb für gewöhnlich nur ein primäres Gewächs entsteht. Landsteiner zieht
allgemeine Erörterungen heran um darzustellen, ,,warum einerseits verlagerte
Embryonalzellen, andererseits regenerierende Gewebe die hervorragendste
Geschwulstdisposition besitzen''. Er glaubt, daß dies mit chemischer Beschaffenheit der Individuen zusammenhinge und, da hierüber in erster Linie die ererbte
Anlage entscheide, wäre auch die angeborene Veranlagung maßgebend, aber in
anderer Richtung als sie gewöhnlich zur Geschwulstbildung herangezogen werde.
Sjövall denkt an Zellen als Ausgangspunkt von Leberkrebsen, welche besonders jugendlicher Natur sind (er beruft sich dabei auf die Untersuchungen
Adlers über die hellen Zellen) und welche gleichzeitig Kennzeichen besitzen,
die für Leberzellen und für Gallenepithelien bezeichnend sind. Er nimmt
für seinen Fall wenigstens als Ausgangspunkt des Krebses ungereifte, abgeschnürte Zellen in der Leberpfortengegend an, lehnt aber eine Verallgemeinerung
dieser Auffassung ab. Gerade auch für die Fälle von Leberkrebs ohne Zirrhose
ist an Abstammung von Adenomen und dieser wieder (s. auch oben) von embryonal unrichtig eingefügten Keimen gedacht worden, so von Winternitz oder
Yamagiwa, denen sich Bersch für seinen Leberkrebs von ganz adenomatösem
Bau bei einer erst 27jährigen Frau (sein Fall 6) anschließt. Ganz besonders
scharf betont neuerdings Rosenbusch, ausgehend von seinem Leberkrebs
bei einem Säugling (s. u.), die embryonale Grundlage der Leberkrebse, wozu
verschiedene Wachstum auslösende Momente hinzukämen, und schreibt
,,daß alle Leberkarzinome und -adenome von undifferenzierten oder nicht aus-
differenzierten embryonalen Zellen ihren Ausgang nehmen''. Doch handelt
es sich ja hier um eine Frage allgemeiner Art, auf die nicht eingegangen
werden kann und die auch für den Leberkrebs an der Hand rein histologischer Untersuchungen allgemein nicht entscheidbar ist. Ihre Beantwortung
wird durchaus subjektive Züge tragen und jeder Forscher wird hier das für
das Wahrscheinlichere halten, was auf Grund allgemeiner das Geschwulst-

problem betreffender Überlegungen und Erfahrungen seine Überzeugung geworden ist.

Daß aber im embryonalen Leben begründete Voraussetzungen, wenn auch nicht für den Leberkrebs im allgemeinen, so doch für eine bestimmte Gruppe desselben zutreffen, bedarf noch der Besprechung. Es sind dies die bei jugendlichen Individuen, ja sogar kleinen Kindern vorkommenden Leberkrebse, deren schon eine ganze Zahl beschrieben ist. Hier wurde und wohl sicher mit Recht auf embryonale Anlage zurückgegriffen. Recht unsicher ist die als „Markschwamm" 1854 von NOEGGERATH bei einem Neugeborenen beschriebene Lebergeschwulst. Ähnlich der Fall WIDERHOFER-WEDLS bei einem 3 Tage alten Kind und der alte von GROSS bei einem Kinde von 3 Monaten. LANGMEADs Fall betrifft ein 5 Wochen altes Mädchen, ein älterer von PEPPER ein 2monatiges Kind, ein solcher von DANSIE einen 10wöchigen Knaben, die Fälle von RIBBERT sowie PETRONE und WOLLSTEIN-MIXSELL 4monatige, von BRIDEL, MILNE 6 Monate alte Kinder. LEICHTENSTERN erwähnt einen 7monatigen Knaben, WEST beschreibt einen primären Leberkrebs bei einem 8 Monate alten Jungen, PEIPER bei einem $8\frac{1}{2}$ Monate alten Kinde, desgleichen ROSENBUSCH, WIEST sowie HENKE bei 9monatigen, CASTLE bei einem $10\frac{1}{2}$ Monate alten (operierter Fall), WEBER sowie MIEREMET bei 11monatlichen Kindern, auch der von MIURA und UTUMI mitgeteilte Fall betrifft einen Säugling. Einen primären Leberkrebs bei einem 14monatigen Kind beschrieb PLAUT, bei einem $1\frac{1}{4}$jährigen GEIGER, ferner NAGASAWA-NAKAMURA, bei einem 17monatigen AFFLECK sowie HARBITZ und PLATOU, ein 20monatiges Kind betrifft eine Mitteilung aus dem St. Josephspital Wien (1883), ein 21 Monate altes Mädchen der Fall von GRIFFITH. Weitere Fälle wurden mitgeteilt von VILLEMIN ($2\frac{1}{2}$jähriges Kind), WULFF (3jähriges Mädchen), FREEMANN (3jähriger Knabe), SCHLESINGER, HÄRTEL sowie GEE (4jährige Kinder), WEGELIN sowie HONDA (Kinder von $5\frac{1}{2}$ Jahren), ebenso YAMAGIWA, MAIR sowie LAPAGE (6jährige Knaben), LUBARSCH (7jähriges Mädchen), KARSNER (8jähriger Junge), KOLTMANN, MATTIROLO sowie RISICATO (9jährige Kinder), DIBBELT sowie SMITH (10jährige Kinder) und 5 Fälle von MARCKWALD (Kinder zwischen 9 und 15 Jahren). Jugendliche zwischen 10 und 20 Jahren betreffen weiterhin Mitteilungen von: LEWISS, HARBITZ und PLATOU (2 Fälle), BIRCH-HIRSCHFELD, OLIVIER (?), WHITE, PYE SMITH, HENSCHEN (fraglicher Fall), DESCHAMPS, BONOME, KARSNER, TATE (ohne mikroskopische Sicherstellung), FUSSELL und KELLY, GRAWITZ, SMITH-BURT, ACLAND und DUDGEON, MARTINI, ROBERTS, ENGELHARDT, TURNAUER, LANDSTEINER (3 Fälle), SJÖVALL (2 Fälle), YAMANE, HERZOG, FOX-BARTELS. STEFFEN stellte eine Reihe von Fällen bei Kindern zusammen, SCHLESINGER deren 10 (auch tabellarisch), PHILIPP fand, wie er in seiner größeren Abhandlung „über Krebsbildung im Kindesalter" im Jahre 1907 mitteilt, im Schrifttum 29 Fälle bei Kindern, darunter 12 sichere, 10 wahrscheinliche und 7 unsichere (die ich zumeist nicht aufgenommen habe). Die Krebse betrafen ein Alter von 1 Jahr 2 Monate bis zu 15 Jahren. CASTLE fand (1913) 42 Fälle bei Kindern bis 16 Jahre, GRIFFITH (1918) 57 Fälle im gleichen Alter, deren 16 im ersten Lebensjahr. MIEREMET entnahm (1920) dem Schrifttum 16 Fälle von Leberkrebs beim Säugling und fügte einen eigenen hinzu. DANSIE stellte 1922 23 Fälle bis zu $2\frac{1}{2}$ Jahren zusammen, doch ist seine Statistik wenig brauchbar, da Karzinome, Sarkome und Mischgeschwülste wirr durcheinander stehen. Neuerdings gibt ROSENBUSCH eine Übersicht über 32 Fälle bis zum 15. Jahre, rechnet aber die Fälle von Mischgeschwülsten ein. Diese habe ich abgesondert und werde sie in einem späteren Abschnitt behandeln. Den öfters als primären Leberkrebs eines Kindes mitangeführten Fall BOHNS bei einem halbjährigen Mädchen habe ich nicht aufgenommen. Hier lag nach

dem makroskopischen und mikroskopischen Bilde (anatomische Untersuchung
von v. Baumgarten) ein unzweifelhaftes primäres Karzinom der Bauchspeicheldrüse mit Metastasen in der Leber vor. Der Fall wird auch in der Arbeit selbst
mit klaren Worten so aufgefaßt; der schlecht gewählte Titel derselben hat
wohl andere Bearbeiter des Themas zur Annahme eines primären Leberkrebses
verführt. Zuweilen wird auch ein Fall von Kestner mit angeführt. Hier ist
ohne jede weitere Angabe nur statistisch ein Fall von „Carcinoma hepatis"
unter den behandelten Krankheitsfällen der Kinderklinik in Straßburg mit
aufgezählt.

Aber auch einige der oben erwähnten Fälle sind durchaus unsicher, so derjenige von Fussell und Kelly, welcher bei einer Nachuntersuchung durch
Welsh und Dock als Zirrhose ohne Krebs angesprochen wurde, sowie der Fall
von Pye Smith, den Musser als ein einfaches Adenom ansieht. Rechne ich
alle diese und die oben schon als fraglich bezeichneten Fälle ab, so finde ich im
Schrifttum 44 Fälle von primärem Leberkrebs bei Kindern unter 10 Jahren,
27 weitere Fälle bei Jugendlichen zwischen 10 und 20 Jahren. Berechnet auf
439 Fälle, in welchen ich das Alter angegeben fand, ist dies ein Hundertsatz
von 16, im Hinblick auf das seltenere Vorkommen von Krebsen bei Kindern
und Jugendlichen eine verhältnismäßig hohe Zahl. Bei den kindlichen Leberkrebsen scheint die massive Form in Gestalt eines großen Knotens verhältnismäßig häufig aufzutreten. Interessant ist ferner, daß bei den Kindern unter
10 Jahren die Zahl der Fälle bei Knaben und Mädchen etwa die gleiche ist.
Es steht dies in Übereinstimmung mit Angaben Yamagiwas, welcher für
Mädchen und Knaben etwa dieselbe Zahl errechnete (ähnlich Castle sowie
Griffith) und ist deswegen nicht ohne Bedeutung, weil es im Gegensatz zu
dem weitaus überwiegenden Auftreten besonders des Leberzellenkrebses bei
erwachsenen Männern gegenüber erwachsenen Frauen steht. Es hängt dies
damit zusammen, daß hier der den Unterschied dort bedingende Faktor weg-
fällt, nämlich eben die Abhängigkeit des Karzinoms von Leberzirrhose (s. auch
unten). Ich finde bei Individuen bis 10 oder 15 Jahren im älteren Schrifttum manchmal keine genauen Angaben über diese Frage. Von Wegelin,
Peiper, Yamagiwa, Schlesinger, Rosenbusch und einigen anderen wird aber
mitgeteilt, daß in ihren Fällen von Kindern Zirrhose nicht bestand. Als Fälle,
bei denen bei kleinen Kindern diese doch vorhanden war, finde ich nur den
von Plaut bei einem 14 Monate alten Kinde beobachteten, den von Geiger
aus demselben Alter, sowie den von Mieremet bei einem 11 monatigen
Kinde beschriebenen. Bei den Leuten zwischen 10 und 20 Jahren findet sich
schon öfters, wie in den Fällen Landsteiners oder Herzogs, der Krebs auf
zirrhotischer Grundlage. Mit guten Gründen wird in einer Reihe von Fällen
angenommen, daß das Leberkarzinom angeboren war; so spricht Ribbert
von einem angeborenen Gewächs und Lubarsch z. B. teilt mit, daß in seinem
Fall schon von der Geburt an eine Auftreibung in der rechten Bauchhälfte
aufgefallen war, ähnlich im Falle Rosenbuschs. Es bestanden, wenn auch
selten, in einigen Fällen schon Metastasen, so in denjenigen von Affleck,
Pye Smith, Engelhardt, Acland und Dudgeon; ferner wurden in einer
ganzen Reihe von Fällen, so von Weber, Lubarsch, Wulff oder Rosenbusch,
Gefäßeinbrüche nachgewiesen. In den Fällen bei Kindern insbesondere ist
beim Fehlen von Zirrhose wohl anzunehmen, daß der Krebs auf dem Boden
einer Gewebsmißbildung entstand. Am lehrreichsten sind hier die Mitteilungen Peipers, Wiests und Rosenbuschs. Jener legt ausführlich
dar, daß er indifferente Zellen fand mit Übergängen in Leberzellen einerseits, zu unvollkommenen Gallengängen andererseits, und daß diese undifferenzierten Zellen die Geschwulst als aus embryonalem Gewebe hervorgegangen

stempelten. Die Bilder erinnerten PEIPER an das sog. Adenosarkom der Niere. In demselben Sinne zieht PEIPER auch den von WEBER mitgeteilten Fall heran, in welchem angenommen worden war, daß sowohl Leberzellen wie Gallengänge an der Geschwulstbildung beteiligt gewesen sein könnten, wenn auch die unterdifferenzierten Zellen dort nicht besonders hervorgehoben wurden. Ganz das gleiche wie PEIPER beschreibt auch WIEST bei der Geschwulst eines 9 monatigen Kindes. Auch er fand undifferenzierte embryonale Matrixzellen, leberzellähnliche Zellen und — wenn auch sehr spärlich — zylindrische Gallengangsepithelien. Die Geschwulst wuchs stellenweise deutlich destruierend. Auch WIEST legt auf das indifferentere Blastemgewebe das Hauptgewicht und leitet die Geschwülste von solchem „bei der Bildung der Leber unverwertet gebliebenen Bildungsgewebe" ab. Ähnlich wie PEIPER zieht auch WIEST das Adenosarkom der Niere, nach TRAPPE sog. „embryonales Nephrom", zum Vergleich heran und benennt jene bei Kindern auftretende bösartige epitheliale Geschwulst der Leber dementsprechend „embryonales Hepatom" in seinem Fall mit dem Zusatz „destruens". Und ganz ähnlich ist auch die Schilderung und Erklärung, welche ROSENBUSCH von dem Krebs eines 6 Wochen zu früh geborenen, von Anfang an Auftreibung des Bauches aufweisenden Knaben, der im 9. Monate starb, gibt. Auch er beschreibt undifferenzierte Zellen, Übergänge zu leberzellähnlichen Gebieten nur mit Kapillaren zwischen den Epithelmassen und mit Ausbreitung von „Rosetten" mit galligem Inhalt in den Lichtungen einerseits, zu gallengangsähnlichen Gebilden andererseits. Einbrüche in Venen — vor allem aus den undifferenzierten Zellen bestehend — stellten sicher, daß Karzinom vorlag. ROSENBUSCH bezieht die Entstehung dieses Krebses auch auf eine embryonale Anlage, und, da er bemerkenswerte Abweichungen der Form der Leber fand, die er eingehend beschreibt und als echte Atavismen auffaßt, auf eine sekundäre Dlfferenzierungshemmung als Grundlage (daß er die Annahme der Entstehung des Leberkrebses aus embryonal un- oder unterdifferenzierten Zellen allgemein auch auf den der Erwachsenen ausdehnt, ist schon oben erwähnt). WIEST setzte schon die „embryonalen Hepatome", wie seinen eigenen Fall, Mischgeschwülsten mit Knorpel, Knochengewebe u. dgl. nahe, und dies betont ROSENBUSCH noch mehr. Er spricht von fließenden Übergängen von den Mischgeschwülsten zu den in Frage stehenden Krebsen, wie er an dem Aufstellen einer Reihe zu zeigen sucht. Diese faßt er dementsprechend als „einfache" Mischgeschwülste vom Charakter des Karzinoms auf, die er als „embryonales Leberkarzinom" bezeichnet. Bemerkenswert ist in dieser Richtung, daß ROSENBUSCH in seinem Krebs auch Plattenepithel mit Hornperlen, das er als Heteroplasie von den undifferenzierten Zellen, in denen diese Eigenschaft latent vorhanden gewesen sein müsse, ableitet, fand, was sonst in der Tat nur bei Mischgeschwülsten der Leber (Fälle von HIPPEL und YAMAGIWA, siehe später) beobachtet wurde. Die Ableitung der Plattenepithelien von den undifferenzierteren Gebilden ist wohl sicher richtig und diese von embryonalen Keimen abzuleitenden Leberkrebse stehen wohl auch sicher den ähnlich bedingten Mischgeschwülsten durchaus nahe. Da diese aber doch wenigstens in der morphologischen Erscheinung und verschiedenen Ausdifferenzierungen (wohl auf früherer teratologischer Terminationsperiode beruhend) eine Geschwulstart eigener Art darstellen, habe ich es vorgezogen, sie hier abzugliedern und unten für sich zu besprechen.

Im Sinne einer angeborenen Anlage wäre vielleicht noch HEDINGERs Mitteilung von primärem Leberkrebs bei 2, wenn auch in höherem Alter verstorbenen Schwestern zu verwerten.

Angefügt sei eine kurze Zusammenstellung über das Vorkommen des Leberkrebses in den verschiedenen Altersstufen überhaupt. Die älteren Statistiken (HESS sowie LEICHTENSTERN usw.), welche primäre und sekundäre

Leberkrebse zusammenfassen, sind hier wertlos. Folgende Statistik ergibt sich aus der EGGELschen Abhandlung.

Alter:	bis 10 Jahre	3 Fälle	= 2 %	Alter:	40—50 Jahre 25 Fälle	= 16,5 %
	10—20 „	2 „	= 1 %		50—60 „	42 „	= 27 %
	20—30 „	13 „	= 9 %		60—70 „	35 „	= 23 %
	30—40 „	17 „	= 12 %		älter	15 „	= 10 %

YAMAGIWAs (und KIKAs) Fälle lassen folgende Hundertsatzberechnung zu:

Alter:	bis 10 Jahre	7 %	Alter:	40—50 Jahre	18 %
	10—20 „	—		50—60 „	46 %
	20—30 „	7 %		60—70 „	4 %
	30—40 „	18 %		älter	—

Ich selbst konnte 447 Fälle zusammenstellen und fand dabei folgende Zahlen:

Alter:	bis 10 Jahre	44 Fälle	= 10 %	Alter:	40—50 Jahre	57 Fälle	= 13 %
	10—20 „	27 „	= 6 %		50—60 „	118 „	= 26 %
	20—30 „	27 „	= 5 %		60—70 „	98 „	= 22 %
	30—40 „	42 „	= 9 %		älter	37 „	= 9 %

Man kann hieraus ersehen, daß ich zwar einen höheren Hundertsatz wie YAMAGIWA und insbesondere EGGEL für Kinder und Jugendliche fand, daß sonst aber die Zahlen im ganzen gut übereinstimmen, insbesondere auch im Hinblick darauf, daß Leute zwischen 50 und 70 Jahren der Erkrankung bei weitem am meisten ausgesetzt sind, da sich in diesen Altersstufen nach den fast ganz übereinstimmenden Hundertzahlen der 3 Statistiken etwa die Hälfte aller vom Leberkrebs überhaupt Befallenen befinden. Es stimmt dies auch fast ganz mit älteren Angaben von SIEGRIST, HANOT und GILBERT sowie SIEGENBEEK VAN HEUKELOM, FRERICHS, HESS, LEICHTENSTERN usw. überein.

Betrachten wir die Verteilung auf die Geschlechter, so fand EGGEL unter seinen Leberkrebsen 98 Männer und 57 Frauen, also einen Hundertsatz von 63,3 zu 36,7. YAMAGIWA berechnete die Zahlen auf 21 = 73 % zu 8 = 27 %, YAMANE auf 21 = 91 % zu 2 = 9 %. Ich fand 332 Männer auf 133 Frauen, d. h. etwa 70 zu 30 %. Die Zahlen der Sammelforschung des Deutschen Komitees für Krebsforschung, die ich Herrn Geheimrat LUBARSCH verdanke, ergeben unter 5175 bei Männern gefundenen Krebsen 80 = 1,55 % primäre Leberkrebse, unter 4654 bei Frauen gefundenen 37 = 0,8 % primäre Leberkrebse, unter den 117 primären Leberkrebsen entfielen also auch hier auf die Männer 68 %, auf die Frauen nur 32 %. Übereinstimmend ergibt sich das große Überwiegen der Männer gegenüber den Frauen beim primären Leberkrebs im allgemeinen[1].

Lehrreich ist es nun aber auch hier wieder die Zahlen getrennt für den Leberzellen- und den Gallengangskrebs zu berechnen. Beim Leberzellenkrebs fand EGGEL, daß 65 Männer auf 30 Frauen kamen, YAMAGIWA 17 : 4, ich 183 : 55. Die Hundertzahlen stellen sich nach EGGEL auf 68,4 : 31,6; bei YAMAGIWA auf 81 : 19 und bei mir auf 77 : 23. Beim Leberzellenkarzinom

---

[1] Anmerkung bei der Korrektur. In seiner soeben veröffentlichten Statistik gibt JUNGHANNS (s. oben) als Durchschnittslebensalter des primären Leberkrebses bei dem Mann bei im Krankenhaus Gestorbenen 57,6 Jahre, bei in der Heil- und Pflegeanstalt Gestorbenen 70,3 Jahre an, bei der Frau die betreffenden Zahlen 59 und 79 Jahre. Nach seiner Zusammenstellung fanden BUDAY ein Durchschnittsalter von 49,5 Jahren, BEJACH von 60,2, STEINHANS von 52,6, BILZ von 61, 67 Jahren. JUNGHANS fand, was die Verteilung auf Geschlechter betrifft, unter 2010 Krebsen 28 primäre der Leber = 1,39 % bei Männern gegenüber 11 unter 2176 Krebsen = 0,505 % bei Frauen, d. h. 71,8 % der primären Leberkrebse bei Männern, 28,2 % bei Frauen, was mit obigen Zahlen gut übereinstimmt. JUNGHANS eigene und von ihm aus dem Schrifttum zusammengestellte Verhältniszahlen der primären Leberkrebse berechnet auf die Krebse überhaupt und für Männer und Frauen getrennt sind schon oben in einer Anmerkung angeführt.

überwiegt also das männliche Geschlecht noch ausgesprochener, als wenn wir den Leberkrebs im allgemeinen betrachten. Ganz anders liegen die Verhältnisse beim Gallengangskrebs, und zwar auch hier fast ganz gleiche Befunde nach den 3 Statistiken. EGGEL fand hier nämlich, daß 52,9% Männer auf 47,1% Frauen kamen, bei YAMAGIWA waren die Zahlen gleich verteilt 50 : 50% und bei mir 55% Männer und 45% Frauen. Im Gegensatz zum Leberzellkrebs ist also die Gallengangskrebsverteilung bei den beiden Geschlechtern ziemlich gleichmäßig. Da bekanntlich Zirrhose bei Männern viel häufiger ist als bei Frauen, ist mit Sicherheit zu schließen, daß diese Unterschiede der Hundertzahlen nach dem oben Dargelegten darauf beruhen, daß die Zirrhose beim Gallengangskrebs nicht die Rolle spielt, wie beim Leberzellenkrebs. Dies konnte EGGEL auch zahlengemäß erhärten, indem er bei den mit Zirrhose gepaarten Karzinomen in 81% Männer, in 19% Frauen fand, bei den Karzinomen hingegen, welche ohne Zirrhose verliefen, nur in 29% Männer, in 71% Frauen. Mit dem ersteren stimmen auch meine Zahlen fast vollständig überein, indem ich unter den Fällen mit Zirrhose 82% Männer, 18% Frauen fand; bei den Fällen ohne Zirrhose fand ich die beiden Geschlechter ziemlich gleichmäßig verteilt.

Ziehen wir aus alledem einen Schluß, so erhellt wohl unzweideutig die Bedeutung der präkanzerösen Leberveränderung für die eigenartige Verteilung auf die Geschlechter und ebenso die Rolle, die dieselbe, eben vornehmlich die Zirrhose, wenigstens teilweise, auch für die Verschiedenheiten im Auftreten in bestimmten Altersklassen spielt.

Erwähnenswert ist noch die Erfahrung, daß Leberkrebse, welche bei Schwangeren beobachtet wurden — FRIEDREICH, SENFFT, SCHWINK, STAHR — besonders schnelles Wachstum aufgewiesen haben sollen. So wuchs SENFFTs Geschwulst in wenigen Monaten so stark, daß ihr Gewicht bei der Leichenöffnung 8 kg betrug. Sie wurde zum Geburtshindernis. Die von SCHWINK beschriebene Leber wog gar 14 kg. Der Fall STAHRs nahm überaus schnellen Verlauf mit zahlreichen ausgedehnten Metastasen.

Auf das klinische Bild können wir hier naturgemäß nicht näher eingehen. Erwähnen will ich nur, daß sich Ikterus häufig findet, und zwar allgemeiner Ikterus, während ja von der ikterischen Verfärbung der Geschwülste selbst oben schon die Rede war. EGGEL fand in 61% der Fälle, und zwar ziemlich in derselben Verteilung beim Leberzellenkrebs und beim Gallengangskrebs allgemeinen Ikterus. Ich finde ihn unter meinen Fällen in etwa 58% vertreten, TORLAND gibt 63% an. Natürlich hängt er in den Fällen mit Zirrhose zumeist auch mit dieser zusammen und ist im übrigen auch von der Zahl, Größe usw. der Geschwulstknoten abhängig. Öfters findet sich auch eine Verbreitung des Leberkrebses dergestalt verzeichnet, daß er auf die großen Gallengänge übergriff und so auch einen Verschluß dieser mit seinen Folgen hervorrief. Aszites fand EGGEL in 58,5% der Fälle, am häufigsten bei der diffusen Krebsform, TORLAND in 58%, YAMANE in 69,6% der Fälle. Ich finde ihn ebenfalls in etwa 70% der Fälle vermerkt. Eine Milzschwellung bestand nach EGGEL in 32% seiner Fälle, naturgemäß ebenfalls am häufigsten bei der diffusen Krebsform. Dieselbe Zahl gibt TORLAND an. Hiermit stimmen meine Zahlen insofern auch ganz gut überein, als ich sie in etwa 42% der Fälle vermerkt finde, YAMANE gibt sogar einen Hundertsatz von gut 60 an. Auch bei Aszites und Milzschwellung ist natürlich nicht abzuwägen, wieviel im Einzelfalle an ihrem Erscheinen die grundlegende Lebererkrankung, besonders Zirrhose, wieweit das Karzinom selbst beteiligt ist.

Nun einige Worte zur Frage der Metastasenbildung. Wie schon des öfteren gestreift, sind beim primären Leberkrebs Gefäßeinbrüche etwas ganz ungemein Häufiges. Kapillarausbreitung wurden von den Untersuchern, welche besonders darauf achteten, geradezu regelmäßig gefunden, so von Goldzieher und v. Bókay in ihren sämtlichen Fällen. Bemerkenswert ist, daß Gefäßeinbrüche auch in den 4 bzw. 5 ganz beginnenden Leberkrebsen, sowohl bei den von Leberzellen wie bei den von Gallengängen ausgehenden, schon regelmäßig festzustellen waren. Goldzieher und v. Bókay machen darauf aufmerksam, daß die Einbrüche in Kapillaren sich nicht nur am Rande, sondern auch inmitten der Geschwulstknoten, und zwar auch abgekapselter, finden, und Wegelin sah dies vor allem auch in der Umgebung der Zentralvenen. Auf diese Weise kommen metastatische Knoten in der Umgebung des Ursprungsgewächses zustande. Eine ganz außerordentlich große Rolle spielt nun aber ganz besonders die weitere Verbreitung auf dem Venenwege. Hier steht an erster Stelle die Pfortader. Einbrüche sind an größeren Ästen möglich und die Geschwulstzellen gehen dann mit dem Blutstrom weiter, indem sehr zahlreiche intrahepatische Metastasen entstehen; oder auch das Karzinom wächst in der Vena portarum selbst entgegen dem Blutstrom bis in große Äste weiter, wie dies schon Siegenbeek van Heukelom verfolgte. Es ist bei Besprechung der Frage der multizentrischen Entstehungsweise des Krebses schon betont, daß eine weite Verbreitung metastatischer Geschwulstknoten innerhalb der Leber so vor sich geht, daß die Knoten in den Pfortaderästen selbst, leicht ausschälbar, daher scharf abgesetzt, in großer Menge liegen. Hierauf weist Schüppels Schüler Wulff schon 1876, und zwar sowohl für die Pfortader- wie auch Lebervenenverzweigungen hin. Insbesondere Ribbert hat dies ja dann scharf betont und auch vorzüglich abgebildet. Man kann dann aus den Venenästen die ganzen Knoten herausspülen. Dies ist auch von vielen anderen Seiten betont worden, und Winternitz z. B. schreibt „in einigen Fällen bleibt wirklich nach Entfernung aus den Blutgefäßen fast nichts von der Geschwulst übrig". Andererseits bricht das primäre Leberkarzinom auch überaus häufig in Lebervenen durch und pflanzt sich in die Vena cava inferior fort; so kann es die ganze Vena cava bis in den rechten Vorhof hinein ausfüllen. Auf diese Weise gelangen Karzinomzellen durch Verbreitung auf dem Venenwege in die Lungen und setzen hier bzw. auf der Pleura Metastasen. Amlinger beobachtete ausgedehnte metastatisch entstandene Geschwulstthrombose der Lungenarterien und ein Weitergelangen der Geschwulstzellen in Lungenvenen, ohne daß die Lunge selbst Karzinomknoten aufwies. Auch durch die Lunge hindurch können Geschwulstzellen in den Körperkreislauf gelangen, wie z. B. Wegelin in den Ästen der Nierenarterie sichere Geschwulstzellen, aber nur einzelne und in ganz kleinen Gruppen, fand. Daß auch die benachbarten Lymphknoten, also zunächst diejenigen an dem Hilus der Leber, und dann auch weitere, insbesondere thorakale, häufig ergriffen werden, ergibt sich von selbst. Auch Einbrüche in kleine Leberarterien wurden verfolgt (z. B. Bamberg). Außer den genannten Metastasen (also außer in der Leber selbst vor allem in den Lymphknoten einerseits, den Lungen-Pleuren andererseits) finden sich, wenn auch verhältnismäßig selten, auch Metastasen in anderen Organen. Hier steht wohl an erster Stelle der Knochen, wie auch Landsteiner betont, daß eine gewisse, allerdings nicht große, Disposition des Knochenmarkes, vielleicht namentlich der Schädelknochen, für Metastasierung des Leberkrebses besteht (Genaueres s. unten). Goldzieher und v. Bókay sowie Stahr und Raupp beobachteten auch z. B. Metastasen im Gehirn, Dijkstra epidural im Wirbelkanal, so daß klinisch Querläsion des Rückenmarkes vorgetäuscht wurde. Eine Metastase im Wirbel mit Kompressionsmyelitis beschrieben auch Counseller und Mc. Indoe. Auch wächst der Leberkrebs in manchen Fällen per continuitatem auf Nachbarorgane weiter, so besonders in das Zwerchfell oder das Pankreas, oder es kommt zu einer Aussaat von Krebsknoten auf Bauchfell, Gekröse usw. Wenn allerdings SCHÜPPEL nur höchstens diese Verbreitung gelten ließ, dagegen keine eigentliche Metastasierung, so war er, wie sich aus dem schon Gesagten und einigen unten wieder zu gebenden Zahlen ergibt, sicher im Irrtum. Dem gegenüber hat auch schon AMLINGER außer seinem eigenen Fall diejenigen von BONNET, DALMANN, FISCHER (2 Fälle), LISSAUER, LÖHLEIN, RAUPP, RUNTE, WEISS, HÄRTEL, FUHRHANS als sogar hochgradig metastasierende zusammengestellt.

Trotz alledem bleibt die Bevorzugung des Einbruches des Leberkrebses in die Pfortader, sowie die im Gegensatz zu der so bewirkten ungeheueren metastatischen Verbreitung in der Leber selbst verhältnismäßige Geringfügigkeit — selteneres Auftreten, kleineres Ausmaß, wohl auch spätes Erscheinen — der außerhalb der Leber gelegenen Metastasen etwas Besonderes dem primären Leberkrebs Anhaftendes. Dies bezieht sich vor allem auf den Leberzellenkrebs, wie dies besonders WEGELIN, EWING, WINTERNITZ sowie FOX-BARTELS betonen. Auch KIKA läßt den Leberzellenkrebs ganz gewöhnlich ausgedehnte intrahepatische Metastasen und erst später extrahepatische, den Gallengangszellkrebs hingegen schon frühzeitig außerhalb der Leber gelegene und erst später und seltener makroskopisch sichtbare metastatische Knoten in der Leber selbst setzen. Wenn WEGELIN allerdings angibt bei dem, was er „reines Adenokarzinom" nennt, nur im Falle FROMANN sicher und vielleicht noch in demjenigen von PYE SMITH Metastasenbildung im Schrifttum vermerkt gefunden zu haben, so ist ja eine sichere Grenze zwischen dem an das Leberzellenadenom angeschlossenen trabekulären Leberzellenkrebs und dem durch Schlauchformen gekennzeichneten überhaupt nicht zu ziehen. Spricht so doch manches dafür, daß die Geringfügigkeit der Metastasierung außerhalb der Leber gerade bei dem Leberzellenkrebs auffällig ist, so hat andererseits BERSCH aus den von EGGEL zusammengestellten Fällen etwa dieselbe Metastasenzahl (35—36 %) für Leberzellen- und Gallengangsepithelkrebs berechnet und ähnliches auch unter seinen eigenen Fällen gefunden.

Für die trotz allem verhältnismäßige Seltenheit und vor allem Geringfügigkeit der Metastasen, welche auf jeden Fall gerade bei dem leberzelligen Krebs im Hinblick auf und im Gegensatz zu den ganz gewöhnlichen Geschwulstthromben in den Lebergefäßen selbst auffällig ist, sind öfters Erklärungsversuche gemacht worden. So setzt MIROLUBOW, wie SALTYKOW mit Recht meint, wohl etwas gezwungen auseinander, daß nach Verschluß der Venae centrales durch Geschwulstmassen die Krebszellen entgegen dem Blutstrom in die Pfortader gelangten, sich durch diese ausbreiteten und daher die Grenze der Leber nicht überschritten, bevor sich nicht das ganze Organ in eine Geschwulstmasse verwandelt habe, die Kranken aber so lange nicht lebten. WEGELIN nimmt an, daß eine ausgedehnte Metastasierung dadurch verhindert wird, daß die Geschwulstzellen in der Lunge abgekapselt oder vernichtet und so unschädlich gemacht würden. Ähnlich bezeichnet es auch BERSCH als möglich, daß die Krebszellen zwar auf dem Blutwege weiter getragen werden, daß sie aber gerade bei dem Leberzellenkrebs infolge ihrer geringeren Anaplasie empfindlicher als bei dem von Gallengangsepithelien abstammenden Krebs sein möchten und so leichter wieder untergingen. Sicher hängen die bei Leberkrebsen so überaus häufigen Kapillar- und Veneneinbrüche mit der besonderen Gefäßanordnung des Organes und auch mit dem Blutstrom, der ja hier in den Kapillaren besonders langsam ist und ja auch die metastatische Verbreitung von Krebsen des ganzen Pfortaderwurzelgebietes usw. gerade in der Leber so sehr begünstigt, zusammen. Mit diesen Kreislaufverhältnissen ist es zu erklären, warum das primäre Leberkarzinom seine Hauptmetastasen gerade, und vor allem zunächst, in der Leber selbst setzt. Sehen wir dasselbe doch auch wiederum beim sekundären Leberkrebs. Ich erinnere nur z. B. an kleinste Magenkarzinome mit ungeheuerer Verbreitung von Krebsknoten in der Leber. Daß aber, wenn der primäre Leberkrebs sich in der Leber so überaus mächtig auf geschwulstthrombotischem und embolischem Wege verbreitet hat, dann trotz Weiterverbreitung von Geschwulstzellen auch in den Körperkreislauf und insbesondere in die Lungen die extrahepatischen Metastasen, wenn sie überhaupt zustande kommen, verhältnismäßig klein und wenig zahlreich zu bleiben pflegen, ist vielleicht etwa nach Art der sogenannten athreptischen Immunitätszustände Ehrlichs zu verstehen. Sicher kommt auch der von einigen Forschern betonte Gesichtspunkt hinzu, daß dann der Tod oft früher erfolgt, als eine ausgedehnte Verbreitung des Krebses in anderen Organen zustande kommen konnte. Trotz alledem sehen wir aber doch, daß eine auch extrahepatische Metastasierung absolut betrachtet keineswegs selten ist. Ich lasse auch hier einige Zahlen sprechen. Eggel fand in 63 Fällen dem bloßen Auge erkennbare Einbrüche in Venen verzeichnet, darunter 49 in die Pfortader, nur in 15 wurden Gefäßeinbrüche direkt in Abrede gestellt. Die von mir gesammelten Zahlen stimmen hiermit prozentualiter fast ganz überein. Ich fand zuallermeist Gefäßeinbrüche vermerkt, fast stets solche in die Pfortader, nur in 35 Fällen, in welchen darauf geachtet wurde, wurden sie vermißt. In der Schrifttumszusammenstellung Eggels findet sich 50mal vermerkt, daß die Lymphknoten Metastasen aufwiesen, 23mal die Lungen und 4mal Knochen. Ich habe aus dem Schrifttum 115 Fälle sammeln können, in welchen sich metastatische Geschwulstentwicklung in Lymphknoten fand, 90 Fälle, in welchen solche in den Lungen bzw. auf der Pleura bestand, so daß die Lungenmetastasen auf jeden Fall verhältnismäßig häufig sind (s. auch Fox-Bartels), und nicht etwa selten, wie dies Mirolubow annahm. Endlich konnte ich aus dem Schrifttum 22 Fälle sammeln, in welchen die Knochen metastatische Geschwulstknoten aufwiesen. Bersch betont neuerdings die Metastasen — und ihre häufigen Größenverhältnisse — in dem Knochensystem ganz besonders. Er stellt 13 solche Fälle aus dem Schrifttum zusammen und fügt 3 eigene an. Besonders betont er die Neigung zu Knochenmetastasen für den Leberzellkrebs vom Typus des sog. „malignen Adenoms", was im Gegensatz zu der oben wiedergegebenen Annahme Wegelins steht, und er fordert, bei metastatischen Krebsen des Knochens neben Prostata, Mamma und Schilddrüse — ich möchte noch die Grawitzschen Nierengeschwülste anfügen — als Ausgangspunkt auch die Leberkrebse besonders zu berücksichtigen. Im ganzen fand Eggel 65 Fälle mit extrahepatischer Metastasenbildung, 50 Fälle, in welchen solche vermißt wurde. Auch hiermit stimmen meine Zahlen prozentualiter etwa überein, indem ich unter 280 unter diesem Gesichtspunkte zu beurteilenden Fällen 161 mit extrahepatischen Organmetastasen verzeichnet fand. Fox-Bartels geben nur 40% Fälle mit Metastasen an.

Erwähnt sei, daß primäre Krebse der Leber auch zu Operationen Veranlassung gaben. So stammt z. B. eine Mitteilung von v. Bergmann einen 61jährigen Mann betreffend. Die Geschwulst war der histologischen Untersuchung nach von den Leberzellen ausgegangen und v. Bergmann bezeichnet sie als „an der Grenze des Adenoms und Karzinoms" stehend. In der großen Zusammenstellung von Thöle (1913) wird eine ganze Anzahl von Leberresektionen wegen Karzinom mitgeteilt. Im gleichen Jahre berichtete auch z. B. Schlimpert über eine einschlägige Operation, neuerdings Fox-Bartels über eine solche. In diesen Fällen ist es nur oft sehr schwer zu beurteilen, ob der Leberkrebs wirklich primär ist; so konnte diese Frage auch in den letzthin mitgeteilten operierten Fällen (Berliner Dissertation des Chinesen Yü Tschang Tsching) nicht mit Sicherheit entschieden werden.

Zum Schluß noch wenige Worte über die Benennung der Krebse. Im älteren Schrifttum finden wir auch trotz atypischen Wachstums und Einbruches in Gefäße, ja sogar Metastasen, öfters die Bezeichnung „Adenom". Dies ist, wie oben bereits erwähnt, auf jeden Fall falsch. Mögen die Geschwülste in ihrem Bau noch so sehr an einfaches Adenom erinnern und dadurch an ihren Mutterboden, mag eine Trennung, wie oben ausgeführt, zwischen Adenom und Karzinom bei den fließenden Übergängen auch noch so schwer sein, auf jeden Fall ist ein Gewächs, welches deutliche Kennzeichen bösartiger Gewächsbildung an sich trägt, niemals mit dem Wort Adenom, welches nur eine gutartige epitheliale Geschwulst bestimmter Art bezeichnen darf, zu belegen. Die Trennung wird denn heute auch im Namen fast stets durchgeführt. Aber auch die dann gewählten sind häufig recht unglücklich. Durch unsere ganze Schilderung zog sich als Leitmotiv die Erkenntnis hindurch, daß wir zwei verschiedene Formen des primären Leberkrebses trennen müssen. Dies müssen wir auch im Namen ausdrücken. In dieser Hinsicht stimme ich vor allem Ribbert vollständig bei. Ebenso wenn er die von Siegenbeek van Heukelom und auch Bamberg, Wegelin und vielen anderen gerade für das von Leberzellen ausgehende, dem Mutterboden besonders ähnliche, Karzinom angewandte Bezeichnung „Adenokarzinom" zurückweist, da eher die von den Gallengangsepithelien ausgehenden Zylinderzellenkrebse der allgemeinen Bezeichnung entsprechend so zu benennen wären, wie auch Kaufmann letztere als „Adenokarzinome in unserem üblichen Sinne", bezeichnet. Orth betont zwar an sich mit Recht, daß man in beiden Fällen von Adenokarzinom (der Gallengänge und des Leberparenchyms) sprechen kann. Weil aber der Ausdruck eben beim Leberkrebs in verschiedenem Sinne gebraucht wurde und so Verwechslungen entstehen könnten, vermeidet man ihn hier am besten ganz. Auf jeden Fall kann ich aber trotz völliger Übereinstimmung mit Ribbert darin, daß jede der beiden Krebsarten scharf zu umgrenzen und eine „reinliche Scheidung der Neubildungen voneinander" vorzunehmen ein „unbedingtes Erfordernis für ihr Verständnis" ist, auch der Ribbertschen Benennung keineswegs folgen. Er nennt das Leberzellenkarzinom „malignes Adenom", das von den Gallengängen ausgehende das „eigentliche Karzinom". Eine derartige Unterscheidung ist, wie Orth genauer dargelegt hat, durchaus unglücklich. Auch das außer von Ribbert von Fromann, Blumberg, Dibbelt, Geiger u. a. so genannte „maligne Adenom" ist eben auch ein Karzinom und es im Namen von anderen Karzinomarten so scharf zu trennen kann sicherlich falsche Vorstellungen erwecken. Warum ist das „maligne Adenom" nicht auch ein „eigentliches Karzinom"? Was die Bezeichnung „malignes Adenom" im allgemeinen angeht, so möchte ich mich in der Beurteilung ihrer Unzweckmäßigkeit älteren Ausführungen von Lubarsch, Kaufmann u. a. vollständig anschließen. Warum wenden wir überhaupt den Namen „malignes Adenom" nur in bestimmten Organen an, in anderen trotz ebensolchen dem Mutterboden entsprechenden Baues nie? Ganz besonders unglücklich erscheint mir diese Bezeichnung aber gerade in der Leber durch hier konstruierte Gegensätze zum Karzinom, von dem es doch nur eine Unterabteilung ist. Betonen wir also scharf, daß beide oben aufgeführten Gruppen mit Orth, da es sich ja um bösartige epitheliale Neubildungen handelt, als Karzinome zu bezeichnen sind. Die Unterscheidung der beiden Formen ist aber auch dann leicht im Namen festzulegen. Allerdings die Einführung des Wortes „Hepatom" für die von den Leberzellen ausgehenden Geschwülste, wie dies Rénon-

Géraudel-Monier-Vidar vorschlagen, ist abzulehnen. Die Bezeichnung ist übrigens als solche schon weit älterer Herkunft, Collinet verwendet sie schon 1893. Huguenin hat darauf hingewiesen, daß die Begründung Rénons und seiner Mitarbeiter, daß diese Geschwülste zwar Gefäßeinbrüche, aber keine Metastasen machten, nicht zu Recht besteht, indem er selbst einen entsprechenden Fall mit Metastasierung beschrieb, und mit Recht bezeichnet er das Wort selbst als „monstruös" und weist auf die Folgen berartiger Bezeichnungen hin. Offenbar unabhängig von Rénon usw. hat auch Yamagiwa, und zwar mit weit besserer Begründung, die Bezeichnung „Hepatoma" und „Cholangioma" empfohlen, aber auch hier scheint die Namengebung als solche unglücklich (s. auch die begründete Zurückweisung durch Mirolubow). Besser ist sicher die früher von Yamagiwa und Kika verwandte Benennung „parenchymatöses Leberkarzinom" einerseits, „Gallengangskarzinom" andererseits. Auch Mirolubow spricht von Carcinoma hepatis parenchymatosum und teilt dieses wieder ein in ein simplex und ein medullare. Die schlauchförmigen u. dgl. Bildungen, für die er ja eine besondere Entstehung annimmt (s. o.), will er dann durch Zusatz von Worten wie cysticum sive cystoides oder tubulare zum Ausdruck bringen, Bezeichnungen, die wohl mit Recht eine weitere Verbreitung kaum finden möchten. Statt „parenchymatös" würde ich die gewöhnliche Bezeichnung Leberzellenkarzinom oder -Krebs vorziehen. Wollen wir lateinische Bezeichnungen wählen, so halte ich die von Goldzieher und v. Bókay durchgeführte Benennung der beiden Hauptgruppen für sehr glücklich: cholangiozelluläre und hepatozelluläre Karzinome. Die besondere morphologische Form können wir allgemeinem Sprachgebrauch folgend ja dann noch durch Beiworte zum Ausdruck bringen. Die Hauptsache scheint mir nach dem Ausgeführten die streng durchgeführte Bezeichnung jeder Form von primärem Leberkrebs als „Krebs" oder „Karzinom" einerseits, die scharfe Trennung in die beiden in vieler Hinsicht geschiedenen Gruppen andererseits, deren morphologische und vor allem histogenetische Verschiedenheiten durch die Bezeichnungen „Leberzellenkrebs" einerseits, „Gallengangskrebs" andererseits, bzw. „Carcinoma hepatocellulare" und „cholangiocellulare", gut zum Ausdruck kommen.

Daß der primäre Leberkrebs auch bei Tieren — und bei manchen gar nicht besonders selten — gefunden wird, sei hier nur kurz gestreift. Trotter fand unter 39 704 bei der Fleischbeschau in Glasgow beobachteten Tieren 119mal primären Leberkrebs = 0,3% der Tiere. Eine gute Zusammenstellung des Leberkrebses bei Tieren gibt Folger, dem ich hier folge. Am häufigsten ist derselbe beim Rind (vgl. auch die Darstellung von Joest in seinem Handbuch). Bei älteren Kühen wurde primärer Leberkrebs beschrieben von Besnoit, Brusaferro, Bashford-Murray, Mc Fadyean, Hoefnagel-Reeser, Horne, Kasparek, Kitt, Meyer, Schlegel, Trotter; bei Ochsen von Murray, bei jungen Tieren von Görig sowie Wilhelmi. Beim Schafe teilten Bashford-Murray, Gilruth, Mc Fadyean, Johne, Parascandolo, Trotter, beim Schwein Johne, bei Hunden Mc Fadyean, Humann, Murray, Sutton, Wooldridge, bei Katzen Petit sowie Petit und Germain einschlägige Fälle mit. Zumeist handelt es sich um hepatozelluläre Krebse. Aber auch cholangiozelluläre sind beschrieben worden, so beim Pferd von Markus, beim Rinde von Ball sowie Blanc, beim Schaf von Hodgson, beim Hund von Bashford-Murray sowie Knipers (Kystadenokarzinom). Auch bei den Tieren bestand zum Teil Zirrhose der Leber, fanden sich Gefäßeinbrüche besonders in die Pfortader und Metastasen vor allem in benachbarten Lymphknoten und Lungen. Es soll hier nicht genauer auf die Tiergeschwülste eingegangen werden.

Das Kystadenom (Zysten).

An die Adenome und Karzinome der Leber wollen wir die Kystadenome, deren vereinzelte auch Zeichen von Bösartigkeit aufweisen und somit Krebse sind, anschließen. Auch HOPPE-SEYLER, KAUFMANN, ZIEGLER u. a. nehmen Beziehungen zwischen Adenomen und zystischen Formen an. Bei den Kystadenomen stehen Zysten im Vordergrund und sie gehören somit in das allgemeine Gebiet der Leberzysten. Wir müssen diese daher zunächst kurz im allgemeinen betrachten, obwohl der größte Teil derselben nicht in das Gebiet der eigentlichen Geschwülste gehört. Größere allgemeine Bearbeitungen und Zusammenstellungen über die Zysten der Leber finden wir vor allem bei LANGENBUCH (1897), LEPPMANN (1900), HOFMANN (1902), MOSCHKOWITZ (1906), KONJETZNY (1910) (der auch ein umfassendes Verzeichnis des Schrifttums gibt), BOYD ferner SONNTAG (1913) und v. MYENBURG (1918). Ein Teil der Leberzysten besitzt auch klinisches Interesse und hat zu Operationen, d. h. mehr oder weniger vollständiger Entfernung, Veranlassung gegeben. Das hier einschlägige Schrifttum gehört daher zum großen Teil dem chirurgischen an. Oft konnte infolgedessen die Beschaffenheit des ganzen Organes nicht genügend festgestellt und auch der histologische Befund somit nicht vollkommen erhoben werden, so daß derartige Fälle insbesondere im Hinblick auf die Frage ihrer Entstehung zum großen Teil schwer einreihbar sind. Insbesondere PLENK hat mit Recht hervorgehoben, daß vor allem die großen, solitären, nicht parasitären Zysten der Leber nur selten zur Sektion und zur vollständigen Untersuchung gelangt sind.

Eine Einteilung der Leberzysten hat vor allem LANGENBUCH einerseits, dem sich HOFMANN anschließt, LEPPMANN andererseits vorgenommen. LANGENBUCH teilt ein in: 1. angeborene und 2. erworbene Zysten und letztere wiederum in a) einfache zystische Bildungen und b) zystische Degenerationen. SONNTAG sagt mit Recht, daß diese Einteilung trotz ihrer Übersichtlichkeit verschiedene Vorgänge zusammenbringe und wesensgleiche scheide. Auch BLAND-SUTTON sowie BOYD haben bei ihren Besprechungen die Solitärzysten und die allgemeine zystische Veränderung gesondert behandelt. Anders die Klassifizierung LEPPMANNs. Er unterscheidet mehr der Entstehung nach: 1. Gallenstauungszysten, 2. Flimmerepithelzysten, 3. Dermoidzysten, 4. Kystadenome und 5. Lymphzysten.

Eine richtige Einteilung ist nun in der Tat außerordentlich schwer. Eine rein äußerliche in Solitärzysten — und diese etwa wieder in unilokuläre und multilokuläre — und in multiple Zysten, die bis zur Durchsetzung des ganzen Organes mit Zysten (sog. zystische Degeneration der Leber) führen, ist nicht stichhaltig. Einkammerige Zysten zeigen häufig noch Scheidewände, welche darauf schließen lassen, daß sie aus mehrkammerigen durch Risse der Scheidewände und Zusammenfließen entstanden sind. Auch finden sich in den Kapseln der großen Zysten oft noch mehrere mikroskopisch kleine, so daß auch scheinbar solitäre Zysten tatsächlich multiple darstellen. Alle Zwischenglieder verbinden so Einzelzysten mit multiplen. Andererseits läßt sich auch eine scharfe Grenze zwischen den Fällen, in welchen 2 oder 3 Zysten nebeneinander liegen bzw. ein Zystenkonglomerat an einer Stelle vorliegt, und jenen anderen Fällen nicht ziehen, in welchen mehrere Zysten an verschiedenen Stellen der Leber liegen, und endlich solchen, in denen das ganze Organ von Zysten durchsetzt ist. Hierauf ist auch oft hingewiesen worden; es seien nur HOFMANN, LEPPMANN, v. HABERER, KILVINGTON, BOYD und SONNTAG genannt. Dieser legt die einzelnen Gesichtspunkte genau dar. Können wir also auch nicht eine scharfe Grenze ziehen zwischen Solitärzysten und den Fällen mit

mehreren Zysten, so scheinen doch immerhin Unterschiede zu bestehen
zwischen den Lebern mit einer oder einigen Zysten, welche teilweise wenigstens
als im späteren Leben entstandene Kystadenome gedeutet werden, einerseits,
und der ganzen Durchsetzung des Organes mit Zysten, wobei ausnahmslos
die Niere dieselben Veränderungen aufweist und dies wohl mit Sicherheit auf
fötale Mißbildung zu beziehen ist, andererseits. Ich möchte der Besprechung
zunächst folgende Reihenfolge zugrunde legen:

1. **Mechanisch entstandene, d. h. Gallenstauungszysten.** Solche
sind angenommen worden als Folge von Verlegung von Gallengängen vor allem
durch Steine, sowie als Folge von entzündlichen Vorgängen. Ob derartige Bedingungen überhaupt zu Zysten führen, scheint mir allerdings durchaus fraglich
und unbewiesen; vorderhand ist es aber nicht möglich die Gruppe einfach
zu streichen.

2. **Dysontogenetisch bedingte Zysten:**

a) **Lymphzysten,** deren Stellung und Vorkommen allerdings durchaus
unsicher ist.

b) **Wohl auf Vorderdarmsprossung zu beziehende Flimmerepithelzysten.**

c) **Auf Vasa aberrantia zu beziehende Zysten.**

d) **Sog. zystische Degeneration der Leber (Zystenlebern)** zusammen mit Zystennieren und öfter anderen Mißbildungen.

e) **Einige besondere Fälle angeborener Zysten der Leber.**

3. **Blastomatös zu bewertende Zysten, d. h. im wesentlichen Kystadenome.**

Hierzu ist zu bemerken, daß es sich keineswegs um eine „Einteilung" handeln soll und daß auch diese Abgrenzungen natürlich keine scharfen sind. Es ist nicht unwahrscheinlich, daß die
oben als „blastomatös" aufgeführten Zysten auch auf entwicklungsgeschichtliche Bedingungen zurückgehen und daß diejenigen
Forscher im Rechte sind, welche alle Zysten der Leber in diesem
Sinne einheitlich erklären und zusammenfassen. Dysontogenetische
Zustände und blastomatöse Wucherungen verbinden sich ja nicht selten. Die
allgemeine Einteilung hängt eben natürlich auch mit der subjektiven Auffassung der genetisch beherrschenden Gesichtspunkte überhaupt zusammen,
und ganz besonders ist in vielen Einzelfällen infolge ungenügender Angaben
oder ungenauer Darstellung überhaupt eine Erörterung der Entstehungsart
und somit Einreihung in die eine oder andere Gruppe, auch nur mit annähernder
Sicherheit, nicht möglich. Man kann ohne weiteres sagen, daß insbesondere
bei den großen Solitärzysten (s. Abb. 17), wie ich beim Durchsehen der Fälle
feststellen konnte, in den allermeisten Fällen eine sichere Beurteilung überhaupt nicht möglich ist, und es hat daher gar keinen Wert alle Fälle zu
sammeln und nach subjektivem Ermessen da oder dort einzureihen. Die im
folgenden gegebene Kasuistik beabsichtigt daher keineswegs eine vollständige
zu sein.

Die beiden ersten oben abgegrenzten Arten von Leberzysten brauchen
nur kurz behandelt zu werden, da nur die letzte allein eigentlich zu unserem
Thema gehört.

Auf Gallenstauung, insbesondere durch Gallenwege verschließende Gebilde
(Steine), wurden Zysten von Virchow bezogen (Krankhafte Geschwülste 1863);
hierher gerechnet werden vielfach auch die Fälle von Frarier, North, Berg,
Tiffany, Terillon, öfters auch diejenigen von Beale oder Majo Robson.
Die Größe der Zysten war verschieden, so wird diejenige Norths — ein Fall, in

welchem sich im Choledochus 2 Steine fanden — als mannskopfgroß beschrieben. Ob aber in diesen Fällen tatsächlich der Gallengangsverschluß allein die Zysten veranlaßte, erscheint sehr zweifelhaft. In diesem Sinne äußert sich auch z. B. SIEGMUND und ähnlich KONJETZNY. Auch HOFMANN legt an die veröffentlichten Fälle Kritik an. Er glaubt, daß im Falle NORTHs ein zufälliges Zusammentreffen einer Zyste mit Choledochussteinen vorlag, im Falle TIFFANYs eine intrahepatische Steinbildung mit Erweichung, nicht eine Leberzyste, und auch im Falle BERG nichts für Stauungszysten Beweisendes beschrieben sei. SONNTAG erkennt solche höchstens in einer geringen Zahl an und auch FIRÜKOWA spricht sich gegen sie aus, und zwar gegen die jetzt zu erwähnenden. Denn von anderen Beschreibern werden Stauung auf Grund von Entzündungen als Ursache für Leberzysten angenommen. Eine solche Ansicht vertrat FÖRSTER und weit später noch (1904) BLACKBURN, ferner JUHEL-RANCY. Auch SABOURIN nimmt eine Erweiterung von bei Zirrhose neugebildeten Gallengängen an und spricht von „Angiome biliaire", eine Bezeichnung, die auch verschiedene französische Forscher, obwohl sie eine andere Entstehungsart der Zysten voraussetzen, übernommen haben. Auch DAVAINE bezog die von ihm beschriebenen hanfkorn- bis haselnußgroßen, multiplen Zysten seines Falles, obwohl die Leber im übrigen unverändert war, auf Verschluß und dann folgende teilweise Erweiterung von Gallengängen. Es wurde nun auch versucht, diese

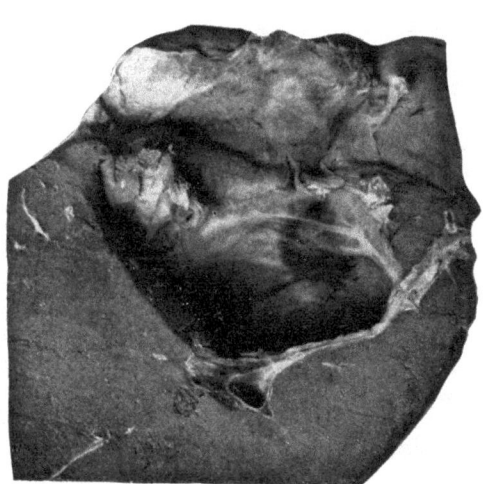

Abb. 17. Große Leberzyste.

Ableitung der Zysten auf Grund von Entzündung mit entwicklungsgeschichtlich bedingten Faktoren zu verbinden. So wurde angenommen, daß es fötal überzählig angelegte oder ausgeschaltete Gallengänge seien, welche bei Bestehen der Entzündung zu den Zysten würden, und ROLLESTON setzt eine fötale Cholangitis und Pericholangitis als letzte Entstehungsursache voraus. Das ganze Kapitel der „Retentionszysten" ist keineswegs geklärt und es erscheint sehr zweifelhaft, ob Stauung allein überhaupt zu Leberzysten führen kann. Wahrscheinlich liegen in der Tat entwicklungsgeschichtliche Vorgänge zugrunde.

Hier anzureihen wären die sehr seltenen Lymphzysten, wie sie ZIEGLER annahm und auch LEPPMANN sowie ZAHN erwähnten. In diesem Sinne wurden meist kleine, selten große Zysten gedeutet und hierher gerechnet werden vor allem noch Fälle von SHARKEY (kindskopfgroße Zyste) sowie KÖRTE. Eine von GERLACH beschriebene, auch hierher gerechnete, ebenfalls kindskopfgroße Zyste eines 6monatigen Kindes gehört nach KONJETZNY nicht hierher, sondern ging von Gallengängen aus. Im neueren Schrifttum faßt SHIEKOWSKY 3 von ihm in der Leber eines Neugeborenen neben miliaren Gummata der Leber gefundene Zysten als von Lymphgefäßen ausgehend auf und bringt sie mit der angeborenen Syphilis in Zusammenhang. Hier wollen wir auch den Fall von MARESCH anreihen. Er betraf ein 5jähriges Mädchen, dessen Bauchumfang schon seit 3 Jahren gewachsen war; anfangs langsam, später schnell, so daß

zu einer Laparotomie geschritten wurde. Es fand sich eine 20 : 18 : 8 cm messende
zystische Bildung, welche dem rechten Leberlappen stielförmig anhing. Maresch deutet dies aus kavernösem Gewebe zusammengesetzte Gebilde als
Lymphangiom und weist auf seine außergewöhnliche Größe hin. Jeder Zusammenhang mit Gallengängen fehlte und Maresch denkt an eine in frühem
Stadium der Entwicklung entstandene Abnormität. Alle diese Fälle sind überhaupt in ihrer Entstehung ganz unsicher; einerseits ist es schon keineswegs
sicher, ob hier wirklich aus Lymphgefäßen oder Lymphspalten hervorgegangene
Zysten vorliegen, und andererseits ist es wenigstens für die Fälle von Erwachsenen erst recht nicht zu entscheiden, ob sie einer angeborenen Störung
oder einem im späteren Leben bedingten Vorgang ihre Entstehung verdanken.

Mit größerer Deutlichkeit stellen sich Flimmerepithelzysten der Leber
als Folge einer Entwicklungsentgleisung dar. Sie liegen an bestimmter Stelle,
nämlich dicht unterhalb der Leberkapsel fast stets in der Nähe des Ligamentum
suspensorium, und sind meist stecknadelkopf- bis kirschgroß, seltener walnußgroß. Solche Zysten sind, nachdem Virchow bereits eine derartige erwähnt
hatte, zuerst beschrieben 1857 von Friedreich, welcher sie auf Abschnürung
eines Gallenganges im fötalen Leben bezog, weiterhin von Eberth, welcher
ihre Entstehung offen läßt, von v. Recklinghausen, welcher sie auch auf
Vasa aberrantia der Gallengänge zurückführt und im übrigen entzündliche
Vorgänge bei ihrer Entstehung annimmt, und insbesondere von Zahn. Letzterer teilte 11 einschlägige Beobachtungen mit. Er hebt ihren typischen Sitz
hervor sowie daß sie stets in der Einzahl vorhanden und hält sie auch für
angeboren, bezieht sie aber mit Wahrscheinlichkeit auf ein noch nicht nach-
gewiesenes embryonal hier vorhandenes, normaliter vollständig rückgebil-
detes Organ. Auch Sokoloff erwähnt eine von ihm untersuchte derartige
Zyste und ferner mag noch der von Hanot-Gilbert erwähnte Fall von Girode
hierher gehören.

Zu nennen sind hier weiterhin die von Menke beschriebenen auch auf
Vasa aberrantia bezogenen Leberzysten, obwohl in diesem Falle kein Flimmerepithel zu finden war. Hier bestanden an der Leberoberfläche neben dem
Ligamentum suspensorium 3 gemeinsam gegen die Leber abgegrenzte Zysten
mit an Gallengänge erinnerndem Epithel. An einer Stelle aber lagen Zylinderepithelien und quergestreifte Muskelfasern in ungeordneter Wucherung neben
bzw. durcheinander. Die Herkunft der quergestreiften Muskulatur blieb
rätselhaft. Es wurde an Versprengung vom Zwerchfell her oder an Metaplasie
aus glatten Muskelfasern gedacht. Konjetzny sieht gerade in diesem Muskel-
befund einen Hinweis darauf, daß derartige Zysten mit typischem Sitz pathogenetisch in Beziehung zur Ablösung der Leber vom primären Zwerchfell stehen.

Bert und Fischer fassen die Flimmerepithelzellen der Leber, als Analogie-
fall der linksseitigen abdominalen Nebenlungen, als Sprossungen des unteren
Teiles des Vorderdarms auf, zu einer Zeit, zu der der rechte Recessus parietalis
dorsalis noch offen ist. Die vom Vorderdarm abgelösten Epithelbläschen würden
dann durch das Weiterwachsen der beiden Leberanlagen, die sich als rechter
und linker Lappen aneinander legen, in die Leber eingeschlossen. Sie stützen
sich dabei auch auf den Befund von glatter Muskulatur in der Zystenwand
durch Zahn und ferner auf die von Menke beschriebene Leberzyste, in deren
Wand sich reichlich quergestreifte Muskelfasern fanden, welche Bert und
Fischer als Absprengung vom Zwerchfell auffassen. Später hat Rehorn
diese Flimmerepithelzysten unter Betonung ihrer einheitlichen Lage von dem
unteren der Bauchhöhle angehörenden Teile des primären Vorderdarmes durch
Abschnürung abgeleitet und sie so auch in ein ganz frühes Embryonalstadium
verwiesen.

Weiterhin zu nennen sind andere Zysten derselben Gegend, welche nicht mit Flimmerepithel versehen sind und höchstwahrscheinlich von abirrenden Gallengängen ausgehen. Sie liegen teils in der Leber selbst, teils ihr außen an, vor allem ebenfalls in der Gegend des Ligamentum suspensorium. So hatte ich auch Gelegenheit eine etwa kleinapfelgroße einfache Zyste, welche unmittelbar der Leber aufsitzend im Ligamentum suspensorium lag, zu beobachten. Sie war mit einfachem abgeflachten Epithel versehen und offenbar auf einen abirrenden Gallengang zu beziehen. Auch eine weitere eigene Beobachtung soll hier angefügt werden (s. Abb. 18). Hier fand sich bei einer 36jährigen Frau, die sich infolge einer Placenta praevia verblutet hatte, bei sonst unveränderten Organen in der Leber an der Konvexität über der Gallenblase

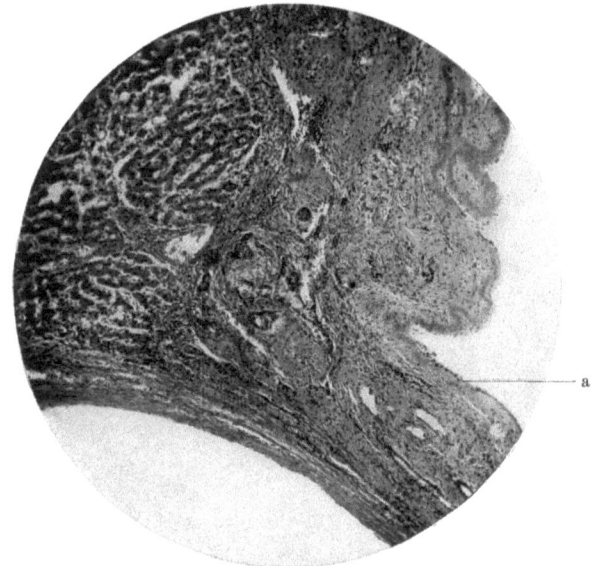

Abb. 18. Wand einer großen subperitoneal gelegenen Leberzyste. Bei a erhaltenes, abgeflachtes Epithel. Im Bindegewebe zahlreiche aberrierende Gallengänge.

ein vorgewölbtes, etwa einmarkstückgroßes, dunkler gefärbtes, durchscheinendes Gebiet, auf dem Durchschnitt eine kleinapfelgroße, mit klarer gelblicher Flüssigkeit gefüllte Zyste. Ihre Wand ist nicht glatt, sondern zeigt zahlreiche flache Spangen, so daß die eine Zyste aus mehreren entstanden zu sein scheint. In der Wand finden sich nun abirrende Gallengänge, mit denen die Zystenentstehung wohl in Zusammenhang gebracht werden kann. Die übrige Leber war unverändert. Solche wohl von aberrierenden Gängen ausgehende Zysten sollen auch, z. B. in dem Falle von WALKER HALL und BRAZIL, zu adenomatöser Wucherung Veranlassung geben. Auch tiefer in der Leber selbst gelegene Zysten sind auf überzählige Gallengänge bezogen worden. Solches nahmen wenigstens teilweise HANOT - GILBERT, BESANÇON - TOUCHARD ferner KAKUO SATO und OTTENDORF an. Auch die Fälle, welche HENDERSON, BOYD usw. beschrieben, gehören hierher. Eine mächtige Leberzyste des linken Lappens mit beträchtlicher Ersatzwucherung des rechten beschrieb unter STERNBERGs Nebenleitung PLENK. Er faßt sie von einem abirrenden Gallengang ausgehend auf, vor allem auch im Hinblick auf die Lage der Zyste (wahr-

scheinlicher Ausgangspunkt ganz in der Nähe des Hilus). Moschkow
schrieb 5 Fälle von Zysten in der Leber selbst, die er auch von „abei
den" Gallengängen ableitet. Er hält sie für angeboren auf Grund embr
Ausschaltung, doch soll in anderen Fällen Entzündung eine Rolle $
Mehr allgemein zieht Moschkowitz — und ähnlich Kilvington — übe
angeborene überzählige Gallengänge in der Leber selbst zur Erkläru
multiplen Leberzysten heran, da sie solche überzähligen Anlagen au
Föten mit sonstigen Mißbildungen fanden, welche keine Zysten in der
dagegen Zystennieren aufwiesen. Ähnliches fand auch v. Meyenburg bei
Fötus mit Mißbildungen, darunter auch Zystennieren, welcher in der
eine Entwicklungsstörung in dem Sinne zeigte, daß die Verbindung ei
kleiner Gallengänge mit den größeren Gängen ausgeblieben war. Den Au
„aberrierende" Gallengänge vermeidet er mit Recht für diese Bild
da er nur für die kleinen Gänge üblich sei, die an bestimmten Stellen, dem
hilus usw., nachdem hier zunächst angelegtes Leberparenchym rückg

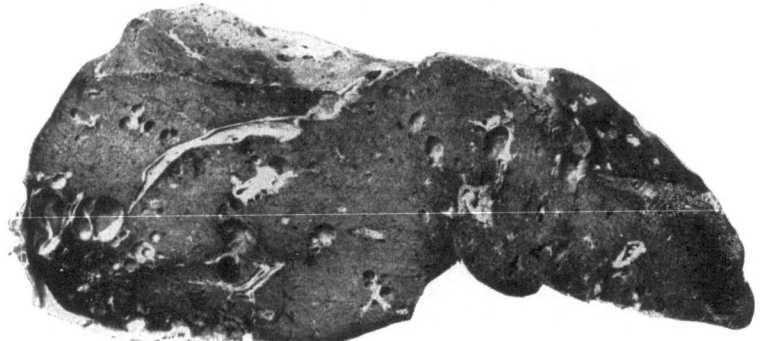

Abb. 19. Angeborene Zystenleber. Durchsetzung der Leber mit kleinen Zysten.

wird, bestehen und mit größeren Ausführungsgängen in Verbindung $
In diesem Sinne war auch oben von „Vasa aberrantia", die zu Zysten
die Rede. In der Leber selbst gebildete und gelegene kleinste Galle
(I Ordnung) die nach der Ansicht Moschkowitz' usw. und vor allen
der genaueren genetischen Darstellung v. Myenburgs zu (multiplen)
zysten und vielleicht überhaupt zu Zystenleber (s. u.) den Grund
würde man besser als „überzählig" gebildete, „exzedierende" oder derg
bezeichnen.

Diese Untersuchungen leiten über zu den „Zystenlebern", in welche
schon angeboren, sei es wenigstens erst im späteren Leben nachgewiese
Durchsetzung der ganzen Leber mit kleineren oder größeren Zysten, d.
oben schon als sog. zystische Degeneration der Leber erwähnt
änderung, besteht (s. Abb. 19, 20, 21). In typischen Fällen dieser Art
sich ausnahmslos gleichzeitig dieselbe Veränderung der Nieren und hier $
verschiedenen Theorien der Entstehung hauptsächlich verfolgt. Für di
sehr kennzeichnendes Bild darbietende Leber- und Nierenveränderungen
hauptsächlich 3 verschiedene Erklärungen über die Entstehung gegeben. Zu
wurde auch hier Stauung auf Grund von Entzündung angenommen;
Virchow in der Niere eine fötale Papillitis fibrosa als grundlegend an.
diese bzw. eine ähnliche Auffassung auch später noch in den verschied

unhaltbar und lange aufgegeben bezeichnet werden. Zwei andere Erklärungen dagegen rangen gewissermaßen miteinander. Die eine betrachtet die Zysten

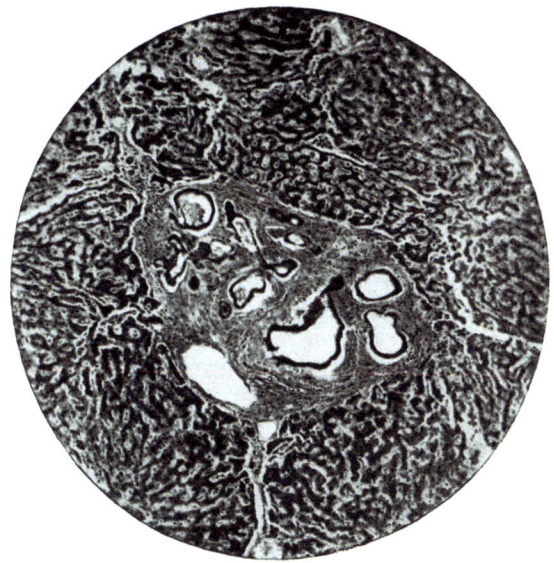

Abb. 20. Zystenleber. Kleine Zysten im periportalen Bindegewebe.

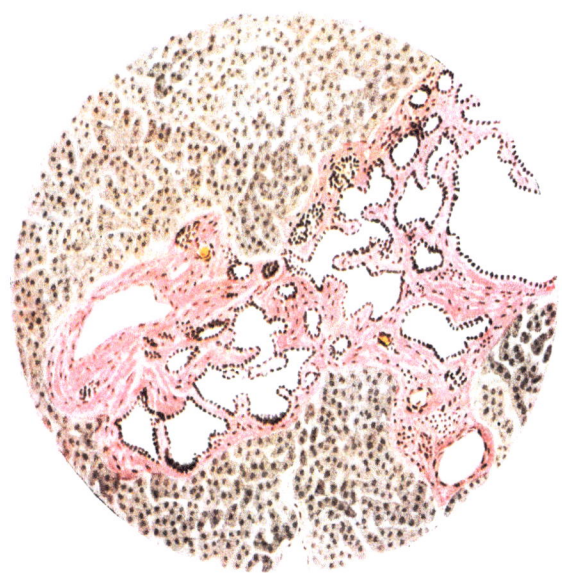

Abb. 21. Zystenleber. Zahlreiche kleine Zysten im periportalen Bindegewebe.

als auf Grund einer blastomatösen Wucherung entstanden, also als Adenokystom. Genauer dargelegt findet sich diese Auffassung in Abhandlungen von BRIGIDI und

Severi, Siegmund, v. Hippel sowie besonders von Nauwerck und Hufschmid, v. Kahlden, Dmochowski und Janowski. Die andere Erklärung ist die Annahme eines fötalen Bildungsfehlers und zwar nicht nur für die angeborenen Fälle sondern auch für die bei Erwachsenen gefundenen, da beide seit Virchow allgemein als wesensgleich aufgefaßt werden. Diese Ansicht, daß die zystische Degeneration der Leber ebenso wie die der Niere dysontogenetischen Ursprunges ist, fußt vor allem auf Untersuchungen von Still, Moschkowitz, Koster, Hanau, Hildebrand, Ribbert, Erich Meyer, Rückert, Dettmer, Busse, Jägerross, Berner, neuerdings v. Meyenburg, Lorentz, Teuscher, Wackerle u. a. m. Ich selbst habe mich auf Grund von Untersuchungen von Zystennieren zusammen mit Zystenleber früher gleichfalls in diesem Sinne ausgesprochen. Zwar werden in einem Teil der Fälle auch papilläre und sonstige an Kystadenome erinnernde Epithelwucherungen gefunden, sie sind aber nur in einem Bruchteil der Fälle — fast nur in den Zysten Erwachsener — zu sehen, und es lassen sich von kleinen Wucherungen in den Zysten alle Zwischenstufen zu den papillomatösen und mehr adenokystomähnlichen Formen verfolgen. Offenbar schließen sich derartige Epithelwucherungen erst sekundär an ein Vitium primae formationis an. Derartige Übergänge von Hamartien bzw. Hamartomen Eugen Albrechts in Hamartoblastome sind ja wohl bekannt. Borst, Borrmann, Vorpahl, Berblinger u. a. haben eine solche Auffassung für die hier in Frage stehenden Bildungen vertreten. Wegen Einzelheiten in der Beurteilung der „zystischen Degeneration" der Leber (wie der Leberzysten überhaupt) sei auf deren Arbeiten sowie auf diejenigen von Konjetzny, Sonntag, Berner und vor allem v. Meyenburg verwiesen. In allen Arbeiten der letzten Zeit also wird die dysontogenetische Natur derselben vertreten. Gerade das regelmäßige Zusammenauftreten der Zystenlebern mit den schon länger so erklärten Zystennieren, zuweilen auch mit Zystenpankreassen, sowie öfters auch mit anderen grobsichtbaren Mißbildungen, ferner die in einer ganzen Reihe von Fällen festgestellte familiäre Anlage zu zystischer Organentartung, sind Gesichtspunkte, die auf ein Vitium primae formationis hinweisen. Lejars hat schon 1887 17 Fälle derartiger Zystenlebern zusammen mit Zystennieren aus dem Schrifttum zusammengestellt, Still 1898 deren 35, davon 17 in einem Alter über 50 Jahren. Moschkowitz fand 1906 unter 85 von ihm gesammelten Fällen von Leberzysten nur 10 nicht zusammen mit Nierenzysten. Nach ihm sollen $19^0/_0$, nach Lejars $28,3^0/_0$, nach Dunger ein noch höherer Hundertsatz der angeborenen Zystennieren zugleich Zystenlebern aufweisen. Shaw und Elting stellten 88 solche Fälle zusammen. Ich selbst habe 50 derartige früher besprochen und die Kombination selbst in 2 Fällen (ein Kind, ein Erwachsener) beobachtet. v. Meyenburg konnte unter 12 selbst untersuchten Fällen von Zystenlebern nur in einem Falle das gleichzeitige Bestehen von Zystennieren ausschließen (2mal konnten Angaben über den Nierenbefund nicht mehr erhoben werden). Ich will hier nur kurz einige Hauptfälle dieser Verbindung zusammenstellen. Es sind dies Fälle beschrieben von: Albert, Babinsky, Berner, Biermann, Blackburn, Bouchacourt, Boye, Borrmann, Borst, Brigidi e Severi, Bristowe, Brunon, Mac Callum, Caresme, Chantreuil, Chomel, Chotinsky, Claude, Conforti, Courbis, Couvelaire, Demantké, Demantké-Fournier, Dmochowski und Janowski, Dunger, Eve, Ferraud, Flinzer, Gänsbauer, Gayrand, Hale White, Hebb, Henke, Herxheimer, Howard, Joffroy, Johnson, Israel, Juhel-Renoy, v. Kahlden, Kennedy, Kretz, Laache, Lancereaux, Lataste, Leboucher, Litten, Lorentz, Mahomed, Meigs, Menetrier-Aubertin, v. Meyenburg, Michalowicz, W. Müller, MacMumm, Nauwerck und Hufschmid, Newton, Nicolle, Opitz, Orth, Ottendorff, Paterson, Porak-Couvelaire, Quincke, Regue, Rolleston und Kanthack, Sabourin,

SALVIOLI, SANGALLI, SCHLENZKA, SCHMITZ, SIEGMUND, STEINER, STILL, PYE-
SMITH, TAVIGNOT, TERBURGH, TEUSCHER, TOLDT, VORPAHL, WACKERLE, WAGNER,
WILKS. Vielleicht gehört auch der von COENEN operierte Fall von Zystenleber
hierher; die Niere konnte in diesem Falle nicht untersucht werden.

Die Art nun wie die Zystenleber als Entwicklungsanomalie zustande kommt, ist viel umstritten worden. Diese Frage konnte ja auch stets
nur auf der jeweiligen Anschauung von der embryonalen Entwicklung der Leber
und ihres Gangsystems fußen. Ich will hier nur einige neuere Auffassungen
kurz erörtern. Grundlegend ist hier vor allem die Arbeit v. MEYENBURGs.
Er legte ausführlich dar, daß die Zystenleber, wie es für die Zystenniere schon
länger angenommen wird, als Entwicklungshemmung anzusprechen ist. Er
fußt dabei auf der LEWISschen Darstellung der Leberentwicklung (s. die Einleitung), welche einen Trennungsstrich zwischen den aus den Leberzelltrabekeln
hervorgehenden periportalen Gallengängen und den größeren Gallengängen
zieht, und sieht so in dem Nichteintreten der Verbindung beider Gangsysteme
die Grundlage der Zysten. Er betont ihren Zusammenhang mit dem Leberparenchym bzw. den Gallenkapillaren, da ja die Trennung erst jenseits eingetreten sei. Die dualistische Anlage ist somit das Maßgebende, und so zieht
v. MEYENBURG eine vollständige Parallele zur Niere und Zystenniere, wohl
in etwas zu starker Betonung. v. MEYENBURG nimmt an, daß die gewöhnliche Rückbildung der aus den Lebertrabekeln hervorgegangenen kleinen Gallengänge ganz oder teilweise ausgeblieben und so ein größerer Teil der Gängchen
erhalten geblieben sei. Diese dualistisch begründete Auffassung v. MEYENBURGs
wurde nun in mehreren neueren Arbeiten, die einen Dualismus in der Entwicklung der Leber nicht gegeben sehen, angefochten. So von LORENTZ auf Grund
von ihr beschriebener 3 Fälle, in welchen auch Verbindungen der Hohlräume
mit dem Leberparenchym bzw. dessen Gallenkapillaren, andererseits auch
mit Gallengängen nicht nachweisbar waren. Insofern nähert sie sich aber der
Erklärung v. MEYENBURGs, als auch sie nicht reduzierte, primär im Überfluß
angelegte Gallengänge annimmt; in ihnen sieht sie nun das Grundlegende insofern als sie durch Bindegewebe abgeschnürt werden sollen, so daß die so entstehenden Zystchen nach beiden Richtungen hin (größere Gallengänge wie
Lebertrabekel bzw. Gallenkapillaren) abgeschlossen seien. Auch TEUSCHER
wendet sich in einer Arbeit aus dem WEGELINschen Institut auf Grund von
2 untersuchten Fällen von Zystenlebern Neugeborener — in beiden bestand
zugleich Zystenniere, im einen auch Zystenpankreas, im anderen zugleich eine
Reihe anderer Mißbildungen — gegen die dualistische Erklärung. Auch sie nimmt
eine einheitliche Entwicklung des Organes an und fand — im Gegensatz zu
v. MEYENBURG — Zusammenhang der Zysten mit Gallengängen; die Zysten
seien nicht abgeschlossen. TEUSCHER nimmt für die Fehlbildung vermehrte
Wucherungsfähigkeit des Epithels und Bindegewebes an — ähnlich wie
SCHMINCKE sie auf ein mangelhaftes Zusammenwirken der bindegewebigen
und epithelialen Anteile nach Art der Hamartome bezog —, außerdem mache
sich eine gewisse Hemmung in nicht genügender Reduktion der kleinen periportalen und intralobulären Gallengänge mit Epithelwucherung geltend. Im
Gegensatz zu den letztgenannten Abhandlungen kommt neuerdings in seiner
unter GRUBER durchgeführten Arbeit WACKERLE an der Hand der Untersuchung
dreier Zystenlebern — 2 bei Früchten mit sonstigen Mißbildungen, die dritte
von einer älteren Frau, stets zugleich Zystennieren — wieder auf die Erklärung
der Zysten der Leber durch die dualistische Anlage des Organs zurück; in
Übereinstimmung mit v. MEYENBURG und im Gegensatz zu TEUSCHER bzw.
LORENTZ fand er keinen Zusammenhang mit abführenden Gallenwegen, dagegen Anschlüsse von Gallengängen an Leberbalken, aber er geht von etwas

anderen Gesichtspunkten wie v. Meyenburg aus, da er schon auf den gerade erschienenen Untersuchungen Hammars (s. die Einleitung) über die Entwicklung der Leber und Gallengänge fußen konnte. Hiernach entstehen ja allein die Gallenkapillaren aus den Lebertrabekeln, dagegen alle Gallengänge bis zu den kleinsten aus gesonderter Anlage, der Anschluß geschähe also zwischen Gallenkapillaren und kleinsten Gallengängen. Und auf ein Ausbleiben der Vereinigung der Lichtungen an dieser Stelle bezieht denn auch Wackerle die Zystenbildung; dies träte aber ein, weil eine übermäßige Anlage periportaler Gallengänge zusammen mit übermäßiger Gefäß- und Stützgewebsentwicklung — auch im Sinne einer Hamartie — die epithelialen Gewebssepten zwischen den Gallengängen und den Gallenkapillaren, da der Innendruck dazu nicht ausreiche, nicht zu sprengen erlaube. Neuerdings deutet auch Moll wie seine große Zyste, wovon noch die Rede sein wird, so auch die multiplen kleineren Zysten der Zystenleber, auf Hammars entwicklungsgeschichtlichen Verfolgungen fußend, als Entwicklungsstörung im Sinne mangelhafter Reduktion und Ausdifferenzierung der Gallengangsplattenanlagen Hammars, so daß hierdurch der Anschluß an die anders angelegten Gallenkapillaren nicht erreicht und Zysten entstehen würden. Moll deutet dabei an, daß diese Fehlbildung an verschiedener Stelle der Gallengangsentwicklung liegen könnte, und dies scheint mir wichtig zur Erklärung der doch in den Einzelfällen sehr verschiedenen Befunde der Abschlußstellen. Auf jeden Fall scheinen nach den neuesten Untersuchungen die Grundvorstellungen v. Meyenburgs gerechtfertigt und alle jetzigen Auffassungen stimmen darin überein, daß die Zystenleber dysontogenetischen Ursprungs ist.

Als weitere Abteilung der wohl sicher dysontogenetischen Zysten der Leber kann eine Reihe von Fällen zusammengestellt werden, welche keine Zystenlebern im Sinne der Durchsetzung des ganzen Organes mit Zysten darstellen. Hierher zu rechnen wäre wohl der von Bagot beschriebene Fall einer syphilitischen Frucht, die nur nach Perforation geboren werden konnte; hier war der rechte Leberlappen klein, die Gallenblase fehlte, der linke Leberlappen war in eine große $1^1/_2$ Liter Flüssigkeit enthaltende Zyste verwandelt. Auch im Falle Sänger-Klopps handelte es sich um einen Neugeborenen, dessen Leber mit 5 an der Unterfläche gelegenen Zysten ein Geburtshindernis darstellte. Es werden 2 derselben als zystische Erweiterung abgeschnürter Teile der embryonalen Anlage von Leber und Gallenwegen, 3 andere als Darmzysten zusammen mit Lebergewebe gedeutet, eine Auffassung, deren Richtigkeit Konjetzny wohl mit Recht bezweifelt. Lomer beschrieb eine mazerierte syphilitische Frucht mit Zystenbildung im rechten Leberlappen, während der rechte Ductus hepaticus und der Ductus cysticus verschlossen waren. In dem interessanten Falle Witzels handelte es sich um ein neugeborenes Kind, welches zahlreiche Mißbildungen (Hemizephalus, Anophthalmie, Situs inversus, rudimentäre Geschlechtsteile, Polydaktylie usw.) aufwies und ferner Zystenniere und eine fast den ganzen linken und den größeren Teil des rechten Leberlappens einnehmende Zyste, welche wiederum zum Geburtshindernis wurde. Der Ductus choledochus hängt mit der Zyste im rechten Lappen zusammen und verläuft dann, nachdem er erst sehr weit ist, verschlossen bis zum Duodenum; auch der Ductus cysticus ist solide. Diesem Falle schließt sich der gerade aus dem Aschoffschen Institut von Moll veröffentlichte an. Auch hier eine Totgeburt mit Mißbildungen (Polydaktylie, Mißstaltung der äußeren Geschlechtsorgane, Darmmißbildung), sowie Zystenniere, und in diesem Falle war die ganze Leber in einen großen zusammenhängenden Sack verwandelt, während Gallenblase und Ductus choledochus sowie cysticus nicht zu finden waren. Die beiden letztgenannten Fälle haben manches Gemeinsame. Witzel nimmt in dem seinem einen Verschluß des Ductus choledochus an, auf den er die Zystenbildung bezieht. KONJETZNY sowie SONNTAG wenden ein, daß dieses wohl nicht zutrifft, zumal die gleichzeitig bestehenden Zystennieren auf die Zysten der Leber als selbständigen Vorgang hinwiesen. Und in der Tat bewirkt angeborener Verschluß der großen Gallengänge an sich keine Zystenbildung in der Leber im Sinne der Retentionstheorie; so konnte auch FLEBBE aus meinem Institut 71 Fälle von angeborenem Verschluß der Gallengänge zusammenstellen, in denen außer in den Fällen LOMERs und WITZELs nie Zysten in der Leber bestanden. Man kann aber doch, wie es jetzt MOLL tut, in anderer Linie entwicklungsgeschichtlich die Verbindung herstellen. Er nimmt den Verschluß des Choledochus — auf Grund mangelhafter Rückbildung des Epithels des lichtungslosen Stadiums in der Entwicklung desselben — als das Primäre an, im Anschluß woran eine zystische Erweiterung der ursprünglichen Lichtung der primären Gallengangsplatte von HAMMAR eingetreten sei, die normal eine Reduktion und Ausdifferenzierung zu sekundären Gallengangsplatten eingeht, so daß auf diese Weise die periportalen Gallengänge entstehen, was hier ausgeblieben ist. Für die gewöhnlichen Fälle von Atresie der Gallengänge ohne Zystenbildung in der Leber müßte man dann annehmen, daß jene Reduktion und Differenzierung der Gallengangsplatte bis zu periportalen Gallengängen doch möglich war, vielleicht weil der Verschluß des Choledochus erst später erfolgte. Die Bedeutung der Fälle von WITZEL und MOLL und vielleicht LOMER liegt darin, daß sie in dieser Auffassung den Anschluß der großen Zysten dieser Fälle in entwicklungsgeschichtlicher Ableitung an die Zystenleber (Durchsetzung des ganzen Organes mit kleineren Zysten) darstellen. In beiden Fällen lag ja wie bei den Zystenlebern zugleich Zystenniere vor. MOLL nimmt denn auch an, daß sich die Zystenleber und diese großen Zysten der Leber nur dadurch unterscheiden, daß bei den kleinzystischen Entartungen die Reduktion und Ausdifferenzierung der primären Gallengangsplatte erst später, z. B. erst im späteren Stadium der Bildung der sekundären Gallengangsplattenanlage unterbrochen wurde, d. h. daß die teratogenetische Terminationsperiode eine spätere ist, die MOLL für seine große Zyste sehr früh, schon vor die siebente Woche der fötalen Entwicklung, setzt. So sehen wir, wenigstens für diese Fälle von großen Einzelzysten der Leber die dysontogenetische Grundlage gesichert und das Einheitliche von der Zyste der Leber bis zur Zystenleber, ähnlich wie von Zysten der Niere zur Zystenniere.

Betrafen die zuletzt besprochenen Fälle von sicher auf embryonaler Fehlung beruhenden Zysten sämtlich Neugeborene, so läßt sich eine solche wohl auch für den von KÜCHLER beschriebenen Fall eines 44jährigen Mannes annehmen. Hier war der ganz rudimentäre linke Lappen sowie eine von diesem ausgehende „Tangentiallamelle" ganz in Zysten aufgegangen, und, da zugleich andere Mißbildungen der Ligamente dieser Gegend usw. bestanden, nimmt KÜCHLER eine Störung in der embryonalen Entwicklung als Grundlage an. Auch der Fall von BROOKS von einem Manne gehört vielleicht hierher.

Genauer besprochen werden muß die dritte oben genannte Gruppe; handelt es sich doch hier nach der gewöhnlichen Schilderung um eigentliche Geschwülste, d. h. um Kystadenome. Schon in den oben beschriebenen von Gallengängen abgeleiteten Adenomen und — selten — auch Karzinomen finden sich hie und da bis zu kleinen Zysten gehende Erweiterungen der Lichtungen der Gewächstubuli. So hat schon BIRCH-HIRSCHFELD auf sinusartige Ausbuchtungen und KIENER und KELSCH auf Erweiterungen blinder Endigungen in einem Gallengangsadenom hingewiesen. Mikroskopisch kleine beginnende Zysten hat auch z. B. SALTYKOW in einem seiner Fälle erwähnt. Offenbar können aus ganz entsprechenden Geschwülsten, dadurch daß die Zysten größer werden und dann auch dem bloßen Auge auffallen und durch ihr Wachstum bzw. durch Zusammenfließen bedeutende Größen erreichen, Kystadenome entstehen. Wie bei den Adenomen so sehen wir auch hier diese Neubildungen teils solitär, teils multipel auftreten. Leppmann unterscheidet bei diesen Kystadenomen 1. eine große als einzige erscheinende Zyste mit kleinen Zysten in der Wand, 2. Kystome, welche aus verschiedenen kleinen sich vereinigenden Blasen entstanden sind und 3. das Cystoma papilliferum. Irgendeine scharfe Scheidung zwischen 1. und 2. ist natürlich, wie auch schon oben erwähnt, nicht zu ziehen. Zu den Kystadenomen rechnet Leppmann folgende Fälle: Hueter, Manski, Winckler, Siegmund, Keen, Roberts, Müller, Chrobak. Er selbst beschreibt auch einen wohl hierher gehörigen Fall. Zu den Kystadenomen zu rechnen sind wohl auch noch die älteren Fälle von König, Bobrow und Witte (angeblich erworbene Zysten der Leber neben angeborener Zystenniere), sowie seit Leppmanns Zusammenstellung Fälle von Schmidt, Porter, Shattuck, ein weiterer Fall von W. Müller (1901), solche von Hofmann, Orlow, Ikonikow, v. Haberer, Weishaupt, Kelemen; endlich gehört hierher wohl auch die multiple Zystenbildung der Leber, welche Gendre, Garsaux und Deglos beschrieben. Auch der alte als „Cystosarcoma hepatis" beschriebene Fall Naunyns wird wohl mit Recht von Siegmund und Manski sowie v. Hippel als Kystadenom gedeutet. Einige der aufgezählten Fälle sind ihrer Entstehung nach nicht sicher hierher einreihbar. Andererseits gehören wohl manche der zum Teil unten noch erwähnten Zysten, über deren Bildungsart ihrer Beschreibung nach sich nichts aussagen läßt, hierher.

Einige der genauer verfolgten Fälle sollen noch kurz wiedergegeben werden. Zu den multiplen Zystenbildungen gehört der von Hueter beschriebene Fall eines 11-jährigen Mädchens, deren Lebererkrankung sich seit 6 Monaten entwickelt hatte, als zur Operation geschritten wurde. Es fanden sich zahlreiche kleine in der Wand einer großen Zyste gelegene Zysten, ferner längliche Zystenräume, welche unmittelbar in Gallengänge übergingen. So ließ sich die Ableitung der Zysten von Gallengängen mit Sicherheit verfolgen, nicht hingegen, ob die Gallengänge vorher schon adenomatös vermehrt waren. Siegmund beschrieb die Leber einer 65jährigen Frau mit Zirrhose und massenhafter Neubildung von Gallengängen mit zystischen Erweiterungen der blinden Enden sowie mit seitlichen Ausbuchtungen. Auf diese Weise entstanden die sehr langsam wachsenden Zysten. Bei Beschreibung dieses Falles, welcher als multiples Kystadenom gedeutet wird und eines der am besten histologisch verfolgten darstellt, erinnert Siegmund daran, daß auch schon Frerichs Zysten schilderte, die bei Zirrhose durch Erweiterung neugebildeter Gallengänge entstanden, und daß Cruveilhier bereits dieselben ohne Einzelheiten zu geben abgebildet hat. Auch im Falle Chrobaks handelt es sich um multiple erbsen- bis haselnußgroße Zysten besonders des rechten Lappens; in dem letzteren fand sich noch eine große Zyste. Die Nieren schienen unverändert; die Entstehung der Leberzysten war nicht mit Sicherheit zu verfolgen. W. Müller bezieht von ihm 1901 beschriebene Leberzysten eines 2½jährigen Mädchens auf Umbildung adenomatös gewucherter Gallengänge. Der rechte Lappen der 1500 g wiegenden Leber wurde von der Zyste fast ganz eingenommen. Daneben fand sich Tuberkulose. Allgemeine Zirrhose bestand nicht, wohl aber eine Vermehrung der Gallengänge, welche in die Läppchen eindrangen. Die einzelnen Stadien der Geschwulst- und Zystenentwicklung wurden genau verfolgt und geschildert. Die von v. Haberer mitgeteilte, von Störk histologisch untersuchte Leberzyste stellte eine große, mit Tochterzysten zusammenhängende Einzelzyste mit kubischem Epithel ausgekleidet dar, welche ebenfalls als Kystadenom gedeutet wird. Weishaupt beschreibt einen zuvor schon von Kaufmann vorgezeigten Fall als ein großes multilokuläres gutartiges Kystadenom, welches nach Untersuchung der Ausgangsstelle

von Gallengängen abzuleiten war. Der Inhalt der Zyste war zum Teil klar,
zum Teil gelbgrün oder breiig-schokoladenfarbig. WINCKLER teilt eine von
MARESCH untersuchte große Zyste mit, welche mit schleimiger Flüssigkeit (8 l),
die auch schwache Gallenfarbstoffreaktion gab, gefüllt war. Die Zyste wird
von einem erweiterten Gallengang abgeleitet. Es konnte nicht mehr entschieden
werden, ob sie auf Grund eines Adenoms entstanden war. Im Falle BOBROW
handelt es sich um eine große Einzelzyste, welche nach der histologischen
Untersuchung als Gallengangsadenokystom gedeutet wird. Endlich beschreibt
KELEMEN eine apfelgroße zystische Geschwulst des linken Leberlappens als
„Cystadenoma papilliferum ductuum biliferorum hepatis".

In einem Teil der Fälle bestehen papilläre Bildungen ins Innere der
Zysten hinein (s. die oben genannte 3. Gruppe LEPPMANNs), so z. B. in den
Fällen von KEEN, ROBERTS, KELEMEN oder (am Stiel der Zyste) HOFMANN.
WEISHAUPT schreibt, daß das Bild auch für das bloße Auge an ein Cystoma
papilliferum ovarii erinnert.

Sind schon unter den oben genannten Fällen von Kystadenom, wie erwähnt,
manche vorhanden, bei denen sich nicht mit Bestimmtheit aussagen läßt, ob
solches wirklich vorlag, z. B. weil nur eine Teildiagnose möglich war, so finden
wir eine ganze Reihe größerer und kleinerer vor allem Solitärzysten im
Schrifttum, über deren Herkunft sich überhaupt nichts mehr aussagen läßt. Als
Beispiele seien daher folgende Fälle hier nur kurz erwähnt: DOLBEAN, DUPLAY,
JUHEL-MICHEL, VOISIN, GLOTZ, BOUCHAT, COUSINS, GALLARD, THOMAS, DRAKE,
EDDOWES, HADDEN, LEYDEN, KALTENBACH, KÖNIG, AHLFELD, MÜLLER, BAYER,
SCHMIDT, HERTIG, PETERSEN, HOPPE-SEYLER, SCHULTZE, BIRD, MILLER,
MORTON, DORAN (angeblich traumatisch entstanden), DIWAWIN, LECHNEW,
BLAND-SUTTON, REID, KAKUO SATO, OPEL, SHAW and ELTING, ALDOUS,
CORNER, TUFFIER, MUNK, LETULLE, BOYD usw. Bei Ausbildung großer Zysten
läßt sich eben trotz anatomischer Untersuchung — und erst recht natürlich
an Operationsmaterial — oft über den Ursprung der Zysten nichts mehr aussagen. Daß sich unter den nur klinisch beschriebenen Zysten nichtparasitärer
Natur, von denen hier natürlich allein die Rede ist, auch mancher Echinokokkus befinden mag, ist auch wahrscheinlich. Der alte Fall von COUSINS
wird z. B. von OLSHAUSEN in einem Bericht so gedeutet. In früherer Zeit sind
sogar Zysten beschrieben, welche offenbar überhaupt nicht als solche aufzufassen
sind. So scheinen Mitteilungen von SAVAGE und WHITE sich auf postmortale
„Schaumlebern" zu beziehen; die Leber wird mit einem Schwamm verglichen.

Handelte es sich bei allen bisher geschilderten Fällen, soweit sie überhaupt
als Kystadenom anzuerkennen sind, auf jeden Fall um gutartige Geschwulstbildungen, so sind auch einige wenige Fälle beschrieben, in welchen
Zysten vorlagen, welche zu einem zwar im ganzen adenomatös
gebauten, aber doch bösartigen Gewächs, d. h. also zu einem Karzinom, gehören. Hierher zu rechnen sind die von HIPPEL sowie von BASCHO
beschriebenen Lebergewächse. Im Falle HIPPELs bestanden multiple Geschwülste
von ansehnlicher Größe. Mikroskopisch bestanden sie aus mit Epithel ausgekleideten, in Bindegewebe eingebetteten Hohlräumen, die mit Gallengängen im
Zusammenhang standen. Auch letztere waren gewuchert und zum Teil erweitert.
Allgemeine Zirrhose bestand nicht. Die Kystadenome waren nun an vielen
Stellen in Pfortaderäste gewuchert; trotzdem bestanden keine Metastasen.
Infolgedessen rechnet HIPPEL seinen Fall zu den gutartigen Geschwülsten und
trennt ihn von den Krebsen, in welche derartige Fälle aber übergehen könnten.
Wir müssen nach den oben dargelegten Grundsätzen bei dem Einbruch der
Geschwulst in Gefäße, d. h. bei ihrem zerstörenden Wachstum, trotz Fehlens von
Metastasen diesen Fall zu den bösartigen Kystomen, d. h. also zu den Karzinomen,

rechnen. Noch deutlicher ist dies in dem Falle Baschos. Hier bestanden bei
einem 65jährigen Mann apfel- bis faustgroße Knoten der Leber. Dieselben
sind in die Pfortaderäste eingebrochen und es fanden sich Metastasen in den
Rippen an zwei verschiedenen Stellen. Waren schon die drüsigen Bildungen in
den Lebergeschwülsten bis zu kleinen Zysten erweitert, so ist dies in den Rippenmetastasen noch viel beträchtlicher. Eine wässerige Sekretion fand hier in
die kleinen Zystenräume statt. Die Lunge war mikroskopisch nicht untersucht
worden; Bascho erwähnt, daß sich hier sonst vielleicht Kapillargeschwulst-
embolie gefunden hätte. Sie faßt ihren Fall als wahrscheinlich unizentrisch
entstandenes, durch Einbruch ins Pfortadersystem verbreitetes Kystadenokarzinom, offenbar ausgehend von den Gallengängen, auf. Zirrhose bestand
auch in diesem Falle nicht. Offenbar handelt es sich auch in dem Falle von
Mannini, welcher als zystisches „Adenoma-Karzinom" bezeichnet wird, um
etwas Ähnliches. Ich konnte die Arbeit leider nicht im Original einsehen.

Daß die in großen Umrissen geschilderten Kystadenome der Leber
ganz allgemein von den Gallengängen ausgehen, beweist nicht nur
das die Zysten auskleidende Epithel, sondern auch der mehrfach nachgewiesene Zusammenhang mit den Gallengängen, makroskopisch z. B. von
Mański, mikroskopisch von Naunyn, Siegmund, Borst, Hippel, Kelemen u. a.
Sonntag schreibt mit Recht: „die Zysten der Leber sind wahrscheinlich
sämtlich als Gallengangszysten aufzufassen". v. Meyenburg legt nun allerdings an der Hand von Fällen, welche aber wohl alle zu den oben beschriebenen
„Zystenlebern" gehören, genau dar, daß die Zysten und deren Vorstufen,
die er als „Komplexe" eingehend beschreibt, nicht von größeren Gallengängen (mit denen er daher auch Zusammenhänge der Zysten bestreitet),
sondern von den Gallengängen I. Ordnung und wie diese — nach der damals
herrschenden entwicklungsgeschichtlichen Ableitung — von Leberzelltrabekeln
abzuleiten seien. Gerade hier bei den großen mehr einzelnen Leberzysten aber
scheint angesichts der vielen Befunde, welche auf die größeren Gallengänge
als Ausgangspunkt der Zysten hinweisen, der Standpunkt v. Meyenburgs nicht
einheitlich bewiesen.

Die beschriebenen gutartigen und die wenigen bösartigen Fälle von Kystadenom, welche zu solitären oder multiplen, aber doch meist in einer Gegend
der Leber zusammengelegenen, gewöhnlich größeren Zysten der Leber führen,
sind hier als Gruppe für sich, und zwar als Geschwülste dargestellt. Hiermit soll
aber keineswegs die Möglichkeit geleugnet werden, daß auch diese mit Zystenbildung einhergehenden Geschwülste in letzter Linie auf entwicklungsgeschichtlichen Störungen beruhen. Man könnte auch hierbei an überzählige oder wenigstens aus ihrem Zusammenhang ausgelöste Gallengänge denken, auch der
häufige Sitz am unteren Leberrand könnte in diesem Sinne angeführt werden.
In manchen Fällen, welche als Kystadenome gedeutet wurden, geschah dies
in der Tat mehr auf Grund einer Überlegung als infolge tatsächlichen Befundes
auch wirklich adenomatöser Abschnitte. Bei der Annahme einer entwicklungsgeschichtlichen Grundlage träten dann diese solitären oder auch multiplen
Zysten auch genetisch in innigere Beziehungen zu der oben besprochenen
auf entwicklungsgeschichtliche Entgleisungen zurückzuführenden Zystenleber
(sog. zystische Degeneration der Leber). Dann wäre die Ableitung der Zysten
der Leber eine mehr einheitliche, wie es in der Tat von einer Reihe von
Forschern, so vor allem von v. Meyenburg, angenommen wird. Wir haben es
nur vorgezogen zunächst an obiger Einteilung festzuhalten, da die nur bestimmte Gegenden der Leber einnehmenden Zysten der Leber und die das ganze
Organ durchsetzenden sich doch unterscheiden, einmal durch die makroskopische
Erscheinung und sodann vor allem dadurch, daß diese — die Zystenlebern —

stets zusammen mit gleichbleibender Veränderung der Niere (Zystenniere) einhergehen, während bei jenen die Nieren nichts Besonderes zeigen. Hierdurch wie auch sonst erweisen sich eben die Zystenlebern (und Zystennieren)
wohl mit Sicherheit als auf entwicklungsgeschichtlicher Anlage beruhend. Ebenso
ein Teil der großen Zysten, von denen in verschiedenen Unterabteilungen oben
schon die Rede war. Bei den kystadenomatösen Formen ist dies zwar auch
möglich, vielleicht sogar wahrscheinlich, aber sichere Beweise dafür fehlen hier
vorerst. Dies war für unsere Einteilung bestimmend.

Über diese größeren uni- oder multilokulären Zysten, von denen es sich, wie
dargelegt, also oft schwer entscheiden läßt, ob sie als Kystadenom, d. h. als
Geschwulstbildung aufzufassen sind, oder als Zystenbildungen auf dysontogenetischer Grundlage, etwa mit anschließenden geschwulstartigen Wachstum,
sollen noch einige Angaben zusammenfassend gemacht werden.

In der Wand der Leberzysten finden sich öfters noch Lebergewebe
und besonders noch gewucherte Gallengänge. Im übrigen wird die bindegewebige Kapsel als aus 3 verschiedenen Schichten von Bindegewebe bestehend
beschrieben; und zwar einmal lockeres kernreiches Bindegewebe, dann kreisförmig
angeordnetes, derbes, kernarmes und endlich wieder lockeres mit elastischen
Fasern, zahlreichen Blutgefäßen und öfters auch gewucherten oder kleinzystisch
erweiterten Gallengängen. Das Lebergewebe der Umgebung ist meist abgeplattet, atrophisch. Die übrige Leber zeigt öfters Stauung, aber fast in
keinem Falle ausgesprochene ältere Zirrhose. Bei dem Bestehen zahlreicher
Zysten kann sich an anderen Stellen der Leber Ersatzwucherung einstellen.
Daß sich in den Zysten öfters Septen nachweisen lassen, welche darauf hinweisen, daß eine einkammerige nachträglich erst aus mehreren entstanden
ist, und daß sich häufig mit dem Hauptraum zusammenhängende oder abgeschlossene kleine Zysten in der Wand finden, ist bereits oben erwähnt.
Nur kurz genannt werden sollen die sog. „Zystenleichname", die nach SABOURIN,
SIEGMUND, MÜLLER, v. MEYENBURG, WACKERLE umgebildete (hyaline Bindegewebswand) und geschrumpfte kleine Zysten darstellen.

Die Größe der Zysten, besonders der Einzelzysten kann eine sehr beträcht-
liche sein. Die Zysten werden öfters, wie im Falle NORTHS, als mannskopfgroß
bezeichnet. Öfters nehmen sie einen ganzen Lappen ein, oder, wie von BEYER
beschrieben, fast die ganze Leber. Das Organ ist oft stark vergrößert, sein
Gewicht stark erhöht; so wog eine solche Leber im Falle ROBERTS $11^1/_2$ Pfund,
GENDRE-GARSAUX-DEGLOS geben gar 14 kg an. Oft füllte die zystisch veränderte
Leber fast die ganze Bauchhöhle aus, wie dies KALTENBACH, KÖNIG, MÜLLER,
CHROBAK beschrieben.

Der Sitz der Zysten ist in der Mehrzahl der untere Rand oder die untere
Seite der Leber. Dieses findet sich z. B. in den von SONNTAG und von BOYD
zusammengestellten Fällen zusammengerechnet unter 43 Fällen 18mal angegeben. Der rechte Lappen scheint, aber nicht sehr bedeutend, mehr als der
linke befallen zu sein. Aber auch der Lobus quadratus ist in Einzelfällen von
der Zyste eingenommen. Der Sitz am unteren Rande der Leber und in der
Gegend der Leberpforte wird mit abirrenden Gallengängen (s. o.) in Zusammenhang gebracht, welche hier regelmäßig gefunden werden.

Der Inhalt der Zysten kann, wie auch schon oben erwähnt, bis zu 6 und 8 l
betragen. Er wird zuweilen wie z. B. von MAŃSKI als hell und klar, zumeist
aber als trübe, gelb oder auch grünlich oder durch Blutbeimengung bräunlich
gefärbt geschildert. Er enthält Eiweiß, Schleim, Cholesterin, Pigment, abgestoßene verfettete Zellen, seltener frisches Blut (LEPPMANN und BOYD).
Zumeist wurden Gallenbestandteile in ihm nicht gefunden, zuweilen auch ja, so
von WINCKLER und besonders in den Fällen von DORAN oder BOYD, ferner

Gendre-Garsaux-Deglos sowie Munk. Dieser konnte nachweisen, daß eine große Zyste des Lobus quadratus Bilirubin enthielt und später nach Infektion durch Bacterium coli auch Urobilin. Mit Recht wird vielfach betont, daß der Inhalt sehr vom Alter abhängt (Mański); vor allem junge Zysten sollen noch zähen galligen Inhalt besitzen. Domagk fand in einer von den Gallengängen abgeleiteten Zyste vom unteren Rand des rechten Leberlappens zahlreiche kleine Cholesterinsteinchen.

Wie schon oben dargelegt, entstammen die meisten Zysten, wenn wir von der sog. zystischen Degeneration des ganzen Organes absehen, dem chirurgischen Schrifttum, d. h. es handelt sich meist um durch Operation erhaltenes Material. So konnte Hofmann schon 1902 18 derartige Fälle sammeln (davon 13 aus den Jahren 1890—1900), Doran (1904) fügte ihnen noch 3 alte und 5 neue Fälle hinzu und v. Haberer dann noch die bis 1909 mitgeteilten chirurgischen Fälle von Bland-Sutton, Opel, Ikonikow, Diwawin. Im Jahre 1913 stellte Sonntag 30 operierte Fälle, Boyd deren 34 tabellarisch zusammen. Vereinigt man beide Statistiken, so gelangt man zu der Zahl von 43 (den Fall von Blackburn, den Boyd mitrechnet, der aber eine Zystenleber + Zystenniere betrifft, nicht mitgerechnet). Rosenstein teilte z. B. 1914 noch 2 operierte Fälle mit. Sonntag schätzt die Gesamtzahl der veröffentlichten Leberzysten auf gut 100, die der Solitärzysten auf etwa 50.

Was das Alter betrifft, so sind die jüngsten beschriebenen Fälle wohl die von Shaw und Elting bei einem $1^1/_2$jährigen und W. Müller bei einem $2^1/_2$jährigen Kinde. Leberzysten von Kindern sind weiter z. B. von König, Schultze sowie Bouchat mitgeteilt. Die meisten Fälle aber betreffen ein Alter nach 40 Jahren, wie dies Hanot und Gilbert schon angaben und wie dies auch aus den Statistiken von Boyd und Sonntag (19 Fälle bei Leuten über 40 Jahre, gegenüber 11 jüngeren) hervorgeht.

Das Wachstum der Zysten nach der klinischen Beobachtung scheint sehr verschieden zu sein; so war es in Fällen von Chrobak, W. Müller oder Hueter langsam, in solchen von König, Czerny, Hofmann, Schultze, Boyd ein wesentlich schnelleres.

Klinisch mag noch bemerkenswert erscheinen, daß die Leberzysten im Leben zuweilen als Aszites (Queyrat) und zumeist als Ovarialzysten diagnostiziert werden (Attlee, Weishaupt). Es ist dies um so eher möglich, als sich die Leberzysten bei der Frau weit häufiger als beim Manne zu finden scheinen. So fand Hofmann 11 Zysten der Frau gegenüber 4 des Mannes, Boyd 24 gegenüber 4, Sonntag 21 gegen 6. Aus einer Zusammenstellung der Statistiken von Boyd und Sonntag ergeben sich 28 Frauen gegenüber 6 Männern. Hofmann und Bland-Sutton erklären das Überwiegen der Frau mit Schnürung, während Boyd zur Erklärung Entwicklungsanomalien heranzieht.

Auch bei Tieren kommen Leberzysten vor. So bezeichnet sie Winckler in der Kalbsleber als häufig und Cruveilhier erwähnt, daß die Leber von Rind, Kalb, Hammel öfters Zysten aufweise. Wohl mit Recht deutet Langenbuch an, daß es sich hier zum Teil um Verwechslungen mit Echinokokken handeln möchte. Teutschländer und unter ihm Schürmann beschrieben beim Huhn eine an der Vorderfläche der Leber subserös gelegene Platten-, Zylinder- und Flimmerepithelzyste, die sie auf im Laufe der fötalen Entwicklung abgesprengte und verlagerte Organteile nach Art eines Choristoms zum Teil mit prosoplastischer Epithelentwicklung beziehen. Kystadenome der Leber beschrieben (zit. nach Fölger) Joest sowie Squadrini bei Kälbern, ersterer auch bei einer Kuh, Stephan sowie Winokuroff bei Hunden, Plehn auch bei einer Lachsforelle. Ein echtes Kystadenom mit Übergang in Krebs — also den beiden oben geschilderten menschlichen Fällen entsprechend — beschrieb

JAFFÉ in der Leber eines Hundes. Es sollen kystadenomatöse und karzinomatöse Gebiete nebeneinander bestanden haben, verbunden durch anscheinende „Übergangsbilder". JAFFÉ nimmt an, daß ein Keim mit verschiedenen Differenzierungsmöglichkeiten zugrunde lag, so daß sich ein Teil zu einem völlig ausgebildeten gutartigen Kystadenom, ein anderer Teil zu einem Krebs entwickelte. Adenomartige papillomatöse Wucherungen an den Gallengängen von Kaninchen infolge von Kokzidieneinwirkung sind allgemein bekannt. Ähnliche Wucherungen bezogen schon vor längerer Zeit LEUCKART, WALDENBURG, STIEDA, SCHWEIZER auf Psorospermien. Hier liegen aber keine Geschwülste, sondern Reizwucherungen durch Parasiten hervorgerufen vor. Sie sollen hier aber deswegen erwähnt werden, weil angeblich in Kystadenomen der Leber auch beim Menschen Parasiten, die als „Erreger" der Bildungen gedeutet wurden, gefunden wurden. Solches behauptete schon vor längerer Zeit GUBLER für „Psorospermien", COPLIN und BEVAN wollen in dem Falle von KEEN Kokzidien gefunden haben und TERBURGH glaubt in Zysten Gregarinen nachgewiesen zu haben. Irgendwelche Bedeutung scheinen derartige Befunde nicht zu haben.

Aus Nebennierenkeimen entstandene primäre Lebergeschwülste.

Zu den primären epithelialen Geschwülsten der Leber müssen wir auch solche rechnen, welche — wenn auch sehr selten — von in die Leber verlagertem Nebennierengewebe abgeleitet werden. Nebennierenrindenkeime werden bekanntlich recht häufig versprengt und können dann zu kleinen adenomatösen Bildungen auswachsen oder auch zu bösartigen Geschwülsten Veranlassung geben, sog. Hypernephromen oder hypernephroiden Geschwülsten oder GRAWITZschen Tumoren. Solche isolierte Keime finden sich besonders in der Nebennierenrinde selbst, sodann aber auch weiterhin verlagert, so vor allem bekanntlich in die Niere. Dergleichen kommt auch in der Leber vor. Der erste, der hierauf hinwies, war SCHMORL; er äußert sich dahin, daß Nebennierenversprengungen in die Leber nicht allzu selten sein könnten, denn er fand unter 510 untersuchten Lebern dergleichen 4mal. In seinen Fällen bestanden ein oder auch zwei oder drei Knötchen, die sich stets im rechten Lappen fanden. Zweimal lag zugleich Heterotopie der rechten Niere vor, in einem weiteren Falle fanden sich auch in der Niere mehrere Nebennierenkeime. Die Knoten bestehen stets aus Nebennierenrindensubstanz, und zwar entsprechen sie entweder nur der Zona fascicularis oder dieser und der Zona glomerulosa. Gewissermaßen einen Übergang zu solchen embryonalen Verlagerungen stellen Fälle dar, wie SCHMORL auch einen beschreibt und wie man sie in der Tat öfters beobachten kann, in welchen ausgesprochene Verwachsung zwischen der rechten Nebenniere und der Leber besteht. Die Leber kann dann das fremde Gewebe umwachsen und so in das eigene Gewebe hinein verlagern. SCHMORL verfolgte, daß auf diese Weise etwa die Hälfte der Nebenniere von Lebergewebe, wenn auch noch durch einen feinen Bindegewebsstreifen getrennt, umschlossen war; Leberzellenzüge und Gallengänge schoben sich durch das Bindegewebe in das Nebennierengewebe hinein. SCHMORL sieht hierin das Bestreben der Leber, fremdes Gewebe zu entfernen. So könnten vielleicht kleine Nebennierenkeime in der Leber sekundär wieder verschwinden. Sodann beschrieb OBERNDORFER einen ähnlichen Fall, in welchem die rechte Nebenniere fest mit der Leber verwachsen war und ebenfalls auf diese Weise Züge von Nebennierenzellen ins Lebergewebe eingelagert wurden. OBERNDORFER nimmt aber an, daß hier gewuchertes Bindegewebe die Gewebsverlagerung

bewirkt habe. Weiterhin beschäftigte sich mit der Frage der in die Leber
verlagerten Nebennierenkeime Beer. Er fand solches unter 150 untersuchten
Lebern 6mal. Die meist erbsengroßen Knötchen (in einem Falle fanden
sich deren 2) saßen stets rechts in der Nähe der rechten Nebenniere; sie lagen
5mal teilweise in, teilweise dicht unter der Leberkapsel, einmal nur im Leberparenchym, aber auch dicht unterhalb der Kapsel. Entzündliche Veränderungen
bestanden nie, auch waren die Nebennieren nicht mit der Leber verwachsen.
Die Keime sind von Bindegewebe umgeben, in Lücken dieses aber grenzt Leber-
und Nebennierengewebe aneinander. Dieses besteht auch hier entweder
nur aus der Zona fascicularis oder aus dieser und der reticularis. Ebenso wie
andere Untersucher hebt Beer innige Beziehungen zu den größeren Blutgefäßen
hervor, ein Punkt, der nach seiner und Peperes Ansicht beim Versprengungs-
mechanismus von Wichtigkeit sein könnte. Gewissermaßen als Übergang zu
solchen versprengten Keimen schildert auch Beer Fälle, in welchen Gebiete
der Nebenniere der Leberkapsel fest anhafteten. Erwähnt sei endlich noch
ein von Pepere im Lobus Spigelii unter der Kapsel ebenfalls dicht neben
einem kleinen Gefäß gefundener Nebennierenknoten von etwa 8 mm Durchmesser. Als Zwischenstadium zu der Versprengung von Nebennierenkeimen in
die Leber können wir auch Verlagerungen in die Ligamente unter der Leber
erwähnen, so in das Ligamentum hepatoduodenale (Eggeling) oder ins
Mesocolon transversum (Nicholson und Balfour-Stewart). Starr hat ein
„Hypernephrom" im Ligamentum falciforme hepatis beschrieben.

Ein im rechten Leberlappen gelegenes Hypernephrom von Kibitzeigröße
zeigte Kaufmann vor. Der Bau war hier schon ein mehr atypischer, und so
leitet dieser Fall über zu echten aus versprengten Nebennierenkeimen auch in der Leber hervorgehenden gegebenenfalls bösartigen Geschwülsten. Schon Schmorl wies auf die Bedeutung der versprengten Keime in diesem Sinne hin. Er zieht eine solche Entstehungsart als
wahrscheinlich heran für eine haselnußgroße Geschwulst, die er, in der Nähe der
rechten Nebenniere gelegen, in der Leber eines 67jährigen Mannes fand. Sie war
allseitig von Lebergewebe, welches Druckerscheinungen darbot, umschlossen, von
ihm aber durch Bindegewebe getrennt. Pepere glaubt, daß in diesem Falle
Schmorls zwar eine ziemlich beträchtliche Nebennierenversprengung aber keine
eigentliche Geschwulst vorlag. Dagegen beschreibt Pepere selbst ein bösartiges
primäres Lebergewächs, den er in diesem Sinne auffaßt. Es handelt sich um eine
40jährige Frau mit stark vergrößerter Leber von 4650 g Gewicht. Im rechten
Lappen fanden sich drei etwa hühnereigroße, gelbrötliche, weiche, im Zentrum
mit Blutungen versehene Geschwulstknoten, während der ganze linke Lappen von
einer großen, weißgrauen Hauptgeschwulst eingenommen war. Es wurden Metastasen in Leistenlymphknoten und besonders in der Lunge festgestellt.
Eine sehr genaue histologische Schilderung der in Zügen und schlauchartig
angeordneten Zellen und deren inniger Beziehungen zu Gefäßen zeichnet die
Arbeit aus. Die Geschwulstzellen sind zum Teil auffallend vakuolisiert. Zirrhotische Veränderungen der übrigen Leber sollen sich erst an die Geschwulstentwicklung angeschlossen haben. Es wird genau dargelegt, weswegen hier
kein Sarkom (wie bei Betrachtung mit bloßem Auge geschlossen) noch auch
ein Endotheliom anzunehmen sei. Auch ein primäres Leberkarzinom wird
zurückgewiesen, aber zum Teil mit einer eigenartigen Begründung, so wenn
Pepere dies teilweise daraus schließt, daß er Übergangsbilder zwischen Leber-
und Geschwulstgewebe vermißte, oder daß allgemeine Zirrhose fehlte, welche
nach seiner Meinung stets bei den primären Leberkrebsen vorhanden sei.
Pepere kommt zu dem Schlusse, daß seine Geschwulst ihren Ausgangspunkt
von versprengtem Nebennierengewebe, und zwar von Markgewebe dieses Organes,

genommen habe. Eine solche Auffassung steht im Widerspruch zu dem, was wir sonst über die Versprengung von Nebennierenkeimen in die Leber wie an andere Orte wissen, wo es sich ja gerade um Nebennierenrindengewebe handelt. So ist denn auch an PEPERES Auffassung mehrfach Kritik geübt worden. DE VECCHI nimmt an, daß auch die von PEPERE beschriebene bösartige Geschwulst von Nebennierenrindensubstanz abstammte und BEER möchte ihn von Lebergewebe selbst ableiten. Ich schließe mich dieser letzteren Auffassung vollständig an. Die ganze an sich sehr gute histologische Beschreibung enthält nichts, was dagegen spräche, einen primären Leberzellenkrebs anzunehmen; vielmehr entspricht die Beschreibung (und ebenso die Abbildungen) zahlreichen anderen Fällen; die vakuolisierten Zellen erinnern insbesondere an Abbildungen und Beschreibungen LANDSTEINERs. Ich habe daher diesen Fall den Krebsen zugerechnet.

Nicht sicher erscheint auch die bei der Operation einer 58jährigen Frau von der Leberunterfläche gewonnene Geschwulst, welche SWENSON beschrieb. Die Meinungen der begutachtenden amerikanischen Pathologen gingen auseinander; es wurde sowohl primärer Krebs wie Endotheliom wie ein hypernephroides Gewächs angenommen. Für dieses sprachen sich in der Aussprache zu SWENSONs Vorweisung LE COUNT sowie OCHSNER aus, und auch SWENSON selbst schloß sich dieser Meinung als der wahrscheinlichsten an. Seine Beschreibung reicht zu einem eigenen Urteil nicht aus.

Folgende Fälle, welche als von versprengten Nebennierenkeimen ausgehende Lebergeschwülste gedeutet werden, scheinen dagegen als solche einigermaßen der Kritik standzuhalten. DE VECCHI fand in der Leber einer 29jährigen Frau einen etwas über nußgroßen ausgesprochen gelben Knoten, den er histologisch genau beschreibt; er weist nach, daß er sich von einem versprengten Nebennierenkeim, welcher aus Zona fasciculata und reticularis bestand, ableitet. Die Zellen enthielten viel Fett. Allerdings steht auch dieser Fall, ähnlich wie der SCHMORLs, nur an der Grenze einer eigentlichen Geschwulst. Um eine echte — bösartige — Geschwulst derselben Abkunft scheint es sich dagegen in der Tat in dem Falle, den DONATI unter der Überschrift „Iprenefroma maligno del fegato" beschrieben hat, gehandelt zu haben. Hier wurde aus dem rechten Leberlappen einer 36jährigen Frau ein größerer Knoten entfernt, welcher histologisch Nebennierenrindengewebe, zum Teil in tubulärer Anordnung, entsprach, Nekrose und Blutungen aufwies und der ganzen — im übrigen auch sehr schnellen — Wachstumsart nach bösartig war, so daß er mit Recht als Krebs bezeichnet wird. Ganz ähnlich gelegen zu haben scheinen die Verhältnisse in dem von HIRSCHLER mitgeteilten Fall. Hier handelte es sich um die Leber eines 52jährigen Mannes, welche außer Leberzirrhose eine etwa die Hälfte des rechten Leberlappens einnehmende, kindskopfgroße, kugelige Geschwulst von stark hellgelber Farbe aufwies. Dieselbe zeigte bindegewebige Septen und Kapsel sowie ausgedehnte Blutungen. In der Nähe bestanden bis kirschgroße ähnliche Knoten in großer Zahl. Das Geschwulstgewebe setzt sich aus gewundenen schlingenförmigen Zellsäulen zusammen, hie und da bestehen geringe Lichtungen, die als Saftspalten angesehen werden. Die Zellen sind durch Vakuolen feinwabig; es findet sich viel Neutralfett und nur in geringen Mengen Cholesterinester. Zwischen den Geschwulstzellbalken liegen Kapillaren. HIRSCHLER leitet dieses Karzinom (als solches ist es schon wegen der Metastasen in der Leber selbst aufzufassen) von einem versprengten Nebennierenkeim ab und glaubt einen von Leberzellen ausgehenden Krebs ausschließen zu können. Die von ihm hierfür angegebenen Gründe, daß dann der Bau der auch dann durch Kapillaren getrennten Zellbalken nicht so regelmäßig wäre, ferner das Fehlen der Lichtungen, wenigstens echter solcher, und die für die Nebenniere typische Fetteinlagerung in feiner Verteilung, scheinen mir allerdings kaum durchgreifend genug. Sehr zu vermissen ist, daß der Arbeit keine Abbildungen beigegeben sind, so daß sich ein eigenes Urteil nicht fällen läßt. Ferner haben Powell, White and Mair eine Lebergeschwulst vorgewiesen und beschrieben, die sie von einem Nebennierenkeim ableiten. Sie saß im linken, nicht wie sonst zumeist im rechten, Lappen. Weiterhin hat de Ahna bei einem 45jährigen Manne eine vom rechten Leberlappen der Leberunterfläche ausgehende kindskopfgroße, gegen die Leber gut abgegrenzte Geschwulst, die reseziert wurde, beschrieben, die er nach der mikroskopischen Untersuchung als Hypernephrom, als „Grawitzschen Tumor" der Leber anspricht. Und endlich teilt soeben Anardi aus dem Ficheraschen Institut in Pavia eine bei einer 53jährigen Frau gefundene Lebergeschwulst, der fast ein Kilogramm wog und rechten Lappen saß, mit, den er — es werden auch vakuolisierte Zellen beschrieben — von einem versprengten Nebennierenkeim ableitet; die Zellen enthielten viel Fett und Glykogen. Daß eine bösartige Geschwulst vorlag, beweisen Einbrüche in Gefäße; auch trat später — die Geschwulst wurde operativ entfernt — Aussaat in der Bauchhöhle ein, welche zum Tode führte. Die Abbildungen lassen kein entscheidendes Urteil zu, ob die Geschwulst als von einem Nebennierenkeim ausgehend zu deuten ist. Vielleicht gehört hierher auch ein operierter, von Jü Tschang Tsching mitgeteilter Fall (Fall 4), in dem von Orth daran gedacht wurde, daß es sich um eine von einem in die Leber versprengten Nebennierenkeim ausgehende Lebergeschwulst handeln könne [1].

Auffallend ist, daß sowohl im Falle Peperes wie de Vecchis wie Hirschlers mehr oder weniger ausgeprägte Zirrhose bestand. Könnte dies darauf hinweisen, daß es sich eben doch um von Lebergewebe ausgehende Geschwülste handelte, wie wir dies für den Pepereschen Fall auch annahmen, so könnte andererseits auch die Leberzirrhose als Auslösungsursache für Geschwulstbildung bei vorhandenen versprengten Nebennierenkeimen zu betrachten sein.

Im übrigen sei erwähnt, daß Bland-Sutton auch bei einem Murmeltier eine Lebergeschwulst mit Milzmetastasen beschrieb, welche er histologisch als aus Nebennierenrindengewebe hervorgegangen erkennen zu können glaubte.

Das Sarkom.

Die erste Zusammenstellung über Sarkome der Leber stammt wohl von Podrouzek (1888), sie umfaßt 13 Fälle; die nächste von Arnold, welcher selbst 2 primäre „Angiosarkome" der Leber beschrieb. Sie faßt 23 bis dahin (1890) veröffentlichte Fälle zusammen. Höchstens 10 Fälle läßt Arnold aber nur gelten und bezeichnet sie zum Teil auch in seiner Tabelle als wahrscheinlich od. dgl. Leith fand 1897 im Schrifttum 25 primäre Lebersarkome, setzt aber auch hinzu, daß die wenigsten der Kritik standhalten. 1903 stellte sodann Scheidemantel in seiner Dissertation 27 Fälle zusammen, von denen er 18 als „sicher primär" gelten läßt. Aber auch bei einem Teil dieser Fälle ist dies sicher nicht der Fall. Eine größere Zusammenstellung über im ganzen 66 Arbeiten wurde dann im nächsten Jahre von Marx mit kurzer Beschreibung der meisten Einzelfälle gegeben, so daß Carmichael and Wade sehr im Irrtum sind, wenn sie (1907) meinen, daß seit Arnolds Arbeit nur 11 Lebersarkome mitgeteilt seien. Aber auch Marx scheidet mit Recht einen großen Teil der Fälle aus. Knott zählte 1908 74 Fälle, Kothny fügt 1912 noch 15 neuere Fälle

---

[1] Anmerkung bei der Korrektur: Anzufügen wäre noch ein soeben von Horn [Frankf. Z. Path. 37, 579 (1929)] veröffentlichter Fall. Er bezeichnet seine Lebergeschwulst als „primäres Karzinom der Leber von hypernephroidem Bau" und will dies in histomorphologischem Sinne verstanden wissen, ohne genetisch damit festzulegen, daß eine Nebennierenrindenversprengung zugrunde lag, was sich auch in diesem Falle nicht beweisen ließ.

an; SALTYKOW diesen wiederum 2 eigene und 2 neuere aus dem Schrifttum
und schätzt die Gesamtzahl der sicheren primären Lebersarkome auf nicht
viel mehr als etwa 30 Fälle. KAHLE, welcher insbesondere die angeblich von
den Gefäßen ausgehenden Sarkome zusammenstellte, schätzt die Gesamtzahl
der veröffentlichten Lebersarkome aus den Zusammenstellungen von MARX,
KOTHNY und SALTYKOW auf etwa 45 einwandfreie Fälle. TERPLAN (1921) erkennt 41 Fälle (hier 3 Endotheliome mit gerechnet) an und fügt einen eigenen
hinzu. Allen letztgenannten Bearbeitern des Gebietes ist aber die große
tabellarische Übersicht und Besprechung aller bis dahin als Sarkome aufgefaßten
primären Lebergeschwülste von COSTANTINI aus dem Jahre 1909 entgangen.
Er führt deren nicht weniger als 113 auf. Auch die älteren Fälle hat er genau
nachgeprüft und bis 1890 10 von ARNOLD noch nicht erwähnte (von denen MARX
schon 7 miterwähnt) im Schrifttum aufgefunden. Ich kann nach Durchsicht des
gesamten Schrifttums die von COSTANTINI zusammengestellten Fälle bestätigen,
mit Ausnahme der beiden von ROSENTHAL und EICHHORN, wo bei jenem ein
Angiom vorlag, bei diesem der Beschreiber selbst die Lebergeschwulst für
sekundär hält, und ihnen andererseits die von mir im Schrifttum bis 1909
noch gefundenen Fälle von ROTHROCK, WALTER, HEKTOEN, CHAVASSE, CRISPELL,
FUHRHANS und PONJATOWSKY (letztere nach KOTHNY), DOPTER, BRAMWELL,
CASTELLI, KNOTT, ferner nach Erscheinen der COSTANTINI schen Abhandlung
noch die Fälle von MARIQUE, MORGENTHALER, BONDY, WYSSOKOWITSCH (2
Fälle, nach SALTYKOW), ROLLESTON-TREVOR, HEDRÉN, BONG, SALTYKOW
(2 Fälle), BECKMANN, SCHLESINGER, BRESSLER, GOLDSTEIN, DUBS, PISANO,
FOOTE, MORROW-MC. KINSTRY, JOHAN, SMITH, KOTHNY, HACHFELD, KAHLE,
PICONE und TERPLAN anfügen [von denen 3 Fälle allerdings (s. u.) nicht zu den
Sarkomen zu rechnen sind]. Somit habe ich im ganzen 149 Fälle im
Gesamtschrifttum gefunden, welche zumeist von ihren Beschreibern, zum Teil
auch erst nach der Auffassung anderer Bearbeiter, als Lebersarkome primärer
Natur angesprochen worden sind. Diese Fälle sind beschrieben von folgenden
Forschern: WEST, FRERICHS, WAGNER, NAUNYN, ROBERTS, HÖRUP, PINTRAY,
GEE, LANCEREAUX (2 Fälle), WARREN, KOLTMANN, BLOCK, LEDUC, PELLA-
CANI, PARKER, MILLARD (bis 1880), VARSHAWSKI, MAFFUCCI, TOOTH,
MEISSENBACH, WINDRATH, ORTH, BURNET, WHITE, HUTYRA, HENSCHEN,
REHN-WEIGERT, PODROUZEK, MCKEE, RENDU, KLEE, ARNOLD (2 Fälle),
DE RUYTER, SKLIFASSOWSKI, MANLEY, DÉLÉPINE (bis 1890), PURITZ, PENROSE,
WALCH, V. BARDELEBEN, LENDROP, PEYSER (2 Fälle), AXTELL, ISRAEL, KNOCH,
HETZEL, KÜMMEL, KANTHAK and LLOID, D'URSO, WALTER, KRASSNOBAJEW,
BRAMWELL and LEITH, V. KAHLDEN, HEATON, PITT, MEMMO, HENOCH, HEWLETT,
ROTHROCK, HEKTOEN, DOPTER, BERGHINZ, FORD, FISCHER, DIONISI (3 Fälle),
STEINHAUS, CESARIS DEMEL, KAKUDA (bis 1900), PEPPER, CONCETTI, DE VECCHI
e GUERRINI (2 Fälle), CHAVASSE, BRAULT, GEMELLI, SIMONINI, PORT, PEPERE
(4 Fälle), SCHEIDEMANTEL, DE HAAN, FABOZZI (3 Fälle) BOSSOWSKI (2 Fälle),
HOLM, FUHRHANS, GRÜNBERG, MARX, BAUMANN and FORBES, DELLA VECCHIA,
RAVENNA (2 Fälle), HOLT, KNOTT, BRAMWELL, CASTELLI, BRUCK, RUBINATO,
PATER, NAZARI (2 Fälle), JONES, KENETH, SALVINI, CRISPELL, MARIQUE,
MORGENTHALER, SCHUPFER, CARMICHAEL and WADE, PONJATOWSKI, THEODOROW,
BERTELLI (2 Fälle), HECHT, DOMINICI e MERLE, COSTANTINI (2 Fälle) (bis
1910), BONDY, PISANO (5 Fälle), FOOTE, MORROW-MC. KINSTRY, BONG,
WYSSOKOWITSCH (2 Fälle), ROLLESTON-TREVOR, KOTHNY, HEDRÉN, PICONE,
SALTYKOW (2 Fälle), HACHFELD, KAHLE, BECKMANN-SCHLESINGER, DUBS,
BRESSLER, TERPLAN, JOHAN, und SMITH.

Aus dieser großen Zahl ist aber weit über die Hälfte auszuschalten. Ein Teil der Fälle ist ganz unsicher, weil vollkommen

unvollständig untersucht. In einem anderen Teil der Fälle ist die
Leber keineswegs mit Sicherheit oder auch nur mit Wahrscheinlichkeit als Primärsitz aufzufassen. Und in einer dritten Kategorie von Fällen handelt es sich zwar um primäre Lebergeschwülste, die aber den Sarkomen nicht zuzurechnen sind. Betrachten wir dies etwas genauer.

Im Falle von CONCETTI wurde die Diagnose überhaupt nur nach Punktions-
material gestellt, in dem von MILLARD beschriebenen Gewächs wurden in der Haut
mikroskopisch Spindelzellensarkome festgestellt, eine entsprechende Lebergeschwulst aber, und zwar als primär, nur klinisch angenommen. Ferner gehören
hierher die Fälle von SKLIFASSOWSKI und v. BARDELEBEN (in welchem angenommen wurde, daß die Leber erst sekundär vom Peritoneum aus ergriffen
wurde), KÜMMEL, d'URSO, DIONISI (Fall 3), BECKMANN, SCHLESINGER, BONDY,
in welchen allen nur Operationsmaterial untersucht wurde, so daß vor allem der
primäre Charakter der Lebergeschwulst keineswegs sichergestellt ist. Diese Einwände treffen nicht zu für die Mitteilungen von BRAMWELL und LEITH, STEIN-
HAUS, BOSSOWSKI (Fall 1) sowie CARMICHAEL and WADE, in welchen die
Operation durch die Sektion ergänzt wurde. Dagegen wird der Fall HENOCHs
von COSTANTINI mit Recht als unsicher angesehen, da die Öffnung nur der
Bauchhöhle ausgeführt wurde, also unvollständig war. In dem Falle WALCHs,
welcher eine außerordentlich große Geschwulst betrifft (die Leber wog 22$^1/_2$ kg!),
ist nur in der Überschrift von Sarkom die Rede, eine versprochene mikroskopische Berichterstattung konnte ich im Schrifttum ebensowenig wie MARX
oder COSTANTINI auffinden. Dies sind die Fälle, in denen wegen unvollständiger Untersuchung ein Urteil nicht möglich ist.

In einer weiteren Reihe von Fällen ist der Primärsitz in der Leber
keineswegs sichergestellt. Der Fall WAGNER wird schon von ARNOLD
und später von fast allen Bearbeitern des Themas ausgeschieden, da das dort
beschriebene Lymphosarkom wohl von den Gekröselymphknoten ausging
und die Leber erst sekundär ergriffen hatte, bzw. multiple Lymphosarkome vorlagen. Ähnliches läßt sich auch über den Fall PEPERES (Fall 1) aussagen,
der als Lymphangiosarkom der Leber bezeichnet wird, aber auch ,,Meta-
stasen" in Lymphknoten und am Bauchfell aufwies. Vielleicht kann man
ähnliches auch für den von HOLM unter BAUMGARTENs Leitung beschriebenen
Fall sagen, doch wird hier versichert, daß das Lebergewächs sicher primär gewesen
sei. Die von MEMMO, SIMONINI, SCHEIDEMANTEL und SALVINI beschriebenen
,,Rundzellensarkome" saßen außer in der Leber auch in Lymphknoten und
zum Teil auch in anderen Organen und es liegt auch hier der Gedanke an
multiple Lymphosarkome nahe. Mehrere Fälle, in welchen Knochen ergriffen
waren, sind auch wohl mit Wahrscheinlichkeit als Primärsarkome dieser anzusehen. So scheidet ARNOLD schon mit Recht den Fall PELLACANIS aus, in welchem
eine Geschwulst an der dritten Rippe saß. Ähnlich liegen die Verhältnisse im
Falle LENDROPs, welcher ein Sarkom auch am Periost eines Wirbels nachwies,
und demjenigen ISRAELs, in welchem auch die Wirbelsäule und ferner noch
Haut, Lungen usw. zahlreiche Sarkomknoten aufwiesen, wenn auch der klinische
Verlauf hier eher auf die Leber als Sitz der Primärgeschwulst hinwies. Den von
COSTANTINI wegen der auch am Peritoneum und Netz gefundenen Geschwulstknoten ebenfalls angezweifelten Fall von FORD möchte ich hingegen mit MARX
eher den primären Lebersarkomen zuzählen. Dagegen scheinen mir auch die
beiden ersten Fälle DIONISIs nicht für primäre Lebersarkome beweisend. Im
ersten Falle, der als perithelial angeordnetes Sarkom beschrieben wird, fanden
sich Geschwülste auch am Lungenhilus und besonders an der Haut, der zweite
Fall, welcher mikroskopisch auch von Endothelien abgeleitet wird, wies Knoten

auch in der rechten Nebenniere auf, welche mit größerer Wahrscheinlichkeit das Ursprungsgewächs darstellen. In dem von HEKTOEN beschriebenen Fall waren zugleich Pankreas, Gekröse, Netz, Milz ergriffen, in dem Falle ROTHROCK das Pankreas, in dem von MORROW-MC. KINSTRY Lymphknoten und Lungen.

Ganz zweifelhaft sind auch, wie die meisten Bearbeiter des Lebersarkoms hervorheben, fast alle hier als primär beschriebenen melanotischen Sarkome. Wurden doch in diesen Fällen zumeist Untersuchungen von Haut und Augen vernachlässigt. Am einleuchtendsten ist der Irrtum in den Fällen von LEDUC und HETZEL, in welchen sich, zum Teil nachträglich, feststellen ließ, daß melanotische Geschwülste des Auges bestanden hatten. Und ferner gehört hierher der von HALE WHITE als primäres Melanosarkom der Leber beschriebene Fall, in welchem Hautmäler zum Teil auch pigmentierter Natur erwähnt werden. Bei dem alten von FRERICHS beschriebenen Fall fehlen Angaben über Haut und Augen. Solche über Augen auch bei BURNET, worauf schon ARNOLD, COSTANTINI u. a. hinwiesen. Es ist übrigens derselbe Fall, über den auch DÉLÉPINE später berichtete, und den er recht phantastisch als „alveoläres melanotisches Spindelzellensarkom oder auch Endotheliom" bezeichnete. Auch PENROSE untersuchte bei der Leichenöffnung nicht die Augen, und ebenso fehlen im zweiten Fall NAZARIS, welcher als „Peritelioma melanotico" bezeichnet wird, was aber zum mindesten nach der Beschreibung und den an sich guten Abbildungen nicht sicher erwiesen ist, alle besonderen Mitteilungen über Haut oder Augen. Die ebenfalls ein angebliches primäres Melanosarkom der Leber betreffende polnische Mitteilung KNOCHS habe ich ebensowenig wie COSTANTINI im Original oder einem genaueren Referat einsehen können. Am genauesten verfolgt ist wohl der neue Fall von L. W. SMITH, der in der Tat höchst eigenartig ist. Hier fand sich bei der Leichenöffnung einer 68jährigen Frau eine Leber, die starke Zirrhose, im übrigen aber gelbgrünlich-schwarze Farbe und eine Fleckung aufwies, welche an Granit erinnerte (gute Abbildung). Es bestanden keine eigentlichen Knoten, dagegen sowohl im Bindegewebe wie in Kapillaren (und ebenso in benachbarten Lymphknoten) polygonale bis spindelige Geschwulstzellen, zum Teil in alveolärer Anordnung, mit schwarz-braunem Pigment, welches auch sonst im Bindegewebe lag, und welches durch histochemische Methoden als Melanin sicher gestellt wurde. SMITH denkt, da sonst keine Geschwulst, auch keine Metastasen gefunden wurden, an „melanotic sarcoma of the liver", setzt aber „primary" selbst mit einem Fragezeichen dazu und gibt auch zu, daß eine „kleine pigmentierte Geschwulst der Chorioidea oder des Gehirns übersehen" sein könnte; die Augen scheinen auch in diesem Falle in der Tat nicht untersucht worden zu sein, wenigstens fehlt eine Bemerkung im Leichenbefundbericht. Eine Reihe namhafter Pathologen, welche Schnitte sahen, sprachen sich zwar für ein „atypisches melanotisches Sarkom" aus, aber ein Teil von ihnen hielt es nicht für ein Ursprungsgewächs der Leber. Einwandfrei in diesem Sinne ist also auch dieser Fall sicher nicht.

Eine weitere Gruppe von Fällen sind zwar als Primärgeschwülste der Leber anzusehen, stellen aber mit Sicherheit oder Wahrscheinlichkeit keine Sarkome dar. So ist der alte viel erwähnte Fall NAUNYNs, den er als „Zystosarkom" bezeichnete, offenbar eine Zyste (Kystadenom) und ist dort schon angeführt. Er hat nichts mit Sarkom zu tun. Die von WEST, GEE, KOLTMANN, PEPPER, HENSCHEN als Leberkrebse mitgeteilten Fälle sind offenbar, wie auch ihre Beschreiber meist selbst annahmen, Karzinome. Sie wurden später, da es sich in ihnen um Kinder handelte, besonders von ARNOLD, hauptsächlich aus diesem Grunde als Sarkome umgedeutet, ein Standpunkt, der, nachdem das Vorkommen auch des primären Leberkrebses bei Kindern (s. dort) bekannt ist, keineswegs aufrecht zu halten ist. Auch der Fall BLOCKs,

eine 48 jährige Frau betreffend, wird seit langem hauptsächlich wegen der in der
Geschwulst gebildeten Galle als primärer Leberkrebs aufgefaßt (s. dort). ROBERTS
bezeichnet seinen in den 60er Jahren beschriebenen Fall als „Fungus haema-
todes", LANCEREAUX, auch schon 1871, seinen zweiten Fall als „embryonales
rundzelliges Fibrom". Mit beiden Bezeichnungen ist nichts Rechtes anzufangen.
Den von HOWARD TOOTH als Lymphosarkom bezeichneten Fall spricht ARNOLD
als ganz unsicher und „zweifelhaft ob primärleukämische und tuberkulöse
Prozesse nicht auszuschließen" an. Der Fall GRÜNBERGs, welcher im Sarkomgewebe Knorpel aufwies, ist wohl als Mischgeschwulst aufzufassen und dort
mit anzuführen.

Des weiteren gehört keineswegs zu den primären Lebersarkomen eine ganze Gruppe von Fällen, welche früher zum Teil hierher
gerechnet wurden und welche eine ganz typische Geschwulstart darstellen.
Hier ist Leber wie Nebenniere befallen, und fast stets handelt es sich um
kleine Kinder. In einem großen Teil dieser Fälle wurde die Leber als der
Primärherd angesehen, und so sind diese Fälle unter den Sarkomen der Leber
mit angeführt und auch von mir oben deshalb zunächst mitgenannt. Wir
wissen jetzt, daß in diesen Fällen einmal, wie KRETZ, SCHEIDEMANTEL,
COSTANTINI usw. schon mit Recht vermuteten, der Primärherd in der
Nebenniere, nicht in der Leber sitzt, ferner aber ist uns heute mit Sicherheit bekannt, daß in diesen Fällen überhaupt kein Sarkom vorliegt,
vielmehr eine aus unreifen Nervenzellen der Sympathikusanlage
bestehende Geschwulst. Die Verhältnisse dieser als „Neuroblastoma
sympathicum" bezeichneten Geschwülste sind vor allem durch die Untersuchungen von MARCHAND, WIESEL, PICK, LANDAU und mir geklärt worden.
Ich konnte auch nachweisen, daß sich in den Geschwülsten, auch in den Metastasen der Leber, feine Nervenfibrillen finden. Sie erklären auch die sog.
Rosettenformen der Geschwulstzellen. Diese Geschwülste stellen eine geschlossene Gruppe dar, sind angeboren und befallen fast nur Kinder, die
den höchst bösartigen und schnell wachsenden Geschwülsten bald erliegen.
Hierher gehören von den früher zu den Lebersarkomen gestellten Fällen
die von PARKER, DE RTUYER, PITT, HEATON, PEPPER, BRUCK, HECHT mitgeteilten Fälle. Ferner wohl auch derjenige MEISSENBACHs (nach v. KAHLDEN
„Myxom"), in dem auch die Nebenniere beteiligt war. Daß auch von den
andere Kinder betreffenden Lebersarkomen, bei denen von der Nebenniere
nicht besonders die Rede ist, der eine oder andere Fall zu den Neuroblastomen gehören mag, darauf habe ich schon früher hingewiesen und in
diesem Zusammenhange die Fälle von WEST, ROBERTS, WAGNER, AXTELL,
CONCETTI, SIMONINI und SCHEIDEMANTEL genannt. Doch läßt sich dies nicht
mehr entscheiden. Ich habe diese Fälle daher, soweit sie nicht aus anderen
Gründen auszuschalten sind, den primären Lebersarkomen weiterhin zugerechnet.
In einigen anderen Fällen von Neuroblastom der Nebenniere bestanden auch
Metastasen in der Leber, die aber, sei es daß die Beschreiber die Natur der
Geschwulst bereits richtig erkannten, sei es daß dies noch nicht der Fall war,
doch mit Recht wenigstens als Metastasen und nicht als Ursprungsgewächs aufgefaßt wurden, so daß sich diese Fälle nicht unter die Lebersarkome verirrten.
COSTANTINI glaubt auch zwei Fälle des Zusammenfallens von Geschwulstknoten in Leber und Nebenniere, in welchen jene als Primärsarkome
angesehen wurden, nämlich die Fälle von DIONISI und HOLM, in die Gruppe
der Nebennierenneuroblastome einrechnen zu können. Dann wäre durchaus
auffällig, daß es sich hier um Erwachsene handelte. Sie gehören aber auch
keineswegs hierher. Im Falle DIONISIs, einen 57 jährigen Mann betreffend,
in welchem die Geschwulst als Endotheliom angesprochen wird, handelte es

sich wohl um ein Spindelzellensarkom. Dieser Fall hat mit den oben genannten Geschwülsten nichts zu tun; aber auch hier ist die Lebergeschwulst allerdings kaum als primär anzusehen. Im Falle HOLMs, in welchem es sich um einen 37jährigen Mann handelt, lag nach der bestimmten Aussage des Beschreibers ein primärer Lebertumor, vielleicht aber auch ein Lymphosarkom der mesenterialen Lymphknoten und verschiedenster Organe vor (s. o.). In dem von JOHAN beschriebenen Fall (Tod nach der dritten Woche), in dem die rechte Nebenniere mit ergriffen war, berücksichtigt er schon die Neuroblastome, lehnt aber ein solches ab und spricht sich für ein primäres Lymphosarkom der Leber aus. Obwohl mir dies nicht ganz sicher erscheint, habe ich den Fall doch, JOHAN folgend, den Lebersarkomen zugezählt.

Ganz außerordentlich schwer ist nun aber die Beurteilung, inwieweit die als Endotheliome der Leber bezeichneten oder wenigstens ganz in diesem Sinne beschriebenen Fälle wirklich Endotheliome sind, wieweit Sarkome, oder gar auch Karzinome. Es hängt dies ja mit der allgemeinen Auffassung der „Endotheliome" und auch der seit KOLACZEK sog. „Angiosarkome" zusammen. Und da gehen bekanntlich die Forscher in ihren Ansichten weit auseinander. Es ist bekannt, wie einerseits viele von ihnen in ihrer Auffassung der den Endotheliomen zuzurechnenden Geschwülste außerordentlich weitherzig sind, auf der anderen Seite z. B. RIBBERT, LUBARSCH (s. d. Handb. Bd. VI/1) u. a. nur eine ganz verschwindende Minderzahl der beschriebenen Fälle als Endotheliome gelten läßt. Auch ich glaube, daß man mit der Annahme eines solchen in jedem Einzelfalle, wenn nicht der Nachweis einer Abstammung der Geschwulst von Endothelien sicher erbracht ist, äußerst zurückhaltend sein soll. Aber auch mit der Bezeichnung Angiosarkom ist eine große Verschwendung getrieben worden und diese Benennung wird in der allerverschiedensten Auffassung verwandt. Dies sehen wir auch in der Leber. Eine Geschwulst nur deswegen als Angiosarkom zu bezeichnen, weil sie zahlreiche Blutgefäße aufweist, wie dies BRAMWELL and LEITH tun, ist sicherlich ganz verfehlt. Aber falsch ist es auch, die Bezeichnung in den Fällen anzuwenden, in welchen nur die Sarkomzellen sich besonders auffällig um die Gefäße gruppieren. Dies kann in jedem Sarkom der Fall sein. Wir müssen mit BORST unter Angiosarkom die Kombination eines Angioms mit einem Sarkom bzw. ein sarkomatös gewordenes Angiom verstehen; andererseits setzt BORST angioblastische Sarkome den Endotheliomen bzw. Peritheliomen gleich. Bei der Ungleichheit der Auffassung und Benennung ist es kein Wunder, daß wir auch in der Leber dieselben Geschwülste als Angiosarkom und als Endotheliom beschrieben finden, und daß andererseits der Name Angiosarkom auch vielfach für Geschwülste verwandt wird, bei welchen rein beschreibend damit nur die Lagerung um die Gefäße zum Ausdruck gebracht werden soll. Wir wollen hier die Endotheliome von den Sarkomen abtrennen und für sich besprechen. Die Grenze zu ziehen ist aber bei den im Schrifttum niedergelegten Fällen überaus schwer und einzelnen Beschreibungen nach, besonders den älteren, zum Teil überhaupt unmöglich.

Sehen wir uns einzelne Fälle etwas genauer an. Der Fall MAFFUCCIs ist sowohl auf seine Ableitung von den Endothelien hin wie auch auf seinen Primärsitz in der Leber — COSTANTINI weist mit Recht auf die zahlreichen Geschwülste der anderen Organe hin — durchaus fraglich. Die Fälle PEPEREs sind nicht nur dadurch verdächtig, daß der eine Forscher 4 eigene Lebergeschwülste als Endotheliome beschreibt, sondern auch dadurch, daß er, und zwar sogar in 2 Fällen, eine gleichzeitige Ableitung von Lymphspalt- und Blutgefäßendothelien annimmt. Der erste Fall ist oben schon anders gedeutet. Die anderen halte ich mit größerer Wahrscheinlichkeit für primäre Lebersarkome. Das gleiche nehme ich an für den ersten und dritten Fall von DIONISI (der zweite ist oben schon als wohl nicht

primär von der Leber ausgehend ausgeschieden worden), ferner für die 3 Fälle
von Fabozzi, welche ihr Beschreiber eigentlich nur per exclusionem von den
Lymphspalt- bzw. Lymphgefäßendothelien ableitet. Die als Angiosarkome gedeuteten Fälle von Arnold, v. Kahlden, de Haan und manche andere dürfen
wir auch wohl den Sarkomen zurechnen. Den von Klee mitgeteilten Fall
konnte ich nicht im Original nachlesen, ebensowenig den Bongschen, und aus
den Berichten ergab sich nichts Genaues über das mikroskopische Verhalten.
Überaus schwer richtig einzuschätzen sind die etwas eigenartigen Abhandlungen
von Foote sowohl wie von Pisano. Foote faßt 9 Fälle von Kindern aus dem
Schrifttum zusammen, die er als „Hämangioendotheliosarkome" bezeichnet
und fügt ihnen einen eigenen eines 3monatigen Kindes hinzu. Die von ihm
angeführten Fälle sind von Lendrop, de Haan, Parker, Bondy, Hewlett,
Chervinsky, Brüchanow, Veeder-Austin, Stern mitgeteilt, die aber auch
untereinander offenbar ganz ungleich sind, zum Teil zu den einfachen Sarkomen gehören. Foote gelangt so auf sehr unsicherem Wege zu der Aufstellung
einer besonderen Geschwulstgruppe, die nur bei Kindern bis höchstens 6 Monaten (angeborene Erkrankung) vorkommen und nie Metastasen machen soll.
Aber auch die Beschreibung seines eigenen Falles und die von ihm gegebenen
Abbildungen sind so, daß nichts damit anzufangen ist. Fast noch eigenartiger
ist die italienische Arbeit Pisanos. Er beschreibt nicht weniger als 5 untereinander sich nähernde Fälle, die er, wie er glaubt mit Sicherheit, von den
Endothelien der Blutgefäße, aber zugleich auch der Lymphwege und den Perithelien ableitet. Er bezeichnet sie als „endotheliale Hämo-Lympho-Angio-
sarkome" bzw. „periendotheliale Angiosarkome". Er hält sie für nicht selten,
nur seien solche Fälle oft als Karzinom aufgefaßt worden, da sie alveoläre,
zylindromartige und ähnliche Formen annähmen. Dem entsprechend beschreibt
er auch histologische Befunde und gibt Abbildungen bis zu Tubuli mit hohem
Zylinderepithel, die durchaus an Gallengänge erinnern, lauter Bildungen, die er
von Endothelien ableitet. Dann wären solche „endotheliale Sarkome" natürlich häufiger, aber ich zweifle nicht daran, daß das, was Pisano beschreibt,
zum großen Teil epitheliale Abkömmlinge sind und daß es sich in seinen Fällen
wahrscheinlich um Krebse handelte. Zu den Endotheliomen glaube ich von den
teils so, teils auch als Angiosarkom bezeichneten Geschwülsten der Leber die
folgenden oben zum Teil zunächst unter den Sarkomen mit aufgezählten Fälle
rechnen zu dürfen; Ravenna, McKee, Veeder and Austin, Brault, Marx,
Nazari (Fall 1), Kothny, Hachfeld und Kahle. Sie scheiden somit hier aus;
ich werde sie unter den Endotheliomen gesondert besprechen.

In einigen Fällen kann ich über die Frage ihrer Zugehörigkeit zum primären
Lebersarkom deswegen kein Urteil fällen, weil ich die Originalarbeiten nicht
erhalten konnte und ebensowenig Referate derselben, soweit die Abhandlungen
auch den anderen Bearbeitern des Gebietes, insbesondere Marx und Costantini,
nicht zugänglich waren. Es sind dies vor allem die von Warren, Kanthak and
Lloid, Varshawski, Manley, Hutyra, Rendu, Kakuda, Krassnobajew,
Dopter, Bramwell, Castelli mitgeteilten Fälle. Ebenso leider auch die
neueren Mitteilungen von Marique, Morgenthaler, Wyssokowitsch, Hedrén
und Rolleston-Trevor.

Während Costantini von seinen 113 tabellarisch zusammengestellten Fällen
nur 40 als unzweifelhafte primäre Lebersarkome anerkennt, ergibt sich für mich
unter Abzug der von mir ausgeschiedenen Fälle eine Zahl von
etwa 65. Ein großer Teil hiervon stimmt mit den auch von Costantini anerkannten Fällen überein, einige wenige schied ich noch aus, die er bestehen
ließ, und in einigen anderen Fällen umgekehrt. Insbesondere zählt er einige
Fälle zu den Endotheliomen, die ich zu den Sarkomen rechne. Dazu kommen die

seit CONSTANTINI veröffentlichten Fälle. GOLDSTEIN spricht 1921 von 59 Fällen, er stellte sie aber nicht zusammen und was er anführt, ist so kritiklos und wirr zusammengestellt (auch die Übersicht des Schrifttums), daß die Arbeit wenig Wert hat.

Anreihen kann ich diesen Fällen nun als 66. einen eigenen, welcher vor einiger Zeit hier zur Sektion kam.

Es handelte sich um ein 7½jähriges weibliches Kind. Dasselbe wies seit 6 Wochen Leibschmerzen auf, und der Bauch nahm allmählich an Dicke zu. In der letzten Zeit verfiel das Kind immer mehr. Bei der klinischen Aufnahme war das Kind blaß, mager, von sehr schlechtem Aussehen, der Leib sehr stark aufgetrieben und schmerzhaft; es bestand hochgradige Bauchwassersucht. Klinisch glich das Bild zunächst dem hochgradiger Bauchfelltuberkulose. Bei einer Laparotomie (Prof. Dr. HEILE) fand sich im Bauch stark blutig gefärbte Flüssigkeit; es konnten weiche Gewächsmassen festgestellt werden und, da eine inoperable Geschwulst angenommen wurde, wurde von einer weiteren Operation abgesehen. Kurz darauf (nach 3 tägigem Krankenhausaufenthalt) starb das Kind unter Zeichen der Herzschwäche.

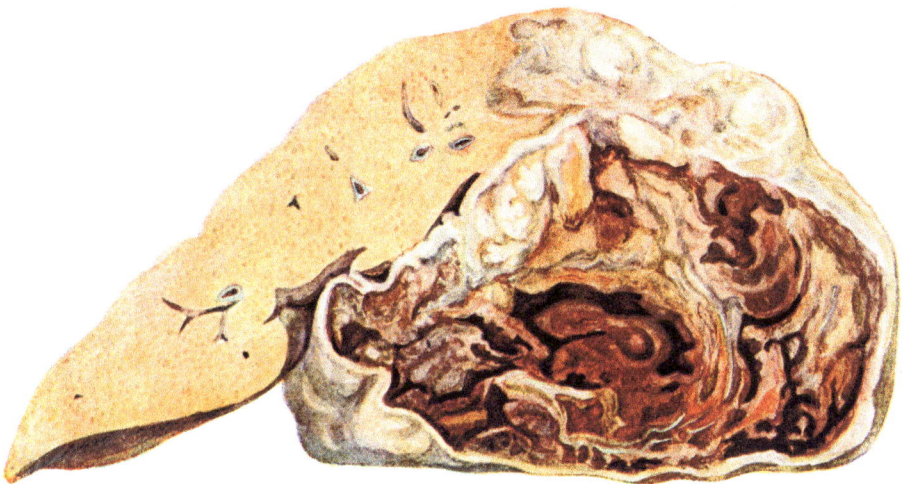

Abb. 22. Großes knotiges primäres Sarkom der Leber mit großen Zerfalls- und Blutmassen.

Von der Sektion der Brustorgane soll nur angeführt werden, daß das Herz und die Lungen (bis auf Hypostase) ebenso wie die Halsorgane keinerlei Veränderungen aufwiesen, daß insbesondere nirgends irgend ein Primärgewächs feststellbar war; ebensowenig zeigte das Knochensystem irgendwo etwas Auffälliges. Auch der Bericht über die Bauchsektion soll hier nur kurz wiedergegeben werden. In der Bauchhöhle fand sich mäßig viel blutig gefärbter Aszites, in dem kleinere Flocken schwimmen. Das Netz ist stark verdickt und verklebt; es ist allenthalben durchsetzt mit zum Teil blasenartig abgekapselten Blutmassen, welche zum Teil geronnen, zum Teil noch flüssig sind; daneben finden sich größere Fibringerinnsel, sichere Geschwulstmassen finden sich hier nicht. Nach Zurückklappen des Netzes zeigen die Darmschlingen glatte und spiegelnde Oberfläche; sie sind nicht miteinander verklebt. Auch die Milz, die Nebennieren, Nieren, das Pankreas, die Schleimhaut des Magens und Darms sowie die Geschlechtsorgane zeigen keine wesentlichen Veränderungen. Dagegen zeigt die Leber hochgradigste Abweichungen vom Normalen (s. Abb. 22). Der rechte Lappen ist stark vergrößert, die Oberfläche von höckeriger Beschaffenheit, indem halbkugelförmige große Vorwölbungen über die Oberfläche bestehen, die sich zum Teil weich, zum Teil wie Zysten anfühlen und einen dunkelroten Inhalt hindurchscheinen lassen. Diese Einlagerungen reichen an der Oberfläche der Leber bis nahe an das Ligamentum falciforme, an der Unterfläche des rechten Leberlappens bestehen zwei größere ebensolche nahezu kugelförmige Hervorragungen. Das Netz ist mit dem Leberrand verklebt, so daß die Gallenblase zunächst nicht sichtbar ist. Dagegen läßt sich feststellen, daß etwas rechts von der später freigelegten Gallenblase eine der zystenartigen Hervorragungen geplatzt ist und daß sich offenbar ein

Teil des Inhaltes derselben nach dem Netz zu entleert hat. Eine eigentliche Zyste liegt hier aber nicht vor, vielmehr wird die Wand gebildet von zerfallenen weißlichen zum großen Teil stark blutig gefärbten Massen, welche den Eindruck einer Neubildung machen. Ein Durchschnitt durch die ganze Leber zeigt, daß der ganze stark vergrößerte rechte Lappen durchsetzt ist von einem großen äußerst bunt gefärbten Knoten von über Faustgröße mit unregelmäßigem Rand, welcher sich wiederum aus einzelnen Knoten zusammensetzt. Zum Teil, besonders am Rand, sind sie von grauer durchscheinender Farbe, ziemlich weich, mit größeren gelben, offenbar nekrotischen Einsprengungen. Vielfach, und besonders die ganze Mitte einnehmend, liegt aber völlige Erweichung vor und die so gebildeten Hohlräume sind mit geronnenem dunklerem oder hellerem Blut und daneben ausgedehnten hellen offenbar aus Fibrin bestehenden Gerinnseln gefüllt. Die zuletzt freigelegten großen Gallengänge und die Gallenblase zeigen völlig normales Verhalten, insbesondere nichts von Geschwulst. Zum Schluß wird nochmals das ganze Pfortaderursprungsgebiet auf geschwulstartige Veränderungen nachgesehen, nirgends aber irgendetwas von Gewächs gefunden. Auch die mesenterialen und retroperitonealen Lymphknoten zeigen nichts von Geschwulst. Nach alledem wird die anatomische Diagnose auf Primärgewächs der Leber gestellt.

Mikroskopisch bestätigte sich zunächst, daß es sich bei den geronnenen Massen teils um Kruor teils um Fibringerinnsel handelt. Die bei der Leichenöffnung als Geschwulst angesprochenen Gebiete erweisen sich auch mikroskopisch als solche. Und zwar findet sich hier eine Zusammenlagerung überaus verschiedenartiger Zellformen. Die Zellen liegen einzeln, vielfach durch — im ganzen aber spärlich vorhandene — Bindegewebsfasern getrennt; nirgends besteht ein epithelialer Zusammenhang der Zellen, auch erinnern die Zellen nirgends an Epithelien. Ein großer Teil der Zellen hat rundliche Form und rundliche Kerne zumeist viel Protoplasma; andere Zellen sind oval oder länglich und dazwischen

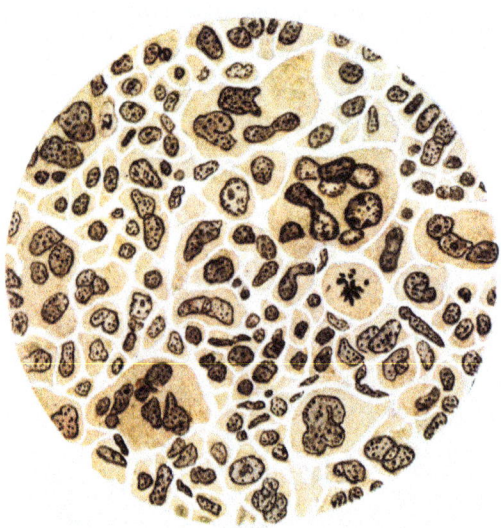

Abb. 23. Polymorphzelliges primäres Sarkom der Leber (siehe Abb. 22).

finden sich auch, im ganzen spärliche, einzelne große Spindelzellen. Ein Teil der Zellen ist außerordentlich groß, von unregelmäßiger Gestalt, mit reichlichem Protoplasma und in demselben liegt der vielfach außerordentlich große und häufig ganz bizarr geformte Kern mit deutlicher Struktur und Kernkörperchen. Solche sehr große Zellen haben auch vielfach 2—3 Kerne und sie leiten über zu noch größeren Zellen mit einer ganzen Reihe vor allem in der Mitte gedrängt gelegener Kerne, also ausgesprochenen Riesenzellen (s. Abb. 23). Diese sind in recht großer Zahl in jedem Gesichtsfeld vorhanden. Ein Teil der Zellen zeigt auch ausgesprochene regressive Metamorphosen, und vielfach sind die Kerne in hochgradigem pyknotischen Zerfall oder auch schon vollkommen zerfallen. Die Geschwulstzellen zeigen zahlreiche Mitosen, darunter auch nicht wenige abnorme, besonders unsymmetrische. Ausgedehnte Gebiete weisen, dem schon mit bloßem Auge erkennbaren entsprechend, völligen Zerfall und Nekrose auf. Die größeren intrahepatischen Gallenwege zeigen zum Teil stark fibrös verdickte Wandung, aber nichts von Geschwulst. Einbrüche in Gefäße sind nicht feststellbar. Die übrige Leber, insbesondere der linke Lappen, zeigt keine Zirrhose.

Die mikroskopische Untersuchung der anderen Organe ergab keinerlei Geschwulstbefund.

Es handelt sich danach um ein polymorphzelliges, zahlreiche Riesenzellen aufweisendes, Sarkom, und zwar nach dem ganzen Sektionsbefund um ein primäres Sarkom der Leber ohne Metastasierung.

Die als primäre Lebersarkome anzuerkennenden Fälle des Gesamtschrifttums, deren Zahl also keine sehr große ist, so daß das primäre Lebersarkom immerhin als sehr selten, auch verglichen mit dem primären Leberkarzinom, anzusehen ist, stelle ich unten tabellarisch zusammen.

Die Lebersarkome stellen sich zumeist in Form von Knoten dar. In einigen Fällen handelt es sich um einzelne, dann meist sehr große Knoten; die Größe wird als kindskopfgroß oder auch nur als orangengroß u. dgl. bezeichnet. Oft wird auch fast ein ganzer Lappen oder selbst noch ein Teil des anderen als ergriffen bezeichnet. Sehr häufig finden sich neben den großen Knoten auch noch zahlreiche kleinere, häufig mehr in der Umgebung des großen Knotens, oder auch über die übrige Leber zerstreut. In anderen Fällen tritt nicht ein großer Knoten hervor, sondern sehr zahlreiche mehr oder weniger große sind über die ganze Leber verteilt. Nur sehr selten durchsetzt das Sarkom mehr diffus die ganze Leber. Dabei ist infolge der Einlagerung der Sarkomknoten die Gesamtleber meist stark vergrößert und auch ihr Gewicht hat zugenommen. So wog z. B. das Organ bei Constantini 4 kg, bei Pater noch etwas mehr, bei Orth $5^1/_2$, bei Puritz gar fast 8 kg. Ganz selten ist die Leber, wenn sie zirrhotisch ist, auch im ganzen als verkleinert angegeben, wie in Saltykows Fall 2. Die Farbe der Sarkomknoten wird als weiß oder grau oder durch Blutbeimengungen oder stark ausgebildete Gefäße zumeist als braun, rosa oder rötlich bezeichnet. Die Knoten sind oft scharf abgesetzt, öfters aber auch schon mit dem bloßen Auge als unscharf in das Lebergewebe eindringend erkennbar. Mikroskopisch läßt sich dieses infiltrative Wachstum fast stets feststellen. Der Sitz der Knoten ist zu allermeist der rechte Lappen. Unter den zusammengestellten Fällen ist 22mal der rechte Lappen als allein oder hauptsächlich betroffen angegeben, 6mal steht der linke Lappen im Vordergrund, 15mal sind beide ziemlich gleichmäßig befallen. Besonders wenn ein großer Knoten das Bild beherrscht, sitzt er zumeist im rechten Lappen. Simonini, Bertelli und Constantini haben schon mit Recht auf diese Bevorzugung des rechten Lappens hingewiesen. Sie ist auch in unserem Fall vorhanden. Häufig sieht man in den Sarkomknoten Blutungen und insbesondere in der Mitte regressive Metamorphosen, welche häufiger — wie in unserem Falle — bis zu größeren Erweichungshöhle führen. Durchbrüche in die Bauchhöhle mit größeren Blutungen sind in den Fällen von Podrouzek und Bressler, der seine Aufmerksamkeit besonders auf so bewirkten Verblutungstod richtete, verzeichnet, ebenso in dem von mir beschriebenen Falle eingetreten. Die übrige Leber zeigt Stauungs- und Druckerscheinungen, diese besonders in Gestalt ganz abgeplatteter Leberzellen in der Nähe der Sarkomknoten, ganz so wie beim Krebs besprochen. Auch starke Verfettung der übrigen Leber wird häufiger betont.

Das infiltrative Wachstum der Sarkomknoten ist schon erwähnt. Die Dauer des Wachstums ist oft schwer feststellbar, doch scheint es meist ein sehr schnelles zu sein. Besonders ließ sich dies bei kleineren Kindern besser verfolgen. Einbrüche in kleine Venen und Kapillaren sind überaus häufig, solche in größere Gefäße seltener, doch kommen sie auch hier gerade in die Pfortader vor (z. B. bei Fuhrhans). Auf ersteren beruht die Verbreitung in der Leber selbst, und so werden mit Recht die zahlreichen Knoten zumeist auch als intrahepatische Metastasen gedeutet. Durch die Ausbreitung in den Kapillaren erklärt sich auch ohne weiteres der oft als alveolär geschilderte Bau des Sarkoms und die häufige Deutung desselben als „Angiosarkom", wobei es sich dann aber nur um die Ausbreitung des Sarkoms in den Kapillaren der Leber handelt ohne über den Ausgangspunkt und die Herstammung der Zellen etwas auszusagen (s. auch unten).

Metastasen finden sich zwar außerhalb der Leber spärlicher als beim Krebs, aber doch keineswegs selten. Constantini fand in seiner Zusammenstellung solche in etwa der Hälfte der Fälle. Ich finde sie in der meinigen in 25 Fällen erwähnt, in 31 ausdrücklich verneint. Von der Metastasierung bevorzugt sind auch hier in erster Linie die benachbarten Lymphknoten. 11mal unter den Fällen finde ich diese Tatsache vermerkt, häufiger scheint sie auch in kürzeren Beschreibungen nicht besonders angegeben zu sein, und nicht zu vergessen ist hierbei, daß wir ja die Fälle von kleinzelligem Rundzellensarkom (Lymphosarkom) von Lymphknoten und Leber (und öfters anderen Organen) als unsichere primäre Lebersarkome nicht mitgerechnet haben. Auch das Netz, Bauchfell usw. zeigen oft Metastasen. Aber auch hier stehen nächstdem wieder Lunge und Pleura an erster Stelle und auch sie werden nicht so selten befallen; finde ich dies doch in meiner Tabelle 11mal vermerkt. Metastasen in andere Organe kommen nur mehr vereinzelt vor.

Aszites, Ikterus und Milzschwellung, insbesondere auch Aszites, sind häufige Begleiterscheinungen auch des Lebersarkoms, aber doch immerhin weit seltener als beim Leberkrebs.

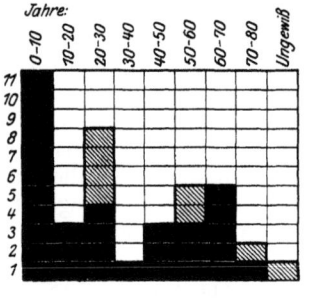

Abb. 24. Schema des Alters und der Geschlechtsverteilung nach CONSTANTINI.

männlich ▨ weiblich

Noch erwähnt sei, da in seinem makroskopischen Verhalten von den übrigen Fällen abweichend, der zweite von SALTYKOW beschriebene Fall. Hier fand sich nämlich ein großer Knoten (20 : 16 : 9 cm) nicht in der Leber selbst, sondern am unteren Rande des rechten Lappens, durch eine 4 cm breite Brücke von Lebergewebe mit dem rechten Leberlappen verbunden. SALTYKOW weist auf den ähnlichen Sitz und Form bei dem von STROMEYER beschriebenen Krebs (s. dort) hin, hält aber im Gegensatz zu STROMEYER die Abschnürung von der Leber für sekundär und stützt sich hierbei auch auf die geiche Form bei einer metastatischen Lebergeschwulst, die er zusammen mit LABHARDT[1] zuvor beschrieben hatte.

Aus der Tabelle ergibt sich, daß Männer öfters ergriffen werden als Frauen. PEPPER hatte noch das Umgekehrte angenommen, BERTELLI, MARX, sowie SALTYKOW eine etwa gleichmäßige Verteilung gefunden. Demgegenüber hat schon SIMONINI das öftere Befallensein der Männer vermerkt und am stärksten ausgesprochen ist dies in der Zusammenstellung CONSTANTINIs (s. die nebenstehende Wiedergabe seines Schemas), in welcher auf 30 Männer 7 Frauen kommen, erstere also 81% darstellen. Nach meiner Tabelle wurde das Lebersarkom bei 33 Männern gegenüber 16 weiblichen Individuen, d. h. bei ersteren in zwei Drittel der Fälle gefunden. Das Überwiegen der Männer ist recht bemerkenswert im Hinblick auf die gleiche Erscheinung auch beim Krebs. Dort wurde es in Zusammenhang mit den präkanzerösen Erkrankungen, insbesondere der Leberzirrhose, gebracht, und dieser Punkt spielt auch hier eine Rolle (s. u.), wenn auch keine so durchgreifende wie dort.

Während MARX sowie SALTYKOW angeben, daß kein Alter bevorzugt wäre und das Lebersarkom in jedem Alter vorkomme, ist dies zwar auch nach unseren größeren Zusammenstellungen richtig, trotzdem muß aber aus diesen geschlossen werden, daß bestimmte Altersgruppen öfters befallen werden.

Hatte in dieser Hinsicht BERTELLI einen besonders großen Hundertsatz für alte Leute berechnet, so hat CONSTANTINI recht, wenn er die Zahlen deswegen für nicht ganz richtig hält, weil dort Sarkome + Endotheliome errechnet sind;

[1] Dtsch. Zeitschr. f. Chir. 1904.

und hatten umgekehrt zahlreiche Forscher das Befallensein gerade von Kindern besonders betont, so z. B. SIMONINI, so geht dies deswegen etwas zu weit, weil hier noch die Neuroblastome als primäre Lebersarkome mitgezählt werden, jene aber bekanntlich überhaupt nur bei kleinen Kindern vorkommen. Die Tabelle COSTANTINIs und meine eigenen Zusammenstellungen stimmen nun darin überein, daß doch vom Lebersarkom auffallend häufig Kinder befallen werden, das mittlere Alter dann weniger, ein zweiter Höhepunkt dagegen im höheren Alter liegt. Dies ist nicht uninteressant im Hinblick darauf, daß diese Feststellung auf zwei verschiedene genetische Momente hinweist, wovon unten noch die Rede sein soll. Die Verteilung auf die verschiedenen Altersstufen ergibt sich aus folgender Zusammenstellung nach meiner Tabelle:

Alter		Jahre	Fälle			%
0—10	Jahre	13	Fälle	=	23	%
10—20	„	3	„	=	5	%
20—30	„	8	„	=	14	%
30—40	„	6	„	=	9	%
40—50	„	4	„	=	7	%
50—60	„	9	„	=	9	%
60—70	„	12	„	=	21	%
älter		3	„	=	5	%

Es ist noch darauf hinzuweisen, daß das Sarkom auf jeden Fall bei kleinen Kindern im Verhältnis häufiger ist als das Karzinom. Die Zahl beträgt hier 23%, dort aber immerhin auch 10% (bei Kindern unter 10 Jahren).

Was den mikroskopischen Bau des Lebersarkoms betrifft, so können wir uns hier kurz fassen. Das Sarkom weicht in nichts von dem Sarkom anderer Organe ab und andererseits ist es nicht einheitlich, sondern dieselben Formen wie sonst kommen auch hier vor. Es überwiegen die Rundzellensarkome, in vereinzelten Fällen das großzellige, zumeist das kleinzellige. Wenn HOLM meint, daß es sich außer in zwei Fällen beim primären Lebersarkom stets um Rundzellensarkome gehandelt habe, so ist dies sicher zu viel gesagt, wie SALTYKOW schon mit Recht betont, welcher selbst ein spindelzelliges und ein gemischtzelliges Sarkom beschrieb. Immerhin hat KOTHNY recht, daß das Rundzellensarkom „eine der häufigsten Formen" sei. So rechnet COSTANTINI 50% ihm zu, je 25% dem Spindelzellensarkom und dem gemischtzelligen Sarkom. Es stimmt dies mit meinen Zusammenstellungen nicht völlig überein, da ich unter 55 Sarkomen, in denen ich genauere mikroskopische Beschreibungen nachlesen konnte, das Rundzellensarkom 20mal, das Spindelzellensarkom 19mal, ein gemischtzelliges Sarkom 16mal vertreten fand. Sehr häufig finden wir Rundzellen, ovale Zellen und Spindelzellen miteinander vermengt. Manchmal überwiegen die Spindelzellen so, daß nach ihnen das Sarkom zu benennen ist. In anderen Fällen — wie in dem unseren — sind die Zellen so gemischt und vielgestaltig, daß keine Form besonders vorherrscht. Unter den Spindelzellensarkomen sind die großzelligen auch nur vereinzelt vertreten, meist handelt es sich um kleinzellige Spindelzellensarkome. Sehr häufig finden sich dazwischen einzelne Riesenzellen, wie sie z. B. von ARNOLD, BRAMWELL and LEITH, v. KAHLDEN, CESARIS-DEMEL, STEINHAUS, DE VECCHI e GUERRINI, DE HAAN erwähnt werden. Auch in unserem Fall fanden sich zahlreiche. Niemals jedoch beherrschen die Riesenzellen so ausschließlich das Bild, daß man das Sarkom nach ihnen benennen müßte, außer höchstens bei BRESSLER, der — ohne seinen Fall genauer zu schildern — von „polymorphzelligem Riesenzellensarkom" spricht. Die Menge des Bindegewebsanteils ist in den einzelnen Fällen ganz verschieden. PICONE bezeichnet seine Geschwulst als Fibrosarkom. Nach CIGNOZZI (angef. nach DUBS) sollen im Sarkom im Gegensatz zum Karzinom die elastischen Fasern nicht vermehrt sein. Berghinz benennt seinen Fall Myxosarkom. Oft wird ein alveolärer Bau des Sarkoms betont, so von Windrath, v. Kahlden, de Haan, Fabozzi, Della Vecchia, Holt, Theodorow, Costantini. Zum Teil werden die Geschwülste gerade wegen einer solchen Anordnung, aber ohne bündige Beweise, vom Endothel bzw. Perithel abgeleitet, so von Pepere, Fabozzi oder Schupfer. Den Fall von Ponjatowsky habe ich leider im Original nicht einsehen können. Eine Reihe von Forschern spricht in ihren Fällen von Angiosarkomen, so Arnold, Peyser, Walter, Pepere, de Haan oder Smith. Aber auch hier ist keineswegs erwiesen, daß diese Sarkome in ihrem Ursprung etwas mit den Gefäßen zu tun haben. Offenbar handelt es sich sehr häufig um einen frühzeitigen Einbruch in Gefäße und dann um Verbreitung in diesen, d. h. in Kapillaren, wie dies richtig schon Windrath, v. Kahlden und de Haan beschreiben. So kommt dann das Bild des „Angiosarkoms" bzw. ein alveolärer Bau durch die Wachstumsart zustande. Primäre Melanosarkome sind in der Leber beschrieben worden, an sich vielleicht keine Unmöglichkeit; fast alle Fälle sind jedoch auszuscheiden, da der Beweis einer primären Lebergeschwulst nicht geführt wurde (s. auch oben). Einige ältere so bezeichnete Geschwülste lassen auch den Verdacht zu, daß das geschilderte Pigment kein Melanin war, sondern daß es sich um Geschwülste handelte, welche vor allem nach Blutungen viel Blutpigment enthielten. Auch diejenigen Lymphosarkome, in welchen Lymphknoten usw. mitbeteiligt waren, mußten ausgeschieden werden, da das Primäre der Lebergeschwulst hier keineswegs sicher steht. Auf jeden Fall ist aber beim Lymphosarkom die Leber in einer Reihe von Fällen mitbeteiligt.

Dem Ausgangspunkt des Sarkoms nach hat Costantini die Lebersarkome eingeteilt in solche, welche vom perivasalen Bindegewebe, vom zuvor bestehenden Leberbindegewebe und von neugebildetem zirrhotischen Bindegewebe ausgehen. Lassen wir den letzten Punkt, von dem noch weiter unten die Rede sein wird, zunächst beiseite. Ausgang von dem die Gefäße umgebenden Bindegewebe wurde angenommen bei einem Teil derjenigen Geschwülste, welche „Angiosarkome" benannt wurden (eine Bezeichnung, die ja, wie schon oben gesagt, in verschiedener Weise angewendet wurde). In diesem Sinne wurde das Angiosarkom am besten von Arnold verfolgt. Eine ähnliche Ansicht vertreten auch Windrath (der an die äußerste Schicht der Pfortaderwand als Ausgangspunkt denkt), v. Kahlden (der aber nicht von Angiosarkom spricht), Peyser, sowie Bramwell and Leith. Lancereaux, Cesaris-Demel, Steinhaus u. a. betonen andererseits das zuvor bestehende Leberbindegewebe, Cesaris-Demel besonders solches in der Gegend des Hilus als Ursprungsstätte des Sarkoms. Es ist meines Erachtens kaum zu entscheiden, wo der Ausgangspunkt gelegen ist. Das weitere Wachstum beweist den ersten Ursprungsort nicht oder verdeckt ihn sogar, und alle beschriebenen Geschwülste sind schon zu alt bzw. zu groß, um die erste Stelle, wo ein Sarkom beginnt, nachweisen zu lassen. Die Leber hat Bindegewebe genug um Sarkome von ihm ableiten zu können und das sog. periportale Bindegewebe liegt ja gleichzeitig um Gefäßäste, wenigstens der Vena portarum und der Arteria hepatica.

Zwei Punkte erscheinen aber im Hinblick auf die Entstehung der Lebersarkome von besonderem Interesse. Zunächst daß dieselben auffallend häufig bei Kindern vorkommen. 14 Fälle derart (bis zu 15 Jahren) sind beschrieben, denen sich unser Fall anreiht, d. h. berechnet auf die Gesamtzahl mit Altersangaben (55 Fälle) 27%, und in 5 Fällen erreichten die Kinder nicht einmal den Ablauf des ersten Lebensjahres; mehrfach auch wurde der Beginn der Krankheit schon kurz nach der Geburt beobachtet. Wir können somit sagen, daß alles darauf hinweist, daß ein Teil der Fälle als

angeboren angelegt zu betrachten ist und wir können in diesen
Fällen einen Zusammenhang mit Anomalien der Entwicklungsgeschichte annehmen. Genaueres über Art und Werdegang solcher läßt
sich aber nicht aussagen. Ausdrücklich möchte ich bemerken, daß es sich
hier um eigentliche, d. h. reine Sarkome handelt, nicht um die wohl sicher
angeboren angelegten Mischgeschwülste, deren in der Leber nur sehr vereinzelt beobachtete Fälle unten zusammengefaßt dargestellt werden sollen.

Von besonderem Interesse ist nun der andere Punkt, daß sich auch
beim Sarkom der Leber, und zwar gerade in den Fällen von Erwachsenen bzw.
älteren Leuten, in einer Reihe von Fällen gleichzeitig Zirrhose findet.
Solche Fälle sind beschrieben von ARNOLD (2 Fälle), BRAMWELL und LEITH,
v. KAHLDEN (nicht ganz sicher), FORD, DE VECCHI und GUERRINI, GEMELLI,
FABOZZI (Fall 1), RUBINATO, DOMINICI und MERLE (allerdings wenig klarer Fall),
ROLLESTON-TREVOR, SALTYKOW (2 Fälle), also im ganzen 13 Fälle. Hierzu
kommen zwei Fälle, nämlich einer von FISCHER, in welchem sich das Sarkom an
eine syphilitische Narbe anschloß, und ein anderer von HEDRÉN beschriebener,
in dem eine syphilitische Bindegewebsvermehrung der Leber vorlag. Und in
dieselbe Linie einreihen können wir noch den sehr lehrreichen an erster
Stelle von COSTANTINI beschriebenen Fall, in welchem das Sarkom unmittelbar
aus der bindegewebigen Kapsel einer Echinokokkuszyste hervorging. Dies ist
der einzige Fall solcher Art von Sarkom der Leber und steht somit in Parallele zu
der etwas größeren Zahl beschriebener Fälle von Krebs der Leber im Anschluß
an Echinokokken (s. dort). Anzureihen wäre hier noch der von GOLDSTEIN —
leider nur sehr kurz — beschriebene Fall, in dem sich ein Spindelzellensarkom in
der Wand eines chronischen Leberabszesses entwickelt haben soll. Es ist keineswegs unmöglich, daß noch in einer größeren Reihe von Fällen Zirrhose oder ähnlich zu bewertendes vorlag, wovon bei der oft nur sehr kurzen Beschreibung
nicht die Rede ist. Wir sehen nun hier dieselbe Erscheinung wie beim Krebs,
daß einzelne Bearbeiter des Gebietes (z. B. SCHUPFER) die Zirrhose für sekundär
im Anschluß an die Geschwulst entstanden hielten — und dies mag auch bei
der geringen Zirrhose im zweiten Falle BERTELLIs der Fall gewesen sein, so
daß wir ihn oben nicht mitzählten — und daß ganz vereinzelt auch an gemeinsame Ursache gedacht wurde. Aber auch hier sprechen in den oben aufgeführten
Fällen dieselben Gründe wie beim Krebs, und ebenso auch die Analogie zu
diesem, dafür, daß die Zirrhose als das Primäre, Grundlegende anzusehen ist. RUBINATO konnte auch z. B. in seinem lange Zeit klinisch beobachteten Falle eines Trinkers die Zirrhose als viel weiter zurückliegend verfolgen. Als sich so das zunächst als mehr zufällig betrachtete Zusammentreffen
mit Zirrhose in den mitgeteilten Fällen mehr häufte, betonten doch auch
beim Lebersarkom schon Einzelne diesen Zusammenhang. Unter ihnen seien
DE VECCHI und GUERRINI, GEMELLI, RUBINATO, BERTELLI, COSTANTINI genannt.
Ich glaube nun, daß sich dies aus meiner Zusammenstellung ganz klar ergibt,
denn die oben genannten 13 Fälle von Zirrhose + den 4 ähnlich liegenden
ergeben immerhin die Zahl von 17, welche berechnet auf die Gesamtzahl (63)
einen Hundertsatz von 27 darstellen. Lassen wir aber die Kinder weg, um die
es sich in diesen Fällen nicht handelt, da bei ihnen niemals zugleich Zirrhose
vorlag (höchstens in einem Falle ARNOLDs von einem 15jährigen jungen Manne)
und diese Fälle ja überhaupt (s. oben) genetisch anders zu beurteilen sind, so handelt es sich um 16 von 48 Fällen, d. h. um einen Hundertsatz von 33. Liegen die
Verhältnisse hier auch nicht so klar wie beim Krebs und besteht auch lange
nicht ein so großer Hundertsatz wie dort, so können wir doch auch hier sagen,
daß in verhältnismäßig zahlreichen Fällen dem Sarkom eine Leberveränderung vorangeht, und zwar zumeist Leberzirrhose, welche

Nr.	Beschreiber	Jahr	Geschl.	Alter	Sitz	Form usw.
1.	Hörup	1867	w.	26 J.	r. Lappen	ein großer Knoten
2.	Pintray	1868	m.	63 J.	l. Lappen	ein großer Knoten
3.	Lancereaux, F. 1 .	1871	m.	28 J.	beide Lappen	zahlreiche bis pflaumengroße Knoten
4.	Windrath	1885	—	1 J.	—	zahlreiche große Knoten
5.	Orth	1885	m.	45 J.	fast ganze Leber	Leber wiegt 5500 g
6.	Rehn-Weigert . .	1887	m.	4 J.	am Hilus	Leber stark vergrößert
7.	Podrouzek . . .	1888	w.	60 J.	r. Lappen	ein großer u. mehrere kl. Knoten
8.	Arnold, F. 1 . . .	1890	m.	15 J.	r. Lappen	zahllose bis nußgroße Knoten
9.	Arnold, F. 2 . . .	1890	m.	53 J.	r. Lappen	ein großer und mehrere kleine Knoten
10.	Puritz	1891	m.	29 J.	bes. r. Lappen	zahlreiche bis faustgroße Knoten, Leber wiegt 7800 g
11.	Peyser, F. 2 . .	1893	m.	61 J.	—	
12.	Axtell	1894	—	3½ J.	bes. l. Lappen	3 große Knoten
13.	Walter	1896	—	—	—	zahlreiche versch. große Knoten
14.	Bramwell und Leith	1896	w.	25 J.	r. Lapp. u. ein Teil d. l.	großer Knoten
15.	v. Kahlden . . .	1897	m.	32 J.	beide Lappen	große Massen von Knoten mit nabelartigen Einziehungen
16.	Hewlett	1899	—	14 W.	beide Lappen	zahlreiche Knoten
17.	Berghinz	1900	—	1¹/₃ J.	r. Lappen	großer zystischer Tumor
18.	Ford	1900	m.	59 J.	r. Lappen	großer Knoten
19.	Fischer	1900	w.	60 J.	r. Lappen	faustgroßer Knoten und kleinere im linken Lappen
20.	Steinhaus	1900	w.	24 J.	in beiden Lappen	8 weiche ein- bis zweifaustgroße Tumoren, ein fester pflaumengroßer
21.	Cesaris Demel . .	1900	m.	67 J.	r. Lappen	großer Knoten und kleinere in beiden Lappen
22.	De Vecchi e Guerrini, F. 1 .	1901	m.	58 J.	—	ein birnförmiger 15 cm langer Knoten, in die Bauchhöhle durchgebrochen
23.	De Vecchi e Guerrini, F. 2 .	1901	m.	66 J.	r. Lappen	großer Knoten
24.	Chavasse	1901	—	15 Mo.	l. Lappen	großer Knoten
25.	Gemelli . . . . :	1902	m.	47 J.	beide Lappen	eine Reihe von Knoten
26.	Port	1902	m.	6 J.	beide Lappen	fast ganze Leber in vielfach erweichten Tumor verwandelt
27.	Pepere, F. 2 . .	1902	w.	65 J.	beide Lappen	zahlreiche Knoten
28.	Pepere, F. 3 . .	1902	w.	70 J.	beide Lappen	zahlreiche Knoten
29.	Pepere, F. 4 . .	1902	w.	62 J.	—	großer Knoten
30.	De Haan	1903	—	3 Mon. 8 Tage	beide Lappen	zahlreiche Knoten verschiedener Größe
31.	Fabozzi, F. 1 . . .	1903	—	—	l. Lappen	großer Knoten
32.	Fabozzi, F. 2 . . .	1903	—	—	l. Lappen	kleine Knoten
33.	Fabozzi, F. 3 . . .	1903	m.	58 J.	beide Lappen	zahlreiche Knoten
34.	Bossowski, F. 1 .	1903	—	3 J.	—	—

Metastasen	Mikroskopischer Befund	Besonderes
—	gemischtzelliges Sarkom	von Gefäßadventitia aus
—	polymorphzelliges Sarkom	—
—	Spindelzellensarkom	sehr gefäßreich.
—	Kleinspindelzellensarkom	alveolär, in Pfortaderäste u. Kapillaren eingebrochen
—	Kleinrundzellensarkom	—
—	Sarkom	in ein. großen Gallengang Sarcoma phyllodes
Lymphknoten	Spindelzellensarkom	Blutung in die Bauchhöhle
—	Angiosarkom, polymorphzellig	Einbruch in Pfortader. Zirrhose
Netz, Serosa, Pleura	Angiosarkom, polymorphzellig	Vena cava-Thrombus. Zirrhose
—	gemischtzelliges Sarkom	—
Hirn u. Lungen	Angiosarkom	—
—	Kleinrundzellensarkom	—
—	Angiosarkom, kleinovalzellig	—
—	Spindelzellensarkom, einige Riesenzellen	von perivaskulärem Bindegewebe aus; Zirrhose
—	Rundzellensarkom, einzelne Riesenzellen	Einbruch in Gefäße, zum Teil alveolär, Zirrhose
Lunge	Großrundzellensarkom mit kleinen Rundzellen und Spindelzellen	—
—	Myxosarkom	—
Netz, Zwerchfell, Mesenterium	Rund- und Spindelzellensarkom	Zirrhose
—	Großrundzellensarkom	syphilitische Leberschwiele
—	großzelliges Spindelzellensarkom mit Riesenzellen	—
Lunge, Mesenterium, Zwerchfell	Rundzellen-, z. T. Fibrosarkom, einige Riesenzellen	Einbrüche in Venen, geht wohl vom Hilus aus
—	großgemischtzelliges Sarkom, einige Riesenzellen	—
—	Kleinrundzellensarkom	Zirrhose
—	Rundzellensarkom	—
—	polymorphzelliges Sarkom	Zirrhose
auf Pleura und Perikard übergriffen	Rundzellensarkom	wuchs in 6 Wochen
—	Angiosarkom	angeblich vom Endothel gewucherter Kapillaren aus
Pankreas Peritoneum	Hämolymphangiosarkom (?)	—
	Hämolymphangiosarkom (?)	—
—	Rundzellensarkom, einige Riesenzellen. Angiosarkom oder Endotheliom	In Kapillaren gewuchert, alveolär Erkrankte 8 Wochen nach Geburt
Lungen	polymorphzelliges Lymphangioendotheliom (?)	geringe Zirrhose
—	vorwiegend Rundzellensarkom Lymphangioendotheliom (?)	alveolärer Bau
—	Spindelzellensarkom, Lymphangioendotheliom (?)	alveolärer Bau
—	Rundzellensarkom	

Nr.	Beschreiber	Jahr	Geschl.	Alter	Sitz	Form usw.
35.	Fuhrhans	1904	w.	71 J.	—	Knoten
36.	Baumann and					
	Forbes	1904	—	11 J.	—	—
37.	Della Vecchia .	1904	m.	13 J.	beide Lappen	zahlreiche Knoten
38.	Holm	1904	m.	37 J.	beide Lappen	über kindskopfgroßer Knoten
39.	Holt	1905	—	9 Mon.	—	—
40.	Rubinato	1905	m.	52 J.	r. Lappen	klein kindskopfgroßer Knoten mit Metastasen im Lob. Spigelii
41.	Pater	1905	m.	67 J.	bes. r. Lappen	großer Knoten, Leber wiegt 4 kg 200 g
42.	Jones Keneth . .	1906	m.	25 J.	beide Lappen	viele Knoten
43.	Crispell	1906	—	—	—	—
44.	Schupfer	1907	m.	55 J.	beide Lappen	zahlreiche Knoten
45.	Carmichael and					
	Wade	1907	m.	4 Mon.	beide Lappen	viele Knoten
46.	Poniatowsky, F. 1	1908	w.	65 J.	—	—
47.	Poniatowsky, F. 2	1908	w.	48 J.	—	—
48.	Theodorow . . .	1908	w.	23 J.	r. Lappen	großer Knoten
49.	Bertelli, F. 1 . .	1908	m.	45 J.	r. Lappen	große Knoten und zahlreiche kleinere
50.	Bertelli, F. 2 . .	1908	m.	40 J.	r. Lappen	großer Knoten und kleine d. ganzen Leber
51.	Knott	1908	m.	62 J.	r. Lappen	—
52.	Dominici e Merle	1909	m.	56 J.	—	Sarkomknoten neben Karzinom
53.	Costantini, F. 1	1909	w.	75 J.	r. Lappen	großer Knoten, kleine im linken Lappen
54.	Costantini, F. 2 .	1909	m.	73 J.	bes. r. Lappen	zahlreiche Knoten; Leber wiegt 4 kg
55.	Rolleston-Trevor	1911	—	—	—	—
56.	Hedrén	1913	—	—	—	—
57.	Saltykow, F. 1 .	1914	m.	64 J.	r. Lappen	großer Knoten, kleine im linken
58.	Picone	1914	—	—	l. Lappen	kindskopfgroßer Knoten
59.	Saltykow, F. 2 .	1914	m.	62 J.	r. Lappen	Leber verkleinert. Großer Knoten im r. Lappen, am unteren Rand durch Lebergewebsbrücke verbunden. Daneben kleines Karzinom
60.	Dubs	1916	w.	25 J.	r. Lappen	sehr große Geschwulst
61.	Bressler	1921	m.	—	—	kirsch- bis faustgroßer Knoten
62.	Terplan	1921	m.	40 J.	beide Lappen	zahlreiche Knoten; größer im r. Lappen
63.	Goldstein	1921	m.	38 J.	—	—
64.	Johan	1922	—	3 Woch. (angeb.)	beide Lappen	zahlreiche Knoten
65.	Smith	1926	w.	36 J.	—	—
66.	Eigener Fall . . .	1920	w.	7½ J.	r. Lappen	großes aus Knoten bestehendes Gebiet

Metastasen	Mikroskopischer Befund	Besonderes
Lymphknoten	polymorphzellig	Einbrüche in Pfortader
—	Rundzellensarkom	—
—	Kleinrundzellensarkom	alveolärer Bau
Lymphknoten, Nebenniere,Niere	Kleinrundzellensarkom	—
—	Rundzellensarkom	alveolärer Bau
—	polymorph, besonders Spindelzellensarkom	Zirrhose
—	Spindelzellensarkom	starke Blutungen; neugebildete Gallengänge
—	Kleinrundzellensarkom	—
Lymphknoten	polymorphzellig. Endotheliom (?)	alveolärer Bau
—	Rundzellensarkom	Geschwulst in Kapillaren gewuchert. Außerordentlich schnelles Wachstum
Herz, Lungen	Großspindelzellensarkom. Peritheliom (?)	—
Lymphknoten	Großspindelzellensarkom. Peritheliom (?)	—
Peritoneum, prävertebrales Gewebe, l. Niere	Großrundzellensarkom	alveolärer Bau
Lunge	polymorphzelliges Sarkom	—
Gehirn, Lunge, Pleura	Spindelzellensarkom	—
—	großzelliges Rundzellensarkom	—
Pankreas,Nebenniere, Lunge	Spindelzellensarkom	Zirrhose. Ganz unklarer Fall
Bronch. Lymphknoten, Pleura	Kleinrundzellensarkom	im Anschluß an Echinokokkus
Milz, Thoraxhaut	Spindelzellensarkom	—
—	—	Zirrhose
—	Spindelzellensarkom	syphilitische Zirrhose
Lymphknoten, Netz, Periton. Lunge	Spindelzellensarkom	Einbruch in Pfortader. Zirrhose
—	Fibrosarkom	—
—	Spindelzellensarkom	Zirrhose
—	Spindelzellensarkom	—
retroperitoneale und bronchiale Lymphknoten	gemischtzellig, Riesenzellen	Verblutung aus einem in die Bauchhöhle durchgebrochenen Knoten
Lymphknoten, Herz, Pleura, Auge, Nieren	gemischtzelliges, stellenweise spindelzelliges Sarkom	—
—	Spindelzellensarkom	entwickelt in der Wand eines Abszesses
r. Nebenniere	Lymphosarkom	Einbrüche in Gefäße
—	gemischtzelliges Sarkom; zahlreiche Riesenzellen	—

wir hier durchaus als eine „präsarkomatöse" Erkrankung bezeichnen dürfen. Bis zu einem gewissen Grade mag auch hier dieser Punkt
von Einfluß auf die Verteilung auf die Geschlechter sein. Auch SALTYKOW
hat schon bemerkt, daß an „einen bestimmten genetischen Zusammenhang
der beiden Prozesse zu denken" ist, d. h. an die Zirrhose einerseits, je
nachdem Sarkom oder Karzinom andererseits, und er sieht in ersterer
die Auslösungsursache bei embryonaler Anlage zu einer der beiden Geschwülste. Dies entspricht auch etwa meiner persönlichen Anschauung. Aber
ebenso wie beim Krebs läßt sich auch hier beim Sarkom die entwicklungsgeschichtlich bedingte Disposition zur Geschwulstbildung keineswegs allgemein
behaupten oder gar beweisen. Infolgedessen erscheint mir die Bezeichnung
solcher der Geschwulstbildung vorangegangener entzündlicher und ähnlicher
Vorgänge, wie hier z. B. der Zirrhose, als präkanzeröser (ORTH) und bei den
eben der Erörterung unterliegenden Geschwülsten präsarkomatöser Veränderung
zugleich indifferent genug und doch bezeichnend, indem sie auf wichtige
entstehungsgeschichtliche Zusammenhänge hinweist.

Lebersarkome haben in einer Reihe von Fällen zu operativem Eingriff geführt.
THÖLE stellt 14 derartige Mitteilungen zusammen und zwar diejenigen von
D'ANTONA, v. BARDELEBEN, v. BECK, CALVINI, CLEMENTI, CZERNY, ELLIOT,
ISRAEL, KNOTT, KÜMMEL, MAZZONI, MÜLLER, SKLIFASSOWSKI und TORRANCE.
Doch handelt es sich hier nur zum Teil um primäre, zum Teil um sekundäre Leber-
sarkome.

Endlich sei erwähnt, daß auch bei Tieren Lebersarkom beobachtet wurde.
LUDWIG beschreibt ein Sarkom (Rundzellensarkom) der Leber und gleichzeitig
diffuse Nierensarkomatose bei einem Hahn und sieht die Gegend der Leberpforte als Ausgangspunkt an. Ähnlich BARILE sowie PLEHN bei Hühnern.
Weiterhin beobachteten (angef. nach FOLGER) Rundzellensarkome in der Leber
BRUNERO bei Schafen in 4 Fällen, STEPHAN bei einem Hunde (mit Metastasen
in Portallymphknoten, Lungen, Milz und Nieren, so daß der Fall als Primärgeschwulst der Leber wohl unsicher ist), ein Spindelzellensarkom der Leber
ROSSI bei einem Ochsen.

ROHDENBURG und BULLOCK fanden in der Rattenleber in der Wand von
Zysten des Cysticercus fasciolaris — dem Larvenstadium der Taenia crassi-
collis der Katze — Sarkom. Dies wurde insofern von besonderer Bedeutung, als
diese Befunde Ausgangspunkt höchst lehrreicher und geglückter Versuche wurden,
künstlich auf diese Weise Lebersarkom zu erzeugen. BULLOCK
und CURTIS gingen hierbei so vor, daß sie große weiße Ratten mit Eiern des
Wurmes fütterten. So gelang es im ganzen bei nicht weniger als 210 Tieren
Sarkom der Leber zur Entstehung zu bringen und zwar von der Wand der
Parasitenzysten aus. Es handelte sich teils um Spindelzellen-, teils um poly-
morphzellige Sarkome, von einzelnen oder multiplen kleinen Geschwulstknoten
bis zu ausgedehnten diffusen Geschwülsten, welche einen sehr großen Teil der
Leber einnehmen können. Auch wuchsen die Geschwülste infiltrativ in die
Nachbarschaft, z. B. Pankreas, und bildeten Metastasen auf dem Peritoneum
usw. sowie in der Lunge. Die Gewächse erwiesen sich weiter auf andere Ratten
übertragbar (bis in 5 Generationen) und sogar in einem ganz besonders hohen
Hundertsatz (90%). Die Wurmlarven blieben bei den Geschwulsttieren am
Leben. Die benutzten Tiere hatten ein Alter von $9\frac{1}{2}$ bis 18 Monaten, waren
teils männlich, teils weiblich und stammten von 5 verschiedenen Stämmen.
Die Zeitdauer bis zum Entstehen des Sarkomes war verschieden, von 8 bis
15 Monaten. BULLOCK und CURTIS betonen, daß sich aus ihren Versuchen
eine einfache Methode bei Tieren in sehr hohem Hundertsatz Geschwülste zu erzeugen ergibt. Der bemerkenswerten Abhandlung sind vorzügliche Photographien

der ganzen sezierten Tiere und insbesondere Mikrophotographien beigefügt, welche in der Tat Zweifel daran, daß hier Sarkome vorliegen, kaum aufkommen lassen.

Das Endotheliom.

Wie schon oben dargelegt, ist die Abgrenzung der Endotheliome eine überaus schwierige. Auch ein Teil der Angiosarkome wird unter dieser Bezeichnung von ihren Beschreibern von den Endothelien abgeleitet, manche Fälle auch von den sog. Perithelien. Wir haben oben schon gesehen, daß in einem Teil der Fälle auch der Ausdruck ,,Angiosarkom" überhaupt wohl falsch ist und es sich nur um die Verbreitung eines Sarkoms besonders im Anschluß an Gefäße handelt. Alle diese Fälle haben wir oben zu den Sarkomen gerechnet. Ebenso einige, in welchen von deren Beschreibern zwar eine Abstammung von Endothelien angenommen, aber keineswegs überzeugend oder zwingend nachgewiesen wurde.

Hier wollen wir nur diejenigen Fälle zusammenstellen, in welchen es den Beschreibungen bzw. Abbildungen nach in der Tat so scheint, daß Gewächse und zwar primäre der Leber, vorlagen, welche von den Endothelien selbst ausgingen; daß es derartige Geschwülste in der Leber gibt, ist nach einer Reihe jetzt genau beschriebener Fällen zweifellos. Erscheint hier bei der Zurechnung zu dieser Geschwulstgattung eine gewisse scharfe Kritik richtig, so sind andererseits doch die wirklich hierher gehörigen Geschwülste von besonderem Interesse.

An der Grenze derjenigen Fälle, welche wir mit Wahrscheinlichkeit hierher rechnen wollen, steht der ältere von McKee beschriebene Fall der Leber einer 50jährigen Frau mit zahlreichen Geschwulstknoten der Leber, deren Zellen, von einer Stelle der Gefäßwand ausgehend, sich in deren Lichtungen ausbreiteten. Ferner die beiden von Ravenna beschriebenen Fälle. Es handelt sich um einen 69jährigen Mann und um eine 43jährige Frau. Im ersten Fall fand sich neben zahlreichen blutreichen Knoten der Leber auch ein kleiner Knoten des Magens, im zweiten Fall ein großer Knoten im rechten Leberlappen, daneben kleinere, ferner ähnliche Geschwülste in beiden Eierstöcken und Herz. Es wird genau dargelegt, warum die Leber als das primär ergriffene Organ anzusehen sei, und intravaskuläres Angioendotheliom angenommen. Im ersten Fall sollen die atypischen Endothelbildungen Bluträume mit Zellen bilden, welche an embryonale Blutbildung erinnern. Vielleicht gehört dieser Fall in die Gruppe der nachher zu besprechenden. Nach den der Abhandlung Ravennas beigegebenen allerdings nicht sehr guten Abbildungen scheint in der Tat weder Sarkom noch Karzinom vorzuliegen. Vielleicht gehört auch der von Veeder and Austin als angeborenes multiples Hämangioendotheliom der Leber beschriebene Fall hierher.

Die übrigen Fälle können wir in 2 Gruppen teilen, insofern als die Fälle von Brault, Marx, Nazari mit Wahrscheinlichkeit hierher gehören, die von B. Fischer-Wasels, Löhlein, Kothny, Hachfeld, Kahle, Schlesinger, Goedel, Schönberg, Blumberg, Smith, Neubürger-Singer, Orzechowski und endlich Dassel beschriebenen sichere Endotheliome darstellen und gemeinsam eine nahe verwandte Gruppe bilden.

Brault beschreibt die Leber einer Frau, welche von zahlreichen Geschwülsten durchsetzt ist, deren einen besonders großen, dunkelbraunrot gefärbten er für das Ursprungsgewächs hält. Auch die anderen Knoten sind etwa von der Größe einer Orange. Sie erinnern in Farbe und Konsistenz an die Fibrinmassen eines Aneurysmas, daneben finden sich auch andere Blutbestandteile, so daß vor

allem die Ränder der Knoten heller rot sind. Ähnliche Knoten in Lymphknoten,
Magen, Milz und Lunge sollen Metastasen darstellen. Mikroskopisch verhielten
sich alle Geschwülste gleich. Ihr auffallendster Bestandteil sind große synzytiale
Zellmassen mit zahlreichen großen Kernen. Dieser Fall wird dem von MALASSEZ
und MONOD zuerst beschriebenen sog. „Sarcome angioplastique" zugerechnet.
Seit Bekanntwerden des Chorionepithelioms auch im Hoden werden die
MALASSEZ-MONODschen Geschwüste zumeist den Chorionepitheliomen zugerechnet,
aber zum Teil auch als Endotheliom aufgefaßt. So ist auch der BRAULTsche
Fall in beiden Richtungen gedeutet worden. Es ist also möglich, daß dieser
Tumor BRAULTs nicht hierher gehört, sondern zu den Chorionepitheliomen.

Hier anzureihen ist der von MARX beschriebene Fall. Es handelt sich um
einen 52jährigen Mann, dessen vergrößerte Leber von massenhaften Geschwülsten

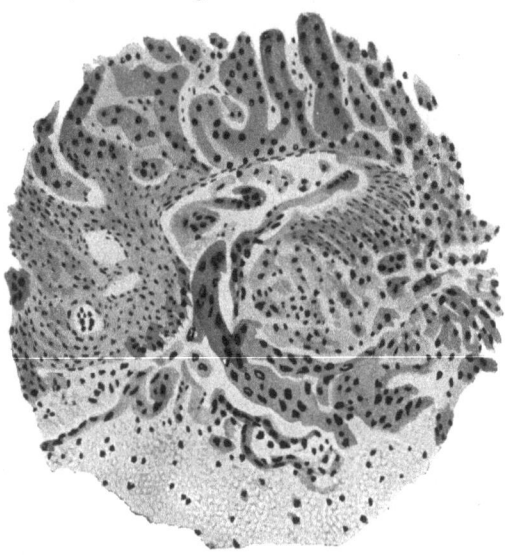

Abb. 25. Hämangiosarkom der Leber. Blutgefäß mit Tumorzellmassen, das sich zu einer hämorrhagischen Lakune erweitert. Aus NAZARI: Contributo allo studio dei sarcomi primitivi del fegato.
Il Policlinico 1905.

verschiedenster Größe durchsetzt war. Diese waren von dunkelroter, oft mehr
schwärzlicher Farbe und schwammiger Konsistenz und es wird auch hier der Vergleich mit großen, unregelmäßig geschichteten Thrombusmassen gezogen. Mikroskopisch handelt es sich auch zumeist um Blutgerinnsel und in diese eingelagerte
Zellmassen und unter diesen fallen auch hier große synzytiale Zellmassen mit
einer größeren Anzahl von Kernen am meisten auf. Auf die große Ähnlichkeit
mit dem „Sarcome angioplastique" MALASSEZ-MONODs sowie den Chorionepitheliomen wird besonders hingewiesen. Andererseits werden aber als Anfangsstadium Bluträume mit deutlichem Endothel, ganz an Kavernom erinnernd,
beschrieben und von solchen Endothelien bzw. Perithelien die Geschwulst selbst
und auch ihre Riesenzellen und synzytialen Gebilde abgeleitet. Sie wird somit gedeutet als ein „Hämangiosarkom, resp. Peritheliom, das aus Kavernomen seine Entwicklung genommen hat". Dafür, daß es sich hier wohl um
ein Endotheliom, nicht um ein Chorionepitheliom handelte, spricht auch, daß
FISCHER-WASELS bei Beschreibung seines Falles von Chorionepitheliom (s. u.)
betont, daß den Abbildungen nach der MARXsche Fall kein Analogon zu
seinem darstelle.

Endlich zu erwähnen wäre in dieser Gruppe noch das erste von NAZARI beschriebene Gewächs einer 38 jährigen Frau. Hier war die Leber, die außerordentlich vergrößert war, durchsetzt von Knoten verschiedenster Größe bis zu der einer Orange; diese waren auch von ganz roter Farbe. Einige ähnliche kleinere Knoten fanden sich auch in der Lunge. Mikroskopisch bestanden die Geschwulstknoten auch zum großen Teil aus Blut, ferner aus Geschwulstgewebe, in dem ganz entsprechende synzytiale Zellmassen auch hier das Bild beherrschten (s. Abb. 25). Die Frau hatte nie geboren, die Geschlechtsorgane waren ganz unverändert und hieraus wie ebenfalls aus der vermuteten Gewebsabkunft ganz in Anschluß an MARX, mit dessen Fall, wie NAZARI sagt, der seine überhaupt sozusagen gleich war, schließt der italienische Forscher, daß es sich auch bei seiner Geschwulst nicht um ein Chorionepitheliom handelte, sondern um

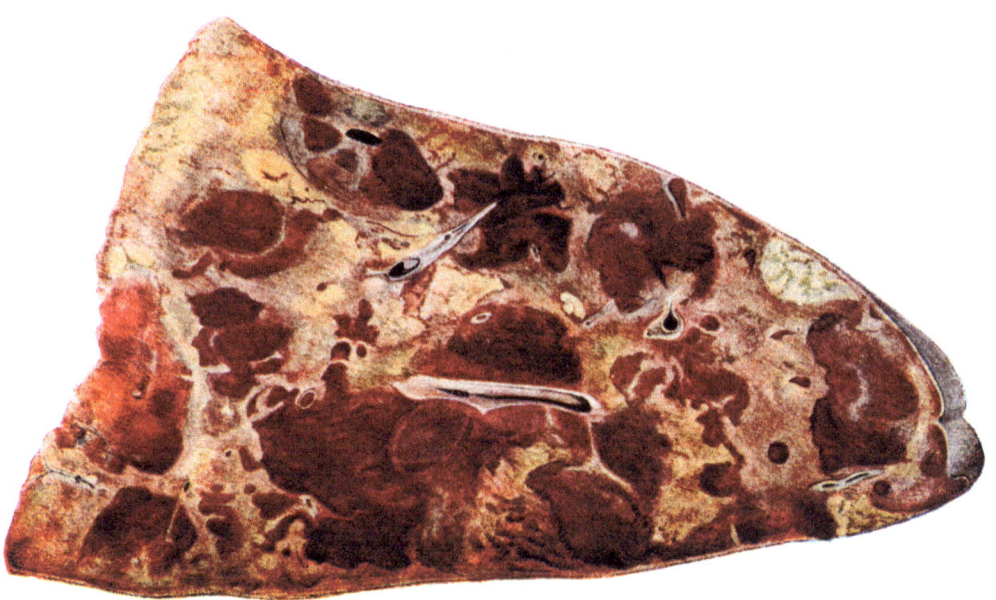

Abb. 26. Primäres malignes Angioendotheliom der Leber. Nach einer mir gütigst von Herrn Prof. B. FISCHER-WASELS überlassenen Originalzeichnung seines in der Frankfurter Zeitschrift f. Pathol. Bd. 12, H. 3 1913 veröffentlichten Falles.

ein „Hämangiosarkom". Den beigegebenen Abbildungen nach wäre auf jeden Fall eher wie im Falle MARX an ein Chorionepitheliom zu denken.

Die nun zu beschreibende Gruppe von Geschwülsten läßt sich einheitlich dahin zusammenfassen, daß es sich hier wohl zweifelsfrei um von Blutkapillaren ausgehende Endotheliome handelte und daß diese zumeist zudem sehr beachtenswerte Neubildungserscheinungen von Blutzellen aufwiesen. Der erste hierher gehörige Fall wurde von B. FISCHER-WASELS auf der Naturforscherversammlung in Köln 1908 vorgezeigt, sodann später (1913) genau beschrieben. Die Leber eines 45 jährigen Mannes, auf das Doppelte vergrößert, wies zahlreiche große, schwarzrote Knoten auf, die ohne scharfe Grenze in das Lebergewebe übergingen und aus Maschen bestanden, die schwarzes, flüssiges Blut enthielten, so daß überall der Eindruck eines mit schwarzem Blut vollgesogenen Schwammes erweckt wurde (s. Abb. 26). Außer in der Leber bestanden nirgends Geschwulstknoten. Mikroskopisch ließ sich die Geschwulst ableiten von Endothelien, welche aber sehr unregelmäßig waren und alle möglichen atypischen Formen darboten, so daß die Kernformen oft von ganz bizarrer Gestalt waren. Zahlreiche Riesenkerne fanden sich darunter. In der Achse von Geschwulstbalken lagen, von dem gewucherten Endothel mantelförmig umhüllt, noch Leberzellen. Dort wo diese geschwunden sind, erweckt die Geschwulst ganz den Eindruck eines polymorphzelligen Sarkoms (s. Abb. 28). Aber auch an anderen Stellen, wo eigentliches Geschwulstgewebe nicht vorlag, von dem überhaupt nicht in scharfer Begrenzung gesagt werden konnte, wo es anfing oder aufhörte, lagen in anatomischem Verband des

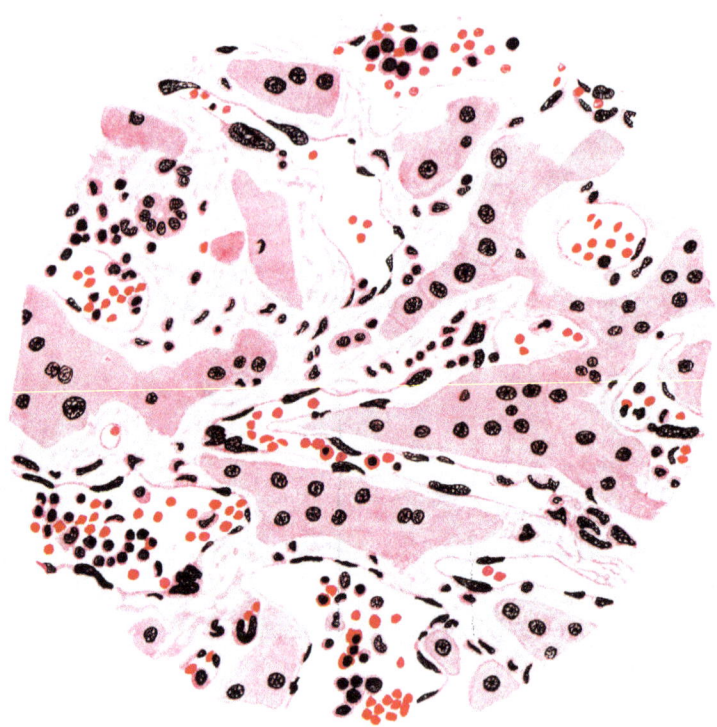

Abb. 27. Primäres malignes Angioendotheliom der Leber. Starke Vergrößerung (Leitz Obj. 7). Hämatoxylin-Eosin. Normale Leberteile außerhalb der Geschwulstteile. Riesenkernbildung in einzelnen Kapillarendothelien. Bildung von Blutzellen (Normoblasten, kernhaltige rote Blutkörperchen). Aus B. Fischer-Wasels, Frankfurt. Zeitschr. f. Pathol. Bd. 12, H. 3. 1913.

zu den Kapillaren gehörigen unveränderten Endothelrohres vereinzelt große Zellen mit riesigem Kern u. dgl. den Geschwulstzellen entsprechend (s. Abb. 27). Fischer-Wasels betont besonders, daß sein Fall eben durch dies diskontinuierliche Wachstum, d. h. durch fortschreitende Umwandlung des Blutkapillarenendothels in Geschwulstzellen, ausgezeichnet und besonders gekennzeichnet sei. Die ganze so merkwürdige Geschwulst ging also von den Kupfferschen Sternzellen aus; infolge der Wucherung dieser — und zwar großer Endothelbezirke, die fast gleichzeitig zu wachsen beginnen — gehen die Leberzellen durch Druckatrophie zugrunde, wodurch die Bluträume erst recht eine weitere Erweiterung erfahren. Besonders bemerkenswert ist weiterhin, daß die Endothelien auch Blutzellen neubildeten, und zwar auch fast alle Formen der weißen Blutzellen außer kleinen Lymphozyten. Insbesondere Myelozyten entsprechende Zellen wurden noch in enger Verbindung mit Kapillarendothelien gefunden. Eine solche der embryonalen Blutbildung entsprechende Fähigkeit der Leberkapillarendothelien war ja zuvor schon in Kavernomen von Pilliet, Schmieden u. a. beschrieben worden. Fischer-Wasels nimmt einen embryonalen Anlagefehler des ganzen Kapillarendothels der Leber als Grundlage der von ihm beschriebenen Geschwulstbildung an.

Die nächste ganz entsprechende Beobachtung stammt von Löhlein. Hier fand sich die Leber eines 32jährigen Mannes, welche mattbräunlich gefärbt

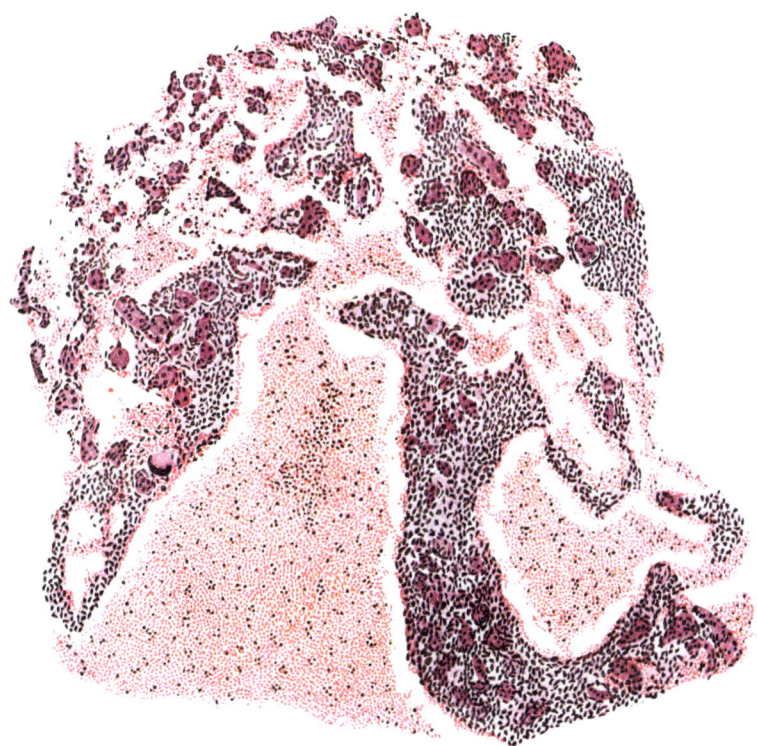

Abb. 28. Primäres malignes Angioendotheliom der Leber. Schwache Vergr. (Leitz Obj. 3). Hämatoxylin-Eosin. Weite Bluträume, durchzogen von Zellbalken, deren Achse aus Leberzellen besteht. Rechts unten nur noch vereinzelte Leberzellen. Das gewucherte Endothel nimmt hier rein sarkomatöse Struktur an. (Aus B. Fischer-Wasels, l. c.)

war und unregelmäßig gestaltete Flecken von grüner Farbe aufwies, somit im ganzen ein sehr buntes Bild bot, durchsetzt von kirschkern- bis walnußgroßen fächerig gestalteten Herden, die, an Hämangiome erinnernd, in ihren Hohlräumen teils flüssiges Blut, teils dunkelrote Gerinnsel aufwiesen, während die Umgebung dunkelrote Färbung zeigte, die allmählich nach außen blasser wurde. Ein besonders großer solcher Hohlraum bzw. Knoten findet sich etwa in der Mitte des rechten Lappens. Mikroskopisch zeigte das Lebergewebe teils regressive Veränderungen, teils ausgedehnte hyperplastische Bezirke. Die Endothelien waren gewuchert und überzogen die zu schmalen Strängen gewordenen Leberzellen, die so oft den Eindruck geradezu von Zotten machten. Löhlein nimmt an, daß eine ausgedehnte Degeneration des Leberparenchyms

allerdings unbekannter Art das Primäre war und die Veränderungen der Endothelien das Sekundäre. Die Wucherung des Kapillarendothels wird „vielfach
geradezu als geschwulstartig" bezeichnet, im übrigen jede Auffassung des Falles
als Geschwulstbildung aber vermieden. Auch hier zeigten die wuchernden Kapillarendothelien Blutbildung. Fischer-Wasels betrachtet den Löhleinschen Fall
als seinem eigenen ganz entsprechend, nur noch viel weniger fortgeschritten,
d. h. als ein Anfangsstadium. Er sieht daher in der blastomatösen Endothelwucherung das Primäre, nicht in einem Untergang des Parenchyms, an die sich
erst Gefäßvorgänge angeschlossen hätten.

Weiterhin gehört hierher die ausführliche Mitteilung Kothnys. Hier zeigte
die zirrhotische Leber eines 54jährigen Mannes im rechten Lappen eine große,
aus walnußgroßen, unscharf begrenzten Knoten zusammengesetzte Geschwulstmasse, durchsetzt von schwarzroten Blutungsherden, aber auch sonst, soweit
nicht nekrotisch, von rötlich grauer bis stark roter Farbe. Der Beginn der
Geschwulstbildung soll auch hier in auffallender Größe und dunklerer Färbung
Kupfferscher Sternzellen bestehen. Diese wuchern dann bis zu an Spindelzellensarkom erinnernden Bildern; Blutkapillaren erweitern sich bis zu zystischen
Bluträumen, da wo die Endothelien noch nicht so zahlreich gewuchert sind; die
Leberzellenbalken atrophieren. Im Gegensatz zu Marx, welcher seine Geschwulst
von zuvor bestehenden Kavernomen ableitete, faßt Kothny (ebenso wie die anderen neueren Bearbeiter) die kavernomähnlichen Stellen bereits als einen Anteil bzw. Folge der von den Endothelien ausgehenden Geschwulstbildung auf. Er
bezeichnet seine Geschwulst als Hämangioendotheliom. Fischer-Wasels faßt
auch den Kothnyschen Fall als vollkommenen Schwesterfall seines eigenen auf.
Hatte aber Kothny eine fortschreitende Umwandlung normaler Kupfferscher
Sternzellen in Geschwulstgewebe abgelehnt und ein Einwachsen desselben in
die bestehenden Blutkapillaren unter Verdrängung der Kupfferschen Zellen angenommen, so betont Fischer-Wasels, daß, wie aus seinem Falle deutlich her-
vorginge, eben die Neuentstehung der Geschwulstzellen aus Kupfferschen
Sternzellen an zahlreichen Stellen auch im Verband sonst normaler Endothelien kennzeichnend ist.

Sodann sind drei weitere hier einschlägige Fälle beschrieben worden, nämlich von Maria Hachfeld, Kahle sowie Schlesinger. Im ersten Falle
handelte es sich um eine 43jährige Frau. Die zirrhotische Leber war hier in
ihrem linken Lappen in ein dunkelrotgraues Gewebe mit weißen, derben,
sehnigen Einlagerungen verwandelt und auch der rechte Lappen zeigte ähnliche
derbe rötliche Abschnitte. Mikroskopisch zeigte sich, daß die Geschwulst von
den Endothelien der Kapillaren, wohl von den Kupfferschen Sternzellen,
ausging. Das Geschwulstgewebe drang in die Gefäße überall ein und ging im
übrigen sehr leicht zugrunde, so daß dann nur noch Stroma übrig blieb. Geschwulstthromben lagen auch in Pfortaderästen und Venae hepaticae. Das
Leberparenchym ging zugrunde. Auch in Lymphknoten der Leberpforte fand
sich Geschwulstmasse, ebenso, aber nur geringe, Lungenmetastasenbildung. Blutneubildung von seiten der Endothelien fehlte in diesem Falle. In demselben ist
dagegen der Einbruch in die Gefäße und die Metastasenbildung wichtig als
Beweis dafür, daß es sich tatsächlich in diesen Fällen um eine bösartige Geschwulstbildung handelt. Bei der von Kahle beschriebenen Leber handelte es sich
um einen 58jährigen Mann. Es bestand hier wie im Kothnyschen Falle Zirrhose
und ferner eine, wie angenommen wird, erst nach Untergang der Leberzellbalken
einsetzende, pathologische Vergrößerung und Wucherung der Kapillarendothelien
bis zur Ausbildung einer bösartigen, blastomatösen Wucherung solcher, wobei dann
die Endothelien Leukozyten in allen Übergängen bis zu reifen bildeten. Diese
gaben die Oxydasereaktion, hingegen ließen sich spezifische Granula in ihnen

nicht nachweisen, was als eine „eigentümliche Anaplasie der durch den Tumor erzeugten Leukozyten" aufgefaßt wird. Auch hier liegt also eine örtlich autochthon entstandene Blutneubildung von seiten der Geschwulstzellen, d. h. der Endothelien, vor. Eine fortschreitende Umwandlung von Gefäßendothelien in Geschwulstzellen im Sinne FISCHER-WASELS' fand sich in diesem Falle noch weniger als in dem KOTHNYs, und KAHLE schließt sich eher der Auffassung LÖHLEINs an, daß zunächst ein Untergang von Leberzellen und dann erst eine Veränderung am Blutgefäßapparat stattgefunden habe. Auch in diesem Falle ließ sich Einbrechen in größere Gefäßstämme und die Bildung von Geschwulstembolien in kleineren Pfortaderästen feststellen. KAHLE bezeichnet seine Geschwulst als „blutzellenbildendes Angiosarkom". SCHLESINGER fand in seinem Falle die Leber eines 57jährigen Mannes zirrhotisch und von zahlreichen blauroten, nicht scharf abgesetzten, kleineren und größeren Knoten durchsetzt. Mikroskopisch lag ganz das gleiche Bild wie im Falle B. FISCHER-WASELS', aus dessen Institut diese Dissertation stammt, vor, wiederum diffuse Wucherung der Kapillarendothelien mit Riesenzellbildung ferner mit Neubildung von Blutzellen.

Seit 1920 sind weitere Leberendotheliome in größerer Zahl mitgeteilt worden, und zwar von GÖDEL, SCHÖNBERG (1923), BLUMBERG, SMITH (1926), NEUBÜRGER und SINGER (1927) und jüngst (1928) von ORZECHORSKI sowie DASSEL. Im ersten dieser Fälle, den GÖDEL beschreibt, zeigte die im übrigen zirrhotische Leber eines 69jährigen Mannes viele bis walnußgroße rote zum Teil hämorrhagische Knoten, welche vielfach nicht scharf abgesetzt waren. Mikroskopisch bestanden Bluträume mit gewucherten Endothelien, teils mit von diesen ausgehenden Geschwulstzellen ganz angefüllt, während andere Knoten ganz das Bild eines polymorphzelligen Spindelsarkoms boten. Die Bluträume der erstgenannten Gebiete gingen allmählich in erweiterte Kapillaren über, deren Endothelien gewuchert waren; auch sonst fiel in der Leber die Größe und starke Färbbarkeit der Sternzellen auf. Die genannten Bluträume enthielten auch neugebildete Blutzellen, kernhaltige rote wie Myelozyten und Leukozyten. In der Entstehungsart schließt sich GÖDEL ganz FISCHER-WASELS an. Den zweiten Fall gibt GÖDEL nur kurz als Nachtrag zu seiner Arbeit. Hier handelt es sich um ein 3 Monate altes Kind, dessen Leber von massenhaften Knoten durchsetzt ist, welche mikroskopisch wieder dasselbe Bild boten. SCHÖNBERG beschrieb 2 Fälle eingehend. Im ersten war die Leber eines 42jährigen Mannes diffus von Geschwulstmassen durchsetzt, welche ihren Ausgangspunkt von den Endothelien der Leberkapillaren nimmt, wobei die Geschwulstzellen stellenweise noch Zusammenhang mit den Endothelien aufweisen. Auch Riesenzellen gingen aus dem Endothel hervor, ferner bestand Neubildung von Blutzellen. Daß eine bösartige Geschwulst vorlag, beweisen Einbrüche in die Venae centrales sowie Pfortaderäste. Die Geschwulst wird ganz im Sinne FISCHER-WASELS' von einem embryonalen Anlagefehler abgeleitet. Der zweite Fall SCHÖNBERGs lag etwas anders. Eine 23 Jahre alte Frau zeigte in der Leber eine einzige 10:7 cm messende Geschwulst des rechten Lappens. Mikroskopisch besteht dieselbe teils aus weiten Gefäßräumen, zum Teil mit mehrschichtiger Lage geschwulstartiger Zellen, zum Teil mit Geschwulstzellen ganz angefüllt, teils aus mehr diffusem an Sarkom erinnerndem Geschwulstgewebe. Die Geschwulstzellen zeigen ausgesprochene Phagozytose von roten Blutkörperchen, dagegen fehlt Neubildung von Blutzellen. Diese Geschwulst wird auch von Endothelien abgeleitet, aber im Gegensatz zum ersten Falle SCHÖNBERGs und den anderen nicht diffus von den Sternzellen, sondern in Gestalt eines umschriebenen Knotens von den Endothelien wahrscheinlich eines zuvorbestehenden Kavernoms, wobei an Rückbildungsvorgänge in Gestalt von Vasa aberrantia gedacht wird im Sinne LUDWIGs, von dessen Anschauung noch unter den Kavernomen die Rede sein wird. Diese umschriebenen Endo-

theliome gleichen mehr den Endotheliomen anderer Organe und werden so von
SCHÖNBERG als zweite Form der Leberhämangioendotheliome von den diffusen,
von den Kapillarendothelien ausgehenden, abgesondert. Zu diesen gehört
offenbar weiterhin ein von L. W. SMITH beschriebener Fall einer 36jährigen
Frau. Hier werden die Beziehungen zu dem Endothel besonders der Kapillaren,
die phagozytären Eigenschaften dieser Zellen — auch Riesenzellbildung wird
beschrieben — und endlich der sehr diffuse Charakter der Geschwulstbildung
stark hervorgehoben. Überall fanden sich wieder Herde hämorrhagischen
Charakters. Ein solcher war geborsten und hatte zu einer Blutung in die Bauchhöhle geführt. Ähnliche Geschwulstbildungen fanden sich in Lymphknoten,
Milz, Nebennieren, Lungen, Herz, Netz. Dadurch wird die Beurteilung, ob wirklich die Primärgeschwulst in der Leber saß, natürlich erschwert. SMITH nimmt
dies an, und wir haben den Fall daher hier mitgezählt (über die mehr syste-
matisierten Endotheliome s. noch unten). Der Auffassung SMITHs, daß ein
Endotheliom anzunehmen ist, möchte ich auf Grund der Beschreibung beipflichten. Wenn er von einem ,,tumor of endothelial origin, with unusually
diffuse manifestations" spricht und sich gerade über diese diffuse Verbreitung
wundert, so rächt sich seine völlige Unkenntnis des deutschen Schrifttums
auf diesem Gebiete, welches ja zeigt, daß ein Hauptkennzeichen fast aller dieser
endothelialen Geschwülste gerade das Diffuse ist.

Der von BLUMBERG mitgeteilte Fall eines Hämangioendothelioms der Leber
schließt sich ganz, wie die meisten anderen, der FISCHER-WASELSschen Beschreibung an; nur fehlte hier Blutbildung. NEUBÜRGER und SINGER beschreiben
wiederum 2 typische hierher gehörige Fälle. Der erstere ist ein älterer von OBERN-
DORFER. Das Erscheinungsbild für das bloße Auge scheint ähnlich wie bei
FISCHER-WASELS gewesen zu sein. Auch mikroskopisch Bluträume zum Teil mit
soliden Endothelwucherungen, im Grenzgebiet die Kapillarendothelien gewuchert,
ebenso auch weiter entfernt. Wiederum Blutbildungsherde mit myelozytenartigen
Zellen. Im zweiten Falle — einer 69jährigen Frau — lag wieder eine ganz diffuse
Geschwulstentwicklung in der Leber vor, mit ganz dem gleichen mikroskopischen
Bau. Auch außerhalb der Geschwulst Wucherungsvorgänge an den Kapillar-
endothelien. Ganz übereinstimmend mit B. FISCHER-WASELS stellen sich die
Beschreiber auf den Boden einer angeborenen abnormen Beschaffenheit des gesamten Kapillarsystems der Leber, die zu geschwulstmäßiger Entartung und
zugleich zu Wiedergewinnung blutbildender Fähigkeiten geführt hat. NEU-
BÜRGER und SINGER trennen diese echten multizentrisch vom Kapillarsystem
der ganzen Leber ausgehenden Geschwülste scharf von den hyperplastischen
Systemerkrankungen (der Retikuloendothelien) ab. Fanden sie doch in ihrem
zweiten Fall in der Leber in den Venen, Zentralvenen wie Pfortaderästen,
reichlich Geschwulstthromben und vor allem echte Geschwulstmetastasen in der
Nebenniere, wie sie betonen.

Vor kurzem wurden wiederum Hämangioendotheliome der Leber von
ORZECHOWSKI ferner von DASSEL beschrieben. ORZECHOWSKI fand bei einem
$2^1/_2$ Monate alten Mädchen stärkste Durchsetzung der Leber mit Geschwulstmassen, die von dem Endothel der kleinsten Blutgefäße ausgingen. Auch
hier fand Neubildung von Blutzellen — Myelozyten, Metamyelozyten, Leukozyten u. dgl. sowie kernhaltige rote Blutkörperchen — statt. Auch in
diesem Falle bestanden Metastasen und zwar in Lunge und Haut. Und endlich
der sehr lehrreiche, jüngst von DASSEL wieder aus dem Institut B. FISCHER-
WASELS' mitgeteilte Fall. Bei einer 56jährigen Frau fand sich die Leber
überall von geradezu schwarzen Knoten durchsetzt; ein aufgebrochener führte
zu einer großen Blutung in die Bauchhöhle. Das mikroskopische Bild ist das
gleiche sonst beschriebene des diffusen Endothelioms bis zu stellenweise

ganz sarkomartigen Bildern, wiederum mit Blutbildungsherden. Sämtliche Pfortaderäste sind mit Geschwulstthromben ausgefüllt und stellenweise scheinen
diese aus den örtlichen Endothelien entstanden zu sein. Außerordentlich war
nun in diesem Falle die Metastasierung, und zwar in Milz, Lunge, Wirbelsäule,
Rippen, Schädeldach und rechten Ileopsoas. Dassel legt genau dar, warum
er die Lebergeschwulst als primär, alles andere als Metastasen ansieht, so auch
in der Milz und den Knochen, nicht etwa als geschwulstartige Systemerkrankung.
Gerade in der Milz spräche die scharfe Abgrenzung der einzelnen Geschwulstknoten (im Gegensatz zur Leber), das völlige Fehlen irgendwelcher Veränderungen an den Milzgefäßen und Sinusendothelien (wiederum im Gegensatz
zu dem Verhalten der Endothelien außerhalb der Geschwulstknoten in der
Leber), das deutliche destruierende Einwuchern von Geschwulstzellen in das
noch unveränderte Milzgewebe hiergegen und für echte Metastasierung.
      Wir sehen, daß die aufgezählten 16 Fälle sicheren primären Hämangioendo-
theliooms der Leber, wenn auch im Stadium ihrer Ausbildung in manchen Einzelheiten untereinander etwas verschieden, eine Einheit darstellen. Gleichen sich
doch die Fälle untereinander in den Grundzügen überaus. Wenn wir von dem
2. Falle Schönbergs absehen, in dem es sich um eine umschriebene Einzelge-
schwulst handelte, vergleichbar entsprechenden Geschwülsten anderer Organe,
ist stets gerade die diffuse Ausbreitung, das ganze unscharfe Hervorgehen
aus der übrigen Leber, die diffuse Veränderung der Kapillarendothelien auch
außerhalb der Geschwülste bezeichnend und besonders lehrreich, weil hier
also geschwulstmäßige Entwicklung eines Teils — eben der Kapillarendothelien d. h. der Sternzellen — eines ganzen Organes vorliegt, wie B. Fischer-
-Wasels dies schon deutlichst kennzeichnete. Mit der besonderen Beschaffenheit dieser Zellart hängt es denn auch zusammen, daß fast stets Neubildung
von Blutzellen vorliegt. Diese fehlte in den Fällen von Kothny, Hachfeld,
Blumberg und wohl auch Smith. Aber danach die Hämangioendotheliome
in 2 Gruppen mit und ohne Blutbildungsfähigkeit zu scheiden oder gar an
verschiedenen Ausgangspunkt der Geschwülste dabei zu denken, wie es Orzechowski anregt, halte ich nicht für richtig. Die Eigentümlichkeiten der
ganz diffusen Endothelveränderung der Leber mit Übergang in die Endotheliome
und der Blutbildung, welche die Hämangioendotheliome der Leber auch von
allgemeinen Gesichtspunkten aus so besonders beachtenswert gestalten — weswegen ich auch auf die Einzelfälle näher eingegangen bin — legen nun den Gedanken außerordentlich nahe, ganz im Sinne der von Fischer-Wasels für diese
Geschwulstgruppe vorgezeichneten Auffassung, daß die Endothelien der Leber
in diesen Fällen nicht etwa normale Zellen waren, die jene Eigenschaften er-
warben, sondern daß ein aus dem Embryonalleben stammender Anlagefehler des
Kapillarsystems der Leber zugrunde liegt. Dann erklärt sich ja die blutbildende
Eigenschaft ohne weiteres und auch die Geschwulstentwicklung nach Analogie
zahlreicher anderer dysontogenetischer Geschwülste. Denn daß eine echte Geschwulst in den Leberendotheliomen vorliegt, ist zweifellos. Die von Löhlein vertretene Auffassung, der auch Kahle zuneigt, daß eine Degeneration des Leberparenchyms das Primäre, die Veränderungen der Endothelien sekundär seien,
ist mit Recht verlassen. Hatte Löhlein seinen Fall nicht zu den Geschwülsten
gerechnet, so wäre es ja möglich, daß es sich hier im ganzen noch mehr um
einfache Endothelmißbildung mit erst beginnendem geschwulstmäßigen Wachstum handelte — was die dysontogenetische Auffassung der Endotheliome noch
stützen würde — womit das klinisch anscheinend schon lange Bestehen einer
Leberveränderung in gutem Einklang stände. In den anderen Fällen aber lag
sicher echte bösartige Geschwulstbildung vor, wie dies schon in seinem ersten
Falle Fischer-Wasels scharf hervorhob.

Nun sind ja im Anschluß an die Zusammenfassung der Endothelien mit den Retikulumzellen als retikuloendothelialer Apparat einerseits einfache systematisierte Endothelhyperplasien beschrieben worden, so vor allem in Milz, Leber und Knochenmark in der bekannten Abhandlung von Goldschmid und Isaac, in Milz und Leber von Pentmann u. a., andererseits systematisierte Retikulumzellwucherungen, so in Milz, Lymphknoten, Haut, Knochenmark von Letterer, in Milz und lymphatischem Apparat von Akiba (von diesem als septische Allgemeininfektion gedeutet) und endlich lymphogranulomartige Wucherungen des retikulo-endothelialen Apparates, besonders der Retikulumzellen, von Schultz, Wermbter und Puhl. Auf die bei diesen Bildungen auftauchenden Fragen kann hier natürlich nicht eingegangen werden; hier gehen uns ja auch nur die hyperplastischen Endothelwucherungen an und zwar im Hinblick auf die Frage, wie sie besonders Goldschmid und Isaac aufwerfen, ob es sich bei den Leberendotheliomen, insbesondere dem Falle Fischer-Wasels', nicht um echte bösartige Geschwülste, sondern auch nur um hyperplastische Endothelbildungen, die sich von dem von ihnen selbst beschriebenen Falle nur dem Grad nach unterschieden, handeln möchte. Dem widersprechen aber der Fischer-Waselssche Fall selbst und erst recht die diesen bestätigenden späteren Fälle, in denen eben unzweifelhafte, von den Endothelien der Leber ausgehende echte bösartige Geschwülste vorliegen. Darauf weisen die in zahlreichen der Fälle beschriebenen ausgedehnten Einbrüche in Venen innerhalb der Leber hin, wofür wie bei den Krebsen des Organs dessen besondere Gefäßverhältnisse anzuschuldigen sind, und dann mit einwandfreiester Beweisführung die Metastasenbildungen. Solche beschrieben schon Hachfeld, Schönberg und Smith und sie zeichnen gerade die neuestens beschriebenen Fälle von Orzechowski, Neubürger-Singer sowie besonders Dassel aus. Die letztgenannten Untersucher betonen denn auch mit aller Schärfe, daß ihre Fälle die echten bösartigen Geschwulsteigenschaften dieser Bildungen beweisen. Nur die Frage könnte sich aufwerfen lassen, ob der Geschwulstbildung im Sinne eines Hämangioendothelioms eine Störung nicht nur des Kapillarsystems der gesamten Leber, sondern weiter systematisiert des Kapillarsystems des hämatopoetischen Organsystems zugrunde lag. Diese Frage trifft aber, da diese Organe, insbesondere auch die Milz, in allen anderen aufgezählten Fällen überhaupt nicht beteiligt waren, nur für den Fall von Smith und besonders den letzten Fall, den Dassels, zu. In die Geschwülstgruppe, welche ich hier im Auge habe, scheint vor allem ein bemerkenswerter Fall von Grabowski zu gehören, in dem diffuse echt blastomatöse Wucherungen nicht nur der Milz, sondern zugleich der Leber, des Knochenmarks, der Lymphknoten, der Nebennieren und auch der Nieren vorlagen. Grabowski nimmt ein Angioendotheliom als Systemerkrankung an (was Dassel für die Nebennieren und Nieren zweifelhaft erscheint), also eine multiple Endotheliombildung, keinen Primärtumor mit Metastasen, weswegen diese Beobachtung auch unter die primären Leberendotheliome oben nicht eingerechnet wurde. Und ähnlich lagen die Verhältnisse wohl in dem von Schwarz beschriebenen Falle. Hier fanden sich Hämangioendotheliome in Milz und Leber, und er nimmt an, daß die Geschwulst gleichzeitig in beiden Organen entstanden ist und auf eine primäre Mißbildung des gesamten retikuloendothelialen Systems der Leber und Milz zurückgeht. Im Dasselschen Fall bestanden auch Endotheliome in Milz und Knochenmark und man könnte daher an das gleiche denken. Dassel gibt aber, wie erwähnt, die Gründe an, weswegen er in seinem Falle ein primäres Endotheliom der Leber mit Metastasen in Milz, Knochen usw. annimmt. Daß aber doch die diffusen Endotheliome der Leber manche Parallelen mit den weiter gehenden Endotheliomen eines größeren Teils des blutbildenden Systems zulassen, liegt natürlich nahe, besonders wenn man annimmt, daß eine Fehlbildung in der Entwicklung hier des Kapillarsystems der Leber bzw. deren Sternzellen, dort zugleich der Endothelien auch anderer blutbildender Organe zugrunde liegt. Bei der Annahme der dysontogenetischen Grundlage der Leberendotheliome können natürlich Auslösungsursachen dazu kommen, welche für die sich anschließende Blastomentwicklung von Bedeutung sind. In diesem Sinne mag die Zirrhose eine gewisse Rolle spielen, denn solche lag immerhin in den von KOTHNY, HACHFELD, KAHLE, SCHLESINGER und GÖDEL beschriebenen Leberendotheliomen vor. Dieser Befund ist also zu häufig, um als Zufall angesprochen zu werden. Andererseits ist die Zirrhose sicher nur in einem kleineren Teil der Fälle Auslösungsursache, denn in den anderen fehlte sie. Immerhin ergeben sich hier gewisse Berührungspunkte mit der Krebsentstehung in der Leber (unbeschadet aller Verschiedenheiten der Entstehungsbedingungen), die hier nur angedeutet seien.

Kurz erwähnt sei noch, das Aszites, Ikterus und Milzschwellung sich in einer Reihe der Endotheliomfälle fanden. Und dann sei nochmals darauf hingewiesen, daß diese Endotheliome für das bloße Auge ganz dasselbe Bild wie Chorionepitheliome hervorrufen können — daher (zusammen mit auch mikroskopisch ähnlichen Bildungen) ja auch die eingangs erwähnte Unsicherheit in der Beurteilung einiger älterer Fälle —, wie dies auch FISCHER-WASELS, welcher beides zu vergleichen in der Lage war, betont. Beherrschen doch in beiden Fällen die geronnenen Blutmassen in den Geschwulstknoten das Bild.

Eine den Endotheliomen entsprechende Leberveränderung scheint auch bei Tieren vorzukommen. SCHMINCKE erwähnte in der Aussprache zur Vorstellung LÖHLEINs, daß er eine ganz ähnliche Geschwulst, ebenfalls mit Neubildung von Blutzellen, in der Leber eines Hundes beobachtet habe.

Die Karzinosarkome, Mischgeschwülste, Teratome, Chorionepitheliome.

Hier soll von den ausnahmslos sehr seltenen verwickelter gebauten Geschwülsten die Rede sein.

Von echten sowohl aus einem Krebs- wie aus einem Sarkomanteil bestehenden Karzinosarkomen der Leber kenne ich nur einen Fall im Schrifttum, der von LUBARSCH (sowie auch von seinem Schüler WALTER) mitgeteilt wurde. Dieser höchst bemerkenswerte Fall betraf einen 76jährigen Mann, dessen zirrhotische Leber in beiden Lappen zahlreiche Geschwulstknoten zeigte. Ein Teil dieser, von grüner und braunroter Farbe, im rechten Lappen gelegen, glich histologisch durchaus Leberzellenadenom bzw. Karzinom (da auch Metastasen bestanden). Die Geschwulstknoten des linken Leberlappens und ein Teil derer des rechten, welche gemeinsam eine gelblichweiße bzw. graugelbe Farbe aufwiesen, zeigten hingegen außer epithelialen Elementen Gewebszüge, welche aus dichtgedrängten zum Teil hyperchromatischen und polymorphen Spindelzellen bestanden, ganz nach Art eines Spindelzellensarkoms. Es bestanden Metastasen am Mesenterium und an der Serosa vor allem des Dünndarmes und diese wiesen zum Teil auch rein epitheliale Struktur auf, zum Teil solche neben sarkomatösem Bau, teils überwog letzterer. LUBARSCH faßt den Fall als ein richtiges Karzinosarkom auf. Überall wo das Bindegewebe zu sarkomatöser Neubildung gelangte, wurde das epitheliale Gewebe undeutlich und verdrängt. Nicht in diese Gruppe zu rechnen sind ein von SALTYKOW beschriebener Fall, sowie ein von DOMINICI und MERLE mitgeteilter, in welchen zwei selbständige Geschwülste, nämlich ein Sarkom und ein Krebs (s. a. oben) unabhängig voneinander bestanden und nur nachträglich ineinander wuchsen. Noch weniger hierher gehören die in den letzten Jahren mitgeteilten Fälle von ROESCH sowie CHAJUTIN, in denen neben primärem Leberkrebs Sarkome sonst im Körper bestanden.

Mischgeschwülste der Leber sind soweit ich sehen kann 10 bzw. 12 beschrieben worden, und zwar von Philipp, Hippel, Nakamura, Yamagiwa (2 Fälle), Idzumi, Stranz, Saltykow, Sissoew, Nissel und vielleicht Grünberg sowie Bellingham - Smith - Shaw. Interessant ist, daß es sich mit Ausnahme der Fälle von Saltykow und Sissoew stets um kleine Kinder handelte. Bei Nissel um ein neugeborenes Mädchen, bei Idzumi um einen 7 monatigen, bei Philipp um einen 9 monatigen Jungen, bei Stranz um ein 11 monatiges Mädchen, bei Hippel um ein $1^3/_4$ jähriges Mädchen, bei Nakamura um ein $1^1/_2$ jähriges Mädchen, im ersten Falle Yamagiwas um ein 1 jähriges Mädchen, dessen Vergrößerung der Lebergegend seit dem 5. Lebensmonat beobachtet worden war, und auch im zweiten Falle

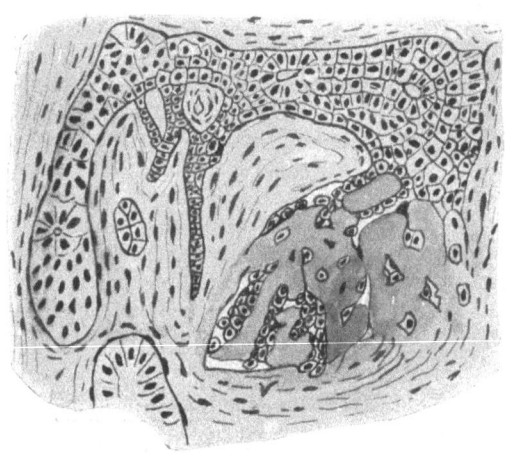

Abb. 29. Embryonaler Mischtumor der Leber. Rechts unten Knorpel und Chondroblasten. Leitz Obj., Okul. 1. (Aus Philipp: 2 interessante Fälle von bösartigen Neubildungen bei kleinen Kindern. Jahrb. f. Kinderheilk. Bd. 68, S. 353. 1908.)

Yamagiwas um ein Kind, dessen Alter nicht weiter bestimmt werden konnte. Es ist dies bemerkenswert im Hinblick darauf, daß diese Mischgeschwülste ja ziemlich allgemein als auf Grund embryonaler Irrung, d. h. Keimausschaltung entstanden aufgefaßt werden. Die Fälle sollen noch ganz kurz einzeln gezeichnet werden.

Die von Philipp (einem Schüler Lubarschs) beschriebene Leber, mit dem Zwerchfell mäßig fest verwachsen, zeigte dieser Gegend des rechten Lappens entsprechend eine apfelgroße Geschwulst, welche durch den ganzen rechten Leberlappen hindurchragte; sie war von lappigem Bau mit scharf ausgebildeten bindegewebigen Scheidewänden. Mikroskopisch lagen in einem Stroma epitheliale, synzytial zusammengeschlossene Zellen, das Bild eines Krebses darbietend. Außerdem bestanden Balken von hochzylindrigen Epithelien ganz nach Art von Gallengangsepithelien, zum Teil adenomähnlich angeordnet. Es wird demnach angenommen, daß sich an der Geschwulst sowohl Leberparenchym wie auch Gallengänge beteiligten; dazwischen fanden sich nun aber auch verschieden gestaltete und verschieden große Inseln von mit Chondroblasten dicht be- und durchsetztem hyalinen Knorpel (s. Abb. 29). Die ganze Geschwulst war bindegewebig abgekapselt, jedoch drangen die Geschwulstzellen in und durch die Kapsel hindurch, und an einer Stelle konnte auch Einbruch in die Gefäßbahn nachgewiesen werden, so daß die Bösartigkeit des Gewächses, obwohl Metastasen nicht vorhanden waren, erwiesen ist. Die Leber in einiger Entfernung der Geschwulst zeigte normales Gewebe. Ein Bericht Lubarschs über die Neubildung schließt sich der Beurteilung Philipps an; er konnte auch das Eindringen knorpeliger Teile in Lebervenenäste nachweisen, bezeichnet das Gewächs als „Chondroepithelioma hepaticum destruens" und hält es für eine embryonal angelegte destruierende (karzinomatöse) Mischgeschwulst. Der knorpelige Anteil sowie die in den Bindegewebsscheidewänden reichlich gefundenen elastischen Fasern entstammten Mesenchymkeimen, die bei der Abschnürung der embryonalen Leberzellen mit isoliert wurden.

Im Falle HIPPELs zeigte der Leib des $1^3/_4$jährigen Kindes seit einem Monat allmähliche Anschwellung. Bei der Leichenöffnung bestand eine gewaltige Geschwulst besonders des linken Leberlappens, der an seiner Unterfläche mit dem Querkolon durch breite Verwachsungen, die ganz von Blutmassen durchsetzt waren, verbunden war. Auf Durchschnitten zeigte sich die Leber zu $^2/_3$ eingenommen von 3 größeren und mehreren kleineren Geschwülsten von grasgrüner Farbe mit Ausnahme eines etwa markstückgroßen Knotens von grauweißer Farbe und eines etwa hühnereigroßen Knotens am rechten Rand der Leber von knochenähnlicher Härte. Mikroskopisch herrschte im ganzen ein ganz adenomartiges Bild vor; außerdem aber fanden sich zahlreiche größere und kleinere zwiebelschalenartig geschichtete Hornperlen, ganz nach Art eines Kankroides, zum Teil in ein lockeres an embryonales Bindegewebe erinnerndes Gewebe eingebettet. Zudem bestand dunkles Pigment, sowohl in Zellen des adenomartigen Gewebes wie auch in den Hornperlen. Und endlich fand sich in dem harten Gewächs, aber zerstreut auch in den anderen, typisches Knorpelgewebe. Die Erklärung HIPPELs, daß es sich um eine Art Metaplasie des Bindegewebes zu Knorpelgewebe handelte, erscheint mir, zumal bei dem Befund hornbildender Plattenepithelien, nur unter dem auch von HIPPEL betonten Gesichtsbilde, daß eine primäre Störung in der Entwicklung der Leberanlage grundlegend ist, ausreichend. Er bezeichnet seine Geschwulst wohl sicher mit Recht auch als eine angeborene.

Den Fall von NAKAMURA, welcher in der japanischen Krebszeitschrift Gann veröffentlicht ist, finde ich bei YAMAGIWA nur kurz erwähnt. Der erste Fall YAMAGIWAs selbst zeigte in der Leber viele blutrote rundliche Herde verschiedener Größe von markig weicher Beschaffenheit. Im ganzen lag das Bild eines Leberzellenkarzinoms vor, als welches YAMAGIWA auch seine Fälle beschreibt. Aber es fanden sich zudem Knochengewebsinseln sowie gallengangsartige Zellstränge. Der zweite Fall zeigte schon für das bloße Auge grünliche Knocheninseln im linken Lappen, im übrigen zahlreiche Geschwulstknoten beider Lappen. Auch hier lag im ganzen das Bild eines Leberzellenkrebses vor, doch war ein größerer Teil der Zellen mehr zylindrisch um eine deutliche, kanalartige Lichtung gestellt, so daß ihre Ähnlichkeit mit Gallengangsepithel betont wird. Letztere Gebilde wiesen Galle nicht auf, erstere ja. Ferner fand sich Knochengewebe sowie ein ,,spindelzelliges oder schleimiges Gewebe" und nachträglich auch Hornperlen. YAMAGIWA deutet seine Fälle als parenchymatöse Krebse auf der Grundlage des hier seltenen Teratoms und setzt die Gründe für die angeborene Natur der Geschwülste ausführlich auseinander. Er denkt dabei an einen Rückschlag der Leberzellen zu einem jüngeren bzw. embryonal schon einmal durchlaufenen Zustand. Auch er nimmt im übrigen metaplastische Entwicklung des Knochen- und Knorpelgewebes aus einer überschüssigen Anlage des Mesenchymgewebes an. Daß YAMAGIWA diese Geschwülste von einfachen Leberzellkrebsen nicht trennt und somit Schlüsse auch für die Entstehung dieser zieht, scheint mir wenig gerechtfertigt. Die wohl sicher auf embryonaler Mißbildung beruhenden Mischgeschwülste sind eben doch eine ganz besondere Geschwulstart für sich.

IDZUMI fand bei einem 7monatigen Knaben fast den ganzen rechten Leberlappen in eine höckerige Geschwulst verwandelt, während der ganze linke Leberlappen frei war. Mikroskopisch bestand zunächst das typische Bild eines Leberzellenkarzinoms auch in diesem Falle. Daß die Zellen kleiner gewesen seien als bei entsprechenden Geschwülsten Erwachsener soll nach IDZUMI darauf hinweisen, daß die Geschwulstzellen der Embryonalzeit entstammten; auch enthielten sie viel Glykogen. Das Zwischengewebe war stellenweise so reich an spindelförmigen Zellen, daß es an Sarkom erinnerte. Weiterhin fanden sich nun schleimige Abschnitte mit sternförmigen Zellen und osteoides Gewebe mit knochenzellenähnlichen Gebilden. Das übrige Lebergewebe war unverändert. Auch IDZUMI trennt diese Mischgeschwulst nicht scharf genug vom einfachen Krebs, wenn er auch eine embryonale Bildungsanomalie annimmt, und bezeichnet dementsprechend seinen Fall auch in der Überschrift als „primäres Leberkarzinom".

Bei STRANZ wies das Lebergewächs von Zweimannsfaustgröße im ganzen Krebsbau auf, zeigte aber auch Zellen nach Art von embryonalen und ferner osteoides Gewebe und — schon mit bloßem Auge erkannt — Knochen. Die Geschwulst wird mit Recht als Mischgeschwulst gedeutet.

Im Falle SALTYKOWs fand sich am rechten Rand einer zirrhotischen Leber eine Geschwulst von 6:5 cm Durchmesser. Histologisch bestanden einmal karzinomatöse Teile von Leberzellenaussehen zum Teil mit Lichtungen, dazwischen ferner ganz sarkomatöses Zwischengewebe und in diesem stellenweise Knochenbalken und unscharf begrenzte Felder von Knorpelgewebe, dieses wie auch das Bindegewebe zum Teil in schleimiger Umwandlung. SALTYKOW nimmt zwar auch eine embryonale Versprengung als Grundlage an, reiht aber seinen Fall dem LUBARSCHs als Karzinosarkom (das Sarkom trat an Stellen auch selbständig und allein auf) an und betrachtet das Knochen- und Knorpelgewebe als aus Sarkomgewebe hervorgegangen. Er bezeichnet seinen Fall dementsprechend als „Karzino-Osteochondromyxosarkom". Richtiger erscheint mir — und außerdem kürzer — auch hier die Bezeichnung als bösartige Mischgeschwulst.

SISSOEW beschrieb bei einem 45jährigen Manne zahlreiche Knoten des rechten Lappens, welche außer Epithel und Bindegewebe von sarkomartigem Verhalten Knorpel, Fettgewebe, glatte Muskulatur, Nervenzellen und auch etwas der Mundschleimhaut Entsprechendes aufwiesen. Daß eine bösartige Geschwulst vorlag, bewiesen Lungenmetastasen. SISSOEW nimmt an, daß seine Geschwulst aus ausgeschalteten Zellen des Leberwulstes sowie auch aus verlagerten Zellen des Ektoderms entstanden sei.

Gerade eben teilt NISSEL einen bemerkenswerten Fall eines 48 cm langen neugeborenen Mädchens mit. Vom rechten Leberlappen geht eine faustgroße Geschwulst aus, welche durch Einreißen zu einer Blutung in die Bauchhöhle geführt hatte. Die Geschwulst besteht teils aus Epithelien, welche an Lebergewebe erinnern, teils aus z. T. reifem, z. T. embryonalem Bindegewebe; zudem finden sich zahlreiche Inseln von Knorpel- und Knochengewebe mit Osteoblasten und osteoiden Säumen. NISSEL führt die angeborene, also ja sicher embryonal angelegte, Geschwulst auf ausgeschaltete epitheliale und Bindegewebszellen der embryonalen Leberanlage zurück, wobei sich der Knorpel und Knochen durch „progressive Metaplasie" entwickelt habe. Die Geschwulst war wahrscheinlich bösartig.

Anzufügen sind noch 2 fragliche Fälle. Zunächst der als primäres Lebersarkom aufgefaßte Fall GRÜNBERGs eines 2jährigen Kindes. Hier wies das Spindelzellengewebe der fast den ganzen linken und einen Teil des rechten Leberlappens einnehmenden Geschwulst auch Knorpel auf. Und dann der Fall, den BELLINGHAM-SMITH-SHAW beschrieben, bei dem es aber nicht klar ist, ob die Geschwulst der Leber selbst zugehört.

Bemerkenswert ist, daß sich in den 8 bzw. 9 Fällen von kleinen Kindern keine Zirrhose, in dem einen der Fälle von Erwachsenen (SALTYKOW) jedoch eine solche fand. Ich glaube, daß diese Fälle einheitlich als Mischgeschwülste auf Grund embryonaler Keimausschaltung aufzufassen sind, wodurch auch die Annahme einer „Metaplasie" auf der Grundlage verschieden entwicklungsfähigen unfertigen Gewebes verständlich ist.

Offenbar muß die Mißbildung und somit auch das bösartige Gewächs eine sehr frühe teratogenetische bzw. onkogenetische Terminationsperiode haben. In der Regel scheint es dann schon sehr frühzeitig zu bösartiger Gewächsbildung zu kommen; nur höchst selten scheint ein derartiger ausgeschalteter Keim ruhig liegen bleiben zu können, um dann erst später auf eine Auslösungsursache hin (Zirrhose) in Geschwulstwachstum zu geraten.

Diese Mischgeschwülste leiten über zu Geschwülsten mit noch früherer onkogenetischer Terminationsperiode, d. h. zu den dreikeimblätterigen Teratomen. Ein solches Teratom scheint in der Leber aber nur einige wenige Male beschrieben zu sein. Zunächst vor langer Zeit von MECKEL (angef. bei LANGENBUCH). Es handelte sich hier um eine kleine Leberzyste, welche Haare und Plattenepithel, im übrigen aber auch Knorpelbestandteile aufwies. Des weiteren kommt hier ein neuerer Fall von MISICK in Betracht, den ich aber nicht im Original nachlesen konnte. Im übrigen finde ich im Schrifttum noch einen nur ganz kurz als Aussprachenbemerkung erwähnten Fall EUGEN ALBRECHTs. Er gibt an, in diesem lange verzweigte Gänge in ziemlicher Zahl gesehen zu haben, ,,welche von einem streckenweise dem Chorionepithel sehr ähnlichen auch gelegentlich auf kurzen Höckern und Zotten aufsitzenden Epithel ausgekleidet waren". Und endlich gehört vielleicht hierher auch die Beobachtung von STOY. Die Leber eines 40jährigen Mannes wies Chorionepithelwucherungen auf in Gestalt eines großen Knotens; ebensolche Wucherungen in hepatischen Lymphknoten, Lungen, Milz, Magendarmschleimhaut werden als Metastasen angesprochen. Es wird angenommen, daß es sich um ein Teratom der Leber — von dem sonstige Elemente aber nicht nachgewiesen wurden — mit Überwuchern chorionepitheliomatöser Gebilde handelte.

Diese Fälle mit Chorionepitheliomentwicklung in einem primären Teratom der Leber leiten über zu den wenigen vereinzelten Fällen primären ektopischen Chorionepithelioms der Leber. Von manchen Seiten werden schon einige frühere Fälle hierher gerechnet, in welchen Zellbildungen stark an Chorionepithelien erinnerten; so derjenige von BRAULT, dann insbesondere der viel umstrittene von MARX, in dem der Beschreiber selbst trotz Betonung der großen Ähnlichkeit mit Chorionepitheliom in genau dargelegter Begründung dafür eintritt, daß es sich um ein Endotheliom handelt und der auch dem sicheren Chorionepitheliom B. FISCHER-WASELS', von dem gleich die Rede sein wird, nach FISCHER-WASELS' Aussage nicht entsprach, und endlich ein von NAZARI beschriebener, der dem MARXschen ganz gleich gestellt wird. Diese 3 Fälle habe ich der Auffassung ihrer Beschreiber nach zu den primären Hämangioendotheliomen der Leber gerechnet und dort mitbesprochen. Wie schwer es sein kann, zwischen geschwulstartigen Wucherungen der Endothelien und echten Chorionepithelbildungen zu unterscheiden, ist ja allgemein bekannt, und entscheiden soll man sich für das letztere nur bei ganz sicheren Anhaltspunkten. Alle Bedingungen aber, um ein ektopisches Chorionepitheliom der Leber annehmen zu müssen, sind in folgenden Veröffentlichungen erfüllt. Der erste Fall ist in ihrer Dissertation unter BOSTROEM von GUREWITSCH beschrieben. Bei einer 31jährigen Frau, die 1½ Jahre nach Ausstoßung einer Blasenmole starb, fand sich die Leber von Geschwulstknoten durchsetzt, ebenso das Gekröse und auch in der Lunge mehrere bis kirschgroße, zum Teil Lungenarterienäste verschließende, Knoten. Im Uterus bestand keine Geschwulst. Die Geschwulstknoten der Leber — die anderen entsprechend — zeigten stark hämorrhagisches Verhalten und helle, vakuolisierte vieleckige Geschwulstzellen, deren Verbände umgeben waren von breiten protoplasmatischen Bändern mit zahlreichen chromatinreichen Kernen, also Zellen teils der LANGHANschen Zellschicht entsprechend, teils typische Chorionepithelien. BOSTROEM ist vor kurzem in seiner Arbeit über das Chorionepitheliom auf diesen Fall nochmals ausführlich zu sprechen gekommen; er leitet die Geschwulstsynzytien ab von Kupfferschen Sternzellen, entsprechend seiner eigenartigen allgemeinen Auffassung eines Mesenchymgefäßkeimes als Ausgangspunkt aller Gewächse (und sonstiger Wucherungsvorgänge).

Sehr eingehend hat sodann B. Fischer-Wasels ein bemerkenswertes primäres Chorionepitheliom der Leber als erstes seiner Art (der Gurewitschsche Fall war

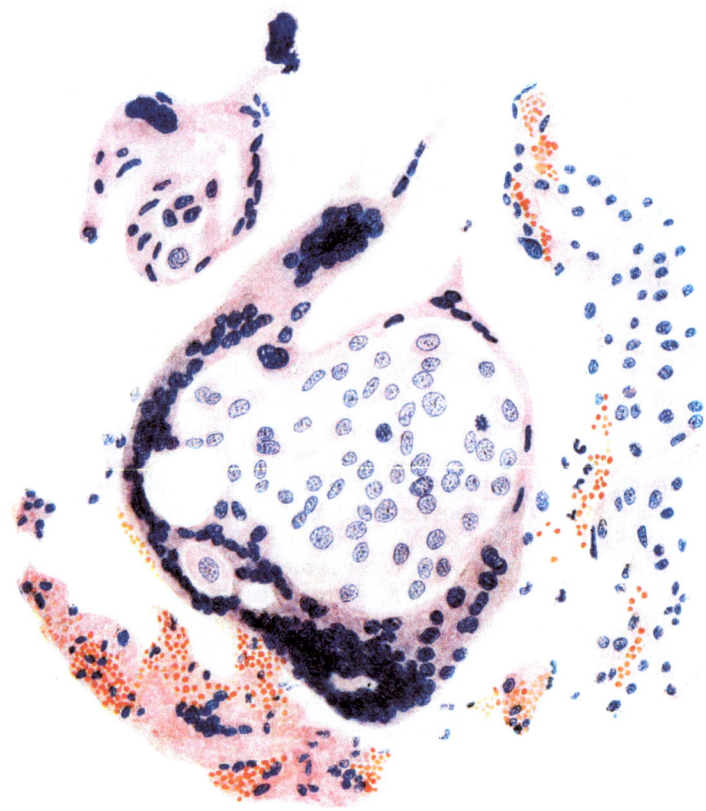

Abb. 30. Primäres Chorionepitheliom der Leber. Rechts Leberzellbalken. In einem größeren Blutraum liegt eine zottenartige Bildung, die im Zentrum typisches Langhans-Epithel, in der Peripherie synzytiale Zellmassen zeigt. Starke Vergrößerung. Nach einer mir gütigst von Herrn Professor B. Fischer - Wasels überlassenen Originalzeichnung seines in der Frankfurt. Zeitschr. f. Pathol. Bd. 12, H. 3. 1915 veröffentlichten Falles.

ihm entgangen) beschrieben. Bei der Sektion einer 35jährigen Frau mit Ikterus, die vor 1½ Jahren zuletzt geboren hatte, zeigte sich die Leber überall von hanfkorn- bis kirschgroßen Knoten von dunkelroter Farbe, d. h. hämorrhagischer Beschaffenheit durchsetzt. Einige größere Knoten waren sehr weich und zeigten letzteres weniger deutlich. In den großen Ästen der Venae hepaticae konnten mit den Leberknoten zusammenhängende, die Gefäßwand durchbrechende hämorrhagische Knoten festgestellt werden. Im Pankreaskopf bestand eine als Metastase gedeutete ähnliche Geschwulst. Auch bei nachträglicher genauester makroskopischer und mikroskopischer Untersuchung konnte festgestellt werden, daß kein anderes Organ, und insbesondere nicht die Lungen, irgendetwas von Geschwulst aufwiesen. Die Leberknoten bestanden zumeist aus geronnenem Blut und thrombusartig geschichteten Massen. Zudem finden sich verhältnismäßig spärlich am Rand und inmitten der thrombotischen Massen, zuweilen auch in größeren Haufen, Geschwulstzellen, welche wenig in das umliegende Leberparenchym eindringen. Diese sind epithelialer Natur und lassen einmal große, den LANGHANSschen Zellen entsprechende Zellen und sodann typische Riesenzellen und Synzytien unterscheiden (s. Abb. 30). Es handelt sich um ein Chorionepitheliom mit allen bekannten histologischen Eigenschaften eines solchen, insbesondere auch mit der ausgesprochenen Vorliebe dieser Geschwulstzellen für die Gefäße und dem vielfachen auf lange Strecken hin verfolgbaren Wachsen unter dem Endothel der Gefäßwände, so daß durch Arrosion dieser die ausgedehnten Blutungen entstehen. Da sich nun auch bei genauester Untersuchung der Geschlechtsorgane nirgends ein primäres Chorionepitheliom fand, die Geschwulst aber auch bei strengster Kritik nur als solches zu deuten war, wofür auch die beigegebenen Abbildungen sprechen, so mußte FISCHER-WASELS zu dem Ergebnis gelangen, daß ein primäres Chorionepitheliom der Leber vorlag.

Eingehend haben weiterhin CHRISTELLER und OPPENHEIMER einen dritten Fall beschrieben. Eine 53jährige Frau, welche 10 normale Geburten, deren letzte aber vor 12 Jahren, durchgemacht hatte, zeigte bei der Leichenöffnung die Leber durchsetzt von bis apfelgroßen Knoten, welche, gut abgegrenzt, von dunkelroter Farbe, zum großen Teil aus thrombusartigen faserigen Massen bestehen, in die regellos kleine grüngelbe Inseln und Stränge eingelagert sind. Einige ähnliche Knoten in der Lunge und im Dickdarm haben denselben Bau. Mikroskopisch finden sich wieder 2 Geschwulstzellarten, deren eines der LANGHANSschen Zellschicht entspricht, das andere Synzytien mit starker vakuolärer Degeneration; die Zellen sind stellenweise in kennzeichnender Weise zu zottenartigen Häufchen, an deren Oberfläche die Synzytien liegen, angeordnet. Im Uterus nirgends Geschwulstzellen oder Zotten.

Endlich sei noch der jüngst von DE ZALKA in Amerika veröffentlichte Fall eines ektopischen Chorionepithelioms — die Geschlechtsorgane waren unverändert — der Leber, zugleich mit Geschwulstknoten in der Lunge und einem in der linken Niere, bei einer 46jährigen Frau als hierher gehörig erwähnt. Die Frau war 5mal schwanger gewesen, die letzten Menses lagen aber 11 Jahre zurück. Der Beschreibung wie der Annahme DE ZALKAS nach handelt es sich um ein aus beiden Zellarten bestehendes ektopisches Chorionepitheliom, nach DE ZALKA primär in der Leber.

Wie erklärt sich nun in diesen 4 bisher bekannten Fällen das Zustandekommen des ektopischen Chorionepithelioms in der Leber? Ein Chorionepitheliom des Uterus lag in sämtlichen Fällen nicht vor, so daß keine Metastasierung eines solchen angenommen werden konnte. Ob etwa doch an der Plazentarstelle ein solches bestanden hat, das dann völlig zurückgebildet oder ausgestoßen wurde, während die Metastasen weiter wuchsen, ist, da ein solches Vorkommen überhaupt nicht sichergestellt ist, nicht anzunehmen. Auch eine einseitige Entwicklung von Chorionepithel in einem primären Leberteratom, wodurch sich die Fälle dem erwähnten ALBRECHTschen und vielleicht STOYschen anschließen würden, lehnen B. FISCHER sowie CHRISTELLER-OPPENHEIMER — wenn auch durch Serienschnitte Sicherheit zu gewinnen natürlich unmöglich ist — als durchaus unwahrscheinlich ab, ähnlich DE ZALKA.

So bleibt nur die Erklärung übrig, daß sich von in die Leber verschleppten nicht bösartigen Zotten einer Schwangerschaft, wie dies seit PICK und MARCHAND bekannt ist, echtes Chorionepitheliom am Siedlungsort entwickelt hat. Hierbei ist lange Latenzzeit durchaus möglich und auch sonst bekannt, immerhin waren in den Fällen Fischer-Wasels und Gurewitschs Schwangerschaften erst 1¹/₂ Jahre zuvor vorangegangen und im Falle Christeleer-Oppenheimers, in dem die letzte Schwangerschaft 12 Jahre zurücklag, weist manches darauf hin, daß 1 Jahr vor dem Tode noch eine Fehlgeburt vorgelegen hat. Wie zumeist bei ektopischem Chorionepitheliom waren in allen Fällen außer dem Fischer- -Waselsschen die Lungen mitbefallen. Dies fehlte im letztgenannten, und so nimmt Fischer-Wasels hier an, daß, falls nicht etwa in der Lunge sich Geschwülste rückgebildet hatten, der Transport in die Leber rückläufig aus der Vena cava durch die Lebervenen erfolgte. In den Eierstöcken der Fälle von Gurewitsch wie besonders Christeller-Oppenheimer gefundene starke Luteingewebsbildungen — in ihrem Zusammenhang mit Chorionepitheliom auch sonst noch nicht restlos geklärt — weisen auf hormonale Beeinflussungen hin, ebenso die in denselben Fällen gefundene Dezidualbildung im Uterus, die auch sonst bei Chorionepitheliomen schon lange bekannt ist.

Das kavernöse Hämangiom.

In der Leber finden sich außerordentlich häufig — meist kleine — Gebilde, welche als Angioma cavernosum oder kurz als Kavernom bezeichnet werden. Sie sind meist stecknadelkopf- bis kirsch- aber auch nußgroß, seltener weit größer, wovon unten noch die Rede sein soll. Da sie zumeist unter der Kapsel sitzen, erkennt man sie schon an der Oberfläche der Leber, und zwar fallen sie hier durch ihre blaurote Farbe auf, ragen aber nicht über die Oberfläche hervor. Auf dem Durchschnitt erscheinen die Gebilde dann mehr dunkelrot. Sie sind im allgemeinen unter der Oberfläche von mehr halbkugeliger, im Organ von kugeliger Gestalt. Ihre Farbe weist schon auf ihren Blutgehalt hin, und in der Tat bleibt nach Ausspülung dieses ein weißes, schwammiges Gerüstwerk zurück. Nach außen sind diese Gebiete meist durch eine dünne bindegewebige Kapsel vom übrigen Lebergewebe abgetrennt, doch gibt es auch Kavernome, welche ohne eine solche in das Lebergewebe eingesetzt sind. Besonders bei den größeren ist jenes der Fall. Virchow beschrieb schon diese Kavernome als eine „Substitution" eines gewissen Leberabschnittes.

Mikroskopisch bestehen die Kavernome aus Bluträumen, deren Wand zunächst (über die späteren Veränderungen s. u.) aus mit Endothel bekleideten dünnen bindegewebigen Scheidewänden besteht. In dem Bindegewebe finden sich hie und da auch glatte Muskelfasern, worauf schon Virchow hinwies, und ferner elastische Fasern, zunächst in mäßiger Menge. Die Scheidewände hängen unmittelbar mit der das ganze Gebilde in wechselnder Dicke begrenzenden Bindegewebskapsel zusammen. Mitten in dem Kavernom finden sich häufig noch, wenn auch meist atrophische, zuweilen aber auch vikariierend hypertrophische (Schmieden) Leberzellbalken, wie dies vor allem Schmieden und Ribbert betonen. Des weiteren finden sich in den bindegewebigen Scheidewänden hie und da Gallengänge.

Darauf daß diese Kavernome häufig in einer größeren Zahl in derselben Leber gefunden werden, will ich hier nur hinweisen; es ist unten noch darauf zurückzukommen. Ebenso darauf, daß sie sich auch schon bei Neugeborenen und kleinen Kindern finden, wenn sie hier auch meist kleiner sind und weniger ins Auge fallen. Daß sie bei Stauung der Leber infolge besonderer Blutfüllung schärfer als sonst hervortreten, hat Schmieden betont.

Während die einzelnen Räume des Kavernoms untereinander zusammenhängen, ist die Verbindung mit den Gefäßen der Nachbarschaft meist nur eine geringe. Die Kavernome hängen zwar mit diesen zusammen, aber eine gewisse Abgeschlossenheit hat vor allem Ribbert durch Injektionen,

v. Brüchanow durch Serienschnitte nachgewiesen. Schmieden ist dem entgegengetreten und Ribbert hat zugegeben, daß die Abgeschlossenheit des Kavernoms nicht ganz so durchgreifend ist, wie er früher annahm, und daß in seltenen Fällen Leberkapillaren mit einem Blutraum der Neubildung zusammenhängen können.

Die Kavernome finden sich, wie z. B. Schmieden, welcher solche in 32 Fällen untersuchte, dartat, in allen Alterslagen; auch ist irgendeine besondere Geschlechtsverteilung nicht vorhanden. Fast ausnahmslos werden sie zufällig bei der Leichenöffnung gefunden ohne irgendwelche klinischen Erscheinungen gemacht zu haben. Dies ist nur bei ausnahmsweiser Größe der Fall (s. u.).

Die Kavernome sind schon überaus lange bekannt. So werden sie schon von Dupuytren, Bérard d. Ä., Bell, Heusinger, Andral erwähnt (nach Langenbuch). Doch waren damals die phantastischsten Anschauungen über ihr Wesen und ihre Entstehung verbreitet. Rokitansky und Busch sprachen ihnen noch Beziehungen zu den Gefäßen ab. Frerichs injizierte sie dann von den Zweigen der Pfortader aus, Virchow und R. Maier auch von den Arterien und jener auch von Lebervenen aus. Genau beschrieben und richtig erkannt wurden die Bildungen zuerst von Virchow, und ihre kavernöse Gefäßnatur ist seitdem nicht mehr in Zweifel gezogen worden. Virchow unterschied auch schon die Kavernome von den einfachen Teleangiektasien. Dieser Unterschied ist aber späterhin oft nicht scharf genug im Auge behalten worden, wie wir sehen werden, wenn wir jetzt zu dem interessantesten, aber auch umstrittensten Punkte der Kavernome, nämlich ihrer Entstehung, übergehen.

Die erste Anschauung ist die von Virchow begründete. Nach dieser ist der primäre Vorgang die Neubildung eines granulierenden Bindegewebes, in welchem dann mehr und mehr Gefäße entstehen. Eine ähnliche Auffassung hatte auch vor allem Rindfleisch, und die gleiche findet sich dann in den älteren Lehrbüchern und Darstellungen von Frerichs, R. Maier usw. Auch Lilienfeld, welcher unter Ribbert wohl zuerst die ganze Entwicklung der Kavernome aus ihren Anfangsstadien zu verfolgen suchte, nahm eine entzündliche Veränderung des Bindegewebes und damit auch der Gefäßwände als das Grundlegende an. Die Kavernombildung sollte mit einer Erweiterung hauptsächlich der größeren Pfortaderäste beginnen. Auch Burckhard schloß sich noch der Anschauung seines Lehrers Rindfleisch an, nach welcher einer Bindegewebshyperplasie eine „kavernöse Metamorphose" folgen sollte. Diese entzündliche Genese konnte aber keineswegs befriedigen· So hat sich später auch insbesondere Schmieden gegen sie gewandt.

Dagegen trat eine andere Anschauung von der Entstehung der Kavernome in den Vordergrund. Sie wurden nunmehr als Folge einer umschriebenen Stauung aufgefaßt; dies konnte aber schon dadurch widerlegt werden, daß derartige Stauungsbilder mit Atrophie der Leberzellen und praller örtlicher Füllung der Kapillaren zwar für das bloße Auge ähnlich aussehen können, mikroskopisch aber etwas vollständig Verschiedenes sind. So ist schon oben beim Leberadenom und -Krebs bemerkt, daß manchmal durch Erweiterung der Kapillaren kavernomartige Bilder zutage treten können, solche haben aber mit dem eigentlichen Kavernom nichts zu tun. Und andererseits finden sich die Kavernome sehr häufig in völlig unveränderten Lebern ohne alle Stauung, wie dies auch Schmieden genau verfolgt hat. Die Stauungstheorie ist insbesondere auch unter Jores' Leitung von Scheffen zu begründen versucht worden. Er ist wohl der erste, welcher die sog. Angiomatosis (er spricht von „Kavernomen") des Rindes zum Vergleich heranzog. Es entging ihm zwar nicht, daß diese nur aus erweiterten Kapillaren bestehen und wenig scharf abgesetzt sind, sich also anders wie beim Menschen verhalten, er hält sie aber für Jugendstadien, welche nur wegen des frühen Todes der Tiere nicht auswüchsen. Ribbert bezeichnet dies mit Recht als eine „doch gewiß gezwungene Annahme". Des weiteren glaubte Scheffen in neben Kavernomen in Lebern gefundenen erweiterten Kapillaren Anfangsbilder von Leberkavernomen erkennen zu können, aber er muß zugeben, daß er einen unmittelbaren Übergang zu Kavernomen nicht verfolgen konnte. Und endlich teilte Scheffen Versuche von Jores mit, welcher in einem Falle bei einer 14 Tage nach einer künstlichen Verengerung der Lebervenen sezierten Katze Kapillarerweiterungen von kavernomartigem Äußern, ähnlich denen der Rindsleber, fand. Ich bin auf diese Darlegungen Scheffens etwas genauer eingegangen, weil sie so recht deutlich zeigen, wie lange Zeit hindurch Bildungen, welche mit den Kavernomen nichts zu tun haben, zur Erklärung ihrer Entstehung herangezogen wurden; denn in allen diesen von Scheffen angeführten Fällen handelt es sich um einfache Erweiterungen, nicht Kavernome. Auch sehen wir hier schon die sog. Angiomatosis hepatis der Rinder herangezogen, was in der Folgezeit noch vielfach geschah und auf Nebenwege führte. Davon unten mehr.

Auch bei der nächsten Theorie, welche die Kavernome erklären sollte und welche ihrer Auffassung als Stauungsfolge durchaus nahe steht, liegen ähnliche Irrtümer zugrunde. Es ist dies die Annahme einer primären Leberzellenatrophie, welcher dann die Kavernombildung durch Erweiterung der Kapillaren gewissermaßen e vacuo folgen sollte (z. B. Ziegler). Von anderen Seiten wurden allerdings auch, wenn auch seltener, die Kapillarerweiterungen als das Primäre, der Schwund der Leberzellen als das Sekundäre hingestellt. Birch-Hirschfeld und Ullmann vertreten diese Anschauung, andere Untersucher jene (wobei wiederum ganz besonders auf die ebenso gedeuteten und hiermit gleichgestellten sog. Angiome der Rindsleber verwiesen wird). Auch diese Auffassung ist mit Recht von Schmieden u. a. zurückgewiesen worden. Auf diese Weise entstehen zwar Kapillarerweiterungen, aber nichts mit dem Kavernom Vergleichbares.

In dies Gebiet gehört auch eine von Beneke im Anschluß an einen beobachteten Fall aufgestellte Theorie. Gallenstauung örtlicher Natur infolge eines Konkrements soll Inaktivitätsatrophie der Leberzellen und dann durch Kapillarerweiterung den Beginn eines Kavernoms herbeigeführt haben. Aber auch hier lag kein solches, sondern nur Kapillarerweiterungen, vor.

Ferner ist endlich die Annahme zu erwähnen, Kavernome entständen aus Blutungen. Im allgemeinen bilden sich dann Narben, in ganz seltenen Fällen entstehen an Ektasien erinnernde Bilder, welche aber doch keine solchen, geschweige denn Kavernome sind (Fälle von Meyer usw. s. u.).

Nachdem alle diese Theorien nicht standhalten konnten, setzte die Anschauung ein, daß es sich bei den so häufigen Leberkavernomen um in der Entwicklungszeit angelegte Gewebsmißbildungen handelt, und diese Anschauung ist seitdem herrschend geblieben. In Einzelheiten der Vorstellung aber bestehen Unterschiede. Nachdem diese Entstehungsart in Einzelfällen schon erörtert worden war (s. u.), hat mit Nachdruck zuerst wohl Ribbert unter Verlassen der früher von ihm und seinem Schüler Lilienfeld vertretenen Darstellung auf diese Entstehung hingewiesen. Er schreibt schon 1898: „Es ist vielmehr durchaus wahrscheinlich, daß die Kavernome von Anfang an aus einem kleinen selbständigen Gewebsbezirk hervorgingen, der, nicht in typischer Weise in die Leber eingefügt, sich für sich entwickelte". Andererseits hat Schmieden (1900) in besonders umfassender Darlegung die Kavernome als Anlagefehler, wenn auch in etwas anderem Sinne als Ribbert, dargestellt. Aber auch Schmieden hat hierbei noch die sog. Kavernome der Rindsleber zum

Vergleich herangezogen, ja sie sogar für mit den Kavernomen der Menschenleber wesensgleich erklärt. Bevor wir daher die jetzt herrschende Anschauung der Kavernome der menschlichen Leber als Fehlbildungen in ihren verschiedenen Prägungen noch etwas genauer darstellen, müssen wir zunächst einige Streiflichter auf lange Zeit fälschlich mit diesen Kavernomen verglichene und zur Erklärung ihrer Entstehung herangezogene, aber nicht gleich zu wertende Bildungen beim Tier und einige entsprechende beim Menschen werfen.

Bei Rindern ist die Leber häufig der Sitz von blauroten Flecken, die den Umfang von etwa Markstückgröße erreichen und auf der Durchschnittsfläche zurücksinken; sie lassen auf dem Durchschnitt ein feines Maschenwerk mit Blut gefüllt erkennen (Schütz). Die Lebern können oft derartige Bildungen in sehr großer Zahl aufweisen. Eine gute historische Übersicht über die verschiedenen Darstellungen dieser Veränderung geben HEDRÉN,

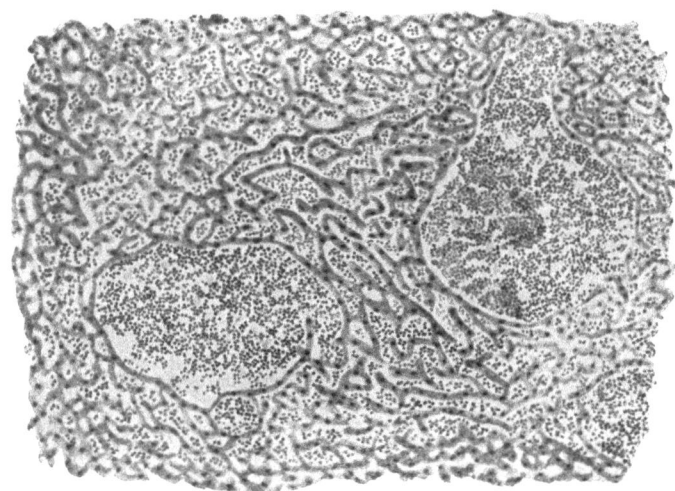

Abb. 31. Teleangiectasia hepatis disseminata. Kapillare Teleangiektasien und größere, aus den Teleangiektasien entstandene Bluträume. (Aus HEDRÉN, Beitr. z. pathol. Anat. u. z. allg. Pathol. Bd. 45. 1909.)

SCHÜTZ sowie LUNGHETTI. Die erste Erwähnung findet sich wohl bei JOHNE (1888); sodann beschäftigten sich mit diesen „Angioma cavernosum" genannten Bildungen VAN DER SLUYS und KOREVAAR, weiterhin McFADYEAN. Dieser betrachtet sie schon als Erweiterung der Kapillargefäße und macht auf den Unterschied gegenüber den Kavernomen des Menschen, welche bindegewebige Scheidewände und Kapseln aufweisen, aufmerksam. Eine eigenartige Erklärung geben sodann SAAKE I und später SAAKE Sohn. Leberzellen sollen embolisch nach Art der Erscheinungen bei menschlicher Eklampsie Gefäße verstopfen, Thromben bewirken, so infolge Stauung die Leberzellen schädigen und infolgedessen die schwachwandigen Kapillaren zu Blutsinus erweitern. Später wurde eine Kapillarerweiterung als das Primäre in verschiedener Weise entstanden angenommen. So von MAREK, welcher Steigerung des Blutdruckes als das Grundlegende ansieht, STOCKMANN, welcher in den Bildungen eine teilweise Erweiterung der Kapillargefäße infolge Verschlusses an anderen Stellen bei durch Distomen bewirkter Zirrhose annimmt, KITT, der, nachdem er erst an eine angeborene Hemmungsbildung gedacht hatte, später Restherde von „Hepatitis haemorrhagica distomatosa" annimmt. Diese Anschauungen konnten zumeist von STROH widerlegt werden, welcher nachwies, daß in 42,89% seiner Fälle männliche Tiere betroffen waren, so daß die Eklampsietheorie in sich zusammenfiel, und ferner daß in 65,25% seiner Fälle jede Zirrhose oder Distomiasis fehlte. Beachtenswert ist auch die Statistik STROHs (Augsburg) insofern als er bei 4373 Stück geschlachteten Rindviehs die Veränderung in 7,57% aller Tiere fand, aber auch, wenn auch weit seltener, bei Kälbern. Die Lebern waren im übrigen meist unverändert und ebenso die anderen Organe. Wurde die Erkrankung bisher als „kavernöses Angiom", „Angiom", von KITT aber auch (unter einer Reihe anderer Namen) als „fleckige Teleangiektasie" bezeichnet, so wählt nunmehr STROH diesen Namen.

Er glaubt die Erscheinung gerade bei Wiederkäuern auf durch Lage, Größe und Eigentümlichkeit des Magens und der Fütterungsweise dieser Tiere bedingte Stauung, so bewirkten Untergang der Leberzellen und Kapillarerweiterung beziehen zu können. Diese Auffassung, daß Atrophie der Leberzellen das Primäre ist, der dann einfache Kapillarektasie
folgt, ist seitdem vorherrschend geblieben, aber nicht abhängig von Bedingungen wie sie
Stroh annahm. Sehr gründlich haben sich nämlich seitdem Jäger, Rühmekorf und endlich
Hedrén mit dieser Leberveränderung beschäftigt. Rühmekorf nimmt Masternährung als
das Grundlegende an; durch Fettanhäufung soll es zur Herabsetzung der Lebensenergie der
Leberzellen und zu Zugrundegehen dieser kommen, worauf sich sekundär die Kapillaren
erweitern. Eine ganz ähnliche Auffassung vertritt in ausführlichen Darlegungen Jäger;
er schlägt, da die Erkrankung fortschreitend sei, den Ausdruck „Teleangiektasis" vor. Hedrén
sieht zwar das Primäre auch in einem Zugrundegehen von Leberzellen, aber nicht in einer
Verfettung derselben, welche er niemals fand, sondern in einem nekrobiotischen Vorgang
„unter dem Bilde einer Plasmolyse und Plasmatorrhexis in Verbindung mit Karyolyse und
Chromatokinese". In einer späteren Arbeit teilt dann Hedrén mit, daß er bei der von ihm
„Teleangiektasia hepatis disseminata" (s. Abb. 31) genannten Veränderung der Rinds-
leber als die Parenchymdegeneration bedingend einen Pilz gefunden habe, den er zu
den Hyphomyzeten, und zwar zur Gattung Monilia rechnet. Er konnte ihn reinzüchten und
mit ihm angeblich auch im Tierversuch Leberzellnekrose mit Blutungen und zuweilen
Kapillarerweiterungen erzeugen. Vielleicht handele es sich bei den Tieren um eine
Fütterungsinfektion. Bestätigt wurden diese Befunde wohl von keiner Seite. Joest faßt die
Bildungen als Entwicklungsstörung auf; eine Hemmungsbildung von Leberzellenbalken bedinge eine übermäßige Entfaltung der Kapillaren.

    Gehen somit die Ansichten über das in letzter Linie Zugrundeliegende auch noch aus-
einander, so ist das Gemeinsame doch der Nachweis, daß es sich bei den sog. Kavernomen oder Angiomen der Rindsleber nicht um solche, sondern um eine
Leberzellerkrankung mit folgender örtlicher Kapillarerweiterung handelt.
Somit haben diese Bildungen mit dem Kavernom der menschlichen Leber
nichts zu tun und stellen auch, womit man die Unterschiede zu erklären
versucht hatte, keine Anfangsstadien dar, welche zu wirklichen Kavernomen auswüchsen. Dies betonen gegenüber Scheffen und Schmieden, welche ja
solches annahmen, insbesondere Stroh, Jäger, Rühmekorf und Hedrén. Gerade das
ist aber das für uns hier Wichtige.

    Solche Kapillarektasien kommen nun außer beim Rind auch bei Schafen und seltener
bei Pferden (Stockmann, Martin, Rühmekorf, Ravenna) vor und ganz vereinzelt auch
beim Schwein (Chierici nach Ravenna). Ganz Entsprechendes ist nun aber auch
in ganz seltenen Fällen, die Leber durchsetzend, beim Menschen gefunden
worden und darf auch hier nicht mit den Kavernomen verwechselt werden.
Hierher gehören vielleicht schon die Fälle von Wagner (35jährige Frau) und von Cohnheim
(27jähriger Mann). Und insbesondere werden hierher gerechnet die neueren von Schrohe
(nach Jaffé unsicher ob sie hierher gehören), Fabris (49jähriger Mann), Hedrén (80jähr.
Frau) und Lunghetti (34jährige Frau) beschriebenen Fälle. Ebenso gehört wohl auch der
von May mitgeteilte Fall hierher. Fabris denkt an eine angeborene abnorme Anordnung der
Leberzellbalken und ihrer Beziehungen zu den Kapillaren, Hedrén an einen infektiös-toxischen Vorgang (nach Analogie der von ihm so gedeuteten entsprechenden Erkrankung beim
Rind), Lunghetti gibt eine äußerst verwickelte Erklärung in Gestalt einer Verbindung von
angeborener Gefäßanomalie mit tuberkulös-toxischer Gewebsschädigung und unter Umständen
den Folgen von durch Hustenstöße bedingter Stauung. In gewisser Beziehung gehören hierher
auch noch 3 von Swetschnikow beschriebene Fälle von Teleangiektasien der menschlichen
Leber, welche er auch als angeborene Anomalien auffaßt. v. Falkowsky beschrieb bei einem
11wöchigen Knaben derartige Gefäßektasien neben eigenartigen Knoten in Milz und Leber,
die als Hamartome deutet, und multiplen Angiomen der Haut. Ausführlich mit den in
Frage stehenden Bildungen hat sich Jaffé beschäftigt. Er betont, daß die Gebiete stets
Zusammenhang der Bluträume mit umgebenden Kapillaren unter allmählicher Erweiterung
dieser aufwiesen, wie er in seinen 3 Fällen feststellen konnte. Jaffé faßt einige Fälle Schmiedens als Grenzfälle zwischen diesen Bildungen und den Kavernomen auf, und hierauf
wie auf dem gleichzeitigen Befund von Angiomen anderer Organe in einem seiner Fälle
wie in dem v. Falkowskis und dem letzteren Falle auch sonst fußend, nimmt er für seine
Bildungen, die denen der Rinder entsprechen, auch eine angeborene Gewebsmißbildung an.
Gelegenheitsursachen, wie Stauung, lassen dann das Bild in Erscheinung treten. Statt
des gewöhnlich gebrauchten Namens „Angiomatosis hepatis" (auch bei Rindern), würde
Jaffé, um jeden Gedanken an Zugehörigkeit der Gebilde zu Geschwülsten auszuschließen,
mit Recht die Wiedereinführung der Bezeichnung „diffuse Kapillarektasien der Leber"
vorziehen. Neuerdings hat auch Ugriumow einen hierher gehörigen Fall bei einem 20jährigen
Manne mit beginnender Zirrhose geschildert. Auch er faßt die Leberveränderungen als
Hamartien auf.

Nach Pfortaderverschluß im periportalen Gewebe entstehende kavernöse Umwandlungen, bei denen PICK an Angiom im Sinne einer Entwicklungsstörung dachte, sind mit VERSÉ als Kapillarerweiterungen bei Granulationsgewebsbildung nach thrombotischem Verschluß aufzufassen. Die von F. G. A. MEYER in Stauungslebern neben Kapillarerweiterungen gefundenen Leberblutungen bei Tuberkulösen sind eben Blutungen, nicht Teleangiektasien, womit solche Fälle verwechselt wurden, worauf SALTYKOW, der 2 eigene einschlägige Beobachtungen beschreibt, hinweist. LEVADITI fand bei Cumarinvergiftung im Tierversuch Zellnekrosen der Leber mit folgenden Kapillarerweiterungen. Er meint, sie erinnerten an Kavernome und könnten auf deren Entstehung ein neues Licht werfen. Das ist natürlich nicht richtig und ORTH hat durch KEMPF selbst die Ähnlichkeit so entstandener Veränderungen mit dem Kavernom ausdrücklich bestreiten lassen. Auf einige Fälle von Kapillarerweiterungen der Leber verschiedener Ursache weist noch JAFFÉ hin.

Alle die genannten Bildungen können wohl Bilder erzeugen, welche — besonders die Teleangiektasien — große Ähnlichkeit mit Kavernomen bieten, aber es handelt sich nicht um solche, und sie dürfen darum auch nicht zur Erklärung der Entstehungsart der Leberkavernome herangezogen werden. Wir mußten diese Bildungen daher hier mitbesprechen.

Kehren wir nach dieser Abschweifung zu unserem Thema zurück. Wir haben schon erwähnt, daß die Kavernome der Leber seit RIBBERT und SCHMIEDEN wohl allgemein als Bildungsfehler aufgefaßt werden. Noch vor ihnen war wohl zuerst eine derartige Auffassung 1885 von CHERVINSKY, der multiple Kavernome bei einem 6 monatigen Kinde fand, und ferner 1891 von PILLIET ausgesprochen worden. Zugleich ist dieser der erste, welcher in Leberangiomen noch Blutbildung nach Art der embryonalen Lebertätigkeit nachwies, und zwar hier in 5 Fällen rote Blutkörperchen, in einem sechsten auch Leukozyten und Riesenzellen fand. Eben hieraus schloß er, daß das Angiom ein schon angeboren angelegtes Gebilde darstelle, d. h. den Rest eines fötalen blutbildenden Organes. RIBBERT betonte ursprünglich die Ausschaltung eines Gefäßbezirkes außerordentlich scharf. SCHMIEDEN andererseits hält eine örtliche Gewebsverlagerung oder Abschnürung bzw. eine Defektbildung bei der Aussprossung der Leberanlage für den maßgebenden Entwicklungsfehler. Später hat sich RIBBERT in der Dissertation seines Schülers KAPELLER der Anschauung SCHMIEDENs mehr genähert und auch in seiner Geschwulstlehre gibt er zu, daß seine frühere Auffassung zu einseitig auf das Gefäßsystem Rücksicht genommen habe. Mit Recht betont er aber, daß das wichtige, beiden Auffassungen gemeinsame, die Annahme einer Entwicklungsstörung ist. Später wurde ja diese ganze Gruppe von Veränderungen, welche von Entwicklungsfehlern zu Geschwülsten überleiten, besonders von ALBRECHT einheitlich aufgefaßt, und die Bildungen, zu welchen offenbar auch das Kavernom gehört, wurden von ihm als Hamartome bezeichnet. So reiht er in seiner nachgelassenen Abhandlung „Zur Einteilung der Geschwülste" auch das „Hamartoma haematoplasticum hepatis", welches dem Kavernom entspricht, in seine sechste Gruppe, d. h. eben die Hamartome, ein, die nach ihm dadurch gekennzeichnet sind, daß kein Bestreben zu abnormer Organ- oder Teilorganbildung besteht, sondern nur einer der Organbestandteile in abnormer Menge, bzw. Art gebildet ist. Unter derselben Bezeichnung hatte zuvor schon sein Schüler HOMMERICH einen Herd eines 1 1/2 jährigen Mädchens beschrieben, welcher offenbar auch zu den Kavernomen gehört und dadurch ausgezeichnet war, daß hier ein Leberbezirk ohne bindegewebige Abkapselung vorlag, in welchem noch alle Blutzellen des fötalen Lebens gebildet wurden. HOMMERICH betont hierbei, daß auch solches abnormes Vorwiegen eines Gewebsanteiles durch Bestehenbleiben einer fötalen Gewebsart zu den Hamartomen zu rechnen ist. Blutbildung in Kavernomen ist ja, wie zuvor erwähnt, früher schon von PILLIET beobachtet und späterhin in zwei Fällen auch von SCHMIEDEN bestätigt worden. Hatte RIBBERT bei dem Kavernom schon darauf hingewiesen, daß auch nach der Embryonalzeit noch ein kleiner Gefäßabschnitt ausgeschaltet werden und so zur Kavernombildung Veranlassung

geben könnte, und auch Schmieden die postfötale Entwicklung gestreift, so
hat neuerdings Ludwig, wie ja Albrecht allgemein schon zuvor, besonders
betont, daß Entwicklungsfehler auch noch in der postuterinen Entwicklungszeit entstehen können und auf diese Weise insbesondere zwei von
ihm bei einer älteren Frau genau verfolgte Leberkavernome erklärt. Ludwig
weist nämlich darauf hin, daß sich besonders das eine an der Stelle fand, wo
sonst die bald mehr bald minder entwickelte Appendix fibrosa sitzt. Hier
schwindet aber nach der Geburt noch ein Teil des Parenchyms des linken Leberlappens, so daß außer größeren Gallengängen nur Blutgefäße übrig bleiben.
Von solchen Vasa aberrantia leitet er die in seinem Falle gefundenen 2 Kavernome ab; auch hier handelt es sich ja um eine Ausschaltung, wenn auch erst nach
der Geburt. Ludwig weist darauf hin, wie auffallend es ist, daß die Kavernome
sehr häufig an der Konvexität des rechten Lappens in der Nähe des Ligamentum
falciforme gefunden werden, d. h. in einer Gegend, welche gerade durch solche
weitgehende Rückbildungsvorgänge ausgezeichnet ist.

Aus allen diesen neueren Behandlungen der Leberkavernome dürfen wir
also wohl mit Sicherheit schließen, daß diese zunächst als Anlagefehler
aufzufassen sind, aus fötaler oder postfötaler Zeit, und daß wir
sie mit Recht als Hamartome oder Hamartien bezeichnen dürfen.
Schließen sich echte Geschwülste an, so kann man auch von Hamartoblastomen sprechen. Wie steht es nun in dieser Hinsicht mit den
Kavernomen? Diese Frage hängt eng mit der nach dem Wachstum der
Kavernome zusammen. Schmieden beschrieb seiner Auffassung nach ganz
beginnende Kavernome bei Neugeborenen bzw. wenige Wochen alten Kindern.
Zunächst sind noch die Leberzellen erhalten; später kommt es durch Bindegewebswucherung zu der fibrösen Form der Kavernome. Er spricht ihnen jede
besondere Neigung nach Art echter Geschwülste zu wachsen ab, lehnt daher für
sie die Bezeichnung „Angiom" ab, hält vielmehr diejenige als „Cavernoma" oder
„Naevus cavernosus hepatis" für richtig und stellt sie daher nicht in eine Linie
mit den Angiomen der Haut und anderer Organe. Ribbert andererseits, welcher
ja die wenigstens sekundäre Ausschaltung aus dem Kapillargebiet der Umgebung
stärker betont, hebt auch ihr weiteres Wachsen in das benachbarte Lebergewebe hervor, und zwar beschreibt er Sprossen, welche in dies eindringen.
Allerdings ist das Wachstum in der Regel ein so langsames, daß Verdrängungserscheinungen an den umgebenden Leberzellen nicht zu beobachten sind. Dazu
komme ein Wachstum per expansionem durch Erweiterung der Bluträume. Das
Wachstum weise sich auch durch erhaltengebliebene Gallengänge in der Ge-
schwulstkapsel aus. Ähnliche Wachstumsvorgänge an Kavernomen sind auch
von Brüchanow sowie von Reggenbau beschrieben worden. Andererseits
gibt auch Ribbert zu, daß Kavernome auch ihr weiteres Wachstum aufgeben
können, um sich nur durch Erweiterung ihrer Bluträume zu vergrößern.
Besonders soll dies bei den durch eine derbe Bindegewebsschicht abgegrenzten
Kavernomen der Fall sein, bzw. bei denen, welche eine sekundäre bindegewebige
Umwandlung durchmachen.

Von diesen späteren Veränderungen der fertig ausgebildeten
Kavernome muß noch kurz die Rede sein. Schon frühzeitig, zuerst wohl
Virchow, sodann Böttcher ist die Umwandlung von Leberkavernomen in
Bindegewebe aufgefallen. Nach Böttcher hat dies auch schon Lücke beschrieben. Vielfach wurde auch in den Lehrbüchern und sonst auf thrombotische Ablagerungen und Organisation dieser in den Kavernomen hingewiesen,
so auch von Brüchanow, Schmieden u. a. Das neugebildete Bindegewebe
kann hyalin werden, wie dies schon 1891 Jost in seiner Dissertation genauer
beschrieben hat. Insbesondere hat sich Merkel mit der Umwandlung der

Kavernome beschäftigt und er hat die Entstehung des Bindegewebes durch Verdickung der Scheidewände, auf welche schon VIRCHOW hinwies, einerseits, durch Thrombenorganisation andererseits gegeneinander abgewogen. So können

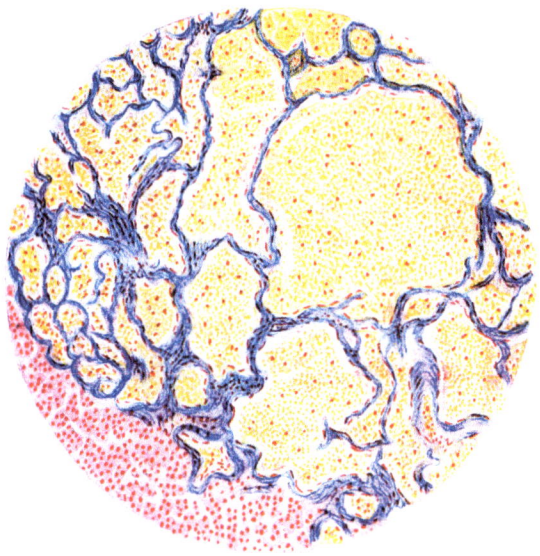

Abb. 32. Kavernom der Leber. (Färbung auf elastische Fasern.)

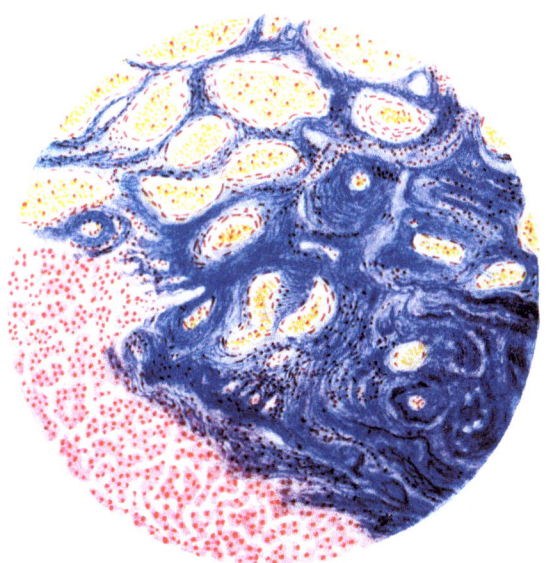

Abb. 33. Altes Kavernom der Leber mit Übergang (unten rechts) in fibromartige Bildung (noch kenntlich an den elastischen Fasern). (Färbung auf elastische Fasern.)

ganz fibromartige Gebilde entstehen; zur Erkennung ist, worauf auch BRÜCHANOW und SCHMIEDEN schon hinweisen, die Elastikafärbung heranzuziehen (s. Abb. 32 u. 33), welche auch dann noch das ursprüngliche Netzwerk der verödeten

Bluträume aufdeckt. Endlich hat sich mit dieser Frage auch Kasai genauer beschäftigt. Auch er verwandte die Elastikafärbung. In der gegenseitigen Abgrenzung der Bindegewebswucherung durch Verdickung der Scheidewände
und durch Thrombenorganisation hält er ersteres für das ursächlich Primäre,
letzteres für das die größere Menge des Bindegewebes liefernde. Das durch
Wandverdickung entstehende Bindegewebe erscheint später widerstandsfähiger
als das durch Organisation von Thrombenmaterial, wobei auch hyaline Degeneration mit auftritt, gebildete. In ersterem verlaufen auch die elastischen Fasern
regelmäßiger als in letzterem. Thrombotisches Material oder neugebildetes
Bindegewebe verkalkt auch häufig.

   In dieser Weise bilden sich also solche Kavernome zurück, welche meist
nicht mehr weiter wachsen, bzw. wenn sie sich so rückläufig verändern, wachsen
sie in der Regel nicht mehr. Wir können somit für einen großen Teil der Fälle
in der Tat mit Schmieden annehmen, daß die Kavernome nach ihrer Ausbildung
kaum mehr nennbar, oder höchstens außerordentlich langsam, weiterwachsen.
Andererseits ist aber nach den Untersuchungen Ribberts u. a. kein Zweifel,
daß die Kavernome auch noch wachsen können. Es handelt sich hier aber
offenbar nicht um grundsätzliche Verschiedenheiten; wir sehen ja auch
sonst dergleichen gerade bei den Hamartien und können die Unterschiede durch
die Bezeichnung Hamartom einerseits, Hamartoblastom andererseits ausdrücken.
Es ist nun interessant, daß gerade in solchen Fällen ein besonderes weiteres
Wachstum vom Kavernom statthat, in welchen solche Bildungen im selben
Körper auch an anderen Stellen zu finden sind und gegebenenfalls auch noch
andere gleichzeitig auf die Endothelien zu beziehende Veränderungen in die Erscheinung treten. Wir können somit, wenn wir wollen, mit Roggenbau zwei verschiedene Formen annehmen; einmal das gewöhnliche einfache Hamartom im
Sinne Schmiedens, sodann durch besondere Wachstumserscheinungen gekennzeichnete Gefäßgeschwülste, wie sie Ribbert, Brüchanow und auch Roggenbau
selbst beschrieben und wozu auch die gleichzeitig in mehreren Organen auftretenden derartigen Blutgefäßgeschwülste gehören sollen. Aber es scheint mir,
daß es sich hier nur, wie gesagt, um Mengenverschiedenheiten der Fehlbildung,
— vielleicht mit verschiedener teratogenetischer Terminationsperiode —, und
ihrer Folgeerscheinungen handelt, daß wir aber nicht einen so grundsätzlich
scharfen Unterschied festlegen können, wie dies Schmieden tut, wenn er die
letzteren, zu den Angiomen gerechneten, Bildungen von den Kavernomen der
Leber prinzipiell scheidet. Gerade der gleich zu erwähnende Fall Pentmann
zeigt dies deutlich.

   Die hauptsächlichsten Fälle von Kavernomen der Leber zugleich mit solchen
anderer Organe sind die folgenden: Virchow beschrieb ein Kavernom der Leber
und gleichzeitig ein solches zweier Wirbel, Payne solche der Leber, Nebennieren,
Ovarien und des Uterus, Langhans Kavernome der Milz und der Leber und
daneben Endothelwucherungen; er faßt die Lebergeschwulst als Metastase auf.
Michailow sah bei einem 3monatigen Kind neben Kavernom der Leber
Angiome der Haut, Lippe, Zunge. Brüchanow fand entsprechende Bildungen
bei einem 15 Wochen alten Kinde in Leber, Haut und Rippenperiost; er konnte
das Wachstum der Leberkavernome in dem von Ribbert gekennzeichneten
Sinne gerade in diesem Falle verfolgen. Roggenbau erwähnt noch einen Fall
von Ullmann und beschreibt selbst einen, in welchem neben Leberkavernom
ein Skrotumkavernom bestand. Im übrigen betont Roggenbau für beide von
ihm beschriebene Fälle, daß es sich hier um phlebogene kavernöse Angiome im
Sinne v. Esmarchs handelte und daß diese ganz in der von Ribbert und
Brüchanow beschriebenen Art wuchsen, dagegen von den gewöhnlichen Kavernomen, wie sie Schmieden beschrieben habe, zu trennen seien. Umgekehrt

betont PENTMANN, welcher zugleich Kavernome der Leber, Milz und Wirbel und gleichzeitig Endothelwucherungen mit Blutbildungsherden fand, daß sein Leberkavernom ganz der von SCHMIEDEN beschriebenen Art des gewöhnlichen, nicht weiter wachsenden Kavernoms entsprach. Also gerade dieser Fall warnt, eine allzuscharfe Scheidewand zu ziehen.

Liegt das Gemeinsame aller dieser Beobachtungen darin, daß wir sie im Sinne von Hamartombildungen, wenn auch verschiedenen Grades, deuten dürfen, so sollen noch kurz einige Punkte aufgezählt werden, welche auch beim einfachen, gewöhnlichen Leberkavernom auf seine Natur als Fehlbildung hinweisen. Hier wäre zunächst daran zu erinnern, daß es hie und da in derselben Leber neben anderen als Gewebsmiß- bildungen zu deutenden Erscheinungen angetroffen wird. So be- schrieb v. MEYENBURG ein Kavernom in der Zystenleber einer 46jährigen Frau, bei der zugleich Zystennieren bestanden; auch OTTENDORFF fand ein Kavernom neben einer Leberzyste. Ebenso MERKEL. WAETZOLD beobachtete (in seinem Fall 8) mehrere Kavernome neben einem Leberzellenadenom. RIBBERT bildet in derselben Leber dicht nebeneinander gelegen ein Kavernom und ein Gallengangsadenom ab. Auch SCHMIEDEN weist, wenn auch in etwas anderem Sinne, auf die Beziehungen des Kavernoms zum Adenom hin. Des weiteren spricht für das Wesen des Leberkavernoms im Sinne einer angeborenen dysontogenetischen Störung die Tatsache, daß wir außerordentlich häufig multiple Kavernome in derselben Leber finden, wie dies z. B. CHERVINSKY, LANGENBUCH, BURKHARD, EARL, SCHMIEDEN, RIBBERT betonen. PAYNE beschrieb eine Leber mit etwa 50 Kavernomen. Ebenso ist in demselben Sinne kennzeichnend das Auftreten der Kavernome schon beim Neuge- borenen, wie dies z. B. RIBBERT, SCHMIEDEN, HAMMER (in einem Fall einer Leber mit 3 bis 5 markstückgroßen Kavernomen, von denen eines geplatzt war und zu einer Blutung in die Bauchhöhle geführt hatte, welche 7 Tage nach der Geburt den Tod bewirkte), KAUFMANN, GATEWOOD angeben, und der noch weit häufigere Befund im Kindesalter, s. z. B. die Mitteilungen von STEFFEN, CHERVINSKY, MARTINOTTI, MICHAILOW, RIBBERT, v. BRÜCHANOW, SCHMIEDEN, KAPELLER, HOMMERICH u. a.

Es wurde eingangs angegeben, daß die uns hier beschäftigenden Bildungen in der Regel nicht viel mehr als Nußgröße erreichen; andererseits sind aber in Einzelfällen auch außerordentlich viel größere Gebilde beobachtet worden, sei es daß sie von vorneherein so groß angelegt waren, sei es daß sie erst später zu solcher Größe heranwuchsen, worauf auch einige klinische Beobachtungen hinweisen. Denn wenn im allgemeinen die Kavernome nur eine anatomische Beachtung beanspruchen können, so ist dies bei diesen außergewöhnlich großen Kavernomen, die bis über Kindskopfgröße erreichen, somit auch die Gesamtleber in Mitleidenschaft ziehen, nicht mehr der Fall. Sie machen klinische Krankheitszeichen und haben schon in einigen Fällen zu Operationen Veranlassung gegeben. Apfelgroße Kavernome beobachteten STEFFEN, SCHUH, MAIER (nach LANGENBUCH), SCHMIEDEN. Außergewöhn- lich große Leberkavernome sind z. B. beschrieben von BIRCH-HIRSCHFELD, MANTLE oder LEFLAIVE. In diesem Falle hatte sich das Kavernom in eine kinds- kopfgroße Zyste verwandelt und den Tod bewirkt. Auch in einem von v. HÄFEN mitgeteilten Fall hatte ein Kavernom nach einem Trauma durch die Gallenblase hindurch durch Blutung in die Bauchhöhle Verblutungstod bewirkt. Sehr große Kavernome können auch gestielt an der Leber hängen, beschrieben z. B. von RICHTER, FLEISCHMANN, für kleinere auch von RIBBERT-BORRMANN. Operiert wurden Kavernome z. B. von KÖNIG (nur nußgroß), v. EISELSBERG (das Kavernom, seit 15 Jahren gewachsen, wog 470 g), ROSENTHAL (kindskopfgroß), Pfannenstiel, Langer, Ljungren, Mantle (Kavernom fast des ganzen rechten Lappens), v. Genersich und in dem einen von Roggenbau mitgeteilten Fall. Der letztgenannte Fall starb infolge unstillbarer Blutung nach Platzen des Kavernoms. Ebenso der von Mantle mitgeteilte nach Probepunktion bei der Operation. Thöle stellte 13 operierte Fälle 1913 zusammen. Dazu kommen z. B. noch die schon erwähnten, ebenfalls operierten Fälle von Fleischmann (mannskopfgroßes Kavernom) und Richter (über kindskopfgroß). Hier hatte sich das Gebilde in der letzten Zeit stark vergrößert und durch Druck auf Magen und Darm schwere Krankheitszeichen gemacht. Es fand sich ein einfaches Kavernom teilweise in bindegewebiger Umbildung. Von diesen 15 operierten Fällen betrafen 14 Frauen; zumeist war die Diagnose auf Ovarialkystom gestellt und deswegen operiert worden.

Hier angefügt seien einige Worte über die wenigen Fälle sonstiger gutartiger primärer Lebergeschwülste bindegewebiger Ableitung.

Echte Fibrome der Leber sind offenbar äußerst selten und finden sich nur ganz vereinzelt im Schrifttum verzeichnet. So erwähnt Ziegler vom Sympathikus abzuleitende Nervenfibrome multipler Natur als Teilerscheinung Recklinghausenscher Krankheit; sonst ist darüber aber nichts zu finden. Von selbständigen Fibromen finde ich nur den auch schon von Arnold angeführten alten Fall von Chiari (bei Luschka, dessen Fall Arnold auch unter die Fibrome rechnet, handelt es sich um Abkapselung einer intrauterin entstandenen Leberblutung, wie Merkel mit Recht bemerkt). Im Falle Chiaris fand sich im rechten Leberlappen eines 56jährigen Mannes eine eiförmige Geschwulst, die mikroskopisch aus homogenen Bindegewebsfasern mit spärlichen Kernen bestand. Merkel glaubt, der Lage und dem Verhalten der Gefäße nach, aus der Beschreibung Chiaris herauslesen zu dürfen, daß auch dies Fibrom als ein fibromatös entartetes kavernöses Angiom der Leber anzusehen sei. Kothny hatte nun Gelegenheit, das von Chiari beschriebene Gebilde neuerdings nachzuuntersuchen. Gerade die Darstellung der elastischen Fasern, welche den für Kavernom typischen Bau nicht zeigten, setzte ihn in die Lage nachzuweisen, daß die Umdeutung Merkels nicht richtig war und es sich in der Tat, wie auch Chiari angenommen, um ein Fibrom handelte. Bohnen- bis haselnußgroße Fibrome in der Nähe des vorderen Leberrandes hat Heschl nach mündlicher Mitteilung an Chiari mehrmals beobachtet. Vielleicht stellen die von Pisenti beschriebenen multiplen Fibrome der Leber echte solche dar. Ich konnte die Arbeit leider nicht im Original bekommen.

Arnold erwähnt in seiner Zusammenstellung auch ein von Cornil und Cazalis beschriebenes Myxom der Leber bei einem 8monatigen Mädchen; die Geschwulst soll aus Gallertgewebe mit zystischen Einschlüssen bestanden haben. Daraus, daß sie in den letzten 3 Monaten wuchs, ist vielleicht zu schließen, daß hier ein Myxosarkom vorlag. Andere Fälle von Myxom habe ich im Schrifttum nicht aufgefunden. Eine von Berghinz als Myxosarkom beschriebene Lebergeschwulst ist unter die Sarkome eingereiht.

Erwähnt sei noch, daß angeborene Fehlbildungen, welche sich nach Art von Myolipomen entwickeln, in der Leber auch neben ähnlichen Veränderungen der Niere und Rhabdomyomen des Herzens bei der tuberösen Hirnsklerose vorkommen, wie dies z. B. Mittasch beschrieb, wenn auch diese Leberveränderungen dabei selten sind.

Die sekundären Lebergeschwülste.

Sehr viel kürzer als die primären Geschwülste der Leber können die sekundären hier besprochen werden. Es sind allbekannte und sich stets wiederholende Verhältnisse, die ich hier kurz zusammenfassen kann. Die Leber ist ein überaus häufiger Sitz aller sekundären bösartigen Geschwülste, in erster Linie der Krebse, in zweiter — wenn auch viel seltener — der Sarkome. Allgemein gesprochen bewahrheitet sich auch hier der alte schon eingangs erwähnte Grundsatz Virchows, daß gerade solche Organe, welche geringe Neigung zu primärem Krebs zeigen, um so häufiger sekundär ergriffen werden. Dies zeigt gerade die Leber. Mit besonderer Häufigkeit wird sie durch Einwuchern der Blastome der Nachbarschaft in Mitleidenschaft gezogen — besonders bei vom Magen, der Gallenblase und den großen Gallengängen ausgehenden —, bei der überaus häufigen Metastasenbildung aber ist daran zu denken, daß das ganze Pfortaderursprungsgebiet sein Blut in die Leber ergießt, wobei an das von Thoma aufgestellte Gesetz erinnert werden kann, daß Metastasen sich in der Regel im Bereich des ersten Kapillarnetzes entwickeln welches das aus der Primärgeschwulst kommende Venenblut zu durchfließen hat. Es kommen ferner Metastasen von anderen Geschwülsten entfernteren Sitzes — Lymphweg und Blutweg — hinzu. Hier in der Leber besteht für alle hierher gelangenden Geschwulstkeime eine besondere Disposition zur Ablagerung und Ausbreitung infolge der hier besonders ausgeprägten Kapillarauflösung und der Blutstromverlangsamung. So besitzt alles zusammen genommen die Leber besondere Neigung zur Metastasenbildung.

Zunächst seien einige statistische Zusammenstellungen über die Häufigkeit des sekundären Leberkrebses angeführt. Angaben über das Verhältnis zwischen primärem und sekundärem Leberkrebs sind schon oben nach einigen Statistiken gemacht — die Zahlen schwanken zwischen 1,5 und $5^0/_0$ — und es wurde auch dort schon ausgeführt, daß hier die älteren Statistiken nicht recht herangezogen werden können, da die meisten Krebse der Leber damals noch als primär galten und eine scharfe Scheidewand zwischen primärem und sekundärem Leberkarzinom noch nicht gezogen wurde. Seitdem die Erkennung der Seltenheit des primären Leberkrebses und der Häufigkeit des sekundären eine Grundlage unserer Kenntnis ist, ist die Bevorzugung der Leber als Sitz von Metastasen eine so allgemein bekannte, daß größere Zusammenstellungen über die Häufigkeit dieses Vorkommnisses nur vereinzelt vorliegen.

Buday fand Lebermetastasen in etwa $20^0/_0$ seiner Krebse, Siegrist unter 311 Krebsen 77 mal die Leber beteiligt. In 12 Fällen nahm er Primärkarzinom dieses Organes an, was aber sicherlich viel zu hoch gegriffen ist. Ein Leberkrebs kam also auf 4 Krebse, bzw. auf 201 innerlich Kranke. In $76^0/_0$ der Fälle schloß sich der Leberkrebs an Magenkrebs an. Sehr ausführlich ist die unter Kaufmann ausgearbeitete Statistik von Jasnogrodsky. Er fand unter 1078 Krebsen 301 mal die Leber beteiligt, und zwar 286 mal sekundär. Jasnogrodsky berechnet, daß der sekundäre Leberkrebs in $26,5^0/_0$ aller Krebse zu finden ist, also ganz übereinstimmend mit Siegrist, daß etwa in jedem 4. Krebs die Leber in Mitleidenschaft gezogen ist. Zu fast demselben Ergebnis — $27,5^0/_0$ — kam auch Danielsen. Briese fand auf ein Material von 1287 Krebsen berechnet in $29,05^0/_0$ die Leber befallen, Kieser in $28,3^0/_0$, Kitain in seiner Abhandlung aus dem Lubarschschen Institut unter 452 Krebsen Lebermetastasen (auch mikroskopisch nach Metastasen gesucht) in 153 Fällen $= 34^0/_0$, Christian unter 60 Karzinomen 25 mal $= 41,66^0/_0$ dies Organ beteiligt. Einer Zusammenstellung älterer Statistiken bei Jasnogrodsky zufolge fand Virchow in $6,9^0/_0$ aller Karzinome Leberkrebs, Leichtenstern in $6^0/_0$, Hess in $6,3^0/_0$, Rokitansky in $16,6^0/_0$ und Marc d'Espine in $11,1^0/_0$. Unter den Leichenöffnungen im allgemeinen fand Leichtenberg in $2,89^0/_0$ der Fälle, White in $3^0/_0$, Christian in $1,94^0/_0$ Leberkrebse.

Der Primärherd bei sekundären Leberkrebsen saß nach der Statistik Jasnogrodskys am häufigsten, nämlich in 34,5 % der Fälle, im Magen, in 15,5 % im
Darm, in 12,5 % in der Gallenblase, in 8 % im Ösophagus, in 7 % in der Mamma
und in 6,3 % im Uterus. Dann folgen in kleineren Hundertsätzen andere Organe.
Ähnlich standen bei Christian in vorderster Linie Magen, Darm, Pankreas
und Gallenblase. Ziegler gibt als Ursprungsorte folgende Reihenfolge an:
Darmrohr, Uterus, Pankreas, Mamma (für metastatische Leberkarzinome, also
unter Ausschluß des unmittelbaren Übergreifens von Gallenblase usw.). Aus
der Zusammenstellung Kitains ergibt sich folgende Reihenfolge: Magen (29 %),
Mamma (17 %), Darm (15 %), Gallenblase (9 %), Ösophagus (6 %), Pankreas
Gallenwege, Uterus, Ovarium usw. Ebenso einleuchtend sind die auf den Primärherd, d. h. seine Häufigkeit der Lebermetastasierung bezogenen Zahlen. Hier
steht in der Statistik Jasnogrodskys in erster Linie das Pankreas. Es setzt
in 50,5 % Lebermetastasen, die Gallenwege in 39,5 %, Magen und Darm in je
33 %, die Mamma in 32 %, der Ösophagus in 23,5 %, die Nieren in 20,6 %,
die Schilddrüse in 18 % und der Uterus in 12 %. Kieser fand an erster Stelle
das Pankreas (70,9 %), dann die großen Gallengänge (66,6 %), die Lunge (59 %),
die Gallenblase (59,5 %), dann die Mamma (44 %), den Magen (31,2 %) die
Tuben und Ovarien (30,5 %), den Uterus (26,2 %), die Trachea und großen
Bronchien (25 %), die Nieren und Blase (24,2 %), den Darm (22,3 %) usw.
Ähnlich sind die aus einer großen Zusammenstellung gewonnenen Zahlen
v. Milieckis. In die Leber setzten Metastasen die Krebse der einzelnen Organe
in folgender Reihenfolge: Gallenblase in 57,8 %, Darm und Pankreas in 50 %,
Mamma in 43,3 %, Magen in 39,1 %, Ösophagus in 24,4 %, Lunge in 23,5 %,
weibliche Geschlechtsorgane in 16,8 %, Prostata in 16,6 %. Auch in einer Zusammenstellung Nobilings metastasierten von 22 Magenkrebsen 9 in die Leber
(am häufigsten bei Sitz desselben an der Kardia, 4 von 6). Auch nach dieser
Zusammenstellung machten im übrigen die Karzinome des Darmes und der
Gallenblase ganz gewöhnlich Lebermetastasen. Nach Kitains Zusammenstellung steht an erster Stelle die Gallenblase, welche in 100 % Lebermetastasen
in seinen Fällen machte, sodann das Pankreas mit 70 %, Gallenwege sowie
Thymus mit 66,7 %, Mamma mit 63,4 %, Magen mit 40,2 %, Darm mit 34,8 %,
Ovarium sowie Peritoneum mit 33,3 %, Ösophagus mit 32,1 %, Bronchien mit
30,8 %. Auch die Bronchial-Lungen-Krebse setzen besonders häufig Lebermetastasen, worauf Horn, Brinkmann, Bejach und neuerdings Briese hinwiesen, welcher in 41,4 % der Lungenkrebse [Kieser (s. o.) sogar in 59 %]
— gegenüber 29,05 % bei der Gesamtheit der Krebse — Lebermetastasen fand.
    Ich habe ebenfalls eine größere Statistik aus den Sektionen meines Instituts
seit einer Reihe von Jahren (bis 1920) zusammengestellt. Es kamen in dieser
Zeit 590 Fälle von Krebs zur Sektion; rechne ich 9 primäre (einige davon fraglich) Leberkarzinome ab, so bleiben 581. Von diesen setzten 193 Lebermetastasen = 33 %. Die Zahl der Lebermetastasen ist also in meinem Material noch
etwas, wenn auch nicht sehr beträchtlich, höher als bei Siegrist, Jasnogrodsky,
Danielsen, Kieser und Briese und stimmt mit derjenigen Kitains fast ganz
überein. Der Häufigkeit des Primärsitzes nach stand an erster Stelle der Magen,
nämlich in 26 % der Fälle, sowie die Gallenwege mit 22 % und der Darm mit
15 %. Es folgen Mamma (7 %), Pankreas (6 %), Ösophagus (5 %) und Uterus
mit 2,5 %. Es stimmt dies mit den obigen Angaben Jasnogrodskys, Christians
und Zieglers gut überein, nur treten die Lebermetastasen des Uterus mehr
zurück als in den statistischen Berechnungen Jasnogrodskys und Zieglers.
Wichtiger sind die Berechnungen der Häufigkeit des sekundären Leberkarzinoms
bezogen auf die einzelnen primären Organsitze der Krebse. Hier stehen in
meiner Zusammenstellung die Gallenblase und großen Gallengänge an erster

Stelle, indem die Primärkarzinome dieser unter 62 Fällen 43 mal d. h. in 69 %
sekundären Leberkrebs herbeiführten. Es geht diese Zahl über die von JASNO-
GRODSKY errechnete noch fast auf das Doppelte hinauf, stimmt aber mit der
von KIESER angegebenen fast ganz überein. Es folgt das Pankreas mit 11 von
18 Fällen = 61 %, auch noch etwas mehr als bei JASNOGRODSKY, dagegen etwas
weniger als bei KIESER. Mit JASNOGRODSKY stimmen dagegen die nächsten Zahlen
fast völlig überein: Von 76 Dickdarmkrebsen bestanden 28mal Lebermetastasen = 37 % (von 3 Dünndarmkrebsen 1 mal = 33 %) und von 160 Magenkrebsen 51mal = 32 %. Das Mammakarzinom setzte unter 23 Fällen 13 mal,
d. h. in 39 % der Fälle Lebermetastasen, also noch in einem um ein geringes
höheren Hundertsatz als bei JASNOGRODSKY. Speiseröhrenkrebse zeigten solche
unter 50 Fällen 10 mal = 20 %. Lungenbronchialkrebse kamen 25 zur Sektion;
6 davon = 24 % zeigten Lebermetastasen. Es fand sich hier also im Gegen
satz zu BRIESE und den anderen oben Genannten, auch KIESER, eine sich
unter dem Durchschnitt der Lebermetastasierung, berechnet für alle Krebse,
haltende Zahl. Das Uteruskarzinom zeigt in meinem Material nur in 5 von
65 Fällen = 8 % Lebermetastasen, eine etwas kleinere Zahl als bei JASNOGRODSKY
nud besonders bei KIESER. Im allgemeinen stimmen meine Zahlen sehr gut
zu denen v. MILIECKIs. Die Zahlen KITAINS sind fast durchweg höher.

Nach den statistischen Erhebungen von HESS, JASNOGRODSKY und CHRISTIAN
überwiegen beim sekundären Leberkrebs die Frauen über die Männer. Das
Verhältnis war bei JASNOGRODSKY 154 gegenüber 132, bei CHRISTIAN 55 % gegen-
über 45 %. Es hängt dies wohl in erster Linie mit dem Überwiegen des Gallen-
blasenkarzinoms bei der Frau zusammen und ebenso mit den Metastasen bei
Karzinom des Uterus und der Mamma, denen aber der beim Mann so viel
häufigere Speiseröhrenkrebs gegenüber steht. In der Zusammenstellung SIEG-
RISTS überwogen allerdings die Männer über die Frauen (58 % gegenüber 42 %).
Wie beim Krebs im allgemeinen, so ist auch hier naturgemäß in allererster
Linie das vorgeschrittenere Alter beteiligt. So fand FRERICHS in 74,6 % ein
höheres Alter als 40 Jahre, HESS in 68 %, JASNOGRODSKY in 88 %, CHRISTIAN
in 70 % seiner Fälle ein höheres Alter als 50 Jahre, SIEGRIST in 68,8 % seiner
Fälle Leute zwischen 55 und 65 Jahren befallen.

Von Interesse sind die Verhältnisse bei den an sich seltenen Krebsen
der Kinder bzw. der Jugendlichen unter 20 Jahren. Hier liegt ein ziemlich stattliches Schrifttum vor. DUZAN fand unter 184 Krebsen bei Kindern die
Leber an 12. Stelle beteiligt, und zwar sekundäre Leberkarzinome in 8 Fällen;
doch handelt es sich bei der aus dem Jahre 1876 stammenden Arbeit wohl
zum Teil um Sarkome. PHILIPP, der sich mit den Krebsen des Kindesalters
besonders eingehend beschäftigte, gibt an, daß die sekundären Leberkrebse
beim Kind verhältnismäßig seltener als beim Erwachsenen seien, weil die
Kinderkrebse, selbst die des Magendarmkanals, im allgemeinen sehr spät
und dann lieber in die Lungen metastasierten. SCHLESINGER bezieht die
verhältnismäßig seltene metastatische Beteiligung der Leber — die er im
frühen Kindesalter etwas größer als im späteren fand — auf den schnellen
Tod am Primärtumor, sowie vielleicht auch auf die noch voll leistungsfähigen
Lymphbahnen, welche so eine bessere Schranke darstellen sollen. Er stellte (bis
1902) 11 Fälle zusammen, in denen von der Geburt bis zum 13. Jahre die Leber
sekundäre Krebsknoten aufwies. Es sind dies die Fälle von JACOBI, BOHN,
ALLWOOD, RATHERY, OGLE, DUNCAN, DEMME, ROWE, ELLIS, KÜHN, SIMON
(BANDELIER). Hinzuzufügen wären noch die von WEDE, MOORE, WIDERHOFER,
REIMANN, RUCZINSKI, MONTI, v. FRANQUÉ, FAGGE, VOGELSANG, PHILIPP-BETHE,
JASNOGRODSKY, ZUPPINGER und RAUSCHMANN mitgeteilten Fälle. Unter den
von SCHLESINGER zusammengestellten soll der Ursprungskrebs 9 mal in der Niere

gesessen haben, wo er als Krebs aufgefaßt wurde. Desgleichen in den von
Fagge, Vogelsang, v. Franqué und Monti beschriebenen Fällen. Es handelt
sich hier aber, wie wir seit den bekannten Untersuchungen Birch-Hirschfelds
wissen, fast stets um Mischgeschwülste, zumeist unter dem Bilde des Sarkoms, und
so müssen wir auch die meisten dieser Fälle aus den Krebsen ausschalten.
In zweien der von Schlesinger zusammengestellten Fälle [von Bohn und
Simon (Bandelier) veröffentlicht] saß das Primärkarzinom im Pankreas. Ebenso
in dem von Wede bei einem Neugeborenen beobachteten Krebs. Das Ursprungsgewächs saß in den Fällen Moores und Rauschmanns im Magen, in denen
Duncans, Widerhofers, Ruczinskis, Philipp-Bethes und Zuppingers im
Darm. Reimann beschrieb einen Primärkrebs der Nebenniere mit Lebermetastasen bei einem 8monatigen Säugling, Jasnogrodsky einen solchen des
Beckengewebes (Rektum?) bei einem einjährigen Mädchen. Am verhältnismäßig häufigsten scheinen sich also sekundäre Leberkrebse im Kindesalter an
Karzinome des Darmes und Magens, nächstdem an solche des Pankreas anzuschließen. Es hängt dies, wenigstens teilweise, auch damit zusammen, daß
nach den Berechnungen Zuppingers unter den Krebsen im Kindesalter der
Darmkrebs überhaupt eine verhältnismäßig große Rolle spielt, wie auch Philipp
unter 93 Krebsfällen des Kindesalters 28 (= gut 30%/0) im Verdauungsschlauch
fand, zumeist im Rektum und übrigen Dickdarm, weniger im Magen und sehr
selten im Dünndarm. Aus alledem geht also die verhältnismäßig große Seltenheit des sekundären Leberkrebses bei Jugendlichen hervor. Eine etwas größere
Rolle spielen in diesem Alter die Sarkome, wie diese ja überhaupt verhältnismäßig häufiger in der Jugend vorkommen. Statistische Berechnungen habe ich
hier nicht gefunden. Bei den ja als angeboren aufzufassenden Mischgewächsen
der Niere, die fast stets den Tod schon im Kindesalter bedingen, ist wie aus
Obigem hervorgeht, die Leber mit Metastasen stark mitbeteiligt. Und insbesondere ist dies der Fall bei den stets schon bei kleinen Kindern auftretenden und bald deren Tod bewirkenden unreifen bösartigen Gewächsen der
Paraganglien, besonders des Nebennierenmarkes, den sog. Neuroblastomen.
Diese, an sich ja seltenen, Geschwülste machen ganz gewöhnlich Lebermetastasen,
wie ich mich auch in einem von mir beschriebenen Fall überzeugen konnte.
Von ihnen war schon oben unter dem Lebersarkom, wofür diese Geschwulstart früher irrtümlich gehalten wurde, die Rede.

Der sekundäre Leberkrebs tritt in zwei verschiedenen Formen auf,
einmal als Knoten, sodann infiltrierend-diffus. Der Befund in Gestalt
von Knoten ist der bei weitem häufigere Fall, sowohl bei unmittelbarem
Übergreifen von der Nachbarschaft her wie auch bei metastatischer Verbreitung.
Die Leber zeigt seltener einen Krebsknoten, dann meist von besonderer Größe,
zumeist deren mehrere, bzw. oft eine sehr große Zahl. Sie nehmen häufig fast
die ganze Leber ein. Die Knoten treten schon an der Oberfläche als kleinere
oder größere, meist wenigstens leicht vorragende, grauweiße Herde hervor,
so daß die ganze Leber von der Oberfläche gesehen einen buckligen, un-
ebenen Eindruck macht. Die Serosa zieht über die Knoten, zeigt aber meist
deutliche Füllung ihrer Gefäße. Die Krebsherde weisen in der Mitte oft eine
von zentralen regressiven Metamorphosen herrührende Delle auf, die
man als „Krebsnabel" bezeichnet. Dieser ist aber nicht für den Krebs kennzeichnend, da ihn Kaufmann, wenn auch selten, auch bei sekundären
Lebersarkomen fand. Auf Durchschnitten durch die Leber treten dann die
mehr oder weniger kugeligen Knoten in ihrer ganzen Ausdehnung und Menge
deutlich hervor. Sie sind dabei von sehr verschiedener Größe; einzelne können
bis Kindskopfgröße und darüber erreichen. Die größeren Knoten sind zum Teil
durch Zusammenfließen mehrerer kleiner entstanden. Ihre Konsistenz kann

sehr verschieden sein und ist in erster Linie von der Art des Karzinoms abhängig. Es gibt dementsprechend teils härtere, teils weichere Formen. Weich ist häufig das Zentrum, abhängig von den regressiven Veränderungen. Hier können die Geschwulstknoten auch völlig zerfallen sein infolge von Nekrosen, und es kann auch zu kleineren oder größeren Pseudozysten kommen. KLEBS beschrieb schon derartige Erweichungshöhlen mit glatter Wand und mit klarer Flüssigkeit gefüllt und KAUFMANN erwähnt, daß solche Zystenbildung besonders bei Kolloidkrebsen häufiger der Fall ist. Er bespricht 2 derartige Fälle, in welchen infolge der Zystenbildung sogar der Verdacht auf Echinokokkus erweckt wurde. Des weiteren beschreibt er eine Leber mit kleineren, von Zysten durchsetzten, verhornten Krebsknoten (nach Kankroid des Ösophagus) mit schleimigem Inhalt der Zysten. Ferner kann es hier auch zu Blutungen kommen, und in dem einen der echinokokkusverdächtigen Fälle KAUFMANNS war es aus weichen Geschwulstmassen zu einer solchen Blutung in die Bauchhöhle gekommen, daß auf diese Weise der Tod herbeigeführt wurde. Blutungen aus sekundären Krebsknoten der Leber mit zum Tode führenden Blutergüssen in die Bauchhöhle erwähnten auch schon ROKITANSKY, KLEBS, BIRCH-HIRSCHFELD, LANGENBUCH, QUINCKE, HOPPE-SEYLER, MEISSEN, ROLLET, LAMBERT, angeführt nach BRESSLER, welcher diese Frage eingehend behandelt und selbst einen entsprechenden Fall mitteilt. Der Primärtumor saß zumeist am Magen. BRESSLER weist darauf hin, daß es meist zu ununterbrochenen parenchymatösen Blutungen mit einer terminalen größeren Blutung kommt — in seinem eigenen Fall an vielfachen Stellen — nud daß eine plötzlich und sofort den Tod bewirkende Blutung, wie im Falle LAMBERT, selten ist. Auch SALINGER beschrieb einen Fall mit Blutung in die Bauchhöhle. Daß auch andere bösartige sekundäre Lebergewächse (Sarkome) ähnliches herbeiführen können, braucht nur erwähnt zu werden. Die nekrotischen Massen im Zentrum der Krebsknoten können in selteneren Fällen auch verkalken, wie dies ORTH angibt und auch KAUFMANN in einem Falle von Pyloruskrebs mit zahlreichen bis kindskopfgroßen Metastasen der Leber, welche völlig verkalkt waren, beobachtete; hier bestand gleichzeitig (bei der 68jährigen Frau) hochgradige Osteoporose. Die nekrotischen Herde können auch durch Bindegewebe ersetzt werden, wie dies schon KLEBS beschreibt, und besonders bei sehr bindegewebsreichen Krebsen (Skirrhen) kommen vor allem auch im Zentrum derbe narbige Einziehungen vor. Die Farbe der Knoten ist meist grauweiß, die Mitte infolge Verfettung und Nekrose oft gelb, doch können auch die Gefäße so stark entwickelt und gefüllt sein, daß man von teleangiektatischen Krebsknoten sprechen kann. Die Krebsknoten sind zumeist gegen das Lebergewebe scharf abgesetzt, so daß sie, wie KAUFMANN mit Recht sagt, oft leicht aus der Leber herausschälbar sind. Doch kommen auch unscharfe Grenzen vor (s. u.). Das stehen gebliebene Lebergewebe erscheint dem bloßen Auge zumeist schon zusammengedrückt und umgibt oft deutlich konzentrisch geschichtet die Krebsknoten. Es ist von ausgesprochen brauner oder auch gelber (starke Verfettung) Farbe. Zuweilen zeigen die Krebsknoten eine Art radiärer Streifung (sog. „Strahlenkrebse"), was von ihrer Ausbreitung in den Gefäßen (s. u.) abhängt.

Mikroskopisch zeigt der sekundäre Leberkrebs naturgemäß das Verhalten der Primärgeschwülste je nach dem Ausgangsort derselben. Da dieser zu allermeist im Pfortadergebiet liegt, stellen Zylinderzellenkrebse den Hauptanteil. Auch Gallertkarzinome sind nicht selten, daneben kommen aber auch Kankroide und alle anderen Krebsformen vor. Die Metastasen können wie bekannt auch gewisse Abweichungen vom Ursprungskrebs aufweisen, bzw. eine Seite desselben in besonderer Betonung zeigen. Die großen

Krebsknoten bestehen aus festen Krebsmassen unter völligem Verschwinden des Lebergewebes. Am Rande kann man aber häufig ein Vordringen der Krebszellen in die Nachbarschaft verfolgen, und zwar vor allem innerhalb benachbarter Kapillaren zwischen noch erhaltenem, wenn auch verändertem Lebergewebe, wodurch die schon erwähnte unscharfe Begrenzung der Krebsknoten zustande kommt. Ganz gewöhnlich kann man neben den großen Krebsknoten an Stellen jüngerer Krebsentwicklung weitere Einzelheiten verfolgen, und hier zeigt sich, daß das beginnende sekundäre Leberkarzinom sich ganz besonders in den Lymph- und Gefäßbahnen, insbesondere auch in den Kapillaren, ausbreitet. Dieser Punkt, den man leicht verfolgen kann, wird mit Recht von allen Forschern betont. So bezeichnet RIBBERT gerade die Lebermetastasen als besonders geeignet, das Wachsen der Krebszellen im Inneren der Kapillaren zu verfolgen und er gibt in seiner Geschwulstlehre eine gute Abbildung hiervon. BORST weist darauf hin, daß diese Wucherung in den Kapillaren zuerst in den Azinusaußenteilen beginnt. Es bildet sich dann von den Kapillarwänden aus ein netzförmiges Gerüst. Es sind hauptsächlich, wenigstens zunächst, die Gitterfasern, welche erhalten bleiben, sich verdicken und so das Krebsgerüst liefern. Man kann dies auch an kleineren, schon festeren Krebsknoten gut verfolgen. Das Lebergewebe selbst zeigt infolge des zentralen Wachstums der Krebsknoten Verdrängungs- und Druckerscheinungen. Es bilden sich konzentrische Schichten abgeplatteter Leberzellen um die Knoten, so daß diese Leberzellen früher sogar für Bindegewebszellen gehalten werden konnten. Dabei sind die Leberzellen in großen Massen mit braunem Pigment (Lipofuszin) durchsetzt und stark atrophisch. Auch können sie starke Verfettung oder gestaute Galle aufweisen, was sich schon für das bloße Auge durch gelbe bzw. gelbgrüne Farbe äußert. Am besten verfolgen kann man die Atrophie und das völlige Zugrundegehen der Leberzellen, worauf auch ORTH hinweist, an Stellen, wo zwei Knoten benachbart liegen und durch exzentrischen Druck das ursprünglich dazwischen gelegene Leberzellgewebe schnell gänzlich zerstören, so daß mehrere Knoten dann zu einem gemeinsamen zusammenfließen. Wo die Krebsmassen in Kapillaren eindringen und sich hier verbreiten, werden die Kapillarlichtungen erweitert, und so gehen die Leberzellen hier erst recht zugrunde. ORTH bezeichnet dies im Gegensatz zu der Massenwirkung der Knoten als Einzelwirkung. Auch können Leberzellgebiete von Krebs umwachsen und so ausgeschaltet werden, bis das Lebergewebe auch hier ganz verschwindet. Bei dem Zusammentreffen von Krebszellen mit Leberzellen am Rande von Knoten und insbesondere an Stellen, wo die Krebszellen in Kapillaren weiter wuchern, können Ähnlichkeiten der Krebs- und Leberzellen Übergänge vortäuschen. Daß es sich hier in der Tat nur um Täuschungen handelt, geht ja aus der sekundären Natur der Krebsknoten ohne weiteres mit Sicherheit hervor, aber solche Bilder sind ein lehrreicher Beitrag zu den oft verführerischen Bildern sog. „Übergänge". Auf das Trügerische dieser wurde schon oben bei Besprechung des primären Leberkrebses hingewiesen.

Die Ausbreitung auf dem Gefäß(Kapillar)weg zeigt sich nun in noch weit höherem Maße und das Bild allein beherrschend bei der zweiten Hauptform, in die oben eingeteilt wurde, bei dem diffusen, infiltrierenden sekundären Leberkrebs. Hier weist die ganze Leber oder größere Teile derselben im allgemeinen noch den Bau von Lebergewebe auf, d. h. die Azinuszeichnung ist noch einigermaßen, wenn auch undeutlich, vorhanden. Aber die Farbe ist keine gleichmäßige, bzw. der Azinuszeichnung entsprechende, sondern es wechseln grauweiße oder gelbe Geschwulstgebiete mit braunen oder grünen Lebergewebsresten ab, so daß ein buntgesprenkeltes Bild entsteht (ORTH). Gerade hier kann dadurch eine strahlige Zeichnung zustande kommen, für die schon

RINDFLEISCH den Namen Strahlenkrebs gebrauchte. Diese infiltrierende Form wurde wohl zuerst von SCHÜPPEL, dann von RINDFLEISCH, PERLS und LITTEN beschrieben. Manchmal besteht sie allein, manchmal zusammen mit der knotigen Form in anderen Teilen des Organs. Gerade dieser diffuse infiltrierende Leberkrebs ist nun, wie schon angedeutet, darauf zurückzuführen, daß hier die Krebsentwicklung ganz und gar innerhalb der Gefäße, und zwar der Kapillaren (und Pfortaderäste) statthat. Dadurch werden die geradezu das Bild einer Injektion darbietenden Kapillaren erweitert, die Leberzellen gehen durch Druck zwischen den Kapillaren in der verschiedensten Weise zugrunde. Auch hier bildet sich dann um die zunächst allein in den Kapillaren gelegenen Krebszellen ein von den Kapillarwänden bzw. deren Gitterfasern ausgehendes Stroma. Wenn die Leberzellen völlig zugrunde gegangen sind, liegt ein etwas festeres Krebsgewebe vor, welches aber noch durch streifige Anordnung seine Wachstumsart aufdeckt.

Es ist ohne weiteres verständlich, daß bei der Ausbreitung der Lebermetastasen, insbesondere bei der infiltrierenden Form, in den Gefäßen, vor allem Kapillaren, die Blutversorgung des Lebergewebes leiden muß und auch hierauf, nicht nur auf Druckwirkung, ist der Untergang desselben zu beziehen. So können sich bei Verschluß größerer Gefäße, insbesondere Pfortaderäste, ausgedehntere Kreislaufstörungen auch in Gestalt zyanotischer Atrophien und Indurationen, wie dies ORTH beschreibt, oder infarktähnlicher Bildungen, wie dies KAUFMANN erwähnt und abbildet, ausbilden. Die Krebsknoten selbst werden nach den schon von FRERICHS ausgeführten Injektionen von den Ästen der Arteria hepatica aus (nicht von denen der Pfortader) ernährt, und nach ORTHs Darlegungen ist anzunehmen, daß von den Arterien und arteriellen Kapillaren aus eine Neubildung von Gefäßen zur Ernährung der Krebsmassen statthat. Das stehengebliebene Lebergewebe wird, wenn auch unter der Norm, immerhin noch einigermaßen mit Blut versorgt. Schon LITTEN wies selbst für den infiltrierend die Leber durchsetzenden Krebs darauf hin, daß die Arteria hepatica mit ihren Ästen frei bleibt, und daß sich auch in den mit Krebszellen gefüllten Gefäßen zunächst wenigstens daneben noch rote Blutkörperchen finden, so daß eine Ernährung des Lebergewebes doch noch möglich ist.

Während so stets die Ausbreitung des sekundären Leberkrebse gerade in den Kapillaren betont wird, liegen aus der jüngsten Zeit 2 Arbeiten von Schülern GRAWITZs vor, welche diese Wachstumsart leugnen. HANNEMANN erkennt zwar den Kapillaren ihre Bedeutung als Träger der Geschwulstzellen bei deren Ausbreitung zu, aber er sagt „nachdem sie dann, sozusagen, eine Strecke Weges zurückgelegt haben, setzen sie sich fest und fangen nun alsbald an die Leberzellreihen selbst anzugreifen". Das Leberparenchym soll durch die Krebse in erster Linie auf dem Wege direkten Ersatzes zum Schwunde gebracht werden. Nach RÜHLEMANN sollen die Krebszellen, während der Blutkreislauf in den Kapillaren ungestört weiter bestände (er meint, wie könnte sonst ein weiteres Wachstum der Metastasen möglich sein) „in die einzelnen Leberzellen eindringen, sich deren Protoplasma aneignen und sie so längs der Zellreihen weiter fressen". Dann sollen die Gruppen und Reihen der Krebszellen mit den erhaltenen und oft mit roten Blutkörperchen gefüllten Kapillaren abwechseln, wie zuvor die Leberzellen. Es widerspricht dies der allgemeinen Erfahrung und den besonders bei infiltrierendem Wachstum festzustellenden Verhältnissen, nach denen eine Ausbreitung des Krebses in den Kapillaren vielfach zu verfolgen ist. Daß dann die Leberzellen von Krebszellen ersetzt werden, und daß beim Untergang der Leberzellen auch eine von GRAWITZ in diesem Zusammenhang betonte und zuweilen auch sonst angezogene „innere Sekretion" von seiten der Gewächszellen eine Rolle spielen mag, kann naturgemäß nicht in Abrede gestellt werden.

Es wurde oben erwähnt, daß bei Verschluß größerer Gefäße durch metastatischen Krebs in der Leber auch Infarzierungen entsprechende Bilder vorkommen. KAUFMANN erwähnt auch eine Leber, welche für das bloße Auge
überhaupt kein typisches Krebsgewebe erkennen ließ, in der vielmehr Blutungen

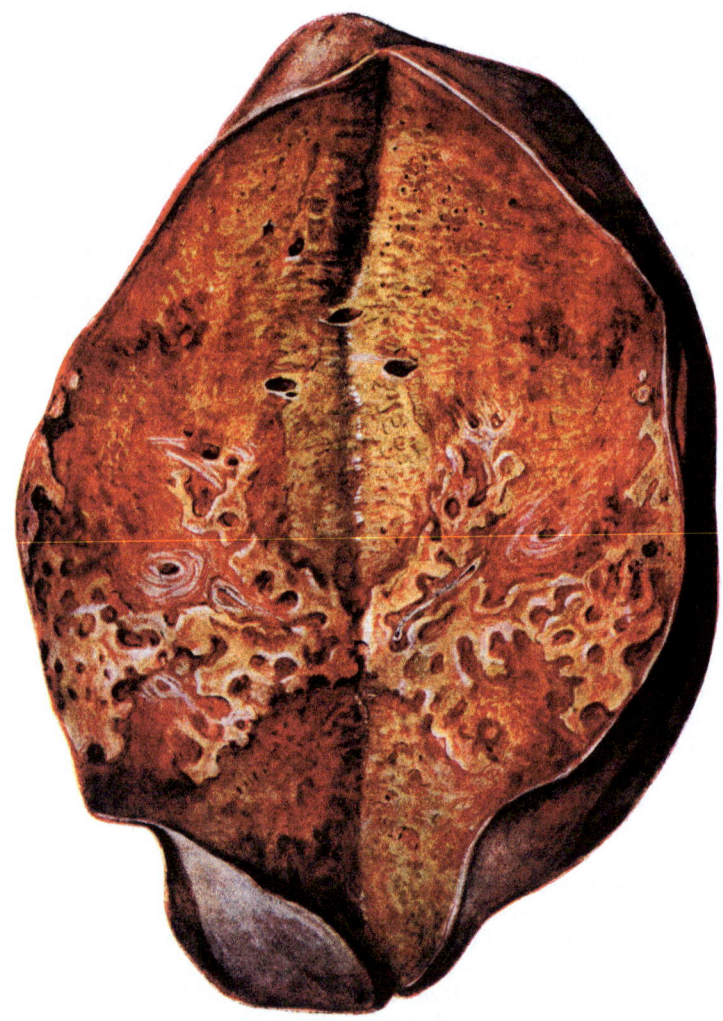

Abb. 34. Leber einer Frau nach Entfernung der Gebärmutter wegen Krebs. Die Leber läßt kein
metastatisches Karzinom erkennen, weist dagegen ausgedehnte ganz anämischen Infarkten gleichende
Gebiete auf. (Nach einer mir von Herrn Geheimrat LUBARSCH überlassenen Zeichnung.)

und Lebergewebsnekrosen das Bild beherrschten, während erst mikroskopisch
Verstopfung zahlloser Venen mit Krebs und solcher im Lebergewebe zutage
trat. In dies Gebiet gehört ein einzigartiger, vor kurzem im Berliner pathologischen Institut sezierter Fall, den mir Herr Geheimrat LUBARSCH in liebens-
würdiger Weise überließ. Von der Diagnose bei der Leichenöffnung der 43jäh-
rigen Frau sei das hier Wesentliche angeführt: Status nach Uterus- und Adnex-
entfernung wegen Gebärmutterkrebs. Ausgedehnte Metastasen in Becken-

lymphknoten und einzelne bis über haselnußgroße in parapankreatischen Lymphknoten. Sonst keine Metastasen. Hochgradige Abmagerung, Blutarmut (klin.
Diagn.: thrombopenische Purpura), zahlreiche Blutungen an der Bauchhaut
und in beiden Nierenbecken, starke Hämosiderose der Milz, hochgradig re-
generatorisches Knochenmark. Atrophie der Milz. Mäßig starke Pulpaschwel-
lung der Milz. Hochgradige frische Endocarditis verrucosa mitralis. Älterer
anämischer Infarkt in der rechten Niere. Hochgradige Fettleber. Zahlreiche
teils frischere, teils ältere, überwiegend anämische, bis über walnußgroße

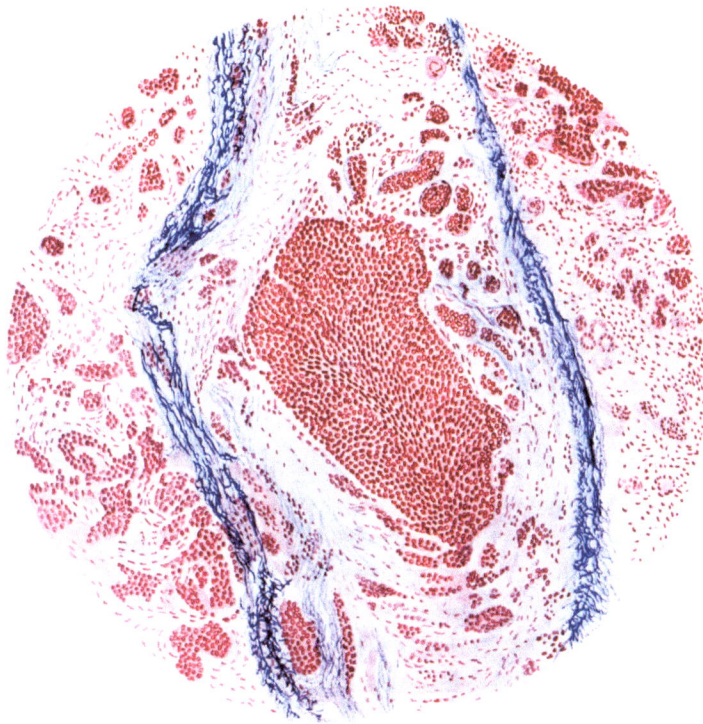

Abb. 35. Dieselbe Leber wie Abb. 34. Verschluß einer großen Vene durch Krebsmassen. Gefäßwand von Krebsmassen durchsetzt und durch vermehrtes Bindegewebe stark verdickt. In der
Umgebung Krebszellnester, Lebergewebe völlig zugrunde gegangen. (Metastatischer Leberkrebs
nach Gebärmutterkrebs.) Färbung mit Lithionkarmin und auf elastische Fasern nach WEIGERT.

Infarkte in der Leber. In der 1940 g schweren, 28 : 22 : 9,5 cm messenden Leber
erkennt man mit bloßem Auge also nichts sicheres von Krebsmetastasen. Dagegen sieht man ausgedehnte gyrusartig verzweigte Gebiete von hellerer Farbe
mit dunkelrotem Rand und Umgebung, ganz an anämische Infarkte erinnernd
(s. Abb. 34). In diesem Gebiete scheint ein großes Gefäß mit überaus stark
verdickter Wand versehen zu sein. Die Erklärung gab die mikroskopische
Untersuchung. Die Leber ist doch von metastatischem Krebs durchsetzt.
Derselbe dringt vielfach besonders in Kapillaren zwischen Leberzellbalken ein
(s. Abb. 36). Vor allem aber finden sich sehr ausgedehnte Geschwulstthromben,
teils die Lichtung ganz verschließend, teils zusammen mit thrombotischen Massen
dies bewirkend, in Gefäßen aller Größenordnungen, besonders auch in großen
Venen (s. Abb. 35). Daß es sich zum großen Teil wenigstens um Pfortaderäste
handelt, zeigt die Abb. 36 sehr deutlich. Die Gefäßwände sind dabei

zumeist außerordentlich verdickt, teils durch vermehrtes Bindegewebe, teils durch Krebszellnester. Das umliegende Lebergewebe ist zum großen Teil ganz zugrunde gegangen, teils durch ausgedehnte Nekrosen, teils durch gewuchertes Bindegewebe ersetzt. Den großen nekrotischen Gebieten entsprechen die infarktartigen Bilder; daß sie anämischen Charakter tragen, hängt offenbar mit der großen Zahl verstopfter Gefäße, welche keinen Blutzufluß gestatteten, zusammen. Das ganz Diffuse der Krebsdurchsetzung verhinderte mit bloßem

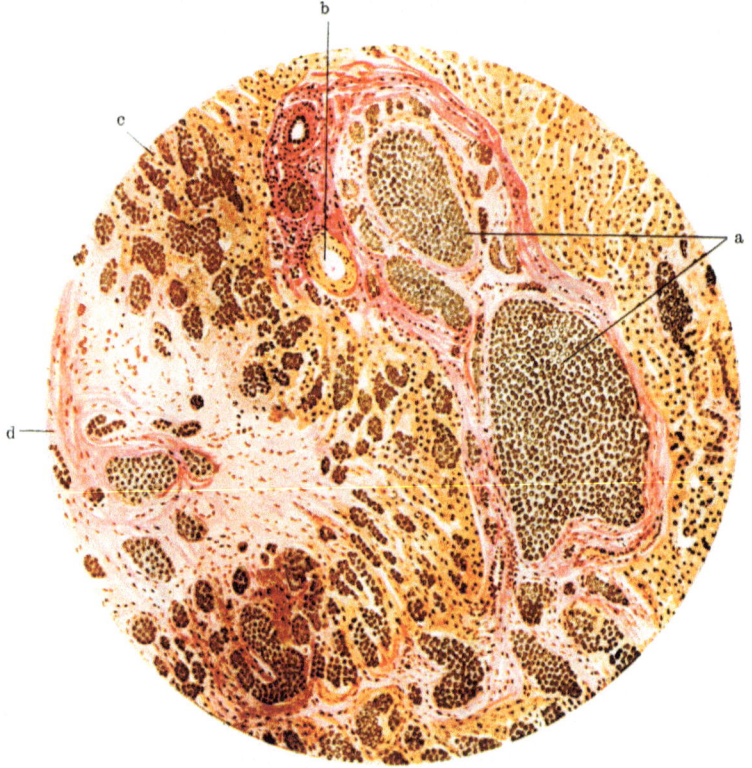

Abb. 36. Dieselbe Leber wie Abb. 34 und 35. Im periportalen Bindegewebe ist ein Pfortaderast (a) durch Krebsmassen völlig verschlossen, auch in der Wand desselben Krebsnester. Eine kleine Arteria hepatica (b) daneben ist völlig unverändert. In der Umgebung Krebsnester, vor allem in Kapillaren zwischen Leberzellbalken (c) gewuchert, Lebergewebe zum großen Teil geschwunden, stellenweise durch Bindegewebe ersetzt (d).

Auge metastatische Knoten erkennen zu können. Durch alles dies zusammen kam das höchst eigenartige Bild dieser Leber zustande.

Es ergibt sich schon aus obiger Schilderung, daß bei den oft außerordentlich großen und zahlreichen metastatischen Knoten ebenso wie bei der infiltrierenden Form, welche ja weit seltener ist, die Leber im ganzen stark, oft außerordentlich, vergrößert und ihr Gewicht vermehrt ist. So fand JASNOGRODSKY 8mal ein höheres Gewicht als 5000 g, CHRISTIAN in 5 seiner 20 Fälle ein Gewicht von über 5000 g. Er stellt einige Fälle mit derartiger außergewöhnlich starker Gewichtszunahme der Leber zusammen. So beschrieb GORDON eine von Krebsmetastasen durchsetzte Leber, die 22 Pfund wog, AXEL KEY eine solche von 35 Pfund, GOOCH (nach GOULD und PYLE) eine von 25 Pfund und POWELL sogar eine Leber, deren Gewicht 36 Pfund war.

CHRISTIAN bringt derartig große Ausdehnung der Lebermetastasen in Zusammenhang mit der Dauer der Krebse und meint, daß es gerade dann dazu komme, wenn — wie in seinen zwei Fällen mit dem höchsten Lebergewicht — das Ursprungsgewächs im Mastdarm od. dgl. sitzt, d. h. ohne große örtliche Krankheitszeichen zu machen oder die Ernährung wesentlich zu beeinträchtigen. Andererseits kann auch die Leber im ganzen atrophisch, das Gewicht herabgesetzt sein, so unter den 286 sekundären Leberkarzinomen JASNOGRODSKYs in 12 Fällen. KAUFMANN gibt dies gerade für die von der Porta hepatis aus auf dem Lymphwege sich ausbreitenden Krebse an.

Die Metastasen in der Leber können außerordentlich groß sein, während das Ursprungsgewächs oft nur ganz klein ist. Insbesondere beobachtet man dies häufiger bei Magenkrebsen. Das Mißverhältnis kann ein derartiges sein, daß zunächst der Krebs der Leber auffällt und dann erst nach längerem Suchen die Erstgeschwulst entdeckt wird. Auch sehr kleine Krebse der Gallenblase oder auch der Gallengänge können eine ungeheuere Ausdehnung in der Leber nehmen, so daß es schwer halten kann jene als den Ausgangsort nachzuweisen. Auch wenn irgend ein kleiner peripherer Krebs das Ursprungsgewächs darstellt, kann es schwer sein es aufzufinden. DAHMEN beschrieb ausgedehnte Karzinommetastasen der Leber bei einem primären Krebs des Magens, welcher fast ausgeheilt war.

Noch einige Worte müssen über den Weg gesagt werden, auf welchem die sekundären Leberkrebse entstehen. Zunächst können sie, wie schon erwähnt, unmittelbar von der Nachbarschaft aus auf die Leber übergreifen. Bei der Gallenblase, deren Krebse nach KIESER in 90,5% der Fälle auf die Leber übergreifen, ist dies oft sehr leicht zu verfolgen. Es besteht hier häufig ein großer Knoten, welcher Gallenblase und Leber umfaßt, wobei in diesem Gebiete die Gallenblasenwand oft völlig zerstört ist. Ferner kommt ein unmittelbares Übergreifen bei Krebsen der Gallenwege, insbesondere bei denen des Ductus hepaticus, in Betracht. Des weiteren greift das Magenkarzinom nicht selten auf die Leber unmittelbar über, nachdem es mit der Leber verwachsen ist, insbesondere der Krebs des Pylorus. Der Krebsknoten zerfällt dann von der Magenhöhle aus, und so können sich in der Leber große, mit zerfallenen Massen und Speisebrei gefüllte Höhlen bilden. Aber auch die Krebse der Nachbarorgane ergreifen die Leber häufig nicht durch unmittelbares Wachstum in continuo, sondern auf dem Lymphwege, öfters erst auf dem Umwege über Krebsmetastasierungen in den portalen Lymphknoten (s. u.). Für den Pankreaskrebs kommen nach BARTHEL Verbindungen der Lymphwege des Pankreaskopfes, wo die meisten Karzinome sitzen, nach der Leber in Betracht, was — worauf auch KIESER hinweist — die Häufigkeit der Lebermetastasen gerade des Pankreaskarzinoms gut erklärt. Auch für Übergreifen der Krebse der Gallenblase (und großen Gallenwege) spielt der Lymphweg eine besondere Rolle. Ebenso für den Magenkrebs, bei dem aber die Verhältnisse (nach STAHRs Darstellung das Lymphbahnen) verwickelter liegen.

Weit häufiger ist metastatische Verschleppung der Krebszellen in die Leber auf dem Blutwege. In erster Linie steht hier die Vermittlung durch die Pfortader, auf welche schon FRERICHs hinwies. Alle Organe des Pfortaderwurzelgebietes setzen mit großer Regelmäßigkeit Metastasen in die Leber, so also die Krebse des Magens, Darmschlauch usw. Daß unter den sekundären Leberkrebsen diese Organe (neben Pankreas und Gallenblase) mit an erster Stelle stehen, geht ja schon aus den oben angeführten Statistiken hervor. Teils werden einzelne Zellen verschleppt, welche in der Leber mit ihrem verlangsamten Blutstrom liegen bleiben und zu Metastasen auswachsen. Recht häufig aber — besonders beim Magenkrebs — kann man als Vermittler größere

Krebsthromben in Ursprungsästen oder im Hauptast der Pfortader nachweisen. Liegen solche in intrahepatischen Pfortaderästen, so ist allerdings die Entscheidung schwer, ob es sich hier um Vermittlung zwischen Primärkrebs und sekundärem Leberkrebs handelt, oder ob dieser dann erst von der Leber aus in Pfortaderäste eingebrochen ist und sich in ihnen weiter entwickelt hat. M. B. Schmidt betont, daß, ob nun die Krebszellen die Leber auf dem Lymphweg (s. o.) oder dem Pfortaderweg erreichen, in beiden Fällen die Metastasenbildung sich in der Leber zunächst in deren Glissonschen Kapseln bemerkbar macht, wo man, sei es in den Lichtungen der Pfortaderäste, sei es in den umgebenden Lymphbahnen, sei es in beiden, die Krebsmassen nachweisen kann. Von hier aus geschieht dann die Weiterverbreitung oft in den Kapillaren bis in die Zentralvenen. Oder aber einzelne Krebszellen gelangen unmittelbar bis in die Kapillaren, bleiben hier hängen und entwickeln sich hier weiter.

Aber nicht nur mit der Pfortader bzw. den sie begleitenden Lymphbahnen erreichen Krebszellen die Leber, sondern wir sehen Lebermetastasen auch sehr häufig nach Karzinomen aller möglichen peripheren Ausgangsorte entstehen, wie dies auch Frerichs schon erwähnt, so daß Kaufmann sicher Recht hat, „daß man fast bei jedem, selbst ganz peripheren Krebs Lebermetastasen erwarten kann". So erwähnt er einen kleinen Krebs der Haut der großen Zehe mit Lebermetastasen. Dies entspricht den allgemeinen Erfahrungen. Stellen doch unter den sekundären Leberkrebsen die Primärgeschwülste der Brustdrüse, Speiseröhre usw. einen besonders großen Anteil. Es handelt sich um Durchgang durch die Lungenkapillaren und Weiterverbreitung mit dem arteriellen Blutstrom. Weiterhin muß aber auch rückläufige Verschleppung in Betracht gezogen werden. Zunächst kommen hier, wie schon kurz gestreift, die Lymphbahnen in Frage. Es wurde dies besonders von Vogel schon vor längerer Zeit verfolgt und sogar als Mittel, die Lymphgefäßausbreitung in der Leber zu verfolgen, benutzt. Jacob beschrieb einen Fall von Magenkarzinom mit rückläufiger Lymphbahnenzufuhr zu der Leber ausführlich. Die Lymphgefäße folgen dabei mit ihren Krebszellmassen, so daß man auch von Lymphangitis carcinomatosa gesprochen hat, besonders den Ästen der Pfortader (s. auch oben), ferner den Gallengängen, besonders auch den größeren, aber auch bis in die Azini hinein. Bei der retrograden Lymphgefäßausbreitung kann man schon mit bloßem Auge den Pfortaderästen und Gallengängen folgende derbe weiße Stränge und Knötchen verfolgen, welche von der Leberpforte aus sich verjüngend in die Leber hineinziehen, wie dies Kaufmann und auch Géraudel beschrieben, der kleine harte Knötchen für lymphogen entstanden hält (im Gegensatz zur gewöhnlichen hämatogen entstandenen Form). Im ganzen ist der beschriebene Ausbreitungsweg immerhin selten. Aber auch retrograder Transport durch Lebervenen kommt in Betracht. v. Recklinghausen erwähnte diese schon in seinen diesen Gegenstand betreffenden klassischen Untersuchungen. Heller, Bonome und besonders Ernst haben solches verfolgt. Letzterer schreibt: „die Lebervenen sind bei der rückläufigen Verschleppung von Geschwulst- und Gerinnsel-Bruchstücken am meisten beteiligt" und ferner „die Leber ist also das klassische Objekt der Betrachtung". Später hat unter Hedingers Leitung Ziegler 2 Fälle von Mammakrebs beschrieben, in welchen im Erstgewächs Einbruch und Wucherung in Venen besonders auffällig war, und auf rückläufigem Wege Lebermetastasen durch die Vena hepatica zustande kamen. Herz und Lungen zeigten keine besonderen die retrograde Embolie begünstigenden Verhältnisse. In dem einen Fall war die Metastasenbildung der Leber so ausgedehnt bzw. diffus (die Mamma war früher wegen Krebs entfernt worden), daß bei der Sektion ein primärer Leberkrebs angenommen wurde und erst das

Mikroskop den wahren Sachverhalt klärte. Daß neben den Lebermetastasen ganz gewöhnlich auch in anderen Organen, insbesondere den Lymphknoten und Lungen (nach JASNOGRODSKY in 25,5% der Leberkrebse), Metastasen bestehen, ergibt sich von selbst. Die Frage wann nach Entstehen des Ursprunggewächses die Lebermetastasen entstehen, hat KIESER zu berechnen versucht. Er gibt für den Pyloruskrebs die Zeit nach $1/4$ Jahr, für den Darmkrebs nach 1 Jahr, für das Gallenblasenkarzinom einen sehr frühen Zeitpunkt an.

Haben auf einem der beschriebenen Wege Krebszellen die Leber erreicht, so wachsen sie hier zu Tochterknoten aus. Verhältnisse wie sie besonders M. B. SCHMIDT für die Lunge verfolgt hat, in der zahlreiche verschleppte Krebszellen durch Organisation thrombotischer Hüllen vernichtet oder abgekapselt und so unschädlich gemacht werden, scheinen, wenn auch ZIEGLER in der Leber größere Gefäße durch Entwicklung von Bindegewebe um Krebszellen verschlossen fand, hier nicht zu bestehen, wie außer aus den Untersuchungen M. B. SCHMIDTS aus den besonders darauf gerichteten SCHIEDATS hervorgeht. In der Leber selbst erfolgt dann, wie oben geschildert, die Ausbreitung vor allem auf dem Kapillar- und Lymphgefäßwege. So entstehen dann auch so in der Leber selbst wieder zahlreiche Tochterknoten und es kommt zu allgemeiner Durchsetzung des Organes. Sekundär brechen die Leberkrebse dann vielfach in Pfortaderäste und ebenso in Lebervenen durch bzw. entwickeln sich in letztere hinein und geben dann zu weiterer Verbreitung, besonders Lungenmetastasen, Veranlassung. Man kann zuweilen auch in großen Ästen der Pfortader oder Lebervenen, hie und da selbst bis in die Vena cava ragend, große Krebsthromben auffinden. Auch können die Krebszellen in der Leber in Gallengänge, wohl durch Durchbruch von den dieselben umscheidenden Lymphbahnen aus, gelangen und sich dann nach SOKOLOFF auch in den Lichtungen der Gallengänge und Gallenkapillaren weiter ausbreiten.

Auch bei sekundären Krebsen der Leber entsteht häufig durch Pfortaderstauung Aszites und Milzschwellung, ferner Ikterus (s. beim primären Krebs). Letzterer scheint am häufigsten aufzutreten, etwa in der Hälfte aller Fälle von sekundärem Leberkrebs (nach LEICHTENSTERN sowie HESS, nach FRERICHS nicht ganz so häufig und auch nach JASNOGRODSKY in einem kleineren Hundertsatz). Milzschwellung ist verhältnismäßig seltener.

Ganz so wie bei den Krebsen liegen die Verhältnisse bei den anderen bösartigen Geschwülsten, insbesondere den Sarkomen. Auch hier sind metastatische Geschwülste der Leber etwas ganz Gewöhnliches; nur sind sie den Ursprungsgewächsen entsprechend, verglichen mit den Krebsen, seltener. Einbruch in Venen und so veranlaßte allgemeine Verbreitung spielt ja gerade hier eine Hauptrolle; dabei ist auch bei Sarkomen nächst der Lunge die Leber metastatisch am meisten beteiligt. Auch rückläufige Verschleppung kommt hierbei in Frage, wie dies z. B. schon vor längerer Zeit BONOME für ein Schilddrüsensarkom auseinandersetzte, das auf dem Wege der Lebervenen zu Lebermetastasen führte. Die Leber zeigt sekundäres Sarkom in Gestalt größerer oder zahlreicher kleinerer, mehr zerstreuter, grauweißer Knoten. An der Oberfläche ragen diese meist stark vor; es kommen hier auch, wenn auch selten, nach KAUFMANN nabelartige Einziehungen vor. Auch beim Sarkom gibt es des weiteren mehr diffuse Formen. Die sekundären Lebersarkome können ebenfalls eine sehr starke Größen- und Gewichtszunahme der Leber bewirken. Die einzelnen Knoten zeigen mitunter starke rückgängige Veränderungen, so daß auch hier Erweichungen bis zur Ausbildung von Pseudozysten auftreten können.

Eine besondere Rolle spielen die melanotischen Gewächse, welche zum großen Teil (besonders von der Haut ausgehend), ja als Karzinome aufzufassen sind, und welche man wohl zunächst am besten mit ORTH als bösartige Melanome zusammenfaßt. Hier ist ja die metastatische Aussaat im ganzen Körper eine besonders ausgedehnte und dabei ist wieder die Leber ein Hauptsitz. Die Ursprungsgeschwulst der Haut oder des Auges kann ganz klein sein, bei der Leichenöffnung zunächst übersehen werden, oder auch schon zuvor, vielleicht vor vielen Jahren, entfernt sein, und dann scheint zunächst ein primäres melanotisches Gewächs der Leber vorzuliegen. So sind offenbar die meisten als angebliche primäre melanotische Leberkarzinome oder Sarkome be schriebenen Geschwülste zu deuten. Von ihnen war auch schon oben die Rede. Auch diese malignen Melanome metastatischer Natur befallen die Leber meist in Form von Knoten; seltener finden sie sich in Gestalt diffuser Infiltrationen allein oder neben Knoten. Auch hier zeigt sich in den infiltrierenden Fällen die Ausbreitung der Geschwulstzellen in den Gefäßen, wodurch dann auch eine radiäre Anordnung zustande kommen kann (sog. pigmentierte Strahlenkrebse, früher auch melanotische Radiärsarkome genannt). Die Metastasen der Leber sind zum Teil stark pigmentiert, andere weniger stark (braun oder mehr grau), oder auch gar nicht, so daß Ziegler von einer an Granit erinnernden Sprenkelung spricht. Neuerdings beschreibt Smith ein malignes Melanom in einer zirrhotischen Leber, das er als primär hier entstanden auffaßt.

Des weiteren sind Sarkome höherer Entwicklungsstufe zu nennen sowie Mischgeschwülste mit sarkomatösem Anteil. So kommen sog. Myosarkome hier vor, deren Ursprungsgeschwülste im Uterus oder auch am Magen bzw. Darm sitzen. Der erste Fall letzterer Art dürfte wohl von Bodowski beschrieben sein. Hier machte ein ungeheueres Myosarkom des Magens Metastasen in die Leber. Moser teilte ein Myosarkom des Magens ebenfalls mit Lebermetastasen mit und auch Kaufmann beschreibt Lebermetastasen nach „Myoma sarcomatodes" der Kardia mit Bildung fast kindskopfgroßer glattwandiger Tumorpseudozyten mit blutig serösem Inhalt. Die Leber wog in diesem Falle mit ihren Metastasen fast 11 kg. In einem jüngst von Smith beschriebenen Operationsfalle soll das Ausgangsmyosarkom im Darm gesessen haben. Von Interesse sind auch die sehr seltenen Fälle, in welchen ein Myom des Uterus, welches histologisch das Bild des einfachen Myoms, keinen sarkomatösen Bau, darbot, Metastasen, und auch hier wieder besonders in die Leber, setzte. Solche Fälle beschrieben Orth (Fall Krisch), v. Hansemann (zystisch erweichtes Myom des Magens mit Metastasen in Leber, Pankreas, Peritoneum) und in der Aussprache zu diesem Falle Schmorl (Myom des Dünndarms mit multiplen Lebermetastasen), ferner Minkowski (reines Uterusmyom mit Metastasen in Lungen, Leber, Muskeln), Schlagenhaufer, der ein einfaches Myom des Uterus von teilweise kavernösem Bau mit Metastasen in Lungen und Leber beobachtete und das einschlägige Schrifttum zusammenstellte, sowie (in der Festschrift für Orth) v. Beesten, in dessen Fall der Uterus 3 Jahre vor dem Tode entfernt worden war. Schlagenhaufer, wie zuvor schon Minkowski, weist darauf hin, daß sein Myom wie einige andere dieser Fälle nur glatte Muskulatur ohne Bindegewebe aufwies, und daß das bösartige Verhalten der Geschwülste vielleicht hiermit zusammenhängt. Vor kurzem teilte Demel ein durch Operation entferntes 11:12 cm messendes, bindegewebig abgekapseltes einfaches Myom der Leber mit, das als Metastase aufgefaßt, klinisch das Erstgewächs nicht nachweisen ließ. Später berichtete Demel, daß der Fall zur Sektion kam und sich das Ursprungsgewächs, ein „bösartiges Leiomyom", am Jejunum fand, wie schon der Ursprungssitz im Darmkanal als wahrscheinlich angenommen worden war. Die Leber wies bei der Sektion multiple Metastasen auf. Demel erwähnt auch einen Fall von Priesel, in dem ein einfaches sog. „malignes Myom" des oberen Jejunum in der Leber eine Aussaat von bis kindsfaustgroßen, regressiv veränderten Tochtermyomknoten histologisch ohne Zeichen maligner Entartung bewirkt hatte. Ganz vereinzelt sind Fälle von Enchondrom (Herr Geh.-Rat LUBARSCH teilt mir mit, daß er einen solchen Fall untersucht hat) oder Lipom mit Metastasen in die Leber gesehen worden. So hat LUBARSCH ein Lipom der Niere mit ausgedehntesten Metastasen, darunter mehreren kirsch- bis walnußgroßen Knoten im rechten Leberlappen, beschrieben. Es handelte sich um ein völlig ausgereiftes einfaches Lipom bzw. Fibrolipom in der Niere wie auch in den Lebermetastasen, welche LUBARSCH (dies Handbuch Bd. 6, Teil 1) auch makroskopisch und mikroskopisch in Abbildungen wiedergibt.

Endlich seien die Chorionepitheliome genannt, sei es vom Uterus — sehr selten auch ohne dessen Beteiligung — nach Schwangerschaft ausgehend, sei es daß sie sich in Teratoblastomen, vor allem des Hodens, entwickelten. Auch hier spielt unter den Metastasen neben der Lunge die Leber eine besondere Rolle. MARX stellte schon eine Reihe solcher Fälle zusammen. Diese Blastome fallen auch hier durch ihren besonderen Blutreichtum und ihre Färbung schon dem bloßen Auge auf. In Einzelfällen sind aber auch Chorionepitheliome beobachtet worden, deren Lebermetastasen einfache Krebsbilder darboten. So erwähnt WESTENHÖFER eine teratoide Neubildung des Hodens, während die Lebermetastase ohne teratoide Zellformen an Rundzellensarkom erinnerte (wohl ein zellreicher Krebs). Eine interessante Beobachtung dieser Art verdanke ich der gütigen Mitteilung von Herrn Geh.-Rat LUBARSCH. Es handelt sich hier um einen 20jährigen Mann mit Teratom des Hodens und einer Metastase in die Lunge sowie zahlreichen in die Leber (so daß diese stark vergrößert war und $14^1/_2$ Pfund wog); letztere hatten zu einem Bluterguß in die Bauchhöhle geführt. Das Hodenteratom wies viele Knorpelinseln, Knochenbälkchen, mächtige, zum Teil verkalkte, zum Teil lipoiddurchtränkte und in der Mitte aufgelöste Hornperlen, große mit zylindrischem Epithel ausgekleidete Zysten, vereinzelte Stränge glatter Muskulatur, alles unregelmäßig durcheinander gewürfelt und durch zum Teil zellreiches, teils auch etwas zellarmes Bindegewebe getrennt, auf. An einigen Stellen waren die epithelialen Bestandteile besonders zahlreich, unregelmäßig gestaltet, gelegentlich an Plexus chorioides des Gehirns erinnernd, sie bildeten aber auch ganz unregelmäßige Stränge und Zapfen von teils noch deutlichem zylindrischem, teils wenig differenziertem, vielgestaltigem Epithel. Die Lungenmetastase bot im wesentlichen den gleichen Bau, nur geordneter und mit starkem Vorwiegen der Pflasterepithelinseln und Knorpelplatten ohne die ausgesprochen epithelialen krebsigen Teile. In den zahlreichen eingehend untersuchten Metastasen der Leber dagegen war ausschließlich der Bau eines ziemlich kleinzelligen, medullären, großalveolären Krebses vorhanden, der stellenweise an ein Rundzellensarkom erinnerte (s. die Berühungspunkte mit dem oben erwähnten Falle WESTENHÖFERS).

Es sind nun aber auch Lebermetastasen von Magen(Pars pylorica)karzinom, welche ganz chorionepitheliomartige Bilder aufwiesen, von SCHLAGENHAUFER, DAVIDSOHN, RISEL und PICK beschrieben worden. DAVIDSOHN dachte an ein echtes Chorionepitheliom, RISEL setzte aber für diesen und seine beiden eigenen Fälle auseinander, daß hier nur die Lebermetastasen des gewöhnlich gebauten Magenkrebses chorionepitheliomähnliche Umwandlungen zeigten, wobei er die synzytialen Massen und Riesenzellen teils auf besonders lebhafte Wucherung der karzinomatös-epithelialen Teile, teils auf degenerative Vorgänge infolge schlechter Blutversorgung bezog. Auch das Krebsgewebe des Magens zeigt in diesen Fällen schon Neigung zu synzytiumähnlichen Formen. Ähnliche synzytial-chorionepitheliomartige Bildungen sah auch SCHULTZE, wie er in der Aussprache zu einem Vortrag EWINGS erwähnte, in der Lebermetastase eines Gallenblasenkrebses (und in zwei primären Leberkrebsen). Neuerdings nun legt L. PICK an der Hand seines Falles von skirrhösem Adenokarzinom der Pars pylorica des Magens mit hämorrhagischen Metastasen in der Leber, welche auch wieder ausgesprochene Synzytiumbildungen aufwiesen, dar, daß letztere nicht nur chorionepitheliomähnlich im RISELschen Sinne waren, sondern das vollkommenste Bild des typischen Chorionepithelioms darboten. PICK stellt eine Reihe der Fälle bis zu vollendet typischem Chorioepitheliombau der Lebermetastasen auf und nimmt hierfür eine Entdifferenzierung der Krebszellen mit „retrograder Anreicherung embryonaler Fähigkeiten" an, hier in der Form der dem embryonalen Ektoderm eigenen Trophoblastbildung. Ein älterer Fall PICKs, den dieser als „Epithelioma chorioectodermale", RISEL als Leberkarzinom mit Bildung synzytiumartiger Elemente aufgefaßt hatte, gehört vielleicht auch hierher; in diesem Falle hatte PICK nur die Leber von auswärts zugeschickt erhalten.

Schrifttum.

Adenome.

BABES, Arch. roum. de méd. et chir. 1888. — BALL, Bull. et mém. de la soc. anat. de Paris 1859. — BARBACCI, Über Ausgang der akuten Leberatrophie in multiple knotige Hyperplasie. Beitr. z. pathol. Anat. u. z. allg. Pathol. 1901, Bd. 30, S. 49. — DERSELBE, Zentralbl. f. allg. Pathol. u. pathol. Anat. 1902, S. 327. — DERSELBE, Dell'adenoma solit. del fegato. La Clinic. med. 1900, anno 6, p. 297. — BARTEL, Zur Differentialdiagnose zwischen knötchenförmiger Hypertrophie der Leber und multipler Adenombildung. Wien. klin. Wochenschr. 1904, S. 613. — BAUMANN, Über Geschwulstbildung bei Tieren; Adenome der Rehleber usw. In ug.-Diss. München 1905. — BENEKE, Zur Lehre von den Versprengungen der Nebennierenkeime usw. Beitr. z. pathol. Anat. u. z. allg. Pathol. 1891, Bd. 9. — BERSCH, Über primäre epitheliale Lebergeschwülste mit besonderer Berücksichtigung des Leberkarzinoms und ihrer Metastasenbildungen im Knochensystem. Virchows Arch. f. pathol. Anat. u. Physiol. 1924, Bd. 251, S. 296. — BIRCH-HIRSCHFELD, Lehrb. 1896, 5. Aufl. u. Gerhardts Handb. f. Kinderheilk. 1880, Bd. 4, Teil 2, S. 825. — BLOCQ, Bull. et mém. de la soc. anat. de Paris 1885. — v. BOLLINGER, Adenom der Leber beim Rind. Münch. Ber. 1876/77. — BONOME, Adenom und Zirrhose der Leber. Riv. istituto venet. di sc. let. e arti. Resoconti 1901. — DERSELBE, Contrib. allo studio degli adenomi del fegato. Arch. per le scienze med. 1889, Vol. 13. — BRIGIDI e BANTI, Adenoma tubulato del fegato. Lo Sperimentale 1881, p. 337. — BRISSAUD, Adénome et cancer hépat. Arch. génér. de méd. 1885, p. 128. — BURGER, Fall von malignem multiplem Leberadenom. Inaug.-Diss. Bonn 1894. — CAMINITI, Die solitären Adenome der Leber mit Zirrhose. Arch. f. klin. Chirurg. Bd. 69, S. 630. — CASPER, Geschwülste der Tiere. Lubarsch-Ostertags Ergebn. d. allg. Pathol. u. pathol. Anat. 1896, Bd. 3. — CIECHANOWSKI, Über intrazelluläre Sekretionsvorgänge in Leberadenomen und Adenokarzinom. Bull. internat. de l'acad. de Crakovie 1900. — CLOIN, Multiple Adenombildung in einer zirrhotischen Lebermetastase usw. Prager med. Wochenschr. 1901, Jg. 26, S. 261. — DARIER, Adénomes du foie. Bull. et mém. de la soc. anat. de Paris 1892. — DELAUNAY, Tumeurs du foie. Epithélioma adénoïde enkysté. Progr. méd. 1876, p. 560. — DÉRIGNAC, Epithéliome du foie. Progr. méd. 1884, Tome 12, p. 307. — DERSELBE u. GILBERT, Du cancer adénoïde du foie. Gaz. méd. de Paris 1884 (19. I.). — DIBBELT, Über Hyperplasie, Adenom und Primärkrebs der Leber. Inaug.-Diss. Greifswald 1903. — DIETRICH, Leberadenom beim Reh. Arb. a. d. pathol. Inst. Tübingen 1905, Bd. 5, S. 295. — DUBAR, Bull. et mém. de la soc. anat. de Paris 1879. — DUBRAC, Tumeurs adénoïdes du foie. Thèse de Paris 1872. — DRESCHFELD, Brit. med. Journ. 1879, Vol. 2, p. 780. — EBERTH, Das Adenom der Leber. Virchows Arch. f. pathol. Anat. u. Physiol. 1868, S. 1. — ENGELHARDT, Über die multiplen und solitären Adenome der Leber. Dtsch. Arch. f. klin. Med. 1898, Bd. 60, S. 607. — FABRIS, Sopra un caso di iperplassia nod. del fegato. Arch. per le scienze med. 1909, No. 8. — DERSELBE, Adenoma epatico e paraepatico con cirrosi. Giorn. R. Accad. di med. di Torino 1900, S. 4, T. 6, p. 657. — FADYAN, Journ. of comp. Pathol. 1890. — FAGGE HILTON, Transact. of path. Soc. 1877, Vol. 28. — FÖRSTER, Lehrb. d. spez. pathol. Anat. Leipzig 1863, 2. Aufl., S. 169. — FRASER, Ein Fall von Leberzirrhose mit multipler Adenombildung. Virchows Arch. f. pathol. Anat. u. Physiol. 1901, Bd. 165, S. 540. — FRIEDREICH, Über multiple knotige Hyperplasie der Leber und Milz. Virchows Arch. f. pathol. Anat. u. Physiol. 1865, Bd. 33, S. 48. — FROHMANN, Über das Leberadenom usw. Inaug.-Diss. Königsberg 1894. — GIESBERS, Bijdrage tor de kenniss v. prim. Levercarcinom. Inaug.-Diss. Utrecht 1879. — GIRONDEAU et LEGRAND, A propos d'un cas d'adénome du foie et du rein gauche. Gaz. hébdom. de méd. et de chir. 1887, p. 21. — GRASS-MANN, Tödliche Blutung in die Bursa omentalis, unter dem Bilde des akuten Darmverschlusses verlaufend. Münch. med. Wochenschr. 1902, Bd. 2, S. 1345. — GREENISH, Über das Adenom der Leber. Wien. med. Jahrb. 1882, S. 411. — GRIESINGER, Das Adenoid der Leber. Arch. f. Heilk. Jahrg. 5, S. 385. — HANOT et GILBERT, Etudes sur les maladies du Foie. Paris 1888. — v. HANSEMANN, Über den primären Krebs der Leber. Berl. klin. Wochenschr. 1890, S. 353. — HEITZMANN, Arch. f. wiss. u. prakt. Tierheilk. 1911, Nr. 37. — HIPPEL, V., Fall von multiplen Kystadenomen usw. Virchows Arch. f. pathol. Anat. u. Physiol. 1891, Bd. 123 und 1910, Bd. 201. — HOBDAY (MC. FADYEAN), Adenoma of the liver (dog.). Journ. of comp. pathol. a. therapeut. 1898, Vol. 11, p. 251. — HOFFMANN, Großes Adenom der Leber. Virchows Arch. f. pathol. Anat. u. Physiol. 1867, Bd. 39, S. 193. — HOMANN, Fall von Leberadenom. Inaug.-Diss. Würzburg 1888. — HOPELER, Über einen Fall von Adenoma hepatis. Inaug.-Diss. Zürich 1903. — JOEST, Spezielle pathologische Anatomie der Haustiere. Bd. 2, 1. Berlin: Schoetz 1920/21. — JOHNE, Gallengangsadenom. Sächs. Ber. 1879. — JONA, Adenoma solitario in fegato cirrotico. Gazz. di osped. e d. clin. 1901, No. 9. — KAUFMANN, Lehrb. 1911, 6. Aufl., S. 607. — KELLER, Ein Fall von Leberadenom des Rindes. Schweiz. Arch. f. Tierheilk. 1910, Bd. 52, S. 34. — KELSCH et KIENER, Contr. à l'étude de l'adénome du foie. Arch. de physiol. 1876, S. II, Tome 3, 8. Jahrg. p. 622. — KIELLEUTHNER, Fall von Leberadenom. Inaug.-Diss. München 1901. — KITT, Pathol.-anat. Diagnostik f. Tierärzte. — KLOB, Fall von akuter gelber Leberatrophie. Scheinbare Leberadenoide. Wien. med. Wochenschr. 1865, S. 1357, 1381, 1399. — KRETZ, Demonstration von Präparaten zirkumskripter knotiger Hyperplasie des Lebergewebes. 66. Naturforsch.-Versamml. Wien 1894; s. Zentralbl. f. allg. Pathol. u. pathol. Anat. 1894, Bd. 5, S. 857. — DERSELBE, Pathologie der Leber. Lubarsch-Ostertags Ergebn. d. allg. Pathol. 1904, Bd. 8, 2, S. 473. — KUDLICH, Zu den Bildungsanomalien der Leber. Frankfurt. Zeitschr. f. Pathol. 1928, Bd. 36, S. 346. — LANCEREAUX, Contrib. à l'étude de l'épato-adénome (Adenoma hepatis). Gaz. méd. de Paris 1868, Nr. 45, 50, 52, p. 646, 706, 736. — LAVERAN, Observat. d'épithéliome à cellules cylindriques primitif du foie. Arch. de physiol. norm. et pathol. 1880, p. 661. — LUBARSCH, Adenom und Karzinom, in Lubarsch-Ostertags Ergebn. d. allg. Pathol. u. pathol. Anat. 1900/01, Bd. 7, S. 884. — MAHOMED, On 2 cases of adenoma hepatis. Transact. of the pathol. Soc. 1877, Vol. 28. — MALIBRAN et MATHIEU, Bull. et mém. de la soc. anat. de Paris 1884, p. 131. — MARCKWALD, Das multiple Adenom der Leber. Virchows Arch. f. pathol. Anat. u. Physiol. 1896, Bd. 144, S. 29. — MARTIN, Adenome papilliferum der Leber vom Rinde. Münch. Ber. 1882/83. — MERKEL, Über die Umwandlung von Leberkavernomen in fibromähnliche Knoten. Beitr. z. pathol. Anat. u. z. allg. Pathol. 1904, Bd. 36, S. 574. — MERKLEN, Note sur un cas de cirrhose avec adenome généralisé du foie. Rev. de méd. 1883, Tome 3, p. 305. — MEYENBURG, V., Über die Zystenleber. Beitr. z. pathol. Anat. u. z. allg. Pathol. 1918, Bd. 64, S. 477. — MOSNY, Cirrhose de Laënnec; marche rapide accomp. d'ictère. Adénomes du foie etc. Bull. et mém. de la soc. anat. de Paris 1889, p. 363. — MUIR, On proliferat. of the cells of the liver. Journ. of Pathol. and Bacteriol. 1908, Vol. 12, p. 287. — NAZARI, Contrib. allo studio delle neoformazioni epiteliali associati à cirrosi del fegato. Policlinico, 1905, Vol. 12. — NICOTRA, Di un adenoma solit. del fegato a struttura embrionale. Morgagni 1913, Anno 55, part. 1, p. 54. — NISSEN, Über Leberadenom bei Zirrhose. Inaug.-Diss. Freiburg 1895. — ÖHLECKER, Leberadenom mit Stieldrehung. Zentralbl. f. Chirurg. 43. Jahrg. 1916, S. 535. — ORTH, Lehrb. d. spez. pathol. Anat. Bd. 1, S. 957. — PAWLOWSKI, Zur Lehre von den Adenomen der Leber. Tubulöskavernöses Adenom. Petersburg. med. Wochenschr. 1884, S. 73. — PENNATO, Sul cancrocirrosi del fegato. Rif. med. 1897. — PEPERE, Dell' origine del adenoma solit. del fegato. Arch. per le science méd. 1902, Vol. 26, p. 117. — PERLS, Lehrb. d. allg. pathol. Anat. 1877. — PETIT et GERMAIN, Bull. de l'assoc. franç. pour l'étude du cancer 1910, Tome 3, p. 308. — PILLIET, Note sur l'évolution de l'adénome du foie. Bull. et mém. de la soc. anat. de Paris 1892, p. 609. — PRUS, Résultats de l'examen histol. d'un adénome du foie etc. Bull. et mém. de la soc. anat. de Paris 1887. — QUINCKE u. HOPPE-SEYLER, Die Krankheiten der Leber, in Nothnagels spez. Pathol. u. Therap. 1899, Bd. 18. 1. — QUINQUAUD, Tribun. méd. 1875. — RENDU, Tumeurs adénoïdes du foie in Dict. encyklop. des Sc. méd. — RIBBERT, Geschwulstlehre. Bonn: Cohen 1904, S. 176. — RINDFLEISCH, Sekundäre Epitheliome bei Leberzirrhose. Sitzungsber. d. Würzburger phys. u. med. Ges. 1901 u. mikroskopische Studien über die Leber. Arch. f. Heilk. 1864, S. 395. — ROKITANSKY, Über Tumoren, bestehend aus Lebertextur neuer Bildung. Wien. allg. med. Zeit. 1859, S. 98. — ROVIGHI, Sull' adenoma del fegato. Arch. per le science med. 1883. — DERSELBE, Aden. racem. del fegato etc. Arch. per le science med. 1884, Vol. 8, p. 117. — RUSS, Über einen Fall von Leberadenom. Inaug.-Diss. Würzburg 1895. — SABOURIN, Contr. à l'étude des lésions du parenchym hép. dans la cirrhose. Essai sur l'adénome du foie. Thèse Paris 1881. — SALTER, Case of diseased liver. Transact. of the pathol. Soc. 1869, Vol. 20, p. 205. — SEVESTRE, Note sur un cas de cirrhose atroph. avec adénome génér. du foie. Rev. de méd.

1883, p. 305. — SIEDAMGROTZKY, Leberadenom beim Schaf, s. SCHÖPPLER. — SIEGENBEEK VAN HEUKELOM, Das Adenokarzinom der Leber mit Leberzirrhose. Beitr. z. pathol. Anat. u. z. allg. Pathol. 1894, Bd. 16. — SIMMONDS, Die knotige Hyperplasie und das Adenom der Leber. Dtsch. Arch. f. klin. Med. 1884, Bd. 34, S. 388. — SLYE, HOMMES and WELLS, Spontan. primary Tumor of the liver in mice. Journ. of med. Res. 1915, Vol. 33; s. Zentralbl. 1916, S. 297. — SOKOLOW, Zur Lehre von den Adenomen der Leber und multiplen Adenomen der Gallengänge. Russ. Arch. f. Pathol. 1897, Bd. 3/4. — STAATS, Fall von Adenoma hepatis. Inaug.-Diss. LIPPSTADT (Würzburg) 1886. — SCHÖPPLER, Über Leberregeneration und Adenombildung bei akuter Atrophie. Virchows Arch. f. pathol. Anat. u. Physiol. 1906, Bd. 185, S. 402. — SCHÜPPEL, Ziemssens Handb. d. spez. Pathol. u. Therap. 1878, Bd. 8, 1, S. 310. — SCHMIEDEN, Leberzirrhose und multiple Adenombildung der Leber. Virchows Arch. 1900, Bd. 159, S. 290. — SCHUSTLER, Über tumorartige Bildungen der Leber bedingt durch interstitielle Hepatitis. Wien. med. Jahrb. 1881, S. 185. — STEPHAN, Die Tumoren in der Leber des Hundes. Inaug.-Diss. Gießen 1909. — THIERFELDER, Atlas d. pathol. Histol. Lief. III, Taf. 17, 1874. — TRENKEL, Zur Pathogenese der Leberadenome usw. Inaug.-Diss. Zürich 1925. — VALLILLO, Su un caso di adenoma epatico in un cane. Il mod. Zooiatro parte scientif. 1910, Tome 21, p. 241. — VENULET, Völliger Umbau der Leber mit Adenombildung bei einem 10jährigen Kinde. Zentralbl. f. allg. Pathol. u. pathol. Anat. 1908, Bd. 19, S. 711. — VORPAHL, Über einen Fall von kongenitaler Zysten-leber und Zystenniere usw. Beitr. z. pathol. Anat. u. z. allg. Pathol. 1912, Bd. 53, S. 477. — WAETZOLD, Beitrag zur Frage der Leberadenome. Beitr. z. pathol. Anat. u. z. allg. Pathol. 1906, Bd. 39, S. 456. — WAGNER, Drüsengeschwülste der Leber. Arch. f. Heilk. 1861, Bd. 2, S. 473. — WEGELIN, Über das Adenokarzinom und Adenom der Leber. Virchows Arch. f. pathol. Anat. u. Physiol. 1905, Bd. 179, S. 95. — WENDEL, Beiträge zur Chirurgie der Leber. Arch. f. klin. Chirurg. 1911, Bd. 95, S. 887. — WIESE, Beitrag zur Histologie der Leberadenome. Inaug.-Diss. Leipzig 1892. — WILLIGK, Beitrag zur Histogenese des Leberadenoms. Virchows Arch. f. pathol. Anat. u. Physiol. 1870, Bd. 51, S. 208. — WITWICKY, Zur Lehre von den adenoiden Neubildungen der Leber. Zeitschr. f. klin. Med. 1898, Bd. 36, S. 474. — WYSSMANN, Über Leberadenome bei Rindern. Schweiz. Arch. f. Tierheilk. 1909, Bd. 5, S. 48. — YAMAGIWA, Über die knotige Hyperplasie und Adenome der Leber. Mitt. d. med. Fakul. d. japan. Univ. Tokio, 1901, Bd. 5, Nr. 1, S. 57. — YOKOYAMA, Über tumorförmige, zirkumskripte Leberregeneration. Frankfurt. Zeitschr. f. Pathol. 1913, Bd. 14, S. 276.

Krebse.

ABBE, Ann. of surgery 1911, Vol. 54, p. 236. — ACHARD, 2 cas du carcinome prim. du foie etc. Soc. méd. hôp. 1896. — ACHERT, Beitrag zur Kenntnis des primären Leberkrebses. Inaug.-Diss. Leipzig 1899. — ACLAND and DUDGEON, Lancet 1902, Vol. 2, p. 1310. — ADAMI, Case of prim. cancer of liver. Journ. med. Montreal 1894/95, Vol. 23, p. 401. — ADELHEIM, Primäres Leberkarzinom und Leberzirrhose. Frankfurt. Zeitschr. f. Pathol. 1913, Bd. 14, S. 320. — ADLER, Über helle Zellen in der menschlichen Leber. Beitr. z. pathol. Anat. u. z. allg. Pathol. 1904, Bd. 35, S. 127. — AFFLECK, Transact. of the Edinburgh obstetr. soc. 1875, Vol 4, p. 58; Ref. in Zentralzeit. f. Kinderheilk. 1878/79, Bd. 2. ALBRECHT, Diskussionsanmerkung zu PERUTZ. — ALLEN, Cancer of liver etc. Extr. Rec. Bost. Soc. M. Improve 1876, Vol. 4, p. 57. — D'ALLOCO, Sull' adenocancro con cirrosi del fegato. Arch. ital. di med. int. 1901, Tome 4, fasc. 1/2, p. 54. — AMLINGER, Primärer Leberkrebs mit Metastasen in der Lunge. Inaug.-Diss. Bonn 1911. — ARNOULD, Cancer hépatique interstitiel. Ann. soc. anat. pathol. de Bruxelles 1879, Tome 25, p. 23. — ASCOLI, Cancro primitivo del fegato a decorso febbrile. Il Policlinico 1924, Tome 31, p. 445. — AUFRECHT, Infiltrierter Leberkrebs. Pathol. Mitt. aus Magdeburg 1881, S. 118. — AUS-SILLOUX, Un cas de Cancer du foie. Montpellier méd. 1877, p. 290. — BABES, Sur le cancer prim. du foie. Arch. roum. de méd. 1888, Tome 1. — DERSELBE, La presence d'une hypertr. du corps surrén. dans les cas d'adénome ou de cancer prim. de foie. Compt. rend. de la soc. de biol. 1909, Tome 66, p. 479. — BAIRD, Case of encephaloid degeneration of the liver. Country Pract. Beverly, New York 1879, Vol. 1, p. 145. — BALL, Alterat. du foie simulant cirrhose. Bull. et mém. de la soc. anat. de Paris 1859, p. 337. — BALE, Epi-theliome a cellul. cylindr. chez une vache. Journ. de méd. vétérin. 1903, Tome 44, p. 714. — BALLET, Carcinome circonscrite du hile du foie. Bull. et mém. de la soc. anat. de Paris 1879, p. 264. — BAMBERG, Beitrag zur Lehre vom primären Leberkarzinom. Inaug.-Diss. Leipzig 1901. — BARRAUD, Cancer prim. du foie. Gaz. hébd. de sc. méd. de Bordeaux. 11. Mars 1882. — BARTHOLOW, Malignant disease of the liver. Coll. and Clin. Rec. Phila-delphia 1884, Vol. 5, p. 103. — v. BARY, Karzinom im jugendlichen Alter. Inaug.-Diss. München 1896. — BASCHO, Ein Fall von stark zystischem, papillenbildenden primären Adenom der Leber usw. Inaug.-Diss. Zürich 1909. — BASHFORD-MURRAY, List of specimens of new growth. Sc. rept. of the Imper. cancer res. fund. 1904, p. 34. — BATES, A case of scir-rhus of the liver. Tr. Maine Med. Ass. 1873, Vol. 4, p. 88. — BATTINO, Del cancro massivo del fegato. Il Morgagni 1901, Vol. 43, 1, p. 575. — BAUER, Primäres Leberkarzinom. Ann. d. städt. allgem. Krankenh. zu München 1878, Bd. 1, S. 253. — BEADLES, Prim. carcinoma of the liver. assoc. with gall. stone. Trans. path. soc. London 1898, Vol. 49, p. 144. — BEATTIE, Proc. pathol. soc. of London 1911, p. 7. — DERSELBE und DONALDSON, Prim. carcinoma of the liver. Journ. of pathol. a. bacteriol. 1912/13, Vol. 17, p. 32. — BEGBIE, Cancer of the liver. Reynolds System of Med. London 1871, Vol. 3, p. 372. — BELL, Cancer of the liver. Canad. med. and surg. Journ. Montreal 1877, Vol. 5, p. 433. — BENNECKI, Primäre Geschwulstbildungen der Leber. Sammelreferat. Med. Klin. 1908, S. 1880. — BENSON, Primary cancer of the liver. Dublin quat. Journ. of med. sc. 1870, p. 493. — v. BERGMANN, Zur Kasuistik der Leber·chirurgie. Verhandl. d. dtsch. Ges. f. Chirurg. 22. Kongr., 1893, S. 218. — BERNEANDEAU, Tumeur du foie (Carcinome encéphaloide). Journ. de méd. de l'ouest, Nantes 1883, Tome 17, p. 164. — BERSCH, Über primäre epitheliale Lebergeschwülste mit besonderer Berücksichtigung der Leberkarzinome und ihrer Metastasenbildungen im Knochensystem. Virchows Arch. f. pathol. Anat. u. Physiol. 1924, Bd. 251, S. 297. — BESNOIT, Epithéliome tuberculaire du foie chez une vache. Rev. vétérin. 1895, Tome 20, p. 305. — BEZANÇON, Cirrhose hypertr. alcool. du foie, épithélioma alvéol. à cellules polymorphes. Bull. et mém. de la soc. anat. de Paris 1893, p. 601. — BIRCH-HIRSCHFELD, Lehrb. d. pathol. Anat. 1896, 5. Aufl. — DERSELBE, Bösartige Neubildungen in der Leber. Gerhardts Handb. f. Kinderkrankh. 1880, Bd. 4, Teil 2, S. 825. — BLANC, Carcinome primitif du foie du boeuf etc. Journ. de med. vétérin, 1898, Tome 49, p. 385. — BLOCQ, Cirrhose, adénome et cancer prim. du foie. Bull. et mém. de la soc. anat. de Paris. 1885, p. 412. — BLUMBERG, Über das Adenoma malign. hepatis. Inaug.-Diss. Leipzig 1911. — BOCK, Virchows Arch. f. pathol. Anat. u. Physiol. 1883, Bd. 91, S. 442. — BOHN, Krebs der Leber, d. portal. und retroperitonealen Lymphdrüsen und des Pankreas bei einem halbjährigen Kinde. Jahrb. f. Kinderheilk. 1885, Bd. 23, S. 144. — DERSELBE, in Langenbuchs Chirurgie der Leber und Gallenblase 1907, Teil 2, S. 58. — BOLLINGER, Über Carcinoma hepatis. Inaug.-Diss. Würzburg 1880. — BONCAUD, Lyon méd. 1882, Nr. 35. — BONGARTZ, Der primäre Leberkrebs. Inaug.-Diss. Würzburg 1892. — BONNET, Fall von krim. Leberkrebs usw. Inaug.-Diss. Kiel 1902. — BONOME, s. BURT. — BORRICHIUS, Anatome puelli septennis scirrho hep. exstincti. Acta med. et phil. Hafn. 1873, fasc. 1, p. 184. — BOUVERET, Note sur le développement du cancer prim. du foie. Rev. mens. de méd. 1884, p. 525. — BOWLES, Case of cancer of liver with anamalous symptoms, death, autopsy. Virginia M. Month, Richmond. 1880/81, Vol. 7, p. 219. — BOZA, Un caso di cancer hepatico. Rev. méd. de Chile, Sant. d. Chile 1873, Tome 2, p. 220. — BRAMWELL, Clin-stud. 1905/06, Vol. 4, p. 269. — BRAZZOLA, Neoplasma epitel. prim. del fegato e cirr. Boll. d. sc. med. chirurg. di Bologna 1891. — DERSELBE, Istogenesi del cancro prim. del fegato. Rif. med. 1888. — BRIDEL, À propos d'un cas de cancer du foie chez un enfant de six mois. Thèse Lausanne 1925. — BRIESE, Zur Kenntnis des primären Lungenkarzinoms mit statistischen Angaben. Frankfurt. Zeitschr. f. Pathol. Bd. 23, S. 48. — BRISSAUD, Adénome et cancer hépatique. Arch. gén. de Méd. 1885, p. 128. — DERSELBE, Du cancer massif du foie. Gaz. hébdom. 1886. — BRUCE-BAYS, Prim. malignant growth of the liver. Brit. med. Journ. 1905, Vol. 2, p. 630. — BRUNELLE, Canc. prim. nodul. du foie. Bull. méd. du Nord. Lille 1893, p. 89. — BRUNK, Zur Histogenese des Leberkrebses. Inaug.-Diss. Greifswald 1904. — BRUSAFERRO, Adenoma acin. d. fegato. La clin. veter. 1897, Tome 20, p. 217. — BRUZELIUS, Ein Fall von Leberkrebs. Hygiea 1865, Bd. 27, Nr. 5, zit. nach Schmidts Jahrb. d. ges. Med. 1866, Bd. 130, S. 165. — BUDAY, Statistik der in dem pathologischen Institut der Universität Kolojsvár 1870 bis 1905 zur Obduktion gelangten Krebsfälle usw. Zeitschr. f. Krebsforsch. 1907, Bd. 6, S. 1. — BUDIN, Cancer encéphaloide prim. du foie. Bull. et mém. de la soc. anat. de Paris 1874, p. 22. — BURGER, Fall von malignem multiplem Leberadenom. Inaug.-Diss. Bonn 1894. — BURGOS, Cancer diffuso del hégado. Rev. med. Rio d. Jan. 1877, Tome 14, p. 402. — BURHENNE, Beiträge zur Statistik des Leberkrebses. Inaug.-Diss. Göttingen 1887. — BURT, Postgraduate 1903, Vol. 18, p. 991. — CADE et PALLASSE, 2 cas de cancer prim. du foie chez de jeunes sujets. Lyon méd. 1906, p. 1053. — CANTANI, Carcinoma middolare del fegato in un adulto. Morgagni. Napoli 1878, fasc. 20, p. 65. — DERSELBE, Carcinoma hepatico. Boll. di clin. Napoli 1886, Vol. 3, p. 129. — CARSON, Cancer of the liver. St. Louis cour. of med. 1879, Vol. 2, p. 178. — CASTLE, Primary carcinoma of the liver in childhood. Surg. gynecol. a. obstetr. 1914, Vol. 18, p. 477. — CATSARAS, Liver cancer with metastasis in bones. Ann. de méd. 1921, Tome 10, p. 295. — CAYLA, Cancer prim. du foie. Gaz. hébd. des sc. méd. d. Bordeaux 1883, Tome 3, p. 231. — CHAJUTIN, Zur Kenntnis der primären multiplen bösartigen Geschwülste. Virchows Arch. f. pathol. Anat. u. Physiol. 1926, Bd. 261, S. 315. — CHAUVEL, Contr. à l'étude du cancer prim. du foie. Thèse de Bordeaux 1883. — CHENEY, Americ. med. 1905, Vol. 10, p. 21. — CHUQUET, Carcinome du foie ayant présenté les signes phys. d'un kyste hydat. Bull. et mém. de la soc. anat. de Paris 1879, p. 658. — CIECHANOWSKI, Über intrazelluläre Sekretionsvorgänge in Leberadenomen und Adenokarzinomen. Bull. de l'acad. de sc. de Crakovie 1900. — CLAWSON and CABOT, Primary carcin. of the liver. Journ. of the Americ. med. assoc. 1923, Vol. 80, p. 909. — CLESS,

Tödlich gewordener Fall von zirrhotischer Leberverhärtung. Mitt. d. Württemb. ärztl. Vers. Stuttgart 1883, Bd. 1, S. 392. — Cloin, Multiple Adenombildung in einer zirrhotischen Lebermetastase, Adenome in den Lungen. Prag. med. Wochenschr. 1901, Jahrg. 26, S. 261. — Collinet, Note histol. sur un épithéliome prim. du foie, accomp. d'adénome, d'hyperplasie diffuse et cirrhose etc. Bull. et mém. de la soc. anat. de Paris 1893, p. 281. — Derselbe et Chapt, Epithélioma prim. du foie. Bull et mém. de la soc. anat. de Paris 1892, p. 783; ref. in Zentralbl. f. allg. Pathol. u. pathol. Anat. 1893, Bd. 3, S. 761. — Conti, Policlinico 1909, Nr. 9. — Coplin, Prim. canc. of the liver. Proc. pathol. soc. of Philadelphia 1898, N.S. Vol. 1, p. 260. — Corazza, Cancer e cirrosi del fegato in part. distribuzione. Boll. d. sc. med. di Bologna 1871, Vol. 9, p. 342. — Coupland, Prim. diffuse malignant growth in the liver. Transact. path. soc. London 1880, Vol. 31. — Courmont et Crémien, Cancer prim. du foie avec cirrhose. Lyon méd. 1908, p. 578. — Criselli, Cancer prim. du foie. Bull. et mém. de la soc. anat. de Paris 1881, p. 270. — Crouse, Encephaloid disease of the liver. Philadelphia med. and surg. Rep. 1874, Vol. 30, p. 272. — Cruikshank and Teacher, Tumor of the liver simulating chorionepitelioma. Journ. of pathol. a. bacteriol. 1910, Vol. 14. — Dallemagne, Du cancer prim. du foie. Journ. de méd. de Chir. et de Pharm. 1894, Tome 96, p. 385. — Dammann, Fall von primärem Gallengangskrebs der Leber. Inaug.-Diss. Kiel 1900. — Danielsen, Krebsstatistik nach den Befunden des pathologischen Instituts zu Kiel von 1873—1887. Inaug.-Diss. 1887. — Dansie, Primary malign. growth of the liver in infants with report of a recent case. Lancet 1922, Vol. 2, p. 228. — Darier, Adénomes du foie. Bull. et mém. de la soc. anat. de Paris 1882, p. 342. — Davidsohn, Über eine ungewöhnliche doppelte Geschwulsterkrankung der Leber. Virchows Arch. f. pathol. Anat. u. Physiol. 1912, Bd. 209, S. 273. — Delaunay, Tumeurs du foie. (Epith. adénoide enkysté.) Progrès méd. 1876, p. 560. — Delkeskamp, Über das primäre Karzinom der Leber mit besonderer Berücksichtigung der Histiogenese des Karzinoms im allgemeinen. Inaug.-Diss. Freiburg 1896. — Depage, Cancer encéphaloide du foie. La presse méd. de Belge 1886, p. 89. — Dérignac, Epithélioma du foie (Adénoma). Progrès méd. 1884, p. 307. — Derselbe und Gilbert, Cancer adénoide du foie. Gaz. méd. de Paris 1884, p. 28. — Deschamps, Cancer prim. du foie chez un enfant de onze ans. France méd. 1885, p. 809. — Dibbelt, Über Hyperplasie, Adenom und Primärkrebs der Leber. Inaug.-Diss. Greifswald 1903. — Dickinson, Prim. scirrhus of liver. Tr. pathol. soc. London 1894/95, Vol. 45, p. 87. — Dijkstra, Ein Fall von primärem Leberkarzinom mit merkwürdigen Metastasen. Nederlandsch tijdschr. v. geneesk. 1925, Bd. 69, S. 1. — Dieulafoy, Marche et prognostic du cancer du foie. Journ. de méd. et de de chir. prat. 1885, p. 249. — Dominici e Merle, Tumeurs compos. du foie; épithélioma et sarcoma embryonnairs griffés sur cirrhose. Arch. de méd. exp. 1909, Tome 21, p. 136. — Dreemann, Proc. pathol. soc. of London 1911, p. 11. — Dreschfeld, On a peculiar form of liver tumour. Journ. of Anat. and Physiol. 1880, Vol. 14, p. 329. — Drury, Carcinoma of the liver. New York med. Journ. Vol. 39, p. 613. — Dubar, Cirrhose et cancer prim. disséminé du foie. Progr. méd. 1880, p. 52 et Bull. et mém. de la soc. anat. de Paris 1879, p. 405. — Dubrei, Tumeur adénoide du foie. Thèse de Paris 1872. — Dufournier, Bull. et mém. de la soc. anat. de Paris 1893. — Durr, Cancer avec cirrhose. Bull. et mém. de la soc. anat. de Paris 1891, p. 365. — Dusaussay, Cancer prim. du foie. Bull et mém. de la soc. anat. de Paris 1876, p. 345. — Duschl, Über primäre Multiplizität von Geschwülsten. Dtsch. Zeitschr. f. Chirurg. 1925, Bd. 193, S. 77. — Duzan, Le carcin. chez les enfants. Thèse de Paris 1876. — Eggel, Über das primäre Karzinom der Leber. Beitr. z. pathol. Anat. u. z. allg. Pathol. 1901, Bd. 30, S. 506. — Eichhorn, Histologische Studien über Leberkarzinom und alveolares Lebersarkom. Inaug.-Diss. Würzburg 1880. — Engelhardt, Über das multiple und solitäre Adenom der Leber. Dtsch. Arch. f. klin. Med. 1898, Bd. 60, S. 607. — Derselbe, Demonstration eines primären Leberkarzinoms bei einem 14jährigen Mädchen. Wien. klin. Wochenschr. 1900, S. 776. — Ernons, Étude sur le cancer prim. du foie. Thèse de Paris 1872. — L'Esperance, atypical hemorrhagic malignant hepatoma. Journ. med. research. 1915, Vol. 32, p. 225. — Ewald, Artikel über Leberkrebs in Eulenburgs Enzyklopädie 1885. — Ewart, Prim. cancer of the liver. Brit. med. Journ. 1880, Vol. 2, p. 503. — Ewing, Neoplastic diseases 2nd edit. s. 675. New-York: W. B. Saunders and Co. 1922. — Derselbe, A case of primary carcinoma of the liver. Proc. of the New York pathol. soc. 1906/07, Vol. 6, p. 168. — Fabozzi, Contrib. all' istogenesi del cancro epatico e al cancro-cirrosi. Giorn. internaz. d. scienze med. 1902, p. 384. — Fabris, Adenoma epatico e paraepatico. Giorn. r. accad. di Torino 1900, p. 77. — Fabyan, A case of primary carcinoma supervening in a cirrhotic liver. Johns Hopkins hosp. Bull. 1907, Vol. 18, p. 351. — Mc. Fadyean, The ocurr. of cancer in lower animals. Journ. of comp. pathol. a. therapeut. 1899, Vol. 12, p. 137. — Fagge, Hilton, 3 cases of prim. contracting scirrhus of the liver, simulating cirrhosis. Trans. path. Soc. London 1877, Vol. 28, p. 137. — Ferro, v., 2 Fälle primären Leberkrebses. Zentralbl. f. Chirurg. 1895, S. 57. — Fetzer, Beiträge zur Histogenese des Leberkrebses. Inaug.-Diss. Tübingen 1868. — Fischer, B., Über Gallengangskarzinome, sowie über Adenome und primäre Krebse der Leberzellen.

Virchows Arch. f. pathol. Anat. u. Physiol. 1903, Bd. 174, S. 544. — FISCHER, W., Zur Kenntnis der Leberzirrhose in China. Arch. f. Schiffs- u. Tropenhygiene 1919, Bd. 23, S. 435. — FITZGERALD, Canad. pract. a. rev. 1906, Vol. 31, p. 551. — FITZPATRICK, Cancer of the liver diagnosed by means of aspirator. Indian med. Gaz. Calcutta 1874, Vol. 9, p. 326. — FÖLGER, Geschwülste bei Tieren. Ergebn. d. allg. Pathol. u. pathol. Anat. 1917, Bd. 18, Abt. 2, S. 372. — FOOT, On hepatic carcinoma. Dublin Journ. med. scienz. 1874, Vol. 58, p. 382. — FORIN, Medull. carcinoma of the liver. Canada Lancet, Toronto 1885/86, Vol. 18, p. 357. — FORSYTH, Primary carcin. of the liver. Indian med. gaz. 1922, Vol. 57, V. 295. — FOURESTIÉ, Carcinome prim. du foie. Bull. et mém. de la soc. anat. de Paris 1874, p. 38. — FOWLER, Prim. scirrhous cancer of the liver. Transact. pathol. Soc. 1882, Vol. 33, p. 192. — FREEMANN, Case of primary carcinoma of liver in a child 3 years old. Lancet 1914, Vol. 2, p. 157. — FRERICHS, Klinik der Leberkrankheiten 1861, S. 271. — FRIEBEN, Leber mit primärer Tumorbildung. Münch. med. Wochenschr. 1902, Bd. 1, S. 593. — FRIED, Primary carcinoma of the liver. Americ. journ. of the med. science 1924, Vol. 168, p. 241. — FRIEDENWALD and FRIED, Primary cancer of the liver Americ. Journ of the med science 1924 Vol. 168, p. 875. — FRIEDHEIM, Über primären Krebs der Leber, Gallengänge und Gallenblase. Bruns Beitr. z. klin. Chirurg. 1904, Bd. 44, S. 188. — FRIEDREICH, Beitrag zur Pathologie des Krebses. Virchows Arch. f. pathol. Anat. u. Physiol. 1866, Bd. 36. — FROHMANN, Über das Leberadenom mit Bemerkungen über Teilungsvorgänge in den Leberzellen. Inaug.-Diss. Königsberg 1894. — FUHRHANS, Über primäres Leberkarzinom usw. Inaug.-Diss. Würzburg 1904. — FUJI, Interessanter Fall von Hepatom usw. Verhandl. d. japan. pathol. Ges. Tokio 1912, 2. Tag. S. 94. — FULCI, Contrib. allo studio d. neoplasm. epitel. del fegato assoc. a. cirrosi. Policlinico 1908, T. 5, p. 15. — FUSSELL, Ca. of the liver etc. Univ. med. Magaz. 1895, Vol. 6, p. 838. — DERSELBE and KELLY, Tr. of the assoc. of Americ. phys. 10. Sess. Washington 1895, Vol. 10, p. 108. — GALLICO, Enorme carcinoma epatico latente, riconosciuto con puntura esploratorica. Gaz. med. ital. Prov. veneta, Padova 1881, Vol. 24, p. 437. — GALVAGNI, Cancro-cirrosi del fegato. Arch. ital. di clin. med. 1894. — GARBARINI, I tumori maligni del fegato. Parma 1907. — GARCIA, L., Caso clin. notable de carcinoma medular difuso del hegado con cirosis carcinomat. Rev. med. de Sevilla 1883, Vol. 3, p. 163. — GEE, Cancer of the liver in an infant. St. Barthol. Hosp. Rep. 1871, Vol. 7, p. 143. — GEIGER, Ein malignes Leberadenom bei einem 1¼jährigen Kind. Inaug.-Diss. Würzburg 1916. — GERMAIN, ST., Lymphangite cancéreuse. Bull. et mém. de la soc. anat. de Paris 1889, p. 455. — GESTRING, Journ. Kansas med. soc. 1920, Vol. 20, p. 293. — GIESBERS, Bijdrage tot de kennis van primair Levercarcinom. Inaug.-Diss. Utrecht 1879. — GILBERT, Contr. à l'étude du cancer prim. du foie; du cancer massif du foie. Thèse de Paris 1886. — DERSELBE et CLAUDE, Cancer des voies biliaires par effraction dans le cancer prim. du foie. Arch. gén. de Méd. 1895, p. 513. — DERSELBE et LEREBOULLET, Carcinome primitif du foie et cholémie familiale. Soc. de biolog. 1904. — GIRARD, Contr. à l'ét. du canc. massif. du foie. Rev. de méd. 1905, p. 1452. — GLAHN V. and LAMB, Prim. carcin. of the liver. Med. clin. of North America 1924, Vol. 8, p. 29. — GLOY, Beitrag zum multiplen Auftreten primärer Leberkarzinome. Inaug.-Diss. Kiel 1902. — GLYNN, Cirrhosis and primary carcinoma of the liver. Brit. med. Journ. 1911, Vol. 2, p. 1192. — GÖRIG, Karzinom bei jungen Tieren. Dtsch. tierärztl. Wochenschr. 1901, Bd. 9, S. 129. — GOLDZIEHER, Die Histogenese des primären Leberkrebses. Verhandl. d. dtsch. pathol. Ges. 1910, 14. Tag., S. 333. — DERSELBE, Über multiple Karzinome, ein Beitrag zur Frage der Histogenese der Leberkarzinome. Virchows Arch. f. pathol. Anat. u. Physiol. 1928, Bd. 267, S. 326. — DERSELBE u. v. BOKAY, Der primäre Leberkrebs. Virchows Arch. f. pathol. Anat. u. Physiol. 1911, Bd. 203, S. 75. — GOUCHET, Soc. anat. de Paris 1898, s. Zentralbl. f. allg. Pathol. u. pathol. Anat. 1900, S. 744. — GRAUPNER u. ZIMMERMANN, Technik und Diagnostik am Sektionstisch. Zwickau 1899, Bd. 1, S. 292 u. 293. — GRAWITZ, Demonstration der med. Ver. zu Greifswald 5. 11. 1904. — GREENFIELD, Prim. columnar. epithelioma of the liver. Trans. of the path. soc. of London 1874. Vol. 25, p. 166. — GREENWOOD, Cancer of the liver. Canada Lancet; Toronto 1879, Vol. 11, p. 233. — GRIFFITH, Primary carcinoma of the liver in infancy and childhood. Americ. journ. of the med. sciences 1918, Vol. 155, p. 79. — GROSS, Carcinoma of the liver. Philadelphia med. Times 1880, Vol. 10, p. 533. — GROSS, NORTH Americ. med. chirurg. res. 1857, Vol. 1, p. 414. — HACHFELD, Primärer Leberkrebs nach zirrhotischer Schrumpfung usw. Inaug.-Diss. Halle 1914. — HÄRTEL, Fall von primärem Adenokarzinom in der Leber. Inaug.-Diss. München 1903. — HAILES, Carcinoma of the liver. Med. ann. Albany. 1880, Vol. 3, p. 123. — HALE-WHITE, Prim. carcinoma of the liver in Allbutt and Rolleston: System of medic. 2. Aufl. London: Macmillan Comp. 1908, Vol. 4, p. 215. — HANOT, Epithel. cylindr. du foie. Sarcome uterin. Progrès méd. 1881, Vol. 29, p. 560. — DERSELBE et GILBERT, Études sur les maladies du foie etc. Paris: Asselin et Houzeau 1888, — v. HANSEMANN, Über den primären Krebs der Leber. Berl. klin. Wochenschr. 1890, S. 353. — DERSELBE, Über das Vorkommen von Geschwülsten in den Tropen. Zeitschr. f. Krebsforsch. 1914, Bd. 14, S. 39. — Hantz, Contr. à l'étude du carc. du foie. Thèse de Paris 1876. — Harbitz u. Platou, Statistik over Kraeft. Kraeft i ung alder. Mag. f. laeger. 1917. — Harley, Die Leberkrankheiten. Deutsch von Kraus u. Rothe. Leipzig 1886. — Harris, Über die Entwicklung des primären Leberkrebses. Virchows Arch. f. pathol. Anat. u. Physiol. 1885, Bd. 100, S. 139. — Derselbe, Rept. of a case of prim. ca. of liver. Journ. of the Americ. med. assoc. 1900, Vol. 34, p. 1613. v. Hauff, Fall von Markschwamm der Leber. Württemb. med. Korrespbl. 3. 2. 1876, zit. nach Schmidts Jahrb. 1879, Bd. 183, S. 82. — Hayem et Gilbert, Canc. prim. enkysté du foie. Rev. de méd. 1883, p. 95. — Hedinger, Primärer Leberkrebs bei zwei Schwestern. Zentralbl. f. allg. Pathol. u. pathol. Anat. 1915, Bd. 26, S. 385. — Heller, Ein Befund von Galle produzierenden Metastasen in der Lunge. Verhandl. d. Ges. dtsch. Naturforsch. u. Ärzte, 67. Vers. 1895, Bd. 2, 2. T., S. 10 u. Zentralbl. f. allg. Pathol. u. pathol. Anat. 1895, S. 718. — Derselbe, Leberzirrhose mit Adenokarzinom. Münch. med. Wochenschr. 1904, S. 1666. — Helvestine, Primary carcinoma of the liver. Journ. of cancer research. 1922, Vol. 7, p. 209. — Henke, Medizinische Sektion der schlesischen Gesellschaft für vaterl. Kultur. Breslau. Berlin. klin. Wochenschr. 1920, Nr. 28. — Hennecart, Cancer prim. du foie. Bull. et mém. de la soc. anat. de Paris. 1896, S. 5, Tome 10, p. 613. — Hennichs, Beitrag zur Kasuistik der Lebergeschwülste des Hundes. Svenska Vet. Tidskr. 1924, p. 360. — Henschen, Prim. cyst. leverkraefta hos en 14 ars flecka. Upsala Loekare foerenings foerhand. 1887, Bd. 20, s. Virchow-Hirschs Jahresber. 1887, Bd. 2. — Herbst, A case of carcinoma of the liver. Med. and Surg. Report Philadelphia 1880, p. 174. — Herxheimer, Über einen Fall von Adenokarzinom der Leber. Zentralbl. f. allg. Pathol. u. pathol. Anat. 1902, Bd. 13, S. 705. — Derselbe, Über das primäre Leberkarzinom. Zentralbl. f. allg. Pathol. u. pathol. Anat. 1906, Bd. 17, S. 724. — Derselbe, Kasuistische Mitteilungen zur Geschwulstlehre. Über ein beginnendes Leberkarzinom. Zentralbl. f. allg. Pathol. u. pathol. Anat. 1908, Bd. 19, S. 705. — Herzog, Primärer Leberkrebs mit Metastasen bei einem 13jährigen Knaben. Münch. med. Wochenschr. 1918, S. 950. — Heschl, Verhandl. d. K. K. Ges. d. Ärzte in Wien 2. 4. 1880. — Hess, Zur Pathologie des Leberkarzinoms. Inaug.-Diss. Zürich 1872. — Hesseling, Der primäre Leberkrebs. Inaug.-Diss. München 1884. — Siegenbeek van Heukelom, Das Adenokarzinom der Leber mit Zirrhose. Beitr. z. pathol. Anat. u. z. allg. Pathol. 1894, Bd. 16. — Heussi, Über das Wachstum des Adenokarzinoms der Leber. Inaug.-Diss. Zürich 1898. — Hickson, A case of prim. cancer of the liver. The Dublin Journ. of med. science 1880, Vol. 69, p. 177. — v. Hippel, Fall von multiplen Kystadenomen der Gallengänge mit Durchbruch ins Gefäßsystem. Virchows Arch. f. pathol. Anat. u. Physiol. 1891, Bd. 123 u. 1910, Bd. 201. — Hodgson, A case of cystic cancer of the liver in a sheep. Journ. of comp. pathol. a. therapeut. 1903, Vol. 16, p. 269. — Hoeffnagel und Reeser, Carcinoma hepatis bij. het rund. Tijdschr. vor Veeartsnijk 1905, Vol. 32, p. 451. — Hölker, Über karzinomatöse Leberzirrhose. Inaug.-Diss. Freiburg 1898. — Hoffmann, Gallebildung bzw. Galleausscheidung in Metastasen primärer Leberkarzinome. Frankfurt. Zeitschr. f. Pathol. 1928, Bd. 36, S. 173. — Honecker, Der primäre Leberkrebs. Inaug.-Diss. Bonn 1916. — Honda, Zit. bei Yamagiwa. — Horne, Bericht über d. Veterinärlaborator. in Kristiania für das Jahr 1894. Norsk. Veterinaertidskr. 1895, Bd. 7. — Huger, Hepat. Cancer. Charleston M. J. a. rev. 1874, Vol. 2, p. 1. — Huguenin, Über multiple primäre Karzinome der adenomatösen Leber. Zentralbl. f. allg. Pathol. u. pathol. Anat. 1911, Bd. 22, S. 241. — Humann, Leberkarzinom bei einem Hunde. Münch. tierärztl. Wochenschr. 1912, Bd. 56, S. 411. — Hunt, Carcinoma hepat. Transact. med. soc. N.-Jersey, Newark 1880, p. 20. — Idzumi, Arch. f. klin. Chirurg. 1913, Bd. 100, S. 1181. — Imamura, Vaskularisation der Geschwulstmasse im Gefäß. Gann. Jahrg. 1, Heft 2, s. Yamagiwa. — Mc. Indoe and Counseller, Primary carcinoma of the liver of possible multicentric origin etc. Americ. journ. of pathol. 1926, Vol. 2. — Dieselben, Primary carcinoma of the liver. Arch. of internal med. 1926, Vol. 37, p. 363. — Jacobson, Canc. prim. du foie etc. Bull. et mém. de la soc. anat. de Paris 1896, S. 5, Tome 10, p. 290. — Jaffé, Sarcoma and carcinoma of the liver following cirrhosis. Arch. of internal med. 1924, Vol. 33, p. 330. — Jasnogradsky, Das Verhalten der Leber bei der Metastasierung des Karzinoms auf Grund von 1078 Fällen von Karzinom aus den Protokollen der pathologisch-anatomischen Anstalt zu Basel. Inaug.-Diss. Basel 1907. — Jaster, Über primäres Leberkarzinom. Inaug.-Diss. Würzburg 1889. — Jevers, Journ. R. army med. corps 1907, Vol. 8, p. 631. — Johne, Fall von Karzinom der Leber beim Schaf. Ber. ü. d. pathol. Anat. Sächs. Veterin. Ber. f. d. Jahr 1895, Jahrg. 40, S. 53 u. 1899, Jahrg. 44, S. 228. — Johnson, An unusual case of primary carcinoma of liver. Lancet 1929, Vol. 2, p. 19. — Jona, Cancrocirrosi del fegato. Riv. venet. d. sc. med. 1900, fasc. 10. Gazz. osped. e clin. 1901, fasc. 9. — Jorissen, Über einen primären, in einer syphilitischen Narbe entstandenen Leberkrebs. Inaug.-Diss. Bonn 1906. — Jump and Steele, Prim. cancer of the liver. Proc. of the pathol. soc. of Philadelphia 1902, N. S. Vol. 5, p. 131. — Jungmann, Ein Fall von zirrhotischer Leber und Adenombildung und Übergang derselben in Karzinom. Inaug.-Diss. Berlin 1881. — Kanthack and Lloid, 3 cases of prim. malign. disease of the liver. St.

Barthol. Hosp. Rep. 1896, Vol. 31, p. 155. — KARSNER, A clinico-patholog. study of primary carcinoma of the liver. Arch. of intern. Med. 1911, Vol. 8, p. 238. — KASPAREK, Riesentumor in der Leber einer Kuh. Tierärztl. Zentralbl. 1907, Bd. 30, S. 469. — KAUFMANN, Lehrb. d. spez. pathol. Anat. 1922, Bd. 1, 7 8. Aufl. S. 751. — KELSCH et KIENER, Contr. à l'étude de l'adénome du foie. Arch. de physiol. 1876, 25 III p. 622. — KESTNER, Statistik sämtlicher während der Jahre 1879—1882 in der medizinischen Kinderklinik zu Straßburg i/Els. behandelten Krankheitsfälle. Jahrb. f. Kinderheilk. 1883, Bd. 20, S. 83. — KEY und BRUZELIUS, Adéno-carcinome du foie aver métastases etc. Hygiea nord. med. arkiv. 1877, Vol. 4, p. 18. — KIENSBERGER, Beitrag zur Lehre vom primären Leberkrebs. Inaug.-Diss. Heidelberg 1922. — KIKA, Gann (japan.), 2. Jahrgang, Heft 3; 3. Jahrgang, Heft 1 u. 2, 1909, s. YAMAGIWA. — KINDT, Beitrag zur Histogenese der primären Leberkarzinome. Inaug.-Diss. Kiel 1882. — KITT, Leberkrebs beim Rinde. Zeitschr. f. Tiermed. 1896, S. 37. — DERSELBE, Leberkrebs beim Rinde. Jahrb. d. K. Tierärztl. Hochschule in München 1894/95, S. 37. — KLEBS, Handb. d. pathol. Anat. 1869, Bd. 1, S. 495. — KLEMM, Ein Fall von primärem Leberkrebs mit starker Bindegewebsneubildung. Zeitschr. f. Krebsforsch. 1912, Bd. 11, Heft 2. — KÖNIGER, Beitrag zur Kenntnis der primären Tumoren der Leber usw. Annal. d. städt. allg. Krankenhäuser zu München. 1907, S. 516. — KOLB, Über einen Fall von primärem Leberkarzinom. Inaug.-Diss. München 1895. — KOLTMANN, Ein Fall von primärem Karzinom der Leber bei einem 9 jährigen Mädchen. Korrespbl. f. Schweiz. Ärzte 1872, Bd. 2, S. 469. — KRETZ, Pathologie der Leber. Lubarsch-Ostertags Ergebn. 1904, Bd. 8, Abt. 2, S. 473. — KUIPERS, Cystokarzinom v. d. lever. Tijdschr. v. Veeartsnijk 1902, Bd. 29, p. 113. — KUSAMA, Fall von primär parenchymatösem Leberkrebs bei der Schistomiasis hepatis. Gann, 1. Jahrg. Heft 2, s. YAMAGIWA. — LABOULBÈNE, Nouveaux élélents d'anatomie pathol. 1879, zit. nach CHAUVEL. — LANCEREAUX, Contr. à l'étude de l'hépato-adénome. Gaz. méd. de Paris 1868, p. 646, 706 u. 736. — DERSELBE, Les épithéliomes hépatiques, cancer ou carcin. du foie. L'Union méd. 1891, Nr. 66 u. 68. — LANDRIEUX, Canc. mass. du foie. Bull. méd. 1901, p. 529. — LANDSTEINER, Über das Karzinom der Leber. Sitzungsber. d. K. K. Akad. d. Wiss. Wien. math.-naturw. Klasse 1907, Bd. 116, Heft 3, S. 175. — LANGLEY, California a. west med. 1926, Vol. 24, p. 75. — LANGMEAD, Proc. of the Roy. soc. of med. 1912/13, Vol. 6, p. 1. — LAPAGE, Proc. of the Roy. soc. of med. 1912/13, Vol. 6, p. 45. — LAVERAN, Observ. d'épithéliome à cellules cilindr. prim. du foie. Arch. de physiol. 1880, p. 661. — LAYMAN, Primärer Leberkrebs. Sekundäre tuberkulöse Peritonitis usw. Frankfurt. Zeitschr. f. Pathol. usw. 1914, Bd. 15, Heft 3. — LEICHTENSTERN, Klinik des Leberkrebses. v. Ziemssens Handb. d. spez. Pathol. u. Therap. 1878, Bd. 8, Teil 1, S. 315. — LEPIDI-CHIOTI, Carcinoma epatico. Ann. clin. d. osp. incur. Napoli 1881, fasc. 6, p. 187. — LÉPINE, Cancer prim. du foie. Bull. et mém. de la soc. anat. de Paris 1873, p. 524. — LESSER, Fall von malignem Leberadenom. Inaug.-Diss. Bonn 1911. — LETULLE, Cancer prim. du foie. Gaz. méd. de Paris 1878, No. 40. — LEUF, Carc. hep. Proc. med. soc. Countykings, Brooklyn 1882—83, Vol. 7, p. 131. — LEWIS, Chic. med. times and examin. 1877, Vol. 34 p. 323. — LEWISS, Zentralzeit. f. Kinderheilk. 1877/78, Bd. 1, S. 73. — LICHTY and RICHEY, On primary carcinoma of the liver. Ann. clin. med. 1922, Vol. 1. p. 164. — LIEBL, Carc. medull. hepatis. Wien. med. Presse 1878, Bd. 3, S. 1098. — LINDNER, Zwei Fälle von primärem Leberkarzinom mit Zirrhose. Wien. klin. Wochenschr. 1899, S. 1093. — LISSAUER, Über das primäre Karzinom der Leber. Virchows Arch. f. pathol. Anat. u. Physiol. 1910, Bd. 202, S. 57. — LITTLE, Case of cancer of the liver. Med. Press and circ. London 1886, Vol. 41, p. 360. — LÖHLEIN, 3 Fälle von primärem Leberkarzinom. Beitr. z. pathol. Anat. u. z. allg. Pathol. 1907, Bd. 42, S. 531. — LONGUET, Epithéliome du foie. Gaz. méd. de Paris 1875, 4, zit. nach Schmidts Jahrb. 1879, Bd. 183, S. 82. — LORMAND, Lithiase biliaire. Ictère grave Cholécystite Cancer prim. du foie. Progrès méd. 1882, p. 387. — LUBARSCH, Hyperplasie und Geschwülste in Lubarsch-Ostertags Ergebn. d. allg. Pathol. u. pathol. Anat. 1895, Bd. 2, S. 413. — DERSELBE, Pathologie der Geschwülste. Karzinom. Lubarsch-Ostertags Ergebn. d. allg. Pathol. u. pathol. Anat. 1902, S. 893, 7. Jahrg. — DERSELBE, Über heterotope Epithelwucherungen und Krebs. Verhandl. d. dtsch.-pathol. Ges. 10. Tag, 1906, S. 208. — MAFFUCCI, Nota preventiva sul cancro prim. del fegato. Movim. Napoli 1881, Vol. 3, p. 359. — MAHOMED, On two cases of adenoma hepatis. Transact. path. soc. 1877, Vol. 28. — MAIR, Bile duct adenomata of the liver. Journ. of pathol. a. bacteriol. 1911/12, Vol. 16, p. 389. — MAKENZIE, Carcinoma of the liver at the age of 24 years. Brit. med. Journ. 1901, Vol. 1, p. 265. — MALHERBE, Cancer prim. du foie. Études clin. Nantes 1875, Vol. 1, p. 71. — MALTHE, Carcinom i kirrotisk Lever. Norks. Magaz. for Laeger. R. 3, Vol. 9, zit. nach Virchow-Hirschs Jahresber. d. ges. Med. 1879, Bd. 1, S. 272. — MANDLEBAUM, Diskussion zu EWING. — MARCKWALD, Das multiple Adenom der Leber. Virchows Arch. f. pathol. Anat. u. Physiol. 1896, Bd. 144, S. 29. — MARICONDA, Sull'adenoma maligno e prim. del fegato cirrotico. Riv. osp. 1912, No. 3, s. Zentralbl. f. allg. Pathol. u. pathol. Anat. 1913, Bd. 24, S. 217. — MARION. Cancer of the liver. Boston med. a. surg. Journ. 1881, Vol. 105, p. 615. — MARISE,

Cancer prim. du foie. Bull. méd. du Nord. 1878, Tome 18, p. 116. — Markus, Beitrag zur pathologischen Anatomie der Leber usw. bei den Haustieren. Inaug.-Diss. Bern 1902. — Martens, Über einen Fall von Karzinom der Leber und karzinomatöser Thrombose der aufsteigenden Hohlader. Inaug.-Diss. Kiel 1869. — Martini, Adeno-carcinoma primitivo del fegato, Giorn. R. Accad. di med. di Torino 1904, Jahrg. 10, S. 513. Ref. in Zeitschr. f. Krebsforsch. 1906, Bd. 4, S. 497. — Mattirolo, Gazz. degli Osped. e delle clin. 1905, T. 26, p. 732. — Mau, Primäres Karzinom der Leber. Münch. med. Wochenschr. 1901, Bd. 1, S. 1073; 1902, Bd. 1, S. 899. — Mellersh, Carc. enceph. of liver. Philadelphia med. and surg. Rep. 1868, Vol. 38, p. 25. — Ménétrier, Cancer prim. du foie. Bull. et mém. de la soc. anat. de Paris 1886, p. 415. — Merklen, Note sur un cas de cirrh. atroph. avec adénome généralisé du foie. Rev. de méd. 1883, Tome 3, p. 305. — Meyer, Ein Fall von Carcinoma hepatis idiopath. Inaug.-Diss. Berlin 1882. — Meyer, F. G., Zusammenhang von Leberhyperplasie, Adenom und Primärkrebs mit Milztumor. Inaug.-Diss. Greifswald 1919. — Meyer, H., Das primäre Leberkarzinom. Inaug.-Diss. Leipzig 1900. — Meyer, Primärer Leberkrebs bei einer Kuh. Zeitschr. f. Fleisch- u. Milchhyg. 1910, Bd. 20, S. 373. — Mieremet, Das primäre Leberkarzinom beim Säugling. Zeitschr. f. Krebsforsch. 1920, Bd. 17, S. 268. — Milian, Bull. et mém. de la soc. anat. de Paris 1897. — Miliecki, v., Anatomisches und Kritisches zu 560 Obduktionen, bei denen sich bösartige Geschwülste fanden. Zeitschr. f. Krebsforsch. 1913, Bd. 13, S. 505. — Milne, Journ. of pathol. a. bacteriol. 1909, Vol. 13, p. 348. — Mirolubow, Über das parenchymatöse Leberkarzinom (Carcinoma hepatis parenchymatosum, s. hepatocellulare). Virchows Arch. f. pathol. Anat. u. Physiol. 1912, Bd. 209, S. 367. — Miura u. Utumi, Über einen Fall von primär kongenitalem Leberkarzinom im Säuglingsalter. Verhandl. d. 3. japan. ärztl. Kongr., cit. bei Idzumi. — Mo, Carcinoma del fegato con nodi secondarii. Osservat. Torino 1876, Vol. 12, p. 82. — Derselbe, Cancro del fegato. Ibid. 1878, Vol. 14, p. 217. — Montgomery, Prim. cancer of the liver. Occ. med. times. Sacramento 1891, Vol. 5, p. 77. — Moore, Carcin. of liver. The Dublin Journ. of med. science 1878, Vol. 79, p. 66. — Moose, A case of cancer of the liver, points in diagnosis. Michigan med. News 1880, Vol. 3, p. 264. — Mossé, Carcinome prim. du foie. Bull. et mém. de la soc. anat. de Paris 1878, p. 328. — Motegi, Ein histogenetisch als aus feineren Gallengängen bestehender äußerst eklatanter Fall von Karzinom. Gann, Jahrg. 1, Heft 1, s. Yamagiwa. — Moxon, Acute cancer of the liver. Med. Times and Gaz. London 1873, Vol. 1, p. 621. — Muir, On proliferation of the cells of the liver. Journ. of Pathol. and. bacter. 1908, Vol. 12, p. 287. — Murchison, Medullary cancer and cirrhosis of the liver etc. Transact. of the pathol. Soc. 1862, Vol. 13, p. 100. — Derselbe, Acute cancer of the liver with Pyrexia. Brit. med. Journ. 1875, Vol. 2, p. 719· Murray, Malign. new growths from domisticated mammals. 3 sc. rept. of the Imp. cancer res. fund. London 1908, p. 43. — Musser, Carcinoma of the liver. Transact. pathol. Soc. of Philadelphia 1884, Vol. 11, p. 10. — Nagayo, Ein in bezug auf die Epithelmetaplasie sehr interessanter Fall von primärem Leberkrebs. Gann, Jahrg. 1, Heft 1, s. Yamagiwa. Nagle, Scirrhous cancer of the liver. Physic. and surg. ann. arbor. Mich. 1881, Vol. 3 p. 83. — Nakamura, Über einen Fall von primärem Leberkarzinom beim Säugling. Gann 1911, Bd. 5, Heft 1, zit. bei Idzumi u. Yamagiwa. — Derselbe u. Dobashi, Über einen primären Leberkrebs mit Hyperchlorhydrie. Gann, Jahrg. 1, Heft 2, s. Yamagiwa. — Naunyn, Über die Entwicklung der Leberkrebse. Reicherts u. Du Bois-Reymonds Arch. f. Anat. u. Physiol. 1866, S. 717. — Nebykow, Primäres Zylinderepithelkankroid der Leber. Petersburg. med. Wochenschr. 1877, S. 28. — Necker, Zeitschr. f. Heilk. 1905, Bd. 26, S. 351. — Nissen, Über Leberadenom bei Zirrhose. Inaug.-Diss. Freiburg 1895. — Nobiling, Statistik der bösartigen Geschwülste aus dem Sektionsmaterial des pathologischen Instituts des Krankenhauses München r. d. I. 1908 u. 1909. Zeitschr. f. Krebsforsch. 1911, Bd. 10. — Nöggerath, Dtsch. Klinik 1854, Bd. 6, S. 496. — Nölke, Ein Fall von primärem Leberkrebs. Inaug.-Diss. Kiel 1894. — Örtel, Der primäre Leberkrebs usw. Virchows Arch. f. pathol. Anat. u. Physiol. 1905, Bd. 180, S. 499. — Olivier, Clin. d'hôp. d. enf. 1841, Tome 4, p. 833. — Ollive, Carcinome du foie; thrombus dans la veineporte. Gaz. méd. de Nantes 1885—86, Tome 4, p. 46. — Ong, Wash. med. ann. 1915, Vol. 14, p. 175. — Orsi, Carcinosi epat. acuta e gigantesca. Gazz. med. ital. Lomb. Milano 1882, Vol. 4, p. 463. — Orth, Lehrb. d. spez. pathol. Anat. 1887, Bd. 1. — Derselbe, Über einige Krebsfragen. Sitzungsber. d. preuß. Akad. d. Wiss. 1909, S. 1225. — Osler, Prim. cancer of the liver. Montreal hosp. gen. Rep. 1880, Vol. 1, p. 316. — Parascondolo, La cura chir. dei neoplasmi del fegato etc. La clin. veterin. 1901, Tome 24, p. 398, 412, 421, 431. — Parcellier et Fromaget, Et d. neoplasmes d. foie. Arch. de med. experim. 1912. — Parsons, Demonstrat. R. accad. of med. in Ireland. Sect. of Pathol. 15. 2. 1907, s. Lancet 1907, Vol. 1, p. 738. — Paul, Cases of adenoma and prim. carcinoma of the liver. Transact. of pathol. soc. London 1885, Vol. 36, p. 238. — Peabody, Prim. cancer of the liver. Med. Rec. New-York 1887, Vol. 20, p. 362. — Derselbe. Tr. of the assoc. of Amer. physic. 1904, Vol. 19, p. 308. — Peck, Colloid cancer of the liver. The Trans. Youngstown 1879, Vol. 1, p. 10. — Peiper, Malignes embryonales Leberadenom im ersten Lebensjahre. Jahrb. f. Kinderheilk. 1912, Bd. 75,

S. 690. — Pennato, Sul cancrocirrosi del fegato. Riv. med. 1897. — Pepere, Tumeur prim. du foie. Arch. de méd. exp. 1902, p. 765. — Derselbe, Del origine congenit. dell adenoma solit. del fegato. Arch. per le science méd. 1902, Vol. 26, p. 117. — Pepper, Primärer Leberkrebs bei einem 8 Wochen alten Kinde. Transact. pathol. soc. Philadelphia 1873, Vol. 4, p. 97. — Perls, Zur Histologie des Leberkarzinoms. Virchows Arch. f. pathol. Anat. u. Physiol. 1872, Bd. 56, S. 437. — Perry, Case of medullary cancer of the liver simulating hydrothorax. Glasgow med. Journ. 1877, 4 s. Vol. 9, p. 47. — Persouns, Cancer du foie. Presse méd. belge. Bruxelles 1879, Tome 31, p. 33. — Perutz, Zur Klinik des primären Leberkarzinoms. Münch. med. Wochenschr. 1903, S. 1342 und Ärztl. Ver. in München 11. 3. 1903, s. Dtsch. med. Wochenschr. 1903, Ver.-Beil. S. 139. — Petit, Cancer primit. d. foie etc. Rev. de méd. vétérin. 1902, Tome 79, p. 743. — Derselbe und Germain, Bull. del'assoc. franç. pour l'étude du cancer 1910, p. 315. — Petrone, Primäres Adenokarzinom der Leber bei einem Säugling von 4 Monaten. La Pediatria 1907. Ref. Jahrb. f. Kinderheilk. 1908, Bd. 67. — Peugniez, Cancer du foie. Hépatectomie. Guérison. Bull. mém. de la soc. anat. de Paris 1904, Tome 79, p. 72. — Pfannenstill ok Sjövall, Fall von Morbus Bantii, begleitet von primärem Leberkrebs. Nord med. Ark. 1909, Abt. 2, Heft 1, Nr. 10. — Phelps, Cancer of the liver with much enlarged glands. Canada med. Rec. Montreal. 1883/84, Vol. 12, p. 51. — Philipp, Fälle von primärem Karzinom der Leber und der Gallenblase mit Abszeßbildung. Inaug.-Diss. Greifswald 1888. — Philipp, Über Krebsbildungen im Kindesalter. Zeitschr. f. Krebsforsch. 1907, Bd. 5, S. 356. — Derselbe, 2 interessante Fälle von bösartigen Neubildungen bei kleinen Kindern. Jahrb. f. Kinderheilk. 1908, Bd. 68. S. 353. — Philippe, Cancer prim. du foie avec cirrhose. Epithéliome trabecul. Bull. et mém. de la soc. anat. de Paris 1893, p. 831. — Picot, Cancer prim. du foie. Gaz. hébdom. de science méd. de Bordeaux 1882, Tome 3, p. 110. — Pierre, Cancer du foie. Lyon méd. 1870, Tome 4, p. 107. — Pilliet, Note sur l'évolution de l'adénome du foie. Bull. et mém. de la soc. anat. de Paris 1892, p. 609. — Pirie, Hepatic carcin. in natives of Africa and its frequent association with Schistomiasis. Med. journ. of South Africa 1921, Vol. 17, p. 87. — Plaut, Klinische und anatomische Beobachtungen über einen Fall von primärem Leberkarzinom im frühesten Kindesalter. Arch. f. Kinderheilk. 1906, Bd. 43, S. 249. — Pleitner, Kasuistischer Beitrag zur Lehre vom primären Leberkrebs. Inaug.-Diss. München 1899. — Poirée, Du cancer du foie avec cirrhose. Thèse de Lyon 1899. — Polak-Daniels, Beitrag zur Kenntnis der Histogenese des primären Leberkarzinoms. Zeitschr. f. Krebsforsch. 1905, Bd. 3, S. 540. — Ponchon, Cancer du foie. Ann. soc. d'anat. et pathol. Bruxelles 1876, Tome 25, p. 26. — Porter, Prim. cancer of the liver. Ind. med. Gaz. Calcutta 1869, Vol. 4, p. 190. — Porter, Internat. clin. 1907, Vol. 3, p. 75. — Potain, Cancer du foie. Gaz. des Hôp. civ. milit. 1881, p. 786. — Potocki et Hischmann, Cancer massif du foie. Généralisat. aux poumons. Bull. et mém. de la soc. anat. de Paris 1887, p. 80. — Prus, Résultat de l'examen histol. d'un adénome du foie etc. Bull. et mém. de la soc. anat. de Paris 1887, p. 356. — Prym, Fettinfiltration in der Metastase eines primären Leberzellenkrebses. Frankfurt. Zeitschr. f. Pathol. 1912, Bd. 10, S. 170. — Quéré, Quelque consid. sur le cancer prim. du foie. Thèse Paris 1872. — Quinlan, Carcinoma of the liver. Pathol. soc. of Dublin. Brit. med. Journ. 1874, p. 277. — Ralfe, A case of prim. cancer of the liver. Lancet 1871, Vol. 1, p. 268. — Ralph, Soft cancer of the liver. Austral. med. Journ. Melbourne 1878, Vol. 23, p. 323. — Ranvier et Cornil, Manuel d'histol. pathol. 1884, Tome 2, p. 459. — Raud, Étude crit. sur le cancer prim. du foie. Thèse de Paris 1875. — Raupp, Fall von primärem Karzinom der Leber. Inaug.-Diss. Kiel 1901. — Rea, Cancer of the liver. Cincin. med. News 1882, Vol. 11, p. 13. — Reboul, Cirrh. bil. cancer des voies bil. Bull. et mém. de la soc. anat. de Paris 1887, p. 40. — Redlich, Die Sektionsstatistik der Karzinome am Berl. städt. Krankenhaus am Urban. Zeitschr. f. Krebsforsch. 1906, Bd. 5, S. 262. — Reggiani, Contr. clin. e anat.-patol. allo studio dell' adenoca. prim. del fegato. Il Morgagni 1914, Anno 26, p. 241. — Rendu, Article cancer du foie. Dict. encycl. des sc. med. et chir. 4 s. 1879, Tome 3, p. 182 et Tumeurs adénoides d. foie, ebenda p. 199. — Rénon, Géraudel et Monier-Vinard, L'hépatome. tumeur prim. du foie; structure, histogénèse, place dans la nosologie. Arch. de méd. exp. 1910, Tome 22, p. 311. — de Renzi, Sul carcinoma del fegato. Boll. clin. Napoli 1884, Vol. 1, p. 153. — Reveu générale, Arch. de méd. des enfants. 6. 9. 1906, Cancer du foie chez l'enfant. — Ria, Carcinoma prim. del fegato. Alc. lez. di clin. med. Napoli 1884, p. 367. — Ribbert, Die Verbreitung maligner Tumoren in der Leber und das maligne Adenom. Sitzungsber. d. Ges. z. Förder. d. ges. Naturwiss. Marburg 1902, S. 17. — Derselbe, Das maligne Adenom der Leber. Dtsch. med. Wochenschr. 1909, S. 1607. — Derselbe, Kongenitales malignes Leberadenom. Dtsch. med. Wochenschr. 1911, S. 143. — Richardière, Diskussionsbemerkung zu Blocq. Bull. et mém. de la soc. anat. de Paris 1885. — Riedl, Primäres Leberkarzinom. Inaug.-Diss. München 1896. — Riesenfeld, Über 69 im pathologischen Institut zu Berlin usw. vorgekommene Fälle von Krebs der Leber. Inaug.-Diss. Berlin 1868. — Rindfleisch, Sekundäre Epitheliome bei Leberzirrhose. Sitzungsber. d. phys. med. Ges. zu Würzburg

1901. — Risicato, La Pediatria 1905. — Roberts, Lancet 1867, Vol. 1, p. 77, zit. nach Schmidts Jahrb. d. ges. Med. 1867, Bd. 135, S. 25. — Rodais, Adénome et cancer du foie. L'Union méd. 1890, Tome 49, p. 73. — Roesch, Ein Fall gleichzeitigen Vorkommens von Sarkom und Karzinom bei demselben Individuum. Virchows Arch. f. pathol. Anat. u. Physiol. 1923, Bd. 245, S. 9. — Rohde, Drei Fälle von primärem Leberkarzinom. Hygiea 2, R. 3. Jahrg., S. 55, s. Zentralbl. f. allg. Pathol. u. pathol. Anat. 1903, Bd. 14, S. 746. — Rohwedder, Der primäre Leberkrebs und sein Verhältnis zur Leberzirrhose. Inaug.-Diss. Kiel 1888. — Rolleston, Prim. carcinoma developing in a cirrhotic liver. Transact. of the pathol. Soc. London. 1901, Vol. 52, p. 203. — Derselbe, Diseases of the liver, gall-bladder and bile ducts. 2. Aufl., London: Macmillan Comp. 1914. — Rosenblatt, Über einen Fall von abnormem Verlauf der Lebervenen in Verbindung mit Zirrhose und Karzinom der Leber und konsekutiver karzinomatöser Infiltration des Peritoneums. Inaug.-Diss. Würzburg 1867. — Rosenbusch, Zur Entstehung des primären Leberkarzinoms. Virchows Arch. f. pathol. Anat. u. Physiol. 1926, Bd. 261, S. 326. — Routier, Cancer prim. du foie. Bull. et mém. de la soc. anat. de Paris 1878, p. 168. — Rowen-Mallory, A multinucleated liver cell carcinoma. Americ. journ. of pathol. 1925, Vol. 1, p. 677. — Rudolf, Ein Fall von primärem Leberkarzinom mit Einwucherung in der Lunge. Inaug.-Diss. München 1895. — v. Rütz, Das primäre Karzinom der Lebergallengänge. Inaug.-Diss. Leipzig 1899. — Rumpelt, Über einen Fall von Adenokarzinom der Leber. Inaug.-Diss. München 1895. — Runte, Der primäre Leberkrebs. Inaug.-Diss. Würzburg 1901, s. auch Borst, Bericht über Arbeiten aus dem pathologischen Institut Würzburg 1902, Bd. 34, S. 77. — Russell, Case of prim. dissem. cancer of the liver. Med. Time and Gaz. London 1870, Vol. 2, p. 63. — Ryan, Canada lancet 1904/05, Vol 38, p. 1066. — Sabourin, Contr. à l'étude des lésions du parenchyme hépat. dans la cirrhose. Essai sur l'adénome du foie. Thèse de Paris 1881. — Saltykow, Beginnende primäre Leberkarzinome. Verhandl. d. dtsch. pathol. Ges. 15. Tag. 1912, S. 292. — Derselbe, Über den Krebs der großen Gallengänge und die primären bösartigen Geschwülste der Leber. Korrespbl. f. Schweiz. Ärzte 1914, Nr. 13. — Savard, Cancer prim. du foie. Bull. et mém. de la soc. anat. de Paris 1879, p. 151. — Scheel, Fall von primärem Karzinom der Lebergallengänge. Nord. med. Ark. 1902, Bd. 2. — Schiwoff, Zur Histogenese des primären Leberkarzinoms. Inaug.-Diss. Zürich 1918. — Schlegel, Zeitschr. f. Tiermed. 1908, Bd. 12, S. 307 und 1912, Bd. 16, S. 361. — Schlesinger, Zur Kasuistik des Leberkarzinoms im Kindesalter. Jahrb. f. Kinderheilk. 1902, Bd. 55, S. 300. — Schlimpert, Wochenschr. f. Geburtsh. u. Gynäkol. 1913, Bd. 38. — Schlisler and Moxfit, Journ. Missouri. med. assoc. 1926, Vol. 23, p. 137. — Schmidt, Über Sekretionsvorgänge in Krebsen der Schilddrüse und der Leber und ihren Metastasen. Virchows Arch. f. pathol. Anat. u. Physiol. 1897, Bd. 148, S. 43. — Schmieden, Leberzirrhose und multiple Adenombildung der Leber. Virchows Arch. Pathol. Anat. u. Physiol. 1900, Bd. 159, S. 290. — Schmorl, Diskussionsbemerkung, s. Zentralbl. f. allg. Pathol. u. pathol. Anat. 1895, S. 718. — Schneider, Über Carcinoma hepatis. Inaug.-Diss. Würzburg 1881. — Schrötter, Carcinoma hepatis bei einem 26jährigen Kranken. Pest. med. chir. Presse. Budapest 1878, Bd. 14, S. 787. — Schüppel, Zur Lehre von der Histogenese des Leberkrebses, 1868, Bd. 9, S. 395. — Derselbe, Pathologische Anatomie des Leberkrebses. v. Ziemssens Handb. d. spez. Pathol. u. Therap. 1878, Bd. 8, Teil 1, S. 284. — Schultze, O. H., Diskussion zu Ewing. — Schwalbe, Über Eisen in Karzinomzellen. Zentralbl. f. allg. Pathol. u. pathol. Anat. 1901, Bd. 12. — Schweninger, Carcinoma hepatis. Ann. d. städt. allg. Krankenhauses München 1881, S. 402. — Schwieger, Über Leberkrebs. Inaug.-Diss. Berlin 1874. — Schwink, Schwangerschaft und Geburt kompliziert mit einem enorm großen primären Leberkarzinom. Zentralbl. f. Gynäkol. 1881, Bd. 2, S. 308. — Segoud, Sur un cas de cancer prim. du foie traité par ablation. Bull. soc. chir. 1897. — Senfft, Enormer Leberkrebs mit Schwangerschaft kompliziert. Würzburger med. Zeitschr. 1865, Bd. 4, S. 3. — Senna, Caso di cancro con cirrosi del fegato. Gazz. degl. osped. 1896, Anno 17. — Sevesire, Cirrhose avec adénome hépat., oblit. d. l. veine-porte. L'Union méd. 1882, p. 1049. — Siegrist, Klinische Untersuchungen über Leberkrebs. Inaug.-Diss. Zürich 1887 u. Dtsch. med. Wochenschr. 1888, S. 145. — Simmonds, Die knotige Hyperplasie und das Adenom der Leber. Dtsch. Arch. f. klin. Med. 1884, Bd. 34, S. 388. — Skorna, Ein Fall von Carcinoma hepat. idiopath. Inaug.-Diss. Berlin 1895. — Smith, L. W., Four unusual malignant tumors of the liver. Arch. of pathol. a. labor. med. 1926, Vol. 1, No. 3. — Smith, Pye, Prim. carcinoma of the liver. Transact. of path. Soc. London 1880, Vol. 31, p. 125 and Lancet 1880, Vol. 1, p. 405. — Smith Burt, Adenokarzinom der Leber im Kindesalter. Dtsch. med. Presse 1904, Bd. 8, S. 96. — Snon, Prim. deposit in the liver of a carcin. nature. Med. Ann. Albany 1880/81, Vol. 1, p. 41. — Sokoloff, Ein Adenokarzinom mit Flimmerepithelzellen in der Leber. Virchows Arch. f. pathol. Anat. u. Physiol. 1900, Bd. 162, S. 1. — Sotti, Cancro primitivo del fegato e cirrosi adenomatosa. Giorn. di R. accad. di med. di Torino 1902, p. 509. — Stahr, Über einen Fall von primärem Leberkarzinom mit multiplen Metastasen. Inaug.-Diss. München 1896. —

STANDTHARTNER, Carcinoma hepatis (13 Fälle). Ärztl. Ber. d. K. K. allg. Krankenh. zu Wien 1879, S. 32. — STARR, Case of Carcinoma of the liver. Med. Rec. New-York 1879, p. 8. — STEFFEN, Die malignen Geschwülste im Kindesalter. Stuttgart 1903. — STOEGER, Über einen Fall von primärem Leberkarzinom. Inaug.-Diss. München 1905. — STÖLZEL, Fall von primärem Leberkarzinom. Inaug.-Diss. München 1901. — STROMEYER, Ein eigenartiger Fall von primärem Leberparenchymkarzinom. Zentralbl. f. allg. Pathol. u. pathol. Anat. 1912, S. 1. — SUTTON, Mult. adenocarcinoma in a bulldog. The veter. journ. 1906, Vol. 13, p. 251. — TATE, Americ. journ. of obstetr. a. gynecol. 1915, Vol. 71, p. 637. — TESTI, Cancro-cirrosi del fegato. Rif. med. 1895, Anno 11. — DERSELBE e CECI, Cancro prim. del fegato cirrotico. Giorn. ital. delle sc. med. 1880, Vol. 2, p. 1050. — THAYER, Proceedings of the New-York path. Soc. Vol. 1. — THEODOROW, Zur Kenntnis des primären Leberkarzinoms. Virchows Arch. f. pathol. Anat. u. Physiol. 1908, Bd. 193, S. 407. — THOELE, Chirurgie der Lebergeschwülste. Neue dtsch. Chirurg. Stuttgart: Enke 1913, Bd. 7. — THOMPSON, Cirrhose and Carcinoma of the liver. Med. Times and Gaz. London 1874, zit. nach Schmidts Jahrb. 1879, Bd. 183, S. 82. — THOMPSON, Med. press a circul. 1903, Vol. 75, p. 243. — THOMSON, Cancer of the liver and its diagnosis. Med. and Surg. Rep. Philadelphia 1878, Vol. 38, p. 392. — TOMSON, Prim. cancer of the liver etc. Transact. of the pathol. soc. London 1901, Vol. 52, p. 207. — THOREL, Die Cirrhosis hepatis carcinomatosa. Ein Beitrag zur Histogenese der Leberkrebse. Beitr. z. pathol. Anat. u. z. allg. Pathol. 1895, Bd. 18, S. 498. — TISON et DESCOINGS, Cancer du foie avec mégalosplénie chez un tuberculeux. Bull. et mém. de la soc. anat. de Paris 1889, p. 415. — TIVY, A case of prim. Cancer of the liver. Transact. pathol. Soc. 1884, Vol. 35, p. 227. — TOLLEMER, Cancer prim. du foie avec cirrhose. Bull. et mém. de la soc. anat. de Paris 1891, Tome 16, p. 632. — TONIS, Cancer encéphal. del hégado. Gaz. méd. Lima 1876, Tome 2, p. 114. — TORLAND, Primary carcinoma of the liver. Northwest med. 1922, Vol. 21, p. 253. — TOUCHE, Canc. prim. du foie. Bull. et mém. de la soc. anat. de Paris 1900, S. 6, Tome 2, p. 230. — LA TOURETTE, Cancer prim. du foie. Bull. et mém. de la soc. anat. de Paris 1881, p. 254. — TRAVIS, A case of mult. prim. adenocarcinoma of the liver with cirrhosis. Johns Hopkins Hosp. Bull. 1902, Vol. 13, p. 108. — TRITTELVITZ, Beiträge zur Kasuistik des Leberadenoms. Inaug.-Diss. Kiel 1904. — TROTTER, Primary adeno-carcinoma of the liver. Journ. of comp. pathol. a. therapeut. 1904, Vol. 18, p. 129. — TSCHING TSCHANG YÜ, Über Lebertumoren. Inaug.-Diss. Berlin 1918. — TSCHISTOWITSCH, Über eine eigenartige maligne Leberhyperplasie (Regenerationshyperplasie?). Virchows Arch. f. pathol. Anat. u. Physiol. 1911, Bd. 204, S. 339. — TURNAUER, Allg. Wien. med. Zeit. 1901. — VIDAL, Cancer colloide du foie et du peritoine. Bull. et mém de la soc. méd. des hôp. de Paris 1875, 2. s. Tome 11, p. 90. — DERSELBE, Cancer prim. du foie à forme massif avec ictère. Bull. et mém. de la soc. anat. de Paris 1887, p. 624. — VIGI, DAGNINI e PANCOTTO, Ricerche statist. e sistem. sui tumori maligni etc. Bull. delle sc. med. 1928, Anno 99, S. 10, Vol. 5, p. 1. — DE VINCENTIIS, Di un cancro midollare prim. del fegato con trombosi della vena porta e della propra epatica. Movimento, Napoli 1878, Vol. 10, p. 433. — VULPIAN, Cirrhose part. du foie etc. Union méd. 1866, Tome 29, p. 419. — WAGNER, Die Struktur des Leberkrebses. Arch. d. Heilk. 1861, Bd. 2, S. 209. — WALDEYER, Die Entwicklung des Karzinoms. Virchows Arch. f. pathol. Anat. u. Physiol. 1872, Bd. 55, S. 128. — WATANABE, Fall von primärem Leberkarzinom in der Leber mit Schistosomumeiern und Leberdistomen. Japan. pathol. Ges 2. Tag. Tokio 1912, S. 101. — WEBER, Fall von primärem Leberkrebs im ersten Lebensjahr. Inaug.-Diss. Kiel 1900. — WEBER, F. PARKES, A note on a prim. hepatic carcin. of the cirrhosis carcinomatosa type. Lancet 1915, Vol. 2, p. 68. — DERSELBE, Case of bile-producing prim. malign. tumor of the liver (mal. adenoma). Lancet 1910, Vol. 1, p. 1066. — WEGELIN, Über das Adenokarzinom und Adenom der Leber. Virchows Arch. f. pathol. Anat. u. Physiol. 1905, Bd. 179, S. 95. — WEIGERT, Über primäres Leberkarzinom. Virchows Arch. f. pathol. Anat. u. Physiol. 876, Bd. 67, S. 500. — WEISS, R., Zwei Fälle von primärem Leberkrebs usw. Inaug.-Diss. Würzburg 1902. — WELLS, Prim. carcinoma of the liver. Transact Chigaco pathol. Soc. Vol. 5, p. 11. — DERSELBE, Americ. journ. of the med. sciences 1903, Vol. 126, p. 403. — WEST, Kinderkrankheiten. 2. Aufl. 1857. — WESTPHALEN, Fall von primärem Karzinom der Leber. St. Petersburger med. Wochenschr. 1892. N. F. Jahrg. 9, S. 259. — WHEELER, Some observat. on prim. Carcinoma of the liver. Guys Hosp. Rep. 1909, Vol. 63. — WHIPHAM, Columnar epithelioma of the liver. Transact. pathol. soc. 1871, Vol. 22, p. 164. — WHITE, A case of prim. melanotic cancer of the liver. Transact. pathol. soc. 1886, Vol. 37, p. 272. — DERSELBE, On prim. malign. disease of the liver. St. Guys Hosp. 1890, Vol. 32, s. VirchowHirschs Jahresber. 1891, Bd. 2, S. 197. — WIDERHOFER-WEDL, Jahrb. f. Kinderheilk. 1859, Bd. 2, S. 191. — WIENER, St. Josephs Kinderspit. 1883, s. Arch. f. Kinderheilk. 1886, Bd. 7, S. 138. — WIEST, Über das destruierende embryonale Hepatom. Inaug.-Diss. Heidelberg 1918. — WILHELMI, Zwei Fälle von primärem Leberkarzinom beim Rindvieh. Schweiz. Arch. f. Tierheilk. 1903, Bd. 45, S. 156. — WILLIAMS, Cirrhosis and Carcinoma of the liver. Austral. med. Journ. Melbourne 1883, p. 485. — WILLIAMSON, Primary carcinoma of the liver. Med. clin. of North America 1924, Vol. 8, p. 453. — WILLIGK, Beitrag zur Pathogenese des Leberkrebses. Virchows Arch. f. pathol. Anat. u. Physiol. 1869, Bd. 48. — WINTERNITZ, Primäres Leberkarzinom. Virchows Arch. f. pathol. Anat. u. Physiol. 1912, Bd. 209, S. 239. — DERSELBE, Primary carcinoma of liver. Bull. of Johns Hopkins hosp. 1912, Vol. 73, p. 165. — DERSELBE, Primary carcinoma of the liver. John Hopkins hosp. reports. 1916, Vol. 17, p. 143. — WITWICKY, Zur Lehre von der adenoiden Neubildung der Leber. Zeitschr. f. klin. Med. 1899, Bd. 36, S. 474. — WOLLSTEIN and MIXSELL, A case of hepatoma in an infant. Arch. of pediatr. 1919, Vol. 36, p. 268. — WOOD, Cancer of the liver with metast. to the brain etc. Philadelphia med. times 1880/81, p. 274. — DERSELBE, A case of prim. carcinoma of the liver. Proc. of the New-York pathol. soc. 1908, Vol. 8, Nr. 3/4. — WOOLDRIDGE, Adenoma of the prostata of a dog with adenocarcinoma of the liver. Journ. of comp. pathol. a. therapeut. 1912, Vol. 25, p. 139. — WULFF, Der primäre Leberkrebs. Inaug.-Diss. Tübingen 1876. — YAMAGIWA, Zur Kenntnis des primären parenchymatösen Leberkarzinoms („Hepatoma"). Virchows Arch. f. pathol. Anat. u. Physiol. 1911, Bd. 206, S. 437. — DERSELBE, Nachtrag zur Genese des parenchymatösen Leberkrebses. Gann. 4. Jahrg. 1910, Heft 1/2. — YAMARE, Beiträge zur Kenntnis des primären Leberkrebses. Med. Zeitschr. d. Univers. v. Fukuoka. 1919, 12. Jahrg. Heft 1/2. YEOMANS, Prim. cancer. of the liver. Journ. of the Americ. med. assoc. 1915, Vol. 64, p. 1301. — ZAHN, Beiträge zur Ätiologie der Epithelialkrebse. Virchows Arch. f. pathol. Anat. u. Physiol. 1889, Bd. 117, S. 44. — ZINNO, Ricerche istolog. e sperim. su 5 casi di cancrocirrosi del fegato. Giorn. assoc. med. e natur. Napoli 1901, fasc. 5. — ZNINIEWICZ, Über die Primärkrebse der Leber und ihre Matrix. Inaug.-Diss. Greifswald 1907. — ZUBER, Cancer massif du foie. Bull. et mém. de la soc. de Paris 1893, S. 5, Tome 7, p. 246.

Kystadenome (Zysten).

AHLFELD, s. WINCKLER. — ALDOUS, Brit. med. Journ. 1911, Vol. 1. — ALBERT, Ein Fall von Zystennieren und Zystenleber. Inaug.-Diss. Freiburg 1897. — ATKINSON, Hepatic cyst with abdominal sech and aspiration of cysts. Brit. med. Journ. 1858. — ATTLEE, Diagnosis of ovarian tumours. — BABINSKY, Kystes mult. de foie et des reins. Bull. et mém. de la soc. anat. de Paris 1882. — BAGOT, Dublin Journ. of med. sc. 1892 (Jan.). — BANKS, Hydrocele of the liver. Dublin Hosp. Gaz. 1856. — BARADUC, Kystes du foie. Bull. et mém. de la soc. anat. de Paris 1876, Tome 1, p. 247. — BASCHO, Fall von stark zystischem, papillenbildendem, primärem Adenokarzinom der Leber usw. Inaug.-Diss. Zürich 1909. — BAYER, Über eine durch Operation geheilte ungewöhnlich große Leberzyste. Prager med. Wochenschr. 1892, Jahrg. 17, S. 637. — BEALE, Transact. pathol. Soc. 1856, Vol. 7. — BERBLINGER, Zystenleber. Münch. med. Wochenschr. 1917, Nr. 28. — BERG, Hygiea 1894, Bd. 4, S. 596. — BERNER, Die Zystenniere. Jena: Fischer, 1913. — BERT und FISCHER, Über Nebenlungen und versprengte Lungenkeime. Frankfurt. Zeitschr. f. Pathol. 1910, Bd. 6, S. 27. — BESANÇON et TONDAR, Dégénération kystique du foie. Bull. et mém. de la soc. anat. de Paris 1893. — BIER, Intercolon. med. Journ. of Australia. 1902, Vol. 7, p. 557. — BIERMANN, Fall von Zystenniere u. Zystenleber. Inaug.-Diss. Erlangen 1910. — BLACKBURN, Cystic disease of the liver. Transact. pathol. soc. 1904, Vol. 55. — BLAND-SUTTON, Clinical remarks on solitary non-parasitic cysts of the liver. Brit. med. Journ. 1905, Vol. 2, p. 1167. — DERSELBE, Gallstones and diseases of the bile ducts 1907. — BOBROW, Große Leberzyste. Chirurgia 1898, Bd. 4, S. 36, s. Zentralbl. f. Chirurg. 1899, Bd. 26, S. 318. — BORRMANN, Zur Frage der zystischen Entartung der Leber. Bibl. med. Abt. G. 1900. — BORST, Die kongenitalen zystösen Neubildungen der Niere und der Leber. 50 jähr. Festschr. d. phys.-med. Ges. Würzburg 1899, S. 9. — BOUCHAT, Kyste séreux de foie etc. Gaz. des Hopitaux 1872. — BOUCHACOURT, Mém. soc. méd. Vernal Paris 1842. — BOYD, Non-parasitic cysts. of the liver. Lancet 1913, Vol. 1, p. 951. — BOYE, Zystenleber und Zystenniere. Zentralbl. f. inn. Med. 1902, Bd. 23. — BRANDTZAEG, Et tilfadde af tumors cyst. hep. Nord. Mag. for laegevidendskaben 1898, p. 248. — BRIGIDI e SEVERI, Lo Sperimentale 1880, fasc. 7. — BRISTOWE, Associat. of cyst. disease of the liver and Kidneys. Transact. of the pathol. soc. 1856, Vol. 7, p. 229. — DERSELBE, Cystic disease of the liver etc. Transact. of the pathol. soc. 1859, Vol. 10, p. 174. — BROOKS, A complete case of mult. cysts of the liver. Proc. of the New-York pathol. soc. 1905, Vol. 5, p. 18. — BUNON, Dégénérat. kyst. du foie et des reins. Progrès méd. 1884, Tome 12. — MC CALLUM, Johns Hopkins Hosp. Bull. 1900, p. 114. — CARESME, Les kystes du foie. Bull et mém. de la soc. anat. de Paris 1865, Tome 40, p. 133. — CHANTREUIL, Dégénérat. kyst. des reins et du foie. Bull. et mém. de la soc. anat. de Paris 1867, Tome 42, p. 439. — CHOMEL, Apoplexie avec altérations kystes dans le foie et les voies urin. Clin. Paris 1830. — CHOTINSKY, Nierenzysten. Inaug.-Diss. Bern 1882. — CHROBAK, Fall von Leberzysten. Wien. klin. Wochenschr. 1898, S. 339. — CLAUDE, Mal polykistique du foie et des reins. Bull. et mém. de la soc. anat. de Paris 1896, Tome 71, p. 109. — CLEAVER, Cystic liver. Philadelph. med. Journ. 1901, Vol. 8, p. 1139. — CLEMENT, Kystes du foie. Mém. de la soc. des sciences de

Lyon 1872. — Coenen, Über die Zystenbildungen der Niere, Leber, Milz und ihre Entstehung. Berl. klin. Wochenschr. 1911, Nr. 4. — Conforti, Contr. a lo stud. della genesi del fegato cistico. Sperimentale 1906, Vol. 60, fasc. 6, p. 705. — Coplin and Bevan, Ann. of Surgery 1894. — Corner, Med. press. and circul. 1912. — Courbis, Contr. à l'ét. des kystes du foie et des reins etc. Thèse de Paris 1877. — Cousins, Large hepatic cyst simulating an ovarian tumor. Brit. med. Journ. 1857, Vol. 2, p. 700. Ref. in Zentralbl. f. Chirurg. 1875, S. 176. — Couvelaire, Dégénérat. kyst. congénit. des organes gland. etc. Ann. d. Gyn. 1899, Tome 26, p. 433. — Crequy, Gaz. des hôpit. 1857. — Cruveilhier, Traité d'anat. pathol. génér. 1856. — Czerny, s. Petersen. — Davaine, Kystes séreux du foie formés par la dilatation des conduits biliaires etc. Gaz. des hôp. civ. et milit. 1852, s. Schmidts Jahrb. Bd. 75, S. 282. — Demantké, Dégén. kyst. des reins et du foie. Bull. et mém. de la soc. anat. de Paris 1893, p. 323 u. 1894, p. 598. — Derselbe et Fournier, Bull. et mém. de la soc. anat. de Paris 1895, p. 116. — Diwawin, Med. obosrenij 1904. — Dmochowski und Janowski, Ein seltener Fall von totaler zystischer Entartung der Leber. Beitr. z. pathol. Anat. u. z. allg. Pathol. 1899, Bd. 16, S. 102. — Dolbeau, Grands kystes de la surface convexe du foie. Paris 1856. — Domagk: Über eine intrahepatische Gallengangszyste mit Steinbildung. Zentralbl. f. allg. Pathol. u. pathol. Anat. Bd. 34, S. 5. 1923. — McDonnel, Hepatic mucoid cyst. Lancet 1900, Vol. 1, p. 453. — Doran, Large bile cyst of the liver. Transact. of the R. med. and chir. soc. 1904, Vol. 87 u. Brit. med. Journ. 1903, Vol. 2. — Drake, Cysts of the liver. Brit. med. Journ. 1882. — Dunger, Zur Lehre von der Zystenniere. Beitr. z. pathol. Anat. u. z. allg. Pathol. Bd. 35, S. 445. — Duplay, Kyste de la face postér. du foie. Gazz. des hôp. civ. et milit. 1856. — Eberth, Zyste mit Flimmerepithel in der Leber. Virchows Arch. f. pathol. Anat. u. Physiol. Bd. 35. — Eddowes, Cyst of the liver. Brit. med. Journ. 2884. — Engelmann, Cysts of the periton. covering of the liver. Obst. Gaz. Cincinnati 1880. — Ferraud, Bull. et mém. de la soc. anat. de Paris 1898. — Firükowa, Leberzysten. Inaug.-Diss. Zürich 1899. — Flinzer, Zur Kenntnis der Zystenleber und Zystenniere. Inaug.-Diss. Halle 1906. — Frarier, Hépatite avec dilatat. des cond. bil. consecut. à une atrésie du canal choled. Bull. et mém. de la soc. anat. de Paris 1866. — Frerichs, Klinik der Leberkrankheiten. — Friedreich, Zyste mit Flimmerepithel in der Leber. Virchows Arch. f. pathol. Anat. u. Physiol. Bd. 11. — Gänsbauer, Leber- und Nierenzysten. Inaug.-Diss. München 1893. — Gallard, Kyste du foie etc. Union méd. Paris 1878. — Gayrand, Dégénér. kyst. du foie et des reins. Gaz. hébd. des science méd. de Montpellier 1879/80. — Gendre, Garsaux et Deglos, Examen anat.-pathol. compl. d'une observat. de malad. kyst. du foie etc. Bull. et mém. de la soc. méd. d. hôpit. de Paris 1912. — Gerlach, Kongenitale Leberzysten. Inaug.-Diss. München 1897. — Girode, s. Hanot et Gilbert, Mald. du foie. Paris 1888. — Gloz, Zysten in und an der Leber. Inaug.-Diss. Tübingen 1864. — Goodhardt, Cysts of the Liver, in Quains Dictionary. — Gubler, Mém. de la soc. de Biol. 1859, Tome 5, p. 61. — Guéniot, Kystes séreux du foie chez un foetus etc. Bull. de l'accad. imper. de méd. 1891, S. 3, Tome 25, p. 119. — v. Haberer, Zur Frage der nichtparasitären Leberzysten. Wien. klin. Wochenschr. 1909, S. 1788. — Hadden, Transact. of the pathol. Soc. 1886, Vol. 37, p. 266. — Hale, White, Congen. cyst of the liver. Transact. pathol. Soc. London. Vol. 35, p. 214. — Hall, W. and Brazil, Cystadenoma of aberrant bile ducts in a young child. Med. Chronicle 1904, Jan. — Hamann, Zystoide Entartung der kleineren hepatischen Äste. Inaug.-Diss. Würzburg 1897. — Hawkins, Cysts of the liver. Med. chirurg. Transact. 1841. — Hebb, Transact. of the pathol. Soc. 1884, Vol. 35, p. 221. — Hendersen, Ann. of Surgery I. — Henke, Zystenleber und Zystenniere bei einem Neugeborenen. Allg. med. Zentralbl. 1902. — Hertig, Kystes mult. du foie. Thèse Lausanne 1898. — Herxheimer, Über Zystenbildungen der Niere usw. Virchows Arch. f. pathol. Anat. u. Physiol. 1906, Bd. 185, S. 52. — Hippel, Fall von multiplen Kystadenomen der Gallengänge mit Durchbruch ins Gefäßsystem. Virchows Arch. f. pathol. Anat. u. Physiol. 1891, Bd. 123, S. 473. — Hofmann, Über wahre Zysten der Leber mit Berücksichtigung der klinisch bedeutungsvollen Kystadenome. Mitt. a. d. Grenzgeb. d. Med. u. Chirurg. 1902, Bd. 10, S. 476. — Hogg, Cystic dis. of the liver. Transact. of the pathol. Soc. 1856 u. Lancet 1857. — Hoppe-Seyler, Neubildungen der Leber in Nothnagels spez. Pathol. Wien 1899. — Howard, Remarks on the pathol. of cystic tumours of the liver and kidneys. Cleveland Journ. of med. 1900, Vol. 5, p. 304. — Hueter, Großes Kystadenom der Leber bei einem Kinde usw. Inaug.-Diss. Göttingen 1887 u. Virchows Arch. f. pathol. Anat. u. Physiol. 1889, Bd. 115, S. 168. — Ikonikow, Zur Kasuistik der wahren nichtparasitären Leberzysten. Wratsch 1906. — Israel, Diskussionsbemerkung. Chir. Kongr. Berlin 1897. — Jaffé, Beiträge zur Frage der malignen Entartung gutartiger epithelialer Geschwülste. Frankfurt. Zeitschr. f. Pathol. 1918, Bd. 21, S. 26. — Joest, Erstes Gallengangsadenom (Adenokystom) in der Leber des Kalbes. Dresdner Hochschulber. f. d. Jahr 1907, 1908. N. F. 2, S. 167. — Joffroy, Dégéner. kyst. des reins et du foie. Bull. et mém. de la soc. anat. de Paris 1874, Tome 43, p. 231. — Johnson, Cyst. dis. of kidney and liver. Transact. pathol. soc.

1898, Vol. 49, p. 165. — Juhel-Michel, Gaz. des hôp. civ. et milit. 1856. — Juhel-Renoy, Dégénér. kyst. du foie. Rev. de méd. 1881, Tome 1, p. 929. — v. Kahlden, Über die Genese der multilokulären Zystenniere und der Zystenleber. Beitr. z. pathol. Anat. u. z. allg. Pathol. 1893, Bd. 13, S. 291. — Kaltenbach, s. Winckler. — Kauffmann, Demonstration des Falles Weishaupt. Zeitschr. f. Geburtsh. u. Gynäkol. Bd. 60, S. 310. — Keen, Boston med. and surg. Journ. 1892, Vol. 126. — Kelsch, Rec. de mém. etc. milit. 1880, 3. S., Tome 36, p. 439. — Derselbe et Kiener, Contr. à l'ét. de l'adenome du foie. Arch. de physiol. norm. et pathol. 1876, Nr. 3. — Kelemen, Ein aus den Gallengängen hervorgehendes Cystadenoma papilliferum hepatis. Frankfurt. Zeitschr. f. Pathol. 1926, Bd. 33, S. 423. — Kennedy, Cyst. dis. of liver and kidneys. rep. lab. R. coll. phys. Edinburgh 1891, Vol. 3, p. 171. — Kilvington, Intercolonial med. Journ. of Australasia 1902, Vol. 7. — König, Verhandl. d. 22. Kongr. d. dtsch. Ges. f. Chirurg. 1893, S. 2. — Körte, Die Operationen an der Leber in Bier-Braun-Kümmells chirurg. Operationslehre 1912. — Konjetzny, Pathologische Anatomie und Physiologie der Gallenblase. Lubarsch-Ostertags Ergebn. 1910, Bd. 14, Teil 2. — Küchler, Eine seltene Lebermißbildung mit Zysten. Inaug.-Diss. Lausanne, 1921/22. — Laache, Tre tilfaelde af cystoiddegeneration af leveren og begge nyrer hos en og samme person. Klinisk Aarbog for Rikshospitalet 1899. — Lancereaux, Dégénér. kyst. des deux reins et du foie, s. Sonntag. — Landouzy, Kyste athérom. du foie. Bull. et mém. de la soc. anat. de Paris 1874. — Langenbuch, Chirurgie der Leber und Gallenblase. Dtsch. Chirurg. Lief. 45 C, Bd. 2, Stuttgart 1894 u. 1897. — Langier, Note sur une matière renfermeé dans un kyste qui se trouvait attaché au bord libre du foie etc. Ann. de chim. et physiol. Paris 1816. — Lataste, Dégénér. kyst. du foie et des reins. Bull. et mém. de la soc. anat. de Paris 1879. — Leboucher, Kystes nombreux du foie et des reins. Bull. et mém. de la soc. anat. de Paris 1869, Tome 44, p. 243. — Lejars, Du gros reins polykystique de l'adulte. Thèse Paris 1888. — Leppmann, Über die echten Zysten der Leber. Dtsch. Zeitschr. f. Chirurg. 1900, Bd. 54, S. 446. — Letulle, Dilatat. kyst. des voies biliaires etc. Presse méd. 1913. — Leuckart, Parasiten des Menschen. Bd. 1, S. 740. — Leyden, Leberzyste. Münch. med. Wochenschr. 1889, Nr. 46, S. 763. — Lisjanski u. Ljunkewitsch, Eine nichtparasitäre Zyste der Leber. Wratsch 1913. — Litten, Dtsch. med. Wochenschr. 1899, Ver. Beil., S. 183. — Lomer, Fall von kongenitaler partieller Obliteration der Gallengänge. Virchows Arch. f. pathol. Anat. u. Physiol. Bd. 99. — Lorentz, Über Zystenleber. Frankfurt. Zeitschr. f. Pathol. 1923, Bd. 29, S. 249. — Mahomed, Transact. pathol. Soc. 1883, Vol. 34, p. 182. — Mannini, Di una rara forme de adenocarcinoma cistico del fegato. Gazz. degli Osped. 1902. — Manski, Über Zystadenome der Leber. Inaug.-Diss. Kiel 1895. — Maresch, Über ein Lymphangiom der Leber. Zeitschr. f. Heilk. 1903, Abt. f. pathol. Anat. Bd. 24, S. 39. — Meigs, Cystic degenerat. of the heart, spleen, liver and kidneys. Journ. of anat. and physiol. 1893, Vol. 27, p. 454. — Menke, Über die serösen Zysten der Leber. Inaug.-Diss. Würzburg 1901. — Derselbe, Ein Fall von subseröser Leberzyste mit quergestreiften Muskelfasern. Ber. über Arbeiten a. d. pathol. Inst. d. Universität Würzburg, herausgegeben von Borst. 4. Folge, S. 72. — Melletrier et Aubertin, Bull. et mém. de la soc. méd. des hôpit. de Paris 1902, Tome 19, p. 352. — v. Meyenburg, Über die Zystenleber. Beitr. z. pathol. Anat. u. z. allg. Pathol. 1918, Bd. 64, S. 477. — Michalowicz, Dégénér. kyst. des reins et du foie. Thèse de Paris. Bull. et mém. de la soc. anat. de Paris 1879. — Miller, Americ. Journ. of obstetr. a. gynecol. 1903, Vol. 48, p. 182. — Moll, Beitrag zur Lehre von 8 solitären Leberzysten. Frankfurt. Zeitschr. f. Pathol. 1928, Bd. 36, S. 225. — Monod, Observat. de kyste du foie. Gaz. des hôp. civ. et milit. 1857. — Morton, Lancet 1903, Vol. 2, p. 1395. — Moschkowitz, Nonparasitic cysts (congenit.) of the liver. Americ. Journ. of the med. sciences 1906, Vol. 131. — Müller, Über nichtparasitäre Leberzysten. Verhandl. d. 22. Kongr. f. Chirurg. 1893, S. 6. — Derselbe, Demonstration zur Leberchirurgie. Verhandl. d. 26. Kongr. f. Chirurg. 1897, S. 137. — Müller, W., Über Zystenleber. Virchows Arch. f. pathol. Anat. u. Physiol. 1901, Bd. 164, S. 270. — Derselbe, Über Zystenleber. Inaug.-Diss. Bern 1901. — Mc Mum, Combined cystic dis. of liver and kidney. Brit. med. Journ. 1906. — Munk, Fall von echter Leberzyste mit operativer Heilung. Berl. klin. Wochenschr. 1912, S. 2174. — Naunyn, Über eine eigentümliche Geschwulstform der Leber. Müllers Arch. 1866, S. 710. — Nauwerck u. Hufschmid, Das multilokuläre Adenokystom der Niere. Beitr. z. pathol. Anat. u. z. allg. Pathol. Bd. 12, S. 1. — Newton, Polycystic kidneys. New-York med. Journ. 1910. — Nicolie, Bull. et mém. de la soc. anat. de Paris. Tome 64, p. 112. — North, Cystic tumor of liver caused by impacted gall-stone in commun bile-duct. New-York med. Rep. 1882. — Opel, Zur Kasuistik der Leberresektion. Russki Wratsch 1906. — Opitz, Leber- und Nierenzysten. Inaug.-Diss. Kiel 1895. — Orlow, Das Kystadenom der Leber und seine operative Behandlung. Rev. d. russ. med. Zeitschr. 1903, S. 10. — Orth, Lehrb. d. spez. pathol. Anat. Bd. 2, S. 138. — Ottendorf, Zystische Entartung der Leber und Nieren. Inaug.-Diss. Bonn 1897. — Paterson, Cystic liver and Kidneys. Brit. med. Journ. 1890, Vol. 2,

p. 735. — Petersen, Zur Chirurgie von Leber und Gallenwegen. Verhandl. d. dtsch. Ges. f. Chirurg. 1898, S. 120. — Plehn, Über einige bei Fischen beobachtete Geschwülste. Ber. Bayer. Versuchsstation München 1909, Bd. 2. — Plenk, Zur Kenntnis der solitären Leberzysten. Virchows Arch. 1910, Bd. 201, S. 335. — Poignet, Un cas curieux de kyste de foie. Méd. Paris 1880. — Porak et Couvelaire, Foie polykystique etc. Association de la dégénér. kystique du foie et des reins chez un foetus etc. Compt. rend. de la soc. d'obstétrique, de gyn. et de paed. de Paris 1901, Tome 3, p. 26. — Porrak, Kystes du foie. Bull. et mém. de la soc. anat. de Paris 1875, p. 834. — Porter, Boston med. and surg. Journ. 1900, p. 427. — Quincke, Dtsch. Arch. f. klin. Med. 1904, Bd. 79, S. 290. — v. Recklinghausen, Über die Ranula, die Zyste der Bartholinischen Drüse und die Flimmerzyste der Leber. Virchows Arch. f. pathol. Anat. u. Physiol. 1881, Bd. 84, S. 423. — Regue, Cyst. kidney and liver. Med. News 1905, Vol. 87, p. 211 u. 255 u. Transact. of the pathol. Soc. Chicago 1905, Vol. 6, p. 273. — Rehorn: Über eine große Flimmerepithelzyste der Brust- und Bauchhöhle, das Zwerchfell rechts durchsetzend. Frankfurt. Zeitschr. f. Pathol. 1921, Bd. 26, S. 109. — Reid, Intercolonial med. Journ. Vol. 1. — Ribbert, Entstehung der Zystenniere. Verhandl. d. dtsch. pathol. Ges. 1899. — Derselbe, Über Bau, Wachstum und Genese der Angiome nebst Bemerkungen über Zystenbildung. Virchows Arch. f. pathol. Anat. u. Physiol. Bd. 151, S. 381. — Roberts, Kystadenoma papilliferum multiplex. Americ. Journ. of the med. sciences 1894. — Derselbe, Recent exper. with tumours of the liver. Americ. Journ. of the med. sciences 1894, Vol. 108, p. 664. — Robson, Diseases of the Gallbladder. Fall 35. — Rolleston, Diseases of the liver. — Rolleston u. Kanthack, Beiträge zur Pathologie der zystischen Erkrankungen der Leber in Neugeborenen. Virchows Arch. f. Anat. u. Physiol. 1892, Bd. 130, S. 488. — Rosenstein, Zur Kasuistik nicht parasitärer Leberzysten. Chirurgija 1914, No. 1, ref. in Zentralbl. f. allg. Pathol. u. pathol. Anat. Bd. 25, S. 762. 1914. — Sabourin, Sur un cas de dégénér. kyst. du foie et des reins chez l'adulte. Arch. de Physiol. 1882, p. 63 u. 213. Progr. méd. 1884, No. 20. — Sänger u. Klopp, Angeborene Bauchzysten usw. Arch. f. Gynäkol. 1880, S. 415. — Saltykow, Beginnendes primäres Leberkarzinom. Zentralbl. f. allg. Pathol. u. pathol. Anat. 1912, S. 292. — Salvioli, Degenerazione cistica dei reni e del fegato. Salute ital. med. Genova 1885. — Sangalli, Voluminosi cistomi del fegato e dei reni etc. Atti del XI. Congr. med. internaz. di Roma 1894. — Sato, Kakuo, Zystenbildung in der Leber. Inaug.-Diss. München 1905. — Savage and White, Cystic degeneration of the liver. Transact. of the pathol. Soc. 1883, Vol. 34 und 1884, Vol. 35, p. 214. — Schlenzka, Inaug.-Diss. Greifswald 1867. — Schmidt, Diskussionsbemerkungen. Verhandl. d. dtsch. Ges. f. Chirurg. 1893, Bd. 22. S. 9. — Schmincke, Pathologische Anatomie der Leber, der Gallengänge usw. in Brüning-Schwalbes Handbuch der allgemeinen Pathologie und der pathologischen Anatomie des Kindesalters. 1924, II, Bd. 3, S. 1200. — Schmitz, Inaug.-Diss. Freiburg 1892. — Schürmann, Über die Genese einer Zyste mit gemischtem Epithel in der Leber eines Huhnes. Frankfurt. Zeitschr. f. Pathol. 1923, Bd. 29, S. 106. — Schultze, Dtsch. Zeitschr. f. Chirurg. 1900, Bd. 54. — Schweizer, Über ein Cystadenoma papilliferum in einer Kaninchenleber. Virchows Arch. f. pathol. Anat. u. Physiol. 1888, Bd. 113, S. 209. — Sharkey, Simple cyst in connection with the liver. Transact. of the pathol. soc. London 1881, Vol. 33, p. 168. — Shattuck, Adenocystoma of the liver. Boston med. and surg. Journ. 1900. — Shaw and Elting, Arch. of pediatr. 1909, Vol. 26, p. 818. — Shukowsky, Über Leberzysten im Kindesalter usw. Arch. f. Kinderheilk. 1909, Bd. 50, S. 110. — Siegmund, Über eine zystische Geschwulst der Leber. Inaug.-Diss. Göttingen 1889 u. Virchows Arch. f. pathol. Anat. u. Physiol. 1889, Bd. 115, S. 155. — Pye-Smith, Cystic dis. of the liver and of both kidneys. Transact. of the pathol. Soc. London 1880, Vol. 32. — Sokoloff, Ein Adenokarzinom mit Flimmerepithelzellen in der Leber. Virchows Arch. f. pathol. Anat. u. Physiol. 1900, Bd. 162, S. 1. — Sonntag, Beitrag zur Frage der solitären nichtparasitären Leberzysten. Bruns Beitr. z. klin. Chirurg. 1913, Bd. 86, S. 327. — Squadrini, Su una rara alteraz. del fegato nei bovini etc. Il. mod. zooiatro 1907, Vol. 18, p. 698. — Steiner, Beobachtungen über polyzystische Degenerationen der Nieren und Leber. Dtsch. med. Wochenschr. 1899, S. 677. — Stephan, Die Tumoren in der Leber des Hundes. Inaug.-Diss. Gießen 1909. — Stieda, Virchows Arch. f. pathol. Anat. u. Physiol. Bd. 32, S. 132. — Still, Congenit. cyst. liver with cystic kidney. Transact. of the pathol. Soc. 1898, Vol. 49, p. 155. — Tavignot, Bull. et mém. de la soc. anat. de Paris 1840, Tome 15, p. 78. — Terburgh, Über Leber- und Nierenzysten. Inaug.-Diss. Freiburg 1891. — Terillon, Bull. soc. chirurg. 1891. — Teuscher, Über die kongenitale Zystenleber mit Zystennieren und Zystenpankreas. Beitr. z. pathol. Anat. u. z. allg. Pathol. 1926, Bd. 75, S. 459. — Teutschländer, Beitrag zur Kenntnis heterologer Bildungen. Verhandl. d. dtsch. pathol. Ges. 1914. 7. Tagung. — Derselbe, Beitrag zur vergleichenden Onkologie. Zeitschr. f. Krebsforsch. Bd. 17, S. 301. — Thomas, Hepatic cyst. Med. Rec. New-York 1878. — Tuffier, Kyste non parasit. du foie (angiome biliaire). Bull. et mém. de la soc. chirurg. de Paris 1912, Tome 38, p. 1252. — Virchow, Krankhafte

Geschwülste Bd. 1. — VOISIN, Kyste uniloculaire de la surface convexe du foie. Bull. et mém. de la soc. anat. de Paris 1857. — VORPAHL, Über einen Fall von kongenitaler Zystenleber und Zystenniere usw. Beitr. z. pathol. Anat. u. z. allg. Pathol. 1912, Bd. 53, S. 477. — WACKERLE, Zur Frage der Zystenleber. Virchows Arch. f. pathol. Anat. u. Physiol. 1926, Bd. 262, S. 508. — WALDENBURG, Virchows Arch. f. pathol. Anat. u. Physiol. Bd. 40, S. 435. — WEISHAUPT, Beiträge zu den großen multilokulären Zystadenomen der Leber usw. Zeitschr. f. Geburtsh. u. Gynäkol. 1910, Bd. 65, S. 60. — WEST, London med. Journ. 1903. — WHITA, True cystic degenerat. of the liver etc. Transact. of the pathol. Soc. London 1883/84. — WINCKLER, Zur Kasuistik der Leberzysten. Inaug.-Diss. Marburg 1891. — WILKS, Cystic disease of the liver and kidney. Transact. of the pathol. Soc. of London 1856, Vol. 7, p. 235. — WINOKUROFF, Einige seltene Geschwülste bei Tieren. Inaug.-Diss. Bonn 1908. — WITTE, Erworbenes multilokuläres Adenokystom und angeborene zystische Entartung der Nieren. Inaug.-Diss. Königsberg 1896. — WITZEL, Hemicephalus mit großen Leberzysten, Zystennieren und einer Reihe anderer Mißbildungen. Zentralbl. f. Gynäkol. 1880, Bd. 4, S. 561. — YAMAGIWA, Zylinderzellenkrebs des Ductus hepaticus etc. Virchows Arch. f. pathol. Anat. u. Physiol. Bd. 147, S. 137. — ZAHN, Über mit Flimmerepithelien ausgekleidete Zysten des Ösophagus, der Pleura und der Leber. Virchows Arch. f. pathol. Anat. u. Physiol. 1896, Bd. 143, S. 170. — ZDAREK, Chemischer Befund des Inhaltes von Leberzysten usw. Zeitschr. f. Heilk. 1904, Bd. 5, S. 192.

Aus Nebennierenkeimen entstandene Geschwülste.

DE AHNA, Über einen Fall von Hypernephrom der Leber, geheilt durch Resektion. Charité Annalen. 1912, Bd. 36, S. 390. — ANARDI, Sui tumori ipernefroidi a sede renale ed epatica Tumori. 1928, Anno 14, S. II, Vol. 2, fasc. 4, p. 337. — BEER, Über Nebennierenkeime in der Leber. Zeitschr. f. Heilk., Abt. f. pathol. Anat. 1904, Bd. 25, S. 38. — BLAND. SUTTON, Tumours in animal: adrenal tumours. Journ. of anat. and physiol. Vol. 19, p. 458. — DONATI, Ipernefroma maligno del fegato. Arch. per le scienze med. 1905, Vol. 29, p. 154. — EGGELING, Eine Nebenniere im Ligamentum hepatoduodenale. Anat. Anz. 1902, Bd. 21, S. 13. — HIRSCHLER, Ein Nebennierentumor in der Leber. Frankfurt. Zeitschr. f. Pathol. 1912, Bd. 9, S. 343. — KAUFMANN, Demonstration. Allg. med. Zentralzeit. 1897, S. 234. — NICHOLSON and BALFOUR-STEWART, Abnormal position of suprarenal gland. Brit. med. Journ. 1894, Vol. 1, p. 408. — OBERNDORFER, Beiträge zur Kenntnis der Lebersyphilis nebst einem Anhang: Keimversprengung von Nebennieren in die Leber. Zentralbl. f. allg. Pathol. u. pathol. Anat. 1900, Bd. 11, S. 145. — PEPERE, Tumeur primitif du foie. Arch. de méd. exp. 1902, S. 1, Tome 14, p. 765. — POWELL, WHITE and MAIR, Demonstrat. pathol. soc. of Great Britain and Irl. 12. I. 1907, s. Lancet 1907, Vol. 1, p. 226 u. Journ. of Pathol. and Bacteriol. 1907, Vol. 12. — SCHMORL, Zur Kenntnis der akzessorischen Nebennieren. Beitr. z. pathol. Anat. u. z. allg. Pathol. 1891, Bd. 9, S. 523. STARR, Hypernephroma in the folds of the falciform ligament of the liver. Ann. of Surgery 1918, p. 318. — SWENSON, Hypernephroma of the liver. Surg. gynecol. a. obstetr. 1917, Vol. 25, p. 570. — JÜ TSCHANG TSCHING, Über Lebertumoren. Inaug.-Diss. Berlin 1918. — DE VECCHI, Über einen Fall von Hypernephrom der Leber. Virchows Arch. f. pathol. Anat. u. Physiol. 1904, Bd. 177, S. 133.

Sarkome.

ARNOLD, 2 Fälle von primärem Angiosarkom der Leber. Beitr. z. pathol. Anat. u. z. allg. Pathol. 1890, Bd. 8, S. 123. — AXTELL, Rep. of a case of prim. sarcoma of a child's liver. New-York med. Journ. 1894, Vol. 59. — v. BARDELEBEN, Ein Fall von Sarkom der Leber. Verhandl. d. dtsch. Ges. f. Chir. 1893, Bd. 21. — BARILE, Sul sarcoma rotondo parvicellulare del pollo. Il mod. zooiatro 1911, T. 22, parte scientif. p. 407. — BAUMANN and FORBES, Prim. sarcoma of the liver in infant. Transact. of the pathol. Soc. of London 1904, Vol. 55, p. 336. — BECKMANN, Demonstration. Ges. f. inn. Med. usw. in Wien, 13. Nov. 1913, s. Wien. klin. Wochenschr. 1913, S. 2060. — BERGHINZ, Mixosarcoma del fegato in un bambino. Clin. med. ital. 1900, p. 254. — BERTELLI, Contrib. allo studio dei sarcomi prim. del fegato. Policlinico 1908, Vol. 15, Nr. 6/7. — BLOCK, Über ein primäres melanotisches Endotheliom der Leber. Arch. d. Heilk. 1875, Bd. 16, S. 412. — BONDY, Angiosarcoma of the liver in an infant. Journ. of the Americ. med. assoc. 1911, Vol. 56, p. 873. — BONG, Angiosarkom der Leber bei einem Säugling. Journ. of the Americ. med. assoc. 1911. Ref. in Dtsch. med. Wochenschr. 1911, S. 807. — BOSSOWSKI, Über das primäre Sarkom der Leber. Medycyna 1902, Nr. 28. Ref. in Zentralbl. f. allg. Pathol. u. pathol. Anat. 1903, Bd. 14, S. 42 u. im Jahrb. f. Kinderheilk. 1903, Bd. 57, S. 681. — BRAMWELL, Prim. sarcoma of the liver with lage blood cyst simulating hepat. abscess. Clin. stud. Edinburgh 1905/06. — BRAMWELL and LEITH, A case of enorm. prim. sarcoma of the liver etc. Lancet 1897, Vol. 1, p. 170. — BRAULT, Sarcoma angioplast. In CORNIL e

Ranvier, Manuel d'Histol. pathol. 1901, T. 1. — Bressler, Über den intraabdominalen Verblutungstod. Frankfurt. Zeitschr. f. Pathol. 1921, Bd. 25, S. 277. — Bruck, Ein Fall von kongenitalem Lebersarkom und Nebennierensarkom usw. Jahrb. f. Kinderheilk. 1905, Bd. 62. — Brunero, Sarcomes primit. du foie d'ovides. Arch. sc. d. R. soc. et accad. veter. Ital. 1907. — Bullock and Rohdenburg, Primary sarcoma of the liver of the rat originating in the wall of a parasitic cyst. Journ. of med. research. 1913, Vol. 28, p. 477. — Bullock and Curtis, Proc. of the New York pathol. soc. 1920, N. S. Vol. 20, Nr. 6—8. — Burnet, Prim. sarcoma of the liver. Transact. pathol. Soc. 1885, Vol. 36, p. 252. — Carmichael and Wade, A case of prim. sarcoma of the liver in an child aged 4 months. Lancet 1907, Vol. 1, p. 1267. — Castelli, Peritelioma primit. d. fegato. osped. maggiore scient. prat. di Milano 1907, T. 2. — Cavaccini, Gazz. internaz. med.-chirurg. Napoli 1911, Vol. 14. — Cesaris-Demel, Sul sarc. prim. del fegato. Arch. delle scienze med. 1900, Vol. 24, p. 273. — Chavasse, Brit. med. Journ. 1901, Vol. 1, p. 404. — Chiari, Über ein Fibrom der Leber. Wien. med. Wochenschr. 1877, S. 365. — Concetti, L'insegnamento delle pediatria in Roma. III Rendiconto. 1901. — Cornil et Cazalis, Myxome du foie. Gaz. méd. de Paris 1872. — Costantini, Sui sarcomi prim. del fegato. Bull. delle scienze Med. di Bologna 1909. Anno 53, S. 8, Vol. 9. — Crispell, A case of prim. angiosarcoma of the liver. Journ. of Pathol. and Bacteriol. 1906, Vol. 11. — Delépine, A case of prim. melanot. sarcoma of the liver. Transact. pathol. Soc. London 1891, Vol. 42, p. 161. — Dionisi, Sui sarcomi primitivi del fegato. Policlinico 1900, Vol. 7. — Dominici e Merle, Tumeur comp. du foie. Arch. de Méd. exp. et d'Anat. pathol. 1909, Tome 21, p. 136. — Dopter, Sus un cas de sarcome angioplast. Arch. de méd. exper. 1900, Tome 12. — Dubs, Über ein angebliches nach Trauma entstandenes primäres Sarkom der Leber. Dtsch. Zeitschr. f. Chirurg. 1916, Bd. 138, S. 1. — Fabozzi, Ult. contrib. all'istogen. dei tumori prim. del fegato. Gli Incurabili 1903, fasc. 5/6. — Fischer, Über primäres Sarkom der Leber. Inaug.-Diss. Würzburg 1900. — Foote, Hemangio-endotheliosarcoma of the liver. A disease of early life. Journ. of the Americ. med. assoc. 1919, Vol. 73, p. 1042. — Ford, Sarcoma and cirrhosis of liver. Americ. Journ. of the med. sciences 1900, Vol. 1, p. 413, ref. in Zentralbl. f. Chirurg. 1901. — Frerichs, Klinik der Leberkrankheiten 1861, Bd. 2, S. 319. — Fuhrhans, Über primäres Leberkarzinom usw. Inaug.-Diss. Würzburg 1904. — Gee, Cancer of the liver in an infant. St. Barthol. Hosp. Rep. 1871, Vol. 7. — Gemelli, Di un sarcoma primitivo del fegato. Riv. crit. di clin. med. 1902. — Goldstein, Primary sarcoma of the liver with the rept. of a case. Internat. clin. 1921, Vol. 2, p. 73. — Grünberg, Biol. Abt. d. ärztl. Ver. Hamburg, s. Münch. med. Wochenschr. 1904, S. 1037. — De Haan, Primäres Angiosarcoma alveol. mult. der Leber. Beitr. z. pathol. Anat. u. z. allg. Pathol. 1903, Bd. 34, S. 215. — Hachfeld, Primärer Leberkrebs usw. Primäres malignes Endotheliom der Leber im Bilde einer Leberzirrhose. Inaug.-Diss. Halle 1914. — Heaton, Congenit. round celled sarcoma of the liver. Transact. pathol. Soc. London 1898, Vol. 49, p. 140. — Hecht, Demonstration. Ges. f. inn. Med. usw. Wien 1909, s. Berl. klin. Wochenschr. 1909, S. 324. — Hedrén, Hygiea 1913. — Hektoen, Transact. of the Chicago pathol. soc. 1896/97, Vol. 2, p. 137. — Henoch, Kinderkrankh. 1899, S. 583. — Henschen, Prim. cystoese leverkraefta hos en 14 ars flecka. Upsala loecare foerenings foerhand 1887, Bd. 20. — Hetzel, Ein Fall von Melanosarkom der Leber. Inaug.-Diss. Erlangen 1894. — Hewlett, Prim. sarcoma of the liver in an child 14 weeks old. Intercolon. med. Journ. 1899, Vol. 4, p. 615, s. Lancet 1901, Vol. 1, p. 427. — Hoerup, Hospitals tidende 1867, Bd. 10, Nr. 1. — Holm, Fall von primärem Sarkom der Leber. Inaug.-Diss. Tübingen 1904 u. Arb. a. d. pathol. Inst. Tübingen 1904, Bd. 5. — Holt, Prim. adenosarcoma of the liver. Arch. of pediatrics 1905. — Hutyra, Adatyka a majelagunatot. Tanahoz. Orvosy Hetilap 1886, Bd. 30, S. 409 u. 433. — Israel, Exstirpation eines primären Lebersarkoms. Dtsch. med. Wochenschr. 1894, S. 669. — Johan, Kongenitales Lymphosarkom der Leber eines 3 Wochen alten Säuglings. Jahrb. f. Kinderheilk. 1922, Bd. 97, S. 200. — Jones, Keneth, Prim. sarcoma of the liver. Brit. med. Journ. 1906, Vol. 1, p. 1463. — v. Kahlden, Über das primäre Sarkom der Leber. Beitr. z. pathol. Anat. u. z. allg. Pathol. 1897, Bd. 21, S. 264. — Kahle, Über ein Hämangiom und Leukozyten erzeugendes Angiosarkom zirrhotischer Leber. Virchows Arch. f. pathol. Anat. u. Physiol. 1919, Bd. 226, S. 44. — Kakuda, Kyoto Jgakkwai Zasshi 1899, p. 331. — Kanthack and Lloid, Three cases of prim. malign. dis. of the liver. St. Barthol. Hosp. Rep. 1896, Vol. 31, p. 155. — Mc Kee, A case of Endothelioma of the liver. The illustr. med. World. 1889, Vol. 3. — Klee, A case of Endothelioma of the liver. Transact. R. Acad. med. Ireland 1889. — Knoch, Fall von Melanosarkom der Leber. Bohutschnaja gaz. Botkin 1894, Nr. 37. — Knott, Prim. sarcoma of the liver. Surg., gynecol. a. obstetr. 1908, Vol. 7, Nr. 3. — Koltmann, Korrespbl. f. Schweiz. Ärzte 1872, Bd. 2, S. 469. — Kothny, Über ein Hämangioendotheliom in zirrhotischer Leber. Frankfurt. Zeitschr. f. Pathol. 1912, Bd. 10, S. 20. — Krassnobajew, Lebersarkom bei einem Kinde von $1\frac{1}{2}$ Jahren. Djetskaja Med. 1897, Nr. 2. — Kümmel, Demonstration eines exstirpierten primären Lebersarkoms. Dtsch. med. Wochenschr. 1895, Ver.-Beil.

S. 115. — Lancereaux (Fall 1 und 2), Atlas d'anat. pathol. Paris, Masson 1871. — Leduc, Sarcome mélanot. du foie. Progr. méd. 1880, Tome 8, p. 591. — Lendrop, Et Tilfaelde af Leversarcom hos et spaedt Barn. Hospitalstidende Kopenhagen 1893, p. 217. Jahrb. f. Kinderheilk. 1894, Bd. 37, S. 435. — Löhlein, Über eine eigentümliche Leberveränderung, Verhandl. d. dtsch. pathol. Ges. 1909, S. 320. — Ludwig, Sarkom der Leber mit beiderseitiger diffuser Nierensarkomatose bei einem Hahn. Zeitschr. f. Krebsforsch. 1913, Bd. 13, S. 81. — Luschka, Über eine umfängliche Bindegeschwulst der Leber usw. Virchows Arch. f. pathol. Anat. u. Physiol. Bd. 15. — Maffucci, Nota prev. sul cancro primitivo del fegato. Mov. med. chirurg. 1881, A. 13. — Marique, Sarcome d. foie chez un enfant de 17 mois. Journ. de chirurg. et Annal. de la soc. Belg. de chirurg. 1910. — Marx, Über das primäre Sarkom der Leber. Zentralbl. f. allg. Pathol. u. pathol. Anat. 1904, Bd. 15, S. 433. — Meissenbach, Myxosarcoma of the liver in an infant of 4 months. Weekly med. regard St. Louis 1884, Vol. 9, p. 433. — Memmo, Un rarissimo caso di sarcoma del fegato. Giorn. d. ass. Nap. di med. e nat. 1899. — Millard, Diath. sarcomateuse. L'Union méd. 1880, Tome 8. — Morgenthaler, Angiosarcoma of the liver. Long Island med. journ. 1908. — Morrow and Mc. Kinstry, Brit. med. journ. 1919, Vol. 2, p. 378. — Naunyn, Über eine eigentümliche Geschwulstform der Leber (Cystosarkoma hepatis). Arch. f. Anat. u. Physiol. 1866, S. 710. — Nazari, Contrib. allo stud. dei sarcomi prim. del fegato. Policlinico sez. med. 1905. — Orth, Über primäres Lebersarkom. Inaug.-Diss. Straßburg 1885. — Parker, Diffuse sarcoma of the liver probably congenital. Transact. of the pathol. Soc. London 1880, Vol. 31, p. 290. — Pater, Examen histol. d'un sarcome prim. du foie a type fusocellul. Bull et mém. de la soc. anat. de Paris 1905, T. 80. — Pellacani, Sarcoma fasc. del fegato etc. Riv. clin. di Bologna 1880, No. 10, p. 236, s. Virchow-Hirschs Jahresber. 1880, S. 271. — Penrose, Pigmented growth of liver (apparent. prim. Sarcoma). Transact. pathol. Soc. London 1891, Vol. 42, p. 172. — Pepere, I tumori maligni prim. del fegato. Napoli casa editor. Pasquale 1902. Nota prev. Policlinico 1900. — Pepper, A study of congenit. sarcoma of the liver and suprarenal. Americ. Journ. of the med. sciences 1901. — Peyser, Ein Fall von Angiosarkom der Leber und des Magens. Inaug.-Diss. München 1893. — Picone, La chirurgia epatica dal punta di visto emostatico. Clin. chirurg. 1914, T. 22. — Pinfray, Sarcome du foie. Bull. et mém. de la soc. anat. de Paris 1868. — Pisano, Sui sarcomi primit. d. fegato e su la migl. conosc. anat.- clin. d. neopl. epat. Il Policlinico 1914, Vol. 21, p. 145 u. 230. — Pitt, Newton, Sarcoma of the liver and suprarenal in an baby. Transact. pathol. Soc. London 1898, Vol. 89, p. 143. — Plehn, Über einige bei Fischen beobachtete Geschwülste usw. Ber. d. Bayer. biolog. Versuchsstation München 1909. — Podrouzek, Beiträge zur Kasuistik der primären Lebersarkome. Prag. med. Wochenschr. 1888, S. 341. — Ponjatowsky, 2 Fälle primärer Bindegewebsgeschwülste der Leber. Med. Beih. d. russ. Marine-Zeitschr. 1908, Nr. 1. — Port, Ärztl. Ver. in Nürnberg, s. Dtsch. med. Wochenschr. 1902, S. 262. — Puritz, Über Sarkom mit sog. chronischem Rückfallfieber. Virchows Arch. f. pathol. Anat. u. Physiol. 1891, Bd. 125. — Ravenna, Sui cosi detti tumori endoteliali. Mem. 2. Gli emoangioendoteliomi del fegato. Arch. per le scienze med. 1905, T. 29. — Rehn-Weigert, Verhandl. d. 5. Vers. d. Ges. f. Kinderheilk. 1887. — Rendu, Sarcoma of the liver. Rep. sup. surg. gen. mar. Hosp. Washington 1889. — Roberts, A case of fungus haematoides of the liver. Lancet 1867. Vol. 1, p. 77. — Rolleston-Trevor, Development of a prim. sarcoma in a cirrhotic liver. Journ. of Pathol. and Bacteriol. 1911, Vol. 15, p. 247. — Rossi, Note d'anatom. patolog. etc. La clin. veter. 1906, T. 29, p. 951. — Rothrock, Tr. of the pathol. soc. Philadelphia 1889/91, Vol. 15, p. 19. — Rubinato, Über einen Fall von primärem Lebersarkom mit Zirrhose der Leber. Dtsch. Arch. f. klin. Med. 1905, Bd. 82, S. 189. — De Ruyter, Kongenitale Geschwulst der Leber und der Nebennieren. Langenbecks Arch. 1890, Bd. 40, S. 95. — Saltykow, Über den Krebs der großen Gallengänge und die primären bösartigen Geschwülste der Leber. Korrespbl. f. Schweiz. Ärzte 1914, Nr. 13. — Salvini, Sopra un case di sarcoma prim. del fegato etc. Rif. Med. 1906, Vol. 22. — Scheidemantel, Ein Fall von primärem Sarkom der Leber. Inaug.-Diss. Erlangen 1903. — Schlesinger, Diskussionsbemerkung. Ges. f. inn. Med. usw. in Wien, 13. 10. 1913, s. Wien. klin. Wochenschr. 1913, S. 2060. — Schupfer, Sui sarcomi prim. con cirrosi del fegato. Rif. med. 1907. — Simonini, Contr. allo studio d. sarc. prim. del fegato. Rif. med. 1902, anno 18. — Sklifassowski, Wratsch 1890, Nr. 27. — Smith, Four unusual malignant tumors of the liver. Arch. of pathol. a. laborat. med. 1926, Vol. 1, Nr. 3. — Steffen, Die malignen Geschwülste im Kindesalter 1905. — Steinhaus, Pathologisch-anatomische Kasuistik: a) Sarcoma magnifusocellulare multipl. hepat. cum cell. gigant. Zentralbl. f. allg. Pathol. u. pathol. Anat. 1900, Bd. 11, S. 821. — Stephan, Die Tumoren in der Leber des Hundes. Inaug.-Diss. Gießen 1909. — Terplan, Ein Fall von primärem Lebersarkom. Zentralbl. f. allg. Pathol. u. pathol. Anat. 1921, Bd. 31, S. 453. — Theodorow, Ein Fall von primärem Sarkom der Leber. Zentralbl. f. allg. Pathol. u. pathol. Anat. 1908, Bd. 19, S. 507. — Tooth, Diffused lymphosarcoma of the liver. Transact. pathol. Soc. 1885, Vol. 36, p. 236 u. Lancet 1884, Vol. 2, p. 827. —

D'Urso, Endotelioma prim. del fegato. Atti d. R. Accad. med. chirurg. Napoli 1896, anno 4. — Varshavski, Sarcoma pecheni Eened. klin. Gaz. St. Petersburg 1881. — De Vecchi, Soc. med. chir. di Bologna, 6. Juni 1908. — Derselbe e Guerrini, Due casi di sarcoma prim. del fegato. Rif. med. 1901, anno 17. — Della Vecchia, Contrib. allo studio dei sarcomi primit. del fegato. Gazz. internaz. de med. 1904. — Wagner, in Gerhardt, Kinderkrankh. Bd. 4, 2, S. 80, 1865 u. Birch-Hirschfeld, Krankheiten der Leber, S. 832. — Walch, Sarcome prim. du foie. Bull. et mém. de la soc. anat. de Paris 1891. — Walter, Über das multiple Auftreten primärer bösartiger Neoplasmen. Arch. f. klin. Chirurg. 1896, Bd. 53, S. 1. — Warren, Melanotic sarcoma of the liver. Boston med. Journ. 1871. — West, Kinderkrankheiten; bearb. von Wegner, Berlin 1853, S. 393. — White, A case of prim. melanotic carcinoma of the liver. Transact. pathol. Soc. London 1886, Vol. 37, p. 272. — Windrath, Über die Sarkombildung in der Leber mit Beschreibung eines Falles von primärem Spindelzellensarkom der Leber. Inaug.-Diss. Freiburg 1885. — Winocomoff, Arch. f. Kinderheilk. Bd. 21. — Wyssokowitsch, Verhandl. d. Kiewer ärzt. Ver. Bd. 5. Zit. nach Saltykow.

Endotheliome.

Akiba, Über Wucherung der Retikuloendothelien in Milz und Lymphknoten usw. Virchows Arch. f. pathol. Anat. u. Physiol. 1926, Bd. 260, S. 262. — Brault, Sarcomes angioplastiques in Cornil et Ranviers Manuel d'Histol. pathol. 1901, 3. Aufl. — Blumberg, Hämangioendotheliom der Leber. Virchows Arch. f. pathol. Anat. u. Physiol. 1926, Bd. 261, S. 82. — Dassel, Über ein metastasierendes Hämangioendotheliom der Leber. Frankfurt. Zeitschr. f. Pathol. 1928, Bd. 36, S. 99. — Fischer, Über ein primäres malignes Angioendotheliom der Leber. Verhandl. d. Ges. dtsch. Naturforsch. u. Ärzte, 80. Vers. Köln 1908, 2. Teil, 2. Hälfte, S. 7. — Derselbe, Über ein primäres Angioendotheliom der Leber. Frankfurt. Zeitschr. f. Pathol. 1913, Bd. 12, S. 399. — Goedel, Geschwulstpathologische Beiträge. Frankfurt. Zeitschr. f. Pathol. 1923, Bd. 29, S. 388. — Goldschmid und Isaac, Endothelhyperplasie als Systemerkrankung des hämatopoetischen Apparates. Dtsch. Arch. f. klin. Med. 1922, Bd. 138, S. 291. — Grabowski, Arb. a. d. path. Inst. Polens 1927, Bd. 2, S. 77. — Hachfeld, Primärer Leberkrebs usw. Primäres malignes Endotheliom der Leber im Bilde einer Leberzirrhose. Inaug.-Diss. Halle 1914. — Kahle, Über ein Hämogonien und Leukozyten erzeugendes Angiosarkom in zirrhotischer Leber. Inaug.-Diss. Jena 1919. — McKee, A case of Endothelioma of the liver. Tr. R. Acad. med. Ireland 1889, p. 283. — Kothny, Über ein Hämangioendotheliom in zirrhotischer Leber. Frankfurt. Zeitschr. f. Pathol. 1912, Bd. 10, S. 20. — Letterer, Aleukämische Retikulose. Frankfurt. Zeitschr. f. Pathol. 1924, Bd. 30, S. 377. — Löhlein, Über eine eigentümliche Lebererkrankung. Verhandl. d. dtsch. pathol. Ges. 13. Tag. 1909, S. 320. — Marx, Über einen eigenartigen primären Tumor der Leber. Beitr. z. pathol. Anat. u. z. allg. Pathol. 1904, Bd. 36, S. 585. — Nazari, Contr. allo studio dei sarcomi prim. del fegato. Policlinico 1905, Vol. 12. — Neubürger und Singer, Zur Frage des diffusen Hämangioendothelioms der Leber. Frankfurt. Zeitschr. f. Pathol. 1927, Bd. 35, S. 543. — Orzechowski, Über die primären blutbildenden Hämangioendotheliom der Leber. Virchows Arch. f. pathol. Anat. u. Physiol. 1928, Bd. 267, S. 63. — Pentmann, Zur Lehre der Splenomegalie (diffuse Kapillarendothelwucherung in Milz und Leber usw.). Frankfurt. Zeitschr. f. Pathol. 1915, Bd. 18, S. 121. — Ravenna, Sui cosidetti tumori endoteliali. Mem. seconda: Gli emoangiodoteliomi del fegato. Arch. per le scienze med. 1905, Vol. 29, p. 124. — Schlesinger, Primäres malignes Angioendotheliom in der zirrhotischen Leber. Inaug.-Diss. Frankfurt 1920. — Schmincke, Diskussionsbemerkungen zu Löhlein. Verhandl. d. dtsch. pathol. Ges. 1909, 13. Tag., S. 322. — Schönberg, Das Hämangioendotheliom der Leber. Frankfurt. Zeitschr. f. Pathol. 1923, Bd. 29, S. 77. — Schultz, Wermbter und Puhl, Eigentümliche granulomartige Systemerkrankung des hämatopoetischen Apparates usw. Virchows Arch. f. pathol. Anat. u. Physiol. 1924, Bd. 252, S. 519. — Schwarz, Über maligne Geschwülste des retikuloendothelialen Apparates (Angioendotheliom der Milz und Leber). Inaug.-Diss. Frankfurt 1922. — Smith, Four unusual malignant tumors of the liver. Arch. of pathol. and laborat. med. 1926, Vol. 1, p. 365. — Veeder and Austin, Mult. congen. hemangio-endotheliomas of the liver. Americ. Journ. of the med. sciences 1912/13., Vol. 104, p. 102.

Mischgeschwülste u. dgl. — Chorionepitheliome.

Albrecht, Verhandl. d. dtsch. pathol. Ges. V. Tagung 1902, S. 212, Diskussionsbemerkungen. — Bellingham, Smith and Shaw, Proc. of the Roy. soc. of med. Sect. for childr. dis. 1922, Vol. 15. — Bostroem, Das Chorionepitheliom. Beitr. z. pathol. Anat. u. z. allg. Pathol. 1927, Bd. 76, S. 293. — Brault, Sarcomes angioplastiques. Cornil et Ranviers Man. d'histol. pathol. 1901, 3. Aufl. — Chajutin, Zur Kenntnis der primären

multiplen bösartigen Geschwülste. Virchows Arch. f. pathol. Anat. u. Physiol. 1926,
Bd. 261, S. 315. — Christeller und Oppenheimer, Über ein ektopisches Chorionepitheliom
der Leber. Virchows Arch. f. pathol. Anat. u. Physiol. 1925, Bd. 257, S. 691. — Dominici
et Merle, Arch. de Méd. exp. 1909, Tome 21, p. 136. — Fischer, B., Primäres Chorionepitheliom der Leber. Frankfurt. Zeitschr. f. Pathol. 1913, Bd. 12, S. 462. — Grünberg,
Demonstration der biologischen Abteilung des ärztlichen Vereins in Hamburg, 15. 3.
1904, s. Münch. med. Wochenschr. 1904, S. 1037. — Gurewitsch, Ein ektopisches Chorionepitheliom der Leber nach Blasenmole. Inaug.-Diss. Gießen 1911. — Hippel, Zur Kenntnis
der Mischgeschwülste der Leber. Virchows Arch. f. pathol. Anat. u. Physiol. 1910, Bd. 201,
S. 326. — Idzumi, Über einen Fall von primärem Leberkarzinom im Säuglingsalter. Arch.
f. klin. Chirurg. 1913, Bd. 100, S. 1181. — Lubarsch, Zur Lehre von den Geschwülsten
und Infektionskrankheiten. S. 279. Wiesbaden: Bergmann 1899. — Marx, Über einen
eigenartigen primären Tumor der Leber. Beitr. z. pathol. Anat. a. z. allg. Pathol. 1904,
Bd. 36, S. 585. — Meckel, s. Langenbuch. — Misick, A case of teratoma hepatis. Journ.
of pathol. a. bacteriol. 1898, Vol. 5, p. 128. — Nakamura, Gann. Jahrg. 5, 1911. —
Nissel, Die Mischgeschwülste der Leber. Mit besonderer Berücksichtigung eines Falles
von geplatzter Mischgeschwulst der Leber bei einem Neugeborenen. Virchows Arch. f.
pathol. Anat. u. Physiol. 1928, Bd. 269, S. 446. — Philipp, 2 interessante Fälle von
bösartigen Neubildungen bei kleinen Kindern. Jahrb. f. Kinderheilk. 1908, Bd. 68,
S. 353. — Roesch, Ein Fall gleichzeitigen Vorkommens von Sarkom und Karzinom bei
demselben Individuum. Virchows Arch f. pathol. Anat. u. Physiol. 1923, Bd. 245, S. 9. —
Saltykow, Über den Krebs der großen Gallengänge und die primären bösartigen Geschwülste der Leber. Korrespbl. f. Schweiz. Ärzte 1914, Nr. 13. — Sissoew, Wissenschaftliche Sammelschrift z. 50jähr. Jubil. Prof. Netschaews 1922, zit. nach Nissel. —
Stranz, Über Mischgeschwülste der Leber. Inaug.-Diss. Breslau 1915. — Walter, Das
multiple Auftreten primärer bösartiger Neoplasmen. Arch. f. klin. Chir. 1896, Bd. 53,
S. 1. — Yamagiwa, Zur Kenntnis des primären parenchymatösen Leberkarzinoms („Hepatoma"). Virchows Arch. f. pathol. Anat. u. Physiol. 1911, Bd. 206, S. 437. — De Zalka,
Concerning ectopic chorionepithelioma. Americ. Journ. of pathol. 1928, Vol. 4, p. 59.

Kavernome.

Albrecht, Zur Einteilung der Geschwülste. Frankfurt. Zeitschr. f. Pathol. 1909,
Bd. 3. — Beneke, Kasuistische Beiträge zur Geschwulstlehre: III. Zur Genese der Leberangiome. Virchows Arch. f. pathol. Anat. u. Physiol. 1890, Bd. 119, S. 54, bzw. 76. —
v. Bergmann, Zur Kasuistik der Leberchirurgie. Verhandl. d. dtsch. Ges. f. Chirurg.
22. Kongr. 1893, S. 218. — Böttcher, Umwandlung kavernöser Geschwülste der Leber
zu festen narbigen Knoten. Virchows Arch. f. pathol. Anat. u. Physiol. 1863, Bd. 28. —
Brüchanow, Über die Natur und Genese der kavernösen Hämangiome der Leber. Zeitschr.
f. Heilk. 1899, Bd. 20, S. 131. — Burckhard, Beiträge zur pathologischen Anatomie des
kavernösen Angioms der Leber. Inaug.-Diss. Würzburg 1894. — Chartier, Angiome caver-
neux du foie etc. Bull. et mém. de la soc. anat. de Paris 1904, Tome 79, p. 72. — Chervinsky, Cas d'angiome cavern. multiple chez un enfant de six mois. Arch. de Physiol. norm
et pathol. 1885, Tome 6, p. 3. — Chiari, Über ein Fibrom der Leber. Wien. med. Wochenschrift 1877, S. 365. — Cornil et Cazalis, Myxome du foie. Gaz. méd. de Paris 1872. —
Earl, Multiple Cavernomata of the liver. R. Acad. of med. in Ireland 1903, Vol. 21. —
v. Eiselsberg, Wien. klin. Wochenschr. 1891, Nr. 6. — Ewald, Beitr. z. Gen. d. Leberkavernoms. Inaug.-Diss. Würzburg 1896. — Fabris, Kavernöse Degeneration der
Leber. Beitr. z. pathol. Anat. u. z. allg. Pathol. 1900, Bd. 28, S. 349. — McFadyean,
Cavernous angioma of the liver of the ox. Journ. of comp. pathol. and therap. 1890,
p. 345. — v. Falkowski, Über eigenartige mesenchymale Hamartome in Leber und Milz
usw. Beitr. z. pathol. Anat. u. z. allg. Pathol. 1914, Bd. 57, S. 385. — Fleischmann, Tumor
cavernosus der Leber. Demonstrat. Geb.-Gynäkol. in Wien 8. 2. 1916, s. Wien. klin.
Wochenschr. 1916, S. 632. — Frerichs, Klinik der Leberkrankheiten. Braunschweig 1861. —
Gatewood, A congen. hemangioma of the liver. Transact. of the Chicago pathol. soc.
1912, Vol. 8, p. 312. — v. Genersich, Operierter Fall eines kindskopfgroßen Angioma
cavern. hepat. Med. Klinik 1908, Nr. 45. — v. Häfen, Zur Statistik der Cholelithiasis
im Anschluß an einen Fall von Perforation eines Leberkavernoms in Gallenblase und
Bauchhöhle. Inaug.-Diss. Würzburg 1898, s. auch Borst. II. Ber. über Arb. a. d. pathol.
Inst. zu Würzburg 1898. — Hammer, Beitrag zur Pathologie der Neugeborenen. 2. Leber-
angiom beim Neugeborenen. Zeitschr. f. Geburtsh. u. Gynäkol. 1903, Bd. 50, S. 213 bzw.
223. — Hedrén, Teleangiektasia hepatis disseminata und ihre Pathogenese. Beitr. z. pathol.
Anat. u. z. allg. Pathol. 1909, Bd. 45, S. 306. — Hedrén (Schürz), Die Ätiologie der
Angiomatosis der Rindsleber. Arch. f. wiss. u. prakt. Tierheilk. 1911, Bd. 37, Heft 3. —
Hommerich, Hamartoma haemoplasticum hepatis. Frankfurt. Zeitschr. f. Pathol. 1907,
Bd. 1, S. 126. — Jäger, Die Teleangiektasis der Leber der Bovinen. Arch. f. wiss. u. prakt.

Tierheilk. 1907, Bd. 33, S. 71. — Derselbe, Sogenannte Kavernome der Rinderleber. Verhandl. d. dtsch. pathol. Ges. 1909, 13. Tag., S. 315. — Jaffé, Angiomatosis hepatis beim Menschen. Verhandl. d. dtsch. pathol. Ges. 1923. 19. Tagung, S. 202. — Johne, Bericht über das Veterinärwesen im Königr. Sachsen 1888, S. 37. — Jost, Über das Vorkommen der hyalinen Degeneration in den Angiomen der Leber. Inaug.-Diss. Heidelberg 1891. — Kappeler, Beiträge zur Genese der Leberkavernome. Inaug.-Diss. Zürich 1899. — Kasai, Leberangiome mit Ausgang in Fibrombildung. Münch. med. Wochenschr. 1907, Bd. 2, S. 1983. — Kaufmann, Fall von Kavernomgeschwulst der Leber. Inaug.-Diss. Berlin 1913. — Kempf, Leberveränderungen infolge von Cumarinvergiftung. Zentralbl. f. allg. Pathol. u. pathol. Anat. 1901, Bd. 12, S. 819. — Kitt, Kapillarfleckige Angiomatose der Rindsleber. Monatsh. f. prakt. Tierheilk. 1895, Bd. 6, S. 157 u. Lehrb. 1900, S. 678. — Langer, Erfolgreiche Exstirpation eines großen Hämangioms der Leber. Langenbecks Arch. 1901, Bd. 64, Heft 3. — Langhans, Kasuistische Beiträge zur Lehre von den Gefäßgeschwülsten. Virchows Arch. f. pathol. Anat. u. Physiol. Bd. 75. — Leflaive, Angiome du foie etc. Bull. et mém. de la soc. anat. de Paris 1887, p. 379. — Levaditi, Kumarinvergiftung. Zentralbl. f. allg. Pathol. u. pathol. Anat. 1901, Bd. 12, S. 241. — Lilienfeld, Über die Entstehung der Kavernome in der Leber. Inaug.-Diss. Bonn 1888. — Ljunggren, Zur Kenntnis des progredienten Leberkavernoms. Nord. med. Ark. 1902, Abt. 1, Heft 4, Nr. 18. — Lücke, Die Kombinationen der kavernösen Geschwülste und ihre Umwandlung. Virchows Arch. f. pathol. Anat. u. Physiol. 1865, Bd. 33. — Ludwig, Zur Pathogenese und systematischen Stellung der Leberkavernome. Zentralbl. 1918, Bd. 28, S. 497. — Lunghetti, Sopra un caso di cosidetta teleangettasia disseminata del fegato. Lo sperimentale 1913, Vol. 67, fasc. 3, p. 267. — Luschka, Über eine umfängliche Bindegewebsgeschwulst der Leber usw. Virchows Arch. f. pathol. Anat. u. Physiol. Bd. 15. — Mantle, An unusually large Angioma of the liver. Brit. med. Journ. 1903, Vol. 1, p. 365. — Marek, Teleangiectasia maculosa hepatis. Veterinarius Nr. 7, s. Jahresber. von Ellenberger u. Schütz 1895. — Martinotti, Angioma hepat. bei einem Mädchen. Arch. ital. di Pediatria 1889, p. 107. Ref. im Jahrb. f. Kinderheilk. 1890, Bd. 31, S. 103. — May, Über Haemangioma cavernosum der Leber und seine Genese. Inaug.-Diss. Würzburg 1898, s. auch, Borst. II. Ber. üb. Arb. a. d. pathol. Inst. zu Würzburg 1898, S. 37. — Merkel, Über die Umwandlung der Leberkavernome in fibromähnliche Knoten. Beitr. z. pathol. Anat. u. z. allg. Pathol. 1904, Bd. 36, S. 574. — v. Meyenburg, Die Zystenleber. Beitr. z. pathol. Anat. u. z. allg. Pathol. 1918, Bd. 64, S. 477. — Meyer, Beiträge zur pathologischen Anatomie der Leber. Virchows Arch. f. pathol. Anat. u. Physiol. 1908, Bd. 194, S. 212. — Michailow, Ein Fall von Leberangiom bei einem Kinde. Pädiatr. Ges. in Moskau, 27. 12. 1899, s. Arch. f. Kinderheilk. 1901, Bd. 31, S. 291. — Mittasch, Demonstration makroskopischer und mikroskopischer Präparate von Organveränderungen bei tuberöser Hirnsklerose. Ges. f. Natur- u. Heilk. z. Dresden 6. 2. 1922, s. Münch. med. Wochenschr. 1922, Bd. 2, S. 571. — Ottendorf, s. unter Zysten. — Payne, Vascular tumours of the liver etc. Transact. of the pathol. Soc. London 1869, Vol. 20. — Pfannenstiel, Erfolgreiche Exstirpation eines großen kavernösen Leberangioms. Allg. med. Zentralzeit. 1898, Bd. 47. — Pick, Über totale hämangiomatöse Obliteration des Pfortaderstammes usw. Virchows Arch. f. pathol. Anat. u. Physiol. 1909, Bd. 197, S. 490. — Pilliet, Hématopoïèse dans les angiomes du foie. Progr. méd. 1891, p. 50. — Pisenti, Fibrome mult. del fegato. Lavor. dell' istit. Perugia 1886. — Ravenna, Sopre alcune formaz. atipiche a localisazione multipl. etc. Il mod. Zooiatra 1911. — Ribbert, Über Bau, Wachstum und Genese der Angiome. Virchows Arch. f. pathol. Anat. u. Physiol. 1898, Bd. 151, S. 384. — Richter, Über einen Fall von Leberkavernom. Gynäkol. 1917, 41. Jahrg., S. 221. — Roggenbau, Zur Kenntnis der kavernösen Angiome der Leber. Beitr. z. pathol. Anat. u. z. allg. Pathol. 1910, Bd. 49, S. 313. — v. Rosenthal, Exstirpation einer Lebergeschwulst. Dtsch. med. Wochenschr. 1897, S. 55. — Rühmekorf, Über multiple disseminierte Kapillarektasien der Leber des Rindes usw. Inaug.-Diss. Leipzig 1907. — Saake, Multiples disseminiertes Leberangiom des Rindes. Arch. f. wiss. u. prakt. Tierheilk. 1893, Bd. 19, S. 193. — Derselbe, Über angiomatöse Entartung der Leber usw. Dtsch. Zeitschr. f. Tiermed. 1896, Bd. 22, S. 142. — Saltykow, Diskussion zu Jäger. Verhandl. d. dtsch. pathol. Ges. 1909, 13. Tag., S. 319. — Scheffen, Beiträge zur Histogenese der Leberkavernome. Inaug.-Diss. Bonn 1897. — Schmieden, Über Bau und Genese der Leberkavernome. Virchows Arch. f. pathol. Anat. u. Physiol. 1900, Bd. 161, S. 373. — Schrohe, Teleangiektasien der Leber. Virchows Arch. f. pathol. Anat. u. Physiol. 1899, Bd. 156, S. 37. — Van der Sluys u. Korevaar, Angioma cavernosum in de Lever by Rinderen. Holl. Zeitschr. f. Tiermed. 1890, Bd. 18, S. 27. — Stamm, Beiträge zur Lehre von den Blutgefäßgeschwülsten. Inaug.-Diss. Göttingen 1891. — Stockmann, Origin of the cavernous angioma in the liver of the ox. Journ. of comp. Pathol. a. Therap. 1896, p. 320. — Stroh, Über die fleckige Kapillarektasie in der Leber der Wiederkäuer. Monatsh. f. prakt. Tierheilk. 1903, Bd. 14, S. 133. — Swetschnikow, Über eigentümliche Teleangiektasien der Leber. Ref. in Zentralbl. für allg. Pathol. u. pathol. Anat. Bd. 21, S. 1085.

Ugriumow, Über 2 seltene Fälle von Gefäßneubildungen in der Milz und Leber. Virchows Arch f. pathol. Anat. u. Physiol. 1926, Bd. 259, S. 366. — Veeder and Austin, Zentralbl. f. allg. Pathol. u. pathol. Anat. 1912, Bd. 13, S. 550. — Versé, Über die kavernöse Umwandlung des periportalen Gewebes bei alter Pfortaderthrombose. Beitr. z. pathol. Anat. u. z. allg. Pathol. 1910, Bd. 48, S. 526. — Waetzold, s. unter Adenomen. — Wagner, Fall von Blutzysten der Leber. Arch. f. Heilk. 1851, Bd. 2, S. 360. — Wördehoff, Über die Genese der Leberkavernome. Inaug.-Diss. Würzburg 1901.

Sekundäre Lebergeschwülste.

Bandelier, Inaug.-Diss. Greifswald 1896. — v. Beestein, Myommetastasen in Leber, Lunge und Muskel. Festschr. f. Orth. Berlin 1903, S. 231. — Bejach, Zeitschr. f. Krebsforsch. 1917, Bd. 16, H. 2. — Bollinger, Über Carcinoma hepatis. Inaug.-Diss. Würzburg 1880. — Borst, Die Lehre von den Geschwülsten. Wiesbaden: Bergmann, 1902. — Bressler, Über den intraabdominalen Verblutungstod. Frankfurt. Zeitschr. f. Pathol. 1921, Bd. 25, S. 277. — Briese, Zur Kenntnis des primären Leberkarzinoms mit statistischen Angaben. Frankfurt. Zeitschr. f. Pathol. 1920, Bd. 23, H. 1, S. 48. — Brinkmann, Inaug.-Diss. Leipzig 1914. — Brodowski, Ungeheueres Myosarkom des Magens nebst sekundären Myosarkomen der Leber. Virchows Arch. f. pathol. Anat. u. Physiol. 1876, Bd. 67, S. 221 bzw. 227. — Christian, Second carcinoma of the liver with rept. of a case in wich the liver weighed 15, 110 Gms. Americ. med. 1903, Vol. 5, p. 131. — Dahmen, Ausgedehnte Karzinommetastasen in der Leber bei fastausgeheiltem primären Magenkrebs. Zeitschr. f. Krebsforsch. 1905, Bd.3, S. 298. — Danielsen, Krebsstatistik. Inaug.-Diss. Kiel 1887. — Davidsohn, Chorionepitheliom und Magenkrebs, eine seltene Verschmelzung zweier bösartiger Geschwülste. Charité-Annalen 1905, Jahrg. 29, S. 426. — Demel, Ein operierter Fall von Lebermyom. Virchows Arch. f. pathol. Anat. u. Physiol. 1926, Bd. 261, S. 881. — Derselbe, Der primäre Sitz eines „Lebermyoms". Virchows Arch. f. pathol. Anat. u. Physiol. 1928, Bd. 269, S. 160. — Duzan, Du cancer chez les enfants. Thèse de Paris 1876. — Ernst, Über rückläufigen Transport von Geschwulstteilen in Herz- und Lebervenen. Virchows Arch. f. pathol. Anat. u. Physiol. 1898, Bd. 151, S. 69. — Fagge, Transact. of the pathol. Soc. London 1870, Vol. 21, p. 249. — v. Franqué, Journ. f. Kinderheilk. 1865, Bd. 45, S. 42. — Géraudel, Arch. de Méd. exp. et d'anatomie pathol. 1910, p. 22. — Gould and Pyle, Anomalies and curiosities of med. Philadelphia 1897. — Gordon, Case of cancer of the liver. Dublin quart. Journ. 1867. — Hannemann, Über Substitution von Bindegewebe und Leberparenchym durch Karzinome. Virchows Arch. f. pathol. Anat. u. Physiol., 1920. Beiheft zum 227. Bd. S. 209. — v. Hansemann, Über einige seltenere Geschwülste am Magen. Verhandl. d. Ges. dtsch. Naturforsch. u. Ärzte Vers. 1895, Bd. 2, Teil 2. S. 8. — Heller, Zur Lehre von den metastatischen Prozessen in der Leber. Dtsch. Arch. f. klin. Med. Bd. 7. — Hess, Zur Pathologie des Leberkarzinoms. Inaug.-Diss. Zürich 1872. — Horn, Virchows Arch. f. pathol. Anat. u. Physiol. 1907, Bd. 189. — Jacob, Karzinommetastasen in den Lymphbahnen der Leber. Inaug.-Diss. Tübingen 1904. — Jasnogrodsky, Das Verhalten der Leber bei der Metastasierung des Karzinoms auf Grund von 1078 Fällen von Karzinom aus den Protokollen der pathol.-anat. Anstalt zu Basel. Inaug.-Diss. Basel 1907. — Katz, Über das Vorkommen von Karzinom bei Jugendlichen usw. Inaug.-Diss. Freiburg 1910. — Kaufmann, Lehrb. d. spez. Anat. 6. Aufl. Berlin: Gg. Reimer 1911. Bd. 1, S. 609 u. 614. — Axel Key, Hygiea 1865, Bd. 27. — Kieser, Beitrag zur Karzinomfrage des Lebersystems. Inaug.-Diss. Heidelberg 1912. — Krische, Inaug.-Diss. Göttingen 1882. — Lambert, Cancer of pylorus and liver. Fatal haem. Brit. med. Journ. 1908, Vol. 1, p. 81. — Leichtenstern, Leberkrebs. Ziemssens Handb. d. Therap. Bd. 8, S. 321. — Litten, Über einen Fall von infiltriertem Leberkrebs. Virchows Arch. f. pathol. Anat. u. Physiol. 1880, Bd. 80, S. 269. — Meissner, Beitr. zur Lehre vom Krebs. Schmidts Jahrb. 1873, Bd. 160, S. 68. — Minkowski, Münch. med. Wochenschr. 1901. S. 1335. (Demonstrat. im Ärztl. Ver. Köln am 11. III. 1901.) — Monti, Jahrb. f. Kinderheilk. 1863, Bd. 6, S. 179. — Moser, Über Myosarkom des Magens. Deutsche med. Wochenschr. 1903. S. 133 u. 157. — Nobiling, Statistik der bösartigen Geschwülste usw. Zeitschr. f. Krebsforsch. 1911, Bd. 10. — Orth, Lehrb. d. spez. pathol. Anat. Berlin: Hirschwald 1887. Bd. 1, S. 959. — Derselbe, Kurzer Beitrag zur Krebsstatistik. Berl. klin. Wochenschr. 1909. — Perls, Virchows Arch. f. pathol. Anat. u. Physiol. Bd. 56. — Philipp, Über Krebsbildungen im Kindesalter. Zeitschr. f. Krebsforsch. 1906, Bd. 5, S. 326. — Derselbe, Jahrb. f. Kinderheilk. 1908, Bd. 68, S. 353. — Pick, L., Diskussion über die Ätiologie des Krebses. Berl. med. Ges. 15. 3. 1905, s. Berlin. klin. Wochenschr. 1905, S. 374. — Derselbe, Über die chorionepithelähnlich metastasierende Form des Magenkarzinoms. Vorzeigg. in d. Berlin. Ges. f. pathol. Anat. u. vergl. Pathol., s. Klin. Wochenschr. 1926, Jahrg. 5, S. 1728. — Powell, Observations on bile and its diseases; on the economy of liver. Gonestonian lect. 1799; London 1800. — Rauschmann, Das Karzinom beim Menschen unter 20 Jahren. Inaug.-Diss. Berlin 1910. — Reimann, Prag. med. Wochenschr. 1902, S. 297. — Ribbert,

Geschwulstlehre. Bonn: Cohen 1902. — RISEL, Zur Frage der chorionepitheliomähnlichen Geschwülste (2 Fälle von Magenkarzinom mit chorionepitheliomähnlichen Metastasen). Beitr. z. pathol. Anat. u. z. allg. Pathol. 1907, Bd. 42, S. 232. — DERSELBE, Chorionepitheliom usw. Ergeb. d. allg. Pathol. u. pathol. Anat. 1907, Bd. 11, S. 928. — ROLLET, Wien. med. Wochenschr. 1865. — RUCZINSKI, Prag. med. Wochenschr. 1904. — RÜHLEMANN, Krebsmetastasen in der Leber. Inaug.-Diss. Greifswald 1920. — SALINGER, Hämoperitoneum. Berlin. Ges. f. Chirurg. 9.5. 1921, s. Dtsch. med. Wochenschr. 1921, Bd. 2, S. 1012. — SCHIEDAT, Über den Untergang maligner Geschwulstmetastasen in der Lunge, Leber und Lymphdrüsen. Inaug.-Diss. Königsberg 1908. — SCHLAGENHAUFER, Myoma teleangiectodes uteri mit reinen Myommetastasen in der Leber und den Lungen. Wien. klin. Wochenschr. 1902, S. 523. — SCHLESINGER, Zur Kasuistik des Leberkarzinoms im Kindesalter. Jahrb. f. Kinderheilk. 1902, Bd. 55, S. 300. — SCHMIDT, M. B., Die Verbreitungswege des Karzinoms usw. Jena: G. Fischer 1903. — SCHMORL, Diskussionsbemerkung zu v. HANSEMANN. — SCHÜPPEL, Arch. d. Heilk. Bd. 9. — SIEGRIST, Klinische Untersuchungen über Leberkrebs. Dtsch. med. Wochenschr. 1888, S. 145. — VOGEL, Über die Bedeutung der retrograden Metastase innerhalb der Lymphbahn für die Kenntnis der Lymphgefäßsysteme der parenchymatösen Organe. Virchows Arch. f. pathol. Anat. u. Physiol. 1891, Bd. 125, S. 495 bzw. 507. — VOGELSANG, Memorabilien. 21. Jahrg. 1876, S. 66. — WHITE, Med. and surg. reports of the Boston city hosp. Vol. 13. — ZIEGLER, Lehrb. d. spez. pathol. Anat. 11. Aufl. Jena: Fischer 1906. S. 704. — ZIEGLER, FR., Über ungewöhnliche Metastasenbildung in der Leber bei Carcinoma mammae. Inaug.-Diss. Berlin 1919. — ZUPPINGER, Der Darmkrebs im Kindesalter. Wien. klin. Wochenschr. 1900, S. 389.

11. Regeneration und Hypertrophie (Hyperplasie) der Leber.

Von

G. Herxheimer und M. Thölldte-Wiesbaden.

Mit 7 Abbildungen.

Um zu einem Verständnis der bei regenerativen Vorgängen der Leber maßgebenden Gesichtspunkte zu gelangen, ist Kenntnis und Berücksichtigung der entwicklungsgeschichtlichen Leberbildungsvorgänge Voraussetzung. Hier hat sich aber die Auffassung mehrfach gewandelt.

Ursprünglich war diese recht einfach. Aus der primären Gallengangsanlage sollten sich die Gallengänge und aus deren Epithelien die funktionierenden Leberzellen bilden. Aber später trat die Erkennung weit verwickelterer Entwicklungsvorgänge an die Stelle. KÖLLIKER, TOLDT-ZUCKERKANDL, HERTWIG, MINOT, BROMAN, LEWIS, ARON, BRAUS, HAMMAR u. a. haben hier wichtige Untersuchungen vorgenommen. Hatte KÖLLIKER schon 1852 die intrahepatischen Gallengänge durch Umbildung, d. h. sekundäre Aushöhlungen eines Teiles der zunächst soliden Leberzellzylinder entstehen lassen, so vertreten BROMAN, LEWIS, und auch noch ARON und BRAUS im letzten Jahrzehnt, eine ähnliche Auffassung. Eine scharfe Trennung der Entstehung von Leberzellbalken und intrahepatischen Gallengängen folgern aus ihren Untersuchungen dagegen MINOT sowie besonders HAMMAR. Da es sich hier um den bei der Leberregeneration unter pathologischen Bedingungen wichtigsten aber auch umstrittensten Punkt handelt, wollen wir zunächst über die ausführliche Darstellung von LEWIS, welche bis vor kurzem zumeist als Grundlage diente, einerseits, die neue auf ausgedehnte Untersuchungen gestützte Beschreibung von HAMMAR andererseits, kurz berichten. Diese darf wohl als die heute maßgebende Auffassung der entwicklungsgeschichtlichen Vorgänge gelten, welche aber erst in wenigen pathologisch-anatomischen Arbeiten der allerletzten Zeit berücksichtigt werden konnte.

Die erste Ableitung der Leber aus der Darmanlage ist schon lange bekannt. Sie entsteht hier aus dem Epithel der später zum Duodenum sich entwickelnden Darmanlage, die sich kranial und kaudal divertikelähnlich ausstülpt. An der ventralen Darmwand werden die Entodermzellen höher und bilden einen bilateral-symmetrischen, von den benachbarten Zellen morphologisch unterscheidbaren, als „Leberfeld" bezeichneten Bezirk. Durch Ausbuchtung dieses entsteht die „Leberbucht", „Leberrinne", die sich vertieft und dadurch in das als „Vorleber" oder „Leberwulst" bezeichnete Bindegewebe eindringt.

LEWIS nimmt weiter in der Leberbucht 2 Divertikel an, ein kraniales und ein kaudales, welche ventral zu 2 Gängen auswachsen, von denen sich später der kraniale in zwei Gänge (Ductus hepatici) teilt und die Pars hepatica der Leberanlage darstellt, während der kaudale Gang den Ductus cysticus und die Gallenblase bildet und so die Pars cystica darstellt. Beim Längswachstum dieser beiden Gänge bleiben sie durch einen sich verlängernden und zum Ductus choledochus werdenden Verbindungsgang mit dem Duodenum in Verbindung. Schon vor der Ausbildung dieser Gänge sprießen vom kranialen Abschnitt der Leberbucht, später von der Pars hepatica, zahlreiche miteinander sich verbindende Zellstränge — Leberzellbalken, Leberzellstränge, Lebertrabekel — in das embryonale Bindegewebe des ventralen Mesogastriums aus. Es entsteht durch sie ein weitmaschiges schwammiges Netzwerk, in das Zweige von den Venae omphalomesentericae eingesandt werden, so daß die Leberzellstränge allerseits gut von Blut umspült, also gut ernährt werden. Durch Vergrößerung ihrer Masse durch ventrale Ausbreitung zu beiden Duodenumseiten entsteht die Lappung der Leber. Die entodermalen Leberzellstränge und das embryonale Bindegewebe des ventralen, Blutgefäße enthaltenden Mesogastriums beteiligen sich am zelligen Aufbau der Leber. Die Leberzellstränge bilden das epitheliale Lebergewebe.

Es entstehen in ihnen Lichtungen, so daß ein Maschenwerk von Epithelschläuchen entsteht, zwischen denen das reichlich Blutgefäße enthaltende Bindegewebe liegt. Diese Gefäße erhalten das Blut aus der Pfortader, bzw. aus den Venae omphalomesentericae und umbilicales und das Blut wird durch die Lebervene wieder abgeleitet. Die Gefäßzweige wachsen aufeinander zu; die Ausbreitungsgebiete vermengen sich, so daß die Leberzellstränge in einzelne sog. „primäre Leberläppchen" aufgeteilt werden. Dies geschieht durch die Pfortader. Jedes Läppchen erhält mehrere Zweige der Lebervene. Später, zumeist erst nach der Geburt, dringen neu entstandene Zweige der Pfortader in die Läppchen unter Bildung der sog. „sekundären Läppchen" ein und teilen in soviel Läppchen als Zweige der Lebervene vorhanden sind, deren Zweige in die Mitte des „sekundären Läppchens" verlegt werden (Vena centralis); die Zweige der Pfortader verlaufen an der Oberfläche des Leberläppchens und senden von hier aus strahlig verlaufende Äste zur Vena centralis, so daß hierdurch die anfangs regellos gelegenen Leberzellbalken radiäre Anordnung erhalten.

Die große, runde, kugelige Kerne besitzenden Leberzellen sind zu Schläuchen angeordnet, d. h. sie erhalten Lichtungen. Aus den mit den Pfortaderästen verlaufenden, zuerst entstehenden Leberzellschläuchen gehen die größeren Gallengänge hervor und aus deren Fortsätzen zwischen die Leberzellstränge die embryonalen Gallenkapillaren. Die später bleibenden Gallenkapillaren verlaufen dann zwischen je zwei Leberzellen. Das Stützgewebe der Leber (GLISSONsche Kapsel, Gitterfasern) wird vom mesodermalen Anteil der embryonalen Leber geliefert. In ihm liegen die Blutgefäßkapillaren, die wegen ihrer weiten Lichtung auch als „Sinusoide" bezeichnet werden.

Hiervon recht verschieden ist die neue Darstellung der zur Leber führenden entwicklungsgeschichtlichen Vorgänge bei HAMMAR. Er nimmt zunächst eine einheitliche Anlage an, aus deren kranialem Teil besonders die Leberzellbalken, aus deren kaudalem Teil die Gallenblase und der Ductus cysticus entstehen. Vor allem aber leitet er die nichtkapillären intrahepatischen Gallengänge getrennt von den Leberzellbalken von einem dem Leberdivertikel entstammenden Zellmaterial ab, das schon bei der primären Anlage der Leber sich ausdifferenziert. Es handelt sich um die „primäre Gallengangsplatte", welche eine Lichtung erhält. Sie wird von Hilusbindegewebe allseitig umschlossen und die Verbindung mit den Leberzellbalken geschieht durch röhrenförmige Verlängerungen der Platte. Dieses und jenes Röhrchen erreicht eine größere Länge und ist mitten im Parenchym zwischen den Trabekeln verfolgbar. Es handelt sich um wirkliche Gänge, nicht um plattenförmige Ausbreitungen. Sie sind keineswegs auf die Umgebung der großen Venen beschränkt und sie sind meistens zwischen den Leberzellbalken anzutreffen, mit denen sie häufig an allen Seiten zusammenhängen. Von der primären Gallengangsplatte aus entstehen die in der Leberpforte gelegenen Hauptäste des primären Leberganges. Von der im Bindegewebe gelegenen primären Gallengangsplatte werden nun weitere plattenförmige Verlängerungen („sekundäre Gallengangsplatten") gebildet, die dünner als die primären sind und die an der Grenze zwischen periportalem Bindegewebe und dem trabekulären Parenchym liegen. Aus diesen sekundären Gallengangsplatten entstehen die interlobulären Gallengänge. Die Entwicklung der sekundären Gallengangsplatte von einer solchen einfachen, an der Grenze zwischen Bindegewebe und Parenchym sich vorschiebenden Zellschicht bis zu einer Reihe im periportalen Bindegewebe liegender, eine Vene netzförmig umspinnender „interlobulärer" Gallenkanälchen wird von HAMMAR eingehend geschildert. Dieser Vorgang vollzieht sich stets in der Umgebung der Pfortader und ihrer gröberen Verästelungen, zum Teil auch in der Umgebung derer der Nabelvene, innerhalb der Leber. Im Anschluß an das Hervorwachsen der sekundären Gallengangsplatten findet eine Lostrennung peripherer Trabekel von dem Bindegewebe statt. Das Vorhandensein einer bindegewebigen Umgebung der Venen scheint eine Vorbedingung für das Hervorwachsen der zirkumvenösen Gallengangsplatten zu sein. In dem Maße als die Bindegewebsbildung den erwähnten Venenverästelungen entlang fortschreitet, folgt die Gallengangsbildung auf der Spur, so daß schon früh die ganze Leber praktisch genommen von solchen Gebilden durchwachsen ist.

HAMMAR betont für seine Auffassung im Gegensatz zur Entstehung der Gallengänge durch eine Art Entdifferenzierung der Leberzellenbalken, daß alle Übergangsformen zwischen Leberzellen und Gallengangsepithelien tatsächlich fehlen, beide Zellgattungen stets scharf abgegrenzt sind. Er schreibt denn auch „die gegenseitige Selbständigkeit, welche nach meinen Erfahrungen den Trabekeln und den Gallengängen zukommt, deutet auf eine sehr früh eingetretene Differenzierung des betreffenden Zellmaterials hin".

Diese beiden Darstellungsarten der Entwicklungsgeschichte von LEWIS und von HAMMAR unterscheiden sich also gerade in einem für die Frage der regeneratorischen Vorgänge in der Leber maßgebenden Punkt. Wir werden sofort sehen, daß bei diesen sich die Frage der Leberzellen einerseits, der intrahepatischen Gallengänge und ihrer Epithelien andererseits und diejenige des gemutmaßten Überganges der einen Zellart in die andere als Leitmotiv durch

das Schrifttum hindurchzieht, wobei vielfach auf die jeweiligen entwicklungsgeschichtliche Auffassung Bezug genommen wird. Hier sehen wir nun bei Lewis
einen unmittelbaren Übergang der zunächst soliden Leberzellbälkchen in die intrahepatischen Gallengänge, also engsten Ent-
stellungzusammenhang. Bei Hammar dagegen sind in ihrer Entwicklung Leberzellen und Gallengangsepithelien getrennt ohne
Übergang in der einen oder anderen Richtung. Der Trennungsstrich
liegt nach Lewis zwischen der Leber mit ihren Gallengängen einerseits, den
großen extrahepatischen Gallengängen andererseits, nach Hammar dagegen in
der Leber selbst zwischen dem soliden Leberzellbalkengewebe mit seinen Gallenkapillaren einerseits, den Gallengängen — auch den in der Leber gelegenen —
andererseits.

Mehrfach erörtert wurde die Frage, ob die Leber zu den Organen gehört,
in welchen ein ständiger Zellverbrauch und somit eine physiologische Regeneration statthat. Mitosen werden in der Leber unter normalen Bedingungen selten oder nicht gefunden, wie dies auch neuerdings Stämmler bestätigt, und so haben Bizzozero-Vassale, v. Hansemann, Aschoff, Hübschmann, v. Podwyssozki, ähnlich Nussbaum geschlossen, daß in der Leber eine
physiologische Regeneration nicht stattfindet. Adler erklärt die Frage noch
für unentschieden. Andererseits gibt Szymonowicz (in seinem Lehrbuch der
Histologie) an, daß sich nicht selten beim Menschen in Leberzellen Mitosen
finden und dasselbe stellten schon für das ausgewachsene Schwein Pfitzner,
für den ausgewachsenen Hund Lawdowsky (Mitosen in Leberzellen und Gallengangsepithelien) fest. Weiterhin ist aber seit Purkinje und Henle (s. bei
Münzer) sowie Kölliker bekannt, daß sich in der Leber ganz gewöhnlich zahlreiche mehrkernige Leberzellen, besonders zweikernige finden. Sie sind auch
bei Tieren ebenso verfolgt (v. Podwyssozki, Illing, Münzer, Ellenberger).
Darüber gehen die Meinungen auseinander, ob die Zahl der zweikernigen Zellen
mit steigendem Alter zunimmt, wie es v. Podwyssozki und bis zum Reifestadium Münzer sowie Stämmler annehmen. Nach Adler soll sich die Zwei-
kernigkeit gerade in seinen als jugendlich aufgefaßten „hellen Zellen" (s. unten)
finden. Aber die Bedeutung der mehrkernigen Zellen ist umstritten. Sie werden
in der Regel als durch amitotische Kernteilung entstanden aufgefaßt. Allein es
ist die Frage, ob es so zu vollendeter Zellteilung und somit auch zu Zellvermehrung kommt. So nimmt Reinke, welcher die 2 und mehrkernigen Zellen auch
in der Leber von Hingerichteten fand, an, daß später einer der 2 Kerne häufig
wieder zugrunde geht und daß sich nie eine Teilung der Zelle, also die Bildung
neuer Zellen anschlösse. Immerhin sieht Reinke hierin einen „Versuch zur
Regeneration". Andere Forscher aber nehmen an, daß doch auch Zellteilung
folgen kann. Hierauf lassen wohl auch die jüngsten Untersuchungen von
Stämmler schließen. Er stellte fest, daß in der Regel die 2 Kerne in der Zelle
nahe beieinander liegen ohne sich zu berühren — Degenerationserscheinungen
an einem der Kerne, welche auf sein Zugrundegehen hinwiesen, konnte er nur
ganz vereinzelt finden — häufig sah er aber auch, daß sich beide Kerne berührten,
was auf Entstehung aus einem gemeinsamen Mutterkern hinwiese. Vor allem
konnte er geschlossene Reihen amitotischer Teilungen verfolgen. Zwar konnte
er folgende Zellteilung auch nicht feststellen, aber er betont, wie schwer es auch
bei mitotischer Kernteilung ist, Plasmateilungen festzustellen. In seiner bemerkenswerten Abhandlung spricht nun Stämmler die amitotischen Kernteilungen in der Leber (wie in anderen Organen) in dem Sinne an, daß die Kernteilungen „den Sinn haben, eine regelmäßige Erneuerung des Kernapparates
zu erzeugen und dadurch (mit oder ohne Plasmateilung) zu einer Verjüngung
der Gewebe zu führen", die er als „Gewebsmauserung" bezeichnet. Daß dies

auf dem Wege der Amitose vor sich geht, möchte STÄMMLER mit CHILD und
PETER damit erklären, daß im Gegensatz zur Karyokinese bei ihr die Zellfunktion
nicht unterbrochen wird. Den der amitotischen Teilung meist zugesprochenen
degenerativen Charakter braucht sie nach STÄMMLER u. a. keineswegs zu haben.
Dafür daß die offenbar durch amitotische Kernteilung entstandenen so häufigen
mehrkernigen, besonders zweikernigen Leberzellen doch irgendwie auf eine physiologische Regeneration hinweisen könnten, kann auch angeführt werden, daß
sich gerade in der Leber unter pathologisch-regenerativen Bedingungen auch
sehr häufig, wie wir noch sehen werden, solche Zellen wesentlich vermehrt —
neben Zellen mit Mitosen — finden, wobei nach STÄMMLER dies gerade unter
Bedingungen allmählichen Zellersatzes statthat. Es ist also sehr wohl möglich, daß auch die Leber zu den Organen gehört, in denen physiologisch schon Zellabbau und -anbau statthat, besonders wenn man
die erweiterte Fassung von STÄMMLER annehmen will.

Gehen wir nunmehr zur Regeneration unter krankhaften Bedingungen, also nach Lebergewebsverlust oder -schädigung, über, so reicht der
Versuch, sich über die Folgen von Gewebsverlusten Rechenschaft zu geben,
schon weit zurück bis auf HILDANUS, welcher über Heilung der Leberwunden
beim Menschen berichtet, und ZAMBECCARI, welcher 1680 diese beim Hunde
im Tierversuch untersuchte.

Auch sonst wurde die Frage zunächst hauptsächlich in Versuchen an Tieren verfolgt. Histologische einschlägige Untersuchungen wurden von HOLM 1867 und in den
folgenden Jahren bis 1879 von KOSTER, JOSEPH, HÜTTENBRENNER, LUDW. MAYER, FROE-
LICH, UWERSKY, TERILLON, HOFMEIER, BÖTTCHER, BUFFALINI, THIERSCH, KLOB, TILL-
MANNS vorgenommen. Es handelt sich hier im wesentlichen um Narbenbildungen, welche
dem Stand der damaligen Auffassung entsprechend in verschiedener Weise abgeleitet werden.
Sehen wir von HOLM und HÜTTENBRENNER ab, welche Leberzellen selbst in Granulationszellen und Narbengewebe sich umwandeln ließen, so wurden zwar regressive Veränderungen
an Leberzellen beschrieben, eine Beteiligung derselben an regenerativen Vorgängen aber
vermißt. Zweikernige Leberzellen fielen dabei z. B. KOSTER, JOSEPH und besonders TILL-
MANNS auf, aber während jene Kernteilungen oder Zellvermehrung dabei in Abrede stellen,
denkt nur dieser an Kernwucherungen sich vermehrender Leberzellen. Die Frage der
Regeneration spezifischer Zellen war nach FLEMMINGs genauer Erforschung der Karyomitose
an der Hand der Mitosendarstellung in allen möglichen Organen verfolgt worden. Aber
während auf diese Weise die Regeneration des Epithels der äußeren Haut, vieler Schleimhäute usw. festgestellt worden war, blieben die Kenntnisse der Regeneration in Drüsen,
und so auch in der Leber, zunächst mangelhaft. Einen Fortschritt bedeuten die Arbeiten
italienischer Forscher aus den Jahren 1883 und 1884. COLUCCI entnahm Stückchen Leber
bei Meerschweinchen und Ratten, TIZZONI untersuchte eine Hundeleber $^1/_2$ Jahr nach einer
Leberverletzung, GRIFFINI verfolgte systematisch den Ersatz bei Leberwunden, die er
bei Hunden, Kaninchen, Meerschweinchen und Fröschen setzte, CORONA ähnlich bei Hunden.
COLUCCI läßt dabei in phantastischer Weise Leukozyten sich in Leberzellen umwandeln;
Mitosen in Leberzellen fand er nicht. TIZZONI nimmt Neubildung von ganzen Zügen von
Leberzellen an, die sich durch Hohlraumbildung auch in Gallengänge umwandeln sollen,
und CORONA kommt zu dem gleichen Ergebnis. Mitosen nachgewiesen haben sie in Leberzellen auch nicht (bei TIZZONI lag die Leberverletzung auch wohl zu weit zurück). GRIFFINI
endlich läßt intraazinöse Gallengänge in das neugebildete Narbenbindegewebe hineinwachsen
und vom Epithel der Gallengänge aus durch Umwandlung in Leberzellen sich solche neu
bilden. Er fand im Epithel der neugebildeten Gallengänge auch hie und da Mitosen. Die
Leberzellen selbst schildert er nicht als an dem regenerativen Vorgange beteiligt.

Diese italienischen Arbeiten stellen sicher einen Fortschritt dar und warfen
das Problem der Leberzellneubildung von alten Leberzellen oder von Gallengangsepithelien aus bei der Heilung von Leberwunden zum ersten Male auf,
suchten auch den Anschluß ihrer Befunde an die damals herrschende Auffassung
von der entwicklungsgeschichtlichen Bildung der Leber, aber v. PODWYSSOZKI,
welcher in seiner klassischen Bearbeitung der hier aufgerollten Regenerations-
fragen wenige Jahre nach den italienischen Arbeiten (1886) diese eingehend
bespricht, sagt mit Recht von ihnen, es „liegen diesen zum Teil doch mehr

theoretisierenden Erörterungen nicht gerade tatsächliche und eingehende Untersuchungen zugrunde, welche man als überzeugend bezeichnen könnte".

Und da setzen v. Podwyssozkis eigene groß angelegte, systematische Tierversuche ein. Er verfolgte die Regeneration des Lebergewebes nach Verletzungen, wie Schnitt- und Stichwunden, Ausschneiden verschieden großer Stücke, Druck usw. bei weißen Ratten, Meerschweinchen, Kaninchen und Katzen. v. Podwyssozki erwies bei seinen Versuchen eine bis dahin ungeahnt große Regeneration spezifischen Lebergewebes (von seiner Schilderung des Narbengewebes abgesehen). An dieser Regeneration beteiligen sich einerseits die Leberzellen, andererseits die Epithelien der Gallengänge. Hierbei fand v. Podwyssozki mengenmäßig große Unterschiede dieser beiden Ausgangspunkte bei Ratten und Katzen einerseits, bei Meerschweinchen und Kaninchen andererseits. Bei den erstgenannten Tieren fand er nach geringen Verletzungen schon in kürzester Frist zahlreiche Mitosen in Leberzellen, welche den Verlust in 3 bis 5 Tagen allein ganz decken, während bei schwereren Verletzungen bzw. Entnahme von Leberteilen Neubildung von Leberzellen lange anhält, sich Mitosen in Leberzellen auch weit entfernt von der Verletzungsstelle, unter Umständen in der ganzen Leber, finden, zudem aber auch in den Gallengangsepithelien Mitosen auftreten und Gallengänge sich an der Regeneration beteiligen. Es bilden sich von ihnen aus neue Zellstränge, welche eine Lichtung erhalten in Verbindung mit derjenigen der Ausgangsgänge, und diese neugebildeten Gallengänge bilden nun neue Leberzellen, teils unmittelbar, teils auf dem Umwege über riesenzellartige Konglomerate, welche sich dann zu Leberzellen differenzieren. Dies soll schon nach 4—5 Tagen zu beobachten sein. Im Gegensatz zu den Ratten und Katzen treten nun bei Meerschweinchen und Katzen die regenerativen Leberzellbildungen von alten Leberzellen aus zurück — bei Kaninchen finden sich in Leberzellen nur sehr spärliche Mitosen, bei Meerschweinchen weit reichlichere und schneller auftretende — solche von Gallengangsepithelien aus ganz in den Vordergrund. Hier finden sich Mitosen in Gallengangsepithelien schon nach 15—18 Stunden, alle Phasen solcher binnen 24 bis 40 Stunden. Überall dringen wuchernde Gallengänge vor, ganze Netze werden neugebildet. Und hier finden nun wieder auf den 2 erwähnten Wegen Umbildungen von Gallengangsepithelien in Leberzellen statt, wobei es zu dauernder Leberzellneubildung besonders von solchen neugebildeten Gallengängen aus kommt, welche mit alten Gallengängen in Verbindung stehen. v. Podwyssozki verfolgte in seiner ganzen wichtigen Untersuchungsreihe die Mitosen in allen Stadien auf das genaueste und belegt sie mit vielen Abbildungen.

Unabhängig von v. Podwyssozki prüfte etwa zur gleichen Zeit Canalis die Leberregeneration bei Meerschweinchen und Kaninchen nach Verletzungen wie nach Unterbindung des Ductus choledochus. Auch er fand zahlreiche Mitosen in Leberzellen wie Epithelien der Gallengänge und erwies die ausgiebige Regeneration von Lebergewebe. Eine Umwandlung von Gallengangsepithelien zu Leberzellen konnte er aber nie beobachten. Kurz darauf bestätigte Prus an der Hand von Leberverletzungen mittels einer glühenden Nadel oder heißen Wassers sowie nach Alkoholeinspritzungen die Ergebnisse v. Podwyssozkis. Auch er fand Regeneration von Leberzellen aus, stellte aber auch Mitosen und Wucherung der Gallengangsepithelien fest. Weiterhin fand Dittmann bei durch Unterbindung des Ductus choledochus bewirkten Nekrosen nach 24 Stunden in der Umgebung Mitosen in Leberzellen und regeneratorische Vermehrung derselben, nach 3 Tagen auch Mitosen in der ganzen Leber.

Allgemein bekannt sind die wichtigen die Regeneration der Leber nach Abtragung eines großen Teiles derselben betreffenden Untersuchungsergebnisse von Ponfick sowie von v. Meister.

Nachdem PONFICK schon 1889 mitgeteilt hatte, daß man beim Kaninchen bis $3/4$ seiner Leber entfernen kann, ohne daß das Tier stirbt oder dauernder Schaden sich einstellt, untersuchte er in der Folge die Vorgänge an der Leber selbst beim Kaninchen wie Hund. Er fand, daß bei Wegnahme des größten Teiles der Leber der Restteil so viel Gewebe anbilden kann, daß Größe und Gewicht der ursprünglichen Leber sogar übertroffen werden können. Auch tritt die Regeneration der Leber überraschend schnell ein. Die ins Auge fallenden Veränderungen der Leber dabei beschreibt er eingehend. In den Leberzellen fand er schon 3 Tage nach der Operation, dann zunehmend Mitosen. Zunächst werden die Zellen groß, das Protoplasma hell, auch die Kerne fallen durch ihre Größe auf. In der zweiten Woche sind schon so viele junge Zellen gebildet, daß sie allmählich zahlreicher als die alten werden. Alte und junge Zellen liegen untermischt. Auf diese Weise kommt ein Festhalten am Grundplan zustande, der innere Ausbau in Gestalt der alten Grundlagen, wie Läppchen und Leberzellbalken, bleibt erhalten. Die Läppchen werden weitaus größer als normal und zeigen weniger regelmäßige Gestalt. Die Zunahme der Läppchendurchmesser beruht auf der Zunahme der Gesamtmasse der einzelnen Läppchen. Die Neubildung der Leberzellen also ist das Beherrschende, im allgemeinen sind dabei keine bestimmten Zellgruppen oder Läppchengebiete besonders bevorzugt, seltener ist gruppenweise Zellneubildung besonders stark hervortretend. Die Entstehung der jungen Leberzellen ist zeitlich das erste Geschehen und der maßgebende Anstoß für alle anderen Akte. So paßt sich die Blutversorgung dem neugebildeten Gewebe an, Wucherung des Kapillarsystems geht auch Hand in Hand mit den Leberzellneubildungen. Ebenso werden die Gallenkapillaren neugebildet. Gallengänge zeigen zwar in ihren Epithelien hie und da auch Mitosen und weisen Wucherungserscheinungen auf, aber zu Aussprossungen kommt es nicht und die Wucherungen sind hier auch auffallend spärlich im Vergleich zu der ungeheuren Menge neugebildeter Leberzellen. Die zu diesen zugehörigen neugebildeten Gallengänge hatten den Anschluß an das abführende Gallengangsystem erreicht, Ikterus trat auch nicht auf. PONFICK hebt die Unterschiede seiner Befunde von denen v. PODWYSSOZKIs und gewisser Beobachtungen beim Menschen im Hinblick auf Narbenbildung und Verhalten insbesondere der Gallengänge hervor und erklärt sie damit, daß bei seinen Versuchen Schädigungen und somit entzündliche mit regenerativen Vorgängen gemischte Erscheinungen vermieden wurden. Bei seinen Versuchen bewirke eine rein „funktionelle Reizung" die schier unerschöpfliche Neubildung spezifischer Elemente, alle schlummernde Spannkraft werde in „erstaunlich umfassende und wunderbar schnell einsetzende formative Leistungen umgewandelt, welche sich vor allem in den mitotischen Vorgängen an den Kernen zahlreicher sekretorischer Elemente äußern". Die Hauptvermehrung der Leberzellen hielt bis zum 25., auch 30. Tage an; hier waren Mitosen nur noch spärlich nachweisbar.

Hier sei schon eingeflochten, daß PONFICK entsprechende ersetzende Leberzellvermehrungen auch beim Menschen in einer Reihe von Fällen beobachtete, in denen ein großer Teil des einen Leberlappens durch Echinokokken vernichtet war. Er fand hier in dem sehr stark vergrößerten anderen Hauptleberlappen unregelmäßig angeordnete Zellbalken mit fehlendem Läppchenbau; es standen zwar neugebildete Gallengänge mit neugebildetem Lebergewebe in Verbindung, aber Neubildung von Leberzellen aus Gallengangsepithelien war auch hier nicht festzustellen.

Die Ergebnisse regeneratorischer Leistungen der Leber, welche v. MEISTER erzielte, gehen noch über die PONFICKschen hinaus, indem er nach Entfernung von sogar $7/8$ der Leber zuweilen noch völligen Ersatz der Leber innerhalb 45—60 Tagen aufdeckte.

„Der im Organismus des Tieres aber noch gebliebene, $1/8$ des Gesamtgewichtes der Leber gleichkommende Leberteil kann, mit der Zeit hypertrophierend, schließlich wieder das normale Lebergewicht erlangen und vollkommen die Funktion derselben ersetzen." v. MEISTERs an Kaninchen, Ratten und Hunden ausgeführte Versuche kamen im übrigen im Hinblick auch auf die Morphologie der Leberregeneration im ganzen zu ähnlichen Ergebnissen wie die PONFICKs. Die alten Leberläppchen zeigen dank einer Neubildung sehr zahlreicher Leberzellen, welche am Rande der Läppchen beginnen und nach deren Mitte zu fortschreiten soll, eine Vergrößerung auf das 3—4fache. Die ersten Zeichen dieser Leberzellenneubildung treten schon etwa nach 24 Stunden zutage, bald treten sehr zahlreiche Mitosen auf. Die Gallengänge nehmen an Umfang zu, aber ihr Epithel nimmt am Regenerationsvorgang keinen eigentlichen Anteil. Der Ausfall ganzer Leberlappen bzw. großer Teile der Leber wird also auch nach diesen Untersuchungen durch ausgleichende Vergrößerung der zurückbleibenden Leberteile (Leberläppchen), welche auf Hyperplasie ihrer Leberzellen beruht, gedeckt.

FLÖCK kam zu den gleichen Ergebnissen wie v. MEISTER. Auch nach ihm beginnen die ausgleichenden Leberzellenneubildungen im erhaltenen Lebergewichte an den Läppchenrändern. REINKE erwähnt nur kurz, daß er die PONFICKschen Versuche nachgemacht und bestätigt habe. Er fand bei der Neubildung des zurückbleibenden Lebergewebes außer Mitosen auch, aber nur spärliche, amitotische Teilungen der Kerne, aber ohne folgende Zellbildung. Auch Riesenzellbildung von seiten der Leberzellen beobachtete er, ferner öfters riesig vergrößerte Leberzellen mit außerordentlich großen Kernen. MALL nimmt an, daß die sog. hypertrophischen Läppchen von dem Randteile der alten bei den ausgleichenden Vorgängen neugebildete Läppchen darstellen.

Erst jüngst erschien eine größere Arbeit über die Leberregeneration nach Wegnahme großer Leberteile im amerikanischen Schrifttum von FISHBACK. Er operierte an Hunden und nahm bis $3/4$ der Leber weg. In 6—8 Wochen war die Wiederherstellung vollendet, welche in Vergrößerung der zurückbleibenden Lappen bestand. Hier fanden sich, vor allem im Randteile der Läppchen, vom 3. Tag und besonders zwischen dem 4. und 10. Tag, aber auch bis zur 4. Woche, Mitosen. Er schließt sich MALL darin an, daß die einzelnen Läppchen nicht hypertrophieren, sondern daß neue gebildet werden, welche in Form und Größe den alten so gleichen, daß sie von ihnen nicht unterschieden werden können. FISHBACK fand in den sich neubildenden Leberzellen, besonders in den meist beteiligten Randgebieten, in den ersten 4 Wochen besonders starken Reichtum an Glykogen. Während er sich also im ganzen PONFICK und v. MEISTER darin anschließt, daß die Leberregeneration in ausgleichender Hyperplasie und somit Ersatz durch Leberzellenneubildung von den alten Leberzellen aus besteht, will er daneben, wenn auch zum geringeren Teile, neugebildete Leberzellen hier auch von Wucherungen intralobulärer Gallengänge ableiten, deren Epithelien durch Übergangsformen in Leberzellen übergehen sollen. Hierdurch werde die Aufrechterhaltung des alten Leberplanes in Gestalt von Läppchenneubildung gewährleistet. FISHBACK glaubt, daß dies ganz der embryonalen Leberzellbildung entspräche und beruft sich dabei auf die Darstellung dieser bei BLOOM, welcher entwicklungsgeschichtlich Verzweigung der Gallengänge annimmt, welche die Leberzellen bildeten. Diese Auffassung reicht weit von der eingangs dargestellten jetzt herrschenden von HAMMAR (aber auch oben von LEWIS u. a.) ab. FISHBACKs Darlegungen erscheinen gerade in diesem Punkte, daß bei der ausgleichenden Leberzellneubildung im stehengebliebenen Lebergewebe nach Entfernung großer Leberteile Leberzellen auch von Gallengängen neugebildet werden sollen, was im Gegensatz zu den klaren Darstellungen von PONFICK, v. MEISTER u. a., nach denen unter diesen Bedingungen nur die alten Leberzellen neue bilden, steht, wenig überzeugend und sind offenbar durch eine kaum aufrecht haltbare entwicklungsgeschichtliche Auffassung wesentlich beeinflußt. FISHBACK beruft sich für seine Auffassung auch auf das Schrifttum über Leberregeneration sonst, aber unter ganz anderen Bedingungen (Leberzirrhosen, Leberatrophie usw.); er hat hierbei aber auch manche, wenigstens deutsche, Arbeit mißverstanden.

Hier anzufügen wären auch etwa die lehrreichen Versuche von ROUS und LARIMORE. Sie unterbanden Äste der Pfortader bei Kaninchen. So wurden $3/4$ der Leber, die des Pfortaderblutes beraubt waren, binnen 2 Monaten atrophisch, während das eine mit Pfortaderblut versehene Leberviertel Hypertrophie einging, welche das ursprüngliche Lebergewicht wieder herstellte. Etwas Ähnliches hat auch schon EHRHARDT nach teilweiser Pfortaderunterbindung bei Katzen beobachtet, wobei er auch mitteilt, daß NAUWERCK beim Menschen bei Verschluß des Pfortaderastes zum linken Leberlappen völlige Atrophie dieses, zugleich aber ausgleichende Vergrößerung des rechten Lappens gesehen habe. ROUS und LARIMORE ziehen, was hier nicht weiter in Betracht kommt, aus Vergleichsversuchen den Schluß, daß, wenn die Hypertrophie des mit Pfortaderblut versorgten Lappens ausbleibt (Unterbindung des Gallenganges), die Atrophie des Lappens ohne Pfortaderblut weit geringer ist bzw. nicht fortschreitet, daß hier also die Hypertrophie des einen Teiles als Ursache für die hochgradige Atrophie des anderen anzusehen sei.

Durch die besprochenen wichtigen Versuche von PONFICK und v. MEISTER u. a., auch FISHBACK, ist ein für allemal festgestellt, welche ungeheure Wiederherstellungsfähigkeit die Leber als solche, d. h. als leistungsfähiges Organ besitzt. Fallen große Leberteile aus, so übernehmen die übrigbleibenden — und das braucht nur ein Bruchteil der Gesamtleber zu sein — die Funktion für sie. Dies erreichen sie durch ungeheure Hypertrophie der zurückbleibenden Teile, und zwar auf dem Wege von Neubildung und Vergrößerung von Leberzellen. Es liegt also hier ausgleichende Vergrößerung (Hypertrophie), vorgangsmäßig vor allem Hyperplasie, vor. Leberzellen werden aus alten Leberzellen neu gebildet, Gallengänge spielen dabei regeneratorisch keine Rolle, ihre Epithelien gehen nicht in sezernierende Leberzellen über (nur FISHBACK läßt sie auch neue Leberzellen bilden).

Während dies für Entfernung großer Leberteile gilt, ging schon aus früheren Untersuchungen hervor, daß bei kleineren Verletzungen nur örtliche Ausbesserung (Reparation) in Gestalt einer Narbe mit geringeren Regenerationserscheinungen an den spezifischen Zellen entsteht. Eine ausgleichende Hyperplasie-Hypertrophie der übrigen Leber ist hier gewissermaßen nicht nötig, dazu ist der Ausfall an absonderndem Lebergewebe zu klein. Eine Mittelstufe stellen gewissermaßen die etwas größeren Verletzungen — Gewebsstückentnahmen — v. PODWYSSOZKIs dar, bei welchen er auch entfernt von der Operationsstelle in anderen Teilen desselben Leberlappens, gegebenenfalls auch sonst in der Leber, Mitosen in Leberzellen fand als Beginn einer — hier naturgemäß geringeren — ausgleichenden Leberzellneubildung. Bei den örtlichen Narbenbildungen wurde die Regeneration der absondernden Leberzellen in den besprochenen Versuchen teils als von den verschonten alten Leberzellen, teils als durch Umbildung aus Epithelien gewucherter Gallengänge entstanden gedeutet. Auch in dieser Richtung wurden zahlreiche neue Versuche in verschiedenster Versuchsanordnung unternommen.

Zunächst erwähnen wir solche von DE BARY, welcher bei der Wundheilung durch Narbenbildung Wucherungen von Gallengängen fand, welche zum Teil wieder zugrunde gingen, zum Teil eine Umwandlung ihrer Zellen in Leberzellen ähnliche Gebilde eingehen sollten, sowie von CORNIL-CARNOT, welche im wesentlichen nur Narbenbildungen nach geringen Regenerationserscheinungen von seiten der Leberzellen zu Beginn feststellen konnten. HOCHHAUS und später CARRARO gingen so vor, daß sie die Leberoberfläche gefrieren ließen und die Regeneration der so nekrotisch werdenden Gebiete verfolgten. CARRARO fand auch zunächst in das Narbengewebe einsprossende Gallengänge sowie aus dem Lebergewebe aussprossende Leberzellzüge, wobei die Leberzellen auch Riesenzellen bildeten, die er auch als abnormen Regenerationsvorgang auffaßt, doch ging alles dies später wieder zugrunde und reine Narbenbildung blieb übrig (über andere Versuche CARRAROs s. später). MILNE unterband Äste der Pfortader und Leberarterie und nahm dann die atrophischen fibrösen Gebiete heraus (um Blutungen und Gerinnselbildung zu vermeiden) und verfolgte die Regenerationsvorgänge. Das benachbarte Lebergewebe zeigte spärlich Mitosen, vor allem direkte Kernteilungszeichen, die Läppchen wurden vergrößert und unregelmäßiger. Waren große Teile entfernt, so trat ausgleichende Vermehrung des Lebergewebes sonst zutage. Leberzellen bilden sich nur aus Leberzellen. Gallengänge zeigten örtlich am Wundrand wohl kleine Wucherungserscheinungen, aber bildeten nie Leberzellen.

Wir können nach alledem kurz zusammenfassend sagen, daß kleinere Leberwunden örtlich durch Narben gedeckt werden, wobei geringe Regenerationserscheinungen von seiten der Leberzellen und auch für sich sprießender Gallengänge keine besondere Rolle spielen, bzw. bald im Narbengewebe wieder untergehen, daß aber bei Verlust größerer Leberteile die übrige Leber durch Hypertrophie und besonders Hyperplasie von Leberzellen ausgleichend für Wiederherstellung sezernierenden Lebergewebes sorgt in solchem Ausmaß, daß die Leistungsaufrechthaltung des Organs vollkommen gewährleistet ist, ja daß diese Regeneration des Organs im Sinne ausgleichender Hyperplasie des übrigen Gewebes eine fast unbegrenzt große ist.

Hier eingefügt seien kurz Untersuchungen über örtliche Wundheilung beim Menschen von K. Hess, Heile und Hallbauer. Hess berichtet über 3 Fälle von Verletzungen in Gestalt von Leberrissen und glaubt regenerative Erscheinungen von Leberzellen, aber auch von Gallengängen aus, welche auch Leberzellen neubildeten, beobachtet zu haben. Zu ähnlichem Ergebnis kam Heile, welcher unter Orth das Nachbargewebe eines durch Verletzung entstandenen anämischen Leberinfarktes untersuchte. Er fand regeneratorische Hypertrophie im angrenzenden normalen Lebergewebe, vom Randgebiete aus auch Neubildung von Leberzellen von erhaltenen solchen aus, besonders aber Wucherung der Gallengänge, deren Epithelien auch Leberzellen gebildet haben sollen, wobei aber Leberzellbalken nicht ausgebildet wurden (10 Tage nach der Verletzung) und kein richtiger Ersatz eingetreten war, da Bindegewebe überwog, welches auch in erhaltenes Lebergewebe vordrang. Hallbauer stellte 7 Tage nach einem großen Riß außer Narbenbildung ausgleichende Vergrößerung und Neubildung von Leberzellen in den Läppchen fest und nahm auch aber unbedeutendere Neubildung von Gallengängen aus an.

Sehr zahlreich sind nun die Tierversuche, welche anstrebten, mehr diffuse Leberschädigungen zu setzen und so die regeneratorischen Folgeerscheinungen zu verfolgen, Bedingungen, die sich den in der Pathologie des Menschen auftretenden mehr angleichen. Nur kurz zu streifen brauchen wir die überaus zahlreichen Unterbindungen großer Gallengänge, um so ein der sogenannten biliären Zirrhose entsprechendes Bild zu erzeugen. Diese Versuche (s. das Schrifttum gut zusammengestellt bei Ogata) bieten für unser Fragengebiet wenig. Wohl wurden in den die so entstehenden Nekrosen oder später Bindegewebsherde umgebenden Leberzellen Mitosen wahrgenommen, doch gehen hier über ihre Zahl die Meinungen weit auseinander; Canalis sowie Steinhaus sahen zahlreiche, Pick nur wenige, Ogata kaum welche. Ob sich Leberzellen hier auch neu bilden, erscheint aber auch Steinhaus sehr fraglich. Und wohl fanden Ssobolew sowie Ogata, dieser in seinen ausgedehnten Versuchen an verschiedensten Tierarten, wie zuvor fast alle Untersucher, mit der Bindegewebswucherung zugleich auch Wucherungen zahlreicher Gallengänge und nahmen in deren Epithelien auch Kernteilungsfiguren wahr, so Canalis, Pick, Gerhardt, Ogata. Aber die Abstammung der Gänge wird verschieden gedeutet, meist werden sie von alten Gallengängen abgeleitet, von Pick, Gerhardt, Tischner aber auch teilweise als Umbildungen von Leberzellen angesprochen (es handelt sich hier wohl um die gallengangähnlichen sogenannten „Pseudotubuli“, oder „Pseudogallengänge“, von denen noch die Rede sein wird). Und vor allem die Bedeutung dieser wuchernden Gallengänge wird verschieden aufgefaßt; so werden sie von Ogata auf den Reiz der gestauten Galle bezogen, ihre Erklärung als regeneratorische Erscheinung abgelehnt. Wenn uns — wie auch schon Kimura — dies auch sehr zweifelhaft erscheint, so braucht hierauf nicht weiter eingegangen zu werden, denn eine wirkliche regeneratorische Neubildung von Leberzellen scheint hier nicht beobachtet zu sein.

Janson unterband bei Kaninchen die Leberarterie. Er fand Nekrose von Lebergewebe und daneben Regenerationserscheinungen, die er von Leberzellen ableitet. Er fand auch Wucherungen von Gallengängen, in deren Zellen auch Mitosen auftraten, aber er konnte eine Leberzellregeneration von ihnen aus nicht beobachten. Dagegen sah er andere gangartige Bildungen, die er als „Pseudogallengänge“ auffaßt und von atrophischen Leberzellreihen ableitet. Wie richtig diese Deutung zu sein scheint, wird sich noch ergeben.

In einer Reihe von Versuchen wurden Einspritzungen von schädigenden Stoffen vorgenommen und die Folgen beobachtet. So spritzte Porcile in das Lebergewebe Terpentinöl und er will dann in und um aufgetretenen Infiltrationsherden Wucherung der Gallengänge und Umwandlung deren Epithelien zu Leberzellen gefunden haben. Von großer Bedeutung sind die Versuche und Untersuchungen von Ribbert. Er spritzte in die Pfortader Knochenöl sowie Agar-Agarlösung, um durch Gefäßverlegungen Nekrosen zu erzeugen, und Alkohol sowie Äther, um Leberzellen zu schädigen und Nekrosen zu bewirken. Schmale abgestorbene Leberzellzüge wurden nur durch sich regenerierende Leberzellen ersetzt. Bei größeren Nekrosen dagegen zeigte sich Ersatz durch Bindegewebe und in diesem frühzeitige Wucherung der Gallengänge, welche schon am 2. Tage Mitosen aufwiesen. Diese Gallengangswucherung kann sehr ausgesprochen sein, die Gallengänge bilden aber nie neue Leberzellen. Dagegen sieht man am Rande von Nekrosen in Leberzellen vom 2. Tage ab Mitosen und Zellneubildung. Die neuen Leberzellen bilden Reihen, die den alten gleichgerichtet laufen. Nun treten aber auch zweireihige Leberzellbildungen auf, welche eine unregelmäßige Lichtung oder einen mehr regelmäßigen Kanal umgeben und so gallengangähnlich werden. Diese Bildungen sind also von Leberzellen nicht Gallengängen abzuleiten, aber, da sie besonders am Rande neugebildeten Bindegewebes liegen, können sie manchmal auch mit Gallengängen, die mit dem Bindegewebe ausgewachsen sind, in Verbindung treten. Auf dieselbe Weise, nicht als Gallengänge, deren Epithel sich in Leberzellen umwandele, erklärt er auch im Gegensatz zu MARCHAND, MEDER usw. (s. u.) die gleichen Bilder bei Leberatrophien und führt auch die Entwicklungsgeschichte in seinem Sinne des Nichtübergehens von Gallengängen in Leberzellen an.

Eine Neubildung von Lebergewebe findet also durch Aussprießen nur von alten Leberzellen in die Lücken statt. Entstehen große sehr zahlreiche Nekrosen, wie RIBBERT dies durch wiederholte Einspritzungen bewirkte, und geht so viel Lebergewebe zugrunde, so tritt zudem in entfernten Lebergebieten ausgleichende Hypertrophie von Lebergewebe auf.

Gegen RIBBERT wandten SCHAPER-COHEN auf Grund ihrer bekannten Indifferenzzonen als Regenerationszentren ein, daß die zwischen den exkretorischen und sekretorischen Abschnitten eingeschalteten mehr indifferenten „Schaltstücke" in der Leber durch die feinsten interstitiellen Gallengänge dargestellt würden, daß daher bei regeneratorischen Vorgängen von ihnen aus Leberzellen neugebildet würden und auch die umstrittenen Zellschläuche von ihnen abzuleiten und somit geeignet seien, leistungsfähige Leberzellen zu bilden. Hiergegen ist einzuwenden, daß man sich solche „Schaltstücke" zwischen Gallengängen und Leberzellbalken wohl vorstellen und von ihnen die Regeneration ableiten könnte, daß aber, abgesehen davon, daß dies hier durchaus hypothetisch ist, auch die feinsten interstitiellen Gallengänge schon zum exkretorischen Teil des Organes gehören. Und vor allem, daß ihre Natur als „Schaltstücke", die, wenn im embryonalen Leben die Gallengänge sich nach alter Auffassung zu Leberzellen entwickelten — oder auch umgekehrt —, gut annehmbar wäre, bei der jetzigen Annahme getrennter Entwicklung der Leberzellen und intrahepatischen Gallengänge schon von früher Anlage aus, ohne Übergang, nur sekundär sich verbindend, kaum vorstellbar ist. Eine Widerlegung der RIBBERTschen Feststellungen und Auffassung, die, wie wir sehen werden, mit der unseren auch bei pathologischen Vorgängen beim Menschen weitgehend übereinstimmt, scheint uns daher von SCHAPER-COHEN keineswegs gegeben.

Die nächsten Untersucher kamen denn auch zu einer Bestätigung der RIBBERTschen Befunde. So hat HAYAMI nach Einspritzung von Aufschwemmungen von Aleuronat zwar überhaupt nur vorübergehende regenerative Andeutungen gefunden, aber Zusammenhänge von wuchernden Gallengängen, die von alten ausgingen, mit Zellmassen hält er für Verwachsungen von Gallengangssprossen mit zuvor bestehenden Leberzellen, die nur „Übergangsbilder" zu neugebildeten Leberzellen vortäuschen. Und insbesondere ist CARRARO, von dessen einer Versuchsreihe (Gefrieren der Leberoberfläche) schon die Rede war, auch in einer anderen zu einer Bestätigung der Auffassung seines Lehrers RIBBERT gelangt.

Auch er erzeugte durch Äthereinspritzung in eine Gekröseblutader Lebernekrosen und verfolgte die Regenerationsvorgänge sehr genau in allen Entwicklungsstufen. Es dringt Bindegewebe in die Nekrosen ein und in ihm von den feinen interlobulären Gallengängen aus ein ausgedehntes Netz erst fester, dann hohler Gallengänge, welche aber keine Leberzellen neu bilden. Dagegen gehen von den alten Leberzellen durch Vermehrung (Mitosen) solide Stränge aus, die sich dann in Zellen ausgliedern. Gallengänge nehmen, wie genaue Untersuchung besonders des verschiedenen Zelleibverhaltens beider Zellarten zeigt, an deren Bildung nicht teil. Nur von den alten Leberzellen aus bilden so neue Leberbälkchen ein Lebergewebe, welches nicht die Regelmäßigkeit und den verwickelten Bau des normalen Lebergewebes aufweist. Mit dem Netz neugebildeter Leberzellbalken können sich aber die neugebildeten Gallengänge ohne Übergänge in Berührung setzen. Bei ausgedehnten Zerstörungen von Lebergewebe kam auch in diesen Versuchen in entfernteren Lebergebieten durch zahlreiche Mitosen gekennzeichnete ausgleichende Hyperplasie hinzu. Carraro nahm auch nach Einspritzung von Hypophysen- sowie Nebennierenauszügen in Blutadern um nekrotische Herde in der Leber Mitosen in Leberzellen, aber keine regeneratorische Leberzellneubildung von Gallengängen aus wahr.

Weiterhin ist noch kurz über Regenerationserscheinungen zu berichten, wie sie in der Leber nach Vergiftungen mit Phosphor, Arsen, Chloroform usw. im Tierversuch gesehen wurden. Die Versuche mit Phosphor und Arsen reichen schon bis Ende der 80er Jahre zurück.

Dinkler beschrieb wuchernde Gallengänge, Ziegler-Obolonsky fanden in Leberzellen bei einigen Tieren spärliche Mitosen, dagegen viele mehrkernige Leberzellen, andererseits Mitosen in Gallengangsepithelien, doch blieb eine Neubildung von Gallengängen zweifelhaft. v. Podwyssozki stellte in der Umgebung als Sequester wirkenden Nekrosen Mitosen und Wucherungen von Leberzellen, im vermehrten Bindegewebe Gallengangswucherung fest. Gianturco-Stampacchia fanden auch Mitosen in Epithelien der Gallengänge, in Leberzellen selten und· sahen auch nur Versuche zu einer Regeneration, Wolkow beobachtete besonders bei einem mit Arsen vergifteten Kaninchen zahlreiche, zum Teil auch atypische Mitosen in Leberzellen, läßt aber die Frage offen, ob diese ohne Beziehung zu den nekrotischen Herden gefundenen Mitosen als Regenerationserscheinung aufzufassen seien. Bekannt sind die späteren Auseinandersetzungen über bei Phosphorvergiftung im Tierversuch erworbene Phosphorimmunität neugebildeter Leberzellen zwischen Oppel und Manwaring; hier soll nur das auf die Regeneration bezügliche Erwähnung finden. Oppel nahm an, daß bei wiederholten kleinsten Phosphorgaben die Leberzellen so gut wie ganz zerstört würden, daß aber von einigen wenigen überlebenden Leberzellen binnen 2 Wochen Ersatz geliefert werde, so daß er von „totaler Regeneration des Leberzellnetzes" sprach. Demgegenüber fand Manwaring die Zellzerstörung durch Phosphor lange nicht so vernichtend wie Oppel, aber auch er sah zahlreiche Mitosen in Leberzellen, und zwar schon vom 3. Tage ab, welche gegen den 14. Tag so zunahmen, daß die Zellen in Teilung 7—10% des gesamten Leberzellgewebes ausmachten (d. h. 7mal soviel als der Hundertsatz der von Manwaring zur selben Zeit gefundenen nekrotischen Zellen). Mit der Bindegewebszunahme wucherten auch Gallengänge. Von der Entgegnung Oppels und seinen Versuchen mit anderen Giften soll hier nicht die Rede sein. Auch seine wie schon von den anderen Forschern vor ihm ausgesprochene Auffassung, daß die bei der Phosphorvergiftung auftretenden Teilungen und Neubildungen von Leberzellen nicht einen einfach regenerativen Vorgang darstellten, sondern, wenn sie auch zum Ersatz zugrunde gehender Leberzellen führten, auf unmittelbare Wirkung des Phosphors auf die Zellen zu beziehen seien, was sehr fraglich erscheint, sei hier nur angeführt.

Hier seien noch einige Tierversuche mit Chloroform, soweit sie auf die Regeneration Bezug haben, erwähnt. Whipple-Sperry fanden, daß schon nach 2 Tagen neben den Leberzelldegenerationen und Nekrosen die Aufräumungsvorgänge beginnen; sie fanden in den Leberzellen — ebenso wie der eine von uns (Herxheimer) bei entsprechenden Versuchen — zahlreiche Mitosen, vielfach auch Zeichen direkter Kernteilung. Von den Leberzellen aus, ohne daß Gallengänge an der Neubildung des Lebergewebes teilzunehmen schienen, ist so nach Whipple-Sperry eine völlige Restitutio ad integrum binnen längstens 3 Wochen möglich. Steckelmacher fand auch nach Einspritzung von Chloroform in den von den Nekrosen verschonten Läppchenrändern reichlich Mitosen. Schultz-Hall-Baker spritzten Hunden Chloroform in die Pfortader und erzeugten so im Randteil der Läppchen gelegene Nekrosen (während sie bei Chloroformeinatmung in ihrer Mitte sitzen). Zwar lassen diese amerikanischen Forscher auch die wuchernden Gallengänge an der Leberzellneubildung teilnehmen, wobei es aber nicht sicher ist, ob es sich hier nicht nur um solide Gallengangssprossen mit Mitosen und wirklich um auf diese Weise neugebildete Leberzellen handelte, vor allem aber zeigten Leberzellen Mitosen und bildeten neue Leberzellen; auch fielen vergrößerte und mehrkernige mit Glykogen beladene Zellen unter den sich regenerierenden verschonten Leberzellen auf. So kam es zur völligen Wiederherstellung. Auch bei Zusammenwirkung von Chloroform und Infektion, bei welcher SCHULTZ-HALL-BAKER sowie andere frühere Forscher, wie OPIE, zirrhotische Bilder erzielten, erhielt OGATA keine solchen, konnte aber auch in einem Teil seiner Versuche neben den regressiven Veränderungen regeneratorische Vorgänge in Gestalt von Mitosen in Leberzellen sowie mehrkernigen Zellen nachweisen. In dieser Arbeit aus dem ASCHOFFSCHEN Institut berichtet OGATA auch über bemerkenswerte Vergiftungsversuche mit Ikterogen. Er erzielte so (außer bei Kaninchen) ausgedehnte nekrotische Herde und in späteren Stadien, wenn diese ganz oder teilweise organisiert waren, wobei das Bindegewebe auch vermehrte Gallengänge, wenn auch nicht sehr ausgeprägt, aufwies, stellte er ausgleichende Hypertrophie der Leberzellen fest. Die Leberzellen zeigten zwar nur in einem Falle zahlreiche Mitosen, aber die Leberzellen waren bis doppelt so groß wie gewöhnlich. Zu Bildern sogenannter knotiger Hyperplasie kam es dabei nicht.

Die zahllosen Tierversuche endlich, welche Zirrhose der Leber auf verschiedenste Weise, zum Teil durch längere Gabe der schon erwähnten Giftstoffe, zu erzeugen erstrebten (Schrifttum s. bei JAFFÉ), bieten für unsere Betrachtung ziemlich wenig. Die neu entstehenden Bindegewebszüge weisen mehr oder weniger starke Mitwucherung von Gallengängen auf; die Regenerationsbilder des Lebergewebes aber wurden selten unmittelbar verfolgt. Immerhin haben bei Versuchen mit Alkohol oder Chloroform MERTENS, FIESSINGER sowie FISCHLER neben Gewebsschädigung Leberzellregeneration in Gestalt von Mitosen beobachtet, bevor Bindegewebswucherung noch eingesetzt bzw. als solche gerade erst begonnen hatte. FIESSINGER betont, daß schon bei geringsten Schädigungen der Leberzellen daneben Mitosen auftreten, welche regeneratorische Erscheinungen anzeigten. JAFFÉ hat die Frage durch Vergleich herausgenommener Stückchen mit der späteren Sektion der mit verschiedenen Mitteln behandelten Tiere (Kaninchen) zu klären versucht. Er konnte feststellen, daß nach Aussetzen der Einspritzungen die anfänglichen Nekrosen nur zu einem kleinen Teil durch Bindegewebe, ohne ursächlichen Zusammenhang mit dem zirrhotisch gewucherten Bindegewebe, ersetzt werden, daß aber auch noch weitgehende Gewebsschädigungen (Nekrosen) durch Regeneration von Leberzellen restlos ausheilen. Der Vergleich ließ keinen anderen Schluß zu, der Befund besonders zahlreicher zweikerniger Leberzellen, solcher mit auffallend großem Kern, auch wenigstens in einem Fall nachgewiesene Mitosen, endlich die Anordnung der offenbar neugebildeten Leberzellen ohne deutliche Balkenzeichnung waren Anzeichen für Leberzellregeneration, „leider gelang es aber niemals nachzuweisen, in welcher Weise die Regeneration vor sich ging".

Überblicken wir die ganzen Versuche, Klarheit über die in der Leber stattfindenden regeneratorischen Vorgänge zu gewinnen, so sehen wir, daß diese sich unter verschiedenen Bedingungen unterschiedlich verhalten. Verlust weniger Zellen bei erhaltenem Lebergewebsbau wird leicht von Nachbarzellen ersetzt. Werden größere aber örtlich begrenzte Verletzungen gesetzt, so heilen sie hauptsächlich auf dem Wege der Narbenbildung; Gallengänge wuchern mit dem Bindegewebe. Regeneration von seiten benachbarter Leberzellen setzt wohl ein, spielt aber keine große Rolle, der Ansatz erlischt bald. Bei großen Verlusten von Lebergewebe oder bei einfachem Verlust ganzer Leberlappen, setzt im Leberrest ausgleichende Hypertrophie (Hyperplasie) ein, welche vollen, leistungsfähigen Ersatz darstellt, und zwar ist dies in einem geradezu erstaunlichen Maße möglich. Bei diffusen schwereren Veränderungen setzt je nachdem Regeneration von seiten benachbarter Leberzellen ein, oder zirrhoseartige Bindegewebsvermehrung mit Gallengangswucherung und meist geringer örtlicher Leberzellregeneration, sowie, wenn der Verlust des Lebergewebes ein großer ist, auch hier mit ausgleichender Hypertrophie und Hyperplasie entfernteren erhaltenen Lebergewebes. Die eigentliche Regeneration geht also von den Leberzellen aus, in geringerem Maße örtlich, hauptsächlich durch ausgleichende Neubildungsvorgänge in der übrigen Leber. Die Gallengänge wuchern auch, vor allem mit vom periportalen Bindegewebe ausgehender Bindegewebsvermehrung. Wir sehen eigentlich unter allen Bedingungen, unter welchen es zu Bindegewebswucherung in der Leber auf diese Weise kommt (die Verhältnisse scheinen bei von den Gitterfasern ausgehender Bindegewebsvermehrung anders zu liegen), die Gallengänge mit wuchern, wie dies übrigens ACKERMANN schon 1880 klar und deutlich zum Ausdruck brachte. Hier scheint eine innige vorgebildete Verbindung zu bestehen. Die gewucherten Gallengänge scheinen unter Umständen auch mit neugebildeten Leberzellmassen in Verbindung zu treten und wohl auch so deren Ausführungsgänge darzustellen und insofern auch zur Regeneration beizutragen. Eine von den Gallengängen ausgehende Lebergewebsregeneration in dem Sinne der vielfach angenommenen Neubildung von Leberzellen von seiten von Gallengängen durch Sprossung und Zwischenzellhaufen aber erscheint nicht bewiesen. Oft scheint für eine solche Annahme auch die frühere Darstellung, daß ein ähnlicher Vorgang in der fetalen Entwicklung stattfände und daß hier Leberzellbalken und Gallengänge — in dieser oder jener Richtung — auseinander hervorgingen, maßgebend gewesen zu sein. Die Auffassung vor allem von RIBBERT, daß es sich hier nur um täuschende „Übergangsbilder" handelt, daß in Wirklichkeit aber die Neubildung der Leberzellen nur von Leberzellen ausgeht, scheint die richtige zu sein. Auch werden offenbar als Gallengänge auch röhrenförmige Gebilde mit Lichtungen angesprochen, die von neugebildeten (oder alten) Leberzellen ausgehen, wie RIBBERT eingehend darlegte, und welche den „Pseudogallengängen" oder „Pseudotubuli", „gallengangähnlichen Bildungen" entsprechen, die allerdings in der experimentellen Forschung eine kleine Rolle spielen, deren grundsätzliche Stellung aber von besonderer Wichtigkeit ist im Hinblick auf die gleichen Gebilde, welche, wie wir sehen werden, im Schrifttum der menschlichen Pathologie, besonders bei Spätstadien der sogenannten gelben Leberatrophie und bei der Zirrhose, von großer Bedeutung sind. Bei dieser Darstellung, daß neue Leberzellmassen bzw. -balken, also das eigentliche Parenchym, nur von alten Leberzellen neu gebildet werden, von den Epithelien alter Gallengänge aus nur neue Gallengänge und Gallengangssprossen entstehen, also beide Zellarten sich bei der Ersatzbildung getrennt vermehren, ohne ineinander überzugehen, entsprechen die Leberregenerationsvorgänge völlig den fetalen Bildungsvorgängen in der jetzt maßgebend erscheinenden, eingangs wiedergegebenen Darstellung von HAMMAR, nach welcher auch Leberzellbalken und Gallengänge, auch die intrahepatischen, völlig getrennt sich entwickeln und erst sekundär Anschluß gewinnen.

In früherer Zeit scheint auch der Befund zahlreicher Kernteilungsfiguren in Epithelien der Gallengänge irreführend gewesen zu sein. Diese beweisen wohl eine Wucherung der Gallengänge, welche ja sicher festzustellen ist, auch Bildung von festen Zellmassen am Ende der gesproßten Gallengänge, wie sie vielfach beobachtet werden, aber natürlich keine Neubildung von Leberzellen, also keine Regeneration in diesem Sinne. Die Mitosen in Leberzellen dagegen bedeuten, wenn sich Zellteilung anschließt, echte Regeneration, denn aus den Leberzellen gehen nur neue Leberzellen hervor. Wurden Mitosen in Leberzellen anfangs vermißt, so sind sie später von GRIFFINI (1884) ab bei regenerativen Vorgängen von fast allen Untersuchern, oft in großen Massen, festgestellt worden. Außer dem mitotischen Wege scheinen bei Regenerationsvorgängen der Leberzellen auch direkte Kernteilungen eine Rolle zu spielen; wenigstens finden sich mehrkernige Leberzellen oft in auffallend großen Zahlen, wobei die Frage, ob sich auch Zellteilung und somit Vermehrung anschließt und ob diese Zellteilungsart vollwertige Zellen ergibt, umstritten ist (vgl. auch oben unter „physiologische Regeneration"). Es sei wegen des Schrifttums auf die Zusammenstellung des Vorkommens und der Bedeutung von Mitosen und amitotischen Kernteilungen in der Leber unter pathologischen Bedingungen bei HEITZMANN verwiesen. Bei der Neubildung von Leberzellen scheint auch eine besondere Zellart aufzutreten. Es sind dies die sogenannten „hellen Zellen", wie sie ADLER betont hat. Solche Zellen mit hellem Zelleib (Mangel an Fett und Pigment) und großem Kern, auch oft 2 Kernen, die sich besonders bei Feten und Neugeborenen finden, dann spärlicher werden, um mit 8—16 Jahren zu verschwinden, fand er besonders bei Vorgängen mit Regeneration von Leberzellen unter verschiedenen Bedingungen wieder, konnte auch gerade in ihnen Mitosen und mehrere Kerne nachweisen und spricht sie so als junge Leberzellen an. Diese Befunde sind mehrfach, auch bei pathologischen Vorgängen beim Menschen, so von KRETZ, KAUFMANN, V. GOUREVITSCH, ROCHS, YOKOYAMA bestätigt worden. Auch JAFFÉ nimmt bei seinen Versuchen gefundene „helle" Zellen als den ADLERschen jungen Leberzellen entsprechende an, die aber deshalb andere Merkmale trügen, weil sie unter Einwirkung der von ihm benutzten Giftstoffe schon in jugendlichem Alter wieder der Degeneration anheimfielen. Außer hyperplastischen Vorgängen spielen auch hypertrophische der Leberzellen eine Rolle.

Durch die Vergrößerung und vor allem Neubildung von Leberzellen entstehen neue Leberzellmassen, welche sich zwar gewöhnlich auch in Balkenform anordnen, welche aber zumeist die frühere regelmäßige Anordnung und Gefäßverteilung nicht aufweisen. Dies gilt vor allem auch für die ausgleichenden Leberzellhyperplasien (-hypertrophien), welche den Hauptanteil an der Organwiederherstellung haben. Das gleiche werden wir auch bei krankhaften Vorgängen des Menschen sehen. Die neugebildeten Leberzellen scheinen wenigstens vorübergehend besonders glykogenreich zu sein. Auch dies bedeutet wohl Tätigkeitsübernahme für die ausgefallenen Leberzellen. Die neugebildeten Zellmassen halten aber auch die Funktion des Organes vollständig aufrecht, vor allem bilden sie auch Galle. Auch ist der Abfluß der Galle in Bahnen geregelt, so daß bei Wiederherstellung der Leber selbst nach Entnahme großer Leberteile im Tierversuch keine Gelbsucht besteht. Offenbar lassen die neugebildeten Leberzellen ihnen zugehörige Gallenkapillaren entstehen, wie dies auch deren Entstehung entwicklungsgeschichtlich entspricht.

Die an sich ungeheuer große Regenerationsfähigkeit der Leber, im Tierversuch fast unbeschränkt, ist schon mehrfach betont. Im Einzelfall hängt sie natürlich in ihrem Ausmaß auch von dispositionellen bzw. konditionellen Zuständen des Organismus ab. In dieser Hinsicht sind einige neuere Versuchsreihen amerikanischer Forscher bedeutungsvolle Hinweise. So fanden DAVIS und WHIPPLE, daß nach durch Chloroform bewirkten Lebernekrosen beim Hund Regeneration besonders schnell auftrat bei einer an Kohlehydraten reichen wie einer nur aus Fleisch bestehenden Nahrung; eine Durchschnittskost stand dahinter zurück und noch mehr eine fettreiche Kost und am meisten Fasten der Tiere. MOISE-SMITH kamen zu ähnlichem Ergebnis bei weißen Ratten. Eine gemischt ausgeglichene Kost erwies sich hier der Regeneration am förderlichsten, nächstdem eine eiweißreiche oder auch eine an Kohlehydraten reiche Nahrung, am wenigstens eine fettreiche.

Den Regenerationsergebnissen im Tierversuch gliedern sich einige im Transplantat und Explantat der Leber gemachte Erfahrungen gut an. Nachdem früher schon RIBBERT sowie LUBARSCH Leberverlagerungen vorgenommen, wobei sich im Bindegewebe auch zahlreiche neugebildete Gallengänge fanden, hat in den letzten Jahren MITSUDA im LUBARSCHschen Institut in ausgedehntem Maße Lebergewebsübertragungen unter die Haut verfolgt, ebenso HERXHEIMER-JORNS, ersterer auch Lebergewebsauspflanzungen. Die auf Regenerationsvorgänge bezüglichen Befunde beschreibt MITSUDA, dergestalt, daß Wachstumserscheinungen an Gallengangsepithelien und Leberzellen, an jenen wohl zuerst, vom 5. Tage ab zu beobachten waren. Die Gallengänge bilden Zellstränge und Schläuche, sie sind nach 13 Tagen bedeutend vermehrt und verzweigt; die Schläuche sind von unregelmäßiger Form, die Lichtung ist von kubischen Epithelien umkleidet. Das Wachstum der Leberzellen ist im umgebenden Bindegewebe nach 10 Tagen deutlich; die neugebildeten Leberzellen sind groß, hell, mit hellem großen Kern, meist pigmentfrei, enthalten Fett. Ähnliche Ergebnisse zeitigen die Auspflanzungsversuche auf künstliche Nährboden. Peripher wuchern auch hier Gallengänge in Form von Strängen und Schläuchen aus; sie wuchern ebenso auch in das Blutplasma und geben hier auch Sprossen ab und weisen Mitosen auf. Sie wachsen hier mit oder ohne Bindegewebe. Die Leberzellen zeigen im peripheren Teil des Stückes neben Degenerationserscheinungen auch Neubildung, Gruppen und Stränge großer protoplasmareicher Zellen mit hellem Kern. Ebensolche Leberzellzapfen und -stränge findet man auch in das Plasma eingewuchert; sie zeigen nicht selten auch eine balkenartige Anordnung, ohne daß es zur Bildung ganzer Leberläppchen käme. MITSUDA fand also im Trans- wie Explantat Wucherung der Leberzellen sowohl wie der Gallengänge, völlig getrennt, jede Zellart für sich ohne Übergänge.

HERXHEIMER-JORNS verfolgten auch gerade die Regenerationsfrage in Leberstückübertragungen unter die Haut. Auch hier wurden von am Rande des übertragenen Stückes erhaltenen Leberzellen neue Leberzellen gebildet; dies setzt schon nach 2—3 Tagen ein; es finden sich zahlreiche Mitosen, auch amitotische Kernvermehrung scheint Platz zu greifen (zwei und mehrkernige Leberzellen, auch synzytiumartige Massen mit zahlreichen Kernen). Neugebildete Leberzellen dringen auch nach außen in sich bildendes Bindegewebe in Form von Strängen oder kleinen Gruppen ein. Solche neugebildeten Leberzellgruppen weisen auch reichlich Glykogen auf, ferner Fett, wie in gewöhnlichen Leberzellen angeordnet. Aber wenn die neugebildeten Leberzellen auch die mehr allgemein zellige, wenn ihnen auch vornehmlich eigene, Fähigkeit zur Glykogensynthese erreichen, so erlangen sie doch das Reifestadium der Leberzelleistung nicht. Galle bilden sie nicht, auch waren keine Gallenkapillaren zwischen ihnen nachzuweisen, ebensowenig Sternzellen. Sehr bald zeigen die neugebildeten Leberzellen auch Zeichen der Atrophie. Etwas später als die Neubildung von Leberzellen traten auch Stränge und Schläuche meist mit regelmäßig um eine zentrale Lichtung gestellten kubischen und höheren Epithelien, auch Mitosen aufweisend, auf — am 5. Tag schon reichlich —, deren Abstammung von und Zusammenhang mit Gallengängen des äußeren Transplantatgebietes auf Serienschnitten erwiesen wurde, wie auch die EPPINGER-Färbung den typischen Kutikularsaum der Gallengangsepithelien nachwies. Bemerkenswert war, daß mit den Gallengängen stets auch periportales Bindegewebe des Transplantates in die Umgebung mit auswuchs, daß aber die Gallengänge auch nach außen über das mitwuchernde Bindegewebe hinaus weiter vordringen können. Es zeigt dies deutlich die oben schon erwähnten Korrelationen zwischen dem Wachstum des periportalen Bindegewebes und der Gallengänge, aber daß diese auch weiterwuchern können (wie MITSUDA auch Gallengangswachstum in Explantaten mit und ohne Bindegewebe feststellte, und besonders GERHARDT bei Regenerationserscheinungen nach Gallengangsunterbindung Wucherung von Gallengängen manchmal weiter vorschreiten sah, als die Bindegewebswucherung, wobei uns sein Schluß auf selbständige primäre Wucherung der Gallengänge unabhängig vom Bindegewebe bei den doch bestehenden deutlichen Korrelationen nicht richtig scheint). Die beschriebenen Sprossen und Gänge stellen also echte, von alten aus gewucherte Gallengänge dar und haben mit „Pseudotubuli", die sich im Transplantat nie fanden, nichts zu tun. Neue Leberzellen bildeten diese Gallengänge nie, solche werden nur von verschonten Leberzellen neu gebildet. Beachtenswert erscheint noch ein Punkt. Die Wucherung der Leberzellen wie der Gallengänge hielt stets die zentrifugale Richtung in die Umgebung inne, nie fand solche in das in der Mitte nekrotische Transplantat hinein statt. Es mag dies mit hier angehäuften giftigen Stoffwechselstoffen, entsprechend einer von LUBARSCH für die Infarktbildung nach Unterbrechung der Blutzufuhr geäußerten Vermutung, in dem Sinne zusammenhängen, daß diese hier das regenerative Wachstum verhindern. Ein solcher Gesichtspunkt mag auch für mangelhafte regenerative Vorgänge besonders von Leberzellen in nekrotische Herde hinein sonst herangezogen werden können. Die Versuche mit Lebertransplantation und -explantation zeigen zusammengefaßt also auch, daß Gallengänge und Leberzellen getrennt wuchern, nur letztere neue Leberzellen bilden.

Gehen wir nunmehr zu der Leberregeneration, wie sie bei krankhaftem Geschehen beim Menschen zutage tritt, über. Kleinere Gewebsverluste können auch hier durch Leberzellregeneration wieder völlig ausgeglichen werden. So heilen die bei Typhus so häufigen Nekroseherde ohne Narbenbildung aus, und ähnliches hat sicher auch sonst häufig statt. Beachtung verdient hier eine Mitteilung HÜBSCHMANNs. Er fand in 3 offenbar sehr schweren Typhusfällen, welche außer miliaren Nekrosen diffuse Gewebsschädigung aufwiesen (wenigstens in 2 Fällen), in der Leber ohne unmittelbare Beziehungen zu den Nekroseherden meist reichlich Mitosen in Leberzellen, die er mit Recht als regeneratorische Erscheinung darstellt. Ähnliches fand HÜBSCHMANN auch bei einem Pockenfall (14monatiges Kind). Gallengänge waren in den HÜBSCHMANNschen Fällen in keiner Weise beteiligt. Entsprechendes findet man auch sonst als Regeneration nach Zelluntergang zu deuten bei akuten Infektionskrankheiten (vgl. BINGEL bei Scharlach). Hierher zu rechnen ist wohl auch die Heilung nach WEILscher Krankheit, bei der HERXHEIMER in Leberzellen zahlreiche Mitosen und besonders reichliche zweikernige Leberzellen, OBERNDORFER auch Riesenzellbildung von Leberzellen (s. auch bei BEITZKE) feststellte. Auch bei Malaria, die auch die Leber öfters in Mitleidenschaft zu ziehen scheint, beobachtete CAMINITI in der Leber Regenerationserscheinungen und schon 1878 beschrieben hier KELSCH und KIENER neben zirrhoseartigen Leberveränderungen umschriebene Leberzellhyperplasien, die sie „hyperplasies nodulaires" nannten, besonders in Randgebieten von Läppchen. MARCHIAFAVA und BIGNAMI beobachteten bei Malaria schwere einfache Atrophie der Leber mit Regeneration. Von JORES — und schon 1880 von SABOURIN — bei Lungen- und Darmtuberkulose in den Lebern gefundene inselförmige, offenbar regenerativ entstandene Bezirke hypertrophischen Lebergewebes gehören wohl auch hierher, denn mit Recht denkt HÜBSCHMANN dabei an Folgen von Toxinwirkung. Und zu erwähnen wäre hier auch von HEITZMANN nach einer Sublimatvergiftung neben Degeneration und Nekrosen von Leberzellen gefundene von Leberzellen ausgehende ausgleichende Hypertrophie mit sehr zahlreichen Mitosen und amitotischen Kernteilungen in Leberzellen, während sich die Gallengänge ziemlich unbeteiligt verhielten.

Bei Stauungsvorgängen, wenigstens bei länger und heftiger andauernden, wenn es zur zyanotischen Atrophie vor allem um die Zentralvene und in zentraleren Läppchenabschnitten kommt, sieht man im übrigen Lebergewebe, besonders an den Läppchenrändern, recht häufig vikariierende Hypertrophie in Gestalt vergrößerter Zellen; hierauf weist auch Kretz hin, ferner Yamagiva, dem es auch gelang hier Mitosen nachzuweisen, Eisenmenger und ebenso Saltykow (über größere Lebergebietshypertrophien s. später). Kretz betont, daß auch sonst unter verschiedenen Bedingungen stärkste Regenerationsfähigkeit die Zellen der äußeren Läppchenteile auszeichne und Chauffard sowie Sabourin wiesen auf das gleiche hin.

Eine wahre Fundgrube für Beobachtungen regeneratorischer Lebervorgänge und infolgedessen ein überaus ausgedehntes Schrifttum aufweisend sind die Erkrankungen, bei welchen Lebergewebe in ausgedehntem Maße mehr akut oder chronisch zugrunde geht, d. h. in allererster Linie die sogenannte akute gelbe Leberatrophie einerseits, die Leberzirrhose andererseits. Wir wollen die Besprechung hier mehr zusammenfassend halten, denn einmal wiederholt sich hier das, was im Tierversuch, auf den wir darum ausführlicher eingingen, grundlegend und unter einfacheren, leichter verfolgbaren Bedingungen festgestellt werden konnte, sodann sind die beschriebenen Bilder fast stets unter sich die gleichen, nur die Deutung ist strittig, und endlich werden die hier einschlägigen Vorgänge ja auch an anderen Stellen dieses Bandes bei den erwähnten Erkrankungen selbst genauer dargestellt.

Es ist bemerkenswert, daß schon vor 100 Jahren der große Pathologe Cruveilhier bei der Zirrhose regenerative Vorgänge annahm. Er schreibt deutlich „que les granulations restantes hypertrophient comme pour supléer celles qui sont atrophiées". Kretz hat bekanntlich bei der Leberzirrhose, besonders auf verändertem Verhalten der Gefäße, vor allem der Lebervenen an Zahl und Lage (nachdem Wagner, Charcot, Kiener-Kelsch, Sabourin schon auf Unregelmäßigkeiten der Zentralvenen hingewiesen hatten) fußend, einen vollständigen Umbau des Lebergewebes erkannt und die Erkrankung so als einen durch regeneratorische Gewebseinschiebung gehemmten, rezidivierenden, chronischen Degenerationsvorgang der Leber dargestellt. Ein großer Teil des jeweils gefundenen Lebergewebes ist somit neugebildetes und Kretz hat dies auch im einzelnen verfolgt. Hieraus geht schon die grundlegende Bedeutung der Lebergewebsregeneration für die Zirrhose hervor. Daß dies bei der Hanotschen hypertrophischen Leberzirrhose besonders der Fall zu sein pflegt, braucht hier nur erwähnt zu werden. Ein grundlegender Unterschied zwischen ihr und der gewöhnlichen Leberzirrhose scheint hierin nicht gegeben. Erst recht ist die Leberregeneration bei den Spätstadien der sogenannten akuten gelben Leberatrophie hervorstechend. Hier zeigen die inmitten des neugebildeten Bindegewebes verschonten Leberzellhaufen keinen normalen Läppchenbau, sondern unregelmäßigen Bau und Gefäßverteilung und stellen durch Hyperplasie und Hypertrophie, die auch an den Zellen leicht zu erkennen ist, hypertrophierte Leberzellreste dar (s. Abb. 1). Bei der Zirrhose wie bei den Hepatodystrophien[1], besonders

---

[1] Hier seien einige Worte zur Benennung eingeschaltet. Lepehne (Klin. Wschr. 1926, 1042) will für gewisse Fälle von Schädigung des Leberparenchyms ohne Ikterus nach Géronnes Vorschlag die Bezeichnung „Hepatose" verwenden und fügt hinzu „aber nicht für die akute Leberatrophie, wie es Herxheimer vorschlägt". Das ist ein vollständiger

der sogenannten akuten gelben Leberatrophie) kommen noch schon dem bloßen
Auge besonders auffallende, örtliche, umschriebene Herde besonders starker
ausgleichender Hypertrophie dazu, die sogenannten knotigen Hyperplasien, von
denen zuletzt die Rede sein soll.

Bei diesen Regenerationsvorgängen bei der Zirrhose und den Hepatodystrophien sehen wir — von der Bindegewebsentwicklung sei hier ganz abgesehen —
die Leberzellen einerseits, die Gallengänge andererseits beteiligt.
Zu unzweifelhaften Gallengangsneubildungen gesellen sich nun hier unregelmäßigere gangartige Bildungen hinzu, welche Zwischenbilder zwischen
Leberzellbalken und Gallengängen bieten und welche, zusammen mit den räumlichen engen Beziehungen zwischen Leberzellen und Gallengängen, mit der

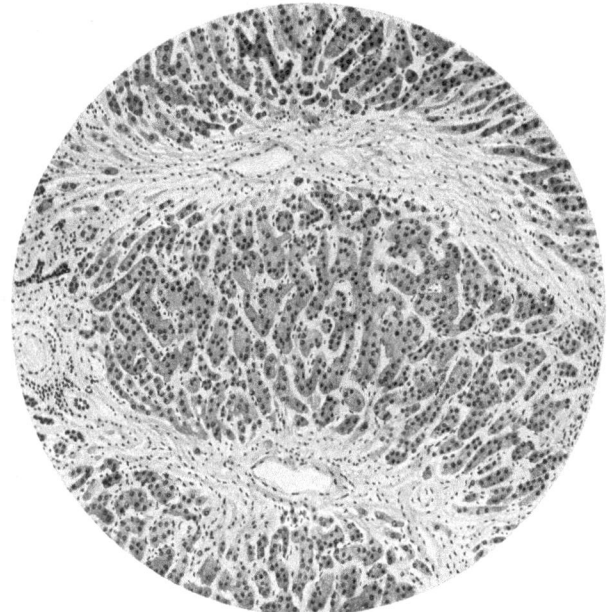

Abb. 1. Spätstadium der sog. akuten gelben Leberatrophie. Aus verschont gebliebenen Leberzellen
entstandene kompensatorisch-hyperplastisch entwickelte Leberzellgebiete.

Schwierigkeit der Unterscheidung zwischen alten und neuen Leberzellen, das
Bild so verwickelt gestalten, daß die offenbar sich immer wiederholenden gleichen
Befunde in ganz verschiedener Weise erklärt wurden, und zweifellos oft Täuschungen in ihrer Deutung selbst äußerst genauen Untersuchern unterlaufen
sind. Dabei war das Bestreben, die Befunde mit den entwicklungsgeschichtlichen Vorgängen in Einklang zu bringen, vom heutigen Standpunkt betrachtet

Irrtum. HERXHEIMER hat in seiner Abhandlung über „akute gelbe Leberatrophie" nur
kurz geschrieben „nach Analogie der Nieren könnte man auch das wenig schöne Wort
„Hepatose" verwenden", als Bezeichnung des Vorganges für die sog. akute gelbe Leberatrophie und verwandte Vorgänge (da „akute gelbe Leberatrophie" an sich fast nie richtig
und nur als Beschreibung eines Leberbildes zu verwerten ist) aber hat er dort „Hepato-
dystrophia" mit bezeichnenden Zusätzen vorgeschlagen. Es sollte dies gerade den Vorgang
als einen zunächst ausgesprochen degenerativen und nekrotisierenden unter Ablehnung eines
eigentlich entzündlichen Charakters hervorheben und somit erscheint die alte, meist längst
aufgegebene, aber gerade von LEPEHNE wieder verwandte Bezeichnung „Hepatitis", gar
mit dem Zusatz icterica, grundsätzlich falsch. Der Unterschied zwischen HERXHEIMER
und LEPEHNE liegt somit nicht, wie man bei ihm herauslesen könnte, in der mehr oder
weniger nebensächlichen Benennung, sondern in der Auffassung des grundlegenden Vorganges.

wohl insofern auch oft irreführend, als diese selbst auch (s. die Einleitung) der
Wandlung der Auffassung unterlagen, im ganzen betrachtet aber früher Gallengänge und Leberzellen als entstehungsgeschichtlich weit unmittelbarer zusammen-
hängend aufgefaßt wurden, als jetzt nach den Hammarschen Verfolgungen.
Aber wenn unter Zugrundelegen dieser auch Leberzellen und intrahepatische
Gallengänge sich gesondert entwickeln und somit schärfere Trennung auch bei
der Regeneration a priori wahrscheinlich ist und nach unserer Auffassung,
wie wir sehen werden, auch statthat, so macht das Zurückgehen auf gleiches
Bildungsmaterial aus dem Leberdivertikel doch die große Ähnlichkeit der
Leberzellen und der Gallengangsepithelien, besonders unter den abnormen Verhältnissen rück- und fortschrittlicher Vorgänge, durchaus verständlich und erklärt wie schwer die Deutung im einzelnen sein kann, wie
leicht „Übergangsbilder", die gerade hier wahre Orgien feiern, zu Täuschungen führen können. Wir besprechen die weit einfacheren und klareren
Bilder der Leberzellhypertrophien und Hyperplasien erst an zweiter Stelle,
zunächst die auch im Schrifttum fast stets den weit größeren Platz einnehmenden
Gänge und gangartigen Bildungen.

Welche verschiedene Deutung sie fanden, kann man aus folgender Zusammenstellung nach Melchior (1907) sehen:

1. Sie sind nur scheinbar neugebildet, es sind vorher vorhandene Gallengänge, die nur durch Parenchymschwund sichtbar geworden sind — Cornil
1871.

2. Sie entstehen durch Sprossung von den Gallengängen aus, und zwar:
a) Als echte Sprossen — Cornil (1874), Waldeyer, Zenker, Birch-Hirschfeld.

b) Durch Epithelialisierung der intraazinösen Kapillaren von den epithel-
tragenden Gallengängen aus — Charcot und Gombault, Kiener und Kelsch,
Ackermann.

3. Sie nehmen ihren Ursprung von den Leberzellen aus, und zwar:
a) Durch Atrophie der Leberzellen. Charcot und Gombault, Klebs,
Brieger, Posner, Rindfleisch, Orth, Model, Jungmann, Luzet, Carbone,
Jonas, Sabourin u. v. a.

b) Durch Wucherung der Leberzellen.

Zuerst wurden die Gänge wohl von Wagner (1862) beschrieben. Er leitete
sie außer Befunden, „welche den Ursprung dieser Bildungen aus Leberschläuchen sicher machten", auch von feinsten Verzweigungen der Pfortader und
von der Leberarterie ab. Auch Liebermeister (1864) spricht von Kernreihen,
welche mit Blutgefäßen in Verbindung stehen. Später, nachdem die Natur
der Gänge längst erkannt war, dachte Schmidt (1880) noch teilweise wenigstens an Abstammung von Lymphbahnen und, als typisches Beispiel wie alles
einmal wiederkehrt, hat noch in diesem Jahre in einer aus dem Mainzer Institut
von Heinrich Müller hervorgegangenen Arbeit Oberhoff, fußend auf Bostroem, der jede Gewebsregeneration von Erhaltenbleiben des an Blutkapillaren
gebundenen mesenchymalen Gewebes und so auch Regeneration des Lebergewebes von den Kupfferschen Sternzellen ableitet, und auf derselben allgemeinen Ansicht Müllers geglaubt, „eindeutige" Übergänge von Blutkapillaren in „Gallengangswucherungen" und von diesen in Leberzellbalken verfolgt und abgebildet zu haben. Es erübrigt sich hierauf weiter einzugehen.

Der erste Forscher, welcher eine richtige Deutung der Gänge gab, war wohl
Waldeyer (1868). Er beschreibt einerseits Sprossen alter Gallengänge, welche
anscheinend blind endigten. Aber während Waldeyer zumeist nur in dem
Sinne dieser von alten neugebildeten Gallengänge erwähnt wird, kannte und
beschrieb er auch — wie neuerdings Willer mit Recht betont — andere nur

ähnliche Bildungen. Er fand an Stellen, wo normale Leberzellen fehlten „einzelne zerstreut oder in gallenkanalähnlichen Gängen zusammenliegende, rundlich eckige zellenähnliche Körperchen mit gelbbräunlichem körnigem Pigment gefüllt, die offenbar als im Verfall begriffene Leberzellen aufgefaßt werden mußten". Er schreibt dann, daß diese zum Teil „gangartig verzweigt gelagerten Reste von Leberzellen" sich mitunter deutlich an kleine Gallenkanälchen anschlossen. WALDEYER spricht hier (bei einem Fall von „akuter Atrophie") von „gallenkanalähnlichen Gängen" und von „gangartig" und beschreibt so deutlichst dasselbe, was später als „Pseudogallengänge", „Pseudotubuli", „Schlauchbildungen" bezeichnet wurde. Dabei ist es besonders bemerkenswert, daß WALDEYER diese Bildungen schon von den echten Gallengangsprossungen ausgesprochen abgrenzt.

Die Gallengangswucherungen von alten Gallengängen aus sind schon frühzeitig von ZENKER, CORNIL, THIERFELDER, CHARCOT-GOMBAULT, HANOT, KIENER-KELSCH, FRIEDLÄNDER, BIRCH-HIRCHFELD, LEWITSKI-BRODOWSKI, ACKERMANN, ARNOLD, KLEIN, TSCHERNIAEW, DINKLER teils bei Zirrhose, teils bei Hepatodystrophien eingehend verfolgt worden und ACKERMANN glaubt sie auch (bei Phosphorversuchen an Kaninchen) vom Ductus hepaticus aus gefüllt zu haben, ähnlich später (aber nicht ganz sicher) DINKLER. Diese Gallengangswucherungen sind dann von allen Untersuchern fast stets bei allen Vorgängen mit bindegewebigem Ersatz verloren gegangenen Lebergewebes gefunden worden — nur wenige Untersucher vermißten sie völlig und fanden nur „gallengangsähnliche" Zellschläuche, so ROCHS — und auch die alte Meinung von CORNIL (zuerst, später nicht mehr), daß es sich nur um stehengebliebene durch den Parenchymschwund sichtbare, oder dabei höchstens sich vergrößernde Äste (GOODHART, Mc PHEDRAN und MAC CALLUM) handele, ist später kaum mehr aufrecht erhalten worden. Die Gallengangswucherungen stellen vor allem bei der Leberzirrhose eine allgemein bekannte und anerkannte Erscheinung dar. Es ist dies ja auch nach dem schon bei den Tierversuchen über das Zusammenwuchern von Bindegewebe und Gallengängen Gesagte nicht erstaunlich. Bei den Wucherungen der Gallengänge finden sich denn auch in ihren Zellen häufiger Mitosen, wie sie Mc PHEDRAN-MAC CALLUM, MARCHAND, MEDER, ADLER, ZADOC KAHN und viele andere hier (neben Mitosen in Leberzellen s. u.) beschrieben. Aber häufig werden auch in den Gallengangsepithelien Bilder gesehen, welche auf direkte Kernteilung hinweisen, und CORNIL-CARNOT sowie KIMURA geben an, hier mehr amitotische als mitotische Kernteilungen gefunden zu haben.

Daneben sind nun — und besonders in späteren Stadien der Hepatodystrophie („akute gelbe Leberatrophie") — vielfach andere Bildungen beschrieben worden, teils auch als Gallengänge, zumeist aber und richtig als diesen nur ähnlich, welche, und unserer Meinung nach mit Recht, von Leberzellenbalken abgeleitet werden. Wir haben bereits gesehen, daß WALDEYER diese Bildungen schon richtig erkannte. Zuvor hatte dasselbe schon WAGNER angenommen. Frühzeitig geschildert wurden die gleichen Bildungen auch von KLEBS, PERLS, CHARCOT und GOMBAULT, KIENER-KELSCH, POSNER, BRIEGER, RINDFLEISCH, ORTH, SABOURIN, MODEL, JUNGMANN, LUZET, CARBONE, JONAS, SIEGENBEEK VON HEUKOLOM, BARBACCI u. v. a. In der letzten Zeit sind diese Gebilde vor allem von MILNE (der sie, obwohl er sie als „bile duct like" bezeichnet, von feinen Kanälchen an der Grenze zwischen Leberzellen und interlobulären Gallengängen ableiten will, was den oben angeführten „Schaltstücken" von SCHAPER-COHEN wohl entspräche), YAOITA, YOKOYAMA, ROCHS, HERXHEIMER-GERLACH, BLUM verfolgt worden. Diese schlauchartigen Bildungen „Pseudogallengänge", „Pseudotubuli" stammen also nach diesen Forschern

von Leberzellen ab, d. h. stellen im ganzen verschonte und liegen-
gebliebene, meist atrophische Leberzellbalken dar, die durch ihre
Isolierung im Bindegewebe die ihnen eigentümliche Form angenommen haben,
also keine Gallengänge sind und von solchen nicht abstammen
(Genaueres s. noch unten). Wenn ORTH, ROCHS, JÄGER u. a. von einer Entdifferenzierung atrophischer Leberzellbalken zu gallengangsähnlichen Schläuchen
oder gar zu Gallengängen, sprachen, so vermeidet man das Wort Entdifferenzierung hierbei besser, weil es von der früheren entwicklungsgeschichtlichen
Auffassung ausging, daß erst Ausführungsgänge entständen, welche sich zu
Leberzellen fortentwickelten, was nicht richtig ist. Auch eine Differenzierung
von Leberzellen zu echten Gallengängen wie dies z. B. FISCHLER, BARBACCI
oder ROLLESTON annahmen, ist nach der HAMMARschen entwicklungsgeschichtlichen Darstellung unwahrscheinlich, wie eine solche Umbildung auch O. HESS,
OGATA, KLOTZ, BORST ablehnten. Wir bezeichnen jene Bildungen daher besser
nicht als echte Gallengänge, sondern als gallengangähnlich, als Pseudogallengänge,
Pseudotubuli, Schlauchbildungen oder dgl., die aus veränderten Leberzellbalken hervorgehen. Andere Forscher aber leiten nun die offenbar gleichen
Bildungen von alten Gallengängen ab, doch ist dabei oft nicht sicher zu entscheiden, wie weit diese Forscher wirklich solche unregelmäßigeren „Pseudotubuli" oder echte Gallengänge in ihren Fällen vor sich hatten. HERXHEIMER-
GERLACH führen als Forscher, welche an Gallengangsursprung dachten, folgende
an: ACKERMANN, V. PODWYSSOZKI, DINKLER, WALDEYER (nicht ganz richtig,
da er beiderlei Ursprung annahm s. oben), ZENKER, V. WINIWARTER, MEDER,
MARCHAND, STRÖBE, KAUFMANN, MC PHEDRAN und MAC CALLUM, DOENZ,
ADLER, YAMASAKI, ALI BEY IBRAHIM, SCHÖPPLER. Auf unsere Auffassung
der in Frage stehenden Gebilde kommen wir noch zurück. Wir besprechen
auch hier alle diese Bildungen für die Zirrhose und Hepatodystrophie gemeinsam,
da die Bilder und ihre verschiedene Deutung dieselben sind (auf mengenmäßige
Unterschiede kommen wir noch zu sprechen) und fügen hinzu, daß wir bei den
Hepatodystrophien hier auch zwischen den Spätstadien der sogenannten akuten
gelben Leberatrophie und den Vergiftungen mit Phosphor, Arsen, Chloroform
usw. nicht unterscheiden, bei welchen allerdings Spätstadien seltener zur Beobachtung kommen. Kurz bemerken wollen wir nur, daß die schlauchartigen
Bildungen nach PALTAUF und KRETZ bei der Phosphorvergiftung besonders
früh und zahlreich in Erscheinung treten sollen.

Die wichtigste und umstrittenste Frage ist nun die, ob Gallengänge bzw.
diese Pseudogallengänge wieder neue Leberzellen bilden und somit
eine wichtige Rolle unmittelbar bei der Regeneration des Lebergewebes spielen.
Die Übersicht des Schrifttums und die Beurteilung der Frage wird dadurch
ungemein erschwert, daß diejenigen Forscher, welche hier Neubildung von
Leberzellen annehmen, zu allermeist echte Gallengänge vor sich zu haben
glauben, welche gerade bei der Neubildung von Zellen unregelmäßigere Form
annähmen, eine unregelmäßige Lichtung aufwiesen, feste Zellmassen bildeten
u. dgl. mehr, während diejenigen Forscher, welche dies anzweifeln und diese
Gebilde für erhaltene bzw. atrophische Leberzellbalken halten, ganz dieselben
Bilder beschreiben und sie anders auffassen. Sog. Übergänge spielen hier
naturgemäß eine fast ausschlaggebende Rolle, werden aber in verschiedener
Richtung gedeutet. Es ist wohl an sich nicht zu bezweifeln, daß ein Teil jener
Stränge echte Gallengänge sind, besonders bei den genauen Verfolgungen aus
der MARCHANDschen Schule, auch dann verwickeln räumliche Verschiebungen
und Aneinanderlagerungen wie die in späteren Stadien jener Erkrankungen
beim Menschen überhaupt so vielgestaltigen Vorgänge das mikroskopische Bild
so, daß oft verschiedene Deutung möglich ist; wir wollen aber doch hervorheben,

daß nach der Durcharbeitung des Schrifttums und nach den eingehenden Verfolgungen in unserem Institut es uns unzweifelhaft erscheint, daß es sich hier zumeist nicht um Gallengänge, sondern eben um die schlauchartigen Pseudotubuli handelt, worauf noch zurückzukommen sein wird. Bei dieser Schwierigkeit richtiger Erklärung des Beobachteten ist es denn auch nicht verwunderlich, daß sich vielfach verschiedene Untersucher ihre Ergebnisse gegenseitig umdeuteten und daß, zumal sich manche Forscher im Bewußtsein der Schwierigkeiten etwas unbestimmt ausdrücken und vielfach auch verschiedene Anschauungen verbunden werden, mehrfach literarische Mißverständnisse auftauchten.

Betrachten wir also diejenigen Untersucher, welche hier Leberzellneubildung, also echte Regeneration von Gängen aus annahmen. Vermutungen in dieser Richtung reichen auch schon weit zurück, bis auf WALDEYER, dann ZENKER, v. WINIWARTER, BIRCH-HIRSCHFELD, WEIGERT, LEWITSKI-BRODOWSKI u. a. MANGELSDORF, DINKLER, FRASER, PALTAUF (bei Phosphorvergiftung) und insbesondere HIRSCHBERG, welcher sich über die Übergänge sehr positiv ausspricht, wären weiterhin zu nennen. Insbesondere hat aber dann MARCHAND die Anschauung, daß es sich hier um Neubildung von Leberzellen von Gallengängen aus handelt, vertreten. Es ist ein großes Verdienst dieses Altmeisters der Pathologie, daß er die Frage der Leberregeneration von diesen Gesichtspunkten aus immer wieder verfolgte und verfolgen ließ. So entstammen seinem Institut die Arbeiten von MEDER, SCHLICHTHORST, PERZINA, BINGEL, O. HESS, KIMURA, zuletzt noch SEYFARTH (Tierversuche, auch in denen von PORCILE sowie MANWARING). Seine Schüler vertraten an der Hand verschiedenster Fälle die gleiche Auffassung wie MARCHAND und zum Teil im Ausdruck nicht so vorsichtig abwägend wie MARCHAND selbst. Derselben Annahme haben sich dann in der Folge vor allem noch STROEBE, ALI BEY IBRAHIM, YAMASAKI-W. FISCHER, ADLER, SCOTT, MAC CALLUM, SCHÖPPLER, MELCHIOR, VENULET, SSOBOLEW (welcher von „Metaplasie" gewucherter Gallengangsepithelien zu Leberzellen spricht), KLOTZ, auch STERNBERG (im ASCHOFFschen Lehrbuch, während in der letzten Auflage desselben GHON diese Meinung nicht vertritt) angeschlossen. Auf die einzelnen Schilderungen kann nicht eingegangen werden, es soll nur bemerkt werden, daß es sich zu allermeist um Fälle sog. gelber Leberatrophie handelt, bei denen die schlauchförmigen Pseudotubuli bemerkenswerterweise gerade am häufigsten auftreten (s. u.). Ein Teil der Forscher schließt die Neubildung von Leberzellen auf diesem Wege mehr theoretisch, gestützt auf die Befunde anderer, besonders der MARCHANDschen Schule, oder auch auf die herrschende entwicklungsgeschichtliche Leberzellbildung, ein anderer Teil der Forscher glaubt dieselbe unmittelbar verfolgt, oder gar „gesehen" zu haben (vgl. die Zusammenstellung bei HERXHEIMER-GERLACH). Die allermeisten dieser Untersucher lassen ja (s. auch u.) außer Leberzellneubildung von Gallengängen aus auch solche unmittelbar von Leberzellen zu, dabei wird aber der jeweilige Anteil an dem entstehenden neuen Lebergewebe verschieden eingeschätzt. So stellt die Schule MARCHANDs dabei die von Gallengängen aus neugebildeten Leberzellen in den Vordergrund, während z. B. STROEBE auf die Leberzellneubildung von Leberzellen aus das Hauptgewicht legt. Dabei ist aber noch bemerkenswert, daß MARCHAND und vor allem seine Schüler HESS sowie KIMURA zwar Neubildung von Leberzellen aus Gallengängen besonders betonen, aber es zur vollständigen Regeneration von Lebergewebe doch nur da kommen lassen, wo noch Reste von Leberzellen vorhanden sind und die Gallengangswucherungen ohne Grenze in die ebenfalls gewucherten Reste von Leberzellbälkchen übergehen, daß, wie O. HESS schreibt, „zur vollständigen Entwicklung der Gallengangsepithelien zu funktionstüchtigem Lebergewebe die organische Verbindung und Vereinigung mit noch vorhandenen und mehr oder weniger typisch angeordneten Leberzellen notwendig ist". Es ist diese Zusammenarbeit wohl recht schwer, die Ableitung von Leberzellen als das Maßgebende leicht vorstellbar. Gegenüber einer solchen angenommenen Leberzellneubildung aus Gallengängen haben nun in der Tat eine größere Reihe Forscher eine Neubildung von Leberzellen von Gallengängen aus bei ihren Untersuchungen teils als zweifelhaft angesehen, wie z. B. van Haren Noman, Janowski oder Severin-Heinrichsdorff, teils solche vermißt oder auch in Abrede gestellt, so z. B. Doenz, Steinhaus,

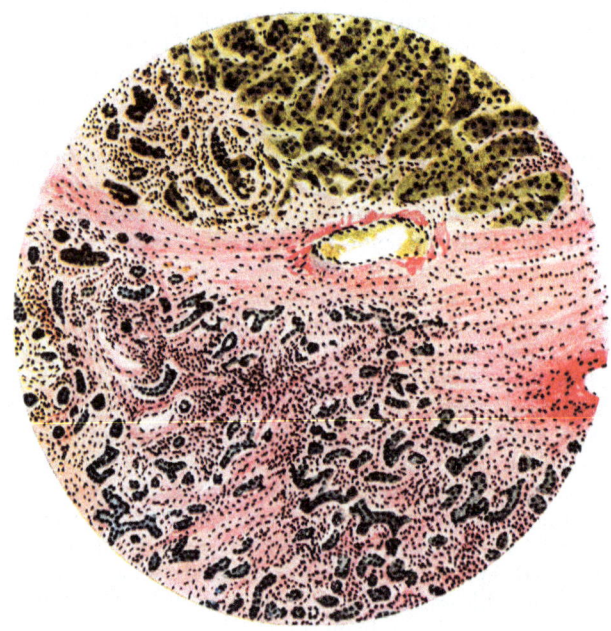

Abb. 2. Spätstadium der sog. akuten Leberatrophie. In Bindegewebsgebieten zahlreiche sog. Pseudotubuli, d. h. gallengangsähnlich entwickelte Gänge, welche von Leberzellen abzuleiten sind. Links oben sieht man den Zusammenhang solcher Gänge mit Leberzellresten am Rande eines größeren Gebietes von erhalten gebliebenem und ausgleichend hyperplastisch entwickeltem Lebergewebe.

Rochs, Yokoyama, Wegerle, Herxheimer-Gerlach, Siegmund, Lepehne, Blum, Willer.

Auf Grund genauer Verfolgung der Regenerationsfrage und insbesondere des Problems dieser Gänge in unserem Institut (Herxheimer, Herxheimer-Gerlach, Blum), die wir auch weiter fortsetzten, sind wir zu der Überzeugung gelangt, daß die Gallengänge zwar auch neue Gallengänge und Sprossen bilden, daß dies aber mit den als Neubildung von Leberzellen beschriebenen Bildern nichts zu tun hat, daß es sich vielmehr hier um schlauchartige „Pseudotubuli" handelt, welche von Leberzellbalken abstammen (vgl. Abb. 2). Zunächst sprechen in diesem Sinne (vgl. die Darstellung bei Herxheimer-Gerlach) die nicht selten auffindbaren unmittelbaren Zusammenhänge am Rande mit unzweifelhaften alten Leberzellbalken, während andererseits Serienschnitte keinen Zusammenhang mit den gewucherten oder alten Gallengängen erkennen lassen. Sodann sind diese Bildungen, wenn sie auch verästelte und verschlungene Säulen von Zellen, meist in 2 Reihen geordnet, darstellen, unregelmäßiger als die Gallengänge.

Die Zellen stehen nicht in regelrechter Anordnung um eine Lichtung; diese ist, wenn vorhanden, unregelmäßiger begrenzt, liegt häufig exzentrisch. Auch das Epithel dieser schlauchartigen Gebilde zeigt ausgesprochene Unterschiede gegenüber dem der echten Gallengänge. Es weist häufig braunes feinkörniges Pigment auf, welches nach Reaktionen als Lipofuszin anzusprechen ist, ferner grünes (Formolhärtung) Gallenpigment und endlich mittel- bis feintropfiges Fett in der Anordnung wie in den Leberzellen; in den Lichtungen liegen oft

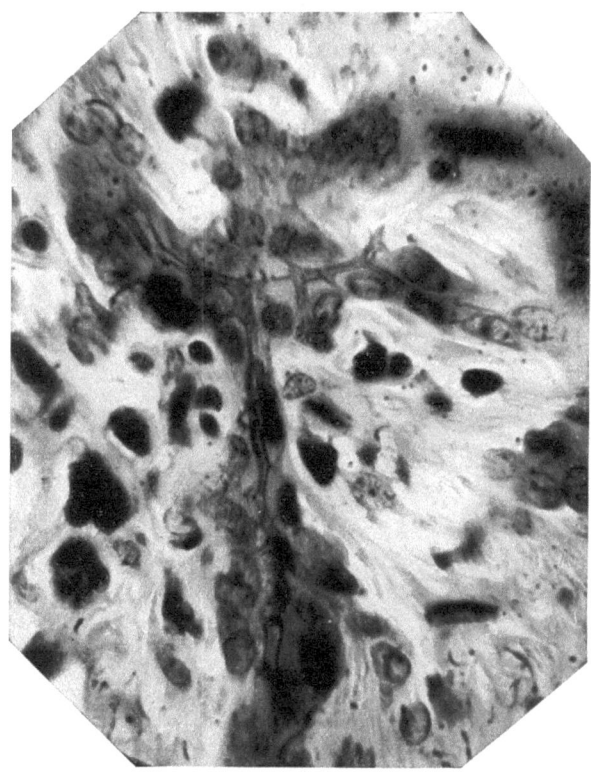

Abb. 3. „Gelbe Lebertrophie". Spätstadium. Gallenkapillare in einem „Pseudotubulus".
EPPINGER-Färbung.

Gallenzylinder Alles dies unterscheidet die Bildungen von den alten und den von ihnen ausgesproßten interlobulären Gallengängen. Der Beweis, daß es sich hier in der Tat nicht um Gallengänge, sondern um Leberzellbalken handelt, konnte nun dann in unserem Institut (vgl. BLUM sowie HERXHEIMER) einwandfrei mit Hilfe der EPPINGERschen Methode der Darstellung der Gallenkapillaren geführt werden. Hatten HERXHEIMER und GERLACH schon angenommen, daß es sich bei den Lichtungen zwischen den Zellreihen um Gallenkapillaren mit Gallenstauung handele, so erbrachte die genannte Methode hierfür den Beweis. Wir konnten in den schlauchartigen Bildungen überall axial Gallenkapillaren nachweisen, die den im übrigen Lebergewebe dargestellten Gallenkapillaren vollständig entsprachen (vgl. Abb. 3 u. 4). Sie weisen seitliche Verzweigungen (s. Abb. 3) wie diese sonst auf. Den „Lichtungen" entsprechen Erweiterungen (s. Abb. 4) der Gallenkapillaren, besonders gegen das Ende der

64*

schlauchförmigen Bildungen hin; hier besonders finden sich in ihnen Gallenzylinder. Wie aus den beiden von Blum genau beschriebenen Fällen von Hepatodystrophien (sog. akuten gelben Leberatrophien) späterer Stadien hervorgeht,
sind die Gallenkapillaren in den Schlauchbildungen allenthalben, nicht nur
am Rande des zerstörten, meist durch Bindegewebe ersetzten Gewebes gegen
noch erhaltenes Lebergewebe hin, sondern auch sonst überall, wo sich solche
inmitten von Bindegewebe ohne sonstige Reste von Lebergewebe finden, nachzuweisen. Wir wollen hinzufügen, daß wir auch in Fällen von Zirrhose mit
Hilfe der Eppinger-Färbung die Gallenkapillaren in diesen Schlauchbildungen
ebenso nachweisen konnten. So ist der Beweis geführt, daß es sich bei

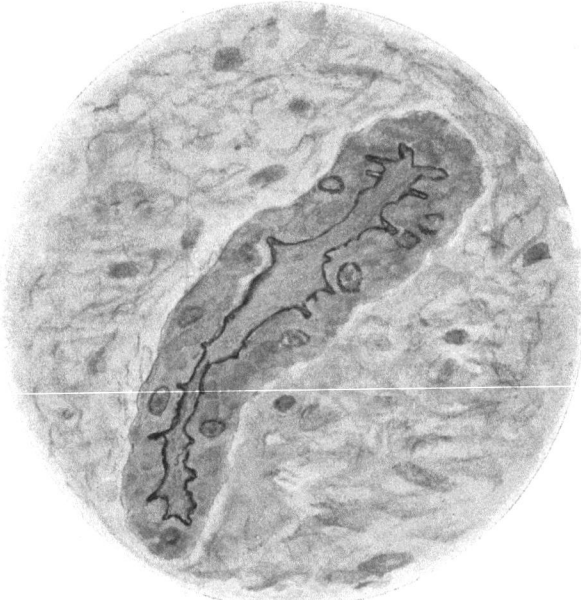

Abb. 4. „Gelbe Leberatrophie". Spätstadium. Erweiterte Gallenkapillare mit Seitenästen in einem
„Pseudotubulus". Eppinger-Färbung.

den umstrittenen Bildungen nicht um Gallengänge handeln kann,
sondern daß Leberzellbalken mit axialen Gallenkapillaren vorliegen. Wenn Löffler gegen die Auffassung von Herxheimer-Gerlach u. a.
als Reste von Leberzellbalken einige Einwendungen erhebt, so erscheinen diese
die Sache in keiner Weise zu treffen, denn bei den von Löffler (nach Gang-
unterbindung) beobachteten Bildern handelt es sich sicher nicht um die schlauchartigen „Pseudogallengänge", wie sie Herxheimer-Gerlach u. a. von Leberzellbalken ableiten — daß inzwischen Blum den Beweis für die Richtigkeit
dieser Auffassung durch Darstellung der Gallenkapillaren in diesen Bildungen
geführt hat, ist Löffler anscheinend entgangen —, sondern in der Tat, wie
es Löffler beschreibt, um Wucherung echter Gallengänge zusammen mit
periportalem Bindegewebe, eine Erscheinung, die Herxheimer-Gerlach
selbstredend nie geleugnet, sondern (unterschieden von jenen schlauchartigen
Bildungen) betont und beschrieben haben.
Daß diese schlauchartigen Bildungen aber durchaus Gallengängen
gleichen können, vor allem wenn die Zellen um erweiterte Gallenkapillaren
regelmäßiger gestellt sind, die Kerne in den Zellen mehr basal liegen, ist auch

bei den Untersuchungen aus unserem Institut betont worden. Und dies um so mehr, als daneben ja auch die kleinen Gallengänge vielfach gewuchert getroffen werden, dabei auch in ihren Sprossen oft zunächst noch keine Lichtung aufweisen, so daß festere Zellmassen an ihren Enden sehr an — neugebildete — Leberzellen erinnern können, und vor allem da, besonders bei Zirrhose, die wuchernden Gallengänge auch in oft wohl nur scheinbare Verbindung mit mehr oder weniger gut erhaltenen Leberzellen treten können, so daß der Eindruck eines Überganges in gegebenenfalls neugebildete Leberzellen erweckt werden kann. So können die Bilder sehr verwickelt werden, aber genaue Untersuchung und Zuhilfenahme verschiedener Färbungen lassen die Trugbilder eines Überganges als solche erkennen und gerade die EPPINGERsche Gallenkapillarfärbung läßt die Gallengänge, die Leberzellen und die schlauchförmigen Bildungen, letztere als Leberzellbalken, gut unterscheiden.

Irgend etwas was als Neubildung von Leberzellen von echten Gallengängen aus zu deuten wäre, haben wir bei Zirrhosen wie bei Hepatodystrophien nie gesehen. Es erhebt sich nun aber die Frage, ob es sich bei den als isolierte Leberzellbalken erkannten Schläuchen nur um stehen gebliebene alte Leberzellreihen handelt, wie nach der ganzen Ableitung und der Beschaffenheit der Zellen für diese Bildungen als ganzes betrachtet wohl anzunehmen ist, oder ob von ihnen auch neue Zellen, also Leberzellen, gebildet werden. HERXHEIMER-GERLACH nahmen dies nicht an. Später ergaben sich aber doch Bilder (s. bei BLUM), welche dafür sprechen, daß einzelne Zellen, besonders solche am Ende der Schläuche, welche größer, protoplasmareicher sind, auch kein Lipofuszin enthalten, mit Wahrscheinlichkeit als neugebildete Leberzellen aufzufassen sind. Aber da ja die Schlauchbildungen selbst keine Gallengänge, sondern erhaltene Leberzellbalken darstellen, handelt es sich hier auch um Leberzellbildung von alten Leberzellen, nicht von Gallengängen aus. Eine solche Regeneration von Lebergewebe spielt aber unter den besprochenen krankhaften Bedingungen beim Menschen wohl keine namhafte Rolle. Hier sind es offenbar im Gegensatz zum Tierversuch (z. B. RIBBERT) weniger neugebildete als stehen gebliebene Leberzellbalken. Sie liegen ja auch gerade da, wo sich ausgleichend-hypertrophische Lebergebiete (s. später) nicht ausbilden, sondern im Bindegewebe und bedeuten so offenbar vor allem für die Aufrechterhaltung der Organleistung nicht viel.

Finden wir auch diese gangartigen Leberzellstränge (Pseudotubuli) in eer geschilderten Weise und unterscheidbar von den an sich stark gewucherten dchten Gallengängen sowohl bei Leberatrophien wie bei Zirrhose, so scheint uns doch ein mengenmäßiger Unterschied gegeben. Wir haben bei diesen ganzen Fragen beide Erkrankungen zusammengefaßt (s. o.), da sich bei ihnen die gleichen Bildungen finden und die gleichen Fragestellungen im Hinblick auf Leberregeneration ergeben, auch eine Trennung des Schrifttums in dieser Hinsicht weder möglich noch vorteilhaft erscheint, aber es scheint doch kein Zufall zu sein, daß die Beschreibungen von Leberzellneubildung von Gallengängen aus, nach unserer Ansicht irrtümlich und zum großen Teil in Verwechslung mit den „Pseudotubuli“, zu allermeist Fälle von sog. akuter gelber Leberatrophie (oder verwandten Vorgängen) betrafen, so auch die Schilderungen aus der MARCHAND-schen Schule. Nach unseren Erfahrungen findet man nämlich die schlauch-artigen Bildungen bei den Hepatodystrophien ganz besonders und die Gallengangswucherungen meist weit übertreffend (und jene keineswegs nur, aber hauptsächlich am Rande ehemaliger Läppchen, was mit der Blutversorgung zusammenhängen könnte), während bei der Leber-zirrhose die von Leberzellresten abzuleitenden schlauchartigen

Bildungen an Zahl geringer, die gewucherten Gallengänge zahlreicher gefunden zu werden pflegen. Der Unterschied der Zahl der „schlauchartigen" Bildungen mag mit der zeitlich und räumlich ganz verschiedenen Art des Zellunterganges zusammenhängen. Für die Zahl der gewucherten Gallengänge aber scheint uns in erster Linie die Art und Herkunft des neugebildeten Bindegewebes maßgebend. Bei der Leberatrophie ist nach unseren Untersuchungen das diffus sich vermehrende Bindegewebe hauptsächlich von der Wand der Gefäße und den Gitterfasern abzuleiten, während das periportale Bindegewebe zwar auch verbreitet ist aber weit weniger dazu beiträgt und auch bei Färbungen (VAN GIESON-Färbung) sich lange noch vom übrigen neugebildeten Bindegewebe gut abhebt. Die gewucherten Gallengänge scheinen sich aber, wenn auch darüber hinaussprießend, vor allem in dem periportalen Bindegewebe zu finden und mit diesem zu wuchern. Bei der Zirrhose, bei der das periportale Bindegewebe bei der Bindegewebsvermehrung einen weit größeren Anteil hat, steht auch die Gallengangswucherung mehr im Vordergrund. So scheint sich uns die bei Besprechung der Tierversuche und der Transplantate schon hervorgehobene Korrelation zwischen periportalem Bindegewebe und Gallengängen bei ihrer gemeinsamen Wucherung auch hier zu bewahrheiten und mengenmäßige Unterschiede zwischen dem Verhalten bei Zirrhose und Hepatodystrophien zum großen Teil zu erklären.

Da bei der Zirrhose wie bei der Leberatrophie, wie zuvor dargelegt, Neubildung von Lebergewebe eine beherrschende Rolle spielt, da diese nicht von Gallengängen ausgeht und von vereinzelt stehen gebliebenen Leberzellbalken in nur ganz verschwindendem Maße, kann es schon a priori nur das verschonte und in mehr oder weniger zusammenhängenden Massen erhaltene Lebergewebe sein, welches neues bildet. Und dies ist in der Tat der Fall. Wohl hatten zu Beginn der Regenerationsforschung einzelne wie ZENKER, ACKERMANN (im Tierversuch), DINKLER Regeneration nur von Gallengängen abgeleitet, aber später geben auch diejenigen Forscher, welche eine solche auch gesehen zu haben glauben oder in den Vordergrund stellen, daneben wenigstens doch auch Regeneration aus Lebergewebe zu, so v. WINIWARTER, VAN HAREN NOMAN, LEWITSKI-BRODOWSKI, HIRSCHBERG, MARCHAND, STRÖBE, MEDER, FRASER, ALI BEY IBRAHIM, ADLER, SCHÖPPLER, MELCHIOR, BINGEL, HESS (von seiner wie MARCHANDs Auffassung, daß Leberzellregeneration und Gallengangssprossung zusammentreffen müßten, war schon die Rede), SSOBOLEW, HEITZMANN, KIMURA, WEGERLE und viele andere. Eine ganze Reihe Forscher, welche die angebliche Neubildung von Gallengängen aus nicht sah, betont nur diejenige aus Leberzellen. So erinnern wir an aus Tierversuchen gezogene Schlüsse vor allem von PONFICK, v. MEISTER, RIBBERT, CARRARO und erwähnen in diesem Sinne nach Beobachtungen der in Frage stehenden Erkrankungen noch aus früher Zeit KLEBS sowie PERLS, später BARBACCI, STEINHAUS, JORES, FISCHER-YOKOYAMA, SEVERIN-HEINRICHSDORFF, LEPEHNE, SIEGMUND, HERXHEIMER-GERLACH, BLUM, WILLER u. a. Da es sich hier um ganz klare und kaum mehr umstrittene Erscheinungen handelt, die auch vorgangsmäßig einfach liegen — Hypertrophie und vor allem Hyperplasie von Leberzellen — können wir uns, obwohl hier der Kernpunkt der Leberregeneration liegt, weit kürzer fassen. Wir wollen dabei zunächst die mehr die ganze Leber durchsetzenden, sich an den erhaltenen Leberzellinseln abspielenden Neubildungsvorgänge besprechen, sodann gesondert die mehr herdförmig einzelne Stellen der Leber betreffenden, die, als knotige Hyperplasien oder Hypertrophien bezeichnet, schon für das bloße Auge hervortreten und so den Spätstadien der Leberatrophie gewöhnlich, den Leberzirrhosen besonders unter bestimmten Umständen ein eigenes Bild aufprägen. Aber der Vorgang ist bei beidem der gleiche, auch eine scharfe Trennung ist nicht möglich, wir nehmen sie nur aus praktischen Gründen vor. Bei der Zirrhose ist dies noch eher möglich. Der Vorgang der Leberschädigung ist ein allmählich fortschreitender, ebenso der Umbau und somit auch die Regeneration des Lebergewebes; sie ist daher auch ganz diffus und mehr zu schließen, als unmittelbar zu verfolgen; aus der veränderten Gefäßanordnung und dem Umbau ergibt sich, daß ein großer Teil der vorhandenen Leberzellen von alten aus neu gebildet ist, dazu kommt Hypertrophie der Leberzellen, wie man sie vielfach wahrnehmen kann. So fallen die Leberzellinseln als durch Zellvermehrung und -vergrößerung größer geworden auf. Setzen dieselben Vorgänge in manchen Fällen und besonders in bestimmten Formen, vor allem bei Jugendlichen, herdweise besonders ein, so tritt doch ein Unterschied dieser Knoten gegenüber dem sonstigen Lebergewebe hervor. Bei den Spätstadien der Hepatodystrophien (Reparations-Regenerationsstadium) dagegen, nachdem der Zerstörungsvorgang ein viel plötzlicherer und eingreifenderer, aber auch zumeist ein viel herdförmigerer war, spielen sich, wenn das Leben überhaupt erhalten bleibt, da wo Lebergewebe erhalten ist (meist im rechten Lappen, während das Lebergewebe im linken oft ganz zerstört ist), überall Leberzellregenerationen ab — nur so kann die Tätigkeit des Organs aufrecht erhalten werden, — und so treten überall hypertrophische Lebermassen zutage, kleinere Inseln, und große dem Auge auffallende Knoten, zwischen denen eine Trennung nur künstlich möglich ist, während es sich ganz um das gleiche handelt. Es liegt im Wesen des Vorganges, daß bei der Zirrhose eine örtliche Ersatzbildung für geschädigte und zugrunde gehende Leberzellen und zudem eine ausgleichende in der übrigen Leber statthat, bei den Leberdystrophien überhaupt nur von letzterer gesprochen werden kann. Eine Trennung zwischen direkter Regeneration und kompensatorischer — vgl. auch die Ausführungen STÄMMLERs über die kompensatorische Hypertrophie und Hyperplasie als Regenerationsvorgänge — ist bei beiden Erkrankungen überhaupt nicht möglich, diese ist die ganz beherrschende.

Die Ersatzwucherung besteht einmal in Vergrößerung der Leberzellen, wie sie schon WALDEYER, BIRCH-HIRSCHFELD, HAMILTON und dann fast allen Untersuchern, besonders auch bei Hepatodystrophien, aber auch Zirrhosen aufgefallen ist. Nur DE LEEUW hält Zellvergrößerung, die er selten fand, und überhaupt die hypertrophischen und hyperplastischen Vorgänge am Lebergewebe (bei Zirrhose und Stauung) nicht für ausgleichend, sondern für „toxisch". Vor allem aber findet Neubildung von Leberzellen von alten aus statt. Aus dem Ergebnis zu urteilen, ist diese meist gewaltig. Die Zellvermehrung geht auf dem Wege der Mitose vor sich. Zwar hatte JANOWSKI noch 1892 solche in Leberzellen bei Menschen als nichtvorkommend erachtet, obwohl sie auch hier schon zuvor (1889) von RUPPERT gesehen worden war. Schon bald darauf wurden aber dann die Mitosen, vor allem in Fällen von Leberatrophien, aber auch bei Zirrhosen, reichlich gefunden, so von MAC PHEDRAN-MAC CALLUM, MARCHAND, MEDER, ZADOC-KAHN, GRECO, STROEBE, SCHMIEDEN und vielen anderen Untersuchern. Im Einzelfall sind die Zahlen der Mitosen sehr verschieden; so fand z. B. STEINHAUS sehr viele, in anderen Fällen werden sie auch völlig vermißt. Es hängt dies auch wesentlich vom Zeitpunkt der Vorgänge ab (das Finden der Mitosen oft auch von der Erhaltung des Gewebes nach dem Tode). Daneben spielt, nach den oft sehr zahlreichen zwei und mehrkernigen Zellen zu schließen, auch Amitose eine Rolle. So beobachtete v. WINIWARTER schon 1872 Mehrkernigkeit und Kerneinschnürungen. Das Zahlenverhältnis der mehrkernigen Zellen zu den mit Mitose wechselt im Einzelfall auch sehr. So fand WEGERLE außerordentlich zahlreiche Zellen mit Hinweis auf amitotische Kernteilungen, dagegen keine Mitosen. Meist findet sich beides. Auch aus Leberzellen entstehende vielkernige Riesenzellen finden sich öfters beschrieben (wobei eingeschaltet sei, daß solche bei angeborener Lebersyphilis, wie sie ASKANAZY, BORST, BINDER, OPPENHEIMER, LONICER, SEIKEL, HERXHEIMER u. a. verfolgten, offenbar auch als örtliche Hyperregenerationserscheinung nach Entwicklungshemmung aufzufassen sind). Von dem Hauptsitz der Schädigung im Läppchen abhängig finden sich in früheren Zeitpunkten die Kernteilungen oft in bestimmten — mehr verschonten — Läppchenteilen zahlreicher.

Durch Vergrößerung und Vermehrung entstehen so hypertrophische Leberzellmassen, welche auch sehr große und breite Leberzellbalken bilden, zwischen denen die Kapillaren eng sind und die Gitterfasern öfters stark vermindert erscheinen, aber es ist kennzeichnend, daß sie den alten regelmäßigen Läppchenbau oder meist überhaupt einen Läppchenaufbau nicht erreichen, wenn auch zuweilen noch eine Art strahliger Anordnung der Leberzellbalken besteht. Bei der Zirrhose ist dies ja schon am Umbau des Gewebes deutlich, bei der Hepatodystrophie treten die unregelmäßigen Zellhaufen, kleine von wenigen Zellen regeneriert, größere im durch Bindegewebe zumeist ersetzten, im übrigen vernichteten Gewebe und große bis zu den ganz großen Knoten und ausgedehnten ausgleichend hypertrophischen Lebergebieten überall ohne eigentliche regelmäßige Läppcheneinteilung hervor. Dicht gelagert drängen sich die meist sehr großen Zellen. Bei der Zirrhose sind die Leberzellen am Rande des Bindegewebes oft größer als inmitten der Inseln.

In den Leberzellen bei einer subakuten gelben Leberatrophie fand KIMURA Glykogen und schreibt, es könne als „ein Beweis für die große Assimilationsfähigkeit der Leberzellen und für eine stattgehabte Regeneration derselben aufgefaßt werden". Eine unregelmäßige Verteilung des Glykogens führt er auf die hochgradig gestörte Anordnung des Gewebes und die so gänzlich veränderten Kreislaufverhältnisse zurück. Es sei daran erinnert, daß auch im Transplantat von Lebergewebe (s. o.) die neugebildeten Leberzellen schnell gerade die Fähigkeit der Glykogensynthese wieder gewannen und daß auch im Tierversuch (SCHULTZ-HALL-BAKER, s. o.) unter nach Leberschädigung sich regenerierenden Leberzellen solche auffielen, welche besonders reich an Glykogen waren, wohl als Zeichen der Tätigkeitsübernahme für ausgefallene Leberzellen. Auf derselben Linie liegt offenbar auch folgende lehrreiche Beobachtung des einen von uns (HERXHEIMER), die er vor Jahren machen konnte. Ein im Leben von einer zirrhotischen Leber probeweise entnommenes Leberstückchen (es bestand Verdacht auf ein Lebergewächs) wies in den Leberzellen geradezu außergewöhnlich viel Glykogen auf. Alle Leberzellen — also auch die neugebildeten — waren damit geradezu überladen.

In den hyperplastischen Zellmassen, besonders bei der Hepatodystrophie, findet man die Gallenkapillaren gut ausgebildet (EPPINGER-Färbung), aber oft streckenweise sehr stark erweitert bis zu Zisternenbildung. Es bestehen hier meist stärkste Zeichen der Gallenstauung, viel Gallenpigment in den Leberzellen und Sternzellen und vor allem Gallenzylinder in den Gallenkapillaren. Solche finden sich auch in Sekretvakuolen der Leberzellen und auch in Sternzellen aufgenommen, wobei an manchen Stellen noch der Zusammenhang in Sternzellen gelegener Gallenzylinder mit ihrem Ursprung aus Gallenkapillaren nachzuweisen war (s. bei BLUM). HERXHEIMER-GERLACH nahmen an, daß die Gallenstauung dadurch zustande kommt, daß die Gallengänge, welche hier in der Norm entsprechender Weise in periportalem Bindegewebe liegen aber nicht mit vermehrt sind, in keinem hinreichenden Verhältnis zu der großen Masse gewucherter Leberzellen stehen, um das reichlich gebildete Sekret genügend abführen zu können, wozu streckenweise Zusammenpressung der Gallenkapillaren durch das gewucherte Lebergewebe kommen mag. Weiterhin wirkt bei der sog. akuten gelben Leberatrophie aber die Schädlichkeit auch oft weiter oder erneut ein, und so sehen wir hier in den neugebildeten Leberzellgebieten neue Zelldegenerationen und Nekrosen auftreten, besonders mehr in ihrem Innern (z. B. in den Fällen von PALTAUF, SIMMONDS, YAMASAKI, ADLER, SEVERIN-HEINRICHSDORFF, HERXHEIMER-GERLACH usw.). Bei der Zirrhose geht dies mehr allmählich und unbemerkbar vor sich.

Wir haben also gesehen, daß unter den verschiedensten Bedingungen und insbesondere bei den Hepatodystrophien und der Leberzirrhose eine überaus große Regenerations- bzw. Neubildungsfähigkeit des Lebergewebes zutage tritt. Das im Tierversuch festgestellte gilt also auch für den Menschen. Zu dieser Regeneration des absondernden Lebergewebes tragen die Gallengänge nicht bei. Ist die Leberschädigung derart, wie besonders bei den beiden genannten Erkrankungen, daß starke Bindegewebsneubildung statthat, so wuchern und sprießen auch die Gallengänge, aber gesondert für sich, unabhängig von den Leberzellen, und bilden keine solchen neu. Die Wiederherstellung des Leberzellgewebes geht ausschließlich von alten Leberzellen aus, in geringem Maße mehr örtlich, hauptsächlich in der übrigen Leber durch ausgleichende Vergrößerung und Vermehrung von Leberzellen vor sich. Unsere Darstellung steht somit in voller Übereinstimmung mit den Ergebnissen des Tierversuches, bei dem die Verhältnisse ja übersichtlicher zu verfolgen sind, besonders den ausgezeichneten und klaren von RIBBERT und CARRARO. Und ebenso entspricht das bei der Regeneration gesonderte Verhalten der Leberzellbalken und der Gallengänge, wobei nur jene eigentliches Leberparenchym neubilden, bei den krankhaften Vorgängen des Menschen (und ebenso im Tierversuch) ganz den fetalen Entwicklungsvorgängen bei der Leberbildung im HAMMARschen Sinne.

Um das höchste Ausmaß ausgleichender Hyperplasie und Hypertrophie handelt es sich bei den jetzt noch zu besprechenden großen Knoten, wie sie bei Leberzirrhosen, Hepatodystrophien, auch bei sehr chronischen Stauungszuständen u. dgl., sowie auch sonst auftreten und denen sich die mehr diffusen ausgleichenden Vergrößerungen ganzer Lappen oder Lappenteile bei umschriebenem Ausfall größerer Leberbezirke (Gummata, Leberechinokokken u. dgl.) anreihen.

Die knotigen Hyperplasien (Hypertrophien) kommen besonders bei den genannten Erkrankungen, also in hochgradig veränderten, höchstens nur sehr selten in sonst anscheinend unveränderten Lebern vor. Es handelt sich, wenn nicht stets so fast stets um ausgleichende Leberzellneubildung meist zusammen mit Vergrößerung der Zellen. Aber besonders bei Zirrhose treten auch unter ganz den gleichen Bedingungen und offenbar ebenfalls als ausgleichende Wucherung aufzufassende knotige Gebilde in die Erscheinung, die gewissermaßen noch einen Schritt weiter gehen, die, meist auch unter stärkeren Zell- und Gewebsbauveränderungen, autonomen Charakter annehmen und als Gewächse, Adenome, anzusprechen sind. Eine scharfe Grenze zwischen den knotigen Hyperplasien und den Adenomen ist nicht zu ziehen, alle als kennzeichnend angegebenen Unterschiede lassen im Stich, wenn auch die knotigen Hyperplasien in der Regel sich dem Mutterboden mehr angleichen (in der Regel keine tubulösen Zellbildungen) und weniger durch Bindegewebe abgegrenzt sind als die Adenome; auch im Schrifttum herrscht ein vollkommenes

Durcheinander, ein Forscher spricht die gleichen Bildungen als knotige Hyperplasie, ein anderer als Adenom an. Von alledem und von einer Reihe von Einzelfällen ist in dem Herxheimerschen Abschnitt über die Gewächse in diesem Bande eingehender die Rede. Auf der anderen Seite muß auch nochmals daran erinnert werden, daß in pathologisch veränderten Lebern (besonders bei Zirrhose, Hepatodystrophien, auch lange bestehender Stauung) auch zwischen kleineren Herden ausgleichender Hyperplasie und auffallend hervortretenden größeren Knoten — hinsichtlich Entstehung und Verlauf ganz das gleiche — keine Grenze besteht. Aus allen diesen Gründen besprechen wir hier nur einige besonders einleuchtende oder historisch wichtige Fälle.

So erwähnen wir nur die solitäre knotige Hyperplasie, wie sie in normalen Lebern von Simmonds angenommen wurde. Er rechnet Fälle von

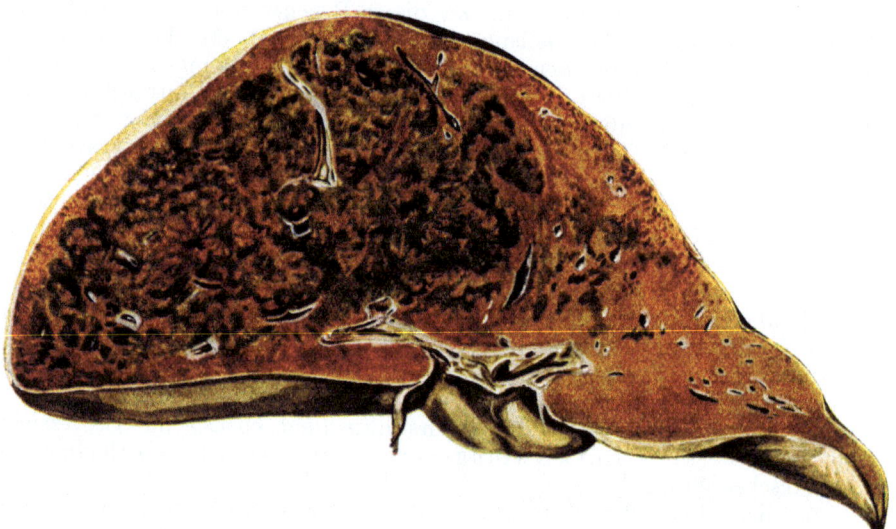

Abb. 5. Spätstadium der sog. akuten gelben Leberatrophie. In den braunen Gebieten ist das Lebergewebe fast ganz geschwunden, durch Bindegewebe ersetzt. Die grünen Massen stellen ikterisch gefärbte, ausgleichende, knotige Hyperplasien des erhalten gebliebenen Leberzellgewebes dar.

Rokitansky (2 Fälle), Klob (auch 2 Fälle), Mahomed hierher und beschreibt einen eigenen Fall. Simmonds hält sie sogar für nicht so sehr selten. Es ist nicht auszuschließen, daß es sich hier um fetale Fehlbildungen mit anschließenden Wachstumsvorgängen handelt, woran öfters (schon Klob) gedacht wurde und wie auch Simmonds andeutet, etwa im Sinne einer Hamartie bzw. eines Hamartoms, aber gerade in diesen Fällen liegt doch der Gedanke, daß Adenome vorliegen (von denen Simmonds sie seiner Einteilung entsprechend abgliedert), sehr nahe. Wie schwierig die Entscheidung sein kann, zeigt schon der alte von Mahomed beschriebene Fall, den er selbst zu den Adenomen, die Berichterstatter des Falles Payne und Greenfield zu den knotigen Hyperplasien (wohl angeborener Natur) rechneten.

Bezeichnend ist, daß die multiplen knotigen Hyperplasien dagegen wohl ausnahmslos in veränderten Lebern, eben besonders in Fällen von Zirrhose und Ausgängen der sogenannten akuten gelben Leberatrophie, gefunden werden. Es handelt sich hier also um größere und große Knoten, welche öfters aus mehreren kleinen zusammengesetzt sind, die kuglig die Oberfläche vorwölben, auf dem Durchschnitt meist wenig vorragen, weicher wie das übrige Gewebe sind und sich, hell, gelb oder rötlichgelb auch gelbgrünlich (s. Abb. 5), mehr oder weniger stark abgesetzt, von der Schnittfläche der Leber abheben, die so ein buntgeschecktes Bild darbietet.

Mikroskopisch bestehen die Knoten aus dicht gedrängten, oft breiten Leberzellbalken ohne eigentliche Läppchenzeichnung; sie sind vielmehr mehr oder weniger unregelmäßig angeordnet, am äußeren Rand der Knoten öfters mehr strahlig gestellt. Die Gefäße sind unregelmäßig verteilt, oft liegen Pfortaderäste und Lebervenen dicht nebeneinander, durch wenige Leberzellbalken getrennt oder es liegen mehrere Lebervenen allein mitten im großzelligen Lebergewebe (KIENER-KELSCH, SABOURIN, KRETZ, ADLER, KAUFMANN); die Kapillaren sind meist eng. Unter den Leberzellen fallen oft sehr große, helle mit großem Kern, ferner solche mit mehreren Kernen, offenbar neugebildete Zellen auf. Dazwischen können, besonders am Rande der Knoten, auch kleinere. dunklere Zellen, die Reste der alten liegen. Die übrige Leber zeigt fast stets Veränderungen, welche diese ausgleichend hyperplastisch-hypertrophischen Vorgänge erklären können.

Betrachten wir zunächst die knotigen Hyperplasien bei bzw. nach Hepatodystrophien. Den ersten Fall beschrieb FRIEDREICH (1865), welcher auch den Namen „multiple knotige Hyperplasie" prägte. Er gibt schon eine ausgezeichnete Schilderung des Zustandekommens der Knoten. Die Leber (von der Milz sei hier abgesehen) fand er von zahllosen kleineren und größeren „Geschwülstchen" durchsetzt, die, über die Schnittfläche vorragend, von heller graurötlicher Farbe waren. Durch Zusammenfließen vieler kleiner Knötchen entstanden große mächtige geschwulstähnliche Knoten. Sie bestanden aus dichtgedrängten Haufen durch gegenseitigen Druck unregelmäßig gestalteter Leberzellen, die meist das normale Zellmaß von Leberzellen um das Doppelte bis Dreifache überschritten; sie enthielten oft 2, 3 auch 4 Kerne. Dazwischen lagen kleinere normalgroße Leberzellen mit einem kleineren Kern. Die großen Zellen wiesen nur wenig kleine Fetttröpfchen, dagegen viel Gallenpigment auf. Es war deutlich, daß es sich hier um von den Leberzellen ausgehende Bildungen handelte. Die Wucherung begann an irgendeiner Stelle der Läppchen, ohne besonderen Sitz, durch Zellneubildung wurden die übrigen Teile des Läppchens verschoben, so daß die Lebervenenäste exzentrisch gelagert wurden. Von solchen kleinen Anfängen aus wuchsen durch fortschreitende Teilung und zunehmende Neubildung die Läppchenteile zu größeren wirklichen Knoten aus, während die am Wachstumsvorgang nicht beteiligten Zellen verdrängt und zusammengeschoben wurden. Dadurch, daß in den Randgebieten kleinerer Knoten immer neue Neubildungsherde sich entwickelten, die mit den schon bestehenden zu immer größer werdenden Haufen sich verschmolzen, kamen ganz große Knoten zustande. Diese hoben sich dann an verschiedensten Stellen des Lebergewebes als selbständig erscheinende knotige Bildungen von dem übrigen Gewebe der Leber ab. Wir dürfen den FRIEDREICHschen Fall wohl heute, wie es auch RISAK, auch wohl schon MARCHAND tut, als Ausgang einer Hepatodystrophie mit knotiger Hyperplasie auffassen. Er ist dann der erste beschriebene Fall dieser Art.

Den nächsten Fall teilte dann wohl WILLIGK mit, und zwar eine Leber, welche außer 2 walnußgroßen Knoten auch kleinere aufwies; sie bestanden aus Leberzellen von besonderer Größe. Auch alle Leberzellen sonst sollen verändert, das Bindegewebe gewuchert gewesen sein. Es ist schwer zu beurteilen, ob hier eine Leberatrophie oder Zirrhose mit knotigen Hyperplasien vorlag. 1894 stellte KRETZ auf der Naturforscherversammlung unter anderem eine Leber vor, welche er als Folgezustand einer akuten Atrophie oder einer Gifteinwirkung auffaßte und bei der zahlreiche Regenerationsherde bestanden, die dem bloßen Auge als gelbe knotenförmige Gebilde auffielen und mikroskopisch aus vergrößerten Leberzellbalken ohne Zusammenordnung zu regelmäßigen Läppchen bestanden.

Von besonderer Bedeutung für die Klärung der Vorgänge sind die Mitteilungen von MARCHAND, deren erste hierher gehörige 1895 erfolgte.

Die stark verkleinerte Leber zeigt überall zahlreiche erbsen- bis kirschgroße Knoten neben etwa stecknadelkopfgroßen. Diese Knoten, meist scharf begrenzt, etwas über die Schnittfläche erhaben, sind von ausgesprochen rötlichgelber Farbe, ziemlich weich. Die großen Herde gleichen in ihrer rundlichen Gestalt und scharfen Abgrenzung ganz Adenomherden. Sie bestehen gleichmäßig aus gut ausgebildeten großen Leberzellen, welche Bälkchen bilden, aber kein Läppchenbau mit regelmäßiger Gefäßverteilung aufweisen. Im ganzen ist die Anordnung der Leberzellbälkchen wie der Kapillaren ziemlich regellos, netzförmig. nur am Rande mehr strahlig. Die Leberzellen enthalten ziemlich reichlich Fetttröpfchen, Öfters sind die Knoten durch schmale Bindegewebsstreifen weiter eingeteilt. Es liegt eine Neubildung von Leberzellgewebe vor. Aus der Beschreibung der übrigen Lebergebiete, besonders der roten, von welchen hier nicht die Rede sein soll, folgert MARCHAND, daß es sich, obwohl die Leber an eine großknotige Leberzirrhose erinnerte, um eine Veränderung handelte, welche aus einer sog. akuten gelben Leberatrophie hervorgegangen war. Die Erkrankung reichte offenbar schon länger zurück (vor $^1/_2$ Jahr hatte

Gelbsucht bestanden), war von längerer Dauer, als man besonders bis dahin für die sog. „akute gelbe Leberatrophie" angenommen hatte.

Die letzten Sätze Marchands, welche von großer Tragweite geworden sind, wollen wir hier wiedergeben. „In dem vorliegenden Falle haben wir das seltene Beispiel einer Leber vor uns, bei welcher die Wiederherstellung einen ungewöhnlich hohen Grad erreicht hat. Es ist nicht unmöglich, daß dieselbe unter günstigen Verhältnissen eine noch vollkommenere Ausbildung erlangen kann. Niemals kann sie indes zur völligen Erneuerung der Struktur der Leber führen. Denken wir uns in dem oben beschriebenen Fall die Neubildung noch weiter fortgeschritten, so müßte daraus durch Vermehrung und Vergrößerung der hyperplastischen Knoten einer Leber hervorgehen, welche nicht mehr von einer großlappigen Zirrhose (wie die des Kindesalters) zu unterscheiden sein dürfte".

Hier hat Marchand klar die Entstehungsweise solcher Fälle und ihren weiteren Verlauf gezeichnet, wie sie sich auch weiterhin bewahrheitet haben.

Sehr bald erschienen weitere Veröffentlichungen von Fällen, die sich weitgehend Marchand anschlossen. Besonders zu nennen sind hier Ströbe sowie Barbacci. Bei Ströbe hatten die hyperplastischen Knoten bis klein Apfelgröße, waren meist rund, gelb gefärbt, weich, scharf abgesetzt. Sie sind wieder zusammengesetzt aus fettreichen Leberzellen, öfters mit mehreren Kernen, besonders in den Randteilen der Knoten auch sehr großen Leberzellen; die Zellen bilden Balken, aber kaum eine Lappenzeichnung, die Kapillaren dazwischen sind eng. Und ganz entspricht dem auch der von Barbacci mitgeteilte Fall, in welchem 2 besonders große zusammenfließende Knoten im rechten Lappen zusammen einen „Knoten von der Größe eines Fetuskopfes" bildeten. Die Beschreibung, besonders die mikroskopische, der knotigen Hyperplasien wird von Barbacci ganz besonders genau und eingehend durchgeführt. Weiterhin sind einschlägige Spätfälle von Hepatodystrophien mit solchen knotigen Hyperplasien wiederum von Kretz (2 sehr eigenartige Fälle von der Entstehung nach unklaren Leberdegenerationen mit knotig hyperplastischen Regenerationsherden, die er auf der ersten Tagung der deutschen pathologischen Gesellschaft 1898 vorstellte, in deren erstem vor allem die offenbare Umschriebenheit des erkrankt gewesenen Gebietes auffallend war), sowie wieder von Marchand bzw. aus seinem Institut von Perzina (14jähriges Mädchen, erbsen- bis kirschgroße Knoten) und dann von Bingel (je ein 6- und 9jähriges Mädchen), ferner von Adler, Steinhaus, Schöppler (stecknadel- bis haselnußgroße, gelbgrüne Knoten), Wegerle (sein erster Fall eines 4jährigen Kindes, welches schon nach 9wöchiger Krankheitsdauer knotige Hyperplasie und so ein an Zirrhose erinnerndes Bild aufwies) und anderen beschrieben worden.

Es folgten einige andere ähnliche Fälle und insbesondere gab die merkwürdige Vermehrung der Hepatodystrophien in den ersten Jahren nach dem Kriege Veranlassung zur Beobachtung auch solcher Fälle längerer Dauer mit ausgesprochenen Regenerationsherden, meist mit der allgemeinen Besprechung der damals vermehrt sezierten Fälle sogenannter akuter gelber Leberatrophie verwoben. Auf die Frage, daß es sich in einem Teil der Fälle und gerade solchen, die hierher gehören, weniger um Spätfolgen und Ausgänge akuter Krankheitszustände handelt, als um infolge der Art oder geringeren Stärke der Schädigung von vornherein mit langem Verlauf vorgezeichnete Vorgänge, soll hier nicht eingegangen werden. Wir können unterscheiden, wie dies Seyfarth tut, zwischen Fällen, welche im subchronischen Stadium zur Leichenöffnung kommen, welches Seyfarth von der 4. Woche bis zum 7., 8. Monat rechnet, und dem chronischen Stadium vom 9. Monat bis Jahre nach dem Einsetzen der ersten Veränderungen. Im ersteren Falle können wir auch von einem Stadium der Regeneration und Reparation, im letzteren von einem solchen der Ausheilung sprechen.

Die Fälle erstgenannter Art mit monatelangem Verlauf sind die weitaus häufigeren. Gerade hier treten die kleineren und größeren knotigen Hyperplasien, welche sich scharf von dem dazwischen gelegenen, mehr eingesunkenen, je nachdem rötlichen oder mehr bräunlichen Gewebe abheben, als Zeichen ausgedehnter ausgleichender Regenerationsvorgänge stark hervor. Hierher gehören 10 der von SEYFARTH besprochenen Fälle, viele andere der mitgeteilten und auch die Mehrzahl der in unserem Institut zur Beobachtung gekommenen. Wir gehen auf die einzelnen hierher gehörigen Fälle, besonders die im letzten Jahrzehnt veröffentlichten, nicht ein, zumal sie in dem Kapitel der Leberatrophien wohl Besprechung gefunden haben. Nur 2 Punkte, die großen hyperplastischen Gebiete betreffend, sollen noch erwähnt werden. Einmal, daß auch in ihnen häufiger ein Weiter- oder Neueinwirken der Schädlichkeiten in Gestalt neuer Leberzellschädigung bzw. Nekrose sich geltend macht. Und sodann, daß in den knotigen Hyperplasien auch Zeichen starker Gallenstauung bestehen können, so daß sie schon für das bloße Auge ikterische Farbe aufweisen, während mikrokopisch in den Leberzellen viel Gallenpigment, ferner in den Gallenkapillaren Gallenzylinder nachzuweisen sind, wie schon oben für kleinere hyperplastische Lebergebiete beschrieben.

Aber auch die MARCHANDsche Annahme ausgeheilter Dystrophien (SEYFARTHs chronisches Stadium) hat sich bestätigt, wenn solche Fälle auch immerhin seltener geblieben sind. Sie gleichen in der Tat, wie es MARCHAND geschildert, ganz großknotigen Zirrhosen. Hier ist es eben die Regenerationsfähigkeit der Leber in Gestalt ersetzender Hyperplasie und Hypertrophie, welche, siegreich geblieben, dies Endbild bewirkt und so die Leistung des Organes aufrecht erhält. Wie auch noch später zu erwähnen sein wird, trifft dies gerade für jugendliches Alter zu, und es unterliegt keinem Zweifel, daß ein Teil der als kindliche Zirrhose beschriebenen Fälle in Wirklichkeit solche Endbilder von Hepatodystrophien darstellt. In dem Sinne ausgeheilter Leberatrophien habe ich (HERXHEIMER) früher außer den schon erwähnten Fällen von MARCHAND, (PERZINA), BINGEL, BARBACCI, STRÖBE, STEINHAUS, KRETZ noch die auch schon älteren von v. KAHLDEN, ALI BEY IBRAHIM, SCHUCKHARDT, SCHLICHTHORST, REIMANN, MILNE, YAMASAKI (von dem noch die Rede sein wird) angeführt. SEYFARTH beschreibt unter seinem Material auch 2 hierher gehörige Fälle und erwähnt auch neuere solche von STRAUSS sowie HART. Lehrreich ist einer der SEYFARTHschen Fälle einer 32jährigen Frau. Hier war operiert und das Bild einer subchronischen Form der sogenannten akuten gelben Leberatrophie erkannt worden; bei der Sektion, $1/2$ Jahr später, fand sich eine kleine derbe Leber, „deren Ober- und Unterfläche über und über kleinere und größere dichtstehende Höcker und dazwischen sehr derbes Lebergewebe und Bindegewebsstränge zeigte". SEYFARTH betont, daß es auch in diesem Stadium noch zu einem Aufflackern der ursprünglichen Schädigung mit erneutem Zerfall kommen kann, wodurch sehr verwickelte Bilder entstehen können. Ohne auch hier auf die Fälle solcher in Gestalt großknotiger Leberzirrhosen ausgeheilter Hepatodystrophien einzeln einzugehen, wollen wir nur noch den sehr typischen neueren von RISAK bei einem 14jährigen Knaben beschriebenen anführen. Hier war in 2jähriger Krankheitsdauer die Lebererkrankung „bereits vollständig abgelaufen und mit knotiger Hyperplasie ausgeheilt". Der Tod hing auch nur mittelbar mit der Leberveränderung zusammen, indem ein durchgebrochener Speiseröhrevarix zu einer tödlichen Blutung führte.

In solchen Fällen sehen wir das letzte Endglied einer unter den Erscheinungen ausgleichender hypertrophisch-hyperplastischer Knoten ausgeheilten Hepatodystrophie, wobei Ausheilung natürlich völligen Umbau und hochgradige Verunstaltung der Leber bedeutet. Auch klinisch sind ja eine Reihe ausgeheilter Fälle der früher als unheilbar geltenden Erkrankung bekannt (Umber erkennt im älteren Schrifttum außer einem eigenen nur 4 mitgeteilte Fälle an), und die Heilung konnte durch bei Probelaparotomie entnommene Stücke von Fällen, die dann klinisch in Heilung übergingen, vor allem von Umber und Huber-Kausch bewiesen werden. Man findet nun hie und da auf dem Sektionstisch Lebern, die, stark verkleinert, völlig verunstaltet, größere und kleinere Knoten von Lebergewebe mit tiefen Narben dazwischen aufweisend, zunächst an syphilitische Lebern erinnern, bei denen Syphilis aber nach dem übrigen Leichenbefund und dem klinischen Verlauf wie der Vorgeschichte mehr wie unwahrscheinlich ist, und die auch den mikroskopischen Merkmalen nach hierher gehören, offenbar Ausgänge von Hepatodystrophien darstellen. Diese Fälle bleiben oft ursächlich völlig ungeklärt; teilweise lassen sie auch bei genauester Nachforschung keine Anhaltspunkte für eine durchgemachte Lebererkrankung erweisen. Auch hier handelt es sich meist um jüngere Leute. Offenbar können besonders hier (Seyfarth, wies auch auf mildere abortive Formen im Kindesalter hin) Leberschädigungen nach Art der Hepatodystrophien einsetzen, welche die Leber nicht im ganzen schädigen, so daß gar keine klinischen Krankheitszeichen aufzutreten brauchen, und bei denen die Regenerationsvorgänge, die ja gerade im jugendlichen Alter besonders ausgiebig sind, gewissermaßen mit der Leberschädigung mitkommen, woraus sich dann aber doch zum Schluß in der genannten Weise verunstaltete Lebern, deren Tätigkeit jedoch aufrecht erhalten war, ergeben. So haben wir auch im Laufe der letzten Jahre 2 solche Lebern seziert, eine von einem 16jährigen jungen Manne, bei dem nach in diesem Falle möglicher genauer Nachforschung in der Familie und sonst Syphilis auszuschließen, dagegen in den letzten Jahren mehrfach klinisch ungeklärte Gelbsucht aufgetreten war, und eine zweite bei einer Frau Mitte der 30iger, bei der 2 vor einigen Jahren vorangegangene Narkosen aber ohne alle Folgeerscheinungen (Gelbsucht oder dgl.) vielleicht ursächlich anzuschuldigen waren. Auch das mikroskopische Bild entsprach hier völlig dem der ausgeheilten Hepatodystrophien.

Besonders besprochen werden soll ein schon älterer Fall von Yamasaki, der eine etwas besondere Stellung einnimmt, und der unter der Bezeichnung eines fast vollständigen Umbaus der Leber mit knotiger Hyperplasie von ihm mitgeteilt wurde. Er beschreibt die besonders eigenartige Leber folgendermaßen:

Sie weist zahlreiche bis haselnußgroße scharf begrenzte, teils kuglige, teils unregelmäßig gestaltete Knoten auf, die auf der Oberfläche und Schnittfläche leicht vorragten und von gelber Farbe waren. Das zwischen den Knoten befindliche Lebergewebe war von mehr dunkelbraunroter Farbe, in welches zahlreichste mangelhaft abgegrenzte bis erbsengroße Herde eingelagert waren, die als Vorstufen der großen Knoten aufgefaßt werden. Die Knotenbildung war so hochgradig, daß nirgends mehr zusammenhängendes, normal gebautes Lebergewebe zu sehen war. Auch mikroskopisch war kein regelmäßiger Läppchenbau wahrnehmbar. Die Knoten stellten unregelmäßig angeordnete Massen großer Leberzellen dar, zwischen denen hie und da durch Gallengänge und Blutgefäße gekennzeichnete wenig Bindegewebe enthaltende „Interlobularräume" zu sehen waren. Die Leberzellen besaßen zumeist große Kerne und waren meist heller als normale Zellen. In den Knotenrandgebieten waren die Leberzellen meist kleiner, dunkler, in Zellsträngen angeordnet und häufig abgeplattet. Die Gefäßverteilung im Knoten ist wahllos und unregelmäßig. Auch die Gebiete zwischen den Knoten zeigen keine normalen Läppchen, sondern neben kleineren Leberzellen, offenbar altem Gewebe, größere und kleinere Massen großer Leberzellen, denen in den Knoten entsprechend, also auch hier neugebildeter Leberzellen, so daß auch hier ein Umbau des Lebergewebes vorliegt. Eine Bindegewebswucherung ist zwischen den Knoten nicht vorhanden; das die Gallengänge und Pfortaderäste begleitende Bindegewebe ist spärlich.

Der Fall unterscheidet sich, wie Yamasaki hervorhebt, von den sonstigen durch das völlige Fehlen jeder Bindegewebswucherung. Er wird von ihm mit Wahrscheinlichkeit so gedeutet, daß eine nicht sicher bestimmbare Schädlichkeit wahrscheinlich septischer Natur (die Patientin hatte 4 Jahre zuvor Fieber nach einer Frühgeburt gehabt und eine Leberschwellung aufgewiesen) eine Schädigung bzw. Zerstörung des Lebergewebes herbeiführte, welche aber nicht die ganze Leber mit einem Schlage betroffen, so daß restliche Teile Ersatzwucherung eingehen konnten, die so bis zu dem Bilde der knotigen Hyperplasie führte. So spricht YAMASAKI von „Hyperplasia regeneratoria nodosa et diffusa hepatis post atrophiam acutam (?)". Also auch hier handelt es sich wahrscheinlich um eine Hepatodystrophie mit ausgedehnten Heilungserscheinungen.

Noch bekannter als bei Hepatodystrophien sind die knotigen Hyperplasien bei der Zirrhose mit ihren großknotigen Formen. Auch hier sind

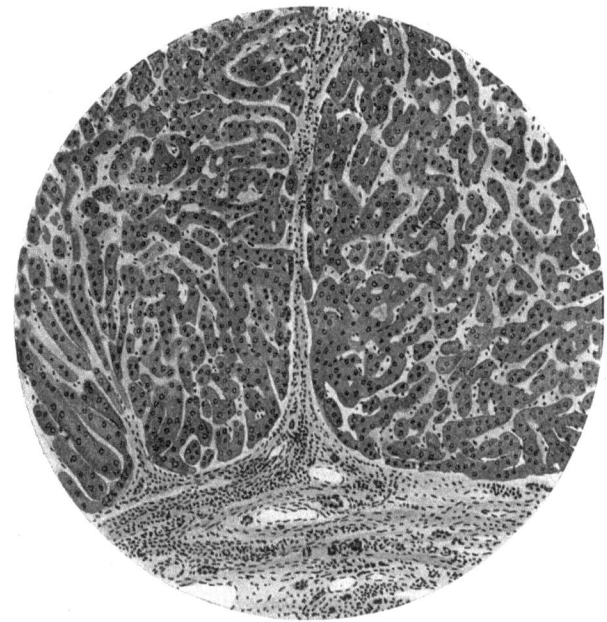

Abb. 6. Leberzirrhose. Hyperplastische Lebergebiete. (Aus dem Randgebiete eines großen Knotens.)

die Bildungen schon lange erkannt. Offenbar gehören die 2 Beobachtungen, die BIRCH-HIRSCHFELD schon 1877 in seinem Lehrbuch erwähnt ebenso wie die von KIENER und KELSCH als „hépatite parenchymateuse nodulaire" bezeichneten Bildungen und diejenigen von SABAURIN, die er richtiger als „Hyperplasie epitheliale nodulaire" benennt, hierher, so weit es sich nicht nur um Stauungsfolgen handelt. Und insbesondere liegen in der ersten zusammenfassenden Besprechung durch SIMMONDS (1884) seinen eigenen 3 eingehend und 4 kurz besprochenen Fällen multipler knotiger Hyperplasien auch teils Zirrhosen teils chronische Stauung (anscheinend besonders in den letzten Fällen) zugrunde. SIMMONDS verfolgte auch schon das Hervorgehen der die Knoten zusammensetzenden hyperplastischen Zellbalken aus atrophischen Leberzellresten. Er schreibt gut, daß „die kleineren Knötchen durch Wachsen schon vorhandener Leberzellen sich bilden, daß durch weitere Hyperplasie benachbarter Läppchen der Tumor wächst, während dagegen in den größeren Knoten daneben auch das Wachstum durch Proliferation der innerhalb der Geschwulst befindlichen Zellen vor sich geht", nur daß wir dabei nicht von „Tumor" oder

„Ge chwulst" sprechen würden. Dann zeigt Kretz (1894) 2 Fälle von Zirrhose mit bis apfelgroßen hyperplastischen Knoten vor und kam später mehrfach auf solche Fälle zurück. Hatte Orth noch in seinem Lehrbuch (1887) vorsichtig geschrieben „man wird auch die Möglichkeit im Auge behalten müssen, daß eine vikariierende Neubildung von Leberzellen in den Knoten stattgefunden hat", so wurden die Knoten bald allgemein in diesem Sinne aufgefaßt. Mit Einzelheiten, besonders dem Zellverhalten bei diesen knotigen Hyperplasien bei Leberzirrhose, haben sich dann noch insbesondere die Arbeiten von Waetzold, Venulet, Rochs, befaßt.

Waetzold stellt in seiner Abhandlung über Leberadenome seinen 13 Fällen von solchen einen typischen Fall von knotiger Hypertrophie bei Leberzirrhose gegenüber, betont aber auch die Schwierigkeit der Abgrenzung zwischen diesen Hypertrophien und Adenomen. Venulet beschrieb die Leber eines 10jährigen Knaben mit Zirrhose und hirsekorn- bis kirschkerngroßen Knoten, die, obwohl in der Überschrift als „Adenombildung" bezeichnet, wohl hierher gehören. Bemerkenswert sind in diesem Falle neben zahlreichen Leberzellen mit 2 Kernen auch aus den Leberzellen entstehende Riesenzellen mit 7,8 und mehr Kernen (vgl. auch oben). Rochs fand unter seinen 7 Fällen, an denen er die „Morphologie der kompensatorischen Leberhypertrophie" verfolgte, 3 typische Fälle knotiger Hyperplasien bei Zirrhose. Er beschreibt die Zellverhältnisse sehr genau, vermißte insbesondere Mitosen, fand dagegen Zeichen der Amitose; besonders in einem Falle sah er außerordentlich große Zellen.

Diese knotigen Hyperplasien (s. Abb. 6) sind also bei der Leberzirrhose seit langem gut bekannte und auch einheitlich aufgefaßte Bilder, die sich voneinander nur höchstens durch Einzelheiten, vor allem im Verhalten der einzelnen Zellen, unterscheiden. So sind diese Bildungen auch in allen Lehrbüchern, z. B. bei Kaufmann, Aschoff (Ghon), Herxheimer-Schmaus, Sternberg-Ribbert besprochen. Ganz besonders kommen großknotige Leberzirrhosen aber bei Jugendlichen vor, wie dies Kretz schon hervorhob und wofür zahlreiche Beobachtungen sprechen. So gehört die jüngst von Oberhoff veröffentlichte hierher. Aber, wie schon besprochen, finden sich unter diesen großknotigen sogenannten Zirrhosen oder ganz an sie erinnernden Fällen, gerade insbesondere bei Kindern bzw. Jugendlichen, zahlreiche solche, welche als in Form großknotig verunstalteter Lebern ausgeheilte Leberatrophien verschiedener Ursache anzusprechen sind. Marchand hat dies schon richtig erkannt, Kretz dies betont und hierhergehörige Fälle zusammengestellt (1904), und unter den oben angeführten sind auch eine ganze Reihe Jugendlicher. Gerade bei Kindern oder noch jungen Leuten ist offenbar die Regenerationsfähigkeit des Lebergewebes eine so weitgehende, daß die Leberschädigung öfters überwunden wird und unter dem Bilde einer großknotigen Leberzirrhose ausheilt (s. oben).

Hier anzuschließen sind noch einige Worte über die eigenartig mit Gehirnveränderungen besonders der Nuclei lentiformes — „progressive lenticular degeneration" Wilson — verbundenen Leberveränderungen bei der heute als Wilsonsche Krankheit bezeichneten Erkrankung sowie der sogenannten Westphal-Strümpellschen Pseudosklerose, die nur einen anderen Typus des gleichen Bildes darzustellen scheint, da es sich auch hier zumeist um Jugendliche und um großknotig veränderte Lebern handelt. Zu nennen sind Veröffentlichungen z. B. von Gowers, Ormerod, Homén, Anton, Oskar Meyer, Wilson (1912), Yokoyama W. Fischer, Heinrichsdorff, Kleiber (Stöcker), Schütte, Boström, Kubitz-Stämmler, Geissmar, v. Economo, Schmincke, Sjövall-Söderbergh. Die familiäre Art der Erkrankung tritt häufig hervor (schon bei Gowers waren Geschwister befallen). Der Zusammenhang der Veränderungen in Leber und Gehirn ist noch nicht geklärt. Die Leber zeigt, wie fast alle Beschreiber sie schildern, das Bild der Zirrhose, besonders der großknotigen. Die Oberfläche weist große und kleinere Höcker auf, auch die Schnittfläche zeigt von Bindegewebe getrennte Knoten. Es besteht ausgesprochener Umbau des Lebergewebes; die Knoten weisen höchstens noch eine Art pseudoazinöse Zeichnung auf (YOKOYAMA-FISCHER). Neben Nekrosen und Verfettung der Leberzellen und Gallengangswucherung im Bindegewebe finden sich hypertrophische und neugebildete Leberzellen. So betonte auch WILSON die „activily regenerating areas". In den „Pseudoazini" zeigen vor allem die in den Randgebieten gelegenen Leberzellen oft sehr große Ausmaße und einen sehr großen Kern, häufig auch mehrere, die Zellbalken sind breit. RUMPEL und MEYER fassen die Leberveränderungen als Entwicklungsstörung (Hemmungsbildung) mit Ausbleiben der Aufteilung des Lebergewebes in einzelne Läppchen auf, alle anderen Forscher

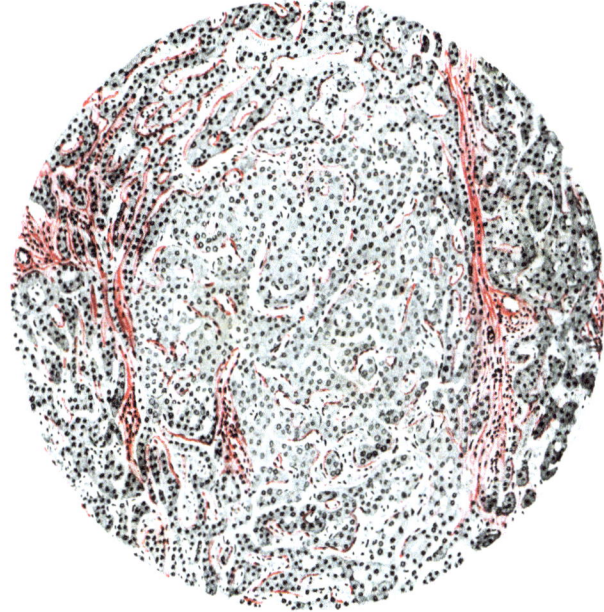

Abb. 7. Chronische Stauung (zyanotische Atrophie und Induration der Leber). In der Mitte knötchenförmige ausgleichende Hypertrophie (Hyperplasie) von Leberzellen. (Die Stauung am Rande tritt infolge der Farbvereinfachung wenig hervor.)

als fortschreitende Zirrhose. Manche denken an Syphilis, andere an Enterotoxine als bewirkenden Faktor. Bei dem eigenartig familiär-jugendlichen Befallenwerden wird eine besondere Minderwertigkeit des Lebergewebes angenommen (HOMÉN, SJÖVALL-SÖDERBERGH). Die Regeneration von den Leberzellen aus tritt bei der Erkrankung stark hervor, was offenbar auch hier mit der Jugendlichkeit der Befallenen, nach KLEIBER auch mit guter Blutversorgung (Gefäßneubildung), zusammenhängt. Für unsere Frage bietet sie keine neuen Gesichtspunkte.

Eine formal von den großen knotigen Hyperplasien bei Zirrhose und Hepatodystrophien etwas abweichende Form schon für das bloße Auge stark hervortretender regenerativ-hyperplastischer Lebergebiete findet man häufiger bei chronischer Stauung der Leber, d. h. bei zyanotischer Atrophie und Verhärtung, auch hier als ausgleichende Leberzellwucherung, und auch hier am häufigsten bei noch jugendlichen Menschen. Man sieht in solchen Fällen baumartig sich verzweigende, weil sich besonders entlang der Pfortaderäste entwickelnde, Knötchengruppen und Streifen, die sich durch helle oder gelbe (Verfettung) Färbung von dem blauroten Ton der übrigen

Leber abheben, so daß ein buntes Bild entsteht. Sie bestehen aus hypertrophischen Leberläppchen auf Grund von Vergrößerung und Vermehrung der Leberzellen (s. Abb. 7). In den hypertrophischen Gebieten können dann wieder die Stauung und ihre Folgen einsetzen. So beschreibt Orth schon in seinem Lehrbuch eine schwere Stauung nach Thrombose der Lebervene „wo in den zentralen Teilen der Leber eine deutliche Hypertrophie der Zellen vorhanden war, die stellenweise geradezu einen adenomatösen Charakter annahm". Yamagiwa hat 3 Fälle hyperplastischer Knoten bei Stauung mitgeteilt und das Verhalten der sie zusammensetzenden Leberzellen genau verfolgt. Auch Saltykow beschreibt diese Bildungen eingehender und schließt „auch bei Stauungsatrophie der Leber findet oft kompensatorische Hypertrophie des erhalten bleibenden Parenchyms statt".

Unter Bedingungen nun, in denen ein zusammenhängender größerer Leberbezirk vernichtet wird, kommt es nicht zu ausgleichender Vergrößerung und Vermehrung von Leberzellen in Gestalt multipler Knoten, wie bei den besprochenen diffusen Leberzellen schädigenden oder vernichtenden Vorgängen — Zirrhosen, Hepatodystrophien, chronische Stauung —, sondern hier setzt eine dem Ersatz dienende Hypertrophie und Hyperplasie in dem erhaltenen Gewebe mehr allgemeiner bzw. diffuser Art ein, so daß es zu starker Vergrößerung dieser Teile kommt, also des übrigen Lappens, und besonders, wenn ein Lappen ganz oder fast ganz zerstört ist, der anderen. Hier liegen also Verhältnisse vor, wie sie ganz den Tierversuchen von Ponfick und v. Meister mit Abtragung großer Leberteile entsprechen. Und auch die Vorgänge sind die gleichen. So erweist sich gerade hier die außerordentliche Fähigkeit der Regeneration in Gestalt der Ersatzwucherung zur Aufrechterhaltung der Lebertätigkeit auch beim Menschen. Die größere Lebergebiete vernichtenden Vorgänge, welche zu der Ersatzwucherung anderer Leberteile führen, können verschiedenster Art sein; es bleibt sich dies gleich, wenn sie nur ausgedehnt und andere Leberteile gut erhalten sind. So erwähnt Rindfleisch schon Narbenbildungen, Druckatrophien oder Verödung von Lebergebieten mehr allgemein, auch v. Recklinghausen spricht allgemein von Teilen des Organes, die zerstört und ihrer Leistungsfähigkeit verlustig gegangen sind. Am häufigsten sind nun derartige Hypertrophien bei umschriebenen syphilitischen Vorgängen und bei Echinokokken zu beobachten. Hiervon soll sofort noch die Rede sein. Einige andere Bedingungen, welche größere Leberteile zerstören und so — aber seltener — Ersatzwucherung anregen, brauchen nur erwähnt zu werden. Kaufmann nennt noch, ebenso wie Orth, große Abszesse — Kaufmann sah selbst einen Fall eines mannskopfgroßen Abszesses im rechten Leberlappen mit ausgleichender Vergrößerung des linken Lappens —, ferner seltene Fälle großer Leberzysten, wie bei Plenk, Schnürlebern, wie dies auch Thoma schon früher erwähnte und auch Hollefeld beschrieb (auch Druck durch Kyphose, wie dies Fabris mitteilte, gehört hierher), Anwesenheit zahlreicher Zysten oder Geschwulstknoten. So hat Rochs einen derartigen Fall beschrieben (sein Fall 1), in dem große Krebstochterknoten den rechten Leberlappen fast ganz zerstört hatten, während besonders der linke mächtige Vergrößerung aufwies. Wenn Kaufmann auch entzündliche, meist ganz abgelaufene, Vorgänge nennt, auf Grund deren ein Lappen zu einem kleinen fibrösen Gebilde zusammenschrumpft, während die anderen Lappen dann meist vergrößert gefunden werden, so gibt Rochs in seinem 2. Falle auch hierfür ein Beispiel. Hier war der rechte Lappen mit mächtiger Bindegewebsentwicklung fast ganz zerstört, der linke auffallend breit. Hollefeld teilt 2 Fälle von chronischer Cholezystitis mit fibröser Umwandlung eines Lappens und Vergrößerung des anderen mit. Ganz entsprechend liegt ein alter Fall von GRIFFON (KAHN) und ähnlich ein von MARCKWALD beschriebener. Die geläufigsten Beispiele aber sind eben Echinokokken und syphilitische Veränderungen.

Hypertrophie von Leberteilen bei Echinokokken dürfte zuerst von FRERICHS schon 1861 erkannt worden sein. Er schreibt von dem übrigbleibenden Teil der Leber, daß er hie und da „Eigenschaften annimmt, welche der wahren Hypertrophie der Drüsen zukommen; die Azini vergrößern sich, treten stärker hervor, ohne daß bei genauer Untersuchung fremde Elemente sich auffinden lassen". Solche Fälle wurden dann vor allem in Frankreich genauer geschildert, so von JOSIAS (er spricht von einer Hypertrophie des linken Leberlappens, „d'une façon complémentaire et compensatrice"), REBOUL-VAQUEZ und besonders KAHN, welcher das ältere französische Schrifttum zusammenstellte. Einschlägige Fälle wurden ferner insbesondere geschildert von PONFICK, der 6 Fälle beschrieb, wovon schon oben bei Besprechung seiner Tierversuche die Rede war, sowie DÜRIG, welcher 17 Fälle der Art aus dem Münchener pathologischen Institut zusammenstellte, von denen 16 Hauptsitze des Echinokokkus im rechten Lappen hatten. LUBARSCH erwähnt eigene Beobachtungen in einer Aussprachebemerkung, FLÖCK beschäftigte sich ebenfalls mit solchen Fällen. Eingehend beschrieben wurden sie sodann von HOLLEFELD sowie REINECKE, etwas später CAMINITI. Wir wollen hier nur die gute Beschreibung REINECKEs als Beispiel für diese Fälle, die sich untereinander sehr gleichen, wiedergeben.

Im Falle REINECKEs war der rechte Lappen hochgradig geschrumpft. Nur unmittelbar am Ligamentum suspentorium liegende Teile desselben bestehen aus Lebergewebe, der Rest zumeist aus narbigem Bindegewebe. Jene entsprechen dem Gebiete, wo der Echinokokkussack gesessen, der im Anschluß an einen operativen Eingriff sich abgestoßen hat. Aus dem Narbengewebe ragen eine Zahl bis nußgroßer Knoten von Lebergewebe hervor, besonders an der Unterfläche des Lappens. Insbesondere aber ist der ganze linke Lappen stark vergrößert. Mikroskopisch zeigt er in Gebieten unter der Kapsel den Läppchenbau im ganzen gut erhalten nur in die Länge gezogen, die Leberzellbalken wesentlich verbreitert, die einzelnen Zellen sehr groß, oft mit 2 Kernen, hell. Mehr in der Tiefe sind die Läppchen unregelmäßiger, weisen seitliche Auswüchse und Anschwellungen auf. Die Größe der Läppchen scheint sehr unterschiedlich zu sein. Zwischen die großen, hellen, offenbar jungen Zellen sind vielfach kleine, mehr unregelmäßige, dunklere, sicher alte Zellen eingeschoben, meist mehrere zusammen. So wird der Bau der Leberzellbalken und der ganzen Läppchens verwischt. Das interlobuläre Bindegewebe ist nur selten ganz unbedeutend verbreitert, leicht kleinzellig durchsetzt. Die Höcker des rechten Leberlappens zeigen verschieden große Inseln von Lebergewebe nur zum Teil mit Läppchenbau, durch Bindegewebe getrennt. Auch hier sind die Leberzellbalken verbreitert, die Leberzellen größer als normal; auch hier liegen dazwischen kleine alte Leberzellen.

REINECKE betont die Ähnlichkeit mit den Ergebnissen der Tierversuche besonders PONFICKs. Die Buckel des rechten Lappens haben Ähnlichkeit mit knotigen Hyperplasien bei Zirrhosen oder akuter gelber Leberatrophie, sie sind auch nur zu besonderer Form entwickelte Teilerscheinung der allgemeinen ausgleichenden Hypertrophie des gesamten von der Zellzerstörung verschonten, erhaltenen Lebergewebes. Die rein örtlich hier vorhandene Bindegewebsvermehrung ist nur Folge der Entzündungsvorgänge im Anschluß an Schrumpfung des Echinokokkussackes. Durch die ausgleichende Vergrößerung der erhaltenen Leberteile war eine Leber entstanden, die der ursprünglichen an Gewicht und Größe annähernd glich. Noch anzuführen sind vor kurzem von ELLY ZIEGLER veröffentlichte Fälle von Leberechinokokken. In 5 Fällen lagen die gewöhnlichen Bilder ersetzender Lebergewebsregeneration vor. Bemerkenswert aber sind 3 von ihr beobachtete Fälle von Zusammentreffen von Echinokokken der Leber und Krebs. Im 2. dieser, der für uns hier in Betracht kommt, war der ganze rechte Leberlappen von der Echinokokkusblase eingenommen — von der anliegenden Gallenblase ging ein Krebs aus —, der linke Lappen hingegen außerordentlich stark vergrößert.

Die ausgleichende Vergrößerung verschonter Leberteile bei syphilitischen Leberveränderungen war schon VIRCHOW bekannt. Deutlich beschrieb dieselbe auch schon FRERICHS. Er sagt sehr klar, neben eingreifenden syphilitischen Narben „findet man das Leberparenchym häufig hypertrophisch stark geschwellt, mit vergrößerten Zellen und Läppchen versehen, und so den Substanzverlust mehr oder minder vollständig ersetzend". Und er setzt dann sehr gut hinzu, hierdurch und indem so die Narben durch Schwellung der Umgegend tiefer werden „vermehrt sich die Deformität der Drüse, während die funktionellen Störungen auf demselben Wege sich ausgleichen". Die im Schrifttum genauer beschriebenen Fälle sind nicht sehr zahlreich. LUBARSCH erwähnt eigene Beobachtungen, KRETZ teilte einen Fall mit, in dem vom rechten Leberlappen außer einem in derbe Schwielen eingebetteten Gummi nichts vorhanden, der linke Leberlappen dagegen ungeheuer vergrößert war, so daß man im Leben an eine Geschwulst gedacht hatte. Einen ähnlichen weiteren Fall stellte KRETZ gleichzeitig vor. HOLLEFELD beschreibt weiterhin einen Fall eingehend. Es bestanden Gummata. Die übrige Leber wies auffallend große Läppchen auf, die Leberzellen waren vermehrt, nicht vergrößert. In dem allgemein hypertrophischen Lebergewebe traten vereinzelt mehr knotenhafte Anhäufungen von Leberzellen auf, die der normalen Anordnung entbehrten und um schmälere Leberzellbälkchen herum gelagert waren. REINECKE gibt auch hier eine sehr gute Schilderung des von ihm untersuchten Falles, in dem der linke Lappen durch gummöse Vorgänge und daran angeschlossene Narbenbildung fast völlig zerstört, der rechte Lappen ausgleichend so hypertrophisch war, daß er zu dem Gewicht einer normalen Leber herangewachsen war. Dabei hatte er seine normale Gestalt eingebüßt, alle dünnen und scharfen Ränder waren zu mächtigen, dicken abgerundeten Wülsten und Rändern ausgewachsen. Mikroskopisch ließ sich feststellen, daß die Läppchen bedeutend vergrößert waren, was auf Vermehrung der Leberzellen beruhte, welche stellenweise sehr breite Balken bildeten. SCHORR teilte eine „selten mächtige regeneratorische Hyperplasie des linken Leberlappens bei syphilitischer Verschrumpfung des rechten Leberlappens" mit. Im 5. Falle ROCHS' bestanden syphilitische Vernarbung und Gummata, der rechte Leberlappen war stark atrophisch, der linke stark vergrößert.

Eigenartig liegt der von YOKOYAMA veröffentlichte Fall.

Hier fand sich in einer sonst — außer einer mittleren Stauung — ganz unveränderten Leber bei einem 47jährigen Manne, der ein Aneurysma der mesaortitisch veränderten Brustaorta aufwies, im rechten Leberlappen neben dem Ligamentum suspensorium eine scharf abgesetzte, ganz geschwulstartige Bildung von graugelblicher Farbe, welche sich aus durch Bindegewebe getrennten, stecknadelkopf- bis kirschkerngroßen Knollen zusammensetzte. Mikroskopisch liegt Lebergewebe vor, die Gewebsinseln sind größer als Läppchen, deren Bau hier nirgends besteht. Die Leberbälkchen sind vielmehr regellos angeordnet. Besonders am äußeren Rande der Parenchymherde finden sich Gruppen heller, vergrößerter Leberzellen mit großem Kern. Zwischen den Leberzellinseln liegt viel Bindegewebe. In der Mitte des ganzen geschwulstartigen Gebietes findet sich narbiges Gewebe. YOKOYAMA nimmt an, daß es sich hier um einen narbig ausgeheilten Gummiknoten handelte, wobei der Vorgang der regeneratorischen Leberzellwucherung dies überdeckte.

Wir haben im vorstehenden das Hauptschrifttum im Hinblick auf die besonders eingehend untersuchten Fälle von ausgedehnter ausgleichender Vergrößerung von Leberteilen bei Echinokokken und syphilitischen Veränderungen zusammengestellt. Wir wollen aber nochmals betonen, daß es sich hier um bei diesen Erkrankungen keineswegs seltene Vorkommnisse handelt. Werden doch sie gerade überall als die Hauptbeispiele vikariierender Hypertrophie ganzer Leberteile bzw. Lappen angeführt. An sich sind ja allerdings Lebergummata, wie Gummata überhaupt, wohl überall und Echinokokken vielerorts heute weit seltener geworden und somit auch die Folgen weniger oft zu sehen. Außer den besonders hervortretenden gewaltigen Vergrößerungen ganzer Leberlappen bei großen Gummata spielt natürlich auch bei syphilitischem Hepar lobatum überhaupt Regeneration in Gestalt von Hypertrophie und Hyperplasie eine große Rolle. Die meist runden großen Knoten stellen zum großen Teil eine Neubildung von Lebergewebe dar.

Es ergibt sich aus allem Besprochenen, daß im allgemeinen bei großen Gewebsverlusten im rechten Leberlappen hauptsächlich der linke hypertrophiert, und umgekehrt. Eine Besonderheit muß aber noch erwähnt werden, nämlich, daß nicht selten sich der Lobus Spigelii durch besondere ausgleichende Vergrößerung auszeichnet. Nach einer Erwähnung bei MELCHIOR muß dies schon Anfang des 19. Jahrhunderts aufgefallen sein, denn ANDRAL schreibt damals, daß er über den SPIGELschen Lappen nicht bestätigen konnte, „ce qui à été dit sur la fréquence de son augmentation de volume, les autres lobes du foie n'étant pas hypertrophiés". 1885 beschrieb TISSIERS eine Vergrößerung des SPIGELschen Lappens, dann fiel BENEKE bei einem kleinen Kinde mit „diffusem Syphilom" der Leber die besonders hochgradige Vergrößerung des SPIGELschen Lappens auf. DÜRIG fand das gleiche bei einem Leberechinokokkus. LUZET sowie MARCKWALD beschreiben bei Leberzirrhosen eine bedeutende Hypertrophie dieses Lappens, MARCHIAFAVA (erwähnt bei KAHN) bildete einen Fall ab, in dem der linke Leberlappen fast ganz zerstört, der rechte beträchtlich atrophisch war, aber der Lobus Spigelii eine außerordentliche ausgleichende Hypertrophie aufwies. FLÖCK erzielte bei Regenerationsverfolgung im Tierversuch eine Vergrößerung des SPIGELschen Lappens. In einem Falle von Hepatodystrophie, den KRETZ 1889 vorzeigte, erschien der SPIGELsche Lappen als ein kindskopfgroßer, rundlicher, geschwulstartiger Körper; er maß 15 zu 8—10 zu 12—14 cm. Im Falle 3 von YAMAGIWA bestand bei hochgradiger Stauung neben knotigen Hyperplasien sonst eine äußerst starke Hypertrophie des Lobus Spigelii. MELCHIOR, der diese Fälle (außer dem KRETZschen) zusammenstellt, beschreibt eine „alkoholische hypertrophische Zirrhose", bei der neben allgemeiner Vergrößerung der Leber der SPIGELsche Lappen ungemein groß war und an der unteren Leberfläche die ganze rechte Hälfte des linken Lappens verdeckte. Hier spielte sich auch der genauen mikroskopischen Beschreibung nach ein besonders ausgesprochener Regenerationsvorgang ab. Die krankhafte Veränderung des Gesamtorgans war aber auch hier ausgesprochen.

Die bisher beschriebenen Hypertrophien betreffen Lappen oder kleinere Teile der Leber und sind ausgleichender Natur, vor allem auf Zellneubildungen beruhend, Ersatz für verlorenes Lebergewebe. Selten nur ist Hypertrophie der Leber als ganzes Organ ohne dies Moment. Einen anscheinend einzig dastehenden Fall von fetaler Hypertrophie erwähnt SCHWALBE in seinem Mißbildungswerk. Hier bestand neben linksseitigem Zwerchfelldefekt „eine ganz enorme Leber". Da die Leber in frühen embryonalen Zeiten weit größer als später ist, nimmt er an, daß dies sich hier in einer späteren Entwicklungszeit erhalten habe und spricht von einer „Hypertrophie (der Leber), die in gewissem Sinne eine Hemmungsbildung darstellt".

Hatte bei Diabetes B. FISCHER in der Leber die Kapillaren begleitenden Bindegewebsmassen mit Wahrscheinlichkeit auf Gitterfasern bezogen, und RÖSSLE sowie HERXHEIMER und HÜBSCHMANN bei der gleichen Erkrankung diese Bindegewebsstreifen mittels spezifischer Darstellung mit Sicherheit von Gitterfasern abgeleitet — die hierbei eintretende Umwandlung in wie kollagenes färbbares Bindegewebe bezeichnete RÖSSLE zuerst als Metaplasie, später mit mehr Recht als Prosoplasie, denn dasselbe findet sich tatsächlich überall, wo Gitterfasern sich hochgradig verdicken —, so stellte RÖSSLE gleichzeitig Hypertrophie der Leber als Organ fest. Er fand die Diabeteslebern verhältnismäßig ungemein schwer, besonders wenn im Körper Abmagerung bestand. Ebensolche „diffuse wahre Leberhypertrophien" zusammen mit den gleichen Gitterfaserverdickungen, ohne daß auch hier irgendwie entzündliche Veränderungen bestanden hätten, fand er nun auch sonst — abgesehen von Diabetes — zuweilen. Die Lebern waren absolut und verhältnismäßig zu groß und schwer, die Leberläppchen hypertrophisch. Rössle bezieht diese Leberhypertrophie, fast stets zusammen mit Herzhypertrophie, auf schwere körperliche Arbeit (vielleicht zusammen mit Potatorium) und denkt an eine Art Arbeitshypertrophie, indem den durch starke Muskel- und Herztätigkeit bedingten Glykogenverbrauch auszugleichen nur eine entsprechend vergrößerte Leber imstande sei (Külbs hatte bei Hunden, welche Laufarbeit verrichten mußten, das Gewicht der Leber, außer dem von Herz und Lunge, gesteigert gefunden). Im übrigen hat Orth in seinem Lehrbuch schon von allgemeiner Hypertrophie der Leber gesprochen, sowohl von der „freilich nicht konstanten Vergrößerung bei Diabetes" (was auch nach unseren Erfahrungen zutrifft), wie auch von der „bei manchen kräftigen Männern, besonders solchen, die gerne einen Trunk nehmen" zu findenden. Daß man bei solchen Hypertrophien des ganzen Organes angesichts des sehr wechselnden Normalgewichtes desselben sehr vorsichtig urteilen muß, sei zum Schlusse betont.

Schrifttum.

Ackermann: Über hypertrophische und atrophische Leberzirrhose. Virchows Arch. 80, 396 (1880). — Adler: (a) Über einen Fall von gelber Leberatrophie mit ungewöhnlichem Verlauf. Z. Heilk. 24, 199 (1903). (b) Über helle Zellen in der menschlichen Leber. Beitr. path. Anat. 35, 127 (1904). — Anton, G.: Dementia choreo-asthenica mit juveniler knotiger Hyperplasie der Leber. Münch. med. Wschr. 1908, 2369. — Arapow, A. B.: Contribution à l'étude des cellules hépatiques binucl. Arch. de Soc. Biol. St. Pétersbourg. Jber. Anat. u. Entw.gesch. 3 (1900). — Arnold: Virchows Arch. 82, 378 (1880). — Aron, M.: Sur le devéloppement des voies biliaires intrahépatiques usw. C. r. Soc. Biol. Paris 85, 110 (1921). — Aschoff: Regeneration und Hypertrophie. Erg. Path. 5, 22 (1898).

Barbacci, O.: Über Ausgang der akuten Leberatrophie in multiple knotige Hyperplasie. Beitr. path. Anat. 30, 49 (1901). — Bartel: Zur Differentialdiagnose zwischen knötchenförmiger Hypertrophie der Leber und multipler Adenombildung. Wien. klin. Wschr. 1904, 613 — de Bary: Zur Kenntnis der Wundheilung in der Leber. Inaug.-Diss. Freiburg 1897. — Beitzke: Weilsche Krankheit in Handbuch der ärztlichen Erfahrungen im Weltkriege 1914/1918. Herausgegeben von v. Schjerning. Bd. 8. Pathologische Anatomie. Herausgegeben von Aschoff S. 152. — Beneke: (a) Kasuistische Beiträge zur Geschwulstlehre. Geschwulstartige Hypertrophie des Lobus Spigelii. Virchows Arch. 119 (1890). (b) Zit. bei Senator die Rachitis im Ziemssenschen Handbuch. — Bignami: Sulla ipertrof. compens. d. fegato nelle mal. d. quest' organe. Bull. Soc. Lanicisi 15 (1896). — Bingel: Über Leberzirrhose im Kindesalter nach Scarlatina. Jb. Kinderheilk. N. F. 65, 393 (1907). — Birch-Hirschfeld: Lehrbuch der pathologischen Anatomie 1877 und Gerhardts Handbuch für Kinderheilkunde. Bd. 4, Teil 2. 1880. — Bizzozero und Vassale: Über die Erzeugung und die physiologische Regeneration der Drüsenzellen bei den Säugetieren. Virchows Arch. 110, 155 (1887). — Bleichröder: Über Leberzirrhose und Blutkrankheiten. Münch. med. Wschr. 1904; Virchows Arch. 177 (1904). — Bloom, William: The embryogenesis of human bile capillaries and ducts. Amer. J. Anat. 36, 451 (1926). — Blum: Zur Frage der Leberregeneration, insbesondere der sog. „schlauchartigen Bildungen", bei Leberatrophie. Beitr. path. Anat. 72, 95 (1923). — Borst, M.: Das pathologische Wachstum. Aschoffs Pathol. Anatomie Bd. 1, S. 582. 1923. — Boström: Über eine enterotoxische gleichartige Affektion der Leber und des Gehirns. Fortschr. Med. 1914. — Böttcher: Ein Fall von Stichwunden der Leber nebst einigen Bemerkungen über die traumatische Hepatitis. Petersburg. med. Wschr. 1877, Nr 42. — Braus: (a) Untersuchungen zur vergleichenden Histologie der Leber der Wirbeltiere. Denkschr. Jena. med.-naturwiss. Ges. 5, 303 (1894 bis 1897) und Habil.schr. Jena 1896. (b) Anatomie des Menschen. Bd. 2, S. 327. — Brieger: Beitrag zur Lehre der fibrösen Hepatitis. Virchows Arch. 75, 85 (1879). — Broman: Normale und abnorme Entwicklung des Menschen. Wiesbaden: J. F. Bergmann 1911. — Buffalini: Sull' ascesso traumat. d. fegato. Sperimentale 1878. — Burkhardt: Beitrag zur pathologischen Anatomie der hypertrophischen Leberzirrhose. Münch. med. Abh. 1895, H. 66.

MAC CALLUM: (a) Regenerative changes in the liver after acute yellow atrophy. Hopkins Hosp. Rep. 10, 375 (1902). (b) Regenerative changes in cirrhosis of the liver. J. amer. med. Assoc. 43, 649 (1904). — CAMINITI: (a) La rigeneraz. epat. nelle cisti d. echinococ. ed in altre malattie del fegato. Policlinico, sez. chir. 1902, H. 9. Ref. Zbl. Path. 14 (1903). (b) Über das solitäre Adenom der Leber mit Zirrhose. Arch. klin. Chir. 69, 620. — CANALIS: Contr. à la Path. expér. du tissu hépat. Internat. Mschr. Anat. u. Histol. 3 (1886). — CARBONE: Über die Histologie der gewöhnlichen Leberzirrhose. Ac. di med. di Torino 1897. BARBACCI Zbl. Path. 1898, 371. — CARRARO: (a) Stud. comperativo sugli effetti d. inezioni di estrasso d'ipofisi e di ghiand. surrenale. Arch. Sci. med. 32, 42 (1908). (b) Über Regeneration in der Leber. Virchows Arch. 195, 462 (1909). — CHARCOT und GOMBAULT: (a) Note sur les altérations du foie consécutives à la ligature du canal cholédoque. Arch. Physiol. norm. et Path. Paris 1876, 272. (b) Contrib. à l'étude anatom. des différentes formes de la cirrhose du foie. Arch. Physiol. norm. et Path. Paris 1876, 453. — CHAUFFARD: Path. génér. et semiologie du foie in BOUCHARDS traité de pathol. génér. Tome 5. 1901. — CHILD, C. M.: Studies of the relation between Amitosis and Mitosis. Biol. Bull. Mar. biol. Labor. Wood's Hole 12, Nr 2. Zit. nach Jber. Fortschr. Anat. u. Entw.-gesch. 13 (1907). — COLUCCI: Ric. sperim. e patol. sulla ipertrofia e parz. rigenerazione d. fegato. Bull. Accad. Sci. Ist. Bologna IV. s. 4 (1883); Arch. di biol. 3 (1883). — CORNIL: Note sur l'état des canalic. bil. dans l'atr. jaune aigue du foie etc. Arch. de Physiol. 1871. — CORNIL und CARNOT: De la réparation des pertes de substances du foie. Bull. Acad. Méd. 29. Juni 1899. — CORNIL und RANVIER: Manuel d'histologie pathologique. 2. Aufl., Tome 2, p. 381. Paris 1884. — CORONA, A.: Sulla regenerazione parziale del fegato. Ann. Univ. Med. 267 (1884). — CRUVEILHIER: Anat. patholog. du corps humain. XII. livr. pl. 1. 1829/1833.

DAVIS und WHIPPLE: (a) Liver regeneration following chloroform injury as influenced by various diets. Arch. internat. Med. 23, 711 (1919). (b) Liver regeneration following chloroform injury as influenced by the feeding of casein or gelatin. Arch. internat. Med. 27, 679 (1921). — DIBBELT: Über Hyperplasie, Adenom und Primärkrebs der Leber. Inaug.-Diss. Greifswald 1903. — DIETRICH: Ein Leberadenom beim Reh. BAUMGARTENs Arbeiten usw. Tübingen 1905. — DINKLER: Über Bindegewebe- und Gallengangs-Neubildung bei chronischer P.-Vergiftung und sog. akuter Leberatrophie. Inaug.-Diss. Halle 1887. — DOENZ: Über die Beziehungen neugebildeter Gallengänge zu den Leberzellen bei intraazinöser Leberzirrhose. Inaug.-Diss. Zürich 1896. — M'DONALD u. MILNE: Subacute liver atrophy. J. of Path. 13, 161 (1909). — DÜRIG: Über die vikariierende Hypertrophie der Leber bei Leberechinokokkus. Inaug.-Diss. München 1892.

ECONOMO, C. VON: WILSONsche Krankheit und das Syndrôme du corps strié. Z. Neur. 43, H. 3/5, 173 (1918). — EHRHARDT: Über die Folgen der Unterbindung großer Gefäßstämme in der Leber. Arch. klin. Chir. 68, 460. — EISENMENGER: Über die Stauungszirrhose der Leber. Z. Heilk. 23, 171 (1902). — ELLENBERGER: Zit. bei STÄMMLER. Beitr. path. Anat. 80 (1928). — ENGEL-REIMERS: Über akute gelbe Leberatrophie in der Frühperiode der Syphilis. Jb. Hamburg. Staatskr.anst. 1 (1889). Leipzig 1890. — ENGELHARDT: Über das multiple und solitäre Adenom der Leber. Dtsch. Arch. klin. Med. 60, 607 (1898). — EPPINGER: Mitteilungen aus dem pathologisch-anatomischen Institut zu Prag. Prag. Vjschr. prakt. Heilk. 125, 29 (1875). — ERNST, P.: Die Pathologie der Zelle. Handbuch der allgem. Pathol. von KREHL und MARCHAND. 1915.

FABRIS: (a) Sopra un caso di iperplassia nod. del fegato. Arch. Sci. med. 1909, No 8. (b) Adenoma epatico e paraepatico con cirrosi. Giorn. roy. Accad. Med. Torino IV. s. 6, 657 (1900). — FIESSINGER: C. r. Soc. biol. Paris 1908; Arch. Méd. expér. 1908, Nr 3. — FISCHER, B.: (a) Über Lipämie und Cholesterämie, sowie über Veränderungen des Pankreas und der Leber bei Diabetes mellitus. Virchows Arch. 172. 30 (1903). (b) Über Gallengangskarzinom sowie über Adenome und primäre Krebse der Leberzellen. Virchows Arch. 174, 544 (1903). — FISCHLER: Über experimentell erzeugte Leberzirrhose. Dtsch. Arch. klin. Med. 93, 427 (1908). — FISHBACK, A.: Morphologie study of regeneration of the liver after partial removal. Arch. of Path. 7, 955 (1929). — FLÖCK: Über die Hypertrophie und Neubildung der Lebersubstanz. Dtsch. Arch. klin. Med. 55 (1895). — FRASER, H.: Ein Fall von Leberzirrhose mit multipler Adenombildung. Virchows Arch. 165, 540 (1901). — FREUND: Über den Ausgang der akuten Leberatrophie in Zirrhose. Inaug.-Diss. Freiburg 1897. — FRERICHS: Klinik der Leberkrankheiten. Bd. 2, S. 201. 1861. — FRIEDLÄNDER: Über Epithelwucherung und Krebs. Straßburg 1877. — FRIEDREICH: Über multiple knotige Hyperplasie der Leber und Milz. Virchows Arch. 32, 48 (1865). — FROHMANN: Über das Leberadenom mit Bemerkungen über Teilungsvorgänge der Leberzellen. Inaug.-Diss. Königsberg 1894. — FRÖLICH: Untersuchungen zur Histologie der traumatischen Leberentzündung. Inaug.-Diss. Halle 1874.

GALEOTTI: Alcune osservazioni sulla divisione diretta negli epiteli. Monit. zool. ital. 7 (1896). Zit. nach Erg. Anat. u. Entw.gesch. 7 (1896). — GEISSMAR, JOH.: Über die Leberveränderung bei WILSONscher Krankheit (progressive Linsenkerndegeneration).

Frankf. Z. Path. **18**, 305 (1916). — GERHARDT: Über Leberveränderungen nach Gallengangs-unterbindung. Arch. f. exper. Path. **30** (1892). — GIANTURCO u. STAMPACCHIA: Ricerche sulle alteraz. del. parench. epat. nell' avvelenam. arsenicale. Giorn. d. assoc. d. naturalisti e medici di Napoli **1**, 61 (1889). — GOODHART: Chloroformnekrose der Leber. Brit. med. J. **1910**. Ref. Dtsch. med. Wschr. 1910, 2212. — GOUREVITSCH, v.: Über herdweise Läsionen des Leberparenchyms bei der Alkoholzirrhose. Z. Heilk. **27**, 303 (1906). — GOWERS: Zit. bei ORMEROD. — GRECO: Zur Reproduktion der Leber bei Zirrhose. BARBACCI Zbl. Path. 1898. — GRIFFINI, L.: L'étude expér. sur la régénérat. part. du foie. Arch. di Biol. **5**, 97 (1884). — GRIFFON: Ethylisme et lésion mitrale. Cirrhose du foie atr. dans le lobe droit, hypertr. dans le lobe gauche. Soc. Anat. Paris 1894. — GÜNTHER, H.: Über einen Fall von Leberzirrhose beim Erwachsenen auf Grund kongenitaler Lues. Inaug.-Diss. Bonn 1912.

HALLBAUER: Regenerationerscheinungen an der Leber bei Trauma usw. Inaug.-Diss. Jena 1912. — HAMILTON: (a) On the development of fibroms from the hepat. parenchyma in cirrhosis in the livers. J. of Anat. a. Physiol. **14** (1879). (b) Cirrhosis of the liver with notes on three cases. Internat. Clin. XIII. s. 2, 245. — HAMMAR: Über die erste Ent-stehung der nicht kapillären intrahepatischen Gallengänge beim Menschen. Z. mikrosk.-anat. Forschg. **5**, 59 (1926). — HANOT: (a) Etude sur une forme de cirrhose hypertroph. du foie. Thèse de Paris 1876. (b) Cirrhose der Leber bei Tuberkulose. 3. Kongr. zum Studium der Tuberkulose in Paris. Zbl. Path. **5** (1894). (c) De l'hyperplasie compens. De la régénerat. du foie. Presse méd. 1895. (d) Karyokinesen der Leber nach Alkohol-vergiftung. Zbl. Path. **6**. — HANOT u. GILBERT: Etudes sur les maladies du foie. Paris 1888. — HANSEMANN, v.: Deszendenz und Pathologie. Berlin 1909. — HART: (a) Über die Beziehungen des Icterus infectiosus zur akuten gelben Leberatrophie und zur Leberzirrhose Münch. med. Wschr. **1917**, 1598. (b) Über die sogenannte akute und subakute gelbe Leberatrophie. Med. Klin. **1921** I, 523 u. 554. — HAYAMI: Über Aleuronat-Hepatitis, ein Beitrag zur Regenerationsfrage des Lebergewebes und der sog. Übergangs bilder. Beitr. path. Anat. **39**, 280 (1906). — HEILE: Über einen traumatischen, anämisch nekrotischen Leberinfarkt mit ausgedehnten Regenerationserscheinungen. Beitr. path. Anat. **28**, 443 (1908). — HEINECKE: Zur Kenntnis der hypertrophischen Leberzirrhose. Beitr. path. Anat. **22** (1897). — HEINRICHSDORFF, P.: Die Leber bei der WILSONschen Krankheit. Verh. Ges. dtsch. Naturforsch. 85. Vers. Wien **1913** (1914) II, 2. Hälfte, 160. — HEITZMANN: Ausgedehnte Regenerationserscheinungen der Leber bei einem Fall von Sublimatvergiftung mit besonderer Berücksichtigung der Mitosen und Amitosen. Beitr. path. Anat. **64**, 401 (1918). — L'HERMITTE, J.: L'hepatitè familiale juvenile à évolution rapide avec dégénération du corps strié; dégénération lenticulaire progressive de WILSON. Semaine méd. **1912**, No 11, 121. — HERTWIG: Lehrbuch der Entwicklungsgeschichte 1906. — HERXHEIMER: (a) Zur Pathologie der Gitterfasern der Leber. Beitr. path. Anat. **43**, 284 (1908) (b) Kurzer Beitrag zur Pathologie der WEILschen Krankheit. Berl. klin. Wschr. **1916**, 494. (c) Über „akute gelbe Leberatrophie" und verwandte Veränderungen. Beitr. path. Anat. **72**, 56 u. 349 (1923/24). — HERXHEIMER-GERLACH: Über Leberatrophie und ihr Verhältnis zu Syphilis und Salvarsan. Beitr. path. Anat. **68**, 93 (1921). — HERXHEIMER und JORNS: Über Pigmentbildung und Regeneration in Lebertransplantaten. Beitr. path. Anat. **75**, 157 (1926). — HESS, O.: Über die bei der akuten gelben Leberatrophie auftretenden Regenerationsprozesse. Beitr. path. Anat. **56**, 22 (1913). — HEUKELOM, SIEGENBEEK VAN: Das Adenokarzinom der Leber mit Zirrhose. Beitr. path. Anat. **16** (1894). — HILDANUS: Centur. 2 Observat. 34, p. 110. — HIRSCHBERG: Drei Fälle von akuter gelber Leberatrophie. Inaug.-Diss. Dorpat 1886. — HLAVA: Ein Fall von chronischer gelber Leberatrophie. Prag. med. Wschr. **7**, Nr 31 u. 32 (1882). — HOCHHAUS: Über Gewebsveränderungen nach lokaler Kälteein-wirkung. Virchows Arch. **154**, 320 (1898). — HOFFMANN: Virchows Arch. **39**, 193. — HOFMEIER: Über Leberrupturen und ihren Heilungsprozeß. Inaug.-Diss. Greifswald 1876. — HOHENKIRCH: Kasuistik der Fälle von Echinococcus hepatis. Inaug.-Diss. Kiel 1903. — HOLLEFELD: Beitrag zur Kenntnis der kompensatorischen Leberhypertrophie. Inaug.-Diss. Göttingen 1897. — HOLM: Experimentelle Untersuchungen über die traumatische Leberentzündung. Sitzgsber. Wien. Akad. **55**, 3 (1867). — HOMÉN, E. A.: (a) Eine eigen-tümliche, bei drei Geschwistern auftretende typische Krankheit unter der Form einer progressiven Dementia, in Verbindung mit ausgedehnten Gefäßveränderungen (wohl Lues hereditaria tarda). Arch. f. Psychiatr. **24**, 191 (1892). (b) Neur. Zbl. **1890**, 514—518. — HUBER u. KAUSCH: Zur Klinik der subakuten Leberatrophie. Berl. klin. Wschr. **57**, 81 (1920). — HÜBSCHMANN: (a) Verslg. dtsch. path. Ges. 11. Tagg **1907** (1908), 342. Disk.bem. (b) Über Leberregeneration bei Typhus und Pocken. Beitr. path. Anat. **48**, 540 (1910). — HÜTTENBRENNER: Über die Gewebsveränderungen in der entzündeten Leber. Arch. mikrosk. Anat. **5** (1869).

IBRAHIM, ALI BEY: Zur Kenntnis der akuten gelben Leberatrophie usw. Inaug.-Diss. München 1901; Münch. med. Wschr. **1901**, 780. — ILLING: Zit. bei STÄMMLER: Beitr. path. Anat. **80** (1928).

JAFFÉ: Über Entstehung und Verlauf der experimentellen Leberzirrhose. Frankf. Z. Path. **24**, 241 (1920). — JÄGER: Über die Genese der — pathologisch sich bildenden — intralobulären epithelialen Gallenkapillaren usw. Virchows Arch. **197**, 45 (1909). — JANOWSKI: Beiträge zur pathologischen Anatomie der biliären Leberzirrhose. Beitr. path. Anat. **11** (1892). — JANSON: Über Leberveränderungen nach Unterbindung der Arteria herpatica. Beitr. path. Anat. **17**, 505 (1895). — JONA: Aden solitario in fegato cirrotico. Gazz. Osp. **1911**, Nr 9. — JORES: (a) Zur Kenntnis der subakuten Leberatrophien. Verh. dtsch. path. Ges. 11. Tagg, Dresden **1907**, 320. (b) Über das Vorkommen der Gewebsatrophien und Hyperplasien in der Leber bei Tuberkulösen. Med. Klin. **1908**, Nr 38. — JOSEPH: Über den Einfluß chemischer und mechanischer Reize auf das Lebergewebe. Inaug.-Diss. Berlin 1868. — JOSIAS: Kyste hydat. du foie. Bull. Soc. Anat. Paris **1880**. — JUNG-MANN: Ein Fall von zirrhotischer Leber mit Adenombildung und Übergang derselben in Karzinom. Inaug.-Diss. Berlin 1881.

KAHLDEN, v.: Über Leberzirrhose im Kindesalter. Münch. med. Wschr. **7**, 459 (1888). — KAHN: Etude sur la régénération du foie. Thèse de Paris **1897**. — KAUFMANN: Lehrbuch der speziellen pathologischen Anatomie. 9. Aufl. 1928. — KELSCH u. KIENER: (a) Note sur la néoformation de canalic. bil. dans l'hépatite. Arch. Physiol. norm. et Pathol. **1876**, 771. (b) Contr. à l'étude de l'adénome du foie. Arch. Physiol. norm. et Pathol. **1876**, 622; **1878**, 571 u. **1879**, 354. — KIMURA: Ein weiterer Fall von subakuter gelber Leberatrophie mit vorgeschrittener Regeneration, mit besonderer Berücksichtigung des Glykogengehaltes. Beitr. path. Anat. **58**, 211 (1914). — KIRIKOW: Ein Fall sogenannter hypertrophischer Leberzirrhose mit ungewöhnlichem Verlauf und allgemeiner Infektion des Organismus. Z. klin. Med. **36** (1899). — KLEBS: Handbuch der pathologischen Anatomie Bd. 1. — KLEIBER: Über die Natur der bei gewissen chronischen Gehirnleiden vorkommenden knotigen Leberveränderung. Inaug.-Diss. Breslau 1914. — KLEIN: Med. Rdsch. **1881**, Nr 12, russisch s. bei v. PODWYSSOZKI. — KLOB: (a) Wien. med. Wschr. **1865**, Nr 75, 76 u. 77. (b) Über die Rupturen der Leber. Wien 1878. — KLOTZ: Untersuchungen über die regenerativen Vorgänge in der Leber bei knotiger Hyperplasie. Inaug.-Diss. Basel 1914. — KÖLLIKER: (a) Entwicklungsgeschichte des Menschen und der höheren Tiere. 2. Aufl. 1879. S. 894. (b) Mikroskopische Anatomie. Bd. 2, S. 248. 1852. — KOSTER: Untersuchungen über die Entzündung und Eiterung in der Leber. Zbl. med. Wiss. **1868**, Nr 2. — KREHL: Pathologische Physiologie 1918. — KRETZ, R.: (a) Über Hypertrophie und Regeneration des Lebergewebes. Wien. klin. Wschr. **1894**, 365. (Ges. Ärzte Wien.) (b) Demonstration von Präparaten zirkumskripter knotiger Hyperplasie des Lebergewebes. 66. Naturforsch.-Verslg Wien 1894; s. Zbl. Path. **5**, 857 (1894). (c) Über Regeneration des Lebergewebes nach Degenerationsprozessen. Verh. dtsch. path. Ges. 1. Tagg. 1898 (1899), 131. (d) Über Leberzirrhose. Wien. klin. Wschr. **1900**, 271. (e) Leberzirrhose. Ref. Verh. dtsch. path. Ges. 8. Tagg **1904**, 54. (f) Pathologie der Leber. Erg. Path. **1904**; 1308, 2, 473. (g) Über die Abgrenzung der HANOTschen Krankheit gegen die Lebercirrhose mit Ikterus. Verh. dtsch. path. Ges. 9. Tagg **1905**, 260. (h) Über Leberzirrhose. Verslg dtsch. Naturforsch. Breslau 1904. (i) Über den Bau der Leber. Zbl. Physiol. **19**, 193 (1905). — KRÖNIG: Die Genese der chronischen interstitiellen Phosphorhepatitis. Virchows Arch. 110. — KUBITZ und STAEMMLER: Über die Veränderungen bei Pseudosklerose (WESTPHAL-STRÜMPELL) und progressiver Linsenkerndegeneration (WILSONscher Krankheit). Beitr. path. Anat. **60**, 76 (1915).

LANGENBRUSCH: Exstirpation eines ganzen Leberlappens. Zbl. med. Wiss. **1888**, Nr 25. — LAUNOY, L.: A propos de l'éxistence des figures caryokinétiques multiples dans le foie en autolyse ou en cadavere de la souris blanche adulte. C. r. Soc. Biol. Paris **5**, No 13. — LAWDOWSKY s. v. PODWYSSOZKI. — LEEUW, DE: Überkompensator. Hypertrophie und Hyperplasie des Lebergewebes beim Menschen. Virchows Arch. **210**, 147 (1912). — LEPEHNE: Milz und Leber usw. Beitr. path. Anat. **64**, 55 (1917); Dtsch. med. Wschr. **1921**, 800. — LEWIS, F. T.: In KEIBEEL und MALLS Handbuch der Entwicklungsgeschichte Bd. 2, S. 391. 1911. — LEWITZKI u. BRODOWSKI: Ein Fall von sogenannter akuter solitärer Lebertrophie. Virchows Arch. path. Anat. **70**, 421 (1877). — LIEBERMEISTER: Beiträge zur pathologischen Anatomie und Klinik der Leberkrankheiten. Tübingen 1864. — LÖFFLER: Leberstudien II. Virchows Arch. **265**, 40 (1927). — LÖHLEIN: Drei Fälle von primärem Leberkarzinom. Beitr. path. Anat. **42**, 531 (1907). — LUBARSCH: (a) Diskussionsbemerkung zu KRETZ. Naturforsch.-Verslg. **1894** s. Zbl. Path. **5**, 857 (1894). (b) Über Gewebsembolien und Gewebsverlagerungen. Verh. dtsch. path. Ges. **1898**. 1. Tagg. 97. (c) Hyperplasie und Geschwülste. Erg. Path. **2**, 289 (1895). — LUZET: Et. sur un cas de cirrh. hypertroph. graisseuse. Arch. Méd. expér. **1890**.

MAHOMED: On 2 cases of adenoma hepatis. Trans. path. Soc. **28**, 144 (1877). — MALL: A study of the structur. unit of the liver. Amer. J. Anat. **5**, 227 (1906). — MANGELSDORF: Über biliäre Leberzirrhose. Dtsch. Arch. klin. Med. **31**, 522 (1882). — MANWARING, A.: Über chemische und mechanische Anpassung der Leberzellen bei experimenteller P.-Vergiftung. Beitr. path. Anat. **47**, 331 (1910). — MARCHAND: (a) Über Ausgang der akuten gelben

Leberatrophie in multiple knotige Hyperplasie. Beitr. path. Anat. 17, 206 (1895). (b) Über die Neubildung feiner, den Gallenwegen ähnlicher Kanälchen bei Regeneration der Leberzellen. (Nachtrag zur Arbeit MEDER.) Beitr. path. Anat. 17, 199 (1895). (c) Gewebswucherung und Geschwulstbildung mit Rücksicht auf die parasitäre Ätiologie der Karzinome. Dtsch. med. Wschr. 1902. (d) Über knotige Hyperplasie der Leber. Med. Ges. Leipzig, 11. März 1902. Münch. med. Wschr. 1902, 901. (e) Demonstration einer Leber mit sog. knotiger Hyperplasie. Verh. dtsch. path. Ges. 5. Tagg 1902, 86. — MARCHIAFAVA: Zit bei KAHN. — MARCHIAFAVA u. BIGNAMI: La infezione malaria. Manuele Milano. Vallardi 1903. — MARCKWALD: (a) Ein eigentümlicher Fall von Leberzirrhose. (Kombination von part. Hypertrophie und Atrophie der Lebersubstanz.) Virchows Arch. 135 (1894). (b) Das multiple Adenom der Leber. Virchows Arch. 144, 29 (1896). — MAYER, LUDW.: Die Wunden der Leber und Gallenblase. München 1872. — MEDER: (a) Ein Fall von akuter Leberatrophie bei Osteomyelitis mit ausgedehnten Regenerationserscheinungen. Inaug.-Diss. Marburg 1892. (b) Über akute Leberatrophie mit besonderer Berücksichtigung der dabei beobachteten Regenerationserscheinungen. Beitr. path. Anat. 17, 143 (1895). — MEISTER, v.: (a) Über die Regeneration der Leberdrüse nach Entfernung ganzer Lappen usw. Zbl. Path. 2, Nr 23 (1891). (b) Rekreation des Lebergewebes nach Abtragung ganzer Leberlappen. Beitr. path. Anat. 15, 1 (1894). — MELCHIOR: (a) Fast totale Nekrose des Leberparenchyms bei syphilitischer interstitieller Hepatitis usw. Münch. med. Wschr. 1907, 2135. (b) Ein Beitrag zur alkoholischen hypertrophischen Zirrhose (HANOT-GILBERT) mit bes. Berücksichtigung der Regenerationsvorgänge des Leberparenchyms. Beitr. path. Anat. 42, 479 (1907). — MERTENS: Lésions anatom. du foie du lapin au cours de l'intoxication chron. par le chloroforme et par l'alcool. Arch. internat. Pharmacodynamie 2, 127 (1896). — MEYER, FRIEDRICH G.: Beiträge zur pathologischen Anatomie der Leber. Virchows Arch. 194, 212 (1908). — MEYER, OSKAR: Dysplasie der Leber oder juvenile Zirrhose. Virchows Arch. 201, 349 (1910). — MILLER u. RUTHERFORD: Liver atrophy. Quart. Med. 17, 81 (1923). — MILNE: (a) The histology of liver tissue regeneration. J. of Path. 13, 129 (1909). (b) Subacute liver atrophy. Arch. internat. Med. 8 (1911). — MINOT: Lehrbuch der Entwicklungsgeschichte des Menschen. 1894. S. 792. — MITSUDA: Untersuchungen über Transplantation und Explantation von Lebergewebe usw. Virchows Arch. 248, 91 (1924). — MODEL: Über die Gallengänge bei Leberzirrhose. Inaug.-Diss. Berlin 1897. — MOISE u. SMITH: Diet and tissue growth. The regeneration of liver tissue on various adequate diets. J. of exper. Med. 40, 13 (1924). — MUIR: On proliferation of the cells of the liver. J. of Path. 12, 287 (1908). — MÜNZER: Arch. mikrosk. Anat. 98, 249 (1923).

NAUWERCK: Über Amitose. Dtsch. med. Wschr. 1893. — NAZARI: Contrib. allo studio delle neoformazioni epiteliali associati a cirrosi del fegato. Policlinico 12 (1905). — NECKER: Multiple maligne Tumoren neben Echinokokkus in einer zirrhotischen Leber. Z. Heilk. 26 (1905). — NORMAN, VAN HAREN: Ein Fall von akuter Leberatrophie. Virchows Arch. 91, 334 (1883). — NUSSBAUM: Zit. bei ADLER. Beitr. path. Anat. 35 (1904).

OBERHOFF: Über Leberzirrhose im Kindesalter und über Leberregeneration. Z. Kinderheilk. 47, 51 (1929). — OBERNDORFER: Pathologisch-anatomische Erfahrungen im Felde. Münch. med. Wschr. 1918, 1189. — OGATA: Beiträge zur experimentell erzeugten Leberzirrhose und zur Pathogenese des Ikterus mit spezieller Berücksichtigung der Gallenkapillaren bei der Unterbindung des Ductus choledochus und der Ikterogenvergiftung. Beitr. path. Anat. 55, 236 (1913). — OPIE: On the relation of combined intoxication and bacterial infection to necrosis of the liver, acute yellow atrophy, and cirrhosis. J. of exper. med. 12, 367 (1910). — OPPEL: (a) Kausalmorphologische Zellstudien. Mitt. I. 1908. Über totale Regeneration des Leberzellnetzes nach Posphor-Vergiftung und über dabei stattfindende Anpassungs- und Auslesevorgänge. Med.-naturwiss. Arch. 2, 61 (1908). (b) Mitt. II. Arch. Entw.mechan. 30 (1910). (c) Mitt. III. Über die Gewöhnung an Phosphor und über die Wirkungsweisen weiterer Gifte auf die Leber. Beitr. path. Anat. 49, 543 (1910). — ORMEROD, J. A.: Cirrhosis of the liver in a baby, with obscure and fatal nervous symptoms. St. Barth. Hosp. Rep. 26, 57 (1890). — ORTH: (a) Traumatisch-anämischer Infarkt der Leber. Verh. dtsch. path. Ges. 3. Tagg Aachen. (b) Lehrbuch der speziellen pathologischen Anatomie. Bd. 1. Berlin: August Hirschfeld 1887. (c) Pathologisch-anatomische Diagnostik. 8. Aufl. Berlin 1917.

PALTAUF: Verh. dtsch. path. Ges. 11. Tagg 1907, 324. Disk.bem. zu JORES. — PAYNE u. GREENFIELD: Trans. path. Soc. Lond. 28, 155 (1877). — PERLS: Akute Leberatrophie bei einem Kinde von 2¼ Jahren. Berl. klin. Wschr. 1875, 649. — PERZINA, J.: Über einen Fall von knotiger Leberhyperplasie. Inaug.-Diss. Leipzig 1903. — PETER: Zellteilung und Zelltätigkeit. Z. Anat. 72 I (1924); Klin. Wschr. 1924, 2177. — PFEFFER: Über Erzeugung und physiologische Bedeutung der Amitose. Erg. Anat. u. Entw.gesch. 1898. Kl. sächs. Ges. Wiss. Leipzig 1896 u. 1899. — PFITZNER: Beobachtungen über das Vorkommen der Karyokinese. Arch. mikrosk. Anat. 20, 142 (1882). — MC. PHEDRAN u. MAC CALLUM: Acute jellow atrophy of the liver. Brit. med. J. 1894, 293. — PICK:

Zur Kenntnis der Leberveränderungen nach Unterbindung des Ductus choledochus. Z. Heilk. **11**, 118 (1890). — PLENK: Zur Kenntnis der solitären Leberzysten. Virchows Arch. **201** (1910). — PODWYSSOZKI, v.: (a) Experimentelle Untersuchungen über die Regeneration der Drüsengewebe. Beitr. path. Anat. **1** (1885). (b) Über einige noch nicht beschriebene pathologische Veränderungen in der Leber bei akuter Phosphor- und Arsen-Vergiftung. Petersburg. Med. Wschr. **13** (1888). (c) Zur Frage über die formativen Reize. Riesenzellengranulom durch Kieselgur hervorgerufen. Beitr. path. Anat. **47** (1910). — PONFICK: (a) Experimentelle Beiträge zur Pathologie der Leber. Virchows Arch. **118**, 209 (1889). (b) Experimentelle Beiträge zur Pathologie der Leber. Virchows Arch. **119**, H. 2, 193 (1890). (c) Über Rekreation der Leber beim Menschen. Ein Beitrag zur Zellular-Pathologie. Festschrift d. Assistent. für VIRCHOW 1891. (d) Experimentelle Beiträge zur Pathologie der Leber. Virchows Arch. **138**, 81 (1895). Suppl. (e) Zbl. med. Wiss. **1894**. — PORCILE, V. v.: Untersuchungen über die Herkunft der Plasmazellen in der Leber. Beitr. path. Anat. **36**, 375 (1904). — POSNER: Studien über pathologische Exsudatbildung. Virchows Arch. **79**, 309 (1880). — PRUS: Sur les modificat. du foie sous l'infl. de l'irritat. etc. en particul. au point de vue de la karyokinese et sur la karyokin. des cellul. hépat. dans la cirrhose hypertr. Bull. Soc. Anat. Paris, Juni **1887**.

QUINCKE u. HOPPE-SEYLER: Die Krankheiten der Leber in NOTHNAGELs spez. Pathol. u. Therapie Bd. 18, S. 1. 1899.

REBOUL u. VAQUEZ: Kyste hydat. etc. Bull. Soc. Anat. Paris **1888**. — RECKLINGHAUSEN, v.: Handbuch der allgemeinen Pathologie des Kreislaufes und der Ernährung. 1883. — REICHMANN: Zur Ätiologie, Anatomie und Diagnose der akuten Leberatrophie. Münch. med. Wschr. **1908**, 959. — REIMANN: Jb. Wien. Krk.anst. **6**, 2, 266. — REINECKE: Kompensatorische Leberhypertrophie bei Syphilis und bei Echinokokkus der Leber. Beitr. path. Anat. **23**, 238 (1898). — REINKE: Über direkte Kernteilungen und Kernschwund in menschlichen Leberzellen. Verh. anat. Ges. Kiel. **12**, 86 (1898). — RIBBERT: (a) Zur Regeneration der Leber und Niere. Arch. Entw.gesch. **18**, 267 (1904). (b) Lehrbuch der pathologischen Histologie. 1896. (c) Geschwulstlehre. Bonn: F. Cohen 1904. — RIESS: 2 Fälle von Hepatitis diffusa parenchymatosa et interstitialis. Ann. Charité-Krk.haus 12, H. 2 (1864). — RINDFLEISCH: (a) Mikroskopische Studien über die Leber. Arch. Heilk. **1864**, 395. (b) Sekundäre Epitheliome bei Leberzirrhose. Sitzgsber. physik.-med. Ges. Würzburg **1901**. — RISAK: Beitrag zur Kenntnis der akuten gelben Leberatrophie. Virchows Arch. **245**, 268 (1923). — ROCHS: Ein Beitrag zur Morphologie der kompensatorischen Leberhypertrophie. Virchows Arch. **210**, 125 (1912). — ROKITANSKY, v.: Allg. Wien. med. Z. **1859**, 98. Zit. nach FRIEDREICH: Virchows Arch. **33**, 61. Handbuch der path. Anat. 3. Aufl., Bd. 3, S. 269. — ROLLESTON: Regenerative und kompensatorische Veränderung in der Leber. Jverslg Brit. med. assoc. Sheffield **1908**. Ref. Münch. med. Wschr. **1908**, 2021. — ROUS-LARIMORE: Relation of the portal blood to liver maintenance etc. J. of exper. Med. **31**, 609 (1920). — RÖSSLE: (a) Epitheliale Riesenzellen der Leber bei Tuberkulose. Verh. dtsch. path. Ges. 11. Tagg **1907** (1908), 209. (b) Über die Leber beim Diabetes. Verh. dtsch. path. Ges. 11. Tagg **1907** (1908), 334. (c) Über die Metaplasie der Gitterfasern bei wahrer Hypertrophie der Leber. Verh. dtsch. path. Ges. 12. Tagg **1908**, 249. — ROSENHEIM: Akute gelbe Leberatrophie bei einem Kind. Wien. Med. **15**, 441 (1889). — RUMPEL: Über das Wesen und die Bedeutung der Leberveränderungen und die Pigmentierungen bei den damit verbundenen Fällen von Pseudosklerose usw. Dtsch. Z. Nervenheilk. **49** (1913).

SABOURIN: (a) Contrib. à l'étude de l'hèpatite parench. nodul. Arch. Physiol. norm. et Path. **1880**, 924. (b) Contr. à l'étude des lésions du parenchyme hép. dans la cirrhose. Essai sur l'adénome du foie. Thèse de Paris **1881**. — SALTYKOW: Über Stauungsleber. Verh. dtsch. path. Ges. 5. Tagg **1903**, 104. — SCHICKHARDT: Ein seltener Fall von Leberatrophie. Münch. med. Wschr. **1889**, 756. — SCHAPER u. COHEN: Beiträge zur Analyse des tierischen Wachstums. II. Teil. Über zellproliferatorische Wachstumszentren und deren Beziehungen zur Regeneration und Geschwulstbildung. Arch. Entw.mechan. **19**, 348 (1905). — SCHLICHTHORST: Über die Leberzirrhose im kindlichen und jugendlichen Alter. Inaug.-Diss. Marburg 1897. — SCHMIEDEN: Leberzirrhose und multiple Adenombildung in der Leber. Virchows Arch. **159**, 290 (1900). — SCHMIDT: Zur pathologischen Anatomie der Leberzirrhose. Inaug.-Diss. Bonn 1880. — SCHMIDT, M. B.: (a) Über die pathologisch-anatomischen Veränderungen nach Pilzvergiftung. Z. angew. Anat. **3**, 146 (1918). (b) Über vitale Fettfärbung in Geweben und Sekreten durch Sudan und geschwulstartige Wucherungen der ausscheidenden Drüsen. Virchows Arch. **253**, 432 (1924). — SCHMINCKE: (a) Pathologische Anatomie der Leber in BRÜNNING-SCHWALBE Handbuch der allgemeinen Pathologie und der pathologischen Anatomie des Kindesalters. Bd. 2, Abt. 3, S. 1189. München: J. F. Bergmann 1924. (b) Z. Neur. **57**. — SCHNEIDER: Z. Neur. **53**. — SCHRÖDER: Untersuchungen über den Einfluß des Alkohols auf Leber und Hoden des Kaninchens. Verslg Ges. dtsch. Naturforsch. Wien **1914**, 85. Verslg, Teil 2, 2. Hälfte, 158. — SCHÖPPLER: Über Leberregeneration und Adenombildung bei akuter Atrophie. Virchows Arch. **185**,

402 (1906). — Schorr, G.: Selten mächtige regeneratorische Hyperplasie des linken Leberlappens bei syphilitischer Verschrumpfung des rechten Leberlappens. Beitr. path. Anat. 42, 179 (1907). — Schuckhardt: Münch. med. Wschr. 1889. — Schultz, Hall u. Baker: Repair of the liver following the injection of chloroform into the portal vein. J. med. Res. 44, 207 (1923). — Schüppel: Ziemssens Handbuch der speziellen Pathologie und Therapie 8, 1, 310 (1878). — Schustler: Über tumorartige Bildungen der Leber bedingt durch interstitielle Hepatitis. Wien. med. Jb. 1881, 185. — Schütte: Ein Fall von gleichzeitiger Erkrankung des Gehirns und der Leber. Arch. f. Psychiatr. 51. — Schwalbe: Allgemeine Mißbildungslehre. Bd. 1, Teil 1, S. 146. Jena: Gustav Fischer 1906. — Scott: A case of subacute atrophy of the liver. Trans. path. Soc. (Lond.) 56 (1905). — Severin u. Heinrichsdorff: Zur Frage der Leberveränderungen nach Salvarsan. Z. klin. Med. 76, 138 (1912). — Seyfarth: Bericht über die in den letzten 6 Jahren (1915—1920) im pathologischen Institut der Univ. Leipzig zur Beobachtung gekommenen Fälle von akuter gelber Leberatrophie. Verh. dtsch. path. Ges. 18, 255 (1921). — Siegmund: Über die toxische Leberatrophie. Münch. med. Wschr. 1921, 1684. — Simmonds: Die knotige Hyperplasie und das Adenom der Leber. Dtsch. Arch. klin. Med. 34, 388 (1884). — Sjövall-Söderbergh: Acta med. scand. (Stockh.) 54. — Ssobolew: Zur Lehre über die Leberzirrhose. Frankf. Z. Path. 13, 278 (1913). — Stämmler: Physiologische und pathologische Regeneration. Arch. klin. Chir. 153, 550 (1928). — Stämmler, M.: Über physiologische Regeneration und Gewebsverjüngung. Beitr. path. Anat. 80, H. 3 (1928). — Steckelmacher: Experimentelle Nekrose der Leber. Beitr. path. Anat. 57, 314 (1913) — Steinhaus: (a) Über die Folgen des dauernden Verschlusses des Ductus choledochus. Arch. f. exper. Path. 28 (1891). (b) Der Ausgang der akuten Leberatrophie in multiple knotige Hyperplasie Prag. med. Wschr. 1903, Nr 26/27. — Stöcker: Anatomischer Befund bei einem Fall von Wilsonscher Krankheit (progressiver Lentikulardegeneration). Z. Neur. 25, H. 3. — Strauss: (a) Über subakute Leberatrophie mit Aszites und dessen Beziehungen zur Leberzirrhose. Dtsch. med. Wschr. 46 I, 487 (1920). (b) Über subakute Leberatrophie mit Aszites. Berl. klin. Wschr. 57 I, 583 (1920). — Ströbe: Zur Kenntnis der sog. akuten Leberatrophie, ihrer Histogenese und Ätiologie, mit besonderer Berücksichtigung der Spätstadien. Beitr. path. Anat. 21, 379 (1897). — Strümpell: Über die Pseudosklerose. Ref. Ges. Nervenärzte Breslau 1913. — Szubinski, A.: Beiträge zur feineren Struktur der Leberzellen usw. Beitr. path. Anat. 26 (1899). — Szymonowicz: Lehrbuch der Histologie.

Terillon: Et. expér. sur l. contusion du foie. Arch. Physiol. norm. et Path. Paris II. s. 2 (1875). — Thierfelder: (a) Ziemssens Handbuch. Bd. 8, S. 217. (b) Atlas der pathologischen Histologie. Leipzig 1874. — Thiersch: Handbuch der Chirurgie von Pitha-Billroth. Bd. 1, S. 559. — Thoma: Diskussionsbermerkung zu Kretz. Naturforsch.-Verslg 1894, s. Zbl. Path. 5, 858 (1894). — Tillmanns: Experimentelle und anatomische Untersuchungen über Wunden der Leber und Niere usw. Virchows Arch. 78, 437 (1879). — Tischner: Vergleichende Untersuchungen zur Pathologie der Leber nach Experimenten an Kaninchen: Unterbindung der Arteria hepatica, des Ductus choledochus und Phosphorintoxikation. Virchows Arch. 175, 90 (1904). — Tissiers: Kyst. hydat. supp. du foie etc. Bull. Soc. Anat. Paris 1885. — Tizzoni: Studio speriment. sulla rigener. parz. e sulla neoformazione d. fegato. Arch. di Biol. 3 (1883). — Toldt u. Zuckerkandl: Über die Form- und Texturveränderungen der menschlichen Leber während des Wachstums. Sitzgsber. Akad. Wiss. Wien, Math.-naturwiss. Kl. III, 71 (1876). — Trenkel: Zur Pathogenese der Leberadenome usw. Inaug.-Diss. Zürich 1925. — Tscherniaew: Zur Frage über die Entwicklung der Cirrhosis hepatis im Kindesalter. Inaug.-Diss. Petersburg 1883. Russisch s. bei v. Podwyssozki. — Tschistowitsch: Über eine eigentümliche maligne Leberhyperplasie. Virchows Arch. 204, 339 (1911).

Umber: (a) Zur Klinik der akuten bzw. subakuten Leberatrophie. Dtsch. med. Wschr. 45 I, 537 (1919). (b) Zur akuten Leberatrophie. Berl. klin. Wschr. 1920, Nr 6. — Uversky: Zur Frage über die traumatische Leberentzündung. Virchows Arch. 63 (1875).

Venulet: Völliger Umbau der Leber mit Adenombildung bei einem 10jährigen Kinde. Zbl. Path. 19 (1908). — Virchow: (a) Virchows Arch. 15, 281. (b) Mschr. Geburtskde u. Frauenkrkh. 21 (1863).

Wackerle: Zur Frage der Zystenleber. Virchows Arch. 262, 508 (1926). — Waetzold: Beitrag zur Frage der Leberadenome. Beitr. path. Anat. 39, 456 (1906). — Wagner: (a) Drüsengeschwülste der Leber. Arch. Heilk. 2, 473 (1861). (b) Die granulierte Induration der Leber. Arch. Heilk. 3, 459 (1862). — Waldeyer: Bakterienkolonien mit Pseudomelanose in der Leber (akute Leberatrophie). Virchows Arch. 43, 533 (1868). — Weber: Phénomène de div. nucl. dans les cellules hépat. sous l'influence de Pneumococc. Bull. Soc. Anat. Paris 16, H. 6. — Wegerle: Subakute Leberatrophie mit knotiger Hyperplasie auf tuberkulöser Grundlage und über akute Leberatrophie im Kindesalter überhaupt. Frankf. Z. Path. 15, 89 (1914). — Weigert: Die Brightsche Nierenkrankheit vom pathologisch-anatomischen Standpunkte. Volkmanns Slg. klin. Vortr. 1879,

H. 162/163. — WERNER, RICH.: Über einige experimentell erzeugte Zellteilungsanomalien. Arch. mikrosk. Anat. 61. — WESTPHAL: Beitrag zur Lehre von der Pseudosklerose (WESTPHAL-STRÜMPELL) usw. Arch. f. Psychiatr. 51 (1913). — WHIPPLE u. SPERRY: Chloroform poisoning. Liver necrosis and repair. Hopkins Hosp. Bull. 20, 278 (1909). — WILLER, H.: Zur Genese der sog. Gallengangswucherungen. Zbl. Path. 45, 313 (1929). — WILLIGK: Beitrag zur Histogenese des Leberadenoms. Virchows Arch. 51, 208 (1870). — WILSON, S. A.: (a) Progressive lenticular degeneration. A familiar nervous disease associated with cirrhosis of the liver. Lancet, 27. April 1912. (b) Handbuch der Neurologie von LEWANDOWSKY 5 (1914). — WINIWARTER, V.: Zur pathologischen Anatomie der Leber. (Strickers) Wien. med. Jb. 1872, 256. — WITWICKY: Zur Lehre von den adenoiden Neubildungen der Leber. Z. klin. Med. 36, 474 (1898). — WOLKOW: Über das Verhalten der degenerativen und progressiven Vorgänge in der Leber bei Arsen-Vergiftung. Virchows Arch. 127 (1892).

YAMAGIWA: Über die knotige Hyperplasie und Adenome der Leber. Mitt. med. Fak. Tokyo. 5, Nr 1 (1901). — YAMASAKI: Über einen Fall von fast totalem Umbau der Leber mit knotiger Hyperplasie. Z. Heilk. 24, 248 (1903). — YAOITA: Über den Ausgang der chronisch verlaufenden gelben Leberatrophie in multiple knotige Hyperplasie. Mitt. med. Fak. Tokyo. 10, H. 4 (1912). — YOKOYAMA: Über tumorförmige zirkumskripte Leberregeneration. Frankf. Z. Path. 14, 276 (1913). — YOKOYAMA u. FISCHER: Über eine eigenartige knotige Hyperplasie der Leber kombiniert mit Gehirnveränderungen. Virchows Arch. 211, 305 (1913).

ZADOC-KAHN: De la régénération du foie dans les états pathologiques. Arch. gén. méd. 1897 I, 165. — ZAMBECCARI: Exper. intorno a div. viscere tagliate a diverse animali. Firenze 1680. — ZENKER: (a) Jber. Ges. Natur- u. Heilk. Dresden 1858, 49. (b) Zur pathologischen Anatomie der akuten gelben Leberatrophie. Dtsch. Arch. klin. Med. 10, 167 (1872). — ZIEGLER: Lehrbuch der allgemeinen Pathologie und pathologischen Anatomie. Jena 1895. — ZIEGLER u. OBOLONSKY: Experimentelle Untersuchungen über die Wirkungen des Arseniks- und des Phosphors auf die Leber und die Niere. Beitr. path. Anat. 2, 293 (1888). — ZIEGLER, ELLY: Über Zusammentreffen von Echinokokken und Karzinom und ihre Beziehungen zueinander. Z. Krebsforschg 24, 425 (1927).

Namenverzeichnis.

Die *kursiv* gedruckten Ziffern weisen auf die Schrifttumverzeichnisse hin.

Sachverzeichnis.

Druck der Universitätsdruckerei H. Stürtz A.G., Würzburg.

Physiologie und Pathologie der Leber nach ihrem heutigen Stande.
Von Professor Dr. **Franz Fischler,** München. Zweite Auflage. Mit 5 Kurven und 4 Abbildungen. IX, 310 Seiten. 1925. RM 15.—

Aus den Besprechungen:

Als im Jahre 1916 die erste Auflage von Fischlers Buch erschien, hatte man den Eindruck, einem Werke von wirklicher Originalität gegenüberzustehen, und dazu noch einem Buche, welches auf eine der wichtigsten Funktionen des Organismus im gesunden und kranken Zustand neues Licht zu werfen geeignet war. Der Eindruck erhöht sich bei der zweiten Auflage, die eine völlige Umarbeitung und eine beträchtliche Erweiterung erfahren hat. Welche hohe Bedeutung die vertiefte Erkenntnis der Leberfunktionen durch eine alle Hilfsmittel benutzende experimentelle Erforschung gewinnt, wird von dem Autor in vorzüglicher Weise in seinem Schluß= kapitel über die praktische Auswertung der Leberfunktionen gezeigt. Wer die Rolle der Leber im Kohl=nhy= drat=, Fett= und Eiweißstoffwechsel zeitgemäß kennenlernen will, findet in Fischlers Werk die ergiebigste Quelle der Belehrung. *„Deutsche Medizinische Wochenschrift."*

Pathologische Anatomie und Histologie des Blutes, des Knochenmarkes, der Lymphknoten und der Milz. Bear=
beitet von M. A s k a n a z y, E. F r a e n k e l †, K. H e l l y, P. H u e b s ch m a n n, O. L u b a r s ch, C. S e y f a r t h, C. S t e r n b e r g. ⟨„Handbuch der speziellen patholo= gischen Anatomie und Histologie", herausgegeben von **F. Henke**=Breslau und **O. Lu= barsch**=Berlin, 1. Band.⟩

E r s t e r Teil: **Blut. Lymphknoten.** Mit 133 Abbildungen. X, 372 Seiten. 1926.
RM 63.—, gebunden RM 66.—

Z w e i t e r Teil: **Milz. Knochenmark.** Mit 272 zum Teil farbigen Abbildungen. VII, 788 Seiten. 1927. RM 192.—, gebunden RM 195.—

Die Abnahme eines Teiles eines Bandes verpflichtet zum Kauf des ganzen Bandes.

Handbuch der Krankheiten des Blutes und der blut-bildenden Organe. Hämophilie. Hämoglobinurie. Hämatopor=
phyrie. Bearbeitet von L. A s ch o f f = Freiburg, M. B ü r g e r = Kiel, E. F r a n k = Bres= lau, H. G ü n t h e r = Leipzig, H. H i r s ch f e l d = Berlin, O. N a e g e l i = Zürich, F. S a l t z = m a n = Helsingfors, O. S ch a u m a n † = Helsingfors, F. S ch e l l o n g = Kiel, A. S ch i t t e n = h e l m = Kiel, E. W ö h l i s ch = Würzburg, herausgegeben von **A. Schittenhelm.** In zwei Bänden. ⟨Aus „Enzyklopädie der klinischen Medizin". Spezieller Teil.⟩

E r s t e r Band: Mit 110 Abbildungen. X, 616 Seiten. 1925. RM 72.—, gebunden RM 75.—

I n h a l t s ü b e r s i ch t: Allgemeine Embryologie, Morphologie und Biologie der Blut= zellen und der blutbildenden Organe. Von Professor Dr. O. N a e g e l i = Zürich. — Bemer= kungen zur pathologischen Physiologie des Blutes. Von Professor Dr. M. B ü r g e r = Kiel. Symptomatische Blutveränderungen. Von Professor Dr. H. H i r s ch f e l d = Berlin. — Leuk= ämie und verwandte Zustände. Von Professor Dr. H. H i r s ch f e l d = Berlin.

Z w e i t e r Band: Mit 101 Abbildungen. VIII, 692 Seiten. 1925. RM 78.—, gebunden RM 81.—

I n h a l t s ü b e r s i ch t: Sekundäre Anämie, Chlorose. Von Professor Dr. M. B ü r g e r = Kiel. — Die perniziöse Anämie. Von Professor Dr. O. S ch a u m a n †, und Dozent Dr. F. S a l t z m a n = Helsingfors. — Die Polyzythämie. Von Professor Dr. H. H i r s ch f e l d = Berlin. — Die hämorrhagischen Diathesen. Von Professor Dr. E. F r a n k = Breslau. — Das retikulo=endotheliale System: Morphologie des retikulo=endothelialen Systems. Von Ge= heimrat Professor Dr. L. A s ch o f f = Freiburg i. Br. — Normale und pathologische Physiologie des retikulo=endothelialen Systems. Von Professor Dr. A. S ch i t t e n h e l m = Kiel. — Klinik des retikulo=endothelialen Systems. Von Professor Dr. A. S ch i t t e n h e l m = Kiel. — Die Hämophilie. — Von Privatdozent Dr. E. W ö h l i s ch = Würzburg. — Die paroxysmalen Hämoglobinurien. Von Privatdozent Dr. F. S ch e l l o n g = Kiel. — Hämatoporphyrie. Von Professor Dr. H. G ü n t h e r = Leipzig. — Namen= und Sachverzeichnis.

Beide Bände werden nur zusammen abgegeben.

Allgemeine Pathologie. Von Dr. **N. Ph. Tendeloo,** o. ö. Professor der
Allgemeinen Pathologie und der Pathologischen Anatomie, Direktor des Pathologischen Instituts der Reichsuniversität Leiden. Z w e i t e, verbesserte und vermehrte Auflage. Mit 368 zum Teil farbigen Abbildungen. XII, 1040 Seiten. 1925.
RM 66.—, gebunden RM 69.—

VERLAG VON JULIUS SPRINGER / BERLIN

Über die pathologische Anatomie der Spirochaetosis ictero‑haemorrhagica Inada (Weilsche Krankheit). Von Dr. **Renjiro Kaneko**, a. o. Professor an der I. Medizinischen Klinik der Kyushu Imperial Universität zu Fukuoka. Mit 6 mehrfarbigen und 2 einfarbigen Tafeln. 181 Seiten. 1923. RM 5.70

Exotische Krankheiten. Ein Lehrbuch für die Praxis. Von Professor Dr. **Martin Mayer**, Abteilungsvorsteher am Institut für Schiffs‑ und Tropenkrankheiten, Privatdozent an der Universität Hamburg. Zweite Auflage. Mit 252 zum Teil farbigen Abbildungen und 3 farbigen Tafeln. VII, 368 Seiten. 1929.
RM 39.—, gebunden RM 40.80

Die Erreger des Gelbfiebers. Wesen und Wirkung. Gemeinsame Untersuchungen mit Bianca Hohenadel. Dargestellt von Dr. phil. et med. **Max H. Kuczynski**, Professor an der Universität Berlin, Abteilungsvorsteher am Pathologischen Institut. Mit 158 Abbildungen und zahlreichen Tabellen. V, 191 Seiten. 1929.
RM 24.—

Die Erreger des Fleck- und Felsenfiebers. Biologische und pathogenetische Studien. Auf Grund gemeinsamer Untersuchungen mit Dr. med. Wanda Blühbaum und Elisabeth Brandt†. Dargestellt von Dr. phil. et med. **Max H. Kuczynski**, Professor an der Universität Berlin, Abteilungsvorsteher am Pathologischen Institut. Mit 122 Abbildungen. IX, 256 Seiten. 1927. RM 24.—

Das Wolhynische Fieber. Von Privatdozent Dr. med. **Paul Jungmann**, Assistent der I. Med. Klinik der Charité, Berlin. Mit 47 Abbildungen. VI, 126 Seiten. 1919. RM 5.50

Die pathogenen Protozoen und die durch sie verursachten Krankheiten. Zugleich eine Einführung in die allgemeine Protozoenkunde. Ein Lehrbuch für Mediziner und Zoologen. Von Professor Dr. **Max Hartmann**, Mitglied des Kaiser Wilhelm‑Instituts für Biologie, Berlin‑Dahlem, und Professor Dr. **Claus Schilling**, Mitglied des Instituts für Infektionskrankheiten „Robert Koch", Berlin. Mit 337 Textabbildungen. X, 462 Seiten. 1917. RM 18.—

Leitfaden der Mikroparasitologie und Serologie. Mit besonderer Berücksichtigung der in den bakteriologischen Kursen gelehrten Untersuchungsmethoden. Ein Hilfsbuch für Studierende, praktische und beamtete Ärzte. Von Professor Dr. **E. Gotschlich**, Direktor des Hygienischen Instituts der Universität Gießen und Professor Dr. **W. Schürmann**, Privatdozent der Hygiene und Abteilungsvorstand am Hygienischen Institut der Universität Halle a. d. S. Mit 213 meist farbigen Abbildungen. VIII, 361 Seiten. 1920. RM 9.40, gebunden RM 12.—

G. Jochmann's Lehrbuch der Infektionskrankheiten für Ärzte und Studierende. Zweite Auflage, unter Mitwirkung von Dr. **B. Nocht**, o. ö. Professor, Direktor des Instituts für Schiffs‑ und Tropenkrankheiten zu Hamburg, und Dr. **E. Paschen**, Professor, Oberimpfarzt, Direktor der Staatsimpfanstalt zu Hamburg, neu bearbeitet von Dr. **C. Hegler**, a. o. Professor der Universität, Stellvertretender Direktor des Allgemeinen Krankenhauses Hamburg‑St. Georg. Mit 464 zum großen Teil farbigen Abbildungen. XI, 1077 Seiten. 1924.
RM 54.—, gebunden RM 58.50

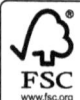

MIX
Papier aus verantwortungsvollen Quellen
Paper from responsible sources
FSC® C105338

If you have any concerns about our products,
you can contact us on
ProductSafety@springernature.com

In case Publisher is established outside the EU,
the EU authorized representative is:
Springer Nature Customer Service Center GmbH
Europaplatz 3, 69115 Heidelberg, Germany

Printed by Libri Plureos GmbH
in Hamburg, Germany